国家重点研发计划项目（2021YFE0202900）

穴位贴敷大成

传承千年的无痛疗法

主编　王富春

中国科学技术出版社
·北　京·

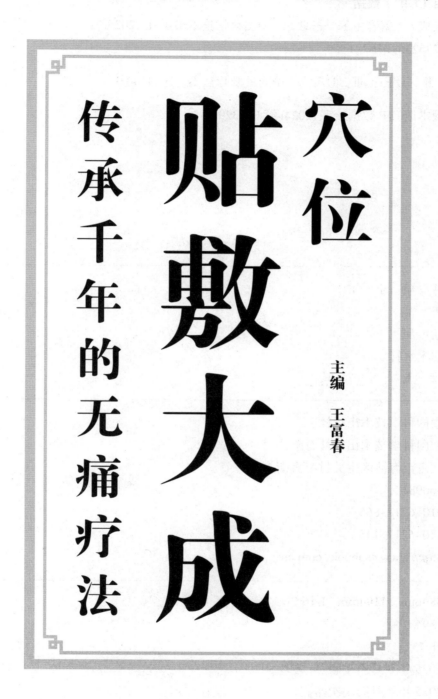

图书在版编目（CIP）数据

穴位贴敷大成 / 王富春主编 . — 北京 : 中国科学技术出版社 , 2025.6

ISBN 978-7-5236-0767-1

Ⅰ . ①穴… Ⅱ . ①王… Ⅲ . ①穴位—中药外敷疗法 Ⅳ . ① R244.9

中国国家版本馆 CIP 数据核字 (2024) 第 099329 号

策划编辑　韩　翔　于　雷
责任编辑　于　雷
文字编辑　靳　羽
装帧设计　佳木水轩
责任印制　徐　飞

出　　版　中国科学技术出版社
发　　行　中国科学技术出版社有限公司
地　　址　北京市海淀区中关村南大街 16 号
邮　　编　100081
发行电话　010-62173865
传　　真　010-62179148
网　　址　http://www.cspbooks.com.cn

开　　本　889mm × 1194mm　1/16
字　　数　1394 千字
印　　张　48.75
版　　次　2025 年 6 月第 1 版
印　　次　2025 年 6 月第 1 次印刷
印　　刷　北京盛通印刷股份有限公司
书　　号　ISBN 978-7-5236-0767-1/R · 3287
定　　价　128.00 元

编著者名单

主　　编　王富春

副 主 编　赵晋莹　蒋海琳　张世平　于　波　柴佳鹏
　　　　　张嘉勋　王　琳　王　贺　张　琪　赵子冰

编　　者　（以姓氏笔画为序）
　　　　　于　卓　于　涛　马骏骁　石宇森　叶必宏
　　　　　邢　博　刘　航　刘文博　刘晓楠　闫晓欣
　　　　　江晓鸣　孙巧悦　李京儒　陈禹彤　赵　爽
　　　　　姜语欣　傅海群　锡金塔娜　潘胜莲　薛　靓

学术秘书　赵晋莹　蒋海琳

内容提要

穴位贴敷疗法是一种以中医经络学为理论依据，将制成糊、膏、丸、饼的药物贴敷在穴位或患处（阿是穴），用以治疗疾病的无痛穴位疗法。古代贴敷方式多种多样，现代贴敷技术更是层出不穷，特别是现代科学技术的发展，为现代穴位贴敷疗法的提高及创新起到了积极的推动作用。

本书根植于王富春教授多年临床经验，将经络与中药相结合，对穴位贴敷疗法治疗临床疾病进行了全面总结。全书共4章，先概要介绍了穴位贴敷疗法的起源发展、治病依据、使用范围、用药选穴原则及其基本操作方法，然后重点介绍了应用穴位贴敷疗法治疗古今内、外、妇、儿、五官、皮肤及其他临床常见病证，其中囊括了数千余条的穴位贴敷经典配方及贴敷的腧穴处方。此外，书中还对穴位贴敷疗法的现代研究进展及其对人体九大系统的调节作用进行了综述。

本书内容丰富，实用性强，不仅是对穴位贴敷疗法的全面归纳和总结，更是对项目组多年来文献研究和临床实践的经验总结，可供从事中医药的临床工作者、基层医疗工作者及从事中医药教育事业的教师、科研人员参考阅读，对中医药院校的学生和中医药爱好者也有很好的参考价值。

前言

穴位贴敷疗法作为中医外治法之一，是中医药学的重要组成部分，是我国劳动人民在长期与疾病斗争中总结出来的一套独特且行之有效的治疗方法。穴位贴敷疗法有着悠久的发展历史，从原始社会利用植物外敷镇痛止血发展到如今的穴位贴敷，经历了无数次的实践、认识、再实践、再认识的发展历程，与人类文明如影随形。

穴位贴敷疗法作为中华民族人类智慧的结晶，因其“作用直接、适应证广泛，简单易学、便于推广，疗效确切、无创无痛”的优势，常被用于疾病的各个阶段并发挥了良好的治疗作用，不仅在国内影响广泛，在国外也逐渐兴起。随着对穴位贴敷研究的不断深入，其作用于人体主要表现为药物本身的作用与药物对穴位刺激作用的叠加，多种中药激发了经气，调动了身体的功能，与传统给药方式相比，降低了药物的不良反应，有着良好的应用前景。

我们在国家重点研发计划项目和省部级科研课题支持下，结合项目组几十年的临床经验，精心研制了石墨烯穴位贴并取得了良好的临床疗效。在此基础上，我们还充分挖掘了古代中医典籍、现代中医著作和文献中有关穴位贴敷临床应用的相关记载，结合项目组应用穴位贴敷治疗相关疾病的临床经验，进一步归纳和总结了穴位贴敷疗法的理论特点、应用规律和治病机制，相信对进一步构建细化中医外治理论体系有所助益。

王富春

目　录

第1章 总 论

穴位贴敷疗法，简称"贴敷""敷灸""敷药""贴药"等，是以中医经络学为理论依据，根据病症需要，将一定量药物提取物或生药细末与各种辅料融合，用水、醋（黄醋等）、酒、蛋清、蜂蜜、植物油、清凉油、药液调成糊状，或用凝固状的油脂（如凡士林等）、米饭、枣泥制成软膏、丸剂或饼剂，或将中药汤剂熬成膏，或将药末撒于膏药上，直接贴敷穴位、患处（阿是穴），通过药效和穴效的双重作用调整机体，以治疗疾病的一种无痛疗法。其中某些带有刺激性的药物贴敷穴位可以引起局部充血发疱甚至化脓，如灸疮，又称"天灸"或"自灸"，现代也称为发疱疗法。若将药物贴敷于脐中的神阙穴，通过脐部吸收或刺激脐部以治疗疾病，又称为敷脐疗法或脐疗。随着内服药物不良反应和耐药性的增加，以及放化疗所带来的杀伤性损害，使穴位贴敷疗法日益受到重视。

穴位贴敷疗法是针灸学的重要组成部分，是我国劳动人民长期与疾病作斗争总结出来的一套独特的、行之有效的治疗方法，它经历了无数次的实践、认识、再实践、再认识的发展过程，有着极为悠久的发展历史。由于此方法简单易行，安全性高，且治疗各科疾病确有良好的效果，故不仅在医院门诊、病房得到较多使用，也在社区医院、诊所等小型医疗机构备受青睐。

一、穴位贴敷疗法的古代源流

穴位贴敷疗法历史悠久，作为贴敷外治法的一部分，是在药熨、涂敷等方法的基础上发展起来的。其最早起源于远古时期人们对外界事物的探索，由于生产力落后，病疫猖獗，毒蛇猛兽横行，先民们在与毒蛇猛兽搏斗或部落之间发生战争时常有外伤发生。人们不经意地发现用泥土、石块、树叶、草茎等涂搽伤口，竟能治疗与猛兽搏斗所致的外伤，从而逐渐了解到有些植物外敷能减轻疼痛、消肿止血，甚至有促进伤口愈合的效果。于是，人们将有治疗效果的植物记录下来，或相互转告，交流使用，便有了贴敷疗法的雏形。经过后世的漫长发展最终形成了穴位贴敷疗法，并进入医疗领域，用于临床各种疾病的治疗。

早在《内经》成书之前，马王堆汉墓出土的医方专著《五十二病方》中就载有"蚖……以蓟印其中颠"，即将白芥子捣泥外敷至头顶正中的百会穴，使局部皮肤发红，治疗毒蛇咬伤，此为我国现存最早的外治法记载。

春秋战国时期，人们对穴位贴敷疗法的作用和疗效已有一定的认识，并逐步将这种方法运用于临床。至《黄帝内经》中已有大量记载，如《灵枢·寿夭刚柔》指出："刺大人者，以药熨之……用醇酒二十升，蜀椒一升，干姜一斤，桂心一斤，凡四种，皆㕮咀，渍酒中，用棉絮一斤，细白布四丈，并内酒中，置酒马矢煴中。盖封涂，勿使泄。五日五夜，出布棉絮，曝干之，干复渍，以尽其汁。每渍必晬其日，乃出干。干，并用滓与棉絮，复布为复巾，长六七尺，为六七巾，则用之生桑炭炙巾，以熨寒痹所刺之处，令热入至于病所，寒复炙巾以熨之，三十遍而止。汗出以巾拭身，亦三十遍而止。"《灵枢·经筋》曰："足阳明之筋……颊筋有寒，则急引颊移口，有热则筋弛纵，缓不胜收，故僻，治之以马膏，膏其急者，以白酒和桂，以涂其缓者……"被后世誉为膏药之始，开创了现代膏药之先河。

东汉时期逐渐完善。名医华佗除擅长外科、针灸治疗外，也用过贴敷疗法。如《后汉书·华佗》记载其手术治疗肠痈，开腹缝合后"敷以神膏，四五日创愈”；治疗内科伤寒病症，“当膏摩火灸之即愈”。在《神医秘传》中治脱疽“用极大甘草，研成细末，麻油调敷极厚，逐日更换，十日而愈”。被后世誉为“医圣”的张仲景在《伤寒杂病论》中曾提到“四肢才觉重滞，即导引、吐纳、针灸、膏摩，勿令九窍闭塞”，也记述了针刺、灸烙、温熨、药摩、外敷、坐药、洗浴、润导、浸足、灌耳、吹耳、人工呼吸等多种外治之法，为后世外治法的开展与应用奠定了广泛的基础。其中列举的各种贴敷方，有证有方，方法齐备。如治虚劳损伤的五养膏、玉泉膏，至今仍有效地指导临床实践。

晋至隋唐，穴位贴敷疗法已经广泛应用于临床疾病治疗。随着针灸学的迅速发展，一些腧穴的特殊功能逐渐被人们所认知。有些医家把中草药的外敷法和经络腧穴的特殊功能结合应用，从而诞生了穴位贴敷疗法。继此以后，历代医家均对穴位贴敷疗法有所运用并进行了不同程度的发挥。东晋著名道教学家、医学家、炼丹家葛洪的《肘后备急方》除了治疗多种病症附有涂敷方外，还专门列出“治百病备急丸散膏诸要方”一篇，其中有穴贴治内病的记载。如面神经麻痹，治以“乌头研末，以鳖血调散，待正，则即揭去”；以及治寒热诸症“临发时，捣大附子下筛，以苦酒（醋）和之，涂背上（大椎）”。另外，收录了大量的外用膏药，如续断膏、丹参膏、雄黄膏、五毒神膏等，且详细注明了具体的制用方法。其用狂犬脑外敷伤口治疗狂犬病的方法，实为免疫学之先驱。唐代被誉为“药王”的孙思邈在《孙真人海上方》中载“小儿夜哭最堪怜，彻夜无眠苦通煎，朱甲末儿脐上贴，悄悄清清自然安”，提出用朱甲末（朱砂）贴敷神阙以重镇安神。

宋元时期，因中药外治法长时间的改进和创新，使穴位贴敷疗法的内容被不断扩充。《圣济总录》和《太平圣惠方》两书所载药物填脐的方剂颇多。如《圣济总录》记载：“腹中寒冷，泄泻久不愈，暖脐膏贴脐，则病已。”“治膀胱积滞，风毒气胀，小便不通，取葱津一蛤蜊壳许，入腻粉调如液，封脐内，以裹肚系定，热手熨，须臾即通。”《太平圣惠方》记载：“治疗腰腿脚风痹冷痛有风，川乌头三个去皮脐，为散，涂帛贴，须臾即止。”《南阳活人书》载有用葱白烘热敷脐治阴毒腹痛、厥逆唇青挛缩、六脉欲绝者。由此可见，宋代应用贴敷治病已经相当普遍。《圣济总录》不但提出“膏取其膏润，以祛邪毒，凡皮肤蕴蓄之气，膏能消之，又能摩之也”，还初步探讨了膏能消除“皮肤蕴蓄之气”的贴敷治病机制。

明代的许多著作中，也都把贴敷作为一种治疗方法予以专门记述。《普济方》中有“鼻渊脑泻，生附子末，葱涎和如泥，罨涌泉穴”的记述。李时珍的《本草纲目》也收录了不少贴敷疗法的内容，并为人们所熟知和广泛采用，如“治大腹水肿，以赤根捣烂，入元寸，贴于脐心，以帛束定，得小便利，则肿消”“五倍子研末，津调填脐中，以治疗自汗、盗汗，用黑牵牛为末，水调敷脐上治疗小儿夜啼”等。龚廷贤《寿世保元》用麝香、樟脑、莴苣子及叶捣为膏敷脐治疗缩阳症。另外，吴茱萸贴足心治疗口舌生疮、黄连末调敷脚心治疗小儿赤眼，至今仍在沿用。

清代为穴位贴敷疗法较为成熟的阶段，出现了不少中药外治专著，其中以《急救广生集》《理瀹骈文》最为著名。《急救广生集》又名《得生堂外治秘方》，成书于1803年，是我国现存第一部中医外治法专著，其中详细记载了嘉庆前千余年的穴位外敷治病的经验和方法，并强调治疗过程应注意“饮食忌宜”“戒色欲”等，是后世研究和应用外治法的经典之作。继《急救广生集》刊行之后，“外治之宗”吴师机根据自身的临床经验，体会到外治法的疗效并不逊于内治，因而对外治法的应用进行了划时代的总结，著成中医史上具有深远影响力的外治专书《理瀹骈文》。该书是膏药贴敷治疗诸病症的专书，特别强调膏药可以治内症，并提出“膏药能治病，无殊汤药，用之得法，其响立应”的说法。其著作中所述的穴位贴敷方有多种剂型，如膏、丹、丸、散、饼、栓、泥等，记载外敷方有200多种，把穴位贴敷疗法治疗疾病的范围推及到内、外、妇、儿、皮肤及五官等科病症，提出了“以膏统治百病”的论断，将贴敷疗法提升到一个新高度。

特别值得介绍的是，吴氏总结了清代以前流传于民间并为群众广泛运用的外治经验，参考《外科正宗》《本草纲目》《医宗金鉴》等书的膏药方剂，加以改进，扩大膏药贴敷的外治范围。

他主张用外治法通治内外诸病，每证用药均以膏药贴敷为主。在扩大治疗范围之余，总结了敷、熨、熏、浸、洗、罨、搽、坐、嚏、缚、烙、刮痧、火罐、推拿、按摩等一二十种外治方法。他经过二十多年“月阅症四五千人，岁约五六万人”的临床实践后，深有感慨，说“余初亦未敢谓外治必能得效，逮亲验万人，始知膏药治病无殊汤药，用之得法，其响立应”。吴氏依据中医基本理论，对内病外治的作用机制、制方遣药、用法用量、注意事项及辨证施治等方面进行了较为详尽地论述，提出外治药与内服药医理相同，认为外治法有三，即上用嚏（催嚏法，如用皂角末闻鼻），中用填（如填脐散、敷脐膏），下用坐（如坐药、坐浴），并指出这三种方法与内服药汗、吐、下三法的应用相一致。清代中后期，外治法在民间流传甚广。鲍相璈的《验方新编》搜集了大量流传于民间的单方、验方，具有备急、便用、减轻医疗负担的作用。编撰和传播简易、通俗、实用的验方书既有广泛的社会需求和深厚的文化底蕴，又是当时一种颇受人推崇的医疗实践活动。

二、穴位贴敷疗法的现代发展

新中国成立后，穴位贴敷疗法无论是在理论研究还是在临床应用方面，都得到了较全面的发展，如《穴敷疗法聚方镜》《中国灸法集粹》《中国膏药学》《中华脐疗大成》等专著都较系统地整理和阐述了穴位贴敷疗法的理论和临床应用范围，使这一疗法得以进一步完善和提高。专家学者们不但用本法治疗常见疾病，而且运用于治疗肺结核、肝硬化、冠心病、高血压、各种传染病及疑难病症。例如，用二甘散贴脐治疗疟疾；用“哮喘膏”贴肺俞、膏肓、大椎，治疗哮喘或慢性支气管炎；用抗癌中药制成的化瘀膏外用，不仅有镇痛之效，而且有缩小癌瘤之功。在科技日新月异的今天，许多边缘学科及交叉学科的出现，为穴位贴敷疗法注入了新的活力。一方面，运用现代生物、理化等方面的知识和技术，研制出新的具有治疗作用的仪器与穴位贴敷外治协同运用；另一方面，研制出不少以促进药物吸收为主且使用方便的器具。尤为可喜的是人们开始凭借现代药学的成果，用来改革剂型和贴敷方式：有加入化学发热剂后配制成的熨贴剂，如舒乐热熨剂、代温灸膏等；用橡胶及配合剂（氧化锌、凡士林等）作为基质，加入中药提炼的挥发油或浸膏制成的硬膏剂，如麝香虎骨膏、麝香痛经膏等；使药物溶解或分解在成膜材料中制成的药膜状固体制剂或涂膜剂，如斑蝥发疱膜等；还有在贴敷方中加入透皮吸收促进剂使药物高效率且均匀持久地透过皮肤的贴敷剂，如复方洋金花止咳平喘膏、荣昌肛泰脐贴膏等。

近年来，穴位贴敷的理论研究及临床应用都得到了广泛的应用，不断涌现的新技术、新仪器提高了穴位贴敷治疗的精准度和针对性。为了规范穴位贴敷的基础研究和临床应用，一些标准化工作也得到了深入开展，具体如下。

1. 基础研究逐渐深入，运用多种技术手段预揭示穴位贴敷在变态反应、炎症反应、神经－内分泌－免疫系统的作用。

自 2013 年以来，穴位贴敷基础研究逐渐深入，以研究病种或药物组成较为集中，通过生物组学技术加深作用机制层面的研究。2005—2012 年的穴位贴敷成果检索，中文文献 2944 篇，其中研究生毕业论文 227 篇，基金资助显示，仅 37 项国家科技课题及 130 余项省部级课题。2013—2020 年，中文文献数量增至 8231 篇，其中研究生毕业论文 602 篇，基金资助显示，仅国家自然科学基金 142 项，省部级课题 400 多项。以上数据表明，穴位贴敷研究在数量、基金资助、人才培养等方面，较以往均有很大提升。

药物研究方面，发现白芥子穴位贴敷可通过影响神经肽表达，降低肺组织转化生长因子 –β（TGF-β）、基质金属蛋白酶 –9（MMP-9）水平，抑制细胞外调节蛋白激酶（包括 Erk-1 和 Erk-2）及 p38 促分裂原活化的蛋白激酶磷酸化，减少气道上皮屏障关键蛋白 Pan-cadherin 破坏来改善过敏性哮喘大鼠症状。其次，可改善呼吸阻力及影响辣椒素受体（TRPV1）蛋白表达，从而减轻支气管哮喘豚鼠气道高反应性。在有关白芥子含量的研究中发现，虽然贴敷对皮肤有刺激性反应，但其能够有效缓解咳嗽症状并抑制 Ts 细胞（抑制性 T 细胞）。研究人员观察复方生 / 炒白芥子穴位贴敷对过敏性鼻炎大鼠行为学及血清标志物的影响，结果显示生白芥子贴敷能有效改善大鼠行为学，并调节血清白介素 –4（IL-4）、干扰素 –γ（IFN-γ）及免疫球蛋白 E（IgE）表达水平，证实了生白芥子对过敏性鼻炎的疗效更佳。白芥子作为穴位贴敷常用药，刺激性较大，研究显示皮肤反应强弱程度对免疫功能的调节无显著影响。临床白芥子用量需要医者酌情使用，尽量避免不良反应。

对哮喘、过敏性鼻炎、关节炎等优势病种的穴位贴敷效应机制主要包括产生的变态反应、炎症反应、干扰神经 – 内分泌 – 免疫系统三个方面。在哮喘研究方面，丁彬彬等观察了穴位贴敷对肥胖型哮喘患者免疫细胞的影响，结果显示穴位贴敷能够调节炎症因子 IL-4、IFN-γ、IL-17、IL-10 水平。研究人员还发现支气管哮喘贴敷后诱发的接触性皮炎能更有效地控制患者症状，通过降低 IL-4 含量抑制炎症反应。在过敏性鼻炎研究中发现，穴位贴敷能够降低大鼠鼻黏膜嗜酸性粒细胞数、TLR4 和 NF-κB mRNA 及蛋白表达，通过调节 TLR-NF-κB 来改善鼻黏膜炎症；穴位贴敷还能够下调血清中 IgE、TGF-β_1 水平，达到治疗过敏性鼻炎的作用。在关节炎研究方面，吴鹏等研究了丁公藤贴敷对大鼠滑膜炎症及痛阈的影响，结果提示丁公藤通过降低 IL-1β、TNF-α、TRPA1 及 TRPV4 水平，具有抑制滑膜炎症并缓解冷刺激痛和机械刺激痛的作用。孟肖蒙等观察穴位贴敷对功能性便秘大鼠结肠肌间神经丛血管活性肠肽及 P 物质的影响，结果提示其可以调节肠神经递质，恢复结肠动力，从而改善便秘大鼠的排便功能。

贴敷联合其他疗法在临床中可以明显提高疗效。李璐等研究了贴敷联合泻肺散结化瘀汤对小儿肺炎患者的临床症状、血清炎症因子及免疫功能指标水平的影响，结果显示贴敷联合中药能够明显降低血清炎症因子（CRP、TNF-α、IL-6）及免疫功能指标（$CD8^+$、IgA、IgG、IgM）水平。姚燕琴等研究了中药贴敷联合中药内服、中药灌肠对溃疡性结肠炎的影响，结果显示联合疗法能够抑制炎症反应，提高肠道黏膜免疫功能，促进溃疡愈合。

药物贴敷机制方面，目前对单味药白芥子研究较为深入，发现贴敷白芥子主要是影响神经肽表达，保护气道上皮屏障关键蛋白来改善过敏症状；改善呼吸阻力，减轻气道高反应性两方面来治疗呼吸系统的过敏性疾病。在生白芥子与熟白芥子方面发现二者差异性，但与皮肤的敏感性无关，具有临床指导意义，建议过敏性鼻炎临床选用生白芥子。因其药物、组方和选穴多方复杂因素，研究目前呈现多元、多向，难以集中。贴敷治疗疾病作用机制，目前有变态反应、炎症反应、干扰神经 – 内分泌 – 免疫系统三种猜想。研究以炎症反应为重点，且开展相应炎症性疾病研究，研究病种呈现单一、表浅。其他两种作用机制仅是少数的研究结果，不具有共性，应该将研究方向进一步聚焦、深入、阐明。

2. 临床应用主要集中在呼吸系统疾病，虽然存在用药、用穴、组方间的差异，但临床疗效较为满意。

随着“三伏贴”“三九贴”“治未病贴”在各级中医院的开展，穴位贴敷已被用于单独治疗或辅助治疗 100 余种病症，涉及内、外、妇、儿多个学科，更是被纳入了基层医疗的适宜技术。2013 年以来，穴位贴敷临床研究常见疾病涵盖哮喘（767 篇）、鼻炎（233 篇）、咳嗽（386 篇）、支气管炎（218 篇）、肺炎（252 篇）、关节炎（261 篇）、便秘（590 篇）、腹泻（237 篇）等。王洋等研究三伏贴防治支气管哮喘缓解期的临床疗效，患者连续贴敷 3 年后，肺功能及哮喘发作情况得到改善；梁粟等采用疳积散贴敷观察小儿食积引起咳嗽的临床疗效，结果表明多数患儿主要症状明显缓解或消失；徐浩等在穴位贴敷冬病夏治对吴地人群风寒湿痹型膝骨关节炎的研究中，对照组采用西药口服配合功能锻炼治疗，治疗组在对照组基础上联合穴位贴敷治疗，通过两组评分比较发现，联合穴位贴敷冬病夏治疗法对吴地人群风寒湿痹型膝骨关节炎的疗效更加显著，且操作简便，值得临床应用推广；高颖等采用艾络康减肥穴贴贴敷于中脘、神阙、关元，观察其对肥胖患者体重、腰围指数，结果表明艾络康减肥穴贴能有效降低患者体重并缩减腰围。

穴位贴敷适应证范围不仅延伸到多个系统疾病，针对某些顽固性疾病也显现出其疗效，其中涉及的慢性及难治性疾病主要有高血压、痛证（癌痛、术后痛等）、顽固性三叉神经痛、慢性萎缩性胃炎、过敏性鼻炎、中风后运动性失语、肺尘埃沉着病（尘肺病）等。研究显示，穴位贴敷能够提高适应证临床常规治疗的疗效，改善患者脏腑功能、临床症状及生活质量，降低不良反应的发生率。在新型穴贴的临床观察中，胡秀武等采用艾络康罗布麻穴贴贴敷涌泉穴辅助治疗肝阳上亢型原发性高血压，结果表明贴敷组在降压幅度、降压疗效、证候改善明显优于口服硝苯地平组。

2013—2020年穴位贴敷成果检索发现，穴位贴敷联合其他疗法在临床报道中占多数，单独的穴位贴敷随机对照研究主要集中在呼吸系统、消化系统及疼痛类疾病，诸如过敏性鼻炎、小儿咳嗽、胃肠功能障碍、支气管哮喘、骨关节炎、胃脘痛等。此外，研究人员对临床贴敷时间进一步探讨。桂屏等观察子午流注择时贴敷对妇科腹腔镜术后患者胃肠功能的影响，结果显示择时贴敷组较随机贴敷组，能明显改善胃肠道功能，降低腹腔镜术后患者恶心、呕吐及腹痛、腹胀的发生率。在老年性骨质疏松、抑郁症失眠、妊娠剧吐及恶阻等病症中，开展了择时贴敷研究，均说明贴敷时间的选择也是影响穴位贴敷疗效的一项关键因素。

3. 穴位贴敷新技术、新仪器发展迅速，普遍存在缺乏相关临床研究报告，安全性和合法化需进一步确认。

2013年以来，穴位贴敷新技术和新仪器的研究方面取得较大的进展，新型专利成果丰硕，包括聚异丁烯中药贴膏基质及制备方法、骨修复和镇痛的中药贴及其制备方法、基于仿生高粘性高分子微纳的一体化中药贴及制备方法等和设有电热熏蒸装置的中药贴、离子导入治疗颈椎病的中药贴、复合双层透皮中药贴、热艾磁针贴、远红外线中药贴敷热疗装置等。离子导入中药贴主体包括PTFE膜、纱布、负离子药膏层和离型膜，通过小分子负离子及远红外线将药物成分中粒径较大的大分子分散为小粒径分子，使药物更加快速地渗入人体皮肤；远红外线中药贴敷热疗装置在中药包层基础上，通过多层远红外磁疗层、发热层、反射层及保温层依次缝合连接成一种集远红外线加热与保温功能于一体、辐射小、加热效率高、保温效果好的远红外线中药贴敷热疗装置；热艾磁针贴由多层透气粘贴棉纸与撕层组成，其中内附自发热包、艾泥层及五彩磁石，在中药针灸贴中放入艾泥层，并通过自发热包将艾泥层进行加热，提高了药性的吸收。随着技术水平的不断提升，中药贴敷逐渐加入热能、光能、电磁能以及各种新材料，极大提高贴敷的中药渗透性、药效持续性以及舒适性，并减少了变态反应的发生。研究人员通过计算机数据调控电脉冲信号将中药贴敷与热能、磁能结合起来，以热磁穴位贴敷刺激人体相关经络腧穴治疗疾病。

2013—2020年穴贴新型专利申请情况的统计分析结果显示，专利主要集中在以穴贴配方、结合新材料、新技术的仪器或新型穴贴等方面。共计申请4900余项穴贴专利，其中实用新型专利2100余项，较2005—2012年的970余项提升了近五倍。数量的剧增与国家专利政策的改变及科学技术的发展密不可分。新仪器与新技术以提高穴位贴敷的有效率和提升仪器的功能性为目的，满足当下基层医疗的需求及适宜技术的普及推广。新型透皮材料的研发与应用在一定程度上降低了过敏率，提升了渗透性。值得注意的是现有贴敷产品或仪器在起效时间、变态反应、适宜人群、药穴设置、操作规范、临床疗效等方面仍需提高，应出台相关的评价体系或管理机制，将仪器产品明确化、规范化和合法化，便于技术研发与推广。

4. 穴位贴敷标准化工作得到其他学科同仁重视，各方共同积极推进穴位贴敷产业发展。

2013—2020年，穴位贴敷标准化共有多项技术标准和操作规范的国家标准出台。2016年，经国家中医药管理局立项，由中国中医科学院中医临床基础医学研究所及山东中医药大学针灸推拿学院承担，于2016年12月30日发布《穴位贴敷用药规范》（GB/T 33414–2016），并于2017年7月1日开始实施。该标准新增常用药物功效与主治、常用贴敷赋形剂、助透剂功效与特点等。随后经中国针灸学会提出，由长春中医药大学负责起草《循证针灸临床实践指南：穴位贴敷疗法》（T/CAAM 0022–2019），并于2019年12月31日正式实施，该标准发布了穴位贴敷治疗常见疾病的规范化方案及循证依据。2019年由中国中医药信息学会外治分会发布《中药穴位敷贴疗法临床外用技术规范（草案）》，纳入了临床适应证、禁忌证、用药前评估、用药前处理、穴位敷贴的方法、用药剂量、频率、时间、注意事项、不良反应及应对措施等内容。

2015年1月，经中国针灸学会研究决定，创立穴位贴敷专业委员会，以满足穴位贴敷行业发展需要，促进穴位贴敷学术交流与规范化。自2015年以来，穴位贴敷专业委员会主持召开了三次穴位贴敷发展学术年会，积极开展贴敷学术交流与经验探讨，临床适应证如何正确使用贴敷疗法，包括用药组方、选穴、疗程及禁忌证等；探讨贴敷发展现状，包括行业标准制定、诊疗水平及研究进展等。2016年6月，中国针灸学会第二届穴位贴敷学术研讨会暨穴位贴敷产学研创新联盟成立大会于天津成功举行，旨在推动科研院所、生产企业、医疗机构等成员单位“产学研用”结合的持续创新能力，搭建公共信息服务平台，建立技术库、产品库、人才库和需求库，整合力量，创新技术，推进多方沟通和互动，推动我国穴贴产业的不断发展与壮大。中国工程院院士石学敏教授、中国针灸学会会长刘保延教授、穴位贴敷专业委员会主任委员王富春教授等专家分别作了主题报告，从多层次、多角度介绍了穴位贴敷研究的成果与最新动态。

由王富春教授团队完成的“艾络康”系列穴贴的研发与临床应用，获得了中国针灸学会科学技术进步二等奖，获得穴贴专利10项，专委会委员开展的穴贴方面的科研课题10项，出版穴位贴敷专著2部，相关的学术著作20余部。随着穴位贴敷产业的不断推广与运用，其有效性、安全性、适用性受到越来越多人的关注，促使相关临床规范及专业委员会的产生，使得穴位贴敷的发展得到了巨大保障。同时，面对某些质疑更需要推进穴位贴敷标准化进程，努力做到减少临床不良事件发生，提升穴位贴敷学术水平，继承与发扬穴位贴敷适宜技术。

穴位贴敷疗法以脏腑经络理论为基础，通过辨证选取药物与腧穴，使药性与穴性双重作用于人体，因其药物随症组方，选穴辨证加减，故可适用于各科疾病。经统计发现，近60穴位贴敷优势病种中皮肤科疾病治愈率最高，外科、妇科、儿科、内科、五官科有效率均在90%以上。随着科技的发展，学科的交叉融合，增强了穴位贴敷药物的透皮吸收有效性，提高了穴位贴敷的安全性，降低了变态反应的发生概率，扩大了穴位贴敷的适用范围。对于攻补难施之时、不能服药之症、不肯服药之人，具有内服疗法所不具备的诸多优点。因此，被广泛应用于临床各科疾病，受到越来越多人的喜爱。在今后的工作中，仍要持续推进穴位贴敷产业的发展和提升穴位贴敷在外治疗法中的地位，应着重加强以下五个方面的工作。

第一，深化穴位贴敷的基础研究。目前，研究多集中在临床疗效观察方面，基础理论研究较少，角度较单一；药物剂量、赋形剂选择、贴布材质及穴位组方等方面研究较浅显；以上方面均是推动穴位贴敷疗法发展的基石，今后应重点推进此方面工作。

第二，融合新技术、新材料，研制新型穴贴及诊疗设备。市场上穴贴产品与穴位贴敷治疗仪器鱼龙混杂，疗效、安全性、科学性和可操作性仍值得考证。因此，应加大穴贴产品临床疗效评估，去伪存真，为患者提供安全、有效的贴敷治疗；并积极融入新技术、新材料，提高药物渗透率，降低贴敷过敏率，将穴位贴敷的优势进一步扩大。

第三，建立贴敷产－学－研合作新模式。积极推进院校与企业共建产－学－研合作平台，发挥自主创新能力，研制出符合中医特色的贴敷新产品。将中医院校的研究成果快速转化，促进贴敷产业化发展。

第四，加强穴位贴敷临床规范化研究。穴位贴敷的临床研究存在循证医学证据质量低的问题，多数研究以疗效观察及病例报道为主，且缺少盲法、干预措施不明确及评价指标效信等问题，导致其临床疗效值得考究。临床试验应按照国际化、标准化操作，制定完善、可行的研究方案，使研究更具严谨性、科学性。

第五，积极推进穴位贴敷标准化工作。近年来，穴位贴敷的疗效获得越来越多的认可，但在药物组方、选穴方面难以统一，导致安全事件时有发生。随着穴位贴敷疗法标准化的制订，加大普及推广力度，正确使用穴位贴敷疗法，尽量避免不良事件的发生。

总之，随着国内外中医学者对经络腧穴不断深入地认识与理解，以及国际上提倡的自然疗法和逐渐兴起的中医热，穴位贴敷疗法的演变种类愈发多样，如穴位发疱法、穴位药物贴敷加直流电或超声波导入法等。在当下充满机遇和挑战的社会大环境中，穴位贴敷疗法更是灵活多变，以药代针，以药代灸，看似简单，却蕴藏着历代医家的智慧和经验，是中医外治法中具有强大生命力和较好疗效的方法。

三、穴位贴敷疗法的治病依据与作用原理

（一）治病依据

穴位贴敷疗法正是在中医整体观念的指导下，通过特定部位药物渗透、吸收的直接作用和经络的网络传导使腧穴受到刺激并激发经气的间接作用，达到调理脏腑功能、治疗疾病的目的。此方法以整体观念、辨证论治为治病依据来选方用药，以经络学说为指导，将药物贴敷特定腧穴。既发挥药物本身的药理作用，又可产生对腧穴的刺激作用及对经络的传导功效，起到整体叠加的效果。其治病的理论依据主要源于以下四个方面。

1. 整体观念

中医学认为，人体以五脏为中心，通过经络系统，将六腑、五体、五官九窍、四肢百骸等全身组织联系成有机的整体，并通过精、气、血、津液的作用，完成机体的功能活动。人体是一个不可分割的整体，不仅体现在生理、病理上，也体现在其内在联系指导疾病的治疗上，穴位贴敷疗法就属此范畴。

人的活动也不是孤立进行的，而是一系列综合性整体统一的功能活动。从病理上来看，局部的病变可以产生全身性的病理反应，全身的病理变化又可反映于局部。因此，通过反映于外的各种疾病现象，可追溯其内在病因。人体的皮毛腠理与五脏六腑相互贯通，故将药物施用于体表，其药性就可透过皮毛腠理而达到治疗疾病的目的。贴敷外治常以局部用药来治疗全身性疾病，如风寒从皮毛侵入人体后，足太阳膀胱经先受邪，出现恶寒发热，无汗，头痛、全身疼痛的症状，可用布袋装荆芥作枕头，也可用桂枝煎汤浸湿顶部，或用杏仁捣烂敷于痛处等法，均有驱散风寒之邪、消除全身症状的作用。

2. 经络学说

经络作为人体组织结构的重要组成部分，是人体气血运行的通路，也是沟通人体表里、贯穿上下的一个独特系统。它通过腧穴将脏腑经络之气输注于体表内外，运行气血，营养全身。因此，中医学认为其在疾病的发生、发展与转归上具有十分重要的意义。《灵枢·经脉》曰：“经脉者，所以决死生，处百病，调虚实，不可不通。”在临床上，往往通过刺激腧穴来疏通经络、调理气血，贴敷疗法就是通过中药对腧穴的刺激，发挥经络系统的整体调节作用以调和阴阳、扶正祛邪，达到治疗疾病的目的。

在经络理论中，皮部是经脉功能反映于体表的部位，也是络脉之气散布的区域。它居于人体最外层，是机体的保卫屏障，具有卫外安内的功效。同时起到对外接收信息，对内传达命令的作用，是机体的感受器和效应器。因此，皮部在人体的生理、病理和治疗中，有着十分重要的通信联络作用。穴位贴敷是借助外敷药物贴于皮部，对体表腧穴形成特定刺激，并通过透皮吸收和经络功能，使体内紊乱的生理功能得到调整。以此达到以肤固表，以表托毒，以经通脏，以穴除邪、扶正强身的目的。

3. 腧穴穴性

腧穴不仅是经气游行出入体表之所在，而且具有反映病痛和通过针灸刺激以达到补虚泻实，防病治病的作用。它既可以由内通向外，利于协助诊断，也可以由外通向内，利于协助治疗。当脏腑功能失调时，相应腧穴会有酸楚、麻木、压痛、肿胀、变色、结节、丘疹等不同表现。此时，对体表腧穴进行刺激（如针灸、推拿、贴敷等）便可传达到内在的脏腑，发挥疏通经络，调节脏腑的作用。穴位贴敷疗法借助腧穴本身的治疗作用和经络沟通表里的属性，不仅能治疗局部病变，还可通过经络腧穴与脏腑的联系治疗全身疾病。

腧穴的穴性，广义上是指腧穴的近治作用、远治作用和特殊治疗作用，狭义上则是指不同的穴位在不同方法的刺激下表现出功能的特异性。腧穴穴性不能等同于药性，整理归纳为整体性、多样性、双向性、特异性、层次性、方向性六大性能。如腧穴的整体性，是指腧穴可同时对多个脏腑系统起调节作用。这种调节作用不只是直接的外因作用，还可通过神经反射，或神经体液调

节，或神经-内分泌-免疫等综合作用使机体失调的病理生理和生化功能重新调整，得到新的平衡。穴性不仅受经脉、部位、腧穴的影响，还因机体状态、针刺手法、针刺方向、气血流注等不同，表现出寒、热、虚、实等不同的性质。此外，腧穴对药物具有储存性、外敏性、放大性和整体调节性。

4. 药物特性

每种中药除各自的四气五味、升降浮沉和归经的特性外，各自具有解表、清热、理气、理血、祛风、安神、调补气血等功效。而这些属性是通过祛除病邪、消除病因、纠正阴阳的偏盛偏衰、恢复脏腑的协调功能而发挥的治疗作用。贴敷疗法正是根据药物的这些属性进行的辨证用药，使之在病体的相应穴位吸收并进入体液，通过经脉气血输布于五脏六腑、四肢九窍，进一步发挥其药理作用。即药物气味入于皮肤、腧穴，继之入于孙脉、络脉，进而入经脉，随气血运行，内达脏腑，散布全身，发挥药物的治疗作用。如“昔人治黄疸用百部根放脐上，酒和糯米饭盖之，以口中有酒气为度”，即说明药物通过腧穴、肌肤、孔窍等处吸收，可以贯通经脉而作用于全身。

药物的不同气味均可通过经络系统直达病所发挥作用。药物的使用总纲也要遵循四气理论的原则：寒者热之，热者寒之，即疗寒以热药，疗热以寒药，才能发挥药物治疗疾病的作用。此外，有人认为药入皮肤者，必受体表卫气功能的影响。卫气散循于脉外，不循经传，凡皮肤、肌肉、四肢、胸腹、头面、关节、腧穴无处不到。昼散循于体表，夜布于胸腹，而先始于肾经，后五脏六腑。卫气载药以行，作用于全身上下、内外而发挥药物的治疗作用。

（二）作用机制

贴敷疗法和中医其他疗法一样，均以中医整体观念和辨证论治为前提。古代外治法专家吴师机说：“外治之理即内治之理，外治之药，亦即内治之药，所异者法耳。”意思为，内治法和外治法中的理、方、药三者相同，仅方法各异。贴敷疗法能治多种疾病，道理同于内服，只不过给药途径不同罢了。现代医学认为，药物透过皮肤的吸收过程有三个步骤：一是释放，指药物从基质中释放出来扩散到皮肤或黏膜上。贴敷药物中所含的表面活性剂可促进被动扩散的吸收，增加表皮类脂膜对药物的透过率。二是穿透，指药物透过表皮进入内皮。在此过程中，药物于体表局部形成一种汗水难以蒸发扩散的密闭状态，使角质层含水量提高。角质层经水合作用后可膨胀，呈多孔状态，易于药物穿透。三是吸收，指药物透入皮肤与黏膜后通过血管进入体循环而产生全身作用。

1. 抗菌消炎

药理分析证实，部分中药有抗菌、抗病毒的化学成分，因而对局部有良好的抗感染作用，部分药物还有抑制或杀灭真菌的作用。对外敷药化腐生肌作用的研究表明，其可促进细胞的增生分化和肉芽组织的增长速度，在一定程度上加速伤口愈合。穴位贴敷能促进巨噬细胞的游出，而巨噬细胞具有吞噬细菌、异物和坏死组织碎片，提高局部抗感染能力，调节胶原代谢的作用，对伤口愈合有重要意义。因此，穴位贴敷可改善创面血液循环、增加局部血氧供给、加速创面新陈代谢，促进创面愈合。

2. 提高免疫

穴位贴敷可刺激皮肤的神经末梢感受器，通过神经系统形成新的反射，从而破坏原有的病理反射联系。药物的刺激在大脑皮质形成一个新的兴奋灶，遗留下痕迹反射，长期的抑制作用改变了下丘脑-垂体-肾上腺皮质轴的功能状态，改善机体的免疫状态，增强机体的抗病能力。如慢性支气管炎患者在夏季穴位贴敷治疗，结果显示红细胞 C3b 受体花环率、淋巴细胞绝对值及植物血激素皮肤试验均有不同程度提高。这提示穴位贴敷有调节免疫功能的作用，能增强机体非特异免疫力，降低机体的敏感性。

3. 多重功效

穴位贴敷的功效可概括为四个字：“拔”“截”“通”“调”。凡病所聚集之处，“拔”之则病邪能出，免除深入内陷之患；“截”之则邪气内消，解除妄行传变之虞；“通”之则行气解郁，消积化瘀，调和营卫；“调”之则阴平阳秘，无脏腑偏盛偏虚之虑。具体而言可包括活血祛瘀，通络止痛；清热解毒，消肿止痛；祛痰解痉，软坚散结；疏通经络，祛风除邪；调和阴阳，健脾开胃；调理气血，强健脏腑等。

4. 药效安全

现代医学研究认为，腧穴对药物具有敏感性和放大效应，因而穴位给药的生物利用度明显高于一般给药。通过药物对皮肤的刺激，引起皮肤和患部的血管扩张，促进局部和周身的血液循环，增强新陈代谢，改善局部组织营养，提高细胞免疫和体液免疫功能。此外，经皮吸收的药物极少通过肝脏，也不经过消化道。一方面，避免肝脏及各种消化酶、消化液对药物成分的分解破坏，使药物保持更多的有效成分，更好地发挥治疗作用。另一方面，避免了因药物对胃肠的刺激而引发的一些不良反应。此法可以弥补药物内治的不足，对于年老体弱、病药格拒、药入即吐者尤宜。

四、穴位贴敷疗法的使用范围与注意事项

（一）使用范围

穴位贴敷疗法的适应病较广，凡内服法能治疗的疾病皆可以用贴敷来治疗，包括内、外、妇、儿、骨伤、五官等各科疾病。穴位贴敷疗法既可单独使用，又可与内服法或其他疗法结合使用。临床以提高疗效为宗旨，使用时在方法上则不必拘泥。

常见的使用范围：①内科，咳嗽、肺炎、支气管哮喘、高血压、冠心病、心绞痛、失眠、头痛、眩晕、胃痛、呕吐、呃逆、腹泻、便秘、尿潴留等；②外科，急性阑尾炎、痔疮术后疼痛、跌仆损伤等；③妇科，痛经、月经不调、不孕不育、乳腺增生、宫颈炎、盆腔炎、子宫肌瘤、卵巢囊肿、先兆流产等；④儿科，小儿咳嗽、小儿哮喘、小儿腹泻、小儿支气管炎、小儿发热、小儿厌食症等；⑤骨伤科，颈椎病、类风湿关节炎、膝骨性关节炎、腰痛、腰椎间盘突出症等；⑥五官科，耳聋耳鸣、干眼症、青少年近视等。

（二）注意事项

1. 贴敷的部位要严格消毒。因皮肤受药物刺激会产生水疱和破损，容易发生感染，通常用75% 酒精棉球做局部消毒。

2. 注意药膏的软硬度，防止膏药干燥而造成皮肤裂伤。

3. 注意贴敷物的温度，避免因膏药过凉而粘贴不牢或因过热而烫伤皮肤。

4. 贴药时，必须掌握好患者的姿势。根据患病部位或穴位所在的位置，分别采取平卧（侧卧、俯卧、仰卧）、正坐、俯首、平肩等姿势，使药物能服帖稳当，以防药物流失。

5. 头面、关节、神经血管表浅处等部位不宜使用刺激性太强的药物，以免发疱遗留瘢痕，影响容貌或活动功能。

6. 严格掌握贴敷时间。每个或每组穴位，不宜连续贴敷过久，要交替使用，以免药物刺激太久造成皮肤破溃，影响继续治疗。

7. 刺激性强、毒性大的药物，贴敷穴位不宜过多，用药量不宜过大，贴敷面积不宜过大，以免引起其他不良反应。

8. 进行贴敷时应注意保暖，避免受凉，特别是在寒冷季节进行贴敷时宜覆盖衣被保暖。在夏季用药贴敷穴位时，为防止因汗液浸润而致滑脱，宜用胶布固定。

9. 孕妇禁用行气活血、麝香类有堕胎或不良反应等药物，以免发生流产。

10. 孕妇的腹部、腰骶部及某些敏感穴位（如合谷、三阴交）不宜采用贴药发疱方式治疗。

11. 小儿皮肤娇嫩，不宜使用刺激性过强的药物，贴药时间也不宜太长，一般只能贴 1～2h 或 1h 以内，以免引起不良反应。此外，注意做好护理，切勿抓破和擦拭。

12. 皮肤过敏或皮肤破溃者、有出血倾向者禁止使用。

13. 制好的贴敷药粉，应放置在密闭的玻璃瓶或瓷罐内，减少挥发，要保持干燥，防止受潮。不可暴晒或受热，防止药物变质。

14. 所用药物不可存放过久，以免失效。要调敷的药物，每次不可调制过多，用多少调多少，现用现调。

15. 由于某些中药成分有毒，炮制或使用不当，可能会引起不良反应。在运用贴敷疗法前，要向专业的医师咨询。若出现不良反应，也应立即停药并及时就诊。

16. 对某些病情凶险，来势急骤，证候复杂的危重患者，或对某些一时难以确诊患者，不要盲目使用贴敷疗法，以免延误病情。

五、穴位贴敷的正常反应和处理

穴位贴敷疗法是一种通过药物刺激穴位或患处达到治疗目的的方法。一般要求达到发疱化脓，把发疱看成是取得疗效的关键。《针灸资生经》载："凡着艾得灸疮，所患即瘥，若不发，其病不愈。"穴位贴敷使用的药物多是辛香走窜或厚味力猛之品，对皮肤有一定的刺激性，常使局部皮肤充血或局部起疱，如火燎，形成灸疮。因此，了解穴位贴敷施术后的正常反应，并向患者解释本法的特点，同时进行一些必要的处理，避免不良反应，减轻给患者带来的心理和身体上的痛苦，消除其恐惧心理，对巩固治疗效果是十分必要的。

（一）发红、灼热、刺麻痒

穴位贴敷的最常见反应是局部皮肤发红、发热（甚至有烧灼感）、刺麻痒感。凡是使用发疱药物贴敷者，均会产生这种反应，发生率为100%。痒感呈特殊的刺麻痒，伴有蚁行感，常导致不自主搔抓，搔抓后引起疼痛而痒感不减。该感觉多在药物去除后皮肤发红、起水疱时产生，痒感可持续4～5天，甚至贯穿整个贴敷过程。

一般而言，皮肤发红无须特殊处理，较明显者可外涂少许万花油。产生刺麻痒感时，患者切勿搔抓。因搔抓后并不能减轻痒感，反而会引起疼痛。若痒感难以忍受时，可在局部涂搽止痒的药物，如皮炎平霜（复方醋酸地塞米松乳膏）、炉甘石洗剂等，或常规口服氯苯那敏、苯海拉明等药物。再根据病情需要，决定是否继续敷药或停止敷药。

（二）疼痛、过敏

疼痛是穴位贴敷过程中的常见反应，一般局限在贴敷范围之内，呈烧灼性剧痛。在贴敷后10min左右即可产生，0.5～2h达疼痛高峰。对疼痛的感觉因患者的耐受程度不同而不同。小儿及青壮年妇女患者反应较明显，男性及老年患者反应较迟钝。

如果感到疼痛，可在贴敷中药中加入玄明粉或暂停贴敷。若皮肤出现局部过敏，可即刻停止贴敷并涂抹抗过敏药膏。若全身过敏，应及时就医。

（三）水疱、破溃

贴敷后少数患者在贴敷部位都会起疱，其过程是皮肤发白、潮红，继而出现小水疱，最终融合成大水疱。疱内为淡黄色液体，刺破流出后还可反复产生，一般1周内可吸收结痂，时间长的可持续14～15天才完全吸收。水疱的大小、程度与下列情况有关：一是与药物的刺激强弱成正比，刺激性较大的药物则发疱的作用较强，刺激性较小的药物则发疱的作用相对较小。二是与年龄、性别、皮肤老嫩的程度有关，儿童、青壮年、妇女皮肤白嫩或敏感者，起疱较多且大，老年、男性最小。三是与气候冷热、贴敷时间长短有关，气候炎热及贴敷时间长则容易起疱，气候寒冷及贴敷时间短则不容易起疱。

皮肤出现水疱、破溃，应暂停贴敷且注意局部清洁。如水疱较小，可让其自然吸收，或在水疱表面涂以甲紫药水。如水疱较大，可用消毒毫针或注射针头从水疱下端挑破，排出液体，涂0.2%碘伏，尽量保持皮肤不擦破，保留疱壁。为避免感染应保持干燥，等结痂脱落后再行贴敷。

（四）瘢痕

患者穴位贴敷处的结痂，在痂盖脱落后绝大多数不会形成瘢痕。但有个别患者局部可能有黑褐色色素沉着，这可能因其是瘢痕及过敏体质，或与遗传因素有关。

穴位贴敷发疱后，部分患者的表皮会留有贴敷痕迹，过一段时间后多自行消退，但个别患者则形成永久性瘢痕。因此，在贴敷前要仔细询问患者否为瘢痕体质及有无皮肤过敏史，家族中有无类似瘢痕体质成员等情况。同时，将穴位贴敷会产生瘢痕的风险告知患者，以征求患者同意，避免引起纠纷。

（五）全身表现

部分患者贴敷药物后会产生不同程度的乏力、面色较差、食欲下降、嗜睡或失眠等反应。这可能是因为药物正常的局部刺激作用，影响精神、情绪、睡眠及饮食状况所导致的。

对于患者出现精神、情绪和睡眠饮食方面的一些变化，只要在贴敷后注意休息，加强营养，多吃蛋白质含量较高的食品，禁食生冷食物，避免风寒，不行房事，进行适当的调理后，这些表现常可减弱或消失。

六、穴位贴敷疗法的临床优势

穴位贴敷疗法是针灸疗法的重要组成部分，是我国劳动人民几千年来在同疾病作斗争中总结出来的独特的、行之有效的外治法。治疗法不仅在我国民间广为流传和应用，在临床中也具有重要的作用和地位。其治疗优势主要有以下几方面。

（一）操作简单，使用方便

穴位贴敷疗法不需要高、精、尖或特殊的医疗设备，且不需要煎药，不用注射，使用灵活方便。经过言传身教或通过文章介绍，很快即可掌握要领。无论是医务工作者还是患者本人或家属，多可随学随用。

（二）取材容易，价廉药简

穴位贴敷疗法所用的药物都是常用的中草药，如斑蝥、毛茛、白芥子、大蒜等，均为易取且非贵重药品，药源广泛，药店也多有供应。况且，发疱用药量很少，一般只用3～5g即可，符合简、便、廉的特点。

（三）适应证广，疗效显著

穴位贴敷疗法可用于内、外、妇、儿、皮肤、五官等各科病证，此适应证十分广泛。临床无论寒热、虚实、表里、阴阳都有其适应证。如用南星、毛茛发疱治疗黄疸及病毒性肝炎，斑蝥、白芥子发疱治疗疟疾等。既可单独运用，也可与针刺、艾灸及内服药物联合运用，使疗效大幅提高。对于某些病证，当针刺、艾灸无效时，则可改用穴位贴敷疗法，补针、药之不足。

（四）安全可靠，不良反应小

一般而言，穴位贴敷疗法的危险性和不良反应很小。因是药物施于体表，直达病所，避免了内服药物产生的不良影响，且便于观察病情反应，易于分辨疗效，可随时更换。因此、穴位贴敷很少发生不良反应，比较安全可靠。

（五）配伍灵活，高效吸收

穴位贴敷药物处方配伍时，对于配伍禁忌可显示出较大的灵活性。即使是药性相反的药物也能配合应用，如《中医穴位贴敷疗法》记载用二甘膏（甘草与甘遂）穴位贴敷法治疗尿潴留等；也可用反佐药物分别内服和外用，避免药物配伍产生的不良反应，又能取得较好的效果。近年来，人们还将透皮吸收促进剂引进中药外治领域，使药物呈分子或高分子状态均匀地分布于基质中，以利于迅速、均匀地透皮吸收，进入血液循环。既促进了外用药物的吸收，又保持了血药浓度的稳定。

七、穴位贴敷疗法的用药原则

运用穴位贴敷疗法治病，必须根据疾病的特点，进行辨证立法、选方用药。临证时，通过望、闻、问、切四诊，结合阴、阳、表、里、寒、热、虚、实八纲，对错综复杂的病情进行分析、归纳，确定属于哪个部位、哪一经络、哪一脏腑，进一步探明病因、病机，按轻、重、缓、急立法选方。在选药时，还要药准量足，并选择适当的剂型和制法，以适应病情之需要，这就是外治法专家吴师机所说的“外治要求其本”的道理。选择药物、穴位和施治方法的恰当与否，直接影响临床疗效。因此，我们必须把握以下几个原则。

（一）重视辨证论治

辨证论治是中医学的核心思想，强调个体化治疗，根据患者的体质、年龄、性别、病情等因素制定个性化的治疗方案。在应用穴位贴敷疗法时，同样需要遵循辨证论治的原则。首先，需要辨识疾病的病因和病理，根据患者的症状和体征，判断疾病的性质和部位，从而确定贴敷的穴位和药物。其次，需要审明虚实、分清表里，根据疾病的虚实情况，选择合适的贴敷药物和穴位，还需根据疾病的表里情况，选择贴敷药物的功效和作用部位。另外，在制作膏药贴敷时，也需要注意药物的选择和配伍。制作膏药贴敷的药物需要具有良好的药效和渗透性，能够通过皮肤发挥药效，同时根据患者的具体情况来选择合适的药物配伍。最后，在贴敷过程中，需要根据患者的反应和病情变化，随时调整贴敷的药物和穴位，以达到最佳的治疗效果。

一般来说，外治皆本内治之理。因而内治辨证的一般原则、步骤、方法、基本内容和要求，都适用于穴位贴敷疗法。注意辨寒热、审虚实、分表里、察标本，遵循“先辨证、次论治、再用药”的原则，坚决反对把发疱疗法看成可以脱离理论而简单操作的盲目实践的观点。总之，应用穴位贴敷疗法时需要注重个体化治疗，根据患者的具体情况来制定个性化的治疗方案，同时需要遵循辨证论治的原则，才能取得良好的治疗效果。

（二）讲究精准选穴

穴位贴敷治疗疾病，是通过药物刺激穴位来完成的，根据病情选择相应的穴位是提高疗效的重要途径之一。不同的穴位具有不同的主治特点，尤其是某些特定穴，对相应的脏腑病症有着特殊治疗作用。因此，准确选穴外治，有的放矢，针对性强，可大大保证穴位贴敷的治疗效果。选择穴位时，应该遵循临床上基本的选穴原则和配穴方法。

1. 选穴原则

选穴原则是穴位贴敷选取腧穴需要遵循的基本法则，根据中医基本理论，包括近部取穴、远部取穴、辨证取穴和对症取穴。近部取穴、远部取穴是主要针对病变部位而确定腧穴的选穴原则。辨证取穴、对症取穴是针对疾病表现出的证候或症状而选取腧穴的选穴原则。

(1) 近部取穴：在病变局部和距离经络较近的范围选取穴位的方法，是腧穴局部治疗作用的体现，即“腧穴所在，主治所在”。在病变局部选穴时，应选择离病变局部器官最近、最直接的相应穴位进行贴敷。例如，对于胃痛患者，可以选取中脘、梁门等穴。阿是穴是病变的局部或内脏病理现象在体表的反映，也称病理反应穴。在贴敷时，为利于药物直接作用患处，可直接选取痛点，即针灸常用的“阿是穴”。另外，可选取针灸学中的传统有效经穴，这些是前人在实践中发现并验证有效的穴位。如肺俞、风门、膈俞等穴治疗咳嗽、哮喘；神阙、足三里治肠炎、痢疾、腹胀、腹痛等。

(2) 远部取穴：远部取穴的具体运用包括四个方面。一是对应取穴。根据“经脉所过，主治所及”的原则，即经脉所经过的穴位，能够主治该经脉所属脏腑的病症。因此，对于脏腑疾病，可以选取其所属经络中的远端穴位进行贴敷。如胃痛可选取足三里穴，腰痛可选取肾俞穴等。

二是脏腑经络取穴。根据脏腑经络关系，选取与病变脏腑经络相关的远端穴位进行贴敷。如心脏病可选取心俞穴，肝病可选取肝俞穴等。三是远端同名经取穴。根据同名经“同气相通”的原则，可以选取病变脏腑经络所属的同名经上的远端穴位进行贴敷。如胃痛可选取足阳明胃经的足三里穴，咳嗽可选取手太阴肺经的太渊穴等。四是综合取穴。根据中医学理论和腧穴主治功能，选取与病变相关的多个穴位进行贴敷。如哮喘可选取肺俞、定喘等穴位进行贴敷。

(3) 辨证选穴：辨证选穴是根据疾病的证候特点，分析病因病机而辨证选取穴位的方法。在选取穴位时，需要考虑患者的体质、年龄、性别和病情等因素。一些常用的辨证选穴方法包括：①根据脏腑经络辨证选穴。根据中医理论，每个穴位都与特定的脏腑经络相关联。通过对脏腑经络的辨证，可以确定病变所在的脏腑经络，从而选取相应的穴位进行贴敷治疗。②根据特定病症选穴。不同的病症需要选取不同的穴位进行治疗。例如，感冒咳嗽可以选择大椎、风门、肺俞等穴进行贴敷；胃痛可以选择中脘、足三里等穴进行贴敷。③根据相关配伍选穴。有时需要将不同的穴位进行配伍，以达到更好的治疗效果。例如，在支气管哮喘的治疗中，可以将肺俞、脾俞、肾俞等穴位进行配伍，以提高治疗效果。另外，临床上有些病证，如发热、多汗、盗汗、昏迷等均无明显局限的病变部位，而呈现全身症状。这时我们应辨证选穴，如肾阴不足导致的虚热选肾俞、太溪等穴。

(4) 对症选穴：对症选穴是根据疾病的特殊症状而选取穴位的原则，是腧穴特殊治疗作用及临床经验在针灸处方中的具体运用。哮喘选定喘、腰痛选腰痛点、崩漏选断红穴等，这是大部分奇穴的主治特点。另外，有一些常见的病症及其对症选穴的方法。例如，感冒咳嗽，可以选择大椎、风门、肺俞等穴位进行贴敷；支气管哮喘可以选择膻中、肺俞、膏肓等穴位进行贴敷；胃痛选取中脘、足三里等穴位进行贴敷；便秘可以选择天枢、大横等穴位进行贴敷；失眠则可以选择印堂、太阳、涌泉等穴位进行贴敷。总之，穴位贴敷疗法和针灸取穴是一样的，应根据不同的病症来选择相应的穴位。同时，需要选择合适的药物和贴敷位置，掌握正确的贴敷方法和时间，以确保治疗的安全性和有效性。

2. 配穴方法

配穴方法是在选穴原则的指导下，针对疾病的病位、病因、病机等，选取主治作用相同或相近，或对治疗疾病具有协同作用的腧穴进行配伍应用的方法。临床上穴位配伍的方法多种多样，但总体可归纳为两大类，即按经脉配穴法、按部位配穴法。

(1) 按经脉配穴法：即以经脉或经脉相互联系为基础而进行穴位配伍的方法，主要包括本经配穴法、表里经配穴法、同名经配穴法。

本经配穴法是当某一脏腑、经脉发生病变时，选取该脏腑、经脉的腧穴配成处方。如胃火循经上扰导致的牙痛，可在足阳明胃经上近取颊车，远取该经的荥穴内庭。

表里经配穴法是以脏腑、经脉的阴阳表里配合关系为依据的配穴方法，即当某一脏腑经脉发生疾病时，取该经和与其相表里的经脉腧穴配合成方。如风热袭肺导致的感冒咳嗽，可选肺经的尺泽和大肠经的曲池。

同名经配穴法是基于同名经"同气相通"的理论，将手足同名经的腧穴相互配合的方法。如阳明头痛取手阳明经的合谷配足阳明经的内庭，落枕取手太阳经的后溪配足太阳经的昆仑。

(2) 按部位配穴法：结合身体上腧穴分布的部位，进行穴位配伍的方法。主要包括上下配穴法、前后配穴法、左右配穴法。

上下配穴法指将腰部以上或上肢腧穴和腰部以下或下肢腧穴配合应用的方法。如胃脘痛，可以上取内关，下取足三里。

前后配穴法指将人体前部和后部的腧穴配合应用的方法。主要指将胸腹部和背腰部的腧穴配合应用。本配穴方法常用于治疗脏腑疾病，如肺病，可前取中府，后取肺俞。

左右配穴法指将人体左侧和右侧的腧穴配合应用的方法。它是基于人体十二经脉左右对称分布和部分经脉左右交叉的特点总结而成的，可加强腧穴的协同作用，如胃痛可选两侧足三里、梁丘等。

以上介绍的选穴原则和常见的几种配穴方法，在临床应用时要灵活掌握。针灸处方常是几种选穴原则和多种配穴方法的综合运用，如左侧偏头痛，可选同侧的太阳、头维和对侧的外关、足临泣，其中既运用了左右配穴法，又运用了上下配穴法。

（三）强调三因制宜

中医学"天人相应"的自然辩证观，说明了大自然的千变万化、寒暑交替，时刻影响着人体的生理病理。而人体本身又有禀赋、体质、年龄、性别的不同，以及生活习惯、环境等差异。因此，运用穴位贴敷疗法，必须注意自然因素和人的因素。因人、因时、因地制宜，也就是不但要区别长幼、男女、体质强弱，还要结合季节、气候、地域的不同，选择最佳的时机和用药原则。

例如，夏季贴药时间宜短，冬季贴药时间宜长；男性或体质强壮者用药剂量可稍大，体质弱者用药剂量应稍小。我国地域辽阔，各地四季气候差异悬殊，因而在进行中药外敷治疗时，必须结合当地气候特点。严寒地区选药要考虑用偏热的药，温暖地区选药要考虑用偏寒一些的药。

（四）知标本，明缓急

疾病分标本，病情分缓急。在应用穴位贴敷疗法时必须分清标本，辨明缓急，这样才能得心应手，使疾病得以痊愈。《素问·标本病传论》中提到："知标本者，万举万当，不知标本，是谓妄行。"这意味着在治疗疾病时，必须先了解疾病的标本关系，即疾病的根本原因和症状表现之间的联系。如果不懂得标本关系，那么治疗就会变得盲目和无效。《素问·至真要大论》也提到："急则治其标，缓则治其本。"这意味着在处理急症和慢性病时，应根据病情的缓急来制定治疗方案。对于急性发作的病症，需要先缓解其症状；而对于慢性疾病，则应以治疗根本原因为主。

因此，在应用中药穴位贴敷疗法时，必须了解疾病的根本原因和症状表现之间的联系。根据病情的缓急来制定合适的治疗方案，以达到最佳的治疗效果。如果不分标本，不明缓急，就可能无法有效地治疗疾病。

八、穴位贴敷疗法的常用方式与赋形剂

（一）常用方式

穴位贴敷疗法源于古代，在民间广为流行，具体贴敷方法颇多。常用的方法，归纳起来有以下几种。

1. 直接穴位贴敷疗法

本法是选用具有较强刺激性的药物，如白芥子、毛茛、大蒜、巴豆、白花丹、天胡荽等，捣烂或与基质调成膏、丹、糊、丸、饼、散、酊等不同剂型，直接着肤，贴敷于相应的穴位或患部的皮肤上，范围较小，一般直径2～3cm，以胶布或消毒纱布覆盖。

采用本法敷药后，一般局部皮肤先有灼热感，继之皮肤发赤、充血以至起疱，水疱可用消毒过的毫针沿其下部挑破，流净黄水，疱皮切勿撕去。为了防止感染和擦破，可用普通消炎药膏涂之，或涂以万花油。夏天使用此法，让其暴露1～2天，水疱便会自然结痂脱落。冬天使用此法，只需覆盖一层消毒纱布，1～2天后除去，令其自然愈合至恢复即可。

据临床观察，穴位贴敷发疱的大小一方面与患者本人的敏感程度有关，另一方面与病情轻重有关。一般来说，病情越重则水疱越大，反之则小。在疗效上，发疱作用明显者，其临床疗效则更显著。

2. 间接穴位贴敷疗法

本法又称穴位隔物贴敷法，来源于古代，近代有所改进。为了减轻药物刺激，防止水疱过大，或推迟水疱发生时间，贴敷前将古铜钱（带孔的）、带空洞的胶布或消毒纱布，安置于患部或穴位之上，然后将发疱药物贴敷在古铜钱孔、胶布洞或纱布层上面，这种方法能减轻药物的强烈刺激而起到缓冲的作用。这种不直接着肤的贴敷法，称为间接发疱法，即隔铜钱发疱法、隔胶布发疱法或隔纱布发疱法。

本法贴敷药物后，外用纱布覆盖，再用胶布固定，待皮肤发疱后除去，用消毒针挑破水疱，流净黄水，搽以消炎膏或涂上万花油，以防感染。每隔7～10天贴敷1次。

3. 护肤发赤法

本法又称隔油免疱法，其方法是施术前先用保护油剂，如凡士林、植物油料等，在穴位或患处涂上薄薄的一层，取一些刺激性较弱的药物，如大蒜、天胡荽、墨旱莲等，将其捣烂、揉碎或研末，调以米醋、蜂蜜等赋形黏合剂，后取小剂量药物贴敷在穴位或患处。贴敷时间宜短，当患者自觉皮肤微有灼辣，局部微发赤时即揭去，勿令发疱。

本法虽不发疱，但经发赤后，仍可取得较好的治疗效果，适用于老年人、婴幼儿及某些对发疱有恐惧心理的患者。

（二）赋形剂

赋形剂即质基，基质选用适当与否，对药物的渗透吸收有直接影响。常用的赋形剂有下述几种。

1. 蜂蜜有“天然吸收剂”之称，是吸收较快的赋形剂之一，不易蒸发，能使敷药保持一定湿度，无刺激性，具有缓急止痛、祛风化瘀、解毒防腐、收敛生肌之功用。

2. 鸡蛋清含蛋白质、凝胶，可加快释放药效。缺点是容易干缩、霉坏。

3. 凡士林黏附性适宜，便于消毒，可与药末调为软膏外敷，穿透性好。用凡士林代替猪油、羊脂，克服了动物脂肪做赋形剂容易变质的缺点。

4. 麻油、花生油等植物油亦可作为赋形剂，调药末贴敷，但穿透力不如凡士林好。

5. 酒、醋、姜汁三种液体具有走窜通经、活血化瘀、温通气血、散寒祛邪、消结止痛的作用，亦是临床常用且效果良好的赋形剂。

6. 水、药汁、盐水、唾液几种液体均可调药粉为糊剂，或制成药饼外用。其中水和药汁可使贴敷药物保持一定湿度，易于浸透；盐水可离解物质，使药易于透入；唾液中含有溶菌酶，具有杀菌和刺激感觉神经的作用。

九、穴位贴敷疗法的操作方法与规则

（一）操作方法

1. 薄贴法

薄贴法最初是指用膏药外贴穴位或患部以治疗疾病的方法。这种疗法在中国古代医学文献中便有记载，如清代《医学源流论·膏药论》中有“今所用之膏药，古人谓之薄贴”的描述。其作为一种传统的中药治疗方法，主要用于治疗各种疾病引起的疼痛和炎症。以下是薄贴法的常见应用。

(1) 感冒和咳嗽：将含有麻黄、杏仁、甘草等中药成分的膏药贴在肺俞或天突上，可以有效缓解感冒和咳嗽症状。

(2) 颈椎病：将含有羌活、独活、川芎等中药成分的膏药贴在颈椎部位，可以缓解颈椎疼痛和僵硬感。

(3) 腰椎间盘突出：将含有伸筋草、透骨草、千年健等中药成分的膏药贴在腰椎间盘突出部位，可以帮助缓解疼痛和僵硬感。

(4) 痛经：将含有川芎、桃仁、红花等中药成分的膏药贴在腹部或者三阴交上，可以缓解痛经症状。

(5) 类风湿关节炎：将含有雷公藤、青风藤、丹参等中药成分的膏药贴在关节部位，可以帮助缓解类风湿关节炎症状。

2. 贴敷法

贴敷法又称外贴法。指将药物研成细末，与各种不同的液体调制成糊剂，贴敷于一定的穴位或患部，是一种非常灵活的中医治疗方法，可用于多种疾病的治疗和预防。根据具体病情选用药物，并将所用药物研细，以醋或酒、菊花汁、银花露、葱、姜、韭、蒜等汁，或鸡蛋清、油类调成糊剂备用，依据“上病下取，下病上取，中病旁取”的原则，按经络循行走向，选取穴位，进行敷药。

3. 敷脐法

敷脐法指选用适当药物，制成一定剂型，如粉状、糊状或膏状，填敷脐中，以治疗疾病的方法。目前，敷脐方法主要有填脐法、贴脐法、填贴混合法等。填脐法又有填药末、填药糊、填药饼等。贴脐法有贴膏药、贴橡胶膏等。

(1) 填药末：将所用药物研为细末，取适量填脐中，用胶布固定。

(2) 填药糊：将药物研为细末，用温开水，或醋、酒、药汁调成糊，适量填脐中，用胶布固定。

(3) 填药饼：将所用药物捣成泥膏，或以药末掺入面粉，加入一定量的液体调和成膏，做成饼填于脐中，胶布封贴。

(4) 贴膏药：将药物制成膏药，然后敷于脐中，固定扎紧。

(5) 贴橡胶膏：将大小合适的药物橡胶膏直接贴于脐部，固定扎紧。

4. 箍围法

箍围法是借助于箍围药的截毒、束毒、拔毒作用而起到清热消肿、散瘀定痛、温经化痰等治疗效应的一种贴敷方法。本疗法古称“围药”，即根据病情选药，研为细末，并酌取醋、酒、药汁或油类等调敷于患处四周，以箍束疮毒，消散痈肿，故以为名。

箍围法常用于治疗外科疾病，如痈疽、疔疮、丹毒、毒虫咬伤等，具有消肿止痛、拔毒生肌等功效。在应用箍围法时，需要根据不同的疾病选择相应的箍围药，如治疗痈疽、疔疮等疾病可用金黄散、玉露散等；治疗丹毒、毒虫咬伤等疾病可用玉露散、菊花丝瓜叶等。同时，需要根据疾病的分期和症状的不同，选择不同的贴敷方法，如初起者可用鲜野菊花、大叶芙蓉花等捣烂箍围；成脓期可用玉露散加大黄、黄连、黄芩、黄柏细末以蜂蜜水调敷患处等。

5. 发疱法

发疱法，又称天灸疗法和水疱疗法，是用一些对皮肤有刺激性的药物，贴于穴位或患部，使局部充血、起疱，用来治疗疾病的一种方法。

根据病情选择发疱药物。常用的发疱药物有大蒜、斑蝥、白芥子、鲜毛茛、巴豆、红娘子、吴茱萸、甘遂、墨旱莲、蓖麻子仁等。一般只选用 1～2 种。根据病情选定发疱的穴位或患处。将发泡药物捣烂如泥，敷于选定的穴位或患处皮肤上，外用消毒纱布包扎。敷药处起疱时间不等，最短 4h，最长可达 3 天，待起泡后揭去敷药。水疱处用消毒纱布包扎，预防感染。发疱皮肤愈合恢复后，还可再次发疱。

6. 湿敷法

湿敷法古称溻法，是指用纱布浸吸药液，敷于患处的一种古老的外治法。将所选药物浸泡、煎汤取汁，用 5～6 层纱布置于药汁中浸透，挤去多余药液后溻于患处。一般 1～2h 换 1 次，若渗液不多，可 4～5h 更换 1 次。

在现代，湿敷法常被用于治疗急性肠梗阻等病症。有急性肠梗阻的患者，可以通过湿敷法将药物敷在腹部，达到缓解疼痛、消炎去肿的效果。在日常生活中，湿敷法也可用于护肤。一些人会把压缩面膜纸或化妆棉用化妆水或矿泉水浸湿，贴敷在脸上，以增加皮肤的水分和营养，达到保湿和护肤的效果。

7. 热熨法

热熨法是一种将药物、器械或适用的材料经加热处理后，对机体局部进行熨敷的治疗方法。它常被用于治疗多种病症，如腹痛、泄泻、积滞、癃闭、痹证、痿证、哮喘等，具有温中祛寒、理气止痛、通阳利尿、温经通络、祛寒降气等功效。在具体操作上，热熨法通常是将药物炒熟后，用布包裹，以熨肌表。例如，炒热食盐熨腹部，可以治疗腹痛；用生葱、食盐炒热，熨脐周围及少腹部，可以治疗尿闭；用葱白、生姜、麸皮，热炒后用布包好，熨腹部，可以治疗内寒积滞的腹部胀痛；用吴茱萸炒热，布包熨腹部，可治疗风寒腹痛等。这种治疗方法应用时需要保持连续治疗，可两包药物轮流加热熨敷。热熨温度以45～55℃为宜，过高以防灼伤皮肤，过低则影响疗效。

8. 冰敷法

冰敷法是用冰袋直接或以冰水调和药末敷于患处或一定的部位，以治疗疾病的方法。在临床上，冰敷法主要应用于高热昏迷患者的急救。如中暑、流行性乙型脑炎、阳强不倒，以及一些疼痛、出血病证的治疗。冰敷法主要是通过冰的寒性作用，直接作用于患处或特定部位，达到降温散热、止血止痛、消除肿胀等目的。在具体操作时，可以将冰袋放置于患处冷敷，它可以快速降低体温，减少脑部氧耗，缓解头痛和肌肉疼痛等症状。同时，冰敷可以收缩血管，减少血液渗出，缓解局部肿胀和疼痛。对于高热患者，可将冰袋敷于患者前额、颈部、腋下及腹股沟等部位；对于鼻衄患者，可冰敷太阳穴或前额。每次进行冰敷时，时间不宜过长。但对于高热患者，则需要持续应用，并经常更换冰袋，直至体温下降。

（二）操作规则

1. 消毒

穴位贴敷所用的药物刺激皮肤后，易使施治部位局部发赤、起疱，水疱破溃后容易引起感染，故施术前必须做好消毒工作。一般应用75%酒精棉球，由腧穴或患处部位的中心向四周，绕圈擦拭需敷药的皮肤部位；或先用25%酒精棉球擦拭，再用75%酒精棉球消毒；也可用温开水或消毒液，洗净穴位皮肤，进行敷药。当腧穴及患处皮肤消毒后，切忌再接触污物，以免重新污染。

2. 药饼制作

根据疾病情况，选择相关药物并研成细末，过筛备用。使用时先把适量的药粉倒入烧杯中，再加入适当的赋形剂（如三伏天穴位贴敷可选取生姜汁和蜜糖），用压舌板搅匀药粉与赋形剂，直至成泥糊状或糊膏状，以不松散、易成形为度。然后将药泥放在胶片上，用钢板压成扁平长方形状，厚度2～3mm。用界刀分成细小等份，每片药饼为1～4cm^2，并用耳挖提起少量麝香放在每片药饼之上。最后，将制作好的药饼放上已经剪裁好大小的防敏胶布上即可。

3. 固定

穴位贴敷疗法所用的药物都有较强的刺激、灼热和发疱的作用。故通常在敷药之后，需认真覆盖，束紧固定。方法是医者用消毒纱布或清洁布带覆在敷药上，外加胶布或橡皮膏贴紧固定；也可用绷带或宽布条束紧固定，以防药物流失或脱落，进而灼伤附近组织。

4. 水疱的处理

穴位贴敷疗法敷药后，局部皮肤多会出现水疱，这是无菌化脓的正常现象，也是本法治病的特点。水疱出现后，要注意局部清洁卫生，小水疱（面积<0.5cm^2）一般不必特殊处理，或用干棉花蘸上稀释消毒药水轻轻在皮肤表面擦拭，然后贴上消毒纱布，让其自然吸收即可。

若水疱较大（面积>0.5cm^2），最好由医师处理。先用镊子夹住蘸有消毒药液的棉球，对患处进行清洁和消毒；再取消毒过的针挑破其底部，令其流净黄水，或用消毒棉球挤出积液；最后涂以普通消炎软膏，或用万花油涂敷之，敷上无菌纱布。患者应注意伤口卫生，为防止感染，不可随意撕下无菌纱布。

十、穴位贴敷疗法的常用穴位与药物

穴位贴敷疗法在临床应用方面十分广泛，具体包括呼吸、消化、循环、神经、内分泌、泌尿生殖、皮外科、妇科、儿科、骨伤科、五官及其他系统的各科疾病，共计100余种。初步统计，所涉及的常用穴位为118个，常用药物296味（表1–1至表1–11）。

表 1-1 呼吸系统疾病的常用穴位及药物

常见疾病	常见证型	常用穴位	常用药物
咳嗽	风寒束肺	天突、大椎、肺俞、心俞、膏肓	杏仁、紫苏子、干姜、细辛、五味子
	风热犯肺	天突、膻中、肺俞	紫菀、炙款冬花、炒枳壳、桔梗、浙贝母、炙枇杷叶
	喉源性咳嗽	天突、膻中、大椎、肺俞	麻黄、炙款冬花、桑白皮、制半夏、桂枝、杜仲、白术、杏仁、细辛、射干、防风、甘草
外感发热	风寒束表	大椎、曲池、肺俞	柴胡、青蒿
慢性咽炎	脾胃虚寒	天突、大椎、肺俞、脾俞、足三里	白芥子、延胡索、细辛、甘遂
扁桃体炎	急性期	大迎	新疆紫草、蝎尾、冰片
过敏性鼻炎	肺气虚寒	大椎、肺俞、肾俞、脾俞	细辛、白芥子、延胡索、附子、甘遂、辛夷、白芷、麻黄
	脾气虚弱	脾俞、气海、太白、肺俞、胃俞、中脘、足三里、风门	半夏、延胡索、甘遂、白芥子、细辛、麻黄
	肾阳亏虚	上迎香、印堂、风门、足三里、肾俞、命门	麻黄、附子、桂枝、黄芪、细辛、白芥子、冰片
	肺肾阴虚	上迎香、印堂、风门、足三里、太溪、三阴交	延胡索、肉桂、白芥子、辛夷、冰片
	肺虚邪袭	大椎、风门、天突、鼻通	麻黄、附子、细辛、桂枝、黄芪、白芥子、冰片
	肺脾气虚	迎香、大椎	白芥子、延胡索、甘遂、细辛
	常年性	大椎、风门	白芥子、延胡索、甘遂、细辛、白芷、制川乌、制草乌、肉桂
肺炎	寒气阻肺	天突、肺俞	紫苏子、莱菔子、白芥子、吴茱萸
	痰湿阻肺	天突、大椎、肺俞、脾俞	白芥子、细辛、肉桂
	湿热闭肺	肺俞、肺部听诊有固定啰音部位	党参、茯苓、制半夏、炙甘草、白术、荜茇、陈皮
支气管哮喘	冷哮	定喘、肺俞、膏肓	白芥子、炙麻黄、细辛、延胡索、甘遂、法半夏、沉香、肉桂
	寒痰阻肺	肺俞、定喘、肾俞	白芥子、炙麻黄、细辛、延胡索、甘遂、法半夏、沉香、肉桂
	肺气亏虚	大椎、风门、肺俞	细辛、肉桂、白芥子、延胡索
	肺肾气虚	肺俞、肾俞、膏肓、定喘、大椎、天突、太溪	白芥子、延胡索、细辛、甘遂、补骨脂、丁香、肉桂、生姜
	阳虚痰阻	大椎、肺俞、心俞、膏肓	白芥子、细辛、甘遂、延胡索
	急性发作期	天突、膻中、大椎、定喘、膏肓、肺俞	黄芪、红花、半夏、白芥子、生姜、麝香
	慢性持续期	肺俞、膻中、天突	白芥子、延胡索、细辛、甘遂

（续表）

常见疾病	常见证型	常用穴位	常用药物
慢性阻塞性肺疾病	急性加重期	大椎、定喘、肺俞、风门、膻中	白芥子、淫羊藿、细辛、延胡索、甘遂
	稳定期	肺俞、定喘、大椎	炒白芥子、生姜、延胡索、细辛、甘遂、冰片
	肺脾气虚	脾俞、定喘、天突、肺俞、膻中	麻黄、细辛、延胡索、白芥子、半夏
	肺肾气虚	大椎、肺俞、膏肓、心俞	白芥子、细辛、甘遂、延胡索
	痰热郁肺	肺俞、肾俞、尺泽、天突、定喘、大椎、丰隆	白芥子、麻黄、甘遂、桂枝、黄芪、蛤蚧、细辛

表 1–2　消化系统疾病的常用穴位及药物

常见疾病	常见证型	常用穴位	常用药物
便秘	热秘	天枢、大肠俞、上巨虚、支沟、照海、合谷、腹结	大黄
	气秘	上巨虚、支沟、天枢、中脘	厚朴、麸炒枳实、炒莱菔子、木香、青皮、柴胡、生大黄、牵牛子、甘遂、冰片
	冷秘	神阙、天枢、关元、中脘	沉香、肉桂、延胡索、白术、莱菔子
	虚秘	气海、天枢、上巨虚	大黄、芒硝、枳实、白术、细辛、冰片
	湿热积滞	神阙、天枢、大肠俞、支沟	芒硝、大黄、厚朴、枳实、冰片
	气滞血瘀	神阙	生大黄
	气阴两虚	足三里、大肠俞、天枢、上巨虚、支沟	王不留行、莱菔子、川楝子、广木香
	肝郁脾虚	天枢、腹结、神阙、关元	大黄、玄明粉、地黄、当归、枳实、陈皮、木香、槟榔、桃仁、红花
	脾肾阳虚	足三里、神阙、肾俞、脾俞、命门、支沟	白芥子、肉桂、川芎、木香、细辛、延胡索
呕吐	气郁体质	中脘、内关、足三里、太冲、关元	紫苏梗、砂仁、丁香、花椒、艾叶、白豆蔻、薄荷、藿香、橘皮
	术后化疗	神阙、中脘、内关	半夏、苏子、干姜、丁香、肉桂、枳壳、大黄、甘草
呃逆	术后化疗	内关、足三里	吴茱萸、生姜
慢性胃炎	脾胃虚寒	神阙	炒白术、茯苓、焦山楂、焦神曲、陈皮、鸡内金、麦芽、谷芽、丁香、肉桂
	脾胃虚弱	脾俞、胃俞、上脘、中脘、下脘	附子、干姜、吴茱萸、白芥子、丁香
胃食管反流	脾虚	脾俞、胃俞、神阙、气海、天枢、中脘、上脘	旋覆花、代赭石、紫苏梗、牛膝、吴茱萸、黄连、白术、姜半夏

（续表）

常见疾病	常见证型	常用穴位	常用药物
黄疸	湿热熏蒸	胆俞、日月、中脘	茵陈蒿、栀子、大黄、郁金、鸡内金、薄荷
肝硬化腹水	气滞水停	章门、期门、京门、日月、带脉、天枢、中脘、气海、关元	芒硝、柴胡、赤芍、贝母、桃仁、乳香
	瘀结水停	神阙、期门、章门	甘遂、大戟、芫花、土鳖虫、莪术、白术、红花、冰片
	脾肾阳虚	神阙、关元、水分、气海、天枢	制附子、肉桂、牵牛子、甘遂
腹胀	肝郁脾虚	足三里、中脘	冰片、延胡索、乳香、姜黄、没药、麝香
	气滞血瘀	期门、神阙	黄芪、当归、熟地黄、柴胡、桃仁、三棱
腹泻	脾虚湿盛	天枢、大横、腹结、气海、关元	黄芪、白术、白芍、艾叶、吴茱萸、肉桂、黄连、三七
	肝郁脾虚	中脘、天枢、大肠俞、肝俞、脾俞	白术、白芍、陈皮、防风、柴胡、茯苓、木香、山楂、炙甘草
	脾胃虚寒	神阙、中脘、关元、脾俞、大肠俞	丁香、肉桂、荜茇、延胡索、甘松
	脾肾阳虚	中脘、上脘、梁门、脾俞、偏历、足三里	附子、桂枝、干姜、细辛
消化不良	脾胃不和	中脘、关元、天枢、足三里	焦三仙、莱菔子、干姜
溃疡性结肠炎	湿热内蕴	神阙、天枢、大肠俞、上巨虚、三阴交	白头翁、黄柏、乌梅、五倍子、三七
	慢性复发型	上巨虚、天枢、足三里、命门、关元	炮附子、细辛、丁香、白芥子、赤芍、生姜
肠梗阻	粘连性	神阙	大蒜、芒硝、生大黄
术后胃肠功能紊乱	胃肠虚弱	足三里	枳实、小茴香

表 1–3　循环系统疾病的常用穴位及药物

常见疾病	常见证型	常用穴位	常用药物
高血压	肝阳上亢	神阙、涌泉、太冲、太溪	夏枯草、石决明、钩藤、怀牛膝
	肝肾阴虚	内关、曲池、涌泉、三阴交	沙苑子、枸杞子、女贞子、决明子、菊花、生地黄
	肾阳虚	肾俞、涌泉、关元	茯苓、芍药、白术、附子
	痰湿壅盛	神阙、涌泉、足三里、三阴交	茯苓、泽泻、车前子、莱菔子
	阴虚阳亢	神阙、涌泉、太冲、肝俞	夏枯草、钩藤、女贞子、桑寄生

（续表）

常见疾病	常见证型	常用穴位	常用药物
冠心病	气虚血瘀	膻中、神阙	丹参、川芎、黄芪、细辛、冰片
	心血瘀阻	郄门、神门、心俞、巨阙、血海、内关	桃仁、红花、川芎、赤芍、牛膝、黄芪、当归、枳壳、桔梗、生地黄、柴胡、甘草
	寒凝心脉	天池、膻中、心俞、膈俞、厥阴俞	吴茱萸、桂枝、细辛、瓜蒌、薤白、川芎、当归、桃仁、红花、炙甘草
	痰瘀互结	心俞、膻中、中脘、足三里、丰隆	瓜蒌、薤白、半夏、川芎、茯苓、白术、冰片
静脉炎	阳虚水停	足三里、三阴交、阴陵泉、血海、关元、命门	肉桂、吴茱萸、附子、茯苓、猪苓、川芎
心绞痛	气虚痰瘀	心俞、膻中、内关	附子、干姜、肉桂、肉苁蓉、冰片
	风阻血瘀	心俞、膻中、内关	降香、延胡索、丹参
	气滞血瘀	心俞、厥阴俞、膻中、内关	丹参、三七、乳香、没药
心力衰竭	气虚血瘀	内关、郄门、肺俞、心俞	生黄芪、当归、丹参、赤芍、地龙、川芎、红花、牡蛎、桃仁、石菖蒲、山茱萸、泽泻、龙骨、葶苈子、薄荷
	阳气亏虚	脾俞、肾俞、心俞	茯苓、白芍、白术、制附子、延胡索、白芥子
	心肾阳虚	心俞、巨阙、肾俞、京门、厥阴俞、膻中、内关	人参、桂枝、三七、龙齿、牡蛎、炮附子、肉桂、茯苓皮、大腹皮、甘草

表 1-4　神经系统疾病的常用穴位及药物

常见疾病	常见证型	常用穴位	常用药物
中风后遗症	气虚血瘀吞咽困难	人迎、廉泉、天突	葛根、鸡血藤、补骨脂、丹参、川芎、骨碎补、桑寄生、桂枝、威灵仙、鹿衔草、红花、刘寄奴
	中风后抑郁	神门、三阴交	巴戟天
	中风后失眠	涌泉	肉桂、怀牛膝
面神经麻痹	风热证	攒竹、阳白、太阳、颧髎、下关、迎香、地仓、颊车、口禾髎、夹承浆、完骨、合谷	金银花、白芷、薄荷、防风、路路通、延胡索、川芎、羌活、防己、冰片
	风寒证	太阳、阳白、颧髎、迎香、地仓、颊车、翳风、牵正	三棱、莪术、大黄、冰片
头痛	肝阳上亢	太阳、印堂	柴胡、黄芩、全蝎、川芎
	气滞血瘀	合谷、外关、完骨、风池、太阳、涌泉	蔓荆子、藁本、钩藤、蒺藜

（续表）

常见疾病	常见证型	常用穴位	常用药物
眩晕	缺血性	颈夹脊	川芎、蔓荆子、当归、菊花
	风阳上亢	大椎、颈夹脊、肩井、大杼、天宗	白芷、川芎、藁本、天麻、钩藤、石决明、牡蛎
失眠	肝郁化火	心俞、巨阙、肝俞、期门	牡丹皮、栀子、柴胡、炒白术、当归、白芍、甘草、薄荷
	肝肾亏虚	神门、三阴交、太溪、涌泉、太冲	吴茱萸、酸枣仁、五味子、熟地黄、茯苓、当归
	心肾不交	神阙	北五味子、炮附子、盐巴戟天、鹿茸、山茱萸、盐杜仲、熟地黄、茯神
	阴虚火旺	心俞、脾俞、神阙	吴茱萸、肉桂、小茴香、丁香、艾叶
	心脾两虚	三阴交	酸枣仁、首乌藤、丹参、丁香
	痰热内扰	内关、神阙、涌泉	沉香、郁金、远志、石菖蒲、红景天
抑郁症	肝气郁结	肝俞、心俞、期门	香附、枳实、柴胡、芍药

表 1–5　内分泌系统疾病的常用穴位及药物

常见疾病	常见证型	常用穴位	常用药物
糖尿病	中消证	肺俞、胃俞、肾俞、胃脘下俞、三阴交、太溪、内庭、地机	大黄
	脾肾阳虚	肾俞、脾俞、足三里、三阴交	制附子、仙茅、葛根、黄芪、杜仲、青蒿、丹参、薄荷、冰片
糖尿病周围神经病变	寒凝血瘀	膈俞、足三里	牛膝、吴茱萸、丹参、干姜、肉桂
痛风性关节炎	湿热蕴结	三阴交、足三里、阴陵泉、丰隆	黄柏、姜黄、乳香、三七、延胡索、冰片
	急性期	涌泉、三阴交、阿是穴	黄柏、苍术、大黄、独活、桑寄生、延胡索
肥胖症	脾肾阳虚	关元、气海、肾俞、脾俞、中脘、足三里、天枢、丰隆、水道	白芥子、生附子、干姜、肉桂、甘遂、细辛
甲状腺结节	气虚血瘀	人迎、天突	虎眼万年青、半枝莲、虎杖、白花蛇舌草、丹参、郁金、人参、黄芪、全蝎、蜈蚣
	气郁痰阻	人迎、膻中	木鳖子、冰片、王不留行、生半夏、莪术、透骨草、夏枯草、甘遂、蝎尾
甲状腺炎	气滞痰凝	甲状腺、脾俞、肝俞、胆俞、丰隆	生黄芪、柴胡、黄芩、川芎、赤芍、夏枯草、川楝子、郁金、山慈菇、当归、肉桂、红花、天葵子、菊花、金银花、杜仲、莪术、半夏、浙贝母

表 1–6　泌尿生殖系统疾病的常用穴位及药物

常见疾病	常见证型	常用穴位	常用药物
尿潴留	膀胱手术后	关元、水道、阴陵泉、三阴交	柴胡、黄芩、生半夏、泽泻、茯苓、猪苓、白术、桂枝
	脑卒中后	神阙、中极、关元、三阴交	细辛、附子
尿失禁	中风后	中极、关元、气海、神阙	麻黄、细辛、附子、山茱萸、山药、黄芪、党参
尿路结石	肾气虚	肾俞、京门、阴陵泉、关元、足三里、三阴交	白芥子、细辛、川芎、鸡内金、甘遂、大戟、白术、生姜、肉桂、补骨脂、黄芪
肾小球肾炎	脾肾两虚	肾俞、三阴交、涌泉、命门、关元	红花、丹参、五灵脂、蒲黄、炙黄芪、杜仲、续断
肾病综合征	脾肾阳虚	复溜、足三里、肾俞、脾俞、三阴交、大椎	白附片、川芎、威灵仙、吴茱萸、肉桂、仙茅、牵牛子、椒目
肾衰竭	血瘀	肾俞、命门、血海、膈俞、三阴交	川芎、丹参、五灵脂、炒蒲黄、炙黄芪、杜仲、香附、没药
	阳虚	关元、命门、肾俞、足三里	白芥子、延胡索、甘遂、细辛、生姜、黄芪、苍术、肉桂、补骨脂、淫羊藿、白附片、小茴香
	脾肾两虚	肾俞、脾俞、气海	黄芪、附子、骨碎补、制首乌、女贞子、土茯苓、生地黄、冰片、红花、络石藤、怀牛膝
勃起障碍	心理性	神阙、关元、命门、肾俞	淫羊藿、蛇床子、当归、仙茅、肉苁蓉、丁香、细辛

表 1–7　皮肤外科系统疾病的常用穴位及药物

常见疾病	常见证型	常用穴位	常用药物
荨麻疹	血瘀风燥	定喘、曲池、足三里	当归、白芍、生地黄、川芎、黄芪、制首乌、荆芥、防风、刺蒺藜、甘草
痤疮	湿热型	神阙、中脘、水分、天枢、足三里、丰隆	大黄、黄芩、黄连、白芷
银屑病	冬季型	肺俞、脾俞、肾俞	白芥子、麻黄、甘遂、细辛、延胡索
带状疱疹	后遗神经痛	阿是穴	当归、红花、醋延胡索、白芷、醋乳香、醋没药、川芎、川牛膝、甘草、冰片
急性阑尾炎	蕴热型	神阙	大黄、牡丹皮、桃仁、冬瓜仁、芒硝、红藤、金银花、连翘、延胡索、蒲公英、败酱草、生甘草、白花蛇舌草
混合痔术后疼痛	湿热下注	承山、长强、三阴交、白环俞、大肠俞	木香、白芷、柏子仁、柴胡、菊花、黄连、川芎、车前子、决明子、大黄、牡丹皮

表 1-8　妇科系统疾病的常用穴位及药物

常见疾病	常见证型	常用穴位	常用药物
月经不调	月经后期	气海、归来、三阴交	吴茱萸、肉桂、淫羊藿、香附
月经过多	肾虚	关元、气海、中极	海螵蛸、茜草、地榆炭、侧柏炭
痛经	寒凝血瘀	神阙、关元、子宫、次髎	吴茱萸、肉桂、延胡索、当归
	气滞血瘀	神阙、关元、次髎	红花、延胡索、木香
	虚寒血瘀	中极、关元、气海、三阴交、次髎	当归、香附、延胡索、细辛、肉桂
围绝经期综合征	心肾不交	神门、肝俞、脾俞、涌泉、肾俞	淫羊藿、仙茅、知母、首乌藤、黄柏
	肾阴虚	心俞、肾俞、神门、涌泉	知母、菟丝子、黄柏、地骨皮、五味子
	肝肾阴虚	涌泉、脾俞、肾俞、肝俞、关元	知母、黄柏、巴戟天、淫羊藿、仙茅、肉桂
不孕不育	气滞血瘀	气海、关元、子宫	菟丝子、川芎、当归
乳腺增生	肝郁气滞	膻中、内关、太冲、阿是穴	冰片、乳香、金银花、黄柏、大黄
	肝郁脾虚	气海、天枢、肩井、期门、神阙、关元、足三里、膻中、太冲	郁金、三棱、莪术、大黄、党参、茯苓、白术
子宫肌瘤	气虚血瘀	中极、子宫、曲骨、太冲	桂枝、三棱、莪术、桃仁、牡丹皮、炙黄芪、茯苓、白附子
	气滞血瘀	神阙、关元、中极、子宫	桃仁、三棱、莪术、牡丹皮、桂枝
产后诸症	产后胎膜残留	子宫、关元、气海	桃仁、红花、赤芍、醋延胡索、三棱、莪术、益母草、川芎、细辛、川椒
先兆流产	肾虚	肾俞、关元	菟丝子、桑寄生、苎麻根、阿胶珠、党参、太子参、白术、黄芩、白芍
	脾肾亏虚	子宫、足三里、肾俞、中极、关元	太子参、白术、山药、杜仲、砂仁、紫苏梗
异位妊娠	未破损型	关元、子宫、中极、三阴交	甘遂、三棱、莪术、白芥子、细辛、生姜
妊娠恶阻	脾胃虚弱	神阙	生姜、丁香、清半夏、紫苏叶
宫颈炎	气虚血瘀	神阙、三阴交	当归、肉桂、川芎、牛膝、车前子、红花、益母草、黄芪
盆腔炎	气滞血瘀	气海、关元、子宫	三棱、莪术、大黄、冰片
卵巢囊肿	寒凝血瘀	关元、子宫、三阴交	吴茱萸、肉桂、细辛、当归、川芎、丁香、延胡索
卵巢功能早衰	脾肾阳虚	气海、足三里、三阴交	白术、茯苓
	脾肾两虚	肾俞、中极、归来、三阴交、肾俞、关元、归来、血海	鹿角片、黄芪、菟丝子、巴戟天、党参、白术、肉苁蓉、白芍、炙甘草
	肾阴虚	神阙、关元、三阴交、足三里、肾俞	知母、黄柏、何首乌、淫羊藿、首乌藤
多囊卵巢综合征	肾虚痰湿	子宫、中极、关元、太溪、三阴交、丰隆、血海	白术、茯苓、陈皮、薏苡仁、荷叶、白芥子、苍术、制附子
卵巢储备功能下降	肾虚	神阙、关元、肾俞、三阴交、足三里	党参、何首乌、桑寄生、远志、巴戟天、淫羊藿

表 1–9　儿科系统疾病的常用穴位及药物

常见疾病	常见证型	常用穴位	常用药物
小儿哮喘	慢性持续期	肺俞、中府、脾俞、章门、肾俞、京门	炙麻黄、杏仁、辛夷、蝉蜕、僵蚕、地龙、鱼腥草、射干、重楼、川贝、太子参、茯苓、白术、甘草、桃仁、淫羊藿
	肺脾气虚	天突、定喘、肺俞、膏肓	白芥子、延胡索、甘遂、肉桂、细辛、黄芪
	肺肾两虚	天突、定喘、肺俞、膏肓	白芥子、肉桂、甘遂、吴茱萸、细辛、延胡索
	发作期寒证	肺俞、膻中、神阙、内关、天突、丰隆、风门、中脘、定喘	麻黄、杏仁、细辛、炒白芥子、生甘遂、延胡索、辛夷、苍耳子
小儿反复呼吸道感染	肺脾气虚	天突、大椎、肺俞、膏肓	白芥子、延胡索、甘遂、肉桂、细辛、黄芪
	肺肾两虚	天突、定喘、肺俞、膏肓	白芥子、延胡索、甘遂、细辛、肉桂、吴茱萸
	营卫失调	定喘、肺俞、脾俞	麻黄、苏子、细辛、延胡索、炙甘遂、干姜、白芥子
	血瘀证	肺俞、膻中、神阙、足三里	黄芪、白芥子、细辛、半夏、延胡索
小儿支气管炎	风寒袭肺	肺俞、膏肓、定喘	炒白芥子、生姜、延胡索、细辛、甘遂、冰片
	痰热闭肺	膻中	炙麻黄、炒苦杏仁、石膏、葶苈子、白芥子、紫苏子、浙贝母、桑白皮、大黄、甘草
小儿疱疹性咽峡炎	外感风热	涌泉	吴茱萸、肉桂
小儿腺样体肥大	痰瘀互结	天突、膻中、大椎、肺俞、膏肓	白芥子、细辛、辛夷、延胡索、甘遂、川芎、石菖蒲
小儿发热	风寒束表	大椎、神阙	赤小豆、细辛、白芷、川椒、羌活、川芎
小儿咳嗽	风寒夹痰	大椎、膻中、肺俞	麻黄、白芥子
	非特异性	大椎、肺俞、膻中、气海、膏肓	炒芥子、延胡索、细辛、甘遂、白芍、法半夏
小儿便秘	乳食积滞	神阙、中脘、天枢	大黄、厚朴、枳实、苍术、槟榔、木香、焦山楂、广藿香、苦杏仁
	肠热腑实	神阙	大黄、炒莱菔子、厚朴、木香
	食积内热	神阙	大黄、决明子、厚朴、木香、白术、山楂、神曲、麦芽、莱菔子
	脾虚夹积	神阙、天枢、脾俞、大肠俞	大黄、山药、木香、砂仁、厚朴、莪术、槟榔、山楂、神曲、麦芽
	燥热内结	神阙、涌泉	大黄、枳实、莱菔子、火麻仁、皂荚、冰片
小儿腹泻	湿热泻	涌泉、天枢	葛根、黄芩、黄连、炙甘草
	风寒泻	涌泉、神阙	大腹皮、茯苓、紫苏子、白芷、陈皮、半夏、白术、厚朴、桔梗、藿香、炙甘草

（续表）

常见疾病	常见证型	常用穴位	常用药物
小儿厌食症	脾胃气虚	脾俞、胃俞、神阙	苍术、佩兰、陈皮、半夏、枳壳、藿香、焦神曲、炒麦芽、焦山楂
	脾失健运	脾俞、胃俞、神阙、中脘、足三里	苍术、白术、丁香、广木香、吴茱萸、砂仁、生山楂
儿童非创伤性寰枢关节半脱位	风寒阻络	大椎、风池、曲池、阿是穴	葛根、桂枝、炒白芍、麻黄

表 1-10　骨伤科系统疾病的常用穴位及药物

常见疾病	常见证型	常用穴位	常用药物
颈椎病	风寒痹阻	大椎、百劳、风池	川芎、三七、海桐皮、苏木、羌活、独活、葛根
	气滞血瘀	百劳、大椎	三棱、莪术、冰片
	肝肾亏虚	百劳、大杼、肾俞、大椎、肩井、颈夹脊、阿是穴	当归、川芎、威灵仙、透骨草、路路通、延胡索、黄柏、干姜
颈筋膜炎	软组织损伤	肩外俞、天宗、风门、大杼、大椎	独活、羌活、川芎、五加皮、制川乌
肩关节周围炎	寒湿证	肩髃、肩髎、肩贞	草乌、独活、羌活、防风、延胡索、细辛、冰片
肱骨外上髁炎	气血亏虚	手三里、曲池、阿是穴	丹参、当归、紫花地丁、乳香、没药、冰片
类风湿关节炎	寒湿痹阻	肺俞、大椎、肾俞、腰阳关、外关、足三里	透骨草、青风藤、红花、白芥子
	寒邪偏盛	大椎、肾俞、肝俞、命门	青风藤、细辛、威灵仙、白芍、独活、羌活、白芥子
腱鞘炎	桡骨茎突狭窄	阳溪、偏历、经渠、合谷、内关、外关	荆芥、防风、艾叶、伸筋草、红花、延胡索、海桐皮、五加皮、桂枝、秦艽、木瓜、威灵仙、川芎、透骨草
纤维肌痛综合征	气滞血瘀	大椎、命门、腰阳关、肺俞、外关、足三里	透骨草、青风藤、红花、白芥子
强直性脊柱炎	肾虚寒凝	命门、肾俞、腰阳关、足三里	透骨草、姜黄、杜仲、三棱、生姜、麝香
	痰瘀阻络	膀胱俞、肾俞、膈俞、环跳、阳陵泉、脾俞、关元俞、大杼	胆南星、桃仁、降香、白芥子、赤芍
腰痛	肾虚血瘀	脾俞、肾俞、涌泉、神阙	肉桂、露蜂房、吴茱萸
	寒湿证	肾俞、大肠俞、委中、阿是穴、腰阳关	丹参、桃仁、红花、赤芍、川芎、鸡血藤、伸筋草、透骨草、三七、延胡索

（续表）

常见疾病	常见证型	常用穴位	常用药物
腰椎间盘突出症	气滞血瘀	腰夹脊	大黄、栀子、血竭、牡丹皮、姜黄、乳香、没药、延胡索
	寒湿证	腰夹脊、腰阳关	炒白芥子、白芷、细辛、桃仁、红花、川乌、草乌、山栀子、皂角、杏仁、决明子、芦荟、白胡椒、使君子、甘遂、冰片
腰骶部韧带损伤	软组织损伤	阿是穴、肾俞、腰俞、大肠俞、委中	白芥子、川乌、红花、甘遂、山栀子、杏仁、白芷、芦荟、皂角、决明子、白胡椒、细辛、桃仁、使君子、冰片
膝骨性关节炎	风寒湿证	大椎、肺俞、外关、足三里、命门、腰阳关	透骨草、青风藤、红花、白芥子
	瘀血证	膝眼、阿是穴	生川乌、冰片、徐长卿、丁香、白芷、细辛、肉桂、乳香、没药
	肝肾亏虚	内膝眼、外膝眼、鹤顶、阴陵泉、阳陵泉、血海、梁丘、阿是穴	独活、乳香、没药、川牛膝、威灵仙、当归、川芎、细辛、白芥子、制草乌、冰片
	阳虚寒凝	内膝眼、外膝眼、足三里、大椎、命门	威灵仙、肉桂、白鲜皮、白芍、巴戟天、三七
骨折术后	筋脉瘀阻	外关、足三里	白芷、牡丹皮、荆芥、干姜、细辛、天南星、川芎
全膝关节置换术后疼痛	气血闭阻	患侧下肢特定位	制草乌、三七、白云参、断节参

表 1-11　五官及其他系统疾病的常用穴位及药物

常见疾病	常见证型	常用穴位	常用药物
耳聋耳鸣	肝胆火盛	涌泉	吴茱萸
	暴聋	神阙、涌泉	磁石、冰片、细辛、木香、石菖蒲
干眼症	肝肾亏虚	神阙、命门	菊花、枸杞子、山茱萸、麦冬、熟地黄、茯苓、山药、防风、牡丹皮、柴胡、泽泻、天冬、生地黄、当归、白芍、川芎、五味子、葛根、石斛、北沙参
青少年近视	肝血不足	太阳、翳风、印堂、大椎	白芍、吴茱萸、当归、冰片
戒烟	痰瘀互结	戒烟、丰隆、天突、膻中	广藿香、薄荷、石菖蒲、川芎、生姜
肿瘤	改善症状	关元、足三里、三阴交	大黄、芒硝、枳实、厚朴、丁香、肉桂、川芎、莪术
	肿瘤疼痛	神阙、天突、大椎	乳香、川芎、红藤、栀子、郁金、木香、薄荷

（续表）

常见疾病	常见证型	常用穴位	常用药物
肿瘤	肿瘤腹部胀痛	中脘、神阙	丁香、全蝎、生蒲黄、细辛、薤白、木香、小茴香、延胡索、当归、白芍
	肿瘤肠粘连	神阙	乌药、小茴香
	肿瘤疲乏	脾俞、肾俞、足三里、内关、三阴交、气海	附子、白芥子、生黄芪、细辛、肉桂
维持血液透析	气血亏虚	涌泉	阿胶、大枣、核桃仁
慢性疲劳综合征	气血两虚	肝俞、心俞、脾俞、肺俞、肾俞	柴胡、枳实、白芍、甘草、人参、麦冬

十一、穴位贴敷疗法的传统制作工艺

贴敷疗法临床应用广泛，涉及内、外、妇、儿等各科疾病，但中药剂型繁多，成分庞杂，临床应用没有统一标准，缺乏规范化。在借鉴前人经验的基础上，结合辨证论治，根据药物的性能，将穴位贴敷疗法的传统剂型大体分为散剂、糊剂、膏剂、饼剂、丸剂、水浸制剂、酊剂、泥剂、锭剂、生药剂等。不同剂型的制作方法和注意事项略有不同。

（一）散剂

散剂是一种药物或与适宜的辅料经粉碎、均匀混合制成的干燥粉末状制剂。

1. 散剂制法

将治疗需要的药物分别加工研碎成粉末，并通过 80～100 目细筛筛过，混合拌匀。过筛后直接敷在穴位上，也可以用溶剂调和，使之具有一定黏性，再贴敷在穴位，盖上消毒纱布，贴上胶布即可。

2. 散剂特点

散剂的特点是制作方法简便，贴敷时药量增减可灵活掌握。凡贴敷穴位，由于药散集中于穴位，故用量不宜过多。凡贴敷患部，药散应散布四周，用量可多些。散剂研成细末后，瓶装密封可长期存放，需要时随调随用。由于散剂的药性在肌肤上透络传经效果迅速，常用于治疗外伤、疮疡等。

3. 贴敷方法

患部或穴位先用酒精擦洗，再贴敷药物，也可先进行推拿、刺血、拔罐施术后敷药，把贴敷的药物用纱布扎好。对于胸、腹或活动关节处可选用胶布贴于药上，但胶布上要剪几个小孔，以便通气，隔 1 天或 3 天更换敷药 1 次。根据病情需要，可在敷药外面进行熨烫或渗透洒药，以增强药效。

4. 疗效反应

一般用水调制的散剂，其药性渗透力较弱，开始贴敷无明显反应，仅患部有冷凉之感。如用的是消肿散热解毒药，贴敷 1 天即有疗效。具体可包括：①局部刺激作用。散剂中的药物可以对皮肤产生一定的刺激作用，引起局部皮肤充血、发热、瘙痒等感觉，这有助于提高皮肤的免疫功能和改善局部血液循环。②药物的渗透作用。散剂中的药物成分可以通过皮肤的角质层和毛囊进入体内，发挥药效。这种渗透作用可以持续数小时至数天，使药物在体内达到有效的浓度。③调整经络功能。散剂可以通过直接作用于穴位，或者通过经络的传导作用来调整人体的经络功能。这有助于改善人体的气血循环、调整内分泌失调、缓解疼痛等。④调节免疫功能。散剂中的药物成分可以通过皮肤进入体内，对免疫系统产生一定的调节作用。这种调节作用有助于提高机体的免疫力，增强抵抗力。

5. 注意事项

(1) 散剂一定要研成细末，不可有粗粒存在。

(2) 散剂一般应加入芳香开窍、具有渗透皮肤能力的药物。

(3) 凡患者皮肤有外伤出血、溃烂等，不宜直接用散剂贴敷。

(4) 散剂敷料在存放中注意防潮、防霉、防虫蛀等。凡调制后的敷料在临床上只使用1次，若药性较强的敷药，可连续使用2次。

（二）糊剂

糊剂是将散剂加入赋形剂（如酒、醋、姜汁、鸡蛋清等）调和成糊状敷涂在穴位上的一种剂型。

1. 糊剂制法

制作糊剂时，需要将药物研磨成细末后，以赋形黏合剂或用白开水冷却后把药粉调和成糊状，或用新鲜药物洗净后直接捣烂成糊状贴敷于患处。外盖纱布、胶布固定。糊剂多选用易溶解、易研成细末的药物，临床常用新鲜草药。

2. 糊剂特点

糊剂药物取材方便，制作简单，糊剂可使药物缓缓释放药效，可延长药物的效果、缓和药物的毒性。在临床上对热证、肿毒、损伤等疗效明显。贴敷后，患者皮肤顿感冷凉，有健肤活络、消肿泻热、美容养颜的功效。另外，糊剂对外伤性皮肤溃烂、疮疡肿毒等有润肤祛毒、生肌收口的作用。

3. 贴敷方法

在贴敷的患部或穴位，先用姜汁或白酒擦洗，消除皮肤上的不洁之物，如遇皮肤溃烂或疮毒红肿，应先进行清洗或拔毒处理，再贴敷糊剂药物。凡贴敷在四肢及关节部位时包扎不宜太紧。

4. 疗效反应

糊剂贴敷治疗发热高热、红肿疼痛、中暑昏迷、实热急证等疗效反应快，在3h内即有疗效反应。而跌打损伤、内科疾患，疗效要到3天后才可见到。疑难杂症要连续贴敷数次，才略见疗效反应。

5. 注意事项

(1) 糊剂药物一定要加工研细、捣烂。

(2) 凡对皮肤有刺激性的药物或患者皮肤对药物过敏者，均不宜过久贴敷。

(3) 糊剂贴敷后，为加强药物的渗透性，可以根据病情变化，在包扎纱布外面适当地淋洒白酒、醋或其他药液等。

(4) 糊剂因粉剂含量较多，且黏着力强，故不宜用于有毛发部位的皮损。换药时宜先用液体油类将原有的药膏清洗干净后再涂新药，不可用水洗。

(5) 糊剂要求现制现用，搁置时间不可过长。

（三）膏剂

该剂型在常温下为固体、半固体或半流体制品，一般分为硬膏、软膏、煎膏三种。

硬膏是中医学传统的固体制剂。制法是将应用的药物放入麻油或其他油类内浸泡，煎熬至一定程度，去渣后加入铅丹、白蜡等收膏，呈暗黑色膏药，再将膏药涂抹于布或纸等裱褙材料上，以供贴敷于皮肤的外用剂型。其在常温下呈固体状态，36～37℃时则熔化，可治疗局部或全身性疾病，并有机械性的保护作用，用法简单，便于携带、储存。

软膏是用适当的基质（醋、酒、凡士林、猪油、茶油、蓖麻油或蜂蜜等）与药物粉末均匀混合制成的，是一种易于涂抹在皮肤、黏膜的半固体外用制剂。软膏基质在常温下是半固体，具有一定的黏合性、延展性，且渗透性较强，涂抹于皮肤或黏膜后能渐渐软化或熔化，有效成分被缓慢吸收，可持久发挥药效。

煎膏是药物经水煎煮、去渣取液浓缩并含较多的糖或蜂蜜等辅料而制成的一种半流体制剂。主要供内服，如川贝雪梨膏、阿胶补血膏、益母草膏、夏枯草膏等。煎膏具有体积小、含药浓度大、有良好的保存性、味甜可口等优点。

1. 膏剂制法

一般将配方中的药料用香油浸渍一段时间，放入锅内，加入植物油（香油或菜油等），用文火慢慢熬炼，待药料焦黄，起锅过滤去药渣，放入一定量的铅丹熬炼。待油脂渐渐变黑、滴入布皮上成珠状不散（即软硬适度）时，摊涂在一定规格（尺寸）的布、皮、牛皮纸、软胶纸等上面，即可使用。

2. 膏剂特点

膏剂可保持较长的药性，制作良好的膏剂可存放数十年之久。在贴敷一定穴位或部位时，可以根据临床需要延长贴敷时间，或用一张膏剂反复多次贴敷。另外，根据临床辨证，将膏药烤化后再加入一些丹药，可进一步提高膏剂的药效。

如患部疼痛，可加镇痛丹药等，或可加入散末药物，然后烤化揉搓拌匀后贴敷即可。

3. 贴敷方法

临床上使用时，应将膏药烤软，进行搓揉，将四周药料调揉至厚薄匀称。根据患者病况，在贴敷膏药内还可添加丹药。丹药一般是在揉搓膏药时加入少许，待膏药微凉后贴敷于患部。

4. 疗效反应

膏剂的见效时间因个体差异、病情严重程度及膏剂种类等因素而有所不同。一般来说，膏剂通常在3～5天内可见效，但具体时间取决于患者的个体差异、病情严重程度和膏剂的种类。对于一些病情较轻的患者，如轻度疼痛、肿胀等症状，使用膏药后可能在3天内见效。对于一些病情较重的患者，如严重的疼痛、肿胀等症状，可能需要5天或更长时间才能见效。另外，不同的膏剂种类也有不同的见效时间。例如，一些治疗关节炎、风湿病等疾病的膏药可能需要长期使用才能看到明显的效果，而一些用于治疗皮肤病的膏药则可能在使用后的几天内看到明显的效果。

5. 注意事项

(1) 膏药的熬炼一定要掌握火候，用火不可太猛或太弱，不然膏药会粘不牢，药性发挥的效果差。

(2) 若在贴敷膏药中掺入丹药时，丹药不可太多。根据病情，适当增加少量镇痛或祛风、散寒或芳香类丹药即可。

(3) 贴敷时，应掌握膏药的温度，切忌过热而烫伤皮肤。

(4) 贴敷膏药后皮肤呈水疱状，可用消过毒的针点破水疱，隔2天后再贴敷膏药。

（四）饼剂

饼剂是指将药粉制成圆饼形进行贴敷的一种剂型。

1. 饼剂制法

将药物研成细末，调拌敷料做成饼，也可将新鲜药物捣烂，用面粉调拌做成饼并放入笼上蒸熟。而捣烂新鲜药物或调拌油料类药物可直接捏饼贴敷，成形的饼可放在日光下晒干或用文火烘干，以不散为度。在临床上根据患者的病情需要，可在饼外层喷上一些药末或药汁，以增强饼剂的药性，也可先用一个圆形的套圈，将调拌好的药物放置其中，稍加挤压成形，其体积应根据疾病的轻重与腧穴部位而定。

2. 饼剂特点

饼剂药性较缓，药物多选用草药或蔬菜、水果等，特别适合老年人和婴儿，或有皮肤过敏者使用。饼剂贴敷对皮肤刺激性不强，贴敷时间为1～2天，治疗时可根据病情随时换药。另外，饼剂贴敷后可适当配合艾条温灸，以使药性较快传导入里，温灸可每天数次，每次时间不宜过长。

3. 贴敷方法

贴敷时，可以将饼剂加热后贴敷，然后用纱布或胶布包扎固定。隔1天或2天更换1次，如将饼剂放置在腰带或绷带中包扎一定部位，可10天更换1次。

4. 疗效反应

饼剂多采用新鲜药物配制，临床中部分急性症状贴敷后，在5～60min内就有疗效反应。其他慢性疾病，一般在2～3天后才有所反应。饼剂贴敷初期皮肤有冷凉感，中期皮肤瘙痒，后期皮肤会出现水疱或瘾疹，个别患者对皮肤刺激性较强的新鲜药物不适应，不宜过久贴敷，每次贴敷后间隔2天再贴敷。

5. 注意事项

(1) 因饼剂药物多选用新鲜药物配制，有些应蒸熟贴敷，但不能久蒸，以蒸熟为度，以免药性走失。

(2) 凡外伤出血或皮肤溃烂等，不宜用饼剂贴敷。如用饼剂作拔毒或急诊止血，在药物配伍上应慎重考虑。

(3) 贴敷饼剂后，患者应少走动，避免饼剂散落。

（五）丸剂

贴敷疗法中的丸剂是将药物研成细末，以蜜、水或米糊、酒、醋等调和制成的球形固体剂型。

1. 丸剂制法

将一定配方研细成药末，用辅料（如蜂蜜、蜡、凡士林等）调匀后做成丸粒，然后晒干或烘干，制成丸药。丸药的大小可根据患者的临床需要灵活掌握。

2. 丸剂特点

丸剂多选用药性较强，毒性或开窍芳香性强

的药物作配方。在临床使用中，其主要施治于各窍，如耳、鼻、肛、口、肚脐、女子阴窍、腋窝等，有一定的回阳救逆作用。

3. 贴敷方法

定型后的丸剂直接贴敷于一定部位或穴位上，然后用胶布固定。凡鼻窍、耳窍、肛窍、口窍、女子阴窍等部位施治时，可用麻油或蛋清等润滑窍部，将丸剂缓缓塞入其内，治疗完毕，慢慢滑动取出。

4. 疗效反应

丸剂直接放入窍部，疗效迅速。如腹泻、便秘时塞肛，鼻血时塞鼻，一般在1h内就有效果。在贴敷其他部位时，如药物中含有丹药或剧毒药，药性传导快，疗效反应亦在1～2天。一般药物的药性可维持3～4天。

5. 注意事项

(1) 丸剂药物配方多采用药性强、有毒性的，故在临床施治中应慎重，切不可内服。

(2) 用丸剂贴敷窍部时，如对耳部、鼻部可稍做大一点，以恰好在孔外而不往里掉为宜。而对肛窍、女子阴窍，可稍小一点，正好滑入肛内或阴窍内。

(3) 对于小儿贴敷，应特别小心，因小儿多不愿施治，丸剂放置于窍外为好。

（六）水浸制剂

水浸制剂是指将草药、中药材等加水浸泡后所得的溶液或药液。这些药液通常会用棉球、纱布或海绵等蘸取后，直接贴敷在患处或穴位上，以达到治疗的目的。

1. 水浸制剂制法

将草药、中药材等放入容器中，加入适量的水浸泡一段时间（一般为一到数小时）。随后取出药液直接使用，或者倒入密封的瓶子中，放在冰箱中冷藏保存。

2. 水浸制剂特点

(1) 综合作用：水浸制剂中含有多种成分，与同一药材提取的单体化合物相比，更有利于发挥某些成分的多效性，有时还能发挥单一成分起不到的作用。

(2) 作用缓和、持久，毒性低：水浸制剂中共存的辅助成分，常能缓和有效成分的作用或抑制有效成分的分解。这意味着药物的作用较为缓和，持续时间更长，而且毒性较低。

(3) 使用方便：患者只需按照医生的建议将水浸制剂贴敷在患处，按照规定的疗程进行治疗即可，不需要频繁换药和调整剂量。

(4) 一定的储存限制：水浸制剂通常需要储存在阴凉、干燥、通风的地方，避免阳光直射和高温。储存时间不宜过长，应该在使用期限内使用完毕，避免过期变质。

3. 贴敷方法

水浸制剂的贴敷方法包括开放性湿敷和闭锁性湿敷。对于开放性湿敷，需要选择合适的药物和温度。在药液中浸湿纱布，稍微拧挤至不滴水即可。将纱布覆盖在患处，大小与病损相当，每隔3～5min更换1次，持续30～40min。而对于闭锁性湿敷，同样需要选择合适的药物和温度，将纱布覆盖在患处后，用塑料薄膜盖住敷料并扎紧，每隔1～2h更换1次。炎症明显、渗出液多时需要增加更换次数。

4. 疗效反应

(1) 疗效温和：浸出制剂中的多种成分共同作用，可以使药物的效果更加温和，减少药物对身体的刺激，降低不良反应的发生率。

(2) 作用持久：由于水浸制剂中的有效成分是被提取出来的，在人体内的存留时间较长，能够持续发挥药效。

(3) 疗效全面：水浸制剂中的多种成分可以针对多种症状进行治疗，使疗效更加全面。

(4) 安全性高：水浸制剂的制备过程中会去除无效或有害的成分，因此安全性相对较高。

5. 注意事项

水浸制剂能够体现多种成分的综合作用，作用缓和且持久，毒性较低，且便于服用。然而，需要注意其可能存在的不稳定性，这可能会对制剂的质量和药效产生影响。同时，水浸制剂通常含有多种成分，可能会出现药物相互作用的情况，若正在使用其他药物，请在医生的指导下使用。

（七）酊剂

酊剂是一种常用的药物剂型，通常由药物和酒精等溶剂混合制成。

1. 酊剂制法

先按处方称取药物，然后将药物浸泡在酒精

或其他溶剂中，经过一定的时间后，将药物溶解在溶剂中，最后形成一种液体状的药剂。主要适用于疮疡未溃和多种皮肤病。

2. 酊剂特点

中药酊剂多用于皮肤科（痤疮、白癜风、皮癣）和骨科（骨刺、骨折）等科室疾病的治疗，具有操作简单、配制方便、透皮吸收好、起效迅速、疗效确切的特点。因此，患者接受度相对较高，在临床有较多应用。

3. 贴敷方法

酊剂贴敷适用于患处面积大、病情较重，需持续治疗的病灶。敷法分湿敷和热敷，可根据患处面积取无菌纱布，充分浸湿药液，以浸透3～5层无菌纱布且不滴水为度敷于患处。当需要活血散瘀和提高透皮效果时可选热敷。当患处存在炎症时，如化疗性静脉炎，应采用湿敷。热敷适宜于寒痹者，借助热力可提高疗效。湿敷适宜于需借助降温收缩毛细血管、降低皮肤温度、抑制炎症发展的疾病。

4. 疗效反应

酊剂的见效时间取决于许多因素，包括酊剂的成分、剂量、使用方法、使用频率等。一般来说，酊剂需要使用一段时间（通常为数月）才能看到效果。具体见效时间也因个体差异而异，有些人可能会在较短的时间内看到效果，而有些人则需要更长的时间。

酊剂的疗效反应主要取决于其成分和用途。一般来说，酊剂具有以下疗效。

(1) 缓解疼痛：许多酊剂具有缓解疼痛的作用，如颠茄酊、橙皮酊等。这些药物可用于缓解各种疼痛，如头痛、肌肉痛、关节痛等。

(2) 改善消化：一些酊剂具有促进消化和胃肠功能的作用，如薄荷脑酊剂等。这些药物可以改善消化，减轻胃肠不适症状。

(3) 促进睡眠：一些酊剂具有镇静和促进睡眠的作用，如溴化物酊剂等。这些药物可以缓解失眠症状，让人更容易入睡。

(4) 抗菌消毒：一些酊剂具有抗菌消毒的作用，如碘酊、酒精等。这些药物可以用于消毒和杀菌，预防和治疗感染。

5. 注意事项

(1) 中药外用酊剂严禁口服。孕妇、产妇及婴幼儿禁用含有毒中药的外用酊剂，肾功能不全和服用头孢类抗生素的患者禁用中药酊剂。用药期间忌辛辣油腻、生冷腥膻。

(2) 颜面部应避免长时间、大剂量、易色素沉着药物给药。正规剂量使用前，可在手腕内侧或耳后进行小剂量、小范围皮试。应单人单瓶给药，避免交叉感染。中药酊剂与其他外用药联用时，按黏稠度从低到高依次涂抹，待皮肤吸收干燥后再继续涂抹后续药物。每次使用后应密闭药品，置阴凉干燥处，避免药液挥发变性。

(3) 喷洒给药时应避免药液误入眼、唇、口、鼻内。持续性给药时可用薄膜包裹敷料防止药液挥发。联合热疗、电疗时应及时询问受治者感受，出现不耐受应调低频率或暂停治疗。喷头和滴头在使用后应立刻清洁。蘸取酊剂的棉签等工具为一次性用品，接触皮肤后不可再插入瓶内与药液接触。

（八）泥剂

泥剂是一种含药粉和香精油等的泥状外用药剂，通常是由无毒水溶性高分子作增粘剂，高岭土等作赋形剂，甘油作保湿剂，加入药物和水配制而成。常用于皮肤的局部消炎和镇痛。

1. 泥剂制法

(1) 准备药物：准备适量的中药药粉和香精油。

(2) 制备基质：选择一种或多种具有黏性的高分子材料作为基质，加入适量的水溶解，搅拌均匀后加入适量的甘油或丙二醇等保湿剂。

(3) 制备泥剂：将中药药粉和香精油兑到基质中，搅拌均匀后制成泥状外用药剂。

(4) 包装：将泥剂装入无菌容器中，密封并标记使用期限和使用方法。

2. 泥剂特点

(1) 药物作用持久：泥剂中的药物可以持续作用在皮肤，并通过皮肤表面进入体内，产生持久的治疗效果。

(2) 适应证广：泥剂可以用于多种疾病的治疗，如内科、外科、妇科、儿科、皮肤科、五官科等疾病。

(3) 操作简便：使用泥剂不需要特殊的仪器设备，只需将泥剂涂抹在患处即可，非常方便。

(4) 安全有效：泥剂为外用药，不经过胃肠道，不会对肝肾等脏器造成负担，使用起来比较安全。

(5) 不良反应少：使用泥剂时，药物剂量和作用时间可以随时调整，减少了药物的不良反应。

(6) 经济实惠：泥剂的成本相对较低，价格也比较便宜，经济实惠。

3. 贴敷方法

泥剂剂型多用单味药，是将鲜生药捣碎成泥状，直接贴敷在穴位上，如用白芥子泥贴肺俞等穴治疗哮喘，用蒜泥贴涌泉穴治疗咯血，用鲜薄荷叶捣泥贴迎香、合谷治疗感冒等。如果此类药泥黏湿度欠佳，常以蜜、面粉、酒精等物增加其黏湿度，将药泥敷于穴位，再以胶布或绷带固定。

4. 疗效反应

泥剂主要被用作外用药剂，可以用于缓解或治疗一些皮肤疾病。但具体疗效反应因个体差异而异，无法一概而论。一般来说，泥剂中的药物成分可以通过皮肤吸收，产生局部治疗作用，如消炎、镇痛等。同时，泥剂中的香精油等成分也可以发挥一定的辅助治疗作用。

5. 注意事项

(1) 仅限一次性使用，用后销毁。

(2) 叮嘱患者定时按压，按压不能过度用力，以不损伤皮肤为宜。

(3) 无黏性、包装破损或过有效期禁止使用。

(4) 夏季多汗，宜勤换。

(5) 贴敷后如有过敏等不适，应立即停止。

（九）锭剂

锭剂是一种将药物研成细粉，加入适量的黏合剂，制成规定形状的固体剂型。

1. 锭剂制法

将药物研成极细粉末，加适当黏合剂制成纺锤形、圆锥形、长方形等不同形状的固体制剂。外用时可用水、醋或麻油等磨或捣碎成粉，调匀后涂布患部或穴位。目前中药锭剂的常见制法有3种：①药粉与赋形剂混合，制成锭剂。赋形剂有水、糖水、蜜、蒸熟的糯米粉、菜油。②部分药粉煎成浸膏或制成浓缩液，作为黏合剂或润湿剂，制成锭剂，如蟾酥加乙醇后的蟾酥液、龙胆浸膏、甘草煎液、白矾加水后的浓缩液、冰糖与熊胆的煎煮液等。③熔点低的药物加热熔融，冷却凝固，制成锭剂，只有薄荷锭是这样的制法。

2. 锭剂特点

锭剂是一种固体块状制剂。在制备成型后经过阴干或曝干，含水量低，硬度大，使其保质期相较其他固体制剂更长，适合一些需家庭常备但使用频率低的药品。如毒虫咬伤蜇伤、小儿高热、水火烫伤、中暑等意外伤病。

3. 贴敷方法

锭剂的形状灵活多样，可根据使用要求改变形状。如制成纺锤形便于吞服，制成小圆形便于安在疮口处，制成长梃状便于塞入耳或肛门中，也可将散剂制成小锭，置于疮口内。多用于慢性病，减少了配制麻烦，便于随时应用。锭剂药用量较少，故常用对皮肤有一定刺激作用的药物。常用锭剂有紫金锭、万应锭、蟾酥锭等。

4. 疗效反应

锭剂的见效时间取决于多种因素，包括患者的身体状况、病情严重程度、锭剂的种类和服用方法等。一般来说，锭剂是按照医嘱服用的，具体的服用方法和剂量应该根据个人的情况和医生的建议来确定。大多数锭剂需要服用一段时间才能看到疗效，其疗效并不是“立竿见影”的，患者应该耐心地按照医嘱服用，不要随意更改剂量或停药，以免影响疗效或产生不良反应。

5. 注意事项

(1) 服用锭剂时需严格遵照医嘱，如有不适，请务必咨询医生。

(2) 在服用锭剂期间要注意观察病情变化，如症状持续未缓解或加重，应及时就医。

(3) 服用锭剂时应遵医嘱按时按量服用，不要随意停服或漏服，以免影响疗效。

(4) 如出现过敏反应、不良反应或严重不良事件，应立即停用锭剂并就医。

(5) 服用锭剂期间要注意饮食卫生，避免食用生冷、油腻、刺激性食物，以避免影响药效。

(6) 锭剂形状多样，使用时应根据病情和医生建议选用适合的锭剂形状。

(7) 锭剂为处方药，需要在医生指导下购买和使用。

（十）生药剂

生药剂是指将天然的、新鲜的药材洗净捣烂，或者切成片状，直接贴敷于穴位上的药剂。

1. 生药剂制法

采集新鲜的具有发疱作用的生药，洗净捣烂，或切片状，直接贴敷在穴位或患处上，外以纱布覆盖，再加胶布固定之。如治疗黄疸，可取鲜毛茛叶适量，揉烂成球形，如黄豆粒大小，缚臂上，外用纱布束紧，过夜起疱揭去，用消毒针挑破，放出黄水，涂以甲紫药水。本法在民间广泛使用。

2. 生药剂特点

(1) 生药剂的原材料是天然且未经加工，保留了其原始的成分和功效。

(2) 生药剂中富含活性成分，具有更好的药效和治疗效果。

(3) 生药剂的有效成分没有被破坏，可以快速起效。

(4) 由于生药剂是直接从植物或其他有机体中提取的，个体差异较小，使得疗效更加稳定。

(5) 生药剂在使用时较为安全，一般不会引起严重的不良反应。

3. 贴敷方法

用生药熬膏收贮，随时取用，比较方便，适用于疗程较长的慢性病。或生药外敷，用以治疗创伤感染、疔疮痈疽、外伤肿痛，效果显著。

4. 疗效反应

生药剂的疗效反应受到多种因素的影响，包括生药剂的种类、使用剂量、使用方法、患者的身体状况等。一般来说，生药剂的疗效反应较快，因其活性成分更加丰富，药效更为明显。例如，新鲜的中草药对于一些炎症、感染、疼痛等常见疾病有较好的疗效，可以帮助缓解症状、减轻病痛。外敷可以迅速缓解疼痛和肿胀等症状。

5. 注意事项

生药剂并不是万能的，也不是所有人都适合使用，有些人可能会出现过敏反应或者不良反应。因此，在选择使用生药剂之前，最好咨询医生或药师的意见，以确保安全有效地使用。

十二、穴位贴敷疗法的现代制作工艺

近年来，涂膜剂、贴膏剂、巴布剂、透皮贴剂等新型剂型不断产生。与传统剂型比较，现代穴位贴敷药物剂型重视降低药物刺激性与致敏性，增强载药量与透气性，提高药物吸收速度、程度与药物生物利用度，从而提高贴敷疗效。

穴位贴敷疗法的传统工艺旨在对中药成分进行充分利用，通过药物的经皮渗透作用而达到治疗疾病的目的。而现代工艺则在此基础上，依据不同病种选取相应穴位，应用一些现代的创新剂型，如微针贴片、纳米贴片、微球贴剂、脂质体贴剂、生物降解贴剂、智能贴剂等，这些新型制剂可以更好地控制药物的释放，提高药物的疗效和安全性。这些现代创新剂型为穴位贴敷疗法提供了更多的选择和可能性，可以更好地满足现代医疗的需求，提高治疗效果和患者的舒适度。

（一）涂膜剂

涂膜剂是药物溶解于成膜材料、涂抹于患处时形成薄膜的一种剂型。其成膜时间与皮肤贴合性能、外观质量与成膜材料性质及药物与基质配比等因素有关。

1. 涂膜剂制法

首先将要使用的药物准备好，如果药物能够溶于溶剂中，可以直接加入溶解。若药物是中草药，则需要先制成乙醇的提取液或其提取物的乙醇丙酮溶液，然后将溶剂和涂膜剂的基质混合在一起，制成混合溶液，最后将准备好的药物加入混合溶液中，制成涂膜剂。

2. 涂膜剂特点

涂膜剂的特点包括以下6个方面：①可以在皮肤表面形成一层薄膜，对患处起到保护、缓解或治疗作用。②无毒、无局部刺激性。③无酸败、变色现象，可以根据需要加入防腐剂或抗氧剂。④通常是液态，需要按照一定比例和药物混合后使用。⑤通常需要遮光密闭储存，在启用后最多可使用4周。⑥标签上会注明“不可口服”。

3. 贴敷方法

首先清洁患处，取出适量的涂膜剂，将其涂在患处，轻轻按摩，使药物更好地吸收。其次在使用涂膜剂的过程中，患者应避免剧烈运动，以免药物移位或脱落。最后在使用涂膜剂后，患者应避免沾水，以免影响药物的疗效。切记在使用涂膜剂期间，患者应保持良好的饮食习惯，避免吃辛辣、刺激性食物。若在使用涂膜剂后出现不适症状，如疼痛、瘙痒、红肿等，应及时就医。

4. 疗效反应

涂膜剂的疗效反应包括疼痛、刺麻痒、起疱和感染等。

(1) 疼痛：涂膜剂的疼痛反应几乎是不可避免的，一般在贴敷后几分钟内产生，可持续数小时，甚至更长时间。疼痛的程度与患者的年龄、性别及皮肤的个体差异有关，青壮年患者多反映疼痛较剧，而老年患者则认为可以忍受。

(2) 刺麻痒：这种反应是所有患者都会产生的。痒感呈一种特殊的刺麻痒并有蚁行感，多在药物去除后皮肤发红起小水疱时产生，痒感可持续数天甚至整个贴敷过程。

(3) 起疱：约 80% 的患者会产生此反应。起疱的过程为皮肤发白、潮红、小水疱融合成大水疱，水疱直径最大可达 5cm，疱内为淡黄色液体，刺破流出后可反复产生，持续 10～15 天，水疱才完全吸收结痂。

(4) 感染：虽然涂膜剂反应比较常见，但感染发生率较低。

5. 注意事项

(1) 在使用涂膜剂前，应清洁患处，以使药物更好地发挥作用。

(2) 取出适量的涂膜剂，涂在患处，轻轻按摩患处，使药物更好地吸收。

(3) 在使用涂膜剂的过程中，避免剧烈运动，以免药物移位或脱落。

(4) 在使用涂膜剂后，避免沾水，以免影响药物的疗效。

(5) 在使用涂膜剂期间，保持良好的饮食习惯，避免吃辛辣、刺激性食物。

(6) 如果在使用涂膜剂后出现不适症状，如疼痛、瘙痒、红肿等，应及时就医。

另外，有一些禁忌证需要注意：孕妇及哺乳期妇女应谨慎使用涂膜剂，具体应咨询相关医生。对药物过敏者禁止使用涂膜剂，若既往对膏药或穴位贴敷的药物过敏，禁止使用。疾病发作期的患者，如急性咽喉炎、发热、黄疸、咯血、糖尿病血糖控制不良患者、慢性咳喘病的急性发作期等，禁止贴敷。贴敷前请注意检查贴敷部位是否有皮肤破损、出血、烫伤、痤疮等，避开以上部位以防感染。

（二）橡胶贴膏剂

贴膏剂是一种将原料药物与适宜的基质制成的膏状物涂布于背衬材料上供皮肤贴敷，可产生全身或者局部作用的薄片状制剂。而以橡胶为基质的贴膏剂被称作橡胶贴膏剂，其包括不含药的（如胶布）和含药的（如活血止痛膏）两类。

1. 橡胶贴膏剂制法

将橡胶洗净，在 50～60℃下加热干燥或晾干，切成适宜大小的条块。在炼胶机中塑炼成网状胶片，消除静电 18～24h 后，浸入适量的溶剂汽油中，浸泡至完全溶胀成凝胶状。随后移入膏内搅拌 3～4h，依次加入凡士林、羊毛脂、松香、氧化锌等制作成基质。加入药物，继续搅拌 4h，待成均匀膏浆时，以 7 号筛过滤。最后将膏料涂布、切割、加衬、包装，即为成品。

2. 橡胶贴膏剂特点

(1) 橡胶贴膏剂的黏附力很强，可以牢固地粘贴在皮肤上，不易脱落。

(2) 橡胶贴膏剂可以在常温下使用，不需要进行特殊的预热或按摩。

(3) 在贴敷过程中，橡胶贴膏剂不会污染衣物，因为它们通常不会从贴敷部位脱落。

(4) 橡胶贴膏剂的体积小、重量轻，方便携带，可以随时随地使用。

(5) 橡胶贴膏剂具有保护伤口和防止皲裂的作用，可以减轻皮肤的不适感，促进伤口愈合。

3. 贴敷方法

在使用橡胶贴膏剂之前，请先确保需要贴敷的部位干净、干燥，且没有残留的油脂或污垢。将贴膏剂从包装中取出，注意不要触摸贴膏剂的中间部分，因为中间部分可能含有药物成分。随后可直接贴在需要贴敷的部位上，轻轻按压使其贴紧。根据需要贴敷的时间，将贴膏剂固定在皮肤上，如使用胶布或绷带。

4. 疗效反应

橡胶贴膏剂的疗效反应包括如下 5 个方面：①局部刺激：橡胶贴膏剂中的药物成分可能会对皮肤产生一定的刺激作用，导致皮肤出现瘙痒、刺痛等不适感。②局部血管扩张：橡胶贴膏剂中的药物成分可能会引起局部血管扩张，改善血液循环，缓解疼痛和肌肉紧张等不适感。③消炎作用：橡胶贴膏剂中的药物成分可能会对炎症介质产生抑制作用，缓解局部炎症，减轻疼痛和肿胀等症状。④促进愈合：橡胶贴膏剂中的药物成分可以促进局部组织的新陈代谢，加速伤口愈合，减轻疼痛和不适感。⑤舒缓情绪：橡胶贴膏剂中的药物成分可能会对神经系统产生一定的调节作用，从而舒缓情绪，减轻焦虑和紧张等不适感。

5. 注意事项

(1) 在使用橡胶贴膏剂前，需要先清洁皮肤，确保贴敷部位的干燥和清洁。同时，要确保橡胶贴膏剂的质量和有效期，如有异常应立即停止使用。

(2) 在贴敷橡胶贴膏剂时，需要选择合适的贴敷部位，避开毛发多的地方和破损、溃烂的皮肤，并确保橡胶贴膏剂与皮肤贴合紧密，不留缝隙。

(3) 橡胶贴膏剂的贴敷时间不宜过长，一般不超过 8h。长时间贴敷可能会引起局部皮肤的不适和过敏反应。在揭下橡胶贴膏剂后，应间隔 2～3h 再贴敷，让皮肤得到休息。

(4) 可以结合其他疗法如热敷、按摩等，以增强疗效。但需要注意的是，有些药物成分可能会与其他疗法产生相互作用，在使用前应咨询医生或药剂师的建议。

(5) 孕妇、哺乳期妇女及小孩在使用橡胶贴膏剂时需要特别谨慎。对于孕妇来说，使用橡胶贴膏剂可能会对胎儿产生不良影响，应避免使用。对于哺乳期妇女和小儿，需在医生的指导下使用橡胶贴膏剂，并注意观察不良反应。

(6) 局部出现皮肤瘙痒、红肿、水疱等过敏反应，立即停止使用橡胶贴膏剂，并用清水清洗皮肤。若症状持续，应在医生的指导下使用抗过敏药物进行治疗。

（三）凝胶贴膏剂

凝胶贴膏剂是一种以水溶性高分子聚合物为基质骨架材料的外用贴剂，也被称作“凝胶膏剂”。

1. 凝胶贴膏剂制法

凝胶贴膏剂是将中药药材的提取物、药物等加入到凝胶基质中，制成可以涂抹在皮肤或穴位上的凝胶状制剂。药物与辅料制成的半固体或稠厚状液体制剂，按照基质不同可分为水性凝胶和油性凝胶，其质量稳定，药物包容性好、无致敏性，可起到缓释、控释作用。

凝胶贴膏剂的制备方法：先按照药物和基质的比例，将药料和基质（聚丙烯酸钠、羧甲基纤维素钠、明胶、甘油和微粉硅胶）进行混匀。然后将混匀后的膏料涂布于背衬材料（漂白布、无纺布）上制成贴膏剂。再在贴膏剂上覆盖聚乙烯薄膜作为保护层。最后进行切割和包装。

2. 凝胶贴膏剂特点

凝胶贴膏剂采用亲水高分子基质，具有透气性、耐汗性、无致敏性、无刺激性等特点。尤其适于中药浸膏，具有较大的载药量。其采用透皮吸收释药技术，使血药浓度平稳，药效持久。使用方便，不污染衣物，易于清洗。并且没有异味，也不会留下皮肤贴痕。

3. 贴敷方法

打开包装并取出贴膏，将膏剂充分拉伸，以便更好地贴敷在患处，最后紧密贴敷于感觉疼痛部位。注意要保护膏剂，防止其掉落。例如，贴敷于膝关节周围，可以套上护膝，防止经常活动而掉落影响效果；贴敷于肩关节、髋关节和背部等周围，可以将四个角用医用胶带加固，防止其掉落。

4. 疗效反应

凝胶贴膏剂的疗效反应主要包括以下 4 个方面：①局部作用：凝胶贴膏剂具有较好的透皮吸收作用，能够通过皮肤表面进入血液循环，发挥全身治疗作用。同时，它与皮肤相容性好，可以缓解局部疼痛、肿胀等症状。②抗炎作用：凝胶贴膏剂中的中药成分具有一定的抗炎作用，可以通过抑制炎症介质释放、拮抗自由基等途径发挥抗炎作用，从而缓解炎症反应。③解热作用：一些凝胶贴膏剂中含有清热解毒的中药成分，可以在一定程度上起到降低体温、缓解发热症状的作用。④全身作用：通过皮肤表面的吸收作用，凝胶贴膏剂中的中药成分可以进入血液循环，发挥全身治疗作用，如调节免疫功能、改善血液循环等。

5. 注意事项

(1) 在使用凝胶贴膏剂前，应将患处皮肤清洗干净，去除皮肤表面的污物和分泌物。需要注意皮肤状况，如是否有破损、炎症、过敏等情况。

(2) 贴敷时间会因个体差异和药物成分的不同而有所不同。一般建议贴敷时间为4～6h。在贴敷过程中，如果感到不适或过敏反应，应立即停止贴敷并咨询医生。

(3) 凝胶贴膏剂一般适用于身体的各个部位，但需要根据疾病和药物成分的不同选择适当的贴敷部位。

(4) 在使用凝胶贴膏剂时，需要了解药物的成分和作用，以便根据病情选择合适的药物。同时，注意药物过敏史和不良反应的出现。保持皮肤清洁干燥、避免剧烈运动、饮食调节等。

（四）巴布贴剂

巴布贴剂是一种外用贴膏剂，通常由药材提取物、药材或和化学药物与适宜的亲水性基质混合后制成。这些成分被涂布在背衬材料上，如无纺布或弹力布，形成膏体、防黏膜（膏体表面的隔离膜）等组成部分。

1. 巴布贴剂制法

首先根据所需的巴布贴剂的功效和成分，确定配方比例。然后按照配方比例准备好所需的各种原料，包括分子黏着剂、保湿剂、填充剂、渗透促进剂等，将分子黏着剂与保湿剂、填充剂、渗透促进剂混合，制备好基质。再把所需的提取物加入基质中，搅拌均匀，将基质均匀地涂布在背衬上，压合在一起，形成保护层。最后将压合后的巴布贴剂分割成所需大小，并进行包装，以便使用。

2. 巴布贴剂特点

巴布贴是一种新型的中药贴膏剂，由无纺布、压敏胶和中药提取物等成分组成。具有以下特点：①载药量大，可以持续长时间缓慢释放药物，增强了药物的疗效。②无纺布材料的巴布贴可以反复揭贴多次，随意改变贴敷的位置，使用方便。③无纺布巴布贴透气性好，不会把体毛粘下来。对于体毛多的地方，揭掉时没有痛苦。④无纺布巴布贴因系水溶性高分子材料做基质，所以环保无刺激，不含有机溶剂。

3. 贴敷方法

巴布贴的使用方法包括以下步骤。

(1) 清洁患处：使用巴布贴前，需要清洁患处，保持皮肤干燥和干净，以免影响巴布贴的粘贴效果。

(2) 贴敷巴布贴：将巴布贴的胶贴面贴在需要治疗的部位，用手轻轻按压使其贴合皮肤。注意不要将巴布贴过度拉伸或折叠，以免影响效果。

(3) 固定巴布贴：在贴好巴布贴后，可以使用热水袋敷在巴布贴上，使其粘贴更加牢靠，以确保治疗效果。

(4) 使用时间：根据个人需要和医生的建议，确定使用巴布贴的时间。一般情况下，每次使用的时间为2～3h，每天使用1～2次。如果使用过程中感觉不适或有任何过敏反应，应立即停止使用。

(5) 更换巴布贴：如果需要长时间使用巴布贴，应定期更换巴布贴，以保证治疗效果。一般建议每天更换1次巴布贴。

4. 疗效反应

巴布贴作为一种中药贴膏剂，主要用于治疗各种疼痛和炎症性疾病。巴布贴中的中药提取物和化学药物可以透过皮肤，直接作用于患处，可有效缓解疼痛。其中药成分具有消炎抗菌作用，可以有效缓解炎症反应，改善局部症状。并且可以扩张血管，改善局部血液循环，促进患处愈合。同时，促进淋巴液的回流，减轻局部水肿，调节人体的免疫功能，增强患者的抵抗力，从而稳定病情。巴布贴的见效时间因个体差异和使用方法而异。一般来说，巴布贴需要贴敷6～8h才可以起到很好的治疗效果。

5. 注意事项

(1) 选对病症的部位。通常选择最痛的部位贴上巴布贴。如果不能准确把握位置，可以按照医生的指示进行贴敷。

(2) 贴敷巴布贴前，要保证皮肤的清洁，用温水将皮肤擦拭干净，直到完全干透。

(3) 热敷要在敷完巴布膏后进行，膏药的表面一定要平整，既能保证牢固的黏合，又能促进药物的吸收，达到最佳效果。

(4) 使用巴布贴期间要注意保持皮肤干燥，避免出汗或皮肤湿润。

(5) 巴布贴为一次性使用产品，不能重复使用。使用时应避开毛发较多处，以免影响粘贴效果。

(6) 如果在使用过程中出现皮肤发疹、发红、发痒、红肿等现象，应立即停用，并及时咨询医生或药师。

(7) 儿童须在医生或家长指导监督下使用。

(8) 孕妇及对药物或化妆品有过敏史者慎用。

（五）透皮贴剂

透皮贴剂是一种特殊的药物传递系统，通过皮肤表面贴片的方式，使药物能够穿过皮肤的屏障进入血液循环。这种贴剂通常由高分子材料制成，上面带有微小的针孔，可以使药物分子透过皮肤进入体内。

1. 透皮贴剂制法

具体来说，制备透皮贴剂时需要将中药单方或复方粉碎成细粉，或者经过合理的提取、纯化等工艺得到的有效成分或提取物等与适宜的辅料或基质混合后制成。

2. 透皮贴剂特点

(1) 透皮贴剂可以持续控制药物的释放速度，使药物在体内保持有效的血药浓度，从而减少给药次数，方便使用。

(2) 透皮贴剂可以避免药物在胃肠道中的降解和肝脏的首过效应，减少消化系统和肝脏的负担，提高药物的生物利用度。

(3) 透皮贴剂使用方便，可以持续控制给药速度，特别适合婴儿、老人和服药困难的患者。

(4) 透皮贴剂可以避免血药浓度的波动，减少由于临时过量引起的不良反应。

(5) 由于透皮贴剂使用方便，并按需控制给药速度，可以减少患者的负担，提高患者的依从性。

3. 贴敷方法

使用前将贴敷部位的皮肤清洗干净，并稍稍晾干。从包装内取出贴片，揭去附着的薄膜，但不要触及含药部位。随后贴于皮肤上，轻轻按压使边缘与皮肤贴紧即可。切记皮肤有破损、溃烂、渗出、红肿的部位，或皮肤皱褶处、四肢下端或紧身衣服下，不可贴敷。并按照医生或药剂师的建议定期更换或使用。

4. 疗效反应

透皮贴剂的疗效反应主要包括以下4个方面：①局部疗效：透皮贴剂中的药物成分通过皮肤表面进入血液循环，从而在局部发挥作用。例如，针对关节疼痛或肌肉疼痛者，透皮贴剂可以缓解其疼痛和炎症，改善局部功能。②全身疗效：透皮贴剂中的药物成分进入血液循环后，可以产生全身的治疗效果。例如，对于类风湿关节炎、强直性脊柱炎等疾病，透皮贴剂可以缓解疼痛、减轻炎症和改善全身症状。③长效疗效：透皮贴剂中的药物成分可以缓慢释放，疗效可以持续数小时或数天，有助于减少用药次数和改善患者的生活质量。④安全性：透皮贴剂的安全性较高，不良反应相对较小。常见的不良反应包括皮肤刺激、瘙痒、红肿等，但一般不影响治疗。

5. 注意事项

(1) 贴敷前应先对皮肤进行评估和准备，确保皮肤完整、干燥、清洁，无创伤、炎症、过敏等情况。

(2) 选择合适的贴敷部位。通常选择无毛发、无炎症、无伤口、无变态反应的皮肤区域进行贴敷。

(3) 使用透皮贴剂时，应按照医生的建议正确操作，不要随意更改贴敷时间和剂量。

(4) 贴敷后，密切观察贴敷部位的皮肤反应，如出现红肿、瘙痒、疼痛等不适反应，应立即停止使用，并咨询医生。

(5) 使用透皮贴剂期间，应避免剧烈运动、出汗或接触高温、水、油等物质，以免影响药物的吸收和疗效，并注意保护贴敷部位的皮肤，避免用手抓挠或摩擦，以免造成皮肤损伤或感染。

(6) 贴敷时间不宜过长，一般不超过24h，以免对皮肤造成过度刺激。

（六）微针贴片

微针贴片是一种新型的透皮给药器件，看起来像一个“创可贴”，表面布满了装着药液的凹槽和微小针头。只要把它在皮肤表面轻轻一贴，这些微小针头就会穿透皮肤表层，将活性成分输送到皮肤深层，达到美容护肤的效果。其主要应用于美容护肤领域。

1. 微针贴片制法

微针贴片的制作方法包括以下步骤：①选择合适的聚合物基质、药物、增塑剂等材料，并根据具体需求对材料进行表面处理以提高微针的穿透性和降低刺激性。②将所选材料填充到模具中，经过一定的加工工艺，制备出微针阵列。③将 GelMA 预聚物浇铸到定制的模具中，然后进行离心并光照固化，获得微针贴片。

2. 微针贴片特点

微针贴片上的微小针头能够穿过皮肤最外层的角质层，但不会对深层组织造成伤害，仅是微创效果。由于角质层内没有痛觉神经，微针贴片在贴到皮肤上时基本不会感到疼痛，且只需轻轻贴在皮肤上，就能自动完成药物输送或健康监测，使用非常方便。它可以同时装载和保存各种水溶性药物和蛋白质，且无须冷藏，使药物的储存和使用更加便捷，有着高载药量和高药物释放率。微针贴片的主要成分是各种活性成分，如透明质酸、胶原蛋白、维生素C等，这些成分可以通过微针输送到皮肤深层，从而提高产品的功效。

3. 贴敷方法

在使用前请先彻底清洁皮肤，去除油脂和污垢，将微针贴片从保护膜上轻轻撕下，贴在皮肤上。贴好后，用手轻轻按压微针贴片，使其与皮肤完全贴合。

4. 疗效反应

微针贴片的疗效反应因治疗目的和成分不同而异。以祛斑为例，微针贴片通过细小的针头将玻尿酸或其他有效成分注射到肌肤深层，帮助肌肤完全吸收和溶解这些成分，从而得到滋润，有效改善面部色斑。对于痘痘和痤疮，微针贴片通过滚轮上的细小针头直接穿透到皮下组织，促进皮下胶原蛋白的增加，达到去除痘痘的效果。在治疗后，可能会短暂出现皮肤组织受到损伤的情况，局部也可能产生轻微的疼痛感，但多数患者能够耐受。

5. 注意事项

(1) 在使用微针贴片前，需要彻底清洁皮肤，并确保皮肤组织无油脂和污垢。

(2) 将微针贴片轻轻撕下并贴于皮肤，并用手轻轻按压使其与皮肤完全贴合。

(3) 在使用微针贴片期间，不能接触热水、蒸汽、刺激性化学药品等，以免影响其功效。

(4) 在使用微针贴片后，皮肤不要沾水，避免造成感染。不要化妆，也不要用手频繁触碰面部。避免饮酒，以及吃刺激性食物和桑拿等。需要做好防晒工作，避免紫外线直接照射到贴片部位。另外，皮肤可能会出现轻微的红肿等反应，这属于正常现象，但如果反应持续且加重，应及时就医。

(5) 孕妇、哺乳期妇女、皮肤有炎症或伤口未愈合的患者等，不宜使用微针贴片。

（七）纳米贴片

纳米贴片通常是一种含有纳米级材料的穴位贴敷。它以纳米技术为基础，将药物分子嵌入到纳米颗粒中，然后将其直接贴敷在穴位或相关经络上的一种新型制剂，可以更精确地控制药物的释放，提高药物的吸收效果和疗效。

1. 纳米贴片制法

根据需要的配方，准备相应的草药、纳米微粒、胶质等材料。将草药进行纳米级粉碎，制备出纳米微粒；混合纳米微粒与胶质等材料，调制出贴片所需的膏状物，将膏状物均匀涂布在适当的基材（如医用膜）上，使其干燥成膜来制成贴片。根据需要，用切割工具将膜切成适当的大小和形状，以便使用。对制作的纳米贴片进行质量检查，确保其符合标准。

2. 纳米贴片特点

(1) 纳米贴片采用无针注射技术，可以避免疼痛和针刺损伤，特别适合儿童和不喜欢针头的人使用。

(2) 纳米贴片中的纳米药物颗粒可以迅速、均匀、持续地渗透到皮肤中，从而达到更好的疗效。

(3) 纳米贴片中的纳米远红外陶瓷材料能在常温下恒定辐射远红外线，刺激人体经络穴位，促进血液循环，有助于药物的吸收。

(4) 纳米贴片的药物成分可以缓慢释放，作用持久，疗效更佳。

(5) 纳米贴片使用方便，只需贴在皮肤上即可，不需要复杂的操作和工具。

(6) 纳米贴片成分稳定，不易变质，安全性高。

3. 贴敷方法

首先在使用纳米贴片之前，需要清洁皮肤，确保皮肤干净。再将纳米贴片从包装中取出，注意不要触摸到贴片的药膜面。然后将其贴在所需的治疗部位上，轻轻按压使其贴紧，等待一段时间，让纳米贴片中的药物成分完全渗透到皮肤中。最后待药物成分完全吸收后，取下纳米贴片，丢弃。

4. 疗效反应

纳米贴片的见效时间因个体差异和使用条件而异。具体来说，纳米贴片中的药物成分通常需要一定时间才能渗透到皮肤中，从而产生疗效。在使用纳米贴片后，可能会感到治疗部位有轻微的温热感和刺痛感，这是正常的局部刺激反应。纳米贴片中的药物成分会逐渐渗透到皮肤中，因此在使用过程中，治疗部位可能会感到湿润或油腻，这是药物被皮肤吸收的表现。随着纳米贴片的使用，治疗部位的病症可能会逐渐减轻或消失。例如，对于疼痛、炎症等症状的治疗，可能会出现疼痛缓解、肿胀消退等。但也有一些人可能会在使用纳米贴片后出现过敏反应，如皮肤瘙痒、红疹等症状。如果遇到这种情况，应立即停止使用并咨询医生。

5. 注意事项

(1) 贴敷前要清洁相应穴位，确认包装无破损后，打开包装，取出穴位贴敷治疗贴，将贴剂的隔离膜撕去，以钢珠对准相应穴位敏感点贴压。夏季多汗勤换，贴敷后如有过敏等不适应停止贴敷。

(2) 仅限一次性使用，用后销毁，叮嘱患者定时按压，按压不能过度用力，以不损伤皮肤为宜。

(3) 无黏性、包装破损或超出有效期时禁止使用。

(4) 本品应储存在相对湿度不超过 80%，无腐蚀性气体、阴凉、干燥、通风良好、清洁的环境内。

(5) 皮肤溃烂处禁用。

(6) 孕妇禁用。糖尿病、高热患者以及年老体弱者慎用。

（八）微球贴剂

微球贴剂是一种非常常用的药物载体，可以包裹药物活性成分并将其分散在贴敷制剂中。微球贴剂的粒径通常在数微米到数毫米之间，可以是球形、椭圆形或其他形状。

1. 微球贴剂制法

(1) 配料：将药物与辅料混合均匀，制备成药物溶液或药物粉末。

(2) 成型：将药物溶液或药物粉末倒入微球成型器中，采用物理、化学或生物的方法将药物包裹成微球。

(3) 漂洗：将微球从成型器中取出，用生理盐水或溶剂漂洗，以去除表面附着的药物残渣。

(4) 干燥：将漂洗后的微球置于干燥箱中干燥，根据需要控制干燥温度和时间。

(5) 筛选：将干燥后的微球筛选，去除过大或过小的微球，得到大小均匀的微球。

(6) 灭菌：将筛选后的微球进行灭菌处理，去除病原微生物。

(7) 包装：将灭菌后的微球放入包装袋中，排除空气并密封，得到最终的微球贴剂。

需要注意的是，微球贴剂的制作方法比较复杂，需要一定的技术和设备支持。此外，为了确保证微球贴剂的质量和安全性，需要严格控制制作过程中的各项参数和条件。

2. 微球贴剂特点

微球贴剂是一种将药物包裹在微小球形颗粒中的制剂，这些颗粒可以黏附在皮肤或穴位上，并缓慢释放药物。这种剂型可以更好地控制药物的释放速度，产生持久效果。其特点主要包括以下 6 个方面。

(1) 药物包裹：微球贴剂采用物理、化学或生物的方法将药物包裹成微球，可以保护药物不受外界环境影响，同时增加药物的稳定性。

(2) 药物释放：微球贴剂能够控制药物的释放速度和持续时间，使药物在皮肤表面缓慢释放，更好地发挥药效。

(3) 增强药物效果：微球贴剂将药物包裹在微球中，可以增加药物的渗透性和吸收率，提高药物的疗效。

(4) 减少不良反应：微球贴剂可以将药物直接作用于皮肤表面，减少药物对全身的不良反应。

(5) 使用方便：微球贴剂可以直接贴在皮肤表面，不需要频繁更换药物，使用方便、简单。

(6) 适应范围广：微球贴剂适用于各种皮肤疾病的治疗和预防，如过敏、炎症、感染等。

3. 贴敷方法

微球贴剂是一种特殊的贴敷药物制剂，其制作过程涉及物理、化学或生物的方法，将药物包裹成微球，通过特定的制备工艺制成贴剂。通常，微球贴剂的使用方法和普通的贴敷疗法相似。首先在使用微球贴剂前，需要清洁贴敷部位，以减少感染的风险。然后按照医生的建议或者药物使用说明书的指示，准备好微球贴剂和其他必要的药物。再将微球贴剂直接贴在皮肤表面。为防止药物脱落，需用胶布或其他方法固定微球贴剂在皮肤上。贴敷的时间一般需要根据具体病情和药物的作用时间来确定，通常在医生的指导下进行。最后在贴敷过程中，需要观察是否有任何不适或者异常反应，如出现不适或异常反应，应立即停止贴敷，并寻求医生的帮助。

4. 疗效反应

微球贴剂的见效时间因个体差异而异，具体见效时间取决于多种因素，包括病变部位、病情严重程度、个人体质、贴敷药物种类等。一般来说，贴敷疗法起效较快，通常可以在数分钟至数小时内开始产生疗效，但具体的见效时间仍需要根据病情和个人情况来判断。例如，对于一些常见的感冒、咳嗽等轻度病症，贴敷疗法可能在数小时内就能缓解症状。而对于一些慢性病或严重病情，贴敷疗法可能需要较长时间才能产生明显的疗效，甚至需要数天或数周才能见效。其疗效反应主要包括以下 5 个方面。

(1) 微球贴剂中的药物成分能够直接作用于皮肤或黏膜表面，产生局部的治疗作用。药物成分可以通过皮肤表面进入体内，达到治疗的目的。

(2) 微球贴剂中的药物成分能够被皮肤表面吸收，进入体内循环系统，进而到达病变部位，产生全身治疗作用。

(3) 微球贴剂中的药物成分能够缓慢释放，使药物作用持续时间更长，从而达到持续治疗的目的。

(4) 微球贴剂使用方便，不需要频繁更换药物，可以减少使用成本以及提高方便程度。

(5) 微球贴剂中的药物成分是逐渐释放的，可以减少对皮肤的刺激和不良反应，减少药物的不良反应。

5. 注意事项

(1) 使用前应清洁患处，使用后皮肤若出现不适或过敏反应，应立即停止使用。

(2) 孕妇禁用。

(3) 若皮肤有炎症、创伤、溃疡等应禁用。

(4) 若患者对药物过敏，应立即停止使用。

(5) 贴敷期间，若患处有不适，应立即停止使用。

(6) 贴敷期间，应避免剧烈运动，以免药物脱落。

（九）脂质体贴剂

脂质体贴剂是一种药物载体，通常由磷脂、胆固醇和其他脂质材料形成双分子层结构，药物的活性成分被包裹在这些脂质材料中。在贴敷疗法中，脂质体贴剂常用于经皮给药，通过控制药物的释放速度和释放量来达到治疗效果。

1. 脂质体贴剂制法

(1) 准备药物：准备需要贴敷的药物，可以是一种或多种药物，根据治疗需求和效果选择。

(2) 制备脂质体：根据需要制备一定比例的脂质体，一般采用乳化 - 超声法、逆相蒸发法、注入法等制备方法，制备得到稳定的脂质体溶液。

(3) 药物包裹：将制备好的脂质体与药物溶液混合，通过一定方式使药物包裹在脂质体内，形成药物脂质体。

(4) 冷冻干燥：将药物脂质体溶液进行冷冻干燥处理，以保持药物的稳定性和有效性。

(5) 加工成型：将冷冻干燥后的药物脂质体加工成贴剂，可以根据需要制作成不同的形状和大小，并加入必要辅料，如黏合剂、填充剂、保护膜等。

(6) 质量检测：完成贴剂制作后，对其质量进行必要的检测，如外观、成分、稳定性、药效等进行检测，确保符合要求。

2. 脂质体贴剂特点

脂质体贴剂是将药物包裹在脂质体中的制剂，这些脂质体可以黏附在皮肤或穴位上，并缓慢释放药物。这种剂型可以提高药物的渗透性和吸收效果，减少药物的不良反应。其特点主要包括以下 7 个方面。

(1) 具有良好的生物相容性：由于脂质体贴剂中所使用的成分是天然存在于人体组织中的磷脂，可以很好地与生物体相容。使用脂质体贴剂可以有效地避免或减少药物在体内的不良反应。

(2) 具有优良的稳定性：脂质体贴剂中的磷脂能够形成一个稳定的结构，能够保护药物免受外界环境的影响，如光、氧和湿气等。这种稳定性可以延长药物的保质期，并确保在使用过程中药物的活性不会被破坏。

(3) 定向作用：脂质体贴剂可以将药物定向地运送到病变部位，提高药物在特定部位的浓度，更好地发挥药效。

(4) 缓释作用：脂质体贴剂采用缓慢释放药物的方式，可以使药物在体内持续发挥疗效，减少用药次数和剂量。

(5) 局部麻醉作用：一些脂质体贴剂还具有局部麻醉作用，可以减轻疼痛和其他不适感。

(6) 避免全身吸收：脂质体贴剂可以将药物吸附在皮肤表面，避免药物被全身吸收，从而减少药物对机体的不良反应。

(7) 使用方便：脂质体贴剂可直接贴在皮肤表面，操作简单方便，不需要特殊的仪器设备。

3. 贴敷方法

使用前先将贴敷部位表面的污渍、油脂等擦干净，保持皮肤干燥、清洁，后将脂质体贴剂从包装中取出，揭开保护膜，贴在所需部位。根据病情和医生建议，确定贴敷时间，一般来说，贴敷时间不宜过长，以免造成皮肤不适。在使用过程中，注意观察贴敷部位的反应情况，如出现不适或过敏反应，应立即停止使用。使用完毕后，用清水将贴敷部位清洗干净，避免残留物对皮肤造成刺激。

4. 疗效反应

脂质体贴剂的见效时间因个体差异和使用方法等多种因素而异。一般来说，贴敷后药物逐渐渗透到皮肤组织中，起效时间在数小时到数天不等。脂质体贴剂可以将药物包裹在脂质体中，使其直接作用于病变部位，药物逐渐渗透到皮肤组织中，对局部病变产生作用。例如，对于关节炎患者，贴敷疗法可以有效地缓解关节疼痛和肿胀的症状，改善关节活动功能。避免了药物经过肝脏时被代谢或破坏，提高药物的生物利用度。同时，脂质体贴剂可以通过皮肤吸收药物，进入血液循环，发挥全身治疗作用。例如，对于一些慢性疾病，如高血压、糖尿病等，贴敷疗法可以有效地调节患者体内的内分泌和神经系统，改善病情。

5. 注意事项

(1) 成分和制备：脂质体贴剂的成分包括脂质体、药物和附加剂等。制备过程包括混合、乳化、超声和固化等步骤。制备时需要控制好脂质体的粒径和稳定性，以保证药物的渗透和释放效果。

(2) 皮肤适应性：脂质体贴剂需与皮肤贴合，选择合适的基质材料和贴敷材料，以保证贴剂的透气性、舒适性和固定效果。同时，需要注意对皮肤过敏或刺激反应的监测和处理。

(3) 药物的选择和包封：药物的选择和包封是脂质体贴剂的关键环节之一。需要选择适宜的药物，并根据药物的性质和作用机制，通过合适的制备方法将其包封在脂质体中。包封率需要控制得当，以保证药物的释放效果和稳定性。

(4) 贴剂的放置和稳定性：贴剂放置的位置和时间对其疗效有着重要影响。需要选择适当的穴位或部位，按照说明书或医生建议的时间放置贴剂，并保持贴剂的稳定性，以保证药物的渗透和释放效果。

(5) 疗效和不良反应的监测：使用脂质体贴剂时，需要对其疗效和不良反应进行监测，并了解贴剂的作用机制、药代动力学特性和不良反应表现等，及时调整使用方法和药物剂量。

(6) 注意个体差异：不同个体的皮肤情况和药物反应存在差异，因此需要在医生的指导下，根据个体差异选择适宜的脂质体贴剂和使用方法。

（十）生物降解贴剂

生物降解贴剂是指使用可生物降解材料制成的贴剂，这些贴剂可以在皮肤上发挥作用后，随着时间的推移逐渐降解，从而减少药物对皮肤的刺激和贴剂对环境的污染。

1. 生物降解贴剂制法

制作生物降解贴剂，首先需要选择合适的生物降解材料作为贴剂的基质，如聚乳酸、聚己内酯等。其次将药物和附加剂与基质混合均匀，制成膏状物，涂在贴剂的表面。然后将贴剂放置在合适的温度和湿度条件下，使其干燥并进行形状和尺寸的调整。最后对贴剂进行灭菌和包装，以备使用。

制作过程中需要注意的是，选择合适的生物降解材料作为贴剂基质，以保证贴剂的生物降解性能和皮肤适应性。同时，需要控制好贴剂的形状和尺寸，便于使用和固定。此外，选择合适的药物和附加剂，将其与基质混合均匀，以保证贴剂的疗效和稳定性。

2. 生物降解贴剂特点

生物降解贴剂通常由可生物降解的聚合物、天然高分子材料等制成，是一种可以在体内降解的贴剂，可以在一定时间内自然降解并释放药物。在贴敷疗法中广泛应用于各种中医外治法中，如中药穴位贴敷、脐疗等。这些贴剂可以针对性地作用于病变部位，提高药物吸收效果，减轻药物对全身的不良反应，同时减少贴剂对环境的污染。这种剂型可以避免对皮肤的持续刺激，减少皮肤过敏等不良反应。生物降解贴剂具有生物降解性、皮肤适应性、安全性和有效性等特点，适用于各种皮肤疾病的治疗和美容等领域。另外，生物降解贴剂通常具有一定的弹性和延展性，能够紧密贴合在皮肤表面，减少药物流失；也具有较好的透气性，能够保持皮肤的正常呼吸，减少皮肤刺激。

3. 贴敷方法

生物降解贴剂的使用方法可能因具体产品而异。一般来说，生物降解贴剂是设计成一次性使用的，通常在需要时直接从包装中取出使用即可。以可生物降解胶粘剂为例，它们是采用可降解的聚合物作为基体树脂，辅以适当的增粘剂、增塑剂、抗氧剂和填料等制备而成。这些生物降解贴剂在储存和使用过程中稳定性良好，但在使用过后能够快速降解，从而保护环境。

4. 疗效反应

生物降解贴剂的疗效反应因个体差异而异。一般来说，生物降解贴剂的疗效主要取决于其生物降解性能和药物成分的作用。生物降解贴剂通常被设计为在体内逐渐降解并释放药物成分，从而持续产生治疗效果。其降解过程通常由体内的酶催化，如体内的蛋白质酶和脂肪酶等。随着贴剂的降解，药物成分会逐渐释放到贴敷部位，发挥治疗作用。对于贴敷疗法的效果，不同的生物降解贴剂可能会有不同的疗效反应。例如，一些生物降解贴剂能够缓解疼痛、减轻炎症或促进伤口愈合等。使用生物降解贴剂时，也可能会出现一些不良反应，如过敏反应、皮肤刺激等。

5. 注意事项

(1) 使用生物降解贴剂前，需要仔细阅读产品说明书或遵循医生、专业人士的建议，了解贴敷位置、贴敷时间、药物成分及其他需要注意的事项，正确使用。

(2) 确保贴敷部位的皮肤完整、清洁、干燥和无炎症。如有皮肤破损或炎症，应避免在患处使用生物降解贴剂。

(3) 如有过敏体质或过敏史，在使用生物降解贴剂前应告知医生或专业人士。若出现过敏反应，如皮肤瘙痒、红肿等，应立即停止使用并寻求专业建议。

(4) 生物降解贴剂的贴敷时间因产品而异，一般为数小时到数天不等。在使用过程中，如出现不适或贴敷部位疼痛等，应适时调整贴敷时间。

(5) 生物降解贴剂在储存和使用过程中应注意避免高温、潮湿和阳光直射。使用后的贴剂应及时丢弃，不要重复使用。

(6) 儿童在使用生物降解贴剂时，需要在医生或专业人士的指导下进行。

(7) 在使用生物降解贴剂期间，若出现发热、异常疼痛等不适症状，应立即停止使用并寻求专业建议，并注意观察贴敷部位的皮肤变化，如有异常应及时处理。

（十一）智能贴剂

智能贴剂是一种采用柔性薄膜载体，将药物均匀地分布于其中的药物递送系统。通过将智能贴剂贴在患者皮肤上，药物可被皮肤快速地吸收。

1. 智能贴剂制法

智能贴剂需要用到医用级透气贴布、透气胶带、2mm 以下的棉布、水刺布、无纺布、超声波缝纫机等制作工具和材料。根据使用的面积，在智能贴剂背面画一个比实际贴敷面积略大的圆形，并标注中心点和圆心角设计贴布尺寸。先将棉布和无纺布裁剪成适合的尺寸，用超声波缝纫机将棉布和无纺布边缘缝合；再将无纺布与医用级透气贴布中心对齐并缝合边缘；然后在医用级透气贴布中间剪开口，将智能贴剂的芯片从中间口穿过去，紧贴在无纺布和医用级透气贴布中间；最后将透气胶带贴在医用级透气贴布上，芯片连接线上连上导联线，此时智能贴剂制作完成。

2. 智能贴剂特点

智能贴剂是一种将中医传统经络理论、中

药外治法与现代医学制剂技术相结合的医疗产品。其制作方法包括将中药药液与医用级透气贴布、棉布、无纺布等材料相结合，通过超声波缝纫机等工具制作而成，且可以感应身体状态并自动调节药物释放的贴剂。这种剂型可以根据身体状态的变化自动调整药物的释放量，实现个性化治疗，还可以通过手机 APP 进行远程控制，方便患者随时随地接受治疗，也方便医生对患者进行治疗管理和数据分析。作为一种非常有前途的新型医疗产品，具有使用方便、操作简单、安全可靠、价格低廉等特点，能有效缓解患者疼痛、肿胀、酸麻等症状，并具有很好的治疗作用，可以为患者带来更加安全、便捷、高效的治疗体验。

3. 使用方法

①清洁相应穴位，先以拇指依次揉按相应穴位，每穴 1～2min，范围由小到大，力量由轻到重，探寻敏感点。②确认包装无破损后，打开包装，取出穴位贴敷治疗贴，将贴剂的隔离膜撕去，以钢珠对准相应穴位敏感点贴压。③贴敷完成后，每天适度按压 3～5 次，每次 3～5min。一个疗程为 10 天，疗程间隔 2～3 天。

4. 疗效反应

智能贴剂中的中药成分会对皮肤产生一定的刺激作用，导致皮肤出现瘙痒、刺痛等不适感，这是正常的疗效反应。同时会对皮肤产生一定的温热作用，但部分患者会出现局部灼伤的情况，这种情况需及时停止使用并咨询医生。部分患者在使用智能贴剂后，会感觉到疼痛减轻、肿胀消退、酸麻感减轻等疗效反应，这也是正常的。若是对智能贴剂中的某些成分过敏，可能会出现例如皮疹、红肿等症状，这种情况需及时停止使用。

5. 注意事项

①智能贴剂是一次性使用的产品，使用后应该立即销毁，避免重复使用导致交叉感染等问题的发生。②在使用智能贴剂时，应该叮嘱患者定时按压贴敷部位，以促进药物的吸收和疗效的发挥。按压不能过度用力，以不损伤皮肤为宜。③智能贴剂在无黏性、包装破损或过期的情况下，禁止使用，以避免影响疗效和安全性。④夏季多汗时，应该勤换智能贴剂，避免汗液浸湿贴敷部位而导致不适感和感染等问题。同时，应该注意避开伤口部位。⑤在使用智能贴剂后，如果出现了过敏等不适症状，应该立即停止使用并咨询医生的建议。⑥孕妇、皮肤溃烂处和糖尿病、高热患者等人群禁用。⑦注意饮食清淡，避免烟酒、海味、少食辛辣刺激食品，也不要吃羊肉、狗肉、海鲜等发物以及葱、姜、蒜、辣椒等辛辣食物。⑧需要将智能贴剂储存于相对湿度不超过 80%，无腐蚀性气体、阴凉、干燥、通风良好、清洁的环境内。

参考文献

[1] 刘磊，荣莉，伦新．穴位贴敷疗法 [M]. 北京：中国医药科技出版社，2012.

[2] 谢文英．中华贴敷大全 [M]. 西安：陕西科学技术出版社，2018.

[3] 刘保延，彭锦．常见病中医穴位贴敷疗法 [M]. 北京：中医古籍出版社，2010.

[4] 程爵棠，程功文．穴位贴敷治百病 [M].3 版．北京：人民军医出版社，2009.

[5] 张奇文．中国膏敷疗法 [M]. 北京：中国医药科技出版社，2013.

[6] 宋世昌，曹清河，张玉铭．穴位贴敷疗法 [M]. 郑州：河南科学技术出版社，2019.

[7] 徐汝德．常见病症敷贴疗法 [M]. 北京：金盾出版社，2010.

[8] 郭长青，郭妍，杨淑娟．穴位贴敷 [M]. 西安：西安交通大学出版社，2018.

[9] 田从豁，彭冬青．中国贴敷治疗学 [M].2 版．北京：中国中医药出版社，2015.

[10] 郭长青，李彬，郭妍．中医穴位贴敷疗法 [M]. 北京：中国医药科技出版社，2021.

[11] 季昌群，谢英彪．常见病经典敷贴疗法 [M]. 北京：人民军医出版社，2011.

[12] 王艳宏，樊建，赵娟萍，等．白芥子散及其拆方对过敏性哮喘大鼠神经肽的影响 [J]. 中成药，2019,41(9):2223-2228.

[13] 李宁，刘玉丽，花梦，等．白芥子涂法穴位贴敷调控 TGFβ/MAPK/MMPs 通路保护过敏性哮喘豚鼠气道上皮屏障作用的研究 [J]. 中华中医药学刊，2017,35(6):1416-1419, 后插 4.

[14] 李宁，董文秀，才丽平．白芥子涂法穴位贴敷对豚鼠支气管哮喘气道高反应性和肺组织 TRPV1 表达影响的研究 [J]. 辽宁中医杂志，2017,44(6):1307-1310, 后插 3.

[15] 邹温园，王凯文，朱睿，等．敷贴中白芥子对肺癌脾虚痰湿型患者咳嗽临床疗效及皮肤不良反应 [J]. 中华中医药

杂志,2020,35(10):5306-5309.
[16] 胡海宇,朱正阳,孙敏燕,等.复方生/炒白芥子穴位贴敷对变应性鼻炎大鼠行为学及血清IgE、IL-4、IFN-γ的影响[J].中华中医药杂志,2020,35(9):4602-4605.
[17] 崔淑华,李娜,邢燕军,等.白芥子不同配比穴位贴敷对支气管哮喘患者免疫球蛋白及嗜酸粒细胞的影响[J].中医杂志,2014,55(11):935-938.
[18] 吴锋,朱雍鸣,张晓莹.通窍鼻炎方配合中药穴位贴敷对过敏性鼻炎患者血清IgE、IL-8、IL-10水平的影响[J].四川中医,2020,38(2):178-180.
[19] 马红霞,同立宏.补肺汤联合穴位敷贴对中晚期肺癌肺气虚证咳喘的疗效及血清炎性因子的影响[J].世界中西医结合杂志,2019,14(7):978-982.
[20] 王智深,秦艳虹.天灸药物白芥子散对缓解期小儿哮喘的 防治效果及其作用机制分析[J].光明中医,2019,34(15):2380-2383.
[21] 李博林,王亚利,杨倩,等.冬病夏治穴位贴敷疗法对非急性发作期支气管哮喘患者神经-内分泌-免疫网络系统的影响[J].中国中西医结合杂志,2017,37(1):68-71.
[22] 丁彬彬,刘桂颖,朱振刚,等.穴位敷贴疗法对肥胖型哮喘患者Th1/Th2、Th17/Treg免疫细胞平衡的影响[J].中华中医药杂志,2020,35(12):6327-6329.
[23] 王会,王和生,刘兰英,等.穴位贴敷诱发的接触性皮炎对支气管哮喘患者哮喘控制水平及血清IFN-γ/IL-4的影响[J].中医杂志,2018,59(7):582-585.
[24] 吴鹏,单进军,黄正泉,等.丁公藤对大鼠膝骨关节炎滑膜炎症及痛阈的影响[J].南京中医药大学学报,2020,36(6):837-841.
[25] 金禹彤,朱正阳,吴凌韬,等.穴位贴敷对过敏性鼻炎模型大鼠鼻黏膜组织TLR-NF-κB信号通路的影响[J].中医杂志,2018,59(12):1054-1057.
[26] 陈姗,金禹彤,朱正阳,等.穴位贴敷对过敏性鼻炎大鼠炎性反应的调节作用[J].针刺研究,2019,44(6):430-433.
[27] 孟肖蒙,刘晓亭.中药贴敷双侧"天枢"穴对功能性便秘大鼠结肠肌间神经丛血管活性肠肽、P物质的影响[J].针刺研究,2019,44(12):906-910.
[28] 李璐,吴萍,张启蒙,等.泻肺散结化瘀汤及中药穴位敷贴对小儿肺炎患者的临床疗效[J].中成药,2019,41(10):2541-2544.
[29] 姚燕琴,孙文浩,朱行睿,等.中药多途径治疗溃疡性结肠炎的疗效及对炎症因子的影响[J].中国现代应用药学,2019,36(13):1692-1696.
[30] 韩维斌.穴位贴敷治疗脾虚肠燥型慢传输型便秘临床研究[J].上海针灸杂志,2018,37(12):1359-1362.
[31] 胡奇妙,谷鹏鹏,姜霞,等.不同强度穴位贴敷治疗中重度持续性变应性鼻炎:随机对照研究[J].中国针灸,2017,37(11):1177-1182.
[32] 邓亚宁,杨红新,唐敏,等.三伏平喘贴联合三九止喘贴对不同体质小儿支气管哮喘的疗效观察[J].中国针灸,2017,37(4):386-390.
[33] 张仁义,胡雨华,牛桦.回药通络定痛散穴位贴敷治疗类风湿关节炎:随机对照研究[J].中国针灸,2016,36(7):699-703.
[34] 王艳,贾跃进.腹针结合中药穴位贴敷治疗单纯性肥胖疗效观察[J].光明中医,2015,30(1):104-105.
[35] 王洋,张罗丹,尚芳,等.冬病夏治三伏贴治疗支气管哮喘缓解期肺肾两虚证临床观察[J].中国实验方剂学杂志,2017,23(20):185-189.
[36] 梁粟,曲志娟,李传松.疳积散贴敷神阙穴治疗小儿食积咳嗽56例[J].中国针灸,2019,39(10):1073-1074.
[37] 徐浩,方姝晨,周正楠,等.穴位贴敷冬病夏治治疗吴地人群风寒湿痹型膝骨关节炎32例[J].湖南中医杂志,2020,36(3):72-73.
[38] 高颖,徐峰,刘畅,等.艾络康减肥穴贴治疗单纯性肥胖症患者的临床观察[J].上海针灸杂志,2015(1):90-91.
[39] 高姗,高进,李铁,等.王富春针刺联合穴贴治疗顽固性三叉神经痛验案举隅[J].时珍国医国药,2020,31(8):1990-1991.
[40] 郭锋,朱才丰,陈雪艳,等.解语膏穴位贴敷辅助治疗脑卒中后运动性失语30例临床观察[J].甘肃中医药大学学报,2019,36(6):66-69.
[41] 王伟,王永森,曹志群,等.芪莲舒痞膏穴位贴敷治疗慢性萎缩性胃炎癌前病变的临床疗效观察[J].时珍国医国药,2018,29(12):2953-2955.
[42] 陈旭青,严道南,吴继勇,等.穴位贴敷治疗过敏性鼻炎随机对照试验的系统评价[J].辽宁中医杂志,2016,43(5):1043-1049,后插6.
[43] 李艳梅.针刺配合降压贴干预临界高血压疗效观察[J].中国针灸,2014,34(11):1057-1060.
[44] 孙静文,王朝阳,温又霖,等.药物贴敷涌泉穴治疗高血压病的临床疗效观察[J].中华中医药杂志,2016,31(3):1116-1120.
[45] 郝丽华,张健,谷晓新.中药穴位贴敷对尘肺病患者肺功能及生存质量影响临床研究[J].中国职业医学,2016,43(5):552-555.
[46] 佟银侠,王燕,王平,等.中药穴位贴敷对肺癌化疗患者消化道症状的干预效果[J].护理学杂志,2019,34(3):48-50.
[47] 卜俊敏,余榕键,付婷婷,等.冰芥散穴位敷贴治疗体表淋巴结转移瘤疗效观察[J].中药材,2018,41(5):1223-1225.
[48] 胡秀武,黎小苟,邱芬芬,等.艾络康罗布麻穴贴治疗肝火亢盛型原发性高血压106例[J].江西中医药大学学报,2018,30(4):33-35.
[49] 桂屏,叶淑华,谢玉英,等.子午流注择时穴位贴敷对妇科腹腔镜术后患者胃肠功能的影响[J].中华护理杂志,2020,55(9):1376-1380.
[50] 庞海清,潘莉,宋红梅.子午流注砂仁生姜散穴位敷贴治疗妊娠剧吐的效果观察[J].护理研究,2020,34(2):359-361.
[51] 张冬梅,张鹏,王峥,等.子午流注纳支法穴位贴敷在老年性骨质疏松患者中的应用[J].中国老年学杂志,2019,39(17):4253-4256.
[52] 张元春,赵翠萍,靳文丽,等.子午流注纳支法中药穴位贴敷治疗抑郁症失眠疗效观察[J].护理研究,2019,33(1):118-121.
[53] 姚慧,赵辉.子午流注择时穴位贴敷治疗脾胃虚弱证妊娠恶阻患者的临床研究[J].南京中医药大学学报,2018,34(4):361-363.
[54] 佛山市盛世泰康医药科技有限公司.离子导入治疗颈椎病的中药贴:CN201920968123.2[P].2020-07-07.
[55] 胡晋阳.一种远红外线中药贴敷热疗装置及制作方法:CN201610807552.2[P].2017-01-25.
[56] 河南省雷神医疗科技有限公司.热艾磁针贴:CN201720028454.9[P].2018-05-04.
[57] 张莘,张选平,贾春生,等.基于数据挖掘的穴位贴敷疗法运用特点研究[J].针刺研究,2012,37(5):416-421.
[58] 周炜,王丽平,张树源.穴位贴敷疗法的临床应用[J].中

国针灸 ,2006,26(12):899-903.
[59] 张艳宏 . 穴位贴敷疗法的理论基础及目前应用现状 [J]. 甘肃中医 ,2007,20(2):1-3.
[60] 张先锋 . 常见病敷贴实效方 [M]. 北京：化学工业出版社 ,2009.
[61] 乔德荣 , 傅强 , 赵建成 . 经穴敷贴疗法 [M]. 郑州：中原农民出版社 ,2007.
[62] 朱卫丰 , 王雅琦 , 吴文婷 , 等 . 中药穴位贴敷的现代研究进展 [J]. 中国中药杂志 ,2023,48(3):579-587.
[63] 薛晴 , 丛竹凤 , 向泽栋 , 等 . 近十年中药穴位贴敷制剂研究评述 [J]. 中国中医基础医学杂志 ,2022,28(5):785-791.
[64] 李昊城 , 卢志扬 , 淦甜甜 , 等 . 纳米制剂联合微针透皮给药研究进展 [J]. 中国新药杂志 ,2023,32(11):1089-1098.
[65] 纪周新 , 刘琳琳 , 李艺养 , 等 . 丹参素脂质体的制备及体外释放度研究 [J]. 中国药师 ,2015,18(10):1649-1651,1660.
[66] 彭海平 , 王兰英 , 蔡玉亮 , 等 . 化积止痛巴布剂穴位敷贴对肿瘤患者生活质量和免疫功能的影响 [J]. 中国老年保健医学 ,2020,18(3):68-70.
[67] 张毅 , 郭亮 , 谢辉 , 等 . 中药巴布剂研究进展 [J]. 实用中医药杂志 ,2022,38(7):1269-1271.

第2章　古代穴位贴敷的临床应用

一、内科疾病

（一）伤寒与感冒

【概述】

“伤寒”作为广义之伤寒，代表外感热病之总称；作为狭义之伤寒，指外感风寒之邪，感而即发的疾病；作为病因，如“伤寒六七日”“伤寒二三日”，均在介绍伤于寒之后的变化，并非在介绍伤寒病，“伤寒”又代表病因。其伤于四时之气皆能为病，以伤寒为毒者，最乘杀厉之气，中而即病名曰伤寒，不即病者，寒毒藏于肌肤，至夏至前变为温病，至夏至后变为热病，然其发热皆为伤寒致之，故曰热病者，皆伤寒之类也。由上可见，风寒之邪伤人后，如即病者叫伤寒，也就是“狭义伤寒”；不即病者，则寒毒内藏，届时而发病，则属于“广义伤寒”。

感冒是因风邪侵袭人体而引起的疾病，临床上以头痛、鼻塞、流涕、喷嚏、恶寒、发热、脉浮等为主证。病程较短，且很少传变。如果病情较重，在一个时期内广泛流行，证候多相类似者，称作时行感冒。

伤寒与感冒，历代医家，颇多争论，从临床实际来看，伤寒包括的范围甚广，而感冒为感受风邪所致，在治疗上，伤寒初起，病邪在表与感冒的治疗均以发散表邪为主，故本书把二病的治疗放在一起。

凡在古籍中出现伤寒且符合以上证候特征者均可参考本章论治。

【古代穴位贴敷文献】

1.《医学原理》

如伤寒后脱阳，以致小便不通，用生姜自然汁调茴香末，敷贴小腹上，再煎益元散，送下益智茴香丸。（卷之八·淋闭门·丹溪治淋闭活套）

2.《续名医类案》

立斋治一人感冒后发痉，不醒人事，磨伤膂肉三寸许一块。此膀胱经必有湿热，诊其脉果数。谓此死肉最毒，宜速去之，否则延溃良肉，多致不救。遂取之，果不知疼痛。因痉不止，疑为去肉所触。谓此风热未已，彼不听，另用乳、没之剂，愈甚。复以祛风消毒药敷贴，查春田饮以祛风凉血降火化痰之剂而愈。金工部载阳，伤寒后亦患此，甚危，亦取去死肉，以神效当归膏敷贴，以内疏黄连汤饮之。（卷三·痉）

3.《理瀹骈文》

伤寒无热而恶寒者，属阴其症多四肢厥冷。太阴多腹痛，吐利不渴；少阴多引衣自盖，静蜷而卧；厥阴多指甲唇青、口吐涎沫。太阴属脾，性恶寒湿，非干姜白术不能燥；少阴属肾，性亦恶寒，非附子不能温；厥阴属肝，藏血养筋，非当归与温中之药不能润。太阴膏贴当脐，少阴膏贴当脐，并对脐，即命门穴也。厥阴膏贴当脐，并脐下，乃肝之部位也。照上法以干姜白术等糁贴，兼用一料炒热敷脐，或更用四逆汤药料干姜附子炒熨背心，臂弯、膝盖等冷处贴膏。假阳症面赤身热，不烦而躁，饮水不入口者，膏贴脐上，再糁吴茱萸末贴足心引热下行。

散阴膏组成：生附子五两，白附子四两，生南星、生半夏、生川乌、生草乌、生麻黄（去节）、生大黄、独活、灵脂、黑丑头、荆穗、三棱、莪术、藁本、赤芍、白芍、紫苏、香附子、白芷、青皮、陈皮、天麻、秦艽、枳实、浓朴、槟榔、远志肉、益智仁、杜仲、牛膝、川续断、紫荆皮、桂皮、五加皮、宣木瓜、吴茱萸、蛇床子、补骨脂、大茴、巴戟天、胡芦巴、巴豆仁、杏仁、桃仁、苏木、红花、草果、良姜、皂角、骨碎补、自然铜、刘寄奴、马鞭草、红芽大戟、商陆、芫花、防己、甘草、木鳖仁、蓖麻仁、生山甲、蜂房、全蝎、蛇蜕、荜茇、甘松、山柰、黄连、黄柏各一两，发团二两，炒蚕沙二两四钱，干地龙十条，生姜、葱白各二斤，韭白、大蒜头、桑枝、苍耳草（全）各一斤，凤仙草（全株）约二三斤，槐枝、柳枝、桃枝各八两，干姜、艾叶、侧柏叶各四两，炮姜、菖蒲、胡椒、川椒、白芥子各二两。两药共用油三十五斤，分熬丹收，再入提净松香八两，金陀僧四两，陈壁土、赤石脂各二两，雄黄、明矾、木香、丁香、降香、制乳香、制没药、官桂、樟脑、真轻粉各一两，牛胶四两酒蒸化，如清阳膏下法，苏合油一两，搅匀，临用或糁麝末贴，一方加制硫黄，如遇阴寒重症，临时酌加最稳。（存济堂药局修合施送方并加药法·散阴膏）

又有用干姜白芥子敷脐者。以口中辣去之。则知由脐而入无异于入口中。且药可逐日变换也。又治伤寒食积寒热不调者用一寒一热之药为饼置脐上。以熨斗盛炭。火熨之。或空中运之。

伤寒初起邪在太阳。若热在膀胱口渴尿赤者。即用五苓散敷小腹。

伤寒结胸，中气虚弱者，姜、葱、萝卜子、炒熨，自然滞行邪散，胸即开豁，风寒结痛，橘皮，炒熨；食结，生姜、水菖蒲根、陈酒糟，盐炒熨或做饼贴胸；热结，生姜勿炒，和蚓泥、薄荷汁、蜜水、井水，调揉心口，或加冰片；痰结，生姜、茶叶，煎汤，调银朱、明矾，涂胸口，或捣姜渣，和竹沥擦胸口。

伤寒不汗，胡椒、天麻、银朱、枣肉丸，握掌心，或胡椒、丁香、葱白，捣涂两掌心，夹腿内侧取汗，治阴寒症皆宜。

又伤寒食积冷热不调者，一云腑热脏寒者，用包豆大黄，唾和饼贴脐。

按伤寒表未尽，遗毒于四肢为热流注，醋湿纸贴炒盐熨之自消，若表散太过遗毒于腠理，或疏或密为冷流注宜冲和膏敷。即紫荆皮五两，独活三两，石菖蒲、赤芍（炒）二两，白芷一两也，葱酒热敷，凡病在紧要处此能驱其寒湿，提移他处出毒如流注，以冲和膏厚敷，却单用独活酒调热涂一路其尽处，以玉龙膏烧酒敷诱之，即移法也此方并治偏正头风，及半阳半阴冷热不明症皆效阳症加洪宝膏，阴症加玉龙膏敷，痛加乳香没药，筋不伸加乳香，若救过用冷药者加肉桂、当归，可唤死血退黑晕。又方照此加党参、熟地、草乌、白芍、沉香、丁香、木香、去羌、独、防、麹、苓、栀、及、菝、慈、戟、槐、柳、桃枝、马苋、轻粉等，治四时伤寒贴背心并治外症亦名万灵膏较前方为温。（续增略言）

4.《医学正传》

伤寒后脱阳，小便不通，用生姜自然汁，调茴香末，敷贴小腹上。（卷之六·淋闭）

5.《证治准绳·伤寒》

伤寒发汗吐下后，体虚元脏积冷，气刺腰痛，转动艰难。原蚕蛾半斤，糯米半升，上二味同炒令米色焦，然后捣罗为末，每用半两，以米醋调如稀糊，入铫子内煎，搅匀稠，乘热摊于蜡纸上，贴痛处，以帛缠缚，冷即易之。（卷七·瘥后诸病）

6.《行军方便便方》

治伤寒谵语，蚯蚓粪，凉水调服，如腮肿赤小豆末水调敷效。（卷中·愈疾）

7.《家用良方》

夹色伤寒，多用鸡蛋煮熟，以银器剖作两片，乘热贴脐，蛋黑换之，贴至蛋不黑而止。风寒湿痛，生南星、生半夏、辣椒子、羌活、独活、苍术等分，共研末，加酒炒热，敷至起肿而愈。（卷四·治各种痧症疫疠中寒中暑等症）

8.《济阴纲目》

护胎法：治伤寒热病护胎。用白药子不拘多少为末，以鸡蛋清调，摊于纸上，如碗大，贴脐下胎存处，干则以水润之。（卷之九·胎前门·下·伤寒）

9.《普济方》

用鳖甲及头烧灰。作末敷之。治伤寒大热心闷。[卷一百四十七·伤寒门·伤寒杂治（附论）]

【按语】

《伤寒论》以“辨某某病脉证并治”为题，以辨太阳、阳明、少阳、太阴、少阴、厥阴六病为主要内容，首创“三阴三阳病”命名方式，这种命名方式也被后人称之为“六经病名”，除了六经病名，张仲景还采用合病、并病的命名方法将病名联系起来。六经辨证是《伤寒论》中辨证的纲领。六经概括了脏腑、经络、气血的生理功能和病理变化。六经病证是六经所属脏腑经络的病理变化反映于临床的各种证候。

古代伤寒贴敷部位可根据病情不同选择贴敷，如伤寒后脱阳可贴小腹下；伤寒后腐肉破溃贴其死肉处；伤寒不汗贴两手掌心；伤寒食积贴脐或脐上；伤寒热病护胎贴脐下；太阴病贴于神阙和命门；厥阴病贴于神阙和脐下部位；少阴病贴于脐上和涌泉；太阳病贴于小腹部穴位。而古代用穴位贴敷其实是治疗一些伤寒导致的并发症，并不是单纯的只治疗外感疾病。因此，选择贴敷腹部穴位一是腹部为脏腑聚集之所可以有助于药物的吸收，二是腹部为较多经络循行便于对症治疗。

此病穴位贴敷用药多以六经辨证为主，共用有中药133种，使用频率排在前三位的中药是生姜、独活、胡椒，应用频率为19.6%，药物种类有解表药，祛风湿药，温里药。生姜辛，微温，归肺、脾、胃经，有解表散寒，温中止呕，化痰止咳，解鱼蟹毒，调和阴阳之功。独活辛、苦，微温，归肾、膀胱经，有祛风除湿，通痹止痛，解表之用。胡椒辛，热，归胃、大肠经，有温中散寒、下气、消痰之功。将古代文献中穴位贴敷治疗伤寒、感冒应用频次大于1的药物按出现频次进行统计，依据频次数递减排序，见表2-1。

表2-1　古代穴位贴敷治疗伤寒、感冒用药规律

序　号	中　药	频　次	频　率
1	生姜	4	7.84%
2	独活、胡椒	3	5.88%
3	茴香、黄连、乳香、没药、南星、半夏、大黄、白芥子、干姜、葱白、石菖蒲、银珠、明矾、天麻、丁香、赤芍、白芷	2	3.92%

伤寒古籍中关于穴位贴敷的论治比较有限，大多数为伤寒之后所引发的其他疾病，如中风、头痛、湿温病，还有一些痈疮肿毒皮肤破损的外科病，种类繁多，但总体治疗都离不开六经辨证和整体论治，结合针灸或者汤药内外兼治更为多见。

（二）咳嗽

【概述】

咳嗽是肺系病证的主要证候之一，古时将无痰而有声者称为咳，有痰而无声者称为嗽，即有痰而又有声者称为咳嗽。其病因不外乎外感，内伤，或由外邪侵袭，肺卫受感，肺失宣降，因而发生咳嗽；或由其他脏腑病变，传至肺脏而为咳嗽。临床上咳与嗽虽常常并见，但偏重不同。

咳嗽的病因病机分外感咳嗽和内伤咳嗽，外感以风邪为主，兼夹寒、热、燥、湿、暑等邪气，病位在肺卫，外邪犯肺导致肺失宣降而引起；内伤以痰为主病理因素，病位在肺，与肝、脾、肾密切相关，脏腑功能失调，他脏干肺，或痰浊水饮等内邪干肺，导致肺气上逆而咳。需要指出的是内外因素相互引动，日久不愈可互为因果。关于咳嗽病名，历代所用名称甚多。《素问·咳论》以脏腑命名，分为肺咳、心咳、肝咳、脾咳、肾咳等，并且描述了各类不同证候的特征。《诸病源候论·咳嗽候》有十咳之称，除五脏咳外，顽咳、风咳、寒咳、久咳、胆咳、厥阴咳等。按病邪分类咳嗽从病邪分，有伤风咳嗽、风寒咳嗽、伤燥咳嗽、燥热咳嗽、痰饮咳嗽、风热嗽、热嗽、时行嗽、寒嗽、湿咳、暑咳、火咳、食咳等；从脏腑、气血分，有肺虚咳嗽、肺咳、心咳、肝咳、脾咳、肾咳、大肠咳、小肠咳、胃咳、膀胱咳、三焦咳、胆咳、劳嗽、气嗽、瘀血嗽等。

西医学中上呼吸道感染、急慢性支气管炎、支气管扩张、慢性咽喉炎、肺炎等以咳嗽为主要表现者，可参考中医咳嗽范畴进行辨证论治。而中医在肺系咳嗽病证的治疗上具有较好的疗效，因此系统地研究中医对肺系咳嗽病证的认识具有极其重要的意义。

【古代穴位贴敷文献】

1.《外治寿世方》

久嗽不止，罂粟壳末或五倍子末。掺膏贴脐上。又咳从脐下起者用补骨脂末掺膏贴。纳气止。（卷一·咳嗽）

2.《理瀹骈文》

清肺膏：生黄芪三两，南薄荷、桑白皮、地骨皮、知母、贝母、天冬、麦冬、连翘、苏子、

花粉、葶苈、芫花各二两，桔梗、橘红、郁金、香附、荆穗、枳壳、牛子、山豆根、瓜蒌、旋覆花、苦杏仁、川芎、白芷、马兜铃、前胡、蒲黄、防风、苏梗、青皮、胆南星、防己、射干、白前、白槟榔、白丑头、款冬花、五倍子、玄参、生地、生甘草、忍冬藤、归尾、白芍、赤芍、丹皮、木通、车前子、枳实、黄连、黄柏、黑山栀、白及、白蔹、大黄、芒硝、木鳖仁、蓖麻仁、山甲各一两，滑石四两，生姜、连皮、葱白各二两，冬桑叶、白菊花、连根、槐枝、柳枝、桑枝各八两，枇杷叶四两，竹叶、柏叶、橘叶各二两，风仙（全株）、百合、莱菔子各一两，花椒、乌梅各五钱。两药共用油二十斤，分熬丹收。再入生石膏四两，青黛、海石、蛤粉、硼砂、明矾、真轻粉各一两，牛胶四两酒蒸化。贴脐俞，或脐上、脐下、胸口。

温肺膏：经云肺恶寒，又曰形寒饮冷则伤肺，形寒、风寒、外感、饮冷冻饮料、食生冷，内伤也，皆宜温方。《易简》杏子汤治一切感风寒、伤生冷、虚劳、咯血、痰饮停积、咳嗽者，用党参、半夏、干姜、官桂、白芍、细辛、茯苓、甘草、五味子，感冒加麻黄，又有参苏温肺汤、半夏温肺汤、星半姜桂丸等此本其法。治一切咳喘等症，清白者寒，黄浊者热，面赤痰盛者热，面白气短者虚。凡风寒客于肺，上贴心口，中贴脐眼，下贴丹田，或并贴。生半夏（姜汁现炒）三两，杏仁、苏子、炙桑皮、五味子、麻黄、细辛、干姜、陈皮、官桂、葶苈子、白蒺藜各二两，赤芍（酒炒）、桔梗、枳壳、青皮、灵仙、砂仁、沙蒺藜、旋覆花、制香附、乌药、大腹皮、巴戟天、大茴香、补骨脂、吴萸、荜茇、良姜、款冬花、芫花、紫菀、浓朴、黑丑、泽泻、车前子、白附子、巴豆仁、诃子肉、川乌、白及、白蔹、皂角、木瓜、木鳖仁、蓖麻仁、炮山甲各一两，生姜、葱白、槐枝、柳枝、桑枝各四两，凤仙草（全株干者用）二两，白芥子、川椒、胡椒、核桃仁（连皮）、石菖蒲、莱菔子、白果仁、大枣、乌梅、粟壳各一两。两药共用油十六斤，分熬丹收，再入肉桂、丁香、木香、降香（沉香更佳）、白蔻仁各一两，牛胶四两酒蒸化，如清阳膏下法。

附方产妇咳逆，官桂末以姜汁调涂脊，即肺俞也涂脊一条并治疟。（续增略言）

痰喘症，生矾、米粉醋和饼包足心，一宿痰自下，或咳嗽发喘鼻扇肺胀，明矾一钱，白蜜调擦胸。按：痰乃风苗，火静则伏脾，火动则壅肺。痰火交作，则咳嗽喘急，宜泻肺，又治小儿肺胀，胸满，喘粗气急，两胁扇动，两鼻窍张，痰涎壅塞，闷乱喘喝，死在朝夕。白丑、黑丑各半，生半炒各取头末五钱，大黄一两，槟榔二钱半，木香一钱半，末入轻粉一字和匀，蜜水调饼，贴脐内。微利为度。即一捻金也、又治寒邪入肺，寒郁为热，痰喘上气肺胀齁。若不速治，即不救。朱砂二钱半、甘遂一钱半、轻粉五分为末，每取一字以温浆水少许。上滴香油，一点抄药在油花上，待药沉到底去浆水取药，用名马脾风散，（亦如上法敷脐）痰结姜附贴于胃口。

又急惊秘方：治咳嗽、惊痫、发搐、发热、齁喘、痰涎上壅、痰厥跌倒。胆星、全蝎各一两，牛子五钱，朱砂四钱，巴仁三钱，糁薄荷膏贴心口，加大黄一两五钱，黑丑七钱五分，胆星，半夏，枳实各五钱，牙皂三钱，油丹熬贴，亦良薄荷可用二两入膏同熬此方合用，行而不泄（按小儿急惊险症）或抱鸡与截蚓（见上）吊痫并飞龙。

又时值疟疾，面复出痘，口吐白沫，咳嗽失声，生姜切片，包大附子煨，再取生姜汁和当归、白芍、生地共擂烂，敷脐，白沫自止。

金丝万应膏：沥青二斤半，威灵仙、黄蜡各二两，蓖麻子（去壳研）一百个，没药、乳香（别研）各一两，麻油夏二两，春、秋三两，冬四两，木鳖子（去壳、切片子研）二十八个。上先将沥青同威灵仙下锅熬化，以槐柳枝搅候焦黑色，重绵滤过。以沥青入水盆，候冷成块。取出秤二斤净，再下锅熔开。下麻油、黄蜡、蓖麻、木鳖子泥，不住手槐柳枝搅匀。须慢火，滴入水中不粘手，扯拔如金丝状，方可。如硬，再旋加油少许。如软，加沥青。试得如法，却下乳没末。起锅在炭火上，再用槐柳枝搅数百次。又以粗布滤膏在水盆内，扯拔如金丝。频换水浸一日，却用小铫盛。如跌仆伤，于疼痛处火上炙热贴，透骨肉为验。连换热水数浴之，则血瘀自消。小儿脾痞贴患处。泻痢，贴肚上。咳嗽，贴背心。

3.《伏邪新书》

寒邪伏于手太阴肺，轻则咳喘，甚则哮咳，吐寒饮白沫（白沫如水不黏，不能引丝，有丝亦易断），散阴膏贴（天府肺俞穴亦可）。

生附子五两、白附子四两、生南星、生半夏、生川乌、生草乌、生麻黄（去节）、生大黄、独活、灵脂、黑丑头、荆穗、三棱、莪术、藁本、赤芍、白芍、紫苏、香附子、白芷、青皮、陈皮、天麻、秦艽、枳实、浓朴、槟榔、远志肉、益智仁、杜仲、牛膝、川续断、紫荆皮、桂皮、五加皮、宣木瓜、吴茱萸、蛇床子、补骨脂、大茴、巴戟天、胡芦巴、巴豆仁、杏仁、桃仁、苏木、红花、草果、良姜、皂角、骨碎补、自然铜、刘寄奴、马鞭草、红芽大戟、商陆、芫花、防己、甘草、木鳖仁、蓖麻仁、生山甲、蜂房、全蝎、蛇蜕、荜茇、甘松、山柰、黄连、黄柏各一两，发团二两，炒蚕沙二两四钱，干地龙十条，生姜、葱白各二斤，榧白、大蒜头、桑枝、苍耳草（全）各一斤，凤仙草（全株）约二三斤，槐枝、柳枝、桃枝各八两，干姜、艾叶、侧柏叶各四两，炮姜、菖蒲、胡椒、川椒、白芥子各二两。两药共用油三十五斤，分熬丹收，再入提净松香八两，金陀僧四两，陈壁土、赤石脂各二两，雄黄、明矾、木香、丁香、降香、制乳香、制没药、官桂、樟脑、真轻粉各一两，牛胶四两酒蒸化，如清阳膏下法，苏合油一两，搅匀，临用或糁麝末贴，一方加制硫黄，如遇阴寒重症，临时酌加最稳。

4.《万氏家抄济世良方》

万应膏，咳嗽哮喘，受寒恶心，胸膈胀闷，妇人、男子面色萎黄，脾胃等症及心疼，俱贴前心。木香、川芎、牛膝、生地、细辛、白芷、秦艽、归尾、枳壳、独活、防风、羌活、大枫子、黄芩、南星、蓖麻子、半夏、苍术、贝母、赤芍药、杏仁、白蔹、茅香、艾叶、两头尖、连翘、川乌、甘草节、肉桂、良姜、续断、威灵仙、荆芥、藁本、丁香、丁皮、金银花、藿香、红花、青风藤、乌药、苏木、玄参、白鲜皮、僵蚕、草乌、桃仁、山栀、五加皮、牙皂、苦参、穿山甲、五倍子、蝉蜕、降真节、骨碎补、苍耳头、蜂房、鳖甲、全蝎、麻黄、白及各一两，蛇蜕三条，大黄二两，蜈蚣二十一条。上为粗片，用真麻油十二斤，桃柳榆槐桑楝楮树枝各三寸，浸药在内，夏浸三宿、春五宿、秋七宿、冬十宿，方煎，以药枯油黑为度，用麻布一片滤出渣，贮磁器内。另以老黄色松香不拘多少，先下净锅熔化后方加药油。量香二斤用油四两，试水软硬仍滤入水缸中抽扯，色如黄金即成膏矣。若加乳香、没药、血竭、麝香、阿魏尤佳。[卷一·痛风（附湿痹鹤膝风）]

5.《救生集》

观音救苦感应灵膏，此方系唐天师叶真人，诚心济世往求，菩萨赐以良方，以三十六罡攻之于外，以菩提水应之于内，则万病可迅除矣。药有三十六种，合天罡之数菩提水，乃生甘草汤也，久病七日可愈；新病三日可除，真神方也。大黄一两，香附七钱，三棱一两，羌活八钱，杏仁七钱，芫花七钱，蜈蚣十条、桃仁七钱、皂角八钱，厚朴七钱，槟榔七钱，黄柏八钱，香白芷八钱，淮生地一两，北细辛七钱，上肉桂八钱，麻黄八钱，巴豆八钱，蛇蜕五钱，黄连五钱，甘遂二两，川乌一两，莪术一两，枳实八钱，独活七钱，防风七钱，全蝎七钱，黄芩七钱，草乌一两，秦归一两五钱，蓖麻子（研）二两，穿山甲七钱，木鳖子（研）一两、五倍子（研）七钱，天花粉七钱，红芽大戟八钱。上药三十六味，俱用生的，拣肥大者，切为厚片，其巴豆、桃、杏、五倍子、甘遂、蓖麻子、木鳖及体质坚实不能切片者，俱要捣细，用真正芝麻油六斤，泡药五日，以文武火熬炼，用柳枝搅药，熬至山甲色红黑为度，将药渣滤净，熬至滴水成珠，加研细，密陀僧四两，飞黄丹二斤四两，先用细罗筛筛好，临时筛入油内，杨枝搅油无停，至不老不嫩，用铜铁器盛贮扑潮地，或露三四夜，除去火毒，用夹纸挞膏极好，凡修合此药，务须选择天医天月德疗病吉日，或佛诞吉日，虔诚齐戒沐浴，于净室内，供奉佛神拜祷默念。

咳嗽吐痰，贴前后心，仍服清痰降火，滋阴补肾药剂，此膏只能攻病，不能补虚。

哮喘咳嗽、盐哮、醋哮、冷哮、伤风哮咳嗽、火喘虚嗽，俱贴前后心，饮甘草水，自愈。

小儿惊风，两目翻上，气逼痰迷，壅塞不通，伤风咳嗽，贴膏于脐，用膏作条，塞鼻，自醒。神授金丝万应膏：木香、川芎、牛膝、细辛、白芷、秦艽、归尾、生地、大枫子、枳壳、独活、防风、羌活、黄芩、南星、半夏、苍术、蓖麻子、赤芍、两头尖、贝母、杏仁、白敛、艾叶、连翘、川乌、肉桂、良姜、续断、荆芥、藁本、丁香、丁皮、藿香、甘草节、威灵仙、金银花、红花、乌药、青风藤、白鲜皮、穿山甲、苏木、玄参、五倍子、僵蚕、草乌、桃仁、山栀、牙皂、苦参、五加皮、茅香、降香节、蝉蜕、骨碎补、苍耳头、蜂房、鳖甲、庄大黄、全蝎、麻黄、白及（以上之药均各一两，惟大黄一味要二两），蜈蚣二十一条，蛇蜕三条，桃、柳、榆、槐、桑、楝、楮（七色树枝）各三七二十一寸。上将前药，切为粗片，用真麻油一十二斤，浸药在内，夏浸三宿，春五宿，秋七宿，冬十宿方煎，以药枯油黑为度，用麻油布一片，滤去渣，贮磁器内，另以片子松香，不拘多少，先下蒸锅熔化后，方加药油量香二斤，用油四两，试水软硬，仍滤入水缸中，令人抽扯，色如黄金，即成膏矣。每制一料费银几两，膏有万余济人不少。咳嗽哮喘，受寒恶心，胸膈胀闷，妇人男子面色萎黄，脾胃有亏等症。（卷四・通治诸病门）

6.《验方新编》

时值疟疾而复出痘，口吐白涎，咳嗽失声，生姜切片，包大附子煨，再取姜汁和当归、生地、白芍，共捣烂敷脐中，二炷香久为度，白涎自止。

痘出不快，烦渴闷乱，卧睡不安，咳嗽失声，艾叶一碗，胡椒三十粒，擂烂调水取汁，熬膏作饼敷脐中，诸症自退。（卷十・小儿科痘症・二十四项方）

涌泉膏（又名海龙膏）：专治男妇下元虚损，五劳七伤，咳嗽痰喘气急，左瘫右痪，手足麻木，遍身筋骨疼痛，腰脚软弱，肚腹受寒，男子遗精白浊，妇人赤白带下等症。贴至半年，步履如飞，下身不甚畏冷，贴至一年，气贯泥宫，虽老年亦能种子，可免杂症，并除风湿。真神方也。大海龙一对（雄黑雌黄长尺余者佳，无则用海马亦可，终不如海龙之妙），大生附子一个（重一两五钱，切去芦头，童便、甘草水各浸一日，洗净），零陵香、大穿山甲三钱（要大片），锁阳三钱，各药切碎，用真香麻油一斤四两，将药浸入，春五日，夏三日，秋七日，冬十日，然后木炭火熬至药枯，去净渣，将油再熬至将要滴水成珠时，称准分量，每油一斤加飞净黄丹六两五钱，用火熬至滴水成珠（火不要大，膏不要太稠，切记切记），用槐枝不住手搅动，再下真阳起石末、真麝香末各五钱，冬虫夏草末、好野高丽参末、真川椒末、母丁香末各三钱，搅极匀，埋入土内七日去火毒。每用膏三分，摊如钱大贴两足心，十日一换，不可间断。此膏五十岁内外贴之，方见功效。（卷十一・阴疽诸症・内外备用诸方）

7.《痘科辑要》

痘出不快，烦渴闷乱，睡不宁，咳嗽失声，用艾叶二两，胡椒三十粒，擂烂、水调取汁，熬膏作饼，敷脐中。（卷二・见点三日治法）

8.《罗氏会约医镜》

人中白（即尿缸底白垢也。以物刮取，新瓦盛之，火煅如白盐，乃佳。五钱） 五倍子（生者一钱，另用一钱同白矾煅之） 马鸣退（即蚕蜕纸也。火烧过，二钱半） 枯白矾（二钱即用五倍子同煅者在内）。

上为极细末，先以浓米泔浸洗，后以此敷之，真良方也。其吐泻、腹痛、咳嗽等症，大小可以同治。参阅本门用之，不必复赘。（卷十九・儿科疮科・儿科）

9.《王孟英医案》

陈叟久患痰嗽气逆。（肺气不清）夏初因恶寒，（热结在肺）自服理中汤，遂痰中带血，气喘而厥，二便不通，冷汗腹胀。孟英察脉洪大，按腹如烙，与苇茎汤，加栀、楝、旋、贝、花粉、海芋。外以田螺、大蒜、车前草，捣贴脐下，即溺行而平。（卷一・伏热）

【按语】

中医自古以来就有对“咳嗽”的记载，对咳嗽形成了一整套辨证论治的方法。中医学认为咳嗽是指肺气上逆作声，咯吐痰液，是肺系病证的主要症状之一，是病邪犯肺时，肺脏为了祛邪外达所产生的一种病理反应。

药物穴位贴敷的部位大多数为心口、脐上、脐眼、脐下、风门、天突、膻中、肺俞、天府等。中药贴敷腹部可以使药物通过皮肤渗透、吸收，直接作用于病灶，药物的治疗效果比较明显。药物贴敷风门、天府等穴位，体现了“腧穴所在，主治所在”和“经络所过，主治所及”的近治、远治规律。风门为足太阳膀胱经穴位，常用于治疗感冒、咳嗽、发热、头痛等疾病。天府为手太阴肺经穴位，具有宣通肺气，清热散结的功效，可以用于肺系、颈部疾病，上臂疼痛等疾病的治疗。

穴位贴敷治疗咳嗽的用药种类丰富，共涉及一百多种中药。使用频率排在前五位的中药是五倍子、大黄、杏仁、细辛、穿山甲，应用频率在18.95%，药物种类有收涩药、泻下药、止咳平喘药、解表药、活血化瘀药。五倍子酸、涩，寒，归肺、大肠、肾经，有敛肺降火，涩肠止泻之功，敛汗，止血，收湿敛疮。大黄苦，寒，归脾、胃、大肠、肝、心包经，有泻下攻积，清热泻火，凉血解毒，止血，逐瘀通经，利湿退黄之用。杏仁苦，性微温，归肺、大肠经，有止咳平喘，润肠通便之功。细辛辛，温，归心、肺、肾经，有解表散寒，祛风止痛，通窍，温肺化饮之功。穿山甲咸，微寒，归肝、胃经，有活血消癥，通经下乳，消肿排脓，搜风通络之功。将古代文献中穴位贴敷治疗咳嗽应用频次大于1的药物按出现频次进行统计，依据频次数递减排序，见表2–2。

《素问·咳论》载“治脏者治其俞，治腑者治其合，浮肿者治其经”，指出了从针灸方面治疗咳嗽的思路，根据病变脏腑的不同及伴随症状选用不同穴位。中医贴敷疗法是以中医整体观念为理论基础，以中医经络学说为依据，把药物研成细末，再用姜汁、蜂蜜、药液等调成糊状或制成膏剂，直接贴敷于穴位或患处，通过药物吸收作用、激发经气作用来治疗疾病，减少肝脏代谢的首过效应和pH对消化道的血液药物浓度的影响，同时避免了药物对胃肠消化道的不良反应。

（三）喘证

【概述】

喘证是以症状命名的疾病，以呼吸困难，甚则张口抬肩，鼻翼扇动，不能平卧为主要临床表现。中医学中“喘”的文献记载已有上千年，古代医家从不同角度对喘证的命名众多，如喘息、喘逆、喘促、喘咳上气、卒上气、久上气等，随着时间推移和医家对喘证研究的深入，喘证命名发展到明清时期趋于独立，明确区分了喘证与哮病的疾病范畴。喘证与哮病分属两类不同的疾病，喘证以气息言，为呼吸气促困难；哮病以声响言，多见喉中哮鸣有声，哮必兼喘，此“喘”指喘息的症状，而非喘证；上气包含“喘证”和“哮病”的内容。

喘证以肺肾亏虚为本，痰瘀、痰热互结为标。本病病位多在肺、脾、肾三脏，与肝、心相关。肺肾亏虚，气机升降功能失常，上逆而喘；脾失健运，痰浊内生，郁而化热，热气上逆均可发病。多有瘀血、痰浊夹杂，阻碍气机，水液停聚，痰饮上犯。

现代医学的肺炎、喘息性支气管炎、肺气肿、肺源性心脏病、心源性哮喘、肺结核、肺尘埃沉着病等病，如果出现以上症状，都可按中医学喘证辨治。尤其是在全世界死亡率排名第三的慢性阻塞性肺疾病（COPD）也属于喘证的范畴。

【古代穴位贴敷文献】

1.《急救良方》

治小儿面目黄赤，气息喘急，啼声不出，舌

表2–2 古代穴位贴敷治疗咳嗽用药规律

序号	中药	频次	频率
1	五倍子、大黄、杏仁、细辛、穿山甲	5	3.79%
2	半夏、甘草、麻黄、防风、白芷、川乌	4	3.03%
3	附子、赤芍、连翘、黄柏、黄芩、槟榔、苏子、枳壳、羌活、南星、艾叶、草乌、桃仁、全蝎	3	2.27%
4	苍术、蓖麻子、贝母、良姜、丁香、乌药、蝉蜕、骨碎补、蜈蚣、白丑、黑丑、木香、甘遂、橘红、当归、红花、荆芥	2	1.52%

强唇青，撮口皱面，饮乳有妨用白僵蚕二枚，去嘴略炒为末，蜜调敷唇中。

治小儿容忤，口吐青黄白沫，水谷鲜进，面色变易喘息，腹痛状似惊痫，但哭不止，视其口中悬壅左右若有小小肿核，即以竹针刺破之，或以指爪甲抓破。急以醋炭降真香皂荚烧熏。又以灶中对锅底焦土，蚯蚓粪各等分。为末，水调涂头上及五心敷之。（卷之二・小儿第三十九）

2.《万氏家抄济世良方》

万应膏：咳嗽哮喘，受寒恶心，胸膈胀闷，妇人、男子面色萎黄，脾胃等症及心疼，俱贴前心。木香、川芎、牛膝、生地、细辛、白芷、秦艽、归尾、枳壳、独活、防风、羌活、大枫子、黄芩、南星、蓖麻子、半夏、苍术、贝母、赤芍药、杏仁、白敛、茅香、艾叶、两头尖、连翘、川乌、甘草节、肉桂、良姜、续断、威灵仙、荆芥、藁本、丁香、丁皮、金银花、藿香、红花、青风藤、乌药、苏木、玄参、白鲜皮、僵蚕、草乌、桃仁、山栀、五加皮、牙皂、苦参、穿山甲、五倍子、蝉蜕、降真节、骨碎补、苍耳头、蜂房、鳖甲、全蝎、麻黄、白及各一两，蛇蜕三条，大黄二两，蜈蚣二十一条。上为粗片，用真麻油十二斤，桃柳榆槐桑楝楮树枝各三寸，浸药在内，夏浸三宿、春五宿、秋七宿、冬十宿，方煎，以药枯油黑为度，用麻布一片滤出渣，贮磁器内。另以老黄色松香不拘多少，先下净锅熔化后方加药油。量香二斤用油四两，试水软硬仍滤入水缸中抽扯，色如黄金即成膏矣。若加乳香、没药、血竭、麝香、阿魏尤佳。[卷一・痛风（附湿痹鹤膝风）]

3.《救生集》

观音救苦感应灵膏（组成见咳嗽）：哮喘咳嗽、盐哮、醋哮、冷哮，伤风哮咳嗽、火喘虚嗽，俱贴前后心，饮甘草水，自愈。

吕祖授世普渡膏：大蒜头拾斤，葱白头拾斤，老生姜拾斤，川乌八两，草乌八两，蟾酥二两，黄丹五斤，上药先将麻油拾斤，将大蒜、葱、姜熬枯滤去渣滓，再下川乌、草乌二味，熬至滴水成珠，再下蟾酥起锅时，再下黄丹，用磁器贮好。开膏治病，百应百效。俱贴患处，咳嗽发吼，吐血气喘，痰迷心窍，气咽膈食，俱贴背心，手软力弱，不能作事写字。

神授金丝万应膏：木香、川芎、牛膝、细辛、白芷、秦艽、归尾、生地、大枫子、枳壳、独活、防风、羌活、黄芩、南星、半夏、苍术、蓖麻子、赤芍、两头尖、贝母、杏仁、白敛、艾叶、连翘、川乌、肉桂、良姜、续断、荆芥、藁本、丁香、丁皮、藿香、甘草节、威灵仙、金银花、红花、乌药、青风藤、白鲜皮、穿山甲、苏木、玄参、五倍子、僵蚕、草乌、桃仁、山栀、牙皂、苦参、五加皮、茅香、降香节、蝉蜕、骨碎补、苍耳头、蜂房、鳖甲、庄大黄、全蝎、麻黄、白及，以上之药均各一两、惟大黄一味要二两，蜈蚣二十一条，蛇蜕三条，桃、柳、榆、槐、桑、楝、楮（七色树枝）各三七二十一寸。上将前药，切为粗片，用真麻油一十二斤，浸药在内，夏浸三宿，春五宿，秋七宿，冬十宿方煎，以药枯油黑为度，用麻油布一片，滤去渣，贮磁器内，另以片子松香，不拘多少，先下蒸锅熔化后，方加药油量香二斤，用油四两，试水软硬，仍滤入水缸中，令人抽扯，色如黄金，即成膏矣。咳嗽哮喘，受寒恶心，胸膈胀闷，妇人男子面色萎黄，脾胃有亏等症，及心疼气喘，俱贴心前；负重伤力浑身拘痛者，贴后心与腰眼。（卷四・通治诸病门）

4.《验方新编》

引痰法：凡小儿痰嗽，上气喘急，有升无降，喉中牵锯之声，须引而下行。用生矾一两研末，少入面粉（米粉亦可）盖生矾，见醋即化成水（入面粉取其胶粘故也），好醋和作二小饼，贴两足心，布包之，一宿其痰自下。

纳气法：凡小儿虚脱大症，上气喘急，真气浮散，不得归元，诸药无效。用吴茱萸五分，酒和作饼，封肚脐，以带扎之，其气自顺。（卷十・小儿科杂治・儿科外治法）

观音救苦膏：此膏能治百病，或贴或服，应验如神。外治者用布摊贴，内服者作丸如绿豆大，每服七粒，切不可多。孕妇忌用。大黄、甘遂（研）、木鳖（研）、蓖麻子（研）各二两，生地、川乌、草乌、三棱、莪术各一钱，巴豆（研）、羌活、黄柏、麻黄、皂角、肉桂、枳实、真红芽大戟、白芷各八钱，香附、芫花、厚朴、杏仁（研）、穿山甲、防风、天花粉、独活、全蝎、槟榔、桃仁（研）、细辛（研）、五倍子、玄参各七钱，蛇蜕、黄连各五钱，当归一两五钱，蜈蚣十条，上药合三十六天罡之数，预先斋戒，将麻油五六斤浸五日，后用火熬。一咳嗽、哮喘、吐痰，贴前后胸，勿吞服。（卷十一·阴疽诸症·内外备用诸方）

5.《厘正按摩要术》

陈飞霞曰：小儿实热证，痧疹毒盛，面赤口渴，五心烦躁，啼哭不已，身热如火，气喘鼻扇，扬手踢足，一时药不能及，用铅粉一两，以鸡蛋清调匀，敷胸口及两手心，复用酿酒小曲十数枚研烂。和热酒作二饼，贴两足心，布扎之，少顷，其热即散于四肢，心里清凉，与前清里法相似。（卷二·立法·解烦法）

6.《伏邪新书》

寒邪伏于手太阴肺，轻则咳喘，甚则哮咳，吐寒饮白沫（白沫如水不黏，不能引丝，有丝亦易断），散阴膏贴（天府肺俞穴亦可）。

生附子五两、白附子四两、生南星、生半夏、生川乌、生草乌、生麻黄（去节）、生大黄、独活、灵脂、黑丑头、荆穗、三棱、莪术、藁本、赤芍、白芍、紫苏、香附子、白芷、青皮、陈皮、天麻、秦艽、枳实、浓朴、槟榔、远志肉、益智仁、杜仲、牛膝、川续断、紫荆皮、桂皮、五加皮、宣木瓜、吴茱萸、蛇床子、补骨脂、大茴、巴戟天、胡芦巴、巴豆仁、杏仁、桃仁、苏木、红花、草果、良姜、皂角、骨碎补、自然铜、刘寄奴、马鞭草、红芽大戟、商陆、芫花、防己、甘草、木鳖仁、蓖麻仁、生山甲、蜂房、全蝎、蛇蜕、荜茇、甘松、山柰、黄连、黄柏各一两，发团二两，炒蚕沙二两四钱，干地龙十条，生姜、葱白各二斤，榧白、大蒜头、桑枝、苍耳草（全）各一斤，凤仙草（全株）约二三斤，槐枝、柳枝、桃枝各八两，干姜、艾叶、侧柏叶各四两，炮姜、菖蒲、胡椒、川椒、白芥子各二两。两药共用油三十五斤，分熬丹收，再入提净松香八两，金陀僧四两，陈壁土、赤石脂各二两，雄黄、明矾、木香、丁香、降香、制乳香、制没药、官桂、樟脑、真轻粉各一两，牛胶四两酒蒸化，如清阳膏下法，苏合油一两，搅匀，临用或糁麝末贴，一方加制硫黄，如遇阴寒重症，临时酌加最稳。

7.《冯氏锦囊秘录》

文蛤，系新蛤壳未烂，临东海岸可收，利水堕痰，驱胁急腰痛，除喉咳肋痹，收涩崩中带下，消平鼠瘘痔疮，走马疳，蚀口鼻将危。和腊猪脂为膏敷贴疝气，引小肠吊痛，同香附末姜汁调吞。海蛤乃烂壳混杂泥沙，宜火煅作散，利膀胱大小二肠，消水肿胀满，降胸胁逆壅邪气，定喘息咳痰，阴痿可坚，喉渴堪止。（杂症痘疹药性主治合参卷四十七·虫鱼部·文蛤）

8.《儿科萃精》

外治引痰法：小儿痰嗽上气喘急，引而下行，法以生白矾一两，研细，少入面粉，以好醋和作二小饼，贴两足心，用布包三小时，其痰自下。（卷八·杂证门·附外治九法）

9.《慈幼便览》

引痰法：凡小儿痰嗽，上气喘急，有升无降，喉中作牵锯之声，须引而下行。生白矾研末一两，面粉三钱，好醋调和，作二小饼，贴两足心布包之，一宿其痰自下。（神授外治法）

10.《幼幼集成》

解烦法：凡小儿实热之证，及麻疹毒盛热极，其候面赤口渴，五心烦热，啼哭焦扰，身热如火，上气喘急，扬手掷足。一时药不能及，用水一两，以鸡蛋清调匀，略稀，涂儿胃口及两手掌心；复以酿酒小曲十数枚，研烂，热酒和作二饼，贴两足心，布扎之。少顷，其热散于四肢，心内清凉，不复啼扰。

纳气法：凡小儿虚脱大证，上气喘急，真气浮散，不得归元，诸药莫效。用吴茱萸五分、胡椒七粒、五倍子一钱，研极细末，酒和作饼，封肚脐，以带扎之，其气自顺。（卷三·发热证治·神奇外治法）

11.《麻疹阐注》

心主汗凡瘖已出未出。鼻扇。面青气喘。此邪毒犯肺。肺叶张也。急服麻黄取汗。水柳煎汤熏洗最妙。又生葱一握。芫荽一握。煎汤五七沸。住火。稍温。洗儿头额太阳面颊。次洗手足毕。即将渣敷贴。（卷四·致五液法）

12.《仙传外科集验方》

荣卫返魂汤（又名通顺散，又名何首乌散），何首乌（不犯铁）、当归、木通（去皮节）、赤芍药（炒）、白芷、茴香（炒）、土乌药（炒）、陈枳壳（麸炒。若恶心，姜汁炒）、甘草。上方只此九味各等分，水、酒、汤使随证用之，水酒相半亦可。惟流注加独活。每服四钱。病在上，食后服；病在下，食前服。凡伤折，常用此方，可去木通，名何首乌散。盖首乌能扶血故也。如刀刃伤，有潮热，面肿气喘，乃破伤风证，可服索血散、葛根汤数服，姜葱煎发散：或败毒散三、四服，外用敷贴药，依法治之，无不愈者矣。（服药通变方第二·荣卫返魂汤）

13.《理瀹骈文》

气郁者，多因名利失志，公私失情。气滞上焦，心胸痞痛，气滞中焦，腹胁刺痛，气滞下焦，腰痛疝瘕，气滞于外，周身走痛。上气者，肺有余则喘咳上气。附方：风寒发散并治诸般喘嗽，麻黄（去根节）、杏仁（去皮尖）、桂枝、苏叶、陈皮、薄荷、桑白皮、大腹皮、甘草、桔梗、款冬、荆芥、炒百部、炒白前、炒半夏、贝母、知母、南星各一两，柴胡、黄芩、枳壳、葶苈均炒，天冬、麦冬、旋覆花、马兜铃各五钱，五味子、乌梅、木香、皂角、干姜各四钱，川椒、轻粉各三钱，麻油熬黄丹，收牛胶一两，搅匀摊贴。此方亦可加入七宝五子膏用。虚嗽者须用前肺部滋阴膏贴。凡治咳嗽哮喘穴，取天突、肺俞、膻中、气海等膏药贴法照此。哮喘者（哮有食哮、水哮、风痰哮、年久哮之别），古主专痰，后谓寒包热，治须表散以行气化痰为主，忌寒药、闭邪热药。升包热治须表散以行气化痰为主，忌寒药闭邪热药升火。喘有气喘、痰喘、火喘、水气逆行乘肺喘、肺胀喘、食喘，忌敛涩、升补、燥湿、酸咸之品，宜散邪清火，祛痰润肺，若短气宜补气，温以麻黄、白果。

寒哮用白果麻黄捣塞鼻。按：哮喘良方，用生麻黄、白苏子、紫菀三钱，南星、半夏、桔梗、川贝、细辛、杏仁、甘草各五钱，生姜一两（如以麻油熬黄丹收阿胶一钱搅良），凉以荞面鸡清。（治哮喘痰稠便硬属实热者，二味为团擦胸口）摩芥芷轻粉于背。（治哮喘咳嗽及痰结胸）白凤仙花根叶熬浓汁擦背上，极热再用白芥子三两，白芷、轻粉三钱，蜜调作饼，贴背心，第三骨节，虽热痛勿揭，正是拔动病根。不论寒热虚实，盐酱哮喘并治，数饼除根。（又痰实气喘者，用紫苏子、白芥子、萝卜子炒熨亦良）寒热且薄桃芫。（肺热喘急，寒热往来，桃皮、芫花煎汤擦胸口，数刻即止，并治水气乘肺而喘者。又痛如芫花、黄菊、踯躅花布包蒸熨）定喘鼻塞巴霜（巴霜姜汁为丸，橘皮裹塞）。（又痰喘上气者，生南星或白芥子姜汁调敷足心）哮须红信。冷哮宜用红砒少许调入阿胶膏贴或哮喘膏，亦可按古方治远年近日哮喘，痰嗽有用，蝉蜕去足、轻粉、马兜铃各一两，生灵脂、生雄黄、杏仁、生砒各五钱，淡豆豉四十九粒以生姜、葶苈自然汁丸如黄豆大，亦可以姜汁化一丸临卧擦胸。（续增略言）

风寒喘，宜麻黄、桂枝、紫苏、橘红、杏仁、半夏、细辛、干姜。火喘宜黄芩、桑枝、瓜蒌、花粉、枳壳、桔梗、石膏、青黛、蛤粉、玄明粉。水喘宜芫花、黄芩、半夏、陈皮、黑丑、葶苈、大枣。痰喘上气宜导痰降气，用苏子、杏仁、半夏、南星、陈皮、青皮、枳实、前胡、乌药、沉香、莱菔子、生姜、大枣。有当下者，用大黄、白丑、槟榔之类或煎抹或炒熨。又痰喘上气者，兼用白芥子、生南星糁膏贴足心。阴虚火炎喘者宜用清肺膏贴心口背心，滋阴膏贴脐下，虚寒喘者宜用温肺膏，贴心口背心，健脾膏贴当脐，扶阳膏贴脐下，肾虚不纳气者宜用扶阳膏糁故纸、茴香贴脐下。阴火逆冲，真阳暴脱，气喘痰鸣者宜用扶阳膏糁黑锡丹贴脐下，老人喘急及短气者宜用大补膏贴心口脐下，此膏此药皆不可用。哮多寒包热宜带表散，文中有麻黄、白果方可炒熨。又吼气大者膏内糁雄黄、明矾、生半夏、巴霜等分末贴。（存济堂药局修合施送方并加药法·金仙膏）

【按语】

有关喘证，《黄帝内经》论述较多，提示喘证以肺为主病之脏，并认为致喘的病因既有外感也有内伤，喘证不仅可由肺系病证所致，也可因其他脏腑病变影响于肺所致。喘证的症状轻重不一，轻者仅表现为呼吸困难，不能平卧；重者稍动则喘息不已，甚则张口抬肩，鼻翼扇动；严重者则喘促持续不解，烦躁不安，面青唇紫，肢冷，汗出如珠，脉浮大无根，发为喘脱。

药物穴位贴敷的部位大多为胸口及两手心、肚脐、脐下、天府、肺俞、天突、膻中、气海。中药贴敷腹部可以促进局部的血液循环，加速新陈代谢，排出体内的废物。贴敷治疗喘证再选穴上以肺经和膀胱经穴位为主，体现了“前后配穴”和“阴阳相配”的选穴规律，天府为手太阴肺经穴位，具有宣通肺气，清热散结的功效，可以用于肺系、颈部疾病，上臂疼痛等疾病的治疗。肺俞为足太阳膀胱经穴位，不仅具有调补肺气，补虚清热，还可以治疗肺经及呼吸道疾病，如肺炎、支气管炎、肺结核等。

古代文献关于穴位贴敷治疗喘证疗效显著，根据证型不同，贴敷部位也不尽相同。小儿气息喘急，蜜调敷唇中；咳嗽哮喘，贴前后心亦可贴天府、肺俞、天突、膻中、气海等；小儿虚脱大症，上气喘急，贴肚脐；小儿实热证，敷胸口及两手心；虚火炎喘者贴心口背心；虚寒喘者贴心口背心；肾虚不纳气者贴脐下。老人喘急及短气者贴心口脐下。

穴位贴敷治疗喘证的用药种类丰富，共涉及两百多种中药。使用频率排在前四位的中药是杏仁、黄芩、半夏、麻黄。应用频率在10.36%，药物种类有止咳平喘药、清热药、化痰止咳平喘药、解表药。杏仁苦，微温，归肺、大肠经，有止咳平喘，润肠通便之功。黄芩苦，寒，归肺、胆、脾、大肠、小肠经，有清热燥湿，泻火解毒，止血，安胎之功。半夏辛，温，有毒，归脾、胃、肺经，有燥湿化痰，降逆止呕，消痞散结之功。麻黄辛，温，有毒，归脾、胃、肺经，有燥湿化痰，降逆止呕，消痞散结之功。将古代文献中穴位贴敷治疗喘证应用频次大于1的药物按出现频次进行统计，依据频次数递减排序，见表2–3。

在使用药物进行穴位贴敷时，可依据实际情况予以加减药物，将上述药物研磨成粉，并以姜汁调制，并贴敷于定喘、大椎、肺俞、涌泉、膻中、神阙以及厥阴俞，止咳平喘、宣通肺气。

（四）哮证

【概述】

哮病，亦作哮喘，属中医病名，传统中医认为哮病是宿痰内伏于肺，复因外感六淫、饮食劳倦等诱因引触，以致痰阻气道，气道挛急，肺失肃降，肺气上逆所引起的发作性痰鸣气喘病证。其理论源于《黄帝内经》“……起则熏肺，使人喘鸣”。书中虽无哮病之名，但所记载的“喘鸣”和本病发作特点相似；朱丹溪《丹溪心法》正式提出“哮喘”病名，并提出“哮喘必用薄滋味，专主于痰”。后世医家又常称为“哮病”以区分喘证。哮病病名首次出现于宋代王执中的《针灸资生经》，在此以前，虽无哮病病名，但哮病的相关描述可见于喘、咳嗽、上气等病的记载之中，另也出现过呷嗽、齁喘、齁嗽、哮喘等异名。明代虞抟、王肯堂将哮与喘进行鉴别，如《医学正传》曰：“喘以气息言，哮以声响言。”

表2–3　古代穴位贴敷治疗喘证用药规律

序号	中药	频次	频率
1	杏仁	8	2.86%
2	黄芩、半夏、麻黄	7	2.50%
3	细辛、白芷、枳壳、川乌、五倍子	6	2.15%
4	独活、防风、羌活、南星、甘草、肉桂、乌药、草乌、大黄	5	1.79%
5	蓖麻子、木香、贝母、赤芍、荆芥、桃仁、全蝎、蛇蜕、蜈蚣	4	1.43%
6	茅香、两头尖、艾叶、连翘、良姜、续断、威灵仙、藁本、丁香、金银花、丁皮、藿香、红花、苏木、白鲜皮、僵蚕、五加皮、山栀、牙皂、苦参、穿山甲、降真节、骨碎补、苍耳头、蝉蜕、蜂房、鳖甲、川芎、牛膝、秦艽、归尾、苍术、香附、芫花、皂角、槟榔、枳实	3	1.07%
7	三棱、厚朴、黄柏、巴豆、黄连、甘遂、莪术、天花粉、红芽大戟、吴茱萸、天花粉、生地黄、青风藤、玄参	2	0.71%

自此，后世医家多将二者分述。同时包含依据病因的差异而命名的记载，如因饮食而致的食哮、糖哮、鱼腥哮、卤哮、醋哮等，如外邪而致的冷哮、热哮。

哮病的病因多以痰邪、外感、内伤、寒邪、风邪为主；病机以痰热壅肺、肺失宣降、痰湿阻肺多见；主要病位在肺，涉及肝、脾、肾等；病性以痰、热、气虚、寒为主。总之，哮病的发生多因宿痰内伏，或卫表不固，每遇风邪、寒邪、热邪等外邪，触发肺中伏痰，痰随气走，阻于气道，导致肺脏宣肃失司，发为本病。

西医学中的支气管哮喘、哮喘性支气管炎、嗜酸性粒细胞增多症（或其他急性肺部过敏性疾患）等，以痰鸣气喘为主要表现者，均属哮病范畴。

【古代穴位贴敷文献】

1.《经验选秘》

病发先一时，用凤仙花（又名指甲花）连根带叶熬出浓汁，乘热蘸汁在背心上、用力擦洗，冷则随换，以擦至极热为止（无则用生姜擦之）。再用白芥子三两，轻粉、白芷各三钱，共研为末，蜂蜜调匀作饼，火上烘热贴背心第三节骨上。贴过热痛难受，正是拔动病根，务必极力忍耐，切勿轻易揭去，冷则将药饼揭下，烘热再贴，一饼可贴二三日。无论病愈未愈，多备药饼换贴，不可间断，轻则贴一二日，重则贴三四日或五六日，永不再发。有人患哮吼四十余年，贴至数日断根。无论寒热虚实，盐酱醋酒哮吼皆治，神验第一方也。药味不可加减，并治痰气结胸，痰喘咳嗽。（卷一·治哮吼妙法）

2.《伏邪新书》

寒邪伏于手太阴肺，轻则咳喘，甚则哮咳，吐寒饮白沫（白沫如水不黏，不能引丝，有丝亦易断），散阴膏贴（天府肺俞穴亦可）。

生附子五两，白附子四两，生南星、生半夏、生川乌、生草乌、生麻黄（去节）、生大黄、独活、灵脂、黑丑头、荆穗、三棱、莪术、藁本、赤芍、白芍、紫苏、香附子、白芷、青皮、陈皮、天麻、秦艽、枳实、浓朴、槟榔、远志肉、益智仁、杜仲、牛膝、川续断、紫荆皮、桂皮、五加皮、宣木瓜、吴茱萸、蛇床子、补骨脂、大茴、巴戟天、胡芦巴、巴豆仁、杏仁、桃仁、苏木、红花、草果、良姜、皂角、骨碎补、自然铜、刘寄奴、马鞭草、红芽大戟、商陆、芫花、防己、甘草、木鳖仁、蓖麻仁、生山甲、蜂房、全蝎、蛇蜕、荜茇、甘松、山柰、黄连、黄柏各一两，发团二两，炒蚕沙二两四钱，干地龙十条，生姜、葱白各二斤，韭白、大蒜头、桑枝、苍耳草（全）各一斤，凤仙草,（全株）约二三斤，槐枝、柳枝、桃枝各八两，干姜、艾叶、侧柏叶各四两，炮姜、菖蒲、胡椒、川椒、白芥子各二两。两药共用油三十五斤，分熬丹收，再入提净松香八两，金陀僧四两，陈壁土、赤石脂各二两，雄黄、明矾、木香、丁香、降香、制乳香、制没药、官桂、樟脑、真轻粉各一两，牛胶四两酒蒸化，如清阳膏下法，苏合油一两，搅匀，临用糁麝末贴，一方加制硫黄，如遇阴寒重症，临时酌加最稳。

3.《万氏家抄济世良方》

万应膏：咳嗽哮喘，受寒恶心，胸膈胀闷，妇人、男子面色萎黄，脾胃等症及心疼，俱贴前心。木香、川芎、牛膝、生地、细辛、白芷、秦艽、归尾、枳壳、独活、防风、羌活、大枫子、黄芩、南星、蓖麻子、半夏、苍术、贝母、赤芍药、杏仁、白敛、茅香、艾叶、两头尖、连翘、川乌、甘草节、肉桂、良姜、续断、威灵仙、荆芥、藁本、丁香、丁皮、金银花、藿香、红花、青风藤、乌药、苏木、玄参、白鲜皮、僵蚕、草乌、桃仁、山栀、五加皮、牙皂、苦参、穿山甲、五倍子、蝉蜕、降真节、骨碎补、苍耳头、蜂房、鳖甲、全蝎、麻黄、白及各一两，蛇蜕三条，大黄二两，蜈蚣二十一条。上为粗片，用真麻油十二斤，桃柳榆槐桑楝楮树枝各三寸，浸药在内，夏浸三宿、春五宿、秋七宿、冬十宿，方煎，以药枯油黑为度，用麻布一片滤出渣，贮磁器内。另以老黄色松香不拘多少，先下净锅熔化后方加药油。量香二斤用油四两，试水软硬仍滤入水缸中抽扯，色如黄金即成膏矣。若加乳香、没药、血竭、麝香、阿魏尤佳。[卷一·痛风（附湿痹鹤膝风）]

4.《救生集》

观音救苦感应灵膏：此方系唐天师叶真人，诚心济世往求，菩萨赐以良方，以三十六罡攻之于外，以菩提水应之于内，则万病可迅除矣。药有三十六种，合天罡之数菩提水，乃生甘草汤也，久病七日可愈；新病三日可除，真神方也。大黄一两，香附七钱，三棱一两，羌活八钱，杏仁七钱，芫花七钱，蜈蚣十条，桃仁七钱，皂角八钱，厚朴七钱，槟榔七钱，黄柏八钱，香白芷八钱，淮生地一两，北细辛七钱，上肉桂八钱，麻黄八钱，巴豆八钱，蛇蜕五钱，黄连五钱，甘遂二两，川乌一两，莪术一两，枳实八钱，独活七钱，防风七钱，全蝎七钱，黄芩七钱，草乌一两，秦归一两五钱，蓖麻子（研）二两，穿山甲七钱，木鳖子（研）一两，五倍子（研）七钱，天花粉七钱，红芽大戟八钱。上药三十六味，俱用生的，拣肥大者，切为厚片，其巴豆、桃、杏、五倍、甘遂、蓖麻、木鳖及体质坚实不能切片者，俱要捣细，用真正芝麻油六斤，泡药五日，以文武火熬炼，用柳枝搅药，熬至山甲色红黑为度，将药渣滤净，熬至滴水成珠，加研细，密陀僧四两，飞黄丹二斤四两，先用细罗筛筛好，临时筛入油内，杨枝搅油无停、至不老不嫩，用铜铁器盛贮扑潮地，或露三四夜，除去火毒，用夹纸挞膏极好。

哮喘咳嗽、盐哮、醋哮、冷哮、伤风哮咳嗽、火喘虚嗽，俱贴前后心，饮甘草水，自愈。

咳嗽哮喘，受寒恶心，胸膈胀闷，妇人男子面色萎黄，脾胃有亏等症，及心疼气喘，俱贴心前。（卷四·通治诸病门）

5.《验方新编》

万应紫金膏：此膏能治百病，凡男妇大小瘰疬痰疬、对口发背、乳痈鱼口、便毒臁疮、热疖、手足腰背疼痛，闪挫伤损及一切无名肿毒，俱贴患处。哮吼喘嗽贴心窝，泻痢贴脐眼，百发百中，功效无穷。赤芍、当归、红花、黄芩、防风、荆芥、连翘、黄柏、僵蚕、蝉蜕、白芷、甘草、胎发、大黄、银花、蜈蚣、川乌、草乌、羌活、苍术、细辛、川椒、秦艽、乳香、没药、骨碎补、首乌、蛇床子、木鳖子、大枫子、生南星、生半夏，以上各五钱，用猪油、麻油、桐油各半斤，将前药浸入油内，如春夏天浸三日，秋冬浸七日，倾铜器内文武火熬至药色焦黑，取起滤渣再熬，加炒黄丹十两，用槐枝不住手搅动，熬至滴水成珠，再加白蜡五钱，随即取起用槐枝搅匀，收入瓦罐，浸水中拔去火毒，用时以布摊贴。（卷十一·痈毒杂治·痈毒诸方）

观音救苦膏：此膏能治百病，或贴或服，应验如神。外治者用布摊贴，内服者作丸如绿豆大，每服七粒，切不可多。孕妇忌用。大黄、甘遂（研）、木鳖（研）、蓖麻子（研）各二两，生地、川乌、草乌、三棱、莪术各一钱，巴豆（研）、羌活、黄柏、麻黄、皂角、肉桂、枳实、真红芽大戟、白芷各八钱，香附、芫花、厚朴、杏仁（研）、穿山甲、防风、天花粉、独活、全蝎、槟榔、桃仁（研）、细辛（研）、五倍子、玄参各七钱，蛇蜕、黄连各五钱，当归一两五钱，蜈蚣十条，上药合三十六天罡之数，预先斋戒，将麻油五、六斤浸五日，后用火熬。咳嗽、哮喘、吐痰，贴前后胸，勿吞服。（卷十一·阴疽诸症·内外备用诸方）

6《理瀹骈文》

呼吸急促为喘喉中有声为哮，哮喘气壮胸满者为实证，贴胸背文中有风仙擦背方甚妙可仿其法用药。苍术五两，上白术四两，羌活、川乌、姜黄、生半夏（姜制）、乌药、川芎、青皮、生大黄各三两，生香附、炒香附、生灵脂、炒灵脂、生延胡、炒延胡、枳实、黄连、姜制厚朴、当归、灵仙、黑丑头（半生半炒）、巴仁各二两，枯黄芩、黄柏、生蒲黄、黑山栀、川郁金、莪术、三棱、槟榔、陈皮、山楂、麦芽、神曲、南星、白丑头、苦葶苈、苏梗、藿梗、南薄荷、草乌、独活、柴胡、前胡、细辛、白芷、荆芥穗、防风、连翘、干葛、苦桔梗、知母、大贝母、甘遂、大戟、芫花、防己、瓜蒌仁、腹皮、天花粉、赤芍、白芍、枳壳、茵陈、川楝子、木通、泽泻、车前子、猪苓、宣木瓜、皂角、苦杏仁、桃仁、苏子、益智仁、良姜、草果、吴萸、红花、木鳖仁、蓖麻仁、僵蚕、全蝎、蜈蚣、蝉蜕、生山甲、生甘草各一两，发团二两，飞滑石四两，生姜、葱白、韭白、薤白、大蒜头、红凤仙、白凤仙（全）、槐枝、柳枝、桑枝各一斤，凤仙干者或用四两，榆枝、桃枝各八两，俱连叶，石菖蒲、莱菔子、干姜各二两，陈佛手干、小茴、艾各一两，两药共用油四十斤，分熬丹收，再入净松香、生石膏各四两，陈壁土、明矾各二两，雄黄、轻粉、砂仁、白芥子、川椒、广木香、檀香、官桂、制乳香、制没药各一两，牛

胶四两酒蒸化，如前下法，或加苏合油临用加沉麝。（存济堂药局修合施送方并加药法·金仙膏）

【按语】

哮病发作时喉中哮鸣有声，呼吸困难，甚则张口抬肩，不能平卧，或口唇指甲发绀。本病呈反复发作性，常因气候突变、饮食不当、情志失调、劳累等因素而诱发。发作前多有鼻痒、喷嚏、咳嗽、胸闷等症状，有过敏史或家族史，两肺可闻及哮鸣音或伴有湿啰音。

药物穴位贴敷的部位大多为胸背部，前心、后心、天府、肺俞。胸背部多为经络所过之处，可以连通脏腑内外，通调全身经络，气血阴阳。古代穴位贴敷治疗肺系病证在选穴上以肺经和膀胱经穴位为主，肺经穴位为经络所过，主治所及之首选，膀胱经背为阳经，可提升人体阳气有助于肺系病证的恢复，尤其是肺俞，此穴擅养阴润肺、清热补虚为治疗肺系病证首选穴位。

穴位贴敷治疗哮证的用药种类丰富，共涉及两百多种中药。使用频率排在前三位的中药是白芷、川乌、草乌，应用频率在8.05%，药物种类有解表药和祛风湿药。白芷辛，温，归肺、胃、大肠经，有解表散寒、祛风止痛、宣通鼻窍、燥湿止带、消肿排脓之功。川乌辛，温。归肺、胃、大肠经，有解表散寒、祛风止痛、宣通鼻窍、燥湿止带、消肿排脓之功。草乌辛、苦，热，有大毒，归心、肝、肾、脾经。有祛风除湿，温经止痛之功。将古代文献中穴位贴敷治疗哮证应用频次大于1的药物按出现频次进行统计，依据频次数递减排序，见表2-4。

现代穴位贴敷配合西药治疗哮喘，不仅可以增强治疗效果，降低西药剂量从而减少不良反应的发生，还可以增强患者体质和免疫力，减少哮喘发作的频率或减轻发作的程度。

（五）肺痿

【概述】

肺痿，指因肺津干枯，肺气受损，肺叶痿弱不用的一种肺脏的慢性虚损性疾病，以虚为主，虚中夹实。临床表现以气短、咳吐浊唾涎沫为主症，可出现脉数虚、咯血、时发寒热、骨蒸、形体消瘦、倦怠乏力、失声、皮毛痿、不渴、遗尿、小便数等兼证。肺痿病名的最早记载出现于汉朝，东汉张仲景秉持《内经》的理论基础，创造性地将“痿”字引之于“肺”，于《金匮要略》中首先提出“肺痿”一名，《脏腑经络先后病脉证》云：“息摇肩者，心中坚；息引胸中上气者，咳；息张口短气者，肺痿唾沫。”对肺痿的病机、治疗原则也做了初步探讨。

其发病机制主要为热在上焦，肺燥津伤；或肺气虚冷，气不化津，以致津气亏损，肺失濡养，肺叶枯萎。辨证有肺脏虚热和虚冷两大类，以虚热证较为多见

目前，肺痿与现代医学病名的确立存在较大争议。中医内科学教材认为，凡某些慢性肺实质性病变如肺纤维化、肺结节病、间质性肺炎、肺

表2-4　古代穴位贴敷治疗哮证用药规律

序号	中药	频次	频率
1	白芷	7	2.97%
2	川乌、草乌	6	2.54%
3	独活、防风、羌活、细辛、杏仁、桃仁、黄柏	5	2.12%
4	黄芩、南星、半夏、赤芍、甘草、红花、皂角、红芽大戟、芫花	4	1.69%
5	连翘、肉桂、良姜、荆芥、僵蚕、巴豆、生姜、白芥子、轻粉、木香、秦艽、蓖麻子、苍术、骨碎补、川椒、乳香、没药、厚朴、当归	3	1.27%
6	草果、生山甲、蜂房、发团、葱白、韭白、大蒜头、桑枝、干姜、菖蒲、松香、陈壁土、雄黄、明矾、牛胶、川芎、牛膝、枳壳、贝母、艾叶、续断、苏木、山栀、五加皮、宣木瓜、蛇床子	2	0.85%

硬变、肺不张等，临床表现为肺痿主症者均可按肺痿辨证论治。《实用中医内科学》认为凡各种原因引起的慢性咳嗽，如西医学的慢性支气管炎、肺不张、肺硬变、矽肺等，经久不愈，咳唾稠痰、脓痰或涎沫，或痰中带血丝，咳血者，均可按肺痿论治。

【古代穴位贴敷文献】

1.《本草简要方》

人中白（人溺沉淀之白质久干者）主治。降火、清瘀、大衄、久衄、诸窍出血（并烧研温服），肤出汗血（新瓦焙干，入麝香少许，温酒调服）。传尸热劳、消渴、肺痿、心膈热、水肿（煮为丸日服），走马牙疳（入瓷瓶盐泥固济，煅赤，加麝香少许贴之）。（卷之八·人部）

2.《理瀹骈文》

凡热在上焦咳而有浊唾涎沫为肺痿，若口中，辟辟燥咳，咳则胸中隐隐痛为肺痈，云母膏治肺痈，用云母、焰硝、甘草各四两，槐枝、柳枝、桑白皮、侧柏叶、橘皮各二两，川椒、白芷、没药、赤芍、官桂、当归、黄芪、血竭、菖蒲、白及、川芎、白蔹、木香、防风、厚朴、桔梗、柴胡、党参、苍术、黄芩、草龙胆、合欢、乳香、茯苓各五钱，清油熬，黄丹收，松香二两，搅匀摊，另用水银二两弹于膏上，临用刮去水银，贴宝鉴方，有附子、良姜各五钱，同熬并治肠痈及痈毒、瘰疬、骨疽、内疽、乳痈、五发、发背、折伤等以败蒲煎水洗贴。

凡酒色过度，虚劳少血，津液内耗，心火自焚，遂使燥热乘肺咯唾脓血，上气涎潮须用六味地黄药料加橘红、贝母、黄柏、知母又肺虚，气促，气喘或吐唾血将成肺痿症，紫菀、黄芪、白芍、甘草、人参、麦冬、当归、五味子二方可并熬。（续增略言）

【按语】

肺痿的特征为咳吐浊唾涎沫。临床症见咳嗽，或竟不咳，咯吐浊唾涎沫，或唾白如雪，细沫稠黏，或有时唾血，气息短促，或时有寒热，形体瘦削，皮毛干枯，头昏，神疲，面皖色青等。由于病机不同，辨证有虚热、虚寒之分。

古代穴位贴敷治疗本病时多选择背部腧穴，如肺俞、膏肓、脾俞、肾俞等，从而有效补脾益肾、祛除外邪。慢性肺系病证的病理基础为肺、脾、肾虚和痰饮伏肺。《素问》中记载“治脏者，治其俞”，认为背俞穴是五脏六腑和体表之间的通道。

穴位贴敷治疗肺痿的用药种类丰富，共涉及55种中药。古代穴位贴敷治疗肺痿药物选择上，常用化痰止咳平喘药如桔梗、紫菀，活血化瘀药如川芎、乳香、血竭，开窍安神药如麝香、云母、合欢、菖蒲，补虚药如甘草、黄芪、当归、党参、人参等，收涩药如五味子、白及，理气药如木香、柴胡、橘皮，诸药合用以理气化痰，补虚安神。

通过对古代文献的检索，可以发现穴位贴敷治疗本病内容较少，但贴敷用药多入肺经，可通过贴敷腧穴可以起到补脾益肺，去除外邪的作用。在辅助治疗慢性肺系病证有着很好的疗效，是不可多得的中医外治疗法。

（六）中暑

【概述】

中暑是指长时间暴露在高温环境中，或在炎热环境中进行体力活动，引起机体体温调节功能紊乱所致的一组临床症候群，以高热、皮肤干燥及中枢神经系统症状为特征。

中医学认为，凡夏至之后，立秋以前，能够致病的具有炎热、升散、兼湿特性的外邪，称为暑邪。暑邪的季节性特点是非常明确的，暑邪致病有三个特点：①暑为阳邪，其性炎热。②暑性升散，扰神，伤津耗气。③暑多夹湿。

本病中医为中暑、伤暑、暑温、冒暑、中热、暍病。《素问·热论》云：“凡病伤寒而成温者，先夏至日者为病温，后先夏至日者为病暑。”《金匮要略》云：“太阳中热者，暍是也。”临床症状多见发热、乏力、汗出、头晕、恶心、呕吐、胸闷、烦躁不安、头痛，甚至口鼻及皮下出血、晕厥、昏迷、抽搐等。

【古代穴位贴敷文献】

1.《普济方》

玄参、葛根、木香、当归、升麻、槐白皮、甘草、白蔹、川芎、桃仁（浸，去皮尖）、杏仁（浸，去皮尖）、白附子、木通、赤茯苓各三钱半，藁本一钱半，牛膝、乱发（水洗，浸净，令干用）二钱半，牡丹皮、苍术（去皮）、细辛各一钱半，羌活、何首乌、天麻各二钱，柴胡（去苗）一钱，木鳖子（去皮）、白芷各三钱，白及四钱，沉香三钱半，赤芍药、防风、黄芪各半两，黄丹一十三两好者，腊月澄清芝麻油一斤四两。上药并锉，同乱发一处，用油浸七日七夜。于净石锅或银器中，以慢火煎，候白芷焦黄色。放温，以绵滤去滓，于瓷罐子内，密封三日三宿。取出倾于锅内，慢火轻温，再滤去滓，倾出瓷碗中。用慢火再熬数次，下黄蜡一十五两，用竹锌子不住手搅令匀，次下黄丹再搅令匀，以慢火再熬。动抬下搅令匀，续次再上火，三日膏方成。于瓷盒内密封，每用时软白绢上摊药，贴患处。神效鬼哭膏治杖疮不疼不发无痕，及治痈疽远年，恶疮肿毒，风寒暑湿，疼不可忍者。（卷三百十三・膏药门・总论）

2.《丁甘仁先生家传珍方》

止泻暖脐膏：专治一切暑热暑寒邪，痧疫、腹痛、泄泻、绞腹吊脚等痧，摊万应灵膏对脐上贴之，立刻止痛止泻神效。公丁香三钱，制硫黄三钱，清白川八钱，绿豆粉一两五钱，共研极细末。

止泻丹：专治一切暑湿，寒邪痧疫，肿痛泄泻，将此药末掺膏药上，对脐贴之。公丁香、硫黄各六钱，京白川八钱，绿豆粉一两五钱，诸药共研细末。（膏方）

3.《救生集》

风寒暑湿脚气，凤仙花叶晒干，煎汤热洗，仍以叶捣敷患处。（卷一・风湿痿痹门）

4.《济世神验良方》

一方，用小麦。治暑月头上生疖，槿树花敷之。（幼科门）

5.《溪秘传简验方》

产门受伤，由儿大，或收生不妥，或天时暑热，以致产下即肿而疼。蚌肉。湿草纸包，煅，研末。糁。（卷下・产后门）

6.《理瀹骈文》

暑风手足搐搦者，以苏合丸擦之，并用香薷、黄连煎水拓胸，烦闷甚则涂调黄土。中热口渴面赤烦躁欲死，掘地深尺余取净黄土，以新汲水调化敷胸口及脐上，又中热烦渴者，用天水散，滑石、甘草或用白虎汤，知母、石膏、甘草煎水熨并敷脐腹，面可凉敷。黄龙之丸盍试。暑症身热头疼，状如伤寒烦渴、呕吐昏闷不食，硫黄、硝石一两，明矾、雄黄、滑石五钱，白面四两，井水调敷腹即黄龙丸也。田螺三枚、捣烂入青盐三分，摊膏贴脐下一寸三分治受暑二便不通者，水能温熨。

暑月行路眼昏，薄荷叶揉汁滴；赤肿，童便洗鸡蛋煮熟；合眼胞，豆腐亦可或生姜片贴四围，加瓦松捣敷亦可。（续增略言）

7.《内科通论》

田螺青盐膏：治中暑，大小便不通。用田螺三枚捣烂，入青盐三分，摊成膏，贴在脐下一寸，即愈。（医学从众录・卷三・癃闭五淋・附用诸方）

8.《内集》

牡荆实苦温通胃，除骨寒热下逆气，烧沥清心开热痰，出音止眩儿痫悸。不蔓生，故曰牡，即笞杖黄荆也，无毒，主通利胃气，除骨间寒热，止咳逆下气。茎烧沥饮之，去心烦热，漾漾欲吐，清头旋目眩，卒失音，小儿心热惊痫，兼解暑气，止消渴，除痰唾，气实痰盛人宜服之。丹溪云：虚痰用竹沥，实痰用荆沥，二味开经络，行气血，俱用姜汁助送，叶擂酒敷乳肿。八月采子阴干，青色者佳。防风为使，恶石膏。（卷二・本草分类・治风门）

【按语】

中医学认为，夏季暑气当令，气候炎热，中暑多因烈日下或高温中的长时间劳作，暑热之邪乘机侵入机体，伤及气阴而发病。发生中暑时，应尽速急救，以免引起休克及肾脏衰竭等并发症。本病分型一般分先兆中暑、轻症中暑、重症中暑三型。主要临床表现有高热、神志异常、多汗或无汗、口渴。

古代穴位贴敷治疗此病多贴于患处，或神阙穴，或阴交穴，或脐上，脐下。主要暑邪多伴有腹痛、泄泻、呕吐、便闭不通、伤寒等症状，通过对腹部穴位的贴敷治疗，可以有效地调理脾胃中焦，从而快速缓解中暑症状。

古代穴位贴敷治疗中暑药物选择上，常用清热泻火解毒药如绿豆、黄连、白蔹、知母等，解表药如葛根、白芷、香薷、薄荷等，利水渗湿药如滑石、木通、茯苓等，补虚药如何首乌、黄芪、硫黄、玄参等，诸药合用以清热解暑，滋阴润燥。用贴敷治疗暑邪，通过药物对皮肤穴位经络的渗透直达病处，驱除体内暑邪，以恢复人体气血功能。

夏季室外工作者应避开10—15时高温时段，行人应做好防护措施，涂抹防晒霜，使用遮阳伞、遮阳帽等，尽量选用棉、麻、丝织物，不穿化纤类衣服，以利于大量出汗时散热。中暑后还应该注意不要大量食用生冷瓜果，中暑患者大多脾胃虚弱，大量食用生冷食物和寒性食物会进一步损伤脾胃阳气，重者会出现腹泻、腹痛等症状。中暑后应少吃油腻食物，以适应夏季肠胃的消化能力。

（七）痰饮

【概述】

痰饮病是体内水液代谢障碍，水液输布、运化失常，致水湿停聚于身体某一部位的病证。痰饮与宿食、瘀血一样，既是人体脏腑功能失调而产生的病理产物，又是疾病的继发病因。"痰饮"的理论最早见于《黄帝内经》，但在《金匮要略》以前，"痰""饮"二字多分开使用，未见并用者。《内经》中可见"溢饮""积饮"等病名，并无"痰"字出现。至《金匮要略》时，方首见"痰""饮"二字并用。

其起于诸多因素（气候激变、饮食居处改变，情绪失调等）使人体阴阳失衡（代谢异常），气血津液不畅则为痰为饮，在体内停滞于胸腹四肢、肓膜经络中，在外部表现为鼻涕、咳痰。由于水饮停聚于不同部位则生"四饮"，即痰饮、悬饮、支饮、溢饮。四饮合为广义痰饮，而狭义痰饮即指四饮中的痰饮。

中医术语的痰饮，包括现代医学的炎症概念，广义的痰饮相当于渗出性胸膜炎、支气管炎、肺源性心脏病、肾炎、水肿、急（慢）性胃炎等疾病。痰饮是病毒、细菌的"培养基"与代谢产物，现代医学用痰培养、血培养可发现许多病原，据此指导用药；中医根据痰饮体液的质地清稠程度、颜色、气味等来辨别证型。

【古代穴位贴敷文献】

1.《普济方》

用夏月青艾一束，擂水服之，痰涎即来，神效。冬月则用蛇床子，以有嘴瓶盛猛火，却以蛇醋捣敷。（卷六十一·咽喉门·喉痹）

用皂角捶碎，泡汤八分碗，令浓。入透明白矾末二钱，挑牙关开灌之，以鹅毛扫药上舌，痰出即愈。治痰涎，卒中不语。［卷九十一·诸风门·卒中风（附论）］

薄荷煎（出永类钤方）治口舌生疮，痰涎壅塞，咽喉肿痛。薄荷一斤，取头末二两半，缩砂仁半两，取末二钱，脑子（别研）半钱，川芎半两，取末一钱，甘草半两，末一钱。上末入脑子，和匀炼蜜成剂。任意噍嚼，一方无脑子，有桔梗。（卷二百九十九·上部疮门·口舌疮）

2.《鲁府禁方》

千金不换刀圭散：治男妇小儿诸般风症，左瘫右痪，半身不遂，口眼㖞斜，腰腿疼痛，手足顽麻，语言謇涩，行步艰难，遍身疮癣，上攻头目，耳内蝉鸣，痰涎不利，皮肤瘙痒，偏正头风，无问新旧。及破伤风角弓反张，蛇犬咬伤，金刀所伤，出血不止，敷贴立效。痔漏脓血，疼痛难禁，服之顿愈。川乌、草乌（并用水泡，去皮尖）、苍术（米泔浸）各二两，人参、白茯苓（去皮）各一钱半，两头尖一钱，甘草（炙）一两半，僵蚕（隔纸炒）三钱半，白花蛇（酒浸三日，弃酒火炙，去皮骨）、石斛（酒洗）各五钱，川芎、白芷、细辛、当归（酒洗）、防风（去芦）、麻黄、荆芥、全蝎（瓦上焙干）、何首乌（米泔浸，忌铁器）、天麻、藁本各二钱半。（卷一·福集·中风）

3.《医方选要》

追风如圣散治男子、妇人、大小诸般风证，左瘫右痪，半身不遂，口眼㖞斜，腰腿疼痛，手足顽麻，语言謇涩，行步艰难，遍身疮癣，上攻头目，耳内蝉鸣，痰涎不利，皮肤瘙痒，偏正头风，无问新旧，及破伤风，角弓反张，蛇犬咬伤，金刀所伤，出血不止，敷贴立效。川乌、草乌、苍术各四两，川芎五钱，石斛一两，白芷、细辛、当归（酒洗）、防风、麻黄、荆芥、何首乌、全蝎、天麻、藁本各三钱，甘草三两，人参三钱，两头尖二钱。（卷之一·诸风门）

4.《理瀹骈文》

控涎丸治风痰、热痰、湿痰、食积痰及痰饮流注、痰毒等症。惟阴虚之痰与冷痰勿用。苍术、生南星、生半夏、甘遂各二两，白术、芫花、大戟、大黄、葶苈、黄柏、黄芩、黄连、栀子、枳实、陈皮、青皮、香附、灵脂各一两，连翘、桔梗、薄荷、白芷、赤苓、川芎、当归、前胡、郁金、栝蒌、槟榔、灵仙、羌活、防风、苏子、皂角、明矾、白芥子、萝卜子、僵蚕、全蝎、木鳖仁、延胡、细辛、菖蒲、雄黄各七钱，白附子、草乌、木香、官桂、黑丑、吴萸、巴仁、红花、干姜、厚朴、轻粉、炮甲各四钱，研姜汁、竹沥各一碗，牛胶一两，水煎和丸、朱衣，临用姜汁化开，擦胸背手足心，痰自下，或加党参、犀角，此方用生姜半斤，槐柳、桑枝各二斤，凤仙花、茎子叶全一株，麻油先熬入前药，熬黄丹收，加石膏、滑石各四两，搅贴亦治百病。（续增略言）

金仙膏：哮多寒包热，宜带表散，文中有麻黄、白果方可炒熨。又吼气大者，膏内糁雄黄、明矾、生半夏、巴霜等分末贴。痰饮（饮属阴邪宜用温药）。膏贴心口加药见上或用半夏、陈皮、苍术、白术、浓朴、干姜合甘遂、大戟、白芥子等炒熨。（有寒热痰饮食积血瘀气滞之分），膏贴痛处，热痛用柴胡、黄芩、栝蒌、花粉、白芍、枳壳、黄连、栀子、橘红、木通、生甘草、食盐煎抹。冷痛用紫苏、香附、灵脂、延胡、姜黄、蒲黄、蓬术、当归、良姜、草果、官桂、胡椒、益智仁、吴萸、陈皮、半夏、没药、浓朴、苍术、乌药、川芎炒熨。不论气血痰食皆可用，亦可撮三五味而用，积冷，心腹痛，仿和剂抽刀散法，良姜一两、斑蝥三个同炒黑，去斑蝥用姜，糁贴心痛彻背，背痛彻心，金匮有乌附方，冷热不调者用和胃饮（萸连桂芍橘皮香附当归炙草干姜之类）。

肝气胁肋痛。胁腋属肝胆，肝邪流于两胁，为诸般胁痛，亦有风寒气滞血瘀食积痰饮冷热之别，膏贴痛处，如冷痛即用上胃气中药炒熨，古人胃病治肝，故可通用。热痛者用柴胡抑肝汤，柴胡、青皮、赤芍、丹皮、地骨皮、香附、栀子、苍术、川芎、神曲、连翘、生地、甘草煎抹，或食加平胃，痰加二陈，肝胃不和者用上平肝顺气方，亦可并参用清肝膏，若虚肝用滋阴膏，糁木香、青皮、官桂，或糁吴萸、黄连末贴，房劳伤肾者宜芎归故纸等。腹痛。中气不行也亦有寒热痰饮瘀血食滞虫等之别，膏贴脐上，看症用上药，例中药或糁或煎抹炒熨。苍术五两，上白术四两，羌活、川乌、姜黄、生半夏（姜制）、乌药、川芎、青皮、生大黄各三两，生香附、炒香附、生灵脂、炒灵脂、生延胡、炒延胡、枳实、黄连、姜制、浓朴、当归、灵仙、黑丑头（半生半炒）、巴仁各二两，枯黄芩、黄柏、生蒲黄、黑山栀、川郁金、莪术、三棱、槟榔、陈皮、山楂、麦芽、神曲、南星、白丑、头苦、葶苈、苏梗、藿梗、南薄荷、草乌、独活、柴胡、前胡、细辛、白芷、荆芥穗、防风、连翘、干葛、苦桔梗、知母、大贝母、甘遂、大戟、芫花、防己、栝蒌仁、腹皮、天花粉、赤芍、白芍、枳壳、茵陈、川楝子、木通、泽泻、车前子、猪苓、宣木瓜、皂角、苦杏仁、桃仁、苏子、益智仁、良姜、草果、吴萸、红花、木鳖仁、蓖麻仁、僵蚕、全蝎、蜈蚣、蝉蜕、生山甲、生甘草各一两，发团二两，飞滑石四两，生姜、葱白、韭白、薤白、大蒜头、红凤仙、白凤仙（全）、槐枝、柳枝、桑枝各一斤，凤仙干者或用四两，榆枝、桃枝各八两，俱连叶，石菖蒲、佛手干、小茴、艾各一两。两药共用油四十斤，分熬丹收，再入净松香生石膏各四两，陈壁土、明矾各二两，雄黄、轻粉、砂仁、白芥子、川椒、广木香、檀香、官桂、制乳香、制没药各一两，牛胶四两酒蒸化，如前下法。

行水膏：痰饮（用控涎丹加膏内贴）。苍术五两，生半夏、防己、黄芩、黄柏、苦葶苈、甘遂、红芽大戟、芫花、木通各三两，当归、赤芍、黄连、川郁金、苦参、知母、商陆、枳实、连翘、槟榔、郁李仁、大腹皮、防风、细辛、杏仁、胆南星、茵陈、白丑头、花粉、苏子、独活、青皮、广陈皮、藁本、栝蒌仁、柴胡、地骨皮、白鲜皮、丹皮、灵仙、旋覆花、生蒲黄、猪苓、牛蒡子、马兜铃、白芷、升麻、川楝子、地肤子、车前子、杜牛膝、香附子、莱菔子、土茯苓、川萆、生甘草、海藻、昆布、瞿麦、扁蓄、鳖仁、蓖麻仁、干地龙、土狗、山甲各一两，发团二两，浮藻三两，延胡、浓朴、附子、乌药各五钱，龟板三两，飞滑石四两，生姜、母草、诸葛菜、车前草、马齿苋、黄花地丁（鲜者）各一斤，凤仙草全株干者用二两，九节菖蒲、花椒、白芥子各一两，皂角、赤小豆各二两。两药共用油三十斤，分熬丹收，再入铅粉（炒）一斤，提净松香八两，金陀僧、生石膏各四两，陈壁土、明矾、轻粉各二两，官桂、木香各一两，牛胶四两酒蒸化，如清阳实下法。

如痛甚，推不动，热物熨之，痛稍缓为血，痛不甚，推易动，热物熨无所觉，为痰。始如弹丸以渐而大，时升时降，时隐时现者，气块也。或左，或右，或上，或下，辘辘有声者，痰饮也，先用生姜搽患处，膏内糁药末贴。

【按语】

在《金匮要略·痰饮咳嗽病脉证并治》中专门对痰饮做了详细论述，且为后世创立了行之有效的治疗法则和方药。张仲景提出的“病痰饮者，当以温药和之”，被后世尊为治疗痰饮病的准则，从“温药和之”的治则及仲师治疗痰饮病的方药来看，痰饮病篇所论痰饮为阴邪，病机为脏腑阳气虚衰，无法正常运化水液。

古代穴位贴敷治疗本病，贴敷部位多以喉咙、阿是穴、膻中、神阙、脐上部位等。选择贴敷部位，取决于痰饮性质，但多以最易吸收部位为主。脐部皮下无脂肪，脐下含有丰富的血管，药物渗透性强，吸收快，药物可直接扩散于血脉之中，产生全身效应。选择膻中穴，此穴为八会穴之气会，有理气止痛、行气解郁功效，且肺为贮痰之器，胸中痰气闷不舒皆可以此穴治疗。

穴位贴敷治疗痰饮的用药种类丰富，共涉及100多种中药。使用频率排在前7位的中药是草乌、苍术、川芎、细辛、当归、防风、全蝎，应用频率在18.69%，药物种类有祛风湿药、化湿药、活血止痛药、发散风寒药、补血药、发散风寒药、平肝息风药。草乌辛、苦，热，有大毒，归心、肝、肾、脾经，有祛风除湿，温经止痛之功。苍术辛、苦，温。归脾、胃、肝经，有燥湿健脾，祛风散寒，明目之功。川芎归辛，温，归肝、胆、心包经，有活血行气，祛风止痛之功。细辛辛，温，归心、肺、肾经，有解表散寒，祛风止痛，通窍，温肺化饮之功。当归甘、辛，温，归肝、心、脾经，有补血活血，调经止痛，润肠通便之用。防风辛、甘，微温，归膀胱、肝、脾经，有发表散风，胜湿止痛，止痉，止泻之功。全蝎辛，平，有毒，入肝经，有息风解痉，祛风止痛，解毒散结之功。将古代文献中穴位贴敷治疗痰饮应用频次大于1的药物按出现频次进行统计，依据频次数递减排序，见表2–5。

所有用药都围绕一个“和法”进行治疗，“和”乃调和脏腑、调和经络、调和寒热之意。和方之制，和其不和也，凡病兼虚者，补而和之；兼滞者，行而和之；兼寒者，温而和之；兼热者，凉而和之，和之为义广矣。

（八）心悸

【概述】

心悸是指患者自觉心中悸动，惊惕不安，甚则不能自主的一种病症，临床多呈发作性，每因情志波动或劳累过度而发作，且常伴胸闷、气短、失眠、健忘、眩晕、耳鸣等症。心悸既是一个疾病名，也是一种症状名。《黄帝内经》中并没有明确提出“心悸”病名，但对心掣、心中憺憺大动、惕然而惊、心痹等进行了十分详细的描述。“心悸”与“悸”最早见于《伤寒论》及《金匮要略》，书中还有心下悸、心动悸等描述，并首次提出了“惊悸”一词，为后世医家所常用。

表2–5　古代穴位贴敷治疗痰饮用药规律

序号	中药	频次	频率
1	草乌、苍术、川芎、细辛、当归、防风、全蝎	4	2.67%
2	荆芥、皂角、川乌、甘草、僵蚕	3	2.00%
3	天麻、藁本、南星、半夏、甘遂、白术、芫花、大戟、大黄、葶苈、黄柏、黄芩、黄连、枳实、陈皮、青皮、香附、灵脂、连翘、桔梗、薄荷、前胡、郁金、瓜蒌、槟榔、威灵仙、羌活、苏子、白芥子、木鳖仁、延胡索、石菖蒲、雄黄、木香、官桂、黑丑、巴豆仁、吴茱萸、红花、轻粉、干姜、人参、两头尖、石斛、麻黄、何首乌	2	1.33%

《济生方》中首次把“怔忡”作为病名提出。刘仕廉《医学集成》“心跳”与“惊悸”两条并列，其“心跳”即指“怔忡”，“心悸”一词开始以通俗易懂的形式呈现。

心悸病位在心，病理性质有虚实两个方面，虚者为脏腑气血阴阳亏虚，心失所养，导致心悸不安；实者多为痰火、水饮、瘀血阻滞心脉，致使气血运行不畅而引起心悸。虚实之间可以相互夹杂或转化，如实证日久，正气亏耗，可致使气血阴阳亏损，而虚证也可因虚致实，往往兼见实证表现。

西医中各种原因引起的心律失常，如心动过缓或过速、心房扑动、心房颤动、病态窦房结综合征、房室传导阻滞、心功能不全以及部分神经官能症等，均属中医心悸病证范畴，可参照本病进行辨证论治。

【古代穴位贴敷文献】

1.《证类本草》

干地黄又云生地黄，忌三白，味甘，平，无毒。解诸热，破血，通利月水闭绝。不利水道，捣敷心腹，能消瘀血。病人虚而多热，加而用之。萧炳云：干、生二种，皆黑须发良药。日华子云：干地黄，助心胆气，安魂定魄，治惊悸劳劣，心肺损，吐血鼻衄，妇人崩中血晕，肋筋骨，长志。日干者平，火干者温，功用同前。（卷第六・干地黄）

蛇蜕（音税）：臣禹锡等谨按药性论云：蛇蜕皮，臣，有毒。能主百鬼魅，兼治喉痹。日华子云：治蛊毒，辟恶，止呕逆，治小儿惊悸，客忤，催生。疬疡，白癜风，煎汁敷。入药并炙用。（卷第二十二・下品・蛇蜕）

2.《玉楸药解》

琥珀凉肺清肝，磨障翳止惊悸，除遗精白浊，下死胎胞衣，涂面益色，敷疔拔毒，止渴除烦，滑胎摧生。乳浸三日，煮软，捣碎。（卷二・木部）

3.《卫生易简方》

治骨、石、肉、脓、血五等瘿瘤，二三年不瘥，大如杯盏；或破溃漏脓水，令人骨消肉尽；或硬或软，寐卧惊悸，体中掣缩，愈而复发用乌鱼骨、硫黄、琥珀、紫石英、钟乳石各一钱，白石脂、丹参各三钱，干姜、附子、大黄、芒硝各一两，为细末，以竹筒盛，勿泄气。如疮湿掺药三四度；干者，以猪脂和敷。此药止痛除恶肉，大效。（卷之九・瘿瘤）

4.《普济方》

治二三十年瘤及骨瘤、脂瘤、石瘤、肉瘤、脓瘤、血瘤瘜肉。大如盃盂升斗，十年不瘥，致有漏溃，令人骨消肉尽，或坚或软，或溃，令人惊悸，寤寐不安，身体瘈缩，愈而复发，宜服此方。

乌贼鱼骨、硫黄（细研）各一分，白石英、紫石英、钟乳各二分，丹参三分，琥珀末、附子（炮制，去皮脐）、干姜（炮制，锉）、大黄、胡燕屎各四分。上为散，以囊盛，不得泄气。若疮湿即干敷之，若疮干以猪脂和敷之，日三四次，以效为度。（卷二百九十四・瘿瘤门・瘤）

5.《万氏家抄济世良方》

柏实（君。味甘辛，气平，无毒。用扁叶者名侧柏）主惊悸，益气血。治恍惚虚损，腰重痛，润肾燥，去头风与阳道。叶味苦涩，气微温，主吐血、衄血、痢血、崩中赤白，尿血，去湿痹。熬油敷头疮生发。（卷八・药性木部）

6.《吴氏医方汇编》

治杖疮：日夜疼痛，不能动履，神魂惊悸，不食发渴，或疗痂烂肉。内服此即时止痛，疗痂即起如神。用细木耳五钱，炒黑存性，白芷一钱。共为末，黄酒调敷即愈。（第四册・损伤门）

7.《内集》

铁华粉咸平无毒，外敷痔瘘刺竹木，能养血气安心神，除风治痫破积宿，铁浆水浸青沫生，惊热癫狂可制伏。

以铁片磨光，用盐水抽之，置醋瓮中，阴处埋之，百日后铁上生衣，刮取研用。敷痔瘘及竹木刺入肉，主养气血，安神强志，止惊悸健忘，镇五脏，壮筋骨，除风邪癫痫，破痃癖、宿食，止冷气心痛，随所冷热合和诸药。（卷二・本草分类・治疮门）

8.《证治准绳・幼科》

曾氏曰：脐突一证，又非脐风，此亦因初生洗浴，系脐不紧，秽水侵入于内，产后旬日，外脐忽光浮如吹，捻动微响，间或惊悸作啼，治用白芍药汤加薏苡仁水煎，空心温服，次以外消散涂贴，自然平复。

外消散：大黄、牡蛎各半两，朴硝二钱，前二味锉焙为末，仍入朴硝，乳钵内同杵匀。（集之一·初生门·脐突）

面赤身热，或作渴惊悸，心经之证也。

［汤］敷疮药方：剪刀草、黄连、苦参，上等分，为末。先洗净，次用麻油、轻粉，调敷。（集之三·心脏部一·疮疡·疮疥）

或有惊悸作热，杜薄荷散与服。通关膏用白僵蚕、猪牙皂角、荆芥、香附子、川芎、细辛等分为末，葱白同研，敷囟至妙。（集之九·肺脏部肾脏部·鼻·鼻塞）

9.《彤园医书（外科）》

若十日半月儿脐忽然突肿如吹，色不红赤，捻动微响，或惊悸而多啼，宜服白芍汤。外敷朴硝散。（卷之四·发无定处·婴儿外科）

10.《理瀹骈文》

治男子阴虚火旺，午后发热，咳嗽痰血（肺火），或郁热衄血吐血（肺肝胃火），或涎唾带血（肾火），或心烦口干，惊悸喘息，眼花耳鸣，两颧发赤……上贴心背，中贴脐眼，下贴丹田，阴无骤补之法，膏以久贴见效，故不多加药。生龟板一斤，腹黑者佳黄色及汤板不可用，用小磨麻油三斤浸熬去渣听用，或下黄丹收亦可。玄参四两，生地、天冬各三两，丹参、熟地、萸肉、黄柏、知母、麦冬、当归、白芍、丹皮、地骨皮各二两，党参、白术、黄芪、川芎、柴胡、连翘、桑白皮、杜仲（炒断丝）、熟牛膝、南薄荷、郁金、羌活、防风、香附、蒲黄、秦艽、枳壳、杏仁、贝母、青皮、橘皮、半夏、胆星、黑荆穗、桔梗、天花粉、远志肉（炒）、女贞子、柏子仁、熟枣仁、紫菀、菟丝饼、钗石斛、淮山药、续断、巴戟天、黑山栀、茜草、红花、黄芩、黄连、泽泻、车前子、木通、生甘遂、红芽大戟、生大黄、五味子（炒）、五倍子、金樱子、炒延胡、炒灵脂、生甘草、木鳖仁、蓖麻仁、炮山甲、羚羊角、镑犀角、生龙骨、生牡蛎、吴萸各一两，飞滑石四两，生姜、干姜（炒）各一两，葱白、韭白、大蒜头各二两，槐枝、柳枝、桑枝、枸杞根、冬青枝各八两，凤仙草、旱莲草、益母草各一株，冬霜叶、白菊花、侧柏叶各四两，菖蒲、小茴香、川椒各一两，发团二两。两药共用油二十四斤，分熬去渣，合龟板油并熬丹收。再加铅粉（炒）一斤，生石膏四两，青黛、轻粉各一两，灵磁石（醋煅）二两，官桂、砂仁、木香各一两，牛胶四两酒蒸化，如清阳膏下法，朱砂五钱。（存济堂药局修合施送方并加药法·滋阴壮水膏）

【按语】

心悸的基本证候特点是发作性心慌不安，心跳剧烈，不能自主，或一过性、阵发性，或持续时间较长，或一日数次发作，或数日发作一次。脉象或迟或数，或节律不齐。心悸包括惊悸和怔忡，患者病情较轻时常表现为惊悸，病情较重时常表现为怔忡。病证时发时止，不发时如常人。中老年患者严重时随心胸疼痛会出现汗出肢冷，喘促等表现。

古代穴位贴敷治疗本病，贴敷部位一般选择膻中穴或者心经上的穴位，或上贴心背，中贴脐眼，下贴丹田，若因各种外伤引起的亦可贴于患处阿是穴。

古代穴位贴敷治疗心悸药物选择上，常用安神开窍药琥珀、朱砂、菖蒲、龙骨等，活血化瘀药丹参、益母草、延胡索等，泻下药大黄、芒硝，清热药黄连、青黛、黄芩、天花粉、知母等，补虚药玄参、熟地黄、山萸肉、当归、黄芪等，平肝息风药羚羊角、牡蛎等，诸药合用以祛瘀血，生新血，通经络，养心气。

当发生心悸时，患者需要注意数数自己的脉搏，监测血压，如果出现心跳快或者慢，或是心律不齐的情况，心悸持续不缓解，或缓解后反复发作，需要到医院进一步检查。当合并头晕、黑蒙、摔倒或严重胸痛、呼吸困难时应立即到医院就诊。应该有健康的生活方式，避免饮浓茶、浓咖啡、烈性酒，避免熬夜，保持情绪稳定，有一个良好的心态。

（九）心烦

【概述】

心烦是指心中烦热郁闷不舒。中医学认为心烦是由人体内部的阴阳失衡所致，是一种病症。心烦之症最早见于《黄帝内经》，《素问·至真要大论》所载“心中郁热不安为烦”，指出了心烦的病位为心。《伤寒论》对心烦类证的表述种类很多，如心烦、烦、烦满、烦热、微烦、虚烦、烦躁等属热，亦有因于寒者。可见于外感、内伤多种病证。《圣济总录》曰：“心烦热之病，手少阴经有余所致也。其不足则亦能令人虚烦。”

心烦一症，或因劳倦过度，或因思虑气结，或因饥饿气馁所致，病机虽繁杂，但多因中气衰微而成此症。临床多见怠惰嗜卧，行动喘乏，四肢困倦，五心烦热，晚上即热，天亮缓解，或天气热时发热明显，天阴或夜凉则缓解等症。出现心烦的症状，最常见的是心律失常疾病，比如各种类型的房性期前收缩，或室性期前收缩，以及心动过速，如心房颤动、心房扑动、室上性心动过速、室性心动过速等。

【古代穴位贴敷文献】

1.《圣济总录》《普济方》

论曰内经谓诸病胕肿，皆属于火，故热胜则肿，流走无常，若火炙然，抑或谓之流肿也，此得之风热搏气血而作，熏烁鼓动四肢而著腹背，大则如盘，小则如手，甚则熠熠然遍于一体之中，令人五心烦热，唇口干燥，如注之状，治宜汤液荡涤于内，膏敷发泄于外，使热气得通，则肿自消矣。

治热毒气肿。楸叶膏方：楸叶（一秤立秋日采切）、马齿苋（新者半秤切）。上二味，净洗控干，沙盆内烂研，取自然汁，重绢滤过，慢火熬成膏，瓷器收之，凡有热肿，先以浆水洗肿处，次以甘草水洗，然后摊药于薄纸，或绢上，随肿大小贴之，日再换。

治热肿。犀角膏方：犀角（镑屑）、升麻、山栀子（去皮，生用）、黄芩（去黑心）、芍药、芒硝、连翘、大黄（锉，生用）、蛇衔草、白蔹（生用）各二两，玄参（黑坚者）三两，蒴藋（切）四两，干蓝叶（生用）一两半，生地黄（研，绞取汁）十两，漏芦（去芦头，生用）二两半，猪脂（不入水者，别煎）四斤。上一十六味，内十四味，锉如麻豆，与地黄汁相和、经宿，别煎猪脂，滤去筋膜停温，入诸药，以微火煎半日，去滓膏成，用瓷合盛，以故帛涂膏贴肿处，及疮上。（卷第一百三十五・热肿）

2.《鸡峰普济方》

胆矾（烧灰）：上先剔去肉中甲，敷药疮上，纵有胬肉，一敷即干，而落疔疮，有三十六种，皆因人腠中感风邪寒湿，凝结气血以成。若不预识，而早治之，杀人甚速。孙真人云，若不预识令人死，不逮辰，又云，已看讫而求方，其人已入木矣，可不预识而备之哉，其状疮头黑硬如钉，子四面赤如火燎，将发时，但于口中颊边舌上看之，赤黑如珠子，碜痛应心，每日夜增长流诸脉，甚则眼中见火光，心神昏，口干心烦即死矣，有此证者皆宜速治。（卷第十八・疮肿）

3.《验方新编》

清里法：小儿发热二三日，邪已入里，或乳食停滞，内成郁热。其候五心烦热，睡卧不安，口喝多啼，胸满气急，面赤唇焦，大小便秘，此为内热。以鸡蛋一枚去黄取清，以碗盛之，入麻油约与蛋清等，再加雄黄细末一钱搅匀，复以妇女头发一团，蘸染蛋清于小儿胃口拍之，寒天以火烘暖，不可冷用，自胸中拍至脐口，只须拍半时之久，仍以头发敷于胃口，以布扎之，一炷香久取下，一切诸热皆能退去。盖蛋清能滋阴退热，麻油、雄黄又能拔毒凉肌故也。此身有热者用之，倘身无热，惟啼哭焦烦，神志不安者，不用蛋清，专以麻油、雄黄、乱发拍之，仍敷胃口，即时安卧，屡试屡验。

解烦法：凡小儿实热之症，及麻症毒甚热甚者，其候面赤口渴，五心烦热，啼哭焦扰，身热如火，上气喘急，扬手掷足，一时药不能及，用水粉一两，以鸡蛋清调匀略稀，涂儿胃口及两手心。复以酿酒小曲十数枚研烂，热酒和作二饼，贴两足心，用布扎之。少顷其热散于四肢，心内清凉，不复啼扰。或用鸡蛋清调绿豆粉，贴足心亦佳。（卷十・小儿科杂治・儿科外治法）

命门出痘，锁眉刺心，烦闷不安，大热不退，生艾叶一两，黑豆一撮，白芥子三钱，醋煮一滚为度，共擂烂作饼敷心前，连换数次，热退心安。（卷十・小儿科痘症・二十四项方）

4.《经验选秘》

凡小儿实热之症，及麻症毒甚者，其候面赤口渴，五心烦热，啼哭焦扰，身热如火，上气喘急，扬手掷足。一时药不能及，用鸡蛋清调绿豆粉贴足心，其热解散，不复啼扰。（卷五・解烦法）

5.《厘正按摩要术》

陈飞霞曰：小儿实热证，痧疹毒盛，面赤口

渴，五心烦躁，啼哭不已，身热如火，气喘鼻扇，扬手踢足，一时药不能及，用铅粉一两，以鸡蛋清调匀，敷胸口及两手心，复用酿酒小曲十数枚研烂。和热酒作二饼，贴两足心，布扎之，少顷，其热即散于四肢，心里清凉，与前清里法相似。（卷二·立法·解烦法）

6.《理瀹骈文》

一切脏腑火症，膏贴心口、背心、当脐、小腹，再酌加药。凡治火之药，心用麦冬、黄连、生地、木通，小肠用连翘、栀子、竹叶、木通，肝用柴胡、白芍，胆用连翘、胆草，脾用生地、白芍、甘草，胃用葛根、石膏，肺用黄芩、桑皮，大肠用黄芩、大黄，肾用黄柏、知母、地骨皮，膀胱用黄柏、滑石，三焦上连翘、又黄芩、栀子，中栀子、又黄连、芍药，下地骨皮、又黄柏、大黄，心胞用麦冬、丹皮，五脏郁火用青黛。荡涤三焦肠胃实热用芒硝，解疫毒脏腑诸热用芩连、栀、柏、大黄、生甘草，或用赤豆、绿豆、黑豆，五心烦热，用羌活、柴胡、升麻、干葛，积热用紫雪丹，或糁，或敷，或煎、抹，随症酌用。古方治火者亦可照此拣取。

大人中风热症。中风身热心烦，或便闭者，膏贴心口，背心及脐上，如热阻关窍，口不能言，或心中热者，用牛黄清心丸擦胸口，后再贴。一用连翘、薄荷、黄连、黄芩、郁金、栀子、人中、黄犀角、羚角煎汤入朱砂、牛黄抹，并治瘟邪内陷，胞络神昏者。薄荷五两，荆穗四两，羌活、防风、连翘、牛蒡子、天花粉、玄参、黄芩、黑山栀、大黄、朴硝各三两，生地、天冬、麦冬、知母、桑白皮、地骨皮、黄柏、川郁金、甘遂各二两，丹参、苦参、大贝母、黄连、川芎、白芷、天麻、独活、前胡、柴胡、丹皮、赤芍、当归、秦艽、紫苏、香附子、蔓荆子、干葛、升麻、藁本、细辛、桔梗、枳壳、橘红、半夏、胆南星、大青、山豆根、山慈菇、杏仁、桃仁、龙胆草、蒲黄、紫草、苦葶苈、忍冬藤、红芽大戟、芫花、白丑头、生甘草、木通、五倍子、猪苓、泽泻、车前子、栝蒌仁、皂角、石决明、木鳖仁、蓖麻仁、白芍、生山甲、白僵蚕、蝉蜕、全蝎、犀角片各一两，羚羊角、发团各二两，西红花、白术、官桂、蛇蜕、川乌、白附子各五钱，飞滑石四两，生姜（连皮）、葱白（连须）、韭白、大蒜头各四两，槐枝（连花角）、柳枝、桑枝（皆连叶）、白菊花（连根叶）、白凤仙草（茎花子叶全用一株）各二斤，苍耳草（全）、益母草（全）、马齿苋（全）、诸葛菜（全）、紫花地丁（全即小蓟）、芭蕉叶（无蕉用冬桑叶）、竹叶、桃枝（连叶）、芙蓉叶各八两，侧柏叶、九节菖蒲（以上皆取鲜者，夏秋合方全，内中益母、地丁、蓉叶、凤仙等，如干者一斤用四两半斤用二两）各二两，两药共用小磨麻油三十五斤。（存济堂药局修合施送方并加药法·清阳膏）

又黑陷心烦，气喘妄语，见鬼者，用不落水、猪心血和冰片，闷痘水安息贴脐，倒陷干收，柴归檀降葱酒煎蒸，空仓合填紫草。（续增略言）

7.《重楼玉钥续编》

喉痹舌卷按《素问》曰：邪客手少阳之络，令人喉痹舌卷，口干心烦，臂外廉痛，手不及头，刺手中指、次指、爪甲上去端如韭叶，各一壮又曰：手阳明之经，其病肢痛，转筋，舌卷，治在燔针劫刺，以知为度，以痛为腧。其伤寒舌卷者，又当别论。子舌（再见）即重舌，痰也，热也。桑皮、僵蚕发灰为末，以醋调敷，金丹吹之最妙。或蒲黄、黄柏末敷之，亦神。紫雪亦可针去恶血，亦捷。（诸证补遗）

8.《形园医书（外科）》

驴马咬伤即用童便洗净，嚼烂生尖栗子敷之。若失治，毒气攻里，心烦呕闷者，马齿苋汤频服。将马鞭梢，及牵牛煅灰存性，猪油调敷。（卷之四发无定处·损伤门·外治总括）

【按语】

综观古代经典名方中关于心烦的条文，可以“虚实”盖之。虚者主要包括“虚”火（热）与气血亏虚。此“虚”火（热）可由阳明伤寒后虚热扰心，或肾阴亏虚、虚火上炎，或气阴两虚而至。实者则主要为实火（热）。如寒郁卫阳之火（热），旺盛之心火，亢盛之胃火，及肝之怒火等。

古代穴位贴敷治疗本病，没有提到具体的贴敷穴位，但多选择人体心口位置，如贴于心前、胸口、胃口、脐口、背心、两手心脚心、阿是穴等。古代穴位贴敷治疗心烦药物选择上，常用清热泻火药知母、石膏、栀子、天花粉等，清热燥湿药苦参、黄芩、黄连、龙胆草，补气阴两虚药人参、黄芪、炙甘草、麦冬等，辛温解表药麻黄、桂枝、荆芥、白芷，利水渗湿药木通、滑石、泽泻、车前子等，疏肝理气药陈皮、柴胡、青皮、木香等。诸药合用以滋阴气、补益气血、清热利尿、泻心肝之火。

治疗该病除了药物、贴敷，针灸等疗法外，最重要的是应调节好情绪状态，避免急躁易怒，导致肝郁气滞，伤及脾胃。应多保持心情愉悦，心平气和对待事物，避免压力过大，危害身体健康，平时可多与他人交流，多进行一些户外运动，也可以喝一些玫瑰花、橘红、茉莉的代茶饮，适当时可按揉太冲、合谷两穴。

（十）心痛

【概述】

心痛是指以胸痛、胸闷为主要临床特征的疾病。在中医学理论中，一般由于脏腑气血痹阻，心脏失养。中医学认为因心脉挛急或闭塞引起的，以膻中部位及左胸膺部疼痛为主要表现的一类病证，统称心痛。心痛病名最早见于《黄帝内经》。《灵枢·五邪》曰："邪在心，则病心痛。"临床表现方面,《素问·脏气法时论》曰："心痛者，胸中痛……膺背肩胛间痛，两臂内痛。"《灵枢·厥病》云："厥心痛，与背相控……如从后触其心。"心痛病在《素问》称为"真心痛""厥心痛"，对心痛有较确切的论述，到汉代《金匮要略》将"胸痹心痛短气"作为一篇，相并讨论，因而后人有卒心痛、久心痛、隔心痛、胸痹、心胃痛等论述心痛一症。

胸痹心痛分为虚实两方面，虚者多见气虚、阳虚、阴虚、血虚；实者不外气滞、寒凝、痰浊、血瘀。但虚实两方面均以心脉痹阻不畅，不通则痛为病机关键。其治疗应补其不足，泻其有余。

在西医学中，心痛一般视为心绞痛或冠状动脉疾病的临床表现。此外，稳定型心绞痛、不稳定型心绞痛、变异型心绞痛、微血管心绞痛等疾病名称，凡符合心痛证候特征者均可参考本文辨证论治。

【古代穴位贴敷文献】

1.《菉竹堂集验方》

用明松香十斤，拣净，以大锅熬化，以火燃着，用桑柴不住手搅，少顷，以锅盖闭之，揭开扇去黑烟，又燃着。如前法扇五次息火，用井水半缸，候稍冷，倾入水内，过一宿撩起，晒干听用。治痢疾，贴小腹；治疟疾，贴背心；治心痛，贴痛处。

2.《本草纲目》

铁华粉，止惊悸虚痫，镇五脏，去邪气，治健忘，冷气心痛，痃癖癥结，脱肛痔瘘，宿食等，及敷竹木刺入肉（大明）。（金石部第八卷）

马，痞块心痛，僵蚕末二钱，白马尿调服，调敷痛处。（兽部第五十卷）

3.《本草求真》

薤，胸痹刺痛可愈，水肿可敷，生捣敷之。

4.《普济方》

胸痹烦满，日一敷，以猪脂和敷入孔内。

5.《理瀹骈文》

金仙膏：有心痛不食，呕苦水、蓝水，或酸水者肝郁也，膏贴心口，用加味逍遥散炒熨，参用清肝膏，又有时常呕吐清水者，脾热也，用白芍甘草煎汤抹后，再用黄连参膏贴，参用清胃膏。

苍术五两，上白术四两，羌活、川乌、姜黄、生半夏（姜制）、乌药、川芎、青皮、生大黄各三两，生香附、炒香附、生灵脂、炒灵脂、生延胡、炒延胡、枳实、黄连、姜制浓朴、当归、灵仙、黑丑头（半生半炒）、巴仁各二两，枯黄芩、黄柏、生蒲黄、黑山栀、川郁金、莪术、三棱、槟榔、陈皮、山楂、麦芽、神曲、南星、白丑头、苦葶苈、苏梗、藿梗、南薄荷、草乌、独活、柴胡、前胡、细辛、白芷、荆芥穗、防风、连翘、干葛、苦桔梗、知母、大贝母、甘遂、大戟、芫花、防己、栝蒌仁、腹皮、天花粉、赤芍、白芍、枳壳、茵陈、川楝子、木通、泽泻、车前子、猪苓、宣木瓜、皂角、苦杏仁、桃仁、苏子、益智仁、良姜、草果、吴萸、红花、木鳖仁、蓖麻仁、僵蚕、全蝎、蜈蚣、蝉蜕、生山甲、生甘草各一两，发团二两，飞滑石四两，生姜、葱白、韭白、薤白、大蒜头、红凤仙、白凤仙（全）、槐枝、柳枝、桑枝各一斤，凤仙干者或用四两，榆枝、桃枝各八两，俱连叶，石菖蒲、佛手干、小茴、艾各一两。两药共用油四十斤分熬丹收，再入净松香、生石膏各四两，陈壁土、明矾各二两，雄黄、轻粉、砂仁、白芥子、川椒、广木香、檀香、官桂、制乳香、制没药各一两，牛胶四两酒蒸化，如前下法，或加苏合油，临用加沉麝。

【按语】

关于心痛，并非一个独立的疾病，而是多种疾病的共同症状，包括但不限于心脏疾病、肝病、胃病等。主要表现为胸闷、心悸、胸痛等不适感，且常因病因不同而症状各异。

穴位贴敷治疗是中医学中一种重要的治疗方式，它将中药通过皮肤渗透至人体内部，直接作用于病变部位。在治疗心痛的过程中，膻中和阿是穴被广泛应用。膻中位于任脉两乳之间，具有宽胸散结的功效。

古代穴位贴敷治疗心痛药物选择上，常用活血化瘀类药物，如延胡索、三棱、莪术、山楂、川芎、大黄等；疏肝解郁类药物，如青皮、香附、柴胡、枳壳等；宽胸化痰类药物，如半夏、陈皮、瓜蒌、薤白、南星等。诸药合用以通阳散结、活血止痛。

穴位贴敷治疗心痛并非简单的穴位和药物选择，还需要注意一些重要事项。例如，辨证是治疗的关键，要根据具体病因选取适合的穴位和药物。另外，药性较强的药物要慎用，以防过敏或刺激皮肤。在敷贴时间的选择上，晚上临睡前最为适宜，而敷贴时间一般不宜过长，通常为3～4h。注意调摄精神，避免情绪波动；注意起居，做到生活规律，寒温适宜；劳逸结合，坚持适当的体育锻炼。

（十一）不寐

【概述】

不寐一症，有心烦意乱、脑力过劳、疾病后遗、饮食不节、情志所伤等原因。其病程较长，当辨虚实，因证而治。此外，不寐既是一种常见病证，又是一个常见症状，可以发生于多种急慢性疾病过程中，有时也是某些相关疾病加重或恶化的先兆。

不寐是指由于脏腑功能紊乱，气血阴阳平衡失调所致心神不宁，不能正常入睡或睡眠浅薄，以失眠为主要临床特征的疾病。失眠最早记载于《黄帝内经》中所述“不得卧”“目不瞑”范畴。如《灵枢·大惑论》曰：“卫气不得入于阴，常留于阳，留于阳则阳气满，阳气满则阳蹺盛，不得入于阴则阴气虚，故目不瞑矣。”

另有寤寐不安、不得眠、不得安眠等名称，均含失眠的症状，如《金匮要略·血痹虚劳病脉证并治》提出“虚劳虚烦不得眠”的论述。后世多将“不得眠”视为失眠的一种，戴元礼《证治要诀》又提出“年高人阳衰不寐”之论。

在西医学的范畴中，不寐对应的是所谓的失眠症。失眠症又有许多具体的类型和表现形式，如难以入睡，被称为入睡障碍；若是入睡后经常醒来，难以保持连续的睡眠状态，称之为睡眠维持障碍；如果总是早于预期的时间醒来，并且难以再次入睡，这种情况被称为早醒。另外，一些人虽然睡眠时间足够，但仍觉得疲劳，这可能是因为他们的睡眠质量差。凡符合不寐证候特征者均可参考本文辨证论治。

【古代穴位贴敷文献】

1.《理瀹骈文》

木孔圣枕中丹及天王补心丹等方加味。读书、勤政、劳心者，可用此养心治心，心肾不交，怔忡梦遗，（穆黄连，肉桂末）才有因惊而不能寐者，糁胆星、涂犀角皆贴膻中穴，牛心一个，牛胆一个，用小磨麻油三斤，浸熬听用。

2.《救生集》

小儿啼哭最堪怜，彻夜呱呱不得眠，牛蹄甲末脐上贴，终宵安睡谢神天。

3.《本草简要方》

独头蒜数茎捣烂，麻油拌和，厚敷患处。干即换，治恶疮肿痛、不眠。

4.《外科心法要诀》

凡诸疮作痒，皆属心火。火邪内郁，表虚之人，感受风邪，袭入皮肤，风遇火化作痒，致起疮疡形如粟粒，其色红，搔之愈痒，久而不瘥，亦能消耗血液，肤如蛇皮。初服防风通圣散加枳壳、蝉蜕，血燥遇晚痒甚，夜不寐者，宜服消风散，外敷二味拔毒散。

5.《急救广生集》

十种水蛊，肿满喘促不得眠，赤商陆根杵碎，贴脐心，绢帛缚定，病自小便出。（《同寿菉》）

6.《伤寒证治准绳》

白术、藁本、川芎、白芷（各等分）。上研为细末，每末一两入米粉三两，和匀扑周身止汗，若汗过多恐亡阳，遂厥逆恶风，烦躁不得眠，故宜以此粉止之。

7.《孙真人海上方》

人身痼冷夜无眠，生用川乌细细研，好醋拌调摊绢上，贴于冷处暖如绵。

8.《秘方集验》

杖后，即饮童便一碗，以免血攻心，再用热豆腐，铺在杖伤处，其气如蒸，其腐即紫，复易之，须得紫色散尽，转淡红色为度。如人受责极重，昼夜无眠，种种诸症，用木耳四两，净砂锅内炒焦，存性为末，每服五钱，好酒一碗，调服。服药后坐少时，俟药力行至杖疮上，从肉里往外透，如针刺痒甚，不时流血水，贴上膏药，次日即消。杖疮肿痛，雄黄二分，密陀僧一分，研细，水调敷极妙，大黄末，醋调敷，或童便调敷，或单用萝葡捣烂敷。如溃烂，乳香煎油，搽疮口。（诸虫兽伤）

【按语】

不寐，即失眠。由于外感或内伤等病因，致使心、肝、胆、脾、胃、肾脏功能失调，心神不安而成本病。由外感而引起者，主要见于各种热病过程中，一般来讲，外感者，实者居多。内伤者，以虚证为主，故其治疗，必须先调节脏腑气血阴阳，在辨证论治的基础上，施以安神镇静，同时注重精神治疗。

古代文献在穴位贴敷治疗失眠方面，经常选用的穴位包括神阙和膻中。膻中具有宽胸理气、镇静安神的功效；神阙为任脉腧穴，是穴位贴敷最常用的穴位，具有培元固本、安神宁心、调和气血的作用。

在用药规律上，常根据失眠的不同病因和病机来选择用药，如心肾不交型失眠，选择黄连、肉桂等，这些药物能够滋肾阴、降心火，帮助改善失眠症状。针对脾虚引起的失眠，常配伍补脾养心之品，如白术、当归等，以此来强化心脾的功能，改善因心脾功能不全引发的失眠。

本病因属心神病变，故尤应注意精神调摄，保持心情愉快及加强体质锻炼等对失眠的防治有重要作用。穴位贴敷治疗失眠症状具有定位精准、作用明显的优点，结合中医的辨证论治，能够达到良好的治疗效果。

（十二）嗜睡

【概述】

嗜睡是指不分昼夜，时时欲睡，呼之能醒，醒后复睡的症状。本症在《内经》中称为“好卧”“嗜卧”“善眠”“安卧”“多卧”。在《伤寒论》中有“欲寐”“多眠睡”之称。在《金匮要略》中谓之“欲卧”“欲眠”。后世又有“喜眠”“喜卧”“欲眠睡”“多睡”“多寐”“卧寐”等不同名称。

另有“心脾两虚嗜睡”“肾阳虚嗜睡”等称谓，也指向嗜睡的症状，如《灵枢·海论》所言“髓海不足，则脑转耳鸣，胫酸眩冒，目无所见，懈怠安卧”。在此，心脾两虚被看作嗜睡的一种形式，肾阳虚则是另一种，表明这两种病因病机都可以导致嗜睡。

嗜睡作为一种常见的症状，有内外因素的影响。外在环境如季节、气候变化等，内在原因主要是人体脏腑功能失调，如肾阳不足，气血亏虚等。此外，嗜睡也可能是生活习惯不良，如饮食不节，夜晚熬夜，日间久坐等导致。

在西医学中，嗜睡通常是许多神经系统疾病的症状，如脑血管疾病、帕金森病、阿尔茨海默病等，也可能是一些内分泌疾病的表现，如甲状腺功能低下、糖尿病等。嗜睡还可能是一些精神疾病（如抑郁症、焦虑症）的表现，或是药物（如抗抑郁药、抗焦虑药）的不良反应。

【古代穴位贴敷文献】

1.《备急千金要方》

痔漏方，治浮沮漏，始发于颈如两指，使人寒热欲卧。此得之忧愁思虑，其根在胆。地胆主之，甘草为之佐方。地胆、雄黄、干姜、续断、石决明根、龙胆草各三分，甘草一分，细辛二分，大黄半分，上十味，治下筛，敷疮，日四五度。

2.《证类本草》

头骨主喜眠，令人不睡。臣禹锡等谨按好眠通用药云：马头骨，微寒。日华子云：头骨治多睡，作枕枕之。烧灰敷头、耳疮佳。

3.《医学纲目》

陷脉散治漏疮，及二三十年瘿瘤，或大如杯盂，久久不瘥，致有漏溃。令人骨肉消尽，或坚，或软或溃，令人惊惕，卧寐不安，体中掣痛，愈而复作。干姜（炮）、琥珀（研）、大黄、附子（炮去皮）各一两，丹参三分，石硫黄（研）、白石英（研）、钟乳粉（研）、乌贼骨（研）各半两，上为末，贮以瓷合韦囊，勿令泄气，若疮湿即敷，无汁即煎猪脂和敷之，以干为度。或死肌不消，加芒硝二两益佳。一法，胡燕巢一枚。（卷之十八·心小肠部）

【按语】

嗜睡，又称过度睡眠，是指患者无法抵抗睡眠冲动，睡眠时间长于正常人，即使充分睡眠也不能消除疲劳感，甚至在不合适的时间和地点也会出现睡眠。在中医理论中，嗜睡主要由于脏腑气血运行失常，导致精神不振，常与肝肾不足、脾胃虚弱、痰湿阻络等有关。

本文穴位贴敷选择的穴位为阿是穴及头部腧穴，头为“诸阳之会”“清阳之府”，又为髓海所在，贴敷头部主要用于清醒神志、提神醒脑，对于改善嗜睡症状有显著效果。

在中药选用上，需要根据证型、病因选择合适的药物。例如，阳气亏虚，常用的药物有干姜、附子、续断等。治疗其他疾病导致的嗜睡，常常治疗其原发病，嗜睡自然缓解。如漏疮导致的嗜睡选用地胆、雄黄、龙胆草等散结消瘸，攻毒蚀疮。总体来说，药物的选择应当依据病因病机，个体差异，遵循辨证施治的原则，达到病因病症并治，全面改善患者嗜睡的状况。

嗜睡是多种因素共同作用的结果，穴位贴敷结合中药治疗，可从整体上调整患者的身体状态，改善嗜睡症状。这种方法强调个体差异，注重辨证施治，既能针对症状，又能顾及患者整体健康，是一种理想的治疗方式。

（十三）汗证

【概述】

汗证，又被称为多汗症，是中医中一个常见的病症，主要表现为汗出过多或无法自主控制，多种形式呈现，从全身大汗如浴，到某个部位过度出汗。《素问·骨空论》曰：“风从外入，令人振寒，汗出头痛，身重恶寒。大风汗出，灸譩譆，譩譆在背下侠脊傍三寸所。”《素问·宣明五气》曰：“五脏为液，心为汗。”这两句经文指出汗与心的关系最为密切。在出汗异常的病证方面，有多汗、寝汗、绝汗等称谓。

汗证在中医的分类体系中被视为重要的疾病，与各种体质、环境因素、生活习惯、情绪状态、营养状况等密切相关。汗证也被视为其他疾病的病症之一。《临证指南医案·汗》曰：“阳虚自汗，治宜补气以卫外；阴虚盗汗，治当补阴以营内。”指出自汗重在补气，盗汗重在补阴。王清任《医林改错·血府逐瘀汤所治之症目》对血瘀所致自汗、盗汗的治疗方药作了补充。

在西医中，汗证的表现主要被归类为多汗症，其中又以局部多汗症（如手心多汗、脚心多汗）和全身多汗症两种最为常见。全身多汗症常常被视为其他系统疾病的症状，如内分泌疾病、神经系统疾病、心脏疾病、肺部疾病、肾脏疾病和恶性疾病等。

【古代穴位贴敷文献】

1.《活人事证方后集》

吴内翰《备急方》云：余家有妇人盗汗，服之即愈。后试之累验。牡蛎（火煅，为细末）、小麦麸（炒黑焦，为末），上各贴之，每服牡蛎末一钱，麸末二钱，以熟猪皮去尽脂膜煎汤，临卧调服。

盗汗门，麻黄散治虚汗。麻黄根半两，半夏一钱，天花粉一钱，上件为细末，临睡，米醋调敷两乳上。

2.《医述》

止汗方，治汗出不止。用五倍子为末，唾津调贴脐中，外用帛缚定，过宿即止。（卷十·杂证汇参）

3.《产科发蒙》

凡自汗盗汗证，以五倍子细末，酢和调贴脐中，止汗甚妙。（产后自评盗汗）

4.《伤寒论辑义》

辨太阳病脉证并治中产宝，粳米散，疗产后汗不止，牡蛎三两，附子一两，炮白粳米粉三升，上为散，搅令匀，汗出敷之。

5.《行军方便便方》

治自汗，用何首乌研末，唾津调，贴脐上，则汗止。

6.《理瀹骈文》

破伤风入里，发搐目直视、自汗、二便秘用此下之，野鸽粪名左龙，炒江鱼鳔，烧白僵蚕各五钱，雄黄一钱，蜈蚣二条，天麻二钱末，加巴霜半钱，防风汤丸纳脐，或加大黄、羌活、黄芩各二钱川芎一钱敷，或用伤寒下药。

黄疸色暗身，冷自汗者，膏糁附子、干姜、茵陈末贴脐上，再用一料炒熨并缚。

7.《本草易读》

郁金六十五，自汗不止，为末，卧时敷乳上。

8.《证治准绳·类方》

止自汗方，用川郁金研细末，临卧以唾津调，敷乳上。

9.《医方集宜》

治盗汗自汗不止，用文蛤为末，加麝少许，用唾津调，敷脐上。

10.《顾松园医镜》

五倍子（酸涩苦平，或生或炒研末）。自汗盗汗，津调纳脐内；口疮湿疮，干末敷患处。（卷二·礼集）

11.《幼科类萃》

自汗诸方，止汗散，治小儿睡而自汗，故蒲扇灰（如无扇只将故蒲烧灰）扑汗方，黄连、牡蛎粉、贝母各半两，米粉一升敷之。（卷之二十四·诸汗门）

12.《经验选秘》

盗汗，五倍子为末，津唾和为饼贴脐，以布束之，一宿即止。

13.《彤园医书》

若睡中盗汗惊惕，用沙参、当归各三钱，猪䐁心一两，切片煎汤温服。研五倍子末，醋调作饼，贴儿脐心，以布扎定，盗汗即止。

14.《急救广生集》

盗汗五倍子去蛀末，炙干研末，男用女唾，女用男唾，调厚糊，填脐中，用膏药贴之，勿令泄气，两次即愈。（卷二·杂症）

15.《医心方》

主传尸、骨蒸、例（力制反，皆也）多盗汗粉身方：麻黄根三分，牡蛎粉三分，蒺藜子二两，熟米粉（末）半两，白术粉六分，胡燕脂一两，凡六物，捣筛，绢袋子盛之，夜卧汗出敷之。

【按语】

汗证是中医学中的一种常见病证，其发病机制与脏腑功能失调、营卫失和有关。古代医籍中对于汗证的治疗方法记载众多，其中包括内服、外用、针灸等方法。本文主要探讨古代医籍中的穴位贴敷治疗汗症的方法。

穴位贴敷治疗汗症的选穴主要在脐和两乳上，药物贴敷在乳头及乳晕处，与乳房相关的经络有肺经、胃经、心包经、肝经、胆经、脾经、冲脉、任脉等，且药物极易通过乳络被吸收而发挥治疗作用；神阙穴与人体十二经脉、五脏六腑、四肢百骸、皮毛骨肉有着密切联系，具有温阳救逆，调和气血作用。

穴位贴敷用药种类丰富，共涉及药物33种，使用频率排在前三位的中药是五倍子、牡蛎、米，应用频率在64.71%，分别属于收涩药、平肝息风药、补虚药。五倍子酸、涩，寒，归肺、大肠、肾经，有敛肺降火，涩肠止泻，敛汗，止血，收湿敛疮之效；牡蛎酸、涩，寒，归肺、大肠、肾经，有敛肺降火，涩肠止泻，敛汗，止血，收湿敛疮之效。米味甘，性平，归脾、胃、肺经，有补气健脾，除烦渴，止泻痢之效。将古代文献中穴位贴敷治疗汗症应用频次大于1的药物按出现频次进行统计，依据频次数递减排序，见表2–6。

表2–6　古代穴位贴敷治疗汗症用药规律

序　号	中　药	频　次	频　率
1	五倍子	5	29.41%
2	牡蛎、米	3	17.65%
3	麻黄、附子、郁金	2	11.76%

敷脐前询问药物过敏史，评估患者体质及神阙穴位皮肤情况。取下敷贴时做好局部清洁，观察皮肤情况，如出现皮肤发红或其他过敏症状，应停止使用，中药穴位贴敷期间禁食生冷、油腻、辛辣刺激性食物。

（十四）尿血

【概述】

尿血，是指由于内外因素作用，使肾、膀胱、泌尿道等处的血脉受损，致使血液流入尿中，导致尿液呈红色或有血丝的临床症状。在古代医书中，常有“血溺”“溺血”“血淋”“赤尿”等称呼。《内经》称之为溺血、溲血，《金匮要略》称之为尿血，但古代医家沥血与淋血不分。如《素问·气厥论》曰：“胞热移于膀胱，则癃、溺血。”《金匮要略》曰：“热在下焦者，则尿血，亦令淋秘不通。”后世医家逐渐将溺血与淋血予以区分，凡不痛者为溺血，涩痛者为淋血。由此可见，所谓的“血溺”或“赤尿”在古代是指尿血的严重症状。

古人所说尿血是指肉眼血尿，现在则包括镜下血尿。尿血主要与下焦肾和膀胱的病变有关，除此之外，尚与心、肝、脾密切相关。

尿血这一症状，可以由外伤或内伤引起。外伤型尿血多为新发症状，如外伤、感染等因素导致；内伤型多为久患，可能由于肾亏、肝火等内在因素引发。当尿中带血，需结合整体症状综合判断其原因，再进行相应的治疗。

在西医学中，尿血是由于急性或慢性肾炎、泌尿系结石、肾血管炎、肾肿瘤、尿道感染等疾病所引发。有时，尿血也可能是某些疾病的初期症状或加重的标志。

【古代穴位贴敷文献】

1.《圣济总录》

鹿角胶不以多少，上一味，以沸汤浸软，贴鼻坳上，更以酵面调令稀稠得处，若左窍出血则涂右边，右窍出血则涂左边，鹿角胶能补血益精，温阳止血，“主咳嗽，吐血，咯血，嗽血，尿血，下血”。

2.《千金要方》

治小便出血方，刮滑石末，水和，敷绕少腹及阴，佳。热伤膀胱血络，则小便尿血，滑石甘淡性寒，入膀胱经，渗湿清热，利窍通淋，清下焦热，热清则血止。

3.《理瀹骈文》

清阳膏：尿血，膏贴小腹，或用蒲黄、墨旱莲、车前子煎洗小腹再贴；热淋，先用木通煎汤抹心口、脐下，再用硝石末糁膏贴脐下，参用行水膏。古方治热淋，用八正散及山栀、滑石之类，亦可酌以煎抹。若血淋痛者用小蓟、益母草、杜牛膝、车前子、发灰之类煎抹再贴。

薄荷五两，荆穗四两，羌活、防风、连翘、牛蒡子、天花粉、玄参、黄芩、黑山栀、大黄、朴硝各三两，生地、天冬、麦冬、知母、桑白皮、地骨皮、黄柏、川郁金、甘遂各二两，丹参、苦参、大贝母、黄连、川芎、白芷、天麻、独活、前胡、柴胡、丹皮、赤芍、当归、秦艽、紫苏、香附子、蔓荆子、干葛、升麻、藁本、细辛、桔梗、枳壳、橘红、半夏、胆南星、大青、山豆根、山慈菇、杏仁、桃仁、龙胆草、蒲黄、紫草、苦葶苈、忍冬藤、红芽大戟、芫花、白丑头、生甘草、木通、五倍子、猪苓、泽泻、车前子、栝蒌仁、皂角、石决明、木鳖仁、蓖麻仁、白芍、生山甲、白僵蚕、蝉蜕、全蝎、犀角片各一两，羚羊角、发团各二两，西红花、白术、官桂、蛇蜕、川乌、白附子各五钱，飞滑石四两，生姜（连皮）、葱白（连须）、韭白、大蒜头各四两，槐枝（连花角）、柳枝、桑枝（皆连叶）、白菊花（连根叶）、白凤仙草（茎花子叶全用）一株，苍耳草（全）、益母草（全）、马齿苋（全）、诸葛菜（全）、紫花地丁（全即小蓟）、芭蕉叶（无蕉用冬桑叶）、竹叶、桃枝（连叶）、芙蓉叶各八两，侧柏叶、九节菖蒲各二两，铅粉（炒）一斤，雄黄、明矾、白硼砂、漂青黛、真轻粉、乳香、没药各一两，生石膏八两，牛胶四两酒蒸化，俟丹收后，搅至温，以一滴试之，不爆方下再搅千余遍，令匀，愈多愈妙，勿炒珠珠无力，且不粘也，诸膏皆照此熬法，如油少酌加二三斤亦可。凡熬膏，总以不老不嫩合用为贵。

4.《本草从新》

小便尿血，莴苣菜捣敷脐上，甚效，小便不通方同。

5.《证类本草》

茅根，生楚地山谷、田野，今处处有之。春生苗，布地如针，俗间谓之茅针，亦可啖，甚益小儿，夏生白花茸茸然，至秋而枯。其根至洁白，亦甚甘美，六月采根用，今人取茅针，挪以敷金疮，塞鼻洪，止暴下血及溺血者，殊效。

6.《急救广生集》

小便尿血，莴苣菜捣敷脐上即止。

7.《本草纲目拾遗》

大治肺痈肺痿咳喘，吐血衄血，最降痰气，善开郁结，止疼痛，消胀满，清肝火，明耳目，除时气烦热，黄疸淋闭，便血溺血，解热毒，杀诸虫，及疗喉痹瘰疬，乳痈发背，一切痈疡肿毒，湿热恶疮痔漏，金疮出血，火疮疼痛，为末可敷。

【按语】

古代中医所讲的尿血是指肉眼血尿，而现代中医则将镜下血尿包括在内，且多属无症状性血尿的范畴。长时间尿血可能导致人体血虚、气血失调，对健康产生严重的影响。在现代医学中，尿血可能由肾脏疾病、泌尿系统感染等因素引起，需要及时诊断和治疗。

古代穴位贴敷治疗尿血穴位选择上多为脐和脐下，任脉总任一身之阴经调节阴经气血，为“阴脉之海”，对一身阴经脉气具有总揽、总任的作用。神阙、气海、关元具有补肾益气，温经止血的作用。

古代穴位贴敷治疗上根据辨证论治选择药物，若因火热之邪伤及血络，当清热利水，凉血止血，常用生地黄、木通、车前草、茅根、墨旱莲、小蓟、蒲黄、滑石等；若因脾虚失统者，当补脾益气，常用白术、炙甘草等药物。

在中医看来，尿血需要遵循的日常注意事项包括保持饮食清淡，避免辛辣、酒类等刺激性食物；多饮水以帮助清洁泌尿系统；保持良好的生活习惯，避免熬夜和过度劳累，以减少对肾脏的压力；适当运动，促进气血流通；并且保持心态平和，避免情绪激动，因为情绪波动也可能影响气血，加剧症状。此外，定期进行身体检查，对症下药，遵循医嘱，适时调整治疗方法也是必要的。

（十五）喑哑

【概述】

喑哑又称喉喑，是指以声音嘶哑为主要特征的喉部疾病。根据病程长短分为暴喑、久喑。由于历代对喉喑的认识不同，所沿用的名称很多，如“喑哑”“喉瘖”“卒喑”“卒然无音”“暴喑”“久喑”“猝哑”“暴咳失声”“暴哑”等。后世医家又称“音瘖”“失音”“声不出”“不能言”“声哑”“喉中声嘶”，有些名称还包含着其他疾病。

早在先秦甲骨卜辞中就有“音有疾”“疾言”的记载。《内经》中首次使用“喑”作病名，并对“暴喑”“卒喑”等病名进行了记录。明代《医学纲目·卷之二十七》提出了“喉喑”这一病名，并将喉喑与舌喑分开：“喑者，邪入阴部也……然有二症：一曰舌喑……一曰喉喑，乃痨嗽失音之类是也……喉喑但喉中声嘶，而舌本则能转运言语也。”《景岳全书·卷二十八》对“声喑”的病因病机、证候特点及辨证论治进行了较为全面的论述，确立了“金实不鸣，金破不鸣”的理论基础，对后世研究本病产生了深远的影响。

喉喑是一种常见的疾病，既有实证也有虚证，治疗上应根据辨证施治原则，结合利咽开音法进行治疗。在西医学中，急慢性炎症性疾病、喉肌无力、声带麻痹等也可以参考本病进行辨证施治。

【古代穴位贴敷文献】

1.《理瀹骈文》

清肺膏：治肺病并失音者，党参、陈皮、贝母、半夏、桔梗、茯苓、桑白皮、知母、枳壳、杏仁、款冬、麦冬、地骨皮、黄芩、生地各一两，黄连、炒木通、五味、苏子、诃子肉、菖蒲、甘草、生姜各五钱，枇杷叶、百合各四两。油熬丹收，阿胶八钱，搅贴胸。若肾虚失音者宜党参、川芎、当归、熟地、白芍、茯苓、菟丝子、五味子、杜仲、巴戟天、橘红、半夏曲各一两，牛膝、白术、补骨脂、胡芦巴、益智仁、甘草各五钱，菖蒲三钱，加姜枣油熬，贴脐下盖，纳气归肾，则咳嗽减，而气以增其声，自出吴按心为声音之主，肺为声音之门，肾为声音之根。凡治失音以清肺膏贴胸口，此膏贴脐下最妙。即贴法也。凡诸病之宜兼治者，照此推。（续增略言）

2.《济世全书》

治中风不语，舌不能言。远志、甘草，水泡不去骨，不拘多少，为末，鸡清调敷天突、咽喉、前心三处效。按上方，治中风不语，瘖哑之剂。（乾集·卷一）

3.《保婴撮要》

寒战溺泻，喘嗽声哑气急，先用十一味木香散，如未应，急用十二味异功散，外用败草散敷之。

【按语】

古代医学认为，喑哑是指声音嘶哑或完全消失的症状，可以由多种病因引起，如感冒、喉炎、喉癌等。在古代，穴位贴敷是一种常用的治疗方法之一，可以通过刺激穴位，调节气血，达到治疗喑哑的效果。

古代穴位贴敷治疗喑哑在穴位上常选择天突、咽喉、膻中、脐和脐下，任脉总任一身之阴经调节阴经气血，为“阴脉之海”，对一身阴经脉气具有总揽、总任的作用，以上诸穴既具有宽胸理气，利咽开音之效，又体现了腧穴所在，主治所及。古代穴位贴敷治疗喑哑在辨证用药的基础上常配合利咽开音法的运用，如选用桔梗、薄荷、杏仁、败酱草清热利咽之品。

声带是主要的发声器官，如果患者出现声音嘶哑症状，会对正常沟通及交流造成严重影响，必须给予及时有效的治疗，以改善患者的临床症状。治疗期间患者应避免长期过度用嗓或发声不当，以此避免声带组织长期受到机械性压力损伤。

（十六）头痛

【概述】

头痛是指由于外感与内伤，致使脉络拘急或失养，清窍不利所引起的以头部疼痛为主要临床特征的疾病。在殷商甲骨文就有“疾首”的记载，“头痛”一名出自《素问·平人气象论》，亦称“头疼”。《灵枢·厥病》曰：“真头痛，头痛甚，脑尽痛，手足寒至节，死不治。”可见此所谓之“真头痛”“脑痛”，是指头痛之重危症。另有“首风”“脑风”“头风”等名称，均含头痛的症状。如《素问·风论》曰：“首风之状，头面多汗，恶风，当先风一日则病甚，头痛不可以出内。”

头痛一症，有外感内伤之分。外感以风邪为主，夹寒、夹热、夹湿，其证属实。内伤头痛有虚有实，肾虚、气虚、血虚头痛属虚，肝阳、痰浊、瘀血头痛属实，或虚实兼夹。故头痛应辨内外虚实，治疗亦相应采用补虚泻实。此外，头痛既是一种常见病证，也是一个常见症状，可以发生于多种急慢性疾病过程中，有时亦是某些相关疾病加重或恶化的先兆。

西医学中的偏头痛，还有国际上新分类的周期性偏头痛、紧张性头痛、丛集性头痛及慢性阵发性偏头痛等，凡符合头痛证候特征者均可参考本文辨证论治。

【古代穴位贴敷文献】

1.《备急千金要方》

芥子末，酢和，敷头一周时覆之。（心脏方·头面风第八）

2.《医学正传》

又经验敷贴头风热痛。朴硝，大黄（各等分）上为细末，用深井底泥和，捏作饼子，贴两太阳穴，神验。

治头风热，痛不可忍者。小川芎一两，白芷五钱，细茶芽三钱，荆芥穗四钱，片黄芩（酒拌湿炒，再拌再炒，如此三次，不可令焦）二两，薄荷叶（二钱五分），上为细末，每服二钱，白汤或茶清调下。（卷四·头痛）

3.《杂病治例》

敷痡，用伤寒汗后法，敷贴细辛、草乌。（头痛）

4.《济阳纲目》

经验方敷贴头风热痛。朴硝、大黄各等分，上为细末，用深井底泥和，捏作饼子，贴两太阳穴，神效。

5.《理瀹骈文》

因贫人购药为难，膏药则更便也，凡治上焦风热及内外热症并用清阳膏。外感风热初起头痛者。以一膏贴太阳并风门，风即散无传经之变。

薄荷五两，荆穗四两，羌活、防风、连翘、牛蒡子、天花粉、玄参、黄芩、黑山栀、大黄、朴硝各三两，生地、天冬、麦冬、知母、桑白皮、地骨皮、黄柏、川郁金、甘遂各二两，丹参、苦参、大贝母、黄连、川芎、白芷、天麻、独活、前胡、柴胡、丹皮、赤芍、当归、秦艽、紫苏、香附子、蔓荆子、干葛、升麻、藁本、细辛、桔梗、枳壳、橘红、半夏、胆南星、大青叶、山豆根、山慈菇、杏仁、桃仁、龙胆草、蒲黄、紫草、苦葶苈、忍冬藤、红芽大戟、芫花、白丑头、生甘草、木通、五倍子、猪苓、泽泻、车前子、瓜蒌仁、皂角、石决明、木鳖仁、蓖麻仁、白芍、生山甲、白僵蚕、蝉蜕、全蝎、犀角片各一两，羚羊角、发团各二两，西红花、白术、官桂、蛇蜕、川乌、白附子各五钱，飞滑石四两。生姜（连皮）、葱白（连须）、韭白、大蒜头各四两，槐枝（连花角）、柳枝、桑枝（皆连叶）、白菊花（连根叶）、白凤仙草（茎花子叶全用一株）各三斤，苍耳草（全）、益母草（全）、马齿苋（全）、诸葛菜（全）、紫花地丁（全，即小蓟）、芭蕉叶（无蕉用冬桑叶）、竹叶、桃枝（连叶）、芙蓉叶各八两，侧柏叶、九节菖蒲各二两。以上皆取鲜者，夏秋合方全，内中益母、地丁、蓉叶、风仙等，如干者一斤用四两，半斤用二两。两药共用小磨麻油三十五斤（凡干药一斤用油三斤，鲜药一斤用油一斤零），分两起熬枯去渣，再并熬，俟油成（油宜老），仍分两起，下丹，免火旺走丹（每净油一斤，用炒丹七两收）。再下铅粉炒一斤，雄黄、明矾、白硼砂、漂青黛、真轻粉、乳香、没药各一两，生石膏八两，牛胶四两酒蒸化。俟丹收后，搅至温温，以一滴试之，不爆，方下，再搅千余遍，令匀，愈多愈妙。勿炒珠，炒珠无力，且不黏也。

头痛兼眉棱骨痛，壮热不止，大黄、木香、解毒子、地浆水调贴太阳。

头痛有用酱姜贴太阳烧艾一炷法，也有蓖麻仁同大枣捣泥塞鼻贴太阳法。

头风蒜片贴太阳即是灸法。

头风川芎茶调散用川芎、白芷、羌活、防风、荆芥、薄荷、细辛、生甘草、研茶调服。济众新编云：以葱涎调贴太阳穴甚妙或照方加菊花、蝉蜕、僵蚕或照方加生地、白芍、归身或照方去细辛易香附，痰加半夏，热加石膏，又方肺热，鼻塞加黄芩、栀子；巅顶痛加藁本、蔓荆子俱可，按此方亦可油熬黄丹收贴。

口眼㖞斜，蓖麻仁同乳香加麝捣涂，左㖞涂右，右㖞涂左，正即去之，此方治头风，捣饼贴太阳散发出气或涂纸上卷塞鼻如拔疔出，竹木刺取瘰疬恶核皆涂患处。

头风饼子治头风，天麻、川乌、草乌、细辛、白附、雄黄、全蝎、川芎、苍术、薄荷、甘松、防风、白芷、甘草各五钱，寒食面打糊为小饼名天麻饼，葱涎调贴太阳，如火热痰痛茶调并治。

凡治头风连脑者，用禽兽脑同药熬贴良。

6.《医方选要》

追风如圣散，治男子、妇人、大小诸般风证，左瘫右痪，半身不遂，口眼㖞斜，腰腿疼痛，手足顽麻，语言謇涩，行步艰难，遍身疮癣，上攻头目，耳内蝉鸣，痰涎不利，皮肤瘙痒，偏正头风，无问新旧，及破伤风，角弓反张，蛇犬咬伤，金刀所伤，出血不止，敷贴立效。川乌、草乌、苍术各四两，川芎五钱，石斛一两，白芷、细辛、当归（酒洗）、防风、麻黄、荆芥、何首乌、全蝎、天麻、藁本各三钱，甘草三两，人参三钱，两头尖二钱。上为细末，每服半钱，临卧清茶调下，温酒亦可，不许多次酒，服药后忌一切热物饮食一时，恐动药力。

7.《鲁府禁方》

千金不换刀圭散，治男妇小儿诸般风症，左瘫右痪，半身不遂，口眼㖞斜，腰腿疼痛，手足顽麻，语言謇涩，行步艰难，遍身疮癣，上攻头目，耳内蝉鸣，痰涎不利，皮肤瘙痒，偏正头风，无问新旧。及破伤风角弓反张，蛇犬咬伤，金刀所伤，出血不止，敷贴立效。痔漏脓血，疼痛难禁，服之顿愈。川乌、草乌（并用水泡，去皮尖）、苍术（米泔浸）各二两，人参、白茯苓（去皮）各一钱半，两头尖一钱，甘草（炙）一两半，僵蚕（隔纸炒）三钱半，白花蛇（酒浸三日，弃酒火炙，去皮骨）、石斛（酒洗）各五钱，川芎、白芷、细辛、当归（酒洗）、防风（去芦）、麻黄、荆芥、全蝎（瓦上焙干）、何首乌（米泔浸，忌铁器）、天麻、藁本各二钱半。上为细末，每服二分或五分，渐加至六七分，临卧酒调下。不饮酒者，茶亦可。服后忌多饮酒，并一切热物饮食，一时恐动药力。

太阳膏，治头痛头风。川乌、天南星、白芷等分，上为细末，用葱白连须，同药捣烂，贴太阳穴上，纸盖之。

《圣惠》治风头痛，每天欲阴风雨先发者。用桂心一两，为末，以酒调如膏，用敷顶上并额角。

治头风饼子《圣惠》，五倍子、全蝎、土狗各七个，上为末，醋糊作如钱大饼子，发时再用醋润透，贴太阳穴上，炙热贴之，仍用帕子缚之，啜浓茶，睡觉即愈。

秘方贴头风热痛，用大黄、朴硝各等分，为末，井底泥和捏作饼，贴两太阳穴。

8.《救生集》

头风，用陈荞麦面作饼。乘热贴于头上患处，外用绢扎好出汗，风毒尽收入饼内，两次即愈。

大黄一两，香附七钱，三棱一两，羌活八钱，白芷八钱，芫花七钱，蜈蚣十戟八钱，蛇蜕五钱，巴豆八钱，皂角八钱，杏仁（研）七两，细辛七钱，肉桂八钱，麻黄八钱，黄连五钱，甘遂二两，川乌一两，莪术一两，枳实八钱，独活七钱，防风七钱，全蝎七钱，草乌七钱，玄参七钱，蓖麻子（研）二两、木鳖子（研）一两，穿山甲七钱，天花粉七钱，五倍子七钱，当归一两五钱，密陀僧四两，飞过黄丹二斤四两。选道地药材称准，用大麻油六斤浸瓷盆内五日，然后熬摊，熬膏时忌妇人鸡犬冲破。贴偏正头风，左患贴左，右患贴右，正患贴印堂，兼卷塞鼻孔中，立效，口含甘草汤咽之。

通治诸病门，治年深月久头疼，太阳疼，用酒入薄荷研烂，开纸上贴太阳穴。

9.《济世全书》

化风如圣散，一名刀圭散，治男妇小儿诸般风症，左瘫右痪，半身不遂，口眼㖞斜，腰腿疼痛，手足顽麻，语言謇涩，行步艰难，遍身疮癣，上攻头目，耳内蝉鸣，痰涎不利，皮肤瘙痒，偏正头风，无问新久，及破伤风角弓反张，并蛇伤犬咬，金刀所伤，出血不止，敷贴立效。久患痔漏脓血痛楚，服之良验。苍术（米泔浸）二两，草乌（炮去皮）二两，川乌（炮去皮尖）二两，何首乌（米泔浸，忌铁器）二两，全蝎（瓦焙）二钱半，天麻二钱半，僵蚕（隔纸炒）三钱半，两头尖一钱，防风（去芦）一钱半，荆芥二钱半，白芷二钱半，细辛二钱半，藁本二钱半，麻黄二钱半，当归（酒洗）二钱半，川芎二钱半，人参一钱半，白茯苓一钱半，石斛（酒洗）五钱，白花蛇（酒浸三日，去皮骨）五钱，羌活二钱半，甘草（炙）一两半，共二十二味。上为细末，每服三分或五分，渐加至六七分，临卧酒调下，茶亦可。服后忌多饮酒并一切热物饮食，一时恐动风气。服后觉麻是药之效也。按上方，治中风诸病暂服之剂，立可奏效。（乾集·卷一）

万应紧金膏，治风寒湿气所侵，跌仆闪挫伤指，一切疼痛，皆贴患处。心腹痛俱贴痛处，哮喘咳嗽贴背心，泻痢贴脐上，头痛眼痛贴太阳穴，及治一切无名肿毒、疔疽发背、疮疖湿毒、臁疮，始觉时便贴患处即消，已成亦能猥脓长肉止痛，其效不可尽述。（一名万病无忧膏。）川乌、草乌、大黄各六钱，当归、赤芍、白芷、连翘、白及、白蔹、乌药、官桂、木鳖子各八钱，槐柳桃桑枣各四钱，一方加苦参、皂角各五钱，上锉散，用真麻油二斤浸药一宿，用火熬至药焦色，以生丝绢滤去渣不用，将油再入锅内，以文武火熬至滴水成珠不散，方下飞过黄丹十二两，炒过，陆续下匀，滴水成珠不散为度，入乳香，没药各四钱，搅匀听用。一方加苏合香二钱更效。（兑集·卷八）

10.《寿世保元》

一年深日近头痛，太阳疼，用酒入薄荷研烂，磨纸花贴太阳穴上。

11.《济阳纲目》

经验方敷贴头风热痛。朴硝、大黄各等分，上为细末，用深井底泥和，捏作饼子，贴两太阳穴，神效。

止痛太阳丹，天南星，川芎，上为细末，用连须葱白，同捣烂作饼，贴于太阳痛处。（卷七十·头痛）

12.《古今医统大全》

决明散，治头痛。决明子为末，水调贴太阳穴。一方，用决明筑枕，去头风明目。

急风散，治男妇偏正头痛夹脑，头风，太阳穴痛，坐卧不安。生川乌（去皮脐）、辰砂（研）各一两，南星（洗）二两，上为细末，酒调，涂贴痛处，小儿贴囟门。

朴硝、大黄各等分，上为细末，用井底泥和作饼子，贴两太阳穴，神效。

年深日近头痛，太阳痛，姜汤磨纸贴太阳穴上。

13.《鲟溪外治方选》

风寒头痛，麻黄去节，研，同杏仁捣泥，贴太阳。

14.《太平圣惠方》

苦参（锉）一分，半夏一分，桂心一分。上件药，捣细罗为散，以米醋调如糊，涂故帛上，当痛处贴之，神效。治风头痛，及脑角牵痛，日夜不可忍者，宜用摩膏方。

治痰厥头痛方。旋覆花一两，牛蒡子（微炒）一两。上件药，捣细罗为散，不计时候，以腊面茶清调下一钱。

又方，附子（生用）半两，半夏（生用）半两。上件药，捣细罗为散，每用一钱，以水调如膏，用纸看大小涂药，贴在太阳穴上。药干疼止，立验。

15.《验方新编》

又方，生大乌头（去皮）四两，南星（泡）一两，共为末，每服二钱。用薄荷七片，盐梅一个，煎水，临睡调服，虽二十年头风亦效。或用生南星、生乌头等分为末，葱汁调贴太阳穴亦可。

生姜三片，皮纸包好，用水透湿，入灰火煨熟，以两片贴两太阳，以一片贴印堂中，用布缚之，即愈。

又方，莱菔子五钱，酒酿半杯，炒干摊贴痛处，片刻即止。

16.《本草易读》

年久头痛，川乌、南星末、葱汁合敷太阳穴。

17.《潜斋简效方》

痛久欲失明者，川乌（去皮）、细辛、防风、蝎梢等分研细，姜汁调贴患处。若眉目牵引不正，贴太阳穴。

18.《急救广生集》

一方，用蓖麻子（一两去皮），研烂贴痛处。（卷二·杂症·头疾）

19.《奇效良方》

治气攻头疼不可忍者。蓖麻子、乳香各等份。上同捣烂作饼，贴太阳穴上，如痛定急去，顶上解开头发出气，即去药。（卷二十四·头痛头风大头风通治方）

20.《世医得效方》

茶调散，治丈夫，妇人诸风上攻，头目昏重，偏正头疼，鼻塞声重，伤风壮热，肢体烦疼，肌肉蠕动，膈热痰盛。妇人血风攻疰，太阳穴疼。但是感风气，悉皆治之。常服，清爽头目。薄荷（去梗，不见火）四两，羌活一两，川芎二两，甘草（燃）一两，细辛（去芦）五钱，防风（去芦）五钱，白芷一两，荆芥（去梗）二两，上为末。每服二钱，葱白、茶清调下。用葱涎调贴两太阳穴，除痛，甚者特效。又用朴硝末少许，吹入鼻中，立愈。左痛吹右，右痛吹左。

消风散，治风证头痛至亟，用生柚叶、葱白研汁，调贴头上两太阳穴，立验。

21.《种福堂公选良方》

治太阳风寒头痛及半边头痛：生姜三片。将桑皮纸包好，水湿，入灰火中煨热，乘热将印堂两太阳各贴一片，以带缠之，立愈。

治半边头痛：因风寒而起者更效。肉桂心一分，麝香二厘，人言一厘，北细辛半分，辛夷半分，胡椒十粒，共为末，用枣肉捣丸，如豌豆大一粒，放膏药中心，贴准太阳穴内，一日见效。如壮年火盛者，愈后服黄芩、大黄泻火即日自愈。（卷二·公选良方）

22.《证类本草》

陈藏器云：味甘，平。亦入马药用之。白花细叶。集验方治偏、正头痛。谷精草一两为末，用白面调摊纸花子上，贴痛处，干又换。

23.《神农本草经疏》

又一人病气郁偏头痛，用此同乳香、食盐捣傅太阳穴，一夜痛止。

治风气头痛不可忍者。乳香、蓖麻仁等分，捣饼，随左右贴太阳穴，解发出气，甚验。（卷十一·草部下品之下·蓖麻子）

24.《本草纲目》

决明子，并贴太阳穴。露水八月朔旦取，磨墨点太阳，止头疼。（主治第四卷·百病主治药·头痛）

头风头痛，酒研贴两太阳上。（草部第十三卷·草之二·山慈菇）

（《青囊杂纂》）头风面疮，痒出黄水：艾叶二两，醋一斤，砂锅煎取汁，每薄纸上贴之。一日一两上。

头面忽肿，热毒风气内攻，或连手足赤肿，触着痛者：牛蒡子根（一名蝙蝠刺），洗净研烂，酒煎成膏，绢摊贴肿处。仍以热酒服一二匙，肿消痛减。（草部第十五卷·草之四）

眉棱骨痛，热毒攻眼，头痛眉痛，壮热不止：解毒子、木香、川大黄各三分，为末，浆水调膏摊贴，干即易之（《普济方》）。（草部第十八卷·草之七）

25.《本草易读》

蓖麻子，头痛，同乳香杵饼，敷太阳穴。（本草易读卷五）

26.《本草汇言》

头风头痛，酒浸研烂，贴两太阳上。[卷之五·草部（毒草类）·山慈菇]

《方脉正宗》：治头风头痛。用生鲜松毛四

两，捣烂，焙燥，浸酒，时时饮之。其渣取出，贴顶门，用布裹头三日乃愈。[卷之八·木部(香木类)·松叶]

《圣惠方》：治头风头痛。用冰片五分，天南星五钱，共为极细末，姜汁调敷痛处。[卷之八·木部(香木类)·龙脑香]

27.《本草从新》

治风气头痛。痛不可忍，乳香、蓖麻仁等分捣饼、随左右贴太阳、解发出气，甚验。

28.《得配本草》

配乳香、食盐，捣饼贴太阳穴，治风气头痛。(卷三·草部·蓖麻子)

29.《本草衍句》

偏正头痛并夹头风，连两太阳穴痛,《圣惠方》用僵蚕为末，葱白茶调服方寸匕。(高士宗用药大略·本草衍句)

30.《肘后备急方》

《日华子》云，治头痛。水调决明子，贴太阳穴。(卷三·治中风诸急方第十九)

31.《圣济总录》

治一切恶疮疖毒。如圣膏方，蔷薇根(锉)、乳香(研)、阿魏(研)各一两，铅丹六两，柳枝(锉，长一寸)三两，清油一斤，上六味，先熬油令沸，下柳枝蔷薇根，煎候黄黑色，以绵滤过，下丹煎搅，候变黑色，次下乳香阿魏，更搅令匀，一切疮肿，并用故帛上涂贴之，如患赤眼头痛眼涩，贴太阳两穴，驴伤马坠，妇人血气，并当归酒下三丸，如梧桐子大，癣疮先抓破，取膏涂贴，以瘥为度。

32.《卫生易简方》

又方，用川乌、天南星等分，为末。葱白连须捣烂调末，贴于太阳痛处。

33.《普济方》

川芎、天南星各等分，上为细末。用莲须葱白捣烂，调药末，贴于太阳痛处，治气攻上头，疼不可忍者。

蓖麻子、乳香，上捣贴太阳穴上。如痛定急去。顶上解开发出气，即去药。治头痛不可忍方。

用水调决明子，贴太阳穴。一方作枕。去头风明目。葛根方治时气头痛壮热。(卷四十四)

松脂、石盐、杏仁、蜜蜡各一两，熏陆香二两，草麻仁三两，上熟捣作饼。净剃百会上发，贴膏，膏上安纸，三日一易。若痒，刺药上，不久风定。

莱菔子半两，生姜汁半合，上相和研极细，绞取汁，入麝香少许，滴鼻中搐入立定。偏头痛随左右用之，治一切风痰，及头疼不可忍方。(卷四十五)

全蝎二十一个，土狗三个，五倍子五钱，地龙(去土)六条，上为细末。好酒调成膏子，摊在纸上，贴放太阳穴上，治头风(出神效方)。(卷四十六)

附子(生用)半两，半夏(生用)半两，上为散。每用一钱，以水调如膏，用纸适大小涂药，贴在太阳穴上，药干疼止立验。治痰厥头痛，及卒头痛如破，非中冷又非中风(出圣惠方)。(卷四十七)

34.《仁术便览》

四神散，治妇人血风眩晕，头痛。菊花、当归、旋覆花、荆芥穗(各等分)，上共为末，每服二钱，葱白三寸，茶末二钱，水一钟半煎，食远热服。

秘方，贴头风热痛。大黄、朴硝各等分，为末，井底泥和作饼，贴两太阳穴，神效。

35.《证治准绳·类方》

急风散，治男女偏正头风，夹脑风，太阳穴痛，坐卧不安。川乌(生，去皮脐)、辰砂(研)各一两，南星(生)二两，上为细末，用酒调涂痛处，小儿贴囟门。

36.《太医院秘藏膏丹丸散方剂》

乾坤一气膏，当归一两，白附子一两，木鳖肉一两，台麝四分，续断一两，没药一两二钱，大生地一两，蓖麻仁一两，乳香(去油，研面)一两二钱，白芷一两，巴豆仁一两，穿山甲一两，白芍一两，莪术一两，五灵脂一两，赤芍一两，三棱一两，玄参一两，真阿魏二两，熟地一两，肉桂一两，此膏专治痞疾，无论新久。又治诸风瘫痪，湿痰流注，各样恶疮，百般怪症，头痛，男子夜梦遗精，妇女赤白带下。又男妇精寒血冷，久无嗣息者，并贴之。此料用香油五斤，漳丹三十两。火用桑柴。

37.《喻选古方试验》

万病解毒丹即太乙紫金丹，又名玉枢丹。山

慈菇去皮，洗净，焙，二两；五倍子洗，剖焙，二两；千金子去油，净霜，一两；红芽大戟去芦，洗焙，两半；麝香三钱，以端午、七夕、重阳，或天德、月德、黄道吉日，预先斋戒，精心治药，共为细末，陈设拜祷，重罗令匀，用糯米浓饮和之，木臼杵千下，作一钱一锭。头风，头痛，酒研贴两太阳上。(《百一选方》)

风气头痛，不可忍者，乳香、蓖麻仁等分，捣饼，随左右贴太阳穴，解发出气，甚验。德生堂方，用蓖麻油纸剪贴太阳穴，亦效。又方：蓖麻仁半两，枣肉十五枚，捣涂纸上，卷筒，插入鼻中，下清涕，即止。

血虚头痛，公丁香一枚，南枣一枚，同捣如泥，摊贴两太阳穴，效。

38.《经验奇方》

紫金锭，一头风、头痛，酒研贴两太阳上。山慈菇(洗净去皮，焙)二两，五倍子(剖洗，焙)二两，千金子仁(白者佳，研，纸压去油)一两，红芽大戟(去芦，洗，焙)一两半。上药各研细末，和匀再研极细。

39.《外治寿世方》

又大鲜红萝卜皮。贴太阳穴。

又柚叶同葱白捣烂。贴太阳穴。

40.《本草简要方》

山慈菇，头风头痛酒研贴两太阳。

41.《疑难急症简方》

气攻头痛不可忍者《证治》，蓖麻子(去壳)四粒，乳香二钱，共捣，白蜜作饼，贴太阳穴上。如痛定，急解顶上头发出气，并去药。

42.《外科经验方》

年深日久，头痛太阳疼，用酒入薄荷末，纸花贴太阳穴上，并服之。

43.《鸡鸣录》

全蝎二十一只，地龙六条，土狗二个，五倍子五钱，共研，酒调贴太阳穴，名蝎龙膏。

斑蝥(去头翅足)一个，隔纸研细，筛去衣壳。取末少许，点膏药上，左痛贴右太阳穴，右痛贴左太阳穴，轻者足三时取下，重者足六时取下，永不再发。久贴恐起疱也。正痛者，以手揿头上何处最痛，用笔圈地，用斑蝥末放患处，盖以小蚬壳一枚，用帕扎紧，过一宿起小疱，刺出黄水，其病如失。(头面七窍病第十一)

44.《春脚集》

头风畏冷方，用陈荞麦面二升，水调作二饼烙热，贴于头痛处，上用新绵盖好，冷时再换一饼，俟头上微有汗出，则风毒尽收入饼中，不过两次即愈。

45.《温隐居海上仙方》

脑寒头痛有风痰，昼夜呻吟不得安，白芷太阳同碾末，水调贴上胜灵丹。脑寒之病，皆因风邪攻于上焦，令人头疼，昼夜引痛，不能安宁。用《局方》太阳丹一贴，加香白芷末半两，用水调涂患处。(新刻温隐居海上仙方前集)

46.《叶氏录验方》

抽风膏，治头痛。半夏(汤洗七遍)、白僵蚕各半两，全蝎一个，上同为细末，以绿豆粉和调，贴于太阳上，干即易之。(中卷·痰饮咳嗽)

47.《种杏仙方》

治一切头痛。用麦麸炒熟，入好醋拌匀再炒，乘热缝袋盛之，贴痛处，外以手帕包裹，被盖，出汗立止。

一方治头疼，不论偏正。用南星、川芎等分，为细末，用连须葱捣成饼，贴太阳穴，手帕勒之。

48.《经验选秘》

头痛奇方：生姜一片破开，入雄黄末于内，湿纸包煨，乘热贴太阳。

49.《良朋汇集经验神方》

又方(孙伟方)用大萝卜皮贴太阳穴，痛即止。

50.《溪秘传简验方》

溪外治方选卷上：风寒头痛。麻黄，去节，研，同杏仁捣泥。贴太阳。

太阳风寒，头痛。生姜三片，桑皮纸水湿。入灰火中煨熟。乘热印堂、两太阳各贴一片，以带缠之。

51.《增订通俗伤寒论》

若素有头风，偶患风寒者，每见服香苏葱豉汤，一二剂汗出身凉，往往头痛愈剧，彻夜叫号，此由辛散过汗，激动风火，重伤血液，故痛益甚。当用菊花茶调散加减(滁菊花、苏薄荷、嫩桑芽、荆芥穗、制香附、夏枯草、苦丁茶、荷叶边各一钱，炙甘草五分，细研为散，食后茶清调服二钱)，辛凉散风以泄热；外用蓖麻贴法(蓖

麻、乳香各五分，麝香三厘，同捣烂成饼），贴太阳穴上。（第三编证治各论·第九章伤寒夹证）

52.《证治汇补》

气郁偏头痛。用蓖麻同乳香、食盐捣。贴太阳穴，即止。

53.《万病回春》

万病无忧膏，治风寒湿气所致，跌仆闪挫伤损，一切疼痛，皆贴患处。心腹痛，俱贴患处，哮吼喘嗽，贴背心；泻痢，贴脐上；头痛、眼痛，贴太阳穴。川乌六钱，草乌六钱，大黄六钱，当归八钱，赤芍八钱，白芷八钱，连翘八钱，白蔹八钱，白及八钱，乌药八钱，官桂八钱，木鳖子八钱，槐枝四钱，桃枝四钱，柳枝四钱，桑枝四钱，枣枝四钱，苦参五钱，皂角五钱（一方加苏合香二钱）。

54.《医通》

蓖麻贴法，治气攻头痛不可忍。蓖麻仁、乳香等分，上同捣烂作饼，贴太阳穴上。如痛定，急于顶上解开头发出气。即去药。（一方，无乳香。多麝香一方。）

55.《简明医彀》

简便方，决明子为末，水调贴太阳穴，或作枕。血虚痛，当归二两，好酒煎服。

热痛：大黄末、朴硝等分研匀，井底泥和作饼，贴太阳及痛处。

56.《杂病源流犀烛》

一治年深日近头疼太阳痛，酒磨涂纸上，贴太阳穴。

57.《云林神彀》

赵府秘传万病无忧膏，治风寒湿气所伤，跌仆门挫伤。凡一切疼痛，皆贴患处，心腹痛，俱贴患处，哮吼喘咳，贴背心，泻痢，贴脐上；头痛眼痛，贴太阳穴；及治一切无名肿毒，痈疽发背，疔疮疖毒，流注湿毒，臁疮初觉痛痒，便贴患处，即消。已成亦可止痛、箍脓，长肉生肌，百发百中，其功不能尽述。川乌、草乌、大黄各六钱，当归、赤芍、白芷、连翘、白蔹、白及、乌药、官桂、木鳖子各八钱，槐枝、桃枝、柳枝、桑枝、枣枝各四钱，加苦参、皂角各五钱，上锉散，用真香油二斤，浸药一宿，用火熬药焦色，以生绢滤去渣不用，将油再熬一滚，入飞过黄丹十二两，炒过，陆续下槐、柳，棍搅不住手，滴水成珠为度，离火，次入乳香、没药末各四钱，搅匀收贮，退火毒听用。一方，加苏合香二钱尤妙。

58.《杂病广要》

外敷方法，天阴雨湿即疼者，用桂末一两，酒调如膏，敷顶上及太阳穴。（《永类》）

头风饼子，有用五味子、全蝎、土狗各七个，醋和作饼者。有用南星、川芎等分，同连须葱白捣烂作饼者。有用蓖麻子、乳香者。有用大黄、芒硝同井底泥捣贴者。然外治之药，无论邪之寒热，并宜辛温开达，徒用苦寒，郁闭益甚，苟非热极，不可轻用。（《金匮翼》）

59.《病机沙篆》

偏正头痛，搐鼻瓜蒂散，藜芦、川芎、苍耳、薄荷、焰硝，雄黄各一钱，天竺黄一钱五分，上为末，含水口中，搐鼻一七立效。治卒头痛方：皂荚末搐鼻取嚏；又鹅不食草阴干为末，取嚏亦妙。秘方贴两太阳穴，治火热痛，大黄为末，加焰硝等分，以井泥和捏，作饼贴之。

60.《外科备要》

贴太阳穴治外感风寒，头痛如破。小川芎、白附子等分晒研极细，捣葱汁调作二饼，贴左右太阳穴，上盖油纸以帛缚定，干再易。（卷四·方药）

【按语】

头痛为临床常见病，多发病。古代文献中既包括外感头痛，也包含内伤头痛，以及其他疾病（如中风）导致的头痛。患者自觉头部包括前额、额颞、顶枕等部位疼痛，为本病的证候特征。按部位中医有在太阳、阳明、少阳、厥阴或痛及全头的不同，但以偏头痛者居多。

古代穴位贴敷治疗头痛在选穴上以太阳穴为主要的局部选穴，部分使用印堂穴和阿是穴，体现了“腧穴所在，主治所在”的治疗规律。脑为元神之府，贴敷头部腧穴可以治疗全身性的疾病，也适宜治疗头面部疾病；其次头部穴位下面动静脉及神经丰富，反应敏感，贴敷药物吸收快，治疗范围广。

穴位贴敷治疗头痛的用药种类丰富，共涉及186种中药。使用频率排在前四位的中药是蓖麻子、大黄、川乌、乳香，应用频率在12.8%，药物种类有泻下药、祛风湿药和活血化瘀药。蓖麻子甘、辛，平，有毒，归大肠、肺经，有消肿拔毒，泻下通滞之用；大黄苦、寒，归脾、胃、大肠、肝、心包经，有泻下攻积，清热泻火，凉血解毒，逐瘀通经，利湿退黄之功；川乌辛、苦，性热，归心、肝、脾、肾经，有祛风除湿、温经止痛之效；乳香辛、苦、温，归心、肝、脾经，有活血止痛，消肿生肌之功。将古代文献中穴位贴敷治疗头痛应用频次大于1的药物按出现频次进行统计，依据频次数递减排序，见表2–7。

古医籍中并未明确要求敷贴至发疱的程度，头面部皮肤薄弱，不耐受强刺激，神经血管丰富，药物吸收率高，临床上避免使用刺激发疱类药物。膏药制作相对比较复杂，但是药效比较持久，比较适宜于慢性头痛反复发作。

（十七）眩晕

【概述】

眩晕，是指由外感与内伤所致，导致清窍不通或气血失和，使人感到环境旋转或自身不稳的感觉。《医学正传·眩运》曰："大抵人肥白而作眩者，治宜清痰降火为先，而兼补气之药；人黑瘦而作眩者，治宜滋阴降火为要，而带抑肝之剂。"指出眩晕的发病有痰湿及真水亏虚之分，治疗眩晕亦当分别针对不同体质及证候，辨证治之。

《素问》关于眩晕的记载主要见于《至真要大论》和《六元正纪大论》。《素问·至真要大论》曰："诸风掉眩，皆属于肝。"《素问·六元正纪大论》曰："木郁之发……甚则耳鸣眩转。"刘完素在《河间六书》中提出"风火皆属阳，阳多兼化，阳主乎动，两阳相搏，则为之旋转"之观点。

表2–7　古代穴位贴敷治疗头痛用药规律

序号	中药	频次	频率
1	蓖麻子	19	3.80%
2	大黄、川乌、乳香	15	3.00%
3	白芷	14	2.80%
4	川芎	12	2.40%
5	全蝎	11	2.20%
6	细辛、当归、肉桂、天南星	10	2.00%
7	草乌	9	1.80%
8	防风、生姜	8	1.60%
9	朴硝、荆芥、薄荷、五倍子	7	1.40%
10	生甘草、麻黄、葱白	6	1.20%
11	苦参、天麻、赤芍、半夏、山慈菇、皂角、决明子	5	1.00%
12	羌活、连翘、藁本、杏仁、柳枝、僵蚕、苍术、土狗、木鳖子、枣、麝香	4	0.80%
13	牛蒡子、玄参、红芽大戟、白附子、槐枝、桑枝、桃枝、石斛、何首乌、人参、两头尖、白及、白蔹、乌药	3	0.60%
14	黄芩、天花粉、生地黄、甘遂、黄连、独活、香附、芫花、白芍、白僵蚕、蝉蜕、蛇蜕、木香、解毒子、菊花、白茯苓、白花蛇、陈荞麦面、三棱、巴豆、莪术、穿山甲、黄丹、辰砂、旋覆花、附子、莱菔子、柚叶、食盐、阿魏、地龙、千金子、萝卜皮、大蒜头	2	0.40%

朱丹溪对眩晕理论有所创新，提出以“痰”立论，其经典论述为“无痰则不作眩”，主张治拟祛痰为先。张介宾则提出以“虚”立论，《景岳全书》“眩运（晕）论”提出“无虚不能作眩”和“上虚则眩”两个观点。在《素问》眩晕的影响下，上述医家创新了“风火论”“痰论”“虚论”，形成眩晕二大半学派，对后世治疗“眩晕”起到重要作用。

眩晕，分为外感与内伤。外感眩晕多为新疾，病程短，兼有其他症状，如风、湿、热。内伤眩晕常为久患，病程长，症状隐约且缓和，需审证施治。眩晕既是常见病证，又是许多疾病中的一症。西医中称之为“眩晕症”，包括前庭性眩晕、神经性眩晕及梅尼埃病等，凡有眩晕症状者，均可参考本篇辨证施治。

【古代穴位贴敷文献】

1.《杂病源流犀烛》

偏头痛年久，大便燥，目赤眩晕者，此肺乘肝，气郁血壅而然，宜大承气汤大下之，外用大黄、芒硝为末，井泥调贴两太阳穴，乃能愈也。（卷二十五身形门）

2.《理瀹骈文》

头痛目眩者，川芎、芒硝、薄荷、雄黄、苍耳子、藜芦、陈胆星、瓦楞子（研）搐鼻，清热化痰。头痛兼眉棱骨痛，壮热不止，大黄、木香、解毒子、地浆水，调贴太阳。时病初愈后，毒气攻注头脑胀痛，紫金锭葱汁酒磨涂太阳，头痛连眼者，谷精草末调糊涂脑顶。头痛连眼珠者，韭菜子、姜汁调涂太阳，或用麻黄灰、盆硝、冰片、麝，吹鼻，头痛，有用酱姜贴太阳。

3.《正骨心法要旨》

凡有伤损，其人头昏目眩，耳鸣有声，项强咽直，饮食难进，坐卧不安，四肢无力，内服正骨紫金丹，外敷乌龙膏，洗以海桐皮汤，以散瘀去麻木止痛。

4.《医述》

衄后眩晕者，用十全大补汤；衄流不止者，用百草霜，或人中白、胎发灰、山栀末，再以韭根、葱白捣如枣核塞鼻中，或用湿纸搭顶门，或用大蒜捣贴足心，皆法之验而可试者。

5.《本经逢原》

猪脑治风眩，脑鸣，冻疮，痈疽，涂纸上贴，干则易之。

6.《圣济总录》

治头旋鼻塞，不知香臭，苁蓉丸方，肉苁蓉（酒浸一宿，切焙）、石钟乳（研成粉）、五味子、菟丝子（酒浸，别捣）、蛇床子（炒）、山芋各一两，泽泻、石斛（去根）、甘菊花、细辛（去苗叶）、续断、鹿茸（去毛，酒浸炙）、防风（去叉）、秦艽（去苗土）、黄芪（锉）、干姜（炮）、柏子仁（别研）各三分，上一十七味，除别研外，捣罗为末同和匀，炼蜜丸如梧桐子大，每服二十丸，空心温酒下、日再，不饮酒枣汤下，服药三日后，灸百会穴三七壮，即贴如神膏。如神膏方，蓖麻子（去壳）、杏仁（去皮尖）、印子盐、芎䓖、防风（去叉）、松脂各一分，蜡半两，油一升，上八味，先入油于银器中，次将诸药作粗散，入油中，微火上煎成膏，滤去滓，瓷器盛，每用约大小贴之，日一换。

【按语】

眩是指眼花或者眼前发黑，晕是指头晕甚或感觉自身或外界景物旋转，二者常同时并见。眩晕病属于多学科交叉疾病，以异病同治辨治思想为指导，以急性期、缓解期、慢性期分期辨治。辨病与辨证相结合，尽可能做到中西医治疗方法相融合。

古代针对眩晕的穴位贴敷治疗，常选取太阳穴、涌泉穴、阿是穴，头部为诸阳之会，故贴敷头部穴位不仅有助于调和全身，对于治疗头部疾病也有特效；加之头部神经、血管丰富，药物通过穴位快速吸收，效果显著。贴敷涌泉具有引热下行的作用，也体现了中医“病在上，取之下”的思维。

古代穴位贴敷治疗眩晕的贴敷用药，主要选择能平肝潜阳、疏风清热、活血化瘀的药物。例如，通经开窍、活血化瘀的药物有川芎、天麻、大黄；气味熏香，开窍醒神的有葱白、韭根；而白附片、人参、当归、柴胡、龙骨、牡蛎则为调和气血、滋阴降火之品，尤其对于肝阳上亢、肝火上炎型眩晕有较好效果。

治疗眩晕应先辨其根本原因，然后选择相应的穴位和用药。在贴敷时，应注意头部皮肤较为敏感，避免使用过强的刺激性药物。而在药物的选择上，应结合患者的具体情况，选择合适的药物，以期达到治标治本的效果。

（十八）中风

【概述】

中风是以猝然昏仆、不省人事、半身不遂、口舌歪斜、言语不利为主症的一类疾病。因其病起急骤，如风之“疾行而变”，故得名中风。又因其发病状况如被重物击中，所以又有“卒中”之称。

古文对中风的描述有很多。《金匮要略·中风历节病脉证并治》曰：“邪在于络，肌肤不仁；邪在于经，即重不胜；邪入于腑，即不识人；邪入于脏，舌即难言，口吐涎。”《灵枢·刺节真邪》曰：“虚邪遍客于身半，其入深，内居营卫，营卫稍衰，则真气去，邪气独留，发为偏枯。”中风的病因多样，中医学认为是正气亏虚，加上情志、劳倦、饮食不节等因素，导致气血紊乱，进而产生风、火、痰、瘀等邪气，阻塞脑脉或使血溢出脑脉。按病变深度和神志清晰度，中风可分为“中经络”和“中脏腑”两类。其中，中经络为较轻型，主要是脑经络受阻，神志通常清晰；中脏腑为重型，病变可能深入脏腑，常伴有昏迷，还可细分为闭证和脱证。

在西医学中，中风主要对应脑血管疾病，包括脑出血、脑血栓形成、脑栓塞、蛛网膜下腔出血、脑血管痉挛等。此外，周围性面神经麻木也可视为中风的一种表现。中风是一种突发、严重的脑血管疾病，不论是中医还是西医，都高度重视其预防与治疗，以避免重大后遗症和提高患者的生活质量。

【古代穴位贴敷文献】

1.《本草品汇精要》

（鹿茸）生肉合生椒同捣敷，治中风口偏。不正如口，正速除之。（卷之二十四）

中风偏痹、半身不遂者，用麻黄以汤熬成糊，摊纸上，贴不病一边，上下令遍，但除七孔。（续集卷之七下）

2.《本经逢原》

鹿肉之生者，主中风口僻不正，锉碎薄贴僻上，正，急去之，不尔复牵向不僻处矣。

3.《食物本草》

鹿肉，温，补中，强五脏，益气力，调血脉。生者，疗中风口偏，割薄之，左患右贴，右患左贴，正即除之。

4.《华佗神方》

如因中风而瘫痪者，宜用鲮鲤甲川乌头（炮）、红海蛤各二两为末，每用半两，捣葱白为汁，和成泥饼，经约寸许，随左右贴脚心，缚定，以脚浸热汤盆中，待身汗出即去药，半月行一次，自能除根。

5.《太医院秘藏膏丹丸散方剂》

大黄一两，细辛七钱，木鳖子（研）一两，三棱一两，芫花八钱，白芷八钱，天花粉七钱，桃仁（研）七钱，蜈蚣十条，槟榔七钱，密陀僧（研，收膏用）四两，甘遂二两，生地一两，大戟八钱，莪术一两，黄柏八钱，枳实八钱，独活七钱，蓖麻子二两，蛇蜕五钱，草乌七钱，全蝎（去勾）七钱，五倍子七钱，皂角八钱，黄连五钱，玄参七钱，穿山甲七钱，香附七钱，羌活八钱，当归一两五钱，川厚朴七钱，杏仁七钱，麻黄八钱，巴豆八钱，防风七钱，川乌一两，肉桂（研末，取膏放入）八钱，飞过黄丹二斤四两，收膏放入。制法：地道药材称准，用真香芝麻油六斤，浸瓷盆内五日，然后熬膏。用桑皮纸摊成大小膏药，对症贴之即愈。每修合药时，须净手净口，念：南无大慈大悲救苦救难广大灵感观世音菩萨。念千遍。此方系天师业法善，以世人苦难莫多于病患，诚心济世。此膏不拘大小病症，用之无不神效，久病新病皆能全愈。如遇危急之症，即将此膏做豆大，每服七粒，滚汤送下，立刻苏醒，百发百中，无不奏功。但甘遂、甘草，药性相反，不可并用，此膏内有甘遂，如服药丸，不可用甘草汤，谨记，贴者无论。一治中风瘫痪，左患贴左，右患贴右，服甘草汤。不省人事，痰声如锯，作丸清汤送下，其痰立下。若牙关紧闭，用铁箸撬开，将水灌下，或作条插鼻孔中，真有起死回生之功。（卷四·观世音菩萨救苦神膏）

6.《喻选古方试验》

中风瘫痪，手足不举。穿山甲左瘫用右甲，右瘫用左甲，炮熟，川乌头炮熟，红海蛤如棋子大者，各二两，为末，每用半两，捣葱白汁和成厚饼，径寸半，随左右贴脚心，缚定，密室安坐，以脚浸热汤盆中，待身麻汗出，急去药，宜谨避风，自然手足可举，半月再行一次，除根，忌口，远色，亦治诸风疾。

7.《救生集》

此方系唐天师叶真人，诚心济世往求，菩萨赐以良方，以三十六罡攻之于外，以菩提水应之于内，则万病可迅除矣。药有三十六种，合天罡之数菩提水，乃生甘草汤也，久病七日可愈；新病三日可除，真神方也。大黄一两，香附七钱，三棱一两，羌活八钱，杏仁七钱，芫花七钱，蜈蚣十条，桃仁七钱，皂角八钱，厚朴七钱，槟榔七钱，黄柏八钱，香白芷八钱，淮生地一两，北细辛七钱，上肉桂八钱，麻黄八钱，巴豆八钱，蛇蜕五钱，黄连五钱，甘遂二两，川乌一两，莪术一两，枳实八钱，独活七钱，防风七钱，全蝎七钱，黄芩七钱，草乌一两，秦归一两五钱，蓖麻子（研）二两，穿山甲七钱，木鳖子（研）一两，五倍子（研）七钱，天花粉七钱，红芽大戟八钱。上药三十六味，俱用生的，拣肥大者，切为厚片，其巴豆、桃、杏、五倍、甘遂、蓖麻、木鳖及体质坚实不能切片者，俱要捣细，用真正芝麻油六斤，泡药五日，以文武火熬炼，用柳枝搅药，熬至山甲色红黑为度，将药渣滤净，熬至滴水成珠，加研细，密陀僧四两，飞黄丹二斤四两，先用细罗筛筛好，临时筛入油内，杨枝搅油无停、至不老不嫩，用铜铁器盛贮扑潮地，或露三四夜，除去火毒，用夹纸挞膏极好，凡修合此药，务须选择天医天月德疗病吉日，或佛诞吉日，虔诚齐戒沐浴，于净室内，供奉佛神拜祷默念。中风瘫痪，患左贴左，患右贴右，如不省人事，痰声如锯，牙关紧闭者，迅将膏作条，插鼻孔中，气即苏通，有起死回生之功，口眼㖞斜，随歪而贴，饮甘草水。（卷四·观音救苦感应灵膏）

8.《疑难急症简方》

天南星（不拘多少，研末）、生姜自然汁调，左㖞贴右，右㖞贴左，如正洗去。贴在颊车，即耳垂下八分。凡涂灸者都照此穴。又方蓖麻子（去壳）捣烂，右㖞涂左，左涂右，或鳝鱼血，入麝香少许涂之即正。石灰醋炒红，再入醋熬如膏，左歪涂左，右歪涂右。皂角（去皮弦）五两，研末醋调，左歪涂右口角，右歪涂左口角。干，另换。

9.《春脚集》

以牛黄、紫沙参、白术、人参、川芎等药为主，炼制而成。遇中风瘫痪者，左患则贴左，右患则贴右，宜佐服甘草水。（卷之四·观音大士救苦神膏）

10.《医学入门》

鹿肉，甘，温，无毒。益中气，调血脉，补虚羸。生肉，贴中风口偏，左患贴右，右患贴左，正即除之。（内集·卷二）

11.《理瀹骈文》

中风口眼㖞邪，乃经络之病。用生栝蒌汁和大麦面为饼，炙热熨心头，此治本之法也。中风手足不仁，有湿痰、死血者，用川乌、草乌六两，胆南星四两，乳香、没药末三两，干地龙一两，陈酒调敷痛处，或用姜葱韭一斤，白芥子、萝卜子二两，油熬，黄丹石灰收调前药，薄荷、硼砂、蜜搽。

舌不能言、心经蕴热，薄荷、硼砂、青黛二钱，牛黄、冰片三分，先用生姜蘸蜜擦舌，再以前药涂舌本，并姜汁调涂胸。附方：舌本强难转，语不正，属痰涎壅塞者，茯苓一两，蝎梢十四个，研酒调擦舌；舌本缩者，醋煮白芥子敷颈一周，利气豁痰最捷；舌强，龟尿点舌下，滋阴通窍效。

按古转舌膏即凉膈散加味：心加菖蒲、远志、黄连、犀角、朱砂之属；肝加青黛之类，可涂胸；又舌喑不能言、足废不能行，属肾虚，气厥不至，名风痱，当温之，用熟地、巴戟、萸肉、苁蓉、附子、官桂、石斛、茯苓、菖蒲、远志、麦冬、五味等分，加薄荷如熬膏贴丹田妙。（续增略言）

【按语】

古代穴位贴敷治疗中风的文献很多，针对不同阶段，不同后遗症等皆有详细的记载。在古代中医理论中，中风被视为一个复杂的疾病，它的发生与经络不通、气血不足和脏腑功能失调有关。

古代文献在选穴时，常选取健侧颊车、涌泉、关元、阿是穴。颊车分布于气血充足的阳明经处，针刺能激发阳明经的经气，能起到改善脑部病灶处的血容量、促进病变对侧睑裂以下的颜面表情肌气血运行、滋养面部肌肉的功效；涌泉穴属足少阴肾经，具有疏经通络，益肾填精的功效；关元为任脉之会穴，为人体元气之根，用以振奋肾气。同时，中风是气血逆乱，阴阳失衡所致，取健侧穴位体现了中医“左病治右，右病治左”的原则。

古代穴位贴敷治疗中风，用药上，大黄、细辛、木鳖子等被用于活血化瘀，通经络；蓖麻子、蛇蜕、草乌、全蝎为祛风之品；穿山甲、川乌头、红海蛤、葱白汁则被用于治疗瘀血、活络止痛。

敷贴治疗中风的注意事项包括选择合适的穴位、正确的用药比例和方法，以及观察患者的反应，以避免不良反应。此外，在中风急性期，应及时进行中西医结合的救治，以确保患者安全。

（十九）面瘫

【概述】

面瘫是以口眼㖞斜为主要临床表现的一种疾病。任何年龄均可发病，以青壮年多见。本病发病急速，以单纯性的一侧面颊筋肉弛缓为主。在古代医籍中，有“卒口僻”“口目僻”“口㖞”“口眼㖞斜”之称呼。其中“卒口僻”一词最早见于《灵枢·经筋》“卒口僻，急者目不合，热则筋纵，目不开，颊筋有寒，则急引颊移口；有热则筋弛纵缓不胜收，故僻”，不仅记载了“卒口僻”的病位还记载了其临床症状和病因病机。由此可见，在当时医家就对面瘫有了一定的认识。

古代医家认为，面瘫是由内因、外因两方面综合而致。如宋代《圣济总录·风㖞》曰：“足阳明脉循颊车，手太阳脉循颈上颊。二经俱受风寒气，筋急引颊，令人口㖞僻，言语不正，目不能平视。”由此可见，面瘫多由脉络空虚，风寒之邪乘虚侵袭阳明、少阳脉络，以致经气阻滞，经筋失养，筋肌纵缓不收而发病。又如隋代《诸病源候论·偏风口㖞候》指出“体虚受风，风入于颊口之筋也。足阳明之筋上夹于口，其筋偏虚，而风因乘之使其经筋偏急不调，故令口㖞僻也”，认为患者平素体虚，正气不足，则脉络空虚，卫外不固，外邪侵袭则发为面瘫。

西医学中周围性面瘫即贝尔面瘫、周围性面神经麻痹，是由多种原因导致面神经受损而引起的一类炎症，均可参考本文辨证论治。

【古代穴位贴敷文献】

1.《本草蒙筌》

水牛角味苦冷，时疫头痛惟宜。鼻炙理口眼㖞斜，贴好边牵正；斜左贴右，斜右贴左。（兽部·牛黄）

2.《本草通玄》

辛热，有毒。服者，一生勿食炒豆，犯即胀死。且有毒损人，故不可轻服。但取外治，其用甚多。研傅疮痈瘰疬；涂足心，催生；口眼歪斜，左歪贴右，右歪贴左。（草部·蓖麻）

3.《奇效良方》

用橡斗盛蒜泥，涂合谷穴，右歪左贴，正则止之。（卷之二·蒜涂法）

4.《医方选要》

追风如圣散，治男子、妇人、大小诸般风证，左瘫右痪，半身不遂，口眼歪斜，腰腿疼痛，手足顽麻，语言謇涩，行步艰难，遍身疮癣，上攻头目，耳内蝉鸣，痰涎不利，皮肤瘙痒，偏正头风，无问新旧，及破伤风，角弓反张，蛇犬咬伤，金刀所伤，出血不止，敷贴立效。川乌、草乌、苍术各四两，川芎五钱，石斛一两，白芷、细辛、当归（酒洗）、防风、麻黄、荆芥、何首乌、全蝎、天麻、藁本各三钱，甘草三两，人参三钱，两头尖二钱。（卷之一·诸风门）

5.《救生集》

观音救苦感应灵膏：大黄一两，香附七钱，三棱一两，羌活八钱，杏仁七钱，芫花七钱，蜈蚣十条，桃仁七钱，皂角八钱，厚朴七钱，槟榔七钱，黄柏八钱，香白芷八钱，淮生地一两，北细辛七钱，上肉桂八钱，麻黄八钱，巴豆八钱，蛇蜕五钱，黄连五钱，甘遂二两，川乌一两，莪术一两，枳实八钱，独活七钱，防风七钱，全蝎七钱，黄芩七钱，草乌一两，秦归一两五钱，蓖麻子（研）二两，穿山甲七钱，木鳖子（研）一两，五倍子（研）七钱，天花粉七钱，红芽大戟八钱。上药三十六味，俱用生的，拣肥大者，切为厚片，其巴豆、桃、杏、五倍、甘遂、蓖麻、木鳖及体质坚实不能切片者，俱要捣细，用真正芝麻油六斤，泡药五日，以文武火熬炼，用柳枝搅药，熬至山甲色红黑为度，将药渣滤净，熬至滴水成珠，加研细，密陀僧四两，飞黄丹二斤四两，先用细罗筛筛好，临时筛入油内，杨枝搅油无停、至不老不嫩，用铜铁器盛贮扑潮地，或露三四夜，除去火毒，用夹纸挞膏极好。中风瘫瘓，患左贴左，患右贴右，如不省人事，痰声如锯，牙关紧闭者，迅将膏作条，插鼻孔中，气即苏通，有起死回生之功，口眼歪斜，随歪而贴，饮甘草水。（卷四·通治诸病门）

6.《经验良方全集》

治口眼㖞斜，用鳝鱼一条，装入竹管内，尾上用针深刺出血，即将血摊绢帛上，乘热贴之，如歪向左贴右边，歪向右贴左边，立时即正，正即洗去。（卷一·中风）

7.《古今医统大全》

追风如圣散，治男子、妇人大小诸般风证。左瘫右痪，半身不遂，口眼㖞斜，腰腿疼痛，手足顽麻，语言謇涩，行步艰难，遍身疮癣，上攻头目，耳内蝉鸣，痰涎不利，皮肤瘙痒。偏正头风，无问新旧，及破伤风，角弓反张，蛇犬咬伤，金刀所伤，出血不止，并皆治之。

川乌、草乌、苍术（各四两）、川芎（五钱）、石斛（一两）、白芷、细辛、当归、防风、麻黄、荆芥、何首乌、全蝎、天麻、藁本（各三钱）、甘草（三两）、人参（三钱）、两头尖（二钱，即牡鼠粪，主风痫）。

上为细末，每服半钱，临睡，茶清送下，温酒亦可，不许多饮酒。服药后，忌一切热物饮食，一时恐动药力。服药觉有麻是效也。亦可敷贴。（卷之八·中风门）

8.《黄澹翁医案》

治中风左瘫右痪，口眼歪斜。（回生丸）川乌（泡去皮尖）、五灵脂（炒）、当归尾、鲜骨碎补（去毛）各等分为末，无灰酒打糊丸，桐子大，服五十粒，酒下天香饼方。又治中风经络，口眼歪斜。天麻子原麝（捏饼如钱大，向右歪贴右手心，向左歪贴左手心）。

9.《本草纲目》

华佗云：中风口偏者，以生肉同生椒捣贴，正即除之。（兽部第五十一卷·鹿）

贴㖞，南星末（姜汁调贴）、蓖麻仁（捣贴）、炒石灰（醋调贴）、乌头末（龟血调贴）、鸡冠血蜗牛（捣贴）、生鹿肉（切贴）、鲇鱼尾（切贴）、皂荚末（醋调贴）、伏龙肝（鳖血调贴）、鳝鱼血蛞蝓（捣贴）、寒食面（醋贴）、桂末（水调贴）、马膏、桂酒大麦面（栝蒌汁调）、蟹膏（贴）、衣鱼（摩之）、蜘蛛（向火摩之）、牛角（炙熨）、水牛鼻（火炙熨之）、大蒜膏（贴合谷穴）、巴豆（贴手掌心）。（主治第三卷·百病主治药）

10.《济阳纲目》

不换金丹治中风口㖞。荆芥穗、白僵蚕、甘草（炙）、防风（去芦）、天麻各一两，川乌头（生用）、白附子（生用）、羌活（去芦）、细辛（去叶）、川芎、蝎梢（去毒，炒）、藿香各半两，薄荷三两，上为细末，炼蜜和丸如弹子大，每服一丸，细嚼，茶清任下。

改容膏，治中风，口眼㖞僻。蓖麻子一两，真冰片三分，寒月加干姜、附子各一钱。上共捣为膏，㖞僻在左，以此膏敷其右，在右，以此膏敷其左。今日敷之，明日改正，故曰改容。或以蜣螂冰片敷之，或以鳝鱼血冰片敷之，皆良。盖此三物者，皆引风拔毒之品也，佐以冰片，取其利气而善走窍，佐以姜、附，取其温热而利严寒。此惟冬月加之，他时弗用也。

天仙膏，治卒暴中风，口眼㖞斜。天南星一大个、白及二钱、大草乌头一个、僵蚕七个。上为末，用生鳝血调成膏，敷㖞处，觉正洗去。

天南星膏，天南星（不拘多少）上为末，用生姜自然汁调，左㖞贴右，右㖞贴左，如正洗去。

一方，酒煮桂枝汁一升，以故布浸拓病上则正。左㖞斜拓右，右㖞斜拓左。此秘方不传，常用大效。

一方，牡蛎、附子、矾石、灶下黄土各等分，上四味为末，取三年雄鸡冠血和药敷其上，持镜看，候欲复故，便急洗去之，不速去便过，不复还也。一方治中风口㖞。用巴豆七枚，去皮烂研，㖞左涂右手心，㖞右涂左手心，仍以暖水一盏，安向手心，须臾即便正，洗去药，并频抽掣中指。

11.《普济方》

蓖麻（去皮）、杏仁（去双仁皮尖）、石盐、芎䓖、松脂、防风，上等分。先捣石盐以下四种为末，别捣蓖麻、杏仁，相次入讫，即蜡纸裹之。有病者先灸百会三壮讫，刮去黑发使净，作一帛贴子裁好，于灸处涂膏贴上，两三日一易之。其疮于后，即烂破脓血出，以帛贴之，似烂柿蒂出者良。一方用浓煎前七物相和，一方无防风。天雄散（一名大五七散）治风头旋，口㖞

目痛耳聋，延年疗头风旋不食，食则吐方。（卷四十七·头面风第八）

12.《本草正》

味苦，气微寒，有小毒。此物气味颇峻，善逐风湿诸毒。用蜜酒层层和洒，九蒸九曝，蜜丸，空心酒吞，多寡随宜，善治中风口眼歪斜，除湿痹腰脚痿痛、麻木。生者酒煎，逐破伤风危急如神；散撒麻疔恶毒、恶疮浮肿、虎伤狗咬，蜘蛛虫毒。或捣烂封之，或煎汤，或散敷并良。其扫荡功力若此，似于元气虚者非利。（隰草部·豨莶）

13.《太医院秘藏膏丹丸散方剂》

牛黄、冰片、麝香各二钱五分，雄黄、阿魏各一两，大黄、乳香、没药、儿茶、血竭、天竺黄、三七、藤黄各二两熬膏用，隔汤煮十次，去浮沫，以山羊血五钱拌晒。如无广西山羊血，即用子羊血亦可。以上十二味另研为末，用藤黄化开为丸，如干少加蜜为丸，共重一斤一两二钱五分，碾筛每斤伤折四两，共应折四两二钱五分，得末十三两。入藤黄膏二两，共重十五两，每丸重二分五厘，共得丸六百丸。

此方乃异人传授，攻效非常，药性捷速，内可以服，外可以敷。专治逐瘀生新，续筋接骨，疏风活络，化痰蠲痛，宣通气血，消肿解毒。外敷用细茶卤磨化。一治中风中痰，卒然晕倒，牙关紧闭，不省人事；一治半身不遂，口眼歪斜，筋脉拘挛，手足麻木；药三日内切忌生冷瓜果，烧酒发物。（卷一·峒丸）

14.《一见能医》

口眼歪斜，无他症者，用白附子、白僵蚕、全蝎，俱生用为末，每服二钱，酒调下。又用蓖麻子一两，冰片三分，共捣为膏。寒月加干姜、附子各一钱，如歪在左敷右，在右敷左，或用蜣螂末片敷之，或以鳝血敷之皆效。（卷之五·病因赋上）

15.《内科专论》

耳垂下用麦粒大艾灸之，灸壮同法。外治法：用酒煮桂枝汁一升，以故布浸搨面上，左㖞搨右，右㖞搨左。一方用槿树花捣烂敷之，或酒煎服，若无花用子，无子用壳，俱效。又方用鳝鱼血加麝香涂之，以丝绒绊即效。（风劳臌膈四大证治·中风一法）

16.《验方新编》

玉真散：治跌打损伤已破口者，无论伤口大小，不省人事，或伤口溃烂进风，口眼歪斜，手足掣动，形如弯弓。只要心前微温，用此药敷伤口（如脓多者，用温茶避风洗净再敷，无脓不必洗），另用热酒冲服三钱（不饮酒者滚水冲服），亦能起死回生。惟呕吐者难治。药虽平淡，效最神奇，功在七厘、铁扇诸方之上。药料易觅无假，其价亦廉，或传方，或施药，功德亦非浅也。明天麻、羌活、防风、生南星（姜汁炒）、白芷各一两，白附子十二两，以上药料，须拣选明净眼同研极细末，收入水口瓷瓶，以蜡封口，不可泄气。如湿烂不能收口，用熟石膏二钱，黄丹三分，共研极细加入敷之。（卷十三·损伤诸方）

17.《外科十三方考》

太岁墨

（处方）山慈菇一两，千金子一两，大戟一两，文蛤（去虫）二两，麝香一分，川乌二两，草乌二两。

（制法）上共为细末，以糯米煮糊捣匀，用模型铸为一钱重墨状条块，阴干备用（旧例甲子年制者，型上刻甲子二字，乙丑年制者，型上刻乙丑二字，故有太岁之称）。

（用法）每服一锭，病重者，可连服二锭，通利之后，用温粥补之。凡疔疮肿毒，口眼歪斜，牙关紧急等症，俱用温酒磨服，其他一切疮毒等症，皆用醋磨搽，功难尽述。（处方篇·第八方）

18.《疑难急症简方》

又方（《丁氏奇效方》）邪风口歪。皂角（去皮弦）五两，研末醋调，左歪涂右口角，右歪涂左口角。干，另换。（卷三·口眼歪斜）

19.《食物本草》

鹿肉，温，补中，强五脏，益气力，调血脉。生者，疗中风口偏，割薄之，左患右贴，右患左贴，正即除之。（卷下·兽类）

【按语】

面瘫为多发病，常见病，且不受年龄限制。因发病时面部肌肉功能受限，所以面瘫患者的日常生活会受到一定的影响。除常规药物治疗以及针灸治疗之外，穴位贴敷治疗面瘫也可达到一定的疗效。

本病是风邪侵袭面部，风中面部经络，气血阻滞，面部筋脉失养，纵缓不收所致。贴敷时，多条古代条文中都出现了左患右贴，右患左贴的贴敷方式，部分条文中还提及㖞左涂右手心，㖞右涂左手心以及贴敷㖞斜之局部。手心即劳宫穴为手厥阴心包经荥穴，有散热燥湿，清心泄热，开窍醒神之功。

穴位贴敷的用药种类丰富，共涉及药物104种。使用频率排在前几位的药物是蓖麻、川乌、防风，应用频率在10.55%。分别属于祛风湿药、解表药。蓖麻辛、甘、热、有毒，归肺、大肠经。其力收吸，能拔病气以出肌表，其性善走，能开诸窍以通经络。川乌辛、苦、温、有大毒，归心、脾、肝、肾经，有祛风湿，散寒止痛之效，可散在表之风邪，逐在里之寒邪。防风辛、甘、微温，归膀胱、肝、脾经，有发表散风，胜湿止痛，止痉止痒之效，为风中之圣药。将古代文献中穴位贴敷治疗面瘫应用频次大于1的药物按出现频次进行统计，依据频次数递减排序，见表2-8。

穴位贴敷治疗面瘫以局部和劳宫穴为主，古医籍中并未明确要求敷贴至发疱的程度，头面部皮肤薄弱，不耐受强刺激，神经血管丰富，药物吸收率高，临床上避免使用刺激发疱类药物。

（二十）痿证

【概述】

痿证是指肢体筋脉弛缓，手足痿软无力，病久患肢瘦削枯萎，以致功能痿废的病证。四肢均可发病，下肢尤甚。故又有“痿躄”之称。多因阴虚筋脉失养，或肝肾不足所致，也可由湿热致痿。病因病机方面，认为“肺热叶焦”，筋脉失润；“湿热不攘”，筋脉弛缓。病证分类方面，根据五脏与五体的关系，提出了“痿躄”“脉痿”“筋痿”“肉痿”“骨痿”的分类方法。

考“痿”之义,《正韵》言明：“两足不能相及也。”《说文解字》段玉裁注曰：“病两足不能相过曰痿。”“痿不能行。”并进一步指出：“按古多痿痹联言，因痹而痿也。”后世医家多宗“痿者，萎也”，即枯萎之义，犹如草木枯萎而不荣，指肢体痿弱，或见肌肉萎缩之状。《素问·四气调神大论》与《素问·生气通天论》俱称“痿厥”，而于《素问·金匮真言论》与《素问·五脏生成》中则俱称“痹厥”,《素问·玉版论要》亦称“痹躄”。

五脏痿证，本于肺热叶焦，而《素问·痿论》列出具体章节辨治于“独取阳明”，此为治痿之总纲。古今医匠对痿躄的证候分类包括：实证，肺热津伤、湿热浸淫、脉络瘀阻；虚证，脾胃虚弱、肝肾亏损。治法上以对症治疗为主，总以补虚扶正为纲，治法以清热、除湿、通络、补虚为主。

痿证常见于西医学的感染性多发性神经炎、运动神经元病、重症肌无力、肌营养不良等病。

【古代穴位贴敷文献】

1.《普济方》

南星、半夏、白芷、川乌、川椒、白及、马蔺子各一两，乳香、没药（另研）各三钱，上

表2-8　古代穴位贴敷治疗面瘫用药规律

序　号	中　药	频　次	频　率
1	蓖麻	7	3.91%
2	川乌、防风	6	3.35%
3	草乌、白芷、细辛、全蝎、天麻、附子	4	2.23%
4	川芎、当归、麻黄、荆芥、甘草、羌活、杏仁、巴豆、鳝鱼血、白附子、冰片、僵蚕、麝香	3	1.68%
5	水牛角、苍术、石斛、何首乌、藁本、人参、大黄、皂角、大戟、天南星、桂枝、石灰、盐	2	1.12%

为细末。酒调，敷贴疼剧处，干则以热水润湿之。日换二次，防风汤，治风毒脚气无力。痹疼痛，四肢不仁，失音不语，及风毒冲心。（卷二百四十三·脚气门·脚气疼痛皮肤不仁附论）

熨顶散，治长头方面、囟大不合、手足痿小、不能行步、头顶软弱、体瘦面光，并皆治之。半夏、川乌、川芎、桂心、细辛、百合、白及、柏子仁、朗黎树根（焙）各等分，上为末。用煨大蒜和酒，捣成饼子贴之，又用绯绢贴之，用炙手频频熨之。（卷三百六十三·婴孩头眼耳鼻门·解颅）

用鹿肉生贴，正即除之，如上贴左右，治偏风，手足不遂，皮肤不仁。（卷九十六·诸风门·偏风）

2.《鲁府禁方》

胡椒（末）五钱，黄丹（炒过）三钱，枯矾三钱，细面一撮，上研细，或好酒或酽醋，调匀作膏，放手心，合在外肾上，即时汗出愈。或摊厚纸上，或布绢上，贴脐，大能起痿。（卷二·寿集·痼冷）

3.《种福堂公选良方》

见晛膏，专治风寒湿气，骨节疼痛，历节痛风，痿痹麻木不仁，鹤膝风，偏头风，漏肩风等症，并治跌仆闪锉等伤，阴症无名肿毒，已破烂者勿贴，小儿孕妇勿贴。活短头发（晒干二两，用壮年人剃下者）、大黄、灵仙、雄鼠粪（各一两）、川乌、草乌、刘寄奴（各八钱）、土鳖虫（大者三十个）、羌活、独活、红花、蛇床子、苍术、当归、生南星、生半夏、白芥子、桃仁（各五钱）。上十八味，俱切碎。樟冰（一两）、甘松、山柰、花椒、猪牙皂、山甲（炙研）、荜茇、没药（以上各三钱不必去油，同乳香炙热同众药研细）、乳香（五钱）、白芷（五钱）。上十味，研极细末。新鲜烟叶汁（一斤松香六两收晒干）、新鲜商陆根汁（一斤松香六两收）、新鲜闹羊花汁（半斤松香三两收）、新鲜艾叶汁（半斤松香三两收）、白凤仙花汁（半斤松香三两收）、老生姜汁（半斤松香三两收）、葱汁（半斤松香三两收）、韭汁（半斤松香三两收）、大蒜汁（四两松香二两收）用足秤，秤麻油二斤四两，先将头发入油熬半炷香，再将前药入油熬至焦黄色，不可太枯，即滤去渣，入前松香熬化，再将丝绵滤去渣，再熬至油面起核桃花纹，先加入极细密陀僧四两，再徐徐加入好西硫黄末一斤，投此二味时，务须慢慢洒入，不可太多太骤，以滴水成珠，离火待温，然后掺入细药搅匀，瓷器收贮，熬时须用桑枝不住手搅，青布摊贴，每张净药重四钱，临时加肉桂末五厘，细辛末二厘。（卷二·公选良方·内外科·风寒湿痹）

4.《外治寿世方》

椿根白皮三两，干姜、白芍、黄柏各一两，麻油熬黄丹收。摊贴。又在浴堂中，不使人知，出一小便，可愈淋浊。治男子精寒痿弱，白浊遗精，女子子宫虚冷，赤白带下，亦治寒泻。倭硫黄六钱，母丁香五钱，麝香一钱，独蒜丸如豆大。朱砂为衣每用一丸纳脐眼上。贴红缎膏，红缎膏方，川椒三两，韭菜子、蛇床子、附子、肉桂各一两，独蒜一斤，真香油二斤浸药熬黄丹收，摊贴。（卷三·遗浊·赤白浊）

5.《鸡鸣录》

生附子、甘草、大蒜、青葱、甘遂各二两，海马、川椒、紫梢花、沙苑子、蛇床子、狗胆、良姜、故纸、鹿茸、木鳖子、狗头骨、山柰、五味子、大茴香各一两，海螵蛸、韭子、木香、地龙、胡椒、穿山甲、锁阳、全蝎、当归、蛤蚧、蜈蚣、蜂房各五钱，三十一味，用麻油四斤浸（夏五日，冬半月，春秋一旬）。煎枯去渣，熬至滴水成珠，以铅丹收，待温搅入后十三味：肉桂二两，公丁香一两，鸦片、阳起石、石硫黄、乳香、朱砂、干安息各五钱，元精石、蟾酥、麝香各三钱，以上俱研极细。苏合油五钱，丁香油三钱，并徐徐搅入即成。治阳气虚弱，腰软脚酸，溺冷便溏，神衰痿惫等证，以此摊贴涌泉、肾俞、丹田等穴，甚有效，名黍谷回春膏。（虚劳第四）

6.《证治摘要》

又痿躄者，脚胫有毒也。三阴交，绝骨边。贴元生膏有效，轻者，灸亦效。（卷上·脚气）

7.《王应震要诀》

痿躄脊骨凸起，平湖徐戟若令嫒。十二岁时忽患背脊骨凸起，并右腿骱骨亦高起，伛偻不能任地，脉细小无力。此得之风寒入于少阴肾脏并脉络之间，用麻黄附子细辛汤，加桂枝、干姜、姜、枣服之。用外敷乳香、没药、川乌、草乌、陈酒药、南星、姜汁、葱汁，调和作饼烘热，扎患处，数日后平复如常。今春受病复起，比前更甚，不能坐立。延余调治，予曰：从前曾拟服补肾壮筋丸，频服以补其损处，因痊愈之速，尚未合服，致有今日之复耳。拟建中汤服数剂后，即能行走，仍用药饼贴患处，并服鹿角霜丸。（王震云先生诊视脉案）

8.《本草简要方》

主治温中，下气补虚，益阳，安脏腑，除心腹宿冷痃癖，止泄精，暖腰膝，吐血，衄血，尿血，妇人倒经，膈噎，散胃脘瘀血，洗肠痔脱肛，子主治补肝肾，助命门，治筋痿，暖腰膝，小便频数，溺血梦遗，妇人白淫白带。韭叶散，韭叶同石灰捣成饼，贴墙上候干，细研，每用少许酒调敷患处。（卷之四・菜部・韭）

【按语】

痿证之大纲，其病在肺，其治在胃。治疗痿证有多种手段，但治疗痿证药物绝大多数需要长期服用，因服用药物带来的不良反应急需解决，穴位贴敷治疗痿证则体现出绿色、安全的相对优势。

古代穴位贴敷治疗痿证在选穴上，以神阙、涌泉、阿是穴为主。神阙为任脉要穴，可固本培元、回阳救脱、和胃理肠。涌泉为足少阴肾经井穴，有滋阴益肾，平肝息风，醒脑开窍之效，治疗痿躄之症效果显著。阿是穴体现了“腧穴所在，主治所在”，以缓解痿证之局部症状。

穴位贴敷的用药种类丰富，共涉及药物87种。使用频率排在前六位的药物是大蒜、川乌、乳香、生姜、韭菜、肉桂，应用频率在18.68%。分别属于驱虫药、祛风湿药、活血化瘀药、解表药、补虚药、温里药。大蒜辛、温，归胃、大肠经，有杀虫、解毒、消痈之效。川乌辛、苦、温、有大毒，归心、脾、肝、肾经，有祛风除湿，散寒止痛之效。乳香辛、苦、温，归肝、心、脾经，有活血行气止痛，消肿生肌之效。生姜辛、温，归肺、脾、胃经，有发汗解表，温肺止咳，温中止呕之效。韭菜辛、甘、温，归肝、肾经，有温肾壮阳，固精之效。肉桂辛、甘、大热，归肝、肾、脾，有温中补阳，散寒止痛之效。将古代文献中穴位贴敷治疗痿证应用频次大于1的药物按出现频次进行统计，依据频次数递减排序，见表2–9。

中药穴位贴敷是一种中医外治法，有临床操作简单，应用安全，不良反应少等优势。中药贴敷疗法，使药物本身通过皮肤被吸收，从而发挥药物的治疗效果；而贴敷治疗的局部，在密封的环境下，局部皮肤上升，血液循环加速，湿度增加，药物吸收速率增快。穴位贴敷可调节痿痹的肢体运动功能，同时在一定程度上改善生活质量。

（二十一）虚劳

【概述】

虚劳又称虚损，以脏腑功能衰退，气血阴阳亏损，日久不复为主要病机，以脏腑亏损，元气虚弱而致的一类慢性消耗性病证的总称。在古代医书中又称之为虚损与劳瘵。晋代《肘后备急方》直称其为“虚损”。

虚劳一病，《黄帝内经》中有关于“虚”“损”“劳”的论述。《素问・通评虚实论》曰：“邪气盛则实，精气夺则虚。”《素问・评热病论》曰：

表2–9　古代穴位贴敷治疗痿证用药规律

序号	中药	频次	频率
1	大蒜	5	3.73%
2	川乌、乳香、生姜、韭菜、肉桂	4	2.99%
3	丁香、大黄	3	2.24%
4	白芷、白及、细辛、胡椒、黄丹、草乌、当归、山柰、穿山甲、麻油、麝香、朱砂、附子、香油	2	1.49%

“邪之所凑，其气必虚。”这奠定了后世以“正气不足者为虚”之虚证提纲。《金匮要略·血痹虚劳病脉证并治第六》首次提出了虚劳病名。

本病常为禀赋不足，素体怯弱，形气不足，脏腑不荣，生机不旺，后天失调所致，如房事不节，耗损真阴；劳倦过度，情志内伤；饮食不节，起居失常。或诸病失治，病久失养，渐至元气亏损，精血虚少，脏腑功能衰退，气血生化不足所致。主要分为阴虚、阳虚、气虚、血虚四类，或彼此交错，形成阴阳两虚，气血同病，五脏俱亏等。

虚劳病是以脏腑阴阳气血失调为主要的疾病，七情是病因，失精是关键，病变由心及肾，由肾及肝，由肝及脾，由脾及肺，在治疗上，应结合各脏腑的特性，阴阳并补，气血调和。

西医学中，虚劳病大致可相当于慢性消耗性疾病和功能衰退性疾病，其范围包括但不限于肿瘤恶病质、慢性肾功能衰竭等。

【古代穴位贴敷文献】

1.《本草品汇精要》

除虚劳客热，及疗痈疽恶疮血出不止，以地骨皮不计多少，净洗先刮上面粗皮留之。再刮取细白穰，仍取粗皮同地骨一处煎汤，淋洗疮令脓血净，以细穰贴之次日结痂遂愈。（卷之十六·木部上品之上·木之木·地骨皮）

2.《本草纲目》

（气虚）麻黄根，止诸汗必用，或末，或煎，或外扑。何首乌，贴脐。郁金，涂乳。（第三卷·百病主治药上·诸汗）

3.《验方新编》

坎离丸，治一切虚劳，立见神效。黑豆炒熟研末、红枣量用，煮熟，去皮核。二味共捣为丸，每服三四钱，盐汤送下，或酒下。

外治法：治一切虚劳、咳嗽、吐血、烧热等症，但脉息有神，无不效应。箭头砂一两，明雄黄五钱，共研细末，绵纸包固，选未曾行经十二三岁童女，身体壮实无病者，将药贴放童女脐内，用布捆紧，过一周时取下，称药比前多重一二钱者更妙，即刻捆于病人脐上。先备人乳十余碗，候病者口干发燥饮之，渴止，然后解去脐上之药，其病自去。再照枇杷膏调养一月，百无一失，断不可服别药，以免误事。（卷三·劳症诸方）

附桂膏，治感受风湿，手足麻木，筋骨疼痛等症，贴之神效。肚腹畏寒者更妙。真香麻油三斤，柏枝尖、松毛心各五斤，生大附子（切片）、肉桂（研极细末）各半斤，黄丹、铅粉各十两，先将麻油入锅烧滚，下柏枝、松毛、附子，次第入油锅熬枯，去渣，下肉桂末再熬，下黄丹、铅粉，不住手搅至滴水成珠，入瓦器内浸水中拔去火毒，用布摊贴。肚腹畏寒者贴肚脐，用大张连脐眼贴，并贴背后肾俞穴。其余筋骨麻木酸痛，俱贴患处。（卷十一·阴疽诸症·内外备用诸方）

4.《外治寿世方》

治一切虚劳咳嗽、吐血、烧热等症，但脉息有神，无不应效。箭头砂一两，明雄黄五钱，共研细末，绵纸包固。选未曾行经十二三岁童女，身体壮实无病者，将药贴放童女脐内。用布捆紧，过一周时取下，称药比前多重一二钱者更妙。即刻捆于病人脐上，先备人乳十余碗。俟病者口干发燥，饮之渴止，然后解去脐上之药，其病自去。（卷一·劳伤）

5.《鸡鸣录》

阳衰，胡椒五粒，母丁香三粒，黄丹三分，生矾一分，共研细，醋调涂脐中，外以膏药封之，名健阳膏。

治阳气虚弱，腰软脚酸，溺冷便溏，神衰痿惫等证，以此摊贴涌泉、肾俞、丹田等穴，甚有效，名黍谷回春膏。杜仲、归身、乳香各五两，丁香、甘草、川芎、半夏、苍术、黄芪、檀香、木香各三两，附子、大茴、洋参各二两，芸香、降香、薄荷、甘松、桂枝、巴戟、杞子、山柰、辛夷、锁阳、干姜、益智、独活、五味子、干安息各一两，沉香六钱，三十味研细，或加海马一对，拌入苏合油、琼玉膏各三两，丁香油二两，和匀收储，每一剂用药四两五钱，配艾绒八钱，加肉桂、鹿茸、冰片各一钱，麝香五分，研细拌匀，铺于绵上，阔二寸半，长三尺余，再用红布包而缝之。外包以绵绸或湖绉。长四五尺，线行为带，可系于腰，名暖脐带，或作肚兜式，系之亦可，故一名暖脐兜。治阳虚体弱，食少便溏，气滞血寒，结成症瘩，男妇内疝，腹痛腰疼，诸证极效。但止宜系于冬令，春时即当解下，略焙藏锡器中，勿泄气，则一剂可用二三年。男子阴

虚火盛，女子血虚内热者勿用。（虚劳第四）

6.《种杏仙方》

瘰疬相连颈项生，虚劳气郁结其形。益气养荣并解郁，内消方显药通灵。一方、治老鼠疮。用靛叶，以手揉软贴之，频易。（卷三·瘰疬）

7.《古今医统大全》

保真膏，治一切虚冷证，及无子，肾衰，阳事不举不固，贴丹田及肾，命门穴，久久贴之，大有功效。（卷之二十二·痼冷门·药方）

8.《万病回春》

益寿比天膏，此药最能添精补髓，保固真精不泄；善助元阳，滋润皮肤，壮筋骨、理腰膝；下元虚冷，五劳七伤，半身不遂，或下部虚冷，膀胱病症，脚膝酸麻，阳事不举。男子贴之，行步康健，气力倍添，奔走如飞；女子贴之，能除赤白带下、砂淋血崩，兼下生疮疖，能通二十四道血脉，坚固身体，返老还童。专治喘户，遇鼎气不泄真精，大臻灵验，非至仁不可轻泄，其妙如神。

鹿茸、附子（去皮脐）、牛膝（去芦）、虎胫骨（酥炙）、蛇床子、菟丝子、川续断、远志肉、肉苁蓉、天门冬（去心）、麦门冬（去心）、杏仁、生地、熟地、官桂、川楝子（去核）、山茱萸（去核）、巴戟（去心）、补骨脂、杜仲（去皮）、木鳖子（去壳）、肉豆蔻、紫梢花、谷精草、穿山甲、大麻子（去壳）各一两，甘草（净末）看众药焦枯方下）二两，桑、槐、柳枝各七寸。

上锉细，用真香油一斤四两浸一昼夜，慢火熬至黑色；用飞过好黄丹八两、黄香四两入内，柳棍搅，不住手；再下雄黄、倭硫、龙骨、赤石脂各二两，将铜匙挑药滴水成珠不散为度；又下母丁香、沉香、木香、乳香、没药、阳起石、煅蟾酥、哑芙蓉各二钱，麝香一钱为末，共搅入内；又下黄蜡五钱。将膏贮磁罐内，封口严密，入水中浸五日，去火毒。每一个重七钱。红绢摊开，贴脐上或两腰眼上。每一个贴六十日方换。其功不可尽述。（卷之四·补益）

9.《医学入门》

内痔疮生于口上腭，治以钩刀并铁烙；敷以雄粉支其牙，最是虚劳元气薄。（外集·卷五·外科·痈疽总论·脑颈部）

10.《济世全书》

长春封脐膏方上异人传：此药能镇玉池，存精固漏，通二十四骨节血脉，锁三十六道骨节，主一身之毫窍。贴之，血脉流畅，龟健不用，致乳汁常盈，养精、神、气，有百战之功，壮阳助气，返老还童，固下元，通透三关，乃遂行之道。老人贴之，夜无小水，大小精不泄，补益虚损，延年益寿，至真至宝。又治男子下元虚冷，小肠疝气，痞疾，单腹胀满，并一切腰腿骨节疼痛，半身不遂，贴三日神效。妇人子宫久冷，赤白带下，不坐胎，产后战肠风，贴之三日神效。

天门冬、生地黄、熟地黄、木鳖子、大附子、杏仁、蛇床子、远志、牛膝、肉苁蓉、官桂、龙骨、菟丝子、肉豆蔻、虎骨、鹿茸、麦门冬、紫梢花各二钱，上为细末，入香油一斤四两，文武火熬黑色，去渣澄清，入黄丹半斤，水飞过，松香四两熬，用槐柳条搅，滴水不散为度，再下硫黄、雄黄、朱砂、赤石脂、龙骨各三钱，为末入内，除此不用见火，将药微冷定，再下腽肭脐一副，阿芙蓉、蟾酥各三钱，麝香一钱不见火，阳起石、沉香、木香各三钱，不见火。上共为细末入内，待药终，下黄蜡六钱，放磁器内盛之，封口放水中浸三日去火毒，取出摊缎子上，或红绢上亦可，贴脐上六十日方无力，再换。一方加乳香、没药、母丁香各三钱。（震集卷四·补益虚损百病·脉法）

11.《内科通论》

代灸膏，治老人衰弱，元气虚冷，脏腑虚滑，腰脚冷痛沉重，饮食减少，手足逆冷不能忍者，用此灸方，功效不能尽述。大附（炮）一个，吴茱萸、桂皮、木香、蛇床子各半两，马蔺花（焙）一两，上为细末，每用药半匙，白面半匙，生姜汁半盏，同煎成膏，摊于纸上，临卧贴脐，以油纸覆其上，绵衣系之，自夜至明乃去，每夜如此贴之，其腰腹如灸百壮，除寒积，腰痛贴腰眼。（杂病广要·内因类·痼冷积热）

【按语】

虚劳即虚损，是以脏腑亏损，气血阴阳虚衰，久虚不复为主要病机，以五脏虚证为主要临床表现的慢性虚弱证候的总称。虚劳在临床上可表现出各种症状，其治疗周期受病情严重程度、治疗方案、治疗时机、年龄体质等因素影响，可存在个体差异。

古代穴位贴敷治疗虚劳在选穴上以背俞穴的肾俞，命门、神阙为主。背俞穴是五脏六腑之气输注于背部的腧穴，属足太阳膀胱经，根据病变部位而取不同的背俞穴，背俞穴与相应脏腑位置的高低基本一致。取穴上还多取可以补益人体正气，振奋一身之阳的穴位，如督脉命门，任脉神阙等。肾俞，有补肾强腰、温补肾阳、利水祛湿之效。命门属督脉，有调理冲任、温益肾阳、舒筋镇痉之效。神阙穴，即脐中，是肾间动气所在，人体生命的源泉，十二经脉的根本，贴敷神阙穴固本培元，是穴位贴敷治疗虚劳的关键穴位。

穴位贴敷用药种类丰富，共涉及药物93种，使用频率排在前三位的中药是附子、丁香、木香，应用频率在9.72%。分别属于温里药、理气药。附子大辛、大热、有毒，归心、脾、肾经，有回阳救逆，温补脾肾，散寒止痛之效。丁香辛、温，归肺、胃、脾、肾经，有降气止呃，温中散寒止痛，温肾助阳之效。木香辛、苦、温，归脾、胃、大肠、胆经，有行气止痛之效。将古代文献中穴位贴敷治疗虚劳应用频次大于1的药物按出现频次进行统计，依据频次数递减排序，见表2-10。

虚劳一般病程较长，多为久病顽疾，其转归和预后与患者个人体质，以及脾肾功能密切相关。因此，得到及时、正确的治疗、护理也是治疗虚劳病的重要条件。穴位贴敷操作简单、快捷，适用于久病虚劳患者调理恢复。

（二十二）胃痛

【概述】

胃痛是指以上腹胃脘部近歧骨处疼痛为主症的病证，往往兼见胃脘部痞满、胀闷、嗳气、吐酸、纳呆、胁胀、腹胀等症，常反复发作，久治难愈。在古代医书中，本病又称“胃脘痛”“胃气痛”“肝胃气痛”。亦有称之为“心痛”“心下痛”。

胃脘痛首见于《内经》“民病胃脘当心而痛”，指出疼痛部位是“当心而痛”，没有区分胃脘痛和心痛的异同，故后世医家亦有把胃脘痛心痛混为一谈。如《千金要方·卷十三·心腹痛》载：“九痛丸，治九种心痛，一虫心痛，二注心痛，三风心痛，四悸心痛，五食心痛，六饮心痛，七冷心痛，八热心痛，九去来心痛。”虽未明确描述九种心痛的症状，但从名称上分析，大多是胃痛。胃痛的病因可分为寒邪犯胃、饮食停滞、肝气犯胃、脾胃虚弱等。寒邪客胃，外感寒邪，内客于胃，寒主收引，致胃气不和而痛；饮食伤胃，饮食不节，或过饥过饱，致胃失和降；肝气犯胃，肝失条达，横逆犯胃，致气机阻滞，因而发生疼痛；脾胃虚弱，各种原因引起的脾胃虚寒，导致疼痛。

西医学中胃痛主要症状为中上腹不适，饱胀、烧灼痛，食欲不振、反酸等，或伴有上腹压痛或叩诊鼓音，符合慢性浅表性胃炎其他的临床症状表现。凡符合胃痛证候者均可参考本文辨证论治。

【古代穴位贴敷文献】

1.《幼幼集成》

治一切胃痛胸痛腹痛腰痛，疼如锥刺，不可忍者，花椒不拘多少，研为细末，和少面粉，醋和成饼，贴于痛处，上铺艾绒，用火灸之，疼立止。（卷四·腹痛证治·腹痛简便方）

2.《理瀹骈文》

伤食者多飧饮食不能运化，停于胸腹，饱闷

表2-10　古代穴位贴敷治疗虚劳用药规律

序　号	中　药	频　次	频　率
1	附子、丁香	5	3.7%
2	木香	4	2.78%
3	熟地黄、肉桂、黄丹、雄黄、乳香、沉香、鹿茸、麝香、蛇床子、龙骨	3	2.08%
4	杜仲、甘草、牛膝、菟丝子、远志、肉苁蓉、天冬、麦冬、杏仁、生地黄、木鳖子、肉豆蔻、硫黄、赤石脂、没药、阳起石、蟾酥、芙蓉、黄蜡	2	1.39%

恶食，不食嗳气，作酸下泄，臭屁或腹痛吐泻，重则发热、头痛，手按心口刺痛，此有余症，宜消导去之。又伤冷者加木香、砂仁、丁香、草果；甚加附子、巴仁；若脾虚、不思饮食、食不化，食后倒饱者，用健脾膏贴胸口脐上，再加党参、白术、甘草、半夏、陈皮、香附、木香、砂仁、益智仁、浓朴、神曲、干姜、大枣之类，炒熨；若内伤发热、胃痛不食，亦贴健脾膏用补中益；气寒加草蔻。（存济堂药局修合施送方并加药法·金仙膏）

或中焦脾胃虚寒。宜参用温肾固真膏，亦治冷哮遇冷而发冷痿肺，有虚寒而痿者等症。上贴心口，中贴脐眼，下贴丹田，或并贴。

生半夏（姜汁现炒）三两，杏仁、苏子、炙桑皮、五味子、麻黄、细辛、干姜、陈皮、官桂、葶苈子（炒）、白蒺藜各二两，西党参、白术、苍术、黄芪、炙甘草、川芎、白芷、荆穗、独活、防风、百部、南星、当归、酒芍、桔梗、枳壳、青皮、灵仙、砂仁、沙蒺藜、旋覆花、制香附、乌药、大腹皮、巴戟天、大茴香、补骨脂、吴萸、荜茇、良姜、款冬花、芫花、紫菀、厚朴、黑丑、泽泻、车前子、白附子、巴豆仁、诃子、川乌、白及、白蔹、皂角、木瓜、木鳖仁、蓖麻仁、炮山甲各一两，生姜、葱白、槐枝、柳枝、桑枝各四两，凤仙草（全株，干者用二两）、白芥子、川椒、胡椒、核桃仁（连皮）、石菖蒲、莱菔、白果仁、大枣、乌梅、粟壳各一两，两药共用油十六斤，分熬丹收，再入肉桂、丁香、木香、降香（沉香更佳）、白蔻仁各一两，牛胶四两酒蒸化，如清阳膏下法。（存济堂药局修合施送方并加药法·温肺膏）

治元阳衰耗，火不生土，胃冷成膈。吐出酸臭不化，二便利者，属胃冷。先用温胃膏贴胃脘，参用此膏贴背心脐眼对脐。生鹿角屑一斤（鹿茸更佳）、高丽参四两，用油三四斤先熬枯去渣听用。或用黄丹收亦可、生附子四两，川乌、天雄各三两，白附子、益智仁、茅山术、桂枝、生半夏、补骨脂、吴茱萸、巴戟天、胡芦巴、肉苁蓉各二两，党参、白术、黄芪、熟地、川芎、酒当归、酒白芍、山萸肉、淮山药、仙茅、蛇床子、菟丝饼、陈皮、南星、北细辛、覆盆子、羌活、独活、香白芷、防风、草乌、肉蔻仁、草蔻仁、远志肉、荜澄茄、炙甘草、砂仁、厚朴（制）、杏仁、香附、乌药、良姜、黑丑（盐水炒黑）、杜仲（炒）、续断、牛膝（炒）、延胡索（炒）、灵脂（炒）、秦皮（炒）、五味子、五倍子、诃子肉、草果仁、大茴、红花、川萆薢、车前子、金毛狗脊、金樱子、甘遂、黄连、黄芩、木鳖仁、蓖麻仁、龙骨、牡蛎、山甲各一两，炒蚕沙三两，发团一两六钱，生姜、大蒜头、川椒、韭子、葱子、棉花子、核桃仁（连皮）、干艾各四两，凤仙（全株）、干姜、炮姜、白芥子、胡椒、石菖蒲、木瓜、乌梅各一两，槐枝、柳枝、桑枝各八两，茴香二两。两药共用油二十四斤，分熬再合鹿角油并熬丹收。再入净松香陀僧、赤脂各四两，阳起石（煅）二两，雄黄、枯矾、木香、檀香、丁香、官桂、乳香（制）、没药（制）各一两，牛胶四两酒蒸化，如清阳膏下法，一加倭硫黄（用浮萍煮过者）。（存济堂药局修合施送方并加药法·扶阳益火膏）

温胃膏，旧名卸寒暖胃膏。此方表里俱备，冬时施送穷人预贴一张于心口并脐可免受寒。治胃寒不纳，呕泻痞胀疼痛诸证。干姜炒二两，川乌、白术各两半，苍术、党参、附子、吴萸、黄芪、麻黄、桂枝、北细辛、羌活、独活、防风、麦冬、藁本、柴胡（炒）、川芎、当归、酒芍、香附、紫苏、藿梗、杏仁、白芷、青皮、陈皮、半夏（炒）、南星、厚朴、乌药、灵仙、麦芽、神曲（炒）、枳实、泽泻、荜澄茄、草果、草蔻仁、肉蔻仁、骨脂、良姜、益智仁、大茴、巴戟、荜茇、车前子、延胡、灵脂各一两，黄连（吴萸水炒）、五味子各五钱，甘草七钱，生姜、葱白各四两，艾、薤、韭、蒜头、菖蒲各二两，凤仙一株，木瓜、川椒、白芥子、胡椒各一两，大枣、乌梅肉各五个。两药共用油十二斤。分熬黄丹收，再入木香、丁香、砂仁、官桂、乳香（制）、没药各一两，牛胶四两酒蒸化，如清阳膏下法，一加木鳖仁、蓖麻仁、山甲各一两。（存济堂药局修合施送方并加药法·温胃膏）

3.《临证指南医案》

王（四三）劳伤胃痛，明是阳伤，错认箭风，钓药敷贴，更服丸药，心下坚实按之痛，舌白烦渴，二便涩少，喘急不得进食，从痞结论治。（寒热客邪互结）生姜汁、生淡干姜、泡淡黄芩、枳

实、姜汁炒川连、半夏。（卷四·痞）

4.《中医辞典》

当归、白芷、乌药、木香、八角茴香、小茴香、生香附、乳香、母丁香、没药、肉桂、沉香、麝香。可暖脐散寒，行气止痛。主治寒凝气滞型胃痛、腹痛、泄泻、睾丸胀痛等。症见肢冷形寒，面色㿠白，腰膝酸软，小便清长，舌淡嫩苔白滑，脉沉弱等。膏药剂，每张净重分别为20g、10g、5g。用时贴于脐腹部。[第四篇·外用中成药·内科外用药·暖脐膏（十香暖脐膏）]

5.《验方新编》

暖胃膏，生姜一斤，捣取自然汁碗许，入牛皮胶、乳香末、没药末各五钱，同煎，胶化离火，将药作三四大膏药，以一张贴胃脘痛处，用绸捆绑三个时辰，然后取周岁小孩所穿之鞋一双，铜锣上烘极热，生膏上轮流熨之，熨至膏硬，换膏再贴，再绑三时，再熨至愈为止。止后用紫油厚朴三两（用老姜二两切片，同煮一时，去姜不用），干姜四两（用甘草二两同煮一时，去甘草不用），将二味炒干为细末，黑枣煮汤（去皮核）为丸，每服二钱，开水送下，久服断根。此方名熨胃丸，功能温中降气，暖胃消爽，大有奇效。此林屋山人经验方也。（卷四·脾胃·胃寒呕吐黄水）

木香、川芎、牛膝、生地、细辛、白芷、枳壳、秦艽、独活、防风、归尾、大枫子、黄芩、南星、羌活、半夏、赤芍、贝母、杏仁、蓖麻子、白蔹、苍术、艾叶、川乌、肉桂、良姜、续断、两头尖、连翘、甘草节、藁本、丁香、青皮、藿香、乌药、荆芥、苏木、玄参、僵蚕、桃仁、栀子、红花、皂角、威灵仙、苦参、茅香、文蛤、蝉蜕、草乌、蜂房、鳖甲、全蝎、金银花、麻黄、白及、大黄、青风藤各二两，蜈蚣二条，白鲜皮、五加皮、穿山甲、降真香、骨碎补、苍耳头各一两，蛇蜕三两，桃、柳、榆、槐、桑、楝、楮七色树枝各二尺一寸。各药切为粗片，用麻油十二斤浸，夏三宿、春五宿，秋七宿，冬十宿，方以火熬，以药枯油黑为度，滤去渣，贮瓷器内，另用松香不拘多少，先下净锅内熔化，依松香二斤加药油四两，试软硬得所，仍滤水中，抽扯成金色即成，临用取适量外贴。可治风寒湿热，手足拘挛，骨节瘦痛，癥瘕痞积，结核，转筋；顽癣顽疮，积年不愈，肿毒初发，杨梅肿块未破者（俱贴患处）；寒湿腹痛，泄痢，疟疾（俱贴脐上）；寒痰喘嗽，受寒恶心，胸膈胀闷，脾胃虚寒心痛，面色萎黄（俱贴心口）；负重处力，浑身拘痛（贴背心及腰腿）；小肠疝气（贴脐下）。（卷十一·金丝万应膏）

6.《针灸集成》

一切心腹胸胁腰背苦痛，川椒为细末醋和为饼。贴痛处，用熟艾铺饼上发火，烧艾痛即止。（卷二·胸）

7.《增订通俗伤寒论》

或用点眼止痛法雄精、西瓜硝各一分，冰片、麝香少许，菊花、芽茶泡汤调，点目内眦睛明穴，男左女右，扶行数步，止偏正头风固效，即治胃脘痛亦立效，效亦如神。（第三编·证治各论·第九章伤寒夹证·第九节）

8.《慈禧光绪医方选议》

肉桂（去皮）一两五钱，丹皮八钱，黄芪、党参、归身、生地各二两，白芍、茯蓉、附子（炮）、木鳖子（去壳）各一两，荆芥、防风、麻黄、桂枝、柴胡、前胡、升麻、葛根、苏叶、薄荷、羌活、独活、白芷、藁本、川芎、细辛各五钱。以真麻油三斤，生姜四两，葱头四两切碎，入油内慢火熬焦，去渣，滤净汁；每油一斤，入飞净黄丹半斤，慢火熬至老嫩得宜，以瓷器收盛，七天后方可使用。用时，贴脐部。可用于感受寒邪之腹部胀痛，呕吐酸水。主镇痛止泻，祛风散寒，温中健胃暖肚。

【按语】

胃痛为临床常见病，多发病。引起胃痛原因有很多，需要明确病因对症治疗。治疗方案包括药物治疗，手术治疗。穴位贴敷治疗胃痛可使药物成分有效吸收，并对血管扩张、局部血液循环产生促进作用，达到和胃止痛的效果。

古代穴位贴敷治疗胃痛在选穴上以中脘、神阙为主要的局部选穴，部分为阿是穴，体现了“腧穴所在，主治所在”的治疗规律。中脘穴健脾和胃，贴敷可温通对全身气血进行激发，促进阳气运行，驱寒和胃、止痛。神阙穴，即脐中，是肾间动气所在，人体生命的源泉，十二经脉的根本，贴敷神阙穴固本培元。

穴位贴敷的用药种类丰富，共涉及200种药物。使用频率排在前六位的是半夏、肉桂、香附、木香、白芷、生姜，应用频率在9.32%。分别属于化痰药、温里药、理气药、解表药。半夏辛、温，有毒，归脾、胃经，有燥湿化痰，消痞散结，降逆止呃之效。肉桂辛、甘、大热，归肝、肾、脾经，有温中补阳，散寒止痛之效。香附辛、微苦、甘、平，归肝、三焦经，有疏肝理气，活血调经之效。木香辛、苦、温，归脾、胃、大肠、胆经，有行气止痛之效。白芷辛、温，归肺、胃经，有解表散风，通窍止痛，燥湿止带，消肿排脓之效。生姜辛、温，归肺、脾、胃经，有发汗解表，温中止呕，温肺止咳之效，为呕家之圣药。将古代文献中穴位贴敷治疗胃痛应用频次大于1的药物按出现频次进行统计，依据频次数递减排序，见表2-11。

中医治疗胃痛相较于西医而言存在较大优势，西药治疗存在较大不良反应，对身体伤害较大。因此，中药逐渐成为广大患者治疗胃痛的选择，穴位贴敷能够更为有效地展开临床治疗，具有快捷、经济、安全的优点，非常适用于胃痛患者。

（二十三）吐血

【概述】

吐血，是指胃及食道出血，经呕吐而出，血色红或紫暗，多夹有食物残渣，亦称呕血。吐血在古代医书《黄帝内经》称为“呕血”。《金匮要略》中称“吐血”。《医碥·吐血》记载“吐血即呕血”。

吐血的原因多为饮食失节，过食辛辣，胃中积热，或情志失常，暴怒伤肝，肝气横逆，肝火犯胃，以致胃失和降，胃络受伤而吐血。此外，跌仆损伤，内脏病变，以及某些疾病发展过程中也会有吐血现象。如果发生吐血，应首先采取治疗措施予以止血，然后根据其不同的原因辨证施治。

本病常见于现代医学的上消化道出血，其中以胃、十二指肠溃疡出血及肝硬化门静脉高压所致的食管静脉曲张破裂出血；急慢性胃炎、食管炎、应激性溃疡等疾病也可出现吐血。

【古代穴位贴敷文献】

1.《得配本草》

辛，温，有毒。入足太阴、阳明经。通五脏，达诸窍，破冷气，去风湿，除邪恶，化癥瘕，消水肿，制阴毒。捣膏贴足心，能引热下行，治干湿霍乱，吐血衄血，脑泻鼻渊，泄泻暴痢，脚肚转筋。（卷五·菜部·葫大蒜）

2.《奇效良方》

无比神应膏，治诸般恶毒疮肿，发背瘤疽，瘰疬臁疮，脚气，打扑伤损，刀斧伤，汤浇火烧，马犬蛇虫蜈蚣蜂蝎，多年咳嗽，口内吐血，

表2-11 古代穴位贴敷治疗胃痛用药规律

序号	中药	频次	频率
1	半夏、肉桂	7	1.72%
2	香附、木香、白芷、生姜	6	1.47%
3	陈皮、党参、甘草、干姜、细辛、川芎、防风、乌药、丁香	5	1.23%
4	苍术、厚朴、白术、砂仁、杏仁、麻黄、南星、当归、白芍、良姜、川乌、蓖麻、穿山甲、川椒、肉桂、黄芪、羌活、独活、葱、乳香、没药	4	0.98%
5	枳实、神曲、益智仁、大枣、五味子、青皮、威灵仙、巴戟天、补骨脂、吴茱萸、车前子、木瓜、木鳖仁、白芥子、胡椒、石菖蒲、乌梅、牛胶、桂枝、黄芩、艾草、茴香、藁本、凤仙、桃仁	3	0.74%
6	枳壳、麦芽、荜茇、黑丑、泽泻、白附子、诃子、白蔹、皂角、葱白、核桃仁、莱菔、草乌、肉蔻仁、草蔻仁、荜澄茄、续断、牛膝、灵脂、红花、黄连、大蒜、韭菜、柴胡、草果、麝香、生地黄、荆芥	2	0.49%

贴背取毒愈。

白及、白蔹、白芷、木鳖子仁、官桂、杏仁、当归、柿花、乳香、没药各一两，苏合香一丸，黄丹二斤半，真麻油五斤，槐柳枝各半斤。上锉碎，除乳香没药黄丹苏合香丸另研外，其余药于油内浸，春秋五日，夏三日，冬十日，遇冬减黄丹二两。新铁锅内浸，至日期，用文武火熬，一顺搅，槐柳枝黑色，去滓待温，下乳没苏合香丸再熬，不住手搅，微滚三两沸，放温，一面搅，一面下黄丹，文武火熬滚，起出火，再滚，如此五七次，不住手搅，至数千次，烟尽黑色为度，滴水中不散方可，切不可用火辰日熬，忌鸡犬妇人见。（卷之五十四・疮疡门）

3.《救生集》

叶真人，诚心济世往求，菩萨赐以良方，以三十六罡攻之于外，以菩提水应之于内，则万病可迅除矣。药有三十六种，合天罡之数菩提水，乃生甘草汤也，久病七日可愈；新病三日可除，真神方也。

大黄一两，香附七钱，三棱一两，羌活八钱，杏仁七钱，芫花七钱，蜈蚣十条，桃仁七钱，皂角八钱，厚朴七钱，槟榔七钱，黄柏八钱，香白芷八钱，淮生地一两，北细辛七钱，上肉桂八钱，麻黄八钱，巴豆八钱，蛇蜕五钱，黄连五钱，甘遂二两，川乌一两，莪术一两，枳实八钱，独活七钱，防风七钱，全蝎七钱，黄芩七钱，草乌一两，秦归一两五钱，蓖麻子（研）二两，穿山甲七钱，木鳖子（研）一两，五倍子（研）七钱，天花粉七钱，红芽大戟八钱。上药三十六味，俱用生的，拣肥大者，切为厚片，其巴豆、桃、杏、五倍、甘遂、蓖麻、木鳖及体质坚实不能切片者，俱要捣细，用真正芝麻油六斤，泡药五日，以文武火熬炼，用柳枝搅药，熬至山甲色红黑为度，将药渣滤净，熬至滴水成珠，加研细，密陀僧四两，飞黄丹二斤四两，先用细罗筛筛好，临时筛入油内，杨枝搅油无停、至不老不嫩，用铜铁器盛贮扑潮地，或露三四夜，除去火毒。

吐血鼻衄，贴两足涌泉穴，饮甘草水，自愈。（卷四・通治诸病门此方系唐天师）

4.《验方新编》

坎离丸，治一切虚劳，立见神效。黑豆炒熟研末、红枣量用，煮熟，去皮核。二味共捣为丸，每服三四钱，盐汤送下，或酒下。外治法：治一切虚劳、咳嗽、吐血、烧热等症，但脉息有神，无不效应。箭头砂一两，明雄黄五钱，共研细末，绵纸包固，选未曾行经十二三岁童女，身体壮实无病者，将药贴放童女脐内，用布捆紧，过一周时取下，称药比前多重一二钱者更妙，即刻捆于病人脐上。先备人乳十余碗，候病者口干发燥饮之，渴止，然后解去脐上之药，其病自去。再照枇杷膏调养一月，百无一失，断不可服别药，以免误事。（卷三・劳症诸方）

观音救苦膏，此膏能治百病，或贴或服，应验如神。外治者用布摊贴，内服者作丸如绿豆大，每服七粒，切不可多，孕妇忌用。大黄、甘遂（研）、木鳖（研）、蓖麻子（研）各二两，生地、川乌、草乌、三棱、莪术各一钱，巴豆（研）、羌活、黄柏、麻黄、皂角、肉桂、枳实、真红芽大戟、白芷各八钱，香附、芫花、厚朴、杏仁（研）、穿山甲、防风、天花粉、独活、全蝎、槟榔、桃仁（研）、细辛（研）、五倍子、玄参各七钱，蛇蜕、黄连各五钱，当归一两五钱，蜈蚣十条，上药合三十六天罡之数，预先斋戒，将麻油五、六斤浸五日，后用火熬。用柳枝搅匀，熬至滴水成珠，再加水飞黄丹二斤四两、密陀僧四两，不老不嫩收入瓷罐，放水中拔尽火气，听用：一偏正头风，左患贴左，右患贴右，正患贴印堂，兼卷条塞鼻孔中，口含甘草汤咽之。一吐血、鼻血，贴两脚心，并服甘草汤。（卷十一・阴疽诸症・内外备用诸方）

肚角受伤，吐血不止，用水银、栀子、红花、五加皮，共为末，带毛小鸡一只，同捣烂，敷上。（卷二十三・方药分门・身中门）

5.《万病回春》

万应紫金膏，治跌仆伤损、手足肩背并寒湿脚气风毒，痛不可忍。沥青二斤半，威灵仙二两，蓖麻子（去壳研）一百粒，木鳖子（去壳研烂）二十八个，乳香（笋箬炙为末）一两，没药（为末）一两，黄蜡二两，生姜（捣汁一碗）一斤，麻油夏二两，春秋三两，冬四两，先同灵仙熬，去渣，滴水不散为度。

上将沥青研末，同二汁下锅熬化，看二汁尽时，却起火，桃柳条不住手搅匀，却入前灵仙油同熬，再下木鳖子、蓖麻子捣匀入内搅，又下乳没、黄蜡再搅，即成膏矣。每用好厚绢纸摊贴，先将姜搽患处，后贴上，即用烘热鞋底熨之。泻痢贴丹田；咳嗽、吐血贴背心；心疼贴心上；风损贴患处。(卷之八・膏药)

【按语】

吐血为临床常见病，多发病。吐血可发于外感、阴虚、气虚、暑热、酗酒、瘀血、胃寒、外伤等。吐血有轻有重，病势有缓急，治则分标本。如果吐血证急势重，危及生命，无论是何种原因，都应急则治标，先止血，为防吐血复发当宁血，之后再补亏耗之血，后再辨证论治。

古代穴位贴敷治疗吐血在选穴上以脐中神阙穴为主要的局部选穴，部分使用了足心和背俞穴。神阙属任脉，有培元固本，回阳救脱，和肠理胃之效。足心涌泉穴属肾经，为肾经之井穴，可交济心火，引热下行。背部的膈俞、胃俞属于局部腧穴，体现了“腧穴所在，主治所在”的治疗规律，背俞穴为脏腑之气聚合之处，刺激脾俞、胃俞可直接调节相应脏腑功能，调动人体的阳气升发，达到调理中焦，奏止血之功效。膈俞为血会，取之可理血宁血。

古代穴位贴敷治疗吐血药物选择上，常用活血化瘀类药物如乳香、没药、桃仁、大黄等；养血活血之当归；祛风活血，活络通窍之蓖麻子；清热泻火之天花粉，清热燥湿之黄连、黄柏；活血行气之三棱、香附。诸药合用，共奏清热泻火，活血化瘀，凉血止血之功。

穴位贴敷治疗吐血以肚脐为主，部分选取了足心和背俞穴。贴敷治疗后嘱患者禁食生冷刺激食物，脐部贴敷时需要注意药物不能过于刺激，以免伤到脐部皮肤，古医籍中并未明确要求敷贴至发疱的程度。此种膏药制作相对比较复杂，但是药效比较持久，适宜于吐血病证。

(二十四)呕吐

【概述】

呕吐，是指胃中食物或痰涎从胃中上涌，沿食道自口而出的症状。有声无物为呕，有物无声为吐，有物有声为呕吐。呕吐与干呕一样，均为胃气上逆所出现的症状。张仲景在《金匮要略》提及“胃反”，曰“朝食暮吐，暮食朝吐，完谷不化，名曰胃反”。在中医范畴将其归属为“呕吐”“反胃”等疾病，病机多为脾胃失和、气机上逆。

本病多由外邪侵袭，其中寒气犯胃居多。《景岳全书》曰：“然凡病呕吐者，多以寒气犯胃，故胃寒者十居八九，内热者十止一二，而外感之呕，则尤多寒邪。”除此以外，饮食不节、情志不调、脾胃虚弱等引起胃气上逆所致的呕吐。胃主受纳，其气以下行为顺。凡感受外邪，或伤于饮食、情志，而导致胃气上逆者，均可发生呕吐。如风、寒、暑、湿之邪以及秽浊之气，侵犯胃腑，胃失和降，上逆而呕；或暴饮暴食，或偏食辛辣生冷油腻，不洁之物，皆可伤胃滞脾，导致食滞不化，胃失和降而发生呕吐；或郁怒伤肝，肝气横逆犯胃，胃气上逆，或忧思伤脾，脾失健运，食停难化，胃失和降，亦可导致呕吐；或劳倦太过，耗伤中气，或久病中阳不振，以致寒湿中阻，或聚而成痰成饮，痰饮上逆，发为呕吐；亦有胃阴不足，胃失润降，不能承受水谷而致呕吐者。

成无己在《伤寒明理论》中指出了“呕”与“吐”之区别：“呕者，有声者也，俗谓之啘。吐者，吐出其物也。”《伤寒六书》又作了补充：“呕者，声物俱有而旋出。吐者，无声有物而顿出。有声无物，为干呕也。”因此，吐者，有吐涎、吐浊唾（即痰）、吐酸水、吐苦水等，均不必有呕声；呕者，必声物俱出。呕吐与恶心二者临床上往往并见，恶心可能是呕吐的早期症状，呕吐多兼有恶心，但恶心者，却未必呕吐。

本病常见于现代医学的急性胃肠炎、贲门痉挛、幽门痉挛或梗阻、慢性胃炎、胃黏膜脱垂、食管癌、十二指肠壅滞症等疾病。

【古代穴位贴敷文献】

1.*《验方新编》*

反胃呕吐，凡患呕吐，以上噎膈各方，可以通治。又方：胡椒八分，酒药一个（为末），葱头五根，捶融，有热用茶炒，无热酒炒，贴心窝。(卷四・噎膈)

2.*《外治寿世方》*

治呕吐、噎膈、反胃通用方。胡椒八分，酒药一个，葱头五根捶融，有热用茶炒，无热酒炒，贴心窝。(卷一・呕吐)

3.《良朋汇集经验神方》

治小儿吐泻不止方，干团粉三钱，用鸡蛋清调摊红上贴囟门，泻止去药。如呕吐不止，亦用此药贴脚心，其吐即止。（卷四·小儿吐泻）

4.《慈禧光绪医方选议》

神效暖脐膏：肉桂（去皮）一两五钱，丹皮八钱，黄芪、党参、归身、生地（各二两）、白芍，苁蓉、附子（炮）、木鳖子（去壳）各一两，荆芥、防风、麻黄、桂枝、柴胡、前胡、升麻葛根、苏叶、薄荷、羌活、独活、白芷、藁本、川芎、细辛各五钱。以真麻油三斤，生姜四两，葱头四两切碎，入油内慢火熬焦，去渣，滤净汁；每油一斤，入飞净黄丹半斤，慢火熬至老嫩得宜，以瓷器收盛，七天后方可使用。用时，贴脐部。

5.《薛案辨疏》

急用盐、艾、附子炒热，熨脐腹以散寒回阳，又以口气补接母口之气，又以附子作饼，热贴脐间。时许，神气稍苏，以参、术、附子为末，仍以是药加陈皮煎膏为丸如粟米大，入五七粒于口，随津液咽下即不呕出。（卷上·脾胃虚寒阳气脱陷等症）

6.《环溪草堂医案》

心之积，名曰伏梁，得之忧思而气结也。居于心下胃脘之间，其形竖直而长。痛发则呕吐酸水，兼夹肝气、痰饮为患也。开发心阳以化浊阴之凝结，兼平肝气而化胃中之痰饮。桂枝、石菖蒲、延胡索、半夏、川连（吴萸炒）、茯苓、川楝子、陈皮、蔻仁、郁金、瓦楞子。（臌胀水肿·积聚）

7.《续名医类案》

又令沈以口气补接母口之气，又以附子作饼热贴脐间。（卷六·呕吐）

8.《理瀹骈文》

如有恶阻等症，用注中加药，或煎水抹胸背，或炒热布包缚脐上，或研末葱汁调敷脐下，或贴膏，或不必膏，看症斟酌，不可粗忽。

老母鸡一只缉死，勿经水拔尽毛，竹刀破去肠杂，入粳米糯米半碗，银针穿线缝好，麻油四斤熬听用。

生地四两，川芎（酒洗）、当归（酒洗）、杜仲（炒）、续断（炒）、白术、黄芩、制香附，淮山药各二两，党参、黄芪、熟地、酒白芍、麦冬、知母、苍术、陈皮、枳壳、半夏（姜汁炒透则不碍胎）、羌活、防风、白芷、柴胡（炒）、苏子（或梗）、藿香、黑山栀、泽泻、甘草（生炙各半）、砂仁各一两，南薄荷、北细辛各五钱，葱白一二斤，益母草（干者四两）、生姜、竹茹、忍冬藤、地骨皮、桑叶、菊花、柏叶、艾各一两，麻油八斤熬并前油炒丹收入牛胶四两酒蒸化，如清阳膏下法，黄蜡二两，搅加槐柳、桑枝各四两。玄参、黄连、黄柏、贝母、花粉、乌药、醋延胡、醋灵脂、丹皮、青皮、黑地榆各一两，黑蚕沙二两，木香、紫石英、赤石脂各五钱，调经对通经膏用。（存济堂药局修合施送方并加药法·安胎膏）

9.《济阳纲目》

朴硝三两，雄黄一两，明矾六钱，飞面一合，上为细末，醋调敷块上，不呕吐下，即泻之。（卷四十一·积聚癖块）

10.《内科通论》

大雅云：家母，年四十有二，嘉靖壬寅七月，患脾虚中满痰嗽发热，又因湿面冷茶吞酸呕吐绝食，误服芩、连、青皮等药，益加寒热，口干流涎不收，且作渴，闻食则呕数日矣。迎先生视之曰：脾主涎，此脾虚不能约制，故涎自出也，欲用人参安胃散。惑于众论，以为胃经实火宿食，治之病日增剧，忽思冬瓜，食如指甲一块，顿发呕吐酸水不止，仍服前药愈剧，复邀先生视之，则神脱脉绝濒死矣，惟目睛尚动，先生曰：寒淫于内，治以辛热，然药不能下矣，急用盐附子炒热熨脐腹，以散寒回阳；又以口气补接母口之气；又以附子作饼，热贴脐间，时许神气少苏，以参、术、附子为末，仍以是药加陈皮煎膏为丸如粟米大，入五七粒于口，随津液咽下，即不呕，二日后加至十余粒，诸病少退，甘涎不止，五日后渐服煎剂一二匙，胃气少复，乃思粥饮，后投以参、术等药温补脾胃，五十余剂而愈。（卷上·脾肾虚寒阳气脱陷等症）

11.《家用良方》

呕吐敷法，凡痘出稀疏，但呕吐不止，药不能进者。以白芥子研末，用酒调服。涌泉穴（即足中心），男左女右，如指头大一块，敷一二时，吐止即去之，久则恐发疱也。（卷三·治小儿

各症）

12.《顾松园医镜》

一人暑月连日劳顿，晨起忽患水泻，误服胃苓汤，耳中热气冲出难忍，身体困倦，不能移动。傍晚泻止，烦躁厥冷，头重不能举，眩晕不知人事，身不发热，遍体冷汗，脉伏不见。医谓肾气上逆，阳欲暴脱之候，以八味汤加参投之，即呕药吐蛔。又误以理中安蛔汤，闻椒味即躁急欲死，大渴饮冷，随饮随吐，欲坐卧井中，以新汲水浸手足方快。呕吐四日，二便全无，诸药不应，奄奄一息，殆无生理。余诊视之曰：其为暑症无疑、先用田螺二、三枚捣烂，入青盐少许，摊贴脐下一寸。少顷解出小便，短赤异常。乃投竹叶石膏汤，加入参一钱，即不呕得睡。又服一剂，遂食粥一盏。以猪胆导之，大便始通。改用生脉散，加茯苓、花粉、枸杞、甘草、数剂霍然。病后喜食腐浆、西瓜之类。恶一切辛香之物。此因吐多津液受伤之故。用集灵膏，一月而康复如常。（卷八 · 御集 · 中暑）

【按语】

呕吐病位在胃，但与肝、脾关系密切。其主要病机为胃失和降，气机上逆。其病理性质分虚实两方面：实者多为外邪客胃、痰饮伏胃、肝气犯胃者；虚者多为脾胃阳虚，胃阴不足，胃失润降。治疗一般采用疏肝理气，降逆和胃之法。

古代穴位贴敷治疗呕吐在选穴上以脐中神阙穴为主，部分使用足心涌泉穴、胸口膻中穴。神阙为元气归藏之根，属任脉、冲脉循行之地，能起到调节脾胃的作用，具有气血调和、温经通络功效。涌泉是足底穴位，为肾经井穴，是肾经始发之处，有降逆止呕之功。膻中位于任脉与心包经循行处，是胸中大气所在之处，具有补上焦，宽胸膈，降气通络之效。刺激膻中穴可调理上焦之气，降气止呕。

穴位贴敷用药丰富，共涉及 85 种药物，使用频率排在前三位的是附子、葱头、生姜。应用频率在 10.17%，分别属于温里药、解表药。附子大辛大热、有毒，归心、脾、肾经，有回阳救逆，温肾健脾，散寒止痛之效。葱头辛、温，归肺、胃经，有辛温通窍，发汗解表，疏通关节之效。生姜辛、温，归肺、脾、胃经，有发汗解表，温中止呕，温肺止咳之效，可和中降逆止呕，为呕家之圣药。将古代文献中穴位贴敷治疗呕吐应用频次大于 1 的药物按出现频次进行统计，依据频次数递减排序，见表 2–12。

穴位贴敷治疗呕吐取神阙、膻中、涌泉穴为主。将中药制成软膏、药饼，贴敷于人体经络相关穴位上，通过穴位渗透皮肤导入脏腑，使药效直达病所，激发全身的经气，发挥沟通表里、调解营卫、平衡阴阳、降逆止呕等作用。中药穴位贴敷的治疗方法既有穴位刺激的作用，又通过特定的药物吸收以发挥药理作用，双重治疗使疗效倍增。

（二十五）反胃

【概述】

反胃，是指饮食入胃，纳谷不化，而至反出的症状。临床表现为朝食暮吐，或暮食朝吐，或食入一段时间后而吐，或隔夜而吐，吐出酸臭腐食，又称“胃反”“翻胃”。张仲景在《金匮要略 · 呕吐哕下利病脉证治》首载“胃反”之病名。

本病多为饮食失调，内伤生冷；或外感寒邪，露卧湿处；或命火衰微，无力熏蒸脾土；或郁怒不舒，气机郁滞；或跌仆损伤，血热妄行等

表 2–12　古代穴位贴敷治疗呕吐用药规律

序　号	中　药	频　次	频　率
1	附子	5	4.24%
2	葱头	4	3.39%
3	生姜	3	2.54%
4	胡椒、木鳖子、黄蜡、牡丹皮、黄芪、党参、生地黄、白芍、防风、桂枝、柴胡、薄荷、川芎、半夏、陈皮	2	1.69%

原因，导致脾胃虚寒，不能腐熟水谷而食留不化逆上反胃。病机可概括为三点：①脾胃气虚，气机失调。脾胃之气为人气机升降之枢纽，若脾失升清，胃失降浊，则水液运化无力，气血生化无源，久而成痰饮之邪，痰饮湿浊之邪上犯，可导致反胃；②脾胃虚寒，饮食不化。脾胃之升清依赖于肾脏的蒸腾气化，若命门火衰则肾中元阳衰微，则脾胃运化不利，饮食不化而成湿浊阻于中焦，气机上逆则成反胃；③精血枯槁，阴液耗竭。若患者年老精血枯槁，脏腑失于荣养因阴液耗竭，从而精血化生无源，故肠胃津液传化失司，见饮食不下或反胃。

本病常见于现代医学的慢性胃炎，胃、十二指肠球部溃疡，十二指肠息肉，十二指肠郁积症，胃黏膜脱垂症，胃神经官能症，幽门痉挛、水肿、狭窄，胃部肿瘤等。

【古代穴位贴敷文献】

1.《验方新编》

反胃呕吐，凡患呕吐，以上噎膈各方，可以通治。又方：胡椒八分，酒药一个（为末），葱头五根，捶融，有热用茶炒，无热酒炒，贴心窝。（卷四·噎膈）

2.《外治寿世方》

治呕吐、噎膈、反胃通用方。胡椒八分，酒药一个，葱头五根捶融，有热用茶炒，无热酒炒，贴心窝。（卷一·呕吐）

3.《理瀹骈文》

噎膈反胃，五噎气食劳嗳思也，五膈忧恚气食寒也，郁积饮食不进者，用生姜汁、韭菜汁、牛乳抹胸口。膏内糁真郁金末、凤仙子末贴，再用陈米同黄土合上。（存济堂药局修合施送方并加药法·金仙膏）

4.《卫生易简方》

治反胃，陈柿饼为末，酒调服之。又方，用一两二钱重大附子一个，米泔水浸三宿，将附子钻眼四十九个，以白丁香四十九枚放在附子眼内，用湿纸先裹，却以黄泥固济半指厚，火烧红为度，待冷，去泥出火毒，为末。每服一钱，空心桂皮汤下；如不通用葱、蜜捣烂，贴于脐上。（卷之二·反胃）

5.《养生通论》

翻胃二方：青矾五钱研末，醋调饼，贴两脚心。（寿世编·下卷·隔食门）

【按语】

反胃属于脾胃病证，因脾、胃、大肠、小肠、三焦以及“七冲门”之吸门、贲门、幽门、阑门等脏腑器官功能失常而成，又与肝、胆、心、肺、肾等脏腑功能异常或精血、津气、阴阳失调以及亏耗等密切相关。

选穴以脐中神阙穴为主，部分使用足心涌泉、膻中穴。神阙穴为元气归藏之根，属任脉、冲脉循行之地，能起到调节脾胃的作用，具有调和气血、温经通络功效。涌泉为肾经井穴，位于足下，可引气下行。涌泉穴又称为“地冲”，为阳经与阴经之接续，可引气血下行，功擅主降，为升降之要穴，故贴敷涌泉可治胃失和降，胃气上逆之反胃。膻中位于任脉与心包经循行处，是胸中大气所在之处，具有补上焦，宽胸膈，降气通络之效。刺激膻中穴可调理上焦之气，降气止呕。

古代穴位贴敷治疗反胃多使用温中散寒之胡椒、附子，可用于治疗胃寒所致反胃；辛温解表之葱头，有辛温通窍，发汗解表，疏通关节之效；降气止呃之丁香，有温中散寒，温肾助阳之效。诸药合用，共奏和胃降逆之功。

穴位贴敷疗效明确，不良反应少，价格低廉，操作简单，患者易于接受的临床方法，用于治疗反胃，具有相当广阔的推广前景。

（二十六）噎膈

【概述】

噎膈，噎即噎塞，是指下咽食物时噎塞不畅；膈即格拒，是指食管阻塞，食物不能下咽的一种临床症状。噎轻而膈重，噎乃膈之始，膈乃噎之渐。“噎膈”首见于《内经》。《素问·通评虚实论》曰：“隔塞闭绝，上下不通。”《素问·至真要大论》曰：“饮食不下，鬲咽不通，食则呕。”《灵枢·邪气脏腑病形》曰：“膈咽不通，食饮不下。”《素问·六元正纪大论》曰：“故民病胃脘当心而痛，上支两胁，膈咽不通，食饮不下。”噎膈又称“鬲咽”“膈”“鬲塞”“膈塞”等。《诸病源候论·五膈气候》又载：“五鬲气者，谓忧鬲、恚鬲、气鬲、寒鬲、热鬲。”《肘后方》又有忧膈、寒膈、热膈、气膈、恚膈等五膈之别。

噎膈的病因是食管狭窄或干涩导致吞咽食物梗塞不顺。年老体衰、饮食不节、情志郁怒为噎膈发生的主要病机，阴阳两伤是噎膈发生发展的关键，气滞、痰凝、血瘀相互搏结，阻滞食管，使胃失通降，最易出现吞咽困难或进食即吐的症状。治以滋阴降逆、行气化痰、通络祛瘀、健脾和胃温阳。

本病常见于西医学的食道炎、食道狭窄、食道溃疡、食道癌及贲门痉挛等疾病。

【古代穴位贴敷文献】

1.《理瀹骈文》

噎膈反胃，五噎气食劳嗳思也，五膈忧恚气食寒也，郁积饮食不进者，用生姜汁、韭菜汁、牛乳抹胸口。膏内糁真郁金末、凤仙子末贴，再用陈米同黄土合上。（存济堂药局修合施送方并加药法·金仙膏）

2.《养生通论》

用大黄、甘遂、蓖麻子各二两，当归两半，木鳖子、三棱、生地各一两，川乌、黄柏、大戟、巴豆、肉桂、麻黄、皂角、白芷、羌活、枳实各八钱，香附、芫花、天花粉、桃仁、厚朴、槟榔、杏仁、细辛、全蝎、五倍、穿山甲、独活、玄参、防风各七钱，黄连、蛇蜕各五钱，蜈蚣十条，香油六斤，入药浸五日，煎去渣，至滴水成珠，加密陀僧四两，飞丹二斤四两，熬至不老不嫩，收贮。埋地下三日，以去火毒。随病摊贴。但熬膏最宜虔诚，须设香案供奉大士，更妙。切忌污秽、妇人、鸡犬之类冲破。噎膈贴胃口。（寿世编·下卷·救急门）

3.《外治寿世方》

治呕吐、噎膈、反胃通用方。胡椒八分，酒药一个，葱头五根捶融，有热用茶炒，无热酒炒，贴心窝。（卷一·呕吐）

4.《检验新编》

又方：胡椒八分，酒药一个（为末），葱头五根，捶融，有热用茶炒，无热酒炒，贴心窝。（卷四·噎膈反胃）

【按语】

噎膈属于脾胃病证，因脾、胃、大肠、小肠、三焦以及“七冲门”之吸门、贲门、幽门、阑门等脏腑器官功能失常而成，又与肝、胆、心、肺、肾等脏腑功能异常或精血、津气、阴阳失调以及亏耗等密切相关。

古代穴位贴敷治疗噎膈选穴以胸口膻中、胃口中脘、脐中神阙为主。膻中为任脉之会，有助胃气复降、理气降逆作用；又是八会穴之气会，对气机不畅之噎膈有较好疗效。中脘为三焦之枢纽，可疏调三焦气机，为中医治疗胃失和降之要穴。神阙为元气归藏之根，属任脉、冲脉、带脉交会之处，能起到调节脾胃的作用，具有调和气血、温经通络功效。

穴位贴敷治疗噎膈多使用温中散寒之胡椒、肉桂；祛风散寒之麻黄、防风、生姜、细辛；祛风除湿之川乌、独活；滋阴生津之生地黄、天花粉、玄参；活血化瘀之三棱、桃仁、郁金；行气消积导滞之枳实。诸药合用，共奏行气降逆，养血滋阴之功。

穴位贴敷治疗噎膈的同时，饮食方面需要特别注意，饮食以补养为主，宜细软、多汁。忌食生冷瓜果，辛辣、煎烤及烟酒刺激之品。情志方面，需要保持心情舒畅，肝气条达，气血和顺，保障大便通畅，必要时可以安排适量的运动。

（二十七）消渴

【概述】

消渴病以多尿、多饮、多食、乏力、消瘦，或尿有甜味为典型临床表现的一种疾病。消渴又称为消瘅、肺消、消中、脾瘅。脾瘅首见于《素问·奇病论》，曰：“此五气之溢也，名曰脾瘅”。《古今录验方》中又称之为“肾消”，后世医籍出现的“消肾”“下消”等名词，医家提及“肾消”时，多与“上消”“中消”等一同论述。

病因病机主要在于阴津亏损、燥热偏胜，而以阴虚为本，燥热为标，两者互为因果，阴愈虚则燥热愈盛，燥热愈盛则阴愈虚。消渴病变病位在脉络，内及肝、脾、肾等脏腑，属本虚标实之证，以气血阴阳亏虚为本，痰浊瘀血、经脉痹阻为标，主要表现为肢体疼痛、麻木、发凉等。消渴典型表现为烦渴、多饮、多食、多尿、消瘦等症状。临床上又分为上、中、下三消，上消以烦渴多饮，口干舌燥为主证；中消以多食易饥，形体消瘦为主证；下消以尿频量多，混浊如脂膏为主证。

消渴病和西医学中的糖尿病临床表现基本一致。

【古代穴位贴敷文献】

《理瀹骈文》

生黄芩三两，南薄荷、桑白皮、地骨皮、知母、贝母、天冬、麦冬、连翘、苏子、花粉、葶苈、芫花各二两，桔梗、橘红、郁金、香附、荆穗、枳壳、牛子、山豆根、栝蒌、旋覆花（即金沸草）、苦杏仁、川芎、白芷、马兜铃、前胡、蒲黄、防风、苏梗、青皮、胆南星、防己、射干、白前、白槟榔、白丑头、款冬花、五倍子、玄参、生地、生甘草、忍冬藤、归尾、白芍、赤芍、丹皮、木通、车前子、枳实、黄连、黄柏、黑山栀、白及、白蔹、大黄、芒硝、木鳖仁、蓖麻仁、山甲各一两，滑石四两，生姜（连皮）、葱白各二两，冬桑叶、白菊花（连根）、槐枝、柳枝、桑枝各八两，枇杷叶（四两）、竹叶、柏叶、橘叶各二两，凤仙（全株）、百合、莱菔子各一两，花椒、乌梅各五钱，两药共用油二十斤，分熬丹收，再入生石膏四两，青黛、海石、蛤粉、硼砂、明矾、真轻粉各一两，牛胶四两酒蒸化，如清阳膏下法。贴喉中央、胸口、背后、脐上、脐下或患处。（存济堂药局修合施送方并加药法・清肺膏）

【按语】

消渴的病机主要是阴津亏损，燥热偏胜；阴虚为本，燥热为标。形成“火因水竭而益烈，水因火烈而益干”的恶性循环，消渴虽与五脏有关，但主要在肺、脾、肾三脏，并以肾虚为主。消渴之证治，一般以清热、养阴、生津、滋肾、温肾为常用的治疗方法。消渴除三多之本证外，尚有诸多兼证，不可忽视。兼证多发生于久病消渴之后，但亦有先发现兼证而后经仔细辨识。

穴位贴敷治疗消渴病多以贴敷局部患处不适为主，即“贴喉中央、胸口、背后、脐上、脐下或患处”。喉中央即天突穴、廉泉穴。天突属任脉，有宽胸理气、通利气道、降痰宣肺之效。廉泉属任脉通调舌络，清利咽喉之效。胸口即膻中，膻中属任脉，为心包募穴、八会穴之气会，有利上焦、宽胸膈、降气通络之效。背后即背俞穴属足太阳膀胱经，可用于治疗相应脏腑病变。脐中神阙穴属任脉，有温阳救逆，健运脾胃，培元固本之效。脐下关元穴属任脉，有培补元气，导赤通淋之效。

穴位贴敷治疗消渴用药众多，以知母、天冬、麦冬、天花粉、生地养阴生津；以石膏、黄芩、黄连清肺胃之虚热；以黄柏退热除蒸；以赤芍、牡丹皮、玄参清热凉血；以郁金、香附活血行气；以木通、车前子清热利水通淋；以乌梅、五倍子敛肺生津。诸药合用，共奏滋阴清热之功。

穴位贴敷治疗消渴古代医籍中并未明确要求敷贴至发疱的程度。穴位贴敷治疗消渴，可有效缓解临床各种症状。中药穴位贴敷具有中医“简、便、廉、验”的特点，对消渴病患者具有良好的干预效果，掌控好穴位贴敷操作细节和做好临床护理是安全、有效的，可帮助提高患者的满意度，提高生活质量。

（二十八）腹痛

【概述】

腹痛是指胃脘以下，耻骨毛际以上部位发生疼痛为主要表现的一种病证。《症因脉治》云：“痛在胃之下，脐之四傍，毛际之上，名曰腹痛。”俗称“肚子痛”。

腹痛是一种独立的病证，也可以作为一个症状见于多种疾病。从相关文献记载来看，腹痛最初作为一个临床症状被记载的，其后逐渐演变为一个独立的病。一般认为，腹痛作为病名首先见于《黄帝内经》，其中确有诸多腹痛的相关记载，但并未将腹痛作为独立的病名。腹痛作为独立的病证，首先记载于隋代巢元方的《诸病源候论》中，书中单独列有“腹痛病诸候”一篇。关于“腹痛”，描述腹痛症状还有多种名称，古代文献中的“脐腹痛”“小腹痛”“少腹痛”“环脐而痛”“绕脐痛”等，均属本病范畴。

腹痛一症，有虚实之分，实证为邪气郁滞，不通则痛；虚证为中脏虚寒，气血不能濡养而痛。实证腹痛一般痛势急剧，痛处拒按；虚痛一般痛势绵绵，喜揉喜按，时缓时痛，痛而无形，饥而痛增。

西医学的急慢性胰腺炎、胃肠痉挛、急慢性胃炎、不完全性肠梗阻、结核性腹膜炎、急性胰腺炎、腹型过敏性紫癜、肠粘连、肠道寄生虫、输尿管结石、痢疾及霍乱等以腹痛为主症者，可参照本文辨证论治。

【古代穴位贴敷文献】

1.《圣济总录》

其脐断讫，脐连带中多有虫，宜急去之，不尔入腹生疾，又尿清者冷也，与中水同，此当令儿腹痛，大啼呼，面青黑，是中水之过，当灸之至八九十壮，若轻者，但脐肿出汁。时时啼呼，捣当归末敷之，或炙绵絮熨之，有至百日乃愈者。（卷第一百六十七·论小儿初生将护法）

2.《汤氏婴孩宝鉴》

小儿盘肠，内钩腹痛，用葱汤洗儿腹，仍以炒葱捣贴脐上，良久，尿出痛止。

3.《得配本草》

小青，微苦，寒。入手足阳明经。治血痢腹痛，敷痈肿疮疖。（卷三·草部）

4.《行军方便便方》

治腹痛，用胡椒三分为末，硫黄、黄蜡各一钱，炖化为丸，芡实大纳一丸入脐中即愈。又方用胡椒、绿豆各四十粒，同研滚酒浸服立止寒热并治。（卷中·愈疾）

5.《疑难急症简方》

阴毒腹痛，急饮热酒，又用葱白打碎，炒热敷脐，或用布包熨脐，令汗出，痛止。（卷三·胸胁腰腹）

6.《罗氏会约医镜》

痘疹失表发热时腹痛，此毒气相搏，欲出不得出也，用商陆根和葱白捣敷脐上，痘出无患。（卷二十·痘科）

7.《理瀹骈文》

腹痛欲呕吐者，上热下寒也，阳不降故上热而呕，阴不升故下寒而腹痛也，温脐必以附子之散。腹痛脐湿，附子一个挖空，入甘遂末钱半，蛇床子一钱火酒煮烘干研，加麝香纳脐，名附子填脐散。此方去蛇床加甘草，名接命丹，养丹田助两肾添精补髓，如前法制，单取附子同麝为丸纳脐，甘遂甘草并用妙。

温胃法，治脾胃虚寒心腹疼痛或冷汗出者，并治霍乱等痛，附子、巴戟、炮姜、茴香（炒）各一两，官桂七钱，党参、白术、当归、吴萸、白芍炒、白茯苓、良姜、甘草（炙）各五钱，木香、丁香各四钱，沉香三钱研，生姜汁调加麝敷或用油丹熬贴。（续增略言）

8.《读医随笔》

娑罗果，其主治于心腹痛外，更治宿食不消，痈疽疔肿，毒箭蛇螫、射工诸毒入腹，难产及恶露不止、不下，带下，龋齿各证，外敷内服，均无不效。（卷五·方药类）

9.《医灯续焰》

神仙太乙膏，治一切痈疽疮毒，已溃未溃者……妇人经脉不通，腹痛，甘草汤下，并摊贴之。玄参、白芷、当归、赤芍、肉桂、大黄、生地各一两，麻油二斤，入铜锅内，煎至黑，滤去滓，入黄丹十二两再煎，滴水抡软硬得中，即成膏矣。（卷十三·痈疽脉证第七十四）

10.《医验随笔》

南门外窦仲卿年三十余，甲子秋行房之，明日食面一碗，陡然腹痛脐极收引汗出如雨，误以为痧也，延针科刺之，屡针无效。三日痛仍如故，汗亦不止，用炒热麸皮熨之仍不见松，且便泄如蟹沫，诊其脉沈细舌苔白腻，先生决其为寒也，阳气不足，中下焦阴寒凝结不散，方用醋炒高良姜、酒炒制香附、制附子、煨木香、神麴郁金、吴萸炒、白芍、法半夏、沉香、老桂木，外用白胡椒、肉桂、麝香少许，研末贴脐，嘱其勿用鹁鸽伤害生命，一剂已。（沈鲐翁医验随笔）

11.《奇效良方》

疮科通治方，无比神应膏心疼腹痛，小肠疝气，赤白痢泄不止，于脐下贴即痊。

白及、白蔹、白芷、木鳖子仁、官桂、杏仁、当归、柿花、乳香、没药各一两、苏合香一丸、黄丹二斤半、真麻油五斤、槐柳枝各半斤。

上锉碎，除乳香、没药、黄丹、苏合香丸另研外，其余药于油内浸，春秋五日，夏三日，冬十日，遇冬减黄丹二两。新铁锅内浸，至日期，用文武火熬，一顺搅，槐柳枝黑色，去滓待温，下乳没苏合香丸再熬，不住手搅，微滚三两沸，放温，一面搅，一面下黄丹，文武火熬滚，起出火，再滚，如此五七次，不住手搅，至数千次，烟尽黑色为度，滴水中不散方可，切不可用火辰日熬，忌鸡犬妇人见。[卷之五十四·疮疡门（附论）]

12.《太医院秘藏膏丹丸散方剂》

阳和启脾膏：党参、白术、黄芪、鹿角、当归、香附各一两五钱，白芍、川芎、独活、附子、干姜、阿魏、橘皮、三棱、川椒、草果仁各一两。用麻油三斤，将前药渣熬至滴水成珠，入飞净黄丹一斤二两，再入后药面。

肉桂、沉香、丁香各三钱。三味，共研细末，候油稍冷，加入搅匀成坨，每坨约重四五两。候去火气，三日后方可摊贴。黄丹分两多少，老嫩合宜，酌量兑之。

此膏专治脾胃虚弱，阳气不足，中风中寒，食积腹痛，肠鸣腹胀，饮食不香，癥瘕痞块，五更泄泻，一切虚寒之症，将此膏贴于肚脐即愈。

13.《丁甘仁先生家传珍方》

止泻暖脐膏，专治一切暑热暑寒邪，痧疫、腹痛、泄泻、绞腹吊脚等痧，摊万应灵膏对脐上贴之，立刻止痛止泻神效。

公丁香三钱，制硫黄三钱，清白川八钱，绿豆粉一两五钱，共研极细末。

14.《救生集》

观音救苦感应灵膏：大黄一两，香附七钱，三棱一两，羌活八钱，杏仁七钱，芫花七钱，蜈蚣十条，桃仁七钱，皂角八钱，厚朴七钱，槟榔七钱，黄柏八钱，香白芷八钱，淮生地一两，北细辛七钱，上肉桂八钱，麻黄八钱，巴豆八钱，蛇蜕五钱，黄连五钱，甘遂二两，川乌一两，莪术一两，枳实八钱，独活七钱，防风七钱，全蝎七钱，黄芩七钱，草乌一两，秦归一两五钱，蓖麻子（研）二两，穿山甲七钱，木鳖子（研）一两，五倍子（研）七钱，天花粉七钱，红芽大戟八钱。上药三十六味，俱用生的，拣肥大者，切为厚片，其巴豆、桃、杏、五倍、甘遂、蓖麻、木鳖及体质坚实不能切片者，俱要捣细，用真正芝麻油六斤，泡药五日，以文武火熬炼，用柳枝搅药，熬至山甲色红黑为度，将药渣滤净，熬至滴水成珠，加研细，密陀僧四两，飞黄丹二斤四两，先用细罗筛筛好，临时筛入油内，杨枝搅油无停、至不老不嫩，用铜铁器盛贮扑潮地，或露三四夜，除去火毒，用夹纸挞膏极好……诸般腹痛，并胃口痛，丹田痛，随贴痛处，所满腹痛则贴脐，服甘草水。（卷四・通治诸病门）

15.《寿世保元》

神异膏：木香、川芎、牛膝、生地、细辛、白芷、秦艽、归尾、枳壳、独活、防风、大枫子、羌活黄芩、南星、蓖麻子、半夏、苍术、贝母、赤芍、杏仁、白蔹、茅根、两头尖、艾叶、连翘、甘草节、川乌、肉桂、良姜、续断、威灵仙、荆芥、藁本、丁香、金银花、丁皮、藿香、红花、青风藤、乌药、苏木、玄参、白鲜皮、僵蚕、草乌、桃仁、五加皮、山栀子、牙皂苦参、穿山甲、五倍子、真降香、骨碎补、苍耳头、蝉蜕、蜂房、鳖甲、全蝎、麻黄、白及各一两，大黄、蜈蚣二十一条，蛇蜕三条。上用桃、槐、榆、柳、楮、桑、楝七色树枝，各三七二十一，共俱切粗片。用真麻油十七斤，浸药，夏三宿，春五秋七冬十宿后。煎药枯油黑为度，用麻布滤去渣，贮瓷器内。另以松香不拘多少，先下净锅熔化后取起，每香二斤用药油四两，搅匀，软硬得法，仍滤入水缸中，令人扯抽，色如黄金，即成膏矣。

一治风寒湿气所侵，跌仆闪挫损伤，一切疼痛，皆贴患处。心腹痛俱贴痛处。[卷九（外科诸症）・膏药]

16.《万病回春》

万病无忧膏，治风寒湿气所致，跌仆闪挫伤损，一切疼痛，皆贴患处。心腹痛，俱贴患处……百发百中，其功不能尽述。

川乌、草乌、大黄各六钱，当归、赤芍、白芷、连翘、白蔹、白及、乌药、官桂、木鳖子各八钱，槐、桃、柳、桑、枣枝各四钱，加苦参、皂角各五钱。

上锉剂，用真香油二斤浸药一宿，用火熬至药焦色，以生绢滤去渣不用，将油再熬一滚，入飞过黄丹十二两炒过，陆续下，槐柳棍搅不住手，滴水成珠为度。离火，吹入乳香、没药末各四钱，搅匀收贮，退火毒听用。一方加苏合香二钱尤妙。（卷八・膏药）

17.《急救广生集》

中寒腹痛并绞肠痧、胡椒七粒，以布一层包裹，不拘自己或他人嚼碎，纳脐内，随以膏药贴上，再以热手按之，盖被而卧。少顷腹中作热，或有汗出，则寒气散而痛自愈矣。（卷三・急症）

18.《验方新编》

金丝万应膏，治一切风寒湿热，手足拘挛，骨节疼痛。男子痞积，女人血瘕及腰疼诸般疼痛，结核，转筋，顽癣，顽疮积年不愈。肿毒初发，杨梅肿块未破者，俱贴患处。肚腹疼痛、泻痢、疟疾、俱贴脐上。

木香、川芎、牛膝、生地、细辛、白芷、枳壳、秦艽、独活、防风、归尾、大枫子、黄芩、南星、羌活、半夏、赤芍、贝母、杏仁、蓖麻子、白蔹、苍术、艾叶、川乌、肉桂、良姜、续断、两头尖、连翘、甘草（切）、藁本、丁香、青皮、藿香、乌药、荆芥、苏木、玄参、僵蚕、桃仁、山栀、红花、牙皂、威灵仙、苦参、茅香、文蛤、蝉蜕、草乌、蜂房、鳖甲、全蝎、金银花、麻黄、白及、大黄、青风藤，以上各二两，蜈蚣二条，白鲜皮、五加皮、穿山甲、降真节、骨碎补、苍耳头，以上各一两，蛇蜕三两，桃、柳、榆、槐、桑、楝、楮七色树枝各二尺一寸。各药切为粗片，用真麻油十二斤浸药在内，夏浸三宿，春五宿，秋七宿，冬十宿，方用火熬，以药枯油黑为度，去药沥尽滓，贮瓷器内。另以片子松香不拘多少，先下净锅熔化后方加药油，量香二斤，用油四两，试水软硬，仍漉入水缸中，令人抽扯，色如黄金，即成膏矣。每制一料，计膏七十斤，约用银数两，摊中大膏药一万有余，可济数千人。所费者少，所济者众。此膏功效如神，屡用不爽，盖不止于百试百验矣。（卷十一·阴疽诸症）

【按语】

腹痛是临床常见病，临床可由多种疾病而引发。按照内科辨证常分为实证、虚证两大类，主要为寒邪内阻证、湿热壅滞证、饮食积滞证、肝郁气滞证、瘀血内停证、中脏虚寒证。从相关古代文献记载来看，腹痛在最初是作为一个临床症状被记载的，其后逐渐演变为一个独立的病。在这个演变过程中，诸医家对腹痛的认识各有不同，穴位贴敷用药亦有不同。

古代穴位贴敷治疗腹痛在选穴上以脐（神阙穴）为主，部分使用关元穴，体现了“腧穴所在，主治所在”的取穴规律。肚脐即为神阙穴，属任脉之穴，与督脉之命门相应，任督经气相通，阴阳相济，故有“脐通百脉”之说，是中医临床外治常用穴位之一。神阙穴与脾胃相通，具有强壮身体、健脾和胃及缓急止痛的作用。此外，脐连接任脉、阴维脉和带脉，可视为人体沟通四肢百骸、五脏六腑的门户。综上，对神阙穴进行贴敷治疗，可充分吸收药物，并通过脐部经络的循行迅速达到病所，发挥疏通经络、通达脏腑、扶正祛邪、调整阴阳的作用。

穴位贴敷用药共涉及中药137种，使用频率排在前五位的中药是当归、白芷、肉桂、丁香、大黄，应用频率为10.49%，分别是补血药、解表药、温里药、理气药和攻下药。当归甘、辛、温，归肝、心、脾经，有补血活血，调经止痛，润肠通便之效；白芷辛、温，入肺经、脾经、胃经，有解表散寒，祛风止痛，通鼻窍，燥湿止带，消肿排脓，祛风止痒之效；肉桂辛、甘、大热，归肾、脾、心、肝经，有补火助阳、散寒止痛、温通经脉、引火归元之效。丁香辛、温，归脾、胃、肺、肾经，有温中降逆、补肾助阳之效；大黄苦、寒，归脾、胃、大肠、肝、心包经，有泻热通肠、凉血解毒、逐瘀通经之效。将古代文献中穴位贴敷治疗腹痛应用频次大于1的药物按出现频次进行统计，依据频次数递减排序，见表2-13。

穴位贴敷治疗腹痛以局部神阙穴为主，但古医籍中并未明确阐述贴敷时间及注意事项。本病贴敷用药大部分以膏方为主，药味繁多，制备过程繁杂精细，贴敷后通过药物本身的作用及药物对穴位的刺激作用，共同发挥的整体叠加治疗作用，起到了健运脾胃、缓解腹痛的效果。即使在临床应用时出现皮肤过敏或水疱，亦可及时中止治疗，给予对症处理，症状很快就可消失，并可继续使用。

（二十九）腹满

【概述】

腹满，指腹部痞满或满胀。《素问·脏气法时论》曰：“脾病者，……虚则腹满肠鸣，飧泄，食不化。”成无己曰：“腹满者，俗谓之肚胀是也。”

另有少腹满、中满、满病、腹气满、腹微满、胀满、腹满闷等称。《素问·玉机真脏论》曰：“冬脉太过与不及……其不及则令人心悬如病饥，胗中清，脊中痛，少腹满，小便变。”《素问·阴阳应象大论》曰：“中满者，泻之于内。”《素问·异法方宜论》曰：“北方者，天地所闭藏之域也，其地高陵居，风寒冰冽，其民乐野处而乳食，脏寒生满病，其治宜灸焫。”《灵枢·邪气脏腑病形》曰：“三焦病者，腹胀气满，小腹

表 2–13　古代穴位贴敷治疗腹痛用药规律

序　号	中　药	频　次	频　率
1	当归	7	2.53%
2	白芷、肉桂	6	2.17%
3	丁香、大黄	5	1.81%
4	葱、甘草、赤芍、生地黄、白及、白蔹、杏仁、川芎、黄芩、独活、川乌、草乌	4	1.44%
5	胡椒、附子、麝香、官桂、白术、白芍、良姜、木香、黄丹、香附、羌活、蜈蚣、桃仁、细辛、麻黄、蛇蜕、防风、全蝎、蓖麻子、连翘、乌药、苦参	3	1.08%
6	硫黄、甘遂、党参、沉香、玄参、三棱、皂角、木鳖子、五倍子、牛膝、秦艽、归尾、枳壳、南星、半夏、贝母、两头尖、艾叶、金银花、红花、续断、威灵仙、荆芥、藿香、栀子、穿山甲、骨碎补、苍耳头、青风藤、五加皮、蜂房、鳖甲、蝉蜕、苍术、藁本、白鲜皮、大枫子、牙皂、苏木	2	0.72%

尤坚，不得小便，窘急，溢则水留，留即为胀。”以上条文均属于腹满的范畴。《伤寒论》曰：“伤寒七八日，身黄如橘子色，小便不利，腹微满者，属茵陈蒿汤证。”《兰室秘藏·中满腹胀门》曰：“内虚不足，寒湿令人中满，及五脏六腑，俱有胀满，更以脉象寒热多少较之，胃中寒，则胀满。浊气在上，则生䐜胀。”《本经疏证》曰：“胀满而按之痛者为实，不痛者为虚；胀满而时能减者为寒，不减者为热。”《证治汇补》曰：“气胀者，七情郁结，胸腹满闷，四肢多瘦。”

腹满多由外感风寒湿热之邪，内伤饮食劳倦，以致肝脾胃肠失和，气机阻滞，而成胀满之证。腹满有虚实之分，凡脘腹部按之手下充实饱满而有弹性、有压痛者，多为实满；按之手下虚软而缺乏弹性，无压痛者，多属虚满。临床可结合证、因、脉、治的特点，加以鉴别。常见证候有寒湿中阻、脾胃虚寒、湿热蕴结、食滞胃肠、胃肠实热等。

本病常见于西医学的腹泻、腹痛、呕吐、便秘等疾病中，可作为一个伴随症状来论述，也可单独出现。

【古代穴位贴敷文献】

1.《本草纲目》

半夏，消心腹痰热满结，除腹胀。小儿腹胀，以酒和丸，姜汤下，仍姜汁调，贴脐中。（主治第三卷·百病主治药）

小便不通，腹胀如鼓：用田螺一枚，盐半匕，生捣，敷脐下一寸三分，即通。熊彦诚曾得此疾，异人授此方果愈。（介部第四十六卷·介之二）

2.《普济方》

半夏七枚，江子七枚，白酒药一弹丸，杏仁七枚，上件，炒黄色为末，用酒蒸化为丸，如绿豆大，每服五七丸。……贴脐饼子，治虚中积滞、腹胀痞痛、大小便不通。（卷一百六十九·积聚门）

3.《奇效良方》

胀满通治方：治腹满，紧硬如石，或阴囊肿大，先用甘草嚼后，用此。大戟、芫花、甘遂、海藻各等分，上为细末，用酽醋调面和药，摊于绵纸上，覆贴肿处，仍以软帛裹住。[卷之四十一·胀满门（附论）]

4.《溪秘传简验方》

一切腹胀，大蒜，捣烂，摊贴。

腹中胀满，绵裹煨姜，纳下部，冷即易之。

小儿腹胀，肚皮青色，煎用胡粉、盐，熬色变。摩腹上。（溪外治方选卷上·腹门）

5.《小儿卫生总微论方》

半夏丸，治腹胀及暴腹胀欲死。以半夏随多少，火炮为细末，酒和丸粟米大，每服三五丸，儿小者乳汁下，大者生姜汤或米汤下，未瘥加之。日二服，只用末贴脐。亦佳。（卷十四·腹

胀论）

6.《本草易读》

腹满胀，猔猪脬一个，入热酒半斤，敷脐上二日，酒尽腹消。（卷六·米酒二百十八）

7.《雷公炮制药性解》

蓖麻子，味甘辛，有小毒，入脾大肠二经。主水腹腹满，脏腑燥热，无名肿毒，敷之可消。（卷四·草部下）

8.《灵验良方汇编》

治腹胀危急神效方：巴豆（以纸压去油）四两，正水银粉二钱，生硫黄二钱，共为细末，研成饼。先以新绵一片铺脐上，次以药饼敷在脐上，外用绢缚定。半日后，自然泻出黄水。泻三五次后，除去药，以温粥补之。久患者，隔日再治，其胀即消。（卷之一内科·治臌胀）

9.《证治汇补》

胀满肿满外治法，用水蓼花、芒硝、牙皂、大黄各五钱，生姜十片，葱、蒜各七枚，莱菔子三钱，栀子五钱，捣烂作一大膏药，贴脐腹上，外用绵絮裹暖。

又法方士用商陆根打烂，入麝香少许，贴脐中，外以绵絮裹暖，引水下行。（卷之六·腹胁门）

10.《太医院秘藏膏丹丸散方剂》

党参、白术、黄芪、鹿角、当归、香附各一两五钱，白芍、川芎、独活、附子、干姜、阿魏、橘皮、三棱、川椒、草果仁各一两。用麻油三斤，将前药渣熬至滴水成珠，入飞净黄丹一斤二两，再入后药面。

肉桂、沉香、丁香各三钱。上三味，共研细末，候油稍冷，加入搅匀成坨，每坨约重四五两。候去火气，三日后方可摊贴。黄丹分两多少，老嫩合宜，酌量兑之。

此膏专治脾胃虚弱，阳气不足，中风中寒，食积腹痛，肠鸣腹胀，饮食不香，癥瘕痞块，五更泄泻，一切虚寒之症，将此膏贴于肚脐即愈。（卷一·阳和启脾膏）

11.《验方新编》

是蟆拔毒法，治一切心腹胀闷，俱极神效。应看背部及阴疽门虾蟆拔毒法，取活癞虾蟆一只（眼红腹无八字纹者勿用），破开去肠杂，贴心坎上（腹胀者并贴肚脐），或取虾蟆肝煎水服之更妙，轻者不服亦可。永戒食虾蟆。（卷十一·痈毒杂治）

12.《济世全书》

长春封脐膏，又治男子下元虚冷，小肠疝气，痞疾，单腹胀满，并一切腰腿骨节疼痛，半身不遂，贴三日神效。天门冬、生地黄、熟地黄、木鳖子、大附子、杏仁、蛇床子、远志、牛膝、肉苁蓉、官桂、龙骨、菟丝子、肉豆蔻、虎骨、鹿茸、麦门冬、紫梢花各二钱。上为细末，入香油一斤四两，文武火熬黑色，去渣澄清，入黄丹半斤，水飞过，松香四两熬，用槐柳条搅，滴水不散为度，再下硫黄、雄黄、朱砂、赤石脂、龙骨各三钱，为末入内，除此不用见火，将药微冷定，再下腽肭脐一副，阿芙蓉、蟾酥各三钱，麝香一钱不见火，阳起石、沉香、木香各三钱，不见火。上共为细末入内，待药终，下黄蜡六钱，放磁器内盛之，封口放水中浸三日去火毒，取出摊缎子上，或红绢上亦可，贴脐上六十日方无力，再换。一方加乳香、没药、母丁香各三钱。[震集卷四·补益（虚损百病）]

【按语】

腹满是胃肠病证中较为常见的病证，中医药治疗本病具有较好的疗效。常因饮食不节、痰湿阻滞、情志失调或脾胃虚弱等各种原因导致脾胃损伤，升降失司，胃气壅塞，即可发生腹满。

古代穴位贴敷治疗腹满在选穴上以神阙为主，体现了“腧穴所在，主治所在”的治疗规律。神阙，善治百病，既能治老人虚人泄泻，又能治产后腹胀、小便不通、小儿脱肛等证。神阙又名脐、脐中、脐孔，本穴居全腹正中，乃人体生命之门，肚脐下皮肤薄嫩，易于药物透皮，且血管分布丰富，周围有脐周静脉网，深层有附脐静脉，药物易于吸收，作用范围广。

古代穴位贴敷治疗腹满的药物选择上，常用健脾益气类药物如党参、白术、黄芪、丁香、木香、香附、半夏等，温中理气类附子、干姜、草果、肉桂、肉豆蔻等，攻逐水饮类药物如大戟、芫花、甘遂、巴豆等，诸药合用以调理脾胃，理气消痞。

穴位贴敷治疗腹满以局部取穴为主，常用辛

香行散之品，以行气滞而除胀满。古医籍中并未明确要求敷贴时间、频率，神阙穴位贴敷具有明显优势，其通过皮肤及经络腧穴达到治疗目的，适宜于腹满等消化系病证。

（三十）痢疾

【概述】

痢疾是因外感时行疫毒，内伤饮食而致邪蕴肠腑，气血壅滞，传导失司，以腹痛，里急后重，便次增多，便下赤白黏液或脓血等为主要临床表现的一种常见传染性疾病。《严氏济生方》正式启用"痢疾"之病名，一直沿用至今，即"今之所谓痢疾者，古所谓滞下是也"。

古代有称之为"肠澼""下利""滞下"等。《素问·太阴阳明论》曰："阳受之则入六腑，阴受之则入五脏。入六腑则身热不时卧，上为喘呼；入五脏则䐜满闭塞，下为飧泄，久为肠澼。"《金匮要略·腹满寒疝宿食病脉证治》曰："中寒，其人下利，以里虚也，欲嚏不能，此人肚中寒。"《诸病源候论》有"赤白痢""血痢""脓血痢""热痢"等20余种记载，对本病的临床表现和病因、病机已有较深刻的认识。《备急千金要方·冷痢第八》曰："治丈夫虚劳，五脏六腑伤败受冷，初作滞下，久则变五色赤黑如烂肠，极臭秽者方，增损建脾丸。"

《景岳全书·痢疾》曰："痢疾最当察虚实，辨寒热。"本病初期多实证，下痢日久，可由实转虚或虚实夹杂，寒热并见。其病机不外湿热蕴结肠中，气机不畅，以致气滞血腐，化为脓血，传导失常而成痢疾。本证初起，多属实证，热证，治以"通因通用"之法，及时疏通，因势利导，以祛其邪；久痢体虚，邪少虚多，扶正祛邪，补气固脱。

西医学中的细菌性痢疾、阿米巴痢疾，以及溃疡性结肠炎、非特异性溃疡性结肠炎、局限性肠炎、过敏性结肠炎、细菌性食物中毒等出现类似本文所述痢疾的症状者，均可参照本文辨证论治。

【古代穴位贴敷文献】

1.《本草纲目》

噤口痢疾，用大田螺二枚捣烂，入麝香三分作饼，烘热贴脐间。半日，热气下行，即思食矣。甚效。（介部第四十六卷·介之二）

2.《本草纲目拾遗》

暖肚封脐膏。周氏家宝云：夏天贴之，秋后不生痢疾。用韭菜子、蛇床子、大附子各一两，肉桂一两，川椒三两，倭硫黄一两，麝香三分，独蒜一枚，麻油三斤，入粗药浸半月，熬至枯色，去渣，熬至滴水成珠，再加黄丹十二两，再熬俟冷，加细药听用。孕妇忌贴。（卷二·石部）

3.《经验丹方汇编》

痢疾：便秘脱肛因久痢所致者，用蜗牛烧灰，猪脂和敷立缩。

4.《外治寿世方》

久泄不止，大蒜捣贴足心，或贴脐中，又大蒜须加银朱捣融，敷脐眼内，立止如神。又土木鳖半个，母丁香四粒，麝香一分，共为细末，口水调为丸，如黄豆大，纳脐中。外用不拘，小膏药贴之立止。（并治痢疾）。

小儿水泻，不能服药。巴豆三粒，黄蜡三钱，共捣烂成膏贴脐上，用绢帕缚住，半日即愈。如噤口不食者，加麝香（三厘）同贴。（并治痢疾）。（卷一·泻痢）

5.《溪秘传简验方》

寒痢，桂末填脐。又方：吴茱萸末敷脐。

噤口痢，大田螺二枚，捣烂，入麝香三分。作饼，烘热。贴脐间半日，热气下行，效。又方：烧饼一个，切作两片，挖空，纳木鳖子净仁，研泥六个。烘热，覆脐，互换。

毒痢噤口，水蛙一个，并肠肚捣碎，瓦烘热，入麝香五分，作饼。贴脐上。

小儿噤口痢，大蒜，捣，贴两足心，或脐中。（卷下·滞下门）

6.《普济方》

针砂四两，白矾二两，桂一两，上件和匀，只作一包。冷水调摊在皮纸上，贴脐上下，以帛系之，如觉大热即以水衬之，药干再以水湿，其热如初，可用四五次。治一切虚寒下痢赤白，或时腹痛，肠滑不禁，心腹极冷。（卷二百十一·泄痢门）

生姜、芥菜子，上药捣碎，用绢包之，贴于脐上，立效。治噤口痢。用木鳖子，去壳捶烂，安脐中。纸贴绢帛缚之。若能饮食，取去之。治痢疾不进饮食。投以痢药则不能疗。俗名噤口痢。[卷二百十三·痢兼渴（附论）]

7.《万氏家抄济世良方》

痢疾膏药：大附子、硫黄各四两、乳香、没药各六钱、麝香六分，俱为细末。松香四斤熬清倾地上一日取起，每麻油一斤煎，用槐枝搅滴水成珠，入松香四斤化开，稍冷入前药末和匀贴脐上。水泻亦治。（卷一·痢）

8.《太医院秘藏膏丹丸散方剂》

风寒麻木止疼痛膏方：当归一两，川芎五钱，羌活五钱，独活一两，灵仙五钱，钩藤一两，川乌一两，草乌一两，山甲（生）一两半，木瓜一两，杜仲二两，木鳖子五钱，银花五钱，连翘五钱，藏红花一两，川牛膝二两，透骨草一两，地骨皮两半，生蕲艾一两，乳香两半，没药二两，防风五钱，桂枝两半，荆芥五钱，木香一两，樟丹三斤半，生姜半斤。

麝香不论多少，将囊药熬好，入麝香，妇人发一团，香油八斤。以上诸药共入磁盆内，用香油泡一夜。用铁锅熬，以槐柳棍搅，看山甲黄糊色即好。过箩去渣，将油入锅再熬开，将妇人发入内化净，即下漳丹再熬，至滴水成珠即好，即将麝香再入药内。此膏有神效力，取之功不可轻视。痢疾泄肚，贴尾骨、肚脐二穴，神效。孕妇忌贴。（卷一·附杂方）

雄黄五钱，巴豆仁（不去油）五钱，朱砂三分，五灵脂三钱，银朱一钱五分，蓖麻仁五分，麝香三分。上各研细，于端午日净室中，午时共研，加油胭脂为膏，磁盒收藏。勿经妇人之手。临用豆大一团，捏饼贴印堂中，其功立见。用过饼送入河中。此药治男妇老幼新久诸症，生死难定之间。芡实大一饼，贴印堂之中，点官香一枝，香尽去药，已后一时许，视贴药处有红斑晕色肿起飞散，谓之红霞捧日，病须危笃，其人不死。如贴药处一时后不肿不红，皮肉照旧不变，谓之白云漫野，病虽轻浅，终归冥路。小儿急慢惊风，一切老幼痢疾，俱可贴之。凡病用之，皆可预知生死也。（卷四·吕祖一枝梅）

9.《行军方便便方》

治泄泻暴痢，用大蒜捣贴二足心或贴脐中效并治噤口痢。（卷中·愈疾）

10.《卫生易简方》

治暴痢，用蒜捣烂，两足下贴之。（卷之二·诸痢）

11.《验方新编》

小儿水泻不能服药，痢疾亦治。巴豆三粒，黄蜡三钱，共捣烂成膏，贴脐上，用绢帕缚住，半日即愈。如噤口不食者，加麝香三厘，用前药同贴。（卷七·泄泻）

12.《惠直堂经验方》

封脐丹，治痢疾水泻，并妇人白带。丁香七个，肉果一个，牙皂（去筋）二两，大倍子（炒）一个，麝香五厘，为末。醋调为丸，绿豆大，入脐，外贴膏药。（卷一·痢疾门）

13.《良朋汇集经验神方》

贴痢疾膏药方，人言（研末）四钱，巴豆霜（研末）四钱，红枣（煮去皮核）一百个，将前二味同枣肉捣匀，做大者芡实大，小者黄豆大。（卷之一·痢疾门）

膏药方，治水泻痢疾，兼贴疼痛、跌打损伤。猪毛（清水洗净晒干）三斤，松香（炙过）三斤，二味于铁锅内，将锅立起架铁条，火烧成珠，只用四两。葱半斤，蒜半斤，姜半斤，三味捣烂拧成汁。又定油二斤，黄丹十二两飞过，炒，入潮脑一钱五分。将汁油先入锅内，炼得烟尽，方下黄丹，熬滴水成珠，温时再下潮脑、毛灰搅均摊贴。（卷之三·膏药门）

雄黄膏方，专治白痢疾水泻，贴于眉心，大人一炷香、小儿半炷香，仰卧香完为度。男妇皆可贴。忌生冷三日，孕妇勿贴。蓖麻子（去壳）八十一个，巴豆仁四十九个，雄黄末五分，麝香三分，五月端午，午时其捣为泥，用黄豆一点，贴之即愈。（卷之五·急救门）

14.《菉竹堂集验方》

治红白痢膏药，巴豆（新者，不拘多少研成泥）、雄黄（明净者，研极细），上将雄黄末少许，入巴豆研成膏。先将病者眉心中穴用水洗净，将膏摊油纸上，每用如此大贴穴上，壮年一炷香；老幼半炷香或三四寸，视人大小用之。香尽即将药轻轻揭去拭尽，神效。

治噤口痢，秘方极危急，心胸微有热气亦能治之。大蓖麻子（去壳）四十九粒，巴豆（去壳）四十九粒，牛黄一钱五分，麝香五分，雄黄（用透明者）五分，朱砂（用明透者，阴砂不用）五分，冰片一分，上共为极细末，和前麻子、巴豆研如泥，加葱汁少许，白蜜少许为丸，如榛子

大。先将纸贴患者眉心，纸上安药，药再用膏药贴之，眉心皮肤肿起即愈，如不肿者不治。（卷四·痢疾门）

炼松香法，用明松香十斤，拣净，以大锅熬化，以火燃着，用桑柴不住手搅，少顷，以锅盖闭之。揭开扇去黑烟，又燃着。如前法扇五次息火，用井水半缸，候稍冷，倾入水内，过一宿撩起，晒干听用，治痢疾，贴小腹。（卷六·杂科门）

15.《古今医鉴》

金不换神仙膏，治虚痢。川芎、白芷、生地、熟地、当归、白术、苍术、陈皮、香附、枳壳、乌药、半夏、青皮、白芷、细辛、知母、贝母、杏仁、桑白皮、黄连、黄芩、黄柏、栀子、大黄、柴胡、薄荷、赤芍、木通、桃仁、玄参、猪苓、泽泻、桔梗、前胡、升麻、麻黄、牛膝、杜仲、山药、远志、续断、良姜、何首乌、甘草、连翘、藁本、茵陈、地榆、防风、荆芥、羌活、独活、金银花、白蒺藜、苦参、僵蚕、天麻、南星、川乌、草乌、威灵仙、白鲜皮、五加皮、青风藤、益母草、两头尖、五倍子、大枫子、巴豆、穿山甲、芫花、蜈蚣二十条，苍耳头七个，桃柳榆槐桑楝楮枝各三十。上药共七十二味，每味用五钱，各要切为粗片，用真芝麻油十二斤，浸药在内。夏浸三日，冬浸半月方可。煎药黑枯色为度。用麻布一片，滤去渣，将油再称，如有十数斤，加飞过黄丹五斤；如油有八斤，加黄丹四斤，依数下丹，决无差矣。将油再下锅熬，黄丹徐徐的投下，手中用槐柳棍不住的搅，火先文后武熬成，滴在水中成珠不散，春夏硬，秋冬软，此是口诀。瓷器内贮之，临用时加细药。

乳香、没药、血竭、轻粉、朝脑（即樟脑）、片脑、麝香、龙骨、海螵蛸、赤石脂。

上细药十味，研为细末，瓷器内收贮。临摊膏药掺上些许，生肌止痛，调血气，去风湿甚妙。赤白痢疾，贴丹田穴。（卷之十六·膏药）

16.《万病回春》

狗皮膏，贴泻痢如神。乳香五钱，没药五钱，木鳖子十个，杏仁四十九个，桃枝（二指长）四十九节，柳枝（如箸大）四十九节，上用香油七两，将木鳖子以下四味入油炸，浮捞起渣，下好黄丹飞过三两，熬将成膏，用槐枝不住手搅，滴水成珠退火，再入乳香、没药，加麝香一分搅匀。退火毒以狗皮摊膏贴脐上。

泻痢膏：赤石脂四两，诃子四两，罂粟壳四两，干姜五两，以上为细末，用真麻油二斤四两，熬去四两，止吊二斤，再熬滚入上好飞黄丹一斤，熬黑色，滴水成珠，方入后四味药：龙骨二两、乳香五钱、没药五钱、麝香一钱，俱为细末，入内搅匀退火。出火毒，摊贴脐上，每一个重三钱。冬月可加肉蔻五钱。（卷之三·痢疾）

水泻痢疾方：生姜四两，真香油四两，黄丹二两，熬成膏药贴脐，立效。（卷之七·泄泻）

17.《简明医彀》

简便方：痢初起，腹大痛，后重不通，用大黄五钱，好酒一钟，浸半日，煎数沸滤服。渣水煎，未通再服。已通，再以条黄芩、白芍煎服。又，蒜捣烂，贴两足心亦可。又，木鳖子（研）、雄黄少许，贴脐中。（卷之二·痢疾）

18.《医述》

敷脐方，治痢证食入即呕。用面作饼，炙熟分作二片，以一片中心挖空，另用木鳖子三个，去壳捣烂，加麝香少许，填饼空中，贴于脐下，软帛系定，外用软鞋底熨之，腹中作响，喉中有香气，即思食。（卷九·杂证汇参）

19.《杂病心法要诀》

外以贴脐王瓜藤散，即王瓜藤、茎、叶经霜者，烧灰香油调，纳脐中，即有效也。（卷四·痢疾死证）

20.《慈幼便览》

噤口痢不思饮食：细辛五钱，牙皂一钱，葱白三根，酒药子半个，大田螺一个，共捣成泥，敷脐上，候干即去药，自思食。又方：活虾蟆一只，打烂，和好麝香六分同研，贴脐上，用布包紧，半日即能饮食，一二日痊愈。

21.《外科证治全书》

吕祖一枝梅：凡男妇大人小儿新久诸病，生死难定之间，用此芡实大一饼，贴印堂之中，点官香一枝，香尽去药，一时后视贴药处有红斑晕色肿起飞散，谓之红霞捧日，病虽危笃其人不死。如贴药处一时后不肿不红皮肉照旧不变，谓之白云漫野，病虽轻浅，终归冥路。小儿急慢惊风，一切老幼痢疾，俱可贴之。凡病用之，皆可预知其生死也。雄黄五钱，朱砂三分，五灵脂三钱，巴豆仁（不去油）五钱，蓖麻仁五分，银朱一钱五分，麝香三分。上研细末，于端午日净室中，午时共研加油燕脂为膏，瓷合收贮，勿经妇人之手。临用豆大一圆，捏饼贴印堂中，其功立见。用过饼送入河中。[卷五·备用要方（计九方）]

22.《外科大成》

家传西圣膏，治疟疾痢疾……贴之悉验。

当归、川芎、赤芍、生地、熟地、白术、苍术、甘草节、陈皮、半夏、青皮、香附、枳壳、乌药、何首乌、白芷、知母、杏仁、桑皮、金银花、黄连、黄芩、黄柏、大黄、白蒺藜、栀子、柴胡、连翘、薄荷、威灵仙、木通、桃仁、玄参、桔梗、白鲜皮、猪苓、泽泻、前胡、升麻、五加皮、麻黄、牛膝、杜仲、山药、益母草、远志、续断、良姜、藁本、青风藤、茵陈、地榆、防风、荆芥、两头尖、羌活、独活、苦参、天麻、南星、川乌、草乌、文蛤、巴豆仁、芫花以上各五钱，细辛、贝母、僵蚕、大枫子、穿山甲各一两，蜈蚣二十一条，苍耳头二十一个，虾蟆七个，白花蛇、地龙、全蝎、海桐皮、白及、白蔹各五钱，木鳖子八两，桃、柳、榆、槐、桑、楝，或杏、楮、（或椿七枝）各三七寸，血余四两，用真麻油十三斤浸之。春五夏三，秋七冬半月，日数毕，入大锅内，慢火煎至药枯，浮起为度，住火片时，用布袋滤净药渣，将油称准，将锅展净，复用细绢滤油入锅内，要清净为美，投血余，慢火熬至血余浮起，以柳棒挑看似膏溶化之象方美，熬熟，每净油一斤，用飞过黄丹六两五钱，徐徐投入，火加大些。夏秋亢热，每油一斤加丹五钱，不住手搅，俟锅内先发青烟，后至白烟，叠叠旋起，气味香馥者。其膏已成。即便住火。将膏滴入水中试软硬得中。如老加熟油，若稀加炒丹少许。渐渐加火，务要冬夏老嫩得所为佳。掇下锅来，搅挨烟尽，下细药搅匀，倾水内，以柳棍搂，成块再换。冷水浸片时，乘温每膏半斤拔扯百转，成块又换冷水投浸，用时，取一块铜杓内溶化摊用。

细药开后，乳香、没药、血竭各一两，轻粉八钱，朝脑二两，龙骨二两，赤石脂二两，海螵蛸五钱，冰片、麝香三钱，雄黄二两，共为末。加入前膏内。

痢疾水泻，贴丹田穴，疟疾，男贴左臂，女贴右臂。（卷一·主治方）

23.《理瀹骈文》

一名开郁消积膏，此膏开胸隔，进饮食，化痰消痞，攻而不伤本原，治肝气胁肋痛，一切腹痛妇人痛经小儿虫痛俱效，疟疾痢疾亦妙。

苍术五两，上白术四两，羌活、川乌、姜黄、生半夏（姜制）、乌药、川芎、青皮、生大黄各三两，生香附、炒香附、生灵脂、炒灵脂、生延胡、炒延胡、枳实、黄连、姜制厚朴、当归、灵仙、黑丑头（半生半炒）、巴仁各二两，枯黄芩、黄柏、生蒲黄、黑山栀、川郁金、莪术、三棱、槟榔、陈皮、山楂、麦芽、神曲、南星、白丑头、苦葶苈、苏梗、藿梗、南薄荷、草乌、独活、柴胡、前胡、细辛、白芷、荆芥穗、防风、连翘、干葛、苦桔梗、知母、大贝母、甘遂、大戟、芫花、防己、栝蒌仁、腹皮、天花粉、赤芍、白芍、枳壳、茵陈、川楝子、木通、泽泻、车前子、猪苓、宣木瓜、皂角、苦杏仁、桃仁、苏子、益智仁、良姜、草果、吴萸、红花、木鳖仁、蓖麻仁、僵蚕、全蝎、蜈蚣、蝉蜕、生山甲、生甘草各一两，发团二两，飞滑石四两，生姜、葱白、韭白、薤白、大蒜头、红凤仙、白凤仙（全）、槐枝、柳枝、桑枝各一斤，凤仙干者或用四两，榆枝、桃枝各八两，俱连叶，石菖蒲、莱菔子、干姜各二两，陈佛手干、小茴、艾各一两，两药共用油四十斤分熬丹收，再入净松香、生石膏各四两，陈壁土、明矾各二两，雄黄、轻粉、砂仁、白芥子、川椒、广木香、檀香、官桂、制乳香、制没药各一两，牛胶四两酒蒸化，如前下法，或加苏合油临用加沉麝。（存济堂药局修合施送方并加药法·金仙膏）

24.《救生集》

小儿二三岁痢疾，不能服药。用巴豆一粒，绿豆三粒，胡椒三粒，布包槌碎，枣肉二枚捣成丸。敷儿脐上裹好，痢止即去药。（卷三·小儿门）

25.《秘方集验》

小儿泻痢：土木鳖半个、母丁香四粒、麝香一分，研末。吐津调为丸，如芡实大，纳一丸于脐中，后用膏药贴之，立止。

小儿泻痢肚疼：缩砂仁、川椒各五分，炒、

研，和姜汁少许，唾津，丸成粒，安脐内，外以膏药贴之。(卷之下·余方补遗)

【按语】

痢疾为最常见的肠道传染病之一，一年四季均可发病，但以夏秋季节为最多。常因外受六淫及疫毒之气，内伤七情劳役，或饮食不慎，积滞肠中，传导失常所致。

古代穴位贴敷治疗痢疾在选穴上以肚脐神阙穴为主，部分使用足心、眉心，体现了“腧穴所在，主治所在”的治疗规律。神阙位于肚脐正中，药物贴敷可以发挥培元固本、升阳固脱、利水止泻等重要作用，对泄痢、腹痛等病症有较好的治疗效果。并且，贴敷脐部具有渗透力强、吸收率好、敏感度高等特点。部分贴敷涌泉、印堂穴，发挥药物及穴位双重作用，从而达到止痢效果。

穴位贴敷用药种类丰富，共涉及药物223种，使用频率排在前三位的中药是麝香、巴豆、大蒜、雄黄，应用频率在10.58%，分别属于开窍药、泻下药、攻毒杀虫止痒药。麝香辛温，入心、脾经，有开窍醒神、活血通经、消肿止痛之效；巴豆辛热，有大毒，归胃、大肠、肺经，有峻下冷积、逐水退肿、祛痰利咽、蚀疮之效；大蒜辛温，入胃、大肠经，有杀虫、解毒、消痈之效；雄黄辛温、有毒，入肝、胃经，有解毒、杀虫之效。将古代文献中穴位贴敷治疗痢疾应用频次大于1的药物按出现频次进行统计，依据频次数递减排序，见表2-14。

穴位贴敷治疗痢疾以神阙为主，足心、眉心、丹田穴有之。痢疾的临证治疗须注意“人以胃气为本，而治痢尤要”，穴位贴敷治疗时同样严守本法。根据古代医籍记载，治疗本病的膏药所含药物复杂，制作过程精细，贴敷时需要根据病情轻重，成人与小儿体质的不同，选取相应药物，从而达到收涩固摄，温补中焦，健运脾胃，

表2-14　古代穴位贴敷治疗痢疾用药规律

序　号	中　药	频　次	频　率
1	麝香	20	4.32%
2	巴豆	12	2.59%
3	大蒜	9	1.94%
4	雄黄	8	1.73%
5	木鳖子、乳香、没药	7	1.51%
6	干姜	6	1.30
7	黄丹	5	1.08%
8	生姜、松香、当归、川芎、羌活、独活、威灵仙、川乌、草乌、连翘、防风、荆芥、白芷、香附、细辛、杏仁	4	0.86%
9	大田螺、川椒、麻油、银朱、丁香、杜仲、银花、朱砂、蓖麻仁、白术、陈皮、枳壳、苍术、乌药、半夏、青皮、知母、贝母、黄连、黄芩、黄柏、大黄、柴胡、薄荷、赤芍、木通、桃仁、猪苓、泽泻、桔梗、前胡、甘草、茵陈、僵蚕、南星、芫花、蜈蚣、轻粉、龙骨、赤石脂、葱	3	0.65%
10	附子、硫黄、土木鳖、黄蜡、穿山甲、木瓜、牛膝、艾、木香、五灵脂、牙皂、冰片、栀子、玄参、升麻、麻黄、山药、远志、续断、何首乌、藁本、地榆、白蒺藜、苦参、天麻、白鲜皮、五加皮、益母草、两头尖、苍耳头、海螵蛸、香油、虾蟆、枣、砂仁、全蝎、良姜	2	0.43%

固摄肠腑的目的。

（三十一）霍乱

【概述】

霍乱系由饮食不洁、感受疫毒，致突然剧烈泄泻，继则呕吐，呈挥霍撩乱之势的烈性传染病。霍乱病名首见于《黄帝内经》。《素问·六元正纪大论》曰："土郁之发，岩谷震惊……民病心腹胀，肠鸣而为数后，甚则心痛胁胀，呕吐霍乱。"古代把上吐下泻同时并作的病都包括在霍乱的范围内，认为是一种胃肠挥霍撩乱的规象。

霍乱又名"胃反""走哺""霍乱转筋""湿霍乱""干霍乱""搅肠痧"等称。隋代巢元方又把本病称为"胃反""走哺"，《诸病源候论》曰："霍乱有三名：一名胃反，言其胃气虚逆，反吐饮食也；二名霍乱，言其病挥霍之间，便致撩乱也；三名走哺，言其哺食变逆者也。"《随息居重订霍乱论》提出"霍乱转筋"的概念，接近现代医学由霍乱弧菌引起的霍乱。《医学入门·霍乱》曰："一种暑霍乱，即湿霍乱，但此疾夏秋惟甚，纵寒月亦多由伏暑，故名。一种湿霍乱，有声有物。一种干霍乱，有声无物。"《张氏医通·霍乱》曰："心腹胀痛，欲吐不吐，欲泻不泻，烦躁闷乱。俗名搅肠痧，此土郁不能发泄，火热内炽，阴阳不交之故。"

霍乱病因复杂，主要有二：一系感受时邪、暑湿或寒湿等秽浊之气，郁遏中焦，致脾胃受伤，运化失常，升降失司，清浊相干，乱于肠胃，上吐下泻而成霍乱；二系饮食不慎，误进不洁之物，或恣食生冷，暴饮暴食，损及脾胃，清浊混淆，发为霍乱。霍乱根据临床分期，分为泻吐期、脱水虚脱期、反应期及恢复期、干霍乱四种，其中，泻吐期包括暑热证、暑湿证；脱水虚脱期包括气阴两虚证、心阳衰竭证（亡阳型）。霍乱总的治疗原则为芳香泄浊、化湿和中，结合不同证候表现，可分别兼以温化寒湿、清热化湿、辟秽解毒、养阴救逆、回阳固脱等。

霍乱相当于西医学中各种原因所致的急性肠胃炎，诸如急性食物中毒、沙门氏菌属感染、霍乱、副霍乱等。

【古代穴位贴敷文献】

1.《本草纲目》

霍乱吐泻，芥子捣细，水和敷脐上。

霍乱转筋，入腹欲死，生姜三两捣，酒一升，煮三、两沸服。仍以姜捣贴痛处。（菜部第二十六卷·菜之一）

薤，霍乱干呕，煮食数次。小蒜煮汁饮，并贴脐，灸七壮。（主治第三卷·百病主治药）

2.《得配本草》

葫，一名大蒜。捣膏贴足心，能引热下行，治干湿霍乱，吐血衄血，脑泻鼻渊，泄泻暴痢，脚肚转筋。独头者尤佳。（卷五·莱部）

3.《本草易读》

霍乱转筋，捣敷脚上，煎汁淋之。（本草易读卷六·侧柏叶二百七十三）

4.《世医得效方》

木瓜汤治霍乱，吐下不已，举体转筋，入腹则闷绝。木瓜一两，吴茱萸（汤洗）半两，茴香二钱半，甘草（炙）一钱，上锉散。每服四大钱，水一盏半，生姜三片，紫苏十叶，食盐一撮，煎七分，去滓，食前服。仍研生蒜贴心下、脚心上。（卷第四·大方脉杂医科）

5.《重订痧疫指迷》

霍乱转筋，吐下已多，脉无气短，大汗欲绝者。置好醋二三斤于病人面前，将铁器烧红，频淬醋内，使闻其气，节可转危为安。足冷者，另捣生附子二两，贴涌泉穴（其穴在两足心）。（治时行霍乱简便章程）

6.《理瀹骈文》

生姜捣烂棉裹擦天庭，并治中风痰厥，又令两人各持姜渣一团，擦两手、足心、两臂弯、前胸、后背得汗解，并治夏月霍乱，寒中三阴麻脚痧等俱效。

脾元虚损霍乱不吐泻，腹胀如鼓，心胸痰塞，急用热手搓擦周身外皮令热，浓芥末略用面粉、滚水搅和，贴肚脐，或布包裹热砖足踏之以传温热，盖热则血通行可救，或令二少男前后抱住病者，转接温暖最有功力。（续增略言）

金仙膏，治湿霍乱，先用生姜擦胸口，膏内糁陈佛手、干明矾末，贴胸口并脐上，或用藿香、陈皮、苍术、厚朴、半夏、大腹皮，煎抹后贴。热加黄连；寒加姜炭；腹痛加木香、丁香、砂仁；便秘加枳壳；小便黄赤加木通俱可；治干霍乱须温通，亦先用生姜擦胸，以菖蒲、白蔻、丁香糁膏贴心口并脐上。（存济堂药局修合施送方

并加药法）

7.《疑难急症简方》

治干湿霍乱转筋，噤口痢，鼻渊，鼻衄不止，并捣蒜贴涌泉穴（即足底心）。（卷三·痧瘴时疫）

8.《霍乱燃犀说》

附暖脐方。霍乱一症，皆由寒邪郁结，气闭不通，因而吐泻交作，至于多利亡阴，血液枯涸，则筋脉挛急，手足拘牵，即俗名吊脚痧也。此症朝发夕死，夕发朝死，无论药力不及，即重用猛烈之品，而热剂劫阴，终于不救。此散药虽峻猛，而由脐纳入，自能温通脏腑，不致伤阴，屡试屡验，识者珍之。上猺桂心（去皮）八钱，母丁香一两二分，硫黄五钱，生香附一两八钱，当门子（四钱），上药共研极细末，每用三分，纳入肚脐中，外用膏药封贴，一时即愈。药性猛烈，断不可吃，孕妇忌用。（卷下·列方）

9.《医学研悦》

霍乱，足筋急痛，用生姜捣膏，贴裹痛处。（治杂症验方研阅卷之七·霍乱症）

10.《寿世青编》

治霍乱转筋，入腹欲死，心腹冷疼。生姜三两捣，陈酒一升，煮两三沸服，仍以渣贴疼处。（病后调理服食法·寒门生姜酒）

11.《溪秘传简验方》

霍乱，未得吐下。用蒜捣敷足心，干、湿霍乱，转筋。大蒜。捣，涂足心，愈。（溪外治方选卷上·霍乱门）

胎前患霍乱，胎不安者。井底泥。敷心下及丹田。（卷下·胎孕门）

12.《罗氏会约医镜》

霍乱未得吐下，用蒜捣敷足心，危急时，用盐斤许，炒热，包二包，更替熨肚，一时即愈。（卷之七·杂证）

【按语】

霍乱属胃肠疾病，本病的发生常因感受时邪与饮食不节所致，故有“内有所因，外有所感”才发生霍乱吐泻的论述。古代治疗霍乱多以预防为主，治疗为辅，辨证用时根据病势的轻重不同，随证候性质寒热之异治之。贴敷文献中并未明确区分具体证型，皆可用之。

古代穴位贴敷治疗霍乱在选穴上以神阙、涌泉及阿是穴为主，部分使用心下和丹田，体现了腧穴的近治、远治作用。神阙在脐部，也就是肚脐所在之处，主要有以下几个特点：其外形呈凹型，易盛药；皮下无脂肪组织，直接与腹膜相连，而腹膜具有丰富的静脉血液循环，药物穿透脐部后，可快速进入体循环被人体吸收。足心为涌泉穴，是足少阴肾经的井穴，除其部位皮肤角质层相对比较薄以外，肾属先天之本，肾经井穴是阴阳交接，经气始生之地，对全身各脏器均有影响。

穴位贴敷用药共涉及25种，使用频率排在前三位的中药是蒜、生姜、丁香，应用频率分别为37.14%，分别属于攻毒杀虫止痒药、解表药和理气药。蒜辛温，归脾、胃、肺、大肠经，有行滞气、暖脾胃、消癥积、解毒杀虫之效；生姜辛、微温，归肺、脾、胃经，有发汗解表、温中止呕、化痰止咳、解毒之效；丁香辛温，归肺、胃、脾、肾经，有温中降逆、温肾助阳之效。将古代文献中穴位贴敷治疗霍乱应用频次大于1的药物按出现频次进行统计，依据频次数递减排序，见表2-15。

表2-15　古代穴位贴敷治疗霍乱用药规律

序　号	中　药	频　次	频　率
1	蒜	6	17.14%
2	生姜	5	14.29%
3	丁香	2	5.71%

霍乱一般来势迅猛，仓促之间往往来不及投用汤剂，或因剧烈呕吐，汤剂无法下咽，常用丸、散、膏药等应急措施。古代穴位贴敷治疗霍乱取穴以局部肚脐、阿是穴及根据脏腑辨证取远端穴为主，敷贴用药精简，制作相对比较简单，取效快捷，比较适宜于霍乱之上吐下泻者。

（三十二）疟疾

【概述】

疟疾是指感染疟原虫、瘴毒或风寒暑湿之气，以往来寒热，头痛，汗出，时作时止，迁延反复，日久胁下有痞块为主要表现的疾病。

《太平圣惠方》始有“疟疾”之名。另有

“疟”“痎疟”“疟寒疾”“疟病”等名称。《素问·疟论》曰：“疟之始发也，先起于毫毛，伸欠乃作，寒栗鼓颔，腰脊俱痛，寒去则内外皆热，头痛如破，渴欲冷饮。”《素问·生气通天论》曰：“夏伤于暑，秋为痎疟。”《周礼》曰：“秋时有疟寒疾。”亦指寒疟。《金匮要略》将疟病将其分为温疟、瘅疟及牝疟三种不同类型，若日久不愈可形成疟母。《三因极一病证方论·疟病不内外因证治》指明了疫疟的特点：“一岁之间，长幼相若，或染时行，变成寒热，名曰疫疟。”《症因脉治·疟疾总论》曰：“瘴疟之症，疟发之时，神识昏迷，狂妄多者，或声音哑瘖”，并将间二日而发之疟称为三疟，即“三疟之症，三阴经疟也……以其间两日而发。故名三疟症也……乃邪入三阴，其经深，其发迟，是以三日一发也”。

疟疾的发生，主要是感受“疟邪”，但其发病与正虚抗邪能力下降有关，诱发因素则与外感风寒，暑湿，饮食劳倦有关，其中尤以暑湿诱发为最多。根据病情轻重，寒热的偏盛，正气的盛衰和病程的久暂，分为正虐、寒疟、温疟、瘴疟、劳疟和疟母。按发病时间分类，有间日疟、三日疟、正疟、久疟、阴疟、阳疟等。按诱发因素及流行特点分类，有劳疟、虚疟、瘴疟、疫疟等。疟疾的治疗以祛邪截疟为基本治则，根据疟疾证候的辨证治疗，如温疟兼清，寒疟兼温，瘴疟宜解毒除瘴，劳疟则以扶正为主，佐以截疟，如属疟母，又当祛瘀化痰软坚。

西医学中的疟疾属于本病的范围。肝胆疾病、流行性感冒、败血症等出现寒热往来时，可参考本病辨证论治。

【古代穴位贴敷文献】

1.《丁甘仁先生家传珍方》

截疟饼，专治一切大小疟疾，经久不止者，以此饼放于布膏药上，贴男左女右胁下软肉处，或眉心正中，一周时起疱即去之。妙在外治，最属神效无比。明雄黄三分，人言三分，辰砂三分。

2.《万氏家抄济世良方》

万应膏，肚腹疼痛，泻痢疟疾，俱贴脐上，痢白而寒者尤效。木香、川芎、牛膝、生地、细辛、白芷、秦艽、归尾、枳壳、独活、防风、羌活、大枫子、黄芩、南星、蓖麻子、半夏、苍术、贝母、赤芍药、杏仁、白敛、香茅、艾叶、两头尖、连翘、川乌、甘草节、肉桂、良姜、续断、威灵仙、荆芥、藁本、丁香、丁皮、金银花、藿香、红花、青风藤、乌药、苏木、玄参、白鲜皮、僵蚕、草乌、桃仁、山栀、五加皮、牙皂、苦参、穿山甲、五倍子、蝉蜕、降真节、骨碎补、苍耳头、蜂房、鳖甲、全蝎、麻黄、白及各一两，蛇蜕三条，大黄二两，蜈蚣二十一条。上为粗片，用真麻油十二斤，桃柳榆槐桑楝楮树枝各三寸，浸药在内，夏浸三宿、春五宿、秋七宿、冬十宿，方煎，以药枯油黑为度，用麻布一片滤出渣，贮磁器内。另以老黄色松香不拘多少，先下净锅熔化后方加药油。量香二斤用油四两，试水软硬仍滤入水缸中抽扯，色如黄金即成膏矣。若加乳香、没药、血竭、麝香、阿魏尤佳。[卷一·痛风（附湿痹鹤膝风）]

3.《太医院秘藏膏丹丸散方剂》

大黄一两，细辛七钱，木鳖子（研）一两，三棱一两，芫花八钱，白芷八钱，天花粉七钱，桃仁（研）七钱，蜈蚣十条，槟榔七钱，密陀僧（研，收膏用）四两，甘遂二两，生地一两，大戟八钱，莪术一两，黄柏八钱，枳实八钱，独活七钱，蓖麻子二两，蛇蜕五钱，草乌七钱，全蝎（去勾）七钱，五倍子七钱，皂角八钱，黄连五钱，玄参七钱，穿山甲七钱，香附七钱，羌活八钱，当归一两五钱，川厚朴七钱，杏仁七钱，麻黄八钱，巴豆八钱，防风七钱，川乌一两，肉桂（研末，取膏放入）八钱，飞过黄丹二斤四两，收膏放入。

制法：道地药材称准，用真香芝麻油六斤，浸瓷盆内几日，然后熬膏。用桑皮纸摊成大小膏药，对症贴之即愈。每修合药时，须净手净口，念：南无大慈大悲救苦救难广大灵感观世音菩萨。念千遍。

治疟疾，一日、二日、三日，俱贴肚脐，饮甘草汤。如发过四五次者，作早晨服下，饮热酒数杯，即日而止，勿饮甘草水。（卷四·观世音菩萨救苦神膏）

4.《救生集》

外治久疟方：大枣肉（去皮核）二个，斑蝥虫（焙研）二个，二味同研匀，加熟猪油少许，捏成饼子指头大，贴在两眉中间印堂上，一周时即愈。

治疟不止：朱砂三分，巴豆仁一粒，研为末，饭丸，分作十丸，未发前取一丸贴肩心，一周时揭去，极效。

治疟方：用老生姜四两，捣烂，男左女右敷膝上，外用油纸蓝布裹紧，以带扎好，不令汗流出，临期于未发之先敷之，立效。又方，白术七钱，橘红五钱，用水煎服即愈。又方，斑蝥一个，用膏药贴额上一周。须早一日贴之。

治疟膏：生姜（捣烂如泥）二两，牛皮胶二两，将膏熬化，投姜泥搅匀熬成膏收用。先以皂荚水洗净脊膂背腰油腻泥垢，拭干，再以生姜一大块，遍擦各处，再酌量脊背之宽长，剪细布一大块，将膏摊上贴之，再搓手心令熟，遍摩脊背，各处俱各热为善，俟一二日后不发即痊。（卷一・疟疾门）

5.《验方新编》

阳和解凝膏，并治疟疾、冻疮皆效。

新鲜大力子根叶梗（又名牛蒡子）三斤，活白凤仙花梗（又名指甲花）四两，用麻油十斤将二味熬枯去渣，次日以附子、桂枝、大黄、当归、肉桂、官桂、草乌、川乌、地龙（又名蚯蚓）、僵蚕、赤芍、白芷、白蔹、白及各二两，川芎四两，续断、防风、荆芥、五灵脂、木香、香橼、陈皮各一两，共入油熬枯沥渣；过夜油冷称过斤两，每油一斤加炒透黄丹七两搅匀，文火慢熬，熬至滴水成珠，越老越好。以油锅移放冷处，取制过乳香、没药各二钱，苏合油四两，麝香一两，研细入膏搅和。半月后摊贴。

一应溃烂阴疽神效，冻疮贴一夜全消，溃者三张全愈，疟疾贴背心。此方惟麝香最贵，如无力制配，熬膏时不用，俟用膏时每张加麝香数厘贴之亦可。（卷十一・阴疽诸症）

信石五分、巴豆七烂、雄黄七分、共为末，于端午日午时丸如麻子大，三阴疟贴额中，余男左女右贴之。又方：巴豆二十一粒，南星一个，白面少许，水调捻饼，用膏药贴额上。又方：桃头七个（向天者），独头蒜七个，胡椒四十九粒，五家粽尖，五月五日午时共捣为丸，扎肚脐内，一周时即愈。又方：当归、川芎、防风、甘草、陈皮、苍术、杜仲、槟榔、草果、半夏、常山、荆芥、知母各一钱，真乌梅五钱，烧熟打碎，将药共放锅内炒热，于疟未发时，用稀布包裹，捆紧脐上。脐内先以药末三分填满，其发必轻，再炒再捆，无有不效，间日疟者更效。轻者一服，重者两服必愈。年老人不肯服药者，用此最效。（卷十五・疟疾）

治疟法……外用老姜一块捣烂，敷海眼穴，即是后颈齐领圆骨处，以筋骨痛膏盖贴，蒙被熟睡取汗而愈。愈后须多贴几日方不复发。忌食南瓜、芋艿、鸡、鸭蛋等发物百日。

治间日疟方：明雄黄，独头大蒜，于端午日午时，将粽子尖捣烂和丸如桐子大，朱砂为衣，三发后清晨贴在眉梁间，以太乙膏盖之即愈。又，用旱莲草捣烂，置左手寸口上，以古钱一文压定，将帛条包扎，良久起小疱，谓之天灸，止疟甚效。（卷十八・疟疾部）

6.《神仙济世良方》

贴食水积并寒症膏药方：用葱连须七根、土木鳖（打碎）七个，白芷七根，巴豆（打碎）七粒，香油、黄丹熬之，贴脐上。贴疟疾贴于脊背第三节上，三换即好，贴好过百余人矣。（上卷・吕祖熨诸寒症方）

7.《惠直堂经验方》

霏云祖师乩传膏药方：熟地、生地、当归、番木鳖（去毛）、白芷、赤芍、玄参、大黄、肉桂、川椒、生姜各二两，郁金、莪术、牛膝、白蔹、白及、防风、芫花、大风藤、苍术、青皮、乌药、羌活、槿皮、骨皮、银花、僵蚕、灵仙、蓖麻仁、白附子、龙骨、虎掌、山甲、阿胶、龟胶、血余各一两二钱，槐柳枝各一丈二尺。

以上药各咀皮。用真麻油十斤浸之。春五、夏三、秋七、冬九日取起，入大锅内，炭火熬枯去渣，熬至滴水成珠。入黄丹八十一两，水飞炒断烟，用槐柳枝不住手搅之，待成膏。趁热先入阿魏五钱，离火再入细药、潮脑、乳香（炙）、没药（炙）各五钱，轻粉四钱，血竭、雄黄各三钱，各为细末。缓缓投入搅匀，倾入清水缸内，多人扯拔百余次，去火毒，熬膏时，须择清净地方。贴法附后……疟疾，贴寒热起处。（卷四・膏药门）

8.《绛囊撮要》

生大黄六两，当归、丹皮、白芍、玄参、白

芷、地黄、升麻各四两，肉桂二两，用大麻油八斤，煎成膏东丹收……治三阴疟疾，加胡椒七粒研细，贴颈脊第三骨即愈。忌食一切发物。（通治·生生膏方）

9.《文堂集验方》

疟痞，即病久胁下成块疼痛，名疟母……外用芒硝五钱、独头蒜肉一两，共捣烂，贴患处。上用布盖之，并治诸痞。（卷一·疟疾）

10.《菉竹堂集验方》

炼松香法：用明松香十斤，拣净，以大锅熬化，以火燃着，用桑柴不住手搅，少顷，以锅盖闭之。揭开扇去黑烟，又燃着。如前法扇五次息火，用井水半缸，候稍冷，倾入水内，过一宿撩起，晒干听用。治疟疾，贴背心。（卷六·杂科门）

11.《溪秘传简验方》

截疟胡椒、雄黄各五厘，和饭研为丸，放脐内，膏药盖之。

三阴疟，久不愈。用麝香一分、冰片一分、朱砂一钱二分五厘、花椒二钱五分。共研细末，分掺两膏药。一贴背脊第三椎肺俞穴，一贴当脐，效。（溪外治方选卷上·疟门）

12.《医学心悟》

普救万全膏：咳嗽疟疾，贴背脊心第七椎。予制此膏普送，取效神速。倘贴后起疱出水，此病气本深，尽为药力拔出，吉兆也，不必疑惧，记之、记之。

藿香、白芷、当归尾、贝母、大枫子、木香、白蔹、乌药、生地、萝卜子、丁香、白及、僵蚕、细辛、蓖麻子、檀香、秦艽、蜂房、防风、五加皮、苦参、肉桂、蝉蜕、丁皮、白鲜皮、羌活、桂枝、全蝎、赤芍、高良姜、玄参、南星、鳖甲、荆芥、两头尖、独活、苏木、枳壳、连翘、威灵仙、桃仁、牛膝、红花、续断、花百头、杏仁、苍术、艾绒、藁本、骨碎补、川芎、黄芩、麻黄、甘草、黑山栀、川乌（附子）、牙皂、半夏、草乌、紫荆皮、青风藤以上各一两五钱，大黄三两，蜈蚣三十五条，蛇蜕五条，槐枝、桃枝、柳枝、桑枝、楝枝、榆枝、楮枝以上各三十五寸，男人血余三两，以上俱浸油内，真麻油十五斤，用二十两秤称，松香棕皮滤净，一百斤，百草霜细研、筛过，十斤。冬浸九宿，春秋七宿，夏五宿，分数次入锅，文武火熬，以药枯油黑，滴水成珠为度，滤去渣，重称，每药油十二两，下滤净片子松香四斤，同熬至滴水不散，每锅下百草霜细末六两，勿住手搅，俟火候成，则倾入水缸中，以棒搅和成块，用两人扯拔数次，瓷钵收贮，治一切风寒湿气、疮疽等症，其效如神。（卷三·痹）

13.《家用良方》

断疟第一方：鲜野艾头七个，大蒜三瓣，浮麦一撮，同捣极烂。土墙上陈年小黄蚬壳半斤，或蚶子壳。将捣烂药，捞一掇放在壳内，准罨脉息上，男左女右。用绸帕紧紧扎好，一周时去之，起一水疱，疟即止。罨扎之时，勿令四眼见。

断疟神方：生姜一块，捣烂，入净锅焙成饼，如茶杯底大，厚二分许，取至桌上略退火气。贴风门穴，外用碗口大新膏药一张，四围以手按紧贴，不可丝毫走气。中间姜饼处，勿接，恐其散碎，万宜仔细。或丝毫不紧，必有冷水流出，即不效，俟下期再治。风门穴在颈后第二骨节与第三骨节交锋处，临发黎明贴之，即愈。膏药勿揭，听其自下，但须发至三、五次后方可用。又：墨旱莲捶烂，男左女右，置寸口脉上，以古文钱压定，盖帛紧缚住，良久起小疱，谓之天灸，即愈。

疟疾不止：朱砂三分、巴豆仁一粒，研为末，饭为丸。分十丸于未发前一时取一丸，贴眉心，一过时揭去，效。（卷四·治各种痧症疫疠中寒中暑等症）

14.《医学正传》

万捶青云膏，治诸般痈肿，未成脓者贴散，已成脓者拔毒追脓，腹中痞块，止疟疾，贴大椎及身柱，其效如神。白松香（去木屑）一斤，蓖麻子（去壳）三百粒，杏仁（去壳）三百粒，铜青三两，乳香一两五钱，没药一两五钱，轻粉二钱。上共作一处，用铁锤木砧于日中捣成膏，如燥少加香油杵之，或用石臼木杵捣亦可，用瓷器盛，绯帛摊贴。（汤中做，不见火。）

15.《儿科要略》

三阴疟疾膏，外用，治三阴疟疾，寒热不止。麝香一分五厘，冰片一钱，附子（生漂，晒干）二钱，白胡椒、肉桂各钱半，公丁香一钱，研为极细末，用膏药一张，上药末一分，于发日五更空腹未发之时，烘热贴于脐上，手揉百转，睡去片时，方可食物。忌食生、冷、油腻、蛋、面、菱、芋、鱼腥发物。（疟痢论治·疟疾述要）

16.《幼科推拿秘书》

痎疟，夜间则发，即邪疟也。原因水边戏耍，感露风雨寒，宜取汗。法宜推三关，推肺经，掐手背指节，掐横纹、威灵穴一截。方用独蒜研饼，贴内间史，累灸一壮。（卷四·推拿病症分类）

17.《寿世编》

止疟方：大枣（去皮核）二个，斑蝥（焙干）二个，同研匀，以熟猪油调成饼，如指头大，贴在印堂，一宿即愈。（下卷·疟疾门）

18.《周慎斋遗书》

疟久成痞，用大蒜捣烂，加麝少许，敷痞上一日见效。（卷八·疟）

19.《痘疹精详》

时值疟疾，而复出痘，口吐白涎，咳嗽失声。用生姜切片，包大附子煨，再取姜汁，和当归、生地，白芍共擂烂，敷脐中，二炷香为度，白涎自止。（卷一·二十四顶方）

20.《理瀹骈文》

疟疾先用金仙膏贴胸口（化其痰食暑湿）即轻。数发后可截者，用散阴膏加药末，（即肉桂、丁香、吴萸、灵仙、白胡椒、白芥子、草果等分或加巴霜少许）贴项后第三第四骨两骨中间，先一时用生姜擦后再贴并贴一膏于脐上，（不必加药）再以生姜两块捣敷两膝盖。轻者即愈，重者两张必愈。

金仙膏：苍术五两，上白术四两，羌活、川乌、姜黄、生半夏（姜制）、乌药、川芎、青皮、生大黄各三两，生香附、炒香附、生灵脂、炒灵脂、生延胡、炒延胡、枳实、黄连、姜制厚朴、当归、灵仙、黑丑头（半生半炒）、巴仁各二两，枯黄芩、黄柏、生蒲黄、黑山栀、川郁金、莪术、三棱、槟榔、陈皮、山楂、麦芽、神曲、南星、白丑头、苦葶苈、苏梗、藿梗、南薄荷、草乌、独活、柴胡、前胡、细辛、白芷、荆芥穗、防风、连翘、干葛、苦桔梗、知母、大贝母、甘遂、大戟、芫花、防己、栝蒌仁、腹皮、天花粉、赤芍、白芍、枳壳、茵陈、川楝子、木通、泽泻、车前子、猪苓、宣木瓜、皂角、苦杏仁、桃仁、苏子、益智仁、良姜、草果、吴萸、红花、木鳖仁、蓖麻仁、僵蚕、全蝎、蜈蚣、蝉蜕、生山甲、生甘草各一两，发团二两，飞滑石四两，生姜、葱白、韭白、薤白、大蒜头、红凤仙、白凤仙（全）、槐枝、柳枝、桑枝各一斤，凤仙干者或用四两，榆枝、桃枝各八两俱连叶，石菖蒲、莱菔子、干姜各二两，陈佛手干、小茴、艾各一两。两药共用油四十斤分熬丹收，再入净松香、生石膏各四两，陈壁土、明矾各二两，雄黄、轻粉、砂仁、白芥子、川椒、广木香、檀香、官桂、制乳香、制没药各一两，牛胶四两酒蒸化，如前下法，或加苏合油，临用加沉麝。（续增略言）

21.《潜斋简效方》

朱砂、胡椒各一两，研极细无声，瓷瓶密贮，疟久者用暖脐膏一张，挑药末一茶匙于膏药中央，勿令四眼见，对脐紧贴，疟止勿揭，听其自落神效。孕妇忌之。（截疟膏）

小儿疟疾不能服药，以黄丹五钱，生矾三钱，胡椒二钱五分，麝香五厘，共末，好醋调敷男左女右手心，绢包手掌，药热汗出而愈，一方可效三人。未曾食谷之儿，久疟不已，浓煎冰糖汤服，神效。（潜斋简效方·小儿诸病）

22.《种福堂公选良方》

截疟丹：斑蝥、巴豆肉、朱砂各一钱，麝香二分，雄黄一钱五分，蟾酥五分，上用黑枣二三个，捣丸如绿豆大，贴眉心穴，一周时揭下，投长流水中。

贴脐截疟丸：胡椒、雄精，上二味等分研末，将饭研烂为丸，如桐子大，外以朱砂为衣，将一丸放在脐中，外以膏药贴上，疟即止，亲验。

治疟方：虚寒疟更效，孕妇忌贴。桂心一分，麝香三厘，川椒七粒，雄黄七厘，共研极细末，纳脐中，外以膏药贴之。（卷二·公选良方）

23.《医学入门》

千捶膏：白松香一斤、蓖麻仁、杏仁各三百粒、铜青三两、乳香、没药各一两半、轻粉二钱、共入石臼内，向日下以木杵捶成膏，如燥少加香油捶之，瓷器收贮。每用忌火，宜于汤内溶化，红绢摊开贴之。……如腹中痞块及疟疾，贴

大椎及身椎穴，其效如神。（外集·卷七）

24.《医宗说约》

一用斑蝥一个放小膏药上，侵晨贴眉间印堂中，疟止揭去。（小儿科卷之四·疟疾）

25.《婴童类萃》

贴眉心膏，治疟如神，修合用时，并忌妇人、鸡、犬。半夏五钱，滑石五钱，白及三钱，巴豆二钱，砒霜一钱，端午日，薄糊为丸，绿豆大。昼发夜贴，夜发昼贴。（中卷·疟疾论）

26.《急救广生集》

截疟：大枣（去皮核）三个，斑蝥（焙干）二个，同研匀，以熟猪油调，捏成饼如指头大，贴在印堂，一宿而愈。（卷二·杂症）

【按语】

疟疾多发于夏秋，有地区性及传染性。

古代穴位贴敷治疗疟疾在选穴上以神阙、印堂、至阳穴为主，部分使用大椎、身柱、风门穴等，体现了腧穴的近治、远治规律。脐部皮下没有脂肪组织，神经血管特别丰富，是透皮吸收最理想的部位。印堂属督脉穴位，督脉为阳脉之海，总督一身之阳，具有统率、调整全身阳经的作用，刺激印堂具有双向调节人体阳气的功能，调和阴阳、平调寒热而治疗疟疾等寒热交错的疾病。且印堂皮下血管丰富，有利于药物的吸收。背脊心第七椎下为至阳，此穴为人体内阳气极盛之穴，贴敷可能激发全身阳气。

穴位贴敷用药共涉及217种，使用频率排在前四位的中药是当归、白芷、肉桂、巴豆，应用频率在28.83%，分别属于补血药、解表药、温里药、泻下药。当归甘、辛、温，归肝、心、脾经，有补血活血，调经止痛，润肠通便之效；白芷辛温，归肺、脾、胃经，有祛风燥湿、消肿止痛之效；肉桂辛、甘、热，归肾、脾、膀胱经，有补元阳、暖脾胃、除积冷、通血脉之效；巴豆辛、热，有大毒，归胃、大肠经，有泻寒积、通关窍、逐痰、行水、杀虫之效。将古代文献中穴位贴敷治疗疟疾应用频次大于1的药物按出现频次进行统计，依据频次数递减排序，见表2–16。

古代穴位贴敷治疗疟疾取穴以神阙、印堂、至阳为主，但古医籍中对开始贴敷时间的记载相对较少，如在疟发前贴敷之类。本法治疗时所选药物无毒性，刺激性小，效果好，尤其适用于孕妇、儿童和久病体弱的疟疾患者。疟疾发作之后汗出较多，故中药贴敷前应注意拭干患者汗液，

表2–16 古代穴位贴敷治疗疟疾用药规律

序号	中药	频次	频率
1	当归	9	1.79%
2	白芷、肉桂、巴豆	8	1.59%
3	雄黄、地黄、防风、大黄、麝香、蒜、胡椒、生姜	7	1.39%
4	杏仁、松香、乳香、没药、朱砂	6	1.19%
5	川芎、羌活、半夏、苍术、赤芍、川乌、荆芥、僵蚕、草乌、黄丹	5	0.99%
6	木香、细辛、独活、南星、艾、甘草、丁香、乌药、桃仁、全蝎、蜈蚣、玄参、麻油、附子、白及、轻粉、斑蝥	4	0.79%
7	牛膝、枳壳、黄芩、蓖麻子、贝母、连翘、续断、红花、山栀、蝉蜕、麻黄、蛇蜕、芫花、槟榔、莪术、香附、大枣、白蔹、陈皮、草果、木鳖、川椒、灵仙、白芍、良姜	3	0.60%
8	秦艽、大枫子、两头尖、藁本、藿香、青风藤、苏木、白鲜皮、五加皮、牙皂、苦参、穿山甲、五倍子、骨碎补、蜂房、鳖甲、血竭、阿魏、三棱、天花粉、甘遂、大戟、黄柏、枳实、皂角、黄连、厚朴、牛胶、桂枝、官桂、知母、墨旱莲、葱、郁金、青皮、血余、冰片、檀香、铜青、熟猪油、吴茱萸、白芥子、白矾、滑石	2	0.40%

贴敷时防治敷贴掉落，及时更换贴身衣物，从而最大程度发挥贴敷疗效，改善病情。

（三十三）黄疸

【概述】

黄疸是感受湿热疫毒，肝胆气机受阻，疏泄失常，胆汁外溢所致，以目黄、身黄、尿黄为主要表现的常见肝胆病证。黄疸在古代亦称“黄瘅”“目黄”。黄疸病首见于马王堆汉墓出土的帛书,《素问·平人气象论》所曰“溺黄赤，安卧者，黄疸……目黄者曰黄疸”中记载了黄疸的病名。

另有黄瘅、发黄、酒疸、胎疸（小儿黄疸）、风疸、黄病等称。如《素问·六元正纪大论》曰：“四之气，溽暑湿热相薄，争于左之上，民病黄瘅而为胕肿。”《伤寒论》曰：“小便不利者，必发黄。”《金匮要略》曰：“心中懊侬而热，不能食，时欲吐，名曰酒疸。”巢元方《诸病源候论》曰：“小儿在胎，其母脏气有热，熏蒸于胎，致生下小儿体皆黄，谓之胎疸也。”《千金要方》曰：“风疸，小便或黄或白，洒洒寒热，好卧不欲动方。”并指出黄有五种，黄疸、酒疸、黄汗、谷疸、女劳疸。《太平圣惠方·黄病论》曰：“黄病者，一身尽疼发热，面色洞黄……此由寒湿在表，则热蓄于脾胃，腠理不开，瘀热与宿谷相搏，烦郁不得消，则大小便不通，故身体面目皆变黄色。”

黄疸的发病，从病邪来说，主要是湿浊之邪，故《金匮要略·黄疸病脉证并治》有“黄家所得，从湿得之”的论断；从脏腑病位来看，不外脾胃肝胆，而且多是由脾胃累及肝胆。黄疸的发病是由于内外之湿阻滞于脾胃肝胆，导致脾胃运化功能失常，肝失疏泄，或结石、积块瘀阻胆道，胆液不循常道，随血泛溢而成。本病证分为阳黄、阴黄与急黄。阳黄包括热重于湿证、湿重于热证、胆腑郁热证、疫毒炽盛证（急黄）；阴黄包括寒湿阻遏证、脾虚湿滞证；黄疸消退后，并不代表病已痊愈，仍须根据病情继续调治，主要包括湿热留恋证、肝脾不调证、气滞血瘀证。根据本病湿浊阻滞，脾胃肝胆功能失调，胆液不循常道，随血外溢的病机，其治疗大法为祛湿利小便，健脾疏肝利胆。故《金匮要略》有“诸病黄家，但利其小便”之训。并应依湿从热化、寒化的不同，分别施以清热利湿和温中化湿之法；急黄则在清热利湿基础上，合用解毒凉血开窍之法；黄疸久病应注意扶助正气，如滋补脾肾，健脾益气等。

本病与西医所述黄疸意义相同，西医学中病毒性肝炎、中毒性肝损伤、肝硬化、胆石症、胆囊炎、肝细胞性黄疸、阻塞性黄疸、溶血性黄疸、钩端螺旋体病等，具有黄疸体征者，可按本篇辨证论治。其他如某些消化系统肿瘤以及出现黄疸的败血症等，亦可参照本病。

【古代穴位贴敷文献】

1.《本草撮要》

用螺加麝少许，捣饼烘热贴脐下，治黄疸噤口毒痢。（卷九虫鱼鳞介部·田螺）

2.《药治通义》

黄疸，取水、大鲫鱼一个，捣烂，加麝香三分，成饼贴脐上。用荷叶二三层贴饼上，用布缚。（卷九·导法）

3.《行军方便便方》

治黄疸，用陈腊肉数斤、稻草包烧灰、鸡子清，调膏药贴脐上，一日一换，六七日即愈。（卷中·愈疾）

4.《秘方集验》

水肿腹胀及黄疸、火丹、发肿：蚕沙、山栀、黄连、黄芩、黄柏、大黄、寒水石，共为末，水调敷上，立效。（诸虫兽伤·肿胀诸症）

黄疸通治方：白芥子二钱（小儿只用五分），研碎，烧酒调，用白布摊之，贴脐下小肚上，一周时，起疱为度，须戒盐、甜之物。（诸虫兽伤·黄疸诸症）

5.《外科全生集》

新增马氏试验秘方：香鲫膏，专治黄疸。乌背鲫鱼一尾，须活着，约重三四两，连肠杂鳞翅，入石臼内捣烂，加当门子三分，再捣匀，摊布上，贴肚脐眼上，次日取下，重者贴二三枚，贴后即有黄水流出为妙。

6.《急救广生集》

黄疸通治。陈年自鲞肉不拘几块，稻草一把烧灰，鸡子清调如膏药样，贴脐上，一日一换，六七次即愈。（卷二·杂症）

7.《罗氏会约医镜》

白茅根：黄疸水肿，清火行水……用根捣敷，或酒煮服，俱效。（卷十六·本草）

8.《理瀹骈文》

昔人治黄疸用百部根，放脐上，酒和糯米饭盖之。以口中有酒气为度。又有用干姜白芥子敷脐者，以口中辣去之。则知由脐而入无异于入口中，且药可逐日变换也。（续增略言）

散阴膏：生附子五两，白附子四两，生南星、生半夏、生川乌、生草乌、生麻黄（去节）、生大黄、羌活、苍术各三两，川芎、当归、姜黄、细辛、防风、甘遂、延胡、灵仙、乌药各二两，独活、灵脂、黑丑头、荆穗、三棱、莪术、藁本、赤芍、白芍、紫苏、香附子、白芷、青皮、陈皮、天麻、秦艽、枳实、厚朴、槟榔、远志肉、益智仁、杜仲、牛膝、川续断、紫荆皮、桂皮、五加皮、宣木瓜、吴茱萸、蛇床子、补骨脂、大茴、巴戟天、胡芦巴、巴豆仁、杏仁、桃仁、苏木、红花、草果、良姜、皂角、骨碎补、自然铜、刘寄奴、马鞭草、红芽大戟、商陆、芫花、防己、甘草、木鳖仁、蓖麻仁、生山甲、蜂房、全蝎、蛇蜕、荜茇、甘松、山柰、黄连、黄柏各一两，发团二两，炒蚕沙二两四钱，干地龙十条，生姜、葱白各二斤，韭白、大蒜头、桑枝、苍耳草（全）各一斤，凤仙草（全株）约二三斤，槐枝、柳枝、桃枝各八两，干姜、艾、侧柏叶各四两，炮姜、菖蒲、胡椒、川椒、白芥子各二两，两药共用油三十五斤分熬丹收，再入提净松香八两，金陀僧四两，陈壁土、赤石脂（煅）各二两，雄黄、明矾、木香、丁香、降香、制乳香、制没药、官桂、樟脑、真轻粉各一两，牛胶四两酒蒸化，如清阳膏下法，苏合油一两，搅匀，临用糁麝末贴，一方加制硫黄，如遇阴寒重症，临时酌加最稳。黄疸色暗身冷自汗者，膏糁附子、干姜、茵陈末贴脐上再用一料炒熨并缚。

金仙膏：阳黄色明属湿热，膏糁白术、黄芩、茵陈末贴心口脐上，参用行水膏贴脐旁天枢穴，再加苍术、厚朴、广陈皮、茵陈、黄连、黄芩、栀子、龙胆草、葶苈、车前子、泽泻、木通、寒水石、滑石之类煎抹炒熨，甚者加大黄、芒硝、下之。阴黄色暗属寒湿，膏糁附子、干姜、茵陈末贴心口脐上，参用散阴膏贴后对脐命门穴，再用苍术、厚朴、陈皮、茵陈、川芎、川乌、干姜、吴萸、青皮、姜黄、官桂、丁香、川椒、车前子、泽泻之类煎抹炒熨，甚者加附子。

苍术五两，上白术四两，羌活、川乌、姜黄、生半夏（姜制）、乌药、川芎、青皮、生大黄各三两，生香附、炒香附、生灵脂、炒灵脂、生延胡、炒延胡、枳实、黄连、姜制厚朴、当归、灵仙、黑丑头（半生半炒）、巴仁各二两，枯黄芩、黄柏、生蒲黄、黑山栀、川郁金、莪术、三棱、槟榔、陈皮、山楂、麦芽、神曲、南星、白丑头、苦葶苈、苏梗、藿梗、南薄荷、草乌、独活、柴胡、前胡、细辛、白芷、荆芥穗、防风、连翘、干葛、苦桔梗、知母、大贝母、甘遂、大戟、芫花、防己、栝蒌仁、腹皮、天花粉、赤芍、白芍、枳壳、茵陈、川楝子、木通、泽泻、车前子、猪苓、宣木瓜、皂角、苦杏仁、桃仁、苏子、益智仁、良姜、草果、吴萸、红花、木鳖仁、蓖麻仁、僵蚕、全蝎、蜈蚣、蝉蜕、生山甲、生甘草各一两，发团二两，飞滑石四两，生姜、葱白、韭白、薤白、大蒜头、红凤仙、白凤仙（全）、槐枝、柳枝、桑枝各一斤，凤仙干者或用四两，榆枝、桃枝各八两，俱连叶，石菖蒲、莱菔子、干姜各二两，陈佛手干、小茴、艾各一两，两药共用油四十斤分熬丹收，再入净松香、生石膏各四两，陈壁土、明矾各二两，雄黄、轻粉、砂仁、白芥子、川椒、广木香、檀香、官桂、制乳香、制没药各一两，牛胶四两酒蒸化，如前下法，或加苏合油临用加沉麝。（存济堂药局修合施送方并加药法）

9.《冷庐医话》

用鲫鱼数枚，剪取其尾，贴脐之四围（当脐勿贴），须臾黄水自脐出，鱼尾渐干，更易贴之。常有病黄疸甚剧，他人以手熨其身，手亦染黄色，用此治之，自朝至夕，贴鱼尾数次，水流尽即愈，曾目击其效。（卷四·疸）

10.《家用良方》

内热黄疸，地丁一两研末，以好绍酒冲服，每服三钱。再用生姜切片，时时周身擦之，其黄自退也。或加茵陈蒿末，不拘多少，同擦尤妙。（卷四·治各种痧症疫疠中寒中暑等症）

11.《行军方便便方》

治发黄，由伤寒后得者，目不识人，煨生姜去粗皮，布包扭汁，蘸香油，点两目大小眼角，

神效。(卷中·愈疾)

【按语】

黄疸是常见的肝胆病证，主要由外感时邪，饮食所伤，脾胃虚弱及肝胆结石、积块瘀阻等引起，其发病往往是内外因相引为患。

古代穴位贴敷治疗黄疸一般选用神阙，部分贴于眼角，体现了脏腑经络辨证治疗的规律。脐为神阙穴所在，脐为腹部最薄弱之处，“脐为五脏六腑之体，且元气归藏之根”。贴敷此穴有补元阳、去寒湿、行气通络、疏肝利胆之效。

穴位贴敷用药共涉及120种，使用频率排在前两位的中药是生姜、干姜，应用频率为2.94%，分别是解表药和温里药。生姜辛、微温，归肺、脾、胃经，有解表散寒、温中止呕、化痰止咳、解鱼蟹毒之效；干姜辛、热，归脾、胃、肾、心、肺经，有温中逐寒、回阳通脉之效。将古代文献中穴位贴敷治疗黄疸应用频次大于1的药物按出现频次进行统计，依据频次数递减排序，见表2–17。

古代穴位贴敷治疗黄疸多选用神阙穴，有效提高了药物吸收效率，减少不良反应，从而提高疗效，加快黄疸的消退，同时治疗黄疸的内服汤剂多苦寒，使用穴位贴敷法则可免受汤药之苦。贴敷后注意观察黄疸病情变化，勿进食恣食辛热肥甘之物，注意休息锻炼，保持心情舒畅，饮食宜清淡，促进疾病的恢复。

(三十四)胁痛

【概述】

胁痛指以一侧或两侧胁肋部疼痛为主要表现的病证，其中胁肋部指胸部两侧、腋以下至第十二肋以上区域。胁痛之病名，始见于《黄帝内经》，并记载了胁痛的相关病因。《灵枢·五邪》曰：“邪在肝则两胁中痛。”《素问·缪刺论》曰：“邪客于足少阳之络，令人胁痛不得息。”《素问·脏气法时论》曰：“肝病者，两胁下痛引少腹，令人善怒。”

另有“胁肋痛”“胁满痛”“两胁下痛”“胁下痛”等名称，均含胁痛的症状。《素问·举痛论》曰：“寒气客于厥阴之脉，厥阴之脉者，络阴器，系于肝，寒气客于脉中，则血泣脉急，故胁肋与少腹相引痛矣。”《素问·刺热》曰：“肝热病者……胁满痛，手足躁，不得安卧。”《金匮要略·痰饮咳嗽病脉证并治》曰：“留饮者，胁下痛引缺盆。”《医碥·胁肋痛》曰：“房劳伤肾，气虚血滞，胸胁多有隐隐作痛。”《医学刍言》谓两旁季胁痛，一属肝血虚，一属肝气虚也。

胁痛分为虚证和实证，实证以气滞、湿热、寒凝血瘀为主，多病程短，来势急；虚证多属阴血不足，脉络失养，且病程长，来势缓，并伴见全身阴血亏耗。胁痛的治疗着眼于肝胆，分虚实而治。实证宜理气、活血通络、清热祛湿；虚证宜滋阴养血柔肝。临床上还应据“痛则不通，通则不痛”的理论，以及肝胆疏泄不利的基本病机，在各证中适当配伍疏肝理气，利胆通络之品。

西医学中的肝、胆、胸膜等急慢性疾病以及肋间神经痛等病症，如急性肝炎、慢性肝炎、急性胆囊炎、慢性胆囊炎、胆石症、胆道蛔虫症、

表2–17　古代穴位贴敷治疗黄疸用药规律

序号	中药	频次	频率
1	生姜、干姜	4	1.47%
2	麝香、鲫鱼、黄连、黄柏、大黄、白芥子、茵陈、延胡索、五灵脂	3	1.10%
3	附子、香附、山栀、黄芩、鸡子清、白茅根、南星、半夏、川乌、草乌、羌活、苍术、川芎、当归、细辛、莪术、防风、甘遂、威灵仙、乌药、独活、黑丑头、荆穗、三棱、赤芍、白芍、白芷、青皮、陈皮、枳实、厚朴、槟榔、益智仁、吴茱萸、木瓜、桃仁、杏仁、红花、草果、良姜、皂角、红芽大戟、芫花、防己、甘草、木鳖仁、蓖麻仁、生山甲、全蝎、艾、葱、菖蒲、川椒、大蒜、松香、木香、乳香、没药、官桂、轻粉、雄黄、明矾、牛胶、韭白、桑枝、陈壁土、稻草灰	2	0.74%

胸膜炎及后遗症引起的胁痛和肋间神经痛均可参照本文治疗。

【古代穴位贴敷文献】

1.《本草纲目》

胁痛外治：食盐、生姜、葱白、韭菜、艾叶（并炒熨）；冬灰（醋炒熨）；芥子、茱萸（并醋研敷）；大黄（同石灰、桂心熬醋贴。同大蒜、朴硝捣贴）。（主治第三卷·百病主治药）

2.《本草汇言》

橘叶，疏肝散逆气，定胁痛之药也。按丹溪老人言：此药其味苦涩，其气辛香，其性温散，凡病血结，气结，痰逆，火逆，病为胁痛，为乳痈，为脚气，为肿毒，为胸膈逆气等疾。或捣汁饮，或取渣敷贴，无不应手获效。（卷之十五·果部）

3.《万氏家抄济世良方》

芥菜子水研敷。又方，茱萸醋研敷。（卷三·胁痛）

4.《救生集》

神授金丝万应膏：木香、川芎、牛膝、细辛、白芷、秦艽、归尾、生地、大枫子、枳壳、独活、防风、羌活、黄芩、南星、半夏、苍术、蓖麻子、赤芍、两头尖、贝母、杏仁、白敛、艾叶、连翘、川乌、肉桂、良姜、续断、荆芥、藁本、丁香、丁皮、藿香、甘草节、威灵仙、金银花、红花、乌药、青风藤、白鲜皮、穿山甲、苏木、玄参、五倍子、僵蚕、草乌、桃仁、山栀、牙皂、苦参、五加皮、茅香、降香节、蝉蜕、骨碎补、苍耳头、蜂房、鳖甲、庄大黄、全蝎、麻黄、白及（以上之药均各一两，惟大黄一味要二两）、蜈蚣二十一条、蛇蜕三条、桃、柳、榆、槐、桑、楝、楮（七色树枝）各三七二十一寸。上将前药，切为粗片，用真麻油一十二斤，浸药在内，夏浸三宿，春五宿，秋七宿，冬十宿方煎，以药枯油黑为度，用麻油布一片，滤去渣，贮磁器内，另以片子松香，不拘多少，先下蒸锅熔化后，方加药油量香二斤，用油四两，试水软硬，仍滤入水缸中，令人抽扯，色如黄金，即成膏矣。每制一料费银几两，膏有万余济人不少。此膏应验异常，诚为神授之方，能治一切风气寒湿，手足拘挛，骨节酸疼，男子痞积，女人血瘕，及腰痛胁痛，诸般痛苦，结核转筋，顽癣顽疮，积年不愈，肿毒初发，杨梅肿块未破者，俱贴患处。（卷四·通治诸病门）

5.《文堂集验方》

胁痛，芥菜子研末，水调敷，韭菜炒热熨之，即止。（卷一·心腹痛）

6.《溪秘传简验方》

胁痛，用白芥子研末，水调敷之。又方：吴茱萸，研末，醋调敷之。（溪外治方选卷上·胁门）

7.《古今医统大全》

贴胁痛，用芥菜子水研服，或琥珀，或吴茱萸醋研敷。（卷之五十七·胁痛门）

8.《胎产指南》

乳香膏：治产后腰痛胁痛，不可忍者，皆有败血流入二经，以致作痛。用乳香、没药各五钱，研细，酒醋各一杯，熬膏，布摊贴。（卷七·增补产后十二症）

9.《理瀹骈文》

胁痛先贴琥珀膏，即大黄、芒硝同大蒜捣者，再以当归草、龙胆、栀子、黄连、川芎、青皮、木香、芦荟、麝香、姜汁调敷膏外，此膏或用油丹熬贴，又白芥子水调敷，或吴萸醋调敷，或青皮醋炒熨，或韭菜连根醋炒熨，或枳壳、小茴盐炒熨。（续增略言）

金仙膏：治肝气胁肋痛，胁腋属肝胆肝邪流于两胁为诸般胁痛，亦有风寒、气滞、血瘀、食积、痰饮、冷热之别，膏贴痛处。如热痛者，用柴胡抑肝汤，柴胡、青皮、赤芍、丹皮、地骨皮、香附、栀子、苍术、川芎、神曲、连翘、生地、甘草煎抹，或食加平胃，痰加二陈，肝胃不和者用上，平肝顺气方亦可，并参用清肝膏，若虚肝用滋阴膏糁木香、青皮、官桂，或糁吴萸、黄连末贴；房劳伤肾者，宜芎、归、故纸等。

苍术五两，上白术四两，羌活、川乌、姜黄、生半夏（姜制）、乌药、川芎、青皮、生大黄各三两，生香附、炒香附、生灵脂、炒灵脂、生延胡、炒延胡、枳实、黄连、姜制厚朴、当归、灵仙、黑丑头（半生半炒）、巴仁各二两，枯黄芩、黄柏、生蒲黄、黑山栀、川郁金、莪术、三棱、槟榔、陈皮、山楂、麦芽、神曲、南星、白丑头、苦葶苈、苏梗、藿梗、南薄荷、草乌、独活、柴胡、前胡、细辛、白芷、荆芥穗、防风、连翘、干葛、苦桔梗、知母、大贝母、甘遂、大戟、芫花、防己、栝蒌仁、腹皮、天花粉、赤芍、白芍、枳壳、茵陈、川楝子、木通、泽泻、车前子、猪苓、宣木瓜、皂角、苦杏仁、桃仁、苏子、益智仁、良姜、草果、吴萸、红花、木鳖仁、蓖麻仁、僵蚕、全蝎、蜈蚣、蝉蜕、生山甲、生甘草各一两，发团二两，飞滑石四两，生姜、葱白、韭白、薤白、大蒜头、红凤仙、白凤仙（全）、槐枝、柳枝、桑枝各一斤，凤仙干者或用四两，榆枝、桃枝各八两，俱连叶，石菖蒲、莱菔子、干姜各二两，陈佛手干、小茴、艾各一两。两药共用油四十斤分熬丹收。再入净松香、生石膏（各四两）、陈壁土、明矾各二两，雄黄、轻粉、砂仁、白芥子、川椒、广木香、檀香、官桂、制乳香、制没药各一两，牛胶四两酒蒸化，如前下法。（存济堂药局修合施送方并加药法）

【按语】

胁痛是临床上常见的一种自觉症状。胁位两侧，肝胆所居。肝喜条达，胆司疏泄，若肝郁血滞，疏泄不利等，均可导致胁痛。

古代穴位贴敷治疗胁痛在选穴上以局部阿是穴为主，体现了“腧穴所在，主治所在”的治疗规律。阿是穴作为疾病的阳性反应点，进行针对性的药物贴敷刺激可得到明显的疗效，对于临床缓解症状而言具有切实可行的意义。

穴位贴敷用药共涉及167种，使用频率排在前三位的中药是吴茱萸、大黄、白芥子，应用频率在6.41%，分别是温里药、攻下药、化痰药。吴茱萸味辛、苦，性热，归肝、脾、胃、肾经，有散寒止痛、降逆止呕、助阳止泻之效；大黄性味苦、寒，归脾、胃、大肠、肝、心包经，有泻下攻积、清热泻火、凉血解毒、逐瘀通经之效。白芥子性味辛、温，入肺、胃经，有利气豁痰、温中散寒、通络止痛之效。将古代文献中穴位贴敷治疗胁痛应用频次大于1的药物按出现频次进行统计，依据频次数递减排序，见表2–18。

穴位贴敷治疗胁痛以疼痛局部为主，药物贴敷过程中嘱患者保持心情舒畅，避免忧郁思虑，膏药制作过程中多加醋，因为醋本身为酸味，中医认为酸味的食物或者药物都归于肝经，所以药物用醋制以后能够增强药物的疏肝解郁、行气止痛作用，进而缓解疼痛，治愈疾病。

（三十五）鼓胀

【概述】

鼓胀，又称单腹胀大，是指腹部肿大，皮色苍黄，躯体四肢消瘦的一类病症。本病最早见于《黄帝内经》。《灵枢·水胀》曰：“鼓胀何如？岐伯曰：腹胀，身皆大，大与肤胀等也。色苍黄，腹筋起，此其候也。”

另有“臌胀”“蛊胀”“气胀”“单腹胀”等称。《医林绳墨》曰：“臌胀者，如鼓之形，外坚中空，击之有声，按之有形，皮肉之急胀，脾肺之大病也。”鼓胀亦泛称蛊胀。《风劳臌膈四大证治·水肿臌胀》曰：“许学士云，脐腹四肢悉肿者为水，但腹胀四肢不甚肿为蛊……腹皮胀急而光，内空空然如鼓，是矣。俗知谓之蛊胀。”《医碥》曰：“气胀又名鼓胀，此其外虽坚满，中空无物，有似鼓也。”《景岳全书·杂证谟》曰：“单腹胀者，名为鼓胀，以外虽坚满而中空无物，其象如鼓，

表2–18　古代穴位贴敷治疗胁痛用药规律

序号	中药	频次	频率
1	吴茱萸、大黄	5	2.14%
2	白芥子	4	1.71%
3	生姜、当归、川芎、青皮、木香、枳壳、芥菜子、韭菜、艾、大蒜	3	1.28%
4	葱白、乳香、没药、黄连、细辛、白芷、独活、防风、羌活、黄芩、南星、半夏、苍术、连翘、赤芍、贝母、川乌、良姜、荆芥、甘草、红花、乌药、山甲、蝉蜕、蜈蚣、松香、全蝎、桃仁、杏仁、山栀、草乌、僵蚕、朴硝	2	0.85%

故名鼓胀。又或以血气结聚，不可解散，其毒如蛊，亦名蛊胀。且肢体无恙，胀惟在腹，故又名单腹胀。此实脾胃病也。”《证治要诀·蛊胀》曰：“蛊胀，俗谓之膨膨脝……”

鼓胀为气、血、水互结，但临证仍有气、血、水三者之孰轻孰重之别，其中，以气滞为主者，称为“气鼓”；以血瘀为主者，称为“血鼓”；以水停为主者，称为“水鼓”。本病病机多由情志郁结，饮食不节，嗜酒过度，或虫积日久，肝脾受损，日久伤肾，终致气滞血瘀，水湿不行。鼓胀在腹部胀大方面，由于病症不同，其症状有所差异，分为气滞湿阻证、寒湿困脾证、湿热蕴结证、肝脾血瘀证、脾肾阳虚证。

西医学的肝硬化、结核性腹膜炎、血吸虫病、营养不良及腹腔内恶性肿瘤等疾病的后期，均可归入鼓胀范畴，可参考本文治疗。

【古代穴位贴敷文献】

1.《行军方便便方》

治水气肿胀并小便淋闭，用田螺、车前子等分，研烂熬膏贴脐中，水从便旋而下。一方用商陆根，用葱白捣烂填脐水自消。（卷中·愈疾）

2.《救生集》

清河饼，治水肿膨胀。大田螺四个，大蒜五个（去皮），车前子三钱，三味为末。研成饼贴脐中，以手贴缚之，贴药后少顷，水从小便中出，其肿立消。

敷胀消胀歌：活鲫鱼连肠用二个，麝香开窍一钱真，两般捣如泥一样，炖热敷脐布扎均，热手时时脐上熨，腹中垢物溃频频。忌盐百日君须记，臌胀全消广济人。（卷二·胀满肿蛊门）

3.《秘方集验》

鼓胀水肿。肿胀不服药，自去水，真水银粉二钱，巴豆肉（研，去油）四两，生硫黄一钱，研成饼，贴脐上，黄水自下（贴时先以绵一片铺脐上，次贴药饼，外用帛缚之），如人行三五里，黄水自下，待三五度去饼，温粥补之。久患者，隔日取水。（诸虫兽伤·肿胀诸症）

4.《外治寿世方》

治水鼓方：轻粉二钱，巴豆（去油）四钱，生硫黄一钱，共研成饼。先以新绵一片放脐上，次以药饼当脐按之，外用布捆紧。如人行五六里自泻下，候三五度。除去药饼，以温粥食之。久患者隔日方去药饼，愈后忌饮凉水。此方治水鼓如神，其余鼓胀，功力稍缓。

治五鼓琥珀散：大黄二两，巴豆五钱，牙皂一两五钱，枳壳、萝卜子（炒）各四两，琥珀一两，沉香五钱，姜皮捣汁丸。临用研末掺膏贴，凡治胀皆取三里穴在膝下三寸外旁膏药照贴，一切鼓胀肚饱发虚小便不通者。脐内先填麝香一分，再用甘遂（末）、雄黄各一钱，田螺一个，捣敷脐上，以帛束之，待小便大通即解去。（卷一·鼓胀）

5.《医宗必读》

商陆，铜刀刮去皮，水浸一宿，黑豆拌蒸。水满鼓胀，通利二便。按：商陆行水，有排山倒岳之势，胃弱者痛禁。赤者捣烂，入麝香少许贴脐，即能利便消肿。（卷之三·本草徵要上）

6.《太医院秘藏膏丹丸散方剂》

大黄一两，细辛七钱，木鳖子（研）一两，三棱一两，芫花八钱，白芷八钱，天花粉七钱，桃仁（研）七钱，蜈蚣十条，槟榔七钱，密陀僧（研，收膏用）四两，甘遂二两，生地一两，大戟八钱，莪术一两，黄柏八钱，枳实八钱，独活七钱，蓖麻子二两，蛇蜕五钱，草乌七钱，全蝎（去勾）七钱，五倍子七钱，皂角八钱，黄连五钱，玄参七钱，穿山甲七钱，香附七钱，羌活八钱，当归一两五钱，川厚朴七钱，杏仁七钱，麻黄八钱，巴豆八钱，防风七钱，川乌一两，肉桂（研末，取膏放入）八钱，飞过黄丹二斤四两，收膏放入。制法：道地药材称准，用真香芝麻油六斤，浸瓷盆内五日，然后熬膏。用桑皮纸摊成大小膏药，对症贴之即愈。……治臌胀，水臌、气臌、血臌，俱贴脐下丹田穴，不可饮甘草。（卷四·观世音菩萨救苦神膏）

7.《惠直堂经验方》

霏云祖师乩传膏药方臌胀，用巴豆白仁一粒，少少绵裹纳脐内，膏盖之。（卷四·膏药门）

8.《经验良方全集》

专治一切臌胀神效方巴豆（去油，净）四两半，硫黄二两，轻粉三两，麝香七分，以上四味，共研为末，用大厚丝棉一段裹药，方圆六寸大，对脐贴上，盖油纸。再以布紧紧裹缚四五层，勿令出气，百日为度。（卷二·臌胀）

9.《溪秘传简验方》

水臌肿胖轻粉二钱，巴豆（去油）四钱，生硫黄一钱，研末，做成饼。以新棉一片铺脐上，次以药饼当脐按之，外以帛缚之，自然泻下，候五六次，去饼，以温粥补之，效。愈后忌凉水。（溪外治方选卷上·肿胀门）

一切臌胀，肚饱发虚。大田螺一个，雄黄一钱，甘遂末一钱，麝香一分，药末、螺捣如泥，以麝香置脐上，以物覆之，束好，小便大通去之。

10.《医灯续焰》

仙传万灵膏羌活、独活、山栀、两头尖、官桂、玄参、大黄、五倍子、当归、白芷、皂角、天花粉、赤芍、生地、熟地、山慈菇、防风、黄连、川芎、红芽大戟、连翘、桔梗、白及各六钱，木鳖子（去壳）二十粒，白蔹、苦参各六钱，穿山甲十片，蓖麻子（去壳）八十粒，杏仁四十粒，血余四两，槐枝、柳枝、桑枝（寸许长者）各三十段，巴豆（去壳）三十粒。用麻油二斤四两，春、秋浸三日，夏浸二日，冬浸五日。熬枯黑色，去滓再熬，滴水成珠。每油二斤，下飞丹一斤，松香三两，黄蜡二两，桐油二两熬。不老不嫩。稍冷，入乳香、没药各六钱，血竭、阿魏、孩儿茶、百草霜、轻粉、马苋膏各三钱，桑枝搅匀摊贴。……蛊胀，加煨木鳖，贴心下脐上，热手摩百次。（卷十三·痈疽脉证第七十四）

11.《急救广生集》

蛊胀，活乌背鲫鱼一尾，重四五两者，愈大愈佳，再用独子肥皂（去子）一个，用壳同全鱼捣烂，团贴脐上，脐虽平而有纹影者，其气自入。轻者贴一二日，重者贴三五日，才应气蛊下泄，余蛊泻下即愈，是方余蛊皆可用，惟蜘蛛蛊不用。（卷二·杂症）

【按语】

鼓胀为临床上的常见病。历代医家对本病的防治十分重视，把它列为“风、痨、鼓、膈”四大顽证之一，说明本病为临床重证，治疗上较为困难。

古代穴位贴敷治疗鼓胀以脐部为主，部分选用脐下丹田穴，体现出腧穴的近治作用。脐即神阙，为任脉要穴，相通百脉，外至四肢百骸，内接五脏六腑，有调理三焦、固脱利水之功。同时，脐周神经丰富且敏感，通过药物和穴位的双重刺激，调节神经、免疫等系统，进而调控中枢，发挥治疗作用。“丹田”位置在脐下三寸，小腹正中线，为任脉之关元穴深处，关元穴居丹田，为封藏一身真元之处，是下焦元阴元阳关藏出入之场所，具有健脾补虚、养肝疏泄、补肾益精、调和气血、固本培元等作用，是调理三焦、启闭通便重要穴位。

穴位贴敷用药共涉及 73 种，使用频率排在前五位的中药是巴豆、麝香、田螺、硫黄、轻粉，应用频率在 19.24%，分别是泻下药、清热利水药、开窍药、杀虫燥湿止痒药、拔毒化腐生肌药。巴豆辛热，有大毒，归胃经、大肠经，有泻寒积、通关窍、逐痰、行水、杀虫之效；田螺甘咸、寒，归肝、脾、膀胱经，有清热、利水、止渴、解毒之效；硫黄性味酸、温、有毒，归肾、大肠经，外用解毒杀虫疗疮，内服补火助阳通便；轻粉性味辛、寒，有毒，归大肠、小肠经，外用杀虫，攻毒，敛疮；内服祛痰消积，逐水通便。将古代文献中穴位贴敷治疗鼓胀应用频次大于 1 的药物按出现频次进行统计，依据频次数递减排序，见表 2-19。

穴位贴敷治疗鼓胀以病变局部贴敷为主，古医籍中记载，鼓胀贴敷可起补虚泻实、行气、活血、行水、逐水之功。外治膏药制作相对比较精细，贴敷在缓解鼓胀患者症状、增加尿量、减少腹围等方面具有显著优势，可发挥中药、经络、腧穴三位一体的作用，疗效确切，不良反应小。

（三十六）积聚

【概述】

积聚是由于体虚复感外邪，情志饮食所伤，以及他病日久不愈等原因引起的，以正气亏虚，脏腑失和，气滞、血瘀、痰浊蕴结腹内为基本病机，以腹内结块，或胀或痛为主要临床特征的一类病证。积聚之名，首见于《灵枢·五变》“人之善肠中积者，……皮肤薄而不泽，肉不坚而淖泽。如此，则肠胃伤恶，恶则邪气留止积聚，乃作肠胃之积，寒温不次，邪气稍止，至其蓄积留止，大聚乃起病。”

中医文献中的癥瘕、癖结、痃癖以及肥气、伏梁、息贲等疾病，皆属积聚的范畴。《圣济总录·积聚门》曰：“癥瘕癖结者，积聚之异名也，

表 2-19　古代穴位贴敷治疗鼓胀用药规律

序　号	中　药	频　次	频　率
1	巴豆	8	6.15%
2	麝香	5	3.85%
3	田螺、硫黄、轻粉	4	3.08%
4	大黄、甘遂	3	2.31%
5	车前子、商陆、雄黄、木鳖子、天花粉、白芷、独活、蓖麻子、生地黄、大戟、五倍子、皂角、穿山甲、黄连、羌活、当归、杏仁、防风	2	1.54%

证状不一，原其病本大略相似。"《医学入门》等书有以积聚为男子病，癥瘕为女子病者。又有从部位区分者。《杂病源流犀烛·积聚癥瘕痃癖痞源流》曰："痞癖见于胸膈间，是上焦之病；痃积滞见于腹内，是中焦之病；癥瘕见于脐下，是下焦之病。……故积聚痃癖痞，多生于男子，而女子偶患之；癥瘕多生于女子，而男子偶患之。"《太平圣惠方》曰："夫痃癖者，本因邪冷之气积聚而生也。"《难经·五十四难》曰："肝之积名曰肥气，心之积名曰伏梁，脾之积名曰痞气，肺之积名曰息贲，肾之积名曰贲豚。"

积聚为积病与聚病的合称。积和聚有不同的病情病机：积是有形，固定不移，痛有定处，病属血分，乃为脏病；聚是无形，聚散无常，痛无定处，病属气分，乃为腑病。一般来说，聚病较轻，为时尚暂，故易治；积病较重，为时较久，积而成块，故难治。治疗时，聚证病在气分，以疏肝理气、行气消聚为基本治则，重在调气；积证病在血分，以活血化瘀、软坚散结为基本治则，重在活血。

西医学中的腹部肿瘤、肝脾肿大，以及增生型肠结核、胃肠功能紊乱、不完全性肠梗阻等疾病，当这些疾病出现类似积聚的证候时，可参阅本文论治。

【古代穴位贴敷文献】

1.《溪秘传简验方》

积聚肿满，白马屎，同蒜捣膏，敷患处，效。（溪外治方选卷上·肿胀门）

2.《本草汇言》

神仙化痞膏，专贴一切积聚痞块如神。用刘寄奴草（晒干）四两，当归、川芎、白芷、黄柏、建黄连、苏木、川乌各二两，肉桂、丁香、巴豆肉、草乌各一两，大黄、蜈蚣、穿山甲各三两，白花蛇一条，桃枝、柳枝各三十寸。上锉细，以香油二斤浸五七日，桑柴慢火熬黑色，去渣放冷，滤净澄清，取一斤半，再入锅内，桑柴火熬至油滚，陆续下飞过黄丹（炒燥）三两，密陀僧（研细末）一两，仍慢火熬至沸止，再下黄蜡八两，熬至滴水成珠方离火，待微冷，下后细药，乳香、没药各一两，硇砂一钱五分，麝香、轻粉各二钱，血竭五钱，阿魏五钱。上七味，共为末，陆续入膏内，不住手搅匀，以冷为度，用桑皮油纸摊膏，贴患上，时时以炭火烤热手磨熨之。（卷之三·草部）

治积聚痞块，用雄黄、白矾各一两，俱研细末。用水粉一两，炒焦，米醋调和雄黄、白矾末作膏，用细密布摊贴患上，连贴三四个即愈。（卷之十二·金石类）

腹胁积块。用新解风化石灰四两，为末，铁锅炒极热，入大黄末一两，再同炒红，取起，入肉桂末五钱和匀，米醋调成膏，摊厚帛上贴之。（卷之十二·火石类）

六圣膏，治一切痞块、积气、癖痰，肚大青筋，气喘上壅，或发热咳嗽，吐血衄血。用莱菔子、大黄、肥皂肉、生姜、生葱、大蒜头（去衣）各八两，上共捣烂，用水百碗，煎将干，滤去渣，再熬汁成膏，黑色为度，乘热摊绢帛上，贴患上。（卷之十六·菜部）

3.《普济方》

陈元膏治下湿身病苦痹，饮食衰少，医疗不瘥，及坠马腰痛，天阴雨转，发心腹积聚，用膏摩之即愈。当归（陇西者佳）一两，生地黄（取汁）二斤，附子二两十二铢，细辛二两，桂心一两一铢，天雄（去皮）二两二铢，干姜二两十七铢，丹砂（研）一两，川芎二两，雄黄（研）二两半，乌头（去皮）二两七铢，苦酒二升，白芷一两，松脂半两，不中水猪脂（炼去滓）十斤，上咀。以地黄汁、苦酒浸一宿，取猪脂内诸药，微火煎之，令十五沸，膏成去滓。内丹砂等末，热搅。（卷三百十五・膏药门）

4.《经验丹方汇编》

丹溪云：积聚症瘕不一。积者，停蓄之总名也。宜以在中、在左、在右分治。凡块乃有形之物，气不能成形。痰与食积，死血而已。在中为痰饮；在右为食积；在左为死血。大法咸以软之，坚以削之，行气开痰为主。不拘何膏药二张，以一张揭开，用白信末五分掺之（小儿二分），再以一张贴上，将背面贴患处，以布包好，数日化为水矣。治皮里膜外者效尤速。如贴后腹中胀闷，乃痞积将散。……或用松香（雨水煎干）四两，蓖麻子肉（捣）二两，芒硝五钱，共捣为膏，摊布上，量痞大小摊贴，加麝香二厘，痞消膏自落。或用大红凤仙花十二朵、独郎蒜一枚、雄黄二分，同捣。青布做膏，骑筋贴，少刻即去。一方用南星、独郎蒜各一枚，雷丸半丸，麝香每岁一分，共捣敷。

5.《疑难急症简方》

化铁膏治积块久不愈者，肥皂、姜各四两，葱、独蒜各半斤，各捣烂，芒硝（化水）半斤，大黄末四两，先将肥皂熬膏，入硝水再熬，次入葱蒜姜，熬至三炷香，滤去渣，后入大黄，搅匀成膏，另以醋炒麦粉黑，再入醋，同前药再熬成膏，用纸布摊贴积块上，神效。（卷三・积聚痞块）

6.《周慎斋遗书》

甘草、芫花、海藻共末，醋调敷块上。（卷八・积聚）

7.《医学摘粹》

积聚化坚膏：归尾四钱，鳖甲八钱，巴豆（研）四钱，黄连四钱，三棱四钱，莪术四钱，山甲一两二钱，筋余（即人爪甲）一钱，以上八味，用芝麻油一斤，净丹八两，熬膏。硼砂四钱，硇砂四钱，阿魏（炒、研）六钱，麝香二钱，人参四钱，三七四钱，山羊血四钱，肉桂四钱，以上八味，研细入膏，火化搅匀。稍冷倾入水盆，浸二三日，罐收，狗皮摊。芒硝水，热洗皮肤令透，拭干，生姜切搽数十次，贴膏。一切癖块积聚，轻者一贴，重者两贴，全消。渐贴渐小，膏渐离皮，未消之处，则膏粘不脱。（杂证要法・实证类）

8.《医学入门》

古硝黄膏：朴硝、大黄各一两，或入麝五分，为末，用大蒜捣膏和匀，贴积块效。（外集・卷七）

9.《医学纲目》

贴积聚块，大黄、朴硝各一两，各为末，大蒜捣膏和匀贴之。（卷之二十五・脾胃部）

10.《赤水玄珠》

二仙膏贴痞气及积块。明矾、雄黄为末，先将二两，水糊和成膏，贴患处，俟大便如脓下即愈。未愈，再以二两和膏，贴之即效。（第十三卷・积聚门）

11.《医学正传》

三圣膏贴积块，用未化石灰半斤为末，瓦上炒微红，提出候热稍减，入大黄末一两，炒热仍提出，入桂心末五钱，略炒，以米醋熬成膏，厚摊烘热贴之。（卷之三・积聚）

12.《济阳纲目》

神应比天膏专贴男子妇人气聚左右胁下及胸（伏梁），或血块，或气结，酒色过度，有伤五脏致死，精神短少，肢体羸弱，并小儿大人一切痞疾，并皆治之。

黄芩（枯者）、黄芪、青皮各五钱，陈皮（去白）三钱，乌梅（去核）八个，诃子皮（火炮）二两，木鳖子（去壳）十六枚，山楂子十六个，桃仁二十四个，苏木五钱，麝香少许，三棱（火煨）三钱半，莪术（火煨）三钱半，槟榔、白豆蔻、黄柏、牙皂（去皮弦子）各三钱，当归尾一两，没药三钱半，乳香二钱半，昆布五钱，巴豆霜五分，甘草二钱半，穿山甲（用醋炙黄焦）十六个。上二十四味，除麝香、没药、乳香、巴豆霜不入，将群药不见铁器，为细末，用清香油十四两，黄蜡二两，熬至数沸，方将群药末下入砂锅内，熬滴水不散为度，方下麝香等四味，用瓷罐盛了，量疾小大摊药贴敷，遇痒时用木梳往来搔之。不及三七，大有效验。（卷四十一・积聚

癖块）

13.《疡医大全》

阿魏保生膏专治痞块积聚，凡年高之人，诸病不能服药者，但将此膏贴心口上，即开胃进食，功难尽述。

先用真麻油二十两，浸榆、桑、桃、柳、槐各二十一段，熬枯再下蓖麻仁、巴豆各一百二十粒，大枫子（净肉）、土木鳖、番木鳖各五十个，穿山甲（炙）二十片，白附子、当归、白芷各五钱，大黄二两，甘草三钱，核桃肉一斤，熬枯滤去渣，复入净锅内熬至滴水成珠，下飞净血丹八两，成膏再下：乳香（去油）、没药（去油）、儿茶、血竭、阿魏各五钱，冰片一钱，麝香三钱，水红花熬膏四两，搅匀，老嫩得宜收贮，勿泄气，每用狗皮摊贴，诸证如神。（卷二十一·内痈部）

14.《验方新编》

三妙膏胸腹胁肋积聚痞块，贴之甚效。松香（煎）四两，蓖麻肉（去壳）二两，芒硝五钱，共捣成膏，量痞大小摊青布上，再加麝香三厘，贴患处，极效。（卷十八·痞积部）

15.《灵验良方汇编》

三圣膏贴积聚癥块。石灰十两，筛过极细，炒红，用好醋熬成膏。入大黄末一两、官桂末五钱，搅匀以磁器收贮。用柿漆纸摊贴患处，火烘熨之。（卷之一·治积聚）

16.《丹溪治法心要》

一方贴积聚块，大黄二两，一本一两，朴硝一两各为末，用大蒜捣和成膏，贴之，后干用醋调，再贴。

【按语】

积聚为临床常见病，其发生多因情志失调，饮食所伤，寒邪内犯，及他病之后，肝脾受损，脏腑失和，气机阻滞，瘀血内结而成。根据内科辨证，聚证包括肝气郁结、食滞痰阻，积证包括气滞血阻、瘀血内结、正虚瘀结，古医籍中均有记载。

古代穴位贴敷治疗积聚多在患处贴敷，药物直接贴敷作用于患处，并且通过人体的皮肤来促进药物的吸收利用，作用较为直接，直达病所，直接发挥药效，作用较强。

穴位贴敷用药共涉及94种，使用频率排在前三位的中药是大黄、蒜、麝香，应用频率在14.75%，分别是攻下药、驱虫药、开窍药。大黄性味苦、寒，归脾、胃、大肠、肝、心包经，有泻下攻积、清热泻火、凉血解毒、逐瘀通经之效；蒜性味辛、温，入胃、大肠经，有杀虫、解毒、消痈之效；麝香辛、温，入心、脾经，有开窍回苏、活血散结、催产下胎之效。将古代文献中穴位贴敷治疗积聚应用频次大于1的药物按出现频次进行统计，依据频次数递减排序，见表2–20。

穴位贴敷治疗积聚以病变局部为主，贴后痞积将散。古医籍中此病之敷贴膏药制作相对简单，方法上已经形成了规律，临床使用较简便，古代记载多以治疗积聚之有形痞块为主。

表2–20　古代穴位贴敷治疗积聚用药规律

序号	中药	频次	频率
1	大黄	10	5.75%
2	蒜、麝香	8	4.60%
3	肉桂、朴硝	6	3.45%
4	雄黄、当归	5	2.87%
5	穿山甲、巴豆	4	2.30%
6	乳香、木鳖、没药、甘草、蓖麻子、白芷、阿魏	3	1.72%
7	血竭、香油、苏木、松香、石灰、生地黄、三棱、硇砂、苦酒、黄连、黄蜡、黄柏、附子、莪术、川芎、白矾	2	1.15%

（三十七）水肿

【概述】

水肿是指因感受外邪、饮食失调或劳倦失度，使肺失通调、脾失转输、肾失开合、膀胱气化不利，导致体内水液滞留，泛溢肌肤，以头面、眼睑、四肢、腹背，甚至全身浮肿为特征表现的一类病症。水肿病名最早见于《黄帝内经》，《灵枢·水胀》将其称为“水”，《金匮要略》将其称为“水气”。

《金匮要略·水气病脉证并治》曰：“病有风水、有皮水、有正水、有石水、有黄汗。风水，其脉自浮，外证骨节疼痛，恶风；皮水，其脉亦浮，外证胕肿，按之没指，不恶风，其腹如鼓，不渴，当发其汗；正水，其脉沉迟，外证自喘；石水，其脉自沉，外证腹满不喘；黄汗，其脉沉迟，身发热，胸满，四肢头面肿，久不愈，必致痈脓。”按照水停部位及症状把水肿分为“风水”“皮水”“正水”“石水”“黄汗”；按水与五脏的关系可分为肺水、心水、脾水、肝水、肾水。严用和将水气病分为“阴水”与“阳水”进行论述，《严氏济生方·水肿门》曰：“阴水为病，脉来沉迟，色多青白，不烦不渴，小便涩少而清，大腑多泄，此阴水也；阳水为病，脉来沉数，色多黄赤，或烦或渴，小便赤涩，大腑多闭，此阳水也。”

在西医学中，水肿是一个诊断学的概念，是临床常见症状之一。根据病因通常可将水肿分为静脉性、肾源性、心源性、肝源性、肿瘤性、淋巴性、内分泌性、营养不良性等不同疾病。

【古代穴位贴敷文献】

1.《证治汇补》

水肿用商陆根打烂，入麝香少许，贴脐中，外以绵裹暖，引水下行。（卷之三·外体门）

2.《仁斋直指方论》

治肿满小便少。地龙、猪苓、针砂各等分，上为末，葱涎调敷脐中寸高，以帛束之。（卷之十七·虚肿）

3.《普济方》

用煮豉汁饮之，以滓敷脚，治一切肿方。

用赤小豆、麻子合捣，以敷肿上。（卷一百九十二·水病门）

以葫芦叶埋热炭灰中，令极热，以敷肿上，冷又易，一日夜消。治卒身面肿满皆洪大。

用杏叶锉煮取令浓，及热渍之，亦可服，治身体头面忽有暴肿处如吹者。

以巴豆三十粒连皮研碎，用水五升煮取三升，去滓。以绵点抵上肿处。即消。

又方，以生参薄切之，贴头上核佳。

又方，以磁石为末，醋和敷之。

解风肿毒肿，沉香、木香、熏陆香、麝香、鸡舌香、紫檀香上各等分为细末。用水调敷之。

治风肿，木香、枫香脂各半两，生菖蒲一两，上为散，醋调敷之。治风毒肿气急硬疼痛。

治风肿，大麻仁（生用）、赤小豆（生用）各二合，上捣研极细。冷水调。敷之。

治身体手足猝风肿方，驴脂四两，盐二两，上捣令熟。敷肿上。日三易之。

又方浮萍草三两，紫草三两，上捣令热。敷肿上。干即换之。

治风肿，以杏仁生用五合，烧令烟出窨灭，细研。取驼脂二两熬，滤去筋膜，和匀成膏敷肿上。点烛遥灸。

治风毒肿及麻痹，以芥子，醋研，敷之。

治手足心风肿，以秦椒、盐末等分。醋和敷之。

治风肿止痛，扑损恶疮。以蒺藜叶和盐，涂敷之佳。

治猝风毒肿气急痛，以柳白皮一斤锉，酒煮令热，帛裹熨肿上。冷再煮易之。

治风肿及恶疮疥，用肥皂荚一斤，以文火炙令黑色，捣为末，取酒三升，入药热搅熬成膏。临时看疾状大小。用药涂贴，日二易之。

治猝风肿，以芸薹子一升，用米醋二升，略煎三五沸，漉去烂研，渐入醋调，绢绞取汁。又取桂二寸捣末，杏仁四十九粒生用，汤退去皮尖、双仁，烂研，生姜三两捣汁相和。然后取天灵盖两片，各掌大，洗去污垢，烧灰捣罗为粉，与诸药和匀，以火养成膏，旋取贴于肿上，不过两三次，其肿自消。

治风肿，用蔓荆根一斤，洗去土，烂捣，以醋和如泥，敷肿上，以帛裹，三日易之。

治风肿，用牛粪烧灰为末，醋和敷肿上，干即易之。

治风肿，用川芒硝二两，研为末，用醋调敷之，干即再涂。

治风肿，以黑锡醋为末，和青木香末，猪脂调敷。（卷一百九十三·水病门）

上用蒴藋根，和酒醋共三分，封裹肿上。二三日即消。用茎叶埋热灰中，令热敷肿上，瘥。治脚气数发，通身肿满，气急者方。（卷二百四十四·脚气门）

犀角（镑屑）、升麻、山栀子（去皮，生用）、黄芩（去黑心）、芍药、芒硝、连翘、大黄（锉，生用）、蛇衔草各二两，白蔹（生用）二两，漏芦（去芦头，生用）二两半，玄参（黑蓝者）一两，蒴藋（切）四两，干叶（生用）半两，生地黄（研，绞取汁）十两，猪脂（不入水者另煎）四斤，以故帛涂膏。贴肿处及疮上。

青木香、紫葛、紫檀、朴硝各二两，赤小豆二合，蜀升麻（锉）、白蔹、生矾石各一两，涂药贴肿上，干即易之。以商陆根、芸薹苗叶根各等分捣之。依上方贴效。

青木香、藿香、熏陆香、沉香、丁香（各一两）并以滓捣，薄敷肿上。

蔓荆根（生）一握，盐少许，上和捣敷肿上。

以甘蔗根捣，敷之甚良，干即便上。无不瘥者。

用独行根水磨为泥封之，日三四，立瘥。消风热结赤肿。

以家芥子并柏叶捣，敷之无不愈。（卷二百七十八·诸疮肿门·热肿）

4.《救生集》

治水肿膨胀。大田螺四个，大蒜（去皮）五个，车前子三钱，三味为末，研成饼贴脐中，以手贴缚之，贴药后少顷，水从小便中出，其肿立消。（卷二·胀满肿蛊门）

5.《秘方集验》

水肿腹胀及黄疸、火丹、发肿，芥菜捣烂，敷之。蚕沙、山栀、黄连、黄芩、黄柏、大黄、寒水石，共为末，水调敷上，立效。（诸虫兽伤·肿胀诸症）

6.《本草简要方》

蒜捣膏敷脐能达下焦消水。（卷之四·菜部）

7.《杂病源流犀烛》

铺脐药饼：真轻粉二钱，巴豆四两，生硫黄一钱，研匀成饼，先用新棉铺脐上，次铺药饼，外以帛紧束之，约人行五七里许，自然泻下恶水。敷药大戟、芫花、甘遂、海藻等分，醋糊，和面少许，摊绢上，贴肿处，口吮甘草，不过三五时，水即下矣。以上外用方，皆专治水肿。（卷五·肿胀源流）

8.《理瀹骈文》

行水膏统治暑湿之邪与水停不散（水溢于皮肤则肿）。上贴心口，中贴脐眼并脐两旁，下贴丹田及患处。

苍术五两，生半夏、防己、黄芩、黄柏、苦葶苈、甘遂、红芽大戟、芫花、木通各三两，生白术、龙胆草、羌活、大黄、黑丑头、芒硝、黑山栀、桑白皮、泽泻各二两，川芎、当归、赤芍、黄连、川郁金、苦参、知母、商陆、枳实、连翘、槟榔、郁李仁、大腹皮、防风、细辛、杏仁、胆南星、茵陈、白丑头、花粉、苏子、独活、青皮、广陈皮、藁本、栝蒌仁、柴胡、地骨皮、白鲜皮、丹皮、灵仙、旋覆花、生蒲黄、猪苓、牛蒡子、马兜铃、白芷、升麻、川楝子、地肤子、车前子、杜仲、牛膝、香附子、莱菔子、土茯苓、川萆薢、生甘草、海藻、昆布、瞿麦、萹蓄、木鳖仁、蓖麻仁、干地龙、土狗、山甲各一两，发团二两，浮藻三两，延胡、厚朴（附子）、乌药各五钱，龟板三两，飞滑石四两，生姜、韭白、葱白（榆白）、桃枝各四两，大蒜头、杨柳枝、槐枝、桑枝各八两，苍耳草、益母草、诸葛菜、车前草、马齿苋、黄花地丁（鲜者）各一斤，凤仙草（全株）干者用二两，九节菖蒲、花椒、白芥子各一两，皂角、赤小豆各二两，铅粉（炒）一斤，提净松香八两，金陀僧、生石膏各四两，陈壁土、明矾、轻粉各二两，官桂、木香各一两，牛胶四两酒蒸化，如清阳实下法。（存济堂药局修合施送方并加药法）

治水肿及黄胖九鼓等名，铺脐药饼，巴霜四钱、轻粉二钱、生硫黄一钱、研调作饼，铺棉花于脐上，贴之，俟行三五度，去饼以温粥补之，久病隔日一取。

治男妇头面浮肿，肚腹胀满，上气喘急者，用黑丑、白丑、煨牙、皂煨各二钱半，木香、沉香、乳香、没药各三钱，琥珀一钱（亦可以砂糖飞面调贴），兼煮赤豆渍膝（水肿从脾起，入腹能杀人，赤豆一升煮烂取汁，温渍足膝），必实其脾。阴水宜实脾温肾，用白术、厚朴、木瓜、大腹皮、草果、赤苓、附子各一两，木香、炮姜、甘草各五钱，再加独活、川椒、茴香、吴萸、官桂、肉蔻仁、紫苏、陈皮、泽泻各七钱，麻油熬，黄丹收贴。（续增略言）

9.《圣济总录》

治风肿。大麻仁敷方：大麻仁（生用）、赤小豆（生用）各二合，上二味，捣研极细，冷水调敷之。

蚕沙熨方，晚蚕沙、食盐等分，上二味，相和，炒熟，布裹熨之，冷即再炒，或入少许醋尤佳。（卷第一百三十六·风肿）

【按语】

水肿一病，病机在于饮水入胃，五脏经气并行，使水精四布，若有一经不调，则气不行水，造成水气泛滥而形成水肿。

水肿的贴敷位置为脐中及肿处，脐又名“神阙”，能联系经络和脏腑，可通调肠胃气机，以化水湿，贴肿处可助局部血液循环，从而改善局部水肿。

穴位贴敷治疗水肿用药种类丰富，共涉及药物190种，使用频率排在前五位的中药是赤小豆、木香、盐、升麻、青木香，应用频率在9.35%，分别属于利水渗湿药、行气止痛药、清热药、解表药和理气药。赤小豆甘、酸、平，归心、小肠经，有利水消肿，利湿退黄之功；木香辛、苦、温，归脾、胃、大肠、三焦、胆经，有行气止痛，健脾消食之功；盐咸、寒，主入胃、肾、大肠、小肠经，能泻下软坚、渗湿利小便；升麻辛、甘、微寒，归肺、脾、胃、大肠经，有发表透疹，清热解毒，升举阳气的功效；青木香辛、苦、寒，归肺、胃经，可平肝止痛，解毒消肿。治疗上多用醋调，其辛香走窜，可使药物循经络直达病所。将古代文献中穴位贴敷治疗水肿应用频次大于1的药物按出现频次进行统计，依据频次数递减排序，见表2–21。

穴位贴敷治疗水肿以神阙穴为主，因为本病导致腹部皮肤薄嫩，容易受损，而脐部皮肤更加敏感易损，所以贴敷之时选用药物刺激不能太过，时间不能太长，贴敷频率不能高，同时注意休息，不能过劳，饮食方面需要特别注意，生冷寒凉食物需要限制食用。

（三十八）淋证

【概述】

淋证是指以小便频急涩痛，淋漓不尽，小腹胀痛或痛引腰腹为主要临床表现的一种病证，此病名最早见于《黄帝内经》，在《素问·六元正纪大论》中言“小便黄赤，甚则淋”，称本病为“淋”“淋闭”。《素问·本病论》称为“淋溲”“淋满”。《金匮要略》称“淋秘”。“淋”是指小便涩痛，淋沥不爽；“秘”是指小便秘涩难通，又曰：“淋之为病，小便如粟状，小腹弦急，痛引脐中。”清代顾靖远在《顾松园医镜》中曰：“淋者，欲尿而不能出，胀急痛甚，不欲尿而点滴淋沥。”

古代对于淋证的病机有较多的认识，《素问·六元正纪大论》认为“阳明司天，初之气……小便黄赤，甚则淋”，阳明之热内蕴，在初表现

表2–21　古代穴位贴敷治疗水肿用药规律

序　号	中　药	频　次	频　率
1	赤小豆	6	2.33%
2	木香、盐	5	1.95%
3	升麻、青木香	4	1.56%
4	沉香、杏仁、独活、黄芩、大黄、商陆根、轻粉、栀子、蒜	3	1.17%
5	麝香、猪苓、巴豆、熏陆香、紫檀香、火麻仁、芥子、生姜、蔓荆根、猪脂、芒硝、连翘、白蔹、车前子、黄连、黄柏、芫花、甘遂、海藻、硫黄、泽泻、大腹皮、厚朴、官桂、蚕沙、大戟、葱白、黑丑、陈皮	2	0.78%

为小便黄，进一步发展可发为淋。东汉张仲景也认为淋证病机属于下焦有热，并在《金匮要略》中将发病表现概括为小便涩痛，小腹至肚脐拘急疼痛。隋代《诸病源候论》将诸淋病机高度凝练为“肾虚而膀胱热故也”。华佗《中藏经》认为脏腑失调、三焦痞涩、营卫不和是淋证总病机。金代刘河间则强调淋证与热客于肾以及气血瘀滞密切相关。

从病因和症状特点的角度来看，淋证可细分成六种证型，分别为石、热、膏、气、血、劳。淋证的病因包含内因和外因，最主要的致病因素为湿邪与热邪。基本病机是湿热侵袭下焦，扰乱气机，肾与膀胱气化失司。起病初期以实证居多，迁延日久而转为虚证或虚实夹杂。

本证通常见于西医学领域中的多种疾患，包括泌尿系感染、肿瘤、结石、结核、急慢性前列腺炎、尿道综合征、乳糜尿等。

【古代穴位贴敷文献】

1.《本草纲目》

五淋者，热淋、气淋、虚淋、膏淋、沙石淋也。外治：萵苣（贴脐）、茴香（同白蚯蚓贴脐）、大蒜（同盐贴脐，蒜、盐、栀子贴脐）、葱白（同盐炒贴脐，葱、盐、姜、豉贴脐）、苎根（贴脐）、滑石（车前汁和，涂脐阔四寸，热即易）、白矾（同麝香贴脐）、田螺（同麝贴脐）。（第三卷·百病主治药）

2.《理瀹骈文》

通淋膏，通治膀胱积热，淋秘、尿血等症。玄参、麦冬、当归、赤芍、知母、黄柏、生地、黄连、黄芩、栀子、瞿麦穗、萹蓄、赤苓、猪苓、木通、泽泻、车前、甘草、木香、郁金、萆薢、乱发各一两，油熬黄丹收，滑石八两，搅匀贴脐下。

固精保元，治五淋、滑淋。党参、黄芪、当归各五钱，甘草、五味子、远志、苍术、白芷、白及、红花、紫梢花三钱、肉桂二钱、附子一钱，麻油二斤、熬黄丹收，鹿角胶一两、乳香、丁香各二钱，麝一钱，加芙蓉膏二钱搅匀。（续增略言）

热淋先用木通煎汤，抹心口脐下，再用硝石末糁膏贴脐下，用行水膏。行水膏：苍术五两，生半夏、防己、黄芩、黄柏、苦葶苈、甘遂、红芽大戟、芫花、木通各三两，生白术、龙胆草、羌活、大黄、黑丑头、芒硝、黑山栀、桑白皮、泽泻各二两，川芎、当归、赤芍、黄连、川郁金、苦参、知母、商陆、枳实、连翘、槟榔、郁李仁、大腹皮、防风、细辛、杏仁、胆南星、茵陈、白丑头、花粉、苏子、独活、青皮、广陈皮、藁本、栝蒌仁、柴胡、地骨皮、白鲜皮、丹皮、灵仙、旋覆花、生蒲黄、猪苓、牛蒡子、马兜铃、白芷、升麻、川楝子、地肤子、车前子、杜牛膝、香附子、莱菔子、土茯苓、川萆薢、生甘草、海藻、昆布、瞿麦、萹蓄、木鳖仁、蓖麻仁、干地龙、土狗、山甲各一两，发团二两，浮藻三两，延胡、厚朴（附子）、乌药各五钱，龟板三两，飞滑石四两，生姜、韭白、葱白（榆白）、桃枝各四两，大蒜头、杨柳枝、槐枝、桑枝各八两，苍耳草、益母草、诸葛菜、车前草、马齿苋、黄花地丁（鲜者）各一斤，凤仙草（全株）干者用二两，九节菖蒲、花椒、白芥子各一两，皂角、赤小豆各二两。共用油三十斤，分熬丹收，再入铅粉（炒）一斤，提净松香八两，金陀僧、生石膏各四两，陈壁土、明矾、轻粉各二两，官桂、木香各一两，牛胶四两酒蒸化。

古方治热淋，用八正散及山栀、滑石之类。亦可酌以煎抹。若血淋痛者，用小蓟、益母草、杜牛膝、车前子、发灰之类，煎抹再贴。（八正散：车前子、瞿麦、扁蓄、滑石、山栀子仁、甘草、木通、大黄）。

热淋。糁硝石末，贴脐下，参用清阳、金仙两膏，贴胸脐，二膏皆能通淋。清阳膏：薄荷五两，荆穗四两，羌活、防风、连翘、牛蒡子、天花粉、玄参、黄芩、黑山栀、大黄、朴硝各三两，生地、天冬、麦冬、知母、桑白皮、地骨皮、黄柏、川郁金、甘遂各二两，丹参、苦参、大贝母、黄连、川芎、白芷、天麻、独活、前胡、柴胡、丹皮、赤芍、当归、秦艽、紫苏、香附子、蔓荆子、干葛、升麻、藁本、细辛、桔梗、枳壳、橘红、半夏、胆南星、大青、山豆根、山慈菇、杏仁、桃仁、龙胆草、蒲黄、紫草、苦葶苈、忍冬藤、红芽大戟、芫花、白丑头、生甘草、木通、五倍子、猪苓、泽泻、车前子、栝蒌仁、皂角、石决明、木鳖仁、蓖麻仁、白芍、生山甲、白僵蚕、蝉蜕、全蝎、犀角片各一两，羚羊角、发团各二两，西红花、白术、官桂、蛇蜕、川乌、白附子各五钱，飞滑石四两，生姜（连皮）、葱白（连须）、韭白、大蒜头各四两，槐枝（连花角）、柳枝、桑枝（皆连叶）、白菊花（连根叶）、白凤仙草各二斤，苍耳草（全）、益母草（全）、马齿苋（全）、诸葛菜（全）、紫花地丁（全即小蓟）、芭蕉叶（无蕉用冬桑叶）、竹叶、桃枝（连叶）、芙蓉叶各八两，侧柏叶、九节菖蒲各二两，小磨麻油三十五斤，铅粉（炒）一斤，雄黄、明矾、白硼砂、漂青黛、真轻粉、乳香、没药各一两，生石膏八两，牛胶四两酒蒸化。

金仙膏：生姜、葱白、韭白、蒜白各一斤，白凤仙（花茎子叶根全株）、槐枝、柳枝、桑枝、桃枝、侧柏枝各半斤，萝卜子、白芥子、山楂子、苏子、艾叶、花椒、菖蒲各二两，陈香丸一两，小磨麻油五斤，熬黄丹炒三十两收，白术四两，大黄、苍术二两，生香附、醋香附、生灵脂、醋灵脂、生延胡、醋延胡、川芎、白芍、当归、柴胡、薄荷、羌活、独活、防风、白芷、杏仁、神曲、麦芽、陈皮、半夏、大贝母、胆南星、前胡、郁金、乌药、蒲黄、炒赤芩、泽泻、条芩、黑山栀、川乌、草乌、桔梗、甘草、枳壳、枳实、蒌仁、大戟、皂角、官桂、槟榔、黄柏、青皮、木香、灵仙、砂仁、川楝、赤芍、桃仁、红花、没药、乳香、三棱、莪术、煨广藿梗、良姜、小茴、草果仁、连翘、僵蚕、全蝎、木鳖、防己、山甲、木通、车前子、明雄、明矾、降香、益智仁、吴萸、黄连、细辛、茵陈、蓖麻仁、厚朴、葛根、生巴仁、甘遂、芫花、黑白丑、陈壁土、轻粉、葶苈各一两，黄丹、飞滑石六两，牛胶四两。（存济堂药局修合施送方并加药法）

3.《证类本草》

治急气淋，阴肾肿。泥葱半斤煨过，烂捣贴脐上。（卷第二十八·葱实）

【按语】

淋证在临床上较为常见，多以肾和膀胱为主进行论治，其病因不外乎外感与内伤，外感六淫皆可病淋。内伤之因，或因房事不节，日久伤肾，发而为淋；或因情志急躁，气郁化火，发为淋证。

淋证贴敷部位大多在脐部，中医称其为“神阙”，既是先天之本源，又为后天之根蒂，属于经络的重要穴位，与五脏六腑有着密切的联系。在脐部进行穴位贴敷治疗，可疏通经脉、调和气血、直达脏腑、调理机体，从而达到治疗疾病的效果。

穴位贴敷治疗淋证用药种类丰富，共涉及药物224种，使用频率排在前三位的中药是栀子、滑石、甘草，应用频率在4.97%，分别属于清热药、利水渗湿药和补气药。栀子苦、寒，归心、肝、肺、胃、三焦经，有泻火除烦，清热利湿，凉血解毒，消肿止痛之功；滑石甘、寒，归胃、膀胱经，有清热利水通淋，清解暑热之功；甘草甘、平，归脾、胃、肺经，有补中益气、泻火解毒、缓和药性之功。将古代文献中穴位贴敷治疗淋证应用频次大于1的药物按出现频次进行统计，依据频次数递减排序，见表2-22。

穴位贴敷治疗淋证的同时，应该自我调控情绪，避免七情过激，注意顾护肾气，避免憋尿，避免房劳，注意个人卫生，防止感染。平时多饮水，注意休息。贴敷治疗时间不宜过长，每次贴敷之间间隔一到两天，以防止局部皮肤过度刺激。

（三十九）癃闭

【概述】

癃闭是以小便量少，排尿困难，甚则小便不通为主症的一种病症。其中小便不畅，点滴而短少，病势较缓者称为“癃”；小便闭塞，点滴不通，病势较急者称为“闭”。癃闭之名首见于《黄帝内经》，《素问·五常政大论》称为“癃闭”，此外，其他篇有称“闭癃”“癃”“闭”之类的名称。另有“小便不通”“小便不利”“小便闭”之称。《素问·标本病传论》曰：“膀胱病，小便闭。”《类证治裁·闭癃遗溺》曰：“闭者，小便不通；癃者，小便不利。”

本病病位在膀胱，病机主要为膀胱气化不利，和心、肺、脾胃等脏腑相关，大致分为心火亢盛、热结膀胱、阴阳失常、肺燥津伤、脾胃气虚五种类型。病性有虚实之分，但虚实之间，常互相关联，彼此兼夹。《丹溪心法·小便不通》认为该病有“气虚、血虚、有痰、风闭、实热”等类型。

癃闭在西医学中与尿潴留、少尿症、无尿症

表 2-22　古代穴位贴敷治疗淋证用药规律

序　号	中　药	频　次	频　率
1	栀子、滑石	7	1.74%
2	甘草	6	1.49%
3	当归、木通、车前子、香附	5	1.24%
4	葱白、赤芍、黄柏、黄连、泽泻、白芷、大黄、生姜、肉桂、郁金、大蒜	4	0.99%
5	知母、黄芩、猪苓、木香、苍术、乳香、甘遂、芫花、白术、羌活、川芎、连翘、防风、细辛、杏仁、胆南星、独活、柴胡、蓖麻仁、韭白、益母草、皂角、明矾、麝香、轻粉、蒲黄、大戟	3	0.74%
6	盐、玄参、麦冬、生地黄、萹蓄、赤茯苓、铅丹、白及、红花、附子、赤小豆、芙蓉叶、防己、苦葶苈、龙胆草、桑白皮、苦参、枳实、槟榔、茵陈、白丑头、苏子、青皮、藁本、栝蒌仁、地骨皮、牡丹皮、威灵仙、牛蒡子、升麻、牛膝、瞿麦、木鳖仁、穿山甲、发团、厚朴、乌药、苍耳草、诸葛菜、马齿苋、菖蒲、花椒、白芥子、石膏、陈壁土、牛胶、薄荷、贝母、前胡、桔梗、枳壳、半夏、桃仁、白芍、全蝎、川乌、麻油、没药、五灵脂、陈皮	2	0.50%

相类似，包括前列腺增生症、神经性尿闭、膀胱括约肌痉挛、尿道病变等。

【古代穴位贴敷文献】

1.《救生集》

二便不通，用柏叶捣，贴脐上即通。年老塞闭小便不通，上桂五钱，为末，纳入脐中即下。(卷二・二便门)

小便不通，鲫鱼一尾，捣烂，敷脐内，即解。(卷三・妇人门)

观音救苦感应灵膏，大黄一两，香附七钱，三棱一两，羌活八钱，白芷八钱，芫花七钱，蜈蚣十条，桃仁(研)七钱，生地一两，厚朴七钱，槟榔七钱，黄柏八钱，大戟八钱，蛇蜕五钱，巴豆八钱，皂角八钱，杏仁(研)七两，细辛七钱，肉桂八钱，麻黄八钱，黄连五钱，甘遂二两，川乌一两，莪术一两，枳实八钱，独活七钱，防风七钱，全蝎七钱，草乌七钱，玄参七钱，蓖麻子(研)二两，木鳖子(研)一两，穿山甲(七钱)，天花粉七钱，五倍子七钱，当归一两五钱，密陀僧四两，飞过黄丹二斤四两，大小便闭，俱贴肚脐，饮甘草水，自通。(卷四・通治诸病门)

2.《溪秘传简验方》

小便不通。又方：葱白连叶。捣烂，入蜜。合外肾上。又方：蚯蚓粪，朴硝各等分。水和敷脐下。又方：皂角、半夏、麝香末，填脐内，再用田螺、葱白，捣饼，盖之。

小儿不小便。盐，安脐中，熨。

小儿初生，小便不通。葱白捣烂，麝香三厘，掺上，敷脐。

小便不通，诸药不效者。又方：葱白，细切，炒热，包熨小腹，冷即易。

小便闭，小腹痛。田螺，少加盐，生捣，敷脐下一寸三分，即通。

水肿溺闭，大蒜、田螺、车前子等分。杵，摊脐中。(卷下・小便门)

3.《证治汇补》

盐半匙填脐中扎紧更效。又法，独颗蒜一枚、栀子三十、盐花少许，研烂摊纸上，贴脐。甚者连阴囊涂之，即通。(卷之八・下窍门)

4.《济世全书》

治小便不通，麝香少许，半夏末填脐中，上用葱白、田螺捣成饼封脐，上用布带缚住，下用皂角烟熏入阴中，自通。

治小便不通，皮硝一合，连须葱一根，捣为一处，用青布摊在上似膏药样，贴脐上，用热瓦熨之。

治小便不通，并伤寒杂症，而不可以通利之药者，用此即通。皮硝煎化，用青布蘸水搭脐上并小便上，热则易之。

一阴阳关格，前后不通，寻常通利，大腑、小水自行，中有转胞一证，诸药不效，失救则闷乱而死。予尝以甘遂末水调敷脐下，内以甘草节煎汤饮之，及药汁至脐，二药相反，胞自转矣，小便来如涌泉，此救急之良诀也。（卷三·小便闭）

5.《医学正传》

又方治孕妇转胞，小便不通，及男子小便不通，皆效。外以冬葵子、滑石、栀子为末，田螺肉捣膏，或生葱汁调膏，贴脐中，立通。

伤寒后脱阳，小便不通，用生姜自然汁，调茴香末，敷贴小腹上。（卷之六·淋闭）

6.《本草纲目》

方家治肿满、小便不利者，以赤商陆根捣烂，入麝香三分，贴于脐心，以帛束之，得小便利即肿消。（草部第十七卷·草之六）

大小便秘雄鼠屎末，敷脐中，立效。（兽部第五十一卷·兽之三）

7.《普济方》

白蔹、当归、芍药、大黄、莽草、芎藭上各等分捣筛。下鸡子黄和如泥涂布，随大小贴之。燥易。治大小便不利。（卷二百八十六·痈疽门）

8.《罗氏会约医镜》

小便不通，用苎麻根捣，摊小腹及阴囊。（卷十一·杂证）

9.《理瀹骈文》

如小便不利，枫树浆熬膏，糁皂角末，贴脐眼，再用灯火烧喉下三次。

太阳证，舌心黑，口气臭，大小便闭，用防风、全蝎、大黄、石膏、青黛敷脐。（略增续言）

行水膏统治暑湿之邪与水停不散。在下热入膀胱小便不利。上贴心口，中贴脐眼并脐两旁，下贴丹田及患处。

苍术五两，生半夏、防己、黄芩、黄柏、苦葶苈、甘遂、红芽大戟、芫花、木通各三两，生白术、龙胆草、羌活、大黄、黑丑头、芒硝、黑山栀、桑白皮、泽泻各二两，川芎、当归、赤芍、黄连、川郁金、苦参、知母、商陆、枳实、连翘、槟榔、郁李仁、大腹皮、防风、细辛、杏仁、胆南星、茵陈、白丑头、花粉、苏子、独活、青皮、广陈皮、藁本、栝蒌仁、柴胡、地骨皮、白鲜皮、丹皮、灵仙、旋覆花、生蒲黄、猪苓、牛蒡子、马兜铃、白芷、升麻、川楝子、地肤子、车前子、杜牛膝、香附子、莱菔子、土茯苓、川萆薢、生甘草、海藻、昆布、瞿麦、萹蓄、木鳖仁、蓖麻仁、干地龙、土狗、山甲各一两，发团二两，浮藻三两，延胡、厚朴（附子）、乌药各五钱，龟板三两，飞滑石四两，生姜、韭白、葱白（榆白）、桃枝各四两，大蒜头、杨柳枝、槐枝、桑枝各八两，苍耳草、益母草、诸葛菜、车前草、马齿苋、黄花地丁（鲜者）各一斤，凤仙草全株，干者用二两，九节菖蒲、花椒、白芥子各一两，皂角、赤小豆各二两，铅粉（炒）一斤，松香八两，金陀僧、生石膏各四两，陈壁土、明矾、轻粉各二两，官桂、木香各一两，牛胶四两酒蒸化如清阳实下法。（存济堂药局修合施送方并加药法）

10.《杂病广要》

经验方，治大小便不通。用白矾细研末，令患人仰卧，置矾末于脐中满，以新汲水滴之，候患人觉冷透腹内，即自然通。

蜗牛膏，大小便不通，此方治之殊效。用蜗牛三枚，去壳捣如泥，加麝香少许，纳脐中，以手掇按之，立通。（脏腑类·大小便不通）

11.《家用良方》

小便不通：不通者，用白颈蚯蚓捣烂，加麝香少许入脐内，用纸贴好，立通。

小便闭：和麦作圈脐外，鲫鱼一尾，连鳞肠捣烂，入麝香三分，生蜜四两，和匀，填满脐上圈内，上以碗覆之，熟睡即通。如久闭，诸药不效者，以真麝香少许，和患者头顶心泥，作条入尿茎孔中，以纸封孔口，使气透入，不须过一、二时辰，则小便可以通畅矣。（卷一·治身体各症）

12.《本草单方》

大小便闭。用连须葱一根，姜一块，盐一捻，淡豉三七粒，捣作饼，烘揜脐中，扎定良久，气通即通，不通再作。（卷八·二便不通）

13.《溪秘传简验方》

大小便闭，皂角末，葱白连须，加麝香二分，蜜少许，杵。贴脐下至毛际，再以韭地蚯

蚓泥，捣和，水澄清，饮之，尤妙。（卷下·二便门）

14.《验方新编》

又方：乌桕树叶，捣融贴脐下。（卷六·小便）

15.《菉竹堂集验方》

治小便不通方，取过路蜈蚣草一把，用盐同捣，入麝香少许敷脐上，外用芒硝四围围住，将纸二、三层遮肚皮，熨斗熨之立通。如冬月，用干末。水调用之。

木鳖子七个，去壳捣为泥，加麝香半分，将面摊薄饼二个，乘热放药中间，两饼合定，下饼钻数孔贴脐，取热气入脐内，外用布缚之立通。（卷四·下部门）

【按语】

癃闭是以患者小便时出现自觉排尿艰涩困难，并伴随尿量明显减少，甚至小便完全闭塞不出为主要表现的一种病证，其发生常与久病体弱、情志不畅、外伤劳损有关。基本病机为膀胱气化功能失常。

癃闭的贴敷部位主要为脐部及小腹处。脐中为神阙穴，有培元固本之功，同时脐皮下无脂肪组织，屏障功能最弱，极有利于药物的穿透吸收和储存。癃闭的病位在膀胱，故将药物贴敷于小腹处，可直达病所。

穴位贴敷治疗癃闭用药种类丰富，共涉及药物157种，使用频率排在前四位的中药是麝香、葱白、盐、田螺，应用频率在13.97%，分别属于开窍药、解表药、清热药和利水渗湿药。麝香辛、温，归心经、脾经，具有开窍醒神，活血通络的功效；葱白辛、温，归肺、胃经，可发汗解表，散寒通阳；盐咸、寒，主入胃、肾、大肠、小肠经，能泻下软坚、渗湿利小便；田螺甘、咸、寒，主入肝、脾经，功专清热解毒，利水止渴。将古代文献中穴位贴敷治疗癃闭应用频次大于1的药物按出现频次进行统计，依据频次数递减排序，见表2-23。

穴位贴敷治疗癃闭是通过“透皮给药系统”发挥腧穴和药物的双重治疗效应，来预防和治疗疾病的一种外治方法。该法安全方便、无不良反应，适用于各个年龄阶段的癃闭患者，在临床上广为应用。

（四十）遗精

【概述】

遗精，是指不因性生活而精液频繁遗泄，并出现全身症状者。即不性交而精自遗泄，伴见头晕目眩、注意力难以集中、神疲乏力、腰膝酸软等。本病在《灵枢·本神》中首次提及，即“恐惧而不解则伤精，精伤则骨酸痿厥，精时自下”。《素问·疏五过论》称“失精”，《景岳全书·杂证谟》称“滑精”，《备急千金方》称“梦泄”，《素问·痿论》称“白淫”，《诸病源候论》称“梦泄精”。

此病病因较为复杂，饮食、外邪、七情、劳倦内伤以及病理产物皆可导致。沈金鳌在《杂病源流犀烛》中指出五脏病变皆能导致遗精。遗精

表2-23　古代穴位贴敷治疗癃闭用药规律

序号	中药	频次	频率
1	麝香	11	4.80%
2	葱白	10	4.37%
3	盐	6	2.62%
4	田螺	5	2.18%
5	大黄	4	1.75%
6	皂角、甘遂、防风、当归、芒硝、蒜、生姜、蜜、半夏、栀子、滑石	3	1.31%
7	鲫鱼、羌活、白芷、芫花、厚朴、槟榔、黄柏、杏仁、细辛、黄连、枳实、独活、全蝎、木鳖子、车前子、茴香、商陆、大戟、石膏	2	0.87%

的病机可以分为虚实两类。虚者包括肾虚失约、中气下陷、血不养肝、心肾不交、阴虚火旺。实者包括湿热下注、肝气郁结、肝阳上亢等引起的遗精。

西医多将其理解为某些疾病的症状表现，且暂无特效药，同时遗精与现代医学中很多疾病如早泄、性功能障碍、前列腺炎、不育症、慢性疲劳综合征等疾病广泛相关。

【古代穴位贴敷文献】

1.《医便》

万灵膏香油四斤，槐、柳、桃、榴、椿、杏、楮各二枝。两尖、白芷、赤芍药、大黄、人参、黄连、白芍药、草乌、苦参、川芎、生地、川椒、胎发、穿山甲、熟地黄、槐子、杏仁各一两，当归二两，蓖麻（去皮）一百二十，巴豆（去皮）一百一十，黄柏（去皮）一两，木鳖（去皮）五十个，上两尖等二十二味，俱咀如麻豆大，入香油内浸，春五、夏三、秋七，冬十日。黄香十二两，黄丹（水飞、澄、火焙七次）二斤，阿魏、沉香、丁香、麝香、血竭各一两，乳香、没药各三两。上阿魏等八味，俱为细末。

男子遗精白浊，女人赤白带下，以上诸证，俱用此膏，内加捣细木鳖一个，贴丹田，火烘双手，熨一百余。（卷五・禁方）

2.《种福堂公选良方》

治遗精方文蛤研细末，以女儿津调贴脐内立止。（卷二・公选良方）

3.《太医院秘藏膏丹丸散方剂》

加味太乙膏：白芷、当归、赤芍、玄参各二两，柳枝、槐枝各十尺，肉桂二两，没药三钱，大黄二两，木鳖二两，生地二两，阿魏三钱，轻粉（研不见星）四钱，黄丹（水飞）四十两，乳香五钱，血余一两，男子遗精，女人白带，俱贴脐下。

乾坤一气膏：当归一两，白附子一两，木鳖肉一两，台麝四分，续断一两，没药一两二钱，大生地一两，蓖麻仁一两，乳香（去油，研面）一两二钱，白芷一两，巴豆仁一两，穿山甲一两，白芍一两，蓬术一两，五灵脂一两，赤芍一两，三棱一两，玄参一两，真阿魏二两，熟地一两，肉桂一两。此膏又治男子夜梦遗精，妇女赤白带下，并贴之。

神效龟龄益寿膏：松香四两，黄丹八两，硫黄三钱，雄黄三钱，龙骨三钱，蛤蚧一对，乳香三钱，没药三钱，赤石脂三钱，沉香三钱，鸦片三钱，母丁香三钱，麝香三钱，木香三钱，真阳起石三钱，蟾酥三钱。共为细末，诸药下完，不住手搅，入磁罐内，下井中浸三日或五日，去火毒方可用。遗精盗汗、癥瘕血瘀等症。男妇如能常贴此膏者，气血充足，容颜光彩，诸疾不生，乌须黑发，固精种子。

4.《秘方集验》

梦遗膏药，川楝子三钱、龙骨一钱、牡蛎二钱，为末，用灸疮膏药掺末，贴脐下一寸三分。（卷之下・大小便症）

5.《验方新编》

涌泉膏（又名海龙膏）：专治男妇下元虚损，五劳七伤……男子遗精白浊，妇人赤白带下等症。贴至半年，步履如飞，下身不甚畏冷，贴至一年，气贯泥宫，虽老年亦能种子，可免杂症，并除风湿。真神方也。真阳起石末、真麝香末各五钱，冬虫夏草末、好野高丽参末、真川椒末、母丁香末各三钱，搅极匀，埋入土内七日去火毒。每用膏三分，摊如钱大贴两足心，十日一换，不可间断。

种子兜肚方：此方能调经种子，并治遗精，白浊，偏坠疝气，一切下部虚冷等症。附子（重二两，切片，烧酒煮过，晒干听用）一个，大茴（炒）、小茴（炒）、丁香、五味子各一两，升麻、木香、甘草、甘遂各四钱，沉香一钱，共为末，用新蕲艾四两，搓融晒干，将前药放在艾中间，用线密缝兜肚置丹田上，外用手帕包固，昼夜缚定，不可换动，一二月后则去之。或加麝香二三分更妙。（卷十一・阴疽诸症）

6.《惠直堂经验方》

毓麟膏，下飞过红丹（十二两）、黄占（二两）成膏，离火，下紫石英（火煅醋淬，七钱）、赤石脂（煅，七钱）、龙骨（煅，三钱）为末。入膏内搅匀，收贮摊贴。遗精淋带经闭。贴肾俞穴、下丹田。（卷四・膏药门）

7.《外治寿世方》

椿根白皮三两，干姜、白芍、黄柏各一两，麻油熬黄丹收，摊贴。治男子精寒痿弱，白浊遗精。（卷三・遗浊）

8.《临证一得方》

加味太乙膏治一切外症疮疡，遗精白带则贴脐下。白芷二两，当归二两，赤芍二两，玄参二两，肉桂二两，没药三钱，大黄二两，木鳖二两，轻粉（研细）四钱，生地二两，阿魏（切片）三钱，乳香（制）五钱，血余一两，黄丹（水飞）四十两，柳枝百寸，槐枝百寸。（附录·外科应用经验要方）

9.《寿世保元》

枸杞膏：甘枸杞子一斤，不论男妇，早晚用酒调服，能生精补元气，益荣卫，生血悦颜色，大补诸虚百损，延年益寿。一论此膏能镇玉池，存精固漏，通二十四道血脉，锁三十六道骨节，主一身之毛窍。贴之血脉流畅，龟健不衰，精髓充盈，养精聚神，壮阳助气，固下元，气透三关，乃通行之道。老人贴之，夜不小便。大人精不泄，补益虚损，延年益寿，至珍至宝。又治男子下元虚冷，小肠疝气，痞疾，单腹胀满，并一切腰腿骨节疼痛，半身不遂，贴三日神效。妇人子宫久冷，赤白带下，久不坐胎，产后战肠风，贴之三日神效。（卷四·补益）

一男子遗精，妇人白带，煨木鳖子肉。男贴丹田。（卷九·膏药）

10.《古今医统大全》

保真种子膏：此膏能锁玉池，固精不泄，养灵龟不死，壮阳保真，百战不竭。贴肾俞，暖丹田，子午既济，百病自除。

真香油一斤四两，甘草一两，谷精草五钱，紫梢花、蛇床子（酒浸干）各二钱，人参、天门冬（去心）、麦门冬（去心）、生地黄（酒洗）、熟地黄（酒洗）、远志、甘草（水煮，去心）、菟丝草、牛膝（酒洗）、鹿茸（酥炙，去毛）、虎骨酥（酥炙）、川续断、木鳖子（去壳）、肉豆蔻（面包煨）、肉苁蓉（酒洗去甲）各四钱，以上一齐下。大附子（制）一个，海狗肾（制）一具，杏仁（去皮尖）、官桂、松香一两，黄蜡五钱，雄黄、硫黄、阳起石、赤石脂（一齐下）各二钱，沉香、木香、丁香、乳香（制）、没药（制）、蟾酥、鸦片麝（一齐下）各一钱。（卷之九十三·经验秘方）

11.《古今医鉴》

金不换神仙膏，专治男子遗精白浊。

川芎、白芷、生苄、熟苄、当归、白术、苍术、陈皮、香附、枳壳、乌药、半夏、青皮、白芷、细辛、知母、贝母、杏仁、桑白皮、黄连、黄芩、黄柏、栀子、大黄、柴胡、薄荷、赤芍、木通、桃仁、玄参、猪苓、泽泻、桔梗、前胡、升麻、麻黄、牛膝、杜仲、山药、远志、续断、良姜、何首乌、甘草、连翘、藁本、茵陈、地榆、防风、荆芥、羌活、独活、金银花、白蒺藜、苦参、僵蚕、天麻、南星、川乌、草乌、威灵仙、白鲜皮、五加皮、青风藤、益母草、两头尖、五倍子、大枫子、巴豆、穿山甲、芫花、蜈蚣二十条，苍耳头七个，桃、柳、榆、槐、桑、楝、楮枝各三十。（卷之十六·膏药）

12.《外科大成》

家传西圣膏治男妇小儿，遗精白浊。

当归、川芎、赤芍、生地、熟地、白术、苍术、甘草节、陈皮、半夏、青皮、香附、枳壳、乌药、何首乌、白芷、知母、杏仁、桑皮、金银花、黄连、黄芩、黄柏、大黄、白蒺藜、栀子、柴胡、连翘、薄荷、威灵仙、木通、桃仁、玄参、桔梗、白鲜皮、猪苓、泽泻、前胡、升麻、五加皮、麻黄、牛膝、杜仲、山药、益母草、远志、续断、良姜、藁本、青风藤、茵陈、地榆、防风、荆芥、两头尖、羌活、独活、苦参、天麻、南星、川乌、草乌、文蛤、巴豆仁、芫花以上各五钱，细辛、贝母、僵蚕、大枫子、穿山甲各一两，蜈蚣二十一条，苍耳头二十一个，虾蟆七个，白花蛇、地龙、全蝎、海桐皮、白及、白蔹各五钱，木鳖子八两，桃、柳、榆、槐、桑、楝（或杏）、楮（或椿）七枝各三七寸、血余四两，乳香、没药、血竭各一两，轻粉八钱，朝脑二两，龙骨二两，赤石脂二两，海螵蛸五钱，冰片、麝香三钱，雄黄二两。遗精白浊。贴阴交穴、开元穴。（卷一·主治方）

13.《医宗说约》

太乙膏治男子遗精，贴脐下。

肉桂、白芷、当归、玄参、赤芍、生地、大黄、土木鳖各二两，槐枝、柳枝各百寸，血余一两，乳香五钱，没药三钱，东丹四十两，轻粉四钱，真阿魏三钱。（卷之五·疮疡外治方法）

14.《万病回春》

益寿比天膏，此药最能添精补髓，保固真精不泄；善助元阳，滋润皮肤，壮筋骨、理腰膝，下元虚冷，五劳七伤，半身不遂，或下部虚冷，膀胱病症，脚膝酸麻，阳事不举。男子贴之，行步康健，气力倍添，奔走如飞。

鹿茸、附子（去皮脐）、牛膝（去芦）、虎胫骨（酥炙）、蛇床子、菟丝子、川续断、远志肉、肉苁蓉、天门冬（去心）、麦门冬（去心）、杏仁、生地、熟地、官桂、川楝子（去核）、山茱萸（去核）、巴戟（去心）、补骨脂、杜仲（去皮）、木鳖子（去壳）、肉豆蔻、紫梢花、谷精草、穿山甲、大麻子（去壳）各一两，甘草（净末，看众药焦枯方下）二两，桑、槐、柳枝各七寸，上锉细，用真香油一斤四两浸一昼夜，慢火熬至黑色；用飞过好黄丹八两、黄香四两入内，柳棍搅，不住手；再下雄黄、倭硫、龙骨、赤石脂各二两，将铜匙挑药滴水成珠不散为度；又下母丁香、沉香、木香、乳香、没药、阳起石、煅蟾酥、哑芙蓉各二钱，麝香一钱为末，共搅入内；又下黄蜡五钱。将膏贮磁罐内，封口严密，入水中浸五日，去火毒，每一个重七钱。红绢摊开，贴脐上或两腰眼上。每一个贴六十日方换。其功不可尽述。（卷之四·补益）

15.《理瀹骈文》

治男子精寒、痿弱、白浊、遗精、女子子宫虚冷、赤白带下、亦治寒泻。倭硫黄六钱、母丁香五钱、麝一钱、独蒜丸如豆大、朱砂衣，每用一丸纳脐眼上贴红缎膏。

治遗精白浊、妇人经脉不调、赤白带下，白檀香、羚羊角各一两、沉香、零陵香、白芷、马兜铃、木鳖仁、甘松、升麻、血结、丁皮各五钱，加麝香和艾绒作兜肚着。

附方梦遗属相火盛者，甘遂、甘草末、猪脊筋、捣丸纳脐膏，七日一换，能清相火。

治阴虚火动梦遗者，用生地、白芍、川芎、当归、麦冬、黄柏、酒炒知母、蜜炒黄连、姜汁炒栀子、炮姜、萸肉、牡蛎煅等分，麻油熬黄丹，收随症酌加丸末贴。

旧有参茸膏按香茸丸，滋补精血，治下焦阳竭、腹脐痛、目盲、梦遗、食少肌瘦，鹿茸、麋茸各一两浸捣，苁蓉、五味、茯苓、山药、龙骨、沉香各一两，熟地三两加麝丸，每用一丸研糁膏贴。（续增略言）

治男子阴虚火旺、午后发热、咳嗽痰血（肺火），或郁热衄血吐血（肺肝胃火），或涎唾带血（肾火），或心烦口干，惊悸喘息，眼花耳鸣，两颧发赤，喉舌生疮，盗汗梦遗。

上贴心背，中贴脐眼，下贴丹田。

铅粉（炒）一斤，生石膏四两，青黛、轻粉各一两，灵磁石（醋煅）二两，官桂、砂仁、木香各一两，牛胶四两酒蒸化，如清阳膏下法，朱砂五钱。（存济堂药局修合施送方并加药法：滋阴壮水膏）

16.《菉竹堂集验方》

滋阴百补固精治病膏：硫黄、赤石脂（煅）、龙骨（煅）、木香各二钱，阳起石四钱，乳香、没药、丁香、沉香各四钱，麝香一钱，下尽搅匀。又下黄蜡六钱，倾在罐内封固，好井水中浸七日。

男子精冷、寒阳不举、梦泄、遗精、小肠疝气等，贴在丹田脐下。（卷一·固精门）

17.《普济方》

寒水石（煅）、密陀僧、滑石各半两，腻粉、麝香各少许，上为细末，油腻或干贴。治阴下生疮，湿痒失精。（卷三百一·下部疮门）

18.《绛囊撮要》

大黄一两，香附七钱，三棱一两，羌活八钱，白芷八钱，芫花七钱，蜈蚣十条，桃仁（研）七钱，生地一两，厚朴七钱，槟榔七钱，黄柏八钱，大戟八钱，蛇蜕，五钱，巴豆八钱，皂角八钱，杏仁（研）七两，细辛七钱，肉桂八钱，麻黄八钱，黄连五钱，甘遂二两，川乌一两，莪术一两，枳实八钱，独活七钱，防风七钱，全蝎七钱，草乌七钱，玄参七钱，蓖麻子（研）二两，木鳖子（研）一两，穿山甲七钱，天花粉七钱，五倍子七钱，当归一两五钱，密陀僧四两，飞过黄丹二斤四两。梦遗白浊，俱贴肚脐。（通治：观音大士救苦神膏）

19.《寿世编》

用大黄、甘遂、蓖麻子各二两，当归两半，木鳖子、三棱、生地各一两，川乌、黄柏、大戟、巴豆、肉桂、麻黄、皂角、白芷、羌活、枳实各八钱，香附、芫花、天花粉、桃仁、厚朴、槟榔、杏仁、细辛、全蝎、五倍、穿山甲、独活、玄参、防风各七钱，黄连、蛇蜕各五钱，蜈蚣十条，香油六斤。便血、肠红、梦遗、白浊，

贴肚脐。（下卷·救急门）

【按语】

遗精多由房事不节，忧思过度，惊恐伤肾导致肾气亏虚，精关失守。病位在肾，与心、脾、肝有关。其中，心至关重要。无论何种病因引起的遗精，日久则会亏其气，伤其肾精。

贴敷治疗遗精的位置主要为脐部周围、肾俞穴、阴交穴、腰眼以及丹田。脐疗是中医的特色之一。脐又名“神阙”，中医学认为脐能内联十二经脉、五脏六腑、四肢百骸。神阙穴是任脉的一个重要穴位，与督脉相表里，具有回阳固脱，调肠胃气机，化寒湿积滞等功效。现代医学研究，脐部皮下无脂肪组织，屏障功能最弱，极有利于药物的穿透吸收和储存。同时因为脐下有丰富的血管及大量淋巴管、神经这一解剖特点，所以构成脐为一特殊通道。肾俞穴是肾的背俞穴，属于足太阳膀胱经，是肾气转输、输注之所，具有补肾纳气、强筋健骨、益髓充耳、固精敛涩、调经止带之功。《针灸大成》中记载：“肾俞主虚劳羸瘦，耳聋肾虚，水脏久冷，心腹膜满胀急，两胁满引少腹急痛”。阴交穴别名少关、横户。属任脉，在下腹部，前正中线上，当脐中下1寸，为任、冲、足少阴三脉聚而交会之处，具有温肾益精，调理冲任的功效。腰眼位于髂嵴部，两个对称的像酒窝一样的凹陷中，此处为第四及第五腰椎之左右凹陷处。此部位可强腰健肾。丹田又被称为关元穴，别名三结交、下纪、次门、大中极，属任脉，在脐下3寸，腹中线上。可培补元气，贴敷在此处对遗精具有很好的治疗效果。

穴位贴敷治疗遗精用药种类丰富，共涉及药物204种，使用频率排在前四位的中药是麝香、木鳖子、白芷、生地黄，应用频率在8.14%，分别属于开窍药、拔毒化腐药、解表药和清热药。麝香辛，温，归心经、脾经，具有开窍醒神，活血通络的功效；木鳖子苦、微甘、凉，归肝、脾、胃经，可散结消肿，攻毒疗疮；白芷辛、温，入肺、脾、胃经。有祛风燥湿，消肿止痛之功；生地黄甘、寒，归心、肝、肺经，可清热凉血，养阴生津。将古代文献中穴位贴敷治疗遗精应用频次大于1的药物按出现频次进行统计，依据频次数递减排序，见表2–24。

穴位贴敷治疗遗精时需注意贴敷膏药中含有某些性峻之药，如甘遂等品，具有刺激皮肤易使其形成瘢痕等不良反应，最好贴敷前在局部涂上一层麻油以护皮肤。

（四十一）疝气

【概述】

疝气，即人体内某个脏器或组织离开其正常解剖位置，通过先天或后天形成的薄弱点、缺损或孔隙进入另一部位。疝气可分为寒疝、阴疝、狐疝等。《诸病源候论》曰：“寒疝者，阳气积于内，则卫气不行，卫气不行则寒气盛也。故令恶寒、不欲食，手足厥冷，绕脐痛，自汗出，遇寒即发，故云寒疝也。”《宣明论》曰：“阴疝牵引小腹痛，诸厥疝，即阴疝也。嘻欲劳痛，不可忍之。”《儒门事亲》曰：“狐疝其状如瓦，卧则入小腹，行立则出小腹入囊中，亦与气疝大同小异。”

疝气的病因复杂，病机多样，小孩发育不健全、老年人体质虚弱、中气不足、寒气、湿气、浊气、怒气乘虚均可导致疝气。疝之为病，病位多在胸腹腔，或结于少腹，或结于睾丸，或结于睾丸之上下两旁，多为肝肾二脉循行之所。故疝之发病，多从肝肾论治。而其病机主要有二：其一，气乱而内结则为疝，如《黄帝内经》中“厥疝”“五脏风疝”等皆为气机失调而内结。其二，寒邪凝滞而为疝。寒邪凝滞，若寒气渐渐结聚而气结，则导致绞痛，发为疝病。

疝气在西医学中可分为两大类，即水疝和小肠疝。水疝包含睾丸鞘膜积液和精索鞘膜积液两种。小肠疝分为直疝、斜疝、股疝、脐疝、白线疝、嵌顿疝、绞窄疝、切口疝、狐疝等。

【古代穴位贴敷文献】

1.《本草汇言》

治偏坠疝气作痛。用千年古石灰、五倍子、山栀子各等分，俱炒燥，为极细末，白面少许，酒和稀糊敷之，一夜即消。（卷之十二·火石类）

2.《本草纲目拾遗》

登仙膏万氏家抄云：此药存精不漏，固体壮阳，强形健力，凡交不泄，可采十女之精，兼治膀胱疝气，宜贴之。麻油一斤四两，入甘草二两，熬至六分，下诸药。第一下芝麻四两；第二下甘草二钱；第三下天门冬（酒浸去心）、麦冬、远志（俱酒浸去心）、生地（酒洗）、熟地（酒蒸）、

表 2–24　古代穴位贴敷治疗遗精用药规律

序　号	中　药	频　次	频　率
1	麝香	12	2.44%
2	木鳖子	11	2.24%
3	白芷	9	1.83%
4	生地黄	8	1.63%
5	当归、沉香、大黄、杏仁、乳香、没药、龙骨、丁香、肉桂	7	1.43%
6	黄连、黄柏、穿山甲、赤石脂、木香、玄参、甘草	6	1.22%
7	巴豆、黄丹、赤芍、续断	5	1.02%
8	阳起石、草乌、川芎、轻粉、熟地黄、硫黄、雄黄、升麻、甘遂、牛膝、香附、细辛、桃仁、麻黄、防风、羌活、独活、川乌、芫花	4	0.81%
9	蜈蚣、苦参、血余、三棱、远志、鹿茸、知母、栀子、杜仲、山药、全蝎、阿魏、麦冬、五倍子	3	0.61%
10	蓖麻子、人参、血竭、文蛤、白芍、松香、蟾酥、川楝子、牡蛎、附子、谷精草、蛇床子、天冬、肉豆蔻、肉苁蓉、白术、苍术、陈皮、枳壳、乌药、半夏、青皮、贝母、黄芩、柴胡、薄荷、木通、猪苓、泽泻、桔梗、前胡、良姜、何首乌、连翘、藁本、茵陈、地榆、荆芥、金银花、白蒺藜、僵蚕、天麻、南星、威灵仙、白鲜皮、五加皮、益母草、两头尖、苍耳头、密陀僧、厚朴、槟榔、大戟、蛇蜕、皂角、枳实、天花粉	2	0.41%

牛膝（去芦，酒浸）、蛇床子（酒洗）、虎骨（酥炙）、菟丝子（酒浸）、鹿茸（酥炙）、肉苁蓉（酒洗，去甲膜）、川续断、紫梢花、木鳖子（去壳）、杏仁（去皮尖）、谷精草、官桂（去皮）各三钱，文武火熬至枯黑色，去渣，下飞过黄丹半斤；第四下松香八两、槐柳枝不住手搅、滴水不散；第五下倭硫黄、雄黄、龙骨、赤石脂，各为末二钱，再上火熬半时；第六下乳香、没药、木香、母丁香各末五钱，再熬，离火放温；第七下蟾酥、麝香、阳起石各二钱，滴水不散；第八下黄占一两，用瓷罐盛之，以蜡封口。入井中浸三日，去火毒，用红绢摊贴脐上。（卷二·石部）

3.《食物本草》

芥菜，味辛，气温，无毒。归鼻，除肾邪，利九窍，明耳目，安中，除邪气，主敷疝气。（卷上·菜类）

4.《普济方》

草乌头、槐枝、厚朴、当归、牙皂、白及、龙骨、黄芩、木鳖子仁、没药（另研）、黄柏、鳖甲（九肋）、乌鱼骨、白蔹、黄连、苦参、白芷、柳枝、川芎、乳香、生地黄、大黄、玄参各二两，清油一斤冬，月四斤，黄丹十四两，上各锉如豆大。无比神应膏治小肠疝气，赤白痢泄不止，于脐下贴即痊。（卷三百十五·膏药门）

5.《验方新编》

种子兜肚方：此方能调经种子，并治偏坠疝气，一切下部虚冷等症。附子一个，大茴、小茴、丁香、五味子各一两，升麻、木香、甘草、甘遂各四钱，沉香一钱，共为末，用新蕲艾四两，搓融晒干，将前药放在艾中间，用线密缝兜肚置丹田上，外用手帕包固，昼夜缚定，不可换动，一二月后则去之。或加麝香二三分更妙。（卷十一·阴疝诸症）

6.《文堂集验方》

疝气囊肿，田间青蛙皮贴之效。（卷二·疝气）

7.《春脚集》

观音大士救苦神膏，小肠疝气，有一股掣引小腹上痛者，贴痛处。

大黄一两，香附七钱，三棱一两，羌活八钱，白芷八钱，芫花七钱，蜈蚣十条，桃仁（研）七钱，生地一两，厚朴七钱，槟榔七钱，黄柏八钱，大戟八钱，蛇蜕五钱，巴豆八钱，皂角八钱，杏仁（研）七两，细辛七钱，肉桂八钱，麻黄八钱，黄连五钱，甘遂二两，川乌一两，莪术一两，枳实八钱，独活七钱，防风七钱，全蝎七钱，草乌七钱，玄参七钱，蓖麻子（研）二两，木鳖子（研）一两，穿山甲七钱，天花粉七钱，五倍子七钱，当归一两五钱，密陀僧四两，飞过黄丹二斤四两。（卷之四·内科）

8.《溪秘传简验方》

诸疝初起，发寒热疼痛，欲成囊痈。新鲜地骨皮、生姜各四两。捣如泥，绢包囊上，其痒异常，忍之。

阴疝肿坠，木鳖子仁，醋磨，调芙蓉叶末，敷之。

湿疝，阴丸作痛。蕲艾、紫苏叶（烘）、川椒（炒熟）各三两。拌匀，乘热绢袋盛。夹囊下，勿泄气。

寒疝引急，痛连小腹及睾丸偏缩者。以胡椒十余粒。研细，糁膏药上，烘热。贴阴囊上，痛即已。偏缩者，贴小半边，盖缩即寒也。

寒疝，吴茱萸，炒，布包，熨小腹。又方：桂末，掺，贴脐内。（卷下·疝门）

9.《寿世保元》

一周少峰亲家患疝气，偏坠肿痛，不可忍者，遇一秀才传一方，用黄土，水和作干泥，拍作大饼，火灶架火上烘热，熨痛处，冷则再易，立愈。（卷五·疝）

10.《家用良方》

疝气又方，真蕲艾不拘多少，用好绍酒煮服，将艾渣敷在脐上，用绸缚之。（卷一·治身体各症）

11.《济阳纲目》

谢传点眼丹治小肠疝气。牙硝一钱，麝香、朱砂、雄黄各五分，上为细末，瓷罐收贮，临病用银簪蘸药点两眼角内，立时取效。（卷七十·头痛）

12.《理瀹骈文》

万春膏治疝气，桑槐、柳枝各四斤，麻油四斤，熬铅粉收，桃枝搅，另用生大黄两半，白芷、当归、红花、防风、羌活、独活、生香附、南星、木瓜、佛手、乳香、没药、沉香、丁香、木香八钱，白芥子二钱，肉桂五钱，麝一钱，研末和，入膏内忌火。（续增略言）

散阴膏寒疝。少腹牵引肾丸而痛，囊冷如冰者，甚则入腹冲心，连腰亦痛，膏贴脐下，再用川楝子、青皮、乌药、木香、茴香、吴萸、良姜、胡芦巴、川芎、同食盐炒熨，重加川乌、附子，或只用生姜、小茴、川椒、吴萸、同食盐炒熨，并缚之，再以一包炒热，布包夹囊下，或坐身下。

生附子五两，白附子四两，生南星、生半夏、生川乌、生草乌、生麻黄（去节）、生大黄、羌活、苍术各三两，川芎、当归、姜黄、细辛、防风、甘遂、延胡、灵仙、乌药各二两，独活、灵脂、黑丑头、荆穗、三棱、莪术、藁本、赤芍、白芍、紫苏、香附子、白芷、青皮、陈皮、天麻、秦艽、枳实、厚朴、槟榔、远志肉、益智仁、杜仲、牛膝、川续断、紫荆皮、桂皮、五加皮、宣木瓜、吴茱萸、蛇床子、补骨脂、大茴、巴戟天、胡芦巴、巴豆仁、杏仁、桃仁、苏木、红花、草果、良姜、皂角、骨碎补、自然铜、刘寄奴、马鞭草、红芽大戟、商陆、芫花、防己、甘草、木鳖仁、蓖麻仁、生山甲、蜂房、全蝎、蛇蜕、荜茇、甘松、山柰、黄连、黄柏各一两，发团二两，炒蚕沙二两四钱，干地龙十条，生姜、葱白各二斤，韭白、大蒜头、桑枝、苍耳草（全）各一斤，凤仙草（全株）约二三斤，槐枝、柳枝、桃枝各八两，干姜艾、侧柏叶各四两，炮姜、菖蒲、胡椒、川椒、白芥子各二两，两共用油三十五斤分熬丹收，再入提净松香八两，金陀僧四两，陈壁土、赤石脂（煅）各二两，雄黄、明矾、木香、丁香、降香、制乳香、制没药、官桂、樟脑、真轻粉各一两，牛胶四两酒蒸化，如清阳膏下法，苏合油一两搅匀，临用糁麝末贴，一方加制硫黄，如遇阴寒重症，临时酌加最稳。（存济堂药局修合施送方并加药法）

13.《证治准绳·杂病》

疝，睾囊肿大，如升如斗是也。外用牡蛎

（煅）、良姜各等分，为细末，津唾调敷大者一边，须臾，如火热痛即安。

大黄末，醋和涂之，干即易，马鞭草捣涂，蔓菁根捣敷。（第六册·大小腑门）

14.《本草衍句》

高士宗用药大略：白头翁，用根捣敷阴疝偏坠。

15.《万氏家抄济世良方》

十香膏治疝气。

大黄、当归尾、桃仁、鳖甲、半夏、麻黄、牙皂、细辛、乌药、赤芍、穿山甲、草乌、大戟、白芷、桂皮、贝母、天花粉、防己、金银花、巴豆（去壳）、蓖麻子（去壳）、黄芪、防风、荆芥、两头尖、牛膝、羌活、独活、良姜、红花、牛蒡子、苏木、连翘、白及、白蔹、天麻、甘草节、海风藤、黄连、黄柏、黄芩、柴胡、千金子、全蝎、僵蚕、蜂房各五钱，玄参、苦参各二两，发灰五钱，猬皮一两，蜈蚣三条，蛇蜕一条，桃、柳、槐、桑枝寸许长者，各二十一段，上麻油浸七日。熬黑枯色去渣，再熬。滴水成珠，每油二斤入铅粉半斤，飞丹半斤收成膏，入后细药。木香、沉香、檀香、降香、丁香、藿香、枫香各三钱，麝香一钱，樟脑五钱，乳香八钱，没药、血竭、雄黄各五钱，为极细末，桑枝，不住手搅匀，入水中出火毒收用。（卷四·痫疝）

【按语】

疝气属于“络病”范畴，该病的形成和患者体质有很大关系。肝经气机阻滞，肝络痹阻于下是疝气的发病机制。肝气郁结、寒湿侵袭为其主要病因，应以行气止痛、温经散寒、疏肝理气为主要治法。

治疗疝气的贴敷部位多为丹田和局部患处。丹田即是关元穴，在脐下 3 寸，腹中线上，为小肠之募穴，能汇聚小肠经气血并通利经脉，又为人体元气封藏之所，元阴元阳交会之所，先天之气汇聚于此。此穴能益肾温补元阳，通调冲、任、带三脉，行气活血止痛。贴敷在关元穴能通过药物的渗透作用，结合药性和穴性的共同功效，提高治疗效率。贴敷在局部可使药物通过皮肤透入患处，直达病灶，更快发挥作用。

穴位贴敷治疗疝气用药种类丰富，共涉及药物 202 种，使用频率排在前四位的中药是大黄、木香、白芷、麝香，应用频率在 6.38%，分别属于泻下药、理气药、解表药和开窍药。大黄苦、寒，归胃、大肠、肝经，有泻下攻积，清热泻火，凉血解毒，逐瘀通经的功效；木香味辛、苦，归脾、胃、大肠、胆经，具有行气止痛，温中和胃之功；白芷性辛、温，归肺、胃经，具有解表散风、消肿排脓之效；麝香辛，温，归心经、脾经，具有开窍醒神，活血通络的功效。将古代文献中穴位贴敷治疗疝气应用频次大于 1 的药物按出现频次进行统计，依据频次数递减排序，见表 2-25。

穴位贴敷治疗疝气时效性高，容易为患者接

表 2-25　古代穴位贴敷治疗疝气用药规律

序　号	中　药	频　数	频　率
1	大黄	6	1.82%
2	木香、白芷、麝香	5	1.52%
3	甘草、雄黄、乳香、没药、当归、黄柏、黄连、丁香、羌活、独活、防风、艾草、木鳖子、官桂、草乌	4	1.22%
4	杏仁、厚朴、甘遂、沉香、桃仁、蛇蜕、细辛、全蝎、红花、良姜、玄参、大戟、巴豆、牛膝、铅丹	3	0.91%
5	五倍子、川续断、松香、龙骨、赤石脂、牙皂、黄芩、鳖甲、白蔹、苦参、川芎、大茴、三棱、芫花、蜈蚣、槟榔、皂角、麻黄、莪术、枳实、穿山甲、天花粉、姜、川椒、胡椒、吴茱萸、白芥子、乌药、赤芍、天麻、苏木、马鞭、草蜂房、桑枝、樟脑、白及、木瓜、荆芥	2	0.61%

受，治疗之前嘱咐患者少食辛辣刺激食物，注意保暖，不能受凉，腹部贴敷须用纱布固定，头面部皮肤敏感，药物刺激作用不应过大，贴敷要避开五官等。隔天贴敷1次，皮肤薄嫩之处三日贴敷1次，每次10～12h。

（四十二）脱肛

【概述】

脱肛是指肛管、直肠黏膜、直肠全层和部分乙状结肠向下移位而脱垂于肛门外的一种疾病。《五十二病方》称脱肛为“人州出”，“人州出不可入者…倒悬其人，以寒水溅其心腹，入矣”是目前所知对本病论述及其治法的最早记载。《诸病源候论·痢病诸候》称脱肛为“肛门脱出”，《备急千金要方·解毒并杂治》称之“肛门滞出”，《备急千金要方·大肠腑》谓之“肛门凸出”，《奇效良方·脱肛门》称之“肛门突出”。

脱肛的病机是由劳倦内伤、饮食不节、局部外伤、情志过度或先天不足等引起气虚下陷，不能托举脏器，导致脏器下垂。肺为气之主，肾为气之根，脾为气之源，人体之气的生成、运行与肺脾肾关系密切。脱肛的发生责之于肺、脾、肾三脏功能失调。除了气虚下陷的基本病机之外，本病还可伴发其他证候，最常见的是湿热下注证。大肠位居下焦，而魄门是下焦之极，为污秽、臭浊之物排出之道，容易酿生湿热、湿浊之气。湿热浊气稽留不去，一则蕴热酿毒，侵入血分，灼伤血络可导致出血、疼痛；二则耗伤正气，加重了病机的复杂性；三则湿热趋下，其性黏滞，常导致病情缠绵不愈。

西医学认为直肠脱垂的病因与解剖、慢性消耗疾病、手术损伤等因素有关，病理过程一般是由盆底组织失去对直肠的支持固定作用，以致直肠黏膜层松弛，容易与肌层分离，进而形成直肠滑动疝及肠套叠，最终直肠全层脱垂而发病。

【古代穴位贴敷文献】

1.《续名医类案》《文堂集验方》

龚子才治小儿脱肛，以五倍子末敷而托入，又以鳖头烧存性，香油调敷。（卷三十三·痔）

2.《经验丹方汇编》《本草纲目》

便秘脱肛因久痢所致者，用蜗牛烧灰，猪脂和敷立缩。（虫部第四十二卷·蜗牛·痢疾）

3.《经验良方全集》

治大肠脱肛，紫背浮萍为末，干贴。又方：用木贼烧灰，存性，掺上，按入即止。（卷二·大小便）

4.《医宗说约》

小儿脱肛，大肠头自粪门而出，久不收进，则硬燥难入。一用蓖麻子捣烂，贴头顶上，肠入去之。（小儿科卷之四·脱肛）

5.《证治准绳·幼科》

钱氏赤石脂散治小儿因痢后努气下，推出肛门不入。真赤石脂、伏龙肝各等分，上为细末。每用五分，敷肛头上，频用按入。

涩肠散治小儿久痢，大肠头脱出不收，诃子（炮）、赤石脂、龙骨各等分，上为末，腊茶少许，和药掺肠头上，绢帛揉入。

治大人小儿脱肛不收方，连翘不以多少，洗净，为细末，先以盐水洗，后用药末时时干敷脱肛上，立瘥。

蓖麻膏治暴患脱肛。蓖麻子一两，上件，烂杵为膏，捻作饼子，两指宽大，贴囟上。如阴证脱肛，加生附子末，葱蒜同研作膏，依前法贴之。（卷之九·肺脏部·肾脏部·脱肛）

6.《证类本草》《医便》

又方卒脱肛，烧蜘蛛肚敷肛上。

乘闲方治泻多时，脱肛疼痛。黑圣散大蜘蛛一个，瓠叶重裹线系定，合子内烧令黑色存性，取出细研，入黄丹少许，同研。凡有上件疾，先用白矾、葱、椒煎汤洗浴，拭干后，将药末糁在软处，帛上将手掌按托入收之，妙。（卷第二十二·下品）

7.《本草纲目》

生萝卜，捣贴脐中，束之。

橡斗，可洗可敷。

巴豆壳，同芭蕉汁洗后，以麻油、龙骨、白矾敷。

龙脑，敷。

故麻鞋底，同鳖头烧灰敷之。

东壁土，敷。

孩儿茶，同熊胆、片脑敷。

赤石脂、铁精、铁华粉，并敷。

熊胆（贴肛边肿痛极效）。（主治第三卷·脱肛）

脱肛不收：莨菪子炒研敷之。（草部第十七卷·草之六）

痔漏脱肛：丝瓜烧灰、多年石灰、雄黄各五钱为末，以猪胆、鸡子清及香油和调，贴之，收上乃止。（菜部二十八卷·菜之三）

大肠脱肛：蜣螂，烧存性，为末，入冰片研匀。掺肛上，托之即入。（虫部第四十一卷·虫之三）

8.《太平圣惠方》

上用铁粉敷肛上，以物按入，每出敷之，以瘥为度。又方，蛇床子一两，微炒，捣罗为末贴之效。（卷第六十·治脱肛诸方）

9.《卫生易简方》

治脱肛，用卷柏为末，干敷之自上。

又方，用甑带烧灰为末，敷之亦妙。（卷之四·脱肛）

10.《普济方》

鳖头（烧灰）一枚，蒲黄半两，白蔹一两，上为末，敷于肛上，按抑令入，日三四度，瘥。

壁土散出千金方，治肛门滞出。故屋东壁土（碎）一升，皂荚三挺，各长一尺二寸，上捣土为末，挹粉肛头出处，次取皂荚炙暖，更递熨。取入即止。

又方出千金方，治脱肛出。鳖头、故败麻履底各一枚，上将鳖头烧为末，敷肛门滞出头，次将履底按入，即不出矣。

治脱肛不收，赤石脂、白矾（半生半熟），上为末擦洗敷之，用净物托进肛门。

铁粉散出直指方，治大肠本虚，风毒客热一乘之，脱肛红肿，用铁粉研细，入白蔹末夹和敷挼之，即按入。

橡斗膏出直指方，治脱肛。用橡斗子烧存性，猪脂和敷挼之。（卷四十·大肠腑门）

黄芪散治小儿脱肛洗后。黄芪（锉炒）三分，附子（去皮脐，生用）、桑黄（蜜炙、熟）各一两，白矾（烧灰）半两，上为散，以新绵揾药敷之，更以手按入肠头。

鳖头散疗小儿久痢脱肛。东壁土五分，鳖头（炙焦）一枚，五色龙骨五分，卷柏四分，上捣散，以粉敷之，按内之，即瘥。一方无壁土、卷柏。

治小儿脱肛一名收肛散，用团鱼头不拘多少，烧灰存性，入麝香一钱，为细末，糁在肛上。一方，无麝香，用鳖头甲灰，取粉扑之。

又方，治小儿痢脱肛。用白龙骨末敷肛门肠头上，不过三上瘥。（卷三百九十八·婴孩下痢门）

11.《万氏家抄济世良方》

用鳖鱼一个，水煮留汤洗肛，将鳖食之，又留骨烧存性，研细敷肛脱上。（卷三·脱肛）

12.《本草单方》

木贼烧存性，为末，掺之，按入，即上。一加龙骨末。

又蟾蜍皮一片，瓶内烧烟熏之并敷，效。（卷九·脱肛）

13.《溪秘传简验方》

脱肛：蝉蜕，研末，菜油调敷。（卷下·后阴门）

14.《医学纲目》

针粉散治脱肛历年不愈。针粉研细，每用少许掺之，按入即愈（针粉散：针粉）。

肠头出，用皂角熏，次用蜒蚰一个，入蜜浸，去蜒蚰，将蜜调土朱敷上即入。

紫蕺膏，治脏热肛门脱出。以紫背蕺一大握，又名鱼腥草，擂烂如泥，先用朴硝水洗净肛门，用芭蕉叶托入，却用药于臀下贴坐，自然收入。（卷之二十七·肺大肠部）

【按语】

脱肛常见于体虚的小儿及老年人，或新产妇，或有长期泻痢病史的患者。脱肛的主要表现为直肠脱垂，可因过度劳累或先天不足等因素导致气虚下陷，不能摄纳脏器。或因感湿热邪气导致肛内肿物脱出。

贴敷治疗脱肛常用穴位是病患局部和百会穴，通过贴敷治疗脱肛时通常将药物敷于脱出的肠腑，可以促进局部肿胀的消散，活血化瘀，同时促进脱垂组织的回纳。百会，为诸阳之会，是督脉与三阳经、肝经的交会穴，有升阳固脱、开窍强体之作用。故将药物贴敷在百会处可使人体阳气旺盛，起到升提收摄之功，用于治疗脱肛有较好的疗效。

穴位贴敷治疗脱肛用药种类丰富，共涉及药物 69 种，使用频率排在前三位的中药是鳖头、龙骨、赤石脂，应用频率在 18.62%，分别属于补阳药、安神药和收敛药。鳖头甘、微涩，归脾、大肠经，有补气助阳的功效；龙骨甘、平，归心、肝、肾经，有重镇安神、收敛固涩的功效；赤石脂酸、温，归胃、大肠经，有涩肠止泻、止血生肌的功效。将古代文献中穴位贴敷治疗脱肛应用频次大于1的药物按出现频次进行统计，依据频次数递减排序，见表2–26。

贴敷治疗脱肛可使药力直达病所，作用迅速，且使用安全，不良反应极小，易被患者接受。发生脱肛后应及时治疗，防止发展到严重程度。生活中应该进行提肛功能锻炼，增加肛门括约肌的收缩力。同时要及时治疗可引起肛门分离的疾病，如内痔、直肠息肉等。多吃蔬菜、水果，不要吃辛辣刺激性食物，如辣椒和葡萄酒，保持大便畅通，养成良好的排便习惯。

（四十三）便秘

【概述】

便秘是指大便秘结不通，患者粪质干燥、硬结，排便艰涩难下，每周排便次数不少于3次、便质坚硬、有排便不尽感。便秘之症首见于《黄帝内经》，称之为“大便难”“大便不利”，而“便秘”一名首见于清代沈金鳌所著《杂病源流犀烛·大便秘结源流》，即“大便秘结，肾病也。《经》曰：北方黑水，入通于肾，开窍于二阴，盖此肾主五液，津液盛，则大便调和。”

便秘另有“阴结”“阳结”“脾约”“大便不通”等称。《景岳全书·秘结》曰：“秘结一证，在古方书有虚秘、风秘、气秘、热秘、寒秘、湿秘等说。而东垣又有热燥、风燥、阳结、阴结之说，此其立名太烦，又充确据，不得其要，而徒滋疑惑，不无为临证之害也。不知此证之当辨者为二，则曰阴结、阳结而尽之矣。”《诸病源候论·大便难候》曰：“大便难者，由五脏不调，阴阳偏有虚实，调三焦不和则冷热并结故也。”《大便不通候》曰：“大便不通者，由三焦五脏不和，冷热之气不调，热气偏入肠胃，津液竭燥，故令糟粕否结，壅塞不通也。”

本病病位在大肠，但与脾、胃、肺、肝、肾等功能失调均有联系。宋代《圣济总录》对便秘进行了概括性的辨证论治，提出“大便秘涩，盖非一证，皆荣卫不调，阴阳之气相持也”，便秘为临床常见之症，病因很多，病机不外虚实两类。虚则气血津液不足，或脾肾阳虚；实则多为实热或气滞。如便秘伴高热烦渴等里实热证者，为热盛津亏所致；若便秘伴胸闷，嗳气等气滞、气逆证者，为大肠壅滞而致；若老年产后，或久病体弱者便秘，兼潮热颧红等阴虚火旺症者，为津亏肠燥所致；若兼神疲乏力等气虚证者，则为大肠无力传导而致；若便秘伴有畏寒肢冷，面色苍白等虚寒证象，则为寒滞气机所致。

西医学中分为急性便秘与慢性便秘两类。急性便秘由肠梗阻、肠麻痹、急性腹膜炎、脑血管意外等急性疾病引起。慢性便秘病因较复杂，一般可无明显症状。按发病部位分类，可分为两种：①结肠性便秘。结肠内、外的机械性梗阻引起的便秘称之为机械性便秘。结肠蠕动功能减弱或丧失引起的便秘称之为无力性便秘。肠平滑肌痉挛引起的便秘称之为痉挛性便秘。②直肠性便秘。直肠黏膜感受器敏感性减弱导致粪块在直肠

表2–26　古代穴位贴敷治疗脱肛用药规律

序　号	中　药	频　次	频　率
1	鳖头	9	8.82%
2	龙骨	6	5.88%
3	赤石脂	4	3.92%
4	猪脂、木贼、东壁土	3	2.94%
5	五倍子、香油、蓖麻子、伏龙肝（灶心土）、五倍子、蒲黄、熊胆、铁粉、卷柏、白蔹、白矾、麻履底	2	1.96%

堆积。见于直肠癌、肛周疾病等。

【古代穴位贴敷文献】

1.《本草汇言》

治大小便不通，用田螺三枚捣烂，入青盐三分摊成膏，贴在脐下一寸即愈。（卷之十九·介部）

2.《普济方》

治大便闭不通，皂角末、蒜，上同捣烂贴脐心。用食盐和苦酒敷脐中，干即易，敷药治闭结至极，昏不知人。

猪胆（取汁）一枚，砂糖少许，糯米上研如膏，纳少许入下部立通，治卒大便不通，或热结，或风秘，及妇人产后大便不通。（卷三十九·大肠腑门）

3.《药治通义》

大小便不通。矾石，置脐中。

又直指方。呕吐家，多大便秘结。用连根葱白一握、汉椒五十粒，捣细作饼，焙热，和轻粉，掩脐。（卷九·导法）

4.《经验丹方汇编》

便秘脱肛因久痢所致者，用蜗牛烧灰，猪脂和敷立缩。

5.《本草单方》

二便不通胀急者。甘遂末，以生面糊调敷脐中及丹田内，仍艾灸三壮，饮甘草汤，以通为度。（卷八·二便不通）

6.《杂病广要》

蜗牛膏，大小便不通，此方治之殊效。用蜗牛三枚，去壳捣如泥，加麝香少许，纳脐中，以手掇按之，立通，或用田螺亦可。（脏腑类·大小便不通）

7.《金匮启钥》

清里法：小儿发热，至二三日，邪已入里，或乳食停滞，内成郁热，其候五心烦躁，睡卧不宁，口渴多啼，胸满气急，面赤唇焦，大小便秘，此为内热。以头发敷于胸口，以布扎之，一炷香久，取下不用。（卷一·变蒸辟谬）

8.《本草纲目》

大小便秘，雄鼠屎末，敷脐中，立效。（兽部第五十一卷·兽之三）

田螺（敷脐）。葱白（大肠虚闭，同盐捣贴脐）。（主治第三·百病主治药）

9.《救生集》

二便不通，用柏叶捣，贴脐上即通。

二便胀闭，葱白三升捣烂帕包，熨小腹上，气透即通。

大便不通：以巴豆一粒，以葱皮包入脐内，将布缠腰，俟腹中欲动或鸣或腹痛，速取去。（卷二·二便门）

10.《菉竹堂集验方》

治大小便不通方，木鳖子七个，去壳捣为泥，加麝香半分，将面摊薄饼二个，乘热放药中间，两饼合定，下饼钻数孔贴脐，取热气入脐内，外用布缚之立通。（卷四·下部门）

11.《杂病广要》

大便不通用葱、豉、姜、盐敷脐法。（脏腑类·大小便不通）

12.《急救广生集》

男妇二便不通危在顷刻，田螺十个，葱白七根，麝香五分，轻粉少许，共捣成泥，敷脐上以熨斗烙之，立救一命。（卷二·杂症）

13.《理瀹骈文》

治胃大热甚衄血等，用大生地二两、白芍、黄芩、黄柏、黑山栀、生甘草一两、丹皮、犀角五钱、麻油一斤、熬黄丹七两、石膏四两收，即凉血地黄汤法也。衄血贴眉心，吐血贴胸口，蓄血贴脐下，随症酌用。便秘可加桃仁、大黄。

又如热壅便秘者，用平胃加醋、大黄二两、黄连、黄芩、甘草、茵陈各五钱，姜汁调末，敷腹。寒湿者用平胃加茵陈、附子、干姜各一两，白术、枳实、半夏、橘红、茯苓、泽泻、草蔻仁、赤小豆、吴萸、当归、木通各五钱，姜汁调敷。（平胃散：苍术、厚朴、陈橘皮、甘草。）（续增略言）

【按语】

便秘属于常见的脾胃病症，便秘的基本病因主要为饮食不节、情志失调、年老体虚等，便秘发病分虚实论治。实证有热结便秘、气滞便秘；虚证有气虚便秘、血虚便秘、阳虚便秘、阴虚便秘。治疗一般采用行气泄热、润肠通便之法。

贴敷部位通常为脐腹部，可通过药物刺激脐部神阙穴，该穴位有和胃理肠之功，通过药物不断刺激局部腧穴，以达到温通经络，宽中理气，行气通便之功效。

穴位贴敷治疗便秘用药种类丰富，共涉及药物58种，使用频率排在前五位的中药是葱白、田螺、麝香、甘草、盐，应用频率在26.18%，分别属于解表药、利水渗湿药、开窍药、补虚药和清热药。葱白辛、温，归肺、胃经，可发汗解表，散寒通阳；田螺甘、咸、寒，主入肝、脾经，有清热解毒，利水渗湿的功效；麝香辛、温，归心经、脾经，具有开窍醒神，活血通经的功效；甘草甘、平，入脾、胃、肺经，可补脾益气、合中缓急、调和诸药；盐咸、寒，主入胃、肾、大肠、小肠经，能泻下软坚、利小便。将古代文献中穴位贴敷治疗便秘应用频次大于1的药物按出现频次进行统计，依据频次数递减排序，见表2–27。

表2–27　古代穴位贴敷治疗便秘用药规律

序号	中药	频次	频率
1	葱白、田螺	5	5.95%
2	麝香、甘草、盐	4	4.76%
3	轻粉、蜗牛、黄芩、大黄、茵陈、姜、苍术、厚朴、陈皮	2	2.38%

古代穴位贴敷治疗便秘以神阙穴为主，操作简单易行，安全且无不良反应，有效促进胃肠道蠕动，改善排便功能，为便秘患者提供一个高效、廉价、安全、易行的治疗途径。生活中，预防便秘应该调整饮食习惯，促进消化液分泌，维持胃肠道正常蠕动。同时加强腹部肌和提肛肌收缩力的练习，尤其是加强腹部肌肉的锻炼，促进血液循环，增强肌张力，刺激肠壁蠕动。

（四十四）便血

【概述】

便血指血自肛门排出，或血随便夹杂而下，或便黑如柏油状，或单纯下血的症状。便血病名首见于《内经》，又名"大便下血""血便""泻血""肠风脏毒""结阴"。《素问·阴阳别论》曰："结阴者，便血一升，再结二升，三结三升。"《证治要诀》曰："血清色鲜红者为肠风，浊而黯者为脏毒。"《苍生司命》曰："便血大下为泻血。"

便血有近血、远血之分。《金匮要略》曰："下血先血后便，此近血也。下血先便后血，此远血也。"《景岳全书》曰："血在便前者，其来近，近者或在大肠，或在肛门。血在便后者，其来远，远者或在小肠，或在于胃。"

西医学指出几乎全消化道出血均可引起便血，如肠结核、局限性肠炎、急性出血性坏死性肠炎、小肠肿瘤、肠套叠等。结肠出血，如痢疾、溃疡性结肠炎、局限性肠炎、结肠癌等。直肠出血，如直肠癌、直肠损害、痔、肛裂等。其他疾病，如各种血液病、流行性出血热、伤寒与副伤寒、钩虫病、维生素缺乏症等也均可引起便血。

【古代穴位贴敷文献】

1.《急救便方》

石榴花和石灰，为捣末糁之，血便止。（救诸伤·止血方）

2.《千金翼方》

以柳絮裹敷之，血便止。（卷第二十·杂病下）

3.《婴童百问》

若血出不止，可烧发作灰末敷之，血便止也。

4.《本草汇言》

山漆俗名三七，又名金不换。味苦，微甘，性平，无毒。乃阳明、厥阴经药。主便血，捣渣敷。（卷之一·草部）

5.《痘科辑要》

大便下血，用白颈蚯蚓七条（焙干）、瓜蒌仁二十粒（去油）、杏仁十五粒（去皮），尖藤茶煎汁，调饼贴脐，一炷香久，连换数次，诸症自退。

胃经出痘泻血，用鸡子白调绿豆粉，敷脐下。（杂症卷三下·大便血）

6.《寿世编》

观音救苦神膏治便血，贴肚脐。

大黄一两，香附七钱，三棱一两，羌活八钱，白芷八钱，芫花七钱，蜈蚣十条，桃仁（研）七钱，生地一两，厚朴七钱，槟榔七钱，黄柏八钱，大戟八钱，蛇蜕五钱，巴豆八钱，皂角八钱，杏仁（研）七两，细辛七钱，肉桂八钱，麻黄八钱，黄连五钱，甘遂二两，川乌一两，莪术一两，枳实八钱，独活七钱，防风七钱，全蝎七钱，草乌七钱，玄参七钱，蓖麻子（研）二两，木鳖子（研）一两，穿山甲七钱，天花粉七钱，五倍子七钱，当归一两五钱，密陀僧四两，飞过黄丹二斤四两。（下卷·救急门）

7.《理瀹骈文》

清阳膏治便血，用膏贴脐上并肛门。

薄荷五两，荆穗四两，羌活、防风、连翘、牛蒡子、天花粉、玄参、黄芩、黑山栀、大黄、朴硝各三两，生地、天冬、麦冬、知母、桑白皮、地骨皮、黄柏、川郁金、甘遂各二两，丹参、苦参、大贝母、黄连、川芎、白芷、天麻、独活、前胡、柴胡、丹皮、赤芍、当归、秦艽、紫苏、香附子、蔓荆子、干葛、升麻、藁本、细辛、桔梗、枳壳、橘红、半夏、胆南星、大青、山豆根、山慈菇、杏仁、桃仁、龙胆草、蒲黄、紫草、苦葶苈、忍冬藤、红芽大戟、芫花、白丑头、生甘草、木通、五倍子、猪苓、泽泻、车前子、栝蒌仁、皂角、石决明、木鳖仁、蓖麻仁、白芍、生山甲、白僵蚕、蝉蜕、全蝎、犀角片各一两，羚羊角、发团各二两，西红花、白术、官桂、蛇蜕、川乌、白附子各五钱，飞滑石四两，生姜（连皮）、葱白（连须）、韭白、大蒜头各四两，槐枝（连花角）、柳枝、桑枝（皆连叶）、白菊花（连根叶）、白凤仙草（茎花子叶全用）一株，苍耳草（全）、益母草（全）、马齿苋（全）、诸葛菜（全）、紫花地丁（全即小蓟）、芭蕉叶（无蕉用冬桑叶）、竹叶、桃枝（连叶）、芙蓉叶各八两，侧柏叶、九节菖蒲各二两，铅粉（炒）一斤，雄黄、明矾、白硼砂、漂青黛、真轻粉、乳香、没药各一两，生石膏八两，牛胶四两酒蒸化，如清阳膏下法。（存济堂药局修合施送方并加药法）

脏毒，榆皮、冷茶敷。

治便血，用大生地二两，白芍、黄芩、黄柏、黑山栀、生甘草一两，丹皮、犀角五钱，麻油一斤熬，黄丹七两，石膏四两收，即凉血地黄汤法也。蓄血贴脐下随症酌用。（续增略言）

8.《普济方》

白蔹、白及各一两，黄皮二两，上末。轻粉、麝香各少许。麻油调敷。立效。治痔疾肠风。（卷二百九十五·痔漏门）

治肠痔大便血，用猬皮烧末，敷之。（卷二百九十八·痔漏门）

9.《儿科通论》

痔血鲜红者，为肠风；浊瘀者，为脏毒。宜红蓝酒，去瘀血，生新血。麝香一分，蟾蜍一分，人油一蚬壳，上三味。碾调敷之，日二三次。（婴儿论·辨疮疹脉症并治第四）

【按语】

便血可由饮食失慎、情志失调以及久病体虚等病因诱发，当各种原因导致脉络损伤或血液妄行时，就会引起血液溢出脉外而形成便血。其病机主要有胃中积热、温热蕴蒸、脾胃虚弱。

贴敷部位主要选择脐周穴位，因其发生诱因多为脾胃虚弱，气不摄血，从而导致肠脉受损，血液下渗到肠道所致。故调理脾胃，涩肠止血才是本病关键治则，且根据便血证型不同选择贴敷的部位也不尽相同，如血热蓄血型，选择大生地、白芍、黄芩、黄柏、黑山栀等贴于脐下；肠痔便血型，选择麝香、蟾蜍、猬皮烧末等贴于肛门；脾胃虚寒型，选择清阳膏贴于脐上；观音救苦神膏，无论何型便血均可贴之。

穴位贴敷治疗便血多选取收涩止血药及辛香味厚类药物。收涩止血类药物包括石榴花、石灰、柳絮、发灰、三七、白及、猬皮末、五倍子等。辛香味厚类药物包括乳香、没药、葱白、大蒜等。诸药合用以收敛止血。

治疗便血选用贴敷疗法时，应注意让患者在饮食方面予以密切配合，不能食用油腻、辛辣、刺激、生冷之物，以免刺激消化道，引起出血愈甚。同时，贴敷药物不能过度刺激皮肤，脐部贴敷更应该注意，不能贴敷时间过长，贴敷之前还应保持局部清洁。

（四十五）泄泻

【概述】

泄泻，是指排便次数增多，便质稀薄或水样，每天便量超过200g的病症。《内经》称本病证为“鹜溏”“飧泄”“濡泄”“洞泄”“注下”“后泄”等。《素问·阴阳应象大论》曰：“清气在下，则生飧泄。”“湿胜则濡泄。”

泄泻和常见的消化系统疾病不同，其病灶主要在胃肠道，常伴有腹痛、腹胀等症状，并可能伴有全身症状，如疲乏、脱水等。泄泻的临床表现主要为大便次数增多，便质稀薄，有时伴有腹痛、腹胀、恶心、呕吐等症状。

泄泻的分类主要根据病因和临床表现，可以分为急性泄泻、慢性泄泻，也可以分为感染性泄泻、非感染性泄泻，如消化性泄泻、药物性泄泻、功能性泄泻等。

泄泻是一种常见的消化系统疾病，需要引起足够的重视，并进行及时有效的治疗，以防止疾病的进一步恶化，同时，做好泄泻的预防工作，是保障健康的重要手段。

【古代穴位贴敷文献】

1.《菉竹堂集验方》

千捶膏治小儿泄泻，少加麝香在脐上贴之立止。膏药定用布做，不可见火，将热水熬开，手捏摊布上，再用火烘，捏薄贴之，疾愈取下还可用。

松香二十斤（入锅熔化，将棕滤净，下水缸中，多用人抽拔，令白色。凉干后研为细末）、木鳖子（去壳）一斤，蓖麻子（去壳）一斤，铜绿（另研）四两，枣仁（水泡去皮尖）一两，蛇床子四两，樟脑（另研）四两，穿山甲（锉碎炒）四两，川乌二两，五倍子一两，甘草节二两，白芷四两，草乌二两，山慈菇八钱，闹羊花一两，半夏四两，南星四两，青竹蛇八钱，白花蛇半条，蜈蚣十二条，麝香（另研）二钱五分，癞虾蟆一个，红芽大戟一两，乳香（另研）一两，没药（另研）一两，金线重楼一两，全蝎五钱，血竭一两，儿茶一两，轻粉一两，雄黄一两，龙骨八钱，阿魏五钱，僵蚕二钱五分，三棱五钱，莪术五钱，甘遂八钱，面粉四两，大枫子（去壳）一斤。

上用葱汁、姜汁、柏油、桐油各等分，制净。将前药研细筛过，拌入柏油、桐油，同入臼中，用精壮人杵二、三千捶令成膏，和润为妙。桐油渐入，看燥润加添。（卷五・肿毒门）

2.《简明医彀》

万灵膏治泄泻、腹痛、贴脐上。木鳖（去壳）二十个，蓖麻（去壳）百粒，威灵仙、当归、川芎、赤芍、防风、荆芥、羌活、独活、生地、白芷、黄芩、黄连、黄柏、姜黄各二钱，蛇蜕一条，麻油冬七两，夏五两，秋六两，浸药一日，煎药焦，滤去渣，油入锅煎滚，下黄蜡二两，次入嫩松香二斤，老松添油，桃、柳枝搅化，滴水成珠，不拈手。预备水半缸，稀麻布一幅，铺绵少许，二人扯定，将膏倾于布上，滤入水中，二人对扯黄色入钵，陆续置小器中微火炖，摊油纸或布。如风气闪挫，捣，炒姜、葱搽患处。次贴膏药。

3.《婴童百问》

又有慢惊正发，泄泻吐乳，冷汗，双眼闭，唇红舌出，摇头发直，两胁动，心闷气粗口疮，当用南星末贴脚底心，常进参汤尤好。

4.《验方新编》

凡饮食停滞，胸膈胀满，或大便不通，或大便泄泻，或年老，或体虚，难以攻击内消者，用乱发一团（剪断），酒曲一个（小者二三个亦可），葱白七个，老姜三钱，胡椒七粒，以鸡蛋一个破壳，倾入碗中，将各药捣融和入调匀，用隔夜灯油煎成一饼，贴病人心坎下胃脘处（先用灯油于胃脘处顺擦七次再贴。如嫌太热，用纸隔贴亦可），用布带束住，冷则煎热再贴，约一二时，似觉松动，即便取出，其病立愈。此法极稳而效，屡试如神。若治小儿，药料可以稍减。

5.《小儿推命方脉活婴秘旨全书》

治泄泻，胡椒为细末，姜汁调，敷脐妙。

6.《仁术便览》

治暑渴，湿热吐泻，转筋腹痛。小儿亦可服。官桂、白术、猪苓各五钱，茯苓、泽泻各一两，甘草（炙）、石膏、寒水石各二两，滑石四两，上为末，每服二钱，热汤或新汲水或姜汤，俱可调服。一方治大小人泄泻，及各色痢疾，风湿疼痛，俱可贴，亦贴咳嗽。

苍术、防风、白芷、羌活、当归、川芎、官桂、杏仁、苦参各五钱，用真香油一斤四两，炸上药黄色，称净油一斤，入丹半斤，熬用。加乳香、没药各三钱，收用。

7.《益世经验良方》

治小儿泄泻不止，用五倍子为末，陈醋调稀熬成膏，贴脐上即止。

8.《太医院秘藏膏丹丸散方剂》

党参、白术、黄芪、鹿角、当归、香附各一两五钱，白芍、川芎、独活、附子、干姜、阿魏、橘皮、三棱、川椒、草果仁各一两，用麻油三斤，将前药渣熬至滴水成珠，入飞净黄丹一斤二两，再入。肉桂、沉香、丁香各三钱。上三味，共研细末，候油稍冷，加入搅匀成坨，每坨约重四五两。候去火气，三日后方可摊贴。黄丹分两多少，老嫩合宜，酌量兑之。此膏专治脾胃虚弱，阳气不足，中风中寒，食积腹痛，肠鸣腹胀，饮食不香，癥瘕痞块，五更泄泻，一切虚寒之症，将此膏贴于肚脐即愈。

9.《行军方便便方》

治泄泻暴痢，用大蒜捣贴二足心，或贴脐中效，并治噤口痢。

10.《养生类要》

泄泻，日夜无度诸药不效者，用针砂，地龙，猪苓各等分为末，生葱捣汁调方寸匕，贴脐心小便长泻（即止）。

11.《急救广生集》

水泻不止，木鳖仁、母丁香各五个，麝香一分，研末，米汤调作膏。纳脐中贴之，外以膏药护住。

久泻不痊生葱捣烂，入黄丹为丸，如豆大。填脐中，外用膏药贴之，立止。（卷二·杂症）

12.《景岳全书》

若频见泄泻，脾胃弱，肌肉虚，成腹胀烦渴而不收者，宜陈氏十二味异功散，或木香散，外用败草散敷之。（卷之四十四烈集·痘疹诠）

13.《丁甘仁先生家传珍方》

专治一切暑热暑寒邪，痧疫、腹痛、泄泻、绞腹吊脚等痧，摊万应灵膏对脐上贴之，立刻止痛止泻神效。公丁香三钱，制硫黄三钱，清白川八钱，绿豆粉一两五钱，共研极细末。

14.《本草纲目》

葫，捣膏敷脐，能达下焦，消水，利大小便。贴足心，能引热下行，治泄泻暴痢及干湿霍乱，止衄血。（菜部第二十六卷）

15.《理瀹骈文》

金仙膏：泄泻，多属脾湿症，膏贴胸口脐上，再用苍术、浓朴、陈皮、泽泻、车前子、木通、飞滑石之类炒熨，或用白术五钱、车前子八钱炒熨，泻不止用黄丹、枯矾、丁香、糁膏贴艾一斤坐在身下。

苍术五两，上白术四两，羌活、川乌、姜黄、生半夏（姜制）、乌药、川芎、青皮、生大黄各三两，生香附、炒香附、生灵脂、炒灵脂、生延胡、炒延胡、枳实、黄连、姜制浓朴、当归、灵仙、黑丑头（半生半炒）、巴仁各二两，枯黄芩、黄柏、生蒲黄、黑山栀、川郁金、莪术、三棱、槟榔、陈皮、山楂、麦芽、神曲、南星、白丑头、苦葶苈、苏梗、藿梗、南薄荷、草乌、独活、柴胡、前胡、细辛、白芷、荆芥穗、防风、连翘、干葛、苦桔梗、知母、大贝母、甘遂、大戟、芫花、防己、栝蒌仁、腹皮、天花粉、赤芍、白芍、枳壳、茵陈、川楝子、木通、泽泻、车前子、猪苓、宣木瓜、皂角、苦杏仁、桃仁、苏子、益智仁、良姜、草果、吴萸、红花、木鳖仁、蓖麻仁、僵蚕、全蝎、蜈蚣、蝉蜕、生山甲、生甘草各一两，发团二两，飞滑石四两，生姜、葱白、韭白、薤白、大蒜头、红凤仙、白凤仙（全）、槐枝、柳枝、桑枝各一斤，凤仙干者或用四两，榆枝、桃枝各八两俱连叶，石菖蒲、佛手干、小茴、艾各一两，两药共用油四十斤分熬丹收，再入净松香、生石膏各四两，陈壁土、明矾各二两，雄黄、轻粉、砂仁、白芥子、川椒、广木香、檀香、官桂、制乳香、制没药各一两，牛胶四两酒蒸化，如前下法，或加苏合油临用加沉麝，旧合平痧膏治霍乱者即此膏减味。阴痧救急膏治麻脚痧者即扶阳膏减味。故皆不存。

散阴膏：腹满濡时减吐利，厥冷，属脾胃虚寒者，膏内糁干姜、制浓朴、官桂末贴脐上，或用温胃膏健脾膏贴胸口，脐上此膏，贴对脐，或再用古温胃汤料，附子、炮姜、浓朴、半夏、陈皮、当归、川椒各一钱，炒熨；如心腹刺痛泄泻者，用顺气散，药料：苍术、浓朴、青皮、陈皮、缩砂、丁香、木香、良姜、干姜、茴香各一钱，姜三片、枣一枚炒熨。二方凡脾胃虚寒之症均可用，或用丹溪中满分消汤，炒熨并缚脐。

生附子五两，白附子四两，生南星、生半夏、生川乌、生草乌、生麻黄（去节）、生大黄三两，独活、灵脂、黑丑头、荆穗、三棱、莪术、藁本、赤芍、白芍、紫苏、香附子、白芷、青皮、陈皮、天麻、秦艽、枳实、浓朴、槟榔、远志肉、益智仁、杜仲、牛膝、川续断、紫荆皮、桂皮、五加皮、宣木瓜、吴茱萸、蛇床子、补骨脂、大茴、巴戟天、胡芦巴、巴豆仁、杏仁、桃仁、苏木、红花、草果、良姜、皂角、骨碎补、自然铜、刘寄奴、马鞭草、红芽大戟、商陆、芫花、防己、甘草、木鳖仁、蓖麻仁、生山甲、蜂房、全蝎、蛇蜕、荜茇、甘松、山柰、黄连、黄柏各一两，发团二两，炒蚕沙二两四钱，干地龙十条，生姜、葱白各二斤，韭白、大蒜头、桑枝、苍耳草（全）各一斤，凤仙草（全株）约二三斤，槐枝、柳枝、桃枝各八两，干姜、艾、侧柏叶各四两，炮姜、菖蒲、胡椒、川椒、白芥子各二两，两共享油三十五斤，分熬丹收，再入提净松香八两，金陀僧四两，陈壁土、赤石脂各二两，雄黄、明矾、木香、丁香、降香、制乳香、制没药、官桂、樟脑、真轻粉各一两，牛胶四两酒蒸化，如清阳膏下法，苏合油一两搅匀，临用糁麝末贴，一方加制硫黄，如遇阴寒重症，临时酌加最稳。

【按语】

在中医治疗泄泻的病症中，通过调整脏腑功能和平衡阴阳，以达到恢复消化系统的正常运作。中医学认为泄泻的发生与饮食不当、情志不畅、感受外邪、病后体虚及禀赋不足等因素有关，多种因素相互作用最终可以导致脾胃受损，湿困脾土，肠道功能失调。

古代文献在穴位贴敷治疗泄泻方面，经常选用的穴位包括中脘、神阙、涌泉等。其中，中脘和神阙位于腹部，常用于调理脾胃功能；涌泉引热下行，治疗湿热型腹泻具有显著效果。

穴位贴敷治疗泄泻的用药种类丰富，共涉及146种中药。使用频率排在第一位的中药是葱白，木鳖子、当归、川芎、独活、白芷、肉桂、香附、生姜的使用频率并列第二，应用频率在18.9%，药物种类有解表药、清热药、补虚药、活血化瘀药、祛风湿药、温里药和理气药。葱白辛、温，归肺、胃经，有发汗解表，散寒通阳之效；木鳖子苦、微甘、凉、有毒，归肝、脾、胃经，有散结消肿，攻毒疗疮之效；当归甘、辛、温，归肝、心、脾经，有补血活血，调经止痛，润肠通便之效；川芎辛、温，归肝、胆、心包经，有活血行气，祛风止痛之效；独活辛、苦、微温，归肾、膀胱经，有祛风除湿，通痹止痛，解表之效；白芷辛、温，归肺、胃、大肠经，有解表散寒，祛风止痛，宣通鼻窍，燥湿止带，消肿排脓之效；肉桂辛、甘、大热，归肾、脾、心、肝经，有补火助阳，散寒止痛，温通经脉，引火归元之效；生姜辛、微温，归肺、脾、胃经，有解表散寒，温中止呕，化痰止咳，解鱼蟹毒，调和阴阳之效。将古代文献中穴位贴敷治疗头痛应用频次大于1的药物按出现频次进行统计，依据频次数递减排序，见表2–28。

穴位贴敷治疗泄泻病症具有定位精准、作用明显的优点，结合中医的辨证论治，能够达到良好的治疗效果。平时注意要养成良好的卫生习惯，不饮生水，忌食腐馊变质饮食，少食生冷瓜果，居处冷暖适宜，并可结合食疗健脾益胃。另外，对于敷贴药的选择，需要尽量避免刺激性强、有可能引起皮肤过敏的药物。敷贴的时间以饭后或睡前为宜，一般敷贴3～4h为宜。

表2–28　古代穴位贴敷治疗泄泻用药规律

序号	中药	频次	频率
1	葱白	5	2.56%
2	木鳖子、当归、川芎、独活、白芷、肉桂、香附、生姜	4	2.05%
3	蓖麻、赤芍、防风、羌活、黄连、黄柏、南星、胡椒、白术、猪苓、甘草、杏仁、白芍、附子、三棱、川椒、蒜、丁香、灵脂、凤仙	3	1.52%
4	荆芥、黄芩、蛇蜕、泽泻、石膏、苍术、地龙、胡芦巴、川乌、半夏、青皮、大黄、延胡索、枳实、莪术、槟榔、陈皮、草乌、大戟、芫花、防己、木瓜、皂角、桃仁、益智仁、草果、红花、全蝎、山甲、发、槐枝、柳枝、桑枝、桃枝、松香、壁土、明矾、雄黄、轻粉、白芥子、木香、乳香、没药、牛胶、干姜、良姜、姜黄	2	1.02%

二、外科疾病

（一）痹证

【概述】

痹证是以肢体筋骨、关节、肌肉等处发生疼痛、酸楚、重着、麻木，或关节屈伸不利、僵硬、肿大、变形及活动障碍为主要表现的病证。据病因学而言，本病的发生与感受风寒湿邪有关。如《素问·痹论》曰：“所谓痹者，各以其时，重感于风寒湿之气也。”《类证治裁·痹证论治》曰：“诸痹，风寒湿三气杂合，而犯其经络之阴也。风多则引注，寒多则掣痛，湿多则重着，良由营卫先虚，腠理不密，风寒湿乘虚内袭，正气为邪气所阻，不能宣行，因而留滞，气血凝涩，久而成痹。”

在痹证的分类上，可根据风寒湿的偏胜将其分为行痹、痛痹、着痹。如《素问·痹论》曰：“其风气胜者为行痹，寒气胜者为痛痹，湿气胜者为着痹也。”

西医学中的风湿性关节炎、类风湿关节炎、骨关节炎、痛风、坐骨神经痛、肩关节周围炎等均属于本病范围。其他风湿性疾病，如系统性红斑狼疮、硬皮病、皮肌炎等，也归属于该病的范畴。

【古代穴位贴敷文献】

1.《宋元本草》

圣惠方：治风，腰脚冷痹疼痛。用川乌头三分去皮脐。生捣罗，酽醋调涂于故帛上敷之，须臾痛止。（证类本草·卷第十·乌头）

日华子云：除邪气，止咳嗽上气，冷气疾。子，治风毒肿及麻痹，醋研敷之。（证类本草·卷第二十七·芥）

2.《本草品汇精要》

射罔敷沙风毒（补），（药性论云）益阳事强志，生者去皮脐，捣末，合酽醋，调涂于故帛上，贴患风腰脚冷痹疼痛，须臾痛止。（卷之十三·草部下品之上·草之草·乌头）

3.《本草蒙筌》

麻痹风毒肿痛，酽醋和敷。（卷之六·菜部·白芥）

4.《本草纲目》

白花菜（敷风湿痛）、芥子（走注风毒痛，同醋涂）、蓖麻油（入膏，拔风邪出外）、鹈鹕油（入膏，引药气入内）、羊脂（入膏，引药气入内，拔邪出外）、野驼脂（摩风痛）、牛皮胶（同姜汁化，贴骨节痛）、驴骨（浴历节风）、蚕沙（蒸熨）。（主治第四卷·百病主治药·痛风）

腰脚冷痹疼痛，有风：川乌头三个生，去皮脐，为散。醋调涂帛上，贴之。须臾痛止。（草部第十七卷·草之六·乌头）

治风毒肿及麻痹，醋研敷之。扑损瘀血，腰痛肾冷，和生姜研涂贴之。（菜部第二十六卷·菜之一·芥）

5.《本草汇言》

按钩吻，入口即死，非若他毒药有可制服，而后又能治疗急疾者，何本草诸书又列引《神农本经》及《别录》方，称治金疮，乳痓，中恶风，咳逆上气，水肿鬼疰，蛊毒癥积，脚膝痹痛等证？莫非不入汤饮丸散服食料中，而为煎膏熬汁，为敷贴淋洗之用。[卷之五·草部（毒草类）·钩吻]

松毛去风湿，疗癣癞恶疾之药也（朱丹溪）。《大氏方》（王嘉士稿）云：松毛，性燥质利，炒黑，善去风湿、顽癣、湿烂、浸渍不干，并敷冬月冻疮，生取捣烂作丸能治大风癞疾，或历节风痛，或脚气痿痹，或头风头痛等证，以上数病，凡关风湿致患者相宜，倘因血虚风燥致病者禁用之。[卷之八·木部（香木类）·松叶]

6.《普济方》

贴胁乌头散治风，腰脚冷痹疼痛。乌头（去皮脐，生用）三分，上为散，以酽醋调，涂于故帛上敷之，须臾痛止，治风血、补衰老、起阳强腰脚、除痹变白、逐冷气、排风邪、去湿。[卷九十八·诸风门·风腰脚疼痛（附论）]

石斛散治风湿痹，脚弱拘挛疼痛，不能行。趺踵胀肿，小腹坚，不能食。（方见脚气门脚气缓弱类）涂摩敷治风湿痹，肌肉痹，四肢挛急疼痛，日久不瘥。致肌肉纵缓，不能维持身体，手足不遂。大附子（炮）、木香、吴茱萸（炒）、马蔺子、蛇床子、桂心各等分，上为细末，每药用半匙，白面半匙，以生姜汁同煎成膏，以方圆三寸纸花子摊上贴在脐下，油纸隔之，绵衣裹之。自晚至明，一敷胜百壮，如腰痛腰上贴之效。风湿汤，治风寒湿痹，腰脚疼不能走，着床。

当归、芍药、麻黄（去根节）、白术、甘草（炙）各半两，川乌（炮，去皮）一两，上为咀，每服三钱，水一盏半，生姜三片，煎至七分，去滓温服食前，日进三服。

全蝎乳香散出《德生堂方》)，治诸风湿，遍身骨节疼痛，不可忍者。用此药敷贴，即住痛。川乌头（生，去皮脐）、马蔺子各一两，全蝎、穿山甲（炮）、乳香各五钱，苍术（一两），上为细末，用白芥子三两，研烂如膏，和前药末。以纸摊药膏，敷贴痛处大妙。热甚、即去药，再贴上。[卷一百八十五·诸痹门·风湿痹（附论）]

败龟散，治脚气及筋骨疼痛。败龟、芸薹子（研）、白芥子（研）、木鳖子（去壳研）、自然铜（煅，醋淬）各半两，硫黄（研）、地龙（炒）各一两，上为末。每用末并白面一匙，头醋调作饼，随患处大小贴，用好醋一盏，皂角五枚，捶碎煎成膏子，次入乳香一两，令匀，凡有病处，将羊毛笔蘸药涂痛处。次表纸贴之少许。（卷二百四十三·脚气门·气疼痛皮肤不仁附论）

木鳖子膏，治经络受风寒邪、血脉牵连、皮肤疼痛、结聚或拘挛麻痹者。木鳖子（去皮，锉如小豆大）一两，乳香（另研）一钱，上清油二两。浸木鳖子一两宿，然后慢火熬至减半，去木鳖，下黄蜡一钱，搅匀，绢滤去滓，待欲凝结，投乳末在内，不住手搅匀，收磁器内，每用少许，搽肌肉皮肤疼痛聚硬处，不住手，以热为度，成膏药方。（卷三百十五·膏药门·内外诸疾方）

7.《万氏家抄济世良方》

神仙外应膏：治筋骨疼痛，手足拘挛。川乌一斤为细末，用隔年陈醋入砂锅内慢火熬如酱色，敷患处。如病有一年者，敷后一日发痒，痒时令人将手拍，以不痒为度。先用升麻、芒硝、生姜煎汤洗患处，然后上药。不可见风。

治走注风脚膝痛：穿山甲（醋炙）五钱，乳香（去油）二钱，没药（去油）三钱，威灵仙三钱，防风二钱，独活三钱，羌活二钱，白芷三钱，牛膝（酒洗）二钱，当归（酒洗）三钱，川芎二钱，甘松三钱，丹皮二钱，五灵脂（醋炒）二钱，辛夷一钱半，大茴香一钱五分，小茴香三钱，川椒一钱，土茯苓（忌铁器）四两。上为末，好酒三盏，烧酒一碗，麻油一两，入面和匀，入药末调成膏贴患处。

万应膏：治一切风气寒湿，手足拘挛，骨节酸疼，男子痞积，女人血瘕及腰疼胁疼，诸般疼痛，结核转筋，顽癣顽疮积年不愈，肿毒初发，杨梅肿块未破者，俱贴患处。木香、川芎、牛膝、生地、细辛、白芷、秦艽、归尾、枳壳、独活、防风、羌活、大枫子、黄芩、南星、蓖麻子、半夏、苍术、贝母、赤芍药、杏仁、白薇、茅香、艾叶、两头尖、连翘、川乌、甘草节、肉桂、良姜、续断、威灵仙、荆芥、藁本、丁香、丁皮、金银花、藿香、红花、青风藤、乌药、苏木、玄参、白鲜皮、僵蚕、草乌、桃仁、山栀、五加皮、牙皂、苦参、穿山甲、五倍子、蝉蜕、降真节、骨碎补、苍耳头、蜂房、鳖甲、全蝎、麻黄、白及各一两、蛇蜕三条、大黄二两、蜈蚣二十一条。上为粗片，用真麻油十二斤，桃柳榆槐桑楝楮树枝各三寸，浸药在内，夏浸三宿、春五宿、秋七宿、冬十宿，方煎，以药枯油黑为度，用麻布一片滤出渣，贮磁器内。另以老黄色松香不拘多少，先下净锅熔化后方加药油。量香二斤用油四两，试水软硬仍滤入水缸中抽扯，色如黄金即成膏矣。若加乳香、没药、血竭、麝香、阿魏尤佳。[卷一·痛风（附湿痹鹤膝风）]

8.《种福堂公选良方》

治痛风历节，四肢疼痛：用醋磨硫黄敷之，或用葱白杵烂炒热烫之。

见睨膏：专治风寒湿气，骨节疼痛，历节痛风，痿痹麻木不仁，鹤膝风，偏头风，漏肩风等症，并治跌仆闪挫等伤，阴症无名肿毒，已破烂者勿贴，小儿孕妇勿贴。活短头发（晒干，用壮年人剃下者）二两，大黄、灵仙、雄鼠粪各一两，川乌、草乌、刘寄奴各八钱，土鳖虫大者三十个，羌活、独活、红花、蛇床子、苍术、当归、生南星、生半夏、白芥子、桃仁各五钱。上十八味，俱切碎。樟冰一两，甘松、山柰、花椒、猪牙皂、山甲（炙，研）、荜茇、没药以上各三钱，不必去油，同乳香炙热，同众药研细，乳香五钱，白芷五钱。上十味，研极细末。新鲜烟叶汁（松香六两收晒干）一斤，新鲜商陆根汁（松香六两收）一斤，新鲜闹羊花汁（松香三两收）半斤，新鲜艾叶汁（松香三两收）半斤，白凤仙花汁（松香三两收）半斤，老生姜汁（松香三两收）

半斤，葱汁（松香三两收）半斤，韭汁（松香三两收）半斤，大蒜汁（松香二两收）四两。用足秤，秤麻油二斤四两，先将头发入油熬半炷香，再将前药入油熬至焦黄色，不可太枯，即滤去渣，入前松香熬化，再将丝绵滤去渣，再熬至油面起核桃花纹，先加入极细密陀僧四两，再徐徐加入好西硫黄末一斤，投此二味时，务须慢慢洒入，不可太多太骤，以滴水成珠，离火待温，然后掺入细药搅匀，瓷器收贮，熬时须用桑枝不住手搅，青布摊贴，每张净药重四钱，临时加肉桂末五厘，细辛末二厘。

集宝疗痹膏：川乌、草乌、南星、半夏、当归、红花、羌活、独活、大黄、桃仁各四钱，山甲一两，白芷五钱，肉桂一两，麻油一斤，葱汁一碗，姜汁一碗，松香一斤，陀僧二两，硫黄半斤。上收煎好，加乳香、没药、血竭、胡椒、樟冰、细辛、牙皂末各二钱，若加商陆根、凤仙、闹羊花、鲜烟叶、鲜蒜、鲜豨莶等汁更妙。（卷二·公选良方·内外科·风寒湿痹）

9.《救生集》

吕祖授世普渡膏，大蒜头拾斤、葱白头拾斤、老生姜拾斤、川乌八两、草乌八两、蟾酥二两、黄丹五斤，上药先将麻油拾斤，将大蒜、葱、姜熬枯漉去渣滓，再下川乌、草乌二味，熬至滴水成珠，再下蟾酥起锅时，再下黄丹，用磁器贮好。开膏治病，百应百效。

凡筋骨疼痛，手足麻木，风痹不仁，腰酸腿痛，跌打损伤，无名肿毒，俱贴患处，咳嗽发吼，吐血气喘，痰迷心窍，气咽膈食，俱贴背心，手软力弱，不能作事写字，贴于右臂腕际，行步艰痛，贴于膝腕，此药价不甚重，依法熬制，实有神验，幸勿轻视，仁人君子广传施济功德无量矣。（卷四·通治诸病门）

10.《秘方集验》

风气痛，老姜、凤仙叶、香油、川椒末，共捣，擦痛处；或单凤仙子煎汤洗，皆效。鱼胶四两，姜汁一碗，投胶汁内熬膏，摊布上，贴痛处，即止。

鹤膝风，三阴之气不足，风邪乘之，两膝作痛，久则膝愈大而腿愈细，因名鹤膝风，乃败症也。头酒槽四两（不曾烧、烧酒者是）、肥皂（去子）二个，芒硝、五味子（捣）各一两，砂糖、姜汁各一酒盅，调和，敷膝上包好，十余日如燥，润烧酒数次于上，即远年者亦效。蕲艾半斤，好米醋，锅中炒热敷患上，冷则连换数次，包好。[诸虫兽伤·痿痹诸症（附：请风）]

11.《验方新编》

生紫苏一把（如无鲜者即干的亦可）、葱头连须一把、生老姜一大块、陈皮二钱，共捣融烂，用菜子油一茶杯，放锅内煎过，再加灰面搅匀作成一饼，乘热敷上。冷即解下，再用菜子油少许，放锅内，将旧药饼温热再敷，冷则随换，日夜不断，其风湿即散而愈矣。有人手疼不能抬起，十年不愈，敷至数日全安。不用菜子油，用顶好烧酒亦可。

又方：姜汁一两、葱汁一两、陈米醋五钱、牛皮胶三两，另用陈皮八钱熬浓汁，去渣和入，慢火煮成胶，冷透火气，青布摊贴，止痛神效。（卷十四·筋骨·风湿疼痛）

12.《验方新编》

治痈疽阴疮，不热不痛，不肿不脓，及寒痰流注，冷痛痹风，寒湿脚气，手足顽麻，筋骨闷痛，鹤膝风等症。凡漫肿无头，皮色不变，但无肌热赤痛者，皆可敷贴，良姜、草乌、赤芍（切片、炒黄）各二两，南星（煨）、白芷、嫩桂枝各一两，共研极细，热酒调成膏，敷贴患处，上用热酒浸绵纸盖定，坐卧要向暖处，忌犯风寒。（卷二十四·外科敷贴汇方·回阳玉龙膏）

13.《经验丹方汇编》

风气痛：五汁膏治风痛，不拘久近，立时见效。姜、葱、韭、白萝卜各五斤，打汁；菜子半斤，打汁，煎成膏，滴水成珠，外加麻油、东丹石灰收炼，如汁多加多，汁少加少，做膏药贴愈。（采抄本）

风气痛：老姜、凤仙叶、香油、川椒末，共捣擦痛处。或凤仙子煎汤洗亦效。一用鱼胶四两，姜汁一碗，投胶内熬膏，摊布上贴患处，即止。（《医书》）

神应膏治骨节疼痛：乳香、没药（各末）一两、皮胶三两、姜汁二碗。先将姜汁砂罐内煎数沸，入皮胶化开，将罐取下盛灰土，方入乳没末搅匀成膏。用不见烟的狗皮摊膏贴患处，仍用鞋底炙热，时时熨之，神效。忌铁器。（《万病回春》）

14.《文堂集验方》

鹤膝风：三阴之气不足，风邪乘之，两膝作痛，久则膝愈大而腿愈细，因名鹤膝风，乃败症也。乳香，没药各一钱五分，地骨皮三钱，无名异五钱，麝香一分，共为细末。用车前草捣汁，入酒少许，调敷患处，不拘久近，敷三日愈。用去湿膏药贴患处一二日，次用鲜威灵仙捣烂罨上。须略痛一日，出黄水即愈，仍贴膏药收功，此症须内服人参二钱，白术、制附子、当归、白芍。（卷二·痿痹）

15.《疑难急症简方》

摩痛风法（《医级杂病》），治腰疼痹痛，或流或着。凡邪之结聚于形体者，以此拔之，并贴痛风。蓖麻子（去壳）一两，川乌五钱，南星三钱，乳香、丁香、肉桂各钱半，麝香五分，先将蓖麻打烂后，入诸末拌匀，再以葱涎、猪骨髓捣和为丸，如圆眼大，每用一丸，少加姜汁，置掌上摩痛处，自瘥。（卷四·风气风毒）

16.《吴氏医方汇编》

三妙膏：专治痈疽、发背、对口、疔疮、无名肿毒、湿痰流注、杨梅结毒、瘰疬、马刀、妇人乳痈、小儿丹毒、汤火烧灼、蜂叮蝎螫；金刃所伤、出血不止；跌仆打损、瘀痛难禁；或风寒湿痹，袭入经络，以致骨痛筋挛。紫荆皮、独活、白芷、赤芍、石菖蒲各二两，川大黄、川黄柏、黄芩、千金子、当归、川连、桃仁、红花、苏木、肉桂、防风、花粉、荆芥、羌活、麻黄、细辛、半夏、银花、牙皂、乌药、川贝、黄芪、连翘、牛子、柴胡、苦参、僵蚕、鳖甲、全蝎、猬皮、草乌、大戟、天麻、巴豆、蓖麻、山甲、牛膝、防己、良姜、白及、白蔹、白附子、海风藤、甘草、血余以上各五钱，蜈蚣三条，蛇蜕一条。上药共五十二味，用香油二百两，大盆内浸药七日七夜，取起；再入桃柳桑枝各二十一段，每段寸许，慢火熬至黑枯色，滤去渣；将锅拭净，再以密绢仍滤入锅内，务要洁为美。再用文武火熬至油滴水成珠，大约净油一百六十两为准。离火，入上好飞丹八十两，一手持槐木棍，一手下丹，不住手搅匀，其膏自成。隔夜视膏软硬得宜，再入预制研细药末。木香、沉香、檀香、降香、枫香、丁香、藿香、麝以上八味各五钱，珍珠、冰片各一钱，以上十味徐徐添入，搅极匀，再入潮脑五钱成膏，收贮听用。神效。（第三册·炮制法则）

17.《明医杂著》

脚底硬木处，可将牛皮胶熔化，入生姜真汁调和，仍入南星末五钱和匀，用厚纸摊贴二三分，乘半热裹贴脚底上，用温火烘之，此外治法也。胶和姜汁，方出《内经》，用治痹病，谓风寒湿三气合而成病，客于皮肤肌肉之间，不知痛痒，但不仁如木耳！后人治腰硬作痛及手足痹木而兼痛者，加入乳香、没药，或加羌活、南星末，用之多效。煎调要得法，则如膏药。在手足腰者，用热鞋底熨之。（卷之四·风症）

18.《医学实在易》

硫黄敷痛膏（《种福堂》），治痛风历节，四肢疼痛。用醋磨硫黄敷之，或用葱白杵烂，炒热熨之。（卷五·表证诸方·痹证）

19.《理瀹骈文》

（痛为痹，不痛为痿，火盛制金不能生水以致肝木乘肚，中土受伤骨软筋弛状，若瘫痪者古用芪、术、熟地、归、芍、杜仲、生膝、知柏等药治之膏贴膝盖，并三里穴以痿属阳明胃也，外加痿药敷）妇人骨蒸潮热。或经水不调或少腹热痛。（存济堂药局修合施送方并加药法·滋阴壮水膏）

下焦寒湿用散阴膏为多。（本五积三痹诸方推广近照骈文，后所载方又有加味盖膏药与汤剂，异虽多不碍有黄丹协和，且每料用油既多药不能不多也）若上热下寒者贴足心，脾虚泄泻者贴脐并对脐皆效，风寒湿痹筋骨疼痛及跌打闪挫一贴即愈，三膏治症甚多。内外症皆可用此举其至验者。

痹古称走注，今名流火寒胜为痛痹，即痛风白虎历节，风湿胜为着痹，即麻木亦有在皮在脉与肉筋骨，之殊忌收敛宜辛散行气，酸者筋脉缓纵足不任地也，由血虚火盛肺焦传之五脏，又阳明虚，宗筋勉纵，带脉不引，故痿，忌风药及香燥温补，痹外感痿内伤痹多痛病久入深，或不痛痿软而不痛痹，多寒痿多热痹实痿虚，（程子曰医家以手足痿痹为不仁盖统言也）痹异痿躄。统言不仁。（川乌、荜茇、炒甘松、山柰熨）固本（膏名）法拟三痹。（痛风除湿固本膏）党参、黄芪、熟地、当归、续断、牛膝、五加皮、附子、肉桂

三钱，杏仁、白芷（去梢）一钱，半麻油熬黄丹收贴此武本验方。（续增略言）

20.《仙传外科集验方》

男子妇人久患冷痹血风，手足顽麻，或不能举动，可用绵子夹袋此药在中心，却以长长缠在痛处，用绢袋系定。此药能除骨痛，附在肉上，觉皮肤如蚁缘，即其功也。如痹，可加丁皮、吴茱萸、没药、大川乌等分，然后全在追风丸，表里交攻，去病如神。

风脚痛不可忍，内用追风丸，外用此方加生面，姜汁调热敷。欲得立止，可依法加乳香，没药，化开酒调为妙。（敷贴热药第四·回阳玉龙膏）

【按语】

痹证的发生主要因禀赋不足、外邪入侵、饮食不节、年老久病、劳逸不当等，导致素体亏虚，卫外不固；或风寒湿热，阻滞经络；或痰热内生，痰瘀互结；或肝肾不足，筋脉失养；或精气亏损，外邪乘袭，导致经络痹阻，气血不畅，发为痹证。

古代穴位贴敷治疗痹证在选穴上以阿是穴为主要的局部选穴，随症配以不同腧穴。痹证主要以骨节关节疼痛为主，选择局部取穴为佳，体现了“腧穴所在，主治所在”的治疗规律。本疗法是以中医基本理论为指导，经络腧穴学说为核心，将某些特定的药物贴敷于穴位，通过对穴位及患处皮肤的刺激和吸收作用，激发经络之气，产生温通经络、祛风除湿、散寒逐痹的作用。

穴位贴敷治疗痹证的用药种类丰富，共涉及百余种中药。使用频率在前四位的是乳香、芥子、当归、没药。应用频率在21.33%，药物种类有活血化瘀药、化痰止咳平喘药、补虚药等。乳香辛、苦，温，归心、肝、脾经，有活血定痛，消肿生肌之功。没药辛、苦，平，归心、肝、脾经，有散瘀定痛，消肿生肌之用。芥子辛，温，归肺经，有温肺豁痰，利气散结，通络止痛之功。当归甘、辛，温，归肝、心、脾经，有补血活血，调经止痛，润肠通便之用。将古代文献中穴位贴敷治疗痹证应用频次大于1的药物按出现频次进行统计，依据频次数递减排序，见表2–29。

古代穴位贴敷治疗本病，除了循经选穴外，一般选择贴敷部位为冷痹肿痛、骨节疼痛、拘挛痹急之处，基本都是取阿是穴。

（二）鹤膝风

【概述】

鹤膝风，亦名鹤游风、游膝风、脚膝风、鹤节、膝眼风、膝疡、鼓槌风、膝痈、委中毒等。鹤膝风为特殊痹之一，是按特征分类的风湿病三级痹病。患者多为中老年人群，其症状多表现为膝关节疼痛、肿胀、弹响、积液、晨僵、走路困难等，严重者关节畸形，甚至残疾。以膝关节肿大疼痛，而股胫的肌肉消瘦为特征，形如鹤膝，故名鹤膝风。鹤膝风病名首载于《黄帝素问亘明论方》“伊祁丸治腰脚拳挛，鹤膝风，筋缩。”但未有详细描述。首次定义病名见于《景岳全书》

表2–29　古代穴位贴敷治疗痹证用药规律

序　号	中　药	频　次	频　率
1	乳香	8	5.88%
2	芥子、当归、没药	7	5.15%
3	白芷、生姜	6	4.41%
4	牛膝、附子、羌活、葱	5	3.68%
5	乌头、黄芪	4	2.94%
6	吴茱萸、白术、半夏、防风、独活、甘松、川椒、南星、熟地黄	3	2.21%
7	川芎、威灵仙、大黄、红花、桃仁、荜茇、凤仙叶、香油、杜仲、甘草、良姜、肉桂、牛皮胶、赤芍、细辛、木香、马蔺子、蛇床子、全蝎、穿山甲	2	1.47%

"凡肘膝肿痛，臂细小者，名为鹤膝风，以其象鹤膝之形而名之也。"

鹤膝风病位多在肘、膝，与肝脾肾等脏腑关系密切。其主要病机为正气亏虚，外邪痹阻，关节筋肉失养，甚或筋损骨蚀。本病多属本虚标实之证，本虚多为气血阴阳亏虚；邪实多为寒湿热等邪侵及气滞痰瘀。本病初期，以外邪痹阻为主；日久邪蕴化热，肉腐成脓，痰瘀互结，肿疡化腐。若病情迁延，损及脾肾之阳，发为阳虚阴疽之证；损及肝肾，常为肝肾阴虚之证，病情常缠绵难愈。

本病相当于西医的膝骨关节炎、骨结核、化脓性关节炎、骨膜炎及其他以关节肿大、积水、变形为特征的关节疾病。

【古代穴位贴敷文献】

1.《种福堂公选良方》

见晛膏：专治风寒湿气，骨节疼痛，历节痛风，痿痹麻木不仁，鹤膝风，偏头风，漏肩风等症，并治跌仆闪锉等伤，阴症无名肿毒，已破烂者勿贴，小儿孕妇勿贴。活短头发（晒干，用壮年人剃下者）二两，大黄、灵仙、雄鼠粪各一两，川乌、草乌、刘寄奴各八钱，土鳖虫大者三十个，羌活、独活、红花、蛇床子、苍术、当归、生南星、生半夏、白芥子、桃仁各五钱。上十八味，俱切碎。樟冰一两，甘松、山柰、花椒、猪牙皂、山甲（炙，研）、荜茇、没药以上各三钱，不必去油，同乳香炙热，同众药研细，乳香五钱，白芷五钱。上十味，研极细末。新鲜烟叶汁（松香六两收，晒干）一斤，新鲜商陆根汁（松香六两收）一斤，新鲜闹羊花汁（松香三两收）半斤，新鲜艾叶汁（松香三两收）半斤，白凤仙花汁（松香三两收）半斤，老生姜汁（松香三两收）半斤，葱汁（松香三两收）半斤，韭汁（松香三两收）半斤，大蒜汁（松香二两收）四两。用足秤，秤麻油二斤四两，先将头发入油熬半炷香，再将前药入油熬至焦黄色，不可太枯，即滤去渣，入前松香熬化，再将丝绵滤去渣，再熬至油面起核桃花纹，先加入极细密陀僧四两，再徐徐加入好西硫黄末一斤，投此二味时，务须慢慢洒入，不可太多太骤，以滴水成珠，离火待温，然后掺入细药搅匀，瓷器收贮，熬时须用桑枝不住手搅，青布摊贴，每张净药重四钱，临时加肉桂末五厘，细辛末二厘。（卷二·公选良方·内外科·风寒湿痹）

治臁湿疮方。黄丹、无名异各五钱，轻粉一钱，乳香、没药、樟冰、水龙骨、百草霜各一两，共为细末，桐油调夹纸膏贴之，前后翻换神效。或加血竭、血余、儿茶、螵蛸、银朱、铜绿等药，贴过旧膏药藏好，以备日后收疮口之用。治一切疮毒，随贴随愈，并治风湿、痈疽、瘫痪、鹤膝风等症俱神效。（卷三·公选良方·诸疮）

2.《丁甘仁先生家传珍方》

天南星、广陈皮、茅苍术、生甘草、川枰朴各二斤，川黄柏、真姜黄、香白芷、西锦黄各五斤，天花粉（十斤）。诸药共为细末，收瓷罐内，切勿泄气。凡遇红赤肿痛，发未成脓者，及夏令之时，俱用清茶同蜜调敷。如成脓者，用葱汁同蜜调敷。如漫肿无头，皮色不变者，及湿痰流毒，附骨痈疽，鹤膝风等症，俱用葱酒调敷。

3.《行军方便便方》

治鹤膝风（两膝作疼头渐大腿渐细）用大何首乌煎酒服，以醉为度，捣渣敷膝头，数次即愈，永戒食鳅鱼、黑鱼二物。（卷中·愈疾）

4.《救生集》

鹤膝风何首乌煎酒服，以醉为度，仍将渣敷患处。（卷一·风湿痿痹门）

鹤膝风方（一人患此症五年，得此方三日即愈）乳香、没药各一钱五分，地骨皮三钱，无名异五钱，麝香一分，各为末，用车前草捣汁，入黄酒少许，调敷。（卷四·风痹门）

5.《秘方集验》

鹤膝风：三阴之气不足，风邪乘之，两膝作痛，久则膝愈大而腿愈细，因名鹤膝风，乃败症也。头酒槽四两（不曾烧，烧酒者是），肥皂二个（去子），芒硝，五味子各一两（捣），砂糖、姜汁各一酒盅，调和，敷膝上包好，十余日如燥，润烧酒数次于上，即远年者亦效。蕲艾半斤，好米醋，锅中炒热敷患上，冷则连换数次，包好。[诸虫兽伤·痿痹诸症（附：请风）]

6.《验方新编》

治痈疽阴疮，不热不痛，不肿不脓，及寒痰流注，冷痛痹风，寒湿脚气，手足顽麻，筋骨闷痛，鹤膝风等症。凡漫肿无头，皮色不变，但无肌热赤痛者，皆可敷贴，良姜、草乌、赤芍（切片、炒黄）各二两，南星（煨）、白芷、嫩桂枝各一两，共研极细，热酒调成膏，敷贴患处，上用热酒浸绵纸盖定，坐卧要向暖处，忌犯风寒。（卷二十四·外科敷贴汇方·回阳玉龙膏）

7.《济世神验良方》

治鹤膝风（先用紫苏汤洗）又方，胆星、半夏、山栀仁，飞面滚酒调敷，至不黑不痛而止。又方，姜葱捣敷，以帛裹定，觉热即愈，重者二次。

治鹤膝风、金灯草（一名牛儿不食草，一名举灯头草，上开红花，下如蒜头者）捣糯米饭敷之，三四次，有粘水出，水尽自消。（外科附录）

8.《文堂集验方》

鹤膝风：三阴之气不足，风邪乘之，两膝作痛，久则膝愈大而腿愈细。因名鹤膝风。乃败症也，乳香、没药各一钱五分，地骨皮三钱，无名异五钱，麝香一分，共为细末。用车前草捣汁，入酒少许，调敷患处，不拘久近，敷三日愈，用去湿膏药贴患处一二日，次用鲜威灵仙捣烂罨上，须略痛一日，出黄水即愈。仍贴膏药收功。（卷二·痿痹）

9.《疑难急症简方》

初起鹤膝风（《玉历》），晚蚕沙（炒热）一升，桂枝（研末）、桃叶各四两，蒸热，共入绢内，扎住，熨患处六七次愈。又方（《证治》）糟四两，肥皂（去核）一个，芒硝、五味子、砂糖、姜汁各一两，研匀，日日涂之，加入烧酒更炒。

漏肩、鹤膝风（樊氏）两症痛甚者。白芥子、生姜各一两，胡椒廿四粒，俱研，面粉顿熟，火酒调如膏，布摊贴之。要忍痛大半日，去药即愈。

治脚气肿痛，鹤膝风，不能动履（《医学》）。生姜自然汁一碗，入牛皮胶一两熬成膏，入乳香、没药各一钱，搅匀，用绢摊贴患处，次日将水入药碗内，去水，又摊又贴。（卷四·风气风毒）

10.《吴氏医方汇编》

火龙膏：生姜（捣，取汁）八两，乳香、没药各五钱，麝香一钱，牛皮胶（打碎）二两，先将姜汁并胶熬化，再下乳香、没药调匀，待少温，下麝调匀即成膏。作饼敷患处，以布护之，俟收拢上来，再以紫金膏贴之。

紫金膏：黄香一两，蓖麻仁三钱，乳香、没药各五分，血竭五分，微加香油，共捣成膏，贴之。（第五册·鹤膝风）

11.《经验良方全集》《济阳纲目》

普救万全膏：治一切风气走注疼痛，以及白虎历节风，鹤膝风，寒湿流注，痈疽发背，疔疮瘰疬，跌打损伤，腹中痞块，多年疟母，顽痰瘀血，腹痛泄泻，小儿疳积，女人癥瘕诸症，并贴患处。咳嗽疟疾，贴背脊心第七椎，取效神速。倘贴后起疱出水，此病气本深，尽为药力拔出吉兆也。不必疑惧，记之。藿香、木香、白芷、白蔹、乌药、大生地、贝母、丁香、白及、当归尾、僵蚕、檀香、蜂房、苦参、五加皮、细辛、秦艽、防风、肉桂、大枫子、蝉脱、丁皮、羌活、桂枝、萝卜子、全蝎、赤芍、玄参、南星、蓖麻子、鳖甲、独活、枳壳、艾绒、白鲜皮、荆芥、苏木、连翘、红花、川芎、藁本、高良姜、桃仁、杏仁、香附、牛膝、苍术、威灵仙、川乌、草乌、续断、黄芩、麻黄、金银花、牙皂、甘草、附子、半夏、紫荆皮、骨碎补、海风藤、黑山栀以上各一两五钱，大黄三两，蜈蚣三寸五条，蛇脱五条，槐枝、桃枝、柳枝、楝皮、榆枝、桑枝、楮枝以上各三十五寸，血余（男人的）三两以上，各药俱浸油内，真麻油二十斤，松香（棕皮滤净）一百斤，百草霜天平秤研细筛过十斤。（卷三·痈疽）

12.《良朋汇集经验神方》

花粉（白的）十两，黄柏、大黄、姜黄各五两，白芷五两，南星二两，陈皮、甘草、厚朴、苍术各二两。共为细末，收贮不令走气。凡遇红肿发热未成脓者，夏令用茶蜜俱可调效；大疮作脓者，葱蜜调敷；皮色不变，浸肿无头，湿痰流毒、附骨痈疽、鹤膝风症等病，俱用葱酒调敷。[卷之五（外科）·急救门]

13.《菉竹堂集验方》

治鹤膝风妙方：以苎麻根捣烂，以健猪脑子二个，入乳香、没药各二钱，和匀敷上即愈。（卷二·诸风门）

14.《灵验良方汇编》

如意金黄散：天花粉（上白）十两，黄柏（色重者)、大黄、姜黄、白芷各五两，紫厚朴、陈皮、甘草、苍术、天南星各二两。以上共为咀片，晒极干燥，舂为末，要极细，用磁瓶收贮，勿令出气。如漫肿无头，皮色不变，湿痰流毒，附骨痈疽，鹤膝风症等病。(卷之二·外科·治痈疽)

15.《 *飑后方* 》

气胞木肾：牛皮膏专贴鹤膝风并湿气，皮胶不拘多少，用生姜与葱取自然汁，溶胶，摊于布上，以热贴患处，要棉花包缓神效。

16.《 *寿世保元* 》

一治脚气肿痛，鹤膝风，不能动履。用真生姜汁一碗，入牛胶一两，熬成膏。入乳香、没药末各一钱，搅匀，绢帛摊贴，肿消痛止，次日将滚水入药碗内，去水，又摊又贴，效不可言。(卷五·脚气)

17.《 *古今医统大全* 》

治鹤膝风：头酒糟四两，肥皂(去子)二个，芒硝、五味子(去灰)、砂糖各一两，姜汁半盏调和，敷膝上，如干，加烧酒，搽十日就愈。(卷之九十三·经验秘方)

18.《 *景岳全书* 》

火龙膏(三百二十)治风寒湿毒所袭，筋骨挛痛，及湿痰流注，经络壅痛，不能行步，并治历节风，鹤膝风，其效如神。生姜(取汁)八两，乳香(为末)、没药(为末)各五钱，麝香一钱，真牛皮广胶二两。上先将姜汁并胶熔化，方下乳香、没药调匀，待少温下麝香即成膏矣。摊贴患处，更服五积散。如鹤膝风，须服大防风汤。(卷之六十四春集·外科钤古方·外科)

19.《 *济世全书* 》

治脚气肿痛并鹤膝风不能动。真生姜汁一碗，入牛膝一两熬成膏，入乳香、没药各一钱搅匀，绢帛摊贴，肿消痛止，次日将滚水入药碗内，去水又摊又贴。[艮集·卷三·脚气(附鹤膝风)]

20.《 *村居救急方* 》

鹤膝风鳝鱼不拘二三条，同酒糟捣如泥，加麝香三分，敷患处纸隔布扎六七日内作热，任他热，热后即愈。又方：陈石灰、芙蓉叶、生姜、蒲黄各四两、共打一块如膏药一般贴之三次即愈又方：苎麻根数两，健猪脑子二个，同捣烂又入乳香、没药各二钱和匀敷之肠痈，小腹坚硬如掌而热，按之则痛，肉色如故；或焮赤微肿，小便频数，汗出憎寒或脚缩不伸者服之神效。

鹤膝风：肥皂二个去子、五倍子去灰、芒硝各一两共研末，用头酒糟四两，砂糖一两，姜汁半茶盅，和捣敷膝上乾加烧酒润之，十日愈。(村居救急方卷六·外科症)

21.《 *家用良方* 》

鹤膝风：凡三阴之气不足，风邪乘之，两膝作痛，久则膝愈大，而腿愈细，因名鹤膝。此败症也。又方：何首乌煎酒服，以醉为度。渣敷患处，数次即愈。又方：头香糟(未曾蒸烧酒者)四两，肥皂(去核)二个，芒硝、五味子(捣)各一两，砂糖、姜汁各一酒钟。共调敷膝上包好，十余日如燥，以烧酒润之，即患久者亦效。又方：松香一两五钱，肥皂一个，生姜(炒)、葱头，共捣烂，用布摊膏贴之，愈。(卷六·各种补遗)

22.《 *慈幼新书* 》

鹤膝风：陈石灰、芙蓉叶、生姜、菖蒲，为末杵成块，分作药膏贴患处，三次即愈。又方：苎麻根(捣烂)三两，建猪脑子二个，乳香、没药各二钱，和匀敷之。(卷十一·疮疽杂症)

23.《 *外科大成* 》

醒肌膏：治肿毒恶疮，及风气肿疼，鹤膝风，冷湿痛腰痛脚气痛，妇人产后受风，经络冷痛。广胶(用葱姜取汁各一碗，浸胶过宿，文火煎胶化入)四两，硫黄(末)一两，草乌(末)一两，葱粉一两，姜粉一两，煎成膏。再加蟾酥一钱，麝香四分，乳香二钱，没药二钱。各末和匀，顿滚水内。刷绢帛上贴之。(卷四·不分部位小疵·无名肿毒)

24.《 *疡医大全* 》

《心法》曰：鹤膝风一名游膝风，又名鼓槌风。痢后得者为痢风。单生者轻，双生者最重，溃后如出白浆，浮皮肿痛仍前，不可用蚀药，只宜用芙蓉叶、菊花叶各五钱研末，大麦米饮拌匀贴之，亦可止痛，或豆腐渣蒸热捏作饼，贴之亦可，此证系外证中之败证，收功甚难。(卷二十五·腿膝部·鹤膝风门主论)

鹤膝风。无名异五钱，地骨皮三钱，乳香、没药各一钱五分，麝香一分，研匀，用车前草捣

汁，入老酒调敷之，五日愈。（卷二十五·腿膝部·鹤膝风门主方）

25.《万氏秘传外科心法》

十六味敷方：牛膝、车前、二花、益母草、大腹皮、龙胆草、灯心草、地骨皮、五加皮、牡丹皮、生姜皮、南星、当归头、香附、川乌、通草。诸药先捣烂，用好酒做成饼，厚铺纸上贴之。（卷之八·面图形十五症·鹤膝风）

26.《急救广生集》

鹤膝风：三阴之气不足，风邪乘之，两膝作痛，久则膝愈大而腿愈细，名曰鹤膝风，乃败症也。用肥皂（去子）一斤，腊糟四两，芒硝、五味子、砂糖各一两，姜汁半碗研匀，日日涂之，加火酒更妙。另用陈艾、菊花，作护膝缚，久自除患（《丁氏验方》）。（卷七·疡科·诸风）

27.《理瀹骈文》

鹤膝风症，膝头大腿细痛而无脓者，多乃足三阴亏损所致，古方用羌活、独活、玄参、生地、熟地、萆薢、天麻、当归、杜仲、防风、肉桂、牛膝之类可参入后敷药，麻油熬黄丹收贴，治鹤膝，白芷酒熬膏涂良或用甘遂、大戟蜜敷或用地骨皮、无名异、车前子、乳香、没药敷或首乌、侧柏叶敷或鳝鱼、酒糟同麝捣敷六七日作热效，或用灵仙一两、生姜汁、葱汁熬入牛胶化开黄丹收贴并治诸风，箭风鬼打（箭风俗名鬼箭打盖中暗风也），痨风天刑。（续增略言）

28.《良朋汇集经验神方》

治痛风方：历节风四肢疼痛，即用醋磨硫黄敷之。（卷之二·腰疼门）

29.《金匮启钥（妇科）》

治风历节痛不可忍，一方外治。天仙子、生川乌头、生附子各一两，上为细末，以酒煎成膏，摊于帛上，敷贴痛处，多年者，不过三上效。（卷二·瘛疭论·方）

【按语】

本病由肾阴亏损，寒湿侵于下肢、流注关节所致，大多由“历节风”发展而成。以益气养血，滋肾健脾养肝，祛邪通络为治疗原则。初期以祛邪通络为主，或温阳散寒通络，或清热解毒通络；久及脏腑者，当温补肾阳，或补益肝肾。本病常兼痰夹瘀，当根据损及脏腑、外邪性质、痰瘀程度进行辨证施治。在整个治疗过程中不忘扶正固本，必要时行外科治疗。小儿患者，治宜益气养血、补益肝肾。

古代穴位贴敷治疗本病，多贴于双侧膝眼即膝盖骨周围，取决于疼痛部位，贴敷多选择阿是穴。体现了“腧穴所在，主治所在”的治疗规律。选择膝眼穴，因其位置在髌韧带两侧凹陷处，功效为活血通络，疏利关节。主治各种原因引起的膝关节穴病，髌骨软化症，膝肿痛，脚气等。《圣惠方》曰：“治膝冷，疼痛不已。”

穴位贴敷治疗鹤膝风的用药种类丰富，共涉及一百多种中药。使用频率排在前五位的中药是乳香、没药、姜、麝香、南星。应用频率在21.33%，药物种类有活血化瘀药、解表药、开窍药、化痰止咳平喘药。乳香辛、苦，温，归心、肝、脾经，有活血定痛，消肿生肌之功。没药辛、苦，平。归心、肝、脾经，有散瘀定痛，消肿生肌之用。姜辛，微温。归肺、脾、胃经，有解表散寒，温中止呕，化痰止咳，解鱼蟹毒，调和阴阳之功。麝香辛，温，归心、脾经，有开窍醒神，活血通经，消肿止痛之用。南星苦、辛，温，有毒，归肺、肝、脾经，有燥湿化痰，祛风止痉，散结消肿之功。将古代文献中穴位贴敷治疗鹤膝风应用频次大于1的药物按出现频次进行统计，依据频次数递减排序，见表2-30。

鹤膝风患者在治疗后要注意休息，避免长时间站立或行走，以免对关节造成不必要的压力。同时，患者需避免剧烈运动和劳累，以免引起关节的再次受伤。饮食调理也是治疗后的重要环节。患者应保持均衡的饮食，多摄入富含维生素和矿物质的食物，如水果、蔬菜和豆类等，以促进关节的修复和康复。患者需避免食用辛辣食物和油腻食品，以免引发关节疼痛和炎症。

（三）项背痛

【概述】

项背痛常因长时间伏案工作或使用电脑等，感受风寒湿邪，导致项背部肌肉、肌腱、筋膜、韧带等软组织无菌性炎症的一种病证，表现疼痛、僵硬、活动受限、乏力等症状，严重影响患者的工作和生活质量。项背痛中医学认为多久经劳损，营卫不和、气血阻滞，复有外邪入侵，风寒湿相搏，痰阻经络而引起的本病。

本病属于中医学“肌痹”范畴，西医又称

表 2-30　古代穴位贴敷治疗鹤膝风用药规律

序号	中药	频次	频率
1	乳香、没药、姜	17	5.41%
2	麝香、南星	8	2.55%
3	肥皂、白芷	7	2.23%
4	牛膝、甘草、当归、大黄、川乌、草乌、苍术	6	1.91%
5	五味子、无名异、砂糖、羌活、地骨皮	5	1.59%
6	桃仁、芒硝、桂枝、附子、独活、葱、半夏	4	1.27%
7	玄参、松香、生地黄、山栀、肉桂、灵仙、姜黄、健猪脑、黄柏、红花、何首乌、芙蓉叶、防风、川芎、赤芍、陈皮、百草霜、白芥子	3	0.96%
8	紫荆皮、苎麻根、枳壳、血竭、续断、杏仁、香附、细辛、五加皮、蜈蚣、乌药、威灵仙、天花粉、苏木、熟地黄、蛇脱、轻粉、木香、萝卜子、硫黄、连翘、苦参、荆芥、藿香、黄芩、厚朴、骨碎补、高良姜、杜仲、丁香、丁皮、牡丹皮、大枫子、陈石灰、车前草、鳖甲、蓖麻子、贝母、白蔹、白及、艾绒	2	0.64%

项背肌筋膜炎。临床常见的颈部疼痛，并向枕、肩、臂部放散，检查可见颈部僵硬，颈部运动受限，多数患者颈后、肩胛骨内上角、肩胛区可有多处压痛，有时肩外展时疼痛加重。

【古代穴位贴敷文献】

1.《证类本草》

又方治项强身中急者。取活鼠破其腹去五脏，就热敷之，即差。（卷第二十二·下品·牡鼠）

2.《普济方》

以附子四枚，生用去皮切，以炼成猪脂一斤，以三年苦酒浸三宿，以脂膏煎三上三下，膏成欲敷时，以木匕摩之，或摊贴患处，日一易，亦疗卒中风口噤，颈项强。（卷三百九·折伤门·接骨手法）

3.《疑难急症简方》

颈项前后曰项，两侧曰颈（肿核证治）小蒜、吴茱萸（等分）捣敷即散。若项后结核，赤肿硬痛，生山药（去皮）、蓖麻子（去壳）二个，同研贴之。若颈项强硬，不得顾视，黑大豆（一升）蒸变色，囊裹枕之。（卷四·诸疔毒类分·瘤核腮颊）

4.《验方新编》

万应紫金膏：此膏能治百病，凡男妇大小瘰疬、痰疬、对口、发背、乳痈、鱼口、便毒、臁疮、热疖、手足腰背疼痛，闪挫伤损及一切无名肿毒，俱贴患处。沥青二斤半，威灵仙二两，蓖麻子（去壳，研）一百粒，木鳖子（去壳，研烂）二十八个，乳香（笋箬炙，为末）一两，没药（为末）一两，黄蜡二两，生姜（捣汁一碗）一斤。（卷十一·痈毒杂治·痈毒诸方）

5.《急救广生集》

熨背法（治胸背疼痛而闷，因风寒湿而起者）：肉桂心、附子、羌活、乌头、细辛、川椒各一钱五分，川芎一钱，共为细末，以帛包之，微火炙令暖，以熨背上。取瘥止。（卷三·急症·中湿）

【按语】

本病治疗可通过推拿舒筋通络，改善局部血液循环及组织营养，促进病变肌肉及韧带的修复，解除粘连而使功能恢复，调整全身气血状态使之畅通，可以有效舒缓颈部和上背部的肌肉疼痛和僵硬感。也可用穴位贴敷和中药熏洗疗法，用中药的渗透作用，以达到解肌除痹，活利关节，内外兼治作用。

项背痛属于中医痹证，其导致背部督脉和足太阳膀胱经气血运行不畅，经脉受阻。古代穴位贴敷部位一般选择颈项疼痛部位即阿是穴。古代穴位贴敷治疗项背痛药物选择上，常用温里药如附子、吴茱萸；补虚药如山药；活血化瘀药如乳香、没药、川芎；解表药如细辛、羌活；祛风湿药如威灵仙、沥青。诸药合用以祛风除湿、温经通络、活血止痛、软坚透骨等作用。

其病根本目的不是止痛，治痛才是关键，治痛必求于本。疼痛不论外感、内伤，一切都归咎于气血不利，脉络失和。只有通过精准辨证论治，才能药到病除。

（四）腰痛

【概述】

腰痛，是指因外感、内伤或闪挫导致腰部气血运行不畅，脉络绌急或失于濡养引起以腰部一侧或两侧或正中发生疼痛为主要症状的一种病证，亦可兼见其他诸多部位不适，以胸部、背部、胁部、腹部、脊部、尻、股、小腿及脚部兼见不适为常见。

腰痛病位在腰，与肾脏及足太阳、足少阴、任、冲、督、带等经脉密切相关，初发多属实证，可因感受寒湿、湿热等外邪以及跌仆外伤等引起，病久多以肾虚最为常见。无论外感内伤，总以肾虚为本，跌仆闪挫或寒湿、湿热之邪为其诱因。

西医学对腰痛的定义腰痛是指因先天性疾病、急慢性软组织损伤、急慢性炎症、退变性疾病、肿瘤侵犯、代谢障碍等原因和原因尚未完全明了的疾病如强直性脊柱炎等引起的以腰部疼痛为主要症状的疾病。

【古代穴位贴敷文献】

1.《证类本草》

子，治风毒肿及麻痹，醋研敷之。扑损瘀血，腰痛肾冷，和生姜研，微暖，涂贴。心痛，酒、醋服之。（卷第二十七・芥）

2.《仁斋直指方论（附补遗）》

秘授仙方万应膏药：治一切肿毒，未溃贴之则消，已溃贴则去腐生肌，并治杨梅痈漏、恶疮、风气骨节疼痛、痞气积块、挫闪腰痛，一切诸证，贴之神效。羌活一两，巴豆二两，木鳖子二两，川乌、皂角刺、穿山甲、白芷、蝉蜕、杜仲、赤芍药、金线重楼、五倍子、独脚莲、雷藤、连翘、血余、白及、降香、白蔹、紫荆皮、藁本、黄连、石羊角、广藤、川芎、僵蚕各一两，蓖麻子二两五钱，防风二两，蜈蚣七条，草乌二两，当归一两五钱，蛇蜕、叶下红、三白草、八角风、苦参、知母、何首乌、大风藤、小风藤、海风藤、寻风藤、七叶黄荆、松节、金银花、车前草、槐角、丹参、斑蝥、青木香、玄参、牛膝、地榆、威灵仙、生地、薄荷、苍术、五灵脂、天花粉、南星（生者，一个佳）、细辛、虾蟆一只，桔梗、山栀、荆芥、黑丑、花蛇、大枫子、乌药、小茴、节骨草、两头尖、黄柏、乌梢蛇、槐嫩枝、桃嫩枝、柳嫩枝、榆嫩枝、椿嫩枝各五两。上件七十九味咀片末，用真香油十斤和药，浸七日，下锅熬，待药滓成炭，血余无形，方可滤去药滓，再熬，滴水成珠，再将黄丹徐徐入内收为膏，再入后项药。（卷之二十二・痈疽・附诸方）

3.《御药院方》

代灸膏：大附子（炮）、木香、吴茱萸（炒）、马蔺子、桂、蛇床子各等分。上为细末，每用药半匙，白面半匙，以生姜汁同煎成膏，以方元三寸纸花子上摊，贴在脐下，油子隔之，绵衣裹，自晚至明，一敷胜百壮，如腰痛腰上贴子。（卷八・治杂病门・柏叶散）

4.《普济方》

如腰痛不起者甚效。神应膏药治贴腰痛。川乌、马蔺子、官桂、干姜、杜仲、木鳖子（去壳，丝油另研）五钱，没药（另研）五钱，乳香（另研）三钱，补骨脂（炒）五钱，上细末，醋糊调药末。敷贴腰上。穿山甲（火煅）一钱，花锡（研末）一钱，水银一钱，乳香一钱，蓖麻子七枚，麝香少许，上各研为细末。用树浆，合成小铜钱大，贴之。治气滞腰痛。（卷一百五十四・身体门・腰痛）

5.《验方新编》

银黝膏：治瘰疬及一切无名肿毒，无论已破未破，并治腰痛，俱极神效。先用真麻油一斤，慢火熬开，再下银黝四两，用桑枝不住搅动，俟青烟起时再下黄丹五两，熬至滴水成珠，放水中一二月拔去火气，随症用布摊贴。（卷十一・阴疽诸症・瘰疬）

6.《外治寿世方》

芸薹子用米醋研，涂敷痛处。又以黄狗皮裹腰痛处，取暖彻即定。又贴腰膏。用生姜一斤，取自然汁四两，水胶一两，同煎成膏。厚纸摊贴腰眼，甚效。又菊花、芫花、羊踯躅各二升，以醋拌令湿润，分为两剂，内二布囊中，蒸之如炊一斗米许，顷适寒温，隔衣熨之，冷即易。熨痛处即瘥。又黑大豆一大碗，一方作大豆六升，水拌令湿，炒热以布裹，隔一重衣，熨痛处，令暖气彻，冷即易之。（卷三·腰·腰痛）

7.《经验丹方汇编》

闪跌殴打腰痛腰闪作痛，及手足伤损不出血，但有青紫内伤者。先以葱白捣烂炒热，将痛处擦遍，随以生大黄研末，姜汁调敷，尽量饮以好酒，即三月、半年不愈者，皆神效。

8.《伤寒论纲目》

腰痛伤寒汗吐下后，体虚，元脏积冷，气刺腰痛，难于转动，杜仲酒，外贴蚕蛾膏。（卷十六·伤寒后症·附王肯堂补遗瘥后十四症）

9.《医学正传》

摩腰丹治老人腰痛，及妇人白带。附子尖、乌头尖、天南星各一钱半，朱砂、樟脑、丁香各一钱半，干姜一钱，麝香三分，雄黄钱半，为末，炼蜜丸，如圆眼大，临用以生姜汁化开，如厚糊样，火上烘热，抹掌上，擦腰中，候药尽，贴腰上，即烘棉衣缚之。俟腰热如火，隔二日用一丸。

10.《医学纲目》

皂角膏治诸腰痛脚痛。用皂角一片，去皮弦，捣碎，好酒二大碗，熬去一半，滤去渣，再用前汁入磁瓶内熬为膏子，随痛处贴之。

11.《家用良方》

腰痛奇方：松树毛和酒糟打碎，加醋炒敷一夜，即好。或刀豆壳烧灰研末，冲酒服。腰痛不止：丝瓜子仁炒焦，擂酒服。以渣敷之。或丝瓜根烧存性，研末，每服二钱，温酒下。（卷一·治身体各症）

12.《证治准绳·伤寒》

伤寒发汗吐下后，体虚元脏积冷气，刺腰痛转动艰难。原蚕蛾半斤，糯米半升，上二味同炒，令米色焦，然后捣罗为末，每用半两以米醋调，如稀糊入铫子内煎，搅令稠，乘热摊于蜡纸上，贴痛处以帛缠缚冷即易之。（卷七·瘥后诸病）

13.《儿科要略》

痘出胸腰疼痛，叫唤不宁者，宜用豆豉三两，胡椒一钱，共捣烂，又将生姜四两捣汁调匀，炒温敷痛处，以定其痛势。至腰痛时，腰下见紫黑成片如蚕啮者，为肾坏不治之绝症。（疹痘论治·痘证概要）

14.《理瀹骈文》

妇人白带久不止。白带清冷稠黏，或多悲不乐，腰痛脐下痛，或脐下冷属寒湿者，膏贴脐上并对脐，或兼两腰，再用苍术、半夏、附子、干姜、官桂、灶心土、陈壁土、贯众、鸡冠花，炒熨并缚脐，或用本草治虚寒带下方，蛇床子、诃子肉、五味子、山萸肉、杜仲、续断，子宫冷属寒湿者膏贴脐下，或用蛇床子煎汤洗后贴文中有方。（存济堂药局修合施送方并加药法·散阴膏）

糯米膏用川乌、草乌、军姜、肉桂、胡葱、同糯米饭捣膏贴治风痛。又糯米一斤，皂角切碎半斤，铜钱一百个，同炒至焦黑，去铜钱共研末，酒调如膏涂治筋断骨折效，小金丹用糯米丸，痘科用糯米饼均见前腰痛，用热糯米饭作大饼贴布拴之，如熬麦粉。（续增略言）

15.《急救广生集》

卒然腰痛：黑豆六升，水拌湿，炒热，布裹熨之，冷即易（《延年秘菉》）。虚寒腰痛：乌头、附子尖、天南星各二钱五分，雄黄、樟脑、丁香各一钱五分，朱砂、干姜各一钱，麝香五厘，共为末，姜汁调，烘热摩腹上。（卷二·杂症·腰脚软痛）

16.《疡医大全》

摩腰紫金丹（活人录）风寒湿三气而兼痰饮，留滞于经络血脉中，闭塞不通而痛，并治腰痛。附子尖、乌头尖、天南星各二钱五分，雄黄、樟脑、丁香各一钱五分，吴茱萸、肉桂、朱砂、干姜各一钱，麝香二分，蜜熬葱汁和丸如鸡头子大。每丸以姜汁化开，敷涂患处上，贴万灵膏或蠲痛膏。（卷二十九·癞癣部·湿痰流注门主方）

17.《文堂集验方》

〔闪痛〕凡闪挫打伤腰胁痛，或不出血，皮肉青紫色者，先用葱白炒热，捣烂罨伤处擦遍，再用生大黄（研末），以生姜汁调敷。（卷一·心腹痛）

【按语】

腰痛的主要病机不外乎风、寒、湿阻滞经脉，引起气血运行受阻，或因外伤损伤经脉，气血运行障碍所致，所谓“不通则痛”；或先天禀赋不足、年老肾衰、久病、房劳伤肾引起肾气不足，经脉失养所致，所谓“不荣则痛”。

本病治疗采用穴位贴敷法多贴于腰部穴位，如肾俞、大肠俞、命门、腰阳关等，或者疼痛患处。因腰痛多为肾府受邪导致肌肉拘急，筋骨关节不利，故取肾俞，体现了“腧穴所在，主治所在”的治疗规律。又因腰痛多为寒凉引起，故选取腰阳关穴，此穴具有壮腰补肾，祛寒除湿，舒筋活络的功效，主治腰骶疼痛、下肢痿痹等疾病。

穴位贴敷治疗腰痛的用药种类丰富，共涉及一百多种中药。使用频率排在前四位的中药是生姜、干姜、附子、天南星，应用频率在24.09%，药物种类有解表药、温里药、化痰止咳平喘药。生姜辛，微温。归肺、脾、胃经，有解表散寒，温中止呕，化痰止咳，解鱼蟹毒，调和阴阳之功。干姜辛，热，归脾、胃、肾、心、肺经，有温中散寒，回阳通脉，温肺化饮之功。附子辛、甘，大热，有毒。归心、肾、脾经，有回阳救逆，补火助阳，散寒止痛之功。天南星苦、辛，温，毒，有归肺、肝、脾经，有燥湿化痰，祛风止痉，散结消肿之功。将古代文献中穴位贴敷治疗腰痛应用频次大于1的药物按出现频次进行统计，依据频次数递减排序，见表2–31。

腰痛注意事项：①注意坐姿。尽量选择合适身高的椅子，并保持良好的脊柱生理曲度，避免长时间坐沙发、小矮凳等。②避免久坐。一般30min左右就要起来休息一下，放松紧张的肌肉，伸伸懒腰、弯弯腰部，2～3min即可。③睡硬床。床上铺硬度合适的垫子，睡眠时脊柱也可以保持一个良好的曲度，让腰部在睡眠时得到放松。太软的床会使腰背部的肌肉处于拉长、紧张的状态，得不到休息，睡醒后反而觉得腰酸背痛。④避免腰背部受凉、受潮。⑤平时搬东西时注意做好准备。不要突然使力搬重物，先适当下蹲再搬东西，可以减少腰部的负荷。

（五）腹痈

【概述】

腹痈，中医病名，出自《保婴撮要》卷十三，即腹皮痈，是指由膏粱厚味，火毒郁结所致，生于腹部皮里膜外的痈病类疾病。又名腹痈、肚痈。古人因发病部位不同，又有幽痈，生脐上七寸，形如鹅子，痛引两胁；赭痈，又作哧痈，生脐上四寸，一名胃疽，微肿不赤，内坚如石，先寒后热，走痛引脐，欲吐不吐，甚则咳嗽脓痰；冲疽，生脐上二寸，由心火炽盛，流入肾经；脐痈，生于脐；小腹疽，一名小腹痈，生于脐下，由七情火郁而成；缓疽，生小腹之侧，坚硬如石，数月不溃，寒热食少，肌体羸，由脾经积滞而成。

本病相当于西医学所说腹壁的化脓性感染。

【古代穴位贴敷文献】

1.《外科大成》

黄犬下颏方治肚痈，小腹痈，及腿内贴骨痈，神效，然而亦治发背，大抵此方治下部痈疽，更效。黄狗下颏（连舌连皮毛劈下，入罐内，盐泥封固，铁盏封口，煅一炷香，觉烟清即止。取出，色黑如炭为度，全要存性，若带白色，其性已过，则无用矣，用时研极细末，宜于屠家取

表2–31　古代穴位贴敷治疗腰痛用药规律

序　号	中　药	频　次	频　率
1	生姜	6	7.23%
2	干姜、附子	5	6.02%
3	天南星	4	4.82%
4	肉桂、川乌、乌头、朱砂、樟脑、丁香、雄黄、皂角、酒糟	3	3.61%
5	木香、吴茱萸、马蔺子、蛇床子、官桂、杜仲、木鳖子、乳香、穿山甲、蓖麻子、麝香、大黄、蚕蛾、糯米、豆豉、胡椒、苍术、草乌	2	2.41%

已杀者制用。若生取特杀，则反招不祥。慎之戒之），豆粉（俗名水寒豆，又名小寒豆，生用为末），白蔹，上三味，各为末，等分和匀。每服以五钱为率，黄酒空心调服。外以此药用香油调敷患处，其验，以服药后。出臭汗及熟睡为准。［卷二·分治部上（痈疽）·股部·股部主治方］

2.《理瀹骈文》

金仙膏：本古开郁消积，和中诸方而推广之，能祛风寒，化湿热，并行气血痰食，凡咳嗽哮喘，恶心嘈杂，嗳气吞酸，呕吐噎膈，痞块积聚肿胀，黄疸疟疾，水泻痢疾淋症，疝气脚气一切。利肺平肝，调胃健脾皆炒，并治心腹胁肋诸痛，周身走注气痛，乳块、腹痈、肿毒初起皆可消散，寻常饮食不甘，以此宽胸进餐胜服神曲、槟榔，之属治症甚多不能尽述。衰年小儿俱可贴，妇人兼有解郁调经之功，跌打损伤行瘀止痛亦效，此方具理气理血升降之用，孕妇忌贴前，有安胎诸膏最稳。苍术五两，上白术四两，羌活、川乌、姜黄、生半夏（姜制）、乌药、川芎、青皮、生大黄各三两，生香附、炒香附、生灵脂、炒灵脂、生延胡、炒延胡、枳实、黄连、姜制厚朴、当归、灵仙、黑丑头（半生半炒）、巴仁各二两，枯黄芩、黄柏、生蒲黄、黑山栀、川郁金、莪术、三棱、槟榔、陈皮、山楂、麦芽、神曲、南星、白丑头、苦葶苈、苏梗、藿梗、南薄荷、草乌、独活、柴胡、前胡、细辛、白芷、荆芥穗、防风、连翘、干葛、苦桔梗、知母、大贝母、甘遂、大戟、芫花、防己、栝蒌仁、腹皮、天花粉、赤芍、白芍、枳壳、茵陈、川楝子、木通、泽泻、车前子、猪苓、宣木瓜、皂角、苦杏仁、桃仁、苏子、益智仁、良姜、草果、吴萸、红花、木鳖仁、蓖麻仁、僵蚕、全蝎、蜈蚣、蝉蜕、生山甲、生甘草各一两，发团二两，飞滑石四两，生姜、葱白、韭白、薤白、大蒜头、红凤仙、白凤仙（全）、槐枝、柳枝、桑枝各一斤，凤仙干者或用四两，榆枝、桃枝各八两，俱连叶，石菖蒲、莱菔子、干姜各二两，陈佛手干、小茴、艾各一两，两药共用油四十斤，分熬丹收，再入净松香、生石膏各四两，陈壁土、明矾各二两，雄黄、轻粉、砂仁、白芥子、川椒、广木香、檀香、官桂、制乳香、制没药各一两，牛胶四两酒蒸化，如前下法，或加苏合油临用加沉麝。（续增略言）

3.《医镜》

腹痈、肠痈，以出过蚕蛾茧子，烧灰，每灰多少，配大黄多少，穿山甲、牙皂多少，共为末，酒调下三钱，脓血皆从大便出。其未成脓者服之，其毒化为黄水泻下。兼治痰饮停饮、肚腹臌胀。太乙膏方，玄参、白芷、当归、赤芍药、肉桂、大黄、生地各一两，为粗末，用麻油二斤，浸十日，入铜锅中，煎至焦黑去渣，再熬，滴水不化为度，入黄丹一斤，再炼成膏，收贮器中。此药可贴可服，兼治妇人月水不通。（卷之三·疮疡）

4.《外科备要》

脐痈：生于脐中，属任脉经神阙穴，此穴禁针。由心经火毒流入大肠、小肠所致。初起肿大如瓜，高突若铃，无红无热，最宜隔蒜灸之。初服仙方活命饮加升麻消之（天），便结实者，内疏黄连汤通利之（天），外敷冲和膏（巨）。脓势将成及已溃，内外治法，同中脘疽。溃出稠脓者顺，时出污水臭秽者逆。

腹皮痈：生腹之左右，皮里膜外。初则隐疼日久，后发痈肿于皮外，右关脉见沉数，而腹痛甚者，是其候也。由膏粱火郁而成。初起，脉症俱实者，服双解贵金丸（地）下之，虚弱者减半用之，不应再服半剂。外敷二味拔毒散（巨）。凡下之后，腹痛不止，脓将成也，急服托里透脓汤（霜）。溃后治法大略相同，总不可过用克伐之剂。若希图消散，过伤胃气则肿不能溃，溃不能敛，立见危亡矣。

中脘疽：一名胃疽，发于心胸之下，脐上四寸任脉经中脘穴。隐痛日久，向外生疽，坚硬漫肿，皮色无红无热，由过食炙煿以致胃蕴火毒而成。如人迎脉盛是毒气攻里，作呕不食、咳嗽脓痰者逆。初宜服仙方活命饮（天），若色紫坚硬，宜服山甲内消散（来），外敷二味拔毒散（巨）。（卷一证治·腹部）

5.《外集》

云母膏：川椒、白芷、赤芍、肉桂、当归、菖蒲、黄芪、白及、川芎、木香、龙胆草、白蔹、防风、厚朴、桔梗、柴胡、人参、苍术、黄芩，附子、茯苓、良姜、百合皮、松脂各五钱，甘草、柏叶、桑白皮、槐枝、柳枝、陈皮各二两，用清油四十两，浸封七日，文武火煎，以柳木不住手搅，候匝沸乃下火，沸定又上火，如此者三次，以药枯黑滤去渣再熬，入黄丹二十两，没药、盐花、血竭、麝香、乳香各末五钱，云母、硝石各末四两，以槐枝不住手搅，滴水成珠，不软不硬为度，瓷器收贮，候温将水银二两以绢包定，以手细弹，铺在膏上，名养膏母。发颐、发鬓、发眉、发耳、脐痈、牙痈、牙疼、瘤赘，及一切疮疖肿毒，并外贴即时毒消痛止而愈，甚者内服。（卷七・妇人小儿外科用药赋）

6.《太平圣惠方》

治缓疽。初结。微肿痛。涂贴莽草散方。莽草一两，皂荚（去黑皮及子）两挺，、鹿角屑一两，白及一两，白蔹一两，半夏一两，天南星一两，附子（生用，去皮脐）一两，蛇蜕皮一条，上件药，捣细罗为散，用醋面糊调为膏，涂贴于肿处，干即再上，以肿散为度。

治风毒气留滞，营卫不通，欲结为缓疽，熁之，令内消。宜贴木香散方。木香一两半，桂心一两，白蔹（生用）一两半，赤小豆一合，莽草一两半，附子（去皮脐）一两，半夏一两半，羊桃根（锉）二两。上件药，捣细罗为散，以酽浆水，旋调稀稠得所，故涂软布及生薄绢上，贴之，干即易之，以肿消为度。

治缓疽肿痛，肉坚厚如牛领皮，下针烙干，即用干姜纴之，缘疽气沉涩。干姜味辛，辛能散气消痛，又善引脓化恶肉，可以绵裹姜末，深纴疮中，日三两遍换，以肿退为度，蚀去疮中恶肉。

茹散方。茹三分，藜芦（去芦头）半两，真珠末半两，硫黄（细锉研）半两，雄黄（细研）半两，白矾（烧令汁尽）半两，干姜（生用）半两，麝香（细研）一分。上件药，捣细罗为散，都研令匀，疮上如恶肉较深，可以绵裹纳疮中，候恶肉出尽，即贴生肌膏，取瘥为度。

治缓疽。黄柏膏方。黄柏（半锉）一两，桐叶（半切）一两，龙骨一两，黄连（去须）一两半，败龟（烧灰细研）三两，白矾（烧令汁尽细研）半两，天灵盖（烧灰细研）三两，乱发（烧灰细研）拳许大，麝香（细研）一分，上件药，以猪脂二斤，煎前四味十余沸，布滤去滓，拭铛令净，却入铛中，再煎入后五味，搅令匀，收于不津器中，每用，故帛上匀摊贴之。

治缓疽恶疮，蚀恶肉。飞黄散方。丹砂、磁石、曾青、白石英、云母、雄黄、雌黄、钟乳、石膏、矾石以上各一两，上件药，并各捣罗为末，先用一瓦盆，可阔一尺以下者，以丹砂著在盆内南方。磁石在北，曾青在东，白石英在西，其中央先下云母。次下雌黄雄黄，次下钟乳石膏矾石，覆上后，别以一盆盖之，用羊毛和泥固济。候干，安灶上，以陈苇火烧之一日，待冷开取，飞在盆上者，将用敷疮。（卷第六十二・治缓疽诸方）

7.《圣济总录》

治缓疽初结，微肿疼痛。涂贴莽草散方，莽草、鹿角屑、白蔹、白及、半夏、天南星、附子（生，去皮脐）各一两，蛇蜕皮（炙）一条，皂荚（去黑皮及子）两梃，上九味，捣罗为散，用醋面薄糊调为膏，涂贴肿处，干即再上，以肿散为度。

治缓疽。蛇床散方：蛇床子（末）、杏仁（汤浸，去皮尖，双仁研细入）、黄连（去须，捣末）、乳香（细研）各半两、盐（研）一分，蔓荆根（切烂研）三两，上六味，以蔓荆根和药末，细研令匀，涂敷肿上，干即易之。

治缓疽。黄芪散方：黄芪二两，上一味细锉，捣罗为散，敷疮上，日一度。又方，漆头茹二两，上一味，捣罗为散，敷疮上，日二度。（卷第一百二十九・缓疽）

8.《普济方》

木香散（出圣惠方）治风毒气留滞，荣卫不通，欲结为缓疽，之令内消贴。木香一两半，桂心二两，白蔹一两半，赤小豆一合，莽草一两半，附子（去皮脐）一两，半夏一两半，羊桃根二两。上为细散，以酸浆水旋调，稀稠得所，涂故软布及生布绢上，贴之。干即易也，以肿消为度。（卷二百八十七・痈疽门・缓疽）

9.《疑难急症简方》

善恶诸疮《名医》、无药可治者，惟赤小豆皆能治。有僧发背，状如烂瓜，周邻家乳婢，腹疽作，用之皆如神。其法：细末，水调敷疮，及四旁赤肿，药燥药落，再敷。（卷四・外科・统治一切疮毒等症）

【按语】

中医学认为腹痈初起宜清热消肿，通里排毒；若肿势已成，化脓明显者，宜托里透脓，移深就浅，祛脓毒外出；若溃后脓毒已泄，毒势已衰，气血相应受损者，治宜扶正祛邪，去腐生新为常法；若失治或误治后，脓毒内侵透膜者，乃是极危重证，切不可小视，拖延时间，急宜中、西医配合治疗，以抢救患者的生命。出现脓毒透膜的患者，一般预后多差，部分患者若经中、西医抢救及时，亦可痊愈。

古代穴位贴敷治疗本病多在腹部局部取穴，因本病主要发于腹部，故局部贴敷可以体现出，“腧穴所在，主治所在”的治疗规律，且腹部为脏腑所在，故在此贴敷使药物直接作用于病所，有助于调理脏腑功能。

穴位贴敷治疗腹痈的用药种类丰富，共涉及一百多种中药。使用频率排在前七位的中药是白蔹、雄黄、白芷、赤芍、附子、半夏、黄连，应用频率在28.7%，药物种类有清热解毒药、攻毒杀虫止痒药、解表药、清热凉血药、温里药、化痰止咳平喘药、清热燥湿药。白蔹苦，微寒，归心、胃经，有清热解毒，消痈散结，敛疮生肌之功。雄黄辛，温，有毒，归肝、大肠经，有解毒杀虫，燥湿祛痰，截疟之功。白芷辛，温，归肺、胃、大肠经，有解表散寒，祛风止痛，宣通鼻窍，燥湿止带，消肿排脓之功。赤芍苦、微寒，归肝经，有清热凉血，散瘀止痛之功。附子辛、甘，大热，有毒，归心、肾、脾经，有回阳救逆，补火助阳，散寒止痛之功。半夏辛，温，有毒，归脾、胃、肺经，有燥湿化痰，降逆止呕，消痞散结之功。黄连苦，寒，归心、脾、胃、肝、胆、大肠经，清热燥湿，泻火解毒。将古代文献中穴位贴敷治疗腹痈应用频次大于1的药物按出现频次进行统计，依据频次数递减排序，见表2–32。

腹痈之后一定要注意调整饮食方面，尽量少吃一些辛辣、刺激性的食物，同时要注意避免喝烈性的酒。这是因为辛辣之品可损伤脾胃，可导致肠胃积湿生热而诱发或是加重本病的病情。患者还应注意多吃一些新鲜的蔬菜和水果，注意保持大便的通畅。

（六）肠痈

【概述】

肠痈，疾病名，痈疽之发肠部者，出自《素问·厥论》。汉代张仲景《金匮要略》认为肠痈乃“腹内有痈脓”，并详载其临床表现为“肠痈者，少腹肿痞，按之即痛，如淋，小便自调，时时发热，自汗出，复恶寒”。后世医家多承其言，及至宋元以后，随着对本病认识的不断深入，诸医家于前人基础上，又将肠痈之名根据病位不同，进一步分为大、小肠痈及盘肠痈3类。

肠痈为外科常见急腹症，属急腹症范畴。多因饮食失节，暴怒忧思，跌仆奔走，使肠胃部运化功能失职，湿热邪毒内壅于肠而发。本病以持续伴有阵发性加剧的右下腹痛、肌紧张、反跳痛为特征，可发于任何年龄，多见于青壮年，男性多于女性，发病率居外科急腹症的首位。

西医本病是指发生于肠腑的痈，其泛指来源于肠道的脓毒性疾病，属内痈范畴，归属于急性阑尾炎、阑尾脓肿、腹部脓疡、腹膜炎、盆腔脓肿等多种疾病范畴。

表2–32　古代穴位贴敷治疗腹痈用药规律

序号	中药	频次	频率
1	白蔹、雄黄	5	4.81%
2	白芷、赤芍、附子、半夏、黄连	4	3.85%
3	大黄、当归、防风、菖蒲、白及、木香、莽草、黄柏	3	2.88%
4	肉桂、独活、黄芪、川椒、川芎、厚朴、桔梗、柴胡、苍术、黄芩、良姜、甘草、陈皮、皂荚、鹿角屑、藜芦、白矾、干姜、桐叶、龙骨、乳香、丹砂、石膏、败龟板、赤小豆	2	1.92%

【古代穴位贴敷文献】

1.《本草纲目》

痈疽托里，治痈疽发背，肠痈奶痈，无名肿毒，焮痛寒热，状类伤寒，不问老幼虚实服之，未成者内消，已成者即溃：忍冬叶、黄芪各五两，当归一两，甘草八钱。为细末。每服二钱，酒一盏半，煎一盏，随病上下服，日再服，以渣敷之。（草部第十八卷·草之七·忍冬）

2.《普济方》

当归，附子（去皮脐，生用）、防风、川芎、升麻、槐子、细辛（去苗）、侧柏叶、桃仁（汤浸，去皮尖，双仁）、甘草、杏仁（汤浸，去皮尖、双仁）、桑根白皮、白及、黄芪、白僵蚕各一分，垂柳一握，黄丹七两，雄黄半两，朱砂（细研）一分，硫黄（细研）一分，麝香（细研）一钱，白芷一分，没药一分，麒麟竭（细研）一分，龙脑（细研）一分，黄蜡（切碎）四两，油一斤半，上除研药并丹外细锉，先熬油沸下锉药，煎候白芷黄赤色，以绵滤过，拭铛令净，再煎下丹，以柳木锌搅，候变黑色，即下蜡熔尽，滴于水中为珠不散，即次下诸药末搅匀，以瓷盒盛，如发背疮、热酒调一钱服。并外贴之。瘰疬见骨贴之。疽疮、风肿、疥癣、肠痈、乳痈、发鬓发、牙痈、发脑、肾痈、马坠搕破骨损贴之。（卷三百十四·膏药门）

黑虎膏治肠痈、乳痈、骨疽者。每服十五丸，如梧桐子大，甘草汤或漏芦汤下，外贴患处，眼目赤疼痛肿者，以茶清或山栀子煎汤下，仍贴两太阳穴，妇人胎衣不下，瘀血冲心，童子小便下，月候不通。红花汤下：槐条、柳条各七十茎，每长七寸半，巴豆（去皮）八十枚，当归二钱，木鳖子仁五枚，白芷三钱，自然铜（为末）少许，小油一斤一两，黄丹八两，上先将小油锅内煎沸，下前药煎黄色，滤去滓，入丹熬成膏。（卷三百十五·膏药门·内外诸疾方）

3.《医方选要》

神效托里散治痈疽、发背、肠痈、奶痈、无名肿毒，焮作疼痛，憎寒发热。不同老幼虚人并治。忍冬叶（去梗）、黄芪各三钱，当归七分半，甘草（炙五分），上为粗末，作一服，用酒二盏，煎至一盏，随病上下，食前服，服后留柤外敷。（卷之九·痈疽疮疖门）

4.《行军方便便方》

治肠痈腹痛，用马蹄灰和鸡子白调涂，即拔毒出而愈（食物本草）。（卷中·愈疾）

5.《文堂集验方》

盘肠吊痛：忽然腹中吊痛之甚，用葱一大握，捣烂煎汤，手巾蘸洗儿腹，再以葱白炒热捣贴脐上，良久尿出痛止，如先恶寒小腹痛甚，皮急一脚不能举行者，又须以肠痈治之。用苍耳子二钱，杏仁、薄荷、栝蒌各一钱，甘草五分，水酒各半煎服，渣敷脐上，二服见效。（卷三·儿科）

6.《外集》

神效栝蒌汤，疽生胁下。栝蒌一个，当归、甘草各五钱，没药、乳香各一钱，水、酒各半煎服。治乳痈、肠痈一切痈疽，初起者消，已成者溃，及溃后余毒，老幼皆宜。其渣又可外敷。（卷七·妇人小儿外科用药赋）

7.《村居救急方》

又方苎麻根数两、健猪脑子二个同捣烂，又入乳香、没药各二钱和匀敷之肠痈。（村居救急方卷六·外科）

8.《家用良方》

肠痈凡肠疽、痈疽、发背、乳痈及一切肿毒，或焮痛憎寒壮热者。金银花二钱，黄芪二钱，当归二钱，生甘草二钱。绍酒一盅，水一盅，分病上下，食前食后服之。少顷，再服一剂。渣滓敷患处，老少虚实皆可服。（卷五·治外科各症并跌打损伤）

9.《洞天奥旨》

金银花酒世传。治一切恶疮痈疽，不问发在何处，或肺痈、肠痈，初起便服之，奇效。金银花五两，甘草一两，水二碗，煎一碗，再入酒一碗，略煎，分三服，一日一夜服尽。重者，日二剂。服至大小肠通利，则药力到，外以鲜者捣烂，酒调敷患处，弥佳。（卷十四·奇方上·疮疡肿溃诸方）

10.《理瀹骈文》

按心、肝、肺、脾、肾、胃、大小肠、三焦皆有生痈之症，名为内痈。初起嚼黄豆试之，不腥者是用五神膏即杏仁一两，玄参五钱，蛇蜕、蜂房、乱发各二钱，半油丹熬者或加大黄，皂刺贴脐取泻肠痈，六一散敷缩脚肠痈，梅花点舌丹

敷脐痈，平胃散加黄连敷胃痈，吐尽脓血自愈不必治，肝痈照肠痈治。（续增略言）

11.《古今医案按》

江汝洁治一男子病小肠痈。初起左小腹近胁下，一块如掌大，甚疼，江以蜂蜜调大黄末敷于痛处，再以生姜一大块，切片置于大黄之上，以火熨之四五度，逾半月而块自消。（卷十·外科·肠痈）

【按语】

肠痈，作为典型的内痈之一，首见于《素问·厥论》。对于此病病因病机，素体胃肠虚弱或有湿热内蕴，加之饮食不节、劳伤过度、外邪侵袭、情志内伤、妇人胎产、虫积肠道等因素，损伤肠胃功能，影响传导运化，导致气滞血瘀、湿阻热壅、腐蒸气血、蓄结而成肠痈。正虚邪实相互影响，内外相合，综合致病，总与肠道气滞、血瘀、湿阻、热壅有关。

古代穴位贴敷在治疗腹痈以局部选穴为主，因本病发生于腹部，故局部贴敷可以使药物直达病所，便于对症治疗利于药物吸收。穴位贴敷治疗肠痈的用药种类丰富，共涉及几十余种中药。使用频率排在前三位的中药是甘草、当归、黄芪，应用频率在45.95%，药物种类有补气药、补血药等。甘草甘、平，归心、肺、脾、胃经，有补脾益气，清热解毒，祛痰止咳，缓急止痛，调和诸药之用。当归甘、辛，温，归肝、心、脾经，有补血活血，调经止痛，润肠通便之用。黄芪甘，微温，归脾、肺经，有补气升阳，益卫固表，利水消肿，生津养血，行滞通痹，托毒排脓，敛疮生肌之功。将古代文献中穴位贴敷治疗肠痈应用频次大于1的药物按出现频次进行统计，依据频次数递减排序，见表2-33。

重视外治法治疗肠痈，在治疗同时常外敷阑尾点，根据肠痈证型的不同，辨证选药选方也成为治疗的关键所在，我们要根据证型选方用药才能让贴敷的效果达到最好，注重组方药对配伍等是历来临床关注的要点，临证时不能拘泥于本本框框的规定，需从现实出发，结合患者个体化的情况而拟定处方，特别是中药的剂量。

（七）瘰疬

【概述】

瘰疬俗称“老鼠疮”，是一种生于颈项及耳前、耳后的单侧或双侧的一种化脓性外科疾病，有的甚至缠绕颈项，可延至锁骨上窝、胸部和腋下等，因其结核成串，累累如贯珠状，故名瘰疬。本病常因情志不畅，肝气郁结，以致脾失健运，痰湿内生，结于颈项而成。日久痰湿化热，或肝郁化火，热胜肉腐成脓，或脓水淋漓，耗伤气血，渐成虚损。亦可因肺肾阴亏，以致阴亏火旺，灼津为痰，痰火凝结，结聚成核。急性多因外感风热、内蕴痰毒而发；慢性多因气郁、虚伤而发。患者常愤怒忿郁，谋虑不遂，精神颓靡。

中医对瘰疬的认识源远流长，历代文献中有关瘰疬的病名、病因病机、诊断要点、辨证用药等论述颇为丰富。瘰疬之名始见于《灵枢·寒热》“寒热瘰疬，在于颈腋者”。此后有不同的病名见于后世文献中，瘰疬漏、瘰疬疮、蜂窠疬、惠袋疬、气疬、血疬、筋疬、风疬、蛇盘疬、燕窝疬、瓜藤疬、痰疬、蟹疡疬、流注疬、单窠疬、莲子疬、重台疬、门闩疬、石疬、木疬、锁项疬、鼠疬。

本病相当于西医的颈部淋巴结结核，是一种

表2-33　古代穴位贴敷治疗肠痈用药规律

序　号	中　药	频　次	频　率
1	甘草	7	18.92%
2	当归	6	16.22%
3	黄芪	4	10.81%
4	杏仁、没药	3	8.11%
5	忍冬叶、乳香、金银花、黄丹、栝蒌、大黄、白芷	2	5.41%

感染结核杆菌的慢性化脓性淋巴结疾病。对于本病，目前以西医治疗为主。事实上，中医药治疗以辨证论治为准绳，对于耐药结核、难愈性结核性溃疡及窦道有着不可替代的特色。外治疗法作为瘰疬治疗过程中的重要组成部分，对于缩小肿块、缓解疼痛及促进疮面愈合等有着良好的效果。

【古代穴位贴敷文献】

1.《证类本草》

有小毒。主痈肿，疮瘘，瘰疬，结核等，醋摩敷之。（卷第十一・山慈菰根）

又方：治瘰疬发肿而坚结成核。用草一两为末，鸡子白和敷于帛上，贴之，日二易之，便瘥。（卷第十四・莽草）

以吴茱萸苗汁调妙。粪敷恶疮、疔肿，杂虫咬。油调敷瘰疬、痔瘘疮。[卷第二十二・下品・虾（音遐）蟆（音麻）]

圣惠方治瘰疬。无问有头、无头。用大蜘蛛五枚，晒干，细研，酥调如面脂，日两度贴之。（卷第二十二・下品・蜘蛛）

2.《本草发挥》

芒硝主五脏积热，胃闭，除邪气，破留血，腹中痰实。通经脉，利大小便及月水，破五淋，推陈致新。《药性》云：下瘰疬黄疸，堕胎，治漆疮。以汁敷之。（卷一・金石部）

3.《本草品汇精要》

（药性论云）治瘰疬、鼠漏、寒热时节来往，（衍义曰）治一切热毒、痈疽，捣末水调敷之。（卷之十二・草部中品之下・草之草・积雪草）

山慈菇主痈肿疮瘘、瘰疬结核等。（卷之十五・草部下品之下・草之草・山慈菇）

末合鸡子白调摊帛上，贴瘰疬发肿，坚结成核，日二易之。（卷之二十・本部下品之上・木之木・莽草）

粪合油调敷瘰疬瘘疮。（卷之三十一・虫鱼部下品・裸虫・虾蟆）

（谈野翁方）瘰疬已破，土墙上白螺蛳壳为末，日日敷之。（续集卷之七上・虫鱼部・甲虫・蜗蠃）

4.《本草纲目》

〔菜草〕夏枯草（煎服，或熬膏服，并贴。入厥阴血分，乃瘰疬圣药也），玄参（散瘰疬结核。久者，生捣敷之），堇菜（寒热瘰疬，结核鼠漏，为末煎膏，日摩之），鼠李（寒热瘰疬，捣敷）。

〔金石〕黑铅灰（和醋，涂瘰疬结核，能内消为水），蜂房（烧，和猪脂涂瘰疬漏），猪膏（淹生地黄，煎沸，涂瘰疬瘘），石灰（结核红肿，状如瘰疬，煅研，同白果捣贴），雄黄（同水银、黄蜡、韶脑，作膏贴），穿山甲（溃烂，烧敷。一加斑蝥、艾，敷），鸡膍胵（烧敷），雄鸡屎（烧敷），羊屎（同杏仁烧敷），狼屎（烧涂）。（主治第四卷・百病主治药・瘰疬）

瘰疬初作未破，作寒热：草乌头半两，木鳖子二个，以米醋磨细，入捣烂葱头、蚯蚓粪少许，调匀敷上，以纸条贴，令通气孔，妙。（草部第十七卷・草之六・乌头）

瘰疬结核：莽草一两为末鸡子白调涂帛上，贴之，日二易，取效止。（草部第十七卷・草之六・莽草）

热毒瘰疬：小芥子末，醋和贴之。看消即止，恐损肉。（菜部第二十六卷・菜之一・芥）

瘰疬溃烂：桑黄菰五钱，水红豆一两，百草霜三钱，青苔二钱，片脑一分，为末，鸡子白调敷，以车前、艾叶、桑皮煎汤洗之。（菜部二十八卷・菜之五・木耳）

卒患瘰疬，不痛者：取桃树白皮贴疮上，灸二、七壮良。（果部第二十九卷・果之一・桃）

瘰疬软疖：白胶香一两（化开），以蓖麻子六十四粒研入，待成膏，摊贴。（木部第三十四卷・木之一・枫香脂）

瘰疬结核，无问有头、无头。用大蜘蛛五枚，日干，去足细研，酥调涂之，日再上。（虫部第四十卷・虫之二・蜘蛛）

瘰疬溃疮：茶、蜈蚣二味，炙至香熟，等分捣筛为末。先以甘草汤洗净，敷之。（虫部第四十二卷・虫之四・蜈蚣）

（《集验方》）瘰疬未溃：连壳蜗牛七个，丁香七粒，同烧研，纸花贴之。（危氏）瘰疬已溃：蜗牛烧研，轻粉少许，用猪脊髓调，敷之。（虫部第四十二卷・虫之四・蜗牛）

5.《本草易读》

瘰疬结核，化，摊贴之。（本草易读卷八・牛肉三百九十五・黄明胶）

6.《本草汇言》

《简便方》：治瘰疬未破。用靛花，共马齿苋捣烂，日涂敷，取效。（卷之四·草部（隰草类下）·青黛）

《儒门事亲》：治瘰疬软疖。用枫香脂一两，溶化，以蓖麻子肉六十四粒研入，待成膏摊贴。（卷之八·木部（香木类）·枫香脂）

7.《本草纲目拾遗》

种福堂敷痰核瘰疬方：用生南星、生半夏、生大黄各一两，大贝母、昆布、海藻、海浮石、铜绿明矾各五钱，用商陆根汁、葱汁、姜汁、蜜四味调敷。又痰核瘰疬膏中用大贝母。（卷五·草部下·土贝母）

8.《本草述钩元》

瘰疬溃坏。穿山甲（土炒）、斑蝥、熟艾，等分为末，敷之，外以乌柏叶贴之，灸四壮效。（卷二十八·鳞部·鲮鲤甲）

9.《玉楸药解》

地丁味苦、辛，微寒，入手少阴心、足少阳胆经。消肿毒，疗疮疥。地丁行经泻火，散肿消毒，治痈疽瘰疬，疗毒恶疮。敷食皆佳。（卷一·草部）

10.《肘后备急方》

（《痈肿杂效方》）疗热肿。以家芥子，并柏叶，捣敷之，无不愈，大验，得山芥更妙，又捣小芥子末，醋和作饼子，贴肿及瘰疬，数看消即止。恐损肉，此疗马附骨，良。（卷五·治痈疽妒乳诸毒肿方第三十六）

丹参膏，疗伤寒时行贼风恶气。在外，即肢节麻痛，喉咽痹寒。入腹，则心急胀满，胸胁痞塞。内则服之，外则摩之。并瘫痪不随风湿痹不仁。偏枯拘屈，口蜗，耳聋，齿痛，头风，痹肿，脑中风动，且痛若痈，结核漏，瘰疬坚肿，未溃敷之。（卷八·治百病备急丸散膏诸要方第七十二）

11.《太平圣惠方》

治诸疮瘥后。疮瘢胬肉未消，瘰疬风结等疾，宜贴此柳皮膏方。柳白皮五斤，楸皮五斤，木通一斤，枳壳半斤，皂荚一斤，木香末三两。上件药，细锉，以水八斗，煮取汁二（一）斗，去滓，移于小锅子中，下木香，煎至七升，去滓，又移于小锅中，以慢火煎，搅勿住手，炼如饧，捻得成丸，即住，以细帛裹收之，每日涂于帛上贴之，取平复为度。（卷第六十一·治诸疮生恶肉诸方）

治瘰疬风毒，结肿不散。丹参膏方。丹参二两，蒴藋二两，秦艽（去苗）一两，独活一两，川乌头一两，白及、牛膝（去苗）一两，甘菊花一两，白术一两，汉防己一两，踯躅花半两，莽草半两，川椒（去目及闭口者）半两。上件药，细锉，以酽醋一升，浸一宿，来旦以猪脂二斤，慢火煎令醋竭，勿令过焦，绵滤去滓，收于不津器中，日三度，于患处涂之。

治风热肿毒，项生瘰疬。宜贴榆白皮散方。榆白皮（锉）、槐白皮（锉）、赤小豆、大麦面、桑白皮（锉）、川朴硝、皂荚（去黑皮，涂，酥炙微黄焦，去子）以上各半两。上件药，捣细罗为散，用鸡子清和如膏，以旧布上摊，可肿大小贴之，干即易之。

治风毒瘰疬，赤肿痛硬。宜用此方。地菘一斤，上捣如泥，敷瘰疬上，干即易之，以瘥为度。又方。鼠粘子（微炒）一升，荆芥穗四两。上件药，捣粗罗为散，每服三钱，以水一中盏，煎至五分，去滓，入竹沥半合，搅匀服之，日三服。（卷第六十六·治风毒瘰疬诸方）

治瘰疬久经年月，成瘘疮者，麝香膏方。麝香（细研）一分，雄黄（细研）半两，连翘半两，恒山半两，侧子半两，昆布半两，狼毒半两，黄芪半两，败酱半两，斑蝥三十枚，虾蟆灰（细研）一两。上件药，细锉，以腊月猪脂一斤半，于净铛中炼十余沸，去滓，下诸药，以慢火煎搅，候黄芪黑色，绵滤去滓，收瓷盒中，后下麝香雄黄虾蟆灰，调令匀，每用故帛上涂贴，日三两度换之。

治瘰疬久穿穴，伤风冷，脓水不住，宜用暖肌生肉，麒麟竭膏方。麒麟竭一分，白蔹一分，黄连一分，槟榔一分，丁香二（一）分，麝香（细研）一钱，龙骨一分。上件药，捣罗为末，入乳钵内更研令匀，用野驼脂调如膏，涂于帛上贴之，日二用之。治瘰疬肿硬疼痛，时久不瘥，宜用此方。蝙蝠（端午日收之烧为灰细研）上如是翁疬即无头，母疬即有头，先以含水纸洗之，以纸纴子纴药于疮孔中，不过三五度即瘥，若是翁疬，即以密陀僧末少许，以面糊调贴之，即内消。又方。硼砂一分，密陀僧（细研）一分，斑蝥一分，雄雀粪一分。上件药，捣罗为末，用软饭和丸，如麦粒大，曝干，入疮孔中，上用面糊帛贴之，五六日自落。（卷第六十六·治久瘰疬诸方）

治鼠瘘，马齿苋膏方。马齿苋（切碎）五升，槲白皮（细切）一斤，麝香（细研）一分，杏仁（去皮尖，油熬令黑，研如泥）半斤，上件药，前二味，以水二斗煮取三升，澄清，次入麝香杏仁，熬搅成膏，瓷器中盛，密封，已成疮者，以泔清洗了，旋于帛上涂药贴，日三易之，未作疮如瘰疬者，以艾半升，熏黄干漆各枣许大，捣为末，和艾作炷灸之，三七壮，然后贴药。（卷第六十六·治鼠瘘诸方）

治冷瘘疮及瘰疬瘘疼痛，生肌丁香膏方。丁香三分，没药三分，安息香三分，麝香（细研）一分，当归三分，乳香（细研）三分，附子（去皮脐）三分，白芷三分，桂心三分，雄雀粪四十枚，芜荑仁三分，黄丹（微炒）三分，麻油一斤，上件药，都细锉，入油，以慢火煎，候白芷黄焦色，去滓，下黄丹，更微微煎，搅勿住手，膏成，收于不津器中，频取贴之。（卷第六十六·治冷瘘诸方）

治小儿瘰疬已结成，外贴令自出方。水银一分手心内用津研如（泥），粉霜一分，砒霜一分，燕子粪一分，斑蝥（用糯米同炒令黄，去翅足用）一分，上件药，细研令匀，用腊月猪脂和，稀稠得所，取一小豆大，每在疬子上，以消肿膏药封之，六七日当有穴脓水，半月日，其疬子自出，后以生肌膏贴之，取瘥。

治小儿瘰疬五香膏方。沉香半两，煎香半两，木香半两，丁香半两，麝香（细研）半分，熊胆一分，芦荟一分，黄丹二两，黄蜡一二两、乱发一两，油半斤。上件药，细锉，先以慢火煎油令沸，下乱发，煎令消，即下诸药，煎三上三下，以绵滤去滓，下黄蜡，次下黄丹麝香，搅令匀，膏成，以瓷盒盛，每使，先以米泔洗，拭干，以膏摊于故帛上，贴之。

治小儿瘰疬。穴后。宜用生肌膏方。黄丹半两，杏仁（汤浸去皮）一两，蛇蜕皮一条，黄蜡半两，乱发一两，菜子油六两，皂荚（水浸，去黑皮子）三寸。上件药，先取杏仁蛇皮皂荚捣碎，后以菜油于铫子中，煎乱发令消，次下杏仁等三味同煎，三上三下，以绵滤去滓，下黄蜡，次下黄丹，以柳木篦子，不住手搅令匀，候膏成，以瓷器盛，于故帛上涂贴之。

治小儿瘰疬不穴。宜贴斑蝥膏方。斑蝥（去翅足）二枚，松脂三两，巴豆（去皮心，以浆水煮过，与斑蝥研令细）十枚，雄雀粪（为末）一两。上件药，先取松脂，入铫子内熔化，入斑蝥巴豆，熬成膏，捏作饼子，热贴在瘰疬上，候穴，用生肌膏贴之，日再换，瘥为度。（卷第九十·治小儿瘰疬诸方）

12.《圣济总录》

治瘰疬息肉结硬。白蔹膏方：白蔹、莽草、玄参、木香、芍药、大黄（生用）各三两，上六味，捣罗为末，旋取以醋和如膏，涂帛上贴之，干极即易。（卷第一百二十六·瘰疬门·瘰疬结核）

治诸瘘瘰疬。阴偏肿坚，或发溃脓血不绝。猬肝膏方：猬肝（炙令熟）二两，芍药、芎藭、细辛（去苗叶）各半两，羊髓脂五两，当归（切焙）、蜡、黄连（去须）、黄芩（去黑心）、松脂各一两。上十味，除羊脂蜡松脂外，捣罗为末，先熬脂令沸，下蜡松脂销熔，即下诸药末，搅令匀，以瓷合盛，涂疮上，日三度换。（卷第一百二十七·诸瘘）

治一切疮肿痈疽瘰疬等疾，经月不瘥，将作冷瘘。蟾蜍膏方：蟾蜍（去头用）一枚，石硫黄（别研）、乳香（别研）、木香、桂（去粗皮）各半两，露蜂房（烧灰用）一枚。上六味，捣罗为末，用清油一两，调药末，入瓷碗盛，于铫子内重汤熬，不住手搅，令成膏，绢上摊贴之，候清水出，更换新药，疮患甚者，厚摊药贴之。（卷第一百二十八·痈疽门·久痈）

治小儿颈生瘰疬。榆白皮敷方：上以榆白皮，烂捣如泥，封颈上，频易。

治小儿瘰疬。铅丹涂方：铅丹三两，上以铫子熬，当有脚如黑灰，取脚不计多少，更研如粉。用面脂调涂，以故帛贴，数拭患处，有恶汁出，拭却更贴，半月瘥，内消不作疮，极效。

治小儿瘰疬结核，久不瘥，追毒。斑蝥膏方：斑蝥（去翅足及头炒）二枚，巴豆（去皮心，浆水煮）二十枚，松脂三分。上三味，先研二味为粉，次入松脂熔化，搅令匀，更捣一二百杵，

作饼热贴在瘰疬上。药力尽别换，以瘥为度。（卷第一百八十二·小儿瘰疬结核）

13.《世医得效方》

又敷方，治瘰疬初作，未破，作寒热。木鳖子二个、草乌半两，以米醋磨，入擂烂葱白连根、蚯蚓粪少许，调匀，敷疬上，以纸条贴，令通气孔尤妙。（卷第十九·疮肿科·诸疮·瘰疬）

14.《卫生易简方》

治瘰疬发肿，坚结成核用荞草一两为末，鸡子白和敷于帛上贴之，日二易瘥。痈疽未溃并宜敷之。治瘰疬经年不瘥用玄参研烂敷之，日二易。治瘰疬并臁疮用猫儿眼草不拘多少捣汁，于无油锅内慢火熬成膏，入炒过黄丹半两，乳香、麝香各二钱，搅匀瓷器收贮。疬疮破与未破，用麦粒大艾炷四围灸之，然后贴药，干即换，摊药用生青布。治瘰疬用沥青不拘多少，蓖麻子去壳，同研成膏。先以葱椒汤洗疮净，用红绢摊膏贴患处。治瘰疬并风毒赤肿用地松捣敷，干易之。（卷之八·瘰疬）

15.《普济方》

柳膏方治诸疮瘥后，疮瘢胬肉未消。瘰疬风结等疾宜贴。柳白皮五斤，楸皮五斤，木通一斤，枳壳半斤，皂荚一斤，木香末三两，上药细锉。以水八斗，煮取汁一斗，去滓，移于小锅子中，下木香煎至七升，去滓，又移于小锅中，以慢火煎，搅勿住手，炼如饧，捻得成圆即住，以油帛裹收之，每日涂于帛上贴之。（卷二百九十·痈疽门·诸疮生恶肉）

荔枝膏治瘰疬。荔枝肉一两，轻粉、麝香、川芎、白豆蔻、砂仁各半钱，朱砂、龙骨、血竭、乳香各一钱，全蝎五个，上将荔枝肉碎擂，以软米饭和为膏，看疮大小摊贴，如有三五个者，止去贴为头者妙。（乌蛇丸出圣济总录。）

平肌贴瘰疬膏。灯心灰、乳香、黄丹、淀粉各半两，上用麻油四两，煎成膏子贴之，用蓖麻子研细醋调成膏贴之，大有功效，治瘰疬枭炙方。（卷二百九十一·瘰疬门·诸瘰疬）

连翘散（出杨氏家藏方），治瘰结核不消。连翘、鬼箭羽、瞿麦、甘草（炙）四味各等分。上为细末，每服二钱，米泔水调，临卧一服。治一切丈夫小儿气肿结，连缀结痛，项颈强，不可反侧方。（卷二百九十二·瘰疬门·瘰疬结核）

麝香膏（出圣惠方），治瘰疬久经年月成瘘疮者。麝香、雄黄（细研）半两，连翘、恒山、侧子、昆布、狼毒、黄芪、败酱各半两，斑蝥三十枚，虾蟆灰（细研）一两，上细锉。以腊月猪脂一斤半，于净铛中煮十余沸，去滓下诸药，以慢火煎搅，候黄芪黑色，用绵滤去滓，收瓦合中，后下麝香、雄黄、虾蟆灰调令匀，每用故帛上涂贴，日三两度换之。

治瘰疬久不瘥者（出危氏方），用生玄参捣碎敷之。日三次易换。

木鳖膏（出仁斋直指方），治瘰疬发歇无已，及脓血淋漓，并宜服之。用木鳖仁二个。原纸拭去油，研碎，以乌鸡子调和，瓷盏盛之，甑内蒸熟，每日食后服一次，服半月自消。（卷二百九十二·瘰疬门·瘰疬久不瘥）

生肉膏（出肘后方）疗瘘。楝白皮二两，鼠肉二两，薤白三两，当归二两，生地黄五两，上五味。以腊月猪膏三斤，煎薤白色黄成膏，敷疮孔上，令生肉也，斑蝥散（出千金方）治一切瘘及瘰疬生于项上，结肿有脓，并皆治之，以敷络回和百丈青、鸡桑灰等为末，敷疮瘘，治痈肿疽瘘瘰疬。（卷二百九十三·瘰疬门·诸瘘）

蛇床子（研末）三两，黄蜡二两，乱发灰（细研）半两，大麻油四两，上以文火养油煎蛇床子十数沸，滤去滓，次下发灰，并蜡熬成膏，旋取摊于帛上贴之。治瘰疬成瘘（出圣惠方）用雄鸡屎烧灰，腊月猪膏和敷之。

莨菪子方（出圣惠方）治瘰疬瘘，以蟾蜍粪油敷之，治瘘疮根结核，瘰疬毒肿。（卷二百九十三·瘰疬门·瘰疬瘘）

16.《千金宝要》

小儿风瘙隐疹，牛膝末，酒服方寸匕。漏疮多年不瘥，捣末敷之。亦治骨疽、癞疾、瘰疬，绝妙。

以山慈菇根醋磨敷之，治瘰疬成瘘孔者。（出本草单方）

神仙太乙膏（百四十四）治痈疽及一切疮毒，不论年月深浅，已成脓未成脓者，并宜用之。如发背，先以温水净洗，软帛拭干，用绯绢摊贴之，更用冷水送下。其膏可收十余年不坏，愈久愈烈。又治瘰疬疮，并用盐汤洗贴。（卷之一·小儿第二）

斑蝥膏治小儿瘰疬不穴。斑蝥（去翅足）二枚，松脂三两，巴豆（去皮心，以浆水煮过，与斑蝥研令细）十枚，上先取松脂入铫子内溶化。入斑蝥、巴豆，熬成膏，捏作饼子，热贴在瘰疬上，候穴，用生肌膏贴之，日更换，瘥为度。

治小儿瘰疬铅丹涂方，用铅丹三两，以铫子熬，当有脚如黑灰，取脚不计多少，更研如粉，用面脂调涂，以故帛贴，数拭患处，有恶汗出，拭却更贴，半月瘥，内消不作疮，极效。[卷四百五·婴孩诸疮肿毒门·瘰疬（附论）]

17.《医方选要》

援生膏治诸般恶疮及瘰疬鼠疮，才起者点破即愈。血竭一钱，蟾酥三钱，麝香五分，雄黄五钱，轻粉三钱，乳香二钱，没药二钱。（卷之九·痈疽疮疖门）

18.《万氏家抄济世良方》

神仙太乙膏又治瘰疬疮，并用盐汤洗贴，酒下一丸，玄参、白芷、当归、赤芍、肉桂、大黄、生地各一两，麻油二斤，入铜锅内煎至黑，滤去渣，入黄丹十二两再煎，滴水捻软硬得中即成膏矣。比天膏、麻黄、川芎、白芷、薄荷、草乌、全蝎各二两，防风、连翘、黄芩、黄连、大黄、知母、贝母、当归、苍术、羌活、栀子、桔梗、柴胡、荆芥、五倍子、海螵蛸、白及、穿山甲、木鳖子、大枫子、蛇蜕、血余各三两，椿皮、桑枝、槐枝、柳枝二小许者，各二十段，片脑一钱，麝香二钱，乳香、没药各五钱，龙骨、血竭、赤石脂各三钱，轻粉二两。上麻黄等粗药入麻油内浸一宿。文武火熬至药枯黑色，去渣再熬滴水成珠。每油二斤入密陀僧一斤收成膏，下片脑等细药，柳枝不住手搅，入水中出火毒收用。痈疽发背、无名肿毒、疔疮瘰疬。（卷四·痈疽）

拔生膏治诸般恶毒、瘰疬、鼠疮才起者，点破即愈。血竭二钱，蟾酥三钱，麝香一钱，雄黄五钱，轻粉三钱，乳香二钱，没药二钱。（卷五·伤风咳嗽）

19.《丁甘仁先生家传珍方》

阳和膏，此膏专治痰毒痰核，瘰疬乳疽，阴毒流注，以及一切疮疡之色不红活高肿者。鲜紫苏、鲜牛蒡、鲜蓖麻、鲜薄荷、鲜苍耳、鲜青葱各八两，鲜白凤仙花四两，以上七味，洗净阴干，用麻油十斤浸七日，煎枯去渣，待冷再入后药。荆芥穗、广木香、生半夏、香官桂、杭青皮、青防风、连翘壳、生川军、广陈皮、明天麻、水红花子、天南星、台乌药、白芥子、生甲片、川附子、蒲公英、川桂枝、青木香、全当归、炙僵蚕、草乌、生白蔹、抚川芎。以上各药各一两，入前油浸三日，煎枯去渣，滤清，无净油一斤入炒广丹七两，文火收膏，后入细料于微温时，入上肉桂三两，乳香没药各一两，丁香油四两，苏和油四两，芸香琥珀各二两，当门子三钱，共研极细末，缓缓搅入和透，置瓷器内，用时开水炖烊摊膏，修合宜于夏令，必须熬老，如太老，再加苏和油不拘多少搅匀。

化毒膏：专治一切无名肿毒，痈疽大症，及久年瘰疬，杨梅结毒等症，其效如神。黄柏、红花、乳香、没药、赤芍各三两，当归、白芷、生地各二两四钱，蓖麻一两二钱，马前子四十个，蛇蜕四条，蝉蜕八钱，全蝎九十只，蜈蚣六十二条，男子发六团。用真麻油九斤，将前药入锅内浸七日，煎枯去渣，入铅粉炒黄一百零八两收膏，用冷水浸三日后，以拔去火毒，用时开水炖烊摊膏。

20.《行军方便便方》

治瘰疬内消用黄柏（炒）、黑白鸽屎（瓦上炙焦）各一两，研末，鸡子清调搽纸上贴之一日一换自消。（卷中·愈疾）

21.《秘方集验》

瘰疬，白玉簪花叶取其嫩者，以米醋浸一宿夜，饭锅上蒸烂，扯碎如膏药大，贴患处即愈。外以玉簪花叶贴之。不拘已破未破，蓖麻子四十九粒，沥青（好者）一两，杏仁（去皮尖）十三粒半，共捣千余槌，自将黏软成膏，摊贴患处，神应。（卷之下·疮霉诸症）

22.《验方新编》

凤仙膏：治对口、发背、鱼口、便毒及一切无名肿毒，并瘰疬初起，其效如神。凤仙花（俗名指甲花），连根洗净，风干，捶取自然汁入铜锅内（忌勿器），不用加水，尽原汁熬稠敷患处，一日一换。诸毒初起，虽肿大如碗，二三次即消。已破者勿用。绿膏药（又名紫霞膏）：治诸色顽疮、湿痰、湿气，并新久杖伤及一切无名肿毒，未成即消，已成即破，已破即愈。又疡子

（即瘰疬），禄起未成者贴之自消，已成未破者贴之自破，已破其根核尚存者贴之核自拔出，其效如神。松香一斤（入葱管内煮两日夜，取放冷水中扯拔数百下，再煮一个时辰不用放葱，取放冷水中再扯拔百余下，再煮再拔，七次为度），真小磨麻油、铜绿各四两，先将麻油熬起青烟，加入松香熬至将要成膏，再加铜绿熬至滴水成珠，用罐收贮，浸水中拔去火毒。用时薄摊纸上，加顶上牙色梅片冰片二三厘，研极细，掺膏上贴之，不细，贴之作痛。

万应紫金膏：此膏能治百病，凡男妇大小瘰疬、痰疬、对口、发背、乳痈、鱼口、便毒、臁疮、热疖、手足腰背疼痛，闪挫伤损及一切无名肿毒，俱贴患处。（卷十一·痈毒杂治·痈毒诸方）

银黝膏：治瘰疬及一切无名肿毒，无论已破未破，并治腰痛，俱极神效。先用真麻油一斤，慢火熬开，再下银黝四两，用桑枝不住搅动，俟青烟起时再下黄丹五两，熬至滴水成珠，放水中一二月拔去火气，随症用布摊贴。

又方，集成白玉丹：专治瘰疬破烂，连及胸腋，臭秽难闻，十数载不愈者，药到病起，其效如神。新出窑石灰一块，滴水化开成粉，用真生桐油调匀，干湿得中，先以花椒、葱煎汤洗净，以此敷之。（卷十一·阴疽诸症·瘰疬）

又，鲫鱼仙方，治对口疮，并治一切白色阴疽初起。用活鲫鱼一个，生山药一段与鱼一样长，白糖二钱，同捣极烂，敷上神效。再瘰疬及乳痈初起，加腊糟同捣敷之，并效。

又方：大活鲫鱼一个，入瓦盆内捣烂，加入头上篦下发垢四两和匀，极厚敷之，外以纸贴一二日即愈。加生山药一条同捣，并治乳痈、瘰疬。（卷二十四·疔疮部·对口疮方）

又，瘰疬结构至胸者，生何首乌洗净，日日生嚼食自愈，外用叶捣烂敷之。又，瘰疬未破者，雄黄、蚯蚓粪、小麦面等分，研末，醋调涂敷。（卷二十四·疔疮部·瘰疬诸方）

23.《集验方》

丹参膏，治恶肉、恶核、瘰疬、风结、诸脉肿方。丹参、蒴藋各二两，秦艽、独活、乌头、白及、牛膝、菊花、防风各一两，莽草叶、踯躅花、蜀椒各半两。上十二物，切，以苦酒二升渍之一宿，猪膏四斤俱煎之，令酒竭，勿过焦，去滓，以涂诸疾上，日五度，涂故布上贴之，此膏亦可服，得大行即须少少服（《肘后方》卷五）。（卷第七·治恶脉、恶核、恶肉诸病方）

24.《文堂集验方》

瘰疬溃烂：土茯苓水煎服，以多服为妙。或白玉簪花叶取其嫩者，以米醋浸一宿，饭锅上蒸三次，先用苦茶洗过，贴患处，久不收口，用田螺数个，炭火上炙干为末，糁上即效。（卷四·外科）

25.《疑难急症简方》

消瘰疬神方（《随山宇》）用新下牛粪，乘热涂之。不及此方之必效。

又方羊屎烧灰、杏仁（烧研）各五钱，猪骨髓调敷。

又方（丁氏）墙上白螺蛳壳，研末，日日敷之。

又方汁出不止者，鸭血调，半夏末敷之。

又方瘰疬、流疽。白蚁（即吃竹木之白蚁，俗名白米）火熬取油，去渣，成膏贴患处，能消毒长肉，名白蚁膏。

瘰疬破烂，连及胸腋，臭秽难闻，十数年不愈，药到病除，极神。（丁氏）新出窑石灰（一块，滴水化粉），桐油调匀，先以（花椒、葱）煎洗净，以此敷之。[卷四·外科·统治一切痈疽（六腑属痈五脏属疽）等症]

26.《外科经验方》

瘰疬：琥珀膏治瘰疬肿硬，或穿破，脓水不绝，经久不瘥，或成瘘疾，及痈疽，并贴之，更服益气养荣汤。琥珀、丁香、木香各三钱，桂心半两，朱砂（细研）、白芷、当归、防风（去芦）、木鳖子（去壳）、木通各半两，黄丹七两，柳枝三两，松脂二两，麻油一斤二两。

27.《春脚集》

紫霞膏治瘰疬初起，未成者，贴之自消。已成未溃者，贴之自溃。已溃核存者，贴之自脱。及治诸色顽疮，湿痰湿气，新久棒疮，疼痛不已，并效。明净松香（净末）一斤，铜绿（净末）二两。用香油四两，铜锅内先熬至滴水不散，方下松香熬化，次下铜绿熬至白烟将尽，其膏已成，候片时倾入罐内。凡用时放汤内顿化，旋摊旋贴。（卷之二·颈项部）

28.《吴氏医方汇编》

瘰疬溃烂。屡试屡验。鸡子十数个，连皮置白米中，或蒸或煮十数次，去清将黄炒黑枯，带渣并其内自来油碾细，以腊月猪脂调敷患处。

治瘰疬方。陈羊角煅过存性，为末，好醋调敷患处即愈。（第一册·瘰疬）

29.《叶氏录验方》

胜金膏：治一切痈疽、毒疖、瘰疬、恶核、赤肿疼痛，排脓散毒神妙。白及（去须毛，重八钱，切作片）、白蔹（八钱重，洗切片）、乳香（八钱重，为末）、木鳖（八十个，去壳，切片子）、柳条（八钱重，去叶，切半寸长）、黄丹（八两，须三四十文一两者方转用，不用土，丹炼不成，亦不中用）、槐枝（八钱重，亦去叶，小枝切半寸长）、葱白（八钱重）、麝香（不物多少，同乳香后入）、真麻油（十六两）、川乌（八钱，去黑皮）、草乌（八钱，去黑皮）。此方神州邓家每以三百文与人一餍，应系瘰疬恶毒疮疖初贴尽散，神妙不可说。（下卷·治疮肿伤折）

30.《经验良方全集》

普救万全膏治一切风气走注疼痛，以及白虎历节风，鹤膝风，寒湿流注，痈疽发背，疔疮瘰疬，跌打损伤，腹中痞块，多年疟母，顽痰瘀血，腹痛泄泻，小儿疳积，女人癥瘕诸症，并贴患处。咳嗽疟疾，贴背脊心第七椎，取效神速。倘贴后起疱出水，此病气本深，尽为药力拔出吉兆也。不必疑惧，记之。藿香、木香、白芷、白蔹、乌药、大生地、贝母、丁香、白及、当归尾、僵蚕、檀香、蜂房、苦参、五加皮、细辛、秦艽、防风、肉桂、大枫子、蝉脱、丁皮、羌活、桂枝、萝卜子、全蝎、赤芍、玄参、南星、蓖麻子、鳖甲、独活、枳壳、艾绒、白鲜皮、荆芥、苏木、连翘、红花、川芎、藁本、高良姜、桃仁、杏仁、香附、牛膝、苍术、威灵仙、川乌、草乌、续断、黄芩、麻黄、金银花、牙皂、甘草、附子、半夏、紫荆皮、骨碎补、海风藤、黑山栀以上各一两五钱，大黄三两，蜈蚣三寸五条，蛇脱五条，槐枝、桃枝、柳枝、楝皮、榆枝、桑枝、楮枝以上各三十五寸，血余（男人的）三两以上，各药俱浸油内，真麻油二十斤，松香（棕皮滤净）一百斤，百草霜（天平秤研细筛过）十斤。（卷三·痈疽）

31.《种杏仙方》

一方治瘰疬已破者。用银朱一钱，铜青一钱，松香五分，三味研末。如有水，干敷之；如干，香油调搽。

一方治瘰疬溃烂不愈者。用猫头一个，烧存性，为末，香油调搽。（卷三·瘰疬）

32.《本草单方》

瘰疬溃烂，流串者。用荆芥根下段煎汤，温洗良久，着疮破紫黑处，以针刺去血，再洗三四次。用韭地上蚯蚓一把，五更时收取，炭火上烧红，为末。每一匙入乳香、没药、轻粉各半钱，穿山甲九片炙，为末，油调，敷之如神。此武进朱守所传有验方（《保命集》）。

瘰疬，汁出不止。用鸭脂调半夏末，敷之（《永类钤方》）。疬破经年，脓水不绝。用百年茅屋厨中壁土为末，入轻粉调敷，半月即干，愈（《永类方》）。

瘰疬已破。羊屎（烧）五钱，杏仁（烧）五钱，研末，猪骨髓调，搽（《海上方》）。

又蜗牛烧，研，轻粉少许，用猪骨髓调，敷。危氏。又狸头烧灰，频敷之（《千金方》）。（卷十七外科·瘰疬）

33.《医方集宜》

治瘰疬屡经验如有串烂者、有栗子者、有臭黑肉者用此药去之。白丁香（水蒸过晒干）二分，雄黄三分，阿魏七分，巴霜三分，朱砂二分，乳香、没药、轻粉（各一分）。共为末，用此撒上外用膏药，贴其臭烂黑肉，去了便不用，如有栗子者，亦用此药贴而去之。（卷之十·外科·治方·瘰疬）

34.《古今医统大全》

翠玉膏治瘰疬，亦治臁疮。沥青四两，黄蜡、铜绿各三两，没药一钱。上件先将铜绿为末，香油调匀，又将沥清、黄蜡火上溶开，次下细铜绿，火上搅匀，将没药等二味旋入搅匀，用河水一樽，将药倾在内，用手扯开，匀油纸里，看疮大小分用。将块子口嚼，捻成饼子，贴于疮上，纸封，三日易之。

蜂房膏治热毒、气毒结成瘰疬。露蜂房、蛇蜕、玄参、蛇床子、黄芪各三分，杏仁半两，乱发鸡子丸）大，铅丹、黄蜡各二两。上先将五味少以酒拌，过宿，用香油半斤内杏仁、乱发同煎，焦黑，滤净，更入铛内煎，慢火熬至滴水不散，然后下丹、蜡，熬至五七沸，倾入瓷盆中，摊贴疮上，一日一换。（卷之八十·外科理例上·内托·瘰疬）

35.《古今医鉴》

乌龙膏（周排山传）治瘰疬溃烂，久不愈者。木鳖子（带壳烧存性，去壳）、侧柏叶（焙）、人中血（即发烧灰）、青龙背（即旧锅上垢腻）、纸钱灰、飞罗面各一钱。上为末，用好醋调成膏涂疮上，外用纸贴效。（卷之十五·瘰疬）

36.《彤园医书（妇人科）》

陀僧膏贴流注瘰疬，一切损伤。另研陀僧十两，又研赤石脂、百草霜各一两，去油乳香、没药、血竭、儿茶各三钱，银黝五钱，共筛细末。先切碎苦参二两，大黄四两，当归、赤芍各一两，桐油一斤，麻油半斤，将药片浸透，熬至焦枯，布滤去渣，又煎滚，初下陀僧末，柳枝搅令滴水成珠住火，次筛入赤石等末，搅令极匀方倾水中，众于拨扯千余下，用磁器收贮，以水浸之，听其开贴。（卷六·瘰疬门·敷贴要方）

37.《证治准绳·幼科》

兴化李八哥传贴瘰疬膏药，未破者即消，已破者即出恶物收敛，神验良方。轻粉、麝香、珍珠、血竭、没药、乳香、黄蜡、铜青各六分，松香八钱，杏仁（去皮尖）二十枚，蓖麻子（去壳）二十枚。以上十一味，各研极细末，搅和，用瓷杵钵捣成泥膏。不犯铁器，不见火，将膏掐敷绢上，以手扑薄贴。（集之三·心脏部一·疮疡·恶核瘰疬）

【按语】

瘰疬病因错综复杂，应当在辨证论治的基础上结合疾病分期进行治疗，早期为结节期，多属于气滞痰凝证，此期可应用药物贴敷，行气化痰、软坚散结；中期为脓肿期，阴虚火旺、热盛肉腐，可应用丹、散剂化腐生肌、排脓化毒；后期为破溃期，可应用散、膏剂生肌长肉。

古代穴位贴敷治疗瘰疬在选穴上以颈部为主要的局部选穴，因本病主要发生于颈部，少部分会延伸到锁骨或者腋下，根据“腧穴所在，主治所在”的治疗规律，贴敷于病灶所在之处，可以使药物直接作用于病处，利于病情好转。

穴位贴敷治疗瘰疬的用药种类丰富，共涉及两百余种中药。使用频率排在前四位的中药是麝香、乳香、当归、没药，应用频率在12.15%，药物种类有开窍药、活血化瘀药、补血药。麝香辛，温，归心、脾经，有开窍醒神，活血通经，消肿止痛之用。乳香辛、苦，温，归心、肝、脾经，有活血定痛，消肿生肌之功。当归甘、辛，温，归肝、心、脾经，有补血活血，调经止痛，润肠通便之用。没药辛、苦，平。归心、肝、脾经，有散瘀定痛，消肿生肌之用。将古代文献中穴位贴敷治疗瘰疬应用频次大于1的药物按出现频次进行统计，依据频次数递减排序，见表2-34。

古代文献有关瘰疬的研究颇多，除以上内、外治则之外，还创有许多民间验方，如内消瘰疬丸、夏枯草膏、灵鸡蛋、猫眼草鸡蛋、瘰疬鼠疮方等。具有操作简便、疗效独特的优势。中医古籍记载的外治方法，种类繁多，须结合当代临床发展需要，去粗取精，去伪存真，选择使用。

（八）疔疮

【概述】

疔疮是中医外科常见病，简称疔，是一种发病迅速，易于变化而危险性较大的急性化脓性疾病。多发于颜面和手足等处。其临床特点是疮形虽小，但根脚坚硬，有如钉丁之状，病情变化迅速，容易造成毒邪走散。若早期失治、误治或护理不善，挤压、碰撞、过早切开，或误食荤腥发物，助火炽盛，以致正不克邪，毒邪走散，入于营血，内攻脏腑而成走黄危症，尤以面部疔疮为多。临床危害较大，为历代医家所重视。正如《外科真铨》曰：“疔疮有朝发夕死，随发随死，诚外科病中迅速之病也”。

颜面部疔疮由于发生部位不同，名称各异。如生在眉心的，叫眉心疔；生在眼胞的，叫眼胞疔；生在鼻部的，叫鼻疔；生在迎香穴的叫迎香疔；生在人中的，叫人中疔；生在人中两旁的，叫虎须疔；生在口角的，叫锁口疔；生在唇部的，叫唇疔；生在颏部的，叫承浆疔；生在地角穴的，叫地角疔等。

手足部由于发生部位不同，生于指头顶端者，叫蛇头疔；生于指甲周围者，叫沿爪疔；发于指甲旁的，叫蛇眼疔：生于甲后者，叫蛇背

表 2–34　古代穴位贴敷治疗瘰疬用药规律

序 号	中 药	频 次	频 率
1	麝香、乳香	14	3.47%
2	当归	11	2.73%
3	没药	10	2.48%
4	木香、轻粉	9	2.23%
5	麻油	8	1.99%
6	莽草、雄黄、黄蜡、芥、大黄、杏仁、黄丹、蓖麻	7	1.74%
7	玄参、丁香、白芷、肉桂	6	1.49%
8	半夏、白及、连翘、白蔹、松脂、草乌、血竭、连翘	5	1.24%
9	穿山甲、南星、铜绿、葱、皂荚、牛膝、荆芥、乱发、蛇蜕、木鳖子、川芎、全蝎	4	0.99%
10	虾蟆、蜗牛、猪膏、石灰、乌头、蜈蚣、贝母、昆布、姜、柏叶、丹参、木通、枳壳、秦艽、独活、川乌、黄芪、黄连、龙骨、雄雀粪、附子、巴豆、铅丹、朱砂、槐枝、柳枝、红花、真麻、秦艽	3	0.74%
11	蜘蛛、山慈菇、水银、枫香脂、艾、芥子、楸皮、蒴藋、菊花、踯躅花、榆白皮、恒山（常山）、侧子、狼毒、败酱、芍药、细辛、荔枝肉、麻黄、薄荷、苍术、羌活、大枫子、血余、桑枝、赤石脂、乌药、黄柏、银黝、百草霜	2	0.50%

疔；生于手指螺纹的，叫螺疔；生于手指骨节间的，叫蛀节疔；一指通肿者，叫泥鳅疔；生于指中节前，肿如鱼肚者，叫鱼肚疔或蛇腹疔；生于手掌中心者，叫托盘疔；生在足掌中心者，叫足底疔。临床较为常见的有蛇眼疔、蛇头疔、蛇腹疔、托盘疔等，还有烂疔、疫疔等具有传染性的特殊疔疮，又称为“鱼脐疔”“紫燕疔”。

本病相当于西医学的疖、痈及手足部急性化脓性感染、气性坏疽、皮肤炭疽及急性淋巴管炎等。

【古代穴位贴敷文献】

1.《证类本草》

唐刘禹锡纂《柳州救三死方》云：元和十一年得疔疮，凡十四日，日益笃，善药敷之皆莫能知，长乐贾方伯教用蜣螂心，一夕而百苦皆已。明年正月食羊肉又大作，再用亦如神验。（卷第二十二·下品·蜣螂）

2.《滇南本草》

柿霜治气隔不通，柿蒂治气隔反胃，柿皮贴疔疮无名肿毒。（第一卷·柿花）

3.《本草品汇精要》

佛掌花（本草纲目）【合治】（李时珍曰）（卫生易简方）疔疮如樱桃者，用根同生姜、蜜研汁服之，外以天茄叶贴之。（续集卷之二·草部·杂草）

4.《本草纲目》

（《广济方》）疔疮肿毒：白及末半钱，以水澄之，去水，摊于厚纸上贴之。（草部第十二卷·草之一·白及）

根。疔疮恶核，可水煎服取汗，及捣敷之。（草部第十三卷·草之二·石蒜）

疔疮恶肿：五月五日收墨旱莲阴干，仍露一夜收。遇疾时嚼一叶贴上，外以消毒膏护之，二三日疔脱。（草部第十六卷·草之五·鳢肠）

时珍曰：《普济方》治疔疮如樱桃者。用根，同生姜、蜜，研汁服之。外以天茄叶贴之。郭公刺。（草部第二十一卷·草之十一·佛掌花）

疔疮恶肿刺破：以老葱、生蜜杵贴。两时疔出，以醋汤洗之，神效。（菜部第二十六卷·菜之一·葱）

疔疮恶肿：九月九日采芙蓉叶阴干为末，每以井水调贴。次日用蚰蜒螺一个，捣涂之。（木部第三十六卷·木之三·木芙蓉）。

5.《本草纲目拾遗》

疔疮：吴兴杨氏便易良方：银朱、蜒蝣、白甘菊、人中白、苎根内白心、雄黄、藤黄、大黄共捣敷上，即退。（卷七·藤部·藤黄）

疔，济世良方：黄风膏治疔疮，及头面热毒疮。雄黄一两，钉锈、白梅肉各五钱，消风散一两，夏月加鬼螺蛳二十个，共研细末，苦盐卤调匀，贮瓷罐内。凡患疔肿毒疮，用银针挑破毒顶，敷上此药，以绵纸盖定，其毒收敛不走，三日后即愈。《黄氏医抄》：取细长小鬼螺蛳捣烂，连壳敷患处，露头出脓，次日即可消。（卷十·介部·石上螺蛳）

6.《鸡峰普济方》

碧金散：治疔疮及发背、脑疽、脚气下注、一切恶疮，此方疗诸般疮疾。蜈蚣（一对全者一雌一雄其雌者小雄者大）、麝香（半钱）、铜绿（二钱）、绿矾（一钱）。上为末先将铜绿、蜈蚣同研七分细续入麝香、绿矾同研极细，每用时先以大针拨去疮口内死肉至有血出，急捻一纸条抄药少许，在上觉药微行，急点少油在疮上，揩匀次以沉水膏花子贴盖疮口，量疮势大小用之。（卷第十八·疮肿）

7.《世医得效方》

治痈疽、发背、疔肿、内外肷疮、阴疰下诸恶疮，及头项痈肿，不问已溃未溃，皆可用。大能排脓散毒，止疼生肌，累有神验。若丁肿，先用银篦或鹿角，针于疔疮中间及四畔针破，令恶血出，以追毒饼如小麦大，擦入孔中，却以此膏贴之。如疮坏烂至甚，难以药贴，则将皂角二三片煎油，调匀此膏如稠糊，薄敷之。脓水或转多，不数次敷之干愈妙。大巴豆（去壳膜）、木鳖子（去壳，净）各二两，黄丹（研细）四两，真清油（十两）、槐柳嫩枝（锉细）各七寸长，七条，上依前法煎熬成膏，贴用。（卷第十九·疮肿科·通治·玄武膏）

治疔疮。防风、细辛、甘草节、白僵蚕、青皮、黄连、羌活、独活、蝉蜕、赤芍药各平两分。上锉微末，服五钱。先将一服入泽兰叶少许，姜一两，同擂烂，热酒和服。后用酒水各半盏，生姜三片煎服。病势退减后，再入大黄少许煎服下一两，洗汤去余毒。更用白梅、苍耳子研烂，贴疮上，拔去根脚。此方以药味观之，甚若不疾，然有效验速，累试之。

蟾蜍膏：治疔疮。取蟾酥，以白面、黄丹搜作剂丸，如麦颗状。用指甲爬动疮上插入，重者针破患处，以一粒内之，仍以水沉膏贴之。取蟾酥法，用癞蚵蚾于眉棱上，以手拔出酥，于油纸上或桑叶上，用新瓦盛下，然后插在背阴处，经宿则自干白。于鹅翎筒内盛之。（卷第十九·疮肿科·诸疮·疔疮）

8.《卫生易简方》

治发青疔疮、便毒等证，用川乌、草乌各一个，新瓦一个，新汲水一桶。将乌头并瓦俱浸水内，候瓦透，将乌头于瓦涩面磨成膏，就磨药手挑药，贴于疮口周围。如未有疮口，一漫涂药如三四重纸厚，上用纸条透孔贴盖；如药干用鸡翎蘸水扫湿，如此不过三度。（卷之八·痈疽）

治疔疮用硇砂、雄黄等分研细，以生蜜就于角合子内收贮。遇患先用银篦挑破疮口，挤出恶血，后用药一豆大，安入疮口内，以纸花贴即效。

又方用蝉壳七个煅为末，以蜜调搽疮口。治疔疮用白矾四两，于银石器内熔作汁，下黄丹二两，使银钗搅，慢火熬成紫色收起。如有疮，先挑破周围，以唾津调药涂上数度，无令疮干，疮溃疔出，看疮颜色红赤为效。

又方用苦荬捣绞汁频敷，即根出。蚕蛾出时切不可取拗，令蛾子赤烂。蚕妇忌食苦荬。

又方用苦苣捣汁敷甚效，根即出。痈未出脓，用汁滴上立溃；治疔疮不出者用巴豆去壳半粒，磁石为末，以葱涎同蜜为膏，敷上疔自出。（卷之八·疔肿）

9.《普济方》

治疔疮方：黄连、羌活、白僵蚕、青皮、独脚菜、防风、赤芍药、独活、蝉蜕、细辛、甘草各等分，上咀，每服五钱，先将一服入泽兰叶少许，姜十钱重，同擂烂，热酒和服，然后用酒水各半盏，姜三片煎服，病势退减后，再加大黄少许煎服，略下一两场，汤去余毒。更用白梅、苍耳子研烂，贴疮上，拔去根脚。

紫金膏治疔疮。龙脑、轻粉、胆矾各二钱，

没药四钱，乳香三钱，巴豆、蓖麻仁（研）、黄丹、石灰、荞麦（淋）、麝香（少许）上为细末，熬五七次灰水，与蓖麻子仁熬，再与金膏药。

神效回疔膏治诸般疔疮、恶疮、瘤痔：桑柴、枣、柳柴、谷杆草、施风草、荞麦秸各一斤，鸡粪、石灰各四两五钱，上除石灰外，俱烧灰，用滚水淋汁一二碗，熬至半盏，用锅底煤相调成膏，如疮不破，将疮拨破搽之，不过三度全可，如熬药，忌妇人鸡犬见之，并忌诸般恶物。天南星、款冬花、巴豆仁、黄丹各一钱，独活半钱，白信一钱，斑蝥（去头足）十个，上为极细末，用新蟾酥和药，如黍米大，捻作锭子，每遇疔疮，先以针刺其疮，必不知痛者、有血出者下锭子，如觉痛，不须再用。若更不知痛，在所疮行处，迎夺刺之，至有血知痛即止。其元疮亦觉疼痛，以膏药敷之，脓出自瘥。

以荆芥一名假苏为末，和醋敷，治疔疮肿甚者（出圣惠方）。

白牙涂敷方（出圣济方），治疔疮毒。白牙（烧研）、附子（捣为末）、雄黄（研）、半夏各半两，猪脂四两，上将四味捣研为末，以猪脂调如糊，先针刺疮头即涂敷，日三五，药贴之少时。如病深取疔。病浅即取出黑紫色血，即愈。

又方，用核桃一个，平开二片，取出肉用口嚼碎，却将肉安放半片壳内，头上留一窍，合在疮上，即痊可。又方（出圣惠方），治恶肿、疔疮及杂疮。

回疮锭子治疔疮大效。草乌头一两，蟾酥、巴豆七个，麝香，上为细末，面糊和就，捻作锭，如有恶疮透顶不痛无血者，用针深刺到痛处有血出，用此锭子纴之，上用膏药贴之。

夺命轻粉散，治疔疮不出疔。铁渣一两，轻粉二钱，麝香少许，上研为细末，每疮用针开十字口，将药放入疮内，用醋调面糊敷贴。

治疔疮方：附子（去皮）、巴豆（去皮）、胡粉各一两，上为末。用乌麻油调膏。先以针刺疮四边。血出即以药封之。其四面亦以药盖。勿令泄气。其根自出。

苍金砂散（出济生方）取疔疮。芜菁根、铁生衣各等分，上和捣。以大针刺作孔，复削芜菁根如针大，前铁生衣涂上刺孔中，又涂所捣者封上，仍以方寸匕绯帛涂贴之，有脓出即易，须臾拔根出，立瘥。忌油腻生冷等物。半夏（生用）、石灰等分，上捣末，以敷疮上，必效疗疔疮方。

水沉膏（出危氏方），以白及末半钱，水盏内盛下，澄去水，却皮上摊开，贴疮上。

治数种疔疮方：车辐轴脂、白盐、芜菁根、釜底墨各等分，上为末。和以腊月猪脂封上，以酢及水和敷之，并得。

治疔疮方：用苦荬根捣烂，敷之。又方（出圣惠方）以白蔹为末，敷之，又方（出肘后方）救疔疮方：以十二月猪胆风干，和生葱捣碎，涂诸般疔疮。

白僵蚕散，治疔肿敷方，以白僵蚕半两炒为末，刮开疮头上敷之，日三。根烂即出。

以鳖菜捣碎，敷之，治疔疮方

疔疮（出仁存方），以马齿苋烧灰，和多年醋滓，先灸疔肿以敷之，一方马齿苋和梳垢封之，根出。

治疔疮（出海上方），用蝉壳七个，煅为细末，用蜜调搽疮口，又以磁石末细研，醋调敷。立拔根出。

疔疮方（出本草），以生荠苨根取汁一合，去滓，敷不过三。

治疔疮方，用九月九日采芙蓉花叶阴干，研细，如遇有疮儿，用井水调，银钗打成膏，厚纸摊贴疮上。次日用蚰蜒螺。即鬼丁螺一个。用银器盛打破。依前调药。却将蚰蜒螺放在疮上。贴待过周日揭起。其疔自出。立效。其药不用要摊阔。

又方治冷疔疮，用生乌头切片，醋熬成膏子涂疮上，绢帛贴。

二乌散（出永类钤方）治发背、蜂窝疔疮、便毒等症。川乌、草乌各一个，上将新瓦一个。汲新水一桶。将川乌头、草乌头并瓦，俱浸于水桶内，如无新瓦，于房上取净瓦亦可。候透瓦，将川乌草乌于瓦涩面磨药成膏，就磨药手挑药，贴于疮口周围，如未有疮口，慢慢涂药如三四重纸厚，上用纸条透孔贴盖，如药干，用鸡翎蘸水扫湿，如此不过三两次。

治鱼脐疔疮（出危氏方），丝瓜叶（即虞刺叶）、连须葱、韭菜，上入石钵内，捣烂如泥，以酒和服，以滓贴腋下。如病在左手，贴左腋下，右手贴右腋下，在左脚贴左胯，右脚贴右胯，如在中则贴心脐。

治鱼脐疔疮如黑豆色者，以大针，针疮四边、兼中央。(出圣惠方)，用腊猪头一枚烧灰，捣为散，以鸡子清调匀，敷疮上，日三易之。(卷二百七十三·诸疮肿门·诸疔疮)

治臁疮、疔疮、搭手、背疽等恶疮。葱白一斤，马苋一斤，石灰，上湿捣为团，阴干为细末，贴疮，有死肉更宜先用溃死肉药。(卷二百七十五·诸疮肿门·一切恶疮)

晨夕换膏，治发背，蜗牛七十个，独蒜(用竹刀子排开)二十五个，绿豆粉半斤，藜芦半两，上先将蜗牛入锅内，炒涎出，次下蒜令干，后下豆粉、藜芦为细末，如用，浆水津调涂患处，疔疮亦可用此药治之。(卷二百八十九·痈疽门·发背)

水晶膏治疔疮、背痈、瘤疽、乳痈、丹毒、杖疮等疾。好白油草纸(每作八片)十张，鹰爪黄连(去须，细锉)一两，用水两碗许，入砂锅内，同黄连煎至一碗半，先下油草纸五张，又续下五张，同煎五七百沸，汤耗旋添，不得犯铁器，漉去黄连滓屑焙干，如疮破有脓，将药化松旋贴。

夺命膏专治疔疮石痈，始终皆大寒证。当归尾一两，乳香三钱，藁本半两，杏仁七十个，柳枝寸许，六十茎，白及一钱半，木鳖子(去皮)五个，巴豆(去壳肥者)一十三枚，桃柳枝寸许，一百二十茎，芝麻油一斤，上件一处。先将桃柳枝下在油内，煎焦取出不用，次下其余药物，熬至焦黑，漉去滓，却将油澄清，上火令沸，旋入黄丹熬成膏药，绯绢上贴之。(卷三百十四·膏药门)

10.《奇效良方》

治疔疮。上用多年墙内或泥土中锈钉，洗净，以炭火内煅红，醋淬待冷，用刀刮钉锈，又入火内煅红，入醋淬，仍前刮末，再煅再淬，再刮下末，研为细末，用时将疮口拔开，挑药末在内，以膏药贴之。少时，如病深取疔，如病浅即取出黑紫色血，其疮自愈。[卷之五十四·疮疡门(附论)·疮科通治方·水沉膏]

11.《万氏家抄济世良方》

大黑虎膏痈疽发背、跌仆损伤、折骨疔疮并皆治之。白芷、大黄、黄连、白及、白蔹、黄芩、木鳖子、黄柏、羌活、独活、金毛狗脊、杏仁、当归、芍药、川芎、肉苁蓉、生地、前胡、肉桂、柴胡、荆芥穗、黄芪、连翘、防风、蓖麻子各一两，乳香、没药、血竭各一两，樟脑、血余各四两，香油三斤，飞丹一斤，麝香五钱，槐柳枝各二两，上乳香等细药另研听用，余药入油熬黑枯色，滤去渣再熬，滴水不散入飞丹，以槐枝不住手搅，入水和软，不断不粘住火，入乳香、没药、血竭三味，次入樟脑、麝香搅匀，收用摊贴。(卷四·痈疽)

针头万应膏治诸般疔疮、疽疖、恶毒歹疮。乳香、麝香、雄黄各一钱，轻粉、硇砂、蟾酥、血竭各三钱、蜈蚣(炒)一条、冰片一分，为末，研捣成丸，黍米大。如疮有头用针破出血捺一丸在内，用纸封或膏药贴之。

治疔疮及头面热毒疮，雄黄一两、钉锈、白梅肉各五钱、消风散一两、夏月加鬼螺蛳二十个，上研细末，苦盐卤调匀，贮磁罐内。凡患疔肿毒疮，用银针挑破毒顶敷上此药，以绵纸盖定，其毒收敛不走，三日后即愈。(卷四·疔疮)

12.《种福堂公选良方》

水澄膏方：将白及末放在盏内，用水澄下去，用纸贴之。以此膏围贴，则不伤好肉。

治面上生疔肿大：用活虾蟆一只，将小刀划开胸前，露出肝来，取下贴在疔上即愈。

拔疔方：荔枝肉二个，吸铁石一分，雄黄三分，上共捣，分作三饼，分三次敷之，其疔自落。(卷三·公选良方·疔)

13.《喻选古方试验》

疔疮肿痛(圣惠方)：黑牛耳垢敷之。杨氏方：地丁草、葱头、生蜜共捣贴之。又方：马齿苋二分，石灰三分为末，鸡子白和敷。(卷四·疔毒)

14.《不知医必要》

葱蜜方：治疔疮恶肿。针挑破，用老葱、生蜜糖捣匀，贴两时久，疔即出，以醋洗之，神效。菊花酒微凉治疔疮肿毒。野菊花根一握，捣汁一升，冲酒一杯，炖热服，即至垂死，入口便活。冬月掘地取用亦可。并治一切恶毒，捣烂酒煮服，以渣敷之。(外科·疔毒)

15.《秘方集验》

疔疮初起，水半枝莲(生水旁者，花茎甚细)

捣汁，和酒服，渣敷患处。春用乌苎叶，秋冬用根，煮酒服，渣敷患处。新鲜虾髓一个，飞面调匀，敷上愈。好磁石为末，津蜜调一茶匙，搽疮头上，疔即拔。蝼蛄虫捣烂，敷疮上，疔根亦拔。（卷之下・疮霉诸症）

16.《验方新编》

红膏药：专治疔疮、疡子（即瘰疬）及一切无名肿毒，并铜铁竹木瓦石入疮入肉，屡试如神。银朱（水飞，晒干）一钱，蓖麻仁三钱，嫩松香五钱，黄丹（水飞、晒干）一钱，轻粉五分，共捣如泥。如治疔疮，以银针将疔头挑破，用此药作一小丸如黄豆大安别膏药上（不论何项膏药），当中贴之，疔即拔出。或畏疼者不必挑破，即以此膏摊开如钱大贴之亦可。凡无名肿毒已破未破，不必挑动，均照拔疔之法用之，自能拔毒收功。铜铁等物入疮入肉，亦用此红药一小丸如别膏药贴之自出。

绿云膏：治头时发时愈者，并治疔疮已破，脓尚未尽及一切无名肿毒，贴之立能拔脓散毒，消肿止痛，屡试如神。真麻油三两（以蓖麻子四十九粒入麻油内熬枯，去蓖麻子不用，要沥尽渣，不净贴之作痛），制松香八两（照上绿云膏药制法），大猪胆汁三个，铜绿二两（研细）。先将松香放铜锅内，火上溶化，再下各药熬匀，捣千余下烘融，放水中用手扯拔百余遍，愈拔其色愈绿。收瓦钵内，用时以油纸摊贴。（卷十一・痈毒杂治・痈毒诸方）

疔疮初起最小，用野菊花梗叶捣汁服一碗，死可回生。或生菊花梗叶捣汁，用热酒拌服，取醉而睡，将渣敷患处一宿即愈。菊花乃疔疮之圣药，冬月无叶，用根亦可。

又，多年尿缸内垽刮下敷患处留头，敷四五次即愈。

又，生山药同白糖捣烂涂敷可消。

疔疮初起，用生明矾、雄黄等分，研细末，将丝瓜叶捣烂，取汁调匀，以鸭翎毛扫敷疮上，随干随扫，一日即消。

又方，皂荚子仁为末，醋调敷之，五日即愈。（卷二十四・疔疮部・治疔初起）

17.《济世神验良方》

铅粉三两、血竭、朱砂各一两、银朱五钱乳汁调敷，外用猪腰子（竹刀切片）贴上，待贴上待臭黑去之，如煎，敷贴至不臭不黑而止，并治疔疮恶毒。（外科附录）

18.《经验丹方汇编》

疔疮：凡手心足背及面上有疮，起疱发痒，或寒热，或麻木不痛，此极毒之疮。急用针刺划断紫根，出血令尽。或怕用针刀，用巴豆一粒，米饭一粒，研贴疮上，立时拔疔神效。再寻癞蛤蟆取肝，贴上立愈。

19.《疑难急症简方》

咬头膏（《各家》）、苍耳虫一根，膏药一张，贴患处，其头即通，治一切无名肿毒，疔疮恶毒，甚效。

又（《疔疮五经辨》）用玉簪花根杵烂，敷于患处，疮口留出。

疔疮拔根（丁氏），荔枝肉、白梅（各三两）、捣作饼子，贴疔上拔根。

拔疔疮（又），带壳蜒蚰二三个，宽永钱（捣碎）一个，再共捣，敷疮，须留头即愈。

疔疮（丁氏）指甲炭研，香油和搽，或生蚬（去壳）捣敷，愈后戒食。

疔疮破烂（又），野猪骨（漂去油）煅埋地下，去火气，麻油调敷。（卷四・外科・统治一切疮毒等症）

20.《吴氏医方汇编》

乌龙膏：治一切无名肿毒、疔疮初起。用按骨跌打损伤。（第四册・外敷通用方）

21.《临证一得方》

金黄散治疔疮发背对口等及一切疮疡。凡红疮者皆可敷之。生大黄八两，姜黄三两，当归一两，白芷三两，川乌一两，白蔹一两，半夏一分，天花粉五两，黄柏三两，川朴一两，甘草一两，草乌一两，白及一分，南星一分，日中晒燥，共研为细末，用蜜水调敷。（附录・外科应用经验要方・膏药类）

22.《经验良方全集》

治疔疮方：用千捶盐敷患处，一燥即换，五六次立效。（卷三・疔毒）

普救万全膏、治一切风气走注疼痛，以及白虎历节风，鹤膝风，寒湿流注，痈疽发背，疔疮瘰疬，跌打损伤，腹中痞块，多年疟母，顽痰瘀血，腹痛泄泻，小儿疳积，女人癥瘕诸症，并贴患处。咳嗽疟疾，贴背脊心第七椎，取效神速。倘贴后起疱出水，此病气本深，尽为药力拔出吉兆也。不必疑惧，记之。藿香、木香、白芷、白蔹、乌药、大生地、贝母、丁香、白及、当归尾、僵蚕、檀香、蜂房、苦参、五加皮、细辛、秦艽、防风、肉桂、大枫子、蝉蜕、丁皮、羌活、桂枝、萝卜子、全蝎、赤芍、玄参、南星、蓖麻子、鳖甲、独活、枳壳、艾绒、白鲜皮、荆芥、苏木、连翘、红花、川芎、藁本、高良姜、桃仁、杏仁、香附、牛膝、苍术、威灵仙、川乌、草乌、续断、黄芩、麻黄、金银花、牙皂、甘草、附子、半夏、紫荆皮、骨碎补、海风藤、黑山栀以上各一两五钱，大黄三两，蜈蚣三寸五条，蛇蜕五条，槐枝、桃枝、柳枝、楝皮、榆枝、桑枝、楮枝以上各三十五寸，血余（男人的）三两以上，各药俱浸油内，真麻油二十斤，松香（棕皮滤净）一百斤，百草霜十斤，天平秤研细筛过。（卷三·痈疽）

23.《益世经验良方》

又疔疮方：用蟾酥、朱砂各一钱，黑枣（去皮核）三个，同研，敷贴疔自出。又疔疮方：用生芝麻嚼汁敷疮上，如燥，可时嚼时敷，渐愈。（杂症·治刀伤杖疮门）

24.《本草单方》

赤疔疮。用狗宝八分、蟾酥二钱、龙脑二钱、麝香一钱为末，好酒和，丸麻子大。每服三丸，以生葱三根同嚼细，用热葱酒送下，暖卧汗出为度。后服流气追毒药，贴拔毒膏，取愈。（卷十六·外科·疔疮）

25.《良朋汇集经验神方》

疔疮方痛不可忍者。白菊花根、叶，捣烂敷之，痛即可止。加冬月无叶以根代亦可，再以根、叶取汁服之，死者可活。

八返膏贴疔疮神效。羊角葱心捣烂，加生蜜合膏贴之。切忌入口伤人。[卷之五（外科）·疔毒门]

26.《菉竹堂集验方》

治疔疮方。硼砂、硇砂、皂矾（用绿色明亮者）、食盐各五分，捣成粗末，入铁勺炒化为水。用铁铲搅干，炒至柳绿色为度，研细入瓶封固。用时将疔疮针挑见生血，以银簪沾药点入疮内以面糊摊小膏贴之，二、三寸香黑者即变红矣，数日痂落即愈。

治疔疮妙方：用引针石擂碎，葱头十四根取汁，用蜜少许调匀，前药敷疮上，当头留一孔，一敷即散，妙不可言。仍服托里散几贴全愈。

治疔疮方：苦草、野荠菜捣烂敷患处。倘疮在喉内，捣汁含口漱之，即愈。如毒甚，加大蒜数片同捣。（卷五·肿毒门）

27.《寿世保元》

一治无名肿毒。发背、痈疽、疔疮等毒。白矾不拘多少为末，入新汲水内，用粗纸三张浸内，将一张贴患处，频频贴，更贴十数次，立消。[卷九（外科诸症）·诸疮]

28.《古今医统大全》

疔疮，丹溪用磁石为末，苦酒和封之，根即出。又方、巴豆十粒，大半夏一粒，大附子半个，蜣螂一枚，上各为末，用麝和，看疮大小，以纸绳子围疮口，以药泥上，用帛贴敷，时换新药，以瘥为度，活人甚多。（卷之八十·外科理例上·疔疮）

29.《古今医鉴》

还魂散凡患疔疮、痈疽、疖毒，此药能令内消去毒，化为黑水，从小便出，万无一失。知母、贝母、白及、半夏、天花粉、皂角刺、金银花、穿山甲、乳香各一钱。上锉一剂，无灰酒一碗，煎至半碗，去渣，只作一服温服，不得加减。再将渣捣烂，加秋过芙蓉叶一两，用蜜调井花水，和敷疮口上，如干再用蜜水润湿。过一宿，自然消，不必别用峻利之药。以伐元气也。

陶潜膏治疔疮肿痛，危急欲死者。菊花叶捣烂，敷上即苏。冬月光花，用菊根亦可。（卷之十五·疔疮）

30.《万病回春》

疔毒方急将毒用针刺破，葱白捣烂敷上，手帕系住，人行五里之时，其疔出。然后用热醋洗净。一切疔疮，用黄花苗、老葱、蜂蜜共一处捣烂，贴疮即好。（卷之八·疔疮）

31.《丹台玉案》

治一切疔疮。又方酱板草捣烂，加醋少许，盐三分，敷患处神效。

代针膏治疔疮。坚硬作痛，并诸毒难治者，点上即时出脓。咸水二碗，入硇砂五分，煎至一碗，加入灰一两，待化过，再熬至干，入白砒末三钱，银销末三钱，仍入好醋研和，收贮器中。

神验方：治一切疔疮。初起一敷即散。烂鸡粪、蜗牛七个，荔枝肉一个，杏仁七粒，银朱三分，上四味同烂鸡粪捣匀。贴在患处。（卷之六·疔疮门·立方）

32.《简明医彀》

银花酒治痈疽发背、乳痈疔疮、一切肿毒。金银花（鲜者、连藤叶，干者亦可）瓷器内捣，入无灰酒和，绞汁饮，渣敷患处。（卷之八·诸方法）

33.《济世全书》

治疔疮毒气攻心即死。八月间野紫薇荷，连根带叶捣为末，香油调，先敷心口立散，后敷患处立效。（兑集卷八·疔疮）

治一切无名肿毒，发背痈疽，疔疮恶症，用白矾，不拘多少为末，入新汲水内，用粗纸三张浸内，将一张搭患处，频频更换，贴十数次即消。

一方用五倍子炒末，醋调敷患处。

一方用大黄为末，醋调敷患处亦消。（兑集卷八·诸疮）

34.《赤水玄珠》

回疮锭子治疔疮大妙。草乌头一两，蟾酥、巴豆（去皮）七个，麝香（一字）上为细末，面糊和就，捏作锭子，如有恶疮透疔，不痛无血者，用针深刺至痛处，有血出，以此纴之。上用膏贴，疔疮四畔纴之，其疔二三日自然拔出。（第二十九卷·外科·疔疮）

35.《备急千金要方》

犯疔疮方：芜菁根、生铁衣等分。上二味和捣，以大针刺作孔，复削芜菁根如针大，以前生铁衣涂上刺孔中，又涂所捣者封上，仍以方寸匕，绯帛涂贴上。有脓出即易，须臾，拔根出立瘥。忌油腻、生冷、醋滑、五辛、陈臭、黏食。（卷二十二痈肿毒方·疔肿第一·玉山韩光方）

36.《疡医大全》

升麻膏贴疔疮顽疮痈疽，瘰疬痰核，未成自消，已溃自敛。升麻二十两，真麻油五斤浸一宿，煎枯去渣，慢火熬至滴水不散，入飞净黄丹二十四两，收成膏。（卷二十二·脑背部·无名肿毒门主方）

37.《理瀹骈文》

又神异膏用杏仁一两、生黄芪、玄参各五钱，蛇蜕、蜂房各二钱半治，内痈效去黄芪加木鳖仁一两、蓖麻仁、五倍子各二钱半，铅粉收即，会通灵应膏也治痈毒疔疮皆可。（续增略言）

38.《证治准绳》

治疔疮。黄连、羌活、青皮、白僵蚕、防风、独活、蝉蜕、细辛、赤芍药、甘草节、独脚茅各等分。上咀，每服五钱，先将一服，入泽兰叶少许，姜十钱重同擂烂，热酒和服。然后用酒、水各半盏，姜三片煎服。病势退减后，再加大黄少许煎服，略下一二行，荡去余毒。更用白梅、苍耳子，研烂贴疮上，拔去根脚。（疡医·卷之二·疔疮）

【按语】

疔疮发生多因恣食膏粱厚味、醇酒辛辣、脏腑蕴热、火毒结聚所致，或因感受火热之气、昆虫咬伤等，复经抓破染毒，蕴蒸肌肤，以致气血凝滞而成。其按病变发展可分为3期：初期、中期、后期。对疔疮3个时期的临床表现进行辨证论治，按期治疗。

古代穴位贴敷治疗疔疮在选穴上主要为局部阿是穴，多贴敷于病患之处，因其本身已形成破溃，所以选择贴敷于患处可以使药物直达病处。在对症治疗的基础上，选择用药，有利于患处进行恢复。

穴位贴敷治疗疔疮的用药种类丰富，共涉及一百多种中药。使用频率排在前四位的中药是巴豆、葱白、雄黄、麝香，应用频率在11.96%，药物种类有峻下逐水药、攻毒杀虫止痒药、开窍药、发散风寒药。巴豆辛，热，有大毒，归胃、大肠、肺经，有峻下冷积，逐水退肿，祛痰利咽，蚀疮之功。葱白辛，性温，归肺、胃经，有发汗解表、散寒通阳、散结解毒、促进消化分泌、健胃之功。雄黄辛，温，有毒，归肝、大肠经，有解毒杀虫，燥湿祛痰，截疟之功。麝香辛，温，归心、脾经，有开窍醒神，活血通经，消肿止痛之用。将古代文献中穴位贴敷治疗疔疮应用频次大于1的药物按出现频次进行统计，依据频次数递减排序，见表2-35。

疔疮初起，切忌挤压、挑刺，患部不宜针刺和拔罐；红肿发硬时忌手术切开，以免引起扩散

表 2-35　古代穴位贴敷治疗疔疮用药规律

序号	中药	频次	频率
1	巴豆、葱白	10	3.32%
2	雄黄、麝香	8	2.66%
3	黄丹、蜂蜜、白及	7	2.33%
4	独活、半夏	6	1.99%
5	杏仁、石灰、乳香、羌活、麻油、黄连、甘草、防风、草乌、白僵蚕	5	1.66%
6	银朱、细辛、芍药、轻粉、硇砂、附子、当归、大黄、磁石	4	1.33%
7	盐、血竭、香油、蜈蚣、芜菁根、松香、南星、木鳖子、枝肉、金银花、鸡粪、蝉蜕、白芷、白蔹	3	1.00%
8	猪胆、朱砂、泽兰叶、枣、玄参、野菊花、血余、乌芦、蜗牛、铜绿、天花粉、丝瓜叶、生地黄、肉桂、荞麦、蜣螂、没药、马齿苋、龙脑、连翘、荆芥、黄芩、黄芪、黄柏、鬼螺蛳、藁本、蜂蜜、蜂房、川芎、苍耳、蓖麻仁、贝母、白梅肉	2	0.66%

感染；如已成脓，应予外科处理。若发生疔疮走黄，症情凶险，须积极抢救。饮食上应忌食鱼、虾及辛辣厚味等食物。

（九）毒蛇咬伤

【概述】

毒蛇咬伤系由毒蛇类咬伤人体，毒液从伤口注入机体并进入血液造成的全身性中毒病症，具有起病急、变化快、病情复杂凶险和预后不良等特点，具有较强的致死性和致残性。根据蛇毒的成分将毒蛇分为神经毒（风毒）类、血循毒（火毒）类和混合毒（风火毒）类。神经毒（风毒）蛇有银环蛇、金环蛇和海蛇；血循毒（火毒）蛇有蝰蛇、尖吻蝮蛇、竹叶青蛇和烙铁头蛇；混合毒（风火毒）蛇有蝮蛇、眼镜蛇和眼镜王蛇。

当代国内对于毒蛇咬伤的辨证一般分为风毒证、火毒证、风火毒证，分别对应神经毒中毒、血液毒中毒和混合毒中毒症状。在这三个基本证型之下还可以分血热妄行证、水湿内停证、肾阳虚衰证、心气不足证、经脉瘀阻证或分为风毒闭肺证、毒燔营血证、内闭外脱证、火毒伤肾证等兼证或变证。

毒蛇咬伤在古代农业社会属于常见疾病，严重影响农业生产，因此留下了大量蛇伤方药的记载。通过对这些方药的整理，不仅对现代治疗毒蛇咬伤的临床用药有所启发，而且对生药学研究和新药开发有指导意义。

【古代穴位贴敷文献】

1.《普济方》

方大黄汤治毒蛇伤。牛膝、大青草、下马草、胡麻草、铁扫草、将军草、槐花头、淡竹叶、小青（各等分）上同捣汁，用煮酒调服，粗敷疮口，将针破伤处，用葱盐汤洗净，方可敷。如无将军草，少许。

白矾散出（圣惠方）治诸毒蛇所伤，解毒。白矾（熬汁枯，研）、羖羊角（烧灰，研）各半两，干姜（炮）一两，射罔一分，雄黄、麝香（研）各一两，上为细散，用敷疮上，凡蛇畏雄黄，疑有蛇处，于舍下微火烧雄黄。

椒黄敷方（出十便良方）治一切毒蛇咬，迷闷。闭口椒（为末）一两，苍耳苗（为末）五两，生姜汁二合，硫黄（为末）半两，上相和，敷之。

椒香方（出圣惠方），治毒蛇咬。毒气攻心腹闷乱方。豉四两，椒（去目）、熏陆香各三两，白矾（炒灰）二两，上以相和烂捣，以唾调敷伤处。

轻粉散治蛇伤。旧墨（指大，烧存性）一块，轻粉一分许，乱发（烧存性）一拳大，上为末，好酒调服，一过便愈，调敷咬处。

雄黄散治蛇咬，及恶疮痛。雄黄、半夏（生）、干姜（生）各等分，上为细末，贴蛇咬处，各恶疮上。

石灰散治虫、蛇、蜂、蝎、蚖蛇、蜘蛛、沙虫等伤。蜈蚣草、雄黄、石灰各等分，上捣为末，敷螫处。

桂香散治诸蛇咬，毒气攻心。桂（去粗皮）、栝蒌根各二两，上为细末，以小竹筒盛，密塞带行，卒为毒蛇所伤，即敷之。此药疗诸蛇毒，塞不密则气泄，不中用。

二虫膏治诸蛇咬，毒气攻心，迷闷。地龙五枚，蜈蚣一枚，于端午日收赤足者，上以相和烂捣，敷之。

椒蒜敷方治诸蛇咬痛肿。椒（合口）、蒜各等分，上用同捣令熟，敷之瘥。一方用蒜叶。

硼砂散治诸蛇咬痛肿。上以硼砂一两，细研为末，以园内生萎葱，就上取却葱角尖，倾入硼砂末，却以角尖覆一七日，握出葱，倾硼砂汁于一张紧薄纸上。阴干，每在伤处，取钱孔大纸贴之，立愈。

椒葫方治蝮蛇毒。上取合口椒、胡荽苗等分捣，敷之无不瘥。

胡粉散治蝮蛇毒。大蒜、胡粉、上捣和敷之。

大蒜方治蛇螫人疮已愈，余毒在肉中，淫淫痛痒方。大蒜、小蒜各一升，上合捣，以热汤淋汁灌疮大良。一方小蒜汁滓敷上。

麦门冬散治恶蛇咬伤。顿扑不可疗者。及毒气入腹。遍身肿痛者。若伤轻只用辣母藤挼敷之。

樱桃散治诸肿蛇伤。上以樱桃叶用生姜同擂碎，入酒捣研调服之，滓敷伤处，一方无姜服之。

茜草散治土蛇咬。先用蓼草搽于咬伤处，后用茜草去根擂碎，用井花水调服，日进三五服，渣敷伤处，治蛇毒（见肘后方）。细辛、白芷（研）各一钱，雄黄（研）一钱，上加虎骨、麝香敷之。雄灵散治毒蛇咬伤。昏闷欲死者。

地龙散治青蝰蛇螫。地龙三条，盐（炒）半两，上相和研令烂。以面围毒处，敷药于上，须臾化为水，不过三两度。

治蛇虫伤。用巴豆数粒。研细。贴疮上。

蓼汁饮上捣生蓼汁饮之。少少以渣敷疮上。

或以蓝青敷之亦可。治诸蛇咬痛肿。

用黑豆叶五两。细锉、捣敷疮上。日四五度。一方唾涂咬处，熟嚼豆叶敷之。

治蛇伤毒，用绳缚住两头，以五加皮叶擂烂，敷贴。又方，用乌桕叶擂烂敷贴伤处。

治蛇伤，先用冷水洗后，用茱萸二合，水一碗，研取汁服之，将滓敷疮，一方用酒调下，油调敷。

治蛇毒方。用母猪耳中垢敷之，牛耳中垢亦可用。

治蝮蛇毒方。又方，用姜末敷之。干复易。

又方，用青铜锈。敷疮上。治蛇骨刺人毒痛方。

又方，用烧死鼠为末。敷之。

治蛇毒。用秦龟肉可生捣。罨敷之。

治蛇虺螫人。用独头蒜、酸草捣。绞敷所伤处。

治蛇咬。用堇汁生杵。敷之毒即出矣。治一切恶蛇所咬。

治蛇咬。用取胡瓜敷之。数易良。又方，用五儿齿烧灰。敷之。

治蛇伤毒气入腹，闷绝不知人事者，用北细辛为末，或急用细嚼亦可，酒调下，以渣敷疮上。

治蛇伤方。用蒲公英、科根作泥。贴伤处。白面膏药封之。

白芷散治蛇伤。用香白芷为末，水调下，顷刻伤处出黄水尽，用末水调，涂敷伤处，如不暇研，嚼细敷之亦可。

治蛇咬人。用苦荬捣烂，敷之。用生龙脑敷之。

治蛇伤蝮蛇螫方。出（百一选方）急取虾捣烂，罨痛处，极妙，仍将绢片轻轻包定药，又以头垢敷之妙。一方治蛇螫人，其牙折入肉中，痛不可堪，涂之立出，一方生虾一枚，烂杵碎敷之。

治蛇毒（出圣惠方）用黄荆叶袋盛，敷疮肿上，即瘥，烂捣帛裹敷肿处，又方用闭口椒并叶捣，敷之即止。

治毒蛇咬。用杏仁去皮尖三个，淀粉少许，

合贴伤上。

治蛇伤蝮螫（出肘后方），急取蜈蚣捣为泥，罨在伤痛处，极妙，仍将绢片轻轻拴定药，又以头垢敷伤处，一方烧蜈蚣末。敷疮上。

治青蝰蛇螫（出千金方），用雄黄末敷疮上，沸汁出即愈，亦用铜青敷疮中，治蛇咬。

治蛇毒（出圣惠方），用独狼牙捣。腊月猪脂和。以敷毒立瘥。

治青蝰蛇，用破乌鸡热敷之。

治虺蛇毒，用捣葵根以敷之。

又方，用捣葎草以敷之。

治土蛙蛇诸蛇伤，用婆婆针或叶细擂，井水和服，滓敷。

治蛇咬欲死方。（出海上名方），用苍耳心烂嚼。敷之立效。

治蛇螫人，疮已合，而余毒在内，或淫淫痛痒方（出圣惠方），用远志嚼烂以敷之。

肖南仲方屡效治蛇毒，取夹蛇龟肉捣，置敷伤处，亦刮蠳龟尾以敷之，其疮便愈，小黑中心折者无用，不可食肉，可生捣罨疮。

治蛇咬疮，以蓼荞捣敷疮上。

治蛇毒，以蚤休根，醋摩，敷之。中虺蛇毒。

取茺蔚茎汁，敷之良，治蛇毒。

治蛇虫咬，用生芋叶和盐研细。敷之。

治蛇虫咬疮，以感藤叶生研，敷疮上，感藤一名甘藤，又名甜藤，生江南山谷，如鸡卵大，斫藤断吹气，出一头甘汁，甘美如蜜。

治蛇犬等毒，以青黛摩，敷之。

疗一切蛇虫蚕咬，以预知子捣。敷伤上。

治蛇咬毒，以雄黄少许末敷之，登时愈，蛇种虽多，唯蝮蛇及青金蛇，中人为至急，不治一日即死。

用苦苣茎叶研碎。敷伤处。苦苣即莴苣也。

治蛇虫咬伤疮痛，以乌蔹莓根捣敷，捣蒜贴之，热醋浸之经年者良。

治蛇毒，用水蓼叶捣敷之，若毒入内心闷，绞汁服。

治蛇咬，用荏子叶捣，敷之。

治蛇犬并犬咬毒，用梅根以酒及水磨服，敷之亦佳。

以苦杖叶捣，敷伤处治蛇毒。

以蛇茧草取根叶捣，敷咬处，当下黄水愈主蛇咬。

以万灵藤杵筛，以水和如泥，敷上，治青蛙蛇毒。（卷三百七·诸虫兽伤门·蛇伤）

2.《行军方便便方》

治毒蛇咬伤用白芷末一两，水服立愈。如烂入骨者白芷末加麝香少许，日日掺之。又方用扁豆叶捣烂敷之。又方用蚯蚓屎和食盐水研敷神效或用虾蟆一只捣敷之。

治土虺蛇咬伤，急拔去头心红发一根用何首乌捣汁冲酒服，渣敷咬处疼立止。（卷中·疗伤）

3.《疑难急症简方》

恶兽毒蛇咬伤：白矾、生甘草各二钱，共末，每服二钱，冷水调下，并此末，香油调敷。（卷四·补遗）

4.《经验选秘》

蛇咬伤凡遇毒蛇咬伤，恶毒攻心，半日必死。又方白芷（研末）、麦冬（去心）煎汤，洗之伤口流出黄水，待肿消皮合，以此药渣敷之。

5.《景岳全书》

一方：治蛇虫伤毒，用五灵脂、雄黄等分为末，每服二钱，酒调服，仍敷疮留口，如干燥，须以油润之。（卷之六十宙集·古方八阵·因阵·以下虫毒方）

6.《外科医镜》

痈疽真假例论：毒蛇咬伤，以大蓝汁小蓝楷捣烂敷之，又方五爪龙草敷立愈。

毒蛇咬伤，急于伤处上下，用布捆扎，使毒不走，即浸小便洗出蛇牙。取床帐中臭虫入口，嚼碎吞之，并敷伤口。

兽蛇咬伤凡一切恶兽毒蛇咬伤，毒中入腹，眼黑口噤，手足强直。白矾二钱，生甘草二钱，研末和匀，每服二钱，冷水调下。更以此末香油调敷伤处。

祛毒散治毒蛇咬伤。白芷五钱，麦冬（去心）一两，水煎服。滓敷伤处，虽垂死者亦活，此蛇咬第一方也。

7.《疡医大全》

毒蛇咬急于咬伤处上下扎紧，使毒气不散，食蒜饮酒令饱，使毒不攻心，更捣蒜敷伤处，加艾圆灸之。又方，五灵脂（水飞）一两，雄黄五钱，研极细末，用无灰酒调服二钱，滓敷患处，忌人参。

又方黄豆根上又有白豆，取来口内嚼烂，敷之。

又方川贝母为末，酒调尽醉灌之，少顷酒自伤处化水流出，候水尽，用渣敷咬处，垂死可活。

又方，明雄黄共蒜捣敷，内取白芷护心散。

白芷护心散治毒蛇蜈蚣咬。明雄黄、炙甘草各五钱，白芷一两，滴乳香（三钱）去油，共研细末，每服四钱，酒调服。

又方水洗净脓腐，易水数斗，拭干，用鸭嘴矾、白芷、麝香各等分，研末敷之。

又方，五灵脂、白芷各五钱，明雄黄三钱，滴乳香（去油）、没药（各五分）去油，甘草二钱，麝香三厘，水酒各半，煎服，其渣敷毒蛇咬处，起死回生。

又方半边莲藤、叶，一名金钱草。用唾液揉洗，并敷咬处，立愈。（谚云：有人识得半边莲，终朝可伴毒蛇眠）。

又方柏子树叶不拘多少，冷水捣烂，洗过又捣，敷上三五次可愈。如咬破溃烂，用凤尾草捣如泥，敷上即收口，如不烂者，不必用。

又方（《集验》）。白矾溶化，乘热滴伤处，痛立止，毒气即赶出。

毒蛇及诸色恶虫咬伤，毒气攻入肚腹者苍耳草嫩叶捣汁灌之，将渣厚敷伤处。

毒蛇咬用糯米半升，拣去半粒者勿用，令家内男妇众人嚼烂，敷于咬伤之上，少停其咬处便有黑气冒出。随又换敷，即出紫黑血水，则其肿自消，其痛则自止矣。

蛇咬采鲜大蓝叶捣汁，或小蓝叶捣汁乳细，雄黄末敷之。又方紫金锭酒磨服一锭，多饮为妙。取汗，又再用紫金锭磨烂，敷于咬伤之处。

又方黄豆叶捣至极烂，敷于咬伤之处。

毒蛇咬烟袋烧热滴油搽之，百试百验。又方用泥蛤蝼捣烂，敷咬处即好。

毒蛇咬伤，跌仆不起将死者。香白芷（捣末）麦门冬（去心），好酒煎服，良久有黄水自伤口出，俟水尽肿消皮合，仍将药渣捣融敷。

赤炼蛇咬用活公鸡刀割一块贴之，换贴两三块，自愈。

又方蒲公英捣烂贴上，即愈。

解毒散治一切毒蛇并兽所伤，重者毒入腹，则眼黑口噤，手足强直。此药平易，不伤气血，大有神效，不可以其易而忽之。

水蛇刺伤苋菜根顺擂，滚酒泡，以碗盖之，热饮取汗为度。渣仍敷咬处。（卷三十八·蛇虎伤部·蛇伤门主方）

8.《急救广生集》

毒蛇咬伤用针刺伤处出血，以泥蛤蝼捣烂，敷咬处即好。（《备急方》）。

赤练蛇咬先用活鸡，刀割一块，贴咬处，换贴二三块自愈。（《集验方》）

蛇咬久溃小茴香捣末敷之。（《千金翼》）

蛇虺咬伤生蚕蛾研，敷之。（《必效方》）

9.《家用良方》

经验蛇咬仙方：蛇咸草二两，鬼灯笼二两，竹黄连三两，乌球叶三两，蛇总管二两，金钱草二两，鹿耳苓二两，酸微叶二两，田基黄二两，抱地拈二两，晒干秤准，共研细末，炼蜜为丸，封固，勿令泄气。但遇咬伤，用蜜糖烧酒开服一丸，开一丸敷伤处。如伤口已闭，即用针挑开，将药敷住。如丸未便，即用生药照法施之，立见神效。如百足等毒物咬伤，敷之神妙。此丸屡经试验，全活多人。（卷六·各种补遗·附刻灵验仙方）

10.《急救良方》

救毒蛇伤，并诸色恶虫毒气入腹者用苍耳草嫩叶，捣汁灌之，将渣厚敷伤处。犬咬煮汁服之。（卷之一·诸虫蛇伤第六）

11.《卫生易简方》

治蛇伤、犬咬、一切虫毒用试剑草捣烂贴之。

治诸蛇虫伤毒用青黛、雄黄等分为末，新汲水调二钱服。

又方用酥和盐敷之瘥。

又方用苍耳嫩叶一握捣汁，温酒和饮，滓厚敷伤处；口噤身强者灌之。

又方用益母草捣烂，厚盦伤处。

又方用鹅粪敷之。

又方用扁豆叶捣烂敷之。（卷之十·蛇虫伤）

12.《外科备要》

毒蛇伤重垂死者五灵脂、雄黄为末，酒调二钱灌之，即苏，仍以渣敷患处，少顷又灌二钱，其毒自出。

又方：贝母末五钱，酒调服，再饮酒至醉，良久酒自伤口化水流出，候水出尽，随取药渣敷伤口，垂死者可活。（卷二证治·损伤杂证·蛇虫咬伤）

13.《证治准绳》

治一切蛇咬。用香白芷嚼碎，敷患处；又用温酒调效。水蓼捣汁饮，滓敷伤处。樱桃叶绞汁服，滓敷伤处。

治蛇伤，用马兰草即阶前菊，生捣敷伤处。（疡医·卷之六·诸虫兽螫伤·毒蛇咬）

【按语】

毒蛇咬伤是临床上常见的急性中毒性疾病之一，常致人残疾，威胁生命，故对于毒蛇咬伤的救治尤为重要。“治蛇不泄，蛇毒内结，二便不通”，故中医用药以清解蛇毒、通利二便为主，让患者体内的蛇毒逐步排出体外。现代中医药治疗蛇伤主要有结扎法、伤口冲洗法、扩创排毒法、封闭法、中药外敷法、熏洗法、针灸法、灼烧法、刺络法、红光照射法。

穴位贴敷治疗毒蛇咬伤多以贴敷咬伤之局部。穴位贴敷用药种类丰富，共涉及药物132种，使用频率排在前三位的中药是雄黄、白芷、大蒜，应用频率在13.29%，分别是解毒杀虫燥湿止痒药、解表药、驱虫药。雄黄辛、温、有毒，归肝、胃经，有解毒杀虫之效。白芷辛、温，归肺、胃经，有解表散风，通窍止痛，燥湿止带，消肿排脓之效。大蒜辛、温，归胃、大肠经，有解毒杀虫，消肿之效。将古代文献中穴位贴敷治疗毒蛇咬伤应用频次大于1的药物按出现频次进行统计，依据频次数递减排序，见表2–36。

中药贴敷治疗毒蛇咬伤的历史源远流长，文献记载不可谓不丰富，通过对毒蛇咬伤情况辨证分型和中毒的轻中重程度，选择相应的治则治法。从古代用药不难看出，常用蛇伤中药大部分具有清热解毒、消肿止痛和消炎的功效，同时普遍含有抑菌、抗肿瘤的成分，或为其治疗蛇伤的关键。

（十）破伤风

【概述】

破伤风由经皮肤或黏膜侵入人体的破伤风梭菌分泌的神经毒素引起，其临床特征是肌肉阵发性痉挛，牙关紧闭，随着病情进展，轻微的刺激也有可能诱发全身强直性发作，从而导致各种并发症，甚至引起死亡，是一种特异性感染。破伤风病名首见于宋代《太平圣惠方》“身体强直，口噤不能开，四肢颤抖，骨体疼痛，面目㖞斜，此皆损伤之处中于风邪，故名破伤风。”

另有“伤痉”“金疮痉”“金疮中风痉”等称。西汉时期的《五十二病方》记载“伤痉”，“痉者，伤，风入伤，身信（伸）而不能（屈）。”《诸病源候论·卷三十六》曰：“又名金疮痉。夫金疮痉者，此由血脉虚竭，饮食未复，未满月日，荣卫伤穿，风气得之，五脏受寒则痉。其状口急背直，摇头马鸣，腰为反折，须臾大发，气息如绝，汗出如雨，不及时救者皆死。”

西医亦称破伤风，认为本病是破伤风杆菌毒素所致。

【古代穴位贴敷文献】

1.《本草纲目》

治打扑金刃伤，及破伤风伤湿，发病强直如痫状者：天南星、防风等分，为末。水调敷疮，

表2–36 古代穴位贴敷治疗毒蛇咬伤用药规律

序号	中药	频次	频率
1	雄黄	10	5.20%
2	白芷	8	4.62%
3	大蒜	6	3.47%
4	麝香、白矾、蓼草、甘草	3	1.73%
5	干姜、花椒、蜈蚣、麦冬、蒲公英、青黛、五灵脂、苍耳草、泥蚶、地龙	2	1.16%

出水为妙。（草部第十七卷·草之六·虎掌）

破伤风肿：新杀猪肉，乘热割片，贴患处。连换三片，其肿立消。（兽部第五十卷·兽之一·豕）

2.《仙授理伤续断秘方》

医治整理补接次第口诀：凡脑骨伤碎，轻轻用手撙令平正。若皮不破，用黑龙散敷贴。若破，用风流散填疮口，绢片包之，不可见风着水，恐成破伤风。若水与风入脑，成破伤风，则必发头痛，不复可治。在发内者，须剪去发敷之。

医治整理补接次第口诀·至真散：治打破伤损，破脑伤风头疼，角弓反张。

天南星（炮七次）、防风（去芦叉），上等分为末，凡破伤风病，以药敷贴疮口，即以温酒调一钱服之。

3.《急救良方》

治破伤风用病人耳中膜，并爪甲上刮末，唾调，敷疮上，立效。

治破伤风牙关口紧、四肢强直用鹭鸶头连尾，烧作灰，研，以腊猪脂调敷。

治破伤风浮肿用蝉蜕为末，葱涎调敷破处，即时去恶水，立效。（卷之二·损伤第三十四）

4.《普济方》

天南星、雄黄、乌头尖各等分，上同研为细末，干掺上，或揉微破敷之。治破伤风，无问表里，角弓反张。

麝香散治破伤风。麝香（研）、干蝎各一二分，上为末，敷患处。

牡蛎散治破伤风口噤强直，以牡蛎取末粉敷疮口。

治破伤风，用灯心草烂嚼和唾贴之。（卷一百十三·诸风门·破伤风附论）

破伤风浮肿者。用姜汁调平胃散敷涂，若急卒，只以生姜和皮，烂捣罨患处。（卷三百二·金疮门·金刃所伤）

5.《鲁府禁方》

千金不换刀圭散，及破伤风角弓反张，蛇犬咬伤，金刀所伤，出血不止，敷贴立效。川乌、草乌（并用水泡，去皮尖）、苍术（米泔浸）各二两，人参、白茯苓（去皮）各一钱半，两头尖一钱，甘草（炙）一两半，僵蚕（隔纸炒）三钱半，白花蛇（酒浸三日，弃酒火炙，去皮骨）、石斛（酒洗）各五钱，川芎、白芷、细辛、当归（酒洗）、防风（去芦）、麻黄、荆芥、全蝎（瓦上焙干）、何首乌（米泔浸，忌铁器）、天麻、藁本各二钱半。（卷一·福集·中风）

6.《文堂集验方》

破伤风：外用南星、防风、蚯蚓等分，为末，用生姜、薄荷汁调敷伤处。（卷四·虫兽伤）

7.《鸡鸣录》

白附子十二两，天麻、白芷、羌活、防风、生南星各一两，各晒燥，研细，共研匀，青肿者水调敷，治破伤风。（伤科第十六）

8.《古今医鉴》

水调膏治初破伤风，热红肿，风斜欲将传播经络而未入深者，用此。

杏仁（去皮，细研）、白面各等分，上和匀，用新汲水调如膏，敷患处，肿消热退。（卷之十六·破伤风）

9.《万病回春》

一人斗殴，眉棱被打破伤风，头面肿大发热。以九味羌活汤热服取汗，外用杏仁捣烂，入白面少许，新汲水调敷疮上，肿消热退而已。

破伤风外治之法：治跌打破头面及刀伤破手足大口血流不止：沥青（即松香）不拘多少，碾为细末，将伤破疮口用手捏凑一处，以用药末厚敷上，将净布扎住。不怕风、不惧水，旬日即痊。（卷之八·破伤风）

10.《冯氏锦囊秘录》

犬咬破伤风肿。人参于桑柴火上烧存性，敷之良愈。又方，杵金丝荷叶，砂糖调匀敷上。（外科大小合参卷十九·胎毒诸疮·济世方）

11.《医学入门》

牡鼠，鼻衄出脓血及破伤风，用头烧灰，猪脂调敷。（内集卷二·本草分类·治疮门）

鱼胶散鱼胶烧存性，为末，入麝香少许，每二钱，热酒米饮任下，亦可溶化外敷。治破伤风，口噤强直。（外集卷七·妇人小儿外科用药赋）

12.《小儿卫生总微论方》

风散，治破伤风。草乌头四个，二个生用，二个炮熟用，椒二十八粒，为末。贴疮上，风毒自出。（卷十九·金疮论）

13.《慈幼新书》

破伤风膏，血竭、藁本各三钱，茴香六钱，乳香、没药各一钱，轻粉二钱，黄丹、黄蜡各一两，麻油四两，七药各另为末，将油蜡熬化调匀，入麝香、朱砂少许摊贴。(卷七·风毒)

14.《疡医大全》

破伤风出血不止，当归末敷之。破伤风浮肿蝉蜕为末，葱涎调敷患上，即时拔出恶水。(卷三十六·跌打部·破伤风门主方)

【按语】

中医学认为破伤风是由创伤后，或有感染病灶，失于调治，正气受损，风邪乘隙侵入，由表入里，引动肝风所致。

古代对破伤风的治疗，经历了两千多年的历史，所使用的治疗方法有方药、贴敷、艾灸、针刺等传统疗法。其中贴敷用药与方药颇有相似，都是从“简而繁”的过程，所及药物渐较庞杂，但都属非特异性治疗，且贴敷部位多为伤口处。

穴位贴敷用药共涉及中药61种，使用频率排在前三位的中药是天南星、防风、麝香，应用频率为16.04%，分别是化痰止咳平喘药、解表药和开窍药。天南星苦、辛，温，有毒，归肺、肝、脾经，有燥湿化痰、祛风止痉、散结消肿之效；防风辛、甘，微温，归膀胱、肝、脾经，有祛风解表、胜湿止痛、止痉之效；麝香辛、温，归心、脾经，有开窍醒神、活血通经、消肿止痛之效。将古代文献中穴位贴敷治疗破伤风应用频次大于1的药物按出现频次进行统计，依据频次数递减排序，见表2-37。

表2-37 古代穴位贴敷治疗破伤风用药规律

序号	中药	频次	频率
1	天南星、防风	5	6.17%
2	麝香	3	3.70%
3	蝉蜕、葱、生姜、草乌、人参、白芷、天麻、藁本、杏仁、猪脂	2	2.47%

破伤风贴敷用药喜欢用一些非常药，如雄鼠（雄鼠散）、守宫（辟宫子丸方）、茛菪根、蛇衔草（蛇含草方），治宜祛风定痉，服玉真散或五虎追风散，或脱凡散（蝉衣30g，研极细末）热黄酒送下，取微汗。外治宜清创、扩创及敷用玉真散。后期当祛风、解毒、镇痉，用木萸散加减，并配以针灸治疗。

（十一）骨折

【概述】

骨折是由创伤所致的骨的完整性或连续性中断或丧失，多与直接暴力、间接暴力、肌肉拉伤、积累劳损、骨骼疾病有关。其主要临床表现为骨折部有局限性疼痛和压痛，局部肿胀和出现瘀斑，肢体功能部位或完全丧失，完全性骨质尚可出现肢体畸形及异常活动。

骨折又名折骨、折伤、伤折、折疡等。《周礼·天官》记载了“折疡”的概念，“疡医……掌肿疡、溃疡、金疡、折疡之积药剂杀之剂。”《灵枢·邪气脏腑病形》记载了“折脊”的病名。《素问·阴阳应象大论》曰：“气伤痛，形伤肿故先痛而后肿者，气伤形也；先肿后痛者，形伤气也”。《外台秘要》首先提出了“骨折”病名，卷二十九有“折骨方三方”，道“《肘后》疗凡脱折、折骨诸疮肿者，慎不可当风卧湿”。

中医学认为，骨折损伤气血，导致血液离经妄行，恶血留滞，形成血瘀，以致气血运行不畅，瘀积不散。清代陈士铎所著《辨证录》中记载“内治之法，必须以活血化瘀为先，血不活则瘀不能祛，瘀不去则骨不接也”，为骨折早期治以活血化瘀、消肿止痛提供理论依据，中后期则以补肝肾、强筋骨为主，为形成骨折的3期辨证论治提供坚实的理论基础。治宜视伤情采用手法整复或切开复位，夹缚固定。初期宜活血化瘀、消肿止痛；肿消痛减后宜接骨续筋；后期恢复时宜培补肝肾，舒筋通络。病理性骨折应同时治疗原发病。

【古代穴位贴敷文献】

1.《普济方》

缺盆骨损折法：令病者正坐，提起患人胳膊，用手揣捏骨平正，用乳香消毒散数贴，以软绢掩如拳大，兜于腋下。上用一薄板子，长寸阔过半软纸包裹按定，止用膺爪长带子拴缚定。

臂膊骨伤折法：令患人正坐，用手拿患人胳膊伸舒，揣捏平正，用消毒散数贴。外用薄板片纸裹，绢带子缚定。内服接骨乌金散，痛者乳香黄芪散。二七日定可。换药依前扎缚，痊可为妙。

肋肢骨折损法：令患人服乌头散麻之，次用手按捏骨平正，用乳香消毒散数贴服之，导滞散并复元活血汤下之，以利为度。再用接骨乌金散、降圣丹调治。后用膏药贴之，以后骨可如旧。

腿胫伤折法：令病人仰卧倒，比根齐恐胯骨出臼，用手拿病人膝下，一手拿脚腕，伸舒扯拽脚根对齐。如骨折处，再用手按捏骨平正，用消毒散敷贴。外用长板子纸包裹，绢带子扎缚，里外用砖靠定，勿令腿摇动，脚头抵正，二七日可。换药时轻手解开，用葱椒汤软绢揾洗，再敷药。用铜匙柄穿带子，勿令腿动，以后伸舒演习行步。

膝曲盖损破骨法：令病人正坐，用一竹篾圈比膝盖大小，上用软纸缠圈，如皮破者，用玉真散敷贴破处，并敷贴药用纸篾圈，绢带子缚定。内服乌金散、黄芪散。如不破者，五七日一换；如破者，待疮口成脓，香油润起，用葱椒汤洗。再用敷贴药，定痛肿消。常以演习行步，方得完全。

臁肕骨伤折法：病人正坐，一手拿病人膝下，一手拿脚腕，用力伸舒扯拽，捏骨平正。如皮破者，玉真散贴之。上用敷贴，饵外用薄片板纸包裹。绢带子扎缚。过三五日待疮口成脓，香油润起，用葱椒汤揾洗。上用生肌散，并太乙膏贴之。

如折骨者，用姜汤酒服接骨药敷之，却以定痛膏、接骨膏敷之。

凡背上被打伤处带黑，单调肉桂末贴垫，肿用一黄散，血不出内疼痛者。乳香、没药酒调一黄散贴。医用手撙损动处，将掌曲向外捺令平正，用前膏贴，再用夹。向背一片长，托在手背后。向面一片短下，在掌按处。向小指一片长下，在指曲处。向大指一片短下，在高骨处，三度缚之。凡两手臂骨打断者有碎骨。跌断者无碎骨。此可辨之。皆可用定痛接骨膏敷贴之。

凡胸骨肋断，先用破血药，却用定痛膏、接骨膏敷贴。皮破者，用补肉膏敷贴。

治打伤损骨折，敷贴药，自然铜（火煅黄了醋淬）、生地黄、木鳖子（去壳并醋浸）、川当归、赤小豆、骨碎补（去毛）、荆芥、苏木、苍术、草乌、接骨草、续断、乌药、川乌（生）以上各等分，没药随意加，上为末。米粉并黄米醋熬成膏子。敷贴痛处。外用杉木板夹定损处。

接骨膏治折手足，兼治疼痛。官桂、没药、干姜、龙骨以上各一两，白芷、穿山甲以上各二钱，乳香、接骨草不拘多少，酒二碗，肥角（捣碎取汁五碗）七十二个，醋二钱，上除没药、乳香。另研为细末，余药同为末，时醋、肥皂同煎。文武火煎三遍，候滚去火，少停再燃，候心滚又去火，如是三遍，方下众药。或应掩贴患处，如燥则用姜汁和酒，掀起膏烂内，再贴，再润膏外。

整骨定痛散，天花粉（炒）一斤，甘草（炒）二两半，没药、木香一两，乳香一两半，陈皮二两半，当归一两半，血竭一两半，大附子（炮，去皮脐）一个，上为细末。每服五钱。热酒调服。敷贴亦可。

接骨敷药。牛皮胶、生姜自然汁各二十文重，先将生姜自然汁入铫内。火顿热。入胶在汁内熔开。打令匀。如稀糊。再入后药。白及、白蔹、草乌头、官桂各二十文重，上为细末。同入前药汁内打匀。先用葱汤洗患处却敷药。用绵帛扎定。如觉热行则药效。

朱砂膏治攧扑刀伤接骨。腊月猪脂五两，黄蜡（以上洗煎）半斤，铅丹四两，自然铜（研）四两，密陀僧（研）四两，朱砂（研），上用新铛鼎先熔脂。次下蜡停冷。再下密陀僧、铅丹、朱砂、自然铜。浅者用油单纸贴之。甚者灯心草夹之。如药力散。再觉病痛。更一服痛即止。又痛甚者。贴之即止。

接骨敷贴药（出济生拔粹方），天南星四两，木鳖子三两，没药半两，官桂一两，乳香半两，上为细末。生姜一斤去皮，取自然汁，入米醋少许，白面为糊，同调摊纸上，贴伤处，以绵系之，用篦子篦住，麻索子缠。

接骨敷贴方：以石南叶碾为末，用大活鲫鱼一个，从脊破开，去尽粗骨，满装药末于内，湿纸裹煨熟去纸，将鱼带药，热贴于损处。用直性木夹定扎缚，随即接之。柏叶（生）少许，荷叶（生）、皂角（生，多用或肥皂）、骨碎补（去毛），上各一两为末。于跌处揣定骨入元，以杉木板子量大小，以纸衬于杉内。生姜调药如糊，摊就纸上。贴骨断处，以绳缚定。夹外更以熟绢缠之，莫令骨动。三日或七日开看，以葱汤洗。不可令水太热，若无动再贴药。复夹七日换药，贴如痛甚，加没药少许贴，一方有白及。

接骨嘌声膏：肉桂（不见火为末）、牛皮胶（截碎）、马屁勃（搽末）、独核肥皂，上用生姜自然汁。添少水煎胶化擂之，却入马屁勃同肥皂擂为稀膏，离火略温，入桂在内。再擂细摊纸上，须用纸背贴患处。不用药贴痛甚者，热贴微痛者，温贴上，用油纸包贴。外用帛缚，第二三日取下，刮旧药贴。生姜汁熬热再贴。如此二三次平复，皮上必有生热疮，用薄荷、甘草、白及为末，调敷。

四骨散：治一切折伤腿胳膊骨节。龙骨、虎骨、豹骨、穿山甲、上等分。入乳香、没药少许。一处为细末。用黄米面糨，摊在细布上，药末掺上。先将折处料理齐整。却用药贴在患处。草乌敷贴药。草乌、绿豆粉、白胶香、上等分为末。煎牛皮胶调药摊纸上，贴痛处。

接骨药，草乌末一两，吴茱萸一两，白面（炒）二两，上研末和匀。米醋脚调敷损处。没药自然铜散（出危氏方）、治折骨伤筋。痛不可忍。

治跌折手足敷贴方、凡跌伤先服前方神授散。次用此方敷贴损处。面四两，天南星（为末）三两半，生姜（绞汁同和）四两，上先将杉木板夹定损处，却以药敷贴，外用纱帛包裹。

骨碎补散接骨，乳香、没药各一钱半，骨碎补（燎去皮）一两，上为细末和匀，分作三服。用童便调下，酒亦可，外仍以后药敷贴。

乌金石散治伤折骨。乌金石、谷精草、小地黄各等分，上为细末。用好陈醋加绿豆粉少许。入铜器内熬成稀稠住火。却入药末和匀。稍添火熬滚。随时就摊于纸上。贴患处。

乳香接骨散治折骨条。敷贴方，木鳖子（去壳，研）七枚，自然铜（末）二钱，上用生姜自然汁半盏。面五匙同研。熬成膏摊纸上。先用杉木节、火婡草煎汤。倾盆中。将损处近盆上。待热气熏。候温洗之。然后贴药上。

治打扑伤损骨折。此药专接骨。芥菜子（炒）一两，夜合树（俗谓之萌树，即合欢，也去粗皮，取白皮，锉碎，炒令黄微黑色）四两，上为细末，酒调临夜服。粗滓罨疮上，扎缚定，神效。越州人谓之乌颗树。一方葱白、砂糖相等。烂研敷之立止。

接骨药不问骨节疼痛。用粟米、熟铁、陈葱、好醋。同钵内炒烟。用碗覆之。存性。外敷贴、内服。

卓氏膏疗折跌腕跷。以附子四枚。生用去皮切。以炼成猪脂一斤。以三年苦酒浸三宿。以脂膏煎三上三下。膏成欲敷时。以木匕摩之。或摊贴患处。日一易。

乌金散伤折接骨如神。桑白皮（焙锉）一两，独栗连壳（切焙）一两，自然铜（煅淬碎）一两，羊胫炭二两，上为末。每服二钱。无灰酒调下。日三服。伤在上食后服。伤在下食前服。

又敷药，南星、黄柏皮、赤白豆、上等分为末、生姜汁调敷。

又方、治骨折。败龟板一个（百孔以上不妨火，煅枯为末）、生姜（肥大者，自然汁）、上碾龟壳为末。入乳香。匀用药末一合。浸少时煮粥研细。入姜汁更研。方用前药两匕。入研匀。再于瓦内蒸令极热。上骨折处。仍先用葱汤洗。令骨内热。筋骨活落。方可贴上。候干再换。三五度即瘥。

又方，用木鳖子肉细磨。水调抹之。

桃红散（出永类钤方）贴损折筋骨肿痛。草乌（去皮，见血者不可用）三个，飞罗面半斤，国丹三钱，贝母半两，天南星半两，上为细末。生姜自然汁调贴。如作潮热。茶清调贴。

治胸胁诸骨伤断（出永类钤方）上以黄云膏、木菖蒲炒。常用红内消。如肿加生者五两。即何首乌。白芷生用，风加一两，赤芍药生二两。痛亦加土独活生三两，常用为末，温热酒调涂，诸损敷贴。（卷三百九·折伤门·接骨手法）

接骨膏（出圣惠方）治一切打扑、驴伤、马坠脱臼折，兼定疼痛。续断一两，桂心（去皮）、附子（炮裂，去皮脐）、白及、白蔹、当归（切焙）、桑根白皮（锉）、独活（去芦头）、黑狗脊背（烧灰用）各一两，黄米（炒）三合，上为末。或打扑闪挫及骨折碎。用药末三钱。酒半盏。白面、生姜自然汁少许。同以慢火熬成膏。摊帛上贴之。三日一换。用米沙木篦子、绵绳夹缚。夏月柳枝子五条夹缚。虽紧不妨。

一字方（出百一选方）治一切打扑伤损骨折。

如圣散（出百一选方）治打扑伤损，筋断骨折，接骨定痛。良姜、吴茱萸、金毛狗脊（去皮）、木鳖子（去壳）、白胶香（别研）、败龟（醋蘸，炙黄）、牛膝、当归各半两，上为细末。入面同药末酒熬成膏子，敷贴，用纸七重封系定，筋骨自然相连，七日一换，酒面俱不可多用，以面热为度，熬过恐乏。[卷三百十・伤损止痛生肌（附论）・清心药方]

接骨膏治手脚骨折，上取嫩细柳条，量所用长短，截数十条，以绵穿帘，裹于损折处。缠一遭，就绵头系定，用好皮纸一长条。量柳帘高下裁剪，即于纸上摊熔黄蜡匀糁肉桂末在蜡上。厚半寸许，即于帘子上缠药纸三四重。上用帛子软物缠缚扎定，其痛渐止相接，即获平复。

如折骨。宜南星、防风等分为末，温酒入姜汁调一钱服，伤处仍此药敷贴盖。（卷三百十五・膏药门・颠扑伤折方）

2.《本草纲目》

内治接骨，骨碎补，研汁和酒服，以滓敷之。

五灵脂，骨折肿痛，同白及、乳没，油调涂；接骨，茴香，先敷乳香，次涂小米粥，乃上药，帛裹木夹，三、五日效。（主治第四卷・百病主治药・跌仆折伤）

3.《太平圣惠方》

治坠车落马伤损、筋骨疼痛、皮肉破裂、出血不止，牡蛎散方。

牡蛎（以湿纸裹后却以泥更裹候干用大火烧通赤）一两（个），白矾（烧令汁尽）三两，黄丹三两，腻粉一两，雄黄（细研）一两，雌黄（细研）半两，麝香（细研）二钱，麒麟血一两。上件药，都细研为散，仍于烈日中摊晒半日，后入瓷瓶子中盛，如有坠损及骨折筋断，用生油稠调涂之，如已成疮，干敷之，立效。（卷第六十七・治堕落车马伤折诸方）

4.《圣济总录》

治腕折，骨损筋伤疼痛。地黄敷方，上以生地黄，不限多少，熟捣用醋熬，乘热摊于所伤处，以帛系定，每日一换。

治腕折伤损。附子膏方，附子（生，去皮脐，为末）二两，猪脂四两，上二味，先炼猪脂去滓，入附子末拌匀，酒少许调如膏，摊伤处，日一易。

治腕伤折。乳香膏方，乳香三两，没药（二味锉如皂子大，用生绢袋盛，内黄米内蒸，如胶候，冷，别研）二两，铜钱（火煅，醋淬数遍，捣末）四十九文，密陀僧、雄黄各半两，甜瓜子、当归（切焙）、骨碎补、虎骨（酥炙）、黑狗头骨、牛骨、人骨、木鳖子、麒麟竭各一分。（卷第一百四十五・打扑损伤）

5.《是斋百一选方》

吕显谟方。黄柏一斤，半夏半斤，上为细末，每用半两，生姜自然汁调如稀糊，以鹅翎扫敷，用纸靥贴，如干，再敷。骨折，先以绢帛封缚，次用桫木扎定，良久痛止，即痒觉热，乃是血活，筋骨复旧，轻者三、五日即愈，重者不过旬月。苏韬光云，功用全在生姜，药干频上姜汁为佳。（卷之十三・第二十一门・治打扑损筋伤骨折）

治打扑伤损，筋断骨折，接骨定疼黑神散，华宫使传。黄牛胫骨带髓者（不以前后脚，用炭火烧，烟尽为度，取出用米醋浸，于地上盆覆，令冷）真定器（炭火煅红，米醋淬十遍，以苏为度）。

上二味各碾为细末，以黄牛胫骨末七分，定器末三分拌令匀。如是扑损，用好米醋调面入药末，打如稠糊，敷贴损处，上用纸三重封贴；如是骨折，于纸上更用竹片封扎，绢帛缠缚，不得换动。（卷之十三・第二十一门・黑神散）

6.《卫生易简方》

治磕扑损伤接骨。又方用绿豆粉半升，人发、葱白各二两，同炒九次，用自然铜半两、醋淬五七次，共研为末，以骷髅醋调成膏贴之。

又方用狗头一个，烧灰存性，为末。热酽醋调成膏，敷伤处，以帛重裹，于暖处卧。

治打扑损伤筋骨，瘀血在内疼痛用鼠粪烧过，为末，以腊猪脂调敷封裹，其痛即止。

又方用接骨木半两，乳香半钱，芍药、当归、川芎、自然铜各一两，为末。以黄蜡四两熔开，投药末搅匀候温，众手丸如龙眼大。瘀血伤损疼痛，好酒一盏，浸化一丸热服。若碎折筋骨，先用此药敷贴，然后服之。

又方用葱白、砂糖等分烂研敷之，痛立止，仍无瘢痕。

又方用绿豆粉新铁铫内炒紫色，以新汲水调稀，厚敷损处，贴以纸，将杉片夹定，立效。

又方用柏叶、荷叶、皂角俱生用，骨碎补去毛等分，为末。于折伤处揣定，令入原位，以姜汁调药如糊，摊纸上贴骨断处，用杉木片夹定，以绳缚之，莫令摇动。三五日后开看，以温葱汤洗之，后再贴药，复夹七日，如痛甚加没药。

治伤损筋骨碎断即煎葱淋洗，拔伸整顿，令骨相续平正。却用生姜汁或生地黄汁和水调摊熟帛或厚纸上贴之，次以木皮约如指大片，疏排周匝，以小绳紧缚，三日如前淋洗换药贴裹，候骨生牢，方可去夹。（卷之九·折伤）

7.《喻选古方试验》

损伤接骨，油菜子一两，小黄米炒，二合，龙骨少许为末，醋调成膏，摊纸上贴之。（《乾坤秘韫》）

《居易录》载方，用未退胎毛小鸡一只，和骨生捣如泥作饼，入五加敷伤处，接骨如神。

扑损折骨，合欢皮去粗皮，炒黑色四两，芥菜子炒一两，为末，每温酒卧时服二钱，以滓敷之，接骨甚妙。（卷四·折伤跌仆）

8.《验方新编》

跌打骨折，酒调白及末二钱服，不减自然铜五铢钱之功。伤处阔大，血出不止，干面敷上，包好勿见风，七日愈。或用白蜡研细舍上，莲房烧灰。研细敷；多年古石灰敷，皆效。

杉木炭研极细末，用白砂糖蒸极融化，将炭末和匀摊纸上，乘热贴之。无论破骨、伤筋、断指、折足，数日可愈，屡试屡验，不可轻视。忌食生冷发物。无杉木炭，用杉木烧枯亦可。（卷十三·跌打损伤·接骨法）

9.《经验良方全集》

治跌打损伤方，韭菜汁和童便饮，散其瘀血，骨折者，蜜和葱白捣匀厚敷外，酒调服白及末二钱。（卷一·跌打损伤）

10.《良朋汇集经验神方》

治接骨神方（郑雪田方）糯米半升煮饭。先用白酒曲二两为末，候饭熟，拌在饭内令匀，先将伤骨接对好，然后再敷饭于患处，谨谨包好，又用干荷叶一个烧灰存性为末，东酒热冲服。有量多饮为妙，三日吃三次，后用土鳖（活的）七个捣烂，滚黄酒冲服，如此三日三服，其病万安，所敷之饭慢慢去之。［卷之五（外科）·跌打损门］

11.《医学纲目》

接骨丹敷贴药。天南星四两，木鳖子四两，没药半两，官桂一两，乳香半两，上为细末，姜一斤去皮，烂研取自然汁，入米醋少许，白面为糊，同调摊纸上贴伤处，以帛缚之，用篦夹定，麻索子缠。

治跌伤骨折及血暗方。用益元散七分，人参汤调之；次用姜汁、好醋二盏，用独子肥皂四个，敲碎投于姜汁醋中调和，以绵滤过，去渣，煎成膏药贴之，遍身亦可。（卷之二十·心小肠部·攧扑伤损）

12.《赤水玄珠》

治打扑损，筋伤骨折。黄柏一两，半夏五钱半，上为细末，用生姜自然汁调如稀糊，敷以纸花贴，如干再敷。（第三十卷·颠扑损伤门·杂方）

13.《外科备要》

折伤手足，用绿豆粉放新砂锅内，炒黄色，以清水调成膏，厚敷损处，贴以厚纸，外用杉木缚定，其效如神。又治跌打损伤，皮裂血流，筋断骨折。（卷二证治·损伤杂证·跌仆）

【按语】

骨折多因外伤，外伤多致内损，且愈合是极其复杂的修复过程，受诸多因素的影响。中医学认为骨折愈合过程是“瘀去、新生、骨合”，一般采用“早、中、后”三期辨证施治，分别采用相应的“攻、和、补”三大治法。三期分治方法是以调和疏通气血、生新续损、强筋壮骨为主要目的。

中医药治疗骨伤疾病历史悠久，源远流长，其中穴位贴敷作为外治法，在治疗骨折有着关键疗效，根据辨证施治分别在骨折“三期”中治则用药亦不相同，骨折初期患者进行穴位贴敷，可以选用活血化瘀止痛的中药作为主要成分，如当归、红花、桃仁、骨碎补、三七、锦文、水蛭、南乳香等。也可以配以石菖蒲，远志等中药经过穴位渗透起到安神定志，舒畅气机的作用，舒缓患者焦虑心理，提高了睡眠的质量。骨折中期患者可以选用续断、蟹壳、接骨草、骨碎补、自然铜、生薏仁、桑寄生等作为主要组成，可疏经通络、强筋健骨。骨折后期选方用药可以用党参、白术、寄生、何首乌、大活鲫鱼、龙骨、虎骨、豹骨、穿山甲、麒麟竭、黑狗脊背等，可通过补养气血，补益肝肾，补益脾胃，有助于骨骼进行快速恢复。

穴位贴敷用药共涉及中药 144 种，使用频率排在前四位的中药是乳香、没药、自然铜、生姜，应用频率为 14.94%，属于活血化瘀药和解表药。乳香辛、苦、温，归心、肝、脾经，有活血定痛、消肿生肌之效；没药辛、苦、平，归心、肝、脾经，有散瘀定痛、消肿生肌之效；自然铜辛、平，归肝经，有散瘀止痛、续筋接骨之效；生姜辛、微温，归肺、脾、胃经，有解表散寒、温中止呕、化痰止咳、解鱼蟹毒之效。将古代文献中穴位贴敷治疗骨折应用频次大于 1 的药物按出现频次进行统计，依据频次数递减排序，见表 2–38。

总之，中药外敷法在骨折治疗中具有突出优势，其能在快速消除患者肿胀问题的基础上，缓解患者疼痛感，加速骨折部位修复愈合，且治疗过程安全、便捷、经济。骨折患者要认识到中药外敷法在骨折治疗中的应用价值，在医生的帮助下做好骨折部位的外敷治疗，这样才能有效提升治疗效果，加快患者康复，提升患者的运动能力和生活质量。

（十二）疽

【概述】

疽，即局部皮肤下发生的疮肿。中医按疽病早期有头和无头而分为有头疽和无头疽两大类。有头疽通常发生在皮肤之间，会导致患者皮肤瘙痒、皮肤疼痛、压痛感；无头疽通常发生在关节部位，可能会累及关节血液循环，导致关节肿胀、疼痛、活动功能受到限制等症状，主要是金黄色葡萄球菌感染因素引起。

《内经》中痈疽为一切疮疡的统称。历代外科医家根据各自的师承和经验，将很多种现在看来属性不同、治疗各异的病都冠以“疽”名，如《内经》所说的“猛疽”是指锁喉痈（颏部蜂窝组织炎）。《医宗金鉴》所说的“禽疽”是指背部的丹毒（一种急性感染性疾病，特点是病起突然，恶寒发热，局部皮肤忽然变红，焮热肿胀，迅速扩大）。

有头疽相当于西医的痈，无头疽相当于西医

表 2–38　古代穴位贴敷治疗骨折用药规律

序　号	中　药	频　次	频　率
1	乳香	13	4.63%
2	没药	11	3.91%
3	自然铜、生姜	9	3.20%
4	当归	7	2.49%
5	木鳖子	6	2.14%
6	天南星、骨碎补、草乌	5	1.78%
7	白芷、官桂、龙骨、猪脂、附子、绿豆粉、黄米	4	1.42%
8	肉桂、南星、芍药、甘草、生地黄、荷叶、黄柏、葱白	3	1.07%
9	牡蛎、防风、麝香、芥菜子、吴茱萸、穿山甲、陈皮、接骨草、续断、白蔹、牛皮胶、密陀僧、黄蜡、柏叶、皂角、狗脊、雄黄、半夏、川芎、肥皂、胶香、虎骨、油菜子、童便	2	0.71%

的化脓性骨髓炎、化脓性关节炎。

【古代穴位贴敷文献】

1.《本草图经》

红茂草，大凉，味苦。春采根叶，焙干，捣罗为末，冷水调贴痈疽疮肿。(本经外草类卷第十九)

2.《本草纲目》

一切痈疽，及打扑伤损，未破疼痛者：以生地黄杵如泥，摊在上，掺木香末于中，又摊地黄泥一重贴之，不过三五度即内消也。(草部第十六卷)

痈疽发背，生菖蒲，捣贴之。(草部第十九卷)

疽疮有虫：生麻油滓贴之，绵裹，当有虫出。(谷部第二十二卷)

痈疽发背，粢米粉熬黑，以鸡子白和涂练上，剪孔贴之，干则易，神效。(谷部第二十三卷)

小儿奶疽生面上，用枫香为膏，摊贴之。(木部第三十四卷)

痈疽发背大如盘，臭腐不可近，桐叶醋蒸贴上。(木部第三十五卷)

痈疽拔脓，痈疽不破，或破而肿硬无脓，斑蝥为末，以蒜捣膏，和水一豆许，贴之。少顷脓出，即去药。(虫部第四十卷)

3.《神农本草经疏》

云母得铅丹熬成膏，可贴一切痈疽疮毒。

4.《滇南本草》

龙蛋草，俗名鬼核桃，入口伤人。生山中有水处。尖叶，叶上有刺，一本数枝，子黑色，味苦。有毒。此草只可熬膏贴痈疽发背，其效如神。

5.《本草品汇精要》

痈疽发背无名诸肿贴之如神，紫花地丁草三伏时收，以白面和成盐醋浸二夜贴之。

6.《本草蒙筌》

石菖蒲味辛、甘，气温。无毒。贴发背痈疽，能消肿毒。

槐实，味苦、辛、咸，气寒，无毒。熬膏贴痈疽溃烂，煮汁嗽口齿风疳。

发髲，味苦，气温、小寒，无毒。又和诸药熬膏，可贴痈疽消肿。

7.《本草易读》

一切痈疽，未破疼痛，生地杵泥摊在上，掺木香末于中，又摊生地泥一重，贴之，三五次即内消。

8.《雷公炮制药性解》

白冬瓜，味甘，性微寒无毒，入脾胃大小肠四经。主胸前烦闷作渴，脐下水胀成淋，通大小便，大解热毒，可贴痈疽，又解丹石毒及鱼毒。

9.《本草汇言》

见肿消，消痈疽肿毒，及犬咬伤损，捣叶贴上即消。

治痈疽发背大如盘，腐臭不可近者，用青桐叶醋浸半日，蒸贴之，退热出脓，定痛生肉，此极验秘方也。

木芙蓉花叶，此药味辛，性滑，气平，不寒不热，质力涎黏，敷贴痈疽肿毒之功，殊有神效，即不全愈，亦减毒势十之五，司疡医者，当早备，临病应用可也。

治积年骨疽有虫者。用饴糖敷一夜，次早以温汤洗净，用生鲤鱼肉，切薄片，贴之，少顷虫出，取去，再如法贴之，虫尽疽愈。

10.《本草纲目拾遗》

治疔肿痈疽：以根或醋酒磨涂叶，贴痈肿能消。

贴痈疽，项秋子云：木蝴蝶出广西，俨如蝴蝶，中心如竹节，色更白，凡痈毒不收口，以此贴之，即敛。

治一切疽仙方，松香、官粉、细六安茶各三钱，蓖麻仁去皮四十九粒，为末，先将蓖麻捣烂，然后入药末捣成膏，如干，少加麻油捣匀，摊青布上，贴患处，再以绵纸大些盖好扎住，七日全愈。

凡患痈疽疮毒者，用土中大虾蟆一个，剥全身癞皮，盖贴疮口。

11.《本草撮要》

苎根，捣根贴赤游丹毒，痈疽发背，金疮折伤。

云母石同黄丹熬膏贴痈疽金疮。

12.《本草详节》

乳香，主痈疽诸毒，托里护心，活血定痛，去风伸筋，服则内消，贴则生肌。

13.《华佗神方》

凡皮肤溃烂，欲使之去腐生新，及施割后，宜急用此膏敷之。乳香、没药、血竭、儿茶、三七各二钱，冰片一钱、麝香二分、热则加黄连一钱；腐则加轻粉一钱；有水则加煅龙骨一钱；欲速收口则加珍珠一两，或加蟹黄（法取圆脐螃蟹蒸热取黄晒干收用）二钱；为末掺用。或以前七药加豚脂半斤，蜂蜡一两，稍温用绵纸拖膏，贴痈疽破烂处。若系杖伤，则三七须倍之。

14.《本草约言》

大蒜，如痈疽发背，恶疮肿核初发，取紫皮独头者，切片贴肿心，炷艾灸其上，觉痛即起，焦者用新者再灸，疮初痛者灸不痛，不痛者灸痛，痒者亦如之，以多灸为良，无不效者。疣赘之类，亦依此灸之。（食物本草卷之三）

15.《太平圣惠方》

米粉一合，鸡子白三枚，上件药相和，涂帛上，以贴疽，帛上开一小眼，以泄毒气，燥即易之。

16.《太平惠民和剂局方》

治八发痈疽，一切恶疮软疖，不问年月深远，已成脓未成脓，贴之即效。玄参、白芷、川当归（去芦）、肉桂（去粗皮）、大黄、赤芍药、生干地黄各一两，上锉，用麻油二斤浸，春五日、夏三日、秋七日、冬十日，滤去滓，油熬得所，次下黄丹一斤，以滴油在水中不散为度。

17.《证类本草》

积雪草，今南方多有，生阴湿地，不必荆楚。形如水荇而小，面亦光洁，微尖为异。今人谓之连钱草，盖取象也。叶叶各生，捣烂，贴一切热毒痈疽等。秋后收之，荫干为末，水调敷。

【按语】

中医学中疽病的治疗主要关注于病灶部位，以及由于脏腑功能失调引起的病理改变。在治疗疽病的过程中，中药贴敷是一种常用且有效的方法。

古代文献在穴位贴敷治疗疽方面，常选用局部病灶进行治疗。古代穴位贴敷治疗疽病常根据其病因病机，选取相应的中药进行贴敷。例如，对于湿热内蕴引起的疽病，选用黄连、龙胆草、栀子等具有燥湿清热功效的中药进行贴敷。对于热毒瘀血引起的疽病，选用清热解毒、活血化瘀的中药如牛黄、大黄、石膏、紫花地丁等进行贴敷。

患有头疽之后，切忌挤压、碰伤。在头部者，可用四头带包扎；在上肢者宜用三角巾悬吊；在下肢者宜抬高患肢，减少活动。忌食鱼腥、辛辣等发物或甜腻食物。

（十三）疣

【概述】

疣在中医古籍中称为“疣目”“千日疮”“刺瘊”“扁瘊”，俗称“瘊子”“老鼠奶”等。明代薛己《外科枢要》指出“疣属肝胆少阳经，风热血燥，或怒动肝火，或肝客淫气所发。盖肝热水涸，肾气不荣，故精亡而筋挛也”，认为本病在少阳，其病机以虚证为本，本虚标实。《诸病源候论·疣目候》曰：“人手足边忽生如豆，或如结筋，或五个或十个，相连肌里，粗强于肉，谓之疣目。”

《外科启玄》曰：千日疮“生于人手足上……生上千日自落。”在治疗方面，古代以针灸和民间单方验方为主。针灸治疣，《灵枢·经脉》《甲乙经》主张取用支正穴，而历代文献更重视灸法的治疗作用，如《五十二病方》《备急千金要方》、清代顾世澄《疡医大全》，都有在疣体上直按灸治的记载。《针灸资生经》建议在灸治时配合药物外搽，《医宗金鉴》还列有“灸赘疣穴歌”等。单方验方治疣，以药物外敷、涂擦为主，如《肘后方》用盐外敷，《备急千金要方》用杏仁烧黑研吊或用松柏脂涂疣体，还有用石硫黄揩的记载，清代《疡医会萃》也有用萵苣汁、蒲公英根汁外涂的记载。

在西医领域，疣属于皮肤和黏膜的病毒性疾病，常被归类为皮肤病毒病或性传播疾病。疣的形成主要由 HPV 感染引起，HPV 是一种有约 200 种亚型的病毒，其中某些亚型与疣的形成密切相关。例如，HPV-1、2、4 型常导致常见疣，HPV-3、10 型常导致扁平疣，HPV-6、11 型则常引发尖锐湿疣。

【古代穴位贴敷文献】

1.《本草纲目》

手足发疣，以白粱米粉，铁铛炒赤，研末，以众人唾和，敷厚一寸，即消。（人部第五十二卷）

2.《本草正》

硇砂，味咸、苦、大辛，性大热。有毒。善消恶肉、腐肉，生肌，敷金疮，生肉，去目翳弩肉，除痣黡疣赘，亦善杀虫毒。水调，涂之，或研末掺之，立愈。（金石部）

3.《千金翼方》

治疣赘疵痣方：雄黄、硫黄、真珠、矾石（熬）、茹、巴豆（去皮心）、藜芦各一两，上七味，捣筛为散，以漆和令如泥，涂贴病上，须成疮，及去面上黑子，点之即去。（卷第十七・中风下）

4.《本草汇言》

山慈菇，消痈肿，解诸毒之药也，化蛊毒，解虫伤，疗犬咬，拔蛇毒，散痈疽无名疔肿，出隐疹，有毒恶疮又醋磨敷面，善剥面皮，除皯，化疣赘。

5.《太平圣惠方》

桑皮灰、艾灰各三斤，上件药，以水五升淋之，又重淋三遍，以五色帛纳汁中合煎，令可丸，以敷疣上则烂脱，乃以灭瘢药涂之。

糯米五十粒，上于温石灰里埋之，以烂为度，用针拨破疣目敷之，经宿自落。

6.《证类本草》

丹雄鸡胆，治疣目、耳疮，日三敷。

7.《洞天奥旨》

齿垢散，治疣子神效。用人齿上垢，不拘多少，先用手将疣子抓损，后以人齿上垢敷之，日数次，数日自落。

【按语】

在中医学中，疣病被视为一种“瘤类”疾病，常被称为肉刺或老鸡眼。这是由人乳头瘤病毒（HPV）引起的皮肤或黏膜良性肿瘤，表现为皮肤或黏膜上的小肉疙瘩。在中医的理论框架中，疣病被认为是内外因素共同作用的结果，包括气血失和，脏腑功能失调，湿热内停，病邪侵入等。

古代穴位贴敷治疗疣病在穴位的选择上，根据疣病的位置和病因，选择阿是穴进行治疗。古代穴位贴敷治疗心痛药物选择上，中医有着丰富的经验和明确的原则。用药上，雄黄、硫黄、真珠、矾石（熬）、竹茹、巴豆、藜芦用于解毒疗疮、消腐生肌。

各种疣的治疗以外治为主，皮损多的疣目与扁瘊可配合内治，千日疮应避免摩擦和撞击，以防止出血，跖疣应避免挤压，扁瘊应避免搔抓，以防出现新的皮损。

（十四）癣

【概述】

癣有广义、狭义之分。广义者是指皮肤增厚，伴有鳞屑或有渗液的皮肤病。如牛皮癣、奶癣等。本文所叙为狭义之癣，系指发生在表皮、毛发、指（趾）甲的浅部真菌病。本文所叙述的某些疾病如鹅掌风、秃疮、紫白癜风等，虽未以癣命名，但属西医浅部真菌病的范畴。古代文献早有记载，《刘涓子鬼遗方》中已有用雄黄、矾石、水银、黄柏等治疗癣的记载，《诸病源候论》将癣分为干癣、湿癣、风癣、白癣、牛癣、圆癣、狗癣、雀眼癣、刀癣等九种。临床上常见的有头癣、手足癣、体癣、花斑癣，发生于表皮、毛发、指（趾）甲的浅部的真菌病。

《外科启玄》中提出“白壳疮”之名。《外科证治・全书》中对该病的描述更为详尽：“白疕又名疕风，皮肤燥痒，起如疹疥而色白，搔之屑起，渐至肢体枯燥折裂，血出痛楚……”《医宗金鉴・外科心法要诀》曰：“松皮癣，状如苍松之皮，红白斑点相连，时时作痒。”上述历代医家描述的“干癣”“白癣”“蛇虱”“白壳疮”“白疕”“松皮癣”等，其名各异，症状也有所不同，但都是从不同的角度形象地描述了本病的特征。而且对病因、病机不仅提出风、火、湿、燥、外邪致病，而且强调血热、血虚、血燥等内在的致病因素。

在西方医学中，癣主要由皮肤或甲状质的真菌感染引起，常见的病原包括马拉色菌、木霉菌、癣菌等。此外，一些环境和体质因素，如环境湿度、个体的抵抗力等也可能导致癣的发生。在西医诊断中，癣多被归类为皮肤真菌病、甲状质真菌病等。

【古代穴位贴敷文献】

1.《证类本草》

积雪草，味苦、辛。以盐挪贴，消肿毒并风疹疥癣。

羊蹄根，治癣，杀一切虫，肿毒，醋摩贴。

2.《本草品汇精要》

皂荚嫩刺针合米醋熬浓汁，敷疮癣。

虾蟆烧灰为末和猪脂，敷癣疮。

3.《本草纲目》

胡粉掺疥癣；黄脓疮，同松香、黄丹、飞矾熬膏贴。（主治第四卷）

臁疮顽癣，铜绿（研）七分，黄蜡一两化熬，以厚纸拖过，表里别以纸隔贴之。（金石部第八卷）

狒狒肉作脯，连脂薄割炙热，贴人癣疥，能引虫出，频易取瘥。（兽部第五十一卷）

4.《本草纲目拾遗》

湿内府万应膏：慈溪陈水东得来，用银铕一斤，黑芝麻油二斤，先将铕入油内浸十日，敲碎，同油煎至四五分熟，用绢袋滤去铕，入炒过飞净东丹一斤，熬成膏，治一切无名肿毒，癣疮痔漏，发背疔疮，一贴即愈。

5.《本草详节》

大蒜，味辛，气温。有毒。凡使，用独子者佳。服补药人不可食。主背痈恶疮，疥癣，丹毒，蛇虫蜈蚣咬，并捣贴之。

6.《圣济总录》

治一切疮肿。保安膏方。当归（切焙）、附子（去皮脐）、芎䓖、防风（去叉）、白蔹、升麻、细辛（去苗叶）、侧柏、萆薢各一两，桃仁（去皮）、甘草、桑根、白皮、垂柳枝、白及、黄芪、白芷、白僵蚕各半两，铅丹（研）五两，雄黄（研）、麝香（研）、硫黄（研）各半两，杏仁（去皮）三分，丹砂（研）一分。上二十三味咀，以麻油二斤，于新瓷器内，浸药一宿，次日纳铛中，文武火炼，候稀稠得所，以绵滤去滓，入雄黄、铅丹、丹砂、麝香、硫黄等物，再煎，须臾息火，别入黄蜡四两，候药凝稍过，倾入热瓷器内盛之，勿令尘污，发背酒调两匙，日两服，外贴，二日一换，瘰疬、瘘疮、疽疮、风肿、干癣、奶癣、肾癣、发鬓、发脑、发牙、蛇虫咬、皆贴之。

治一切新久干湿癣。僵蚕散方，白僵蚕（炒去丝）四十枚，斑蝥（全者生用）二十枚，腻粉一钱。上三味，捣研为细末，干癣用生油调涂，湿癣只干揩贴之，并候黄水出，及数数痒痛，永除根本，亦无瘢痕。

7.《鸡峰普济方》

独活膏治疥癣。羌活、独活、丹参、葱白各半两，豆蔻（是肉豆蔻）一两。上药入菜油，内觉油香更入，黄蜡候蜡熔成膏了即是如，用时先洗疮拭干敷药。

地龙膏治小儿胎风并大人疥癣。地龙、黄连各三分，巴豆二十个，黄腊一两，小油二两。上件三味小油内，煎药焦黑色为度滤去药，用槐柳枝搅熬成膏入黄腊，再搅匀涂贴如常法。

8.《是斋百一选方》

白蔹散。治干湿疮癣，延生或如钱成圈晕，久不效者。天南星一两，蝎一钱，大草乌半两，白矾五文，上件捣，罗为细末，先以手于癣处抓动，将药掺贴，每用药二钱许，入烧蟹壳灰一钱，合和生油，好粉贴疮。

9.《鲁府禁方》

治癣方。枯矾、狼毒各一两，硫黄少许，斑蝥三钱，共为末，芝麻炒糊色，口嚼成膏，量疮大小贴上，用布绢包住。脓癣去矾。

神仙太乙膏，专贴打扑伤损，遍身疼痛，一切痈疽，恶疮疥癣，及筋骨疼痛，如神。黄柏、防风、玄参、赤芍、白芷、生地黄、大黄以上各五钱，血竭三钱，当归八钱，肉桂三钱，槐枝三十寸，柳枝三十寸，桃枝三十寸。共合一处，用真麻油四斤浸药，春五夏三，秋七冬十日，用桑柴火熬，令油褐色，滤去渣，再熬，油滴水，或朱下淘，炒过黄丹二斤，搅千余遍，待冷入地埋三日，去火毒，摊贴。（卷四·宁集）

10.《医方选要》

追风如圣散治男子、妇人、大小诸般风证，左瘫右痪，半身不遂，口眼歪斜，腰腿疼痛，手足顽麻，语言謇涩，行步艰难，遍身疮癣，上攻头目，耳内蝉鸣，痰涎不利，皮肤瘙痒，偏正头风，无问新旧，及破伤风，角弓反张，蛇犬咬伤，金刀所伤，出血不止，敷贴立效。川乌、草乌、苍术各四两，川芎五钱，石斛一两，白芷、细辛、当归（酒洗）、防风、麻黄、荆芥、何首乌、全蝎、天麻、藁本各三钱，甘草三两，人参三钱，两头尖二钱，上为细末，每服半钱，临卧清茶调下，温酒亦可，不许多次酒，服药后忌一切热物饮食一时，恐动药力。

11.《鸡鸣录》

白及二钱，土荆皮八分，二味研末，少加白糖霜，百滚水搅如糊，用绵纸摊贴阴癣效。硫黄人言百草霜各等分。（外科第十五）

12.《外科集验方》

善应膏，治诸般恶疮肿毒，发背脑疽疬子牙肿，打扑接骨，闪肭刀斧伤，杖疮，蛇虫毒，狗马咬，烫火，漆疮，疥癣，贴之即愈。又治妇人吹乳，以药丸和梧桐子大，新汲水下二十丸。肺痈、肠痈亦可为丸吞服，温酒、米饮或北梗、甘草煎汤皆可。不可犯荤手及火焙。上等黄丹（研细）八两，白胶香、明没药、滴乳香（并另研）、大当归、川白芷、杏仁（去皮尖）大黄、草乌、川乌、赤芍、药槟榔、生干地黄、土芎、沥青（另研入）、乱发（净洗）以上各一两，上除乳香没药外，将磁石铫盛香油一斤，浸药一宿，慢火煎熬诸药黑色。再入葱白乱发煎少时，用生绢帛滤去渣，留下一两药油。复将所滤油于慢火上熬，却将黄丹入油内，用长柳条、槐条不住手搅。候有微烟起，提起药铫，将柳条点滴在水面上，凝结成珠不散方成膏。如不成珠，再熬，直待成膏。提起药铫搅无烟出，却入乳香、没药、白胶末搅匀，倾出瓷器内，将原留下浸药铫一并收拾器内，用新汲水一日一换，将药器坐放水内三日，出火毒方可用之。如膏药硬，约量加黄蜡、清油入膏内，搅匀得所。

【按语】

在中医学中，癣病被归为“疥癣”类病证。癣是一种常见的皮肤病，表现为皮肤局部出现鳞屑、红斑、瘙痒等。癣病在中医上常与肺、脾、肝、肾等脏腑的功能失调有关。肺主皮毛，肺气不足可能导致皮肤易受外邪侵袭，形成癣病。

古代文献在穴位贴敷治疗癣病方面，经常选用的穴位为阿是穴。癣病常常是湿热邪气内蕴或肺脾功能失调所致。若癣病是由湿热内蕴引起的，常选用具有清热利湿作用的药物，如萆薢、大黄、黄连等。若癣病是由肺脾功能失调引起，则选择健脾益肺的药物，如人参、杏仁、甘草等。

此类疾病是皮肤科最常见的感染性疾病，据统计其发病率可占全部皮肤病的1/4左右，具有传染性，而且病程长易反复发作，严重影响患者生活质量。穴位贴敷治疗癣病具有定位精准、作用明显的优点，结合中医的辨证论治，能够达到良好的治疗效果。在实践过程中，因发病部位的不同而各有其特点，但都具有传染性、长期性、广泛性的特征。治疗上以外治为主，以杀虫为原则，亦可选用癣药水、土槿皮酊等外用。在涂药前需要注意清洗患处，保持洁净。

（十五）蛇串疮

【概述】

蛇串疮，也被称为“火带疮”或“珍珠疮”，是一种特定类型的皮肤真菌感染疾病。本病皮肤表面形成一系列如珍珠般的小疮，这些疮疹线状排列，状若蛇行，因而得名“蛇串疮”。在古代医学文献中，这种疾病有各种不同的称谓，如《本草纲目》中的“白斑疮”,《外科大成》中的“火带疮”，以及《伤寒论》中的“蛇行疮”。又因常发于腰肋间，故又有缠腰火丹之称。本病常骤然发生，出现成群簇集水疱，痛如火燎，多发于春秋季节，成人患者较多见，愈后极少复发。

本病相当于现代医学的带状疱疹，现代医学认为蛇串疮可被分为几种不同的类型，包括面部蛇串疮、手部蛇串疮、足部蛇串疮等。不同的蛇串疮可能具有不同的症状和治疗方式。在西方医学中，蛇串疮通常被归类为皮肤真菌感染的一种，与其他的皮肤真菌病如头癣、体癣、足癣等一同，被归于皮肤真菌感染类疾病中。

【古代穴位贴敷文献】

1.《本草备要》

原蚕沙，又新瓦炙，为末，少加雄黄，麻油调敷，治蛇串疮。（鳞介鱼虫部）

2.《救生集》

蛇丹验方，治小儿大人缠腰丹，其色红赤，形如蛇有头有尾。急宜速治，如缠满腰间，必伤性命。黄荆树上壁口袋连蜘蛛取数枚（放瓦上焙干存性），为末，麻油调。敷患处，过夜成痂，即愈。如一时难觅前药。用石灰调陈醋，敷数次亦效。

3.《本草品汇精要》

白鳝泥，主火带疮，水洗取泥晒干，炒研，香油调敷。

4.《本草纲目拾遗》

治缠腰丹急救方，用旧伞纸烧存性为末，香油调敷。

【按语】

蛇串疮是一种表现为一串珍珠状小疮的皮肤疾病，病疮如同蛇行而得名。根据古代中医文献，蛇串疮的发病主要与湿热内蕴、风热上炽或肺脾功能失调有关。

带状疱疹的发病部位很广泛，全身都可能发生，但一般会沿肋间神经分布，故贴敷部位通常为疱疹局部，可直接刺激周围神经促进愈合。

中药治疗带状疱疹常选用雄黄、蜘蛛等药物。雄黄有解毒杀虫、燥湿祛痰、截疟定惊之功，可以减轻部分疼痛和瘙痒症状，减缓皮疹扩散。蜘蛛有祛风解毒、消肿散结之效，带状疱疹也称“蜘蛛疮”，作为取类比象在古代广泛应用。

穴位贴敷治疗蛇串疮有着显著的优点，结合中医的辨证论治，能够达到良好的治疗效果。然而，具体的治疗过程需要根据患者的病情，选择适合的穴位和药物，遵循“取穴应病，选药对证”的原则，方能取得良好的治疗效果。在治疗过程中需要保持患处洁净，避免感染。

（十六）脱肛

【概述】

脱肛，是指由于气虚或湿热等使直肠脱出于肛门以外的疾患，多见于老人、小儿，或久病体弱的患者。脱肛可以被细分为多种类型，具体的分类方式依据脱出的直肠部位及程度来定义。例如，如果仅有直肠黏膜脱出，就称为“直肠黏膜脱肛”；如果整个直肠壁都脱出，就被称为“全层直肠脱肛”。

脱肛的病因病机，其一，由于素体虚弱，中气不足，或各种原因导致气虚，失于固摄，而致肠滑不收，其他如小儿、老人、妇女产后等，损伤真元，致关门不固，也是发生脱肛的常见病因。其二，由于饮食不节，恣食辛辣厚味，或饮酒取醉，皆足以积湿酿热，湿热下坠，而为脱肛。脱肛病的治疗原则，视具体病情，分别采取虚者补之，陷者升之，脱者收之，热者清之等治疗方法，临床常用的外治法有敷贴、药熨、熏洗、烟熏、药栓等疗法。

在西医学中，脱肛被视为一种属于胃肠道疾病的异常状态。其被归类为直肠垂悬疾病，也可能被归为黏膜下脱垂的一种类型。主要症状包括肛门不适，排便困难，严重时甚至伴有疼痛或出血。如果直肠壁因此受损，就可能导致感染风险增加。

【古代穴位贴敷文献】

1.《小品方》

治颓脱肛痔下部诸疾众方，治脱肛验方。蒲黄二两，猪膏三合，凡二物，捣，合和敷肛上，当迫纳之，不过再三便愈。

2.《本草易读》

脱肛，苦参同五倍子、陈壁土煎洗之，以木贼末敷之。

脱肛，蛇床子为末敷之，又同甘草服。

脱肛，槿皮或用叶煎水熏洗，后用白矾、五倍子末敷。

久痢脱肛，龙骨为末敷之。

痢后脱肛，赤石脂为末敷之。

3.《活幼心书》

治暴患脱肛。蓖麻子一两，上件烂杵为膏，捻作饼子，两指宽大，贴囟上，如阴证脱肛，加生附子末，葱蒜同研作膏，依前法贴之。（卷下・信效方）

4.《证类本草》

主人患脱肛，缘桑螺烧末，和猪膏敷之，脱肛立缩。

又方卒脱肛，烧蜘蛛肚敷肛上。

5.《普济方》

二金散治小儿久痢，大肠虚冷，肛门脱出。龙骨一两，龟一枚，活者涂酥炙黄，上为细末，每用一字至半钱，干贴脱肛门上，按内之，一方用龟头。

6.《太平惠民和剂局方》

治小儿大肠虚冷，肛门脱出，多因下痢得之，宜以药敷。附子（生，去皮脐）、龙骨各一两，上捣罗为细散，每用一钱，敷在脱肛上，按令入，频用之。

7.《本草纲目》

脱肛不收，莨菪子炒研敷之。（草部第十七卷）

脱肛不收，蒲黄，和猪脂敷，日三、五度。

大肠脱肛，水圣散，用紫浮萍为末，干贴

之。（草部第十九卷）

痔漏脱肛，丝瓜烧灰、多年石灰、雄黄各五钱为末，以猪胆、鸡子清及香油和调，贴之，收上乃止。（菜部二十八卷）

脱肛不收，贴水荷叶焙研，酒服二钱，仍以荷叶盛末坐之。（果部第三十三卷）

风热脱肛，铁粉研，同白蔹末敷上，按入。（金石部第八卷）

痢后脱肛，赤石脂、伏龙肝为末，敷之。（石部第九卷）

大肠脱肛，槿皮或叶，煎汤熏洗，后以白矾、五倍子末敷之。（木部第三十六卷）

阳证脱肛，以荆芥、生姜煎汤洗之；用地龙（蟠如钱样者，去土）一两，朴硝二钱，为末，油调敷之。（虫部第四十二卷）

8.《益世经验良方》

治脱肛方，用孩儿茶二分，熊胆五分，片脑一分二钱，共为末，将人乳调敷肛上即收上。

9.《罗氏会约医镜》

泻痢至于脱肛者，用石榴皮、陈壁土，少加明矾，煎洗，再用五倍子炒研末，敷托而上。（卷十一·杂证）

10.《杂病源流犀烛》

脱肛一症，气聚不散也，里急而不得出，外胀而不得入，先以枳壳散糁敷，则气散肿消矣。

11.《本草纲目拾遗》

老幼脱肛，慈航活人书，万年青连根煎汤洗，用五倍子末敷上，立效。

12.《备急千金要方》

治脱肛方蒲黄二两，以猪脂和敷肛上，纳之二三度愈。

13.《幼幼集成》

脱肛洗药，五倍子五钱，白芒硝一钱，荆芥穗一钱五分，煎汤熏洗，仍以五倍子研末敷之，方以软帛托入。

14.《调疾饮食辩》

治大肠脱肛，肠中有滞气重坠，服升补收涩药不效者，生莱菔每日捣敷脐中。

15.《幼幼新书》

姚和众治小儿因痢脱肛方，连翘（不以多少，先用水洗去土），上为细末，先用盐水洗，次用药末时时干敷脱肛上，立瘥。

16.《卫生易简方》

治脱肛，用卷柏为末，干敷之自上。

17.《类证普济本事方续集》

治肠风并脱肛及有血，蛇床子（不拘多少），上一味炒为末去大肠脱垂处贴立收妙甚。

【按语】

脱肛是指直肠黏膜或直肠全层及部分乙状结肠脱垂的盆底良性疾病。脱肛主要分为脾虚气陷型、阴虚内热型和脾肾阳虚型，临床上尤多见虚型脱肛。

在选穴治疗脱肛的过程中，中医文献中普遍采用的穴位主要包括气海、关元、中极、阿是穴等。这些穴位在中医理论中被认为能调和气血，疏通经络，进而调理脾肾。

中药穴位贴敷治疗脱肛常选用五倍子、赤石脂、陈壁土等药物，诸药合用具有涩肠止泻，敛汗，止血，收湿敛疮的作用。

患脱肛后，应及时治疗，防止发展到严重程度。避免负重远行，积极治疗慢性腹泻、便秘、咳嗽等疾病，防止腹压过度增高。保守治疗无效时，可采用注射疗法、手术疗法治疗。

三、妇科疾病

（一）月经不调

【概述】

月经不调是指月经周期、月经量、经血性状及伴随症状等方面与正常规律有所偏离的病症。在古代医典中，本病被称为“经行不时”“经闭”“闭经”“崩漏”等。

《素问·评热病论》曰：“月事不来者，胞脉闭也，胞脉者，属心而络于胞中。今气上迫肺，心气不得下通，故月事不来也。”月经病的发生与心、脾、肺有密切关系，心主血，脾统血，肺主气，脾为后天之本，气血生化之源。

现代医学认为月经的产生与下丘脑－垂体－卵巢轴有关，同时又受到大脑皮质的影响。月经不调的相关疾病主要有月经失调症、月经过多、月经过少、月经错后、月经停止等。符合月经不调证候特征的患者均可参考中医的辨证论治。

【古代穴位贴敷文献】

1.《医灯续焰》

仙传万灵膏忌用铁锅煎，羌活、独活、山

栀、两头尖、官桂、玄参、大黄、五倍子、当归、白芷、皂角、天花粉、赤芍、生地、熟地、山慈菇、防风、黄连、川芎、红芽大戟、连翘、桔梗、白及各六钱，木鳖子（去壳）二十粒，白蔹、苦参各六钱，穿山甲十片，蓖麻子（去壳）八十粒，杏仁四十粒，血余四两，槐枝、柳枝、桑枝寸许长者，各三十段，巴豆（去壳）三十粒，用麻油二斤四两，春、秋浸三日，夏浸二日，冬浸五日。熬枯黑色，去滓再熬，滴水成珠。每油二斤，下飞丹一斤，松香三两，黄蜡二两，桐油二两熬。不老不嫩。稍冷，入乳香、没药各六钱，血竭、阿魏、孩儿茶、百草霜、轻粉、马苋膏各三钱，桑枝搅匀摊贴。治痈疽发背疬疮，用火烘手热，摩百余下贴，已出脓者，不必摩。疥癣疮，搔痒贴。风癞，用木鳖子火煨研烂，置脓上贴。无名肿毒，贴患处。跌仆刀斧伤，贴患处。风痰壅塞，贴心上，热手摩百下。痞块，木鳖子研烂，置膏药上贴之。以芒硝一两，鸽粪五钱，蒜二个，捣匀。用面作一圈，围定在膏药外。熨斗火运药上，令气透。蛊胀，加煨木鳖，贴心下脐上，热手摩百次。瘫痪湿气痛，加煨木鳖贴患处，手摩百下。月经不调，贴血海穴，手摩百下。

2.《古今医鉴》

金不换神仙膏，杜进士传，专治男妇小儿，不分远年近日，五劳七伤，咳嗽痰喘气急，左瘫右痪，手足麻木，遍身筋骨疼痛，腰脚软弱，偏正头风，心气疼痛，小肠疝气偏坠，跌打伤损，寒湿脚气，虚痢脚气痞块，男子遗精白浊，妇人赤白带下、月经不调、血崩，兼治无名肿毒，瘰疬臁疮，杨梅顽疮，误服轻粉，致伤筋骨疼痛，变为恶毒，肿烂成疮，大如盘，或流黄水，或流脓血，遍身臭烂不能动履者，贴此膏药除根，永不再发。川芎、白芷、生地、熟地、当归、白术、苍术、陈皮、香附、枳壳、乌药、半夏、青皮、白芷、细辛、知母、贝母、杏仁、桑白皮、黄连、黄芩、黄柏、栀子、大黄、柴胡、薄荷、赤芍、木通、桃仁、玄参、猪苓、泽泻、桔梗、前胡、升麻、麻黄、牛膝、杜仲、山药、远志、续断、良姜、何首乌、甘草、连翘、藁本、茵陈、地榆、防风、荆芥、羌活、独活、金银花、白蒺藜、苦参、僵蚕、天麻、南星、川乌、草乌、威灵仙、白鲜皮、五加皮、青风藤、益母草、两头尖、五倍子、大枫子、巴豆、穿山甲、芫花、蜈蚣二十条，苍耳头七个，桃柳榆槐桑楝楮枝各三十，上药共七十二味，每味用五钱，各要切为粗片，用真芝麻油十二斤，浸药在内。夏浸三日，冬浸半月方可。煎药黑枯色为度。用麻布一片，滤去渣，将油再称，如有十数斤，加飞过黄丹五斤；如油有八斤，加黄丹四斤，依数下丹，决无差矣。将油再下锅熬，黄丹徐徐的投下，手中用槐柳棍不住的搅，火先文后武熬成，滴在水中成珠不散，春夏硬，秋冬软，此是口诀。瓷器内贮之，临用时加细药。乳香、没药、血竭、轻粉、朝脑（即樟脑）、片脑、麝香、龙骨、海螵蛸、赤石脂，上细药十味，研为细末，瓷器内收贮。临摊膏药掺上些许，生肌止痛，调血气，去风湿甚妙。

3.《本草简要方》

芦荟，凉肝泻热，明目，杀虫，热风脑疳。（研，吹鼻）鼻痒齿，（研末，敷）胸膈间热气、痔病、妇人经水不调。

【按语】

中医一般将月经失调称为月经不调，又将其分为月经先期、月经后期、月经过多或月经过少。但临床上往往不是单纯一种症状出现，如月经过多常与月经先期并见，月经过少常与月经后期并见。

古代穴位贴敷常用治疗月经不调的穴位有血海和腹部等，腹部阿是穴遵循“腧穴所在，主治所及”的原则，血海穴为足太阴脾经腧穴，可以治疗各种血证，具有调经统血，健脾化湿的功效。

古代文献穴位贴敷治疗月经不调的用药选择上，常用补血调血药物如熟地黄、当归、川芎、赤芍等；疏肝行气药物如柴胡、枳壳、香附、郁金、青皮等；清热化湿药物苍术、黄柏、黄连、黄芩、栀子等。诸药合用以行气活血、调理冲任。

在穴位贴敷治疗月经不调中，要注意穴位选择的精准性，避免刺激强烈的药物，以防对皮肤产生过敏反应。药膏的制作也需因人而异，针对性选择适宜的药材，以实现最佳的治疗效果。

（二）痛经

【概述】

痛经是指在月经来潮前后或月经期间出现的下腹阵发性疼痛，疼痛程度、持续时间以及伴随症状各异。古代医书中，此疾病被称为“经行腹痛”。例如，《黄帝内经》中对女性生殖器“女子胞”的描述，《素问·上古天真论》提出了“天癸”是产生月经的重要物质。

痛经的记载最早见于汉代《金匮要略》，隋代《诸病源候论》称做“月水来腹痛候”。元代《丹溪心法》指出痛经系血实、郁滞、瘀血所致；明代《景岳全书》认为痛经有虚实之分。现代中医辨证治疗痛经及子宫内膜异位症、膜样痛经等取得了较好的疗效。

根据西医的分类，痛经主要分为原发性痛经和继发性痛经两类。原发性痛经通常在初潮后的一两年内开始，无明显的器质性病变，多由子宫内膜产生过多的前列腺素引起。继发性痛经通常在30岁以后开始，往往与盆腔器质性疾病如卵巢囊肿、子宫肌瘤、子宫内膜异位症、子宫腺肌症等有关。

【古代穴位贴敷文献】

《理瀹骈文》

金仙膏：妇人痛经。（膏贴膺上或用散阴膏中疟疾末子糁膏贴脐上，再用当归、延胡、红花、胡椒、蚕沙醋炒熨。）苍术五两，上白术四两，羌活、川乌、姜黄、生半夏（姜制）、乌药、川芎、青皮、生大黄各三两，生香附、炒香附、生灵脂、炒灵脂、生延胡、炒延胡、枳实、黄连、姜制、厚朴、当归、灵仙、黑丑头（半生半炒）、巴仁各二两，枯黄芩、黄柏、生蒲黄、黑山栀、川郁金、莪术、三棱、槟榔、陈皮、山楂、麦芽、神曲、南星、白丑头、苦葶苈、苏梗、藿梗、南薄荷、草乌、独活、柴胡、前胡、细辛、白芷、荆芥穗、防风、连翘、干葛、苦桔梗、知母、大贝母、甘遂、大戟、芫花、防己、栝蒌仁、腹皮、天花粉、赤芍、白芍、枳壳、茵陈、川楝子、木通、泽泻、车前子、猪苓、宣木瓜、皂角、苦杏仁、桃仁、苏子、益智仁、良姜、草果、吴萸、红花、木鳖仁、蓖麻仁、僵蚕、全蝎、蜈蚣、蝉蜕、生山甲、生甘草各一两，发团二两，飞滑石四两，生姜、葱白、韭白、薤白、大蒜头、红凤仙、白凤仙（全）、槐枝、柳枝、桑枝各一斤，凤仙干者或用四两，榆枝、桃枝各八两，俱连叶，石菖蒲、佛手干、小茴、艾各一两。

【按语】

痛经是许多女性在月经期间所遭受的疼痛，主要表现为小腹疼痛，严重时疼痛可放射到腰部或大腿。中医学认为，痛经的产生主要与肝、脾、肾等脏腑功能失调，以及经络不畅有关。痛经的病机在于邪气内伏或精血素亏，且值经期前后冲任二脉气血的生理变化急骤，导致胞宫的气血运行不畅，“不通则痛”，或胞宫失于濡养，“不荣则痛”，故使痛经发作常见的分型有肾气亏损、气血虚弱、气滞血瘀、寒凝血瘀和湿热蕴结。

古代穴位贴敷治疗痛经的穴位选取主要以神阙为主。神阙穴联络全身经脉，与五脏六腑相连接，为周身经络的总枢，是心肾交汇之地。药物选择上，选用香附、延胡索、郁金、莪术、三棱等，以行气活血，祛瘀止痛。

中医外治法治疗原发性痛经，临床效果显著，尤其是针刺疗法、灸法、穴位贴敷等特色疗法发挥了较大优势，不仅可以缓解痛经症状，还可以减少口服药物带来的毒副作用。在穴位贴敷治疗痛经时，要注意避免在皮肤破损或感染的部位敷贴，且敷贴时不宜过紧或过松。

（三）崩漏

【概述】

崩漏，又称漏下、崩中，是指妇女非周期性、非正常行经而阴道下血如崩或淋漓不尽，以月经周期紊乱，子宫出血如崩似漏为主要表现的月经类疾病。《诸病源候论·妇人杂病诸候》曰：“血非时而下，淋漓不断，谓之漏下；忽然崩下，谓之崩中。”

崩漏的病因病机复杂，主要包括虚、热、瘀三种，在具体的治疗上，应遵循“塞流、澄源、复旧”治崩三法。《济阴纲目·论崩漏杂治法》曰：“丹溪云：崩漏有虚有热，虚则下溜，热则通流。”

崩漏，作为中医独特的诊断术语，对应于西医的“功能性子宫出血”“子宫肌瘤”“宫颈糜烂”等情况时，都可能出现崩漏症状。特别是“功能性子宫出血”，在现代医学中是指子宫内膜异位症或子宫内膜增生所引起的非生理性出血，临床上与中医的崩漏症状较为相似。

【古代穴位贴敷文献】

1.《太医院秘藏膏丹丸散方剂》

神效龟龄益寿膏菟丝子（酒蒸）、牛膝（酒洗）、木鳖子、熟地、肉苁蓉、川断（酒洗）、蛇床子（酒洗）、鹿茸、大附子（童便炙酥，酒洗）、生地（酒洗）、虎腿骨（醋炙）、官桂、紫梢花、杏仁（去皮尖）、谷精草（酒洗）以上十五味各三钱，或各一两，用油二斤四两，将药入油熬枯，滤去渣，熬至滴水成珠，下松香四两，黄丹八两，硫黄三钱，雄黄三钱，龙骨三钱，蛤蚧一对，乳香三钱，没药三钱，赤石脂三钱，沉香三钱，鸦片三钱，母丁香三钱，麝香三钱，木香三钱，真阳起石三钱，蟾酥三钱，共为细末，诸药下完，不住手搅，入磁罐内，下井中浸三日或五日，去火毒方可用。此膏异授秘传，能固玉池，真精不泄，灵龟不死，通二十四道血脉，镇三十六道骨节，气血流畅，精髓充满，保固下元，全形固本，如海之常盈，通三关，壮五脏，下元虚冷，诸虚百损，五劳七伤，阳痿不举，不坚固，久无子嗣，下淋白浊，小肠疝气，遗精盗汗，手足顽麻，半身不遂，单腹胀满，腰腿疼痛，强阳健力，种子之功，百试百效。并治脾胃虚弱，经水不调，赤白带下，气血虚亏，久不孕育，干血劳瘵，或系屡经小产。此膏充实血海，能暖子宫，易得孕育，并治崩漏不止，癥瘕血瘀等症。男妇如能常贴此膏者，气血充足，容颜光彩，诸疾不生，乌须黑发，固精种子。此膏终身永贴者，体健身轻，返老还童，虽八十老人，阴阳强健，惯能远视，行不困乏。如欲种子，其精不走者，可将此膏揭去。如系衰老之人，贴至百日之后，其效可验。功效无比，不能尽述。其词赞曰：类归衰弱最难全，好把仙膏仔细看。少可延年真元固，老能黑发返童颜。金龟出入功能久，接补残躯越少年。虽然不同天地位，却向人间作地仙。真益寿种子之至宝，勿视为泛常也。此膏妇人贴脐上，男贴左右肾命门二穴各一张，丹田穴一张，用汗巾缚住，勿令走动，六十日一换。如跌打损伤，诸疮贴之亦效。

2.《外科大成》

家传西圣膏、治男妇小儿，远年近日，五劳七伤，左瘫右痪，手足麻木，遍身筋骨疼痛，咳嗽痰喘，疟疾痢疾，痞疾走气，遗精白浊，偏坠疝气，寒湿脚气，及妇人经脉不调，赤白带下，血山崩漏，并跌打损伤，一切肿毒瘰疬、顽疮结毒、臭烂，筋骨疼痛不能动履者，贴之悉验。当归、川芎、赤芍、生地、熟地、白术、苍术、甘草节、陈皮、半夏、青皮、香附、枳壳、乌药、何首乌、白芷、知母、杏仁、桑皮、金银花、黄连、黄芩、黄柏、大黄、白蒺藜、栀子、柴胡、连翘、薄荷、威灵仙、木通、桃仁、玄参、桔梗、白鲜皮、猪苓、泽泻、前胡、升麻、五加皮、麻黄、牛膝、杜仲、山药、益母草、远志、续断、良姜、藁本、青风藤、茵陈、地榆、防风、荆芥、两头尖、羌活、独活、苦参、天麻、南星、川乌、草乌、文蛤、巴豆仁、芫花以上各五钱，细辛、贝母、僵蚕、大枫子、穿山甲各一两，蜈蚣二十一条，苍耳头二十一个，虾蟆七个，白花蛇、地龙、全蝎、海桐皮、白及、白蔹各五钱，木鳖子八两，桃、柳、榆、槐、桑、楝或杏、楮或椿七枝各三七寸，血余四两，用真麻油十三斤浸之，春五夏三，秋七冬半月，日数毕，入大锅内，慢火煎至药枯，浮起为度。住火片时，用布袋滤净药渣，将油称准，将锅展净，复用细绢滤油入锅内，要清净为美。投血余，慢火熬至血余浮起，以柳棒挑看似膏溶化之象方美，熬熟。每净油一斤，用飞过黄丹六两五钱，徐徐投入，火加大些，夏秋亢热，每油一斤加丹五钱，不住手搅。俟锅内先发青烟，后至白烟，叠叠旋起，气味香馥者，其膏已成，即便住火。将膏滴入水中试软硬得中，如老加熟油，若稀加炒丹少许，渐渐加火，务要冬夏老嫩得所为佳，掇下锅来，搅挨烟尽，下细药搅匀，倾水内，以柳棍搂，成块再换。冷水浸片时，乘温每膏半斤拔扯百转，成块又换冷水投浸。用时，取一块铜杓内溶化摊用，细药开后乳香、没药、血竭各一两，轻粉八钱，潮脑二两，龙骨二两，赤石脂二两，海螵蛸五钱，冰片、麝香三钱，雄黄二两，共为末，加入前膏内。五劳七伤，遍身筋骨疼痛，腰脚酸软无力。贴膏肓穴、肾俞穴、三里穴。痰喘，气急咳嗽，贴肺俞穴、华盖穴、膻中穴。左瘫右痪，手足麻木，贴肩井穴、曲池穴、三里穴。遗精白浊，赤白带下，经脉不调，血山崩漏，贴阴交穴、开元穴。

【按语】

崩漏是女子的一种常见病证，与现代医学的多种妇科疾病有一定的对应关系。在中医治疗崩漏时，强调辨证论治，因人因时因地制宜，既有中药汤剂调理，又有针灸、拔罐、按摩等手法，为女子带来全方位的治疗。

穴位贴敷治疗是中医学中一种重要的治疗方式。对于崩漏，神阙、三阴交、气海、关元等穴位被广泛应用。神阙、气海、关元位于任脉，能顾护元阳，调整脾胃功能，有助于止血；三阴交穴能养血调经，帮助调整月经周期。

古代穴位贴敷在治疗崩漏的药物选择上，常用温肾助阳药物如附子、肉桂、续断等；化瘀止血药物如赤石脂、没药、血竭等。诸药合用塞流、澄源、复旧。

治疗应在专业医师的指导下进行，确保治疗的安全性和有效性。同时，对于崩漏症状的女子，也应该积极配合现代医学的诊断和治疗，两者结合，相得益彰，以期达到最佳的治疗效果。

（四）经闭

【概述】

经闭，又称“闭经”，在中医中是指女性在正常的生育年龄内，除了怀孕、哺乳或进入更年期等特殊原因外，月经突然停止或不来的疾病状态。

古代医学经典中，经闭的原因及其治疗方法都有详细的记载。《素问·阴阳别论》曰：“二阳之病发心脾，有不得隐曲，故女子不月，其传为风消。”王启玄注曰：大肠、胃热也，心脾受之。心主血，心病则血不流。脾主味，脾病则味不化。味不化则精不足，故其病则不能隐曲，脾土已亏，则风邪胜而气愈消也。又经曰：月事不来者，胞脉闭也。胞脉属于心，络于胞中。今气上迫肺，心气不得下通，故月事不来。先服降心火之剂，后服《局方》中五补丸，后以卫生汤治脾养血也。如气血虚弱、肝肾不足、瘀血阻滞、情志内伤等都可能是经闭的原因。

对于经闭的治疗，中医强调调理脏腑功能，疏通气血。常用中草药，如当归、桂枝、川芎、白芍等都有促进血液循环，调和气血的功效。而西医则采用激素治疗、手术或其他药物治疗。经闭不仅是月经的停止，还反映了女性身体内部的健康状况。无论在中医还是西医，都强调了对经闭的及时诊断和治疗，以维护女性的健康。

【古代穴位贴敷文献】

1.《简明医彀》

乌龙膏治痈疽发背，疔毒疮疡，一切无名肿毒，喷头，疖毒，跌仆损伤，流注，诸毒恶疮。凡已破溃，不能生肌收口，悉宜贴之，抽脓拔毒，去腐生肌。及臁疮、冻疮，汤火、灸疮、杖伤、脚裂，杨梅毒久烂不收者，悉效。及内脏诸痈，并宜为丸，蛤粉为衣，酒下；热毒，水下；赤白带，当归汤；咳嗽，喉疾，绵裹含咽；一切头风赤眼，栀子汤下，仍贴太阳穴。跌打伤，陈皮汤下；膝痛，盐汤下。仍治妇人经闭血块，贴脐腹。虎犬伤、金疮、瘰疬、梅毒，盐汤洗净，贴上。当归、赤芍药、官桂、大黄、生地、白芷、玄参（锉细）各一两。芝麻油二斤，浸药三日，入锅煎至药焦，以苎布滤去渣，净油再熬热滚。桃、柳、槐三枝扎紧，不住手绞转，看青烟起，入水飞丹十二两，夏增冬减，陆续倾入油，不住搅转，滴水中成珠，不拈手为度。掇起安定缸上搅，喷水三口，扇令烟尽，薄绵滤入钵内，待冷，搅入乳香、没药末（各五钱），数年不坏。

2.《医学入门》

太乙膏，玄参、白芷、当归、肉桂，大黄、赤芍、生地各一两，用油二斤半浸，夏三、冬十、春秋七日，方入铜锅内，文武火煎至药枯黑，滤去渣，入黄丹十二两，以桃枝不住手搅，煎至滴水成珠，软硬得中，即成膏矣。治一切痈疽肿毒，不问年月深浅、已未成脓者并宜。如发背，先以温水洗拭，摊绯绢贴之，更用冷水送下；血气不通，温酒下；赤白带，当归煎酒下；咳嗽及喉闭缠喉风，绵裹含化；一切风赤眼，贴两太阳穴，更以山栀煎汤下；打扑伤损外贴内服，陈皮煎汤下；膝痛外贴内服，盐汤下；唾血，桑白煎汤下；妇人经闭腹块作痛，贴之经行痛止；一切疥疮，别炼油少许和膏涂之；虎犬蛇蝎、汤火金疮伤，并外贴内服；诸瘰漏疮疖及杨梅疮毒溃烂，先用盐汤洗净贴之，并用温酒下三五十丸，梧子大，以蛤粉为衣。其膏可收十年不坏，愈久愈烈。（外集·卷七）

3.《理瀹骈文》

蜣螂，连所推泥一并焙末，加灵仙研酒调，

敷脐下，并治经闭不通。（续增略言）

4.《仙传外科集验方》

天花粉三两重，姜黄一两重，白芷一两重，赤芍药二两重，上为末，茶、酒、汤使，随证热涂诸般热证、痈肿之毒，金疮之证。治妇人产后，或经绝血行逆上，心不能主，或吐血、鼻衄、舌衄，可以此方用井花水调敷颈上，生艾汁调亦妙，其血立止，然后服药以绝原。（敷贴凉药第五）

5.《惠直堂经验方》

毓麟膏治妇人久惯小产。能保胎十月无虞。并治肾虚腰痛。诸疮久烂。遗精白浊。及女人淋带。血枯经闭神效。人参一两，桑寄生一两，蚕沙一两五钱，生地、杜仲、续断、阿胶各一两，地榆五钱，当归二两，熟地二两，砂仁一两，上药用麻油一斤半，按季浸。桑柴熬药枯去渣。下飞过红丹、十二两，黄丹二两，成膏。离火。下紫石英（火煅醋淬）七钱，赤石脂（煅）七钱，龙骨（煅为末）三钱。入膏内搅匀。收贮摊贴。如惯于三月堕者。先一个月预贴腰眼，七日一换，保过三月之期，以后半月一换。至十月满而止，万无一失。遗精、淋、带、经闭，贴肾俞穴下丹田。其余俱贴患处。

6.《外治寿世方》

益母草煎洗小腹，又鬼螺蛳十四个，生在阴处者是，研碎油纸摊贴脐上。

【按语】

经闭，这是妇科中的常见病症，表现为女性月经的缺失或停止。经闭的成因复杂，涉及多种内外因素，中医学在其治疗上采用了辨证论治的原则。经闭的成因主要与肝、脾、肾三脏功能失调有关。肝为调节血液的主要脏器，其功能失调会导致气滞血瘀，造成经血不行；脾为气血生化之源，其虚则血少；肾藏精化血，其虚则血源不足。

穴位贴敷治疗是中医治疗经闭的一种重要方法。其中，肾俞、关元、神阙等穴位被广泛使用。肾俞穴为背俞穴，具有补肾固精，益水壮火之用；关元穴为足三阴、任脉之会，能培补元气，调经止带；神阙为元气所聚之处，能益气养血，调和脏腑。

古代穴位贴敷治疗经闭在药物选择上，常用补血养血类药物如当归、熟地黄、阿胶、赤芍等；温肾助阳类药物如杜仲、续断、肉桂等；天花粉、赤芍药、生地黄等清热药；活血化瘀类药物如赤芍、姜黄、蜣螂等。诸药合用以调养气血、活血化瘀。

穴位贴敷治疗经闭，使得治疗更为精准，既能直接作用于病变部位，又能兼顾到整体的调和。而中药的应用，更是为经闭治疗提供了有力的药物支持。然而，任何治疗都需要在专业医师的指导下进行，以确保治疗的安全性和有效性。

（五）转胞

【概述】

转胞，指妊娠小便不通，其症状是小溲淋沥、急迫频数或点滴不通，脐下急痛。转胞一名首见于《金匮要略》。《金匮要略·妇人杂病》曰：“妇人病，饮食如故，烦热不得卧，而反倚息者，何也？师曰：此名转胞，不得溺也，以胞系了戾，故致此病，但利小便则愈。”

转胞多因肾虚或气虚，胎气下坠，压迫膀胱，水道不利所致。以妊娠期间小腹胀急而小便不能自解为主要表现的妊娠疾病。在中医治疗转胞的过程中，主要是通过利小便来改善病情。常用中草药如猪苓、泽泻、茯苓、滑石等，都有利水通淋、清热解毒的功效。

本病常见于西医学所说的妊娠合并尿潴留。原因可能是子宫逐渐增大压迫膀胱，导致膀胱颈抬高，出现尿潴留的情况。

【古代穴位贴敷文献】

1.《济世神验良方》

转胞，不得小便，虚也，与淋相似，痛者为子淋，不痛者为转胞。五苓散加阿胶。七八月以后者，或用冬葵子、滑石、山栀、木通，空心煎服。外以冬葵子、滑石、栀子臼内捣膏，生葱汁调贴脐中，立通。（女科门）

2.《简明医彀》

便闭转胞，无烟梁上挂尘一撮，水调服。法用猪尿脬底开小孔，将鹅毛管线扎紧，口用小竹筒扎紧，吹满气，将鹅毛管凑入小便之口，将气挤入，小便即出。或葱（炒）三斤，铺脐腹熨。或炒盐熨。或盐填脐中，艾灸即通。或萬苣菜捣，贴脐。或蚯蚓泥水调，填脐。

3.《溪秘传简验方》

阴阳关格，前后不通，乃转胞证，诸药不效，则胀满闷乱而死。用甘遂末水调，敷脐下。

4.《圣济总录》

治妊娠小便涩，滑石敷方，滑石二两，上一味细研，每次用半两。以新汲水调，稀稠得所，涂于脐下二寸，小便即利，未利更涂之。

【按语】

转胞，以妊娠期间，体虚胎体渐大，胎压膀胱而致尿频、尿少或尿闭，小腹胀急疼痛，心烦不得卧者为特点。临床上以虚证多见。气虚者多伴有面色皖白，精神疲倦，眩晕气短等；肾虚者并见畏寒肢冷，腰腿酸软等阳气不振的见证。

在对转胞的治疗中，穴位贴敷治疗在中医中也被广泛应用。穴位上选择如神阙穴、气海穴和关元穴等，这些穴位具有调和气血，平衡阴阳，升举阳气的作用。药物的选用同样基于辨证的原则，治疗上多选用猪苓、茯苓、泽泻、冬葵子、滑石、木通等利水渗湿的药物。

建议患者平时可以适当改变体位，睡前可以少喝一些水，不要熬夜。情况严重者，可以到医院进行导尿处理。转胞不仅是小便不通的问题，可能反映了妊娠期间的一些并发症。

（六）死胎不下

【概述】

胎死胞中，历时过久，不能自行产出者，称为“胎死不下”，亦称“胎死不能出”。在古代医书中，有“妊娠死胎”“死胎稽留”等称。例如，《圣济总录·产难门》所云“子死腹中，危于胞之未下”，已认识到胎死不下有危急之预后。张景岳在《景岳全书·妇人规》中认为“胎动欲堕”，可因“胎气薄弱，不成而殒”，并明确提出“若胎已死，当速去其胎，以救其母”的治则。由此可以看出，“死胎不下”或“死胎稽留”在古代医著中是指怀孕后期胎儿已死，但胎盘和胎水并未随之排出。

王肯堂《证治准绳·女科·胎前门》则补充了辨证施治的原则：“寒者热以行之，热者凉以行之，燥者滑以润之，危急者，毒药下之。”死胎不下的原因，有因外伤所致，如受击、跌落；也有因内伤，如情志不舒、过劳、饮食不节等。其中，外感因素较为简单明确，而内伤则涉及脏腑、气血、阴阳等深层次的因素。要依据具体病因进行治疗。

本病相当于西医学的过期流产及妊娠中晚期的死胎。这种情况可能发生在任何怀孕阶段，但多发生在第二、三孕期。其诊断通常基于超声心动图检查，当胎心停止跳动且无其他生命迹象时可确认为宫内死亡。对于宫内死亡的胎儿，通常需要采取医疗干预，如药物诱导或手术，以避免感染和其他并发症。

【古代穴位贴敷文献】

1.《救生集》

子死腹中不出用黑豆三升，醋煮浓汁，顿服即出。又方，以黄牛粪敷母脐，即出。

2.《传信适用方》

催生并死胎不下，蓖麻子三个，巴豆四个研细，入麝香少许，贴脐心上，须臾间便下。

3.《外治寿世方》

又或胎欲下，及死胎不下，蜣螂虫（连所堆泥一并焙末）加威灵仙同研，用酒调为丸，纳脐中，将膏药贴住，（不拘何项膏药）三炷香久为度，其胎即下。

4.《胤产全书》

立圣丹，治产难危急者，寒水石四两，生用二两，煅赤二两，上同研细，入朱砂同研，如深桃红色，每用三分，井花水调如薄糊，以纸花剪如杏叶大，摊贴脐心，候干再易，不过三上便产。横逆恶候死胎不下并治，神验。

5.《济生产宝》

治子死腹中不出方，用蓖麻子一百粒（去壳），雄黄二钱，一处研成膏，摊纸上，贴母右脚心，先贮冷水一碗，才下急洗去，未下再贴，亦治胎衣不下。

【按语】

死胎不下指胎儿在子宫内死亡，但母体并未产生流产的反应，仍保留在子宫内。这种情况在现代医学中被称为“胎停育”。死胎不下可能由于多种原因，如胎盘早剥、宫颈功能不全、妇女体质差等。

贴敷神阙、涌泉等穴位被广泛应用，神阙位于脐，体现了“腧穴所在，主治所及”；涌泉位于足底有降逆通络的作用，可以促进血液循环。药物上常选择泻下通滞的药物，如蓖麻子、巴豆、蜣螂等药物。

穴位贴敷治疗死胎不下并非简单的穴位和药物选择，还需要注意确诊为死胎不下后，及时寻求医疗援助，不建议仅依赖家庭自行处理。穴位贴敷结合中医药治疗的综合运用，在处理死胎不下的治疗过程中，体现了中医学独特的魅力和深远的治疗效果。借助中医学的辨证论治原则，我们能够更准确地识别和理解患者死胎不下的发病机制，从而为病患的治疗指明方向，实现个体化治疗。

（七）癥瘕

【概述】

妇人下腹结块，伴有或胀，或痛，或满，或异常出血者，称为癥瘕。《诸病源候论·癥瘕病诸候》曰："癥瘕者，皆由寒温不调，饮食不化，与脏气相搏结所生也。其病不动者，直名为癥。若病虽有结瘕，而可推移者，名为瘕。瘕者，假也，谓虚假可动也"。癥者有形可征，癥属血病，固定不移，痛有定处，触之有肿块且坚硬不移。瘕者瘕聚成形，聚散无常，推之可移，痛无定处，有肿块但聚散无常且推之可移。

癥瘕，内因主要系指脏真虚，或气血亏损，导致机体的阴阳血气偏盛偏衰，血气乖乱，最终形成痰瘀相互胶结，阻滞胞络窠臼，日久而成癥瘕，系癥瘕发生的内在要素，现代医家也广泛认同肾、肝、脾三脏功能失调为癥瘕产生之本因。外因系指外邪侵袭，以六淫为主。《素问·阴阳应象大论》指出"天有四时五行，以生长化收藏，以生寒暑燥湿风"，天有五运以化六气，若六气太过则为六淫，然天人相应，人亦有六经以化六气，而六经各有血气，如太阳为少气多血之经，阳明为多气多血之经等，经气不利，抑或机体脏腑虚弱，或月事适来或适断，血室正开，则六淫之邪或内生五邪乘虚内陷血分。如寒邪内侵，则血气运行不利，从而变生癥瘕。

本病根据病机可大致分为：气滞血瘀、湿热痰凝、寒凝奇经、肾精亏虚四类。①气滞血瘀者，多因情志内伤，致使肝气郁结，阻滞冲任胞宫，气滞则不能推动血行，血液流动受阻，气血久聚胞宫发为肿块。②湿热痰凝者，脾胃虚弱不能化气行水，水液日久凝聚成痰，痰湿重浊凝滞，裹夹气血瘀结于冲任胞宫，则日久生成肿块。③寒凝奇经者，脏腑虚弱受寒，失于温煦，阻滞冲脉奇经，阻碍气血，寒温不调，气血搏结，生肿块。④肾精亏虚者，肾藏精，主生殖，肾精不足，肾气不摄，妇人气血化生不能，致气血不足，邪毒乘虚而袭，流注胞宫，发为癥瘕。

本病常见于西医学中的子宫肌瘤、卵巢肿瘤、盆腔炎性包块、妇科恶性肿瘤等。

【古代穴位贴敷文献】

1.《理瀹骈文》

积聚、癥瘕、痃癖、痞气。症详文中皆气血痰食为病，其实一也。古皆以治痞法治，此与伤寒之痞气不同，然可以伤寒痞之法推用。痛不甚，推易动，热物熨无所觉为痰。始如弹丸以渐而大，时升时降，时隐时现者气块也。或左或右，或上或下，漉漉有声者痰饮也。先用生姜搽患处，膏内糁药末贴。糁药用大蒜头三两，生姜葱白各二两，同捣烂加白芥子，花椒，凤仙子，红蓼花子，无子用花，同大黄、芒硝、雄黄、轻粉、明矾、陈石灰各二钱研末和匀阴干。临用以少许糁膏上贴，并可以少许加飞面醋调敷膏。外再用酒蒸商陆，或酒蒸三棱，或醋炒吴萸，或醋炒延胡熨之。或竟用温白丸、川乌（炮）二两半、吴萸、桔梗、柴胡、菖蒲、紫菀、黄连、炮姜、肉桂、花椒、巴豆、泽泻、皂角、厚朴各一两为粗末炒熨。或用温白丸合木香、枳壳、大黄、黑丑各二两，白术、半夏、南星、木香、青皮、陈皮、枳壳、枳实、三棱、蓬术、麦芽、神曲、槟榔、干姜、良姜各一两为粗末炒熨。并缚每用约取七八钱，虚人加党参，或加八珍，或加补中益气药料同用皆法也。（存济堂药局修合施送方并加药法·金仙膏）

万春膏治肝胃气痞块、癥瘕、鹤膝、疝气、脾虚泄泻一切内病疼痛，跌仆闪挫风气桑。槐柳枝各四斤，麻油四斤熬铅粉，收桃枝搅。另用生大黄两半、白芷、当归、红花、防风、羌活、独活、生香附、南星、木瓜、佛手、乳香、没药、沉香、丁香、木香八钱、白芥子二钱、肉桂五钱、麝香一钱研末和入膏内忌火。如火衰泄泻加硫黄，痞加米炒斑蝥去头足糁贴，原方有黄芪、川乌、牛膝、麻黄、茜草、无香附、木瓜、佛手此从张刻减本。然原方力大三和，散治诸气郁滞、胀痛用羌活、木瓜、沉香、木香、紫苏、川芎、厚朴、甘草、陈皮、槟榔、白术之属。又热结血闭有三和汤，用生地、白芍、当归、川芎、连翘、大黄、芒硝、薄荷、黄芩、栀子、甘草乃合四物调胃承气。凉膈为一方者如治气郁，血闭可并用熬贴兼表里寒热，升降补泻之妙，此又从前人集方之法，而更推之者也。凡膏方皆可仿此推，或溢而泄增。十灰以止其狂，可抵七生之饮焉。

凡积聚、癥瘕、诸症。大黄炒一两、风化石灰炒八两，七分炒后合炒入桂心末五钱，米醋熬量虚实贴。（续增略言）

2.《外科通论》

普救万全膏《十法》治一切风气，走注疼痛，并白虎历节风，鹤膝风，寒湿流注，痈疽发背，疔疮瘰疬、跌打损伤，腹中痞块，多年疟疾。如顽痰瘀血，腹痛泄泻，小儿疳积，女人癥瘕诸证，并贴患处。咳嗽疟疾，贴背脊心第七椎。予制此膏，倘贴后起疱出水，此是病气本深，尽被药力拔出，乃吉兆也，不必疑惧，记之。

藿香、海风藤、鳖甲、紫荆皮、白芷、广木香、防风、猪牙皂、桂枝、威灵仙、半夏、蓖麻子、藁本、蕲艾、鹿茸、丁香、白僵蚕、黄芩、露蜂房、苏木、川续断、连翘、赤芍药、白及、萝卜子、丁皮、高良姜、檀香、贝母、黑山栀、苦参、乌药、猴姜、陈枳壳、白鲜皮、天南星、荆芥穗、白蔹、全蝎、生地黄、五加皮、麻黄、当归尾、秦艽、苍术、大枫子、草乌、北细辛、独活、金银花、川芎、香附子、甘草、生附子、杏仁、羌活、蝉蜕、玄参、肉桂、牛膝、桃仁、红花、川乌各一两五钱，大黄三两，蛇蜕五条，大蜈蚣三十五条，柳枝、槐枝、桑枝、桃枝、楝枝、榆枝、楮枝各三十五寸，男子血余三两。以上七十三味，俱浸油。真麻油二十斤，天平子秤松香一百斤，棕皮滤净，百草霜十斤，筛过。冬浸九宿，春秋浸七宿，夏浸五宿，分数次入锅，文武火熬至药枯油黑，滴水成珠为度，滤去渣，秤明每药油十二两，下滤净片子松香四斤，同熬至滴水不散，每锅下百草霜细末六两，勿住手搅，俟火候成，则倾入水缸中，以棒搅和成块，用两人扯拔数次，磁钵收贮。（疡医大全・卷七・痈疽门膏药主方）

阿魏保生膏、专治痞块积聚，凡年高之人，诸病不能服药者，但将此膏贴心口上，即开胃进食，功难尽述。先用真麻油二十两，浸榆、桑、桃、柳、槐各二十一段，熬枯再下：蓖麻仁、巴豆各一百二十粒，大枫子（净肉）、土木鳖、番木鳖各五十个，穿山甲（炙）二十片，白附子、当归、白芷各五钱，大黄二两，甘草三钱，核桃肉（一斤）熬枯滤去渣，复入净锅内熬至滴水成珠，下飞净血丹八两，成膏再下：乳香（去油）、没药（去油）、儿茶、血竭、阿魏各五钱，冰片一钱，麝香三钱，水红花四两，熬膏搅匀，老嫩得宜收贮，勿泄气，每用狗皮摊贴，诸证如神。（疡医大全・卷二十一・内痈部・痞积癥瘕门主方）

3.《儿科通论》

白芥子、萝卜子、山栀、硫黄各一两，大黄六钱，郁金、滑石各一钱，为末，酒调如饼。贴患处，三炷香。（婴童类萃・下卷・心腹痛论・贴诸痞癥瘕血块）

4.《妇人规》

妇人久癥宿痞，脾肾必亏，邪正相搏，牢固不动，气联子脏则不孕；气联冲任则月水不通。内治之法宜如前，外以阿魏膏贴之，仍用熨痞方，或用琥珀膏亦可，然必须切慎七情及六淫、饮食、起居，而不时随证调理，庶乎可愈。阿魏膏（见《外科钤古方》）治一切痞块，更服胡连丸。羌活、独活、玄参、官桂、赤芍药、穿山甲、生地黄、两头尖、大黄、白芷、天麻、红花各半两，木鳖（去壳）十枚，乱发一团，槐、柳、桃枝各半两，上用麻油二斤四两，煎药黑去渣，入发再煎，发化，仍去渣，入上好真正黄丹，煎收软硬得中，入后细药，即成膏矣。阿魏、芒硝、苏合油、乳香、没药各五钱，麝香三钱，上凡贴膏药，须先用朴硝随患处铺半指厚，以纸盖，用热熨斗熨良久，如硝耗，再加熨之，二时许方贴膏药。（下卷・癥瘕类・血癥）

5.《医宗说约》

癥瘕积聚皆有块，食积痰血成其类。积为食积有成形，忽聚忽散聚为贵。荣卫失序七情伤，脾不运化神憔悴，五积为阴五脏生，六聚为阳六腑赘。主治总宜化坚汤，当归白术为前队，半夏陈皮枳实兼，山楂香附砂仁对，厚朴木香等分煎，生姜一片功方遂。右胁有块青（皮）、三棱、莪（术），左胁有块（川）芎、桃（仁）、桂（枝），肉食成块草果连，粉面食积（神）曲、卜（子）贵，痰块在中海石加，瓜蒌、白茯、槟榔碎，壮健人加槟（三）棱、莪（术），瘦弱人参少许配，疟后柴胡、鳖甲、青（皮），如要丸时加阿魏，外治熨法有神功，五仙消痞痞能溃。（卷之一·积聚）

6.《医学心悟》

治一切风气，走注疼痛，以及白虎历节风，鹤膝风，寒湿流注，痈疽发背，疔疮瘰疬，跌打损伤，腹中食积痞块，多年疟母，顽痰瘀血停蓄，腹痛泄利，小儿疳积，女人癥瘕诸症，并贴患处。咳嗽疟疾，贴背脊心第七椎。予制此膏普送，取效神速。倘贴后起疱出水，此病气本深，尽为药力拔出，吉兆也，不必疑惧，记之、记之。

藿香、白芷、当归尾、贝母、大枫子、木香、白蔹、乌药、生地、萝卜子、丁香、白及、僵蚕、细辛、蓖麻子、檀香、秦艽、蜂房、防风、五加皮、苦参、肉桂、蝉蜕、丁皮、白鲜皮、羌活、桂枝、全蝎、赤芍、高良姜、玄参、南星、鳖甲、荆芥、两头尖、独活、苏木、枳壳、连翘、威灵仙、桃仁、牛膝、红花、续断、花百头、杏仁、苍术、艾绒、藁本、骨碎补、川芎、黄芩、麻黄、甘草、黑山栀、川乌（附子）、牙皂、半夏、草乌、紫荆皮、青风藤以上各一两五钱，大黄三两，蜈蚣三十五条，蛇蜕五条，槐枝、桃枝、柳枝、桑枝、楝枝、榆枝、楮枝以上各三十五寸，男人血余三两，以上俱浸油内，真麻油十五斤，用二十两秤称，松香棕皮滤净，一百斤，百草霜细研、筛过，十斤。冬浸九宿，春秋七宿，夏五宿，分数次入锅，文武火熬，以药枯油黑，滴水成珠为度，滤去渣，重称，每药油十二两，下滤净片子松香四斤，同熬至滴水不散，每锅下百草霜细末六两，勿住手搅，俟火候成，则倾入水缸中，以棒搅和成块，用两人扯拔数次，瓷钵收贮，治一切风寒湿气、疮疽等症，其效如神。又法：治疮疽，用血丹收，更妙，每油一斤，用丹六两。（卷三·痹鹤膝风·普救万全膏）

7.《四圣心源》

化坚膏：归尾四钱，鳖甲八钱，巴豆（研）四钱，黄连四钱，三棱四钱，莪术四钱，山甲一两二钱，筋馀一钱，以上八味，用芝麻油一斤、净丹八两，熬膏。硼砂四两，硇砂四钱，阿魏（炒，研）六钱，麝香二钱，人参四钱，三七四钱，山羊血四钱，肉桂四钱，以上八味，研细，入膏，火化，搅匀。稍冷，倾入水盆，浸二三日，罐收，狗皮摊。芒硝水热洗皮肤，令透，拭干。生姜切搽数十次，贴膏。一切癖块积聚，轻者一贴，重者两贴，全消。渐贴渐小，膏渐离皮，未消之处，则膏粘不脱。忌一切发病诸物，惟猪、犬、鸭、凫、有鳞河鱼、菘、韭、米、面不忌。其余海味、鸡、羊、黄瓜，凡有宿根之物，皆忌。若无鳞鱼、天鹅肉、母猪、荞麦、马齿苋，则忌之终身。犯之，病根立发。若癖块重发，则不可救矣。（卷六·杂病解中·积聚根原）

8.《张氏医通》

三建膏、治阴疽歹肉不化。天雄、附子、川乌各一枚，桂心、官桂、桂枝、细辛、干姜、蜀椒各二两，上切为片。麻油二斤浸。春五夏三秋七冬十日。煎熬去滓。摅净再熬。徐下黄丹。不住手搅。滴水不散为度。阴疽以葱汤洗净。摊成加银粉少许贴患处。腹痛少食泄泻。摊成加丁香末少许。贴脐中及中脘。阳衰精冷。摊成加阿芙蓉少许。贴脐中及丹田。冷哮喘嗽。摊成加麝少许。贴肺俞及华盖膻中。癥瘕冷积。摊成加麝香、阿魏少许贴患处。（卷十三·专方·喘门）

9.《金匮钩玄》

三圣膏未化石灰（为末，瓦器中炒令淡红色，提出火外，候热少减，次下大黄末）半斤，大黄（为末，就炉炒，伺热减，入桂心末）一两，桂心（为末，略炒）半两，入米醋熬成膏药，厚摊，贴患处。

贴积聚块大黄、朴硝各一两，上为末，用大蒜捣膏，和匀贴之。（卷第二·癥瘕）

10.《经验良方全集》

普救万全膏治一切风气，走注疼痛，并白虎历节风，鹤膝风，寒湿流注，痈疽发背，疔疮瘰疬、跌打损伤，腹中痞块，多年疟疾。如顽痰瘀血，腹痛泄泻，小儿疳积，女人癥瘕诸证，并贴患处。咳嗽疟疾，贴背脊心第七椎。予制此膏，倘贴后起疱出水，此是病气本深，尽被药力拔出，乃吉兆也，不必疑惧，记之。

藿香、海风藤、鳖甲、紫荆皮、白芷、广木香、防风、猪牙皂、桂枝、威灵仙、半夏、蓖麻子、藁本、蕲艾、鹿茸、丁香、白僵蚕、黄芩、露蜂房、苏木、川续断、连翘、赤芍药、白及、萝卜子、丁皮、高良姜、檀香、贝母、黑山栀、苦参、乌药、猴姜、陈枳壳、白鲜皮、天南星、荆芥穗、白蔹、全蝎、生地黄、五加皮、麻黄、当归尾、秦艽、苍术、大枫子、草乌、北细辛、独活、金银花、川芎、香附子、甘草、生附子、杏仁、羌活、蝉蜕、玄参、肉桂、牛膝、桃仁、红花、川乌各一两五钱，大黄三两，蛇蜕五条，大蜈蚣三十五条，柳枝、槐枝、桑枝、桃枝、楝枝、榆枝、楮枝各三十五寸，男子血余三两。以上七十三味，俱浸油。真麻油二十斤，天平子秤：松香一百斤，棕皮滤净，百草霜十斤，筛过。冬浸九宿，春秋浸七宿，夏浸五宿，分数次入锅，文武火熬至药枯油黑，滴水成珠为度，滤去渣，秤明每药油十二两，下滤净片子松香四斤，同熬至滴水不散，每锅下百草霜细末六两，勿住手搅，俟火候成，则倾入水缸中，以棒搅和成块，用两人扯拔数次，磁钵收贮。(卷三·痈疽)

11.《秘方集验》

丹溪论：积聚癥瘕不一，积者停蓄之总名也。宜以在中、在左、在右分治。凡块乃有形之物，气不能成形，痰与食积、死血而已。在中为痰饮，在右为食积，在左为死血。大法咸以软之，坚以削之，行气开痰为主。不拘何膏药二枚，以一张揭开，用白信细末五分掺之（小儿只用三分），再以一张贴上，将背面贴患处，以布包好，数日化为水矣。治皮里膜外者，效尤速。如贴膏药后，腹中胀闷，乃痞积将散，须服枳壳八分、大腹皮（盐水洗）一钱、苏梗八分、厚朴一钱二分、青皮一钱、莪术八分、山楂二钱、乌药六分、香附一钱五分、缩砂五分、广木香三分。水二碗，煎八分，空心服，服三四剂，自愈。生鹅血，杀时乘热好酒泡滚，尽量冲服，随症新久多寡，自消化无形。病深多服数次。痞块熨法，以葱蜜同捣，摊在布上，贴于患处，用熨斗微火熨之，痞立下。松香四两（水煎干）、蓖麻子肉二两（捣烂）、芒硝五钱，共捣为膏，摊布上，量痞大小摊之，贴时，加麝二厘，痞消膏自落。青油一斤，密陀僧六两（即锻银炉底，研极细末），先以油熬数刻，次下密陀僧及羌活末，两余，将成膏，再下阿魏五钱、麝香二钱，候滴水成珠，不粘手为度。熬法不可过嫩过老，但春冬宜软，秋夏宜硬，随患大小摊贴，无不立消。(诸虫兽伤·痞积诸症)

【按语】

癥瘕的形成多因正气不足、痰瘀互结于冲任胞宫日久成瘕，可根据邪正双方状况来判断预后。本病初期，邪气未盛，若能及时治疗，病情可望好转甚至治愈。

古代穴位贴敷治疗癥瘕在选穴上贴敷患处癥瘕之局部为主，贴敷局部患处，可使药效直达病所，事半功倍；辅以贴敷神阙穴，神阙为任脉穴位，为元气归藏之根，具有气血调和、温经通络功效。

穴位贴敷用药种类丰富，共涉及药物191种，使用频率排在前三位的中药是大黄、肉桂、木香应用频率在7.42%，分别是泻下药、温里药、理气药。大黄苦、寒，归脾、胃、大肠、肝、心经，有泻下攻积，清热泻火，止血解毒，活血祛瘀之效。肉桂辛、甘、大热，归肝、肾、脾经，有温中补阳，散寒止痛之效。木香辛、苦、温，归脾、胃、大肠、胆经，有行气止痛之效。将古代文献中穴位贴敷治疗癥瘕应用频次大于1的药物按出现频次进行统计，依据频次数递减排序，见表2-39。

穴位贴敷治疗癥瘕以贴敷患处为主，中药穴位贴敷既可以发挥穴位的刺激作用，又可以发挥明显的药理效应。穴位贴敷治疗癥瘕，患者治疗过程中痛苦较小，同时依从性相对较高，可以达到良好的治疗效果。

(八)胎位不正

【概述】

胎位不正，是指妊娠后期（30周后）胎儿在子宫内的位置不正常而言（不居枕前位），亦称胎位异常。常见的有臀位、横位、斜位和后位。《保产要旨》曰："难产之古有八，有因子横，子逆而难产者……"。古有"倒产""横产""偏产"之称。《张氏医通》记载："儿不能顺生，只一直下，先露其足，谓之倒生。"又称"脚踏莲花生""逆产"等。临产胎儿手先娩出者，中医称

表 2–39　古代穴位贴敷治疗癥瘕用药规律

序　号	中　药	频　次	频　率
1	大黄	12	2.78%
2	肉桂	11	2.55%
3	木香	9	2.09%
4	羌活、麝香、当归	7	1.62%
5	川乌、白芷、川芎、甘草、阿魏	6	1.39%
6	三棱、半夏、红花、独活、丁香、鳖甲、桂枝、枳壳、生地黄、胆南星	5	1.16%
7	青皮、牛膝、麻黄、连翘、黄芩、萝卜子、桃仁、松香	4	0.93%
8	白芥子、芒硝、柴胡、巴豆、厚朴、白术、陈皮、槟榔、防风、乳香、没药、藿香、紫荆皮、威灵仙、藁本、苏木、赤芍、丁皮、高良姜、檀香、贝母、黑山栀、苦参、乌药、白蔹、全蝎、五加皮、秦艽、苍术、大枫子、草乌、杏仁、蝉蜕、玄参、蛇蜕、百草霜、白僵蚕、艾、附子、蓖麻子	3	0.70%
9	生姜、花椒、吴茱萸、黄连、枳实、蓬术、神曲、干姜、木瓜、沉香、穿山甲、海风藤、猪牙皂、露蜂房、白及、猴姜、白鲜皮、荆芥穗、金银花、香附子、蜈蚣、男子血余、两头尖、细辛	2	0.46%

之“横生”，臀位临产又名“坐生”。

胎位不正病机多为孕妇气血虚弱，气虚则不足以托胎，血虚则胞脉干涩，使胎儿不能转动而造成胎位不正，气血失和，妇女以血为本，气顺血和则胎安产顺，若气血失和而致气滞血瘀，胞脉受阻，胎儿转动不利，则引起胎位不正。胎位不正病变主要责之肝、脾、肾。因妇女以血为主，肝乃藏血之脏。若肝血不足，情志抑郁不畅，则肝失调达而气血阻滞，胎儿不易转动；脾为后天之本，脾健则生化精微以养胎，水湿得以运化而不停滞，如因脾失建运，水湿滞留，壅于胞宫，致胎儿悬浮不定，形成胎位不正；肾为先天之本，胎儿的成长发育依赖先天禀赋，肾气盛，则胎安位正，若肾气虚，冲任失固，无以安胎系胞，则胎动不易固定，形成胎位不正。

西医学对本病的认识尚不明确，可能与羊水过多、孕妇的腹壁过松、胎儿的活动度过大，双胎或多胎、羊水过少、子宫畸形等有关。

【古代穴位贴敷文献】

1.《普济方》

乌牛粪一钱，蓖麻子（去皮）三颗，上都捣涂布上，贴于脚心下，产了即去，急洗之，勿令迟也，治难产方。

桂（去粗皮，为末）、雄黄末一钱，上以蓖麻子三七枚，去皮烂研，入二味同研如膏，纸上摊，于两足心贴之，才产讫，急去药，催生圣散子方。（卷三百五十六・产难门・产难）

以蛇蜕皮罐子内盐泥固济，烧存性为细末，每服二钱，榆白皮煎汤调下，凡产不顺，手足先见者，温酒一钱，仍用敷儿手足，即顺，又治吹乳，疗横产及侧手足先出。（卷三百五十七・产难门・横产）

2.《验方新编》

难产催生方：取高墙上蛇脱的皮一条，要头向下者佳，瓦上焙干研末，加麝香三分，乳调为膏贴脐上，生下即速去，不可久贴。（卷二十・妇科临产门・交骨不开各方）

3.《寿世保元》

一治难产，兼胞衣不下，死胎不下。巴三蓖七脱衣裳，细研如泥入麝香。捏作饼儿脐下贴，须臾子母便分张。（卷七・育产）

4.《医学纲目》

寒水石四两，内二两生，二两煅赤，取出同

生者研细，入朱砂同研如深桃花色。每用三分，井花水调如薄糊，用纸花剪如杏叶大，摊用贴脐心，候干再易，不过三上，便产。横逆恶候，死胎不下并治，神验。寒水石非方解石也，即今人谓软石膏也。此方国初异人传之，妙。（卷之三十五·妇人部·胎前症·催生法）

5.《医学正传》

用巴豆三枚，蓖麻子七枚（各去壳），研入麝香少许，捏作饼子贴脐。诗曰：巴三萆七脱衣裳，细研如泥入麝香，捏作弹丸脐下贴，须臾子母便分张。（妇人科中·胎前）

6.《外治寿世方》

醋炒黄牛粪，敷肚腹上，用布捆好即下，又名立圣丹。治横生倒产，胎死腹中，用寒水石二两生用，二两煅赤，同研细末，入朱砂五钱再研，如深桃花色，每用三分，井花水调如薄浆，糊以纸，剪如杏叶大，摊上贴脐心，候干再易，不过三次，即产。（妇人部四·妇科·子死腹中）

7.《良朋汇集经验神方》

一胎死腹中，或横，或倒，或产生不下，急用蓖麻仁十九粒、巴豆仁十九粒、麝香半分。上共捣如泥，摊贴脐下丹田穴，随时就下，即支其药，少有不应即服紫金丹、乌金丹。或者先服药，后贴脐妙。（卷之四·妇人门）

【按语】

由于我国古代孕妇缺少产前必要的检查，故对本病往往难以早期诊断，病因亦多从产妇自身虚实分论。现如今，孕妇应做好产前检查，预先诊断本病，及时治疗，可以预防分娩时胎位不正及避免因胎位不正造成的严重后果。

古代穴位贴敷治疗在胎位不正选穴上以脐中神阙穴，以及足心涌泉穴为主。神阙穴为元气归藏之根，属任脉、冲脉循行之地，具有气血调和、温经通络功效。涌泉为足少阴肾经之井穴，可滋阴益肾，平肝息风，醒脑开窍，肾气充足则胎安位正。

穴位贴敷用药种类丰富，共涉及药物 9 种，使用频率排在前二位的中药是蓖麻子、巴豆，应用频率在 36.84%。均属于泻下药。蓖麻子，其味甘、性辛、平有毒，入大肠、肺经，有消肿、拔毒、润肠通便、升提和固脱之功效。巴豆，辛、热、有大毒，归胃、大肠、肺经，有峻下冷积，逐水退肿，祛痰利咽，蚀疮之效。将古代文献中穴位贴敷治疗胎位不正应用频次大于 1 的药物按出现频次进行统计，依据频次数递减排序，见表 2-40。

表 2-40　古代穴位贴敷治疗胎位不正用药规律

序　号	中　药	频　次	频　率
1	蓖麻子	4	21.05%
2	巴豆	3	15.79%
3	牛粪、麝香、蛇蜕、寒水石、朱砂	2	10.53%

穴位贴敷治疗胎位不正以贴敷脐中神阙穴和足心涌泉穴为主，用穴位贴敷纠正胎位与传统的膝胸卧位和针刺“至阴”穴相比，具有简便、快捷、舒适无痛、有效率高等特点，且安全性高，适用于胎位不正患者。

（九）胎漏、胎动不安

【概述】

妊娠期间阴道有少量出血，时出时止，或者淋漓不断，无腰酸、腹痛、小腹下坠者，称为胎漏；而伴有腰酸、小腹下坠、腹痛者，称为胎动不安。东汉张仲景所著《金匮要略》为最早记载胎漏、胎动不安的古籍，文中明言“妇人宿有癥病，经断未及三月，而得漏下不止，胎动在脐上……后断三月衃也。所以血不止者，其癥不去故也。当下其癥，桂枝茯苓丸主之”。《诸病源候论》中首次提出“胎动不安”的病名，分别论述“漏胞”与“胎动不安”病症，并意识到劳累过度、饮食不节、居处失宜、跌倒损伤是导致胎漏、胎动不安的病因。

孕妇冲脉、任脉虚，不能制约经水是导致发生漏胞的主要原因。引起孕妇冲脉、任脉虚的原因有很多，主要与先天肾气不足和后天脾虚失养有关。女子生殖功能的盛衰，其根本在于肾气是否充足，胎元的稳固全赖于肾气的维系，若父母自身先天禀赋不足，胎无所系，进而发展为胎漏、胎动不安。脾为后天之本，气血生化之源。胎儿的生长发育依靠母体气血的濡养，气以载胎，血以养胎，若脾气有所亏虚，则胃失健运之功，更加之母体素就脾胃虚弱，或受孕后忧思过度，劳倦损脾，以致脾胃虚弱，使胎之气血化源不足，气亏血虚。气虚致胎无所载，血虚则胎无所养，必然出现胎堕之象。

本病相当于西医学的先兆流产，指妊娠28周前，阴道先出现少量流血，常为暗红色或血性白带，并无妊娠物排出，但伴随有阵发性下腹痛或腰背痛。妊娠12周前出现此症状者，为早期流产，而发生在12周或之后者，为晚期流产。

【古代穴位贴敷文献】

1.《广嗣纪要》

其娠妇热病护胎法。夫妊娠感非时之邪，热毒之气，侵损胞胎，遂有动胎漏血，致害子母之命，用白药子不拘多少，为末，以鸡子清调，摊于纸上，如碗大，贴脐下胎存处，干则以温水润。

又方：以井底泥敷心下，令胎不伤。

又方：用干浮萍、朴硝、大黄（炒）、蛤粉、板蓝叶，共为末，水调贴脐下，安胎，解燥热，和脏腑。（卷之十·妊娠伤寒）

2.《理瀹骈文》

或胎漏（气虚有热或犯房事，宜川芎、当归、熟地黄、白芍、黄芩、木香、续断、枳壳、艾叶、醋、黄芪、地榆），或胎动下血，胎漏无腹痛，胎动有腹痛，又胎动多在当脐，若脐上动者瘕，又胎动是人门下血尿，血是尿门下血，即用胎漏方；腹痛者，加香附、木香、砂仁、紫苏、陈皮、葱白之类。（存济堂药局修合施送方并加药法·安胎）

【按语】

中医学认为胎漏、胎动不安是堕胎或小产的前兆，言明万万不可忽视此病，出现症状时，应当给予及早治疗，才可保胎无虞。本病病机为冲任损伤，胎元不固。证候有虚有实，虚者多因肾虚、气血虚弱，实者多因血热、血瘀，也有虚实夹杂者，临床以虚证或虚实夹杂者多见。

古代穴位贴敷治疗胎漏、胎动不安在选穴上以脐中神阙穴和脐下关元穴为主。任脉起于胞中，为“阴脉之海”，主胞胎，任脉与生育密切相关。神阙、关元同为任脉要穴，神厥主治腹痛、虚脱，关元为任脉、足三阴经交会穴，女子蓄血之处，亦为保健要穴，有固本培元、补益下焦之功。

胎漏、胎动不安穴位贴敷药物可取灶心土、艾叶、地榆止血安胎；当归补血活血；熟地、续断补肾益精；白芍缓急止痛；黄芩、大黄清热安胎；紫苏、砂仁、木香行气安胎。诸药合用，共奏安胎之功。

穴位贴敷治疗胎漏、胎动不安以脐中神阙穴为主。穴位贴敷是指将中药制成药饼或膏剂贴于相应穴位上以达到防治疾病的目的。药物通过贴敷穴位直接被吸收，可发挥安胎元、固任冲、补气血之效，起到治疗疾病的目的。该方法具有“简、便、效、廉”的特点，使用安全，操作方便，不良反应少，患者容易接受。

（十）难产

【概述】

难产是指妊娠足月临产时，胎儿分娩困难，不能顺利娩出者。“难产”，古人又称“产难”，始见于东晋葛洪《肘后方》，隋代巢元方《诸病源候论·妇人难产诸病候》首先设“产难候”。难产在中医古籍中又有“乳难”“子难”“产难”之称，处理不及时或不当，可导致母儿严重并发症，甚至危及生命。在分娩过程中，当决定分娩的产力、产道、胎儿及精神心理四大因素中，任何一个或一个以上的因素发生异常或者这四大因素间相互不能适应，使分娩进展受到阻碍，而发生难产。难产处理不及时，可导致母子双亡，或留下严重后遗症。

难产主要是气血虚弱或气滞血瘀影响胞宫的正常活动而致。①气血虚弱：孕妇素体虚弱，正气不足；或产时用力过早，耗气伤力；或临产胞水早破，浆干血竭，以致难产。如《胎产心法》曰：“孕妇有素常虚弱……用力太早，及儿欲出，母已无力，令儿停住，产户干涩，产亦艰难。”②气滞血瘀：临产时过度紧张，心怀恐惧，或产前过度安逸，以致气不运行，血不流畅；或感受寒邪，寒凝血滞，气机不利，致成难产。如《医宗金鉴·妇科心法要诀》曰：“难产之由，非只一端。或胎前喜安逸不耐劳碌，或过贪眠睡，皆令气滞难产；或临产惊恐气怯……或胞伤出血，血塞产路。”已明确指出是因气滞血瘀而致难产。

难产与现代医学论述难产有产力异常、产道异常、胎儿胎位异常、精神心理因素不谋而合。

【古代穴位贴敷文献】

1.《普济方》

乌牛粪一钱，蓖麻子（去皮）三颗，上都捣涂布上。贴于脚心下，产了即去，急洗之，勿令迟也，治难产方。

肉桂（去粗皮，为末）、雄黄末一钱，上以蓖麻子三七枚，去皮烂研，入二味同研如膏，纸上摊，于两足心贴之，才产讫，急去药，催生圣散子方。（卷三百五十六·产难门·产难）

朱雄丸催生贴脐法（一名万金不传遇仙方，一名遇仙雄黄丹），雄黄、朱砂各一钱，蓖麻子（去皮）十四粒，蛇蜕一尺，上为细末，浆水饭和丸如弹子大，临产时，先以椒汤淋洗脐下，次以药安于脐中，用油纸数重敷药上，以帛系之，须臾即生，急取下。（卷三百五十七·产难门·催生）

2.《产科》

巴豆肉三粒，蓖麻子七粒，麝香少许，共研如泥捻作饼，贴于脐上，须臾分娩矣。（高淑濂胎产方案·高氏《胎产方案》卷二·华佗肘后方）

催生并死胎不下，蓖麻子三个、巴豆四个研细，入麝香少许，贴脐心上，须臾间便下。（卫生家宝产科备要·卷第四·累用经效）

3.《证治准绳·女科》

催生万金不传遇仙丹：蓖麻子（去壳）十四粒，朱砂（研）、雄黄（研）各一钱半，蛇蜕（烧存性）一尺，一方，蓖麻子三粒。上为末，浆水饭和丸如弹子大。临产时先用椒汤淋渫脐下，次安药一丸于脐中，用蜡纸数重覆上，阔帛束之，头生下，急取去药。一丸可用三次。（卷之四·胎前门·催生法）

4.《济阴纲目》

一方蓖麻子三粒，巴豆四粒（巴豆恐伤脐），各去壳，入麝香研细，贴在脐中。歌曰：三麻四粒脱衣裳，研碎将来入麝香，若有妇人遭产难，贴在脐中两分张。

立圣丹：治产难危急者，寒水石四两，二两生用，二两煅赤，上同研细，入朱砂同研如深桃花色，每用三分，井花水调如薄糊，以纸花剪如杏叶大，摊上贴脐心，候干再易，不过三上，便产。横逆恶候，死胎不下并治，神验。寒水石非方解石，即今人谓软石膏是也。（卷之十·临产门·难产催生）

5.《医学纲目》

催生，蒲黄、地龙、陈皮，等分。地龙洗去土，于新瓦上焙令微黄，各为末。脐、足心三处贴。如经日不产，各炒一钱匕，新水调服立产。此常亲用，甚妙。（卷之三十五·妇人部·胎前症·催生法）

6.《验方新编》

难产催生方：取高墙上蛇脱的皮一条，要头向下者佳，瓦上焙干研末，加麝香三分，乳调为膏贴脐上，生下即速去，不可久贴。（卷二十·妇科临产门·交骨不开各方）

7.《宋元方书》

催生并死胎不下。蓖麻子三个，巴豆四个研细，入麝香少许，贴脐心上，须臾间便下。（传信适用方·卷下·治妇人众疾）

8.《圣济总录》

催产，桂膏贴足方，桂（去粗皮，为末）、雄黄末一钱匕，上二味，以蓖麻子三七枚，去皮烂研，入二味，同研如膏，纸上摊，于两足心贴之。才产讫，急去药。（卷第一百五十九·产难门·产难）

9.《理瀹骈文》

治难产数日不下，及交骨不开者，用此安神息力，不催而生，初觉不必贴。大龟一个约二三斤，愈大愈妙，用小磨麻油浸数日，熬枯去渣，再将油炼老，下炒黄丹收加铅粉炒四两搅匀，临用以粘三钱摊皮纸上，令产妇平身安睡，贴膏脐上，外加敷药，睡醒自生。

又方大龟板一斤，全蛇蜕二条，全蝉蜕二十一个，山甲七片，发团洗二两，（即三蜕散）麻油熬，黄丹铅粉收，入寒水石二两（半生半煅），朱砂五钱搅，（即立圣丹），如前贴取睡。

按古方催生用蓖麻子、麝香、研贴脐中，陈修园用乌梅、巴豆、胡椒末醋研敷脐下，蓖麻巴豆太毒均不可从。（存济堂药局修合施送方并加药法·催生膏）

催生膏治交骨不开及各种难产，大龟全个初死者佳头足血肉俱用约十两。外者无用生龟板一斤，代以小麻油二斤熬去渣，炒黄丹十二两，炒铅粉四两，收每用四五钱皮纸摊贴脐上，外用车前子四钱、川芎、当归各三钱、冬葵子二钱、枳壳、白芷、半夏、白蔹各一钱。研末麻、油葱汁各一大钟，调药敷于膏外，纸益布扎令产妇平身安睡，睡醒即生盖睡则阴气复，母子皆有力也。（续增略言）

10.《急救广生集》

难产危急寒水石四两，二两生用，二两煅赤，入朱砂五钱同研，如深桃花色。每用三分井花水调如薄糊，以纸花剪如杏叶大、摊上，贴脐心，候干再易。不过三上即产。横生、倒生、死胎皆验。（卷五・妇科・临产）

11.《济生产宝》

巴三蓖七脱衣裳，细研如泥入麝香，捏作弹丸贴脐下，须臾子母即分张。巴豆三粒，蓖麻子七粒，去壳入麝同研，如无麝亦可。先将此丸于手足心摩了，然后贴脐下。（上卷・胎前十八证问答・治难产如神丹）

12.《胤产全书》

立圣丹治产难危急者。寒水石四两，生用二两，煅赤二两上同研细，入朱砂同研，如深桃红色，每用三分，井花水调如薄糊，以纸花剪如杏叶大，摊贴脐心，候干再易，不过三上便产。横逆恶候死胎不下并治，神验。（卷三・催生类）

13.《女科仙方》

凡产难危急者，用寒水石四两，二两生用，二两煅赤，同研细末，入朱砂五钱同研，如深桃花色，每用三分，井花水调如薄糊，以纸花剪如杏叶大，摊上贴脐心，候干再易，不过三上即产。横生、倒生、死胎皆验。（卷四・产后编・补集立圣丹）

14.《妇科玉尺》

如圣膏治难产，及死胎不下，十分危急者，巴豆（去壳）十六粒，蓖麻子（去壳）四十粒，麝香二钱，同打如泥。摊绢帛，贴脐上一时，产下急急洗去。（卷三・临产・治临产病方）

15.《妇科秘方》

难产方黄柏、硫黄各一钱，蓖麻子不拘多少，捣烂，贴左右涌泉穴，胎下即去。（调经论）

16.《古今医鉴》

如神丹治难产，兼胞衣不大，及死胎。巴三草七脱衣裳，细研如泥入麝香，捏作饼儿脐下贴，须臾母子便分张。（卷之十二・产育）

17.《溪秘传简验方》

横生难产。两手各握滇南槟榔二枚，恶水自下。

死胎不下，蓖麻仁三粒，巴豆仁四粒，麝香二分，同研成饼，贴产门上交骨，其胎立下，即安。胎至足月，临盆久而不下之难产亦可贴，而即产但勿用之，稍早恐有揠苗之害也。（卷下・临产门）

18.《种杏仙方》

一方治难产。用红蓖麻，去皮捣烂，抹妇人手中，烧香过四寸即下。急使温水洗蓖麻，恐堕下子肠。

一方治横生者。亦用红蓖麻捣烂，摊纸上，贴在妇人囟门上，点香三寸，儿顺过，急去蓖麻，温水洗净，仍抹在手心，照前点香即生。儿生下先洗蓖麻，恐堕子肠。（卷三・产育）

19.《潜斋简效方》

死胎不下蓖麻仁三粒，巴豆仁四粒，麝香二分，同研成饼，贴产门上交骨，其胎立下。即好胎至足月临盆，久而不下之难产，亦可贴而即产。但勿用之稍早，恐有揠苗之害也。（妇女诸病）

20.《串雅外编》

巴豆（去壳）三粒，蓖麻（去壳）七粒，麝香少许，研成一饼贴脐上即产，产下即去之。（卷二・贴法门・如神丹治难产）

21.《外治寿世方》

治交骨不开。及各种难产。用大龟全个，初死者佳。头足血肉俱用。约十两外。如无。用生龟板一斤代，以小磨麻油二斤熬去渣，炒黄丹十二两，炒铅粉四两收，每用四五钱，皮纸摊贴脐上。外用车前子四钱，川芎、当归各三钱，冬葵子二钱，枳壳、白芷、半夏、白蔹各一钱，研末。麻油葱汁各一大钟调药。敷于膏外。纸盖布扎。令产妇平身安睡。睡醒即产。盖睡则阴气复。母子皆有力也。（卷四・妇科・催生膏）

22.《验方新编》

华佗肘后方：巴豆肉三粒，蓖麻七粒，麝香少许，共研如泥，捻作饼，贴于脐上，须臾子母分张矣！

难产催生方：取高墙上蛇脱的皮一条，要头向下者佳，瓦上焙干研末，加麝香三分，乳调为膏贴脐上，生下即速去，不可久贴。（卷二十・妇

科临产门·集催生诸方）

【按语】

难产主要有虚、实两方面，虚者是气虚不运而难产，实者是湿瘀阻滞而难产。难产重在预防，贵在及时发现，认清原因，正确处理。产道异常，巨大胎儿，胎儿畸形等多数难产，非药物所能解决，要按现代产科学原则处理。产力异常所致难产，要区分原发性或继发性，协调性或不协调性。

在古代穴位贴敷治疗难产在选穴上以脐中神阙穴以及手足心为主。神阙穴为元气归藏之根，属任脉、冲脉循行之地，具有气血调和、温经通络功效。手心劳宫穴属厥阴心包经，有提神醒脑，清心安神之效。涌泉为足少阴肾经之井穴，可滋阴益肾，平肝息风，醒脑开窍。劳宫穴属厥阴心包经穴位，有散热燥湿，提神醒脑、清心安神之效。涌泉和劳宫，分别位于足心和手心。三阳精气出于足趾的外端，三阴精气聚积在足心。涌泉配劳宫，如同肾水上交心火，水火既济，水气上行，心火下降。

穴位贴敷用药种类丰富，共涉及药物35种，使用频率排在前四位的中药是蓖麻子、麝香、巴豆、朱砂，应用频率在49.16%。蓖麻子辛、甘、热、有毒。其力收吸，能拔病气以出肌表，其性善走，能开诸窍以通经络。麝香为开窍药，辛、温，入心、脾经，有开窍回苏，活血散结，催产下胎之效。巴豆为泻下药，辛、热、有大毒，归胃、大肠、肺经，有峻下冷积，逐水退肿，祛痰利咽之效。朱砂为安神药，甘、微寒、有小毒，入心经，有重镇安神，解毒之效。将古代文献中穴位贴敷治疗难产应用频次大于1的药物按出现频次进行统计，依据频次数递减排序，见表2–41。

穴位贴敷治疗难产以贴敷脐中神阙穴和手足心为主，由于孕妇的特殊性，使用穴位贴敷治疗难产无创，同时安全性高，操作简单，易于患者接受。神阙穴与宫胞联系密切，且神阙穴下皮肤薄弱，神经血管丰富，利于药物渗透吸收，快速发挥治疗作用。

（十一）胎衣不下

【概述】

胎衣亦名胞衣，即胎盘与胎膜的总称，一般称为胎盘。正常分娩，胎儿娩出后子宫仍继续收缩使胎盘附着面相应缩小，胎盘与蜕膜海绵层从子宫壁开始分离，出血并形成血肿促使胎盘完全剥离，再经腹肌收缩将胎盘排出体外。经统计约90%的产妇在15min内，95%的产妇在30min内胎盘自动排出。若因某种原因30min后胎盘仍未娩出统称为胎盘滞留。

胞衣不下是产科危急病症之一。由于胞衣不能剥离，或剥离不全或虽剥离但仍滞留嵌顿影响子宫收缩，导致产时或产后出血，甚至晕厥休克

表2–41 古代穴位贴敷治疗难产用药规律

序号	中药	频次	频率
1	蓖麻子	19	15.83%
2	麝香	16	13.33%
3	巴豆	14	11.67%
4	朱砂	10	8.33%
5	寒水石	7	5.83%
6	雄黄	5	4.17%
7	蛇蜕、铅粉	4	3.33%
8	黄丹	3	2.50%
9	肉桂、大龟、车前子、川芎、当归、冬葵子、枳壳、白芷、半夏、白蔹、葱	2	1.67%

危及生命，故历代医家对本病甚为重视。例如，宋代郭稽中《产育宝庆集》云："妇人百病莫甚于生产，产科之难，临产莫重于催生，即产莫甚于胞衣不下。"又云："胞衣不下者……治之稍缓胀满，腹中以次上冲心胸，疼痛喘急者难治。"故必须及时处理。胞衣不下在产科十分常见，引起胞衣不下的原因主要是由于气虚和血瘀导致胞宫收缩力减弱不能促使胞衣排出。或寒邪侵袭而使气血凝滞；或瘀血壅滞导致胞衣阻滞不下。气虚者多由于产妇体质虚元气不足；或产程过长用力过度耗伤气血，无力排出胞衣，血瘀者多由于产时调摄失宜感受寒邪气血凝滞。

西医学认为胎盘滞留是由于产程过长、子宫炎症或以往子宫有过损伤造成。

【古代穴位贴敷文献】

1.《寿世保元》

一方，用蓖麻子十粒剥去壳，研涂两脚心，衣即下。可即浣去，如不去，则肠出，如至此时，就以此药贴顶心，缩回其肠，多用此药，如肠入则洗之，神效。（卷七·育产）

2.《急救良方》

治产妇胞衣不下，用蓖麻子十四粒，去壳捣烂，以白面和成膏，贴脚心，胞衣下，速拭洗去。（卷之二·妇人第三十八）

3.《救生集》

又方用蓖麻子四十九粒，或照依产妇年纪用粒数亦可，去壳研。涂两脚心，衣胞即下，立时洗去，若迟洗肠亦随出。倘肠出，可即将药急贴顶心，缩回其肠，俟肠入乃洗去，神效。（卷三·妇人门）

4.《溪秘传简验方》

胞衣不下又方：伏龙肝末。醋调，纳脐中。（卷下·临产门）

5.《医学入门》

如圣膏巴豆十六个，蓖麻子四十九个，麝香二钱，共捣如泥，摊绢帛上。如胎死腹中，贴脐上一时，产下即时揭去；如胞衣不下，贴脚心，胞衣下即洗去，若稍迟肠便出，即以此膏涂项上即入。（外集·卷七·妇人小儿外科用药赋）

【按语】

胞衣不下在产科十分常见，引起胞衣不下的原因主要是气虚、血瘀、寒凝致胞宫收缩力减弱不能促使胞衣排出。气虚之胞衣不下多表现为产后胞衣滞留于宫中，患者自觉小腹坠胀，出血量多，色淡之症。血瘀之胞衣不下多表现为产后腹痛拒按，按之有硬块，恶露甚少，患者面色紫暗。寒凝滞胞衣不下多表现为患者小腹冷痛拒按，得热而痛减，恶露量少，面色青白。

古代穴位贴敷治疗胎衣不下以贴敷以脐中神阙穴以及足心涌泉穴为主。神阙穴为元气归藏之根，属任脉、冲脉循行之地，具有气血调和、温经通络功效。涌泉为足少阴肾经之井穴，可滋阴益肾、平肝息风、醒脑开窍之功。

古代穴位贴敷治疗胎衣不下，药物选择上常取消肿、拔毒、润肠通便、升提和固脱之蓖麻子；峻下冷积，逐水退肿之巴豆；活血散结，催产下胎之麝香；温中止血，舒筋活络之伏龙肝。诸药合用，共奏活血化瘀行滞之功。

穴位贴敷治疗胎衣不下主要贴敷脐中神阙穴和脚心涌泉穴为主。古医籍中并未明确要求敷贴至发疱的程度，由于产后患者体质的特殊性，相对于口服药物而言，穴位贴敷更加安全、方便、快捷，比较适宜于胎衣不下。

（十二）不孕

【概述】

不孕症的定义为一年未采取任何避孕措施，性生活正常而没有成功妊娠。主要分为原发不孕及继发不孕。原发不孕为从未受孕古称"全不产"；后者为继发性不孕，古称"断绪"。"不孕"一词作为病名，最早出现在《素问·骨空论》，后世《黄帝内经太素》中将不孕记载为"不字"，并解释为"母子不产病也"。"无子"一词作为不孕症的代称则出现在不同时代的诸多著作中。

中医学认为不孕可因先天禀赋不足，或调摄失宜，或房劳过度等，导致肾气虚损，冲任不足而难成孕；或肾阳亏虚、命门火衰，失于温煦，宫寒而难以受孕，或房劳、失血过度，耗损真阴，血海空虚，甚则阴虚火旺扰动血室，无法摄精成孕。故肾之气虚、阳虚、阴虚均可造成不孕症的出现。不孕症与女子情绪密切相关，若七情内伤则肝气不舒，久而郁结，冲任难相资，或伤及脾胃、任带失调，故而不孕。若因经血异常、外伤或气滞不能行血，瘀血停滞日久使得胞宫、胞脉不通而不孕。

不孕在西医中被称为不孕不育，是指一年内没有任何避孕措施，但也没有在正常性生活中成功怀孕的，可分为原发性不孕和继发性不孕。继发性不孕既往有妊娠史。继发性不孕的原因很多，可能与人工流产、异位妊娠、葡萄胎、胎儿不育等有关。

【古代穴位贴敷文献】

1.《太医院秘藏膏丹丸散方剂》

菟丝子（酒蒸）、牛膝（酒洗）、木鳖子、熟地、肉苁蓉、川续断（酒洗）、蛇床子（酒洗）、鹿茸、大附子（童便炙酥，酒洗）、生地（酒洗）、虎腿骨（醋炙）、官桂、紫梢花、杏仁（去皮尖）、谷精草（酒洗）。以上十五味各三钱，或各一两，用油二斤四两，将药入油熬枯，滤去渣，熬至滴水成珠，下松香四两，黄丹八两，硫黄三钱，雄黄三钱，龙骨三钱，蛤蚧一对，乳香三钱，没药三钱，赤石脂三钱，沉香三钱，鸦片三钱，母丁香三钱，麝香三钱，木香三钱，真阳起石三钱，蟾酥三钱，共为细末，诸药下完，不住手搅，入磁罐内，下井中浸三日或五日，去火毒方可用。

此膏异授秘传，能固玉池，真精不泄，灵龟不死，通二十四道血脉，镇三十六道骨节，气血流畅，精髓充满，保固下元，全形固本，如海之常盈，通三关，壮五脏，下元虚冷，诸虚百损，五劳七伤，阳痿不举，不坚固，久无子嗣，下淋白浊，小肠疝气，遗精盗汗，手足顽麻，半身不遂，单腹胀满，腰腿疼痛，强阳健力，种子之功，百试百效。并治脾胃虚弱，经水不调，赤白带下，气血虚亏，久不孕育，干血劳瘵，或系屡经小产。此膏充实血海，能暖子宫，易得孕育，并治崩漏不止，癥瘕血瘀等症。此膏妇人贴脐上，男贴左右肾命门二穴各一张，丹田穴一张，用汗巾缚住，勿令走动，六十日一换。（卷四·神效龟龄益寿膏）

2.《古今医统大全》

此膏能锁玉池，固精不泄，养灵龟不死，壮阳保真，百战不竭。贴肾俞，暖丹田，子午既济，百病自除。一膏能贴六十日，金水生时，用功即孕，大有奇效。久贴，返老还童，乌须黑发，行步如飞，延年不惫，有通仙之妙。又治腰腿寒湿风气疼痛，半身不遂，五劳七伤，下元虚冷，不成胎息，贴一月育孕。

真香油一斤四两，甘草一两，谷精草五钱，紫梢花、蛇床子（酒浸干）各二钱，人参、天门冬（去心）、麦门冬（去心）、生地黄（酒洗）、熟地黄（酒洗）、远志、甘草（水煮，去心）、菟丝草、牛膝（酒洗）、鹿茸（酥炙，去毛虎）、骨酥（酥炙）、川续断、木鳖子（去壳）、肉豆蔻（面包煨）、肉苁蓉（酒洗去甲）各四钱，以上一齐下。

大附子（制）一个，海狗肾（制）一具，杏仁（去皮尖）、官桂、铅粉八两，续续下，以槐条不住用手搅，滴水成珠为度，方下后项药、松香一两，黄蜡五钱，雄黄、硫黄、阳起石、赤石脂（一齐下）各二钱，沉香、木香、丁香、乳香（制）、没药（制）、蟾酥、鸦片麝各一钱，一齐下，上法用铁锅一口，以桑柴火慢熬，先下香油、甘草同煎五、七沸，次下谷精草等一十七味，文火熬至焦色，滤去渣，再下附子等四味熬焦，去渣净，再下铅粉，以槐条不住手搅，滴水成珠，方下黄蜡等六味，搅，候温方下沉香等八味，搅匀，以银罐盛之，封固悬井中七日，出火毒。用红纻丝摊贴肾俞，每个重七钱，丹田每个重四钱，贴六十日揭去，入房即孕。如丹田有毛，隔纸贴，外以软帛束缚，多行济火之法，其效甚大。（卷之九十三·经验秘方·保真种子膏）

3.《急救广生集》

阴冷白淫无子，蛇床子研末，加枯矾少许，敷阴中。

兜肚方，专治妇人赤白带下，及经脉不调，久不受孕者。用羚羊角一两，木鳖子八钱，丁香七钱，白檀香、零陵香、马蹄香、香白芷、马兜苓、甘松、升麻、血竭各五钱，麝香九分，共十二味，配齐分作三分。做夹兜肚三个，用蕲艾揉软如绵须厚，同药装入兜肚内，系肚上，三日一解，至第五日复系。三个兜肚更相替换，系至一月后，则常系之。若已受孕者，忌系。

煨脐种子膏、当归、川芎、白芍、川牛膝、川巴戟、杜仲、肉苁蓉、熟地、菟丝子、蛇床子、虎胫骨、细辛、补骨脂各五钱，真麻油一斤四两，桑柴熬两滚下甘草四两，再熬两滚方下各药，文武火熬，槐枝不住手搅，药枯滤去渣，再熬滴水不散，入倭硫三钱，离火再入乳香、没药、儿茶、血竭各末三钱，后入真麝二钱，共搅匀，瓷器收，蜡封埋地七日。每用一块，倍入麝为丸，雄黄为衣，填脐内，外用细摊一膏药贴之，半月后行房，一交即孕胎，生男贴久。多饮食，壮筋骨。又漏肩风及女子赤白带下，神效。（卷五·妇科·求嗣）

4.《清太医院配方》

毓麟固本膏：杜仲、熟地黄、附子、肉苁蓉、牛膝、补骨脂、续断、官桂、甘草各四两，生地黄、大茴香、小茴香、菟丝子、蛇床子、天麻子、紫梢花、鹿角各一两五钱，羊腰子一对，赤石脂、龙骨各一两，麻油八斤，黄丹四十八两，雄黄、丁香、沉香、木香、乳香、没药各一两，麝香三分，阳起石五分。先用麻油将杜仲至龙骨等二十味熬枯去渣，入黄丹，最后下余药，搅匀成膏，妇人贴脐上，男子贴两肾俞及丹田穴，汗巾缚住，半月一换。主下元虚冷，虚劳不足，阳痿不举，举而不坚，遗精盗汗，久无子嗣，下淋白浊，腰痛腿疼，手足顽麻，半身不遂，小肠疝气，单腹胀满，及妇人干血劳瘵，久不受孕，或屡经小产。

5.《理瀹骈文》

扶阳益火膏：治元阳衰耗，火不生土，胃冷成膈，或脾寒便溏，泄泻浮肿作胀（贴脐眼对脐参用健脾膏）或肾气虚寒，腰脊重痛（贴腰脊），腹脐腿足常冷（贴脐眼及膝盖），或肾气衰败，茎痿精寒（贴脐下），或精滑随触随泄（贴对脐及脐下）或夜多漩溺（气虚膀胱不藏），甚则脬冷遗尿不禁，或冷淋（寒战后溲贴脐下），或寒疝，（寒湿为病囊冷如冰者贴脐下参用散阴膏）或脱精脱神之症，（面色白而不泽悲愁如欲哭者贴心背脐眼及对脐）妇人子宫冷，（子宫胞之所居即丹田也，亦白血海月水所停止，积满则溢，在脐下三寸，胞寒则无子膏即贴此）或大崩不止，身冷气微阳欲脱者，（贴胸口背心脐眼对脐，脐下非危症勿全贴）或冲任虚寒，带下纯白者，或久带下脐腹冷痛，腰以下如坐冰雪中，三阳真气俱衰者，（贴腰脐及脐下）小儿慢脾风，（久泻虚寒者贴脐眼对脐参用健脾膏）心（火位）脐（火所生）对脐，（命门火生之原）脐下（水中火亦生气之原）。生鹿角屑一斤（鹿茸更佳），高丽参四两，用油三四斤先熬枯去渣听用，或用黄丹收亦可（此即参茸膏影子）。生附子四两，川乌、天雄各三两，白附子、益智仁、茅山术、桂枝、生半夏、补骨脂、吴茱萸、巴戟天、胡芦巴、肉苁蓉各二两，党参、白术、黄芪、熟地、川芎、酒当归、酒白芍、山萸肉、淮山药、仙茅、蛇床子、菟丝饼、陈皮、南星、北细辛、覆盆子、羌活、独活、香白芷、防风、草乌、肉蔻仁、草蔻仁、远志肉、荜澄茄、炙甘草、砂仁、厚朴（制）、杏仁、香附、乌药、良姜、黑丑（盐水炒黑）、杜仲(炒)、续断、牛膝(炒)、延胡索(炒)、灵脂（炒）、秦皮（炒）、五味子、五倍子、诃子肉、草果仁、大茴、红花、川萆薢、车前子、金毛狗脊、金樱子、甘遂、黄连、黄芩、木鳖仁、蓖麻仁、龙骨、牡蛎、山甲各一两，炒蚕沙三两，发团一两六钱，生姜、大蒜头、川椒、韭子、葱子、棉花子、核桃仁（连皮）、干艾各四两，凤仙（全株）、干姜、炮姜、白芥子、胡椒、石菖蒲、木瓜、乌梅各一两，槐枝、柳枝、桑枝各八两，茴香二两，两药共用油二十四斤，分熬再合鹿角油并熬丹收。再入净松香陀僧、赤脂各四两，阳起石（煅）二两，雄黄、枯矾、木香、檀香、丁香、官桂、乳香（制）、没药（制）各一两，牛胶四两酒蒸化，如清阳膏下法，一加倭硫黄，用浮萍煮过者。

金仙膏：糁药用大蒜头三两，生姜、葱白各二两，同捣烂加白芥子、花椒、凤仙子、红蓼花子、无子用花，同大黄、芒硝、雄黄、轻粉、明矾、陈石灰各二钱研末和匀，阴干临用以少许糁膏上贴。并可以少许加飞面醋调敷膏外，再用酒蒸商陆，或酒蒸三棱，或醋炒吴萸，或醋炒延胡熨之，或竟用温白丸、川乌炮二两半、吴萸、桔梗、柴胡、菖蒲、紫菀、黄连、炮姜、肉桂、花椒、巴豆、泽泻、皂角、厚朴各一两为粗末炒熨，或用温白丸合木香、枳壳、丸大黄、黑丑各二两，白术、半夏、南星、木香、青皮、陈皮、枳壳、枳实、三棱、蓬术、麦芽、神曲、槟榔、干姜、良姜各一两为粗末炒熨并缚每用约取七八钱，虚人加党参，或加八珍，或加补中益气，药料同用皆法也。

苍术五两，上白术四两，羌活、川乌、姜黄、生半夏（姜制）、乌药、川芎、青皮生大黄各三两，生香附、炒香附、生灵脂、炒灵脂、生延胡、炒延胡、枳实、黄连、姜制厚朴、当归、灵仙、黑丑头（半生半炒）、巴仁各二两，枯黄芩、黄柏、生蒲黄、黑山栀、川郁金、莪术、三棱、槟榔、陈皮、山楂、麦芽、神曲、南星、白丑头、苦葶苈、苏梗、藿梗、南薄荷、草乌、独活、柴胡、前胡、细辛、白芷、荆芥穗、防风、连翘、干葛、苦桔梗、知母、大贝母、甘遂、大戟、芫花、防己、栝蒌仁、腹皮、天花粉、赤芍、白芍、枳壳、茵陈、川楝子、木通、泽泻、车前子、猪苓、宣木瓜、皂角、苦杏仁、桃仁、苏子、益智仁、良姜、草果、吴萸、红花、木鳖仁、蓖麻仁、僵蚕、全蝎、蜈蚣、蝉蜕、生山甲、生甘草各一两，发团二两，飞滑石四两，生姜、葱白、韭白、薤白、大蒜头、红凤仙、白凤仙（全）、槐枝、柳枝、桑枝各一斤，凤仙干者或用四两，榆枝、桃枝各八，两俱连叶，石菖蒲、莱菔子、干姜各二两，陈佛手干、小茴、艾各一两，两药用油四十斤分熬丹收，再入净松香、生石膏各四两，陈壁土、明矾各二两，雄黄、轻粉、砂仁、白芥子、川椒、广木香、檀香、官桂、制乳香、制没药各一两，牛胶四两酒蒸化，如前下法，加苏合油临用加沉麝，旧合平痧膏治霍乱者即此膏减味。（存济堂药局修合施送方并加药法）

6.《养生四要》

比天助阳补精膏歌曰：灵龟衰弱最难痊，好把《玄经》仔细看，补髓填精身体健，残躯栽接返童颜。此方添精补髓善助元阳，润皮肤，壮筋骨，理腰痛。下元虚冷，五痨七伤，半身不遂，脚膝酸弱，男子阳事不举，阴精易泄，贴之可以兴阳固精，行步康健，气力如添；治女子下元虚冷，经水不调，崩中带下无子者，贴之可以暖子宫和血气。其功不可尽述，惟在至诚修炼，药力全备，火候温养，以二七为期，其功成矣。

真麻油一斤四两，用净锅一口，以砖架定三足，安置白炭（慢火煎，不可太急，恐损其药）三十斤，槐柳桃榴椿杏杨各二枝。

第一下甘草（去皮，煎至不鸣）二两。

第二下天冬（去心）、生地黄（酒洗）、熟地黄（酒洗）、远志（去心）、麦门冬（去心）、肉苁蓉（酒洗，焙干）、蛇床子（制）、牛膝（去芦，酒洗）、鹿茸（酥制）、续断、虎胫骨（酥，炙）、木鳖（去壳）、紫梢花（去草）、谷精草、大附子（去皮）、杏仁（去皮尖）、肉桂、菟丝子（酒淘净，捣烂焙干）、肉蔻（面包煨）、川楝子（去核）上二十味各钱半，锉碎煎制成炭，取起，以布滤去渣，要净，再上砖架定，取嫩桑条如拇指，大约长一尺六寸者一根搅油。

第三下黄丹（水飞，炒干）半斤，黄腊（鲜明者）五两，烧油令滚，以茶匙抄丹细细入油，桑枝不住手搅，滴水成珠不散为度，又取起，摊，候温，又上架。

第四下雄黄（透明者）、白龙骨、倭硫黄、赤石脂各一钱，研细末。勿令油大沸，只大温，微火煎，不住手搅，又摊起，候温，上架。

第五下乳香、没药、丁香、沉香、木香各一钱，为细末。入膏内，不住手搅微火温养。

第六下麝香（当门子）、蟾酥（乳汁制）、阳起石（煅）、蛤芙蓉各一钱，为细末，入膏内，不住手搅。微火养炼，务要软硬得宜，贴不移动，揭之无迹为度。取起收磁罐中，密封口，埋土中三日夜，去火毒。每用膏五钱，摊在厚红素缎绢上，贴脐下关元穴及背后肾俞二穴。每一个可贴六十日方换，其效如神。但不可恃此固纵，以伤真元气也。（卷之四・却疾第四）

7.《古今医统大全》

保真膏治一切虚冷证，及无子，肾衰，阳事不举不固，贴丹田及肾，命门穴，久久贴之，大有功效。（卷之二十二・痼冷门・药方）

【按语】

中医学认为，生殖的根本是以肾气、天癸、男精女血作为物质基础的，“肾气”指先天之本，是人生长发育和生殖功能的启动力；“天癸”中，“天”即天真之气，“癸”即壬癸之水，是促进生殖功能、月经形成、来潮的重要物质。可见，不孕主要与肾气不足，冲任失调，气血亏虚，胞脉不通有关，同时月经病、积聚、癥瘕等病也是引起不孕的重要病因之一。

在古代穴位贴敷治疗不孕以脐中神阙穴、命门穴、肾俞穴为主。神阙穴为元气归藏之根，属任脉、冲脉循行之地，具有气血调和、温经通络功效。肾俞是肾气输注之背俞穴，内应肾脏，具有滋补肾阴，温补肾阳，阴阳双补之效。命门，“命”，人之根本也，以便也。“门”，出入的门户也，命门接续督脉气血，是不孕贴敷之要穴。

穴位贴敷用药种类丰富，共涉及药物233种，使用频率排在前三位的中药是蛇床子、木香、乳香，应用频率在5.58%，分别属于补虚药、理气药、活血化瘀药。蛇床子辛、苦、温，归肾经，有温肾壮阳，燥湿杀虫之效。木香辛、苦、温，归脾、胃、大肠、胆经，有行气止痛之效。乳香辛、苦、温，归肝、心、脾经，有活血行气止痛，消肿生肌之效。将古代文献中穴位贴敷治疗不孕应用频次大于1的药物按出现频次进行统计，依据频次数递减排序，见表2–42。

在古代穴位贴敷治疗不孕上以脐中神阙穴、命门穴、肾俞穴为主。穴位贴敷无创无痛，可通过刺激穴位促进药物透皮吸收发挥治疗效果，适用于不孕患者。

（十三）带下

【概述】

带下病临床表现一般为妇女带下的量、色、质、气味发生异常，并伴随全身症状或其他局部症状，临床以带下量多最常见。“带下”首见于《素问·骨空论》“任脉为病，女子带下瘕聚”。东汉张仲景《金匮要略·妇人杂病脉证并治第二十二》第十条“带下经水不利，少腹满痛”仍然使用“带下”病名。西晋王叔和《脉经·平郁冒五崩漏下经闭不利腹中诸病证第五》曰：“黑崩者，形如衃血也。”孙思邈所著《备急千金要方》将带下病分为“白带下、赤带下、赤白带下、带下五贲、久赤白带”，并首次记载“赤白带下”的病名与“带下五贲”的定义与治法。

妇女阴道中若黏液增多，绵绵如带，并伴有其他临床症状者，称为白带。至于妊娠初期或月经前后白带增多，均属于正常生理现象。临床上虚证、实证均可见，主要有脾虚、肾虚、湿热、痰湿四种证型；妇女阴道中排出一种黄色黏液，稠黏而淋漓不断，间或微有腥臭，称为黄带，临床上主要有湿热和气虚两种证型；妇女阴道中排出一种赤白相杂的黏液，连绵不绝，称为赤白带，本症多由于湿热蕴结带脉，或阴虚内热扰动冲任，或带脉失约，任脉不固，精血滑泄而致。临床主要有湿热、肝郁、虚热、虚寒四种证型；妇女阴道流出的分泌物，呈数种颜色为五色带。临床上应分辨虚实，虚证多因阴阳亏损或气血不足而致，实证多因气郁或湿热下注而致，本症主要分为气郁、湿热、阴虚、虚寒四种证型。

中医带下病可见于西医学中的阴道炎、宫颈炎、盆腔炎、闭经、不孕、肿瘤等妇科病中。

【古代穴位贴敷文献】

1.《万病回春》

鹿茸、附子（去皮脐）、牛膝（去芦）、虎胫

表2–42 古代穴位贴敷治疗不孕用药规律

序号	中药	频次	频率
1	蛇床子、木香、乳香	9	1.86%
2	肉苁蓉、雄黄、没药、牛膝、肉桂、熟地黄、麝香、甘草	8	1.65%
3	菟丝子、阳起石、续断、硫黄	6	1.24%
4	紫梢花、杏仁、赤石脂、沉香、丁香、生地黄、虎骨	5	1.03%
5	木鳖子、鹿茸、附子、谷精草、松香、黄丹、龙骨、蟾酥、川芎、杜仲、当归、白芍、细辛、吴茱萸、延胡索	4	0.82%
6	补骨脂、血竭、川乌、陈皮、南星、良姜、黄连、生姜、大蒜头、干姜、白芥子、三棱、枳壳、白术、厚朴、巴戟天、香附、灵脂、大黄、白芷	3	0.62%
7	蛤蚧、鸦片、母丁香、麦冬、远志、儿茶、益智仁、羌活、独活、防风、草乌、砂仁、乌药、黑丑、红花、车前子、甘遂、蓖麻仁、发团、川椒、炮姜、石菖蒲、枯矾、檀香、牛胶、葱白、花椒、轻粉、明矾、柴胡、泽泻、皂角、青皮、枳实、麦芽、神曲、槟榔、川楝子	2	0.41%

骨（酥炙）、蛇床子、菟丝子、川续断、远志肉、肉苁蓉、天门冬（去心）、麦门冬（去心）、杏仁、生地、熟地、官桂、川楝子（去核）、山茱萸（去核）、巴戟（去心）、补骨脂、杜仲（去皮）、木鳖子（去壳）、肉豆蔻、紫梢花、谷精草、穿山甲、大麻子（去壳）各一两，甘草（净末）二两，看众药焦枯方下，桑枝、槐枝、柳枝各七寸，真香油一斤四两，黄丹（飞过）八两，黄香四两，雄黄、倭黄、龙骨、赤石脂各二两，母丁香、沉香、木香、乳香、没药、阳起石、煅蟾酥、哑芙蓉各二钱，麝香一钱，黄蜡五钱。将鹿茸至柳枝锉细，用香油浸一昼夜，慢火熬至黑色；入黄丹、黄香，柳棍不住手搅；再下雄黄至赤石脂等味，用铜匙挑药滴水成珠不散为度；再将沉香至麝香等为末投入，搅匀；后下黄蜡，搅匀，严密封口，入水中浸五日，去火毒，每个重七钱，红绢摊开，贴脐上或两腰眼上，每个贴六十日方换。主下元虚冷，五劳七伤，半身不遂，腰脚酸麻，阳事不举，肾虚喘咳，男子遗精，女子赤白带下，沙淋血崩等。

益寿比天膏，此药最能填精补髓，保固真精不泄；善助元阳，滋润皮肤，壮筋骨、理腰膝；下元虚冷，五劳七伤，半身不遂，或下部虚冷，膀胱病症，脚膝酸麻，阳事不举。男子贴之，行步康健，气力倍添，奔走如飞；女子贴之，能除赤白带下、沙淋血崩，兼下生疮疖，能通二十四道血脉，坚固身体，返老还童。鹿茸、附子（去皮脐）、牛膝（去芦）、虎胫骨（酥炙）、蛇床子、菟丝子、川续断、远志、肉苁蓉、天门冬（去心）、麦门冬（去心）、杏仁、生地、熟地、官桂、川楝子（去核）、山茱萸（去核）、巴载（去心）、补骨脂、杜仲（去皮）、木鳖子（去壳）、肉豆蔻、紫梢花、谷精草、穿山甲、大麻子（去壳）各一两，甘草（净末）二两，看众药焦枯方下，桑、槐、柳枝各七寸。上锉细，用真香油一斤四两，浸一昼夜，慢火熬至黑色；用飞过好黄丹八两、黄香四两入内，柳棍搅，不住手；再下雄黄、倭硫、龙骨、赤石脂各二两，将铜匙挑药滴水成珠不散为度；又下母丁香、沉香、木香、乳香、没药、阳起石、煅蟾酥、哑芙蓉各二钱，麝香一钱为末，共搅入内；又下黄蜡五钱。将膏贮磁罐内，封口严密，入水中浸五日，去火毒。每一个重七钱。红绢摊开，贴脐上或两腰眼上。每一个贴六十日方换。其功不可尽述。

2.《寿世保元》

天门冬、生地黄、熟地黄、木鳖子、附子、蛇床子、麦门冬、紫梢花、杏仁、远志、牛膝、肉苁蓉、官桂、肉豆蔻、菟丝子、虎骨、鹿茸各二钱。为末，入油一斤四两，文武火熬黑色，去渣澄清，入黄丹半斤、水飞过松香四两熬，用槐、柳条搅，滴水不散为度；再下硫黄、雄黄、朱砂、赤石脂、龙骨各三钱，为末入内。将药微冷，再下海狗肾一副、阿芙蓉、蟾酥各三钱、麝香一钱，阳起石、沉香、木香各三钱，待药冷，下黄蜡六钱，瓷器盛之，封口，放水中浸三日，去火毒，取出摊缎子或红绢上，贴六十日，方无力再换。男子下元虚冷，小肠疝气，痞疾，腹胀泄泻、关节疼痛，半身不遂；女子子宫久冷，赤白带下，久不坐胎，产后战肠风等。

枸杞膏：甘枸杞子一斤，放砂罐内，入水煎十余沸，用细绢罗滤过，将渣挤出汁净，如前再入水熬，滤取汁，三次，去渣不用，将汁再滤入砂罐内，慢火再熬成膏，入瓷器内，不可泄气，不论男妇，早晚用酒调服，能生精补元气，益荣卫，生血悦颜色，大补诸虚百损，延年益寿，一论此膏能镇玉池，存精固漏，通二十四道血脉，锁三十六道骨节，主一身之毛窍，贴之血脉流畅，龟健不衰，精髓充盈，养精聚神，壮阳助气，固下元，气透三关，乃通行之道，老人贴之，夜不小便，大人精不泄，补益虚损，延年益寿，至珍至宝，又治男子下元虚冷，小肠疝气，痞疾，单腹胀满，并一切腰腿骨节疼痛，半身不遂，贴三日神效，妇人子宫久冷，赤白带下，久不坐胎，产后战肠风，贴之三日神效。

3.《青囊秘传》

当归、赤芍、川军、白及、白蔹、羌活、乌药、木鳖子、苦参、连翘、皂角、生地、防风、甘草、山柰、五灵脂、半夏、槐枝、柳枝、枣枝、桑枝各一两。上药用麻油五斤，入药煎枯去滓，下净血余二两，烊化；再入炒过广丹二斤，熬成膏，入以下细料药：细辛、附子、良姜、官桂、乳香、没药、丁香、甲片、洋樟、川草乌、阿魏各一两，麝香一钱，研末，调入膏内，红布摊贴。主筋骨疼痛，跌打损伤，及风寒所侵，骨节疼痛，一切泻痢，妇人赤白带下。

4.《清太医院配方》

附子、天麻子、小茴香、菟丝子、川芎各二两，木香、川乌、草乌、干姜、白芷各一两，麻油五斤，黄丹二斤，丁香、乳香、没药、肉桂各二钱，麝香五分。将前十味用麻油熬枯去渣，入黄丹搅匀，再入余药搅匀摊布上，用时以温水化开，贴脐上。主阴寒腹痛，水泻痢疾，下坠脱肛；肝胃不和，脘痛胁胀；男子淋浊寒疝，女子带下癥瘕；小儿痞块疳积；兼治风寒感冒。

5.《先哲医话》

带下之块多在卵门下,（斥卵巢耶）。按之则如绵裹，觉温软也。又妇人脚痛属带下者，十有八九可详。阴湿者，由谷气下流，宜减饮食，徐服萆薢汤类。若其证轻者，地黄、枯矾等分为末，和生姜汁贴之可也。

6.《理瀹骈文》

安胎膏：或带下腰酸，湿热重也，宜苍术、白术、当归、香附、白芍、白芷、黄芩、黄连、樗根、白皮之属。上贴心口，中贴脐眼，下贴丹田，或背心两腰。如治外感等贴胸背，杂病等贴当脐，胎漏等贴脐下，腰酸白带等贴两腰，护胎贴丹田。

固经膏：此膏主举经（升提）固经,（收涩）补阴清火，治经先期血虚有热者，或经行过多，先后不定者，或经行不止,（阴虚不足以制胞络之火）或崩中，或漏下或兼湿热带下，或五旬后经行者,（大都是热）皆可用。上贴心口，中贴脐眼，下贴丹田。或兼贴对脐两腰。全当归（血能归经则不至妄行矣）三两，丹皮（酒炒）、柴胡、酒芍、生地、黄芩、知母、麦冬、地骨皮、川芎、贝母、黄连各二两，羌活、防风、连翘、薄荷、蔓荆子、紫苏、独活、藁本、细辛、丹参、党参、黄芪、熟地、玄参、白术、天冬、赤芍、白微、苍术、萸肉、淮山药、枳壳、桔梗、麦芽、郁金、贯众、青皮、陈皮、半夏、胆南星、白芷、升麻、葛根、黄柏、黑山栀、生甘草、熟牛膝、杜仲、续断（炒）、桑白皮、椿白皮、樗白皮、秦皮、醋炒延胡、醋炒蒲黄、醋炒香附、黑荆穗、黑灵脂、地榆炭、栝蒌皮（炒）、五味子、五倍子、诃子肉、乌贼骨、煅龙骨、煅牡蛎、炮山甲、炒黑蚕沙各一两，龟板、鳖甲各二两，炮姜炭五钱，生姜二两，葱白大蒜，韭白各四两，紫花地丁（即大蓟）、益母草、槐枝（连实）、柳枝、桑枝各八两，茅根、干荷叶、侧柏叶、霜桑叶、薄荷叶各二两，凤仙草半株，苍耳草全株，艾、乌梅各二两，两药共用油二十四斤，分熬去渣后并熬丹收，再入陈壁土、枯矾、百草霜、发灰、赤石脂、紫石英（煅）各一两，牛胶四两酒蒸化，如清阳膏下法。

通经膏：此膏主温经通经，治经后期血虚有寒者，或腹中积冷，临经作痛或兼寒湿带下，或经闭久成痞满肿胀之症，凡欲通者并宜之。上贴心口,（心主血）中贴脐眼,（脾统血）下贴脐下,（肝藏血）兼贴对脐两腰等处。全当归五两，酒川芎、苍术、熟地、乌药、半夏、大黄、酒芍、附子、吴萸、桂枝、红花各二两，羌活、独活、防风、党参、黄芪、白术、萸肉、白芷、细辛、荆芥穗、秦艽、制厚朴、青皮（醋炒）、陈皮、枳实、苏木、生香附、炒香附、生灵脂、炒灵脂、生延胡、炒延胡、生蒲黄、炒蒲黄、莪术（醋炒）、三棱（醋炒）、姜黄、灵仙、草果、山楂、麦芽、神曲、槟榔、南星、杏仁、桃仁、菟丝饼、蛇床子、杜仲、续断、熟牛膝、车前子、泽泻、木通、炙草、甘遂（煨）、葶苈、黑丑（炒黑）、巴仁、益智仁、大茴、川乌、五味子、良姜、远志肉（炒）、黄连、炮山甲、木鳖仁、蓖麻仁、柴胡各一两，炒蚕沙、飞滑石各四两，发团二两，皂角一两六钱，生姜二两，葱白、韭白一片，大蒜头、桃枝各四两，槐枝、柳枝、桑枝各八两，凤仙全株，菖蒲、干姜、炮姜、白芥子、艾、川椒、胡椒、大枣各一两，乌梅五钱，两药共用油二十四斤分熬丹收。再入雄黄、枯矾、官桂、丁香、木香、降香、乳香、没药、砂仁、轻粉各一两，牛胶四两酒蒸化，如清阳膏下法。

通经膏：旧名离济膏又名温肾固真膏，专补命门之火制水以生土，较散阴膏多补涩之品，可作暖脐膏用并可与温肺温胃健脾膏参用寒痧抽吊加，文中药末贴少年火旺勿用。治元阳衰耗，火不生土，胃冷成膈，或脾寒便溏，泄泻浮肿作胀，或肾气虚寒，腰脊重痛，腹脐腿足常冷，或肾气衰败，茎痿精寒，或精滑随触随泄，或夜多漩溺，甚则脬冷遗尿不禁，或冷淋，或寒疝，或脱精脱神之症，妇人子宫冷，或大崩不止，身冷气微阳欲脱者，或冲任虚寒，带下纯白者，或久带下脐腹冷痛，腰以下如坐冰雪中，三阳真气俱衰者，小儿慢脾风，心(火位)脐(火所生)对脐，(命门火生之原)脐下。生鹿角屑一斤(鹿茸更佳)，高丽参四两，用油三四斤先熬枯去渣听用，或用黄丹收亦可(此即参茸膏影子)、生附子四两，川乌、天雄各三两，白附子、益智仁、茅山术、桂枝、生半夏、补骨脂、吴茱萸、巴戟天、胡芦巴、肉苁蓉各二两，党参、白术、黄芪、熟地、川芎、酒当归、酒白芍、山萸肉、淮山药、仙茅、蛇床子、菟丝饼、陈皮、南星、北细辛、覆盆子、羌活、独活、香白芷、防风、草乌、肉蔻仁、草蔻仁、远志肉、荜澄茄、炙甘草、砂仁、厚朴(制)、杏仁、香附、乌药、良姜、黑丑(盐水炒黑)、杜仲(炒)、续断、牛膝(炒)、延胡索(炒)、灵脂(炒)、秦皮(炒)、五味子、五倍子、诃子肉、草果仁、大茴、红花、川萆薢、车前子、金毛狗脊、金樱子、甘遂、黄连、黄芩、木鳖仁、蓖麻仁、龙骨、牡蛎、山甲各一两，炒蚕沙三两，发团一两六钱，生姜、大蒜头、川椒、韭子、葱子、棉花子、核桃仁(连皮)、干艾各四两，凤仙(全株)、干姜、炮姜、白芥子、胡椒、石菖蒲、木瓜、乌梅各一两，槐枝、柳枝、桑枝各八两，茴香二两，两药共用油二十四斤，分熬再合鹿角油并熬丹收、再入净松香陀僧、赤脂各四两，阳起石(煅)二两，雄黄、枯矾、木香、檀香、丁香、官桂、乳香(制)、没药(制)各一两，牛胶四两酒蒸化，如清阳膏下法，一加倭硫黄，用浮萍煮过者。

行水膏：此膏通利水道治三焦肠胃湿热为病，与金仙膏相辅而行。妇人带下由湿热者，膏贴脐上脐下再酌加药，外症湿热凝结成毒，成湿热烂皮皆可用，上贴心口，中贴脐眼并脐两旁，下贴丹田及患处。苍术五两，生半夏、防已、黄芩、黄柏、苦葶苈、甘遂、红芽大戟、芫花、木通各三两，生白术、龙胆草、羌活、大黄、黑丑头、芒硝、黑山栀、桑白皮、泽泻各二两，川芎、当归、赤芍、黄连、川郁金、苦参、知母、商陆、枳实、连翘、槟榔、郁李仁、大腹皮、防风、细辛、杏仁、胆南星、茵陈、白丑头、花粉、苏子、独活、青皮、广陈皮、藁本、栝蒌仁、柴胡、地骨皮、白鲜皮、丹皮、灵仙、旋覆花、生蒲黄、猪苓、牛蒡子、马兜铃、白芷、升麻、川楝子、地肤子、车前子、杜牛膝、香附子、莱菔子、土茯苓、川萆薢、生甘草、海藻、昆布、瞿麦、萹蓄、木鳖仁、蓖麻仁、干地龙、土狗、山甲各一两，发团二两，浮藻三两，延胡、厚朴(附子)、乌药各五钱，龟板三两，飞滑石四两，生姜、韭白、葱白(榆白)、桃枝各四两，大蒜头、杨柳枝、槐枝、桑枝各八两，苍耳草、益母草、诸葛菜、车前草、马齿苋、黄花地丁鲜者各一斤，凤仙草(全株)干者用二两，九节菖蒲、花椒、白芥子各一两，皂角、赤小豆各二两，两共用油三十斤分熬丹收再入铅粉(炒)一斤，提净松香八两，金陀僧、生石膏各四两，陈壁土、明矾、轻粉各二两，官桂、木香各一两，牛胶四两酒蒸化，如清阳实下法，如外症拔毒收水可加黄蜡和用。又龙骨牡蛎皆收水亦可酌用。

散阴膏：此膏治下焦寒湿及表里俱寒者，凡三阴症并宜之，纯虚者用扶阳膏，兼散者用此膏，此膏治风寒湿痹跌打损伤，筋骨疼痛俱效，阴症回阳亦速。惟热药多伤肺涸阴，心是火位不可轻贴，即寒中心胞者，亦当斟酌，寻常寒症只须用金仙膏，糁姜桂末贴，审是阴寒方用此膏。并治虚寒带下之类皆法也。生附子五两，白附子四两，生南星、生半夏、生川乌、生草乌、生麻黄(去节)、生大黄、羌活、苍术各三两，川芎、当归、姜黄、细辛、防风、甘遂、延胡、灵仙、乌药各二两，独活、灵脂、黑丑头、荆穗、三棱、莪术、藁本、赤芍、白芍、紫苏、香附子、白芷、青皮、陈皮、天麻、秦艽、枳实、厚朴、槟榔、远志肉、益智仁、杜仲、牛膝、川续断、紫荆皮、桂皮、五加皮、宣木瓜、吴茱萸、蛇床子、补骨脂、大茴、巴戟天、胡芦巴、巴豆仁、杏仁、桃仁、苏木、红花、草果、良姜、皂角、骨碎补、自然铜、刘寄奴、马鞭草、红芽大戟、商陆、芫花、防已、甘草、木鳖仁、蓖麻仁、生山甲、蜂房、全蝎、蛇蜕、荜茇、甘松、山柰、黄连、黄柏各一两，发团二两，炒蚕沙二两四钱，干地龙十条，生姜、葱白(各二斤，韭白、大蒜头、桑枝、苍耳草(全)各一斤，凤仙草(全株)约二三斤，槐枝柳枝、桃枝各八两，干姜艾、侧柏叶各四两，炮姜、菖蒲、胡椒、川椒、白芥子各二两，两共用油三十五斤分熬丹收、再入提净松香八两，金陀僧四两，陈壁土、赤石脂（煅）各二两，雄黄、明矾、木香、丁香、降香、制乳香、制没药、官桂、樟脑、真轻粉各一两，牛胶四两酒蒸化，如清阳膏下法，苏合油一两，搅匀临用糁麝末贴，一方加制硫黄，如遇阴寒重症临时酌加最稳。（存济堂药局修合施送方并加药法）

7.《急救广生集》

煨脐种子膏，当归、川芎、白芍、川牛膝、川巴戟、杜仲、肉苁蓉、熟地、菟丝子、蛇床子、虎胫骨、细辛、补骨脂各五钱，真麻油一斤四两，桑柴熬两滚下甘草四两，再熬两滚方下各药，文武火熬，槐枝不住手搅，药枯滤去渣，再熬滴水不散，入倭硫三钱，离火再入乳香、没药、儿茶、血竭各末三钱，后入真麝二钱，共搅匀，瓷器收，蜡封埋地七日。每用一块，倍入麝为丸，雄黄为衣，填脐内，外用细摊一膏药贴之，半月后行房，一交即孕胎，生男贴久。多饮食，壮筋骨。又漏肩风及女子赤白带下，神效。（卷五·妇科·求嗣）

8.《寿世编》

观音救苦神膏此方系唐天师叶真人，诚心济世，往求大士赐以良方，日以三十六天罡攻之于外，以菩提水一杯应之于内，万病皆除矣。菩提水，即甘草汤也。久病七日即愈，新病三日即痊。危病不待日者，作丸如豆大，每服七粒，滚水送下即苏。真神方也。原书眉批：此膏若遇毒重，可作丸吞服。搓丸须在水中，搓至绿豆大。体壮者可服五六丸，弱者只可服三粒。吞后常吃荤腥，庶不嘈人。再嘱：此膏有甘遂在内，与甘草相反，吞丸切不可饮甘草汤。

用大黄、甘遂、蓖麻子各二两，当归两半，木鳖子、三棱、生地各一两，川乌、黄柏、大戟、巴豆、肉桂、麻黄、皂角、白芷、羌活、枳实各八钱，香附、芫花、天花粉、桃仁、厚朴、槟榔、杏仁、细辛、全蝎、五倍子、穿山甲、独活、玄参、防风各七钱，黄连、蛇蜕各五钱，蜈蚣十条，香油六斤，入药浸五日，煎去渣，至滴水成珠，加密陀僧四两，飞丹二斤四两，熬至不老不嫩，收贮。埋地下三日，以去火毒。随病摊贴。妇人赤白带下，贴丹田；难产及胞衣不下，作丸温酒服。（下卷·救急门）

9.《外科正宗》

乾坤一气膏，此膏专治痞疾，毋论新久立效。又治诸风瘫痪，湿痰流注，各样恶疮，百般怪症，男子夜梦遗精，妇人赤白带下；又男女精寒血冷、久无嗣息者并贴之。

当归、白附子、赤芍、白芍、白芷、生地、熟地、穿山甲、木鳖肉、巴豆仁、蓖麻仁、三棱、蓬术、五灵脂、续断、肉桂、玄参各一两，乳香、没药各一两二钱，麝香三钱，真阿魏（切薄片听用）二两，上咀片，用香油五斤，存下四味，余皆入油浸，春三、夏五、秋七、冬十期毕，桑柴火熬至药枯，细绢滤清；每净油一斤，入飞丹十二两，将油入锅内，下丹，槐枝搅匀，其膏候成，端下锅来；用木盆坐稳，渐下阿魏片，泛化已尽，方下乳、没、麝香，再搅匀，乘热倾入瓷罐内，分三处盛之。临用汤中顿化，痞病红缎摊贴，余病绫绢俱可摊之，有肿者对患贴之。男子遗精、妇人白带，俱贴丹田，诸风瘫痪，贴肾俞穴并效。（卷之四·杂疮毒门·痞癖第六十四）

10.《外科大成》

家传西圣膏治男妇小儿。远年近日，五劳七伤，左瘫右痪，手足麻木，遍身筋骨疼痛，咳嗽痰喘，疟疾，痢疾，痞疾走气，遗精白浊，偏坠疝气，寒湿脚气，及妇人经脉不调，赤白带下，血山崩漏，并跌打损伤，一切肿毒瘰疬，顽疮结毒、臭烂，筋骨疼痛不能动履者，贴之悉验。

当归、川芎、赤芍、生地、熟地、白术、苍术、甘草节、陈皮、半夏、青皮、香附、枳壳、乌药、何首乌、白芷、知母、杏仁、桑皮、金银花、黄连、黄芩、黄柏、大黄、白蒺藜、栀子、柴胡、连翘、薄荷、威灵仙、木通、桃仁、玄参、桔梗、白鲜皮、猪苓、泽泻、前胡、升麻、五加皮、麻黄、牛膝、杜仲、山药、益母草、远志、续断、良姜、藁本、青风藤、茵陈、地榆、防风、荆芥、两头尖、羌活、独活、苦参、天麻、南星、川乌、草乌、文蛤、巴豆仁、芫花以上各五钱，细辛、贝母、僵蚕、大枫子、穿山甲各一两，蜈蚣二十一条，苍耳头二十一个，虾蟆七个，白花蛇、地龙、全蝎、海桐皮、白及、白蔹各五钱，木鳖子八两，桃、柳、榆、槐、桑、楝或杏、楮或椿七枝，各三七寸，血余四两。

用真麻油十三斤浸之，春五夏三，秋七冬半月，日数毕，入大锅内，慢火煎至药枯，浮起为度，住火片时，用布袋滤净药渣，将油称准，将锅展净，复用细绢滤油入锅内，要清净为美，投血余，慢火熬至血余浮起，以柳棒挑看似膏溶化之象方美，熬熟，每净油一斤，用飞过黄丹六两五钱，徐徐投入，火加大些，夏秋亢热，每油一斤加丹五钱，不住手搅，俟锅内先发青烟，后至白烟，叠叠旋起，气味香馥者，其膏已成，即便住火，将膏滴入水中试软硬得中，如老加熟油，若稀加炒丹少许，渐渐加火，务要冬夏老嫩得所为佳，掇下锅来，搅挨烟尽，下细药搅匀，倾水内，以柳棍搂，成块再换，冷水浸片时，乘温每膏半斤拔扯百转，成块又换冷水投浸，用时，取一块铜杓内溶化摊用，细药开后。

乳香、没药、血竭各一两，轻粉八钱，潮脑二两，龙骨二两，赤石脂二两，海螵蛸五钱，冰片、麝香三钱，雄黄二两，共为末，加入前膏内，遗精白浊，赤白带下，经脉不调，血山崩漏，贴阴交穴，关元穴。（卷一·主治方·家传西圣膏方）

11.《济世全书》

长春封脐膏方上异人传，此药能镇玉池，存精固漏，通二十四骨节血脉，锁三十六道骨节，主一身之毫窍。贴之，血脉流畅，龟健不用，致乳汁常盈，养精、神、气，有百战之功，壮阳助气，返老还童，固下元，通透三关，乃遂行之道。老人贴之，夜无小水，大小精不泄，补益虚损，延年益寿，至真至宝。又治男子下元虚冷，小肠疝气，痞疾，单腹胀满，并一切腰腿骨节疼痛，半身不遂，贴三日神效。妇人子宫久冷，赤白带下，不坐胎，产后战肠风，贴之三日神效。

天门冬、生地黄、熟地黄、木鳖子、大附子、杏仁、蛇床子、远志、牛膝、肉苁蓉、官桂、龙骨、菟丝子、肉豆蔻、虎骨、鹿茸、麦门冬、紫梢花各二钱。上为细末，入香油一斤四两，文武火熬黑色，去渣澄清，入黄丹半斤，水飞过，松香四两熬，用槐柳条搅，滴水不散为度，再下硫黄、雄黄、朱砂、赤石脂、龙骨各三钱，为末入内，除此不用见火，将药微冷定，再下膃肭脐一副，阿芙蓉、蟾酥各三钱，麝香一钱不见火，阳起石、沉香、木香各三钱，不见火。上共为细末入内，待药终，下黄蜡六钱，放磁器内盛之，封口放水中浸三日去火毒，取出摊缎子上，或红绢上亦可，贴脐上六十日方无力，再换。一方加乳香、没药、母丁香各三钱。[震集·卷四·补益（虚损百病）·脉法]

12.《古今医鉴》

论曰：金不换神仙膏杜进士传，专治男妇小儿，不分远年近日，五劳七伤，咳嗽痰喘气急，左瘫右痪，手足麻木，遍身筋骨疼痛，腰脚软弱，偏正头风，心气疼痛，小肠疝气偏坠，跌打伤损，寒湿脚气，虚痢脚气痞块，男子遗精白浊，妇人赤白带下，月经不调，血崩，兼治无名肿毒，瘰疬臁疮，杨梅顽疮，误服轻粉，致伤筋骨疼痛，变为恶毒，肿烂成疮，大如盘，或流黄水，或流脓血，遍身臭烂不能动履者，贴此膏药除根，永不再发。

川芎、白芷、生地、熟地、当归、白术、苍术、陈皮、香附、枳壳、乌药、半夏、青皮、白芷、细辛、知母、贝母、杏仁、桑白皮、黄连、黄芩、黄柏、栀子、大黄、柴胡、薄荷、赤芍、木通、桃仁、玄参、猪苓、泽泻、桔梗、前胡、升麻、麻黄、牛膝、杜仲、山药、远志、续断、良姜、何首乌、甘草、连翘、藁本、茵陈、地榆、防风、荆芥、羌活、独活、金银花、白蒺藜、苦参、僵蚕、天麻、南星、川乌、草乌、威灵仙、白鲜皮、五加皮、青风藤、益母草、两头尖、五倍子、大枫子、巴豆、穿山甲、芫花、蜈蚣二十条，苍耳头七个，桃柳榆槐桑楝楮枝各三十。上药共七十二味，每味用五钱，各要切为粗片，用真芝麻油十二斤，浸药在内。夏浸三日，冬浸半月方可。煎药黑枯色为度。用麻布一渣，将油再称，如有十数斤，加飞过黄丹五斤；如油有八斤，加黄丹四斤，依数下丹，决无差矣。将油再下锅熬，黄丹徐徐的投下，手中用槐柳棍不住的搅，火先文后武熬成，滴在水中成珠不散，春夏硬，秋冬软，此是口诀。瓷器内贮之，临用时加细药。乳香、没药、血竭、轻粉、朝脑（即樟脑）、片脑、麝香、龙骨、海螵蛸、赤石脂上细药十味，研为细末，瓷器内收贮。临摊膏药掺上些许，生肌止痛，调血气，去风湿甚妙。（卷之十六·膏药）

13.《古今医统大全》

保真膏治一切虚冷证，及无子，肾衰，阳事不举不固，贴丹田及肾，命门穴，久久贴之，大有功效。落洗法治下元虚寒，一切冷病，腰腹冷痛，崩漏带下。椒目、川乌、细辛、干姜、官桂上等分，为粗末，煎汤，热洗下部为妙。（卷之二十二·痼冷门·药方）

14.《外治寿世方》

治男子精寒痿弱，白浊遗精，女子子宫虚冷，赤白带下，亦治寒泻，倭硫黄六钱，母丁香五钱，麝香一钱，独蒜丸如豆大、朱砂为衣，每用一丸纳脐眼上，贴红缎膏，红缎膏方，川椒三两，韭菜子、蛇床子、附子、肉桂各一两，独蒜一斤，真香油二斤浸药熬黄丹收，摊贴。（卷三·遗浊·赤白浊）

15.《太医院秘藏膏丹丸散方剂》

菟丝子（酒蒸）、牛膝（酒洗）、木鳖子、熟地、肉苁蓉、川断（酒洗）、蛇床子（酒洗）、鹿茸、大附子（童便炙酥，酒洗）、生地（酒洗）、虎腿骨（醋炙）、官桂、紫梢花、杏仁（去皮尖）、谷精草（酒洗），以上十五味各三钱，或各一两，用油二斤四两，将药入油熬枯，滤去渣，熬至滴水成珠，下松香四两，黄丹八两，硫黄三钱，雄黄三钱，龙骨三钱，蛤蚧一对，乳香三钱，没药三钱，赤石脂三钱，沉香三钱，鸦片三钱，母丁香三钱，麝香三钱，木香三钱，真阳起石三钱，蟾酥三钱。

共为细末，诸药下完，不住手搅，入磁罐内，下井中浸三日或五日，去火毒方可用。此膏妇人贴脐上，男贴左右肾命门二穴各一张，丹田穴一张，用汗巾缚住，勿令走动，六十日一换。（卷四·神效龟龄益寿膏）

当归一两，白附子一两，木鳖肉一两，台麝四分，续断一两，没药一两二钱，大生地一两，蓖麻仁一两，乳香（去油，研面）一两二钱，白芷一两，巴豆仁一两，穿山甲一两，白芍一两，蓬术一两，五灵脂一两，赤芍一两，三棱一两，玄参一两，真阿魏二两，熟地一两，肉桂一两，此膏专治痞疾，无论新久。又治诸风瘫痪，湿痰流注，各样恶疮，百般怪症，头痛，男子夜梦遗精，妇女赤白带下。又男妇精寒血冷，久无嗣息者，并贴之。此料用香油五斤，樟丹三十两。火用桑柴。（卷四·乾坤一气膏）

16.《种福堂公选良方》

摩腰膏：治老人虚人腰痛，妇人带下清水不臭者，虚寒者宜之。附子、川乌、南星各二钱半，川椒、雄黄、樟脑、丁香各一钱半，干姜一钱，麝香一分，上为末，蜜丸弹子大，用生姜自然汁，化开如糜，蘸手掌上烘热，摩腰中痛处，即以暖帛扎之，少顷其热如火，每日饭后用一丸。（卷二·公选良方·内外科·风寒湿痹）

【按语】

带下病的发生，主要是湿邪伤及任带二脉，致任脉不固，带脉失约。带下病在中医妇科中为多发病、常见病，若不及时治疗，可导致疾病反复发作。中医治疗带下首先是辨证论治，辩证后再选方用药。在外治法中，穴位贴敷治疗带下有复发率低、安全性高、整体疗效较好等优势，有一定疗效。

在古代穴位贴敷治疗带下病多以贴敷神阙、肾俞、关元、阴交为主。神阙位于大腹中央，身体正中，是“先天之结蒂，后天之气舍”，神阙归属于任脉，任脉“主胞胎”，与女子之带下息息相关。肾俞为肾气输注于腰部可调和气血，益肾壮火，贴敷肾俞为治疗肾虚带下的主要穴位。关元乃足三阴与任脉之交汇，有培肾固本，补益元气之功。阴交为任脉穴位，为任、冲、足少阴三脉交汇之处，有调经止带，利水消肿之功。

穴位贴敷用药种类丰富，共涉及339种药物，使用频率排在前四位的中药是肉桂、乳香、没药、白芷，应用频率在5.76%，分别属于温里药、活血化瘀药、解表药。肉桂辛、甘、大热，归肝、肾、脾经，有温中补阳，散寒止痛之效。乳香辛、苦、温，归肝、心、脾经，有活血行气止痛，消肿生肌之效。没药苦、辛、平，归心、肝、脾经，有活血止痛，消肿生肌之效。白芷辛、温，归肺、胃经，有解表散风，通窍止痛，燥湿止带，消肿排脓之效。将古代文献中穴位贴敷治疗带下应用频次大于1的药物按出现频次进行统计，依据频次数递减排序，见表2-43。

穴位贴敷能显著地减轻或缓解甚至治愈带下病症状。穴位贴敷护理技术治疗带下病具有效

表 2-43　古代穴位贴敷治疗带下用药规律

序号	中药	频次	频率
1	肉桂	17	1.56%
2	乳香	16	1.46%
3	没药、白芷	15	1.37%
4	麝香	14	1.28%
5	当归、熟地黄、牛膝、穿山甲	13	1.19%
6	杏仁、生地黄	12	1.10%
7	雄黄、细辛、木鳖子、丁香	11	1.01%
8	蛇床子、木香、甘草、龙骨、黄丹、附子、续断、松香	10	0.91%
9	赤石脂、赤芍、杜仲、羌活、防风、川乌、黄连、五灵脂、香附	9	0.82%
10	川芎、独活、半夏、南星、硫黄	8	0.73%
11	菟丝子、桑枝、乌药、肉苁蓉、苍术、白术、白芍、陈皮、生姜、巴豆	7	0.64%
12	鹿茸、良姜、黄芩、黄柏、三棱、阳起石、干姜、青皮、大黄、蓖麻仁、草乌、虎骨	6	0.55%
13	沉香、连翘、皂角、柴胡、藁本、牛胶、桃仁、川椒、白附子、芫花、甘遂、蟾酥、灵仙、山茱萸、巴戟天、延胡索	5	0.46%
14	麦冬、肉豆蔻、紫梢花、远志、苦参、枯矾、知母、玄参、升麻、韭白、益母草、槟榔、泽泻、木通、发团、大蒜头、白芥子、轻粉、薄荷、五倍子、葱白、枳实、哑芙蓉、山药、艾、蒲黄	4	0.37%
15	川楝子、补骨脂、谷精草、黄蜡、天冬、贝母、党参、黄芪、枳壳、桑白皮、五味子、苍耳草、乌梅、陈壁土、红花、莪术、车前子、炒蚕沙、炮姜、胡椒、茵陈、白鲜皮、猪苓、厚朴、天麻、五加皮、全蝎、麻黄、蜈蚣、玄参、朱砂、益智仁、吴茱萸	3	0.27%
16	大麻子、黄香、白及、白蔹、阿魏、牡丹皮、地骨皮、紫苏、麦芽、黑山栀、诃子肉、龟板、侧柏叶、凤仙草、桂枝、秦艽、苏木、姜黄、草果、菟丝子、飞滑石、凤仙、菖蒲、降香、砂仁、补骨脂、大茴、川萆薢、防己、红芽大戟、黑丑、商陆、干地龙、金陀僧、明矾、樟脑、血竭、蓬术、何首乌、金银花、白蒺藜、桔梗、前胡、地榆、荆芥、两头尖、僵蚕、苍耳头、海螵蛸、大附子、秦皮、栝蒌、胡芦巴、蛇蜕	2	0.18%

性、安全性、科学性，无不良反应，适合患者长期使用，值得临床推广。

（十四）阴挺

【概述】

阴挺是以妇人阴中有物不同程度地脱出阴道以外，甚至挺出阴户之外为主证的疾患，又称“阴突”“阴菌”“阴茄”“阴挺下脱”。因本病多发生在多产妇，故又有“产肠不收”“子肠不收”之名。早在晋代《脉经》中就有关于本病的记载，认为阴挺与肾虚相关。《千金方》称“阴脱”“阴菌”“阴痔”，《三因极一病证方论》称“阴下脱”，《叶天士女科》称“子宫脱出”。

本病病机为妇人平素体质虚弱，中气不足；或分娩损伤，冲任固摄失职；或产后过劳，耗伤气血；或长期咳嗽、便秘，日久脾虚气陷，固摄无权，从而发生阴挺。又素体先天肾气不充，或年老体衰，或房劳多产，胞脉受损，系胞无力，亦可令脏器下陷至脱。本病的危害在于，若盆腔脏器长期脱出于阴道之外，调摄失宜，外邪入侵，湿热下注，则易发生溃烂。

阴挺与脾肾二脏息息相关。脾脏乃气血生化之源，主中气，脾气具有向上运动以维持内脏位置相对稳定的生理特性。如若脾气虚弱，则无力升举，甚至下陷，就无法避免阴挺的发生。肾者，主生殖，固摄冲任，古言有云："胞脉者系于肾"，因此生殖器官的发育及功能的维持均取决于肾精及肾气的盛衰。肾气虚则固摄失职、系胞无力，致胞宫失于本位，而下陷至脱。此外带脉与冲、任、督三脉间接相通而又下系胞宫，其生理功能主要是约束津液，提摄胞宫。因此，脾肾强健，则带脉有力，诸经得以约束；脾肾两虚则带脉失约，提系无力，胞宫脱于本位。

本病相当于西医学的女性生殖器官变位性疾病，如子宫脱垂和阴道脱垂等。

【古代穴位贴敷文献】

1.《杂病源流犀烛》

一捻金丸，延胡索、茴香、吴萸、木香、川楝子各二两，粳米糊丸，空心，白通汤下，仍用片脑五分，铁胤粉一钱，水调刷，傅阴挺上。（卷二十八·前阴后阴病源流·治前阴后阴病方七十三）

2.《外科心法要诀》

如子宫脱出，名为阴，俗名阴葫芦，由气血俱虚所致，宜补中益气汤去柴胡，倍用升麻加益母草服之，外以蓖麻子肉，捣烂贴顶心，再用枳壳半斤煎汤熏洗。（卷九·下部·妇人阴疮）

3.《疡科捷径》

阴挺皆缘气血亏，还须蓖麻子无疑。一同捣烂敷巅顶，能治子门脱下垂。蓖麻子四十九粒，捣烂，贴于巅顶，子门上收，速去之。（卷中·下部·治法歌）

【按语】

本病证多为虚证，其论治应遵循"陷者举之"，"虚则补之"的原则，治疗以补益中气、升阳举陷，补肾固脱为主。阴挺患者根据脱垂的程度采取个体化的治疗方案，症状较轻者首先考虑保守疗法，主要运用药物内服或外洗贴敷。保守治疗无效或症状较重者，还可考虑手术治疗。

古代穴位贴敷治疗阴挺主要以贴敷阴挺之局部和巅顶之百会为主，百会为督脉穴位，督脉总督一身之阳气，取之有升阳举陷，开窍醒脑，回阳固脱之效。治疗阴挺，穴位贴敷药物首选蓖麻子，其味甘、辛，性平，有毒，入大肠、肺经，有消肿、拔毒、润肠通便、升提和固脱之功效，外敷可治疗子宫脱垂、脱肛、胃下垂。配合走窜通窍行气之延胡索、川楝子、木香；温中行气，补益脾肾之吴茱萸、茴香。诸药合用，共奏升提举陷之功。

穴位贴敷疗法操作简便，内病外治，产妇可在医生指导下行居家相关治疗，是一种无创绿色疗法，其实用性强、效果明显、便捷价廉、安全性高，值得临床推广应用。

（十五）乳痈

【概述】

乳痈是由热毒侵入乳房所引起的一种急性化脓性疾病，又作"妬乳""乳疽"，此外，"乳癖""奶岩"等证也归属于本病讨论。常发生于产后的哺乳妇女，尤以初产妇多见，是乳房疾病中的常见病。其特点是乳房局部结块，红肿热痛，伴有全身发热，且容易波及其他乳囊，甚至结痈化脓。乳痈又称"妒乳"，二者之名皆首见于晋朝《针灸甲乙经》，书中记载"乳痈有热，三里留之，妒乳，太渊主之"。"外吹"之名则首见于明代申斗垣所著《外科启玄》，此后也沿用外吹之名，同时期陈实功在《外科正宗》中也提及乳痈作内吹及外吹之分，指出"有儿吃乳名外吹"。

乳痈之病因病机主要可概括为三类。可因乳汁郁积产妇乳头畸形、皲裂；哺乳或断乳方法不当；产后饮食厚味，乳汁浓稠，汁多饮少，郁而化热，阻滞乳络，导致乳汁郁积，继发乳痈。又因肝胃郁热、女子乳房为肝、胃经循经所及，故发病与两者密切相关，或情郁伤肝，肝失条畅，或饮食不调，脾胃失司，最终都导致积郁成热，形成乳痈。若感受外邪，产妇感受婴儿呼气之热毒外邪导致乳络闭塞不通；或因妇人产后身体虚弱，汗出复露胸哺乳，外邪乘虚而入，使乳管闭结，乳汁淤积，诱发乳痈。

本病相当于西医的急性乳腺炎。

【古代穴位贴敷文献】

1.《疡医大全》

蓖麻仁（去皮尖，捣烂）、杏仁（去皮，捣烂）各四十九粒，铜绿（用水一碗将其研细，投入水中，搅匀）二两七钱，松香（研细筛过）五斤，麻油十二两。将麻油热滚，下蓖麻仁、杏仁，熬至滴水成珠为度，去渣，将油再用文武火熬滚，徐徐入松香末，同时用桃、槐枝搅匀，收瓷盆内，待膏将凝时，加入铜绿水，搅匀，用水浸之，以手揉扯去火毒，贮瓷罐内数月，临用以热汤炖化摊贴。主痈疽、发背、瘰疬、马刀、乳痈、乳岩、流注、风毒、痔漏、贴骨疽等。（卷七·碧玉膏）

如意金黄散（《正宗》）痈疽发背，诸般疔肿，跌仆损伤，湿痰流注，大头时肿，漆疮火丹，风热天疱，肌肤赤肿，干湿脚气，妇女乳痈，小儿丹毒。凡外科一切诸般顽恶肿毒，随手用之，无不应效，诚为疮家良便方也。天花粉（上白）十斤，黄柏（色深者）、大黄、姜黄、白芷各五斤，陈皮、天南星、苍术 、紫厚朴、甘草各二斤，共为咀片，晒极干燥，用大驴磨连磨三次，方用密绢罗筛出，瓷器收贮，勿令泄气。凡遇红赤肿痛发热，未成脓者，及夏月火令时，俱用茶汤同蜜调敷。如微热微肿，及大疮已成，欲作脓者，俱用葱汁同蜜调敷。如漫肿无头，皮色不变，湿痰流毒，附骨痈疽，鹤膝风等病，俱用葱酒调敷。如风热恶毒所生患，必皮肤亢热，红色光亮，形状游走不定，俱用蜜水调敷。如天疱火丹、赤游丹、黄水漆疮、恶血攻注等证，俱用大蓝根叶或水芭蕉根叶捣汁调敷，加蜜亦可。汤泼火烧，皮肤破烂，麻油调敷。具此诸引，理取寒热温凉制之，又在临用之际，顺合天时，洞窥病势，使引为当也。

倍子散，敷一切肿毒，并乳痈初起。五倍子不拘多少，打碎炒黑为末，醋调敷，或井水调敷亦可。活鲫鱼一尾，生山药（与鱼一般长）一段，白洋糖二钱，同捣极烂，敷上立消即去。更治瘰疬如神。如妇人乳痈，初起用蜡、糟同捣敷上，立散。

白敷药吴近宸，敷一切流痰湿痰，寒痰喉痰，腮痈腋痈，及妇人乳痈乳疽乳吹，瘰疬等证，如神。陈小粉、白蔹、生半夏、白芷、生南星、白及、五倍子、三奈 、人中白各三两，共为细末，瓷瓶密贮。火痰用黄蜜调；流痰、湿痰用鸡蛋清调；瘰疬、腮痈、腋痈、喉痰用米醋调。惟乳证用活鲫鱼一尾，捣烂去骨，和药末捣敷。（卷八·痈疽敷药门主方）

乳痈溃烂两三指大者，葱汁半酒杯，牛皮胶一两，切片隔水炖一伏时，以胶老为度。乘热纳入溃处，以桑皮纸贴之，如内脓未尽，自然脱下，乃如法乘热纳入，倘粘紧不脱，即不须又换，听其自落，则肉已长足收口矣。宝之。

芙蓉膏：治乳痈发背痈疽，拔根止痛敛口。芙蓉花捣如泥，若无花取根，用竹刀刮去粗皮，只用内嫩白皮，捣如泥，入蜜少许调匀。如未穿即敷四围，中留一孔透气；如已溃，即填入疮口，其脓根自然涌出，俟脓尽再上干脓散。

乳痈初起，活鲫鱼背脊肉和蒸饭捣如泥，敷上即散。

乳痈初起二三日立消，天下第一仙方活鲫鱼一尾头骨生捣极烂，香腊糟一小团，再研匀敷上一日，待消小即取下，不消再贴，如神。

乳痈，苦栝蒌（每个入酥炙穿山甲一钱，人弱者用五分）两个，粉甘草（装入瓜内）六钱，用好酒二斤，水二斤，同煎至一大碗，临卧热服。渣捣烂，再用酒水各一斤煎服，将渣乘热敷满乳上，用布捆住，盖被出汗，无不立愈。不论已破未破，只用一服，神效无比。栝蒌（捣碎）一个，穿山甲（炒）、归尾（酒炒）、乳香、没药、甘草节各一钱，酒水各半服。如成乳痈，即以渣敷乳上，用长布裹之，经宿自消，乳痈。（卷二十·胸膺脐腹部·乳痈门主方）

潮脑、朱砂各一钱，蟾酥（酒化）、没药（去油）、乳香（去油）、明雄黄、巴豆霜各二钱，轻粉五分，麝香三分。各为末，蟾酥酒和丸，如绿豆大，每用一丸，口涎调贴患处，以膏盖之。主脑疽、乳痈、附骨疽、臀痈等恶证，或不痛，或大痛，或麻木。

蟾酥饼兼治脑疽、乳痈、附骨疽、臀痈一切恶证，或不痛，或大痛，或麻木，用此敷贴疮头。潮脑、朱砂各一钱，真蟾酥（酒化）、没药（去油）、乳香（去油）、明雄黄、巴豆霜各二钱，轻粉五分，麝香三分。以上各为细末，五月五日午时在净室中用蟾酥酒和丸如绿豆大，每用一丸，口涎调贴疔疮上，以膏盖之。此药为丸、为条、为饼，听便使用。[卷三十四·诸疮部（上）·疔疮门主方]

2.《急救广生集》

痈初起三日立消活鲫鱼一尾，连头骨生捣极烂，香腊糟一小团再研匀，敷上一日，待消小，即取下。不消再贴。百试百验。

吹乳乳痈，巴豆（去净油）一粒，冰片三厘，用饭粘以手捏烂为丸。雄黄少许为衣，将丸捏扁，贴眉心，外用清凉膏如钱大盖之。夏贴三个时辰，春秋冬贴一日，用之如神。

乳痈吹乳登时立消 葱白连根捣烂，铺乳患处，上用平底瓦盛灰，火熨葱上，一时葱茎熟，热蒸乳上，汗出即愈，或以葱捣烂，炒热敷上，冷即换，再炒亦可，极效。

一方，用芸薹菜捣烂敷之，并消乳痈破血瘕，下产后瘀血。

乳痈，南星、半夏、皂角（去皮弦子，炒黄）五倍子（去虫窠，炒黄）各等分 研极细末，米醋调敷，一宿立效。

乳痈乳痛，活鲫鱼一个，鲜山药一段如鱼长，同捣烂敷上，以纸盖之。

乳痈癖疬痃，用野花椒叶晒干为末，鸡子清调敷立愈。

一切乳痈初发以黄蜀葵花用盐糁，放瓷器内密封，经年不坏。每用敷患处，无花根叶亦可。（卷五·妇科·乳疮）

3.《随息居饮食谱》

乳痈，发背诸肿毒，猪脂切片，冷水浸贴，热即易，以散尽为度。

乳痈初起鲫鱼同陈醋糟，捣烂敷之即消。

4.《外科启玄》

乳肿最大者曰乳发，次曰乳痈，初发即有头曰乳疽，令人憎寒壮热恶心是也，乳房属足阳明胃经，多血多气，乳头属足厥阴肝经，多血少气，有孕为内吹，有儿为外吹，宜急散之，毒舒肝气清，阳明胃气已溃则出脓矣，如妇人年五十以外，气血衰败，常时郁闷，乳中结核，天阴作痛，名曰乳核，久之一年半载，破而脓水淋漓，日久不愈，名曰乳漏，有养螟蛉子为无乳，强与吮之，久则成疮，经年不愈，或腐去半截，似破莲蓬样，苦楚难忍，内中败肉不去，好肉不生，乃阳明胃中湿热而成，名曰乳疳，宜清胃热，大补血气汤丸，再加补气血膏药贴之，加红粉霜妙，又有乳结坚硬如石，数月不溃，时常作痛，名曰乳岩，宜急散郁消肿祛毒，不然难疗，用降霜点之，如乳脑上赤肿有二三寸，围圆无头，名曰乳疖，以上乳症共十款，详审明矣。（卷之五·乳痈）

5.《外科十三方考》

此疮生于乳头之上，或左右二旁，是名乳花，亦名乳痈，眼孔之多，与蜂窝相似。治法外用麻凉膏贴之，内服中九丸兼托里之剂；至七天之后，痛即渐止，四围破皮，照前法熏洗，生肌、平口，须忌发物，方保无虞。或贴隔纸膏亦佳。（下编·乳化）

6.《外科全生集》

洞天鲜草膏：治一切热毒痈疖、乳疗、乳痈等症。大麻油三斤，先熬壮年头发一斤，熬至发枯，浮去渣，再用活牛蒡、甘菊、苍耳草根叶、忍冬藤、马鞭草、仙人对坐草鲜草各一斤，再另用油十斤，将各草熬枯沥出，再以白芷、甘草、五灵脂、当归各八两，入锅熬至药枯，出渣，俟冷，并入前煎头发油，每油一斤，用当时炒透桃丹七两，加入搅匀，熬至滴水成珠，不粘指为度。离火俟退火气，以油纸摊贴，嫩膏每油一斤，入炒透桃丹四两，熬至黑色为度。（卷四·膏药类）

7.《外科方外奇方》

如意金黄散、天花粉十两，川黄柏五两，姜黄五两，白芷五两，广陈皮二两，甘草二两，苍术二两，南星二两，厚朴二两，石菖蒲二两，川郁金二两，生半夏二两，共为细末。或醋，或蜜，或水，或葱汁水调敷。治痈疽发背，诸般疔肿，跌打损伤，湿痰流注，大头时肿，漆疮火丹，湿热天疱，肌肤赤肿，干湿脚气，妇女乳痈，小儿丹毒，外科一切顽恶肿毒，无不应验。（卷一·围药部）

8.《外科正宗》

如意金黄散：如意金黄散大黄，姜黄黄柏芷陈苍，南星厚朴天花粉，敷之百肿自当安。治痈疽、发背、诸般疔肿、跌仆损伤、湿痰流毒、大头时肿、漆疮、火丹、风热天疱、肌肤赤肿、干湿脚气、妇女乳痈、小儿丹毒，凡外科一切诸般顽恶肿毒，随手用之，无不应效，诚为疮家良便方也。（卷之一·痈疽门·杂忌须知第十四·肿疡主治方）

9.《外科大全》

瑞龙膏，敷一切肿毒。对口乳痈，便毒红肿焮痛者，不问未成已成，悉验。鲜鲫鱼大者一尾，鲜山药如鱼长一条去皮，先将鱼入石臼内杵烂，次入山药，再杵如泥，量加冰片，和匀摊敷肿处，绵纸盖之，黄酒润之，凡肿毒已成者，如纯阳症，则孔似峰窠，用贝叶膏贴之，日换七八次，善能止痛呼脓，生肌完口，更无粘连之苦，半阳半阴症者，则漫肿无头，微红微热，用绀珠膏贴周围肿处，中留顶，涂玄珠膏，再以黑膏盖之，则余肿自消，脓从孔出，内服托裹之剂，纯阴症者，内服辛热大补之剂，外用神妙拔根方，以疏其毒。（卷四·不分部位小疵·无名肿毒）

10.《外科心法要诀》

万应膏，此膏治一切痈疽发背，对口诸疮，痰核流注等毒，贴之甚效。

川乌、草乌、生地、白蔹、白及、象皮、官桂、白芷、当归、赤芍、羌活、苦参、土木鳖、穿山甲、乌药、甘草、独活、玄参、淀粉、大黄各五钱。上十九味，淀粉在外，用净香油五斤，将药浸入油内。春五夏三，秋七冬十，候日数已足，入洁净大锅内，慢火熬至药枯，浮起为度。住火片时，用布袋滤去渣，将油称准，每油一斤，兑淀粉半斤，用桃柳枝不时搅之，以黑如漆，亮如镜为度。滴入水内成珠，薄纸摊贴。

绀珠膏，此膏治一切痈疽肿毒，流注顽臁，风寒湿痹，瘰疬乳痈，痰核，血风等疮，及头痛，牙疼，腰腿痛等证悉验。制麻油四两，制松香一斤，上将麻油煎滚，入松香文火溶化，柳枝搅候化尽，离火下细药末二两三钱，搅匀，即倾于水内，拔扯数十次，易水浸之听用。（卷二·膏药类方）

11.《外科集验方》

天南星、半夏（生）、皂荚刺（烧带生）各二分，白芷、草乌、直僵蚕（焙）各一分，上细末，多用葱白研取汁，入蜜调敷，若破，疮口用膏药贴。（卷下·乳痈论·敷乳方）

12.《外科精义》

姜石捣末，鸡子清调，敷疔肿、丹瘤、乳痈。（卷下·论炮制诸药及单方主疗疮肿法）

治五发、恶疮、瘰疬、结核、乳痈。白麦饭石（烧，醋淬七次）、白蔹以上各五两，鹿角（烧存性）十两，上为细末，每用酽醋中熬如膏，厚涂于上，中心留一窍，以出其毒。以故旧软布摊之贴。未成脓者，贴即自消，已成脓者便溃，恶肉疾出，新肉早生。效不必具陈，用之如神。（卷下·灵应膏）

13.《外科通论》

乳痈者，乳房焮痛作脓，脓尽则愈。其初起宜服栝蒌散，敷以香附饼，即时消散。若已成脓，则用太乙膏贴之。若溃烂，则用海浮散掺之，外贴膏药，吸尽脓而愈。乳岩者，初起内结小核如棋子，积久渐大崩溃，有巉岩之势，故名乳岩。宜服逍遥散、归脾汤等药，虽不能愈，亦可延生。若妄行攻伐，是速其危也。（外科十法·外科症治方药·乳痈）

治疗毒脑疽、乳痈、附骨疽，臀痈。一切患症，或不痛而大痛，或麻木，用此敷贴疮头。蟾蜍（酒化）一钱，轻粉五分，乳香、没药、雄黄、巴豆各二钱，麝香三分，朱砂一钱，朝脑一钱以上各为细末，于五月五日午时，在净室中用蟾蜍酒和药丸如绿豆大，每用一丸。口涎调涂，贴疔疮上以膏盖之。（外科十法·外科症治方药·发背·蟾酥饼）

14.《彤园医书》

琥珀膏：通贴瘰疬诸毒，未成者立消，已成者自溃，溃久者即敛口生肌。琥珀五分，水粉一两，轻粉四钱，银朱七钱，四味先研细筛末，用麻油十二两，锅内煎滚。先下头发一两，花椒廿粒，漫火炸焦，布滤去渣。再煎滚，又下黄蜡四两，化尽方倾磁盆内。将前药末徐徐筛入，以柳枝尽搅，候冷成膏，绵纸摊贴，溃者留口，或外撒生肌药，见乳痈门。（卷六·瘰疬门·敷贴要方）

发生乳房，焮赤肿痛，势大于痈，皮肤尽腐，由胃与六腑湿火结聚而成。当按乳痈门，未成者消之，已成形托之。腐肉脱迟，用前黄灵药，以免乳房遍烂，难以收口。若久不收口，外寒侵入，失于调养，流清水而成乳漏，当用上红升丹，纸搓作燃，以去腐生肌，兼用豆豉饼灸法。醋润豆豉，捣烂作饼，厚三分，贴患处，点艾丸灸之，日三次。如疮已溃，须贴四围肿痛处，列艾于上灸之，内知热即止，后用膏贴。（卷六·乳疾门·乳发乳漏）

15.《女科要旨》

敷乳痈，即时消散；一切痈肿，皆可敷。香附（细末，净）一两，麝香二分，上二味研，以蒲公英二两，煎酒去渣，以酒调药，炖热敷患处。（卷四·外科·乳痈乳岩乳缩乳卸·香附饼）

16.《家用良方》

乳痈神方用，贝母、知母、穿山甲、白及、制半夏、花粉、金银花、角刺、洋乳香（去油）各一钱，用无灰酒煎服，将渣和芙蓉花叶捣烂，井水蜜糖调敷患处，如干用蜜水润之，一宿即消。消后一月内忌食发物，轻者不必服药，屡试皆效，神妙方也。

疔肿乳痈用生地掬敷之，热即易，甚效。（卷二·治妇女各症）

17.《医心方》

治妇人乳痈方：大黄，冶筛，和生鸡子，敷肿上，燥复更敷，不过三，愈。又方：熬粉水和，敷之。又方：大黄、鹿角，二物分等，烧鹿角与大黄筛，以鸡子白和，贴之。又方：捣纻根，敷之。又方：赤小豆末，鸡子白和，敷之。又云：治妇人乳痈生核，积年不除，消核防风敷方：莽草八分，芎䓖八分，大黄十分，当归十分，防风十分，芍药十分，白蔹十分，黄芪十二分，黄连十分，黄芩十分，枳子中仁四分，十一物，冶筛，以鸡子白和，涂故布若练上，以敷肿上，日四五，夜三。（卷第二十一·治妇人乳痈方第五）

【按语】

乳痈是哺乳期妇女常见病，如果治疗及时，方法得当，预后良好，反之则形成溃破。气血瘀滞，乳络阻塞，瘀久肉腐是该病的关键。临床辨证治疗一般分为三期，即初期、炎症期、脓肿期。

古代穴位贴敷治疗乳痈在选穴上多以乳痈局部和阿是穴为主。穴位贴敷用药种类丰富，共涉及药物121种，使用频率排在前四位的中药是白芷、甘草、鲫鱼、胆南星，应用频率在13.43%，分别属于解表药、补虚药、化痰药。白芷辛、温，归肺、胃经，有解表散风，通窍止痛，燥湿止带，消肿排脓之效。甘草甘、平，归心、脾、肺、胃经，有补中益气，泻火解毒，润肺祛痰，调和诸药，缓急止痛之效。鲫鱼甘、平，归脾、胃经，有健脾利湿之效。胆南星苦、辛、温、有毒，归肺、肝、脾经，有燥湿化痰，祛风解痉之效。将古代文献中穴位贴敷治疗乳痈应用频次大于1的药物按出现频次进行统计，依据频次数递减排序，见表2–44。

穴位贴敷治疗乳痈以贴敷乳痈之患处为主，中药外用贴敷治疗乳痈较口服及注射治疗有起效快、效果明显、不良反应小，操作简便、成本低等优点，可在医护人员进行培训讲解后由患者自行贴敷。

表2–44　古代穴位贴敷治疗乳痈用药规律

序号	中药	频次	频率
1	白芷、甘草、鲫鱼	7	3.48%
2	胆南星	6	2.99%
3	大黄	5	2.49%
4	没药、乳香、轻粉、麝香、白蔹、穿山甲、雄黄、半夏	4	1.99%
5	朱砂、巴豆、天花粉、姜黄、五倍子、白及、南星、当归、黄柏	3	1.49%
6	潮脑（樟脑）、香腊糟、苍术、山药、鸡子清、厚朴、草乌、生地黄、鹿角、蟾酥、松香、栝蒌、陈皮	2	1.00%

（十六）乳岩

【概述】

乳岩是以乳房部结块，质地坚硬，高低不平，病久肿块溃烂，脓血污秽恶臭，疼痛日增为主要表现的肿瘤性疾病。《妇人大全良方》首次提出了“乳岩”这一病名，即“若初起，内结小核，或如鳖、棋子，不赤不痛，积之岁月渐大，峻岩崩破，如熟石榴，或内溃深洞，此属肝脾郁怒，气血亏损，名曰乳岩”。

古籍中又称乳岩为乳巖、乳栗、石痈、奶岩、石奶、乳癌等。如《疡科心得集》曰：“夫乳巖之起也，由于忧郁思虑积想在心，所愿不遂，肝脾气逆，以致经络痞塞，结聚成核。”《疡医大全》曰：“或因岁运流行，或因大怒触动，一发起烂开如翻花石榴者，名曰乳栗。”《肘后备急方·治痈疽妒乳诸毒肿方》曰：“石痈结肿坚如石，或如大核，色不变”，“若发肿至坚而有根者，名曰石痈。”《丹溪心法》曰：“若不得于夫，不得于舅姑，忧怒郁闷，昕夕累积，脾气消阻，肝气横逆，遂成隐核……名曰奶岩，以其疮形嵌凹似岩穴也。”《普济方·卷三百一十五》曰：“又名石奶，初结如桃核，渐次浸长至如拳如碗，坚硬如石。将来溃破，则如开石榴之状。又反转外皮，名翻花奶”。《外科集验方·卷下》曰：“又有妇人积忧结成隐核，有如鳖棋子大，其硬如石，不痛不痒，或一年、二年、三五年，始发为疮，破陷空洞，名曰乳癌。以其深凹有似岩穴也。”

根据本病进展及发展常分为：乳岩初期，实体肿瘤未形成之前；乳岩中期，实体肿瘤初步形成；乳岩后期，实体肿瘤已经形成。因乳岩乃虚实夹杂之顽疾，从整体而言属虚，而局部又属实，因此，对于其治疗应始终贯穿“治病必求于本”的治疗思想，辨证论治，辨证与辨病相结合进行治疗。

乳岩相当于西医的乳腺癌。

【古代穴位贴敷文献】

1.《本草纲目》

商陆，擦石痈，盐捣，敷一切毒。（主治第四卷·百病主治药）

2.《本草简要方》

蟾蜍，主治消肿，拔毒疗一切疔痈发背乳岩。取活者一枚，系缚疮上，半日必昏愦，置放水中救其命，再换一枚，重者剥其背皮贴疮上。或破其腹连肚乘热合疮上，有脓即穿，无脓即散，连用三四次即愈。（卷之七·虫部）

3.《疑难急症简方》

青蛙皮烧存性末之，蜜和敷。青蛙即田鸡，冬月无此，桑树下掘三尺即有。（卷四·外科治乳岩）

4.《鸡鸣录》

丹雄鸡全骨一副（生取）、千里奔（即驴马骡修下蹄甲也）五钱，紫降香五两，当归、生甘草各一钱，槐树枝三十寸，先以鸡骨，入麻油锅内微火煎枯，入后药，亦用微火煎枯去渣。二油一丹，收成膏，浸冷水中，拔去火气，不论已破未破，量大小贴之。以愈为度，兼治乳岩亦效。（外科第十五）

5.《经验良方全集》

治乳癖乳岩方（不拘老幼），紫背天葵一味，研末，老酒冲服。渣敷患处，历试立验。（卷二·乳痈）

6.《益世经验良方》

治乳岩破头烂者，用白茄一个煅灰存性为末，掺膏药上贴之即愈。各冬日无鲜茄觅，有茄干或酱茄亦可。（女科·治乳痈乳肿门）

7.《溪秘传简验方》

女人乳岩，蒲公英，捣烂，盦患处，妙。（溪外治方选卷上·乳门）

8.《产科发蒙》

乳癌神方守宫（烧存性）为末，醋和，敷患处。（附录·乳岩）

9.《疡医大全》

碧玉膏 贴痈疽发背，瘰疬马刀，乳痈乳岩等证。蓖麻仁（去皮尖，捣烂）、杏仁（去皮，捣烂）各四十九粒，铜绿（用水一碗，将铜绿研细，投入水中，搅匀）二两七钱，片松香（研细，节过听用）五斤，用真麻油十二两，入锅内熬滚，次下蓖麻、杏仁，熬至滴水成珠为度，夏布滤去渣，将油复入净锅内，用文武火熬滚，徐徐投下松香末，用桃槐枝不住手搅匀，倾入磁盆内，候膏将凝，然后加水浸之，用手揉扯以去火毒，另用瓷罐或铜杓盛贮数月后，用热汤炖化，摊贴。此膏活血止痛，拔毒消肿，敛毒透脓，去腐生

新。（卷七·痈疽门膏药主方）

乳硬作痛，嫩桑叶手采者研细。米饮调摊纸上贴之。（卷二十·胸膺脐腹部）

10.《急救广生集》

乳岩，先因乳中一核如豆，渐渐大如鸡子，七八年后方破，破则不治矣。先乘其未破，用蛤蜊壳研极细，加皂角末少许，米醋煎滚调敷。一方，用五倍子焙干为末，醋调搽。若穿烂者，另用贝母、知母研末，加麝少许，鸡子清调敷。（卷五·妇科）

11.《文堂集验方》

乳癌已破，白糖一两，活鲫鱼一尾，连鳞同捣烂敷之。即烂见骨者，数次可效。（卷三·女科）

【按语】

乳岩相当于西医的乳腺癌，为女性最常见的恶性肿瘤之一，也是女性癌症死亡的主要原因。本病主要是情志不畅或冲任失调所致，临床常见证型包括气滞痰凝型、毒热蕴结型、冲任失调型、气血两虚型、气阴两虚型。如能早期诊断，早期治疗，预后尚为乐观。

古代穴位贴敷治疗乳岩以局部患处为主，体现了“以痛为腧”的选穴原则。乳房位于体表，皮下淋巴管及血管很丰富，药物直接贴敷其上，药性透过皮毛腠理由表入里，渗透皮下组织，一方面在局部产生药物浓度的相对优势；另一方面可通过经络的贯通运行，直达病所，发挥药物“归经”和功能效应，同时，外用药物可以不经过肝脏的“首过效应”和胃肠道的破坏，不受消化液、pH 值等因素的影响，可以维持较长的作用时间，可发挥最大的全身药理效应，更易于接受。

古代穴位贴敷治疗乳岩的药物选择上，常用解毒散结、利水消肿类药物，如蒲公英、商陆、紫背天葵、麝香、五倍子、活鲫鱼、蟾蜍、青蛙皮等；也有部分补益类药物，如当归、山药、鸡子清等。诸药合用以疏肝解郁，调补冲任。

穴位贴敷治疗乳岩以乳房局部为主，贴敷用药忌用腐蚀药，古医籍中并未明确阐述贴敷后疼痛、肿块等症状缓解的具体过程。膏药用药少而精，贴敷毒副作用小，简单易行，易被患者所接受，特别是对于乳岩后期，对于攻补难施之时、不能服药之症、不肯服药之人，更具有内服疗法不具备的诸多优点。贴敷过程中减少精神刺激，对本病的预后有重要意义。

（十七）阴痛

【概述】

阴痛是指以女子阴中或阴户抽掣疼痛，甚或连及少腹为主要表现的疾病。阴痛又名阴中痛、阴户痛。本症最早见晋代《肘后备急方》称“阴中痛”，《诸病源候论》称“阴痛”并立有“阴痛候”，提出“阴痛之病，由胞络伤损，致脏虚受风邪……其风邪乘气冲击而痛者，无疮但疼痛而已。”

古籍中另有小户嫁痛、嫁痛、吊阴痛、蚌疽、玉门肿痛等名称。若因新婚初合阴阳而疼痛者，称“小户嫁痛”，或“新室嫁孔痛”。若阴内掣痛，甚至牵引少腹，上连两乳疼痛者，称“吊阴痛”，《医宗金鉴·妇科心法要诀》曰：“阴中痛名小户嫁，痛极手足不能舒。”《竹林女科证治·调经门》提出了“吊阴痛”，其特征是“经来有两条筋，从阴吊至两乳，痛不可忍”。《医宗金鉴·外科心法要诀》提出“如阴户忽然肿而作痛者，名为阴肿，又名蚌疽，由劳伤血分所致。”

阴痛一症，应当结合全身症状综合来看：一般疼痛轻者，大多属于虚证，如阴道干涩灼热，形体消瘦，年龄较大者属肝肾阴虚；阴道坠痛，体质虚弱者属气虚下陷；疼痛较重，大多属于实证；如阴器抽痛上连少腹乳房者，属于肝经郁火；外阴焮热肿胀，带下黄白量多者，属于湿热下注。临床当辨疼痛的性质、程度和时间，分清虚实，因证而治。

西医学中的细菌性阴道炎、感染性阴道炎、外阴白斑、老年性阴道炎等疾病出现阴痛症状时，均可参照本文论治。

【古代穴位贴敷文献】

1.《本草纲目》

妇人阴痛，矾石三分（炒），甘草末半分。绵裹导之，取瘥。（石部第十一卷·金石之五）

2.《本草纲目拾遗》

登仙膏：妇人白带血淋，阴痛血崩，皆宜贴之。麻油一斤四两，入甘草二两，熬至六分，下诸药。第一下芝麻四两。第二下甘草二钱。第三下天门冬酒浸去心，麦冬、远志、俱酒浸去心、生地酒洗、熟地酒蒸、牛膝去芦酒浸、蛇床子酒洗、虎骨酥炙、菟丝子酒浸、鹿茸酥炙、肉苁蓉酒洗去甲膜、川续断、紫梢花、木鳖子去壳、杏仁去皮尖、谷精草、官桂去皮，各三钱。文武火熬至枯黑色，去渣，下飞过黄丹半斤。第四下松香八两、槐柳枝不住手搅、滴水不散。第五下倭硫黄、雄黄、龙骨、赤石脂、各为末二钱，再上火熬半时。第六下乳香、没药、木香、母丁香各末五钱，再熬，离火放温。第七下蟾酥、麝香、阳起石各二钱，滴水不散。第八下黄占一两，用瓷罐盛之，以蜡封口。入井中浸三日，去火毒，用红绢摊贴脐上，如行房欲泄，以妇人唾津润去膏药即泄。便有孕。（卷二・石部）

3.《古今医鉴》

妇人产后阴痛烦闷，枯矾、五倍子等分为末，以桃仁研膏，拌匀敷之。（卷之十六・通治）

4.《肘后备急方》

若阴中痛，矾石二分熬，大黄一分，甘草半分，末绵裹如枣，以导之，取瘥。（卷五・治卒阴肿痛颓卵方第四十二）

5.《外治寿世方》

产后玉门肿痛，葱白和乳香捣成膏，贴肿上，效。又桃仁炒研细末敷。

阴户破烂，久不收口。白及、白龙骨、诃子、烂蜂窠、黄柏（炒）各一钱，研末。先用野紫苏煎水洗擦，干再用此药敷之，效。（卷四・妇科）

【按语】

阴痛为妇科常见病，多因肝郁脾虚、郁热夹湿下注，或中气下陷，系胞无力；或风邪客于下焦，与气血相搏，壅闭肝肾经络所致。常见证候有肝肾阴虚、气虚下陷、肝郁气滞、肝经湿热、寒滞肝脉等。

古代穴位贴敷治疗阴痛直接贴敷作用于患处，体现了“腧穴所在，主治所在”的治疗规律。研究表明，不同部位的皮肤其通透性亦各不相同，外阴部皮肤的通透性较大，透过的药物也相对较多。通过涂搽，将药物涂抹于局部外阴病变区，利用经皮吸收的原理，使药物直接作用于病变皮肤组织和细胞，以达到治疗疾病的目的。

古代穴位贴敷治疗阴痛药物选择上，常用行气止痛类药物，如葱白、乳香、没药、川芎、赤芍、木香、丁香等；散结消肿、敛疮生肌类药物包括五倍子、雄黄、龙骨、赤石脂、矾石、木鳖子、蛇床子、白及、白龙骨等。诸药合用以散结行气止痛。

穴位贴敷治疗阴痛以局部取穴为主，治疗过程中嘱患者保持治疗部位清洁，饮食忌生冷辛辣刺激等食物。该病见阴部疼痛，甚则痛极难忍，贴敷后注意尽量避免局部摩擦，以免加重病情。古医籍中贴敷的药物组成少而精，制作相对比较简单，方便操作，在本病的治疗方面具备很显著的优势。

附：男子阴中痛

【概述】

男子阴中痛指阴茎中痛痒，阴茎或痛或痒，或痛痒并作的疾病，有的以疼痛为主，称“茎中痛”，有的伴有茎中发痒，则称为“茎中痛痒”。

对于本病，另有“阴器纽痛”“阴痛”“茎中痛”“茎中作痒”“茎中痒”等称。《灵枢・经筋》曰：“足太阴之筋……其病足大指支内踝痛，转筋痛，膝内辅骨痛，阴股引髀而痛，阴器纽痛上引脐。”《诸病源候论》中有“虚劳阴痛候”，并谓“冷者唯痛，夹热则肿”。在“石淋候”中则有“茎中痛”症状的论述。《古今医药案・前阴病》曰：“劳役过甚，饮食失节，复兼怒气……茎中作痒，时出白津，时或痛甚，急以手紧捻乃止。”《张氏医通・遗精》曰：“遗精茎中痒，而水道不禁，是阳虚有火，加减八味丸。”

本病多由于不洁性交或间接感受秽浊之邪，酿成湿热；或肝气郁滞，日久郁而化火，向下侵犯而致；久治不愈或失治误治，肾气渐虚。临床主要有火热熏灼、瘀血阻络、湿热下注肾气亏虚四种证型，其中，湿热、火热、瘀血所致者属实证，而肾虚所致者为虚证。

西医学中的尿路感染，如尿道炎、膀胱炎、前列腺炎、尿路结石、淋病、精索静脉曲张等都可伴有本症的发生，均可参照本文治疗。

【古代穴位贴敷文献】

1.《肘后备急方》

男子阴卒肿痛又方，灶中黄土，末，以鸡子黄和，敷之。蛇床子，末，和鸡子黄，敷之，亦良。又方，捣芜菁根，若马鞭草，敷，并良。（卷

五·治卒阴肿痛颓卵方第四十二）

2.《卫生简易方》

治阴肿痛，用荏叶杵为泥敷之，肿即消，大效。（卷之六·阴㿗）

【按语】

男子阴中痛一症，可出现于多种疾病，如淋浊、癃闭、遗精、强中等都可伴有本症的发生。按照内科辨证常分为火热熏灼、瘀血阻络、湿热下注、肾气亏虚等。

古代穴位贴敷治疗男子阴中痛记载较少，以患处贴敷为主，既有穴位刺激作用，又通过皮肤组织对药物有效成分的吸收，发挥明显的药理效应，因而具有双重治疗作用。正如清代名医徐灵胎说："用膏药贴之，闭塞其气，使药性从毛孔而入其腠理，通经贯络，或提而出之，或攻而散之，较之服药尤有力，此至妙之法。"

古代穴位贴敷治疗男子阴中痛药物选择上，以清热消肿、燥湿止痒类药物为主，贴敷后患者痛痒症状得到明显得到改善，有效减轻患者痛苦。

四、儿科疾病

（一）夜啼

【概述】

夜啼是指婴儿白天能安静入睡，入夜则啼哭不安，时哭时止，或每夜定时啼哭，甚则通宵达旦的疾病。多见于新生儿及6个月内的小婴儿。新生儿及婴儿常以啼哭表达要求或痛苦，饥饿、惊恐、尿布潮湿、衣被过冷或过热等均可引起啼哭。此时若喂以乳食、安抚亲昵、更换潮湿尿布、调整衣被厚薄后，啼哭可很快停止，不属病态。《诸病源候论》曰："小儿夜啼者，脏冷故也。夜阴气盛，与冷相搏则冷动，冷动与脏气相并，或烦或痛，故令小儿夜啼也。"

另有惊啼、啼哭等称。《医学入门》曰："上夜惊啼多痰热，仰身有汗赤面颊。"《普济方》谈及十啼，曰："惊啼、夜啼、躽啼、盘肠气吊啼、惊风内吊啼、胎寒胃冷啼、胎热伏心啼、心腹刺痛啼、邪干心痛啼、乳食作痛啼。十者大同而小异。"

小儿夜啼的中医辨证，重在辨别轻重缓急，寒热虚实。虚实寒热的辨别要以哭声的强弱、持续时间的长短、兼症的属性来辨别。哭声响亮而长为实，哭声低弱而短为虚。哭声绵长、时缓时急为寒；哭声清扬、持续不止为热；哭声惊怖、骤然发作为惊。本病主要因脾寒、心热、惊恐所致，因脾寒气滞者，治以温脾行气；因心经积热者，治以清心导赤；因惊恐伤神者，治以镇惊安神。

本病相当于西医学中的婴幼儿睡眠障碍疾病，常见于维生素D缺乏性疾病和消化不良等疾病。

【古代穴位贴敷文献】

1.《本草纲目》

夜啼外治，牵牛子、五倍子、牛蹄甲、马蹄、马骨，并贴脐。（主治第四卷·百病主治药）

小儿夜啼，五倍子末，津调，填于脐内。（虫部第三十九卷·虫之一）

2.《普济方》

灯花膏，治小儿夜啼。灯花七个，硼砂一字，朱砂少许，上研令极细，以蜜调成膏。候儿睡时，以少许抹口唇立验。无灯花用灯心汤下，亦可。（卷三百六十一·婴儿初生门）

3.《本草单方》

小儿夜啼，黑牵牛末一钱，水调敷脐上，即止。（卷十五·诸疾）

4.《慈幼便览》

用牵牛子研极细末，一钱，敷脐上即止。又方，用五倍子研末，口中津唾调作饼子，贴肚脐以带系之效。（初生·小儿夜啼）

5.《寿世编》

牵牛子研末，水调，敷儿脐上。（上卷·小儿门）

6.《医学入门》

凡下半夜曲腰而啼，面目青白，扪腹觉冷，必冒寒腹痛也。有因惊受风邪而啼者，二活散：羌活、独活各二分，槟榔、天麻、麻黄，甘草各一分，水煎服。或加南星为末，蜜调可贴囟门。（外集·卷五）

7.《罗氏会约医镜》

小儿夜啼，有向光而止者，有起坐而止者，可知抱儿者，平常宜背光。或初啼，勿轻起坐，否则惯而难止。治法不一，录之以备取用。黑牵牛末一钱，水调敷脐上。五倍子末二钱，津（涎

也）调敷脐上。（卷十九·儿科、疮科）

8.《幼科概论》

小儿夜啼不止，是因穿盖过暖，忽起内热，或与父母同床，为父母体热所炙。因之生热者，清热即安。……或用前吴茱萸末醋调，敷儿两足心，引火下行法亦妙。（初生后小儿之杂症治法）

【按语】

夜啼为儿科常见病，通常分为脾寒气滞、心经积热、惊恐伤神等。古代文献中包括了各种原因导致的小儿夜啼。

古代穴位贴敷治疗夜啼在选穴上以脐部为主，部分选用手心足心。脐部皮肤薄，神经血管丰富，药物敷脐后，穿透性强，吸收率高，可以起到促进机体免疫平衡。同时，神阙穴内连脏腑、经络、气血，婴儿此穴用药更易吸收直达经络，调节阴经五脏六腑之气血，从而提高小儿机体免疫力。此外，神阙穴贴敷简单方便，不易脱落，患儿容易接受。又贴敷双足心涌泉穴，能清心泻热，亦有引热下行、引火归元之意。

穴位贴敷用药共涉及20种，使用频率排在前两位的中药是牵牛子、五倍子，应用频率在30.77%，分别属于泻下药、收涩药。牵牛子苦寒，有毒，归肺、肾、大肠经，有泻水消肿、消痰涤饮、杀虫攻积之效；五倍子酸、涩、寒，归肺、大肠、肾经，有敛肺降火、涩肠止泻、敛汗、固精止遗、止血、收湿敛疮之效。将古代文献中穴位贴敷治疗夜啼应用频次大于1的药物按出现频次进行统计，依据频次数递减排序，见表2–45。

表2–45　古代穴位贴敷治疗夜啼用药规律

序　号	中　药	频　次	频　率
1	牵牛子	5	19.23%
2	五倍子	3	11.54%

穴位贴敷治疗夜啼以神阙穴为主，小儿脐部皮肤娇嫩，临床上贴敷时间不能过长，以微微发红为主。贴敷后，脐窝药物残留，最好用清水清洗。同时，治疗过程中，保持卧室及附近的安静，使患儿勿受惊吓也是极为重要的。

（二）囟门不合、囟门下陷

【概述】

囟门不合是指小儿囟门至应合时仍不闭合，头缝开解的表现。又称“囟开不合”“囟解”“解颅”。囟门下陷是指小儿囟门明显凹陷的表现，又称“囟陷”。如果6个月以内的小儿，囟门微陷，则不属病态。

《诸病源候论》曰：“解颅者，其状小儿年大囟应合不合，头缝开解是也。”“脏腑气血虚弱，不能上充脑髓，故囟陷也。”其后，在《备急千金要方》与《外台秘要》中亦称为“囟开不合”。《圣济总录》曰：“若肾气不足，则骨髓不充，年虽长大，头缝尚开，故名解颅，亦名囟解。”《育要家秘》曰：“囟陷者，谓囟门陷下成坑也。”《医述》曰：“小儿有解颅、囟不合、囟陷，三者大同小异。解颅者，谓儿年长，囟应合不合，头颅开解也。盖肾主骨，脑为髓海，肾气不盛，则髓海不足，故骨缝开解也。其囟不合与囟陷，虽因脏腑有热，热气上冲所致，然亦本于肾气不足也。”

囟门不合依发病原因可分为肾气亏损、肾虚肝亢、脾虚水泛三类，应分别施以补肾益髓、益肾平肝、扶脾利水之法。囟陷多为虚证，包括脾肾阳虚、脑髓失充，气液耗损、真气下陷等，治宜培元补肾。

西医学中的佝偻病以及先天或后天性脑积水的患儿可出现囟门不合；婴幼儿腹泻、佝偻病、大量呕吐等过度丧失体液及营养不良性疾病，可出现囟陷。

【古代穴位贴敷文献】

1.《普济方》

封囟散，治婴儿解颅，囟不合，囟填囟陷不平。皆由肾经虚热，宜用。蛇蜕皮（烧灰）一两，防风半两，白及半两，川大黄（湿纸裹，炮存性）半两，上为细末。青黛半两同研匀。每用半钱。以猪胆汁调匀。用一纸囟子摊之。四边面各留少白纸。用淡生醋、面糊贴囟上，不住以温水润动，一伏时换。一方生姜汁调敷。

三辛散，治小儿解颅，脑角骨大，囟开不合，名曰解颅。细辛、桂心各半两，干姜十八铢，上为末。以乳汁和，敷颅上。干复敷之，儿面赤即愈（一名桂心散）。

治小儿解颅不合方治小儿头骨连囟开作缝者。一名解凡散。生蟹足、白蔹各半两，上捣为末。以乳汁和，敷囟上，立愈。

2.《验方新编》

头缝不合名曰解颅，此肾气不足也。用干姜七钱，细辛三钱。肉桂五钱，共为末，姜汁和敷颅上，小儿面赤即愈。又方：南星（微泡）为末，醋调摊细绸上贴囟门，用热手时时熨之，干则用热醋润湿。又方：柏子仁、防风、南星各四两，为末，每用一钱，醋调摊红绸上，看颅门大小剪贴，一日一换，干则以热醋润之。（卷十・小儿科杂治）

头骨缝开不合即囟门不合。小儿头缝不合，名曰解颅。用蛇蜕炒焦为末，和猪颊骨中髓调敷头顶上，日搽三次，久之自愈。又，小儿囟陷，用半夏末，水调敷足心，自愈。（卷十九・小儿杂症）

3.《溪秘传简验方》

小儿囟陷，乃冷也。乌头、附子并生用，去皮脐，各二钱，雄黄八分为末，葱白捣汁，和贴陷处。

小儿解颅，生蟹足、白蔹各半两。捣末，乳汁和，敷。

小儿解颅，囟开不合。防风、柏子仁、白及各一两，为末，乳和。敷二十余日。（溪外治方选卷上・囟脑门）

4.《张氏医通》

解颅，更用天南星微炮为末，醋调摊绯帛，烘热贴囟门。虚寒，用细辛、桂心、干姜为末。乳汁和敷上，干复敷之，儿面赤即愈。又方，半夏、生姜、芎䓖、细辛、桂心、乌头。二十日可愈。（卷十一・婴儿门上）

5.《医述》

囟填、囟陷，亦因所禀肾气不足，及乳哺失宜，脾胃亏损所致。夫脾主肌肉，气逆上冲，而为䐜胀；元气下陷，而为囟陷。并宜补中益气汤、地黄丸及用狗头骨炙黄为末，以鸡子清调敷囟门。（卷十四・幼科集要）

6.《医学入门》

解颅原是肾家虚，小儿年大，头缝开解而不合，肾主髓，脑为髓海，肾气有亏，脑髓不足所致。……外用南星、白蔹为末，醋调摊红帛上，烘热贴之；或颅头骨烧灰，油调敷缝中，外作头布遮护。

囟陷者，囟门成坑也。始因脏腑有热，渴饮水浆，致成泄利，久则气血虚弱，不能上充脑髓，故囟陷如坑，不得平满，宜黄狗头骨，炙黄为末，鸡子清调敷。（外集・卷五）

7.《赤水玄珠》

封囟散，外用大天南星微炮为末，米醋调，敷于绢帛上贴之。

三辛散　治解颅。北细辛、桂心各五钱，干姜七钱，为末，乳汁调敷囟上，干则再涂，俟儿面赤则愈。

乌附膏　治囟门陷。川乌、大附子（各去皮，脐，尖）五钱，雄黄（水飞）二钱，上极细末，生葱捣烂调成膏，贴囟上。（第二十五卷・脐突光肿、脐汁不干）

8.《儿科要略》

解颅，外治宜天南星散、王氏封囟散、三辛散之属，或以帛束颅，用白蔹末敷之，或防风一两五钱，柏子仁、白及各一两，为末，乳和敷囟上。

囟陷一证，治宜培本养元，使其气足血旺。外治宜用乌附膏贴之，或狗头骨炙令黄，捣筛细末，鸡子清调涂。

天南星散：外用，治产后吹奶，小儿重腭，重龈，囟开，鼻塞。天南星（大者微泡去皮）研为细末，温汤调，以鹅翎蘸涂患处，小儿米醋调涂绯帛上，贴囟上，炙手频熨之，立效。

王氏封囟散：外用，治囟脑开张，咳嗽鼻塞。柏子仁、防风、天南星（各四两），研为细末，每用一钱，猪胆汁调匀，稀稠得所，摊在绯绢帛上，看囟子大小剪贴，一日一换，不得令干，时时以汤润动。

三辛散：外用，治小儿解颅。细辛、桂心各五钱，干姜七钱五分，研为末，姜汁和敷贴颅上，面赤即愈。

乌附膏：外用，治囟门陷。生川乌、生附子各五钱，雄黄二钱，研为末，用生葱和根叶细切，烂杵，入前药末同煎，作成膏，贴陷处。（第三章・儿科特征）

9.《幼幼新书》

《千金》治小儿囟门不合方，防风一两半，

柏子仁、白及各一两，上三味末之，以乳和敷囟上。十日知，二十日愈。（卷第六・囟不合第二）

10.《幼幼集成》

小儿解颅，或因病后忽然囟门宽大，头缝四破。此脑髓不充，大虚之候。用鹿茸、防风、白及、柏子仁四味各五钱，共为末，乳汁调作饼，贴囟门上，一日一换，以合为度。

治小儿囟陷如坑，由久病真元不足，气血两虚，大凶之候。速宜十全大补加鹿茸、姜、枣煎服；外用狗头骨炙黄为末，鸡蛋清调敷之，效。（卷四・头项囟证治）

11.《世医得效方》

三辛散：治头骨应合不合，头骨开解，名曰解颅。细辛、桂心各半两，干姜七钱半，上为末，以乳汁和敷颅上，干复敷之，儿面赤即愈。又方，蛇蜕炒焦为末，用猪颊车中髓调敷顶上，日三四度。有人作头巾裹遮护之，久而自合，亦良法也。又方，驴头骨不以多少，烧灰研细，以清油调敷头缝中。（卷第十二・小方科）

12.《小儿卫生总微论方》

治小儿解颅，细辛（去苗）、桂心各半两，干姜七钱半，上为细末。以乳汁和敷缝上。干即复敷。儿面赤即愈。又方 以蛇蜕皮炒焦为末，用猪颊车骨中髓，调敷缝上，日三。一方只用猪颊髓。又方以驴蹄烧灰，研细末，生油和敷缝上。以瘥为度。

治小儿囟不合 生蟹足骨半两、白蔹半两，为细末。以乳汁和贴缝上。

蛇蜕皮（烧灰细研）半两，防风（去芦）、白及、大黄（湿纸裹，煨纸焦）各一分，上为细末，入青黛一分，同研极匀，每用半钱，用豮猪胆汁调匀。将纸一片，依大小长短，翦一纸花子，摊药在上，仍于四边各留少白纸，用淡醋糊涂遍，以贴病上。不住以温水润动，一伏时换。一方以防风一两半、柏子仁、白及各一两，为末。乳汁和敷囟上，十日知，二十日愈，日一易之。（卷二・五气论）

13.《婴童百问》

小儿年大，头缝开解而不合者，肾主髓，脑为髓海，肾气有亏，脑髓不足，所以头颅开而不能合也。……柏子仁散、三辛散等剂敷之尤效。

三辛散 一名封囟散、一名桂号散。治婴孩小儿、脑囟大开。细辛、桂心各半两，干姜一钱。（卷之四・解颅第三十二问）

14.《婴童类萃》

南星散：治囟肿、囟陷并效。南星二钱，北细辛五分，共为末。寒症，葱汤加生姜汁调敷；泄泻下陷，醋调敷；热症，薄荷、甘草汤调敷。

乌附膏：治气虚囟陷。川乌、附子各二钱，雄黄一钱，碾为末，葱白煨熟，捣成小饼，贴囟上。

单方 黄狗头骨烧灰，为末，鸡子清调敷。（下卷・解颅论）

15.《慈幼便览》

封囟法，头缝不合，名曰解颅。天南星，不拘多少，以姜汁炒热，研细末，醋调涂于绢帛上，烘热贴囟门，惟以合为度。

小儿囟陷如坑，由久病真元不足，气血两虚，大凶之候：速宜十全大补汤加鹿茸姜枣煎服，外用狗头骨，炙黄为末，鸡蛋清调敷效。

小儿解颅，或因病后，忽然囟门宽大，头纵四破，此脑髓不充，大虚之候：用鹿茸、防风、白及、柏子仁四味，各五钱，其为末，乳汁调作饼，贴囟门上，一日一换，以合为度。（头缝不合）

16.《证类本草》

小儿解颅不合，生蟹足骨半两，焙干，白蔹半两，为末。用乳汁和，贴骨缝上，以瘥为度。（卷第二十一・中品）

17.《幼科概论》

头缝不合，名为解颅，此肾气不足也。法宜助阳补肾。干姜七钱，细辛三钱，肉桂五钱，以上各药共研细末，用陈醋和成饼状，敷在头顶下陷处，一时后小儿面上现赤色即愈。（初生后小儿之杂症治法）

18.《儿科萃精》

解颅者，谓头缝开解而颅不合也。外用天南星，微炮为末，醋调涂绯帛，贴于头上。炙手频熨。（卷三・身体诸病门）

19.《千金宝要》

小儿解颅，熬蛇蜕皮末之，和猪颊车中髓敷顶上，日三四。

小儿解颅，猪牙颊车髓，敷囟上差。（卷之一・小儿第二）

20.《钱氏小儿直诀》

涂囟法：麝香、牛黄、青黛、蝎尾（去毒，分半，薄荷二分，蜈蚣一半分，上为末，生枣肉杵膏，涂帛上，贴囟中，以手烘之。

21.《本草纲目》

囟陷　乌头，同附子、雄黄末贴，半夏，涂足心。

小儿囟陷：绵乌头、附子（并生，去皮脐）二钱，雄黄八分，为末，葱根捣和作饼，贴陷处。（草部第十七卷・草之六）

【按语】

囟门不合主要是先天禀赋不足、肾气亏损及脾虚水泛所致，囟门下陷多因婴幼儿禀赋不足，或五疳久病，元气亏损，泻痢气虚，脾胃阳气不能上充。因其为小儿囟门疾病，古代治疗时常放在一起论治。

古代穴位贴敷治疗囟门不合、囟门下陷在选穴上以囟门为主，即头缝开解或囟门下陷处，部分使用足心涌泉穴。囟门即囟会穴，位于头顶部，属督脉，有镇静安神、升阳举陷之功，且脑属髓海、元神之府，头部穴位的使用可调全身疾病。同时，头部穴位密集，毛发多，皮下神经丰富，敏感通透性好，药物吸收率高，作用范围广泛。足心部为贴敷疗法的常用部位，足心涌泉穴为肾经井穴，能够补肾填精益髓，而肾精充养于脑，涌泉穴药物贴敷可以增强固肾益精的作用，有助于囟门闭合。又“少阴根于涌泉”即肾经之气源于足心，为阴阳交接，经气始生之源，影响全身脏腑经络，能濡养全身，起到养生保健、防治疾病的作用。

穴位贴敷用药共涉及38种，使用频率排在前四位的中药是细辛、防风、天南星、肉桂，应用频率在23.42%，分别是解表药、化痰止咳平喘药、温里药。细辛，辛、温，归心、肺、肾经，有解表散寒、祛风止痛、通窍、温肺化饮之效；防风辛、甘，微温，归膀胱、肝、脾经，有祛风解表、胜湿止痛、止痉之效；天南星苦、辛，温，有毒，归肺、肝、脾经，有燥湿化痰、祛风止痉、散结消肿之效；肉桂辛、甘、大热，归肾、脾、心、肝经，有补火助阳、散寒止痛、温通经脉、引火归元之效。将古代文献中穴位贴敷治疗积聚应用频次大于1的药物按出现频次进行统计，依据频次数递减排序，见表2-46。

古代有明确记载治疗本病的赋形剂中以乳汁为最多，接下来是醋、酒、鸡子清、姜汁。乳汁性味甘咸、平，归心、肺、胃经，具有补血、润燥之功。其余醋、酒、鸡子清、姜汁均为穴位贴敷的常用赋形剂。

古代治疗囟门不合、囟门下陷以局部贴敷为主，此处皮下神经丰富，敏感性、通透性好，药物吸收率高，临床上避免使用刺激发疱类药物。在治疗过程中，婴儿宜母乳喂养，多吃营养丰富

表2-46　古代穴位贴敷治疗囟门不合、囟门下陷用药规律

序　号	中　药	频　次	频　率
1	细辛	11	6.29%
2	防风、南星、肉桂	10	5.71%
3	干姜	9	5.14%
4	白及、柏子仁	8	4.57%
5	附子、雄黄、蛇蜕、葱、猪颊车骨中髓	6	3.43%
6	白蔹、生姜、狗头骨	5	2.86%
7	乌头、生蟹足	4	2.29%
8	青黛、半夏、川乌、猪胆汁	3	1.71%
9	大黄、薄荷、鹿茸	2	1.14%

易于消化的食物。同时，注意保护患儿头部，抱病儿时，托着头部较好。

（三）瘾疹

【概述】

瘾疹是指皮肤突然出现鲜红色或苍白色的风疹块，以消退后不留痕迹为特征的过敏性皮肤病。风疹块小如芝麻、大似豆瓣，时隐时现，自觉灼热、瘙痒剧烈。急性者一周左右可以痊愈，慢性者反复发作数月，甚至数年。《素问·四时刺逆从论》曰：“少阴有余，病皮痹隐轸”，这是“瘾疹”作为病名出现最早的记载。其后《金匮要略》提到“风气相搏，风强则为瘾疹，身体为痒。”

本病又称为鬼风疙瘩、风瘙瘾疹、风疹、气奔、游风等。《医宗金鉴·外科心法要诀》曰：“此证俗名鬼风疙瘩，由汗出受风，或露卧乘凉，风邪多中表虚之人。初起皮肤作痒，次发扁疙瘩，形如豆办，堆累成片。”《诸病源候论·风瘙身体瘾疹候》曰：“邪气客于皮肤，复逢风寒相折，则起风瘙瘾疹。”《千金要方》曰：“风邪客于肌肤，虚痒成风疹瘙疮。”《世医得效方》曰：“遍身忽皮底混混如波浪声，痒不可忍，抓之血出不能解，谓之气奔。”《外科大成》曰：“游风者，为肌肤倏然焮赤肿痛痒感，游走无定。”

瘾疹可分为急性和慢性。急性者，发病急来势猛，风团骤然而起，迅速消退，瘙痒随之而止；慢性者，反复发作，经久不愈，病期多在1～2个月，甚至更久。根据瘾疹的致病因素和病程，中医一般分为风热证、风寒证、肠胃湿热证、毒热炽盛证和气血亏虚证5个证型进行治疗。实证者以疏风清热、疏风散寒或清热利湿、凉血解毒祛邪为主；虚证者以益气养血，固表扶正为主；虚实夹杂者扶正与祛邪并用。

本病相当于西医学的荨麻疹，属于比较常见的皮肤疾病。

【古代穴位贴敷文献】

1.《本经逢原》

胡燕窝土，主风瘙瘾疹及恶刺疮、浸淫疮，并水和敷之。（卷一·土部）

2.《普济方》

用独核肥皂、酸米醋合和。打成膏子。放温热。敷贴患处。治诸恶疮毒肿瘾疹。或痒或痛。（卷二百七十五·诸疮肿门）

3.《冯氏锦囊秘录》

枫香脂，外科敷贴要药，主风瘙瘾疹最捷。（杂症痘疹药性主治全参卷四十·木部）

4.《罗氏会约医镜》

枫脂香，即白胶香，味辛苦，入肝经。活血解毒，外科敷贴要药。治一切痈疽恶疮、瘾疹风瘙，齿痛、金疮。或煎洗，或末掺，俱效。（卷十七·本草）

5.《证类本草》

味苦、辛，以盐挪贴，消肿毒并风疹疥癣。（卷第九·积雪草）

6.《本草纲目》

积雪草，茎叶，以盐挼贴肿毒，并风疹疥癣。（草部第十四卷·草之三）

7.《肘后备急方》

又治风瘾疹方，以水煮蜂房，取二升，入芒硝，敷上。日五度，即瘥。

8.《卫生易简方》

治一切痈肿风疹，用芭蕉根捣敷，干即更上，日易三四次，无不差者。（卷之八·痈疽）

9.《婴儿论》

辨疮疹脉症并治第四：风疹者即时毒也，痒剧抓则发疹，为泄风。宜敷姜汁而解也。风疹烦痒，抓益剧。

10.《本草品汇精要》

白游风肿，螺蛳肉入盐少许，捣泥，贴之神效。（续集卷之七上·虫鱼部）

11.《救生集》

游风肿痛，破草鞋，乱头发，烧灰。米醋调敷。（卷三·小儿门）

12.《秘方集验》

游风肿痛，破草鞋、人乳发，烧灰，米醋调敷。或取油菜叶一把，捣敷，随手即消。（卷之下·婴儿诸症）

【按语】

瘾疹是一种常见的皮肤病，且儿童荨麻疹的发病率远低于成人。中医学认为瘾疹发病主要是素体禀赋不耐，外加六淫之邪的侵袭；或饮食不节、肠胃湿热；或平素体弱、气血不足，卫外不固所致。

古代穴位贴敷治疗瘾疹以风团局部贴敷为

主，通过药物的吸收作用和经络的传导功能，对肝、肺、脾肾等脏腑功能起到良好的调节作用，同时疏通经络，活血化瘀，调节阴阳、气血、虚实，顾护正气。巩固药物治疗作用的同时，达到标本兼治的目的。

古代穴位贴敷治疗瘾疹药物选择上，常用疏风宣肺类药物，如菊花、麻黄、羌活、防风、白及、升麻等；清热解毒类药物，如金银花、大黄、黄柏、山栀、枫香脂、积雪草、芒硝、蜂房等。诸药合用以祛风止痒、宣散疹毒。

根据古代医籍记载，瘾疹的贴敷多以患处为主，用药简单、温和，很少用到刺激性药物。由于本病发病突然，皮损可发生于任何部位，发病时灼热、瘙痒剧烈往往会严重影响患者的日常工作、生活质量，故瘾疹发生后，在积极寻找病因的同时，选取一种简、便、效、廉的中药穴位贴敷，对患者病情有极大帮助，值得临床推广。

（四）吐乳

【概述】

吐乳是小儿常见症状，以吐出乳汁，反复不愈为其特征，可食后而吐，或朝食暮吐，随乳随吐。小儿初生偶然作吐，吐量不多，一般不属病态。见于明代万全的《幼科发挥·脾所生病》“今常吐乳，非病也，然孩儿赖乳以生，频吐乳者，非所宜也。恐伤气，不可不求其故。”

另有“呕乳”“溢乳”等名称。《幼科发挥》曰：“呕乳者，初生小儿胃小而脆，容乳不多。为乳母者，勿纵与之，勿令其太饱可也。子之胃小而脆，母之乳多而急，子纵饮之，则胃不能容，大呕而出。呕有声而乳多出，如瓶注水，满而溢也。”“溢乳者，小儿初生，筋骨弱，左倾右侧，前俯后仰，在人怀抱扶持之也。乳后太饱，儿身不正，必溢出二三口也，如瓶注水，倾而出也。”

本病吐乳可分为伤乳呕吐、胃寒呕吐、胃热呕吐三型，重在辨其寒热与伤乳。吐乳伴清冷稀白之涎沫，面色青白，四肢不温者为寒证；吐乳酸臭，口中气热，面赤者为热证；呕吐奶瓣，气味酸腐则为伤乳。治疗以和胃降逆为基本法则，胃寒者配合温中散寒；胃热者配合和中清热；伤乳者配合消乳化滞。

本病常见于西医学的婴幼儿功能性呕吐。

【古代穴位贴敷文献】

《婴童百问》

又有慢惊正发，泄泻吐乳，冷汗，双眼闭，唇红舌出，摇头发直，两胁动，心闷气粗口疮，当用南星末贴脚底心，常进参汤尤好。（卷之二·慢惊第十六问）

【按语】

吐乳是由吞入羊水、乳食积滞、感受寒邪，或胎中受热引起的初生儿疾病，为儿科特有疾病。如果婴儿偶然吐乳，量不多，往往是哺乳方法不当，或喂乳过饱，满而自溢，无须服药，只需纠正哺乳方法，节制乳量即可，不属于本病讨论范围。

古代穴位贴敷治疗吐乳选用涌泉穴，涌泉穴属足少阴肾经，少阴经循喉咙，挟舌本，其支者注胸中。涌泉是本经井穴，该穴可引胃气下行，其呕吐自平。且小儿皮肤薄嫩，通透性较高，药物会更容易被表皮吸收而产生治疗作用及激发作用。

对患儿进行穴位贴敷可以达到温经散寒、健脾和胃的功效，不仅能减少吐乳发作次数，还可减轻发作时症状严重度。呕吐时将婴儿置于侧卧位，以免呕味物进入气管而发生窒息；呕吐频繁者，应采取多次少量的喂乳方法，以减轻呕吐；必要时应给予禁食。贴敷时注意位置准确，动作轻柔，要注意及时更换，以免影响疗效，当贴敷期间患儿出现哭闹、不安时，注意查看有见红肿、水疱、瘙痒等情况，应立即停止贴敷，查明原因后对症处理。

（五）食积

【概述】

食积是小儿乳食停骤不化，滞而不消所致的胃肠疾患，以不思饮食，食而不化，腹满胀痛，嗳气呕吐，大便不调为特征。《诸病源候论·小儿杂病诸候》所记载的“宿食不消候”“伤饱候”是本病的最早记载，即“宿食不消，由脏气虚弱，寒气在于脾胃之间，故使谷不化也。”“小儿食不可过饱，饱则伤脾，脾伤不能磨消于食，令小儿四肢沉重，身体苦热，面黄腹大是也。”《医宗金鉴》曰：“夫乳与食，小儿资以养生者也。胃主纳受，脾主运化，乳贵有时，食贵有节，可免积滞之患。若父母过爱，乳食无度，则宿滞不消而疾成矣。”

本病又称为“积滞”“食滞”“积证”等。《婴童百问》曰：“小儿有积滞，面目黄肿，肚热胀痛，复睡多困，酷啼不食，或大肠闭涩，小便如油，或便利无禁，粪白酸臭，此皆积滞也。然有乳积、食积，须当明辨之。”《医宗金鉴·食滞》曰：“小儿恣意肥甘生冷，不能运化，则肠胃积滞矣。”《医方集宜》曰：“积滞之病，面色萎黄，腹胀浮肿，多睡食少，大便滞涩，小水如油，或吐泻酸臭，皆积之证也。”

本病为乳食不化，停积胃肠，脾运失常，气滞不行所致。食积一症，当辨伤乳、伤食，伤于乳者，多因乳哺不节，食乳过量或乳液变质，冷热不调，皆能停积脾胃，壅而不化，成为乳积。伤于食者，多因饮食喂养不当，偏食嗜食，饱食无度，杂食乱投，生冷不节，停聚中焦而发病，正所谓“饮食自倍，肠胃乃伤”。

西医学中消化功能紊乱、胃炎等疾病出现食积症状时，可参照本文治疗。

【古代穴位贴敷文献】

1.《滇南本草》

梨者，利也。其性下行流利也。切片治汤火伤处，贴之如神。亦能治中风不语，寒症热疾，大小便不通，或胃中痞块食积，霍乱吐泻，小儿偏坠，疼痛即止。（第一卷·梨）

2.《验方新编》

虾蟆膏：并治大人小儿食积、痞块、疳疾、身瘦壮大、俱贴肚脐上，痞块贴患处，百发百中，其效如神。真小磨麻油十两，槐树枝（青而肥嫩者）三尺三寸，铅粉四两（临用须晒极干过筛），大癞虾蟆一个（癞多者佳，小则二个，要数月前预取，阴干，眼红腹无八字纹者勿用），五月五日午时配合（平时亦可）。先将麻油熬滚，即用虾蟆熬枯，将渣捞起，必须捞净，不然则贴之作痛，次下槐枝煎枯，亦须捞净，然后下铅粉，用大槐枝二根顺搅，微火慢熬，俟滴水成珠为度，取起用瓷器收贮，临用摊贴。（卷十一·痈毒杂治）

3.《本草简要方》

小儿食积，用艾叶捣软，入朴硝搅匀。以布贴腹硬处，裹之使睡，明晨解之。（卷之一·石部）

4.《古今医鉴》

黑龙妙化膏：贴癖块，血积，气积，疳积，食积等疾。川乌一两，草乌一两，当归一两，白芷一两，赤芍一两，生地一两，熟地一两，两头尖一两，官桂一两，三棱一两，莪术一两，穿山甲一两，木鳖子（去壳，净仁）一两，巴豆（去壳）一百个，蓖麻仁一百个，上锉碎，用香油二斤，浸三日，文武火，熬至焦黑，滤去渣，将油再熬至半炷香，下黄丹，炒黑色，一斤，研同熬，以柳条搅，不住手，滴水成珠，不散为度，取出入后药。乳香一两，没药一两，木香一两，麝香二两，五灵芝一两，上为细末，入内搅匀，瓷器盛之，量疾大小，用五倍子染过狗皮，摊贴半月，一易制药，勿犯妇人手及鸡犬见之。忌食半鱼等肉发物，二三个月，大效。（卷之十三·癖疾）

5.《济阳纲目》

普救万应全膏　治腹中食积痞块，多年疟母，顽痰瘀血停蓄，腹痛泄利，小儿疳积，女人癥瘕诸证，并贴患处。藿香、白芷、当归尾、贝母、大枫子（制）、木香、白蔹、乌药、生地、萝卜子、丁香、白及、僵蚕、细辛、蓖麻子、苦参、肉桂、蝉蜕、丁皮、白鲜皮、羌活、桂枝、全蝎、赤芍、高良姜、玄参、南星、鳖甲、荆芥、两头尖、独活、苏木、枳壳、连翘、威灵仙、桃仁、牛膝、红花、续断、花百头、杏仁、苍术、艾绒、藁本、骨碎补、川芎、黄芩、麻黄、甘草、黑山栀、川乌（附子）、牙皂、半夏、草乌、紫荆皮、青风藤以上各一两五钱，大黄三两，蜈蚣三十五条，蛇脱五条，槐枝、桃枝、柳枝、桑枝、楝枝、楮枝以上各三十五寸，男人血余三两，以上各俱浸油内，真麻油十五斤，用二十两秤称，松香一百斤，穰皮滤净，百草霜十斤，细研筛过，上锉，冬浸九宿，春秋七宿，夏五宿，分数次入锅，文武火熬，以药枯油膏滴水成珠为度，滤去渣重称，每药油十二两下滤净，片子松香四斤，同熬至滴水不散，每锅下百草霜细末六两，勿住手搅，俟火候成则倾入坛中，以棒搅和成块，用两人拔数次，瓷坛收贮。（卷八十一·痹证）

6.《儿科要略》

阿魏保生膏：外用，治痞块积聚。先用麻

油二十两浸榆、桑、桃、槐、柳枝各二十一段，熬枯，再下蓖麻仁、巴豆各一百二十粒，大枫子肉、土木鳖、番木鳖各五十个，穿山甲（炙）二十片，白附子、当归、白芷各五钱，大黄二两，甘草三钱，核桃肉一斤，熬枯滤去渣，复入净锅内，熬至滴水成珠，下飞净血丹八两，成膏，再下乳香（去油）、没药（去油）、儿茶、血竭、阿魏各五钱，冰片一钱，麝香三钱，水红花（熬膏）四两，搅匀，老嫩得宜，收贮勿泄气，每用狗皮摊贴。凡不能服药者，但将此膏贴心口上，即化痞消积，开胃进食。（第三章·儿科特征）

7.《理瀹骈文》

卫产膏：治妇人产后诸症。凡中风感寒及一切血虚发热。或食积瘀滞，疟疾，泻痢，肿胀疼痛之症，又恶露不行，变生怪病皆可用。贴心口脐上背心及患处看症加药。醋蒸红花四两，酒川芎、酒当归、醋大黄各三两，台乌药、吴萸、苏木、香附（生炒各半）、蒲黄（生炒各半）、灵脂（生炒各半）、延胡（生炒各半）、桂枝各二两，党参、熟地、白术、黄芪、萸肉、川乌、草乌、苍术、羌活、独活、防风、细辛、赤芍（炒）、白芍（炒）、丹皮（炒）、南星、半夏、制厚朴、陈皮、醋青皮、醋三棱、醋莪术、木瓜、苏梗、香白芷、山楂（炒）、神曲（炒）、麦芽（炒）、杜仲、川续断、熟牛膝、秦艽、荆穗、肉苁蓉、枳壳（炒）、桔梗、槟榔、鳖血（炒）、柴胡、杏仁、桃仁、大茴、良姜、炙甘草、菟丝子、蛇床子、黑远志、柏子仁、熟枣仁、五味子、灵仙、草果仁、益智仁、白附子、马鞭草、辰砂、拌麦冬、车前子、泽泻、木通、木鳖仁各一两，山甲一两，生姜、大蒜头各二两，葱白（全用）、韭（全用）各八两，黑小豆、艾、干荷叶各四两，凤仙鲜者一斤，干者二两，胡椒、川椒、干姜、炮姜炭各一两，大枣七个，乌梅三个，槐桑桃柳枝各四十九寸，发团一两六钱。两药共用油二十斤分熬丹收。再加广木香、丁香、檀香、制乳香、制没药、砂仁（末）、官桂、百草霜各一两，牛胶四两酒蒸化，丹收后搅至温，温以一滴试之，不爆方下再搅千余遍，令匀，愈多愈妙，勿炒坏，炒珠无力且不粘也。（存济堂药局修合施送方并加药法）

8.《太医院秘藏膏丹丸散方剂》

阳和启脾膏　党参、白术、黄芪、鹿角、当归、香附各一两五钱，白芍、川芎、独活、附子、干姜、阿魏、橘皮、三棱、川椒、草果仁各一两，用麻油三斤，将前药渣熬至滴水成珠，入飞净黄丹一斤二两，再入后药面。肉桂、沉香、丁香各三钱，上三味，共研细末，候油稍冷，加入搅匀成坨，每坨约重四五两。候去火气，三日后方可摊贴。黄丹分两多少，老嫩合宜，酌量兑之。此膏专治脾胃虚弱，阳气不足，中风中寒，食积腹痛，肠鸣腹胀，饮食不香，癥瘕痞块，五更泄泻，一切虚寒之症，将此膏贴于肚脐即愈。

9.《明医指掌》

积病原因乳哺成，审其虚实察其形。更看惊积与气积，面黄肚热得其情。琥珀膏：大黄、朴硝各一两，为末，以大蒜捣膏贴之。（卷十·小儿科）

【按语】

小儿食积，或称积食、积滞，是小儿常见的胃肠疾患。据临床表现看，小儿食积因病程的长短不同，体质的强弱有别，以及病儿饮食的差异，临床上可划分为不同的阶段。从伤食后的病理演变看，划分为食积早期、食积化热、郁热伤津、脾胃并伤四个阶段。治疗一般以消食健脾、消积导滞为主。

古代穴位贴敷治疗食积在选穴上以脐部神阙穴为主，部分使用阿是穴。根据腧穴的“腧穴所在，主治所在”“经脉所过，主治所及”的主治特点，神阙穴其位于腹部脐中央，上连中焦，邻近胃肠，足阳明胃经夹脐，足太阴脾经之筋结于脐，故对消化系统疾病起着非常重要的治疗作用。此外，现代医学认为，小儿脐部皮肤敏感度高，因其血管分布的特殊性，有利于药物通过经络发挥作用，且小儿有“皮薄肉嫩”的特点，皮肤的通透性强，更易发挥穴效的同时，发挥贴敷所用药物的药效，起到健脾和胃益气消食的作用。

穴位贴敷用药共涉及155种，使用频率排在前五位的中药是当归、白芷、木鳖子、大黄、肉桂，应用频率在8.88%，分别属于补益药、解表药、清热药、攻下药、温里药。当归甘、辛、温，归肝、心、脾经，具有补血活血、调经止痛、润肠通便之效；白芷辛、温，归脾、胃、大肠经，具有解表散寒、祛风止痛、宣通鼻窍、燥湿止带、消肿排脓之效；木鳖子苦、微甘、凉，有毒，归肝、脾、胃经，具有散结消肿、攻毒疗疮之效；大黄苦、寒，归脾、胃、大肠、肝、心包经，具有泻下攻积、清热泻火、凉血解毒、止血、逐瘀通经之效；肉桂辛、甘、大热，归肾、脾、心、肝经，有补火助阳、散寒止痛、温通经脉、引火归元之效。治疗时多用麻油调和。将古代文献中穴位贴敷治疗食积应用频次大于 1 的药物按出现频次进行统计，依据频次数递减排序，见表 2–47。

穴位贴敷治疗食积以脐部为主，药物敷贴虽均选用药性平和、刺激性较小的中药制剂，但小儿皮肤娇嫩、薄弱，为避免皮肤损伤影响下一次治疗，每天贴敷时间不宜过长，2～4h 即可揭下。此法操作简单方便、对小儿不良反应小、无痛苦，能够明显改善小儿食积，具有良好的临床实用性。饮食、起居有时对本病的预防极为重要。

（六）惊风

【概述】

惊风是指以神昏、抽风、惊厥为主要表现，以搐、搦、掣、颤、反、引、窜、视八候为特征的儿科疾病。即惊厥。分为急惊风、慢惊风两类。《太平圣惠方》中最早明确提出“惊风”病名，即“小儿急惊风者，由气血不和，夙有实热，为风邪所乘，干于心络之所致也。”“小儿慢惊风者，使乳不调，内有积热，为风邪所伤，入舍于心所致也。”

惊风称作“痫”“惊痫”“阴阳痫”“急惊”“慢惊”“缓惊风”“痉”“慢脾风”等，《诸病源候论》曰：“惊痫者，起于惊怖大啼，精神伤动，气脉不定，因惊而发作成痫也。”《证治准绳·幼科》曰：“小儿急慢惊风，古谓阴、阳痫也，急者属阳，阳盛而阴亏。慢者属阴，阴盛而阳亏。阳动而躁疾，阴静而迟缓，皆因脏腑虚而得之。”《黄帝明堂灸经》曰：“小儿缓惊风，灸尺泽各一壮”“小儿急惊风，灸前顶一穴，三壮。”《医宗金鉴·幼科心法要诀》曰：“更有因吐泻既久，中气大虚，脾土衰弱，肝木乘虚而内生惊风者，名曰慢脾风也。”《证治准绳·幼科》曰：“天钓，亦惊风之证，但天钓发时头目仰视，惊风则无也。”

惊风，发病有缓急之分，症候有轻重之别，故有急、慢惊风之不同。急惊风起病迅速，症情急剧，多属实证；慢惊风起症缓慢，多属虚证。急惊风多系小儿外感时邪，易从热化，热盛生痰，热极生风，痰盛发惊，惊盛生风，则发为急惊风，以清热、豁痰、镇惊、息风为治疗原则。慢惊风多系脾胃受损，土虚木旺化风；或脾肾阳虚，虚极生风；或肝肾阴虚，筋脉失养生风所致，治疗以补虚治本为主。

本病属于西医学“小儿惊厥”，或因高热、脑膜炎、脑炎、血钙过低、大脑发育不全、癫痫等所致抽搐者，亦属此范畴，均可参考本文治疗部分。

【古代穴位贴敷文献】

1.《本草纲目》

芸薹菜子、叶同功。其味辛气温，能温能散。其用长于行血滞，破结气。又治小儿惊风，

表 2–47　古代穴位贴敷治疗食积用药规律

序号	中药	频次	频率
1	当归	5	2.12%
2	白芷、木鳖子、大黄、肉桂	4	1.69%
3	艾、川乌、草乌、赤芍、三棱、穿山甲、没药、乳香、木香、甘草、川芎、独活、丁香、红花	3	1.27%
4	生地黄、熟地黄、两头尖、莪术、巴豆、蓖麻仁、黄丹、麝香、白附子、阿魏、党参、白术、黄芪、香附、白芍、附子、干姜、川椒、草果仁、大蒜、乌药、南星、苏木、半夏、牛膝、续断、杏仁、苍术、枳壳、松香、羌活、桂枝、桃仁、朴硝	2	0.85%

贴其顶囟，则引气上出也。（菜部第二十六卷·菜之一）

2.《本草述钩元》

蛇蜕，味咸甘，气平……敷小儿重舌唇紧，及诸惊风。（卷二十八·鳞部）

3.《救生集》

慢惊风，肢体逆冷，痰滞咽喉，如牵锉状唇缓面青，口鼻气微，昏睡露睛，速用。胡椒七粒，生栀子七个，葱白七枚，飞面一撮，鸡蛋白半个。先将前四味研末，鸡子白和匀，摊青布上。贴小儿心窝，一日夜除去，有青黑色即愈。如末愈再贴一个。此方贴愈后仍当补脾。

小儿急慢惊风，取白颈曲蟮，刀斩二段，跳急者急惊用，跳慢者慢惊用。加麝香一分捣烂。对脐贴，外用膏药盖紧。（卷三·小儿门）

4.《绛囊撮要·通治》

观音大士救苦神膏　大黄一两，香附七钱，三棱一两，羌活八钱，白芷八钱，芫花七钱，蜈蚣十条，桃仁（研）七钱，生地一两，厚朴七钱，槟榔七钱，黄柏八钱，大戟八钱，蛇蜕五钱，巴豆八钱，皂角八钱，杏仁（研）七两，细辛七钱，肉桂八钱，麻黄八钱，黄连五钱，甘遂二两，川乌一两，莪术一两，枳实八钱，独活七钱，防风七钱，全蝎七钱，草乌七钱，玄参七钱，蓖麻子（研）二两，木鳖子（研）一两，穿山甲七钱，天花粉七钱，五倍子七钱，当归一两五钱，密陀僧四两，黄丹（飞过）二斤四两。选道地药材称准，用大麻油六斤浸瓷盆内五日，然后熬摊。小儿惊风，目翻上，气喘痰壅不通，作条塞鼻孔，贴一膏于脐上。如急极作丸服之。勿饮甘草汤。

5.《疑难急症简方》

俗传小儿惊风，桃仁、杏仁、生黄栀各七枚，面粉，鸡子去黄用白，捣和，贴男左女右手足心，布缚一昼夜，青出愈。

急慢惊风奇方　白颈蚯蚓，刀截两段，跳急者治急惊，慢者治慢惊。加麝香一分，捣烂，贴当脐，外以膏药盖之。（卷一·猝死惊风胎毒）

急慢惊风，酒药一丸切开，用半丸，同葱头连须数个，捣如饼，中作小窝，加香油少许，滴窝中，新瓦焙，摊布上，如膏药然。先将灯草两段，十字交，放在当脐贴上，终食间，即泻出风热寒积而愈。（卷四·补遗）

6.《秘方集验》

吕祖一枝梅　治大人男妇、小儿新久诸病，生死难定之间。用药芡实大一饼，贴印堂之中，点官香一枝，香尽去药。以后一时许，药处有红斑晕色，肿起飞散，谓红霞捧日，病垂危笃。其人不死，加贴药处。一时后，无肿无红，皮肉照常不变，谓白云漫野。病虽轻浅，终归冥路。小儿急慢惊风，一切老幼痢疾俱贴之，红肿即愈。此方用之，无不预知生死。朱砂三钱，银朱一钱五分，五灵脂三钱，麝香三分，蓖麻仁五分，雄黄、巴豆仁（不去油）各五钱。各研细，于端午午时，静室中共研，加油胭脂为膏，磁盒收藏，勿经妇人女手。临用豆大一丸捏饼，贴印堂中，其功立见。（卷之下·余方补遗）

7.《外科证治全书》

吕祖一枝梅　凡男妇大人小儿新久诸病，生死难定之间，用此芡实大一饼，贴印堂之中，点官香一枝，香尽去药。小儿急慢惊风，一切老幼痢疾，俱可贴之。雄黄五钱，朱砂三分，五灵脂三钱，巴豆仁（不去油）五钱，蓖麻仁五分，银朱一钱五分，麝香三分。上研细末，于端午日净室中，午时共研加油燕脂为膏，瓷合收贮，勿经妇人之手。临用豆大一圆，捏饼贴印堂中，其功立见。用过饼送入河中。（卷五·备用要方）

8.《菉竹堂集验方》

黑虎膏　金银花藤、白及、黄芩、白芷、升麻、五爪龙藤、玄参、防风、杏仁、苦参、当归尾、五加皮、大黄、肉桂、黄连、黄芪、白蔹、黄柏、牙皂、山栀、连翘、紫草、苏木、赤芍、人参、木鳖子、汉防已、川续断、地骨皮、生地黄、木馒头，以上各二钱五分，黄丹（飞过）七两。上用香油十四两，前三十一味咀片，入油内浸。春五三秋七冬十日。用铜锅熬，待渣赤色，用净棕一大片，复丝绵一层，滤去渣。再放火上慢熬，柳、桑、槐、桃条作用一把，在锅内不住手搅，俟滴水成珠，下黄丹搅匀，离火下下细药。穿山甲（火煅过）二钱五分，阿魏六分二厘半，麝香六分二厘半，苏合油一钱二分半，大枫子（肉）二钱半，檀香二钱五分，乳香二钱五分，没药二钱五分，血竭二钱五分，冰片一分。上为细末，用力不住手搅匀，收入磁器内，坐水盆中，露一二宿出火毒。此膏治小儿急慢惊风，贴

脐并尻尾穴。（卷五·肿毒门）

9.《家用良方》

急慢惊风，取芙蓉花嫩叶约五六片，男双女单，切碎煎鸡蛋角三支，乘热敷儿脐上，冷则换之，不过三、四次自愈。（卷三·治小儿各症）

小儿急慢惊风神效仙方　生栀子（七粒）、胡椒（七粒），共为末，入灰面三钱，鸡蛋一只，要白。调匀，搅成糊，用布开如膏药，贴在小儿心口，用布扎住。至明日对时放开，其药变黑色，小儿心口转深蓝色，则病尽去矣。（卷六·各种补遗）

10.《寿世编》

惊风三方：白颈大曲鳝一条，切两截，跳急者急惊用，跳慢者慢惊用，加麝香一分，捣烂纳于脐上，外用膏药盖紧，自愈。以白颈曲鳝煎汤灌之。

苏叶、丹皮、薄荷叶，每样五分不可缺，再加一钱灶心土，七个葱头，一分麝，一个香蕈，七样全，照分称准研成末，烧酒调饼贴脐上，真是回生神妙药。

慢惊风：肢体通冷，痰滞咽喉，如扯锯状，唇缓面青，口鼻气息甚微，昏睡露睛，速用胡椒七粒，生栀子七个，葱白七个，灰面一撮，共捣融，调鸡白半个，摊青布上，贴于心窝，一日夜除去，有青黑色即愈矣。如未愈，再贴一个。此方贴愈后，当补脾。（上卷·小儿门）

11.《急救广生集》

惊痫发热：乾蓝、凝水石（各等分）为末，水调敷头上。

12.《理瀹骈文》

定惊膏：治肝风惊搐，并胎风，兼清心法：羌活、防风、川芎、当归、龙胆草、栀子、蝎梢、生甘草、薄荷、竹叶，加黄连、麦冬、胆南星、赤苓、朱砂、雄黄、木通、生地，丸，临用生姜汁化开擦胸。此方治热。

小儿急惊风锭子：麻黄四两，甘草二两，蝉蜕、僵蚕、全蝎各二十一个，陈胆星一两，白附子、防风、川乌、天麻、川芎、白芷、党参、南薄荷、白术、木香各五钱，干姜四钱，煎膏，蜂蜜二两，牛黄、冰片、轻粉各三钱，麝一钱，朱砂、雄黄各八钱，和捏为锭。临用淡姜汤同白蜜摩擦胸背、麻黄麝香同用，发散而不引邪，妙。并治风痫破伤风，诸风皆良。

又，急惊秘方：治咳嗽、惊痫、发搐、发热、齁喘、痰涎上壅、痰厥跌倒，胆星、全蝎各一两，牛子五钱，朱砂四钱，巴仁三钱，糁薄荷膏贴心口。加大黄一两五钱，黑丑七钱五分，胆星、半夏、枳实各五钱，牙皂三钱，油丹熬贴，亦良。薄荷可用二两，入膏同熬，此方合用行而不泄。

附方：雄黄五钱，砂仁六分，栀子五枚（炒），冰片五厘，鸡子清调敷肚之四围，如碗口大，留出脐眼，入麝少许，绵纸盖，软帛扎，一周时洗去，治急惊等症。

治惊风，杏仁、桃仁、糯米、胡椒、栀子各七个捣烂，鸡蛋清和飞面敷脚板心，男左女右，过夜脚板黑，愈。或用胡椒、栀子、葱白各七，飞面、鸡清和摊布上，贴心窝，周时除下，有青黑色效。（续增略言）

清阳膏：小儿惊风痰热，用薄荷、防风、麦冬、胆星、黄连、归身、羚角煎抹胸背，再贴膏。牙关紧闭，《本草》用杜牛膝、醋敷颈。又，文中擦背、敷胸、涂足等方皆可参。又，小儿一切惊症，用胆星、甘草、天麻、川连、朱砂、全蝎、僵蚕各一钱，牛黄三分，冰片半分，研末水调或薄荷汤调擦胸背。

薄荷五两，荆穗四两，羌活、防风、连翘、牛蒡子、天花粉、玄参、黄芩、黑山栀、大黄、朴硝各三两，生地、天冬、麦冬、知母、桑白皮、地骨皮、黄柏、川郁金、甘遂各二两，丹参、苦参、大贝母、黄连、川芎、白芷、天麻、独活、前胡、柴胡、丹皮、赤芍、当归、秦艽、紫苏、香附子、蔓荆子、干葛、升麻、藁本、细辛、桔梗、枳壳、橘红、半夏、胆南星、大青、山豆根、山慈菇、杏仁、桃仁、龙胆草、蒲黄、紫草、苦葶苈、忍冬藤、红芽大戟、芫花、白丑头、生甘草、木通、五倍子、猪苓、泽泻、车前子、栝蒌仁、皂角、石决明、木鳖仁、蓖麻仁、白芍、生山甲、白僵蚕、蝉蜕、全蝎、犀角片各一两，羚羊角、发团各二两，西红花、白术、官桂、蛇蜕、川乌、白附子各五钱，飞滑石四两。

生姜连皮、葱白连须、韭白、大蒜头各四两，槐枝连花角、柳枝、桑枝皆连叶，白菊花连根叶、白凤仙草茎花子叶全用一株各二斤，苍耳草全、益母草（全）、马齿苋（全）、诸葛菜（全）、紫花地丁全即小蓟、芭蕉叶无蕉用冬桑叶、竹叶、桃枝连叶、芙蓉叶各八两，侧柏叶、九节菖蒲各二两。以上皆取鲜者，夏秋合方全，内中益母、地丁、蓉叶、凤仙等，如干者一斤用四两，半斤用二两。两共用小磨麻油三十五斤凡干药一斤用油三斤，鲜药一斤用油一斤零，分两起熬枯去渣，再并熬，俟油成油宜老，仍分两起，下丹，免火旺走丹每净油一斤，用炒丹七两收。再下铅粉炒一斤，雄黄、明矾、白硼砂、漂青黛、真轻粉、乳香、没药各一两，生石膏八两、牛胶四两，酒蒸化。俟丹收后，搅至温温，以一滴试之，不爆，方下，再搅千余遍，令匀，愈多愈妙。勿炒珠，炒珠无力，且不粘也。

诸膏皆照此熬法，如油少，酌加二三斤亦可。凡熬膏，总以不老不嫩合用为贵。（存济堂药局修合施送方并加药法）

13.《外治寿世方》

急慢惊风，白颈蚯蚓（刀截两段，跳急者治急惊，跳慢者治慢惊），加入麝香一分，捣烂贴当脐。外以膏药盖之。又用白丝毛鸡（乌骨绿耳又名绒毛鸡，又名白凤凰，多出江西泰和县），以鸡尾粪门向小儿肚脐上。无风鸡则远去。有风鸡必贴紧吸拔风毒。少时即愈。神效之至。愈后须用麻油灌入鸡口。以解其毒。又，杏仁、桃仁、糯米、胡椒、栀子各七枚，共捣极烂。用鸡子清调飞罗面敷足心，男左女右，敷过夜，次日脚板甚青黑，即愈。又芙蓉嫩叶约五六瓣，男单女双（一作男双女单）捣烂，用鸡蛋和入，煎熟作饼，贴脐上。冷则随换，立愈。（卷四・儿科）

14.《验方新编》

又方：明雄黄五钱，砂仁六分，栀子五枚炒，冰片五厘，共为细末，以鸡蛋清调敷肚之四围如碗口大，安脐眼入麝香五厘，上用绵纸盖好，再以软绢扎之，一昼夜后温水洗水，神效。

又方：甜杏仁六粒，桃仁六粒，黄栀子七个，上药研烂，加烧酒、鸡蛋清白、干面，量孩儿年岁，作丸如元宵样之大小，置于手足二心，布条扎紧，一周时手足心均青蓝色，则病已除。但须切记男左女右，不可错置，是所至要，万应万验，真有起死回生之功。

又方：取芙蓉嫩叶（男单女双），捣烂，用鸡蛋和入，煎熟作饼，贴儿脐上，冷则随换，立愈。

又方：慢惊风亦可治，用白丝毛鸡（乌骨绿耳，又名绒毛鸡，又名白凤凰，多出江西太和县），以鸡尾粪门向小儿肚脐上，无风鸡则远去，有风鸡必贴紧，吸拔风毒，少时即愈，神效之至，愈后须用麻油灌入鸡口，以解其毒。（卷十・小儿科惊风）

15.《证治准绳・幼科》

涂顶膏　治天钓风，备急。乌头（生用，去皮脐）、芸薹子各二钱，上为末。每用一钱，新汲水调敷儿顶上。（集之二・肝脏部）

【按语】

惊风是小儿时期常见的一种急重病症。其病情往往比较凶险，变化迅速，威胁小儿生命。急惊风病因以外感六淫、疫毒之邪为主，偶有暴受惊恐所致。

古代穴位贴敷治疗惊风在选穴上以脐部、足心为主，部分使用胸背部、心口部穴位及尻尾穴。神阙穴位于脐之中央，具有“上至泥丸，下至涌泉”之效力。脐部是在小儿腹壁最后闭合的部位，其表皮角质层薄弱，相对于身体其他部位而言，屏障功能最弱，此处用药穿透力度最佳。涌泉穴位于足底部，属足少阴肾经之井穴，刺激该穴，肾阴得益，水能涵木，功可滋阴益肾、平肝息风。同时能够让药物由表入里，促进经络循环并到达患儿脏腑，从而快速消除肝热，达到治愈疾病的目的。

穴位贴敷用药共涉及中药182种，使用频率排在前三位的中药是栀子、麝香、杏仁，应用频率为8.83%，分别是清热药、开窍药和化痰止咳平喘药，栀子苦寒，归心、肺、三焦经，有泻火除烦、清热利湿、凉血解毒，外用消肿止痛之效；麝香辛、温，归心、脾经，有开窍醒神、活血通经、消肿止痛之效；杏仁苦、微温，有小毒，归肺、大肠经，有降气止咳平喘、润肠通便之效。将古代文献中穴位贴敷治疗惊风应用频次大于1的药物按出现频次进行统计，依据频次数递减排序，见表2-48。

穴位贴敷治疗惊风以神阙、涌泉穴为主，抽搐时，切忌强行牵拉患儿，以免拉伤筋骨。此外，中药外敷治疗小儿疾病时需要患儿配合性相

表 2-48　古代穴位贴敷治疗惊风用药规律

序号	中药	频次	频率
1	栀子	12	3.53%
2	麝香	11	3.24%
3	杏仁	7	2.06%
4	胡椒、葱白、桃仁、雄黄	6	1.76%
5	朱砂、防风	5	1.47%
6	大黄、白芷、生地黄、蓖麻子、黄连、全蝎、当归、冰片、芙蓉嫩叶	4	1.18%
7	羌活、黄柏、巴豆、川乌、木鳖、蛇蜕、穿山甲、川芎、甘草、薄荷、蚯蚓	3	0.88%
8	牵牛子、香附、芫花、五灵脂、大戟、肉桂、甘遂、麻黄、枳实、独活、玄参、皂角、细辛、五倍子、天花粉、黄丹、升麻、黄芩、连翘、赤芍、地骨皮、牙皂、紫草、苦参、牡丹皮、龙胆草、竹叶、麦冬、胆南星、木通、蝉蜕、僵蚕、白附子、天麻、白术、砂仁、糯米、白丝毛鸡粪、胆星、半夏、香油	2	0.59%

对较少，并且这种治疗方法操作比较简单，疗效也比较显著，所需要的药物相对廉价，取材也比较方便，患儿治疗后并不会产生其他并发症或毒副作用，更加适宜在儿童中使用。

（七）疳证

【概述】

疳证临床表现为面黄肌瘦，毛发稀黄，食欲反常，肚腹膨胀，大便失调等。病久影响生长发育，被称为儿科四大证之一。小儿疳证主要发生在 6 岁以下儿童，尤以 3 岁以下儿童较为多见。

本症在古典医籍中名称繁多，《医宗金鉴》将其重新划分为疳证 19 候。总的归纳起来，①按五脏命名：如肝疳、心疳、脾疳、肺疳、肾疳；②按病因命名：如热疳、冷疳、哺露疳、食疳、蛔疳等；③按病位命名：如外疳、内疳、口疳、牙疳、眼疳、鼻疳、脑疳、脊疳等；④按病情分类：如疳气、疳虚、疳极、干疳等；⑤按病证命名：如疳泻、疳痢、疳肿胀、疳渴、疳嗽、丁奚疳等。

疳证病机复杂，主要有禀赋虚弱、喂养不当、饮食失节、他病迁延、用药过伤，以及虫积为患等。疳证的主要病变部位在脾胃，其基本病理改变为脾胃受损，津液消亡。因脾胃受损程度不一，病程长短有别，而病情轻重差异悬殊。初起仅表现为脾胃失和，运化不健，或胃气未损，脾气已伤，胃强脾弱，肌肤失荣不著，为病情轻浅，正虚不著的疳气阶段；继之脾胃虚损，运化不及，积滞内停，壅塞气机，阻滞络脉，则呈现虚中夹实的疳积证候；若病情进一步发展或失于调治，脾胃日渐衰败，津液消亡，气血耗伤，元气衰惫，则导致干疳。

疳证相当于现代医学中的儿童营养不良，该病临床常见原因有蛋白质能量不足，维生素营养障碍，微量元素缺乏，以及肠道寄生虫病或慢性消耗性疾病等。

【古代穴位贴敷文献】

1.《儿科要略》

口齿疳，因热毒蕴蓄，血分不清，治宜清血解毒，内服用清胃散、甘露饮等，外敷用青霞散、黄矾散之属（黄矾散：大黄、明矾共为末）；或百药煎（系五倍子末同药作饼而成者也，五倍一斤。同桔梗、甘草、真茶各一两。入酵糟二两。拌和糖罨。起发如面）、胭脂各等分，为细末掺之；或用米泔水洗疮，以黄丹（飞过）、乳香、白矾（飞过）、胭脂各一钱，轻粉、麝香，各少许，共为细末，挹干掺之。

鼻疳，因疳热熏蒸，鼻痒生疮，外用甘草白矾汤洗净，后以芦荟、黄连、黄柏为末敷之，或青黛一钱，麝香少许，熊胆末五分，临睡时掺之。

青霞散外用，治小儿口齿疳。虾蟆（烧灰）一个，甘草（炙）、青黛各一分，研为细末，加麝香少许，先用盐汤漱口，拭干，以鸡翎蘸药敷之。（第三章・儿科特征）

2.《鸡鸣录》

疳积便泻，芒硝三钱，杏仁、生栀子、红枣各七枚，连须葱白七茎，飞面三钱，酒酿或浑酒脚，和捣如泥，摊贴腹上，以布缚之。腹露青黑色，五日一换，以腹白为度，重者三作必愈。（儿科第二）

3.《古今医鉴》

黑龙妙化膏刘少保公传，贴癖块，血积，气积，疳积，食积等疾。

川乌一两，草乌一两，当归一两，白芷一两，赤芍一两，生地一两，熟地一两，两头尖一两，官桂一两，三棱一两，莪术一两，穿山甲一两，木鳖子（去壳，净仁）一两，巴豆（去壳）一百个，蓖麻仁一百个，香油二斤，炒黑黄丹一斤，乳香一两，没药一两，木香一两，麝香二两，五灵脂一两，五倍子。（卷之十三・癖疾）

4.《医学纲目》

小儿脑疳者，是胎热所为，但头皮光急，头发作穗，或有头疮。附子（生，去皮脐）、南星上末，生姜自然汁调摊贴患处。（卷之三十八・小儿部）

5.《济阳纲目》

普救万应全膏治小儿疳积，尝制此膏普送，取效神速。倘贴后起疱出水，此病气本深，尽为药力拔出，吉兆也，不必疑惧，记之记之。

藿香、白芷、当归尾、贝母、大枫子（制）、木香、白蔹、乌药、生地、萝卜子、丁香、白及、僵蚕、细辛、蓖麻子、苦参、肉桂、蝉蜕、丁皮、白鲜皮、羌活、桂枝、全蝎、赤芍、高良姜、玄参、南星、鳖甲、荆芥、两头尖、独活、苏木、枳壳、连翘、威灵仙、桃仁、牛膝、红花、续断、花百头、杏仁、苍术、艾绒、藁本、骨碎补、川芎、黄芩、麻黄、甘草、黑山栀、川乌（附子）、牙皂、半夏、草乌、紫荆皮、青风藤以上各一两五钱，大黄三两，蜈蚣三十五条，蛇脱五条，槐枝、桃枝、柳枝、桑枝、楝枝、楮枝以上各三十五寸，男人血余三两，以上各俱浸油内，真麻油十五斤，用二十两秤称，松香一百斤，穰皮滤净，百草霜十斤，细研筛过。（卷八十一・痹证）

6.《原幼心法》

兰香散治小儿疳在外，鼻下赤烂。兰香叶（菜名，烧灰）二分，铜青五分，轻粉二字，上为末，令匀。看大小，干贴之。

铜青散治小儿走马疳，口内生疮，牙根溃烂，齿黑欲脱，或出此血。白芷半两，牙硝一钱，铜青一分，麝香一字，上为末，干敷口角及擦牙齿上，甚妙。（中卷・诸疳门）

7.《急救广生集》

鼻疳、因疳热攻肺而成，用青黛一钱，熊胆五分，麝香少许，共为细末。干者，用猪骨髓调贴。湿者，干上。

鼻疳蚀烂，胆矾烧，烟尽，研末掺之。一方，用芝麻捣敷之。

口鼻急疳数日欲死，以蓝靛敷之令遍。日十度，夜四度。

鹅口疳，用谷树子，抹之立愈。

风虫牙疳，脓血有虫，黄连一两，轻粉一钱，为末，掺之。

走马牙疳、牙床腐烂，因湿热毒气，蕴积既久，一时齐发，势莫可遏。患此病者，九死一生。须于初发之时，用针挑破其白点，出血。将薄荷汤磨金墨（用药为薄荷），涂敷。一方，用雄黄、巴豆霜共研细和丸，如绿豆大，贴两眉中间。一宿，将膏药盖之。

齿疳，鸭嘴胆矾一钱，匙上煅红，麝香少许，研匀，敷龈上立效。

猴子疳是症从肛门或阴囊边，红晕烂起，渐至皮肤不结，靥或眼梢、口旁亦红，若不早治，必至烂死。凡见此症时，切忌洗浴。只用软绵帛蘸甘草汤揩净。用绿豆粉，一两，轻粉一钱五分，标朱一钱，冰片一分或二三分亦可，共为极细末，将金汁调，鹅毛蘸敷上，如无金汁，雪水亦可。虽蔓延遍身，可保立愈。（卷六・幼科）

8.《先醒斋医学广笔记》

治小儿走马牙疳百验方，又将夜壶底内积垢取出，烧灰存性，研极细，敷牙根肿烂处，立愈。（卷之三・幼科）

9.《圣济总录》

治小儿疳，口疮齿龈宣露，黄柏散方。黄柏根皮（炙锉）、黄连（去须）、黄芩（去黑心）、升麻（锉）各三分，大青半两，干虾蟆（酥炙）一两，上六味，捣罗为散，以绵裹贴齿龈上，吐涎。（卷第一百七十三・小儿疳）

10.《小儿卫生总微论方》

治肾疳时久，骨沉力弱，项细头重，致天柱骨倒，不能擎举抬头，须臾用生力散涂之。生力散以木鳖子三个、蓖麻子三十个，各去壳取肉，同研细。每用一钱许，津唾调摊纸上。先紧抱定儿，揩项上令热，贴。（卷十二・诸疳方治）

11.《理瀹骈文》

清肝膏一切疳症，冷热新久，均以脾疳集圣丸主之，用党参、黄连、干蟾酥各三钱，川芎、当归、五灵脂、陈皮、青皮、醋炒莪术、煨木香、真芦荟、酒蒸砂仁各二钱，公猪胆汁丸，五脏各有加减，如肝疳去莪术、砂仁、陈皮、木香，加龙胆草、栀仁、防风、天麻、蝉蜕各二钱，青黛钱半，可以擦胸背，再贴膏。内症上贴胸口，并两胁背心（肝俞）脐上脐下。余贴患处。加锭子醋磨敷。鳖甲一个、用小磨麻油三斤、柴胡四两，黄连、龙胆草各三两，玄参、生地、川芎、当归、白芍、郁金、丹皮、地骨皮、羌活、防风、胆南星各二两，薄荷、黄芩、麦冬、知母、贝母、黄柏、荆芥穗、天麻、秦艽、蒲黄、枳壳、连翘、半夏、花粉、黑山栀、香附、赤芍、前胡、橘红、青皮、栝蒌仁、桃仁、胡黄连、延胡、灵脂（炒）、莪术（煨）、三棱（煨）、甘遂、大戟、红花、茜草（即五爪龙）、牛膝、续断、车前子、木通、皂角、细辛、蓖麻仁、木鳖仁、大黄、芒硝、羚羊角、犀角、山甲、全蝎、牡蛎、忍冬藤、甘草、石决明各一两，吴萸、官桂、蝉蜕各五钱，生姜、葱白、大蒜头各二两，韭白四两，槐枝、柳枝、桑枝、冬青枝、枸杞根各八两，凤仙（全株）、益母草、白菊花、干桑叶、蓉叶各四两，侧柏叶二两，菖蒲、木瓜各一两，花椒、白芥子、乌梅各五钱，煅青礞石四两，明雄黄、漂青黛各二两，芦荟、青木香各一两，牛胶四两酒蒸化，如清阳膏下法，牛胶十二两醋熬化。（存济堂药局修合施送方并加药法）

治疳积伤食生虫，用芒硝三钱、红枣七个、再加葱白七个、苦杏仁、生栀子各七个、酒糟一两、白灰面三钱，捣匀贴脐眼命门，三日后肉见青黑即效。

疳病虚中有积，肿胀泄泻及疹后将成疳者，勿专讲消导。黄芪、茯苓、白术、炙甘草、制厚朴、槟榔、山楂、麦芽、神曲、陈皮、益智仁、木香、砂仁、山药、莪术、使君子、川楝肉、胡黄连、芜荑各五钱，麻油熬丹收，朱砂一钱搅贴。（续增略言）

【按语】

疳证在临床中较为常见，是由多种慢性疾患引起的一种病证，病位主要在脾、胃，可涉及心、肝、肺、肾，基本病机为脾胃受损，气血津液亏耗。

药物穴位贴敷的部位大多为胸腹部、脐部、足心以及患处。脐部皮下无脂肪，脐下含有丰富的血管，药物渗透性强，吸收快，药物可直接扩散于血脉之中，产生全身效应。足心为涌泉穴，肾经的井穴，精气所出之处，药物贴敷涌泉穴可以激发经气，疏通经络，促进气血运行，调节人体阴阳与脏腑功能。

穴位贴敷治疗疳证用药种类丰富，共涉及药物约200种，使用频率排在前四位的中药是麝香、黄连、栀子、甘草，应用频率在7.66%，分别属于开窍药、清热药和补气药。麝香辛，温，归心经、脾经，具有开窍醒神，活血通络的功效；黄连苦、寒，归心、肝、胃、大肠经，有清热燥湿，泻火解毒之功；栀子苦、寒，归心、肝、肺、胃、三焦经，有泻火除烦，清热利湿，凉血解毒，消肿止痛的功效；甘草甘、平，入脾、胃、肺经，可清热解毒，补脾益气，缓急止痛。将古代文献中穴位贴敷治疗疳证应用频次大于1的药物按出现频次进行统计，依据频次数递减排序，见表2-49。

穴位贴敷治疗疳证的同时，日常调护方面，需要注意调控饮食习惯，改善饮食结构，营养搭配均衡。食量好转时要循序渐进，不可过急过快，不恐吓或强迫喂食，少食膏粱厚味、生冷、质地坚硬等不易消化的食物，养成良好的饮食习惯，做到饮食有节有质。穴位贴敷可以防治小儿多种疾病，具有简、便、廉、验、捷的

表 2-49　古代穴位贴敷治疗痦证用药规律

序　号	中　药	频　次	频　率
1	麝香	7	2.44%
2	黄连、栀子、甘草	5	1.74%
3	轻粉、当归	4	1.39%
4	大黄、青黛、葱白、白芷、赤芍、生地黄、木香、蝉蜕、川芎、黄芩、黄柏、肉桂	3	1.05%
5	五倍子、乳香、芦荟、芒硝、杏仁、红枣、川乌、草乌、两头尖、莪术、蓖麻仁、南星、生姜、贝母、细辛、羌活、全蝎、玄参、鳖甲、枳壳、连翘、桃仁、牛膝、红花、续断、半夏、铜青、胆矾、薄荷、陈皮、青皮、龙胆草、防风、天麻、胡黄连、铅丹、熊胆、砂仁	2	0.70%

特点。

五、五官科疾病

（一）耳聋、耳鸣

【概述】

耳聋指不同程度的听力减退，程度较轻的也称为“重听”。耳鸣是指患者自觉耳中鸣响且周围环境中并无相应的声源，可发生于单侧也可发生于双侧，有时患者自觉鸣声来自头颅内部，可称为“颅鸣”或“脑鸣”。耳聋在《黄帝内经》中有“耳无闻”“无闻”“微闻”“聋”等不同的别名。《灵枢·厥论》曰：“耳聋无闻，取耳中。”《黄帝内经·灵枢注证发微》曰：“有耳聋无闻者，当取耳中听宫穴以刺之，系手太阳小肠经听宫。”除此之外，有“耳数鸣”“耳中鸣”“耳善鸣”“脑转耳鸣”等。有些名称还可以看出耳鸣的不同特点，如《脉经》中出现的“虚鸣”，《针灸甲乙经》中的“蝉鸣”等。

耳鸣、耳聋的发生与多种原因引起的耳窍闭塞有关。多因急性热病，反复感冒，风邪携热外袭或携寒化热客于肺脏，肺气失于宣降，外邪循经上犯耳窍，发为耳聋耳鸣；或因肝热上扰耳窍，足少阳胆经循行于耳后，肝胆相通表里，性情急躁之人，暴怒之时，气血循经上逆，阻滞耳窍发为耳鸣、耳聋；体虚久病，久病肝肾亏虚，真脏不足，或肾虚精脱，肾之精气不能上荣于耳，则导致耳鸣、耳聋；也可因脾胃气弱，清阳不升，气血不能上濡清窍所致。

西医学认为耳鸣耳聋的出现常见于多种疾病发生发展的过程中，如中耳炎、鼓膜穿孔等；急性热性传染病，如猩红热、流行性感冒等；颅内病变，如脑肿瘤、听神经瘤等。药物中毒以及高血压、美攸氏病、贫血、神经衰弱等疾病，也均可出现耳鸣耳聋。

【古代穴位贴敷文献】

1.《理瀹骈文》

清阳膏，耳鸣耳聋膏，剪半开，勿断，夹耳门贴，再用龙荟锭，醋磨敷耳一周，龙荟锭用柴胡、龙胆草、黄芩、青皮、胆星、芦荟、黄连、青黛、大黄、木通、菖蒲、皂角、细辛各一两，全蝎三个，陈小粉炒黑，五两研末，以青鱼胆汁一杯，和姜汁、竹沥为锭，临用醋磨敷，并治耳痛及一切肝火，如有脓，日久不干，加枯矾、雄黄、轻粉、海螵蛸末敷脓，自干。凡耳病用药吹耳、滴耳不如涂耳外，又耳聋，用药布包作枕睡最好，可以用大剂。

滋阴壮水膏，治眼花耳鸣。上贴心背，中贴脐眼，下贴丹田。生龟板一斤腹黑者佳，黄色及汤板不可用，用小磨麻油三斤，浸熬去渣听用，或下黄丹收亦可。玄参四两，生地、天冬各三两，丹参、熟地、萸肉、黄柏、知母、麦冬、当归、白芍、丹皮、地骨皮各二两，党参、白术、生黄芪、川芎、柴胡、连翘、桑白皮、杜仲（炒断丝）、熟牛膝、南薄荷、川郁金、羌活、防风、香附、蒲黄、秦艽、枳壳、杏仁、贝母、青皮、橘皮、半夏、胆星、黑荆穗、桔梗、天花粉、远志肉（炒）、女贞子、柏子仁、熟枣仁、紫菀、菟丝饼、钗石斛、淮山药、续断、巴戟天、黑山栀、茜草、红花、黄芩、黄连、泽泻、车前子、木通、生甘遂、红芽大戟、生大黄、五味子（炒）、五倍子、金樱子、炒延胡、炒灵脂、生甘草、木鳖仁、蓖麻仁、炮山甲、羚羊角、镑犀角、生龙骨、生牡蛎、吴萸各一两，飞滑石四两，生姜、干姜（炒）各一两，葱白、韭白、大蒜头各二两，槐枝、柳枝、桑枝、枸杞根、冬青枝各八两，凤仙草、墨旱莲、益母草各一株，冬霜叶、白菊花、侧柏叶各四两，菖蒲、小茴香、川椒各一两，发团二两，两共用油二十四斤，分熬去渣，合龟板油并熬丹收，再加铅粉（炒）一斤，生石膏四两，青黛、轻粉各一两，灵磁石（醋煅）二两，官桂、砂仁、木香各一两，牛胶四两酒蒸化，如清阳膏下法，朱砂五钱。（存济堂药局修合施送方并加药）

2.《古今医统大全》

追风如圣散，治耳内蝉鸣。川乌、草乌、苍术各四两，川芎五钱，石斛一两，白芷、细辛、当归、防风、麻黄、荆芥、何首乌、全蝎、天麻、藁本各三钱，甘草三两，人参三钱，两头尖（即牡鼠粪，主风痫）二钱，上为细末，每服半钱，临睡，茶清送下，温酒亦可，不许多饮酒。服药后，忌一切热物饮食，一时恐动药力。服药觉有麻是效也。亦可敷贴。（卷之八・中风门）

3.《济世全书》

化风如圣散，一名刀圭散，治耳内蝉鸣，敷贴立效。苍术（米泔浸）二两，草乌（炮去皮）二两，川乌（炮去皮尖）二两，何首乌米泔浸忌铁器二两，全蝎（瓦焙）二钱半，天麻二钱半，僵蚕（隔纸炒）三钱半，两头尖一钱，防风（去芦）一钱半，荆芥二钱半，白芷二钱半，细辛二钱半，藁本二钱半，麻黄二钱半，当归（酒洗）二钱半，川芎二钱半，人参一钱半，白茯苓一钱半，石斛（酒洗）五钱，白花蛇（酒浸三日去皮骨）五钱，羌活二钱半，甘草（炙）一两半，共二十二味，上为细末，每服三分或五分，渐加至六七分，临卧酒调下，茶亦可。服后忌多饮酒并一切热物饮食，一时恐动风气。服后觉麻是药之效也。按上方，治中风诸病暂服之剂，立可奏效。（乾集卷一・中风）

【按语】

耳鸣、耳聋是临床常见病、多发病，严重影响患者的日常生活，而且发病年龄有逐渐年轻化的趋势。耳鸣与耳聋虽然是两个疾病，但是此二者之间的关系较为密切。其在生理功能上皆由耳所主，而病理上相互影响，有“耳聋为耳鸣之极，耳鸣为耳聋之渐”之说。

贴敷部位可在耳门处或心背、脐眼、丹田。耳门属于手少阳三焦经穴位，可降浊升清，治疗耳部疾病。脐为神阙穴，有固本培元，和胃理肠的功效，将药物贴敷在此处可疏通经络，内达脏腑，起到防治疾病的作用。丹田为关元穴，有补肾益气、温阳固脱之功，贴敷在此处可培补元气。

贴敷治疗耳鸣耳聋的药物可分为解表药以及活血化瘀药。解表类药物包括柴胡、生姜、葱白、麻黄、荆芥、防风、细辛等，其善行肌表，善理肌腠，可祛外感之邪气，部分兼有清利头目之效，适用于外邪蒙蔽上焦所致的耳鸣。而对于痰火壅塞、肝火上扰所致的耳鸣，应用解表药亦可助上焦之热由肌表腠理而出，使耳鸣缓解。同时解表药辛散轻扬，芳香走窜，有利于外治药物经皮肤、黏膜吸收。活血化瘀类药物包括川芎、郁金、丹参、红花、益母草等，可通利血脉、促进血行，因气与血互根互用，行血活血可助气机条畅，故治疗耳鸣时选用活血化瘀药亦可使上焦气机调达，耳窍清明。

穴位贴敷治疗耳聋、耳鸣具有简、便、效、廉等优势，操作简单，施术方便，无依赖性等药物不良反应，且起效较快，作用持久。同时在治疗过程中患者应注意应避免劳倦，节制房事，调适情绪，保持耳道清洁。

（二）聤耳

【概述】

聤耳可泛指耳窍中流脓的病证，又可仅指耳中出脓带黄色的病证。聤耳最早出现于《肘后备急方》，即“聤耳，耳中痛，脓血出方。”《诸病源候论》描述为“劳伤血气，热乘虚也，入于其经，邪随血气至耳，热气聚，则生脓汁，故谓之聤耳。”本病可因脓色不一而名亦各殊，《医宗金鉴》中将黑色臭脓者称为“耳疳”，《冯氏锦囊秘录》中将青脓名为“囊耳”，《证治准绳》中将白脓名“缠耳”。

聤耳有虚实之分，其中暴病者多属实证，久病者多属虚证。实证可分为邪毒侵袭以及肝胆火盛。邪毒侵袭主要为风、湿、热等邪毒上壅耳窍，熏蒸耳道，化而为脓。肝胆火盛是指肝经之火随经攻耳，化为脓汁，发为本病。虚证多由肾经虚损所致。可分为肺脾气虚、肺肾阴虚以及肾元虚损。肺脾气虚，肺卫无力抗邪，邪毒炽盛而侵袭耳窍，气虚则邪毒盛，祛邪不利，发为脓耳。肺肾阴虚，坎水不足，肾津匮乏，清阳因无根而难升，浊阴缘雾霾而失降，郁火湿邪乘虚循经，旁窜肾窍，结搏于耳，故发热耳痛，流脓重听。肾气亏虚，无力濡养耳窍，抗邪无力，发为慢脓耳。聤耳又分急性和慢性，急性多因外感风热邪毒所致，其全身症状较重，耳部疼痛明显，若治疗得当，可使病去耳和，若失治误治，则可使病情迁延。慢性聤耳病程较长，病情反复，常因复感邪毒而致耳部反复流脓，甚则侵蚀骨质。

西医学称聤耳为化脓性中耳炎。其有急慢性之分。急性化脓性中耳炎是指中耳黏膜的急性化脓性炎症。慢性化脓性中耳炎是发于中耳腔的慢性化脓性炎症疾病，其主要侵袭中耳腔黏膜、骨膜、骨质甚至乳突骨质等部位，常会引起听力损失。

【古代穴位贴敷文献】

1.《医灯续焰》《家用良方》《儿科要略》《儿科通论》

汤氏龙黄散，治小儿聤耳，汁出不止。枯白矾、龙骨末、黄丹（炒）各半两，麝香一钱，上同研细，先以绵杖子搌脓水尽。用散一字半，分为两处入耳内。日二次。（卷十六·小儿脉证第七十八）

2.《本草纲目》

聤耳出脓：用五倍子（焙干）一两，全蝎（烧存性）三钱，为末，掺耳中。（虫部第三十九卷·虫之一）

脓耳疼痛：蝎梢（去毒，焙）七枚，入麝香半钱为末。挑少许入耳中，日夜三、四次，以为度。（虫部第四十卷·虫之二）

3.《鸡峰普济方》

硫黄散，治小儿聤耳，硫黄研如粉，上频频掺在耳中。（卷第二十·小儿）

4.《普济方》

用水和雀屎，敷之，治疮疡诸热毒、疱疮、软疖及聤耳。名二白散。

用风化石灰不以多少，鸡子清拌匀和，作弹子大，日干火煅，研为细末。凡疮疖初结，清油调敷，已破干掺。若聤耳令患者侧卧，以患耳向上掺药，以干为度。（卷二百九十·痈疽门）

5.《医方选要》

红绵散，治聤耳出脓及黄水。白矾（枯）一钱，干胭脂二分半，麝香少许，上为细末，先用绵杖子缠去耳中脓水尽，另用绵杖子送药入耳中，令到底掺之。一方加黄丹、龙骨。（卷之八·耳鼻门）

6.《经验良方全集》

《本草》小儿聤耳：胭脂浸汁滴耳中，或夜明沙、麝香为细末，拭净耳孔，用末敷之效。（卷一·耳鼻）

7.《幼幼新书》

《千金》治聤耳，耳中痛脓血出方。上取釜月下灰薄耳中，日三易之。每换以篦子去之，再着，取瘥止。

《圣惠》治小儿聤耳有脓血，疼痛不止。白矾灰散方，白矾（灰）、黄柏（锉）、乌贼鱼骨、龙骨（以上各半两），上件药捣，细罗为散，以绵缠柳枝展去脓血尽，干掺药末于耳内，日二、三用之。

《圣惠》又方，金箔七片，花胭脂、白矾（灰）各半两，上件药同研为末，每日三、四度掺少许于耳中。

《圣惠》治小儿聤耳，密陀僧散方，密陀僧、夜明砂（微炒）、白矾（灰）各一分，上件药都研令细，用少许干贴，日三上用之。

《圣惠》又方，上取鲞鱼枕烧为灰，细研如粉。每用一字，内在耳中，日二上用之。

钱乙附方治小儿脓耳。白矾（火飞）、坯子胭脂（染胭脂也）各一钱、麝香一字，上同研匀。每用少许，先用绵裹杖子展净，掺之。

《惠眼观证》麝肝散，治聤耳方。麝香（研）少许，猪肝（一小片烧存性）三指大，白矾（飞过）半钱，上三味同研令细，先用绵拭干后掺之。

《庄氏家传》治脓耳方。上用大蛤蛹，以草火烧为灰，研细，先滴生油一点在耳内，干掺少许。

《庄氏家传》又方，竹蚛粪半钱，淀粉一字，麝香少许，上为细末，掺耳内便干。

《庄氏家传》治脓耳方。青州枣（炭火慢炒令焦）二个，白矾（火飞）枣许大，轻粉二两，上为细末。每用少许，用绵缠干掺耳内却以绵塞之。（卷第三十三·聤耳第十六）

8.《万病回春》

黄龙散，治聤耳。小儿因沐浴，水入耳中，水湿停留，搏于血气，酝酿成脓耳。枯矾、龙骨（煨）、黄丹（水飞）、胭脂（烧灰）、麝香（少许）、海螵蛸（煨）上为细末，先将纸条拭干脓水，后以药掺入，勿令入风。（卷之七·小儿杂病）

【按语】

古今医家对聤耳多从肺、肝、胆、脾、肾脏腑之功能失调以及风、热、湿等因素致病进行分析，有急慢性之分。聤耳的治疗以药物治疗为主，内服外用皆可，治疗时应遵循急则治标，缓则治本的原则。

贴敷治疗聤耳部位为耳内患处，可使药物直达病所。穴位贴敷治疗聤耳用药种类丰富，共涉及药物 29 种，使用频率排在前四位的中药是麝香、白矾、龙骨、铅丹，应用频率在 56.72%，分别属于开窍药、攻毒杀虫药、安神药和拔毒化腐药。麝香辛，温，归心、脾经，具有开窍醒神，活血通络的功效；白矾酸、涩、寒，归肺、脾、肝、大肠经，可解毒杀虫，燥湿止痒；龙骨甘、涩、平，归心、肝、肾经，有重镇安神，平降肝阳，收敛固涩之功；铅丹辛、微寒、有毒，入脾、肝经，可拔毒生肌。将古代文献中穴位贴敷治疗聤耳应用频次大于 1 的药物按出现频次进行统计，依据频次数递减排序，见表 2-50。

表 2-50　古代穴位贴敷治疗聤耳用药规律

序　号	中　药	频　次	频　率
1	麝香	12	17.91%
2	白矾	13	19.40%
3	龙骨	7	10.45%
4	铅丹	6	8.96%
5	胭脂	5	7.46%

治疗聤耳除贴敷外古代最常用吹药法，是将清热解毒、敛湿祛脓的药物吹入耳内，以达到治疗效果。聤耳的预防与调护应注意积极治疗鼻部及咽部慢性疾病，如鼻窦炎、慢性扁桃体炎、增殖体增生等，以减少耳部感染的机会。避免污水入耳，有水入耳时，要尽早擦拭干净，保持外耳道清洁。患急性上呼吸道炎或急性传染病者，应及时治疗，以防并发耳疾，平时注意检查耳部，做到早期发现，早期治疗。

（三）喉痹

【概述】

喉痹是指以咽部红肿疼痛，或干燥、异物感，或咽痒不适，吞咽不利等为主要临床表现的疾病。"喉痹"一词最早见于《黄帝内经》，其含义较广，大抵包含了具有咽喉部红肿疼痛为特点的多种咽喉部急、慢性炎症。《素问·阴阳别论》曰："一阴一阳结，谓之喉痹。"

另有"喉闭"之称，《杂病源流犀烛·卷二十四》曰："喉痹，痹者，闭也，必肿甚，咽喉闭塞。"《景岳全书》中将喉痹分为"阴虚喉痹"和"阳虚喉痹"。《医林绳墨》曰："近于上者，谓之乳蛾、飞蛾；近于下者，谓之喉痹、喉闭。"

临床上因病机不同又将喉痹分风热喉痹、伤寒喉痹、酒毒喉痹、阴虚喉痹、阳虚喉痹等。因其发病后喉间颜色之不同而有白色喉痹、淡红喉痹等。因其发病之急骤而有急喉痹、走马喉痹等之分。

西医学中喉痹专指急、慢性咽炎，急性咽炎对应"风热喉痹"或"风寒喉痹"，起病较急，初起时咽部干燥、灼热，继有疼痛，吞咽唾液时咽痛往往比进食时更为明显，全身症状一般较轻。慢性咽炎对应"虚火喉痹"，多出现咽部充血呈暗红色，咽后壁可见淋巴小结，以及常有清嗓动作等表现。

【古代穴位贴敷文献】

1.《理瀹骈文》

清阳膏：言风火喉闭，先用薄荷、荆芥、防风、牛子、桔梗、甘草等煎汤抹胸口，并抹颈上。再用白僵蚕二条、韭菜地下白颈老蚓一条、全蝎一个、蛇蜕皮一条，焙研细末取三分，和上清散（薄荷、川芎、防风、桔梗、甘草、荆芥、菊花、玄参、黄芩七分，冰片一分），鼻取嚏，更以少许糁膏贴喉中央，或颈两旁。

又喉风烂喉，双单蛾，急症用许氏异功散，斑蝥去翅足、糯米炒黄去米四钱、玄参八分、真血结、乳香、没药皆去尽油、全蝎各六分、冰片三分、麝二分，其末以一分糁膏贴喉外患处，一边约一二时，吊起白疱挑破出毒水，愈又烂喉不痛者。（存济堂药局修合施送方并加药法）

凡喉蛾壅塞，雄黄烧酒和燕窝泥，临卧涂颈上自破。实火喉痹，紫金锭（山慈菇、红大戟、千金子霜、五倍子、麝香、朱砂、雄黄）涂颈，梅花点舌丹（白梅花、蟾酥、乳香、没药、血竭、冰片、朱砂、雄黄、石决明、硼砂、沉香、葶苈子、牛黄、熊胆、麝香、珍珠）涂颈，并治喉烂者。虚火喉痹，远志肉末，或白芥子末，醋涂颈，或用醋化牛胶、黄丹收摊，贴颈上亦可加药。

喉痛、喉闭、喉疮，有用玄参、白芍、熟地、当归、川芎、黄柏、知母、天花粉、桔梗、荆芥、甘草、加竹沥者，二方俱以外涂，为稳再用生草乌、生南星末、醋敷足心妙。又如喉痹、喉风勺水不下，生附子、吴萸，醋敷足心，虚火生附子一个、骨脂五钱，敷足心微火烘即宽。（续增略言）

2.《证类本草》

喉痹不通，薄切商陆，醋熬，喉肿处敷之瘥。

千金方：喉痹卒不语。羊蹄独根者，勿见风日及妇人、鸡、犬，以三年醋研和如泥，生布拭喉，令赤敷之。

3.《本草纲目》

治大人、小儿急疳，牙蚀腐臭，以壁虫同人中白等分，烧研，贴之，又主喉痹。（虫部第四十卷·虫之二）

豨莶熬膏，贴一切痈疽，发背恶疮，疔肿喉痹。（主治第四卷·百病主治药）

牙疼喉痹：五月五日采苍耳根叶数担，洗净晒萎细锉，以大锅五口，入水煮烂，以筛滤去粗滓，布绢再滤。复入净锅，武火煎滚，文火煎稠，搅成膏，以新罐贮封。每以敷贴，即愈。牙疼即敷牙上，喉痹敷舌上或噙化，二三次即效。每日用酒服一匙，极有效。（草部第十五卷·草之四）

喉痹乳蛾：一切肿毒，不问已溃未溃，或初起发热：用金银花（俗名甜藤，采花连茎叶）自然汁半碗。煎八分，服之，以滓敷上。败毒托里，散气和血，其功独胜。（草部第十八卷·草之七）

金疮痈肿，及竹木签刺等毒：用糯米三升，于端午前四十九日，以冷水浸之，一日两换水，轻淘转，勿令搅碎。至端午日取出阴干，绢袋盛，挂通风处。每用旋取，炒黑为末，冷水调如膏药，随疮大小，裹定疮口，外以布包定勿动，直候疮瘥。喉痹吒腮：用前膏贴项下及肿处，一夜便消，干即换之，常令湿为妙。（谷部第二十二卷·谷之一）

喉痹肿痛：芥子末，水和敷喉下，干即易之。（菜部第二十六卷·菜之一）

咽喉猝肿，食饮不通：苦酒和黄柏末敷之，冷即易。（木部第三十五卷·木之二）

4.《普济方》

金银锁子，治乳蛾喉闭。用白矾一斤，用铜器熬数沸，随下江子肉二十四个，再熬江子，以纸碾江子碎为度，出江子，将白矾出火毒。取矾黄色者，捣为末。治咽喉乳蛾白色者，另捣为末。治一切毒物，以水调敷。

治喉痹，青艾和茎叶一握。用醋捣敷痹上。冬月干艾亦可。（卷六十一·咽喉门）

治咽喉颈外肿痛。黄膏方，木鳖子十枚，土瓜根一两，黄连（去须）半两，黄芪（锉）一两，栝蒌根二两，黄柏（锉）一两，硝石一两，马牙硝一两，芸薹子二两，川大黄（锉）二两，麝香（细研）一钱，上为散。入麝香研令匀，以生油旋调，可肿处敷之。有菜油调更佳。干即再敷。

治咽喉颈外肿痛出圣惠方，山豆根、沉香、麝香、木香、黄药、川大黄上为散。研入麝香令匀，水调为膏，涂贴肿处。

治咽喉猝肿，食饮不通。用薤一握，烂捣，醋和敷肿上。冷复易，佳。一方用根，炒捣，贴肿处，以帛系之。

治一切咽颔肿毒。上用蝉壳一两。为末。以猪胆汁和蜜调敷肿处。即消。（卷六十三·咽喉门）

治小儿卒肿，毒着咽喉颈，壮热妨乳。升麻、射干、大黄各一两，上咀。以水一升五合，煮取八合，分三服，不拘时，候温服，以

淬敷肿上，冷更暖以敷，大儿，以意加之。（卷三百六十六·婴孩唇舌口齿咽喉门）

5.《救生集》

缠喉风，又喉痹内外俱肿，不拘大人小儿俱效。急用远志为末，水调敷，立愈。皂角为末，米醋调，涂外颈上，干则易之，立破而愈。（卷二·咽喉门）

6.《鸡鸣录》

咽喉痹痛不能吞咽，硼砂、冰片、雄黄、朴硝等分研细掺入，名立效散。（儿科第二）

7.《医学入门》

黄药苦平主恶疮，瘘疮喉痹犬咬伤，取根研汁随含敷，治马原来用此方。其根初采湿时红赤色，曝干则黄。无毒。主诸恶肿疮瘘，喉痹，蛇犬咬毒，取根研，内服外敷。（内集·卷二）

8.《罗氏会约医镜》

忍冬酒，治一切痈疽、肿毒、发背、疔疮、喉痹等症。忍冬藤（一名金银藤，捣碎）鲜者四五两，干者止用二两，甘草节一两，水煎，入酒一盅，再煎数沸，每日二服。外用藤捣烂，入酒少许，敷患处。（卷十九·儿科疮科）

9.《医心方》

治卒喉痹咳痛不得咽唾方，捣茱萸敷之，良。（卷第五·治喉痹方第七十）

10.《家用良方》

咽喉肿痛不能下食，白面和醋，涂喉外肿处。或蚯蚓十四条，捣烂，涂喉外。再以一条著盐化水，入蜜少许服之。或黄柏末和酒，敷之。（卷一·治身体各症）

重舌喉痹，皂角（不蛀者，去皮核炙焦）四五荚，荆芥穗二钱，为末。以米醋调涂肿处，立愈。（卷六·各种补遗）

【按语】

喉痹的发生，常因气候急剧变化，起居不慎，风邪侵袭，肺卫失固所致；或外邪不解，壅盛传里，肺胃郁热；或温热病后，或久病劳伤，脏腑虚损，咽喉失养，或虚火上烁咽部所致。

古代穴位贴敷治疗喉痹部位为患处、颈上、足心以及经渠穴。足心处为涌泉穴，是肾经的第一穴，它联通肾经的体内体表经脉，将药物贴敷在此处可引热下行。经渠穴属于手太阴肺经，有宣肺利咽，降逆平喘的功效，可治疗肺系以及咽喉支气管疾病。

穴位贴敷治疗喉痹用药种类丰富，共涉及药物 94 种，使用频率排在前四位的中药是麝香、冰片、雄黄、黄柏，应用频率在 14.63%，分别属于开窍药、攻毒杀虫止痒药和清热药。麝香辛，温，归心经、脾经，具有开窍醒神，活血通络的功效；冰片辛、苦、微寒，入心、脾、肺经，有回苏开窍，清热止痛之功；雄黄辛、温、有毒，入肝、胃经，可解毒杀虫，燥湿祛痰；黄柏苦、寒，归肾、膀胱、大肠经，可清热燥湿，泻火解毒。将古代文献中穴位贴敷治疗喉痹应用频次大于 1 的药物按出现频次进行统计，依据频次数递减排序，见表 2-51。

穴位贴敷法可提高人体对微量元素的吸收，无消化系统的首过效应，应用透皮吸收的原理，能够维持恒定的有效血液浓度，达到药效作用，降低不良反应。穴位贴敷治疗喉痹能够加快局部血液循环，起到改善周围组织营养的作用，可清热解毒，消肿止痛，活血化瘀。

（四）喉痈

【概述】

喉痈是咽喉及其邻近部位痈肿的总称。是以

表 2-51　古代穴位贴敷治疗喉痹用药规律

序　号	中　药	频　次	频　率
1	麝香	6	4.88%
2	冰片、雄黄、黄柏	4	3.25%
3	大黄	3	2.44%
4	全蝎、川芎、桔梗、甘草、荆芥、糯米、玄参、乳香、没药、朱砂、沉香、皂角、蚯蚓	2	1.63%

咽喉局部红肿，疼痛剧烈，吞咽困难，高热等为主要表现的痈病类疾病。本病见于《诸病源候论·喉痈候》“六腑不和，血气不调，风邪客于喉间，为寒所折，气壅而不散，故结而成痈。凡结肿一寸为疖，二寸至五寸为痈。”

本病由于发生部位不同，命名各异。发于喉关者，名“喉关痈”，发于喉关里者，名“里喉痈”，发于舌下，如生一小舌样，喉肿痛者，名“舌喉痈”，发生于会厌者叫“下喉痈”，发于颌下的叫“颌下痈”，发于上腭者叫“上腭痈”。《灵枢·痈疽》曰：“痈发于嗌中，名曰猛疽，猛疽不治，化为脓，脓不泻，塞咽半日死。”因此，治疗必须及时。

本病多因六腑不和，气血不调，肺胃热蕴，风热痰火邪毒之气上冲咽喉，或过食辛辣醇酒炙煿厚味所致，或因喜怒忧思悲恐惊，以伤七情郁结成痈毒生喉间，或异物、创伤染毒，内外热毒搏结咽喉，灼腐血肉为脓，毒聚而成痈肿。

喉痈包括咽喉各部所发之痈疡，西医学的扁桃体周围脓肿、急性会厌炎及会厌脓肿、咽后脓肿、咽旁脓肿等均可参照本文论治。

【古代穴位贴敷文献】

1.《普济方》

七圣散，治马喉痹、咽颊肿痛、吐气不快。白矾二钱，马牙硝五钱，硝石一两，铅丹三钱，硇砂一钱，蛇蜕半条，巴豆（去壳）两枚，研为散，马喉痹，或腮颊生瘀肉，侵咽喉，即干掺半钱，安稳仰卧，其喉痈肿处自破，立瘥。（卷六十·咽喉门）

2.《彤园医书》

结喉痈，结喉痈生正中结喉之上，属任脉兼肝肺二经忧愤积热所致。肿甚则堵塞咽喉，汤水不下，其势猛烈又名猛疽。若脓成不针，向内溃穿咽喉者凶，初起宜服黄连消毒饮。外敷二味拔毒散；倘不内消，脓势将成者，服托里消毒散；已溃服托里排脓汤。溃肿敷如意金黄散。脓尽用轻粉生肌散。溃久贴生肌玉红膏，体虚服益气养荣汤。贴诸膏。

二味拔毒散：白矾、雄黄各三钱，上为细末。

如意金黄散：花粉一两六钱，黄柏、大黄、姜黄、白芷各八钱，厚朴、陈皮、苍术、南星、甘草各一钱六分，共研极细末，每料重五两六钱，碾筛每斤伤折四两，共应折一两二钱五分，净得散四两三钱五分。

轻粉生肌散：熟石膏一两，血竭、轻粉、乳香各五钱，冰片五分，有水加白芷、龙骨，不收口加炙、焦鸡内金各一钱。共研细，用米泔先洗净，拭干撒之。

生肌玉红膏：甘草、白芷、当归、紫草、芝麻油、白蜡、血竭、轻粉。（卷之二外科病症·颈项部）

3.《传染病案》

喉痈要提疱以泄毒。用异功散（斑蝥四钱去翅足，糯米炒黄去米不用，血竭、没药、乳香、全蝎、玄参各六分，麝香、冰片各三分，共研细末），如蚕豆大，放膏药上，贴患处喉处两旁。（第七卷·时行温疫病案）

【按语】

喉痈起病急，发展迅速，常导致咽喉肿塞，致使患者吞咽、呼吸受影响。其病机不外乎外邪侵袭，热毒搏结，或热毒蕴结，化腐成脓，或气阴耗损，余邪未清。治疗上应清散解表、解毒消肿。

治疗喉痈的贴敷部位主要为患处。穴位贴敷治疗喉痈用药种类丰富，共涉及药物35种，使用频率排在前四位的中药是血竭、轻粉、乳香、冰片，应用频率在30.9%，分别属于活血疗伤药、拔毒化腐生肌药、活血止痛药和开窍药。血竭甘、咸、平，归心、肝经，可活血定痛，化瘀止血，生肌敛疮；轻粉辛、寒、有毒，归大肠、小肠经，可杀虫攻毒；乳香辛、苦、温，归心、肝、脾经，可活血定痛，消肿生肌；冰片辛、苦、微寒，归心、脾、肺经，有开窍醒神，清热止痛之功。将古代文献中穴位贴敷治疗喉痈应用频次大于1的药物按出现频次进行统计，依据频次数递减排序，见表2-52。

治疗喉痈除贴敷外还可以用吹药法，将清热解毒、消肿止痛的中药喷剂吹喉关红肿处。亦可用含服法，将利咽止痛的中药含片、滴丸含服。关于喉痈的调护应注意平时积极治疗咽喉部急慢性疾病，保持口腔卫生。适当多饮水，注意休息，吞咽困难者，宜进半流质或全流质饮食，以养护胃气。忌食辛辣炙煿、醇酒厚味等。

表 2–52　古代穴位贴敷治疗喉痛用药规律

序　号	中　药	频　次	频　率
1	血竭	5	9.09%
2	轻粉、乳香、冰片	4	7.27%
3	白芷、熟石膏	3	5.45%
4	白矾、甘草、鸡内金	2	3.64%

（五）重舌

【概述】

重舌是指舌下血脉肿胀，状似舌下又生小舌，或红或紫，或连贯而生，状如莲花，饮食难下，言语不清，口流清涎，日久溃腐。重舌一词出自《灵枢·终始》，多由心脾积热，复感风邪，邪气相搏，循经上结于舌而成。《景岳全书》中称重舌为"子舌"，即"以舌下肿出如舌，故曰重舌，又谓之子舌。"《疡医大全》中称为"莲花舌"，即"莲花舌，乃舌下生三小舌，其状如莲花之形。"

重舌的病机与五脏均有关，而以心脾论述者较多。如《素问·阴阳应象大论》云："心主舌，在窍为舌。"《灵枢·五阅五使》云："舌者，心之官也。"《灵枢·经脉》云："手少阴之别，循经入于心中，系舌本。""足太阴之正……上结于咽，贯舌中。"凡此都说明心候于舌而主血，脾之络脉出于舌下，脾开窍于口，舌居口中。由于心脾二脏积热火炽，则血气俱盛，循经上冲舌下，附于舌根，遂令舌脉肿胀，重生壅出，变生小舌。

本病与西医的舌下腺炎或舌下、口底间隙感染相似。

【古代穴位贴敷文献】

1.《医灯续焰》

清液散治小儿重舌及口疮。青黛、朴硝各一钱，龙脑一字，上为细末，用蜜调。鹅翎蘸少许敷之。（卷十六·小儿脉证第七十八）

2.《辨舌指南》

凡治重舌，外用牙皂（去皮弦，炙焦）四五支，荆芥二钱，共为末，以米醋调涂肿处，即消。又以蛇蜕烧灰研极细，少许敷之。

小儿重舌，用三棱针于舌下紫筋刺出血即愈。又用竹沥调蒲黄末敷舌立效。（卷三·辨舌证治）

3.《证类本草》

千金方：治重舌，舌上生疮，涎出。以蒲黄敷之，不过三度瘥。（卷第七·蒲黄）

治小儿重舌，烧蜣螂末，和唾敷舌上。（卷第二十二·蜣螂）

小儿重舌，焦炙蛇蜕研末，日三敷舌下，一度着一豆许。（卷第二十二·蛇蜕）

4.《本草纲目》

重舌木舌：皂矾二钱，铁上烧红，研，掺之。

小儿重舌：皂角刺灰，入朴硝或脑子少许，漱口，掺入舌下，涎出自消。（木部第三十五卷·木之二）

小儿重舌欲死者：以乱发灰半钱，调敷舌下。不住用之。（人部第五十二卷·人之一）

5.《小品方》

治小儿重舌方，以赤小豆屑酒和，敷舌上。（卷第八·治少小百病薄）

6.《千金宝要》《普济方》

小儿重舌，肿起舌下，以朴硝研水，敷咽喉外。（卷之一·小儿第二）

7.《卫生易简方》

用硝石为末掺疮，日三五度。亦治重舌。（卷之十二·鹅口口疮）

8.《普济方》

矾硝散治急喉痹，缠喉风，兼主重舌，咽喉肿塞，软疮。白矾（飞过）半两，朴硝（飞过）一钱，上为末，掺入口中。其效如神。（卷六十·咽喉门）

硼砂散治心风热毒，冲发咽喉生疮肿痛，或木重舌胀，或紫舌胀肿闷塞，水浆不下。南硼砂三两，白茯苓（去皮）、缩砂仁、滑石末、荆芥穗、山豆根、南玄参、贯众、甘草各半两，薄荷叶（郑州者）一两，上件除研药五味外，捣罗为末，同合和匀，每服半钱，新水调下，或掺舌上，咽津无妨，不拘时候。（卷六十三·咽喉门）

青液散治小儿口疮，及鹅口重舌。青黛一钱，脑子少许，上为细末，每用少许，敷于舌上。

鹅口、重舌、口疮，硼砂、朱砂、青黛、朴硝少许，研水敷舌上下，量与。

蒲黄散治小儿重舌，口中生疮涎出，蒲黄、霜蜂方各一分，白鱼（烧灰）一钱，上研令匀，用酒少许，调敷重舌上，日三。

秘录方治重舌，用海螵蛸烧灰，以鸡子清敷患处。一方用黄。一方生用亦可。及治小儿，鹅口不乳。

治小儿重舌用甑带烧灰细研，敷舌下。

治小儿舌上生疮如粥，及重舌并口中生疮，涎出方，三项用桑白皮，不以多少，捣取汁敷之，三两度。

一方治重舌，以田中蜂房，烧灰，酒和敷舌，一作喉下。

木舌金丝膏治小儿心脾受热，唇口生疮。仍治幕口唇舌白、鹅口、重舌、木舌。以上皆系心脾热。并宜用下项药敷脚心。次服连翘饮子。仍与金丝膏刷口内舌上，立效。用吴茱萸。不拘多少为末，用酽米醋调涂脚心。更以纸贴糊粘敷之。立效。

牛黄散治婴儿重腭重舌，口内肿满多涎，咽喉不利。牛黄、朱砂、龙脑、铅霜、麝香、玄精石上等分为末，刺出血后，用水洗拭之。然后用此药敷之。（卷三百六十五·婴孩唇舌口齿咽喉门）

9.《仁术便览》

治小儿木舌，舌肿硬不和软者是。又重舌者，舌下生舌，二者皆是热病。百草霜、芒硝、滑石，上为末，酒调敷。（卷四·小儿诸病）

10.《喻选古方试验》

小儿重舌，蠹鱼烧灰，敷舌上。（卷四·小儿诸病）

11.《药治通义》《秘方集验》

小儿重舌，巴豆半粒，饭粘四五粒，共捣为饼，如黄豆大，贴眉心中间。待四围起疱，去之即愈。（卷九·导法）

12.《验方新编》

外用麝香一分，吴茱萸二分，巴豆（去壳）一粒，蓖麻子（去壳）二粒，鲜生地三钱，共捣如泥，贴两足底涌泉穴（即足心），用帛扎一周时即愈。无论何项口疮、口病以及重舌，外敷之方，总可通用，均极效验。（卷十九·小儿杂症）

13.《外治寿世方》

初生小儿，或两腮肿硬，或口内生疮，或生马牙，或重舌、木舌、蛇舌、吐舌及口不开。不食乳等症。芙蓉花（或叶或皮或根）捶极融烂，用鸡蛋二个和匀，煎热，候冷，敷心口，并肚脐，用布扎紧，屡试如神。又生香附、生半夏各二钱研末，生鸡子清调作饼，贴两足心，一周时即愈，此引热下行法也。（卷四·儿科）

14.《身经通考》

重舌，用黄丹如豆大，以管安舌下，又用蜂房烧灰，细研，酒和敷舌下。或用灶心土酒和涂舌下，或用蛇蜕炙焦研末，着一豆许敷舌下，日三度。（身经通考卷四方选·小儿门）

15.《医学入门》

重舌木舌牙龈白，重舌，心脾热盛，附舌根而重生一物如舌，短小而肿，曰重舌。着颊里及上腭，曰重腭；着齿龈，曰重齿。当刺出血，再生再刺。不尔，则胀满塞口，有妨乳食，宜青黛散：黄连、黄柏各一钱，青黛、牙硝、辰砂各二分，雄黄、牛黄、硼砂各一分，片脑二厘，为末。先用薄荷汁拭口，后以药末少许糁之。咽疮肿塞者亦宜。（外集·卷五）

16.《儿科通论》

石灰二两，上一味，以雪水五升，渍二旬，加辰砂搅调，色如桃花为度。以酿笺子一旬晒干寸裂。贴患处。儿舌下肿尖，如小舌，名曰重舌，此为热毒所致，急用铍针刺之。血出当差。（婴儿论·辨初生脉证并治第一）

17.《万病回春》

碧雪治心肺积热，上攻咽喉，肿痛闭塞、水浆不下，或生疮疖、重舌、木舌并治。碧雪、真青黛、硼砂与焰硝、蒲黄、甘草末，等分掺咽喉。（卷之七·小儿杂病）

【按语】

重舌多发于乳儿和幼儿，尤其以新生儿多见。本病多由心脾积热所致，亦可因胎毒内蕴，使舌下肿胀如小舌样，须清热解毒，其肿自消。

贴敷部位一般为患处，亦可在足心处，引导心经火热下行，使火热之邪能有去路，舌之肿胀得以消除。足心为涌泉穴，足少阴肾经之井穴，有滋阴降火、引热下行、清上实下、疏通经络、醒神开窍之效。

穴位贴敷治疗重舌用药种类丰富，共涉及药物63种，使用频率排在前四位的中药是芒硝、青黛、蒲黄、硼砂，应用频率在20%，分别属于泻下药、清热药、止血药和拔毒化腐生肌药。芒硝咸、苦、寒，归胃、大肠经，可泻下通便，润燥软坚，清火消肿；青黛咸、寒，归肺、肝、胃经，有清热解毒，凉血消斑，清肝泻火的功效；蒲黄甘、平，归肝、心经，可化瘀止血；硼砂甘、咸、凉，入肺、胃经，可清热解毒，化腐生肌。将古代文献中穴位贴敷治疗重舌应用频次大于1的药物按出现频次进行统计，依据频次数递减排序，见表2–53。

重舌除贴敷治疗外，古籍中还有记载吹法治疗，如舌下吹用冰硼散。本病调护应注意保持口腔清洁卫生。患病期间进流食或半流食。积极治疗，防止局部化脓后引起咽喉口腔等部位的感染。

（六）齿病

【概述】

本篇主要以牙疳及牙宣为主。牙疳指牙龈红肿，溃烂疼痛，流腐臭脓血等症。《儒门事亲》谓："牙疳者，齲也。齲者，牙断腐烂也。"据病因及其特点分为风热牙疳、青腿牙疳、走马牙疳三种。其中以风热牙疳较为多见。青腿牙疳因其下肢兼见青色肿块而故名，走马牙疳多发生在小儿。因发病急骤，故名走马，是一种较危重的急性口腔病，多因病后余毒未清而发。牙疳常见于现代医学所说的牙周炎，牙周脓肿等一些病症，与平时喜食辛辣油腻刺激，炎症感染，牙石等原因有关。

牙疳的病因病机可包含风热邪毒侵袭、肾经热毒上攻、脾胃湿热等。若素有胃热或喜食辛辣，以致脾胃积热于里；恰逢邪毒侵袭，引动胃中蕴积之火毒，上攻牙龈致使牙龈红肿溃烂，疼痛出血，成为牙疳之证。牙宣的病因病机可包含胃火上蒸、肾阴虚以及气血不足。可因平日嗜食膏粱厚味，或肾虚精亏髓少，或素体虚弱或久病耗伤致使龈萎根露，牙齿松动。

牙宣是指以龈肉萎缩、齿根宣露、牙齿松动、经常渗出血液或脓液为特征的牙科病证。若不及时治疗，日久则牙齿失去气血濡养而脱落。《疮疡经验全书》指出："牙宣，谓脾胃中热涌而宣露也。此证牙齿缝中出血。上牙属脾，下牙属胃。"《医宗金鉴》指出："牙宣初起肿牙龈，日渐腐颓久露根，恶热恶凉当细别，胃经客热风寒侵。"牙宣与西医的萎缩性牙周病类似，多见于中老年人。

【古代穴位贴敷文献】

1.《本草纲目》

牙宣牙痈及口疮：并用蚕蜕纸烧灰，干敷之。

走马牙疳：《集验》用蚕蜕纸灰，入麝香少许，贴之。（虫部第三十九卷·虫之一）

走马牙疳，侵蚀口鼻：干蚵蚾（黄泥裹固，煅过）、黄连各二钱半，青黛一钱，为末，入麝香少许和研，敷之。（虫部第四十二卷·虫之四）

走马牙疳：《心鉴》：用鸡肫黄皮，灯上烧存性，入枯矾、黄柏末等分，麝香少许。先以米泔洗漱后，贴之。（禽部第四十八卷·禽之二）

2.《医方选要》

鹤虱散，治牙齿风疳，脓血出，牙根有虫。

表2–53　古代穴位贴敷治疗重舌用药规律

序号	中药	频次	频率
1	芒硝	6	6.67%
2	青黛	5	5.56%
3	蒲黄	4	4.44%
4	硼砂	3	3.33%
5	龙脑、蛇蜕、樟脑、甘草、朱砂、鸡子清、吴茱萸、牛黄、麝香、巴豆、荆芥、滑石	2	2.22%

鹤虱、露蜂房（烧灰）、细辛（各半两）、腻粉、麝香（细研，各一分）上为细末、研匀，每用临睡时剪纸如柳枝叶样，涂药贴所患处。一方以湿帛子掺药贴患处。（卷之九·咽喉口齿门）

3.《太平圣惠方》

治齿漏疳，龈上生疮肿痛。胡桐泪散方，胡桐泪（烧赤细研）一两，石胆（细研）一两，黄矾（烧灰研）一两，芦荟（细研）一两，光明砂（细研）半两，麝香（细研）一分，川升麻一两，细辛三分，乱发灰一分，当归半两，牛膝（去苗）半两，芎半两，上件药。捣细罗为散，入研药。更研令匀。每用，先以甘草汤。洗漱令净，后用药敷之。有涎即吐却。日三度即瘥。

治齿漏疳。出脓水不止，青黛散方，青黛半两，虾蟆（烧灰）一枚，胡桐泪半两，麝香一分，胡黄连半两，芦荟半两，上件药。于乳钵内同研为散。每用半钱。敷于患处。

治齿漏疳。虫蚀齿龈臭烂。麝香散方，麝香、青矾（烧赤）、黄矾（烧赤）、白矾（烧灰）各一分，芦荟半两，虾蟆灰半两，上件药。同于乳钵内。细研为散。先以绵。拭龈上恶血出，即用湿纸片子，掺药贴。

治齿漏疳，宣露及骨槽风，脓血不止，丁香散方，丁香一分，生地黄（以竹刀子切，放铜器内炒，令黑白）五两，干虾蟆（炙）一分，莨菪子（炒黑）半两，麝香（细研）一钱，上件药。捣细罗为散，每至夜间，用湿纸片子，上掺药，可齿龈患处大小，贴之。有涎即吐。以瘥为度。

治齿漏疳。虫蚀齿疼痛。出脓水不绝。盐绿散方，盐绿、麝香细研，黄连（去须）各一分，石胆一钱，上件药。同于乳钵内，细研为散，每用一字，掺于湿纸片子上贴之，日三两度，不过十日即瘥。

治齿漏疳宣露。脓血出。鲫鱼散方，大鲫鱼一枚，砒霜一分，干地黄末一两，上件药，先割破鲫鱼腹，去肠，入砒霜及地黄末，以纸裹鱼，入火烧，烟绝，取出，去其纸灰，更入白矾灰，麝香少许，细研为散，每用半钱，掺湿纸片子上，贴患处。（卷第三十四·治齿漏疳诸方）

治小儿忽有疳疮、口及齿龈生烂肉、口臭。雌黄散方 雌黄（细研）一分，箬叶（炙令黄色）一两，黄芩、螺蛳壳（炙令黄）一分，上件药，捣罗为末。夜间即与贴。糁在齿龈及疮上。

治小儿口齿疳。胡桐律散方，胡桐律一分，麒麟竭一分，白矾灰一分，黄丹一分，上件药，细研如粉，每用一字，贴牙齿缝，不计时候用之。

治小儿口齿疳疮。臭烂不瘥。蜗牛散方，蜗牛壳（烧灰）、麝香、白狗粪（烧灰）、人粪灰、蝙蝠（烧灰）、青黛、蟾头（烧灰）以上各半两，上件药。都研细为散。每取少许。吹于鼻中。又以蜜和贴口齿上。立效。

治小儿口齿疳疮。蚀口鼻中欲尽。蜗牛散方，蜗牛壳（烧灰）二七枚，角蒿（烧灰）一两，麝香末半钱，黄柏末半钱，细辛末半分，石胆一杏仁大，上件药。都细研，每取少许，日三度贴之。

治小儿口鼻齿舌疳疮，无不瘥。芦荟散方，芦荟一分，盐绿一分，胡粉一分，真珠末半两，蜗牛壳（微炒）半两，青黛一两，黄连末一两，麝香（半分）上件药，都细研为散，先以甘草汤洗疮，然后敷药，口疮但裛干涎，掺药鼻中，即先点少酥，然后糁药。

治小儿口齿疳，鼻舌生疮，及头面悉主之。芦荟散方，芦荟（细研）半两，土绿半两，真珠末一两，胡粉（研入）半两，蜗牛壳（炒令黄）一两半，黄芩一两半，麝香（细研）一分，石盐一两，青黛（细研）一两，上件药，捣细罗为散，同研极细，先用甘草汤洗，及漱口了，将此散绵裹，贴于齿上，及散涂药亦得，如有涎，旋吐勿咽之。

治小儿疳，蚀口齿骨出。益母草散方，益母草灰、胡黄连半两，川升麻一分，牛黄（细研）半分，麝香（细研）一分，人中白（烧灰）一分，黄柏（锉）一分，上件药。捣细罗为散，净揩齿后，用药少许，干糁齿龈上，日三用之。

治小儿口齿疳疮。疼痛肿烂。白矾散方，白矾灰一分，黄矾（烧赤）一分，雄黄（细研）一分，盐绿（细研）一分，虾蟆灰一分，麝香（细研）一分，人中白一分烧灰，人粪灰一分，蚺蛇胆（研入）一分，上件药。同研令细，每用药时，先以发裹指。点清水洗口齿上，然后用蜜水调煎如膏，以篦子薄涂于齿龈上。日三五度用之。

治小儿口齿疳，宣露，脓血不止。角蒿散

方，角蒿灰一分，细辛一分，川升麻一分，地骨皮一分，牛膝灰一分，上件药，都捣细罗为散。每夜，取三大豆许，安齿根下。用抄纸长二寸。阔一豆许。贴于药上。来朝去之良。

治小儿口齿疳、虫。五倍子散方，五倍子（末）三分，黄丹（微炒）一分，上件药，同研为末，以绵裹贴于齿上，涂之亦得，日四五上。

治小儿疳蚀齿龈，兼颊腮内疮烂。麝香煎方，麝香一分，淀粉半两，黄柏末半两，上件药，都细研为散，以好蜜一两，于瓷器内，先煎五七沸，即入药末相和，更煎三两沸，放冷，于患处贴之，日四五度效。

治小儿口疳，及齿龈生烂肉，及口臭，虫蚀作孔。黄柏散方，黄柏（微炙捣为末）一两，青黛半两，麝香一钱，上件药。都研罗令匀。每取少许糁贴疮上。日三四用之。

治小儿疳疮，蚀口齿鼻，及下部欲死方。上先以泔洗疮上，拭干，以鸡屎矾烧灰敷之。日三上效。又方：上以蚺蛇胆末敷之良。（卷第八十七・治小儿口齿疳诸方）

4.《圣济总录》

治齿，齿龈紫黑，皴痒臭烂。附子散方，附子（炮裂，去皮脐）、升麻、桂（去粗皮）、细辛（去苗叶）、麻黄（去根节）、人参、干姜（炮）、黄芩（去黑心）、甘草（炙锉）、当归（切焙）各一分，上一十味，捣罗为散，每用少许，贴齿龈上，日三五遍，咽津不妨。

治齿。蔷薇根膏方，蔷薇根二两，地骨皮一两，葱根一两，胡粉一两，蜡一分，上五味，前三味都锉，以水二大盏，煎至半盏，以重抄纸半张浸之，曝干更浸，汁尽为度，干了以粉蜡涂之于上，剪作条子，夜卧贴之神效。

治齿、齿根腐烂。细辛散方，细辛二两，川升麻二两，地骨皮二两，角蒿二两，牛膝（去苗）三两，生地黄五两，上六味，都烧为灰细研，每夜临卧敷齿根，或以蜡纸上贴之，至旦即去。

治齿，日夜疼痛不止。青黛散方，青黛一两，柑子皮一两，干虾蟆（五月五日者烧）一枚，上三味，捣罗为细散，以生地黄汁，调贴龈上，日二换之。

治疳，齿根宣露。黄矾散方，黄矾（烧研）一分，麝香（研）一钱，干蛤壳（烧灰，研）一分，防风（去叉）、独活（去芦头）各一两，上五味，除别研外，捣罗为散，再和匀，以暖浆水漱口后，用药贴齿根上，有涎即吐出，日再贴，即瘥。（卷第一百一十九・齿）

治骨槽风，牙龈肿痒、及风冷痛齿宣有血，牢牙。乌金散方，槐白皮（锉）、猪牙皂荚、威灵仙（去土）、生干地黄各一两，以上七味锉碎，泥固济入罐子内，用瓦一片盖口，炭火十斤，烧赤放冷，取出研末，细辛（去苗叶）、升麻各半两，并捣罗为细末，麝香（别研）一两，上一十味，捣研为细末，相和令匀，每临卧用水调药半钱，涂在纸上，于牙龈上贴之，贴三两次即愈。

又方，白矾（烧灰）一两，上一味，研为细末，每用半钱，敷齿根下则愈。

治大人小儿，唇口并齿龈有疮肿，疼痛臭气，及一切恶疮。消毒散方　晚蚕蛾、五倍子、密陀僧上三味等分，捣罗为散，每用少许糁贴。（卷第一百二十・齿龈肿）

5.《急救良方》

治小儿牙疳，用白矾装于五倍子内，合烧过，为末，敷。

治牙虫、用芦荟为末。先以盐揩齿令净，然后敷少末于上。

治齿龈宣露，用蚯蚓屎、水和为泥，火烧极赤为末，腊用猪脂和敷上，日三，永瘥。（卷之二・小儿第三十九）

6.《卫生易简方》

治大小人牙齿腐蚀，气臭出血，并口疮，用碱土不以多少，麝香少许。以热汤淋汁，银石器中熬干，刮下再与麝香同研匀。掺疮上，以纸贴，神效。

治齿缝血出不止　用五倍子烧过为末，敷之血止。

治牙疳，用米二停，盐一停，盆碱、麝香少许，白矾相合，水拌匀，纸裹烧焦黑为末，贴药立止。

治大小人牙疳，用鸡肠草烂捣，贴患处。又方，用双头莲即催生草烂捣，贴之。（卷之七・牙齿）

7.《普济方》

齿痛通用方。蜂房（炒）二钱，全蝎（焙）

二个，上为末敷。亦治风疼。

防风散，治牙疼。老鹤虱草研烂。敷痛处亦可。

治牙疼，用土狗一个，旧糟裹定，次将纸裹，慢火煨焦，去糟取土狗为末。敷牙，疼止。

治牙疼，用茄花，秋者尤妙。开时干住。旋烧敷痛处立愈。

治诸牙疼及齿衄，糟茄新瓦上片切，烧令干黑色，为末敷之。

豹皮方治牙痛。用豹皮烧灰，敷齿。

鲫鱼方，治牙齿疼，取鲫鱼，纳盐花于肚中，烧作灰末，敷之即瘥。

石胆方，治齿痛及落尽，用石胆研细，以人乳汁和丸如膏。敷所痛齿上。

细辛散，治牙疼。北细辛、荜茇各二钱，白芷、川芎各三钱，川乌一个，全蝎五个，上六味，日干为末，或痛先用盐水洗净。用少许敷痛处。立效。

白牙散，升麻、骨皮上等分为细末。先用温水漱口，擦之妙，治牙齿疼痛，以此方敷在痛处，其痛立止。（卷六十六・牙齿门）

细辛散，治齿。齿根腐烂动摇。细辛二两，川升麻二两，地骨皮二两，角蒿二两，牛膝三两，去苗，生地黄五两上烧为灰，细研，每夜临卧敷齿根，或以蜡纸上贴之，至旦即去。

黄矾散，治㾜，齿根宣露。黄矾（烧研）一分，麝香、干蛤壳（烧灰，研）一分，防风（去皮）、独活（去芦头）各一两，上罗为末，再和匀，以暖浆水漱口后，用药贴齿根上，有涎即吐出。日再贴即瘥。

皂角散，治齿㾜风。皂荚（不蚛者）二两，凝水石（捣末）二两，升麻（同皂荚，瓶子内固济留一孔，烧令烟绝，取出细研之）一两，杏仁（去皮尖，双仁研）一两，上研匀。每用一钱。患处贴之。

细辛散，治齿。细辛（去苗叶）、叶胆酥（炙干）、瓜蒂、黄连（去须）各一两，上为末。每用一钱。涂贴齿龈上。日三五度。

白矾散，治齿龈肿。有脓血出，白矾、杏仁（汤浸，去皮尖，研）二七枚，蚺蛇胆一钱、上细研。先以青布揩齿龈，令血出，嚼令血尽。即用散掺于湿纸上，在患处贴之，日三两上，以瘥为度。（卷六十七・牙齿门）

方牢牙膏治齿㾜蚀齿，及唇鼻风疼，齿肿宣露。猪脂五两，羊脂二两，野驼脂一两，黄蜡三分半，盐（炒）半两，雄黄、莨菪子（炒）一分，丁香二十枚，白芷半两，黄柏（去粗皮，熬）、青木香三分，细辛（去苗叶）一分，蜀椒（去目及闭口炒出汗）、肉桂（去粗皮）半分，松节一分，沉香半两，乳香（研）半两，麝香（研）一两，芎䓖三分，藁本（去苗土）三分，当归（锉焙），半两，升麻三分，莎草根（炙）半两，甘草（炙）半两，上为细散，入研药，重细研如面。然后取三般脂，煎熔入药，匙搅勿住手，待至欲凝，即膏成，以瓷器贮之，腊日合妙，当于静处，勿令鸡犬妇人见之。每取少许，敷齿上良。

治牙蛀痛方。蚕纸（烧存性）、直僵蚕（炒）各等分，上为末，敷良久，盐汤漱口。

麝香散，治虫蚀牙齿，片片自落。麝香、石胆各一分，上为散。每用一字掺敷患处，日三，以瘥为度。（卷六十八・牙齿门）

鸡舌香散治牙齿宣露，口臭血出，不能饮食。鸡舌香、当归、青葙子、干姜、菖蒲、莎草根、木香、青黛、胡桐泪、棘刺上等分为散。每用绵裹半钱。含化咽津。更于患处齿龈贴。

密陀僧散治牙齿龈宣露，肿闷生疮，或有脓血。密陀僧、雄黄、石胆、麝香上等分为细末。每用少许，干贴患处，吐津，误咽不妨，不计时候。

海蛤散治牙齿宣露。海蛤、硫黄、干漆上等分。更入麝香少许，研为散，先净帛拭患处，以药敷之。有涎吐之。

青黛散治牙齿宣露。青黛、桦皮、虾蟆上等分于乳钵中研令细。每用少许。敷齿宣露处。立验。有津吐之。

治牙齿宣露。以蚺蛇胆和麝香末敷之。（卷六十九・牙齿门）

治齿久不生。取雄鼠脊骨为末，敷之，即生。

治裂齿。取死曲蟮末，敷疼处。即止。

治小儿风龋齿痛。及虫蚀疼痛黑烂。青黛、鸡粪白（烧灰）、藁本、细辛、麝香（少许，细研）上为末。旋取少许。敷于齿上。

麝香散，治小儿唇口臭烂。齿龈宣露。麝香、雄黄（生）、芦荟、白龙骨各一钱，密陀僧二钱，石胆（生）半两，干蟾（重半两者入瓶，烧存性）一个，上研匀。令细。先用绵子缠箸头上。以盐矾浆水轻洗过。然后贴药。

治小儿齿疳虫。五倍子（炙，为末）、铅丹（研）各一分，上和匀，以绵裹，贴齿龈上，涂亦得。（卷三百六十六·婴孩唇舌口齿咽喉门）

【按语】

齿病一般以疼痛为主，临床上主要是牙宣和牙疳为主，齿病病因病机复杂，主要是以风、热、湿、毒侵袭牙齿和齿龈局部和经络导致疼痛和器质性改变。中医治疗齿病分为内治法和外治法，其中外治法分为针灸、穴位贴敷等。

贴敷部位为齿龈患处。穴位贴敷治疗齿病用药种类丰富，共涉及药物 134 种，使用频率排在前四位的中药是麝香、细辛、升麻、青黛，应用频率在 22.25%，分别属于开窍药、解表药和清热药。麝香辛，温，归心经、脾经，具有开窍醒神，活血通络的功效；细辛辛、温，有小毒，归肺、肾、心经，可祛风散寒，通窍止痛，温肺化饮；升麻辛、甘，微寒，归肺、脾、胃、大肠经，可发表透疹，清热解毒；青黛咸、寒，归肺、肝、胃经，有清热解毒，凉血消斑，清肝泻火的功效。将古代文献中穴位贴敷治疗齿病应用频次大于 1 的药物按出现频次进行统计，依据频次数递减排序，见表 2-54。

贴敷炎症部位治疗齿病，可促进炎症吸收和消退，有清热解毒、去腐生肌的作用。同时可采用含漱疗法以及纳鼻疗法，均可起到很好的疗效。治疗齿病之虚证，多以滋阴泻火之法治虚火之证。一般在疾病早期，可口服中药针对病因辨证治疗。当症状严重时，需要进行手术治疗，平时应养成良好的口腔习惯。

（七）口疮

【概述】

口疮是指好发于唇、舌、颊及软腭等部位浅黄色或灰白色的溃疡，易反复发作。口疮最早见于《黄帝内经》。《素问·气交变大论》曰：“阴厥且格，阳反上行，头脑户痛，延及囟顶发热，上应辰星，丹谷不成，民病口疮，甚则心痛。”隋唐时期，根据发病机制对口疮进行了分类。《诸病源候论》曰：“此由脾脏有热，冲于上焦，故口生疮也。”根据口腔溃疡脾热上冲的病机，将这种口疮命名为“热病口疮”。宋元时期，口疮的病名有了进一步的演化。《太平圣惠方》因其生疮的部位在口与舌，故称为“口舌生疮”。元代以口疮的颜色将其进行分类，疮面色红的称为“赤口疮”，疮面色白的称为“白口疮”。明清时期，口疮的别名又较前增多，如“口破”“口疳”“口烂”“口舌疮”等。

口疮的病机可分为实火与虚火，实火为邪毒

表 2-54　古代穴位贴敷治疗齿病用药规律

序　号	中　药	频　次	频　率
1	麝香	30	10.68%
2	细辛	12	4.27%
3	升麻、青黛	10	3.56%
4	白矾	8	2.85%
5	胆矾、芦荟	7	2.49%
6	黄矾、虾蟆、五倍子	5	1.78%
7	黄柏、当归、生地黄、蜗牛壳、雄黄、蛇胆、地骨皮、胡桐泪、角蒿	4	1.42%
8	黄连、牛膝、盐绿、黄芩、胡粉、密陀僧、铅丹	3	1.07%
9	蝉蜕、川芎、胡黄连、丁香、莨菪子、人粪灰、珍珠、人中白、干蛤壳、防风、独活、盐、全蝎、白芷、杏仁、藁本	2	0.71%

内停，熏蒸气血，致肉腐失养，形成口疮。《素问·至真要大论》曰："诸痛痒疮，皆属于心。"心在五行为火，可知火邪是口疮的基本病因。虚火可因病久、久服寒凉之品，或先天禀赋不足而肾阳虚损，阳虚则无根之火上浮，口疮生矣。

口疮相当于西医学中的复发性口疮，又称为复发性口腔溃疡，是临床最常见的口腔黏膜疾病。具有局限性、复发性、自愈性的特点。溃疡呈孤立或多发，局部有明显的灼热疼痛，虽无全身症状，但影响患者的说话与进食，不同程度地影响患者的身心、工作和生活质量。

【古代穴位贴敷文献】

1.《证类本草》

口疮，蝉蜕干敷患处。（卷第二十一·中品）

2.《本草纲目》

小儿口疮：五月五日蛤蟆炙研末，敷之即瘥。（虫部第四十二卷·虫之四）

3.《普济方》

治齿及口疮虫食，取紫兰烧作灰，以敷涂之，日三五度取瘥。（卷六十七·牙齿门）

青黛散出圣惠方，治口舌生疮。青黛一钱，细辛一分，黄柏（锉）一分，地骨皮一分，密陀僧一分，上细罗为散。每取少许。贴于疮上。有涎即吐之。

晚蚕蛾散，治口舌生疮齿动。晚蚕蛾末二钱，干蟾（烧灰，研）半枚，益母草半两，人中白半钱，皂矾半钱，上细研为散。先以绵缠手指。以温浆水洗去白皮。糁药于疮上，日三五次。

碧雪散，治一切壅热，咽喉肿闭，不能咽物，口舌生疮，舌根紧，言语不正，腮项肿痛。蒲黄、青黛、硼砂、焰硝、甘草各等分，上为细末。每服手指捻糁于喉间，咽津，或冷水下，频频用之。

绿雪散出杨氏家藏方，治舌上生疮。铜青、松白霜，上件等分，为细末。每用少许。干糁舌上。

陀僧散治口舌疮，不瘥。蒲黄、黄药子各半两，密陀僧、黄柏、甘草各一两多，上为细末。干贴口疮上。

消毒散医方集成，治口舌生疮，两唇肿裂。晚蚕蛾、五倍子、密陀僧（各一两）上为末。每用少许。干敷疮上。有津吐之。

乌星散永类钤方，治虚壅上攻，口舌生疮。草乌一个，南星一个，生姜一块，上为末，每用二钱，临卧时。以好醋调作掩子，贴手脚心。

腻香散旅舍方，治口舌唇吻等疮。黄柏（蜜炙）一钱，腻粉、麝香各少许，上研匀，贴之。日两三次。

铅霜散圣惠方，治口舌疮。铅霜一分，龙脑半钱，滑石一分，上为细散。每用少许。贴于疮上。有涎即吐。神验。

鸡黄散治口舌有疮，曰有虫食。鸡内金（焙干）、好黄连（焙干），上为末，麻油调敷。妙。蟾矾散出圣惠方，治口舌生疮。胆矾一分，干蟾（炙）一分，上研为末。每取小豆大，糁在疮上，良久，用新汲水五升漱，水尽为度。

加味龙石散治口舌生疮，时时血出，咽喉肿塞，疼痛妨闷。寒水石（烧）四两，朱砂（飞研）二钱，马牙硝（枯）一钱，铅白霜半钱，硼砂半钱，脑子二钱半，或加甘草（末）二钱，上研极细每用少许，干掺患处，吐津，误咽了，不妨。

龙石散出和剂方，治大人小儿上膈壅毒，口舌生疮，咽喉肿塞，疼痛妨闷，每用少许。掺贴患处咽津。朱砂（研飞）二两半，寒水石（烧赤）二斤，生脑子（研）二钱半，上为末。

升麻散出圣惠方，治口舌生疮，连颊肿痛。川升麻半两，芎䓖一分，防风（去叉），鸡肠草三分，大青（一分）、甘草（炙微赤，锉）半两，上为散。（卷二百九十九·上部疮门）

4.《医方选要》

柳花散，治口舌生疮。延胡索一两，黄柏、黄连各半两，青黛、密陀僧各二钱，上为细末，每用少许，敷贴疮上，有津液吐去，再用。（卷之九·咽喉口齿门）

5.《本草单方》

咽喉口舌生疮者，以吴茱萸末醋调，贴两足心，一夜便愈。其性虽热，而能引热下行，盖亦从治之义也。（卷十一·咽喉）

6.《素问病机气宜保命集》

治赤口疮，乳香散。乳香、没药各一钱，白矾（飞）半钱，铜绿少许，为细末，掺用。（卷下·疮疡论第二十六）

7.《医灯续焰》

清液散，治小儿重舌及口疮。青黛、朴硝各一钱，龙脑一字，上为细末，用蜜调。鹅翎蘸少许敷之。（卷十六·小儿脉证第七十八）

8.《证类本草》

小儿宫气方：治小儿口疮及风疳疮等，晚蚕蛾细研，贴疮上，妙。（卷第二十一·中品）

9.《本草纲目》

凫茈灰、梧桐子灰、没石子，同甘草，并掺口疮。

寒水石，口疮膈热，煅，和朱砂、片脑掺之。

鸡内金，烧，敷一切口疮。（主治第四卷·百病主治药）

大人口疮：密陀僧锻研，掺之。（金石部第八卷·金石之一）

久患口疮：生附子为末，醋、面调贴足心，男左女右，日再换之。（草部第十七卷·草之六）

小儿口疮不能食乳：刚子一枚，连油研，入黄丹少许，剃去囟上发，贴之。（木部第三十五卷·木之二）

10.《本草纲目拾遗》

对口疮，祝氏效方：淡底白色者佳一两，陈伞纸烧灰五钱，将乌梅肉一两先打烂入末，再加生桐油捣匀，敷患处渐愈。（卷九·器用部）

11.《太平圣惠方》

治小儿口鼻齿舌疳疮，无不瘥。芦荟散方，芦荟一分，盐绿一分，胡粉一分，真珠末半两，蜗牛壳（微炒）半两，青黛一两，黄连末一两，麝香（半分），上件药，都细研为散，先以甘草汤洗疮，然后敷药。（卷第八十七·治小儿口齿疳诸方）

治小儿口疮多时，气臭，生虫子。升麻散方，川升麻一分，黄芩一分，藁本一分，甘草（生用）一分，生干地黄二分，五倍子一分，皂荚半两，诃黎勒皮半两，夏枯草（半两，以上三味烧灰）上件药，捣细罗为散，候儿睡时，即干糁于疮上，神效。

治小儿口疮。麝香一分，朱砂半分，胡桐泪二分，黄柏一分，晚蚕蛾（微炒）一分，上件药。都细研为散。每夜临卧时。于疮上薄贴之。不过三夜瘥。

治小儿一切口疮。止疼痛方，没石子（微火炙）三分，甘草一分，上件药，捣细罗为散，每于疮上薄糁，盖令遍。

治小儿口疮肿痛方。铜绿（细研）一钱，白芷末半两，上件药，相和，研匀，日三度，糁贴于疮上。

治小儿百日以上，二三岁以来，患口疮，宜敷晚蚕蛾散方。晚蚕蛾（微炒）一分，麝香半分，上件药，都细研为散，每用少许，糁于疮上，日再用之。（卷第九十·治小儿口疮诸方）

12.《圣济总录》

治口疮，槐枝煎方，槐枝（二三月采好者锉）、桑枝（锉）、柳枝、槐蛀虫一两，细辛（去苗叶）半两，藁本（去苗土）一两，胡桐泪、升麻、莽草各半两，麝香（研）一分，上一十味，将后七味捣罗为末，入前药汁内，更煎如饧，临卧净漱口，以药半匙敷痛处，有涎即吐之，临卧再用。

治口疮，麝香散方，麝香（研）一字，胡黄连一钱，槟榔（生锉）一枚，上三味，捣研为细散，旋敷之。

治口疮，诸药不效，碧玉散方，胆矾（锅子内烧通赤，地上出火毒）半两，上一味，细研，每取少许，敷疮上，有清涎吐之。

治口疮，蒲黄散方，蒲黄一两，上一味，每用一钱匕，敷口舌上，咽之。

治口疮，无食子散方，无食子（烧灰，细研）一两，上一味，每取一钱匕，敷舌上，日三五次。治口疮，众药不瘥者，密陀僧散方，密陀僧、黄柏（去粗皮）、甘草（并以蜜涂炙香）各一两，蒲黄、黄药子各半两，上五味，捣研为散，时时敷之。

治大人小儿，卒患口疮，铅霜散方，铅白霜（研细，不拘多少）上取少许，涂敷痛处，一两度瘥。（卷第一百一十七·口齿门）

治漏疳口疮。葵根散方，葵根（切）、赤小豆、土瓜根各一两，麝香（研）一分，上四味，捣罗为散，每用一字贴疮。（卷第一百七十二·小儿漏疳）

治小儿口疮。硼砂散方，硼砂（研）、矾蝴蝶（研）、密陀僧（研）各半钱，上三味，用生蜜四两，与药同熬紫色。以新水冰冷，瓷合盛，每用以鸡翎敷之。

治小儿口疮。蟾蜍散方，蟾蜍（炙令焦）一枚，上一味，捣罗为散，每用一字，敷疮上。

治小儿白口疮，满口如浸饼起者。贝母散方，贝母（去心）二两，上一味为散，先煮面拨粥七个，抱孩儿门限内坐，将逐个拨粥，搌儿口内疮了，弃门限外，令犬吃，便以药末半钱，水五分，蜜少许，煎三分。冷与服，仍以药掺贴。每日用三四次，即瘥。（卷第一百八十・小儿口疮）

13.《鸡峰普济方》

龙骨散，治一切口疮走马疳，砒霜（火煨令熟）一字，粉霜半钱，龙骨一钱，淀粉一钱半，龙脑半字，蟾酥一字，上先研粉砒霜极细，次入龙骨再研，又入定粉，每用少许敷之。（卷第二十・小儿）

14.《仁斋直指方论》

赴筵散，治赤白口疮。黄柏、青黛、密陀僧，上为末。干贴疮。

桃花散，治口舌生疮。玄胡索一两，黄柏、黄连各半两，密陀僧一钱、青黛二钱，上为末。敷贴口内，有津即吐。（卷之二十一・唇舌）

15.《急救良方》

治口疮，用白矾一两，铁勺内火熬汁，干黄丹一两炒，红色放下，紫色为末，糁疮上。

又方，用宿砂火煅为末，糁疮上。或用莲花片贴之，效。

又方，用干姜、黄连各等分，为末，糁之，吐出涎水，立效。

治口唇生疮，取陈壁上土，细研敷之。（卷之二・口第三十一）

治小儿口疮，用生白矾为末，水调摊纸上贴脚心，方贴上，再以水湿之。（卷之二・小儿第三十九）

16.《卫生易简方》

治大小人牙齿腐蚀，气臭出血，并口疮，用碱土不以多少，麝香少许。以热汤淋汁，银石器中熬干，刮下再与麝香同研匀。掺疮上，以纸贴，神效。（卷之七・牙齿）

治小儿口疮通白及风疳疮蚀透者，用白僵蚕炒黄为末，蜜和敷之立效。

治小儿口生烂疮，用桑皮中白汁敷之便愈。

治小儿口疮，饮乳不得，用白矾如鸡子大，置好醋一盏中，频涂儿足底即愈。又方，用硝石为末掺疮，日三五度。亦治重舌。又方，用巴豆一、二粒去壳研烂，入朱砂或黄丹少许，贴在囟上，如四边起小疱，便用温水洗去药，更用菖蒲水洗之甚效。（卷之十二・鹅口口疮）

17.《理瀹骈文》

清阳膏，口糜、口疮，膏糁黄柏、黄芩、黄连、栀子、细辛、干姜等分为末，贴胸口脐上，名赴宴散。此纲目法也。或用导赤散合凉膈散，煎抹胸口，以清内热。再贴并用儿茶磨金墨，涂患处，以五倍子、百草霜、滑石、白螺蛳壳（煅），研末敷之，蜜炙黄柏末亦佳。凉药不效者，用黄连、炮姜末糁。初若不堪，应手即愈，溃烂不堪者，用地龙、吴萸、生面醋涂足心止痛。亦危氏方也。毛陆本皆云神效。虚火上行用草乌、南星，或用附子糁膏贴足心，治口舌牙齿咽喉。（存济堂药局修合施送方并加药法）

18.《仁术便览》

治小儿口疮，用巴豆一个，研烂，和胭脂再研。贴眉中，半炷香，急去之。（卷四・小儿诸病）

【按语】

口疮虽病位局限于口腔，但与脏腑功能失调密切相关，与心、肝、脾、肺、肾五脏均有联系。古代医家对口疮的病因和发病机制认识各有不同，大致分为从火热致病、脾气凝滞、肾虚气虚、上盛下虚四个方面。

治疗口疮贴敷部位为患处、囟上、手足心以及眉中。贴敷在手足心以及囟上可引热外出。眉中即为印堂穴，是督脉经穴之一，有疏风清热之功，同时督脉为“阳脉之海”，其腧穴亦可治疗热病。

穴位贴敷治疗口疮用药种类丰富，共涉及药物 104 种，使用频率排在前四位的中药是黄柏、密陀僧、甘草、麝香，应用频率在 18.14%，分别属于清热药、拔毒化腐生肌药、补气药和开窍药。黄柏苦、寒，归肾、膀胱、大肠经，有清热燥湿，泻火解毒，退热除蒸之功；密陀僧咸、辛、平、有毒，归肝、脾经，可杀虫收敛；甘草甘、平，归心、肺、脾、胃经，可补脾益气，清热解毒，缓急止痛；麝香辛，温，归心经、脾经，具有开窍醒神，活血通络的功效。将古代文献中穴位贴敷治疗口疮应用频次大于1的药物按出现频次进行统计，依据频次数递减排序，见表2–55。

贴敷法治疗口疮可直达病所，提高药物的吸收，往往能收到良效。因口疮易反复发作、日久不愈，更应注重摄身调护，顾护正气，强调防重于治。平时注意忌食辛辣、热烫、油炸、寒凉之品，忌暴饮暴食。在口疮糜烂期，应防止辛辣、腌制、寒凉、坚硬等刺激之物进一步损伤黏膜，以清淡饮食为主，注重维生素和矿物质元素的补充。

（八）鼻衄

【概述】

鼻衄即为鼻出血，鼻衄始见于《黄帝内经》，称“衄”。如《素问·金匮真言论》云：“春善病鼽衄。”《说文解字》云：“衄，鼻出血也。从血，丑声。”关于鼻衄的病名汉代张仲景的《伤寒论》中亦有提及，指出“太阳有热不得发越于外，则逼而为鼻衄”，亦称“红汗”，此外，《伤寒论》中首次提到了胃热鼻衄的证型，称“阳明病，脉浮发热，口干鼻燥，能食者衄。”而华佗所著之《华氏中藏经》中明确提到了“胃热鼻衄”这一名称，称“胃中热盛，则鼻衄不止”。到隋代《诸病源候论》明确提到“鼻衄”这一概念，“内衄者，出血如鼻衄”。此外，根据鼻衄的病因病机不同，巢元方提出了“伤寒鼻衄”“虚劳鼻衄”等各类鼻衄病名。根据鼻衄的病情轻重及病程长短，又有“鼻大衄”“鼻久衄”等命名。

在中医学中，鼻衄的病因病机可分为肺经风热、胃热炽盛、肝火上逆、心火亢盛、虚火上炎、气不摄血，分述如下。①肺经风热：由于风热外犯或燥热伤肺，邪热入肺，导致肺失肃降。邪热循经上犯鼻窍，伤及阳络，血溢脉外而成衄。②胃热炽盛：胃经素有积热，或饮食不节，嗜食辛燥，致胃热炽盛。火热内燔，循经上炎，损伤阳络，迫血外溢发为鼻衄。③肝火上逆：多由于情志不遂或暴怒伤肝所致，肝郁化火，循经上逆，迫血妄行，溢于脉外，故可见鼻衄。④心火亢盛：心主血脉，若劳神太过，欲念过多，则引动心火，心火亢盛，耗血动血，上溢鼻窍，发为鼻衄。⑤虚火上炎：由于素体阴虚，久病伤阴或劳损过度，或温热病后，津液亏耗，而致肺、肝、肾阴虚，虚火上炎，上灼鼻窍，发为鼻衄。⑥气不摄血：脾为后天之本，气血生化之源。由于脾气虚弱，导致统摄失权，气不摄血，则血不循经，瘀堵漫溢于鼻窍而致鼻衄。

鼻衄在现代医学中可因鼻腔病变引起，如鼻部受到外伤撞击或挖鼻过深过重；鼻中隔偏曲或有嵴、距状突；鼻部炎症，如干燥性鼻炎、萎缩

表2–55　古代穴位贴敷治疗口疮用药规律

序号	中药	频次	频率
1	黄柏	10	5.18%
2	密陀僧	9	4.66%
3	甘草、麝香	8	4.15%
4	青黛、黄连	7	3.63%
5	朱砂	5	2.59%
6	蒲黄、蚕蛾、白矾、冰片	4	2.07%
7	细辛、硼砂、五倍子、寒水石、黄丹、铅白霜、升麻、芒硝	3	1.55%
8	黄药子、草乌、南星、滑石、鸡内金、胆矾、延胡索、铜绿、没石子、黄芩、藁本、干姜、巴豆、樟脑	2	1.04%

性鼻炎、急性鼻炎、急性上颌窦炎等。也可由全身疾病所引起，如患急性发热性传染病，如上呼吸道感染、流感等；动脉压过高，如高血压、动脉硬化。偶有因鼻腔邻近病变出血经鼻腔流出者。鼻出血多为单侧，亦可为双侧；可间歇反复出血，亦可持续出血，出血量多少不一。

【古代穴位贴敷文献】

1.《本草蒙筌》《本草汇言》

决明子仍止鼻衄，水调末急贴脑心。（卷之一·草部上）

2.《类编朱氏集验医方》《益世经验良方》

白及膏，治产后鼻衄。白及，上为末，冷水调，敷在纸上，贴鼻心而效。（卷之十·妇人门）

3.《世医得效方》

治鼻衄，用阿胶末调贴。（卷第七·大方脉杂医科）

4.《卫生易简方》

治蛇伤，用马兰草，即阶前菊，生捣敷伤处。亦解酒疸，止鼻衄，合金疮。（卷之十·蛇虫伤）

5.《普济方》

细辛散治疳虫衄血。细辛、荠草、曲头棘针、墙衣各一两，盐花一两半，荞麦面三两，上细末。以酽醋和荞面。裹上件药。以炭火烧令赤。又以揺揩不得者。即以绵裹贴齿根上，咽津无妨，用后齿牢，患十年者皆效。（卷七十·牙齿门）

贴背膏，治鼻衄，用京三棱大者一枚，以湿纸裹，于慢火中煨熟，乘热捶碎，捣为细末，醋煮面糊调，贴背第五椎上。

贴鼻方，治鼻衄。用鹿角胶，不计多少，以沸汤浸软，贴鼻坳上。更以酵面调，令稀稠得所，若左窍出血，则涂右边，右窍出血，则涂左边。

治鼻衄出《本草》，以金疮小草叶，挼碎敷之，又风化石灰，杵为丸，日干，临时刮敷山根上。（卷一百八十九·诸血门）

一方出鲍氏方，治口疮，目赤鼻衄。黄柏皮、黄连、大黄末为末贴足心。睡五更。口苦效。用水调贴。（卷二百九十九·上部疮门）

6.《救生集》

观音救苦感应灵膏。吐血鼻衄，贴两足涌泉穴，饮甘草水，自愈。大黄一两，香附七钱，三棱一两，羌活八钱，白芷八钱，芫花七钱，蜈蚣十条，桃仁（研）七钱，生地一两，厚朴七钱，槟榔七钱，黄柏八钱，大戟八钱，蛇蜕五钱，巴豆八钱，皂角八钱，杏仁（研）七两，细辛七钱，肉桂八钱，麻黄八钱，黄连五钱，甘遂二两，川乌一两，莪术一两，枳实八钱，独活七钱，防风七钱，全蝎七钱，草乌七钱，玄参七钱，蓖麻子（研）二两，木鳖子（研）一两，穿山甲七钱，天花粉七钱，五倍子七钱，当归一两五钱，密陀僧四两，飞过黄丹二斤四两。（卷四·通治诸病门）

7.《溪秘传简验方》

鼻血不止，井中泥或苔藓，贴囟门。

鼻衄不止。鲜墨旱莲。捣。敷。（溪外治方选卷上·鼻衄门）

8.《医学入门》

草决明，贴脑心止鼻衄。（内集·卷二）

9.《血证论》

鼻衄，醋和土敷阴囊，囊为肝所属，肝主血，敷囊以收敛肝气，则肝血自止，上病取下，治尤有理。（卷二·鼻衄）

10.《仙传外科集验方》《证治准绳》

天花粉三两重，姜黄一两重，白芷一两重，赤芍药二两重，上为末，茶、酒、汤使，随证热涂诸般热证、痈肿之毒，金疮之证。吐血、鼻衄、舌衄，可以此方用井花水调敷颈上。（敷贴凉药第五·洪宝丹）

11.《外科大成》

鼻衄者，再以倾银紫土新罐为末，烧酒调敷囟门，立止。（卷三·分治部下）

12.《理瀹骈文》

清阳膏，鼻衄属肺火，膏贴心口、背心，初起不必加止药，症重者或用犀角、地黄、黄连、丹皮、侧柏叶煎抹后，再贴加川芎、香附，亦可或用薄荷、柏叶、荷叶、茜草根亦可，如衄久或用黄芩浸水磨，白及涂山根，并用文中洪宝膏醋涂脑后连颈项，截其血路，如不止，以生地蘸陈金墨汁塞鼻，加龙骨、发灰末尤佳，兼胃热者加清胃膏贴中脘，或用麦冬、知母、牡丹皮、牛地、黄连、白芍、石膏、当归、牛膝、泽泻煎抹后贴，兼肾热者加滋阴膏贴丹田，或用玄参、知母、黄柏、龟板同四物煎抹后贴，危急者用井水或醋浸湿纸搭囟门，以头发浸水中，又以本人发三根，同黑线扎中指中一节，男左女右，并用大蒜涂两足心。

滋阴壮水膏，治郁热衄血吐血。上贴心背。中贴脐眼。下贴丹田。生龟板（腹黑者佳黄色及汤板不可用）一斤，用小磨麻油三斤浸熬去渣听用，或下黄丹收亦可。玄参四两，生地、天冬各三两，丹参、熟地、萸肉、黄柏、知母、麦冬、当归、白芍、丹皮、地骨皮各二两，党参、白术、生黄芪、川芎、柴胡、连翘、桑白皮、杜仲（炒断丝）、熟牛膝、南薄荷、川郁金、羌活、防风、香附、蒲黄、秦艽、枳壳、杏仁、贝母、青皮、橘皮、半夏、胆星、黑荆穗、桔梗、天花粉、远志肉（炒）、女贞子、柏子仁、熟枣仁、紫菀、菟丝饼、钗石斛、淮山药、续断、巴戟天、黑山栀、茜草、红花、黄芩、黄连、泽泻、车前子、木通、生甘遂、红芽大戟、生大黄、五味子（炒）、五倍子、金樱子、炒延胡、炒灵脂、生甘草、木鳖仁、蓖麻仁、炮山甲、羚羊角、镑犀角、生龙骨、生牡蛎、吴萸各一两，飞滑石四两，生姜、干姜（炒）各一两，葱白、韭白、大蒜头各二两，槐枝、柳枝、桑枝、枸杞根、冬青枝各八两，凤仙草、墨旱莲、益母草各一株，冬霜叶、白菊花、侧柏叶各四两，菖蒲、小茴香、川椒各一两，发团二两，铅粉（炒）一斤，生石膏四两，青黛、轻粉各一两，灵磁石（醋煅）二两，官桂、砂仁、木香各一两，牛胶四两酒蒸化，如清阳膏下法，朱砂五钱。（存济堂药局修合施送方并加药法）

涌泉穴凡治下部肝肾之病，皆宜贴足心，又引热下行，如衄血、吐血、水泻、噤口痢、赤眼、牙痛、耳痛、喉风、口疳等症、又假阳症，皆宜用附子、吴萸、川乌等药敷足心，或微火烘之，亦有贴大蒜片者。

衄血用大生地二两、白芍、黄芩、黄柏、黑山栀、生甘草一两、丹皮、犀角五钱、麻油一斤熬、黄丹七两、石膏四两收，即凉血地黄汤法也。蓄血贴脐下随症酌用。（续增略言）

13.《本草纲目》

黄明胶，贴山根，止衄。（主治第三卷·百病主治药）

14.《本草汇言》

六圣膏，治一切痞块、积气、癖痰，肚大青筋，气喘上壅，或发热咳嗽，吐血衄血。用莱菔子、大黄、肥皂肉、生姜、生葱、大蒜头（去衣）各八两，上共捣烂，用水百碗，煎将干，滤去渣，再熬汁成膏，黑色为度，乘热摊绢帛上，贴患上。（卷之十六·菜部）

15.《经验良方全集》

出鼻红方，用瓦葱、白芥子各等分，捣烂。敷鼻山根起至额上发际止。候血止去药除根。（卷一·耳鼻）

【按语】

鼻衄是临床上多种疾病的常见症状之一，属于一种急症，中医学认为鼻衄是因外感、内伤等原因所致鼻道中络脉破裂，血从清道外溢的一种病症。

治疗鼻衄的贴敷部位为囟门、阴囊、颈上、足心以及鼻部，囟门位于头部，其阳热之气较旺盛，贴敷在此处可以清热祛风解毒。阴囊为肝所属，肝主血，贴敷在阴囊处可以收敛肝气以止血。贴敷颈部天突穴可宣通肺气、截血路以止鼻衄。足心一般指涌泉穴，此穴可收敛浮越之阳，引血下行，故能治疗鼻衄。

穴位贴敷治疗鼻衄用药种类丰富，共涉及药物 155 种，使用频率排在前两位的中药是黄柏和黄连，应用频率在 4.81%，均属于清热药。黄柏苦、寒，归肾、膀胱、大肠经，有清热燥湿，泻火解毒，退热除蒸之功；黄连苦、寒，归心、肝、胃、大肠经，有清热燥湿，泻火解毒的功效。将古代文献中穴位贴敷治疗鼻衄应用频次大于 1 的药物按出现频次进行统计，依据频次数递减排序，见表 2–56。

采用贴敷疗法治疗鼻衄降低了治疗费用，易被患者接受。同时应注意鼻衄出血量大时应配合局部填塞止血，以防止出血过多造成不良结果。

（九）鼻息肉

【概述】

鼻息肉系指鼻中赘生肉瘤，闭塞孔窍，气不宣通的病证。“鼻息肉”一名首见于《黄帝内经》。《灵枢·邪气脏腑病形》曰：“肺脉……微急为肺寒热……若鼻息肉不通。”历代除鼻息肉一名外，尚有“鼻痔”“鼻菌”“鼻茸”“鼻瘜肉”等名称。

表 2–56　古代穴位贴敷治疗鼻衄用药规律

序　号	中　药	频　次	频　率
1	黄柏	5	2.67%
2	黄连	4	2.14%
3	川芎、知母、大黄、白芷、天花粉	3	1.60%
4	铅丹、麦冬、石膏、三棱、生地黄、乌头、牡丹皮、牛膝、龟板、熟地黄、陈皮、决明子、白及、姜黄、赤芍	2	1.07%

如《医学纲目》曰："肠澼为痔，如大泽中有小山突出为痔。人于九窍中，凡有小肉突出皆曰痔，不独肛门边生也。有鼻痔、眼痔、牙痔等，其状不一。"《身经通考》曰："鼻瘜肉者，厚味拥湿热蒸于肺门，如雨霁之地突生芝菌也。"

鼻息肉在现代医学中为鼻部常见病，好发于成年人，儿童极少发生。为单发性或为多发性，常多见于上颌窦、筛窦、中鼻道、中鼻甲等处。随着息肉体积长大而加重。鼻腔分泌物增多，时伴有喷嚏，分泌物可为浆液性、黏液性，如并发鼻窦感染，分泌物可为脓性。息肉蒂长者可感到鼻腔内有物随呼吸移动。后鼻孔息肉可致呼气时经鼻呼气困难，若息肉阻塞咽鼓管口，可引起耳鸣和听力减退。息肉阻塞鼻窦引流，可引起鼻窦炎，患者出现鼻背、额部及面颊部胀痛不适。

【古代穴位贴敷文献】

1.《普济方》

方雄黄散，治鼻中息肉搏鼻。雄黄（研）、细辛（去苗叶）、木通（锉）、蕤仁（研）、皂荚（炙，刮去皮并子）各一分，白矾（煅过）半两，矾石（黄泥包，煅过）半两，藜芦（炙）、地胆、瓜蒂、地榆（洗去泥土）、茹各三分，巴豆（去皮壳，炒黄）十粒，上为散。煎细辛白芷汤，和涂敷息肉上，以胶清和涂之亦得，取瘥为度。

治息肉方。甘遂、明矾（煅）、朱砂、雄黄、雌黄、藜芦、瓜蒂等分，上为末。清蜜调敷。

治鼻中息肉，闭塞不通，肿大，点药清消。生地胆、细辛（去苗叶）、白芷上等分，先捣罗白芷、细辛为散，次将地胆压取汁和成膏，用少许涂敷息肉上，取消为度。

地龙散一名蚯蚓散出圣惠方，治鼻中息肉。地龙（去泥沙）一分，猪牙皂荚一瓣，上烧灰罗细，先洗鼻内令净，以蜜涂之。敷药少许在内，出清水尽，即息肉自除。

胡粉膏，治鼻中息肉不通。胡粉（炒）、白矾（烧令汁尽）等分，上为末，用青羊脂和成膏，以少许涂敷息肉上，或黄柏、苦参、槟榔等分为末，以猪脂研敷。又方出直指方，或青黛、槐花、杏仁研敷。

瓜蒂膏出圣惠方，治鼻中息肉，不闻香臭，用陈瓜蒂一分为末，以羊脂和成，时以少许敷之，一方为末，少许着鼻中必消，如此三四度。

地胆汁出肘后方，治鼻中息肉，不通利，用生地胆一枚。取汁涂息肉上，一宿得消，无生者，捣干为末，酒渍敷之。（卷五十六・鼻门）

2.《洞天奥旨》

化瘜丹，治鼻瘜、鼻痔。雄黄五分，桔矾五分，苦丁香（鲜的，取汁）三钱，上末调稀，搽在患处，妙。一方加轻粉、细辛、犬胆调。（卷十五・奇方中）

3.《外台秘要》

鼻中息肉，陈瓜带捣末，以敷塞肉上，取瘥。

古今录验疗鼻中息肉，通草散方，通草、细辛、蕤仁、雄黄（研）、皂荚（去皮子）各一分，白矾（烧）二分，礜石（泥裹烧半日，研）三分，藜芦（炙）三分，地胆（熬）三分，瓜蒂三分，巴豆（去皮）十枚，闾茹三分，地榆三分，上十三味捣筛末，以细辛白芷煎汤，和散敷息肉上，又以胶清和涂之，取瘥。（卷第二十二・鼻中息肉方一十一首）

【按语】

鼻息肉是由于鼻黏膜长期炎症反应引起组织

水肿的结果。中医学对本病的病因病机认识主要有以下四个方面：①肺虚邪壅，肺经寒凝，导致冷气搏于血气，停结于鼻窍而生息肉；②六气七情壅结；③食积痰热或阳明胃经湿热；④肺热邪壅或肺经湿热。

治疗鼻息肉一般将药物直接贴敷在息肉上。穴位贴敷治疗鼻息肉用药种类丰富，共涉及药物36种，使用频率排在前三位的中药是雄黄、白矾和细辛，应用频率在24.6%，分别属于攻毒杀虫止痒药和解表药。雄黄辛、温，有毒，归肝、大肠经，可解毒杀虫，燥湿祛痰；白矾酸、涩、寒，归肺、脾、肝、大肠经，可解毒杀虫，燥湿止痒；细辛辛、温、有小毒，归肺、肾、心经，可祛风散寒，通窍止痛。将古代文献中穴位贴敷治疗鼻息肉应用频次大于1的药物按出现频次进行统计，依据频次数递减排序，见表2–57。

表2–57　古代穴位贴敷治疗鼻息肉用药规律

序　号	名　称	频　数	频　率
1	雄黄、白矾、细辛	5	8.20%
2	瓜蒂、白芷、皂荚、地胆	3	4.92%
3	蕤仁、藜芦、地榆、巴豆、丁香	2	3.28%

除贴敷法治疗鼻息肉外，熏蒸疗法以及针灸疗法亦可起到很好的疗效。对于本病的预防调护，应积极防治各种慢性鼻病，因鼻息肉大多为各种鼻病的继发症或并发症，故要积极治疗原发鼻病。及时治疗鼻、咽部及周围器官疾病，以免感染蔓延和反复发作。锻炼身体，增强机体抗病力，能够预防伤风感冒，避免症状加重。

（十）鼻渊

【概述】

鼻渊是指鼻流浊涕，如泉下渗，量多不止为主要特征的鼻病，常伴头痛、鼻塞、嗅觉减退、鼻窦区疼痛，久则虚眩不已。“鼻渊”病名首见于《黄帝内经》。《素问·气厥论》曰：“胆移热于脑，则辛頞鼻渊，鼻渊者，浊涕下不止也，传为衄衊瞑目”。《医法圆通·各症辨认阴阳用药法眼》中称鼻渊为“鼻浊”，《外台秘要》中称鼻渊为“脑漏”，《黄帝内经太素》中称鼻渊为“鼻洟”。《金匮启钥·目病论》曰：“鼻痈控脑丹最善，何忧黄水似流泉”。可见，“鼻痈”也是鼻渊的别称。

中医学认为鼻渊有虚、实之分，其病因病机可归纳为以下5点：①肺经风热，风热邪毒袭表犯肺，或风寒侵袭，郁而化热，风热壅遏肺经，肺失清肃，致使邪毒循经上犯，结滞鼻窍，灼伤鼻窦肌膜而为病；②胆腑郁热，胆为刚脏，内寄相火，其气通脑，若情志不畅，喜怒失节，胆失疏泄，气郁化火，循经上犯，移热于脑或邪热犯胆，胆经热盛，上蒸于脑，伤及鼻窦，燔灼肌膜，热炼津液而为涕，迫津下渗发为本病；③脾胃湿热，素嗜酒肉肥甘之物，脾胃湿热内生，运化失常，清气不升，浊阴不降，湿热邪毒循经上犯，停聚窦内，灼损窦内肌膜所致；④脾肺虚弱，鼻渊日久，耗伤肺脾之气，脾虚运化失健，营气难以上布鼻窍，肺气不足，易为邪毒侵袭，且又清肃不利，邪毒滞留鼻窍，凝聚于鼻窦，伤蚀肌膜而为病；⑤肾阴不足，鼻渊日久，阴精大伤，虚火内扰，余邪滞留不清，两者搏结于鼻窦，肌膜败坏，而成浊涕，发为鼻渊。

西医学认为本病是鼻窦黏膜的化脓性炎症，多见于感冒、急性鼻炎之后。此外过敏性体质及全身性疾病如贫血、流感等亦可导致本病的发生，邻近病灶感染，如扁桃体肥大、腺样体肥大，某些磨牙根部感染及鼻部外伤，异物穿入鼻窦，游泳时跳水姿势不当，污水进入窦内等直接伤及鼻窦，均可引起感染。还有如鼻中隔偏曲，中鼻甲肥大、鼻息肉、肿瘤等鼻腔疾病，妨碍鼻窦通气引流亦可引发本病。

【古代穴位贴敷文献】

《本草纲目》

脑漏流脓：破瓢、白鸡冠花、白螺蛳壳（各烧存性）等分，血竭、麝香各五分，为末。以好酒洒湿熟艾，连药揉成饼，贴在顶门上，以熨斗熨之，以愈为度。（菜部二十八卷·菜之三）

鼻渊脑泄：生附子末，葱涎和如泥，盦涌泉穴。（草部第十七卷·草之六）

【按语】

鼻渊，中医病名。是指鼻流浊涕，如泉下渗，量多不止为主要特征的鼻病。常伴头痛、鼻塞、嗅觉减退，鼻窦区疼痛，久则虚眩不已。是五官科常见病、多发病之一。鼻渊治疗主要从风、热、湿论治，以祛风除湿，通利鼻窍为主要治法。

贴敷部位为涌泉穴以及顶门即囟会处，可引邪外出。囟会穴是督脉上的穴位，具有补益肺气的作用，“肺开窍于鼻”，囟会常用来治疗各种鼻炎。《素问·宣明五气》曰：“肾主骨，生髓，通于脑。”涌泉穴为肾经的井穴，具有补肾益精、补气升阳、散寒通络、温肺化饮等作用，可以改善鼻塞流涕等症状。

贴敷治疗鼻渊的药物可分为，收涩止血类药物，如鸡冠花、葱涎，适用于鼻渊引起的鼻黏膜破溃出血；辛温类药物，如附子、独蒜，可引热下行；敛疮类药物，如血竭、螺蛳壳。

鼻渊的预防与调护应注意保持鼻腔通畅，以利鼻窦内分泌物排出。注意正确的擤鼻方法，以免邪毒窜入耳窍致病。禁食辛辣刺激食物，戒除烟酒。锻炼身体，增强体质，提高机体抵抗力。

（十一）目疾

【概述】

目疾是主要指的是眼部及眼周的各种疾病。以眼部赤红、疼痛、肿胀、视物不清、失明、视物受限、眼外伤、眼歪等为主要临床表现。目疾称谓最早见于《史记·扁鹊仓公列传》，其中记载了扁鹊有带下医、小儿医、耳目痹医等称谓；耳目痹医，就相当于今日的五官科，是五官科的最早记录，这也是目疾成为专科治疗的开始。目疾分类包括目痛、目赤、目肿、目翳、失明、目内障、目外伤、麦粒肿（睑腺炎）、口眼㖞斜等。

目疾致病病因包括风、热、火、毒这几种内外邪，脏腑涉及肝、心、脾、肺、肾五脏，还包括外伤和虫咬伤等。目疾的病机论述各有所表，肝开窍于目，肾精充养于目，故有“目病为肝之外候”，“目病之本在肝肾”，“目病乃热之所生”等论述；《灵枢·大惑论第八十》说明了瞳仁、黑睛、络脉、白睛、约束之所属的目疾五轮学说。

《华佗神方·卷九》载有目疾治疗证方43首，目病的治疗除了内服方药外，还包括外洗、点、敷、蒸熏、熨、搐鼻等方式治疗。相对于药物内服和其他外治法，药物贴敷作用更为直接，刺激部位更为精准，疗效也更佳。常见的贴敷部位为眼部、眼周、太阳穴、涌泉穴等。

【古代穴位贴敷文献】

1.《本草纲目》

赤目痛痒，出泪羞明，浸鸡子白点；蒸人乳点；同冬青煎点；同干姜、杏仁煎点；水调贴足心。

地黄：血热，睡起目赤，煮粥食；暴赤痛，小儿蓐内目赤，并贴之。

白矾：同铜青洗风赤眼；甘草水调，贴目胞，去赤肿。

青羊肝：补肝风虚热，目暗赤痛，及热病后失明，作生食，并水浸贴之。

鹅不食草：鼻，塞耳，贴目，为去翳神药。

干姜：目睛久赤，及冷泪作痒，泡汤洗之；取粉点之，尤妙。末，贴足心。

木芙蓉叶：水和，贴太阳，止赤目痛。

铅丹：同乌贼骨末，蜜调，点赤目；贴太阳，止肿痛。

泥中蛆：洗晒研，贴赤目。

鲫鱼：热病目暗，作臛食；驽肉，贴之。

石膏、五倍子：主风赤烂眼，研敷之；或烧过，入黄丹。

柴胡：目暗，同决明子末，人乳和，敷目上，久久目视五色。（主治第四卷·百病主治药·眼目）

赤眼痛：黄丹，蜂蜜调贴太阳穴，立效。（《明目经验方》）

赤目风肿：甘草水磨明矾敷眼胞上效，或用枯矾频擦眉心。

小儿赤眼：羊肝切薄片，井水浸贴。（兽部第五十卷·兽之一·羊）

治肝风虚热，目赤暗痛，热病后失明，并用子肝七枚，作生食，神效。亦切片水浸贴之。（金石部第八卷·金石之一·铅丹）

一切眼疾：冬青叶研烂，入朴硝贴之。（木部第三十六卷·木之三·女贞）

目中赤翳：白羊髓敷之。（兽部第五十卷·兽之一·羊）

2.《普济方》

肝虚眼。脑子二钱半，蕤仁（去皮油，壳称

取二两，细研去油）二两，上用生蜜六钱，重将脑子蕤仁同搜和，每用铜箸子，或以金银钗股，时复点放眦头，治连眶赤烂，以油纸涂膏贴之。治闷气血虚，气虚肝虚，眼白俱赤，日夜如鸡啄，生浮翳。

疗积年风赤眼方。取生油、生猪脂、胡粉各等分。和研敷眼中。二日内赤总除。（卷七十一·眼目门）

目赤痛。鲤鱼胆一枚，黄连（去须）半两，川大黄半两，上鱼胆汁和调末药，以瓷瓶盛之，于饭上蒸之熟为度，取出，如干，即入少许熟水，调如膏，涂于帛上，贴在眼睑，治眼赤痛。

竹叶（净切）二握，大枣（劈破）五枚，古文铜钱七枚，黄连（去须末）半两，上合和，纳铜石器中，以水一升，煎至五合，滤去滓；又重煎三合，纳瓷瓶中，每以铜箸点少许目眦头，日三五次。一方无大枣，绵染敷目眦。

目赤烂。黄连淡竹叶各一两，柏树皮干用半两，湿用二两，上以咀，以水二升，煎至五合，稍冷用滴两眦，及洗之，日三四度，一方用五倍子为末贴之，治睑烂风眼疾。（卷七十三·眼目门）

田中鼢鼠土三分，木香一两，大黄（锉炒）五两，白蔹一两，凝水石六两，上为末，用酒和调如稠饧，当痛掣处，取如手掌许敷之，干即易，不住频频贴痛处，即止。一方摊于帛上贴之，治时气病后，客热暴躁，目赤涩痛，冷泪壮热。（卷七十六·眼目门·时气后患目）

目昏暗。蕤仁、波斯盐、上等分治筛，以驴生脂和，每夜敷目四角，以一粟大，密室中将息，一月瘥，忌五辛，失明者三十日敷之。

柴胡散出千金方治眼暗。柴胡六铢，决明子十八铢，上治筛。人乳汁和敷目。可夜书。见五色。以乌鸡胆临卧敷之，一方日三五度点之，治眼暗方。（卷八十一·眼目门）

眼眉骨及头痛。用清萍少许。研烂。入片脑少许。贴眼上顿效。治目眦及胬肉。（卷八十四·眼目门）

一切眼疾杂治。以生冬青叶研细。入朴硝水调。罨贴之。治一切眼疾。

治眼气昏蒙。赤芍药、黄连、槟榔、荆芥、石菖蒲、当归（去须）、苍术、白芷各等分，上研为细末，食后临卧，用津液舌上调，敷眼患处立愈。上用炉甘石一两，用蜀道地粉者佳，腊水浸地黄一宿，却取连水浸甘石一宿，以砂锅火煅，却于水内淬七次，加当归末半两，海螵蛸虢丹各半两，轻粉一厘，蜜二两，麝香少许，共细研为末，口津调敷之，效。防风七分，黄芪一钱，甘草（炙）半钱，蔓荆子三分，香白芷二分，升麻七分，柴胡五分，当归身（酒洗）半钱，上，咀。作一服，水一盏半，煎至一盏，去滓，热服，临卧，忌气寒及食冷物，敷药瞿麦散治一切眼疾，兼目肿痛。以蛔虫烧为末敷之。一方用小儿吐下蛔虫，阴干生用碾为末，轻粉和匀，如湿干敷，如干以津唾调敷，如圣散治上焦壅热，一切眼疾。（卷八十六·眼目门）

治小儿肝热赤眼，肿痛多泪。赤芍药、羌活、防风、大黄、甘草各等分，上为末。每服一钱，白汤调下，食后服，或用黑豆三五个，同煎服，一方用黑豆灯心煎服；又方以秋芙蓉叶为末，水调贴太阳尤妙。

寒水散治肝风暴赤，目睛偏视。青黛一钱，大豆（去皮）、黄柏各三钱，马牙硝、黄连各三钱，上为细末，每用一钱，蜜少许，冷水调成膏，绯绢作饼子，如小钱大，摊药于上，贴太阳穴，病左贴左，病右贴右。

贴药治小儿赤热肿目。川大黄白矾朴硝各等分，上为末。冷水调作掩子，贴目上，一方无朴硝。

牛黄膏治小儿肝脏风热，上攻于目，疼痛不止。牛黄一分，川大黄（锉，生用）一两，上先捣罗大黄为末，以牛黄同研令匀，用生地黄汁调如稀膏，匀于纸上，贴眼，候干时时以冷水润之，如频开重换。

疗小儿蓐内赤眼方。用生地黄薄切，将井花水浸，以贴之。又方取羊子肝薄切，用井花水浸，以贴之。又方取黄蘖，以乳浸贴之。

治小儿赤目肿痛多泪。一名清凉膏，用芙蓉叶，焙干为末，每用半钱，水调贴太阳穴。［卷三百六十三·婴孩头眼耳鼻门·目赤肿痛（附论）］

3.《张氏医通》

清凉膏，治打扑伤眼肿胀。大黄、芒硝、黄连（酒炒）、黄柏、赤芍、当归各一钱，细辛五分，薄荷八分，芙蓉叶三钱，为细末，用生地黄一两，酒浸捣绞汁，入鸡子清一枚，白蜜半两，同调贴太阳及眼胞上。（卷十五・目门）

4.《医学入门》

又瞳仁被物撞打，惊痛昏暗，眼眶停留瘀血，宜贴地黄膏，次服决明散。（外集・卷四・杂病分类・外感・风类）

点眼地黄膏，生地一合，黄连一两，黄柏、寒水石各五钱，用地黄捣自然汁，和成饼子，用时衬纸点眼上。

治被物撞打，及风热暴赤肿痛，目热泪出等眼，并皆治之，以其性凉，能逐去热毒故耳。如火烧汤泼，再加黄芩、山栀、大黄等分，为末，酒调敷。（外集・卷六・杂病用药赋）

5.《杂病源流犀烛》

二十五曰被物撞打，目因撞打疼痛，瞳仁被惊昏暗。眼眶停留瘀血（宜石决明散，外贴地黄膏）。若撞打睛出，而目系未断，即推入睑内，勿惊触四畔（宜生地黄散，外以生地打烂厚敷）。如目系断，睛损，不可治。其有瘀血者，以针刺出，且用眼药。

二十七曰偷针眼，或太阳结热，或脾家积热，兼宿食不消，令目眦生小疱如疮，以针刺破即差。甚有发肿而痛者，用生南星、生地黄同研膏，贴两太阳穴，肿自消。[卷二十二・面部门・目病源流（眉棱骨）]

6.《外台秘要》

千金论曰：凡人年四十五十以后，渐觉眼暗，至六十以后，还渐目明，疗之法，五十以前可服泻肝汤，五十以后不可泻肝，目中病可敷石胆散等药。

又主眼暗方。蔓菁子（净洗）一斗，上一味以水四升煮，自旦至午，去汁易水又煮，至晚去汁易水又煮，至旦曝干，以布袋贮之，一度捣三升，以粥饮服三方寸匕日三服，美酒等任性所便。

延年令目明方。滤疗香取黍米一粒纳目眦中，当有水出，并目中习习然引风出状，即明之候也，常以日申时敷之。若似痛，以冷水洗之即定，以申时敷药者，为其目至日下，便漠漠暗如有物，即以药内中，泪出，以熟帛拭之，以水洗讫，便豁然明也。（卷第二十一・眼暗令明方一十四首）

精猪肉薄切，以贴眼上，热即易之，一方用子肝，又以井花水浸，更再用之取瘥。（卷第三十八・石发热目赤方一十一首）

7.《医学正传》

治眼痛。用生地黄酒浸捣烂盦眼上，又用草乌、南星、干姜、桂枝为末，醋调贴两足心，时用牛膝膏洗眼。（卷之五・目病）

8.《济阳纲目》

眼痛用生地黄酒浸捣烂，盦眼上，用草乌、南星、干姜、桂枝为末，醋糊调贴足心，时用牛膝膏洗眼。又瞳仁被物撞打，惊痛昏暗，眼眶停留瘀血，宜贴地黄膏，次服决明散。

劳役饮食不节，内障昏暗，用蔓荆子汤，蔓荆子、人参、黄芪、甘草、炙黄柏、白芍药酒炒，又用四物汤加酒炒芩、连、柏等药，眼痛用生地黄酒浸捣烂，盦眼上，用草乌、南星、干姜、桂枝为末，醋糊调贴足心，时用牛膝膏洗眼。又飞丝砂尘入眼，瞳仁不安，单瞿麦为末，鹅涎调敷，或新笔蘸京墨点之。又汤泡火烧肿痛者，不可用冷药即点，待一日后，以五行汤温洗，及地黄膏敷之。

点洗方：治眼稍赤烂。黄连、白矾（飞）各三钱，铜绿、密陀僧各一钱，轻粉少许，上为极细末，少少贴之。

点洗杂方：春雪膏，治肝经不足，内受风热，上攻眼，目昏痒痛，隐涩难开，及多眵赤肿，怕日羞明，不能远视，迎风有泪，多见黑花。片脑二钱半，蕤仁（去皮壳，细研，去油）秤二两，上用生蜜二钱重搜和，以铜箸子或以金银钗股点放眦头。连眶赤烂，以油纸涂膏贴之。（卷一百零一・上・目病上）

9.《疡医大全》

主论：打撞伤损外障按此证皆因被物打撞。手拳打著眼珠，突出一二寸者，登时急用手掌擦热托定眼珠，而珠系一得热气，自然紧缩就上，仍收眼眶中。但不可洗去血。外即用熟地黄捣膏摊薄绢封贴眼上，日换三次，服除风益损汤（川芎、白芍、当归、熟地、藁本、前胡、防风）。

主方：赤肿作痛生地酒浸，捣烂厚涂眼上。又方豆腐切片，乘温贴眼胞上。又方鸡蛋煮熟去壳，剖两开去黄，乘热合眼上。又方临睡以水湿透眼眶上下，将眼合紧，用筛过明矾末厚敷一宿，肿痛自消。

敷火眼痛眼风热眼，天南星、赤小豆各等分，研细生姜汁，调敷太阳穴。

火睛疼痛，生地黄不拘多少，切薄片，入火硝少许，同白酒捣烂如泥，丸如蛋大，敷脑后枕骨、风池处。将带子扎好片时即止。（卷十一·眼目部·外障门）

10.《原机启微》

黄连炉甘石散治眼眶破烂，畏日羞明。余治上同。炉甘石一斤，黄连四两，龙脑量入，先以炉甘石置巨火中，煅通红为度，另以黄连用水一碗，瓷器盛贮，纳黄连于水内，却以通红炉甘石淬七次，就以所贮瓷器置日中晒干，然后同黄连研为细末。欲用时，以一二两再研极细，旋量入龙脑，每用少许，井花水调如稠糊，临睡以箸头蘸敷破烂处。不破烂者，点眼内眦锐眦尤佳。不宜使入眼内。（卷之下·附方）

11.《圣济总录》

治赤眼用青泥蚶淘净、晒干、为末，赤眼上干贴之甚效。又方用铜绿、轻粉、牙硝、脑子，少许麝香，研细，为末，干贴之。

治眼赤肿痛用艾灰、黄连各半两捣匀，煎汤一盏，入龙脑少许温洗。又方用赤小豆、南星末，生姜自然汁调成膏。贴太阳穴。

治内障眼用鲤鱼胆同脑子研匀，贴太阳穴。

治赤瞎用炉甘石二两，密陀僧、黄连、朴硝各一两。先将黄连水熬成汁，入童便再熬，后下硝又熬少时，用火煅炉甘石红，黄连汁内淬七次，与密陀僧末同再研细。临卧贴之。

打伤眼血侵睛用桃、柳嫩枝、生地黄，猪肉同捶烂，贴眼上。

治热赤眼用桑叶、大黄、荆芥、朴硝等分为末。蜜调贴两太阳穴上，退热血。鲤鱼胆一枚，黄连（去须）半两，川大黄半两，上鱼胆汁和调末药，以瓷瓶盛之，于饭上蒸之熟为度。取出，如干，即入少许熟水，调如膏，涂于帛上，贴在眼睑。

黄连、黄芩、黄丹、大黄各半两，黄柏一两，上为末，每用一钱，水蜜调成膏，摊在绢花子上，随目赤贴太阳穴。

铜绿、轻粉、牙硝、麝香等分，脑子少许，上研为细末。干贴之。

黑豆（炒，去皮，为细末）、马牙硝（研）、青黛（研）各一两，片脑（研）一钱少许，上为细末如粉，每用一钱，凉蜜水调。如面糊相似，摊于元绢帛上，贴两太阳穴，凉水时时频润。

黄丹、白矾各等分，上为末，少少贴之，莲实粥治眼赤痛。

治目生胬肉涩痛，鲫鱼贴方，鲫鱼（鲜者），上一味，去皮骨、取肉一片，中央开一窍。正贴眼上，日三五度易之。（卷第一百九·目生胬肉）

治麸豆疮入眼。宜外贴黄药膏方，黄药子、木香各一两，大黄（生用）三两，上三味，捣研为细散，更重研令匀细，每用时，以浆水调为膏，摊生绢上，贴眼睑上下。不得入眼内，干即易。（卷第一百一十·斑豆疮入眼）

12.《证治准绳·类方》

紫金皮、白芷、大黄、姜黄、南星、大柏皮、赤小豆、寒水石，上为细末，生地黄汁调成膏，敷眼四围。又方，用生田螺肉、生地黄同真黄土研烂，贴太阳穴。又方，用黄丹，蜂蜜调贴太阳穴，立效。又方，用南星地黄赤小豆，上研烂，贴太阳穴。

清凉膏，生南星、薄荷叶各半两，荆芥、百药煎各三钱，上为末，井水调成膏。贴眼角上，自然清凉。（第七册·目·外治）

鱼胆敷眼膏，治飞血赤脉作痛，及暴赤眼涩。鲤鱼胆五枚，黄连（去须，研末）半两，上以胆汁调黄连末内，瓷盒盛，饭上蒸一次取出，如干，入蜜少许，调似膏，涂敷目眦，日五七度。

散血膏治赤肿不能开，睛痛，热泪如雨。紫金皮、白芷、大黄、姜黄、南星、大柏皮、赤小豆、寒水石，上为细末，生地黄汁调成膏，敷眼四围。（第七册·目·目赤）

13.《医方选要》

春雪膏，治肝经不足，内受风热，上攻眼目，昏暗痒痛，隐涩难开，及多眵赤肿，怕日羞明，不能远视，迎风有泪，多见黑花。片脑二钱半，蕤仁（去皮壳，细研去油，秤）二两，上用生蜜二钱，重将片脑、蕤仁同搜和，用铜筋子或以金银钗股，时复点放眦头，连眶赤烂，以油纸涂膏贴之。（卷之八·眼目门）

14.《万氏家抄济世良方》

治眼痛用生地，酒浸捣烂罨眼上。用草乌、南星、干姜、桂枝为末，醋调贴两足心，眼用牛膝膏洗。（卷三・眼目）

15.《经验丹方汇编》

打伤眼睛如突出，急揉进，用生猪肉一片，将当归、赤石脂末掺肉上贴之，去毒血愈。

16.《文堂集验方》

胬肉攀睛：浮萍草研烂，入冰片少许，贴眼上效。

一切云翳雾膜遮睛，以人乳和敷目上，并治赤脉贯瞳仁。

眼内生毒，鸡嘴壳，（瓦上焙燥，研细）加乳香、没药、麝香各少许，共研细。香油调敷眼眶上即愈。（卷三・目疾）

17.《疑难急症简方》

赤眼涩痛。干姜末五分，水调贴足心，甚妙。

眼睛缩入，老姜捣汁钱半，炒热，敷眉心，用膏药贴住。

绿散治打扑伤损，眼胞赤肿疼痛。芙蓉叶、生地黄各等分，捣烂敷眼胞，或鸡蛋清调匀敷亦可，或生精猪肉一片，当归末、赤石脂末，掺贴患处。又方拔毒膏治婴儿患眼肿痛。熟地黄一两，新汲水浸透捣烂，贴两足心，布裹住，效。

眼漏流脓，热牛粪敷眼皮外，日数次。

小儿赤眼，川连末一钱，水调敷足心，干则再敷。又方小儿热眼。南星末四分，大黄末六分，醋调匀，左眼敷右脚心，右眼敷左脚心，双眼双敷。裹脚布缠缚，俟口内闻药气，即愈。又方（丁氏）初生眼目红赤肿烂。蚯蚓泥，捣敷囟门（脑盖跳动之处），干则再换，或人乳蒸川连点目。（卷一・眼科）

18.《经验良方全集》

治赤眼肿痛，芙蓉末，水和贴太阳穴。

治痛眼方起，用古老铜钱（以古，有铜绿故也）一个，刮老姜汁，以牙筷点眼内，或敷之。

伤眼青肿，紫荆皮小便浸七日，晒研，用生地黄汁，姜汁调敷，不肿用葱汁。

治眼珠痛方，决明子、韭菜子各三钱，研末，姜汁调敷太阳穴立止。

眼目昏暗。每旦含黄柏一片，吐津洗之。终身行之，永无目疾。又柴胡六铢，决明子十八铢，治筛，人乳汁和敷目上，久久夜见五色。决明子炒研，茶调敷两太阳穴，干则易之，一夜即愈。亦治头风热痛。甘草水磨明矾，敷眼胞上，效；或用枯矾频擦眉心。

赤眼肿闭。土朱二分，石膏一分，为末。新汲水调，敷眼头尾及太阳穴。

《集灵方》用五倍子煅存性，为末，入飞过黄丹少许，敷之，日三上。甚良。

《普济方》用五倍子研末，敷之。名拜堂散。

物伤睛突，轻者睑胞肿痛，重者目睛突出，但目丝未断者，即纳入，急捣生地黄绵裹敷之。（卷一・眼目）

19.《益世经验良方》

治赤目痛。用黄丹少许，蜜调贴两太阳穴，立效。

治小儿赤目。用水调黄连末，贴足心，即两涌泉穴，甚妙。（上焦・治目疾门）

20.《本草单方》

胬肉攀睛。青萍少许，研烂，入片脑少许，贴眼上，效。

赤眼肿痛有数种，皆肝热血凝也。用消风热药服之，夜用盐收豆腐片贴之。酸浆者勿用。以鲤鱼胆五枚、黄连末半两和匀，入蜂蜜少许，瓶盛，安饭上蒸熟。每用贴目眦，日五七度。亦治飞血赤脉。

赤眼作痛。芙蓉叶末，水和，贴太阳穴。名清凉膏。（卷十・眼目）

21.《溪秘传简验方》

赤眼涩痛，白姜末，水调，贴足心，妙。

赤丝乱目，青鱼胆汁，和蜜，敷目眦，凡胆皆治目，鲤胆、羊胆亦可。

蓐内赤目，生地黄，切薄，温水浸，贴。

小儿赤眼，水调黄连末，贴足心。

胬肉，鲜鲫鱼一片，中央开窍，贴眶上，日三五易。

生翳，鹅儿不食草，搐鼻、塞耳、贴目，皆可效。

偷针，生地、南星，捣，贴二太阳穴，或蛇蜕皮，贴，或猪精肉，贴。

头风损目，以大川母一粒，白胡椒七粒，共

研末，葱白汁丸，如柏子大，以膏药盖贴太阳穴，目可重明。

眼伤青肿，生猪肉或生羊肉，贴之。

打伤四围，眼突出者，猪肉，掺当归、赤石脂末，贴。

眼赤肿痛，又方：决明子，炒，研，茶调，敷两太阳穴，干则易。

火眼赤痛，五月取老黄瓜一条，上开小孔，去瓤，入芒硝令满，悬阴处，待硝透出，刮下，留点眼，效。又方：黄连，煎汁，以甘石收，敷。又方：海螵蛸。入冰片，敷。

毛倒睫，五倍末，蜜调，敷眼胞，自起。忌摘，摘之复生，更硬。

眼暗，柴胡，决明子，研末，人乳调，敷目上，久久目视五色。

痰核生于眼胞，推之移动，皮色如常，硬肿不痛者。醋磨南星，敷。或指甲挤出白粉，即愈。

物伤睛突，轻者睑胞肿痛，重者目睛突出。但目系未断者，即纳之，急捣生地黄，绵裹，敷。再以避风膏药护其四边。（溪外治方选卷上·目门）

22.《脉因证治》

目：家珍方治眼梢赤。川连白矾三钱，铜绿五分，密陀僧一钱，轻粉少许，末，贴之。

23.《医学纲目》

治赤肿眼，以白姜末水调贴脚心。又，以土朱蜜调，纸贴眼上。

治赤目痒痛。地骨皮三升，水三斗，煮取三升，去渣，纳盐二两煎取二升，敷目。或加干姜二两。（卷之十三·肝胆部·目疾门·目赤肿痛）

疗目热，生肤赤白膜。取雀屎细直者，人乳和敷目上，消烂尽。[卷之十三·肝胆部·目疾门·外障（在睛外遮暗）]

24.《家用良方》

赤眼肿痛，用猪胆汁一杯，和食盐五分、铜绿五分，点之。或用黄丹蜜糖，调贴太阳穴，立效。

火眼肿痛，青矾（炒）三钱，黄土六钱，共为细末，井花水调作二饼，如眼大，先用水洗眼净，次用纸贴眼上，后将药饼贴纸上，令患者仰卧，用清水润饼，干再润之，敷二三时，痛止肿消。

眼目赤肿翳痛，荠菜根捣汁点之。或水浸黑豆至夜，连皮研细，合眼上睡。或用豆腐贴亦可。

赤目痛不能开。甘草水磨白矾，敷眼胞上。

针眼俗名偷针。珠生于眼皮上，如赤珠，由脾经风热。盐汤热洗。或以鸡蛋清，调熟明矾敷，即消。

眼癣。炉甘石（童便、米醋、黄连火煅）一钱，当归尾一钱，胆矾五分，铜绿五分，细末，麻油调敷。

目赤肿痛。决明子（炒研），茶调敷两太阳穴，干则易之，一夜即愈。又治头风热痛。（卷一·治身体各症）

目赤肿热。凡治眼目赤肿，不能开，痛闷热泪如雨。生南星、脑荷叶各五钱，荆芥、百药煎（如无即用文蛤）上各三钱为末，并生脑各五钱为末，用井水调成膏，贴眼角上，自然清凉。

眼眶破烂。凡治眼眶破烂，畏日羞明。炉甘石（制）一斤，黄连四两，龙脑量加。先以黄连研极细，同甘石再研，俱用细绉纱筛过收贮。用时取一二两，加入龙脑，用井花水调如稠糊，临睡抹敷破烂处。不破烂者，点眼内眦，勿使入眼珠内为妙。

箍风热眼及肿痛。黄连、大黄、朴硝、黄丹等分为末。以苦参煎汤，少加炼过白蜜，同调敷眼四弦，甚妙。

赤热风眼。凡治赤热风眼，倒睫烂弦。五倍子，不拘多少为末。蜜水调敷患处。（卷六·各种补遗）

25.《幼幼新书》

汉东王先生《家宝》治眼病证，婴孩小儿目赤者，因上焦壅热，痰饮相搏，熏渍于肝，以致眼昏涩疼痛，宜用金连散（方见夹惊伤寒门中）、轻青丹（方见单伤寒门中）。洗肝散、四顺散各二三服，相间与之，并用青凉膏贴两太阳穴。（三方并见本门）。如依资次不退，腑脏痰壅渐加，热痛，其热气蕴积，则变生障翳。

《小品》疗小儿蓐内赤眼方。上生地黄薄切，冷水浸，以贴之妙。

《圣惠》治小儿肝脏风热，上攻于目，疼痛不止。宜用牛黄膏方，牛黄一分，川大黄（细锉，生用）一两，上先捣、罗大黄为末，与牛黄同研令匀，以生地黄汁调如稀膏。匀于纸上贴眼，候干，时时以冷水润之，如食顷间重换。

治赤眼肿痛，贴太阳穴。

清凉膏方上芙蓉叶见秋了采，阴干为末。每用半钱或一钱，以井华水调贴之。

《外台》：《小品》又方，上取羊子肝薄切，以井华水浸，以贴之妙。

《千金》治目热眦赤，生赤脉侵睛，瘜肉，急痛闭不开，如芥在眼碜痛。大枣煎方大枣（去皮核）七枚，黄连（碎，绵裹）二两，淡竹叶四五合，上三味，以水二升，先煮竹叶取一升，澄清取八合。内枣肉、黄连煎取四合。去滓令净，细细以敷眦中。

《外台》：《古今录验》又方，上取鲤鱼胆敷之。（《婴孺》以鲤鱼胆点。）

《外台》：《古今录验》又方，上取车前草汁，和竹沥敷之（《婴孺》以二物洗）。（卷第三十三·眼赤痛第一）

26.《保婴撮要》

治小儿赤热肿眼。大黄、白矾各等分，上为末，冷水调作饼子贴眼，立效。（卷四·目症）

27.《银海精微》

贴诸般赤眼方治眼赤肿不开者。黄柏、姜黄、南星、草乌、黄连上等分为末，姜自然汁，调贴两太阳穴，一二次痛止。如有赤障起亦可贴；打伤赤肿不开，加芙蓉叶、绿豆粉调贴，同葱捣贴亦妙。

治眼赤肿方，大黄、荆芥、郁金、薄荷、朴硝，痛加没药，上为末，用姜汁调，或赤加葱根捶烂，和药贴太阳二穴。

治小儿眼不开方。用葶苈子为末，取猪胆调贴额上。（卷下·治小儿疳伤）

28.《银海指南》

即四物汤加防风荆芥等分。为散，每服三钱，水一盏半，煎至一盏，再入生地汁少许，去渣温服，再以生地一两，杏仁二十粒，去皮尖研烂，用绵纸裹药敷在眼上令干。（卷三·汤丸备要）

29.《寿世编》

打伤眼睛如重者突出急揉进，速用生猪肉一片，加当归、赤石脂末少许，掺肉上贴之，去毒血即愈。

火眼二方，生姜切薄片，贴于四围皮上即愈。决明子研末调敷太阳穴，干则易之，一夜愈。

眼暴赤肿，枯矾末三钱，生姜汁调如膏，抹纸上，令患者闭目，将药贴眼上一炷香久，其痛即止，然后轻轻洗去。

风热火眼方，生黄四薄片，童便浸透捣敷。

眼珠痛，决明子、韭菜子各二钱，研末，姜汁调敷太阳穴，立止。（上卷·目门）

30.《吴鞠通医案》

目内太阴睛疮仍在，续出之疮痘未退，仍服原方，疮贴紫草膏加烂草灰。（卷四·痘症）

31.《寿世保元》

治眼暴发肿痛。用白矾枯过为末，每用三钱，生姜去皮，取自然汁，调如膏，抹纸上，令患人闭目，将药贴眼睛上，烧一炷香尽，痛即止，用温水轻轻洗去，神效。

外治火眼肿痛。用青矾炒三钱，黄土六钱，皆为细末，井花水调作两饼，如眼睛大，先将眼用水洗净，次用纸贴眼上，后用饼贴纸上，令病人仰卧，用水润饼，如干再润，两三时即已。（卷六·眼目）

32.《秘传眼科龙木论》

春雪膏治肝经不足，内受风热，上攻头目，昏暗痒痛，隐涩难开，推眵赤肿，怕日羞明，不能远视，迎风有泪，多见黑花。脑子（研）二钱半，蕤仁二两去皮，二两细研，上用生蜜六钱重，将脑子蕤仁同和每用铜箸或金银钗股。大小眦时复少许点之，又治连眶赤烂，以纸涂膏贴之。（卷之七·诸家秘要名方·和剂方）

33.《急救良方》

又方用水浸黑豆，至夜连皮研细，盦眼上睡。或用豆腐贴睡亦佳。

治小儿赤眼用黄连为末，水调贴脚心，赤眼自退。

治眼肿痛用生姜自然汁，调飞过白矾，贴眼胞，痛即止。（卷之二·眼第二十九）

34.《卫生易简方》

治赤眼用青泥蚶淘净、晒干、为末，赤眼上干贴之甚效。又方用铜绿、轻粉、牙硝、脑子，少许麝香，研细，为末，干贴之。

治目暴肿痒痛用地骨皮三斤，水三斗，煮三升，去滓，内盐二两，煎二升，敷目。

治风烂眼用铜绿不拘多少，以生姜一大块，切作两片，剜孔，铜绿在内，仍前合定，以线扎住，湿纸包三四重，灰火内煨一二时取出，去姜出火毒，研细。先用温盐汤洗眼净，敷之甚效。

用雀屎小直者、以人乳和敷目上，消烂尽弩肉。

治眼两眦赤烂用轻粉夜夜敷之自瘥。用白羊髓敷之。

羊睛方出千金方：以羊眼睛曝干为末。敷两目角。

又方出千金方：用新生孩儿胞衣，曝干烧末。敷目眦中，贴赤眼。（卷之七·眼目）

35.《吴氏医方汇编》

针眼，南星三钱，生地一钱，同研成膏，贴太阳穴。

目赤肿痛，蜜调黄丹，贴太阳穴，神效。

风火无忧膏，治暴发火眼，外障云翳，胬肉扳睛。当归尾三钱，川芎二钱，大生地五钱，红花钱半，赤芍三钱，草决（打碎）二钱，谷精草三钱，蛇蜕一条，蝉蜕（去足翅土）三钱半，防风三钱，黄连三钱，木贼三钱，香油十二两。将众药炸枯，称准，兑炒官粉，熬至滴水成珠，软硬得宜。隔夜再试好，方入细药。乳香钱半，没药钱半，珠子（煅）一钱，明矾一钱，共为极细末，徐徐入内。云翳甚者，加制硇砂少许。用时，摊药一章如小钱大，剪作二片，形似月牙，贴大眼角。

胬肉攀睛，青萍少许，研烂，入片脑少许，贴眼上，效。

赤眼肿痛有数种，皆肝热血凝也。用消风热药服之，夜用盐收豆腐片贴之。酸浆者勿用。又以鲤鱼胆五枚、黄连末半两和匀，入蜂蜜少许，瓶盛，安饭上蒸熟。每用贴目眦，日五七度。亦治飞血赤脉。

治小儿赤眼疼痛，黄连为细末，水调贴脚心用布包之，如干又用水湿之，以效为度。

眼打肿方，生肥猪肉一片，贴肿处次日消。（第一册·目症）

36.《幼幼集成》

大生地一两，大黑豆一两，二味用水同浸一夜，取起捣为膏，贴眼皮上，其血自散。血泪即出，肿黑即消。（卷四·目病证治·入方）

37.《痘治理辨》

如眼无光，过百日后血气复自明。痘疮发热时，便用牛蒡子为末，贴囟门，可免眼疾。（十四、痘后诸证治法·痘疹护眼）

夫热则生风，由火盛制金，不能平木。肝窍于目，木胜肝旺，则心火炎上而冲于目，故痘疹之始，最宜防备。使之视井，欲其观深视远，得感阴气，则自运于目。搽胭脂，则欲凉散毒，服鼠粘、荆芥、防风去其风，敷白芥子末十两足心，则疮不入眼，使神水不被风毒热壅之害，得免睛胀凹凸、声喑之忧，皆消目疾于未然也。（十四、痘后诸证治法·热毒攻目）

38.《急救广生集》

清凉膏治暴赤痛芙蓉叶末，水和，贴太阳穴。（卷二·杂症·眼疾）

39.《串雅补》

番本鳖一斤，水浸胀，去毛。拣选大中小三等，用真麻油一斤，盛于铜勺内，放风炉中炭火上熬滚沸，投入大等木鳖，候其浮起以打碎，黄色为度，如黑色则过于火候，失药之灵性矣。取起。次下中等木鳖，亦如是法。三下小等木鳖，亦如是法，为细末。临用须分年少老幼，用以二分为率。少壮者，可用三四分。或在跌打重伤，又非此例。以陈年老黄米粉糊为丸，卜子大，烈日晒干藏贮。

眼患热痛，水煎百沸汤，置天井中露一宿，温热，调药末如浆，擦敷眼眶，的有明验。（卷一·顶方·黄金顶）

40.《景岳全书》

傅烂弦歌，烂弦百药煎为奇，研细汤澄柤去之，熬作稀膏入轻粉，盐汤洗了敷之宜。

搜风散箍风热眼及肿痛。黄连、大黄、朴硝、黄丹（等分），上为末，以苦参煎汤，少加炼过白蜜，同调敷眼四弦，甚妙。

拜堂散敷风赤热眼，倒睫烂弦。五倍子不拘多少为末，蜜水调敷患处。黄连甘石散治眼眶破烂，畏日羞明。炉甘石（制）一斤，黄连四两，龙脑量加，先以黄连研极细，同甘石再研，俱用细绉纱筛过收贮。用时取一二两加入龙脑，用井花水调如稠糊，临睡抹敷破烂处，不破烂者点眼

内眦，勿使入眼珠内为妙。（卷之六十宙集·古方八阵·因阵·以下眼目方）

41.《外科证治全书》

眼目被打伤青肿者，用生半夏为末，水调敷之。[卷一·眼部证治（计二十三证）·治目大要·目赤肿]

42.《古今医统大全》

黄连甘石散治眼眶破烂，畏日羞明。炉甘石（制者）一斤，黄连四两，龙脑量加，先以黄连细研如粉，密罗过，同甘石再研，俱用纸筛收贮。用时取一二两，加入龙脑，用井花水调如稠糊。临睡以筋头蘸敷破烂处，不破烂者，点眼内眦，勿使入眼内为妙。（卷之六十一·眼科·点眼药）

43.《审视瑶函》

起睫膏。木鳖子（去壳）一钱，自然铜（制）五分，上捣烂，为条子，鼻，又以石燕末，入片脑少许，研水调敷眼弦上。（卷四·运气原证·脾病·倒睫拳毛症）

44.《肘后备急方》

伤寒方末，亦有眼方，姚方。目中冷泪出眦，赤痒，乳汁煎方。黄连三分，蕤仁二分，干姜四分，以乳汁一升，渍一宿，微火煎取三合，去滓。取米大，敷眦。（卷六·治目赤痛暗昧刺诸病方第四十三）

45.《喻选古方试验》

决明子炒研，茶调敷太阳穴，干则易之，一夜即愈。又方：芙蓉叶末，水和贴太阳穴，名清凉膏。（卷二·目病）

46.《丁甘仁先生家传珍方》

杂方：去翳眼药，海螵蛸三两，飞朱砂、梅片各等分，为末，或香油调敷耳外，亦可愈也。

47.《春脚集》

散血膏治赤肿不能开，睛痛热泪如雨。紫荆皮、白芷、川柏、川军、赤小豆、南星、寒水石、姜黄各等分，为细末，用水泡小生地捣取汁，合成膏，敷眼四围。

搜风散治风热眼，及肿痛。川黄连、川军、朴硝、黄丹，各等分，为末，用苦参煎汤，量兑白蜜（炼过）同调，敷眼四弦甚妙。（卷之一·目部）

48.《理瀹骈文》

绿丸子即神仙碧霞丹，治内障，当归、没药各二钱，血竭、白丁、香硼砂各一钱，牙硝、乳香各五分，研黄连三钱，熬膏和前药为丸，铜丝二两，衣新汲水浸一丸，可洗敷。日丸如芡实大，或加冰麝各少许。

赤眼肿痛，黄丹、白蜜涂太阳，或用土朱、石膏、冰片涂，二方亦可并用，又薄荷、防风、荆芥煎汤沃之。以山漆磨汁调涂四畔，或用生姜汁调，枯矾末抹纸上，闭目合眼胞，一时如红赤烂弦，用川椒入猪油熬枯，以铜绿五钱研如膏，敷眼胞。

清凉散血膏，治赤肿不能开睛，痛热泪如雨，紫荆皮、大黄、黄连、黄柏、姜黄、当归、赤芍、白芷、羌活、防风、细辛、南星、薄荷、五倍、蓉叶、赤豆、花粉、菖蒲各五钱共研末，以生地二两浸水绞汁，调药敷眼胞四围。

眼暗肝虚也，柴胡、决明子研末，人乳调敷目上，久久目视五色。

赤丝乱脉，有鲤胆一枚，黄连五分，调饭上蒸透，入蜜涂敷目眦者，凡肝胆皆治目，此方可以通用。小儿用胡黄连、人乳敷足心。

暑月行路眼昏，薄荷叶揉汁滴。赤肿，童便洗鸡蛋煮熟，合眼胞，豆腐亦可，或生姜片贴四围，加瓦松捣敷亦可。

烂眼蚕沙，麻油浸涂，黄连煎汁，以甘石收敷，海螵蛸入冰片和敷。

拳毛倒睫，鳖胆点或木鳖仁研棉裹塞，不患边鼻，或五倍末蜜调敷眼胞。

眼漏流脓，闭目，热牛粪敷胞上，或柿饼捣涂。

痰核生于眼胞，推之移动，皮色如常，硬肿不痛，醋磨南星敷，或指甲挤出白粉即愈。

打伤眼睛，用前散血膏敷，四围眼突出者，猪肉掺当归赤石脂末贴。（续增略言）

【按语】

目疾在临床上发病较为特殊，由于其特殊的生理构造和特殊的作用，使得治疗方式和用药受到了不少限制。目疾的病因病机复杂，古代主要以风热毒侵袭眼部经络和目系导致出现上述多种临床表现。

古代穴位贴敷治疗目病在选穴上以眼部周围和太阳穴、涌泉穴为主要的贴敷部位，体现了“腧穴所在，主治所在”和“经络所过，主治所及”的近治、远治规律。太阳穴为经外奇穴，常用于缓解视力疲劳和头痛等疾病中。涌泉穴为足少阴肾经井穴，经气所出之处。此穴擅潜阳镇静、滋阴降火、通经活络，可引火下行，明目退翳作用显著。

穴位贴敷用药种类丰富，共涉及药物171种，使用频率排在前四位的中药是黄连、熟地黄、蜂蜜、大黄，应用频率在17.2%，分别属于清热药、补虚药和泻下药。黄连苦、寒，归心、胃、大肠、肝经，有清热燥湿，泻火解毒之效；熟地黄甘、微温，归肝、肾经，有补血滋阴，填精益髓之效；蜂蜜味甘、性平，归肺、脾、大肠经，有补中缓急，润肺止咳滑肠通便，解毒之效；大黄味苦，性寒，归脾、胃、大肠、肝、心包经，有泻下攻积、清热泻火、凉血解毒、活血祛瘀、清泻湿热之效。将古代文献中穴位贴敷治疗目疾应用频次大于1的药物按出现频次进行统计，依据频次数递减排序，见表2–58。

穴位贴敷治疗目疾操作简便，价格低廉，眼部周围操作需要特别注意，贴敷时尽量避免药物入眼，应用绢帛细纸隔开进行贴敷，面部皮肤敏感，药物刺激作用不应过大，每隔2天贴敷1次即可。涌泉的贴敷应在睡前进行，清水净足后每天贴敷。另外，作为一项中医适宜技术，在其他心脑血管疾病的辅助治疗中亦广泛应用，尤其对于治疗失眠、高血压病患者疗效显著。

表2–58　古代穴位贴敷治疗目疾用药规律

序号	中药	频次	频率
1	黄连	42	6.38%
2	熟地黄、蜂蜜	27	4.10%
3	大黄	23	3.50%
5	天南星	20	3.04%
6	生姜	18	2.74%
7	铅丹	16	2.43%
8	决明子、当归	13	1.98%
9	人乳、芙蓉叶、铜绿	12	1.82%
10	片脑（冰片）、炉甘石	11	1.67%
11	朴硝、五倍子、猪肉	10	1.52%
12	干姜、白矾	9	1.37%
13	盐、轻粉	8	1.22%
14	鲤鱼、荆芥、生地黄	7	1.06%
15	甘草、柴胡、蕤仁、白芷、麝香、薄荷、豆腐、赤小豆、姜黄	6	0.91%
16	明矾、赤芍、防风、黑豆、黄柏、牙硝、童便、紫荆皮、醋、赤石脂	5	0.76%
17	枯矾、牛黄、海螵蛸、草乌、没药、葱	4	0.61%

（续表）

序　号	中　药	频　次	频　率
18	冬青、泥中蛆、鲫鱼、石膏、青萍、竹叶、鸡子清、桂枝、密陀僧、寒水石、黄土、乳香、香油、土朱、木鳖、苦参	3	0.46%
19	杏仁、粥、羊肝、鹅不食草、白羊髓、大枣、木香、羌活、青黛、羊子肝、石菖蒲、瞿麦、细辛、黄芩、子肝、大柏皮、热牛粪、韭菜、鸡蛋、鲤胆、蛇蜕、雀屎、地骨皮、青矾、猪胆、荷叶	2	0.30%

第3章　现代穴位贴敷的临床应用

一、内科疾病

（一）感冒

【概述】

“感冒”，又称伤风、冒风，是风邪侵袭人体所致的常见外感疾病。由于感邪之不同、体质强弱不一，证候可表现为风寒、风热两大类，并有夹湿、夹暑的兼证，以及体虚感冒的差别。如果病情较重，呈流行性、季节性，称为“时行感冒”，包括西医的上呼吸道感染和流行性感冒等病。本病全年均可发病，尤以春季多见。普通感冒起病较急，初期症状多见鼻塞、流涕、喷嚏、声重、恶风，继则发热、咳嗽、咽痒或痛、头痛、全身酸楚不适等。开始为清水样鼻涕，2～3天后变稠；可伴有咽痛；一般无发热及全身症状，或仅有低热、头痛，少有传变。一般经5～7天痊愈。

【现代穴位贴敷文献】

1. 风寒感冒

方法一：白芥子散

穴位：肺俞、膏肓、心俞、大椎。

方药：白芥子净末一两，延胡索一两，甘遂半两，细辛半两。

操作：上药共为细末，过100目筛，将药粉混匀，用生姜汁、甘油，按甘油60ml，生姜汁40ml，药粉120g的比例调成糊状，用4cm×4cm膏药，敷于穴位，每天1次，每次4～6h。

疗效：与口服荆防败毒散的疗效相比，两者无明显差异。白芥子散用于穴位贴敷可替代口服用药，尤其适用于体弱多病服药较多，脾胃虚弱及幼儿等特殊人群。

出处：杨玉萍，肖慧华，胡国凤．白芥子散穴位贴敷治疗风寒感冒40例[J].中国中医药现代远程教育,2009,7(12):238.

方法二：姜蓉膏

穴位：大椎、肺俞、脾俞、胃俞、肾俞。

方药：姜蓉（生姜）。

操作：先行刮痧，刮痧完毕，用纱布清洁皮肤，用棉签蘸取姜泥中的姜汁涂搽刮痧部位，将姜蓉制成小锥体敷于大椎、肺俞、脾俞、胃俞、肾俞等穴，然后用保鲜膜覆盖患者整个颈肩腰背部，保持15～20min即可。

疗效：治愈率达93.33%，总有效率100%。本贴敷法取材方便，操作简便，疗效确切，具有祛邪扶正兼施，发汗不过，无不良反应等优势。

出处：潘丽英，农秀明，彭霞．背部刮痧加生姜外敷治疗风寒感冒疗效观察[J].中国中医药信息杂志,2012,19(12):63-64.

方法三：茱萸散

穴位：涌泉。

方药：栀子10g，吴茱萸10g，研磨为粉。

操作：柴胡桂枝汤药口服，联合上药贴敷，过100目筛，加入凡士林制成膏状，睡前用医用胶布贴敷于涌泉穴，次日清晨取下。

疗效：总有效率达93.33%，其发热、咳嗽、流涕及全身不适等症状减轻更迅速。

出处：徐春燕．柴胡桂枝汤加减口服联合穴位贴敷治疗小儿感冒风寒证30例临床观察[J].中医儿科杂志,2021,17(1):54-56.

方法四：风寒散

穴位：肺俞（双侧）。

方药：山栀子、桃仁、蛋清、面粉。

操作：在基础治疗上加用中药擦浴和穴位贴敷。进行穴位贴敷1次，取穴双侧肺俞穴，持续4h后取下，并用温水擦干净皮肤。

疗效：治疗后72h鼻塞和流涕明显改善，穴位贴敷能更快地减轻小儿风寒感冒的发热、鼻塞、流涕等不适症状，减少患儿紧急退热药的使用次数，操作安全简单，患儿依从性好，疗效可靠。

出处：曾妍，陈火莲，占小兵．中药擦浴联合穴位贴敷在小儿风寒感冒中的疗效评价[J].基层医学论坛,2019,23(3):399-401.

方法五：椒香祛风膏

穴位：大椎、劳宫（双侧）。

方药：胡椒15g，丁香9g，葱白适量。

操作：将胡椒、丁香研末，入葱白捣如膏状，取适量敷于大椎穴，以纱布盖上，胶布固定；另取药膏涂于劳宫穴，合掌放于两大腿内侧，夹定，屈膝侧卧，盖被取汗。早晚各1次，每次45～60min，连用2～3天或病愈为止。

出处：《中医外治集要》

方法六：三味膏

穴位：大椎、太阳（双侧）、劳宫（双侧）。

方药：薄荷、大蒜、生姜各等份。

操作：上药共捣烂如膏状备用。分别取药膏10～15g，贴敷于大椎、太阳穴，以纱布盖上，胶布固定；劳宫穴贴药后，合掌顿坐或夹放于两腿之间，约30min。每天换药1次。若全身疼痛明显者，上方加细辛15g同捣，并加白酒数滴炒热贴敷，或用艾卷隔药悬灸大椎、太阳穴，促使汗出亦可愈。

出处：穴位贴敷治疗民间方。

方法七：葱芥散

穴位：大椎、合谷、劳宫、涌泉、太阳。可加足三里、气海。

方药：葱白20g，荆芥12g，防风10g，菊花20g，连翘12g，柴胡6g，桂枝8g，艾叶20g。

操作：将药物捣汁或煎水或捣烂捏成饼，贴敷在上述穴位。

方法八：民间单验方

(1) 将大蒜捣汁调拌面粉做成圆锥形状，塞入鼻孔。

(2) 葱白头30g，生姜20g，食盐适量共捣成糊状涂搽胸背、手心、足心。

(3) 橘子叶30g，老姜12g，葱头10g，薄荷叶20g。将药物捣烂贴敷于大椎、印堂、太阳等穴。

(4) 白芥子30g。将药物研细末，用鸡蛋清调拌后贴敷足心。

出处：《中国民间医学丛书》。

2. 风热感冒

方法一：桃黄散

穴位：涌泉（双侧）、神阙。

方药：桃仁、生大黄、生山栀。

操作：口服板蓝根、病毒灵（吗啉胍），穴贴加桃仁、生大黄、生山栀按1∶3∶2比例研成细末，用时取药末5g加猪胆汁适量调成糊状，平分成3等份，贴双侧涌泉和神阙。每24h换药1次。

疗效：速效21例，占36.21%；显效26例，占44.82%；有效6例，占10.34%；无效5例。小儿感冒发热单用西药退热，往往热退一时，过后复升。若配合中西药穴位贴敷，收效较理想。

出处：袁海溶．口服加穴位敷贴治疗小儿感冒发热88例[J].中国社区医师,1994(11):29-30.

方法二：痛吐散

穴位：神阙、中脘。

方药：木香2g，枳壳2g，吴茱萸2g，延胡索2g，酸枣仁2g，柏子仁2g，荜茇2g，大黄2g。

操作：口服维生素B_6、维生素C的基础上，上药打粉，将其制成散剂，用适量藿香正气水调和，用透皮贴贴在神阙、中脘上，4h揭掉，每天1次，3天为1个疗程。

疗效：总有效率97.00%，贴敷后腹胀、呕吐、纳差、不思饮食等症状均有改善。本方对小儿感冒风热夹滞证的临床疗效显著，较单独西药治疗效果更好，具有较高的临床价值。

出处：陈青．痛吐散穴位贴敷治疗小儿感冒风热夹滞证100例临床观察[J]．云南中医中药杂志，2017,38(10):66-67.

方法三：退热散

穴位：涌泉（双侧）。

方药：黄芩、金银花、连翘、野菊花、紫荆皮、荆芥、防风、射干、辛夷、金荞麦、桔梗、芦根等，诸药比例1∶1。

操作：患儿口服清热发表方，联合外敷退热散。3天为1个疗程。贴敷时长为6～8h，每天1次。

疗效：该方法在解热起效时间、完全退热时间方面效果显著，完全退热率为 91.49%，在改善患儿发热、咽红肿痛、鼻塞方面疗效均优。外敷退热散联合清热发表方治疗小儿风热感冒疗效确切，可有效缩短主要症状消失时间、解热起效时间和完全退热时间，且无明显不良反应。

出处：王钇杰 . 外敷退热散联合清热发表方治疗小儿感冒（风热证）的临床疗效观察 [D]. 长春：长春中医药大学 ,2021.

方法四：薄麻散

穴位：大椎、风门（双侧）。

方药：生麻黄、薄荷、细辛、冰片。

操作：在一般治疗基础上，加用中药穴位贴敷疗法治疗，上药研粉，用温姜汁调成块状，外涂少量蜂蜜贴敷于大椎穴及双侧风门穴。

疗效：经过治疗后，患者出汗时间、起效时间均有改善，本方不良反应小、易操作，值得临床推广应用。

出处：刘吉昌 , 韩凡 , 孙璐 . 中药穴位贴敷法治疗感冒发热 40 例临床观察 [J]. 临床医学工程 ,2012,19(8):1346–1348.

方法五：葱菊膏

穴位：大椎、合谷、劳宫、涌泉、太阳、承山、背心。

方药：葱白 20g，荆芥 12g，防风 10g，菊花 20g，连翘 12g，柴胡 6g，薄荷 6g，藿香 12g。

操作：将药物捣汁或煎水或捣烂捏成饼，贴敷在上述穴位。

出处：《中国民间医学丛书》。

3. 体虚感冒

方法一：增质膏

穴位：大椎、肺俞、天突、膻中、中府、肾俞。

方药：白芥子、细辛、延胡索、甘遂、肉桂等。

操作：将上述药物研末后用生姜汁调成膏状，制成 1cm×1cm×1cm 大小药饼，放在 5cm×5cm 的胶布上，一九、二九、三九的第 1 天或第 2 天进行贴敷，共贴 6 次，每次贴 4～6h。

疗效：在三伏后半年内气虚质、阳虚质、气郁质患者的发病次数均明显减少，三伏及三九贴对不同体质成人反复感冒的发病次数及临床症状均有不同程度的改善，并且在三伏贴结束半年后继续给予三九贴，能进一步提高疗效。

出处：娄必丹 , 杨礼白 , 章薇 , 等 . 三伏、三九穴位贴敷对不同体质成人反复感冒的影响 [J]. 中国针灸 ,2012,32(11):966–970.

方法二：甘辛贴

穴位：肺俞（双侧）、脾俞（双侧）、肾俞（双侧）。

方药：甘遂、延胡索、白芥子、细辛按 2∶2∶1∶3 比例研成细粉。

操作：上药加生姜汁涂湿，制成药贴，于三伏三九天进行贴敷，每次贴 2～4h。以 1 年的感冒次数、1 年累积发病时间、1 年中数次发病症状积分的平均值为观察指标，观察期 2 年。

疗效：可预防感冒，联合用药效果最佳，治疗 2 年的效果均优于 1 年，疗效随治疗时间延长而加强。

出处：田爱平 , 张洪利 , 彭会娟 , 等 . 穴位贴敷联合膏方防治反复感冒的疗效观察 [J]. 北方药学 ,2015,12(6):44–45.

方法三：双子膏

穴位：肺俞（双侧）、大椎、足三里（双侧）。

方药：白芥子 15g，甘遂 10g，细辛 10g，苏子 10g。

操作：贴敷时间 2～6h，以局部发红为佳。每周 2 次，15 天为 1 个疗程。

疗效：总有效率达 91.7%(44/48)，随访 1 年后，感冒症状持续时间和再次感冒就诊次数明显减少，穴位贴敷合玉屏风散加味治疗虚人感冒疗效显著。

出处：沈利娟 . 穴位贴敷合玉屏风散加味治疗虚人感冒疗效观察 [J]. 上海针灸杂志 , 2015, 34(4): 333–334.

4. 一般感冒

方法一：春秋分风湿免疫贴

穴位：肺俞（双侧）、足三里（双侧）、外关（双侧）、大椎、命门、腰阳关。

方药：白芥子、延胡索、羌活、独活、防风、生姜汁、细辛等。

操作：每年春分、秋分当天开始，隔 5 天贴敷 1 次，一个节气贴敷 3 次，每次持续 6～8min，可酌情增减时间。

疗效：春秋分风湿免疫贴防治感冒1年、2年、3年总有效率分别为88.89%、90.95%、91.18%。该法防治感冒疗效好，不良反应少，成本低，具有临床推广及应用价值。

出处：于哲，高明利．春秋分风湿免疫穴位贴敷防治感冒270例[J].实用中医内科杂志，2013,27(6):38–40.

方法二：感冒灸

穴位：大椎、风门（双侧）。

方药：蕲艾、防风、白芷、川芎、荆芥等。

操作：感冒灸外敷于大椎、风门等穴位，每天1贴，连续贴药24h，共使用3天换药继贴。

疗效：共治疗患者53例，痊愈13例，显效18例，有效15例，无效7例，总有效率达86.79%。临床实践证明感冒灸使用方便，符合自然疗法的理念。

出处：吴耀持，汪崇淼．贴敷感冒灸治疗感冒53例分析[J].中医药学刊，2003(4):632.

方法三：追风膏

穴位：涌泉。

方药：金银花、芦根、连翘、荆芥、淡豆豉、淡竹叶、牛蒡子、桔梗、甘草、薄荷油等。

操作：患者睡前洗净双足部而后用热水浸泡双足，水深度为浸泡双踝为度。时间在20min左右。双足擦干后将一粒强力银翘片研细末、撒在面积约1cm×1cm大小的追风膏上，将药末对准涌泉贴敷入睡。

疗效：治疗痊愈19例占54.29%；好转11例占31.43%；无效5例占14.28%。总有效率为85.72%。麝香追风膏的药物刺激该穴可调整呼吸系统、循环系统、泌尿系统的功能，外敷药物通过穴位吸收进入机体可达到内病外治的作用。

出处：刘汉涛，易友珍．外敷涌泉穴治疗感冒35例[J].中医外治杂志，2000(1):53.

方法四：神阙贴

穴位：神阙。

方药：麻黄15g，香薷15g，板蓝根10g，蒲公英10g，桔梗12g。

操作：上药共为细粉，成人一般用量约3.5g，将药粉倒入肚脐中心，然后用一般胶布贴敷固定，勿令药粉撒漏。

疗效：治疗结果体温正常，症状消失，全身无不适之感，痊愈共196例，用药2次体温、症状均无明显改善共4例。而贴药1次痊愈者164例，贴药2次痊愈者32例，总痊愈率为98%。

出处：张群才，王安平．一贴灵外敷治疗感冒200例[J].陕西中医，1990(6):270.

方法五：感冒散

穴位：神阙。

方药：感冒散1号：荆芥、防风、杏仁、金银花、板蓝根、赤芍、桂枝各10～15g。

感冒散2号：荆芥、柴胡、黄芩、赤芍、连翘、金银花各10～15g。

感冒散3号：荆芥、防风、白术、杏仁、紫苏子、金银花各10～15g。

操作：1、2、3号药分别研末，加醋调和成糊状，每次用10～15g（视年龄大小而定剂量多少）。用75%酒精或新洁尔灭液清洁脐部，将感冒散直接敷在神阙，用纱布覆盖，再用绷带或布条拦腰扎好（松紧适度），每天换药1次。

疗效：其中1次痊愈者58例，2次221例，3～5次201例。本方不仅对普通感冒疗效满意，对流行性感冒亦有显著效果。

出处：刘成武，刘维庆．感冒散贴敷神阙穴治疗小儿感冒480例[J].河北中医，1998(2):69–70.

【按语】

近年来，穴位贴敷疗法治疗和预防感冒的临床应用很多，疗效确切。中医学认为，人体以阳气为本，卫外而为固。太阳主一身之表，为卫外之藩篱，肺卫司腠理开合，故防治感冒应首固肺卫。穴位贴敷法治疗可以补阳固卫，从而起到治疗感冒的作用，尤其是对于风寒型、体虚型和风热型的感冒效果尤为突出。现代研究资料证明，穴位贴敷法能够降低炎性因子活性，提高白细胞值，促进抗体形成，维持免疫稳态，增强人体防御功能。

中医的一个非常重要的治疗原则就是“扶正祛邪”，通过对穴位贴敷法防治感冒的理论和临床研究的结果来看，穴位贴敷法可以通过顾护肺卫、补充阳气等方式，达到很好的“扶正祛邪”的效果。在临床应用穴位贴敷法治疗疾病的文献中，取穴多以足太阳膀胱经、足阳明胃经为主，其中肺俞、风门、大杼等祛风作用为主的穴位以及足三里、中脘等补虚为主的穴位占大多数，部分疾病具有针对性选穴，如神阙、涌泉，但是大部分疾病在治疗中取穴仍较多，有待进一步挖掘出疗效最为突出的腧穴，达到操作更加便捷、疗效更加满意之功。在药物选用方面，多选用发表解肌之品，如荆芥、柴胡、延胡索等，药性轻灵，对上焦寒热之邪疗效更加确切；用药原则以扶正培元、疏风止咳为主，兼以行气补虚，共奏解表复元之功。

（二）头痛

【概述】

头痛，亦称头风，是以自觉头部疼痛为特征的一种常见病证。头痛既可单独出现，亦可伴见于多种疾病的过程中。头痛的发病原因有多种，中医将其分为外感和内伤两大类，外感主要分为风寒型和风热型，内伤主要分为痰浊型和血虚型。又因其病邪各随经络而致，故又有前额痛、后头痛、巅顶痛和全头痛之分。西医常分为偏头痛、紧张性头痛、丛集性头痛及外伤性头痛等。头痛临床表现为额部、顶部、枕部、颈部、颞侧、眼眶、球后中的单个或多个部位，甚至整个头部的持续性轻、中度钝痛，并可蔓延到面部眼区，常伴有紧箍感、沉重感、压迫感等异常感觉，严重时可伴随恶心、呕吐、失眠等自主神经功能紊乱症状和球结膜充血、鼻塞、流涕、流泪、上睑下垂、前额及面部出汗、瞳孔缩小等不完全性霍纳综合征。

【现代穴位贴敷文献】

1. 风寒头痛

方法：百胡散

穴位：神阙。

方药：胡椒 30g，百草霜 30g，葱白适量。

操作：胡椒研为极细粉末，加入百草霜混匀，贮瓶备用，取药末 6g 与葱白捣烂如泥状，敷于患者神阙穴上，以纱布、胶布固定。

出处：杜学峰 . 中药敷脐缓解头痛失眠眩晕 [J]. 农村新技术 ,2011(11):45–46.

2. 风热头痛

方法：青连散

穴位：大椎、风门（双侧）、曲池（双侧）、外关（双侧）。

方药：大青叶 30g，连翘 10g，荆芥 10g，淡豆豉 10g，牛蒡子 10g，芦根 10g，玄参 10g，桔梗 6g，桑叶 10g，蔓荆子 10g，柴胡 6g。

操作：清感颗粒治疗的基础上，加用中药穴位贴敷疗法治疗，取适量药物贴敷于以上穴位，覆盖纱布贴敷 4h，每天 1 次。

疗效：总有效率 94.74%，在治疗 1h 后达到快速退热之疗效，不良反应较少，安全性高，值得临床进一步研究推广。

出处：武雯 , 许波良 , 陈晓虎 . 穴位贴敷联合清感颗粒治疗急性病毒性上呼吸道感染外感风热证的临床疗效观察 [J]. 河北中医 ,2023,45(2):224–227,231.

3. 瘀毒内阻型

方法：云南白药膏

穴位：风池（双侧）、太阳（双侧）。

方药：三七、草乌、麝香等。

操作：常规治疗加冰冻处理的云南白药膏 1 片，剪成 4 等份，分别贴于双侧风池、太阳穴处，保留 4h，每天 1 次。

疗效：在常规治疗的基础上予冰冻云南白药膏外敷治疗，可更快、更好地缓解疼痛，提高临床治疗效果，且患者易于接受，不良反应少，值得临床推广。

出处：张华新 , 张宝霞 , 李大军 , 等 . 冰冻云南白药膏贴敷治疗出血性卒中性头痛临床疗效观察 [J]. 河北中医 ,2018,40(7):1031–1034.

4. 肝阳上亢型

方法一：柴黄散

穴位：太阳、印堂。

方药：柴胡、黄芩、全蝎、川芎，以 1∶1∶1∶1 的比例调配。

操作：天麻钩藤饮加减联合中药穴位贴敷，将以上药物研及细末，装入真空密封袋备用，用时以米醋将袋中药粉适量调成糊状，干湿度适宜，然后将其制作为 0.8cm 大小，厚 0.3cm 粒状用药，涂抹于穴位空贴的槽中，贴于上述穴位，持续留贴 2h 后取下，每晚贴敷 1 次。

疗效：共治疗患者 30 例，治愈 2 例 (6.67%)，显效 5 例 (16.67%)，有效 19 例 (63.33%)，无效 4 例 (13.33%)，总有效率为 86.67%，能够显著改善头胀痛、心烦易怒、面红目赤等症状。

出处：马海婷 . 和解少阳法穴位贴敷配合天麻钩藤饮治疗肝阳上亢型头痛的临床观察 [D]. 北

京：北京中医药大学,2021.

方法二：蝎麻散

穴位：太冲、涌泉。

方药：全蝎 8g，天麻 10g，紫河车 10g，川芎 10g。

操作：天麻钩藤饮加减联合中药穴位贴敷，将以上药物制作成粉末状，用真空袋包装后封袋备用，用时以米醋将药末调成糊状，干湿度适宜，将药糊制作成直径 1.5cm，厚 0.3cm 的圆饼状膏药，用药勺涂抹于穴位空贴的凹槽中，贴敷于上述穴位，持续留贴 2h 后取下，每天贴敷 1 次。

疗效：共治疗患者 30 例，痊愈 4 例（13.33%），显效 8 例（26.67%），有效 16 例（53.33%），无效 2 例（6.67%），总有效率为 93.33%，能够显著改善头胀痛、心烦易怒、夜寐不安、失眠健忘等症状。

出处：孔静敏.中药穴位贴敷联合天麻钩藤饮治疗肝阳上亢型偏头痛的临床观察[D].北京：北京中医药大学,2020.

方法三：止痉散

穴位：太阳穴和前额病痛部位。

方药：蜈蚣、全蝎各等份。

操作：平肝息痛汤加减联合止痉散外敷，将以上药物混合粉碎，装瓶内备用，用时取止痉散 2g 左右或取末少许，置于太阳穴和前额病痛部位，以胶布封固，每天 1 换。

疗效：共治疗患者 35 例，痊愈 20 例，有效 13 例，无效 2 例，总有效率为 94.3%，治疗后偏头痛的疼痛程度、发作次数、发作强度、发作持续时间以及发作时伴随症状均有明显改善，且无明显不良反应发生，方法简便，值得临床推广应用。

出处：朱恪材,赵文龙,李柱.平肝息痛汤联合止痉散外敷治疗肝阳上亢型偏头痛临床分析[J].河南大学学报(医学版),2019,38(3):222-224.

方法四：吴茱萸散

穴位：涌泉（双侧）。

方药：吴茱萸 3～5g。

操作：取吴茱萸研成粉末，用适量白米醋调成糊状，置于特制贴膜中间，厚薄适中，宽度以能覆盖贴敷部位为度，贴敷于双侧涌泉穴，药粉干燥后撤除，每天 1 次，7 天为 1 个疗程。

疗效：吴茱萸穴位贴敷涌泉穴效果显著。该操作简便、无创伤、价格低廉、不良反应少，患者易接受，是肝阳头痛患者的可取疗法，值得在临床广泛推广。

出处：郑裕红,付小凤.吴茱萸穴位贴敷疗法在肝阳头痛患者中的应用[J].临床合理用药杂志,2017,10(7):20-21.

5. 气虚血瘀兼风寒型

方法：川芎茶调散

穴位：合谷（双侧）、神阙。

方药：川芎、荆芥、白芷、羌活、甘草、细辛、防风、薄荷、青茶、乳香、没药、穿山甲、全蝎。

操作：补阳还五汤加减内服、外用中药硬膏热贴与艾灸三者结合，将上药各等份适量磨制成粉末，用酒及凡士林将药粉调成硬膏，取药膏 8～10g 放于双侧合谷及神阙上，用艾条温和灸，每次 20～30min，后用外贴敷贴之，6～8h 后去掉，每天1次。1个月为1个疗程，治疗2个疗程。

疗效：治愈 71 例，好转 27 例，未愈 10 例，总有效率为 90.74%，内外结合治疗气虚血瘀兼风寒头痛有较好疗效。

出处：郭二霞.内外结合治疗气虚血瘀兼风寒头痛 108 例疗效观察[J].新中医,2010,42(5):17-18.

6. 高血压痰瘀互结型

方法：吴茯散

穴位：涌泉（双侧）、三阴交（双侧）、太冲（双侧）。

方药：吴茱萸、吴凉茶（畲）、嘎狗噜（畲）、茯苓、砂仁、檀香。

操作：西医常规治疗基础上，予以畲药穴位贴敷联合刮痧治疗，将以上药物研制成粉末，用白醋将粉末调制成干湿适度的糊状，并揉制成直径约 1cm 丸子，将丸子放置在医用穴位空贴中，贴于上述腧穴，根据患者情况，留置 6～8h 后将贴取下，每天 1 次。

疗效：穴位贴敷联合刮痧能够强化降压效果，有效改善由高血压导致的痰瘀互结型头痛患者的疼痛程度、发作频率及持续时间，改善生活质量，提高治疗满意度。

出处：夏妍妍，李建美，李瑞，等．畲药穴位贴敷联合刮痧治疗高血压痰瘀互结型头痛32例[J].浙江中医杂志，2023,58(1):27-28.

7. 一般头痛：

方法一：星烁舒痛贴

穴位：印堂、太阳、风池、风府。肝阳上亢头痛取太冲（双侧）、风池（双侧）；瘀血头痛取合谷（双侧）、膈俞（双侧）；痰浊头痛取中脘、丰隆（双侧）；气血亏虚头痛取心俞（双侧）、脾俞（双侧）；肾虚头痛取肾俞（双侧）、太溪（双侧）。

方药：川芎、徐长卿、冰片、薄荷脑、藁本。

操作：贴于穴位上，每次1片，10天为1个疗程，持续观察3个疗程，治疗期间停用其他相关药物。

疗效：星烁舒痛贴在治疗头痛证患者上，能明显改善头痛患者发作次数、伴随症状、发作程度及中医证候，其疗效确切，具有深入开发、推广的价值。

出处：杜鹏．星烁舒痛贴治疗头痛的临床疗效观察[D].长春：长春中医药大学，2013.

方法二：决明子散

穴位：神阙、太阳（双侧）。

方药：炒决明子30g。

操作：决明子研为细末，贮瓶备用，取药6g，以清茶水调成糊状，分别敷于患者神阙穴及双侧太阳穴上，以纱布、胶布固定，药干则更换新药。

出处：杜学峰．中药敷脐缓解头痛失眠眩晕[J].农村新技术，2011(11):45-46.

方法三：斑蝥散

穴位：太阳。

方药：斑蝥1只（焙干，去爪翅）。

操作：取斑蝥研为细末，生姜适量取汁，面粉少许，三味调为糊状，白棉布剪成如铜钱大块，将斑蝥糊摊于布块上，约3cm厚，左侧头痛贴左太阳穴，右侧头痛贴右太阳穴，全头痛贴双侧太阳穴贴后卧床休息3～4h，将此敷布轻轻揭去，每周贴敷1次，3次为1个疗程。

疗效：共治疗325例，治疗后头痛完全消失，随访一年内未复发者284例，占87.4%；头痛减轻，发作次数减少，一年内未加重者41例，占12.6%，有效率为100.0%。

出处：李造坤，李俊伟，李俊义．斑蝥糊贴敷太阳穴治疗头痛[J].中国针灸，1993(5):52.

8. 风痰阻络型偏头痛

方法：艾芷散

穴位：风池（双侧）、太阳（双侧）、头维（双侧）、翳风（双侧）等。

方药：艾叶60g，白芷20g，川芎20g，薄荷20g，细辛15g，苏叶15g，羌活15g等。

操作：祛风止痛方联合外敷方治疗，将上述药材制成穴位外敷膏，贴于上述穴位上，在距药20cm处用红外线灯照射，促进药物吸收，每2天1次，每次30min，3次为1个疗程。

疗效：总有效率97.06%，能够提高治疗风痰阻络型偏头痛的疗效，改善患者脑部血流动力学，促进脑部血液微循环，缓解患者的临床症状，具有积极的临床作用，值得推广和应用。

出处：潘慧莹．祛风止痛方联合外敷方治疗风痰阻络型偏头痛的疗效观察[J].中国实用医药，2021,16(34):5-8.

9. 瘀阻脑络型偏头痛

方法一：芥遂散

穴位：外关、心俞、胆俞、膈俞、肝俞、涌泉。

方药：炒白芥子、甘遂、延胡索、细辛等。

操作：电针配合天灸疗法，将上述药材按照一定比例研末后将制好的生姜汁倒入，调为稠膏状，每个穴位取约为1cm×1cm的膏饼置于大小约4cm×4cm的天灸贴上，每次选取3个穴位，不同穴位轮替使用，每次贴药时间上限为1h，每9天治疗1次，共治疗4次。

疗效：总有效率为96.67%(29/30)，电针联合天灸疗法治疗瘀阻脑络型偏头痛可显著改善患者头痛的发作次数、疼痛程度、头痛持续时间以及伴随症状，临床效果显著，并且取材便利，操作简便，值得在临床推广应用。

出处：高倩倩，陈日兰，谢桂鑫，等．电针联合天灸治疗瘀阻脑络型偏头痛的临床观察[J].广州中医药大学学报，2021,38(7):1364-1369.

方法二：芥胡散

穴位：外关、心俞、胆俞、膈俞、肝俞、

肾俞。

方药：炒白芥子、甘遂、延胡索、细辛。

操作：电针配合穴位贴敷，上述药物按照2：2：1：1的比例研末，将制好的生姜汁倒入，倒入量以将药粉调为膏状为度。每个穴位取约为1cm×1cm的膏饼置于大小约5cm×5cm的天灸贴上，每次贴药时间为2h，倘若患者感到烧灼感不可耐受可提前将贴敷除去，上限为4h，每周治疗1次，共治疗5次。

疗效：治疗结束后，痊愈10例，显效9例，有效10例，无效1例，共治疗患者30例，总有效率为96.67%。

出处：高倩倩 . 穴位贴敷结合电针治疗偏头痛的临床研究 [D]. 南宁：广西中医药大学，2021.

10. 偏头痛急性期

方法一：头痛膏

穴位：太阳（双侧）、印堂。

方药：冰片、细辛、白芷、川芎。

操作：将上述药物按照0.5：3：5：10的比例细研成粉末用蜂蜜调和成黏稠的膏状物，将其在敷料上均匀涂抹为膏膜，直径大小为1.5cm左右，贴于患者的头部双侧太阳穴及印堂穴，贴敷2h后及时取下。

疗效：在偏头痛急性期患者的治疗中，中药外敷头痛膏的应用疗效较好，在确保患者治疗效果的同时，可以有效降低患者不良反应的发生概率，值得在临床中加以应用。

出处：罗志强 . 头痛膏外治偏头痛急性期35例 [J]. 中国中医药现代远程教育，2016, 14(22): 89–90.

方法二：蠲痛贴

穴位：太阳（双侧）、风池（双侧）。

方药：川芎、细辛、白芷、冰片。

操作：基础用药联合穴位贴敷，将以上药物按照20：6：10：1比例加入薄荷油调配成膏状，放入贴敷材料中，每次贴敷3～4h后取下，每天1次，若头痛症状缓解不明显可适当延长贴敷时间，或待施术部位皮肤恢复（红肿或者疼痛消失等）后再次行穴位贴敷治疗。

疗效：风池穴治疗组中20例患者治疗有效人数为19人（占95%），太阳穴治疗组中，20例患者治疗有效人数为18人（占90%），蠲痛贴能加快疼痛缓解的过程且选择风池穴为施术穴位可能更有效。

出处：董云道 . 蠲痛贴治疗无先兆偏头痛急性期的施术穴位探究 [D]. 武汉：湖北中医药大学，2019.

11. 偏头痛

方法一：芷蝎散

穴位：太阳（双侧）。

方药：白芷12.5g，土鳖虫5g，干蝎5g，防风5g，僵蚕5g，薄荷2.5g，冰片1.5g。

操作：针刺、中药联合穴位贴敷，上药细磨成粉，蜂蜜调匀，贴敷于上述穴位，6～8h撕下，每天1次。持续治疗14天。

疗效：总有效率为95.45%，有助于减轻或消除偏头痛患者的头痛症状，调节血清5–HT、NF-κB、NO水平，提升临床疗效。

出处：吕静，庞智文 . 中医综合方案治疗偏头痛的临床效果及对患者5–HT、NF-κB、NO水平的影响 [J]. 临床医学研究与实践，2021,6(34):133–135.

方法二：头痛立效贴

穴位：太阳（双侧）。

方药：川芎、白芷、乳香、延胡索、生川乌、生草乌、冰片。

操作：将以上药物以1：1：1：1：0.5：0.5：0.5的比例等分研成细末以薄荷油、水溶性氮酮调匀，将制备好的药膏进行真空包装后封袋备用，每袋为1次用量，防止药效挥发，另准备医用穴位贴敷空贴备用，患者头痛时将药膏制成直径1.5cm，厚0.5cm的膏状饼，涂敷于空贴上，贴敷于双侧太阳穴，留置1～2h后揭下。

疗效：头痛立效贴在改善偏头痛的整体伴随症状方面优于布洛芬胶囊，并且对于改善偏头痛的伴随症状头晕、呕吐有较显著的作用。

出处：樊欢欢 . 头痛立效贴外治偏头痛发作期随机对照临床研究 [D]. 北京：北京中医药大学，2019.

方法三：蠲痛贴

穴位：太阳、天牖。

方药：川芎、细辛、白芷、冰片。

操作：将以上药物按照20：6：10：1比例

各中药打粉成散剂，取一匙量，加入薄荷油调配成膏状，将调配好的药剂放入贴敷材料中，勿超出贴敷材料边缘，即制成蠲痛贴剂，贴敷于患者穴位处，于夜间贴敷3～4h，连用3天。

疗效：共治疗患者35例，疼痛完全缓解者11例（31%），部分缓解者14例（40%），轻度缓解者6例（17%），无效者4例（11%），总有效率者31例（89%）蠲痛贴剂组止痛起效时间快，不良反应小，且能够改善因服用偏头痛防治用药造成的恶心、呕吐、腹胀等不良反应，亦有可能改善患偏头痛的伴随症状。

出处：万梅．蠲痛贴剂制备及运用传统中医和现代医学理论治疗偏头痛临床初步观察[D].武汉：湖北中医药大学,2018.

方法四：艾姜散

穴位：额颞部。

方药：艾叶6g，生姜6g，葱白4g，小麦5g。

操作：上述药物捣碎混合成糊状，每晚21时，加热至50℃左右，置布带上，系于头部，使药物覆盖额颞部，嘱患者正常睡眠，次日晨起自行将药取下，头痛发作时连续敷药3晚。

疗效：共治疗患者20例，基本控制3例，显效10例，好转6例，无效1例。

出处：赖福生，钟克区，吴敏明．温经散寒中药额颞部外敷治疗偏头痛临床观察[J].中国中西医结合杂志,1995(9):562.

12. 血管性头痛

方法一：防芷散

穴位：太阳、风府、风池、翳风等。

方药：防风、白芷、麻黄、荆芥、细辛、藁本。

操作：将以上药物各等量粉碎取适量药粉用白醋调和成饼，放置于贴敷贴上，每天贴敷时间为4～6h。

疗效：共治疗患者40例，痊愈13例，显效18例，有效6例，无效3例，总有效率为92.50%，能够显著改善偏正头痛，项背拘急，目眩脑昏，鼻塞身重等症状。

出处：陈碧桃，吴天安，应慧芸，等．头风饼治疗血管性头痛护理研究[J].新中医,2020,52(19):167-169.

方法二：芎芷辛藁散

穴位：风池、合谷、列缺、神门等。

方药：川芎15g，白芷15g，藁本15g，细辛6g，全蝎10g，土鳖虫10g，菊花18g，黄芩18g，乌梢蛇15g。

操作：上述药物烘干并研细末，用生姜汁调成糊状，取0.5～1cm大小的药膏贴敷于穴位上，用胶布固定，每天1次，每次贴敷4～6h取下，6次为1个疗程。

疗效：显效64例，占53.3%，头痛及其伴随症状完全消失，随访1年无复发；好转51例，占42.5%，头痛明显减轻，发作持续时间缩短而间隔时间延长；无效5例，占4.2%，有效率95.8%。

出处：赵黎明，李福章．自拟芎芷辛藁散外敷治疗血管性头痛的疗效观察及护理[J].亚太传统医药,2007,20(4):57.

方法三：川辛膏

穴位：太阳、头维、风池、合谷、列缺、神门等。

方药：川芎15g，白芷15g，细辛8g，全蝎10g，地龙10g，菊花20g。

操作：上述药物共研细末，将药末用生姜汁调成糊状软膏，取0.5～1cm大小的药膏贴敷于穴位上，用胶布固定，每天1次，每次贴敷8～10h取下，6次为1个疗程。

疗效：显效43例，占52.4%，头痛及其伴随症状完全消失，随访1年无复发；好转32例，占39%，头痛明显减轻，发作持续时间缩短而间隔时间延长；无效7例，占8.5%。总有效率91.46%

出处：苑秀芝．川辛膏外敷治疗血管性头痛的疗效观察及护理[J].护理学杂志,1994(4):166.

13. 外伤性瘀血头痛

方法：通窍活血贴

穴位：内关（双侧）、足三里（双侧）、涌泉（双侧）。

方药：桃仁、红花、赤芍、川芎、延胡索、细辛、冰片、血竭等。

操作：电子灸联合穴位贴敷治疗，将上述药物按比例研磨成粉末加上麻油配成中药膏剂，均匀涂于自粘伤口敷料，大小为5cm×7cm，厚度为 0.2cm，制成比穴位大的贴敷贴，贴于上述穴位，按压 1min，刺激穴位，每天 1 次，每次 4～6h。

疗效：总有效率为 90%，电子灸联合穴位贴敷可以改善患者的头痛症状，该治疗颅脑外伤性头痛，提高了患者的生活质量，操作方便，环保高效，具有良好的临床推广前景。

出处：薛玲，张雯雯，王淑云，等．电子灸联合穴位敷贴治疗外伤性头痛效果观察 [J]. 临床医药文献电子杂志 ,2020,7(28):79,81.

14. 经行头痛

方法一：葛花散

穴位：大椎。

方药：葛根、天花粉等。

操作：一贯煎加减联合穴位贴敷，每天贴敷 2h。

疗效：共治疗患者 60 例，治愈 35 例，好转 15 例，未愈 10 例，总有效率为 83.3%。该疗法不仅短期内有一定疗效，而且长期服用不容易产生耐受性、成瘾性，且停药后复发率低，远期疗效好。

出处：陈家鑫，林惠兴，邓新霞．一贯煎联合穴位贴敷治疗经行头痛的疗效观察 [J]. 内蒙古中医药 ,2017,36(5):8–9.

方法二：当芎散

穴位：①太冲、合谷、风池。②瞳子髎、足临泣、风池。

方药：当归 20g，赤芍 15g，川芎 15g，桃仁 10g，三棱 10g，红花 10g，莪术 10g，香附 15g，延胡索 10g。

操作：血府逐瘀胶囊配合中药穴位贴敷，将以上药物研细末，用时以老姜汁（生姜去皮绞汁过滤，约 10g 药末用 10ml 姜汁）调成 1cm × 1cm × 1cm 大小的药饼，取胶带 5cm × 5cm 压贴于穴位上，2 组穴位交替使用，每天 1 次，每次贴敷 1h，于每次月经来潮前 7 天开始贴敷到月经来潮第 3 天，共 10 天为 1 个疗程。

疗效：共 36 例患者，痊愈 7 例，痊愈率 19.4%，显效 12 例，显效率 33.3%，有效 12 例，有效率 33.3%，无效 5 例，无效率 13.9%，总有效率 86.1%，在疗效和改善伴随症状上贴敷治疗效优。

出处：郭双．血府逐瘀胶囊配合穴位贴敷治疗经前头痛（气滞血瘀型）的临床观察 [D]. 长春：长春中医药大学 ,2017.

15. 颈源性头痛

方法：葛桂散

穴位：颈项部。

方药：葛根 30g，桂枝 20g，当归 20g，川芎 15g，鸡血藤 30g，伸筋草 20g，延胡索 20g，羌活 20g，威灵仙 20g。

操作：针刺加用中药热奄包外敷，将药物混合均匀后装入大小合适布袋中，先在清水中浸泡 15min，沥干后放入蒸锅中加热 30min，将蒸热的药袋取出。患者俯卧位，将药袋外敷于颈项部，以能耐受温热程度为度，并加盖毛巾防热量散失、保暖。每次 40min，每天 1 次，5 天更换 1 次药物，10 天为 1 个疗程，共治疗 2 个疗程。

疗效：总有效率 93.3%，针刺联合中药热奄包治疗颈源性头痛疗效显著，可明显改善头痛症状及颈部不适症状。

出处：邓伟，蒋鹏军．针刺联合中药外敷治疗颈源性头痛疗效观察 [J]. 实用中医药杂志 ,2017,33(10):1135–1137.

16. 紧张性头痛

方法：麻栀散

穴位：太阳（双侧）、足三里（双侧）。

方药：天麻 9g，山栀子 9g，黄芩 9g，杜仲 9g，益母草 9g，桑寄生 9g，首乌藤 9g，茯神 9g，钩藤 12g，石决明 18g，牛膝 12g，冰片 10g。

操作：针刺联合穴位贴敷，以凡士林 1000g 加热，加入研碎的上述诸药，不断搅拌直至冷却成软膏，将药膏均匀涂抹在药板上，分割成 1cm × 1cm 的药块，贴敷于穴位，每天 1 次，每次 4h，嘱患者敷药 4h 后自行撕去，每周休息 1 次。

疗效：针刺配合穴位贴敷，使止痛效果延长，降低了复发率，压缩了治疗时间，提高了疗效，减轻患者痛苦，以其高效、简便的优点而符合当今患者的治疗需求。

出处：贾文飞．针刺配合穴位贴敷法治疗紧张型头痛的临床研究 [J]. 中国实用医药 ,2013,8(11):225–226.

17. 神经性头痛

方法一：川附散

穴位：太阳、头维、风池、百会、印堂、阿

是穴。

方药：川乌、白附子、生南星、细辛、水蛭、延胡索、冰片各等份。

操作：平肝通络蠲痛膏方内服配合中药穴位贴敷，以上药物研为细末，以黄酒调制成糊，每次选2～4个穴位，将药糊敷于穴位及痛点，外以脱敏胶布固定，每次6～8h，前2周每天1次，后2周隔天1次。

疗效：共80例患者，治愈52例，治愈率65%，显效17例，显效率21.25%，有效7例，有效率8.75%，无效4例，无效率5%，总有效率95%。肝通络蠲痛膏方配合中药穴位贴敷治疗神经性头痛疗效显著，无不良反应。

出处：许建成，刘新，李晔，等．平肝通络蠲痛膏方配合中药穴位贴敷治疗神经性头痛80例疗效分析[J]．实用中医药杂志，2011,27(4):222–223.

方法二：斑雄膏

穴位：患侧太阳穴、阿是穴、疼痛剧烈的固定点。

方药：生品雄黄30g，生品斑蝥30g。

操作：以上药物研成细粉取蜂蜜适量调成糊状，取米粒大小药糊，放于1cm×1cm胶布上，贴敷于局部穴位或痛点上，且需间断性按压贴敷点，以加强疗效，12h以内取下药贴。

疗效：痊愈率87.3%，总有效率为100%。

出处：徐宁林．斑雄膏穴位贴敷临床应用体会[J]．长春中医药大学学报，2010,26(6):897.

方法三：蝎辛散

穴位：太阳（双侧）。

方药：全蝎、细辛。

操作：将以上药物按1∶1比例粉碎为细末，每次取适量置于两侧太阳穴，上覆以胶布固定，换药每天1次，以15天为1个疗程。

疗效：经1个疗程治疗后，头痛完全缓解，停止发作者20例，占76.9%，头痛减轻或发作次数减少者6例，占23.1%，全部患者均有效，缓解20例，经随访，1年内未复发者16例，复发4例继用蝎辛散外敷太阳穴仍可缓解。最短者治疗2天，偏头痛即可缓解。

出处：包力．蝎辛散穴位外敷治疗神经性头痛26例体会[J]．中国临床康复，2002(7):1035.

方法四：清空膏

穴位：太阳（双侧）、印堂、合谷（双侧）。

方药：川芎15g，炙甘草75g，柴胡50g，黄连50g，羌活30g，黄芩150g，荆芥15g，薄荷10g，蜈蚣2条、全蝎10g，僵蚕10g，地龙15g，白芷15g，细辛10g，天麻20g，苏木25g，赤芍30g。

操作：以上诸药共研细末过10目筛，蜂蜜炼为膏剂备用。用时以茶水调和，捏作小药饼贴敷于两太阳穴，两合谷穴及印堂穴，纱布覆盖胶布固定，每天1次，外敷时有虫爬及热感，7天为1个疗程。

疗效：27例患者治疗1～2个疗程，治愈21例，治愈率77.7%，显效5例，显效率18%，无效1例，治愈21例随访一年无复发。

出处：孙国宇，肖海山，华桂云，等．加味清空膏穴位外敷治疗神经性头痛[J]．时珍国药研究，1995(3):10.

18. 顽固性头痛

方法一：细甘散

穴位：太阳、风池。

方药：细辛10g，甘遂6g，斑蝥2g。

操作：先用生姜片在穴位上涂搽1min，后将上述药物研极细末，取少量药末撒于穴位上，最后用胶布封盖，药物贴敷时间一般为3～4h。当患者贴药皮肤出现痛痒难忍时，取下胶布，用生理盐水洗净药末。

疗效：痊愈52例，显效14例，有效4例，无效2例，总有效率为97.2%。患者一般在用药1～3h开始疼痛减轻，头痛轻者一般贴敷1次即可痊愈，重者可继续贴敷2～3次，3次以上疼痛不减为无效。

出处：刘华公，王虹．发泡疗法治疗顽固性头痛72例[J]．上海针灸杂志，2003(12):32.

19. 继发性头痛、肛肠科腰麻术后头痛

方法一：乳药散

穴位：足三里、关元、气海、神阙等。

方药：乳香、没药、三棱、延胡索、冰片。

操作：常规治疗和护理加用中药足浴和穴位贴敷，将乳香、没药、三棱、延胡索各等份，冰片适量研细以陈醋调成糊状备用，取5g药糊敷于以上穴位，用敷料固定，每天晨起贴上，午后拿掉。

疗效：足浴联合穴位贴敷，对肛肠病手术腰麻后患者头痛有较好的缓解作用，且患者舒适度较高，值得推广应用。

出处：顾伟芬，耿辉．中药足浴联合穴位贴敷干预肛肠手术腰麻后头痛30例[J]. 浙江中医杂志,2018,53(5):349.

【按语】

头痛是临床最常见的神经系统疾病，分为原发性头痛、继发性头痛及其他类型头痛3类，因其有较高的发病概率，给个人和社会造成了一定的负担。使用镇痛药物适用于头痛治疗的急性期，临床常用非甾体抗炎药、抗抑郁药等对症治疗药物，种类单一，且存在依赖性。穴位贴敷不经胃肠道吸收，避免了肝脏的首过效应及胃肠道各消化酶的灭活，弥补了内治疗法的不足，提高了药物的生物利用度，是中医治疗头痛的特色外治法，将贴敷药物固定在经穴上，能够发挥腧穴与药物的双重作用，有效避免口服药物带来的不良反应，并且通过刺激腧穴、沟通经络、内外联系等功能，起到协调气血阴阳等作用，使中医的整体观念、辨证论治等中医基础理论获得充分展示。临床治疗中，穴位贴敷具有止痛、抗炎、消肿、调节免疫功能等作用，操作简便、安全，对于治疗头痛能抑制炎性介质释放，降低综合评分及改善发作强度、持续时间及伴随症状，尤以头晕、呕吐明显，且安全性良好。

在临床应用穴位贴敷法治疗头痛中，取穴多以足少阴肾经、足太阳膀胱经、任脉为主，其中涌泉、神阙、太冲、太阳、三阴交、曲池是穴位贴敷治疗头痛的常用腧穴，贴敷常用中药有吴茱萸、川芎、冰片等，中药四气以温性为主。目前，穴位贴敷治疗头痛的选穴与用药规律尚不统一，规范、科学、合理地选穴用药是提高贴敷效果的关键。

（三）失眠

【概述】

不寐是以经常不能获得正常睡眠为特征的一类病证，主要表现为睡眠时间、深度的不足。轻者入睡困难，或寐而不酣，时寐时醒，或醒后不能再寐；重则彻夜不寐。西医学中的神经官能症、更年期综合征、慢性消化不良、贫血、动脉粥样硬化等以不寐为主要临床表现时均属本病范畴。根据失眠症状发生和持续时间的长短，可分为慢性失眠症、短期失眠症及其他类型的失眠症。长期慢性失眠可能导致肥胖、糖尿病、高血压、心脑血管病等躯体疾病，还可能导致焦虑症、抑郁症等精神障碍，严重影响患者的生活质量。全球失眠症状的患病率为30%～35%，女性患失眠的风险约为男性的1.4倍，曾经发生过失眠的人群，患病率约是普通人的5.4倍。中医治疗失眠证在规范化治疗的同时，强调辨证分型以个体化治疗，减少西药使用，达到以中医治疗为主的目的。

【现代穴位贴敷文献】

1. 肝火扰心型

方法一：朱珀散

穴位：神门、内关、三阴交、太溪、涌泉、肾俞。

方药：朱砂、琥珀、肉桂、磁石。

操作：将上述药物研为细面，醋调外敷，每天1次，每次贴敷2～4h，15天为1个疗程。服药期间，对服安眠药有依赖者采取递减方法逐步停服。

疗效：50例中痊愈24例，显效15例，有效5例，无效6例，总有效率88.0%，醒后精力充沛，伴随症状消失。

出处：王振生．自拟疏肝方配合穴位贴敷治疗失眠50例临床观察[J]. 国医论坛,2013,28(5):32.

方法二：铁胆膏

穴位：太冲、三阴交、心俞、肝俞、胆俞、侠溪。

方药：生铁落、龙胆草、柴胡、茯苓、生地黄、枳实、龙齿、牡蛎。

操作：清洁皮肤，确认贴敷部位的皮肤无感染、破损。将适量中药膏剂敷于所选穴位，用纱布固定，并轻按片刻，以促进药物的吸收。每天敷药2次，每次2～4h。20天为1个疗程，共治疗2个疗程。

疗效：采用中药穴位贴敷方法对96例老年失眠患者进行治疗，效果满意。

出处：陈仿英．中药穴位贴敷对改善中老年患者失眠的疗效观察[J]. 北京中医药，2009,28(3):214-215.

方法三：吴珍散

穴位：涌泉。

方药：吴茱萸、珍珠母、黄连。

操作：将以上药物按照 3：2：1 比例烘干研磨细粉，充分混合均匀，将药粉与 0.9% 氯化钠溶液调和成糊状，制备成大小约 0.6cm × 0.6cm 的贴敷药物备用。每晚临睡前嘱患者仰卧位，以 75% 酒精对涌泉穴进行消毒，按压找准穴位，将制备的中药贴贴敷于穴位处，按揉 1min，观察有无不良反应，并给予及时处理，每晚临睡前 1h 贴上，次晨起床后即揭去，每天更换 1 次，疗程 2 周。

疗效：安眠贴对入睡时间、睡眠障碍改善较为明显，可缩短入睡时间，减少睡眠障碍的发生，不良反应少。

出处：周帆，黄建平，厉鹤，等．中药穴位贴敷对不同证型多病共存老年失眠症临床研究 [J]. 新中医，2023,55(6):175–181.

方法四：丹芍散

穴位：百会、神门、三阴交、太冲、行间、肝俞。

方药：丹参、白芍、朱砂、远志、首乌藤。

操作：用温水将局部洗净，或用 75% 酒精棉球擦净，然后把上述药物药物研成粉末，加温水调成膏状，制成大小约 1.5cm × 1.5cm、厚度约 0.3cm 的药饼，敷于穴位上，直接用胶布固定或先用纱布覆盖后，再用胶布固定，以防药物移动或脱落。每天 1 次，每次 6～8h，2 周为 1 个疗程。

疗效：艾灸结合穴位贴敷治疗失眠，疗效良好，能显著提高患者的睡眠质量，是治疗失眠的有效方法之一。

出处：王冬梅．艾灸结合穴位贴敷在治疗失眠中的疗效观察及护理 [J]. 光明中医，2016, 31(9): 1318–1319.

方法五：自制安神穴位贴

穴位：内关、涌泉。

方药：酸枣仁、吴茱萸、熟地黄、合欢皮。

操作：每次贴敷 4h，每 7 天贴敷 1 次，5 次为 1 个疗程，共 3 个疗程。

疗效：该疗法临床疗效显著，患者睡眠质量提高，安全性强，说明该治疗方式有效性强，总有效率为 96.88%。

出处：吴洁．常规西药基础上联合黄连温胆汤加减和穴位贴敷治疗更年期不寐疗效观察 [J]. 哈尔滨医药，2020,40(5):478–479.

方法六：左金丸

穴位：涌泉。

方药：吴茱萸、黄连粉。

操作：嘱患者每晚清洁双足后，取吴茱萸、黄连粉 10g（配比 1：6 事先研磨），食醋少许，调成糊状，敷于双侧涌泉穴，胶布固定（建议穿袜睡觉），每晚 1 次，晨起取下。

疗效：该疗法不仅改善了患者肝郁化火型的中医证候，还对患者的睡眠质量有了显著提高。其对于焦虑、抑郁状态的患者也都有了明显的改善，总有效率为 86.67%。

出处：陈懿．丹栀逍遥散加减联合左金丸外敷涌泉穴治疗肝郁化火型失眠的临床观察 [J]. 中医临床研究，2019,11(19):77–79.

方法七：酸柏膏

穴位：大椎、命门、中脘、关元、心俞、肝俞、巨阙、期门。

方药：酸枣仁、柏子仁、合欢皮、远志、首乌藤、龙胆草、生栀子。

操作：将上述中药各等份磨粉后用适量姜汁调配制成药泥，多余的储藏于密封塑料瓶中，用专业胶布固定于相应穴位，嘱患者于 4h 后取掉，有出现皮肤起疱、过敏等不适者，则暂停治疗。每天 1 次，10 天为 1 个疗程，疗程间隔 2 天，连续治疗 2 个疗程。

疗效：该治疗方案在改善肝郁化火型失眠患者的入睡时间、睡眠时间、睡眠效率、睡眠质量、睡眠障碍和日间功能障碍评分方面均有效，总有效率为 83.34%。

出处：杨滔．任督点穴配合穴位贴敷治疗肝郁化火型失眠的疗效观察 [D]. 长沙：湖南中医药大学，2016.

方法八：麝香保心丸

穴位：太冲、行间、神门、镇静穴。

方药：麝香、人参、牛黄、肉桂、苏合香、蟾酥、冰片。

操作：睡前选双侧太冲、行间、神门与镇静穴，将麝香保心丸 3 丸温水湿润后，用弹性棉柔宽胶带固定在穴位上进行贴敷，每天换敷 1 次，连续干预 4 周。

疗效：太冲、行间等中药穴位贴敷能有效改善肝郁化火型失眠患者的睡眠质量和焦虑情绪，总有效率为 90.32%。

出处：李小妹，李媛，潘明治，等．太冲、行间穴位贴敷治疗肝郁化火型失眠 31 例 [J]. 福建中医药，2022,53(7):53-54,57.

方法九：参乌散

穴位：三阴交。

方药：丹参 15g，首乌藤 20g，丁香 15g，蜂蜜适量。

操作：上述药物研成粉末，用蜂蜜调匀，取适量置于空白穴位贴中央，备用。在夜间入睡时，贴敷双侧三阴交穴。

疗效：该疗法能改善肝火扰心型不寐患者入睡时间、日间功能障碍、睡眠质量、睡眠时间、睡眠效率、睡眠障碍。

出处：赵阳．穴位贴敷治疗肝火扰心型不寐临床观察 [D]. 沈阳：辽宁中医药大学，2019.

2. 痰热扰心型

方法一：半藤散

穴位：关元、中脘、丰隆、章门、安眠。

方药：生半夏 60g，首乌藤 30g，茯神 30g，黄连 15g。

操作：将处方中药研成细粉，将细粉过 80 目筛后，混合均匀，加适量生姜汁调配成糊状，密封储瓶备用。穴位贴敷时采用适当体位，穴位用酒精棉球擦净，将备用药物制成直径约 0.5cm，厚度约 0.3cm 的圆饼形，贴敷于以上穴位，用医用无菌敷贴固定，穴位贴敷每天 1 次，每次贴 4h。

疗效：穴位贴敷治疗痰热内扰型失眠在临床愈显率和改善睡眠质量、入睡时间、日间功能障碍、中医症状体征、焦虑方面均有疗效，总有效率为 93.33%。

出处：邓小红．电针配合穴位贴敷治疗痰热内扰型失眠的临床观察 [D]. 成都：成都中医药大学，2017.

方法二：枣味散

穴位：丰隆、足三里、照海、申脉。

方药：酸枣仁、五味子。

操作：药用酸枣仁、五味子各等量，干燥，粉碎，与辅助成分（凡士林或者蜂蜜）按比例混合制成贴剂，睡前 1h 给予 8 贴，分别贴于左右丰隆、足三里、照海、申脉，并按摩穴位约 10min，隔天 1 次，共治疗 4 周。

疗效：观察组治愈 5 例，显效 8 例，有效 15 例，无效 2 例，总有效率 93.3%，能够有效改善患者的睡眠状况。

出处：张含，丁丽，吕国雄．清热化痰疏肝方结合穴位贴敷治疗 60 例不寐患者的临床观察 [J]. 江西中医药，2016,47(7):54-55.

方法三：茯骨散

穴位：神阙、天枢、中脘。

方药：茯神 15g，酸枣仁 15g，龙骨 15g，牡蛎 15g，甘草 6g。

操作：将药物打粉混匀后每次取 3g 加蜜调成膏状涂抹于纱布上，分别贴敷神阙、天枢、中脘穴，每天 1 次，治疗 4 周。

疗效：采用该疗法对痰热内扰型失眠症疗效显著，可以有效改善患者睡眠情况，降低失眠程度，总有效率为 91.67%。

出处：叶一骎，高志生．镇静安神汤联合穴位敷贴对痰热内扰型失眠症患者睡眠质量的影响分析 [J]. 四川中医，2022,40(12):141-143.

3. 心脾两虚型

方法一：茯龙散

穴位：安眠穴、神门穴、涌泉穴、三阴交穴、神阙穴。

方药：茯神、五味子、酸枣仁、龙齿。

操作：将上述药物研末等份，制成粉，用温水调成膏，睡前贴敷于穴位上，每天 1 次。

疗效：该疗法治疗老年不寐，疗效满意，无严重不良反应，总有效率 90.00%。

出处：卢艳梅，曾志．注射用益气复脉联合穴位贴敷治疗老年不寐（气阴两虚）临床观察 [J]. 实用中医内科杂志，2019,33(8):46-48.

方法二：吴茱萸膏

穴位：涌泉。

方药：吴茱萸。

操作：将吴茱萸焙干打粉，用醋调匀，足浴后取少量用胶布固定贴于双足底涌泉穴，次日晨起取下。每晚睡前 1 次。

疗效：中药穴位贴敷配合足浴能有效地改善失眠患者的睡眠质量，总有效率为90%。

出处：胡来．中药足浴配合穴位贴敷对失眠患者睡眠质量的影响[J]．湖南中医杂志，2015，31(2):100–101.

方法三：芪术散

穴位：涌泉。

方药：黄芪20g，党参20g，白术15g，茯苓20g，甘草10g，当归20g，龙眼肉30g。

操作：将前六味药与龙眼肉打和为饼状待用，清洁穴位表面皮肤，确认贴敷部位皮肤无感染、破损和过敏，将准备好的药剂取适量贴敷于两足心涌泉穴处，用纱布固定。每晚睡前贴敷，晨起取下，隔天贴敷1次，30天为1个疗程，治疗3个疗程。

疗效：中药穴位贴敷结合高位足浴对心脾两虚型失眠患者进行干预，取得较满意的效果。

出处：丁倩．中药穴位贴敷结合高位足浴治疗心脾两虚型失眠的疗效观察和护理体会[J]．光明中医，2014,29(4):840–841.

方法四：参苓散

穴位：心俞、脾俞、足三里、气海、关元。

方药：人参、茯苓、炒酸枣仁、五味子、首乌藤、柏子仁、陈皮、半夏。

操作：清洁皮肤，确认贴敷部位的皮肤无感染、破损。将适量中药膏剂敷于所选穴位，用纱布固定，并轻按片刻，以促进药物的吸收。每天敷药2次，每次2～4h。20天为1个疗程，共治疗2个疗程。

疗效：采用中药穴位贴敷方法对96例老年失眠患者进行治疗，效果满意。

出处：陈仿英．中药穴位贴敷对改善中老年患者失眠的疗效观察[J]．北京中医药，2009,28(3):214–215.

方法五：不寐贴

穴位：神门、三阴交。

方药：酸枣仁、首乌藤、合欢皮、远志、茯苓、黄芪、当归、白芍、女贞子、栀子、白胡椒、甘草。

操作：选定穴位处常规消毒，将“不寐贴”贴于选定穴位处，贴敷4～6h，睡前取下。

疗效：不寐贴在睡眠效率和心悸方面改善较好，在睡眠质量、睡眠效率和日间功能障碍方面维持疗效具有一定优势。

出处：赵雪玮．“不寐贴”治疗原发性失眠(心脾两虚型)的临床研究[D]．长春：长春中医药大学，2020.

方法六：白砂散

穴位：百会、神门、三阴交、心俞、脾俞、内关、神阙。

方药：丹参、白芍、朱砂、远志、首乌藤。

操作：用温水将局部洗净，或用75%酒精棉球擦净，然后把上述药物按比例研成粉末，加温水调成膏状，制成大小约1.5cm×1.5cm、厚度约0.3cm的药饼，敷于穴位上，直接用胶布固定或先用纱布覆盖后，再用胶布固定，以防药物移动或脱落。每天1次，每次6～8h，2周为1个疗程。

疗效：艾灸结合穴位贴敷治疗失眠，疗效良好，能显著提高患者的睡眠质量，是治疗失眠的有效方法之一。

出处：王冬梅．艾灸结合穴位贴敷在治疗失眠中的疗效观察及护理[J]．光明中医，2016,31(9):1318–1319.

方法七：酸萸散

穴位：涌泉、三阴交、心俞、脾俞。

方药：吴茱萸、酸枣仁。

操作：将吴茱萸、酸枣仁等药粉研细，加蜂蜜、水调和，取适量涂于药片上，治疗结束，去除贴敷，清洁治疗部位。每晚临睡前1次，贴敷时间为12h，10天为1个疗程。

疗效：穴位贴敷联合艾灸疗法改善重症肌无力患者睡眠障碍具有显著疗效，并且具有操作简单易行、取材方便、经济实用、安全无不良反应的优点。

出处：李成香．艾灸疗法联合穴位贴敷治疗重症肌无力睡眠障碍临床观察[J]．光明中医，2021,36(18):3141–3143.

方法八：归冰散

穴位：三阴交。

方药：当归、冰片、五灵脂、丹参、川芎。

操作：三阴交穴进行贴敷时，帮助患者采取端坐或者正面朝上卧床体位，在患者内踝尖直上3寸、胫骨后缘即为三阴交穴，将上述药物加入熟凡士林，拌匀，成为膏状，做成小块状的药饼。每天晚上在睡觉前让患者用温水泡脚15min左右，将药饼贴敷于三阴交穴，用医用胶布固定。

疗效：该疗法用于老年心脾两虚型失眠症治疗，能有效提高临床疗效，减少不良反应，提高睡眠质量，总有效率为97.78%。

出处：叶秋丽，钟志国，罗磊玲，等．采用中药归脾汤联合三阴交穴贴敷法治疗老年心脾两虚型失眠症的效果分析 [J]. 内蒙古中医药，2016,35(2):28–29.

方法九：菖蒲郁金散贴脐

穴位：神阙。

方药：石菖蒲8g，郁金8g，枳实8g，沉香8g，朱砂3g，琥珀3g，炒枣仁8g。

操作：以上7味共研细末贮瓶备用，治疗时取上药末适量填脐，再滴入生姜汁适量，外盖纱布，胶布固定。24h换药1次，7天为1个疗程。

疗效：本组53例，经2个疗程治疗，治愈38例，占71.7%；显效14例，占26.3%；无效1例，占2%；总有效率98%。42例患者随访两月未再复发；6例患者3周后因各种原因复发，复用上述方法治疗1个疗程后未再复发；5例患者半个月后病情反复，复用2个疗程后未再复发。

出处：金东席，郑胜哲．菖蒲郁金散贴脐结合电针治疗失眠53例 [J]. 四川中医，2006(9):99–100.

方法十：志桂散

穴位：神门、三阴交、神阙。

方药：丹参、远志、肉桂、首乌藤。

操作：将上述药物组成的中药粉加入到凡士林中，调和成膏状，于每晚睡前取适量的该药膏敷于患者的神门、三阴交、神阙，并用胶布对药膏进行固定。治疗7天为1个疗程，连续治疗4个疗程。

疗效：该疗法治疗心脾两虚型失眠的临床效果确切，且安全性较高，总有效率为85.7%。

出处：杨为霞，张华琳，陈敏．归脾汤加减联合穴位贴敷疗法治疗心脾两虚型失眠的效果评析 [J]. 当代医药论丛，2017,15(20):185–186.

方法十一：龙连散

穴位：涌泉。

方药：酸枣仁30g，龙齿15g，肉桂3g，黄连3g。

操作：将上述药物碾成粉末，用10ml陈醋调成糊状，每晚临睡前贴敷双侧涌泉穴，次日清晨取下。

疗效：该疗法治疗心脾两虚型老年失眠疗效确切，可明显减少患者入睡时间，延长睡眠时间，提高睡眠效率，改善日间功能障碍，增加血清25–羟维生素 D_3 水平，总有效率为87.50%。

出处：董燕萍，李欣，鲍晓敏．归脾汤加减联合穴位贴敷治疗心脾两虚型老年失眠的疗效及对血清25–羟维生素 D_3 水平的影响 [J]. 河北中医，2021,43(12):1965–1968.

方法十二：交藤散

穴位：神阙。

方药：丹参15g，白芍15g，首乌藤15g，朱砂8g，酸枣仁10g，远志10g。

操作：上药共研细末，装瓶备用，每晚临睡前取上药约15g，以蜂蜜和姜汁调成糊状，外敷于神阙穴，用透气胶布固定，每天换1次，15天为1个疗程，2个疗程结束评定疗效。

疗效：48例中，治愈25例（52.1%），显效13例（27.1%），有效7例（14.6%），无效3例（6.2%），其中1例因嫌煎煮中药麻烦而退出，总有效率达93.8%。

出处：李东．归脾汤加减配合穴位贴敷治疗失眠48例 [J]. 内蒙古中医药，2013,32(20):11.

方法十三：龙七散

穴位：风府、大椎、心俞、照海、三阴交、神阙、内关、涌泉。

方药：龙眼肉300g，田七200g，千斤拔200g，决明子200g，莲子心200g。

操作：将上述药物研磨成细粉，加入适量的水和少许的蜂蜜调和成糊状，并将其搓成1元硬币大小的药丸待用；选取以上穴位贴敷，在贴敷前对患者穴位处的皮肤进行常规消毒，然后进行贴敷，并使用医用胶布进行固定，每天给予患者贴敷1次，每次贴敷12h。两组患者均连续治疗28天，并对患者随访30天。

疗效：失眠症患者接受穴位贴敷疗法治疗，可以有效改善患者的睡眠治疗，提高疾病的治疗效果，总有效率为96.55%。

出处：唐风祥，叶进．穴位贴敷疗法用于失

眠症治疗中的效果及机制探讨 [J]. 中国医药科学 ,2020,10(3):53–55.

方法十四：归芪散

穴位：神阙。

方药：当归、黄芪、五味子。

操作：将自拟处方的中药打成细末，过 100 目筛，装瓶备用。使用时取药粉 5g，用红葡萄酒约 2ml 调为稠糊状敷在神阙穴上，再用空白穴位贴固定，贴 24h 揭去，间隔 24h 后再贴。治疗 10 天为 1 个疗程，连续治疗 3 个疗程，随访 1 月。

疗效：该疗法在改善患者失眠症状、提高褪黑素含量等方面效优，可作为治疗心脾两虚失眠症的方法之一，疗效与疗次呈正相关，疗次越多，疗效越好，总有效率为 93.8%。

出处：胡静，钟兰 . 神阙贴药治疗失眠症心脾两虚证临床疗效及对褪黑素的影响 [J]. 新中医 ,2013,45(1):105–107.

方法十五：萸归膏

穴位：神门、内关、安眠、心俞、脾俞、三阴交。

方药：吴茱萸粉 12g，当归 12g，黄芪 15g，远志 6g，茯神 6g。

操作：诸药制成粉末状，用醋调和，制成药饼，使用时用脱敏胶带固定即可，贴于以上穴位，每次贴敷 4h，每天 1 次，连用 5 天后需要暂停 2 天。

疗效：穴位贴敷能调节心脾两虚型失眠患者血清 DNF 水平，改善睡眠质量，增强疗效，总有效率为 90.70%

出处：陈芳，金小燕，许萍萍 . 穴位贴敷辅助治疗心脾两虚型失眠临床研究 [J]. 新中医 ,2022,54(13):196–199.

4. 心肾不交型

方法一：朱连散

穴位：涌泉。

方药：朱砂 2g，黄连 2g，吴茱萸 1g。

操作：将上述药物研末加食醋适量，调成糊状，睡前贴敷于涌泉穴，加塑料薄膜覆盖，以白纱布包扎，次晨取下。连用 7 次为 1 个疗程，间隔 3 天，行下 1 个疗程。

疗效：60 例中，痊愈 49 例，占 81.7%；显效 5 例，占 8.3%；有效 3 例，占 5.0%；无效 3 例，占 5.0%；总有效率为 95.0%。无效的 3 例中，有 2 例为中途中断治疗。治疗 1 周后，患者自诉晚间可熟睡 2～3h，且白天无困倦感。又治疗 2 个疗程后痊愈，随访 1 年未见复发。

出处：许幸仪，王春雷 . 足底穴位贴敷治疗失眠 60 例 [J]. 现代中西医结合杂志 ,2003(21):2344.

方法二：附桂散

穴位：涌泉。

方药：川附子 10g，肉桂 10g，干姜 10g，酸枣仁 10g，黄连 6g。

操作：上药共研细末，装瓶备用。用时取上药 10～15g，拌老陈醋适量，调成糊状，敷于足底涌泉穴，外用透气胶带贴固定，每晚换药 1 次，敷药前需先用温水泡脚 10min。

疗效：治疗组 32 例中，临床治愈 19 例，好转 11 例，无效 2 例，总有效率 93.75%。

出处：张敦欣，宋连花 . 中药敷涌泉穴治疗失眠 32 例体会 [J]. 中医外治杂志 ,2012,21(5):62.

方法三：助眠安神贴

穴位：印堂。

方药：远志、酸枣仁、茯神、灵芝。

操作：将以上药物按 1∶1∶1∶1 比例混合，研成细粉，取 1g 混合药物粉末，加入 0.25ml 药物挥发油（含精油、缬草、石菖蒲等成分），混合为糊状，涂抹于 5cm × 5cm 的绵纸上并封包，固定于 7cm × 7cm 的一次性贴敷材料上，密封保存。每晚睡前 0.5h 于印堂穴贴敷，6～8h 后去除，治疗 2 周。

疗效：该方法可明显改善慢性失眠症患者的睡眠质量，延长睡眠时间减轻焦虑症状，疗效显著，总有效率为 97.5%。

出处：文燕，王挺，陈珑，等 . 助眠安神贴敷剂印堂穴贴敷治疗慢性失眠症 40 例临床观察 [J]. 甘肃中医药大学学报 ,2019,36(6):70–73.

方法四：朱砂膏

穴位：涌泉。

方药：朱砂 3～5g。

操作：取朱砂研成细面，用干净白布一块，涂浆糊少许，将朱砂均匀附于白布上，然后外敷涌泉穴，胶布固定，用前先用热水泡脚，睡前贴敷，两脚均贴。

疗效：临床应用朱砂外敷涌泉穴治疗失眠，

取得了显著疗效，药与穴相配，使心火下温肾水，肾水上济心火，心肾相交，水火既济，其寐自安。

出处：张文莲 . 朱砂外敷治疗失眠的应用体会 [J]. 中医外治杂志 ,2000(5):13.

方法五：志藤散

穴位：涌泉。

方药：远志 20g，首乌藤 20g，香橼 10g，当归 10g，酸枣仁 10g，甘草 5g。

操作：将上述药物加适量蜂蜜熬制成膏，置医用贴敷内圈中，于妇科手术前 3 晚，每天临睡前利用膏体温度热敷于患者足底涌泉穴位置，热敷时间要达到 20～30min，患者开始卧床睡觉，贴敷于第 2 天早晨（总贴敷时间保证在 8h 以上）患者起床时取下。

疗效：对妇科患者在手术前采用中药足部贴敷护理，能有效提高患者睡眠质量，改善患者焦虑、抑郁情绪，使患者身心在处于良好状态下接受手术，降低了手术风险，促进了患者康复。

出处：王丹芳 . 中药足部贴敷护理对妇科手术前患者睡眠质量的影响 [J]. 河北中医 , 2015, 37(12): 1889–1892.

方法六：自拟失眠散

穴位：涌泉、神阙、内关、劳宫。

方药：生龙骨 50g，磁石 50g，琥珀 10g，远志 10g。

操作：用粉碎机把药物制成粉末，用陈醋调成糊状，放入容器中备用。入睡前，用加入适量醋的热水泡脚 30min，擦晾干后，同时清洗脐中、脐周及双侧内关穴，按摩双侧涌泉穴、内关穴及神阙穴约 10min，将调好的中药糊约 6g 放入敷贴中，贴在穴位上再按摩 3～5min，以穴位处有热、胀感为止，若有不适感于次日早晨醒后取下，10 天为 1 个疗程。

疗效：82 例中治愈 38 例，好转 36 例，无效 8 例，总有效率为 90.3%。该疗法无痛苦，且不良反应少，易被患者接受，操作简便，疗效确切。

出处：王芳 , 李海英 . 中药穴位贴敷治疗失眠症 82 例护理体会 [J]. 光明中医 ,2015,30(3):616–617.

方法七：枣志散

穴位：三阴交、涌泉、心俞、肾俞。

方药：首乌藤、酸枣仁、肉桂、远志。

操作：将上述药物研末，加陈醋少许调匀成膏状，清洁皮肤，确认贴敷部位的皮肤无感染、破损。将适量中药膏放入敷贴中，贴在以上穴位，再按摩 3～5min，以穴位处有热、胀感为止，以促进药物的吸收。每天敷药 1 次，每次 4～6h。10 天为 1 个疗程，共治疗 2 个疗程。

疗效：采用中药穴位贴敷治疗和护理失眠症的效果良好，特别在改善睡眠质量、日间功能障碍和安眠药物依赖方面更明显，总有效率为 92.86%。

出处：丛榕 , 董兰芬 , 田燕丽 . 中药穴位贴敷治疗失眠护理体会 [J]. 世界最新医学信息文摘 ,2015,15(88):195,197.

方法八：黄枣散

穴位：三阴交、涌泉、照海、内关。

方药：黄连 4g，酸枣仁 4g，肉桂 4g。

操作：取黄连、酸枣仁、肉桂，并加入少许的蜂蜜进行研磨，制成药膏。在患者睡前将制定的药膏贴敷在选取的穴位上，次日早晨取下，隔天治疗 1 次，每周 3 次，4 周为 1 个临床治疗疗程，连续治疗 2 个疗程。

疗效：该疗法临床中对于失眠患者具有较好的应用效果，能够提高患者的临床治疗疗效，操作简单，患者也比较容易接受。

出处：吴向东 . 中药穴位贴敷治疗失眠的临床效果探究 [J]. 中国当代医药 ,2013,20(10):106,108.

方法九：萸欢散

穴位：涌泉。

方药：吴茱萸 20g，合欢皮 10g，酸枣仁 10g。

操作：将上述药物打碎成极细粉，用 10ml 醋调贴敷在涌泉穴，晚 20 时在护士帮助下，患者使用 60℃温水泡脚，时间为 15min。后擦干双脚，使用胶布固定妥善在贴敷。在次日早 8 时揭除。

疗效：贴敷治疗后的入睡时间、睡眠效率、日间功能障碍均有改善，安全性高，临床效果显著，能够避免使用西药而引致的不良症状。

出处：李恒飞 , 李勇 . 中药穴位贴敷治疗失眠的临床效果 [J]. 中国当代医药 ,2017,24(15):117–

119.

方法十：藤珠散

穴位：三阴交、涌泉、照海、内关。

方药：首乌藤、珍珠母、合欢花、远志、何首乌、女贞子、黄连。

操作：将上述药物各等份研末，取4g药物，加蜂蜜少许调匀成膏状。每晚睡前30min贴于三阴交、涌泉、照海、内关穴，留置8h后揭下。7天为1个疗程，共4个疗程。

疗效：治疗后第2周，穴位贴敷总有效率为82.1%，治疗后第4周，穴位贴敷总有效率为92.9%，可较快较早的使失眠症状好转；且随着治疗时间的延长，穴贴疗法对失眠各症状的改善程度相应增加。

出处：马春．中药穴位贴敷治疗失眠的临床观察[J].中国医药指南,2011,9(26):115-116.

方法十一：芎归散

穴位：涌泉、内关、神阙。

方药：川芎、当归、丹参、首乌藤、白芍、柏子仁、黄连、合欢花、女贞子、墨旱莲、冰片。

操作：将上述药物等份研末，设定透皮标准为100目，贮瓶备用。每天18时取上述药末适量，以温清水调成糊状，贴敷于患者涌泉、内关、神阙，每天1次，每次6～8h，1周为1个疗程，共治疗4个疗程。

疗效：中药穴位贴敷可有效改善老年患者的睡眠障碍，提高睡眠质量，且操作简便，安全无不良反应，患者乐于接受，总有效率为92.0%。

出处：傅秋燕，陈美红，来青．中药穴位贴敷治疗老年睡眠障碍50例临床观察[J].中国中医药科技,2019,26(6):892-893.

方法十二：酸志散

穴位：涌泉、内关、三阴交。

方药：吴茱萸15g，酸枣仁15g，琥珀15g，远志15g，黄连30g，肉桂3g。

操作：将上述药物研末，设定透皮标准为100目，贮瓶备用。每天18时取上述药末适量，以温清水调成糊状，贴敷于上述穴位，每天1次，每次6～8h，1周为1个疗程，共治疗4个疗程。

疗效：中药穴位贴敷可明显改善患者睡眠质量，延长睡眠时间，并可减轻睡眠导致的抑郁、焦虑情绪和疲劳程度，有着较好的临床效果。

出处：陈小敏．中药穴位贴敷联合护理指导治疗老年原发性失眠临床研究[J].新中医,2020,52(12):180-183.

方法十三：萸珀散

穴位：涌泉、太冲、内关、巨阙。

方药：吴茱萸15g，酸枣仁15g，琥珀15g，远志15g，黄连30g，肉桂3g。

操作：将上述药物等量研磨成粉末，用白醋调制成糊状，选涌泉、太冲、内关、巨阙等穴，消毒后取黄豆大小药糊用圆形胶布进行固定，贴敷于穴位上，用纱布进行固定，每次穴位贴敷20～30min，每天睡前贴敷1次，治疗4周为1个疗程，共2个疗程。

疗效：穴位贴敷治疗老年高血压失眠可改善睡眠质量，有着较好的临床效果。

出处：王文岩．中药穴位贴敷联合耳穴压豆治疗老年高血压失眠临床观察[J].实用中医药杂志,2018,34(9):1122.

方法十四：吴桂散

穴位：涌泉。

方药：吴茱萸10g，肉桂6g。

操作：睡前采用40℃温水泡足，确认贴敷部位无皮肤破损和感染。将吴茱萸10g研为细末，加肉桂粉6g，用醋调为糊状敷于双侧涌泉穴，每天睡前敷上，用纱块、胶布固定，并轻按片刻，促进药物吸收，晨起去之，15天为1个疗程。

疗效：醋调吴茱萸肉桂粉贴敷涌泉穴治疗消渴患者不寐具有较好的临床疗效。

出处：黄晴茵．中药穴位贴敷对改善消渴患者不寐疗效观察[J].临床医学工程,2010,17(3):118-119.

方法十五：萸枣散

穴位：神门、内关、三阴交、太溪、涌泉、肾俞。

方药：吴茱萸15g，酸枣仁15g，琥珀15g，远志15g，黄连30g，肉桂3g。

操作：将各药物研成粉末，调成1cm×1cm×1cm大小的膏状药饼，以5cm×5cm胶布将药饼固定在所选穴位上，贴药前对皮肤进行清洁，每次贴敷2～4h，每天1次。

疗效：中药穴位贴敷联合耳穴贴压可提高疗效，改善睡眠质量，且可降低不良反应发生概率。

出处：王文芳，马卓君．中药穴位贴敷联合耳穴贴压法对脑卒中后失眠的治疗效果观察[J]. 中国乡村医药,2020,27(24):30–31.

方法十六：连萸散

穴位：神阙。

方药：黄连5g，吴茱萸3g，冰片2g，肉桂0.3g。

操作：将上述药物研磨成粉、混匀并装入袋内，于患者每晚临睡前敷于神阙穴上，晨起取下，药物可循环使用直至药味变淡。10天为1个疗程，连续治疗3个疗程。

疗效：该疗法对于改善其睡眠障碍并提升其睡眠质量有重要价值，对于改善患者生理及心理健康有重要价值，总有效率为97.44%。

出处：林沁烨，陈榕．安神敷脐方联合神阙穴按摩对心肾不交型失眠的疗效分析[J]. 中外医学研究,2021,19(11):56–58.

方法十七：连枣散

穴位：涌泉、心俞、肾俞。

方药：黄连5g，肉桂5g，酸枣仁5g，茯神5g，炙远志5g。

操作：患者睡前温水洗净双脚，将上述药物研磨成末用温水调成糊状，患者睡前，用穴位贴贴敷于涌泉、心俞、肾俞，第二天晨起取下。

疗效：该疗法治疗心肾不交型在改善睡眠质量方面疗效卓越，总有效率为96.42%。

出处：彭程．耳穴压豆结合穴位贴敷治疗心肾不交型失眠临床疗效观察[J]. 心理月刊,2018(2):215.

方法十八：交泰丸加减

穴位：内关、神门、三阴交、涌泉。

方药：黄连6g，肉桂3g，首乌藤3g，合欢皮3g，珍珠母6g。

操作：上述药物打粉，以姜汁调成糊状，置于敷料上，每晚1贴，连贴2周。

疗效：该疗法可显著改善心肾不交型失眠患者的失眠状态及心肾不交临床症状，总有效率为88.89%。

出处：何秀雯，徐昳荟，黄庆松，等．耳穴压丸联合中药贴敷治疗心肾不交型失眠的临床疗效[J]. 临床合理用药杂志,2022,15(10):162–165.

方法十九：桂连散

穴位：神门、三阴交、心俞、肾俞。

方药：黄连6g，肉桂6g，酸枣仁10g。

操作：上述药物碾碎，加适量蜂蜜，调匀后制成6cm×6cm×0.5cm大小的药膏，每晚睡前贴敷于上述穴位处，12h后取下，隔天1次，每周3次，治疗2周。

疗效：该疗法治疗原发性失眠疗效显著，可明显改善患者的睡眠质量，未见明显不良反应，说明用药安全性高，总有效率为95.12%。

出处：赵莹，沈涌，钱玥．芳香疗法联合穴位贴敷对原发性失眠患者睡眠质量的改善作用研究[J]. 新中医,2021,53(12):199–202.

方法二十：山茯散

穴位：涌泉、肾俞、心俞。

方药：山药20g，茯神15g，黄连5g，肉桂5g。

操作：上述药物研磨成粉末后，以食醋调和并将调和好的药膏贴敷至上述诸穴并用纱布覆盖固定，每天1次，每次2h或入睡前贴敷，于次日摘除，治疗7天。

疗效：该疗法治疗不寐的效果较佳，能够有效改善患者的睡眠质量，降低焦虑情绪的影响。总有效率为93.33%。

出处：杨旭峰，韩超．火龙罐配合中药穴位贴敷治疗不寐60例[J]. 中医外治杂志，2021,30(6): 42–44.

方法二十一：肉冰散

穴位：神阙。

方药：肉桂0.3g，冰片1～2g，吴茱萸3g，黄连5g。

操作：每夜临睡前取药粉10g（1袋），敷于神阙，配合手法揉按神阙穴15min，佩戴入睡，晨起取下。每袋药物可反复使用3天，待药味减淡后更换药袋。

疗效：治疗第6周末治疗组有效率91%（51/56），停药后第1、2周末有效率82.1%，停药4周后47例持续有效，56例患者均无不良反应。

出处：李星，陈丽卿．中药敷脐治疗心肾

不交型不寐 56 例分析 [J]. 福建医药杂志 , 2011, 33(6): 180.

方法二十二：桂冰散

穴位：神阙。

方药：吴茱萸、肉桂、冰片。

操作：将中药吴茱萸、肉桂、冰片打磨成细粉，按 15∶15∶1 的比例增添到容器里，用醋汁调匀成膏状，每次用药膏 15g 左右。夜晚睡觉前贴敷在神阙上，清晨起床后拿下，隔天 1 次，14 天为 1 个疗程，总疗程为 2 个月。

疗效：治愈 8 例，显效 24 例，有效 11 例，无效 5 例，总有效率为 89.5%，加味吴茱萸散脐疗从肾论治老年性失眠的临床疗效明确，改善睡眠的质量，减少因睡眠质量差及药物不良作用导致的功能障碍。

出处：陈瑾 , 肖碧银 , 邱小雅 , 等 . 加味吴茱萸散脐疗从肾论治老年性失眠的临床研究 [J]. 光明中医 ,2021,36(11):1817–1820.

方法二十三：连桂散

穴位：神阙。

方药：黄连粉、肉桂粉。

操作：将以上药物加入氮酮和蜂蜜，按照 10∶1∶0.4∶10 比例共合一处，制成膏，装瓶密封备用，睡前洁净肚脐，取膏药 4g 纳脐内，外用胶布固定，至第 3 天早晨取下，洁净肚脐，晚上再纳新药。

疗效：治愈率为 81.6%(62/76)，经过 4 周治疗，两组患者的睡眠质量均得以改善，且无不良反应，停药后睡眠改善持续时间长。

出处：李勇 . 交泰丸敷脐治疗失眠症临床观察 [J]. 上海针灸杂志 ,2009,28(5):256–257.

方法二十四：桂连散

穴位：心俞、肾俞、神阙、涌泉。

方药：黄连、肉桂。

操作：取黄连、肉桂各 100g，将生药加工成粉末，过 80 目筛，加水和凡士林调配，制作成圆形药饼，直径 1cm，厚度 0.3cm，每贴含药物 3g。患者采取适当体位，定准穴位，用 75% 酒精棉球擦净，每次穴位贴敷治疗在下午 2—4 时进行，每次贴敷 4～6h，隔天 1 次，每周 3 次，每治疗 3 次休息 1 天，连续治疗 4 周。

疗效：交泰丸穴位贴敷治疗心肾不交型老年失眠症，能提高患者睡眠质量，减少日间功能障碍，改善认知功能，具有明确疗效，且无明显不良反应。

出处：秦珊 , 吴文忠 , 刘成勇 , 等 . 交泰丸穴位贴敷治疗心肾不交型老年失眠症临床疗效及安全性评价 [J]. 中华中医药杂志 ,2021,36(8):5072–5075.

方法二十五：失眠散

穴位：神阙。

方药：黄连、肉桂、丹参、首乌藤、合欢皮、炒酸枣仁。

操作：将中药研末，取适量温水调和成膏状，敷于患者神阙穴，并以医用胶布对药膏进行固定，每晚睡前贴敷，次日清晨取下，治疗 4 周。

疗效：该疗法可改善患者睡眠质量和躯体健康状态，进而缓解紧张、抑郁、焦虑等心理问题，改善身心健康，从而提高了生活质量，总有效率为 96.6%。

出处：陈玉静 , 黄小波 , 王倩 , 等 . 脑康Ⅱ号联合中药穴位贴敷对老年失眠病人睡眠质量和生活质量的影响 [J]. 中西医结合心脑血管病杂志 ,2022,20(12):2156–2159.

方法二十六：失眠散

穴位：涌泉、三阴交、神门。

方药：吴茱萸、肉桂、当归、丹参、川芎、酸枣仁。

操作：上述药物研成粉末加熟凡士林搅拌制成膏状，制成 2cm×2cm、厚度 0.3cm 的药饼，使用时将药饼放入一次性无纺穴贴胶布中央贴于穴位上。根据医嘱，每晚 19 时贴于患者涌泉、三阴交、神门穴位上，第 2 天早 7 时揭除，7 次为 1 个疗程，疗程间休息 2～3 天，连续治疗 3 个疗程评价疗效。贴敷过程中观察患者局部皮肤有无红肿、瘙痒、水疱等不良反应。

疗效：本研究操作简单，无痛苦，同时患者无药物依赖及不良反应等顾虑，效果显著，易为患者所接受，为临床治疗失眠提供一种安全有效的治疗方法，总有效率为 90.00%。

出处：吴慧君 . 平衡火罐配合穴位贴敷治疗失眠的疗效观察 [J]. 中国实用医药 ,2013,8(6):246–247.

方法二十七：连药散

穴位：心俞、肾俞。

方药：黄连 5g，山药 20g，茯神 15g，肉桂 5g。

操作：将上述药物研磨成末后用食醋调成糊，贴敷前用热水将脚洗净，睡前贴敷到上述穴位，外面用纱布覆盖后胶布固定，于次日晨起时取下。

疗效：该疗法能改善患者的睡眠状态，在改善睡眠质量方面有明显优势。

出处：计彦新，王志栋，王艳君，等．调督安神针法结合穴位贴敷治疗心肾不交型失眠疗效观察 [J]. 现代中西医结合杂志 ,2017,26(3):248–251.

方法二十八：吴茱萸散

穴位：涌泉。

方药：吴茱萸。

操作：吴茱萸研磨成细粉，取 9g 添加白醋，调制成糊状，药物放在油纸上并推开，做成药饼状备用，厚度 1cm 即可。每天晚上，温水泡脚 20min，随后，将药饼贴在双侧涌泉穴，每晚 20 时至次日晨 8 时为贴敷时间，留置 12h，随后，取下贴敷药物，用卫生纸将足底擦干净，1 周为 1 个疗程。

疗效：该疗法治疗失眠疗效满意，总有效率为 92%。

出处：孙培培．吴茱萸穴位贴敷联合耳穴压豆治疗失眠症的疗效分析 [J]. 中西医结合心血管病电子杂志 ,2020,8(1):163.

方法二十九：欣悦安神贴

穴位：内关。

方药：酸枣仁、川芎、石膏、熟地黄。

操作：用欣悦安神贴于每晚睡前 2h 贴于一侧内关穴，并用手轻轻按揉 5min，第 2 天起床后取下，每天 1 贴，1 周为 1 个疗程，连续使用 3 个疗程。

疗效：欣悦安神贴治疗中老年人心肾不交型失眠，可改善睡眠质量，临床疗效满意。总有效率 93.6%。

出处：吴世伟，颜明辉，李跃华．欣悦安神贴治疗中老年失眠症 62 例 [J]. 西部中医药，2018, 31(12): 117–118.

方法三十：穴位凝胶贴膏

穴位：印堂、涌泉。

方药：生半夏、秫米（高粱米）、生龙骨、生牡蛎、生铁落、白芍、生枣、吴茱萸、艾叶、川椒。

操作：印堂贴：将生半夏、秫米（高粱米）、生龙骨、生牡蛎、生铁落、白芍和生枣仁按照 2：4：2：2：1：2：1 的比例混合，经过水提、醇沉等步骤提取精制后备用，再取明胶、黄原胶、甘油、聚丙烯酸钠适量制成基质，将上述流浸膏加入已经制备好的基质中，充分搅拌均匀后，进行涂布，加盖聚乙烯薄膜，裁成直径为 2cm 的圆形贴。涌泉贴：将吴茱萸、艾叶、川椒按照 1：1：1 的比例混合，后续步骤均与印堂贴相同。每天睡前取印堂贴贴于印堂穴，涌泉贴贴于涌泉穴，次日清晨取下。5 天为 1 个疗程，疗程间休息 2 天，共治疗 4 个疗程。

疗效：穴位凝胶贴膏贴敷疗法可有效改善失眠患者的睡眠质量，提高生活质量。

出处：王拓然，韩颖，刘兵，等．穴位凝胶贴膏贴敷疗法治疗失眠临床观察 [J]. 中国针灸 ,2021,41(5):505–509.

方法三十一：连桂散

穴位：神阙。

方药：黄连 100g，肉桂 100g。

操作：将药物烘干研为细末放密封罐内备用，每天在针刺治疗完后取药末适量蜜调为糊状填神阙穴内，然后用医用胶布固定，至次日中午取下，每天 1 次。

疗效：20 例患者经治疗后，治愈 2 例，显效 10 例，有效 8 例，无效 0 例，总有效率为 100.0%。

出处：傅红璟，姚春玲，林伊娜．针刺配合交泰丸神阙贴敷治疗心肾不交型失眠 20 例 [J]. 上海针灸杂志 ,2012,31(1):45.

5. 心胆气虚型

方法一：龙蒲散

穴位：心俞、胆俞、三阴交、神门、丘墟。

方药：龙齿、菖蒲、茯苓、炒酸枣仁、川芎、辰砂、桑椹。

操作：清洁皮肤，确认贴敷部位的皮肤无感染、破损。将适量中药膏剂敷于所选穴位，用纱布固定，并轻按片刻，以促进药物的吸收。每天敷药 2 次，每次 2～4h。20 天为 1 个疗程，共治疗 2 个疗程。

疗效：采用中药穴位贴敷方法对96例老年失眠患者进行治疗，效果满意。

出处：陈仿英．中药穴位贴敷对改善中老年患者失眠的疗效观察 [J]. 北京中医药，2009, 28(3): 214–215.

方法二：川川散

穴位：照海、申脉、神门、三阴交、安眠、四神聪。

方药：酸枣仁、茯神、川芎、当归、丹参、冰片。

操作：将上述药物粉碎成粉末加熟凡士林拌匀制膏，制成 2cm × 2cm、厚 0.5cm 的药饼。每晚 8 时许，由护士协助患者以 40～42℃热水泡足20min 后贴敷，次日晨 8 时去掉，以温水洗洁局部。10 天为 1 个疗程，连续贴敷 3 个疗程。贴敷过程中观察患者局部皮肤有无红肿、水疱、瘙痒及睡眠改善情况，同时进行心理疏导，消除患者紧张情绪，使其身心愉悦。

疗效：中药穴位贴敷 3 个疗程，可缩短患者入睡时间，延长深睡眠时间，提高睡眠质量。

出处：冯运会，曹红军，孙皓，等．中药穴位贴敷治疗老年失眠症 50 例 [J]. 临床合理用药杂志，2013,6(35):46.

方法三：姜蒜膏

穴位：神门、太冲、冲阳。

方药：生姜、大蒜、斑蝥。

操作：将以上药物按照 2∶5∶1 的比例调和、捣碎，放于敷料上贴敷于患者神门（双侧）、太冲（双侧）、冲阳（右侧）穴位，时间为 24h，持续敷药 14 天。

疗效：对心胆气虚型失眠患者实施该疗法疗效作用突出，可改善患者病症、睡眠质量，增强患者总体睡眠效果，总有效率为 96.7%。

出处：苏珊娜，苏保育，李晓玲．酸枣仁汤加减联合“天灸”疗法治疗心胆气虚型失眠的临床观察 [J]. 内蒙古中医药，2016,35(11):21–22.

6. 阴虚火旺

方法一：黄玄散

穴位：三阴交、足三里、内关、神门、神阙。

方药：生地黄、玄参、麦冬、首乌藤、酸枣仁、柏子仁、茯苓、远志、五味子、百合、丹参。

操作：将上述药物按 5∶3∶4∶6∶5∶4∶5∶4∶5∶6∶5 比例取适量饮片研磨成细粉，过筛，搅拌均匀后装罐。治疗时取适量药粉加入陈醋调制膏状，捏成直径约 2.0cm 的圆形药饼，选取双侧三阴交、足三里、内关、神门及神阙穴，75% 酒精消毒后，将做好的药饼贴敷于上述穴位上，无纺布透气胶贴固定。每天 15—16 时贴敷，嘱患者次日清晨揭除，疗程为 4 周。

疗效：老年阴虚火旺型失眠症患者给予中药穴位贴敷治疗效果确切，可有效延长患者睡眠时间，提升患者睡眠质量，改善患者不良心理状况，具有明显推广应用价值，总有效率为 96.4%。

出处：项佳丽，高秀君．中药穴位贴敷治疗老年失眠症的疗效观察及对抑郁、焦虑的影响 [J]. 中国中医药科技，2021,28(6):983–984.

方法二：沉砂散

穴位：神阙。

方药：沉香、檀香、朱砂、琥珀、肉桂、黄连、酸枣仁、百合。

操作：将上述药物加蜂蜜调配搓成丸，每丸剂量 3g，患者取仰卧位，暴露神阙穴，予以 75% 酒精棉签消毒，清洁穴位皮肤，睡前 1～2h 将药丸放入穴位，外用伤口贴固定。

疗效：穴位贴敷神阙穴明显改善失眠患者的临床症状，显著降低中医证候积分，且不良反应少，疗效持久。中药穴位贴敷神阙穴能有效提升患者睡眠质量，且操作简单，患者易于接受。

出处：刘莉．中药穴位贴敷神阙穴在阴虚火旺型失眠患者中的效果观察 [J]. 实用临床护理学电子杂志，2020,5(9):60,69.

方法三：吴连散

穴位：涌泉。

方药：吴茱萸、珍珠母、黄连。

操作：吴茱萸、珍珠母、黄连按照 3∶2∶1 比例烘干研磨细粉，充分混合均匀，将药粉与 0.9% 氯化钠溶液调和成糊状，制备成直径约 0.6cm × 0.6cm 的贴敷药物备用。每晚临睡前嘱患者仰卧位，以 75% 酒精对涌泉穴进行消毒，按压找准穴位，将制备的中药贴贴敷于穴位处，按揉 1min，观察有无不良反应，并给予及时处理，每晚临睡前 1h 贴上，次晨起床后即揭去，每天更换 1 次，疗程 2 周。

疗效：安眠贴对入睡时间、睡眠障碍改善较为明显。可缩短入睡时间，减少睡眠障碍的发生，不良反应少。

出处：周帆，黄建平，厉鹤，等．中药穴位贴敷对不同证型多病共存老年失眠症临床研究 [J]. 新中医，2023,55(6):175–181.

方法四：参芍散

穴位：百会、神门、三阴交、肾俞、太溪。

方药：丹参、白芍、朱砂、远志、首乌藤。

操作：用温水将局部洗净，或用75%酒精棉球擦净，然后把上述药物研成粉末，加温水调成膏状，制成大小约1.5cm×1.5cm、厚度约0.3cm的药饼，敷于穴位上，直接用胶布固定或先用纱布覆盖后，再用胶布固定，以防药物移动或脱落，每天1次，每次6～8h，2周为1个疗程。

疗效：艾灸结合穴位贴敷治疗失眠，疗效良好，能显著提高患者的睡眠质量，是治疗失眠的有效方法之一。

出处：王冬梅．艾灸结合穴位贴敷在治疗失眠中的疗效观察及护理 [J]. 光明中医，2016, 31(9): 1318–1319.

方法五：朱萸散

穴位：涌泉。

方药：朱砂1g，吴茱萸3g，肉桂5g。

操作：将上述药物碾碎后贴敷到患者涌泉穴上，每次贴敷40min，每天2次。

疗效：中药贴敷配合艾灸治疗失眠效果显著，且复发率较低。

出处：王卫青．艾灸配合中药贴敷治疗失眠临床疗效观察 [J]. 亚太传统医药，2014, 10(19): 98–99.

方法六：吴茱萸膏

穴位：涌泉。

方药：吴茱萸。

操作：将适量吴茱萸研末，用米醋调成糊状，敷两足心（涌泉穴），盖以纱布固定，每晚睡前贴1次，次日早晨取下。7次为1个疗程，共3个疗程。

疗效：醋调吴茱萸贴敷涌泉穴是一种有效治疗阴虚火旺型不寐的外治法，能有效改善患者的睡眠质量，总有效率为88%。

出处：于海波，刘永锋，李志峰，等．三针组穴和醋调吴茱萸贴敷涌泉穴治疗阴虚火旺型不寐临床观察 [J]. 辽宁中医药大学学报，2013,15(2): 10–12.

方法七：吴茱萸散

穴位：涌泉。

方药：吴茱萸。

操作：选择吴茱萸适量，碾成粉末状，加食用醋少许调制成饼糊状，并制成花生米大小的小丸置于无菌纱布上，准备2份备用。患者清洗双足，37～40℃热水泡足10～15min，以促进血液循环，之后患者仰卧，双腿平放于床上，将备好的2份吴茱萸纱布分别贴敷于患者双足涌泉穴上，用胶布固定好，隔天更换1次，胶布脱落时及时更换。另外，需观察患者贴敷处皮肤情况有无痒、肿、痛等不适。

疗效：经过治疗后患者睡眠情况较前有所改善，睡眠质量，包括睡眠时间、入睡时间、日间功能障碍、匹兹堡评分等指标均较前好转，总有效率为93.3%。

出处：尚方明，翟海鹏．酸枣仁汤配合穴位贴敷治疗阴虚火旺型失眠的临床疗效观察 [J]. 针灸临床杂志，2016,32(8):33–35.

方法八：酸丹散

穴位：神门、三阴交。

方药：炒酸枣仁20g，黄连10g，肉桂10g，牡丹皮10g，首乌藤10g，合欢皮10g。

操作：以上药物研细末过60目筛，用姜汁调和制成1cm×1cm，厚0.5cm的药饼，填充于贴布空心圆处，贴于以上穴位，贴敷后顺时针轻轻点按揉穴贴处，贴敷时间为4～6h，每天1次。

疗效：经4个疗程治疗后，治疗组34例，治愈6例，占17.6%；显效16例，占47.1%；有效10例，占29.4%；无效2例，占5.9%；总有效率为94.1%。

出处：王甜甜．针刺配合穴位贴敷治疗阴虚火旺型失眠的临床研究 [D]. 长春：长春中医药大学，2019.

方法九：加味交泰丸

穴位：神阙。

方药：黄连60g，肉桂6g，酸枣仁30g，煅龙齿30g，五味子10g，郁金15g。

操作：上药共研粉末，过60目筛网，用蜂

蜜调成糊状备用，选取患者的神阙穴（肚脐），用75%酒精棉球消毒局部后，将自制药膏均匀涂敷在穴位上，涂敷直径1cm，厚度0.4cm，药膏外以穴位敷贴固定，每周5次，每天敷6h，2周为1个疗程，每治疗5次后，休息2天，连续治疗2个疗程。

疗效：中药敷脐治疗阴虚火旺型失眠症，可改善患者匹兹堡睡眠质量指数，睡眠监测CPC系统总睡眠时间、深睡眠时间等方面，且无药物不良反应。

出处：薛金刚，王荔源，陈佳伟，等.中药敷脐治疗阴虚火旺型失眠症的疗效观察[J].中医临床研究，2019,11(31):118-119,122.

方法十：王不留行膏

穴位：三阴交、神门、安眠。

方药：王不留行。

操作：用75%酒精棉球对贴敷穴位进行局部清洁、消毒，然后用镊子取下耳贴，贴于以上穴位处。要求患者每天早、中、晚及睡前穴位按摩，每穴各1～2min，3天更换1次（如有局部不适反应，则两侧交替贴敷，每天按摩同前），疗程为28天。

疗效：滋心汤联合穴位贴敷治疗能够有效改善阴虚火旺型失眠症患者的睡眠质量，总有效率为97.14%，临床疗效确切。

出处：杨金禄，朱齐樑，仇秀宇.自拟滋心汤联合穴位贴敷治疗阴虚火旺型失眠症的临床疗效分析[J].黑龙江医学，2017,41(7):605-607.

7.肾阳虚型

方法一：桂砂散

穴位：神阙。

方药：肉桂6g，砂仁6g，黄柏6g，甘草6g，生龙骨15g，蜂蜜适量。

操作：将上述中药混匀，研成细粉，用蜂蜜适量调和均匀，搓成丸状，将脐周及脐中擦洗干净，外敷肚脐中，并用胶布固定，每次外敷4h，每天1次，7天为1个疗程，1个疗程结束后，休息3天，再继续第2个疗程，连续治疗4个疗程。

疗效：该方法治疗老年阳虚失眠效果佳，阳虚体质失眠症状得到明显改善，既不会对药物产生耐药性，又疗效稳定。

出处：胡佑志.自制蜂蜜药膏敷脐治老年阳虚失眠[J].蜜蜂杂志，2020,40(8):42.

方法二：归元膏

穴位：神阙。

方药：肉桂6g，砂仁6g，黄柏6g，甘草6g，生龙骨15g。

操作：上药研细末，拌适量蜂蜜调匀，搓丸后敷于脐中，外用胶布固定，每天1次，每次4h，敷药前先将脐周及脐中擦洗干净，7天为1个疗程，1个疗程结束后，休息3天，继续第2个疗程，共治疗4个疗程。

疗效：归元膏敷脐可改善老年肾阳虚型失眠症患者的症状以及证候，肾阳虚体质得到明显改善，且使用方便，患者依从性较好，既可以避免失眠患者长期使用安眠药物会产生的不良反应，又不会引起药物依赖性，且疗效稳定。

出处：姜艳，赵凤英，哈永琴.归元膏敷脐治疗老年肾阳虚型失眠症30例[J].河南中医，2019,39(5):779-782.

方法三：温阳方

穴位：三阴交、神门、安眠、肾俞、关元、足三里。

方药：甘遂、肉桂、细辛、丁香。

操作：每次贴敷4～6h，每天1次，贴敷7天后休息1天，治疗2周。

疗效：该疗法治疗阳虚型失眠患者的效果显著，且不良反应小，总有效率为91.18%。

出处：熊春红，彭静，李艳丽，等.火龙罐联合穴位贴敷治疗阳虚型失眠的临床效果[J].中国当代医药，2022,29(16):170-173.

方法四：肉桂散

穴位：涌泉。

方药：肉桂。

操作：将肉桂粉与食醋等量搅拌均匀，用压舌板在空白穴位敷贴中压制药饼，直径、厚度各为2cm、0.3cm，每晚临睡前温水足浴25min后擦干，将药物贴敷于双侧涌泉穴，次日晨起揭除，4周为1个疗程。

疗效：穴位贴敷治疗老年失眠患者有显著疗效，可改善患者睡眠质量。

出处：朱玲玲.肉桂粉贴敷涌泉穴联合耳穴治疗老年性失眠临床疗效研究[J].中国社区医

师 ,2020,36(34):111–112.

方法五：失眠散

穴位：涌泉。

方药：吴茱萸、酸枣仁。

操作：先用温水泡脚或按摩穴位，或先艾灸穴位，使药物易于吸收，在将以上药物于 19—21 时贴敷于双侧涌泉穴，20 天为 1 个疗程。

疗效：通过失眠散贴敷失眠患者涌泉穴可改善患者失眠情况，提高睡眠质量，总有效率 96.67%。

出处：杨伶 , 杨辉林 , 胡晓丹 . 通过失眠散贴敷失眠患者涌泉穴的疗效观察 [J]. 当代医学 ,2017,23(14):122–123.

方法六：附子饼

穴位：肾俞、命门。

方药：附子、细辛。

操作：将中药黑附片与细辛分开用粉碎机打碎后分别装瓶备用，用时将黑附片与细辛 10：1 比例混匀，然后用纯米酒（大米酿制、蒸馏法提取的饮用酒）调成干湿适中的药糊，并做成大小适宜（约 1 元硬币大小）的药饼 3 个，将之贴敷在双侧肾俞、命门穴，3M 敷贴固定，6～10h 后移除，每天 1 次，5 次为 1 个疗程，共治疗 2～4 个疗程。

疗效：从本临床观察来看，本组 38 例中，临床痊愈 7 例，显效 18 例，好转 13 例，愈显率达 65.8%，总有效率达 100%。

出处：林彦斌 . 温和灸结合附子饼穴位贴敷治疗中老年男性阳虚型失眠 38 例疗效观察 [J]. 湖南中医杂志 ,2017,33(4):77–78.

方法七：附子饼

穴位：大椎、心俞、至阳、肝俞、脾俞、肾俞、关元、三阴交。

方药：附子、细辛。

操作：贴敷前应确定好贴敷穴位，确保穴位及其周围皮肤清洁，剥贴时不可触摸粘胶表面，贴到穴位后应轻按片刻，一定要将曼吉磁贴贴敷于穴位上，每次 10h，按天灸特定时间贴敷，共治疗 1 个月。

疗效：采取温阳驱寒天灸法治疗老年失眠效果更佳，可有效改善睡眠质量，且不良反应轻微，值得临床推广，总有效率为 92.86%。

出处：卢肖霞 , 吴淑敏 , 张纯 , 等 . 温阳驱寒天灸法治疗老年失眠临床观察 [J]. 内蒙古中医药 ,2020,39(4):109–111.

方法八：附辛散

穴位：涌泉。

方药：附子、细辛。

操作：足浴结束后擦干双足，将中药吴茱萸焙干打粉，用醋调匀，足浴后取少量用胶布固定贴于双足底涌泉穴，次日足浴前取下，15 天为 1 个疗程。

疗效：该疗法能显著提高失眠患者的睡眠质量，同时具有操作简便，患者依从性好，不良反应少，安全有效的优点，总有效率为 92.5%。

出处：韩国炜 , 朱晓芳 , 魏芳琴 . 吴茱萸粉涌泉穴贴敷配合中药足浴对失眠患者睡眠质量的影响 [J]. 世界最新医学信息文摘 ,2016,16(70):184–185.

8. 其他类型

方法一：枣灵散

穴位：安眠。

方药：酸枣仁、灵芝、灵磁石、珍珠母、丁香、朱茯苓、远志、薰衣草。

操作：将上述药物按一定比例混合粉碎后制成 2.5cm × 2.5cm 的方形药包贴敷，按摩结束后将药包以胶布固定在安眠穴上入睡，至第 2 天起床后揭下，每晚 1 次，7 天 1 个疗程，共 4 个疗程。

疗效：100 例患者显效 76 人，有效 18 人，无效 2 人，4 人退出研究，总有效率为 97%。患者睡眠均有改善，入睡时间缩短，睡眠时间延长，睡眠效率提高，日间功能障碍较前改善。

出处：胡小玲 , 顾莲花 , 董永庆 , 等 . 自制药包穴位贴敷结合按摩治疗失眠的临床研究 [J]. 临床医药文献电子杂志 ,2017,4(44):8666–8667.

方法二：连泉散

穴位：肾俞、神阙、涌泉、三阴交。

方药：黄连、肉桂、吴茱萸、冰片。

操作：取以上药物适量，碾成粉末，按一定比例取药末，用等量蜂蜜拌匀制成 2cm 厚药饼。按规范将药饼放在以上穴位，胶布固定，外用超声药物导入电极放置于肾俞穴、涌泉穴处药饼上方以增强药效，治疗时间约 20min，每周 1 次，治疗疗程为 4 周。

疗效：加味柴桂干姜汤联合穴位贴敷疗法治疗肝郁脾虚型失眠的临床疗效显著，可有效缓解失眠及伴随症状，总有效率为 97.06%。

出处：戚锡铅，周男华．加味柴桂干姜汤配合穴位贴敷治疗肝郁脾虚型失眠的临床分析 [J]. 现代实用医学，2022,34(12):1589–1591.

方法三：自拟安神方

穴位：心俞、厥阴俞、神门、百会、安眠、内关。

方药：吴茱萸、黄连、酸枣仁、麝香、白芥子。

操作：上述药物按照一定比例粉碎成细粉，取少许蜂蜜及适量水调成糊状，搓成 1 元硬币大小药饼，于睡前贴于所选穴位上，外用橡皮膏固定，每次选取 2～3 个穴，轮流取穴，每天 1 次，第 2 天起床后取下，共治疗 4 周。

疗效：自拟安神方穴位贴敷治疗心血管疾病合并失眠患者能够明显改善患者的睡眠质量，且安全无不良反应。临床总有效率为 87.5%。

出处：暨丹丹，孙春梅，王楠．自拟安神方穴位贴敷治疗心血管疾病合并失眠患者 40 例 [J]. 中国中医药科技，2019,26(2):241–242.

方法四：吴茱萸散

穴位：涌泉。

方药：吴茱萸。

操作：将吴茱萸研磨成粉，取 5g 吴茱萸粉加少量白醋调和成膏状，将药膏涂抹在方形纱布（6cm × 6cm）上，然后将纱布贴于涌泉穴处，以胶布固定，操作者使用双手大拇指对穴位进行按压，力度以有酸胀感产生为度，按摩 2min 左右，于术前 5 天开始进行穴位贴敷，每天 1 次。

疗效：胃癌患者术前进行中药足浴和穴位贴敷有助于改善患者术前的睡眠质量，让患者以良好的身体状态迎接手术，且操作简单，无不良反应，具有重要的临床应用价值。

出处：刘冰．中药足浴联合穴位贴敷提高胃癌患者术前睡眠质量的临床效果 [J]. 中国中医药现代远程教育，2018,16(4):135–136.

方法五：连桂散

穴位：涌泉。

方药：吴茱萸、黄连、肉桂。

操作：将上述药物按 3∶2∶1 比例取适量饮片，研磨成细粉，封装，用时取适量加入少量陈醋调和，搓成丸，在患者晚间中药足浴结束擦干双足后，敷于患者双侧足底涌泉穴，贴敷固定，每天 1 次，贴敷 12h。

疗效：中药足浴联合穴位贴敷可有效改善维持性血透伴随眠障碍患者的睡眠质量，减轻负性情绪，提高生活质量，值得临床推广。

出处：宣浙丽，王丽霞，方瑜．中药足浴加穴位贴敷对维持性血透伴睡眠障碍患者的作用观察 [J]. 中国中医药科技，2022,29(1):113–114.

方法六：灵归散

穴位：涌泉。

方药：五灵脂、川芎、当归、丹参、冰片。

操作：将上述药物加熟凡士林拌匀制成膏状，制成大小 1.5cm × 1.5cm、厚度 0.3cm 的药饼，遵医嘱予中药涌泉穴贴敷，每晚 20 时护士协助患者用 37～40℃热水泡脚 15min 后贴敷，同时局部用胶布固定，第 2 天晨起 8 时揭除，10 次为 1 个疗程，连续观察 3 个疗程。

疗效：中药涌泉穴贴敷对于患者入睡预备时间、夜间实际睡眠时间、睡眠效率有明显改善，艾司唑仑逐步减量。

出处：刘亚波．中药涌泉穴贴敷治疗老年患者失眠症疗效观察 [J]. 中华护理杂志，2010, 45(1):43–44.

方法七：欢香散

穴位：涌泉。

方药：合欢皮 30g，檀香 10g，沉香 10g，石菖蒲 10g，郁金 20g。

操作：诸药混合，粉碎，过 180 目筛，灭菌，装瓶备用，用时适当鸡蛋清调和成糊状，黏稠度适中，使用纱布及胶布固定，外敷于涌泉穴，治疗时间为 7 天。

疗效：中药外敷联合艾司唑仑可改善乳腺癌术后睡眠障碍症状，促进睡眠的显著疗效，总有效率为 91.7%。

出处：张广路，甘洁文，金宇，等．中药穴位外敷治疗乳腺癌术后睡眠障碍的临床观察 [J]. 甘肃医药，2019,38(10):884–886.

方法八：通焦利眠贴

穴位：鸠尾、神阙。

方药：桔梗 8g，党参 10g，莱菔子 10g，泽泻 10g，朱菖蒲 5g，川芎 10g，樟脑 0.2g，甘松 4g，制川军 5g。

操作：将以上药物清洗、打粉过 60 目筛，用聚乙二醇 400 与聚乙二醇 4000 按 1∶2 比例作为基质制成软膏剂。患者取仰卧位，定位受试者鸠尾穴、神阙穴，用 75% 酒精消毒。待酒精挥发，皮肤恢复干燥后，将软膏（重约 10g，大小约 1.5cm × 1.5cm × 0.5cm）放置于敷料上，贴置于患者鸠尾穴及神阙穴。每次贴敷 2h，嘱受试者贴够时间后自行取下，每天 1 次，1 周为 1 个疗程，共治疗 4 个疗程。

疗效："通焦利眠贴"对慢性失眠患者治疗效果的维持作用较长，不良反应较小。

出处：张烨．"通焦利眠贴"治疗慢性失眠临床疗效观察 [D]. 合肥：安徽中医药大学 ,2021.

方法九：通焦利眠贴

穴位：涌泉。

方药：川芎、当归、防风、透骨草。

操作：正坐或仰位，于足底凹陷处，将通焦利眠贴外敷在患者双足涌泉穴，每天睡前贴 1 次，待冷却后取下，5 天为 1 个疗程，持续治疗 4 个疗程。

疗效：失眠患者应用该疗法外敷涌泉穴治疗，可以改善失眠睡眠质量，提高生活质量，且具有较高安全性，总有效率为 93.33%。

出处：陈薇薇，陈苑婷，王利军．安神沐足方配合坎离砂外敷涌泉穴对失眠患者的影响 [J]. 齐鲁护理杂志 ,2023,29(2):96–99.

方法十：醋调吴茱萸散

穴位：涌泉。

方药：吴茱萸。

操作：每晚采用温水泡足 10min，泡洗毕，擦干双足，左右涌泉穴醋调吴茱萸散贴敷，覆盖纱布，胶布固定，每天 1 换，连续治疗 1 个月。

疗效：醋调吴茱萸贴敷涌泉穴治疗失眠症患者可降低患者炎症细胞因子水平，提升整体疗效，进而改善患者睡眠状态，总有效率为 96.36%。

出处：王希瑞．醋调吴茱萸外敷涌泉穴治疗失眠症疗效观察 [J]. 实用中西医结合临床 , 2020, 20(2):50–52.

方法十一：茯蒲散

穴位：太阳、照海、神门、三阴交。

方药：酸枣仁、当归、茯神、远志、石菖蒲、冰片。

操作：上述药物干燥，粉碎，过 100 目筛，与辅助成分按比例混合制成贴剂，晚 20 时给予 3 贴，分别贴于太阳、照海、神门、三阴交穴（左右交替），贴敷 12h，隔天 1 次。

疗效：治愈 33 例，显效 13 例，有效 10 例，无效 4 例，总有效率为 93%，督灸配合穴位贴敷能显著改善失眠患者的睡眠质量，可作为治疗失眠的中医方法。

出处：周洁，杨雪．督灸配合穴位贴敷治疗失眠的疗效观察 [J]. 世界最新医学信息文摘 ,2017,17(A4):147,194.

方法十二：麦地散

穴位：心俞、内关、膻中。

方药：淮小麦、生地黄、酸枣仁、五味子、苦参。

操作：贴前先清洁局部皮肤，再用手指在穴位上摩擦 10s 左右，以皮肤红热为度，将外敷膏对准穴位，外用胶布固定，适当加压 30s，24h 更换 1 次。

疗效：该疗法是治疗失眠的有效措施，且无明显不良反应，是一种安全可靠的治疗方法，总有效率为 93.75%。

出处：曹树红，仇中叶，张桂才．耳穴贴压联合中药贴敷治疗失眠的疗效观察 [J]. 中医临床研究 ,2017,9(8):83–85.

方法十三：朱骨散

穴位：足三里、内关、涌泉。

方药：朱砂、龙骨、牡蛎、百合、柴胡、珍珠母、琥珀粉、炒酸枣仁。

操作：诸药研磨成细粉，粗筛过滤，用姜汁和蜂蜜调和，盛于容器内备用。每穴用药膏约 6g，每晚睡前贴于足三里、内关和涌泉穴，早上起床时弃去，1 个月为 1 个疗程，期间停用治疗失眠的内服药。

疗效：36 例患者中，治愈 14 例，有效 19，无效 3 例，总有效率为 91.7%，具有操作简便、见效快、痛苦小、安全无不良反应、容易被患者接受等优点。

出处：孙彦琴，闫奎坡，朱翠玲，等．耳穴压豆及穴位贴敷治疗失眠 36 例观察 [J]. 中国民族民间医药，2013,22(14):132.

方法十四：藤珠散

穴位：太冲。

方药：首乌藤 4g，合欢花 4g，珍珠母 4g，酸枣仁 4g，远志 4g。

操作：碾磨成细末后混合少量蜂蜜呈膏状，制备成 1cm×1cm×0.5cm 大小药饼备用，双足背部皮肤用温水清洁，将药饼置于双侧太冲穴上，胶布固定，于晚上睡前 1h 贴敷，并在穴位上按揉 2～3min，药饼留置 1 晚，次日睡醒后取下。

疗效：该疗法可提高睡眠质量，获得理想疗效，有助于促进患者转好，改善患者的疾病状况，总有效率为 96.30%。

出处：吴晓华．耳穴压豆配合太冲穴贴敷治疗原发性失眠的临床研究 [J]. 内蒙古中医药，2022,41(11):117–118.

方法十五：萸桂散

穴位：心俞、肝俞、脾俞、肾俞、神阙、涌泉。

方药：吴茱萸、肉桂、冰片。

操作：将以上药物按照 15：15：1 比例磨成粉末状配成药剂，加入生姜汁调匀成膏状，每个敷贴用药 5g。穴位选择分为日间穴位和夜间穴位。日间穴位为双侧心俞、肝俞、脾俞和肾俞，贴敷于穴位上后，使用红外光疗仪照射 5min，持续贴 5h 左右；夜间穴位为神阙、双侧涌泉，睡前贴敷，早晨起床后取下。节气穴位贴敷要选择合适的贴敷时间，主要为暑伏和三九，暑伏为初、中、末三伏，从每伏的第 1 天开始贴敷，连续 3 天，每天 1 贴；三九用法与暑伏相同，1 年共计 9 贴。注意贴敷期间避免剧烈运动和食用辛辣、生冷、油腻食物。

疗效：节气穴位贴敷可有效提高失眠患者的睡眠质量，改善睡眠障碍。

出处：王先丹．节气穴位贴敷对失眠患者睡眠质量的影响 [J]. 临床合理用药杂志，2018, 11(24): 99–100.

方法十六：和营安眠汤

穴位：安眠、神阙、气海、关元、足三里、三阴交。

方药：桂枝 10g，白芍 15g，黄芪 20g，合欢皮 15g，炒酸枣仁 20g，当归 10g，茯神 30g，炙远志 15g，龙骨 30g，川芎 15g，煅牡蛎 30g，首乌藤 15g，炙甘草 5g。

操作：将和营安眠汤方药打粉，并按照和营安眠汤：白醋：蜂蜜以 1：1.5：1.5 为配比制作穴位贴敷膏药，每次治疗前现配，并使用外径 5cm×5cm，内径 1.5cm 无纺布透气贴制作穴位贴敷，每周 2 次，每次间隔 3 天，嘱患者贴敷 6h 后取下。

疗效：和营安眠汤联合穴位贴敷在治疗营卫不调型失眠上有较好疗效，能延长睡眠时间，改善中医证候，调节机体神经递质水平，安全性较高。

出处：张赟，夏旭梦，牛红萍，等．和营安眠汤联合穴位贴敷治疗营卫不调型失眠的临床观察 [J]. 云南中医学院学报，2022,45(5):18–23.

方法十七：山栀膏

穴位：涌泉。

方药：生山栀 10～30g。

操作：生山栀研碎布包，敷于两足底之涌泉穴处，每晚更换 1 次，1 周为 1 个疗程，连用 3 个疗程，半年后随访。

疗效：治愈（睡眠正常，精神好转）56 例，占 65.12%；好转（睡眠好转，生活正常）26 例，占 30.23%；无效（睡眠无改善，精神差）4 例，占 4.65%。总有效率达 95.35%。

出处：潘金常．山栀外敷治疗青壮年失眠 86 例体会 [J]. 中医外治杂志，2002(3):54.

方法十八：岭南传统天灸 2 号方

穴位：肺俞、心俞、膈俞、胆俞、脾俞、肾俞、魄户、神堂、魂门、阳纲、志室、神道、命门。

方药：白芥子、细辛、甘遂、延胡索、黄连、肉桂等。

操作：采用岭南传统天灸 2 号方，包含天灸散（白芥子、细辛、甘遂、延胡索等）合黄连、肉桂等药物制粉，与生姜汁调和成药膏，每个穴位取 1.0cm×1.0cm×1.0cm 药物，用直径 5cm 透气胶布固定，每次贴敷时间 1h，每周 2 次（两次间隔＞48h)，连续治疗 5 周。

疗效：岭南传统天灸 2 号方天灸疗法治疗中

老年慢性失眠疗效肯定，可明显提高患者生活质量，总有效率为81.5%。

出处：张桂盈，李旻颖，符文彬．天灸疗法对中老年慢性失眠患者生活质量的影响[J].中国老年学杂志，2018,38(8):1880–1882.

方法十九：景薰膏

穴位：神阙、内关、涌泉穴。

方药：红景天、薰衣草、郁金、石菖蒲。

操作：将上述药物共研末，透皮标准定为100目，贮瓶备用，治疗时取上药末适量，再滴入温清水适量，调成糊状，外盖医用通气胶带，每次取1g，于午后18时贴于神阙、内关、涌泉，每次贴6～8h，每天1次，7天为1个疗程，连续观察2个疗程。

疗效：新疆地产中药穴位贴敷能有效缩短患者入睡时间，改善患者日间功能障碍，提高睡眠效率及睡眠质量，改善伴随症状，尤在改善晨起困倦、心悸易惊、烦躁、汗出、口苦咽干等床症状。

出处：胡金霞，张磊，魏清，等．新疆地产中药穴位贴敷治疗不寐临床疗效观察[J].新疆中医药，2013,31(4):36–39.

方法二十：芪志散

穴位：神阙、气海、足三里。

方药：黄芪、当归、远志、菖蒲。

操作：将上述药物干燥、粉碎，过100目筛，与辅助成分按比例混合制成贴剂，睡前0.5h给予3贴，分别贴于神阙、气海、足三里(左右交替)，每次6～12h，隔天1次，共治疗6周。

疗效：总有效率为93.33%，本研究结合穴位贴敷和针刺疗法，共奏补益气血、宁心安神之功效，以达到治疗慢性失眠的目的。

出处：杨文佳，于心同，谢晨，等．穴位贴敷结合针刺治疗慢性失眠的临床疗效观察[J].针灸临床杂志，2013,29(3):20–21.

方法二十一：牡骨散

穴位：神阙、涌泉。

方药：朱砂、龙骨、牡蛎、百合、柴胡、珍珠母、琥珀粉、酸枣仁。

操作：诸药研成细末，过筛后用姜汁或蜂蜜调成稠膏状，取6g置于2cm×2cm贴敷内圈中。每晚先用温水或温水里加食醋泡脚，然后将治疗贴贴敷于相应穴位。涌泉穴为每晚20时至第2天8时，留置12h，神阙穴为每晚睡前贴敷，每次10～12h。1周为1个疗程，连续贴敷4个疗程。

疗效：该疗法能改善老年患者睡眠质量，延长睡眠时间，提高睡眠效率，总有效率为93.3%。

出处：夏鹏辉，杨玉佩，陈偶英．穴位贴敷联合耳穴压豆对老年性失眠的护理疗效观察[J].湖南中医药大学学报，2015,35(7):60–62.

方法二十二：柴桂散

穴位：神阙、神门、内关、三阴交、涌泉。

方药：柴胡、肉桂、法半夏、磁石。

操作：将以上中药制成粉剂，与蜂蜜调和敷于相应穴位，每天1次，每次4～6h，连续贴敷10天为1个疗程。

疗效：穴位贴敷在治疗失眠中的临床效果显著，能够快速的改善患者症状，总有效率为95.00%。

出处：涂丽，邹秋玉．穴位贴敷结合艾灸在治疗失眠中的疗效观察及护理效果分析[J].实用临床护理学电子杂志，2019,4(14):97–98.

方法二十三：茯术散

穴位：内关、安眠、太冲、天枢、合谷、三阴交。

方药：茯神10g，白术10g，陈皮10g，半夏12g，山楂15g，党参15g，当归8g，首乌藤10g。

操作：将上述药物研磨粉碎，加醋调成糊状，加至专用的穴位贴敷胶贴中以备用，贴敷时间为6～8h，贴敷过程中出现胶布脱落应及时更换，出现皮肤微红为正常现象，穴位贴敷部位应交替使用，不宜连续贴敷，贴敷结束后避免受风寒，治疗1个疗程，每个疗程4周。

疗效：该疗法治疗肝郁脾虚型失眠治疗肝郁脾虚型失眠临床疗效更好，总有效率为96.67%。

出处：乔赟，熊鸣峰，王利勤，等．穴位贴敷联合四君子汤合四逆散加减治疗肝郁脾虚型失眠的临床疗效观察[J].实用中西医结合临床，2022,22(17):1–4,8.

方法二十四：吴连散

穴位：涌泉、神阙。

方药：吴茱萸2g，酸枣仁2g，黄连2g，肉桂 0.2g。

操作：将以上药物研为粉末，加适量白醋调成直径 2cm 饼状药膏，在睡前分别贴于两侧涌泉、神阙，次日早晨取下，隔天 1 次，每周 3 次，治疗 2 个月。

疗效：穴位贴敷操作简单，药物刺激经络使药性由皮肤进入体内，疏通经络、调节阴阳，改善脑部血液循环，宁心安神，提高患者的睡眠质量，疗效安全可靠，值得失眠症患者选用，总有效率为 96.36%。

出处：徐静茹 . 穴位贴敷疗法治疗失眠症临床观察 [J]. 中西医结合心血管病电子杂志 , 2018, 6(9):143,146.

方法二十五：安神散

穴位：神阙。

方药：黄连、朱砂、当归、生地黄、酸枣仁、炙甘草。

操作：将以上药物研末加蜂蜜调制成直径 1cm 大小、厚薄适中的圆形药饼，放于 3cm × 4cm 一次性伤口敷贴上，操作前仔细观察脐部皮肤，有无红肿、破损、感染等异常，患者取坐位或平卧位，暴露脐部，注意保暖，用生理盐水棉签清洁脐部，将药饼对准神阙穴（肚脐中）贴敷，并轻轻按压，持续贴敷 4～6h 取下，用温水清洗，每天 1 次，睡前贴敷，5 天为 1 个疗程，共 2 个疗程，脐贴期间保持局部清洁，如有脱落，及时更换。

疗效：40 例患者，治疗 10 天后，15 例服镇静催眠类药史的患者中 11 例有效：不服药能自行入睡，睡眠深度加深，睡眠时间增加 3h 以上；无效 4 例；余 25 例有效，能轻松入睡，症状改善，总有效率为 90%。该疗法能有效地改善患者的睡眠，操作方便简单，无不良反应，费用低，患者在家中即可操作。亦可减少患者服用镇静催眠类药物，从而避免此类药物引起的不良反应和精神依赖性。

出处：曹玉琴 . 药枕联合安神散神阙穴贴敷治疗不寐的疗效观察 [J]. 内蒙古中医药 , 2016, 35(14):113.

方法二十六：酸齿散

穴位：神阙。

方药：酸枣仁 30g，生龙齿 30g，五味子 10g，黄连 10g，肉桂 6g。

操作：将以上药物研磨成粉末，用蜂蜜调成糊状，贴敷于脐中，每晚 1 次，疗程 4 周。

疗效：中药敷脐法能有效改善临床症状，未发现任何毒副反应，总有效率为 84%。

出处：杨丽 , 王熙 . 中药敷脐治疗原发性失眠的临床疗效观察 [J]. 四川中医 ,2013,31(12):101–102.

方法二十七：志归散

穴位：气海、神阙、足三里。

方药：远志、当归、黄芪、菖蒲。

操作：将药物充分干燥后将药物粉碎，与辅助成分按照 1∶1 的比例混合，制作成贴剂，在患者睡前 30min 前贴敷在气海、神阙、足三里，每次 6～12h，隔天 1 次，共治疗 6 周。

疗效：该疗法能有效改善治疗后入睡时间、睡眠效率、睡眠时间、睡眠障碍、睡眠质量等方面，总有效率为 98.08%。

出处：何蕴秋 . 中药联合穴位贴敷对失眠患者睡眠状况的改善作用 [J]. 世界睡眠医学杂志 ,2019,6(12):1671–1673.

方法二十八：砂珀散

穴位：涌泉、昆仑、膻中、风池。

方药：朱砂 6g，龙骨 180g，琥珀 18g，肉桂 6g，磁石 180g。

操作：用粉碎机把药物制成粉末，用醋和凡士林调和成稠糊状，放入容器中备用，入睡前，用加入适量醋的热水泡脚 30min，擦干足部并晾干，按摩双足涌泉、昆仑及膻中、风池约 10min，将调制好的中药糊约 6g 放入敷贴中，贴在以上穴位后再按摩 10min，若无烧灼不适感于次日睡醒后取下，10 天为 1 个疗程。

疗效：72 例中痊愈 36 例，好转 30 例，无效 6 例，总有效率为 91.6%。

出处：沙丽君 . 中药穴位贴敷治疗失眠症 72 例的护理体会 [J]. 光明中医 ,2011,26(2):389–390.

【按语】

中医在治疗失眠及改善中医症状方面已经取得了一定的进步，疗效良好，不良反应较少，复发率相对较低，但仍然存在许多问题，而穴位贴敷治疗失眠疗效确切，可改善失眠患者的睡眠效率、入睡时间、睡眠时间、提高睡眠质量，降低催眠药物的服用次数等，在改善晨起困倦、心悸易惊、汗出、口苦咽干等中医临床症状上更优。穴位贴敷治疗失眠是通过调节下丘脑中 5- 羟色胺（5-HT）、5-HT 的代谢产物 5- 羟基吲哚乙酸（5-HIAA）、去甲肾上腺素（NE）、IL-1 等神经递质以促进睡眠。该方法操作简便、使用安全、患者容易接受，为失眠的治疗提供了新的中医外治方法。

穴位贴敷疗法治疗失眠临床疗效较好，其在方药的选择上多遵循传统治疗失眠的方药，注重药物的养心安神解郁功能上选择的同时，选用药物多归心、肺、肝、肾经，药物使用最多的为吴茱萸，其次为肉桂和酸枣仁。吴茱萸、肉桂可调节气血，酸枣仁，具有宁心之功，而酸枣仁中含有的生物碱包括黄酮苷、皂苷等，可在一定程度上抑制中枢神经，酸枣仁皂苷可抑制谷氨酸的释放，阻止谷氨酸的兴奋性信号的传播，在临床上有效改善患者的睡眠质量，为治疗失眠的常用药物。穴位贴敷疗法使用最多的穴位为涌泉，其次为神阙、内关、三阴交，在延长睡眠时间，提高睡眠质量，改善伴随症状等方面更加有效。

（四）眩晕

【概述】

眩晕是以目眩与头晕为主要表现的病证。目眩是指眼花或眼前发黑，头晕是指感觉自身或外界景物旋转。二者常同时并见，故统称为眩晕。轻者闭目即止，重者如坐车船，旋转不定，不能站立，或伴有恶心、呕吐、汗出，甚则仆倒等症状。西医学中的良性位置性眩晕、后循环缺血、梅尼埃病、高血压病等以眩晕为主症者，均可参考本病辨证论治。眩晕根据病因差异可分为内伤眩晕及外感眩晕，中医主要分型为肝阳上亢、痰湿中阻、瘀血阻窍、气血亏虚、肾精不足，西医常分为前庭系统性眩晕、非前庭系统性眩晕等，眩晕十分常见，国外报道人群患病率高达 7%，国内大陆和台湾地区的资料分别显示 10 岁以上人群眩晕患病率为 4.1%，成人眩晕患病率为 3.13%，并且随年龄的增长而增加。

【现代穴位贴敷文献】

现代穴位贴敷治疗眩晕一般分为原发性眩晕和继发性眩晕两大类。其中原发性眩晕分为痰浊上蒙、痰浊中阻、肝阳上亢、气血亏虚、胆郁痰扰、风痰上扰、痰瘀阻窍；继发性眩晕分为缺血性脑卒中、后循环缺血性眩晕、颈源性眩晕、高血压眩晕、脑血管源性眩晕、肝肾阴虚阳亢型椎基底动脉供血不足性眩晕、痰瘀互结型椎基底动脉供血不足性眩晕、椎基底动脉供血不足性眩晕、气血亏虚型脑动脉供血不足型眩晕、脑动脉供血不足型眩晕及其他类型，具体如下。

1. 痰浊上蒙型

方法一：葛归散

穴位：阴陵泉（双侧）、丰隆（双侧）、太阳（双侧）。

方药：葛根 20g，当归 15g，天麻 15g，酒川芎 15g，白芍 10g，桂枝 10g。

操作：在基础治疗上加用中药足浴和穴位贴敷，将上述药研磨成粉末后以蜂蜜调制，然后将糊状物搓成丸状贴敷于上述穴位，贴敷频率为每天 1 次，连续治疗 4 周。

疗效：56 例中治愈 10 例，显效 27 例，有效 18 例，无效 1 例，总有效率为 98.21%，该方法治疗痰浊上蒙型眩晕病的效果显著，有利于改善患者临床症状及血流动力学指标，从而提升了患者的生活质量。

出处：张镇华，陈婷婷，常青．穴位贴敷联合中药足浴治疗痰浊上蒙型眩晕的效果 [J]. 蛇志，2023,35(1):81–84.

方法二：定眩散

穴位：太阳（双侧）、丰隆（双侧）、阴陵泉（双侧）。

方药：天麻 15g，葛根 20g，桂枝 10g，白芍 10g，当归 15g，酒川芎 15g。

操作：在半夏白术天麻汤治疗的基础上予穴位贴敷治疗，以上药物研成粉末用蜂蜜调成糊状，搓成丸状，置于 2cm × 2cm 胶布上备用，消毒穴位皮肤，将药膏贴于以上穴位，每次 4h，每天 1 次，治疗 2 周。

疗效：46 例中治愈 22 例，显效 12 例，有效 8 例，无效 4 例，总有效率为 91.30%。该方法能够改善脑部血流状况，稳定血压，有效改善患者视物旋转等症状，使症状得到控制，安全性高，还可促进患者生活质量的提升。

出处：王蓓，胡建芳，周志敏，等．半夏白术天麻汤联合穴位贴敷治疗痰浊型眩晕的临床分析[J]. 中外医疗 ,2022,41(7):13-16,26.

2. 痰浊中阻型

方法：麻半散

穴位：内关（双侧）、足三里、丰隆、悬钟。

方药：天麻、半夏、川芎、吴茱萸、乳香、桂枝。

操作：苓桂术甘汤合泽泻汤配合中药穴位贴敷进行治疗，把上述药物等分研成细末，用醋或酒调成糊状，用胶布再直接贴敷以上穴位，7天为1个疗程，连续治疗2个疗程。

疗效：36例中治愈22例，好转12例，无效2例，总有效率为94.44%。该方法内治和外治相结合，起效快，效果好，复发率低，费用低，安全无不良反应，易被患者接受，适合在基层推广应用。除了临床应用，患者或家属培训后也可自行操作，将穴位贴敷疗法用于家庭保健，适合我国国情，具有较好的应用前景和价值。

出处：梁英香．苓桂术甘汤合泽泻汤配合中药穴位贴敷治疗痰浊中阻型眩晕的临床观察[J]. 中国医药科学 ,2019,9(13):26-28, 74.

3. 肝阳上亢型

方法一：天菊散

穴位：百会、风池、曲池、肝俞、肾俞。

方药：天麻、红景天、菊花、川芎、姜半夏、干姜。

操作：平眩足浴方联合穴位贴敷，每穴贴敷2h，每天1次，疗程1周。

疗效：30例中治愈21例，显效5例，有效3例，无效1例，总有效率为96.67%。该方法能有效地调节局部微循环，缓解临床症状，提高前庭代谢能力，改善平衡功能，效果值得肯定，具有重要的临床价值，值得应用。

出处：衡思巧，李媛媛，李妍，等．穴位贴敷联合平眩足浴方治疗肝阳上亢型眩晕的应用疗效观察[J]. 大医生 ,2022,7(24):114-116.

方法二：麻藤散

穴位：肝俞、太冲、涌泉。

方药：天麻30g，钩藤30g，生石决明30g。

操作：在一般治疗基础上自拟平肝汤口服及穴位贴敷，以上药物研成细末与蜂蜜汁调成膏饼状，置于4cm×4cm的透气贴敷内，贴于以上穴位，每穴1片，敷药每天换1次，每个疗程为7天，共治疗4个疗程。

疗效：43例中治愈27例，显效9例，好转5例，无效2例，总有效率95.35%，采用自拟的平肝汤配合穴位贴敷治疗肝阳上亢型眩晕疗效较优，且未发现明显的不良反应，值得临床应用。

出处：陈文，陈慧敏．自拟平肝汤配合穴位贴敷治疗肝阳上亢型眩晕43例的临床观察[J]. 广东医科大学学报 ,2021,39(2):189-191.

方法三：杜麻散

穴位：曲池、风池、合谷、太冲。

方药：杜仲5g，天麻5g，三七5g，夏枯草10g，龙胆草3g，益母草10g，白芍10g，甘草6g，白芍5g，生桃仁5g，红花5g，清半夏5g，陈皮5g。

操作：全息刮痧配合穴位贴敷联合中医特色护理。

疗效：40例中显效35例，有效2例，无效3例，总有效率为92.5%。全息刮痧和穴位贴敷可以全面地对经络进行疏通，扩张血管，改善症状，再配合中医护理，疗效较显著，值得在临床推广。

出处：李洪英，宋润娣．全息刮痧配合穴位贴敷联合中医特色护理治疗眩晕病肝阳上亢证临床观察[J]. 中国中医药现代远程教育 ,2020,18(3):120-122.

方法四：地竭散

穴位：神阙、涌泉（双侧）、肝俞（双侧）。痰浊壅盛者加丰隆；阴虚者加三阴交、足三里；阴虚阳亢者加太冲；阳虚者加命门；阴阳两虚者加命门、三阴交。

方药：地龙、血竭、川乌、草乌、白附子、胆南星等。

操作：在基础治疗上应用穴位贴敷治疗，将上述药物研磨成粉末后混合，用蜂蜜调和成糊状，搓成丸状，对穴位消毒后，取一丸药置于贴膏内面，然后将贴膏敷于相应穴位，间隔6～8h撕下贴膏，每天1次，连续治疗10～15天。

疗效：34例中治愈5例，显效16例，有效12例，无效1例，总有效率为97.06%。该方法能降低血液黏度，促进血栓溶解，通畅心脑血管梗死部分的血流，改善机体微循环，治疗肝阳上亢型眩晕疗效确切，促进患者眩晕症状缓解，提高生活质量，值得在临床上推广应用。

出处：覃丹，翁亚彬，冯好彬．平肝熄风汤联合穴位贴敷肝阳上亢型眩晕的临床疗效及空腹血糖水平观察 [J]. 黑龙江中医药，2019,48(5):129–130.

方法五：七麻散

穴位：神阙、涌泉（双侧）、肝俞（双侧）痰浊壅盛加丰隆；阴虚加三阴交、足三里；阴虚阳亢加太冲；阳虚加命门；阴阳两虚加命门、三阴交。

方药：田七粉 60g，天麻 60g，生地黄 60g，知母 50g，白芍 50g，牛膝 50g，夏枯草 30g，菊花 30g，枳实 30g，冰片 20g。

操作：在常规治疗基础上给予穴位外敷中药，将上述药物打成极细粉末混匀，干燥放置备用，每次贴敷时，取药 5g，用蜂蜜调成糊状，搓成丸状，置于贴膏内面，将贴膏贴敷于相关穴位，每次贴敷 6～8h，24h 更换 1 次，4 周为 1 个疗程。

疗效：穴位贴敷疗法和常规治疗与护理均可改善患者的中医证候和眩晕症状，但观察组改善效果更明显，效率更好。

出处：周瑾，赵益业，吴秀梅，等．中药穴位贴敷治疗肝阳上亢型眩晕的效果 [J]. 广东医学，2018,39(8):1236–1239.

4. 气血亏虚型

方法一：通络定眩贴

穴位：大椎、曲池、三阴交等。

方药：透骨草、细辛、路路通、乳香、没药、威灵仙、地龙、冰片等。

操作：在常规治疗基础上联合进行耳穴压豆、穴位贴敷治疗，将以上药物研磨成粉状物，加入适量姜汁调和，并制成药饼，贴敷特定穴位，注意妥善固定，10h 后取下，共治疗 2 个疗程，5 天为 1 个疗程，休息 2 天，继续下 1 个疗程。

疗效：46 例中治愈 18 例，显效 15 例，有效 11 例，无效 2 例，总有效率为 95.65%。该方法可改善血液流变学变化，提高机体新陈代谢功能，进而纠正动脉供血不足现象，以增加脑血流量，缓解眩晕，远期效果更高，可有效达到全身调理、促进康复目的，进而优化生活质量。

出处：许美蓉．耳穴压豆联合穴位贴敷治疗气血亏虚证眩晕病的效果 [J]. 吉林医学，2022,43(10):2818–2820.

方法二：麻红散

穴位：大椎、合谷、内关等。

方药：天麻 60g，红景天 30g，川芎 40g。

操作：在基础治疗上加上穴位贴敷治疗，将三种药材分别打磨成粉末状后混匀备用，在以上穴位进行消毒处理，处理后取打磨好的药粉 5g，倒入适量绿茶水搅拌至糊状，搅拌好后将其搓成大小适中的丸并放置于贴膏内，将贴膏分别贴于大椎、合谷、内关等穴位，每次贴敷 6～8h，每天贴敷 1 次，4 周为 1 个疗程。

疗效：气血亏虚型眩晕患者采取穴位贴敷疗法辅助治疗后，取得显著效果，值得在临床中推广及运用。

出处：冯敏．穴位贴敷疗法辅助治疗气血亏虚型眩晕患者的临床疗效观察 [J]. 实用临床护理学电子杂志，2020,5(25):37.

方法三：半苓散

穴位：肾俞、气海、足三里。

方药：半夏、茯苓、干姜、熟地黄。

操作：在常规治疗基础上联合耳穴埋针、穴位贴敷，穴位常规消毒后取贴敷剂敷于穴位上，6～8h 后取下。

疗效：40 例中治愈 14 例，显效 13 例，有效 8 例，无效 5 例，总有效率为 87.5%。该方法可以改善眩晕发作的频率，有助于提高远期治疗效果，并且通过改善内耳微循环，起到补气、疏通经络、活血化瘀等作用，进而达到全身调理、促进康复、减少复发的效果。

出处：陈雅芳，俞香玲，庄智芳，等．耳穴埋针联合穴位贴敷治疗气血亏虚型前庭性眩晕的效果评价 [J]. 上海护理，2022,22(1):15–18.

方法四：芪归散

穴位：风府、风池、足三里、关元、气海。

方药：黄芪、当归、川芎、红花、丹参、乳香、没药、穿山甲、冰片。

操作：口服十全大补汤联合穴位贴敷，以上药物等比例研成极细粉末，用醋调成糊状，以穴位贴敷辅料固定穴位处，每次贴敷 2h，每天

1次。

疗效：45例中痊愈17例，显效19例，有效6例，无效3例，总有效率为93.3%。

出处：陈学裕，刘阳，龚锦．十全大补汤联合穴位贴敷治疗气血亏虚型眩晕临床研究[J].亚太传统医药,2015,11(2):117-118.

5.胆郁痰扰型

方法：川白散

穴位：翳风（双侧）、神阙。

方药：川芎10g，白芥子3g，法半夏10g，茯苓10g。

操作：在对照组西医常规治疗的基础上加用柴芩温胆汤及中药穴位贴敷治疗，以上药物研成细末用白酒调成糊状贴于患者以上穴位，每天1次，每次贴敷6h，疗程10天。

疗效：30例中治愈16例，好转13例，未愈1例，总有效率为96.7%。该方法对降低眩晕病临床证候评分8、DHI-S评分方面较优，且治疗后3个月复发率低。

出处：郑超群，刘希茜，陈童．柴芩温胆汤联合穴位贴敷治疗眩晕病临床观察[J].中国中医药现代远程教育,2022,20(6):101-103.

6.风痰上扰型

方法一：半夏白术天麻方

穴位：太阳（双侧）、足三里（双侧）、丰隆（双侧）。

方药：姜半夏10g，炒白术15g，天麻10g，茯苓15g，炒薏苡仁15g，陈皮10g，竹茹10g，大枣10g。

操作：在常规治疗基础上，给予中药穴位贴敷联合茯苓泽泻汤治疗，以上药物配合生姜汁调至浓膏状，置于内径约1.5cm×1.5cm的穴位贴敷内，贴于上述穴位，每天1次，每次4h，2周为1个疗程，共治疗3个疗程。

疗效：49例中痊愈17例，显效20例，有效10例，无效2例，总有效率为95.92%。该方法可双向调节椎基底动脉血流速、降低血液黏稠度、调节神经递质浓度及活性、改善脑细胞代谢，从而改善眩晕症状。

出处：李建伟，周利渊．中药穴位贴敷联合茯苓泽泻汤治疗风痰上扰型眩晕临床研究[J].亚太传统医药,2022,18(1):101-104.

方法二：天附散

穴位：风池、翳风。

方药：天麻20g，白附子8g，磁石20g，石菖蒲18g，泽泻20g，生姜18g。

操作：在基础治疗上给予自拟中药外用方治疗，将上述中药研磨成细粉混匀，置于干燥通风处备用，治疗时使用蜂蜜将5g药粉调制成糊状后搓成丸状，放于贴膏上备用，患者穴位用75%酒精进行消毒之后，将贴膏贴于风池、翳风，嘱患者早中晚各按压穴位1次，以15天为1个疗程，共治疗1个疗程。

疗效：100例中治愈18例，显效26例，有效47例，无效9例，总有效率为91.0%。自拟中药组方贴敷治疗眩晕疗效显著，可明显改善眩晕患者的症状和脑部血流状况，值得临床推广应用。

出处：邓正明，张丽瑛，苏丽芳，等．中药穴位贴敷治疗风痰上扰型眩晕临床疗效观察[J].亚太传统医药,2020,16(1):118-120.

方法三：茯桂散

穴位：外关（双侧）、阳陵泉（双侧）。

方药：茯苓12g，桂枝（去皮）9g，白术6g，甘草（炙）6g。

操作：在基础治疗上给予祛风化痰、健脾和胃中药方联合穴位贴敷辅助治疗，贴敷为每天1次，每次4h，疗程为2周。

疗效：60例中痊愈24例，显效17例，有效13例，无效6例，总有效率为90.0%。该方法疗效迅速，作用持久，经济简便，缓解患者痛苦，易被患者接受，值得临床推广应用。

出处：孙志勇．祛风化痰、健脾和胃中药方联合穴位贴敷辅助治疗风痰上扰型眩晕60例效果观察[J].中国疗养医学,2019,28(5):508-510.

方法四：麻萸散

穴位：太阳（双侧）。

方药：天麻、吴茱萸。

操作：口服息风化痰方，同时联合穴位贴敷，以上药物等份加工粉碎后研磨成为细末，配合生姜汁调制为膏饼状，置于内径为2cm×2cm的透气贴敷内，分别贴于两侧太阳穴，每天1次，每次2h，连续2周。

疗效：44例中痊愈18例，显效14例，好转

8 例，无效 2 例，总有效率为 95.5%。该方法可扩展血管而起到改善微循环，能增加脑血流量，降低脑血管阻力，增加动脉血管顺应性，有效改善风痰上扰型眩晕的临床症状及西医临床检测指标，且无明显不良反应，值得临床应用。

出处：邱少波，郭丹．熄风化痰方联合穴位贴敷治疗风痰上扰型眩晕的疗效观察及作用机制研究 [J]. 临床医药文献电子杂志，2017, 4(A4): 20579–20581.

7. 痰瘀阻窍型

方法：眩晕贴

穴位：足三里、阴陵泉、太溪、太冲、内关及颈部。

方药：白芥子 20g，石菖蒲 12g，川芎 12g，丹参 30g。

操作：定晕汤联合穴位贴敷，每天醋调后取适量置穴位贴片取穴贴敷，每天按穴位贴敷 1 次，疗程为 15 天。

疗效：定晕汤联合眩晕贴治疗痰瘀阻窍型眩晕，可显著提高临床疗效，改善患者症状。

出处：陈杰，周伟华．定晕汤联合眩晕贴治疗痰瘀阻窍型眩晕疗效分析 [J]. 中国社区医师，2021,37(15):95–96.

8. 缺血性脑卒中

方法：白川散

穴位：丰隆、足三里、肺俞、肾俞、命门。

方药：白芥子、川芎、桂枝、吴茱萸、细辛、生南星、生半夏。

操作：将上述药物等量配比生姜汁，调成糊状，制成直径约 1cm 的药饼，利用医用胶布固定，每个穴位 15min，每天 1 次，联合杵针干预 3 周。

疗效：60 例中痊愈 16 例，显效 26 例，有效 14 例，无效 4 例，总有效率为 93.33%。杵针联合眩晕贴敷应用于 CIS 后眩晕患者中，能够提高干预效果，减轻患者眩晕程度，提高疗效。

出处：程建兰，丁丽，袁红梅．杵针联合眩晕敷贴用于 CIS 病人眩晕的临床疗效研究 [J]. 全科护理，2023,21(15):2107–2109.

9. 后循环缺血性眩晕

方法一：芥星散

穴位：大椎。风痰上扰者配以内关、丰隆；阴虚阳亢者配以肝俞、太溪；肝火上炎者配以行间、太冲；痰瘀阻窍者配以膈俞、脾俞；气血亏虚者配以足三里、血海；肾精不足者配以太溪、关元。

方药：白芥子、天南星。

操作：在基础治疗上给予针灸配合穴位贴敷中药治疗，将上述药物等份加工粉碎后研磨成为细末，配合生姜汁调制为糊状并将其贴敷于上述穴位，贴敷直径约为 1cm，厚度约为 0.2cm，使用医用胶布固定后持续贴敷 4h，每周 3 次，持续 2 周。

疗效：45 例中痊愈 25 例，有效 17 例，无效 3 例，总有效率为 93.3%。治疗效果及血流改善速度均优，证明该方法对循环缺血性眩晕患者效果显著，能有效提升血流速度，值得临床推广。

出处：蒋盈盈．针灸配合穴位贴敷中药治疗后循环缺血性眩晕 [J]. 中医临床研究，2017, 9(7): 33–34.

方法二：麻半散

穴位：神阙。

方药：天麻、半夏、白术、茯苓、葛根、丹参、钩藤、大黄、黄连、川芎。

操作：每天贴敷 1 次，24h 换 1 次，治疗 7 天为 1 个疗程，1 个疗程后统计疗效。

疗效：65 例中治愈 15 例，好转 31 例，无效 19 例，总有效率为 70.8%。

出处：丁为国，姚庆萍，张建泉．定眩膏神阙穴贴敷治疗后循环缺血眩晕 65 例疗效观察 [J]. 云南中医中药杂志，2010,31(9):49–50.

10. 颈源性眩晕

方法一：夏川散

穴位：昆仑、天柱、风池、阳白、大椎、风府、腰阳关。

方药：半夏 15g，天麻 15g，川芎 15g，赤芍 15g，制附子 10g，细辛 5g。

操作：给予穴位贴敷疗法配合超短波物理治疗，以上药物按比例配制研成粉状，装入容器内备用，将小块儿生姜用榨汁机制成鲜姜汁，把鲜姜汁与制作好的粉状中药于容器内用小勺均匀搅拌调和，贴于穴位部，利用医用胶布固定，每天 1 次，每次 6～8h，连续 10 天为 1 个疗程。

疗效：46 例中治愈 29 例，显效 12 例，有效3例，无效2例，总有效率为95.6%。以调经通督为原则，穴位贴敷法配合超短波疗法能有效改善颈性眩晕的各临床症状与体征，明显改善患者的生活状况，对颈源性眩晕具有较好的治疗作用，且复发率较低，可作为临床首选治疗方案。

出处：李松.调经通督穴位贴敷法配合超短波治疗颈源性眩晕[J].现代中西医结合杂志,2018,27(1):85-88.

方法二：归香散

穴位：颈夹脊、扶突、风府、风池等。

方药：当归、钩藤、鸡血藤、细辛、乳香、没药、天麻、川芎、薄荷、红花、独活。

操作：将以上药物制成散剂，使用时加入适量冰片、凡士林、食用醋调成较干膏状，贴敷部位常规消毒，将膏药敷于以上穴位，然后用穴位贴敷胶布固定，每天换药1次，5次为1个疗程，疗程之间休息2天，3个疗程后统计疗效。

疗效：30例中治愈18例，显效8例，有效2例，无效2例，总有效率为93.3%。

出处：覃薛文,谌筱晗,刘卫,等.颈疏散穴位贴敷配合颈疏针治疗颈性眩晕30例总结[J].湖南中医杂志,2013,29(1):83-85.

方法三：乳没散

穴位：风池、颈夹脊等。

方药：乳香、没药、薄荷、红花、川芎、羌活、葛根、桂枝、白芷、半夏等。

操作：将以上药物适量烘干后加入冰片粉碎，过80～120目筛，装瓶备用，贴敷时取药粉适量用凡士林、食用醋调成较干膏状，贴敷部位常规消毒，将膏药敷于风池、颈夹脊等穴位，然后用穴位贴敷，胶布固定。每天换药1次，5次为1个疗程，疗程之间休息2天，2个疗程后统计疗效。

疗效：59例中治愈38例，有效17例，无效4例，总有效率为93.2%。

出处：曹庭欣.针刺加中药穴位贴敷治疗颈性眩晕疗效观察[J].针灸临床杂志,2011,27(8):20-21.

方法四：芷芍散

穴位：大椎、涌泉。

方药：川芎、赤芍、白芷、丹参、牙皂、刺蒺藜、细辛、全蝎。

操作：将川芎、赤芍、白芷、丹参、牙皂、刺蒺藜各等份，细辛、全蝎1/10份研末过14目筛备用，用时取药末开水调匀，制成每粒含生药2g的1cm×1cm的药并敷于大椎和涌泉穴，外以橡皮膏固定，1h取下，每天换药1次，10天为1个疗程。

疗效：27例中治愈10例，显效7例，好转8例，无效2例，总有效率为92.59%。

出处：李荫昆,吴涛,谢坚.中药加敷贴治疗颈性眩晕临床对照观察[J].云南中医中药杂志,1996(6):11-12.

11.高血压眩晕

方法：萸槐贴

穴位：涌泉。

方药：吴茱萸30g，槐花20g，珍珠母30g，天麻20g。

操作：在基础治疗上加用中药泡足联合穴位贴敷，以上药物研磨后采用醋调和成糊状，贴敷在患者涌泉穴，贴敷时间每次6～8h，每天1次。

疗效：40例中显效18例，有效20例，无效2例，总有效率为95.0%。中药贴敷可下调患者血压水平，减轻眩晕、头痛，值得临床推广应用。

出处：赵洪霞,刘迎,刘金凤.穴位贴敷联合中药泡足治疗高血压眩晕疗效观察[J].西部中医药,2022,35(1):138-141.

方法二：吴茱萸贴

穴位：涌泉。

方药：吴茱萸。

操作：在常规护理基础上，联合中药沐足与吴茱萸贴敷，将吴茱萸烘干磨细，过200目筛，取100g药粉以适量食用醋、姜汁调成糊状，待足浴后20min，准确定位涌泉穴，以医用胶布将调配好的药物贴敷于涌泉穴，适度按压刺激穴位，每晚1次，晨起揭下穴位贴，连续治疗4周。

疗效：该方法可进一步控制患者的血压水平，提高血压达标率，有效减轻眩晕，改善患者的健康状况，推荐在临床中使用。

出处：郑志,陈广.中药沐足与吴茱萸贴敷涌泉穴联合常规医护措施治疗高血压性眩晕临床研究[J].新中医,2020,52(24):178-181.

12. 脑血管源性眩晕

方法：眩晕贴

穴位：大椎。

方药：天麻 18g，茯苓 15g，橘红 12g，白术 15g，甘草 5g，生姜 9g，大枣 9g。

操作：在基础治疗上行白术汤为基础方的穴位贴敷治疗，自制眩晕贴，每天 1 贴，贴于大椎穴，贴敷时间一般 6～8h，疗程为 2 周。

疗效：30 例中显效 12 例，有效 13 例，无效 5 例，总有效率为 83.3%。自制眩晕贴在脑血管源性眩晕患者中临床疗效显著，在患者的大椎穴上使用药物，可以作用于患者的脑血管系统，有效改善患者的脑血管供血，治疗眩晕等临床症状，效果显著，值得在临床上推广应用。

出处：查红霞，王艳波，郑当．中药穴位贴敷治疗脑血管源性眩晕效果观察 [J]. 中西医结合心血管病电子杂志 ,2021,9(17):1–4.

13. 肝肾阴虚阳亢型椎基底动脉供血不足性眩晕

方法：白细散

穴位：风池、天柱、大椎、颈椎夹脊。

方药：1 号方为白芥子 5g，甘遂 5g，细辛 10g，吴茱萸 10g，川芎 10g，羌活 10g，独活 10g，丹参 20g，土鳖虫 10g，甘松 10g 共研细末；2 号方为地肤子：白鲜皮：大黄 =2：2：1 的药物比例研末。

操作：在基础治疗上加钩草平肝汤口服及穴位贴敷治疗，1 号方与 2 号方按 4：1 的比例混合，过 100 目筛，用甘油、醋、酒精按 5：1：1 的比例与中药粉末混合调成稠膏状，做成直径约 1.20cm、厚约 0.25cm 大小的药饼贴在选定穴位上，贴敷 6～8h，每天 1 次。

疗效：35 例中痊愈 20 例，显效 10 例，有效 4 例，无效 1 例，总有效率为 97.14%。自拟钩草平肝汤联合穴位贴敷能很好地提高肝阳上亢型 VBIV 患者的临床疗效，改善患者的血液循环，减轻患者的痛苦，提高患者的生活质量，值得临床进一步推广应用。

出处：胡小花，黄纾寰，邱兵，等．自拟钩草平肝汤联合穴位贴敷治疗椎基底动脉供血不足性眩晕的临床效果 [J]. 中国当代医药 , 2023, 30(6): 112–115.

14. 痰瘀互结型椎基底动脉供血不足性眩晕

方法：天茯散

穴位：风池、大椎、丰隆、涌泉。

方药：天麻、茯苓、姜半夏、丹参、白术、葛根、川芎、石菖蒲。

操作：在基础治疗上加用中药穴位贴敷治疗，以上药物等比例均匀混合，研磨成细粉，过 100 目筛，使用生姜汁调和为稠膏状，制为药饼，将药饼贴敷在上述穴位上，并利用穴位贴加以固定，贴敷时间 4～6h，每天 1 次，疗程为 10 天。

疗效：35 例中显效 22 例，有效 12 例，无效 1 例，总有效率为 97.14%。该方法能够明显减轻患者的临床症状，改善血液流变学指标，降低血液黏度、血浆黏度，促进血运，对改善预后发挥着积极的作用，值得推广。

出处：黄纾寰，段小林，胡小花，等．穴位贴敷联合天麻素和血塞通治疗椎 – 基底动脉供血不足性眩晕的临床研究 [J]. 中国当代医药 ,2021,28(26):198–201.

15. 椎基底动脉供血不足性眩晕

方法一：麻半散

穴位：大椎、足三里、内关。

方药：天麻、半夏、吴茱萸、白术等。

操作：在基础治疗上施以穴位贴敷治疗，以上药物等量制成麻半散，贴敷时间 4～6h，每天 1 贴，治疗 7 天为 1 个疗程，共治疗 3 个疗程。

疗效：48 例中痊愈 18 例，显效 16 例，有效 13 例，无效 1 例，总有效率为 97.92%。该方法能有效疏通经络，理气活血，促进血液循环的效果明显，快速缓解以眩晕为主的临床症状，能有效改善患者的血液流变学指标，促进患者恢复。

出处：马亮，毕立杰．温针灸联合穴位贴敷对椎 – 基底动脉供血不足性眩晕的临床效果 [J]. 临床医学研究与实践 ,2019,4(35):158–159.

方法二：定晕散

穴位：大椎、颈 3 夹脊、水突、足三里、三阴交。

方药：川芎、丹参、天麻、川牛膝、威灵仙、钩藤等。

操作：在皮肤穴位的表面直接涂乳膏，面积 2cm × 2cm 左右，厚度则尽量遮盖肤色，药膏表面用敷料覆盖与固定，每穴皆贴敷 20min。

疗效：40 例中显效 26 例，有效 12 例，无效 2 例，总有效率为 95.00%。定晕散穴位贴敷辅助治疗椎基底动脉供血不足眩晕疗效确切，不仅可缓解患者临床症状、体征，而且有效提高血流速度，值得推广。

出处：蒙燕颖．“定晕散”穴位贴敷辅助治疗椎基底动脉供血不足眩晕的临床疗效 [J]. 齐齐哈尔医学院学报 ,2016,37(23):2916–2917.

方法三：芥星散

穴位：大椎。风痰上扰者加内关、丰隆；阴虚阳亢者加肝俞、太溪；肝火上炎者加行间、太冲；痰瘀阻窍者加膈俞、脾俞；气血亏虚者加足三里、血海；肾精不足者加太溪、关元。

方药：白芥子、天南星。

操作：在基础治疗上加用穴位贴敷疗法，将以上药物各等份加工粉碎，研为细末，过筛混合后备用，采用生姜汁调为糊状，贴敷在相应穴位上，直径为 1cm，厚度为 0.2cm，外用医用胶布固定，每次贴敷 4h，每周 3 次。

疗效：40 例中痊愈 13 例，显效 18 例，有效 6 例，无效 3 例，总有效率为 92.5%。在常规治疗基础上加用穴位贴敷疗法，临床疗效明显优于西医常规治疗，可明显增加两侧椎动脉及基底动脉血流速度，减轻患者临床症状，减少眩晕发作，具有操作简单，使用方便，取材容易，安全可靠，毒副作用少的特点，适宜在临床应用推广。

出处：杨军玉．穴位贴敷疗法治疗椎 – 基底动脉供血不足性眩晕 40 例临床观察 [J]. 河北中医 ,2014,36(9):1361–1362.

方法四：吴茱萸散

穴位：涌泉。

方药：吴茱萸。

操作：每天 1 次，每次 4h，疗程 7 天，观察 4 周。

疗效：60 例中痊愈 22 例，显效 18 例，有效 17 例，无效 3 例，总有效率为 95.00%。

出处：孙玉芝，安畅，陈婉珉，等．吴茱萸穴位贴敷治疗椎 – 基底动脉供血不足性眩晕 90 例临床观察 [J]. 深圳中西医结合杂志 ,2010,20(1):53–54,56.

方法五：威芎散

穴位：颈夹脊、扶突、风府、风池。

方药：当归、川芎、葛根、丹参、延胡索、威灵仙、透骨草、天麻、穿山甲。

操作：将以上药物各等量研末，纱布袋包装，每剂 5g，将药袋贴敷在穴位上，外用肤疾宁固定，3 天更换 1 次。

疗效：40 例中痊愈 19 例，显效 11 例，有效 7 例，无效 3 例，总有效率为 92.5%。

出处：孙艳林，李青，何君君，等．穴位贴敷治疗椎 – 基底动脉供血不足型眩晕的临床研究 [J]. 河北中医 ,2007(8):706–707.

16. 气血亏虚型脑动脉供血不足型眩晕

方法：天芥散

穴位：大椎、肝俞、太溪。

方药：天南星、白芥子。

操作：在基础治疗上加用自拟平肝息风和血汤联合穴位贴敷治疗，以上药物等比例混合研磨成粉末，加生姜汁调和成膏状，敷于上述所选穴位，使用穴位贴贴敷固定，每次 4～6h，每天 1 次，连续治疗 2 周。

疗效：42 例中痊愈 19 例，显效 15 例，有效 6 例，无效 2 例，总有效率为 95.24%。通过贴敷药物对穴位刺激，由经络传导，可发挥行气活血、疏通经络之效，达到外治内效的目的，治疗效果较佳，安全性高，也可促进血液循环，提高椎基底动脉血流速度，利于预后。

出处：余叶伟，洪婷，徐蒙辉．自拟平肝熄风和血汤联合穴位贴敷治疗椎基底动脉供血不足性眩晕 42 例 [J]. 药品评价 ,2022,19(6):361–363.

17. 脑动脉供血不足型眩晕

方法：威川散

穴位：涌泉（双侧）。

方药：穿山甲、透骨草、威灵仙、川芎、当归、天麻、丹参、三七、延胡索、葛根等。

操作：将中药研碎，用纯净水调成糊状，涂抹在三伏贴上，然后贴敷在双足涌泉穴上，每天 1 次，每次 4～6h，贴敷 4～6h 后揭除。

疗效：穴位贴敷治疗在一定程度上可以保证患者的治疗效果，抑制患者不良反应的发生，通过穴位贴敷治疗的有效开展，脑动脉供血不足眩晕患者有着更好的治疗满意度，患者在治疗过程中有着更加理想的生活质量，值得在临床上广泛使用。

出处：涂巧梅.穴位贴敷在脑动脉供血不足眩晕患者中的效果观察[J].医学食疗与健康,2020,18(23):198-199.

18. 其他类型

方法一：冰黄散

穴位：神厥、百会、涌泉（双侧）、翳风、膈俞、脾俞、肾俞、膻中、厥阴俞、志室、肾俞等。

方药：冰片0.5g，生大黄2g，牛膝5g，生石决明5g。

操作：在基础治疗上加用中药穴位贴敷，将上述药物研磨细末，用生姜汁调和成糊状备用，按症状选取3～5个穴位，常规清洁后取药膏适量外敷，覆以纱布、胶布固定，每次4～6h，24h更换1次，治疗2周为1个疗程。

疗效：30例中显效16例，有效12例，无效2例，总有效率为93.33%。该方法进行贴敷，药物直达病灶，具有起效快、不良反应小、安全性高、操作使用方便等优点。

出处：陈丽琼,晏芳,石欣.中药穴位贴敷在眩晕患者护理中的应用观察[J].基层医学论坛,2021,25(27):3946-3948.

方法二：乳天散

穴位：风池、颈夹脊等。

方药：乳香、天麻、当归、三七、川芎、丹参、冰片、薄荷、红花、鸡血藤等。

操作：在基础治疗上加用针刺联合中药穴位贴敷治疗，将上述中药材碾磨成粉，过80～120目筛，用凡士林、生姜汁或食用醋调为黏稠膏状，贴敷直径1cm，厚度为0.2cm最佳，置于4cm×4cm透气敷贴内，敷于风池、颈夹脊等穴位，每天换药1次，5次为1个疗程，每疗程间隔2天，共观察2周。

疗效：50例中显效35例，有效13例，无效2例，总有效率为96%。该方法在眩晕患者治疗中，临床疗效显著，能够充分发挥药物疗效，有效缓解眩晕，利于改善患者生活质量，减少治疗时间及住院费用，具有安全性高、无明显不良反应、作用时间长等优点，同时中药贴敷和针刺操作简单、经济，患者接受度较高，临床价值显著，可广泛应用于眩晕患者治疗中。

出处：肖卫.针刺配合中药穴位贴敷治疗眩晕临床观察[J].光明中医,2020,35(15):2365-2367.

方法三：冰枳散

穴位：大椎、内关、涌泉、风池。

方药：冰片20g，枳实30g，菊花30g，夏枯草30g，牛膝50g，白芍50g，知母50g，生地黄60g，天麻60g，田七粉60g。

操作：将以上诸药打磨成细粉末之后混匀，放于干燥处备用，将穴位进行消毒处理之后取药5g，并用蜂蜜进行调制，呈糊状之后将其搓成丸状，并放置于贴膏内，然后将贴膏贴于穴位处，每次贴敷的时间为6～8h，贴膏需要24h更换1次，治疗4周为1个疗程。

出处：钱凤华.穴位贴敷法治疗眩晕病的效果观察[J].中西医结合心血管病电子杂志,2018,6(34):166-167.

方法四：天芥散

穴位：百会、风府、曲池。气血不足者配以足三里、气海、涌泉；痰瘀互结者配以合谷、丰隆、太溪；肝火亢盛者配以风池、合谷、太冲；阴虚阳亢者配以合谷、足三里、三阴交。

方药：白芥子、天南星。

操作：穴位贴敷联合耳穴贴压治疗，将上述药物等份打粉过筛后充分混匀用生姜汁调成糊状，做成直径约1cm的药饼，在以上穴位进行药物贴敷，在用医用胶布固定，每次6h，每天1次。

疗效：39例中痊愈17例，有效19例，无效3例，总有效率为92.31%。穴位贴敷与耳穴贴压相互配合既有药物对穴位的刺激作用，又有药物被吸收后所起的作用，加以对耳穴的刺激进一步增强了治疗作用，所以疗效较佳，对于眩晕症状的改善更为明显。

出处：翟艳,刘丽媛,李发玲.穴位贴敷配合耳穴贴压治疗眩晕病人的效果观察及护理[J].全科护理,2018,16(22):2731-2733.

方法五：麻半散

穴位：脾俞、胃俞、丰隆、足三里、涌泉等。

方药：天麻40g，清半夏30g，白术30g，茯苓30g等。

操作：在常规治疗的基础上，加用穴位贴敷疗法，将以上药物共研成细末与生姜汁调成膏饼状，置于4cm×4cm的透气贴敷内，按要求贴于以上穴位，每穴1片，敷药每2h换1次，疗程为 14 天。

疗效：41 例中治愈 15 例，好转 25 例，无效 1 例，总有效率为 97.5%。该方法在一定程度上改善眩晕患者的临床症状，贴敷疗法经皮肤吸收药物不经过消化道，避免了因药物对胃肠的刺激而产生的一些不良反应，是一种较安全、简便易行的疗法，适用于临床推广。

出处：黎丽娴，沈中琪，郑崇琦，等．穴位贴敷法治疗眩晕病 41 例 [J]. 中国中医药现代远程教育，2015,13(6):67–69.

方法六：冰萸散

穴位：太阳（双侧）。

方药：冰片 10g，吴茱萸 20g。

操作：在使用中药内服疗法的基础上加用吴茱萸贴敷双太阳穴法进行治疗，将冰片研成细末，与吴茱萸混合均匀，用醋调成糊状，贴敷于双侧太阳穴上，用胶布固定，每天贴敷 1 次，在晚上临睡前贴敷，在早晨取下，连续用药 7 天为 1 个疗程，共为患者治疗 4 个疗程。

疗效：44 例中痊愈 22 例，显效 10 例，有效 9 例，无效 3 例，总有效率为 93.13%。

出处：卢少祥．用吴茱萸贴敷双太阳穴法治疗眩晕的临床效果观察 [J]. 当代医药论丛，2014,12(18):29–30.

【按语】

穴位贴敷治疗眩晕是基于中医经络学说，辨证论治，将药物贴敷于穴位，发挥药物调节与穴位刺激的双重作用，调节脏腑气血阴阳，疏通经络，从而调整脏腑的功能，且药物贴敷可使药力穿透皮肤，易被人体吸收，并且摄入体内，融入津液之中，增加局部的药物浓度，进而保证治疗效果，达到内外兼治的目的。该方法不仅可以影响椎基底动脉系统的血流，而且可以有效提升脑血管的血流量，从而改善颈部的血液循环，缓解眩晕症状。此外穴位贴敷通过皮肤组织对药物有效成分的吸收，发挥药理效应，药物通过穴位渗透皮肤进入经络，激发全身的经气，起到沟通表里、调和营卫、宣肺化痰、止咳平喘、健脾益肾、调整阴阳平衡的作用，达到治疗和预防疾病的目的。并具有作用直接、适应证广、疗效确切、无创无痛的特点，被广泛应用于临床疾病的辅助治疗中。

穴位贴敷疗法治疗眩晕，其在方药的选择上以川芎、防风、细辛、当归、白芍等为主，功效主要为祛风止痛，清热解毒凉血，清热燥湿，疏散风热，清热泻火，解表散寒，调经止痛。贴敷穴位以督脉、足少阳胆经、足阳明胃经、足太阳膀胱经等阳经为主，使用最多的穴位为风池、百会、颈夹脊、足三里等，在调节眩晕症状，改善伴随症状等方面明显更加有效。

（五）咳嗽

【概述】

咳嗽是以发出咳声或伴有咳痰为主症的一种肺系病证。它既是肺系病证中的一个症状，又是独立的一种疾病。有声无痰为咳，有痰无声为嗽，临床上多表现为痰声并见，难以截然分开，故以咳嗽并称。西医学中的急性气管支气管炎、慢性支气管炎、咳嗽变异型哮喘等以咳嗽为主要症状的疾病均属于本病范畴。中医分为外感与内伤咳嗽，外感咳嗽包括风寒袭肺、风热犯肺、风燥伤肺，内伤咳嗽包括痰湿蕴肺、痰热郁肺、肝火犯肺、肺阴亏耗。在临床上，按照时间顺序将咳嗽分为三种类型：急性咳嗽、亚急性咳嗽和慢性咳嗽。根据是否有咳痰将咳嗽分为两种类型：干性咳嗽和湿性咳嗽。流行病学显示咳嗽患病率为 10.9%，其中急性咳嗽患病率为 7.6%，慢性咳嗽患病率为 3.3%。

【现代穴位贴敷文献】

1. 风寒咳嗽

方法：麻辛散

穴位：肺俞、足三里、脾俞、肾俞。

方药：麻黄 10g，细辛 10g，杏仁 10g，桃仁 10g，苏子 10g，肉桂 6g，冰片 3g，白芥子 1g。

操作：在基础治疗上进行中药穴位贴敷，将上述药物混合碾碎成粉，加姜汁调敷做成药饼，每个 2g，然后贴敷以上穴位，胶布固定，肺俞穴贴敷每次 30min，其他部位每次 2h，每天 1 次，共贴敷 7 天。

疗效：33 例中痊愈 15 例，显效 7 例，有效 9 例，无效 2 例，总有效率为 93.94%。该方法能够提高风寒咳嗽的治疗效果，降低不良反应发生率。

出处：刘德浪，王旭波，林佛龙，等．中药穴位贴敷对风寒咳嗽效果观察 [J]. 内蒙古中医药,2019,38(11):98–99.

2. 风热咳嗽

方法：半浙散

穴位：肺俞（双侧）。

方药：肉桂、浙贝母、前胡、紫菀、丹参、半夏。

操作：在基础治疗上加用穴位贴敷治疗，将以上药物按 2：3：3：3：3：3 的比例共研细末，在药末中加入适当的调和剂，搅拌成糊状，用拇指在双侧肺俞穴用力按摩 30s，使局部潮红，再将药糊放于穴位上，用医用胶布贴敷，每天 1 次，每次贴敷 3～6h，连续治疗 4 天。

疗效：36 例中治愈 26 例，有效 7 例，无效 3 例，总有效率为 91.67%。

出处：雷玲．中药穴位贴敷治疗风热咳嗽 36 例 [J]. 中国药业,2012,21(20):104.

3. 风寒袭肺证

方法一：紫芥散

穴位：风门、肺俞、尺泽、列缺等。

方药：紫苏子、白芥子、莱菔子。

操作：在基础治疗上加用小青龙汤加减配合穴位贴敷治疗，上述药物取等量研末，生姜汁调匀，取 5g，贴于以上穴位，每天 1 次。

疗效：58 例中治愈 31 例，显效 15 例，有效 10 例，无效 2 例，总有效率为 96.55%。该方法能改善患者的临床症状，降低 WBC、CRP 水平，效果显著，值得推广应用。

出处：关宗耀，白海波，陈广．小青龙汤加减配合穴位贴敷治疗风寒咳嗽 58 例临床观察 [J]. 湖南中医杂志,2020,36(11):51–53.

方法二：麦苏散

穴位：肺俞（双侧）、肾俞、膈俞、天突。

方药：麦冬、苏叶、黄芩、茯苓、款冬花、大贝母、制半夏、白芥子。

操作：在基础治疗上加用风咳汤联合穴位贴敷治疗，将上述药物按 2：2：1：1：1：1：1：1 比例配制，然后混合粉碎，取药末 10g，以灭菌注射用水调和成 $1cm^3$ 的药饼，用 3cm×3cm 胶布贴在穴位上，每天 1 贴，共治疗 2 周。

出处：马士荣，王东旭．穴位贴敷联合风咳汤治疗感染后咳嗽的临床研究 [J]. 世界中医药,2020,15(6):910–914.

方法三：附姜散

穴位：大椎、大杼、肺俞、天突、膻中。

方药：附片、干姜、肉桂、山柰。

操作：平衡火罐配合中药穴位贴敷治疗，将上述药物等量研末加凡士林熬成药膏，取适量药膏摊涂在 5cm×5cm 贴敷纸中心部位，药膏直径为 1.5cm，厚度约 0.3cm，做成药贴，在选定穴位上将药膏贴牢，贴敷时间为 4～24h，每天治疗 1 次，3 次为 1 个疗程，治疗 2 个疗程。

疗效：100 例中治愈 74 例，好转 21 例，未愈 5 例，总有效率为 95%。该方法可达到止咳化痰的目的，能够促进药物吸收，增强药效，同时药物的温热药性刺激穴位，调动腧穴经脉的功能，经脉疏通反过来又可加快药物直达病灶，共同发挥着整体叠加治疗作用，促进疾病趋愈，本方法安全有效、易于操作，值得临床推广应用。

出处：罗青叶，刘相朝，莫大，等．平衡火罐配合中药穴位贴敷治疗外感风寒咳嗽 100 例 [J]. 光明中医,2018,33(20):3044–3046.

方法四：芥胡散

穴位：肺俞（双侧）、心俞（双侧）、膈俞（双侧）、天突等。

方药：白芥子、延胡索、白芷、细辛、甘遂、麻黄、肉桂、小茴香。

操作：麻桂三二汤联合穴位贴敷治疗，将以上药物按 2：2：1：1：1：1：1：1 比例配制，将药物焙干，混合粉碎过 100 目筛，再将药粉密闭保存，临床应用时，按 20% 比例用凡士林将药粉调和成药膏，将药膏放入专制穴位敷贴摊平，贴敷到穴位上，每天贴敷 1 次。

疗效：40 例中治愈 19 例，显效 15 例，好转 4 例，无效 2 例，总有效率为 95%。该方法治疗本病，药物直达病所、简便易行、疗效肯定、无毒副作用、使用安全，弥补内治，帮助改善症状病情，改善细胞免疫及体液免疫指标，降低 TNF-a。

出处：邬学斌，夏阳，孙大定．麻桂三二汤联合穴位贴敷治疗风寒束肺型感染后咳嗽疗效观察 [J]. 湖北中医杂志,2017,39(7):21–22.

方法五：萸芥散

穴位：风门、肺俞（双侧）。

方药：吴茱萸 100g，白芥子 100g，细辛 50g。

操作：小青龙汤加减联合穴位贴敷治疗，取5g左右药末，用姜汁调为糊状外敷于选定的穴位上，2～4h取下，每天1次，连续外敷7天。

疗效：60例中治愈9例，显效32例，好转12例，无效7例，总有效率为83.33%。

出处：王梅，赵家亮.小青龙汤加减联合穴位贴敷治疗风寒咳嗽60例[J].中医外治杂志,2014,23(5):37.

4. 风邪袭肺证

方法一：止嗽散

穴位：风门（双侧）、肺俞（双侧）、天突、膻中。

方药：桔梗、甘草、前胡、紫菀、荆芥、百部。

操作：以上药物按比例1∶1∶2∶2∶2∶2混合，用生姜汁调匀散置空的穴位抗过敏穴位胶贴之上，根据穴位所在部位，用手紧贴按平，每穴位约取1g药粉，一般4～6h后揭去，每天换药1次，时间选取每天15—17时（申时）固定时间段，注意现调现用，用后药粉及药膏封好储存于4℃冰箱。

疗效：51例中痊愈11例，显效26例，有效6例，无效8例，总有效率为84.31%。

出处：郑双，焦玉洁，张晓谊.止嗽散子午流注穴位贴敷在急性咳嗽中的应用[J].新疆中医药,2020,38(4):28-29.

方法二：蚕蜕散

穴位：天突、大椎、肺俞、风门、中府、膻中。

方药：僵蚕50g，蝉蜕50g，防风50g，蜜麻黄15g，细辛10g。

操作：在基础治疗上给予穴位贴敷，将上述药物打细粉，以姜汁、凡士林调成糊状，搓成丸，以胶布固定于上述穴位，每次持续4～6h，每天1次，共7天。

疗效：中药穴位贴敷配合苏黄止咳胶囊内服治疗感冒后咳嗽患者，可进一步减轻咳嗽症状，促进咳嗽的消失，缩短病程，提高患者的生活质量。

出处：王冬雨，崔鹤，贾菊，等.中药穴位贴敷配合苏黄止咳胶囊治疗感冒后咳嗽临床研究[J].新中医,2020,52(15):159-162.

5. 肺热痰阻型

方法：细遂散

穴位：肺俞（双侧）、大椎。

方药：细辛、甘遂、延胡索、白芥子。

操作：在常规治疗的基础上给予穴位贴敷，将以上药物按照1∶1∶1∶2的比例研磨成粉，加入温水，制成药饼（直径约1cm），敷于穴位上，每次3～4h，每天1次。

疗效：42例中显效19例，有效11例，无效1例，总有效率为97.62%。

出处：李灿辉，周峰.桑贝止嗽散联合穴位贴敷治疗慢性咳嗽的效果观察[J].医学理论与实践,2023,36(11):1858-1860.

6. 肺阴亏虚证

方法：芥辛散

穴位：大椎、天突、神阙、膻中、肺俞、定喘、足三里。咳嗽特别严重者加膈俞、心俞；伴气促、咽痒、呛咳，加行间、太溪；伴潮热、盗汗，加膏肓、阴郄；伴气虚、乏力，加气海。

方药：生白芥子5g，细辛20g，延胡索100g，小茴香50g，黄芪100g，紫菀100g。

操作：在基础治疗上给予自拟养阴润肺汤联合穴位贴敷治疗，将上述中药研磨成粉，以姜汁调和成稠膏状，取5g膏药置于贴布中心，然后紧贴在相应穴位，每穴贴敷时间4～6h，每5天贴敷1次，3次为1个疗程，治疗2个疗程。

疗效：40例中痊愈14例，显效14例，有效11例，无效1例，总有效率为97.5%。该方法有效改善患者的临床症状，提高治疗效果，降低近期复发率，同时具有成本低、操作简单、不良反应少的优点。

出处：宋燕燕，周红灵，黄海兵.自拟养阴润肺汤联合穴位贴敷治疗肺阴亏虚证慢性咳嗽效果观察[J].交通医学,2022,36(5):507-509.

7. 痰湿蕴肺型

方法一：芥芷散

穴位：大椎、天突。

方药：白芥子、细辛、白芷、丁香、肉桂、鲜姜汁等。

操作：中药联合穴位贴敷，隔天1次，初次治疗2h，以后每次4～6h。

疗效：35例中治愈6例，好转26例，有效

3 例，总有效率为 91.43%。

出处：刘玉，王凯文，杨之泠，等．中药口服联合穴位贴敷治疗肺癌术后痰湿蕴肺型咳嗽的临床观察 [J]. 世界临床药物 ,2021,42(9):798–804.

方法二：芥紫散

穴位：膻中、大椎、定喘（双侧）、肺俞（双侧）、脾俞（双侧）、足三里（双侧）。

方药：炒白芥子 30g，细辛 30g，紫菀 30g，黄芪 30g，甘遂 15g，白前 15g，杏仁 15g，延胡索 15g，丁香 10g，肉桂 10g，麻黄 10g，丹参 10g，矮地茶 20g。

操作：以上药物按一定比例加工研成粉末，用适量生姜汁均匀调配成药膏，取蚕豆大小的药膏均匀的涂在规格为 7cm × 7cm 医用贴敷上，一次性穴位贴固定，穴位选取贴敷 6～8h，每天 1 次。

疗效：75 例中痊愈 27 例，显效 30 例，有效 13 例，无效 5 例，总有效率为 93.33%。该方法可以显著提高临床疗效，安全性好，可以影响患者血白细胞计数和中性粒细胞百分比，并且能够提高痰湿蕴肺证咳嗽患者的远期疗效，值得临床推广应用。

出处：苏慧岚．益肺复元散穴位贴敷治疗咳嗽痰湿蕴肺证的临床疗效观察 [J]. 大众科技 ,2018,20(3):39–41.

方法三：细姜散

穴位：肺俞、脾俞、定喘、足三里、三阴交。

方药：白芥子、细辛、生姜、延胡索、陈皮、茯苓。

操作：中药穴位贴敷加常规口服药物治疗，将以上药物研成细粉，研末备用，使用时取上药各等份混合后，用醋调成直径约 1cm 大小圆饼状，贴敷于穴位上，并用圆胶固定，每 2 天更换 1 次，10 天为 1 个疗程，连续 2 个疗程。

疗效：30 例中显效 14 例，有效 12 例，无效 4 例，总有效率为 86.67%。

出处：黎永明．中药穴位贴敷治疗痰湿蕴肺型慢性咳嗽疗效观察 [J]. 四川中医 , 2018, 36(3): 188–189.

8. 肺气亏虚证

方法：桂灵散

穴位：天突、大椎。

方药：肉桂、淫羊藿、石菖蒲。

操作：采用热敏灸联合穴位贴敷治疗，上述药物等量打粉，过 120 目筛，将筛后药粉与黄酒、凡士林以 2 ∶ 1 ∶ 1 比例调和，制成直径 3cm、厚 2mm 的药饼，贴敷于天突和大椎，以无纺布胶布固定，每次保留 4h，每天 1 次。

疗效：35 例中治愈 6 例，好转 25 例，未愈 4 例，总有效率为 88.6%。

出处：王丽莉，余安胜，吴欢，等．热敏灸联合穴位贴敷治疗肺气亏虚型感染后咳嗽疗效观察 [J]. 上海针灸杂志 ,2021,40(6):664–669.

9. 顽固性咳嗽

方法：细遂散

穴位：天突、膻中、大椎、肺俞等。

方药：白芥子、细辛、甘遂。

操作：三子养亲汤加味结合穴位贴敷治疗，每天 1 次，每次贴敷 2～4h。

疗效：30 例中治愈 22 例，显效 6 例，无效 2 例，总有效率为 93.3%。

出处：张爱丽．三子养亲汤加味结合穴位贴敷治疗慢性顽固性咳嗽效果观察 [J]. 实用中医药杂志 ,2020,36(4):423.

10. 内热证食积咳嗽

方法：半苍散

穴位：肺俞、中脘、膻中、肺俞等。

方药：鸡内金 5g，清半夏 3g，苍术 3g，冰片 1g，大黄 1g，白芥子 1g。

操作：将上述药物研磨成粉，以麻油调和成糊状，捏成饼状（硬币大小），贴敷于上述穴位，每次 2～4h（皮肤出现灼烧感即取下），每天 1 次，连续治疗 2 周。

疗效：30 例中显效 17 例，有效 12 例，无效 1 例，总有效率为 96.67%。该方法可显著缓解临床症状，进一步提高患儿胃蠕动功能及睡眠质量，且可降低复发风险，进一步提高临床疗效。

出处：陈春南，林溪泉．穴位贴敷联合消积止咳汤辅助推拿手法治疗内热证食积咳嗽患儿的临床疗效 [J]. 深圳中西医结合杂志 , 2023, 33(2): 53–55.

11. 风邪犯肺证感染后咳嗽

方法：芥辛散

穴位：风门（双侧）、脾俞（双侧）、膏肓（双侧）、天突（双侧）。

方药：白芥子、细辛、甘遂、延胡索。

操作：自拟祛风止咳汤配合穴位贴敷治疗，将以上药物按 4∶4∶1∶1 比例配制，然后混合粉碎研末，取药末、新鲜姜汁按照 1∶1 比例调和制成 $1cm^3$ 的药饼，选取以上穴位，用 $5cm^2$ 胶布将药饼贴在穴位上，隔天 1 贴，每次贴 2～4h，共治疗 10 天。

疗效：32 例中治愈 6 例，显效 14 例，有效 10 例，无效 2 例，总有效率为 93.75%。

出处：刘洁华，黄灿均 . 自拟祛风止咳汤联合穴位贴敷治疗风邪犯肺证感染后咳嗽的临床观察 [J]. 内蒙古中医药 ,2021,40(11):59-60.

12. 慢性咳嗽

方法一：细胡散

穴位：中府、肺俞、膻中、列缺、照海。若情况严重，配云门、尺泽、鱼际、太溪、止咳、定喘。

方药：细辛 30g，白芥子 10g，甘遂 30g，延胡索 30g。

操作：中药竹罐配合穴位贴敷治疗，将上药晒干，研磨成粉，用生姜汁与蜜蜂调成糊状，制成大小约 1.5cm × 1.5cm，厚度约 0.3cm，敷于上述穴位上，每天 1 次，每次 4～6h，共 7 天。

疗效：30 例中治愈 15 例，显效 8 例，有效 6 例，无效 1 例，总有效率为 96.60%。该方法使穴位刺激作用更强，药物在局部穴位上作用时间更长，疗效显著，无不良反应，无成瘾性，值得临床推广应用。

出处：罗琴 . 中药竹罐配合穴位贴敷治疗慢性咳嗽的疗效观察 [J]. 当代护士 (上旬刊), 2018, 25(12):144-145.

方法二：麻芥散

穴位：大椎、天突、神阙、膻中、肾俞、肺俞、定喘。病情严重者加膈俞、心俞。

方药：麻黄 20g，甘遂 20g，细辛 20g，苍耳子 40g，芥子 40g，桂枝 10g。

操作：加味苓甘五味姜辛汤联合三伏贴穴位贴敷治疗，上述药物研磨成粉，以姜汁调为稠膏状，取 5g 药膏均匀涂于药贴中心，将药贴敷于所取穴位。自初伏首日开始贴敷至末伏结束，成人贴敷每天 4h，儿童每天 2h。

疗效：53 例中痊愈 29 例，显效 17 例，有效 6 例，无效 1 例，总有效率为 98.11%。

出处：赖瑜 . 加味苓甘五味姜辛汤联合三伏贴穴位贴敷治疗慢性咳嗽的临床观察 [J]. 中国民间疗法 ,2018,26(9):34-35.

方法三：芥葶散

穴位：大椎、肺俞（双侧）、天突、合谷（双侧）。

方药：炒芥子 15g，南葶苈子 12g，醋延胡索 15g，威灵仙 15g，白芷 6g。

操作：将上述药物研为细末混匀，密封备用，临用时取适量药粉，用黄酒调成泥状，涂抹于以上穴位，每穴取适量药泥涂在 3L 医用输液贴上，然后固定在穴位上，成人每次贴敷时间 6h，儿童每次贴敷时间 2h，隔天贴敷 1 次，连续治疗 20 次。

疗效：62 例患者中，治愈 12 例，显效 32 例，有效 18 例，总有效率为 100%，未见皮肤刺激症状发生。

出处：覃光辉 . 皮肤安全型贴敷方在慢性咳嗽中的应用 [J]. 中国民间疗法 ,2018,26(6):20-21.

方法四：元遂散

穴位：肺俞（双侧）、大椎。

方药：白芥子、延胡索、甘遂、细辛。

操作：在进行常规治疗的基础上，加上穴位贴敷辅以针对性护理的治疗方法，将上述药物以 2∶1∶1∶1 的比例配制而成。

疗效：78 例中显效 76 例，有效 1 例，无效 1 例，总有效率为 98.72%。

出处：李延梅 . 穴位贴敷治疗慢性咳嗽的疗效观察与护理探讨 [J]. 中国农村卫生，2019, 11(24):62-63.

方法五：芥胡散

穴位：肺俞（双侧）、大椎。

方药：延胡索、细辛、甘遂、白芥子。

操作：将上述药物以 1∶1∶1∶2 比例配置，研磨成细末，加入温水少许，手搓成圆形，以掌心按压成药饼，制作成直径为 1cm 的圆形药饼，贴敷于以上穴位，持续 3～4h，每天 1 次，10 天为 1 个疗程，持续治疗 2 个疗程。

疗效：81 例患者中，显效 79 例，有效 1 例，无效 1 例，总有效率为 98.8%。

出处：杨旋芳 . 穴位贴敷治疗慢性咳嗽的疗效观察与护理 [J]. 中国药物经济学 , 2016, 11(10):

137–139.

方法六：芥长散

穴位：痰浊阻肺证，取膻中、肺俞、定喘、膈俞、丰隆、中府等；痰热壅肺证，取大椎、大杼、天突、膻中、风门、中府等；本虚标实证，取肺俞、膈俞、脾俞、肾俞、膻中、丰隆、大椎等；急性加重期，取大椎、大杼、风门、中府；稳定期，取膻中、肺俞、脾俞、肾俞、膏肓等；喘重者加喘定、外定喘穴；痰多者加丰隆；胸膈满闷者加膻中、中府、天突。

方药：白芥子 800g，甘遂 200g，徐长卿 400g，细辛 800g，延胡索 800g。

操作：将上述药物打成粉状，取适量生姜汁约 9ml 调服，每贴用药约 8g，在三伏天贴敷 5～6 次，每隔 7～10 天贴敷 1 次，贴敷时间成人为 4～6h，儿童为 1～3h。

疗效：49 例患者中治愈 8 例，显效 31 例，有效 9 例，无效 1 例，总有效率为 98.0%。

出处：雷小婷，侯从岭．“冬病夏治”穴位贴敷疗法治疗慢性咳嗽临床研究 [J]. 中医学报 ,2015,30(12):1738–1740.

方法七：延遂散

穴位：基本取穴大椎、天突、肺俞（双侧）、脾俞；若加重，根据情况取定喘（双侧）、膏肓、膈俞、膻中、关元。

方药：延胡索、甘遂、白芥子、细辛、生姜。

操作：膏方联合穴位贴敷治疗，将以上药物按 4∶4∶2∶7 比例共研成细粉，装入 2.5cm × 3cm 大小的药袋中塑封，再把药袋粘于 6cm × 6.5cm 大小的胶布中央，做成药贴，生姜榨汁，用时把生姜汁涂于药袋上，贴在所选穴位即可，贴敷时首选基本穴位，若穴位皮肤出现水疱、结痂，则选备用穴，每次 6 贴，每 10 天 1 次，连贴 3 次，成人每次贴 2～4h，儿童 1～2h。

疗效：100 例患者中痊愈 42 例，显效 29 例，有效 24 例，无效 5 例，总有效率为 95.0%。

出处：田爱平，赵辉，张丽．膏方联合穴位贴敷治疗慢性咳嗽的疗效观察 [J]. 中医药导报 ,2015,21(17):61–62.

方法八：竹姜散

穴位：膻中、大椎、膏肓、肺俞。

方药：白芥子、竹沥、生姜汁、远红外粉等。

操作：在基础治疗上，予止咳贴贴敷，每 5 天贴敷 1 次，每次贴 6h 取下，总疗程 2 个月。

疗效：56 例患者中治愈 32 例，好转 18 例，无效 6 例，总有效率为 89.28%。

出处：陈冬梅，王新佩．穴位贴敷治疗慢性咳嗽 56 例 [J]. 中医外治杂志 ,2015,24(4):13.

方法九：苏菔散

穴位：膻中、大椎、膏肓（双侧）、肺俞（双侧）、心俞（双侧）、膈俞（双侧）、天突。

方药：苏子 30g，莱菔子 30g，白芥子 15g，甘遂 15g，延胡索 10g，细辛 10g。

操作：按上述药物比例配伍，共研细末，用蜂蜜调成糊状，以专用穴位贴敷材料贴于穴位处，5 天 1 次，每次 1～3h，每个疗程均为 10 天。

疗效：60 例患者中痊愈 26 例，显效 17 例，好转 11 例，无效 6 例，总有效率为 90.0%。该方法作用直接、适应证广、用药安全、简单易学、使用方便，适合临床大力推广应用。

出处：杨洁．中药穴位贴敷治疗慢性咳嗽 120 例 [J]. 中国中医药科技 ,2014,21(4):397.

方法十：细胡散

穴位：天突、膻中、肺俞、关元等。

方药：白芥子、延胡索、细辛、甘遂。

操作：将以上药物研末，加入适量的生姜汁混合调匀，制作成直径约为 1.5cm、厚度约为 0.3cm 的药饼，在每年夏季初伏、中伏、末伏 3 天选取以上穴位，每穴给予一个药饼贴敷，用无纺布脱敏胶布贴固定，根据患者年龄、皮肤状况、耐受情况等不同，带药 24～48h 不等，每年贴敷以贴满初伏、中伏、末伏三次为 1 个疗程，1 年后统计疗效，连续进行 3 个疗程治疗。

疗效：第 1 年，治愈 6 例，好转 33 例，未愈 7 例；第 2 年，治愈 21 例，好转 10 例，未愈 15 例；第 3 年，治愈 10 例，好转 30 例，未愈 6 例，总有效率为 87%。

出处：张军城，李耀辉，刘莉君．穴位贴敷法治疗肺阳虚型慢性咳嗽 46 例 [J]. 陕西中医 , 2014, 35(7):895.

方法十一：芥辛散

穴位：膻中、大椎、膏肓（双侧）、肺俞（双侧）、心俞（双侧）、膈俞（双侧）、天突。

方药：白芥子、延胡索、细辛、甘遂、黄

芪、白芷、五味子。

操作：按上述药物碾细末备用，临用时取药粉适量，加生姜汁调成糊状，制成直径1cm大小圆饼，外敷在以上穴位，外用橡皮膏固定，0.5～2h取下，每7～10天用1次，连续外用3～5次为1个疗程。

疗效：50例中痊愈30例，显效7例，好转11例，无效2例，总有效率96%。病例中服药最短者10剂，最长者60剂，穴位敷贴均坚持3～5次。

出处：赵淑平.止嗽散加减配合穴位贴敷治疗慢性咳嗽50例[J].中国医药指南,2013,11(23):281.

13.非急性咳嗽

方法：延麻散

穴位：天突、大椎、肺俞、膏肓。

方药：延胡索2份，甘遂1份、细辛1份、麻黄1份、白芥子1份。

操作：针刺结合穴位贴敷治疗，将以上药物混合粉碎备用，贴敷当日加白酒拌匀做成直径1cm大小的药丸若干，用代温灸膏固定在所选穴位上外敷，每次贴药5h，5次为1个疗程，隔天贴药1次。

疗效：32例中治愈25例，好转6例，无效1例，总有效率为97.00%。

出处：顾健华.针刺结合穴位贴敷治疗非急性咳嗽32例[J].中医外治杂志,2016,25(6):49.

14.难治性咳嗽

方法：芥辛膏

穴位：大椎、肺俞、天突、膻中。

方药：白芥子、细辛、甘遂、延胡索。

操作：将以上药物共为细末后用姜汁调匀做成药饼，在相应穴位上将膏药贴固定牢固，贴敷时间为4～6h。

疗效：60例中显效40例，有效16例，无效4例，总有效率为93.3%。

出处：梁国玲.穴位贴敷配合平衡火罐治疗难治性咳嗽60例[J].河南中医,2010,30(12):1202-1203.

15.胃食管反流性咳嗽（肺脾气虚和胃气上逆证）

方法：延遂散

穴位：关元、脾俞、足三里、膻中、肺俞、天突、大椎、肾俞。

方药：延胡索、甘遂（醋炙）、白芥子（醋炙）、细辛、冰片。

操作：健脾消痞汤联合穴位贴敷，将以上药物等比例混合后粉碎，300目过筛，取1.5g，加入0.05g麝香后独立包装，使用时与1g鲜姜汁调成糊状后固定于无菌贴敷正中，每次贴敷2h，每天治疗1次。

疗效：30例中痊愈12例，显效10例，有效5例，无效3例，总有效率为90.00%。健脾消痞汤联合穴位贴敷可以有效降低患者LCQ评分、RSI和RFS积分，明显改善GERC患者的临床症状，临床总有效率也较西药显著提升，安全性较好。

出处：周明萍,卓进盛,冯超,等.健脾消痞汤联合穴位贴敷治疗胃食管反流性咳嗽的疗效观察[J].广州中医药大学学报,2023,40(6):1376-1381.

16.胃食管反流性咳嗽（胃气上逆证）

方法：陈冰散

穴位：天突、肺俞、脾俞、中脘、足三里。

方药：生晒参、陈皮、丁香、威灵仙、冰片。

操作：将以上药物按照1：2：2：1：1的比例混合，研磨成粉，再利用姜汁调和均匀，之后制成直径为1～1.5cm，厚度为0.5～0.8cm的膏状药饼，选取以上穴位，将调和好的药膏敷于穴位之上，每次4h，每周2次，连续治疗4周，每周复诊2次。

疗效：52例中痊愈19例，显效17例，有效11例，无效5例，总有效率为90.38%。该方法患者的咳嗽、咳痰、反酸、胃灼热、上腹胀满等临床症状均能得到显著改善，对于患者的心理健康、社会功能等方面亦能明显改善，疗效优于西医抗酸联合促胃动力药物疗法。

出处：程娜娜,宋永红,杨英伟.旋覆代赭汤合穴位贴敷治疗胃食管反流性咳嗽临床观察[J].光明中医,2021,36(24):4114-4117.

17.感冒后咳嗽

方法一：细遂散

穴位：膀胱经腧穴、肺俞（双侧）、脾俞（双侧）、定喘（双侧）、风门（双侧）、足三里（双侧）等。

方药：细辛、白芥子、延胡索、甘遂。

操作：自拟柴胡止咳汤合穴位贴敷治疗，将上述药物以 4：4：1：1 比例研末，取药末 10g 加 10ml 老姜汁调和，做成 1cm × 1cm × 1cm 大小的药饼后用胶布固定在以上腧穴，每次取 6 个穴位进行，每次贴敷时间为 20min，每周 3 次，持续治疗 2 周。

出处：张文青，郭腾飞，陈晶．柴胡止咳汤联合穴位贴敷治疗感冒后咳嗽疗效 [J]. 深圳中西医结合杂志 ,2020,30(9):53–55.

方法二：麻芥散

穴位：天突、风门（双侧）、大椎等。

方药：麻黄、细辛、白芥子、肉桂。

操作：穴位贴敷联合止嗽散加减治疗，将上述药物按照 2：2：2：1 的比例研磨为细粉状，加入适量的姜汁、凡士林调和，制成药丸置于适宜大小胶布上固定，贴于上述穴位，贴敷时间每天 6h，治疗 2 周为 2 个疗程。

疗效：55 例中治愈 28 例，好转 22 例，无效 5 例，总有效率为 90.91%。

出处：徐奇伟，郑岳花．桑龙百部汤加中药穴位贴敷治疗外感后迁延性咳嗽临床观察 [J]. 中国社区医师 ,2019,35(32):110.

方法三：杏川散

穴位：天突、大椎、风门（双侧）、肺俞。

方药：炒杏仁 10g，白芥子 10g，川贝母 10g，黄芩 15g。

操作：穴位贴敷配合止嗽散加减治疗，将上述药物打磨成细粉，放入凡士林及姜汁进行调和制成药丸，放在胶布中央备用，贴于以上穴位，成人每天贴 4～5h，小儿每天贴 2～3h。

疗效：60 例中显效 33 例，有效 20 例，无效 7 例，总有效率为 88.33%。该方法治疗感冒后咳嗽的临床疗效极佳，能短时间内缓解咳嗽，减少患者的痛苦，无明显不良反应，适合所有年龄阶段的人，值得临床广泛应用。

出处：李峰，王莉．穴位贴敷配合止嗽散加减治疗感冒后咳嗽效果体会 [J]. 临床医药文献电子杂志 ,2018,5(89):174.

方法四：延麻散

穴位：天突、风门、肺俞。

方药：延胡索、细辛、麻黄。

操作：针刺配合穴位贴敷治疗，将以上药物各一份混合粉碎备用，贴敷当天加纯净水拌匀做成直径 1cm 大小的药丸若干，用代温灸膏固定在所选穴位上外敷，每次贴敷 5h，每天贴药 1 次，5 次为 1 个疗程。

疗效：40 例中痊愈 16 例，有效 21 例，无效 3 例，总有效率为 92.5%。

出处：顾健华，王宇峰．针刺配合穴位贴敷治疗感冒后咳嗽疗效观察 [J]. 现代医药卫生 ,2017,33(24):3707–3708,3711.

18. 外感后迁延性咳嗽

方法：麻苏散

穴位：肺俞（双侧）、涌泉。

方药：麻黄、苏子、半夏、苦杏仁。

操作：桑龙百部汤加中药穴位贴敷治疗，将上述药物以 1：4：4：4 组成，碾成细末，贮瓶备用，取药末 10g，调和成糊状，贴敷于上述穴位，外用纱布固定，每天 1 次，贴敷每次 4～6h，连用 5 天，5 天为 1 个疗程，治疗 2 个疗程。

出处：徐奇伟，郑岳花．桑龙百部汤加中药穴位贴敷治疗外感后迁延性咳嗽临床观察 [J]. 中国社区医师 ,2019,35(32):110.

19. 喉源性咳嗽

方法：芥辛散

穴位：大椎、天突、风门（双侧）、肺俞（双侧）、肾俞（双侧）。

方药：白芥子、细辛、甘遂、白芷、黄芩等。

操作：将以上药物打粉姜汁调匀，取 1 分硬币大小药物置于专用贴敷中央，贴在上述穴位上，一般贴敷 4h 左右，据患者皮肤耐受情况而定，如发痒、灼痛感不甚明显者则可贴敷较长时间，但最长不超过 8h，如发痒、灼痛感非常明显者则应适当缩短贴敷时间，在三九和三伏节气开始 10 天贴敷 1 次，共 8 次为 1 个疗程，治疗结束后随访半年，观察疗效。

疗效：40 例中显效 7 例，有效 26 例，无效 7 例，总有效率为 82.5%。

出处：李文华，沙一飞，王丽华．三九、三伏天穴位贴敷治疗喉源性咳嗽（禀质特异型）80 例疗效观察 [J]. 中国中西医结合耳鼻咽喉科杂

志 ,2018,26(2):131–133.

20. 急性上呼吸道感染后咳嗽

方法：益肺止咳散

穴位：45 岁以下者贴敷定喘、肺俞和大杼；45 岁及以上选用定喘、肺俞和膏肓。

方药：川贝母、杏仁、桑白皮、麦冬、党参、冰片、白芥子、附子、甘遂。

操作：用姜酊调和益肺止咳散，不稀不稠，团成丸大如楝子至桂圆，大小视患者体形而定，压成圆饼敷于上述穴位上，用胶布固定，保持 4h 左右，一般在 1～3h，而后自行揭下，每 10 天再次贴敷，共 3 次。

出处：孔令富 . 穴位贴敷治疗急性上呼吸道感染后咳嗽 62 例 [J]. 光明中医 ,2015,30(5):1112–1113.

21. 感染后咳嗽

方法：芥胡散

穴位：肺俞（双侧）、定喘（双侧）、风门（双侧）、脾俞（双侧）、肾俞（双侧）、大椎、足三里（双侧）。

方药：白芥子、细辛、甘遂、延胡索。

操作：射干麻黄汤联合穴位贴敷治疗，将以上药物按 4∶4∶1∶1 比例共研细末，取药末 10g，以灭菌注射用水调和成 1cm × 1cm × 1cm 大小的药饼，用 3cm × 3cm 胶布贴于穴位上，每次任取 6 个穴位进行治疗，背部腧穴均取双侧，治疗时间每次 20min，每周 3 次，疗程为 1 周。

疗效：60 例中治愈 15 例，显效 23 例，有效 18 例，无效 4 例，总有效率为 93.3%。该方法治疗感染后咳嗽疗效确切，疗效优于酮替芬，能更好地缓解咳嗽、咯痰、咽痒等症状。

出处：杨天化 , 江俊珊 , 黄桃 , 等 . 射干麻黄汤联合穴位贴敷治疗感染后咳嗽的临床研究 [J]. 广州中医药大学学报 ,2013,30(2):181–185.

22. 其他类型

方法：麻胡散

穴位：膻中、天突、肺俞（双侧）。

方药：白芥子 50g，生姜 50g，细辛 50g，麻黄 25g，延胡索 25g。

操作：在一般治疗的基础上联合清肺汤及冬病夏治穴位贴敷治疗，将以上药物置粉碎机中打成粉末，加适量醋，调成糊状，制成 2cm × 2cm 大小的药饼，贴敷于所在穴位，贴敷时间为三伏天各伏的第 1～3 天，共贴敷 9 次，连续治疗 4 周。

疗效：60 例中显效 31 例，有效 22 例，无效 7 例，总有效率为 88.33%。该方法能改善患者的咳嗽中医证候评分，降低 FeNO 评分和炎性因子水平。

出处：任永魁 , 王秀兰 . 清肺汤联合冬病夏治穴位贴敷治疗慢性咳嗽临床观察 [J]. 中国药业 ,2021,30(20):93–95.

方法二：姜辛散

穴位：膻中、天突、肺俞（双侧）。

方药：白芥子 50g，生姜 50g，细辛 50g，麻黄 25g，延胡索 25g。

操作：在一般治疗的基础上联合清肺汤及冬病夏治穴位贴敷治疗，将以上药物置粉碎机中打成粉末，加适量醋，调成糊状，制成 2cm × 2cm 大小的药饼，贴敷于所在穴位，贴敷时间为三伏天各伏的第 1～3 天，共贴敷 9 次，连续治疗 4 周。

疗效：60 例中显效 31 例，有效 22 例，无效 7 例，总有效率为 88.33%。该方法能改善患者的咳嗽中医证候评分，降低 FeNO 评分和炎性因子水平。

出处：任永魁 , 王秀兰 . 清肺汤联合冬病夏治穴位贴敷治疗慢性咳嗽临床观察 [J]. 中国药业 ,2021,30(20):93–95.

方法三：遂芥散

穴位：天突、天突上 1 寸、天突上 2 寸、人迎、大椎。

方药：白芥子、细辛、延胡、甘遂。

操作：刺血拔罐配合穴位贴敷治疗，将上述药物以 2∶1∶1∶1 比例配比研末打粉，再用去皮鲜生姜与大蒜头用捣臼捣成泥，与上述中药粉调制成药饼贴于以上穴位，一般贴 4h 左右。

疗效：31 例中治愈 20 例，有效 9 例，无效 2 例，总有效率为 93.55%。

出处：吴桂红 . 刺血拔罐配合穴位贴敷治疗咳嗽 62 例 [J]. 心理月刊 ,2018(3):248.

方法四：外感久咳自拟方

穴位：天突、肺俞（双侧）。

方药：墨旱莲 30g，石菖蒲 30g，吴茱萸 30g，细辛 30g，白芥子 30g，威灵仙 30g。

操作：中药结合穴位贴敷治疗，将上述药物

打粉，充分混合均匀后，使用姜汁调成糊状，均等分为50份，以天突穴和双肺俞穴作为贴敷穴位，每个穴位贴1份上述药物，贴3h后可取下，每天1次，治疗2周为1个疗程，持续治疗3个疗程。

疗效：55例中显效27例，有效25例，无效3例，总有效率为94.55%。该方法治疗后，患者的咳嗽、咽痒、气喘、食欲不振、精神疲倦症状积分下降程度显著，进一步提示中药结合穴位贴敷治疗外感久咳的临床疗效显著。

出处：蒲应炎，潘佩光，周俊亮，等.中药结合穴位敷贴治疗外感久咳临床观察[J].深圳中西医结合杂志，2017,27(8):52-53.

方法五：莲蒲散

穴位：天突、肺俞（双侧）。

方药：墨旱莲、石菖蒲、吴茱萸、细辛、白芥子、威灵仙。

操作：止嗽散加味结合中药穴位贴敷治疗，将以上药物磨成粉，用姜汁拌成糊状，制成小块膏药，贴于天突穴和双肺俞穴，以胶布固定，每天1贴。

疗效：73例中显效40例，有效27例，无效2例，总有效率为97.3%。该方法对外感久咳治疗效果确切，其机制可能为改善患者免疫功能。

出处：黄壬海.止嗽散加味结合中药穴位贴敷治疗外感久咳临床研究[J].四川中医，2015,33(7):62-64.

方法六：桃姜散

穴位：风门（双侧）、肺俞（双侧）；若气喘，加用定喘、天突；若痰多，加用膻中。

方药：桃仁500g，干姜500g，白芷500g，甘遂125g，细辛750g，白芥子750g，生麻黄750g，灵猫香10g。

操作：将上药研细末，再用生姜汁、75%酒精、石蜡油适量泛丸，直径为3cm大小，塑料袋封存待用，用时压扁成膏药，贴于以上穴位，隔天1换。

疗效：50例中显效26例，好转20例，无效4例，总有效率为92%。

出处：应耀虎.止嗽散加减合穴位贴敷治疗久咳50例[J].浙江中医杂志，2000(2):10.方法七：止咳平喘方

方法七：自拟止咳平方

穴位：初伏、末伏贴天突、膻中、左右肺俞；中伏贴左右定喘、左右膏肓。

方药：炒杏仁10g，川贝10g，黄芩15g，白芥子10g。

操作：入伏开始治疗，即初伏、中伏、末伏前3天连续贴敷，每次贴敷6～8h，贴敷前用生姜片擦拭所贴部位。

疗效：共80例，治愈17例，占21.25%；显效40例，占50%；好转17例，占21.25%；无效6例，占12.5%，总有效率为87.5%。

出处：许丽萍，杨慧宁，姜岩.穴位贴敷治疗咳嗽的临床观察[J].武警医学院学报，2011,20(6):452-453.

方法八：吴茱萸散

穴位：天突、肺俞（双侧）：有喘促患者加用定喘（双侧）。

方药：吴茱萸。

操作：将吴茱萸研为细末，每次取5g左右的药末，用姜汁调为糊状敷于选定的穴位上，每次贴敷局部有灼热感，当患者自觉灼热难忍时，嘱患者及时取下药物，一般时间为1～2h，每天1次，1周后观察疗效。

疗效：86例中治愈10例，显效67例，无效9例，总有效率为89.53%。

出处：许坚，庚慧，许桂媚.吴茱萸末穴位贴敷治疗咳嗽86例临床观察[J].浙江中医杂志，2010,45(12):889.

方法九：芥麻散

穴位：肺俞（双侧）、大椎；内伤咳嗽选肺俞（双侧）、脾俞（双侧）。

方药：白芥子、细辛、甘遂、麻黄、黄丹、麝香、冰片。

操作：将白芥子、细辛、甘遂、麻黄等药物，用香油浸泡10天，然后煎炸药物至枯，用纱布过滤，再用文火熬至滴水成珠，加入一定的黄丹、麝香、冰片。在保温情况下，取适量熬制好的药膏平摊于牛皮纸上，敷于所选穴位上，每天1次，4天为1个疗程。

疗效：27例患者，临床控制18例，显效5例，有效4例，总有效率为100%。该方法在患者用药后，感冒次数明显减少，即使复发，亦病

情轻微，容易控制。本法克服了中药煎剂烦琐、口感差的缺点，具有价格便宜，使用方便，易于接受，疗效好的优点，尤其适用于小儿。

出处：张德新，杨小桥，敖先桥.咳喘膏穴位贴敷治疗咳嗽疗效观察 [J]. 时珍国医国药,2001(10):885.

方法十：桃栀散

穴位：涌泉。

方药：桃仁 7 枚、杏仁 7 枚、栀子 7 枚、白胡椒 7 枚、糯米 15 粒。

操作：将碾碎的药粉放在包药纸上，敷于涌泉穴，用胶布固定，一般晚上贴敷，次日早上拿掉（时间不得少于 12h），每天 1 次。

疗效：经 3～7 天治疗，显效（咳嗽停止，痰易咯出）3 例，有效（咳嗽、咳痰明显减少）27 例。

出处：田勤，田鲁岩.止咳散穴位敷贴治疗咳嗽 30 例 [J]. 安徽中医学院学报,1995(3):34.

【按语】

肺系病证易反复发作，具有进行性加重的特点，易治疗反复，迁延不愈，给患者的身心和经济方面带来了巨大的负担。中医药在防治疾病方面有其特殊的优势，经过中医医师的不懈努力，挖掘出了疗效佳且经济实用的中医特色疗法穴位贴敷，它可以刺激皮肤腧穴，发挥经络系统的整体调节作用，可扶正祛邪，疏通经络达到温肺散寒，化痰止咳的目的。现代研究亦证明，穴位贴敷治疗肺系病证一方面通过抑制炎症细胞及其脱颗粒、拮抗炎性介质等而发挥抗炎作用；另一方面通过调整人体脏腑功能，加强机体的免疫、T淋巴细胞亚群、细胞因子网络等而起到调节全身免疫功能的作用。

穴位贴敷疗法治疗咳嗽，其方药选择方面，药性多温、寒，药味多归辛、苦、甘。苦能泄热，清肺经热毒；甘有补虚、和中、润肺等功效；辛能行能散，以散外感风邪、止咳平喘。由此符合养阴清肺、补气固表、祛痰止咳为主的治则。从药物所属类型来看，药物类型多归于化痰止咳平喘药、解表药、活血化瘀药、泻下药，以白芥子、细辛、甘遂、延胡索等为主。咳嗽病在肺、脾、肾，取“治脏者，治其俞”之意应用足太阳膀胱经腧穴为主穴，使用最多的穴位为肺俞、膈俞、脾俞、肾俞、膏肓等，在调节咳嗽症状，改善伴随症状等方面明显更加有效。

（六）哮喘

【概述】

哮喘是以喉中哮鸣有声，呼吸困难，甚则喘息不能平卧为主症的反复发作性疾病，该病是一种常见的、慢性呼吸系统疾病，本病分虚实两类，实证有风寒袭肺、风热犯肺、痰浊阻肺三型；虚证有肺虚、肾虚两型。西医的支气管哮喘、喘息性慢性支气管炎、阻塞性肺气肿等病属哮喘病范畴，我国成人哮喘患病率为 1.24%，该病好发于有哮喘家族史、有合并症（如过敏性鼻炎、过敏性结膜炎、湿疹、呼吸道疾病及胃食管反流病）、肥胖、吸烟、变应原暴露等人群。由于城市化和生活方式的改变，哮喘患病率呈逐年上升趋势。根据 WHO 在线死亡数据库分析，5—34 岁年龄组哮喘死亡数据显示，1993—2006 年，哮喘全球死亡率从 0.44/10 万人下降至 0.19/10 万人，但从 2006—2012 年，哮喘全球死亡率则没有变化。

【现代穴位贴敷文献】

1. 支气管哮喘

方法一：麻辛散

穴位：肺俞、脾俞、肾俞、天突、大椎。

方药：白芥子、麻黄、细辛、肉桂等。

操作：将以上药物共研细末，用新鲜姜汁调成膏剂，从冬至开始每隔 9 天贴敷 1 次，每次 4～6h，共贴敷 8 次，连续贴敷 3 年。

疗效：156 例患者中痊愈 2 例，占 1.28%，显效 120 例，占 76.92%，有效 20 例，占 12.82%，无效 14 例，占 8.97%，总有效率为 91.02%。

出处：车志翎.三九天中药穴位贴敷法治疗支气管哮喘的疗效观察 [J]. 基层医学论坛,2020,24(3):415-416.

方法二：芥遂散

穴位：肺俞（双侧）、脾俞、膈俞、肾俞。

方药：白芥子、细辛、甘遂、沉香等。

操作：将以上药物做成无铅膏药，于阴历初伏、中伏、末伏第 1 天，用无铅膏药分别贴敷于患者以上穴位，保留 4～8h，3 次为 1 个疗程。

疗效：该方法能够降低哮喘患者外周血中 IL-4 的含量，升高 IFN-γ 的含量，改变 Th0 细胞分化方向，调整 Th1/Th2 的比例失衡，抑制 IgE 的生成，从而减轻气道炎症浸润，降低气道高反应性，抑制或减轻哮喘发生炎症反应，达到治疗目的。

出处：李建红，马玉宝，周丽萍，等．冬病夏治穴位贴敷对哮喘稳定期患者 Th1/Th2 平衡的影响 [J]. 中国中医药现代远程教育，2018,16(17):121–122.

方法三：苏麻散

穴位：定喘、肺俞、足三里。

方药：白芥子、苏子、白果、麻黄、地龙。

操作：将以上药物各等份，用生姜汁调成糊状，贴敷于以上穴位，每次根据患者耐受程度贴药 4～8h，以局部发红为佳，隔天 1 次，7 次为 1 个疗程。

疗效：穴位贴敷是治疗支气管哮喘有效方法之一，尤其适用于不能应用糖皮质激素的患者或对激素不敏感的患者。

出处：章涵，董丽华，张静．穴位贴敷治疗支气管哮喘 60 例临床观察 [J]. 江苏中医药，2008(11): 80–81.

方法四：遂胡散

穴位：肺俞（双侧）、风门（双侧）、大椎、脾俞（双侧）、肾俞（双侧）等。

方药：白芥子、甘遂、延胡索、黄芪。

操作：将以上药物按照 1：1：0.5：1 的比例混合粉碎，加入适量的生姜汁调和，做成直径 2cm、厚 0.5cm 大小的药饼，备用，贴于以上穴位，每穴给予药饼一粒贴敷，用胶布将药饼固定，每次贴敷 2～6h，依据患者耐受情况缩短或延长贴敷时间。

疗效：共 90 例，治愈 31 例，好转 50 例，无效 9 例，总有效率为 90.0%。

出处：郑泓．中药穴位贴敷冬病夏治治疗支气管哮喘 90 例疗效观察及护理 [J]. 临床合理用药杂志，2012,5(31):87.

方法五：丁桂散

穴位：定喘、肺俞、下百劳、涌泉。

方药：白丁香、肉桂、麻黄、苍耳子、白芥子、半夏。

操作：将以上药物研面，用酒调成糊膏，贴于以上穴位。每穴用生药 6g，贴药后用艾条熏灸 10min，每天 1 次，10 次为 1 个疗程，30 天后统计疗效。

疗效：共 50 例，痊愈 35 例，显效 10 例，好转 3 例，无效 2 例，总有效率为 96%。

出处：康锡琴，陈建军，于亚波．针刺加灸及配合穴位贴敷治疗支气管哮喘的临床观察 [J]. 中国药物经济学，2013,41(2):507–508.

方法六：细遂散

穴位：膻中、大椎、定喘（双侧）、肺俞（双侧）。

方药：生白芥子 200g，甘遂 200g，制延胡索 200g，细辛 200g，鱼腥草 200g，制半夏 200g。

操作：把上述药物烘干、混匀粉碎为细末，过 60 目筛，用生姜汁调成膏状，贴敷于以上穴位，用胶布固定，贴敷后保留 6～12h 以局部有灼热感、充血潮红或有细小水疱为宜。

疗效：治愈 86 例，占 72%；有效 25 例，占 21%；无效 9 例，占 7%；总有效率为 93%。

出处：王伟，孙占玲，徐晓．穴位贴敷治疗支气管哮喘 120 例 [J]. 中国中医药科技，2003(2):121–122.

方法七：白胡散

穴位：肺俞（双侧）、定喘、膏肓；年老体弱者加肾俞（双侧）。

方药：白芥子、细辛、白前、延胡索、甘遂、黄芪、甘草。

操作：把上述药物各等份，共研细末装瓶备用，用时以鲜姜汁适量调为泥糊状，每次取适量外敷于穴位上，每次贴敷 2～4h，若贴后局部有灼热或疼痛感可提前取下，每年入伏后开始贴敷，每伏贴 1 次，连贴 3 年为 1 个疗程。

疗效：63 例中痊愈 21 例，占 33.3%；显效 27 例，占 42.9%；好转 11 例，占 17.5%；无效 4 例，占 6.35%，总有效率为 93.65%。

出处：赵蓬．穴位药物贴敷治疗支气管哮喘 63 例临床观察 [J]. 中国城乡企业卫生，2007(5):91.

方法八：芷胡散

穴位：第 1 次取大椎、定喘、百劳；第 2 次取肺俞、膏肓、脾俞；第 3 次取肾俞、膈俞。

方药：生白芥子、细辛、白芷、延胡索。

操作：把上述药物按 1：2：2：2 的比例配

一定量研粉末，加入外用麝香适量混匀，再以新鲜的生姜汁调和，制成直径约 1cm、厚度约 0.2cm 的药饼，在穴位处放上药饼，用备好的边长为 6cm 左右的正方形胶布外贴固定，每穴贴药时间约为 6h，之后患者自行将药物揭去。

疗效：62 例中痊愈 55 例，占 33.95%；有效 90 例，占 55.56%；无效 17 例，占 10.49%，总有效率为 89.51%。

出处：姜水玉 . 穴位贴敷治疗支气管哮喘 162 例 [J]. 浙江中医杂志 ,2010,45(12):895.

方法九：元麻散

穴位：天突、膻中、定喘（双侧）、肺俞（双侧）、肾俞（双侧）。

方药：白芥子（生熟各半）、延胡索、细辛、麻黄、百部。

操作：把上述药物按照一定比例混合粉碎，加入适量的生姜汁调和成糊状，准备好专用的穴位贴敷贴片，将药糊放在贴片的防渗圈内摊平，分别贴在患者以上穴位，贴敷时间 2～4h，根据患者耐受程度调整贴敷时间，每年夏天之初伏第 1 天开始每 10 天贴敷 1 次，连续贴敷 4 次，连续贴敷 3 年为 1 个疗程。

疗效：显效 33 例，有效 15 例，无效 2 例，总有效率为 96%。

出处：王文霞 . 冬病夏治穴位贴敷治疗支气管哮喘疗效观察及护理 [C]// 河南省护理学会 .2014 年河南省中医、中西医结合护理学术交流会论文集 .2014:172-174.

方法十：木芎散

穴位：第 1 组穴位可选择风门、脾俞、膏肓、天突；第 2 组穴位可选择志室、肺俞、胃俞、膻中；第 3 组穴位可选择心俞、中脘、肾俞、定喘。

方药：白芷、藁本、木瓜、姜活、川芎。

操作：把上述药物各 10g 烘干、打粉，在使用时候将药粉调成较干糊状，并制作成 $1cm^2$ 的药饼于胶布上，贴敷于以上穴位，每 2 天 1 次，每次 2～6h。若有疼痛感或灼烧感，可根据情况提前取下。

疗效：84 例患者中，痊愈 25 例（29.76%），显效 34 例（40.47%），好转 19 例（22.61%），无效 6 例（7.14%），总有效 78 例，总有效率为 92.85%。

出处：孔肖华，黄莉蓉 . 穴位药物贴敷治疗支气管哮喘 84 例疗效研究 [J]. 中国社区医师（医学专业）,2012,14(31):188.

方法十一：细川散

穴位：风门、肺俞、大椎、定喘、膏肓、脾俞、肾俞、膻中。

方药：细辛、川乌、斑蝥、僵蚕、附子等。

操作：把上述药物各等份，研末，用姜汁调成膏状，取豆粒大小药膏贴敷于以上穴位，于头伏的第 1 天开始贴敷，用无菌敷料固定防止脱落，每次贴敷 4～6h 后自行将药撕去，5 天 1 次，治疗 6 次，30 天为 1 个疗程。

出处：李淑芝，刘军，王威岩，等 . 川辛定喘膏穴位贴敷治疗支气管哮喘 30 例临床观察 [J]. 中国中医药科技 ,2011,18(5):443.

2. 支气管哮喘缓解期

方法一：芥胡散

穴位：肺俞、心俞、膈俞。

方药：白芥子、延胡索、甘遂、细辛、冰片。

操作：将以上药物按比例为 1∶1∶0.5∶0.5∶0.1 混合粉碎，加入生姜汁调和，再加入赋形剂凡士林，制成直径 2cm、厚 0.5cm 大小的药饼备用，于夏天头伏期间的任何一天贴敷于以上穴位，外用防过敏胶布固定，贴敷 2～6h，若患者感到局部灼热难忍，可以随时结束贴敷，10 天后（即二伏）和 20 天后（即三伏）各重复贴敷 1 次。

疗效：130 例患者中无效 26 例，有效 56 例，显效 33 例，临床控制 15 例，总有效率为 80%。

出处：李丽萍，包烨华，楚佳梅，等 . 冬病夏治穴位贴敷防治支气管哮喘 130 例疗效观察 [J]. 中医杂志 ,2012,53(4):307-310.

方法二：芥胡散

穴位：肺俞、脾俞、肾俞。

方药：白芥子、细辛、延胡索、甘遂等。

操作：将药物粉碎后过 100 目筛成细粉末状，用生姜汁拌匀备用，于夏季初伏、中伏、末伏的第 1 天，将药物置于脱敏胶布上，贴敷于以上穴位，每次贴敷时间 2～4h。

疗效：贴敷治疗后哮喘发作程度和发作次数明显小于或低于治疗前。

出处：李春雨，任传云，龚容，等 . 穴位贴敷治疗哮喘的皮肤反应与临床疗效关系的研究 [J]. 北京中医药大学学报 ,2012,35(6):430-432.

方法三：益肺平喘膏

穴位：肺俞、定喘、中府（双侧），天突、膻中。

方药：党参3份，黄芪3份，山药3份，白芥子2份，细辛2份，延胡索2份，甘遂1份，肉桂1份，甘草1份，冰片0.5份。

操作：将上药研细末用生姜汁调成糊状备用，治疗时取药膏约5g，用医用胶贴固定在所选穴位上，于每年夏季入伏的第1天开始贴敷，每隔9天更换1次，遇闰月加贴1次，每次6～8h，每年贴敷3次为1个疗程。

疗效：共91例，显效47例（51.65%），有效26例（28.57%），近期控制10例（10.99%），无效8例（8.79%），总有效73例，总有效率为80.22%。

出处：牟晓华，沈宁，邱梦茹．冬病夏治穴位贴敷治疗支气管哮喘缓解期临床观察[J]. 山东中医药大学学报，2009,33(6):502-503.

方法四：芪芥散

穴位：天突、大椎、肺俞（双侧）、脾俞（双侧）、肾俞（双侧）。

方药：党参、黄芪、白芥子、延胡索、细辛、甘遂、半夏。

操作：将以上药物各等份组成的药末用姜汁、蜂蜜调成干糊状（姜汁、蜂蜜用量以适量为度）捏为丸剂，每丸6g，每次贴敷选取6个穴位，每次贴药6～8h，如患者感觉灼热难受可提前将药物自行除去。

疗效：治疗组显效40例，有效19例，无效1例，总有效率为98%。

出处：罗明，张惠，翁惠．三伏天穴位贴敷法治疗支气管哮喘缓解期60例临床观察[J]. 云南中医中药杂志，2007,174(12):26-27.

方法五：麻桂散

穴位：大椎、肺俞、天突、膻中、中府（风门）；肾不纳气者配肾俞、关元。

方药：白芥子、紫菀、麻黄、延胡索、肉桂、丁香、细辛、甘遂。

操作：将以上药物按比例为3：3：3：3：2：1：1：0.5粉碎成细粉，将橡胶（合成橡胶）洗刷干净，晾干，切成小块，加工处理（炼胶），取橡胶（合成橡胶）10kg置搅拌机中加热搅拌直至完全熔解，依次加入松香10kg，氧化锌10kg，羊毛脂5kg长时间不断搅拌均匀，再加入中药细粉30kg搅拌，最后加挥发油适量，充分搅拌，过滤，静置72h，备用，调节好涂膏机滚筒间距及两边挡板，将胶浆涂于机头，控制膏层厚薄。均匀涂膏、收膏、切膏、切片、包装，贴于以上穴位，贴敷时间每次4～6h，起伏期间贴3次，3年为1个疗程。

疗效：共100例，临床治愈15例，显效33例，有效29例，无效23例，总有效率为77.00%。

出处：李晓屏．巴布剂贴膏穴位贴敷冬病夏治支气管哮喘缓解期100例总结[J]. 湖南中医杂志，2012,28(5):95-97.

方法六：细索散

穴位：大椎、关元，肺俞（双侧）、心俞（双侧）、膈俞（双侧）、脾俞（双侧）、肾俞（双侧）。

方药：生白芥子、延胡索、生甘遂、细辛。

操作：将以上药物按1：1：0.5：0.5比例研磨成粉，混匀后用生姜汁调和成糊状，加入冰片及少量赋形剂凡士林，制成1cm×1cm，厚度约为0.5cm的药饼，将药膏贴敷于穴位上，然后用5cm×5cm的脱敏胶布进行固定，按农历三伏的初、中、末伏开始贴敷，每次贴敷2h，3次为1个疗程，治疗后随访1年，评估临床疗效。

疗效：冬病夏治穴位贴敷可以有效降低患者血清IgE水平，改善哮喘症状，具有很高的临床价值。

出处：夏翀，宣丽华．冬病夏治不同穴位贴敷法治疗支气管哮喘临床研究[J]. 新中医，2018,50(9):179-181.

方法七：芥半散

穴位：膻中、定喘、肺俞、天突；肾不纳气者配肾俞、关元。

方药：炒白芥子、生半夏、生附子。

操作：将以上药物按5：1：1比例研成细末，生姜汁调用，贴敷于以上穴位，贴敷时间为“三伏”和“三九”，每“伏”的第1天，每隔10天天贴1次，每“九”的第1天，每隔9天贴1次，每次贴敷4～6h。

疗效：穴位贴敷对哮喘缓解期患者临床症状及肺功能的改善较优，且价格低廉，使用安全，不良反应小，值得临床推广应用。

出处：陆兵，吕红，茅贝珍，等.穴位敷贴治疗支气管哮喘缓解期40例临床观察[J].江苏中医药,2017,49(4):64-65.

方法八：麻柴散

穴位：定喘（双侧）、肺俞（双侧）、天突、膻中。

方药：麻黄、细辛、甘遂、延胡索、柴胡、川芎、白芥子、麝香等。

操作：将穴位贴敷方研成粉末，用时以黄酒调成糊状，揉成药饼，用膏药、胶布固定于患者特定穴位上，每次贴敷4～6h，休息1天后进行第2次治疗，5次为1个疗程。

疗效：共30例，治愈3例（10.0%），好转22例（73.5%），未愈5例（16.7%），总有效率为83.3%。

出处：黄勇，刘桂珍.走罐配合穴位敷贴治疗哮喘的临床效应[J].上海针灸杂志,2007(8):9-10.

方法九：芥半散

穴位：初伏选肺俞（双侧）、大椎、气海、心俞；中伏选肾俞（双侧）、身柱、命门、膻中；末伏选脾俞、定喘（双侧）、风门、膏肓（双侧）。

方药：白芥子、麻黄、延胡索、细辛、半夏等。

操作：将以上药物按比例研粉后以姜汁调成膏状，将药膏制成1cm×1cm大小药饼，用医用胶布固定于相应穴位，2～4h取下。

疗效：该方法可提高患者免疫力，改善肺功能情况，增强患者抗病能力，减少哮喘复发与病情的加重，从而延缓并阻止病情的发展，改善患者的生存质量，而且中医治疗无明显不良反应，安全有效，值得支气管哮喘缓解期患者临床应用。

出处：任伟，张建玲.穴位贴敷治疗支气管哮喘缓解期的临床观察[J].中国医药指南,2013,11(33):496-497.

方法十：消喘膏（自拟方）

穴位：肺俞（双侧）、心俞、膈俞。

方药：白芥子2份、延胡索2份、甘遂1份、细辛1份、丁香1/3份。

操作：上药共研细末，用姜酊拌和，干湿适中如稠状，贴敷以上穴位，盖上塑料纸，用胶布固定，视患者自觉刺痛、热辣程度,3～5h将敷药取下，凡贴敷处一般皮肤发红或起疱，若大疱破裂渗液可搽上甲紫和消炎膏，穴位贴敷时间，初伏、中伏、末伏各贴1次，即每10天1次，3次为1个疗程。

疗效：痊愈：1年以上未复发4例；临控：哮喘症状完全控制，体征消失32例；显效：哮喘症状减轻，发作次数减少（与同期相比减少2/3）21例；有效：哮喘症状减轻，发作次数减少（与同期相比减少1/3）20例；无效：减轻在Ⅰ度以下，无变化或加重3例。

出处：陈玉华.消喘膏穴位贴敷合固本丸防治哮喘80例[J].辽宁中医杂志,1998(5):18.

方法十一：丁皂散

穴位：膻中、气海、肺俞（双侧）、肾俞（双侧）。

方药：丁香20g，牙皂20g，甘遂10g，肉桂10g，附子10g。

操作：将以上药物碾末，鲜生姜捣烂挤汁与药末调成糊状，外敷以上穴位，然后盖消毒纱布，用胶布固定，5天换1次，4次为1个疗程，次年三伏天(初伏、中伏、末伏)及立冬日各贴1次，第3年中伏及立冬日再贴1次，如出现局部灼热难忍可以结束贴敷。

疗效：显效（症状基本消失或偶有轻微咳喘，FEV1≥80%预计值，保持3个月以上）21例，有效（有轻微咳喘，但不影响日常生活，FEV1≥60%但≤80%预计值）8例，无效（中重度咳喘，反复发作，FEV1＜60%预计值，影响日常生活）1例。

出处：吕长青.中药内服外敷治疗支气管哮喘缓解期30例[J].实用中医药杂志,2011,27(11):759.

3.支气管哮喘缓解期肺脾气虚证

方法一：麝遂散

穴位：膻中、定喘（双侧）、肺俞（双侧）、膏肓（双侧）。

方药：白芥子、细辛、麝香、甘遂、白芷、延胡索。

操作：益气扶正平喘汤联合冬病夏治穴位贴敷治疗，将以上药物用姜汁调和，贴于以上穴位，贴敷时间“三伏”每“伏”的第1天，每隔10天贴1次，“三九”每“九”的第1天，每隔9

天贴 1 次，贴敷每次均贴 0.5～2h。

疗效：该方法对哮喘缓解期患者临床症状和肺功能 FEV1 指标的改善效优，且使用安全，未见明显不良反应，值得临床深入研究和推广。

出处：陆兵，杨志强，师董芳，等．益气扶正平喘汤联合冬病夏治穴位贴敷治疗支气管哮喘缓解期 40 例临床研究 [J]. 江苏中医药，2011,43(8):38–39.

方法二：芥辛散

穴位：天突、大杼（双侧）、肺俞、膏肓。

方药：白芥子 15%、甘遂 30%、细辛 15%、白芷 15%、黄芩 15%、肉桂 5%、生姜 5%。

操作：上药研为细末（过 80 目筛），用姜汁调制，做成直径 2cm 的药饼（约含生药 5g），贴在以上穴位，医用胶布固定，每次贴敷 4h，每周 2 次。

疗效：该方法治疗哮喘肺脾气虚证疗效确切，可较好地减轻患者的咳嗽或喘息、气短或胸闷等症状并改善呼吸功能，减轻气道炎症。

出处：刘佳玉，折哲，龚亚斌，等．黄芩咳喘散敷贴干预支气管哮喘肺脾气虚证患者的临床疗效观察 [J]. 世界临床药物，2021,42(9):785–791.

方法三：细遂散

穴位：定喘穴、肺俞穴、肾俞穴、列缺穴、膏肓穴。

方药：细辛 5g，甘遂 5g，地龙 5g，炙麻黄 5g，白芥子 10g，延胡索 10g。

操作：健脾补肺方联合穴位贴敷治疗，将上述药材研磨成末，倒入姜汁搅拌成膏状，分别敷于以上穴位，每次敷 2h，每天 1 次，连续治疗 30 天。

疗效：共 55 例，显效 48 例，有效 5 例，无效 2 例，总有效率为 85.45%。

出处：皇运祥．健脾补肺方联合穴位贴敷治疗支气管哮喘肺脾气虚证的效果 [J]. 河南医学研究，2021,30(36):6851–6854.

4. 支气管哮喘缓解期气虚阳虚型

方法：芥胡散

穴位：肺俞、中府、定喘、足三里、膏肓。

方药：白芥子、细辛、甘遂、延胡索。

操作：将以上药物磨成粉末，用新鲜生姜汁将药粉末调成糊状（现配现用），贴敷于以上穴位，交替使用，于每年夏季入伏的第 1 天开始贴敷，每隔 9 天更换 1 次，控制贴敷的时间在 4～6h，贴敷频率为每 9 天 1 次，每年贴敷 3 次为 1 个疗程。

疗效：共 45 例，治愈 33 例（73.33%），显效 6 例（13.33%），有效 5 例（11.11%），无效 1 例（2.22%），总有效 44 例，总有效率为 97.78%。

出处：黄晓颖，韦蔚，吴远鹏．益气固本汤合俞募配穴敷贴治疗支气管哮喘的疗效研究 [J]. 临床医药文献电子杂志，2017,4(43):8467–8468.

5. 支气管哮喘缓解期肺肾两虚证

方法一：细姜散

穴位：大椎、天突。

方药：细辛、白芥子、附子、生姜等。

操作：穴位贴敷结合穴位注射治疗，将药物打细粉后加鲜姜汁调成糊状，制成直径为 1.5cm 的药饼，使用时将制备好的药饼平放于胶布上，贴于大椎和天突两穴，贴敷时间为 4h，每周 2 次。

疗效：该方法能够较好地缓解患者的临床症状，改善患者的肺功能，提高患者的生活质量。

出处：张瑾，顾怡中，于素霞．穴位贴敷结合穴位注射治疗支气管哮喘缓解期疗效观察 [J]. 上海中医药大学学报，2014,28(3):36–38.

方法二：芥遂散

穴位：肺俞（双侧）、脾俞（双侧）、心俞（双侧）、膈俞（双侧）、肾俞（双侧）。

方药：白芥子 6g，细辛 3g，甘遂 3g，延胡索 6g，乳香 6g，小茴香 6g，沉香 3g，肉桂 3g 等。

操作：上药为 1 料量，共研极细末，瓷瓶收藏备用，每次用生姜汁将上药末调成糊状，用追风膏贴于穴位上，每穴用药末 5g，至伏天结束，贴敷时间一般贴每次 3～6h，夏令初伏起贴，隔 10 天贴 1 次，连贴 3 次为 1 个疗程。

疗效：共 34 例，临床控制 17 例，显效 10 例，好转 4 例，无效 3 例，显效率 79.41%，总有效率为 91.18%。

出处：史锁芳，王德钧，徐静，等．补肺强卫益肾固本方内服配合穴位贴敷防治支气管哮喘的临床观察 [J]. 四川中医，2013,31(1):98–100.

方法三：芥辛散

穴位：肺俞（双侧）、脾俞（双侧）、定喘（双侧）、肾俞（双侧）。

方药：白芥子 10g，延胡索 10g，甘遂 5g，细辛 5g，冰片 3g，白芷 10g。

操作：在按常规治疗的同时，采用穴位贴敷治疗，将以上药物共研细末，用生姜汁和芝麻油调成糊状，分做成直径 2cm、厚 0.5cm 大小的药饼，干湿适中，贴敷于以上穴位，并准备 2～3cm^2 胶布将药饼固定于穴位上，贴敷时间为每年初伏、中伏、末伏的第 1 天，上午 10 时至下午 14 时，每年共贴 3 次，每次贴敷持续 2～4h，3 次为 1 个疗程，连续 2 年。

疗效：共 37 例，显效 20 例，好转 10 例，无效 7 例，总有效率为 81.1%。

出处：杨湘华，郑新平，祝凯．穴位敷贴治疗护理支气管哮喘（肺肾两虚证）的疗效观察 [J]. 湖北中医杂志，2014,36(12):54.

方法四：芥胡散

穴位：大椎、天突、膻中、定喘（双侧）、肺俞（双侧）、肾俞（双侧）、脾俞（双侧）、膏肓（双侧）、足三里（双侧）。

方药：白芥子 220g，延胡索 220g，细辛 160g，干姜 160g，半夏 160g，肉桂 160g。

操作：将以上药物打成细粉，混匀，再以鲜生姜绞出的生姜汁将药粉调成湿度适中的药膏，取适量药膏置于外用透气胶布上，将贴敷膏贴敷于穴位之上，2～4h 揭去如贴敷过程中皮肤出现痒等不良反应，可随时揭下，每隔 1 天 1 次，治疗 40 天为 1 个疗程。

疗效：共 30 例，显效 20 例，好转 6 例，无效 4 例，总有效率为 86%。

出处：王婵．补肾益肺法联合穴位敷贴治疗支气管哮喘缓解期的疗效分析 [J]. 继续医学教育，2016,30(12):162-164.

6. 支气管哮喘缓解期肺肾阴虚症

方法：辛芥散

穴位：大椎、天突。

方药：细辛 15g，白芥子 26g，附子 15g，生姜 20g。

操作：在基础治疗上以穴位贴敷结合穴位注射治疗，将诸药研磨为细粉状，加入适量鲜姜汁调为糊状，制为药饼，贴敷时在胶布上平放药饼，在大椎穴、天突穴上贴敷，每次 4h，每周 2 次。

疗效：共 35 例，显效 19 例，好转 14 例，无效 2 例，总有效 27 例，总有效率为 94.29%。

出处：周娟．穴位敷贴结合穴位注射治疗支气管哮喘缓解期的临床分析 [J]. 北方药学，2018, 15(11):38-39.

7. 支气管哮喘缓解期肾阳虚证

方法：附戟散

穴位：天突、大椎、肺俞（双侧）。

方药：熟附块 2g，巴戟天 2g，补骨脂 2g，麻黄 1g，丁香 0.6g，肉桂 0.6g 等。

操作：将以上药物各研为细末，过 120 目筛，用姜汁调制成稠糊状做成直径为 2cm 的锥状药饼，然后用 7cm×10cm 敷料固定于相应穴位，一般 4～6h 局部皮肤发红甚则发疱，如有皮肤溃破者局部涂以甲紫，在治疗期间，除急性发作时予相应处理外，不用其他药物治疗，疗程夏季 7—9 月，每周 2 次，共 8 周。

疗效：103 例患者治疗后显效 80 例，有效 15 例，无效 8 例，总有效率为 92. 23%。患者咳嗽、咯痰、气喘症状明显改善。

出处：徐君逸，陈晓勤，陈利清，等．阳虚哮喘敷贴方冬病夏治穴位贴敷治疗支气管哮喘疗效观察 [J]. 临床合理用药杂志，2013,6(4):87.

8. 支气管哮喘缓解期气虚血瘀型

方法：芥胡散

穴位：天突、大椎、定喘（双侧）、肺俞（双侧）、膈俞（双侧）、肾俞（双侧）。

方药：白芥子、延胡索、细辛、苏子、肉桂、麻黄。

操作：穴位贴敷联合益气活血方，上药共研细末，以姜汁调成膏状敷于以上穴位，一般贴敷 2～4h，于三伏天初、中、末伏当日贴敷。

疗效：60 例患者中临床控制 19 例，显效 22 例，好转 13 例，无效 6 例，总有效率为 90%。

出处：刘永平，崔蕊，丁强．穴位贴敷联合益气活血方治疗气虚血瘀型哮喘 120 例临床观察 [J]. 云南中医中药杂志，2015,36(9):43-44.

9. 支气管哮喘急性发作期

方法一：吴茱萸散

穴位：定喘（双侧）、肺俞（双侧）、曲池（双侧）、丰隆（双侧）。

方药：吴茱萸。

操作：在基础治疗上加用穴位贴敷治疗方法，将吴茱萸粉贴敷于上述穴位，每 2 天 1 次，4 次为 1 个疗程。

疗效：使用自血穴位注射或穴位贴敷疗法均能更好地改善哮喘发作期症状，有利于控制哮喘，比单纯使用西药更有效，值得在临床上发展应用。

出处：蔡彦，林黄果，陈创荣，等．自血疗法与穴位贴敷治疗支气管哮喘临床疗效及 ACT 的观察 [J]. 时珍国医国药 ,2014,25(6):1421–1422.

方法二：芥辛散

穴位：肺俞（双侧）、膈俞（双侧）、天突、定喘（双侧）、膻中。

方药：寒哮用白芥子、细辛、延胡索、白芷、小茴香、甘遂；热哮用白芥子、大黄、苦参、白及、冰片；虚哮用沉香、肉桂、补骨脂、小茴香。

操作：将以上药物研成细末，用生姜汁调成膏状，做成黄豆大小，置于 3cm × 2cm 大小的医用胶带上贴敷于患者以上穴位，成人每次贴 3～6h，每年夏令初伏起贴，隔 7～10 天 1 次，至末伏为止，3 年为 1 个疗程。

疗效：在夏季三伏天进行中药穴位敷贴可以改善患者咳嗽、喘息、咯痰等症状，减少发作次数、住院次数，取得确切的疗效。

出处：刘龙群，徐丽华，戴嘉．中药穴位敷贴治疗支气管哮喘的疗效观察 [J]. 中国中医急症 ,2012,21(10):1573,1579.

方法三：芥遂散

穴位：肾俞（双侧）、肺俞（双侧）、定喘（双侧）；体虚易感冒者加贴大椎、足三里；以喘为主者加贴定喘、涌泉；痰多者加贴丰隆穴；以咳为主加天突、列缺。

方药：白芥子 9g，细辛 6g，甘遂 6g，延胡索 9g。

操作：研为细末，取适量药粉，用生姜汁调为直径约 4cm，厚 0.5cm 的药饼贴敷以上穴位，纱布覆盖，每 2 天换药 1 次，15 天为 1 个疗程。

疗效：50 例中治愈 21 例，好转 22 例，无效 7 例，总有效率为 86%。

出处：王俊．穴位贴敷治疗支气管哮喘急性发作 50 例 [J]. 中国中医急症 ,2003(2):173.

10. 支气管哮喘急性发作期冷哮证

方法一：芥龙散

穴位：肺俞（双侧）、肾俞、膏肓、定喘。

方药：白芥子、地龙、甘遂、黄芩、防风。

操作：将以上药物碾末用生姜汁制成 1cm × 1cm，厚 0.5cm 的药饼，分别贴于以上穴位，每年夏季初伏、中伏、末伏开始，2～3 天贴 1 次，8 次为 1 个疗程。

出处：柏晋梅，杨爱枫．三伏天中药穴位贴敷治疗支气管哮喘的临床研究 [J]. 山西中医学院学报 ,2010,11(5):51–53.

方法二：芥遂散

穴位：列缺、肺俞、定喘、膏肓。

方药：白芥子 18g，甘遂 18g，延胡索 10g，细辛 10g，半夏 8g。

操作：小青龙汤加减辅助穴位贴敷治疗，将以上药物与姜汁混合制成药饼，贴敷于以上穴位，以胶布固定，贴敷 45min 后取下，以局部有红晕且微痛为度，每 2 天 1 次，14 天为 1 个疗程。

疗效：13 例得到临床控制，15 例显效，4 例无效，有效率为 87.5%，复发 5 例，其复发率为 15.63%。

出处：杨晓碧，廖景峰，胡系伟．小青龙汤加减辅助穴位贴敷治疗哮喘 96 例临床疗效研究 [J]. 时珍国医国药 ,2010,21(6):1555–1556.

方法三：芥辛散

穴位：肺俞（双侧）、肾俞（双侧）、定喘（双侧）、膻中、天突。

方药：白芥子、细辛、甘遂、延胡索。

操作：射干麻黄汤加减联合穴位贴敷治疗，每周 1 次，每次 2h，有发红、起疱者，提前揭下。

疗效：射干麻黄汤加减联合穴位敷贴治疗支气管哮喘的临床效果显著，值得在临床推广。

出处：于国强，丁晓欢，李明飞．射干麻黄汤加减联合穴位敷贴治疗支气管哮喘发作期的临床疗效观察 [J]. 中国现代药物应用 ,2015, 9(11): 58–60.

方法四：白胡散

穴位：大椎、肺俞、膏肓、定喘。

方药：细辛、白芥子、延胡索、甘遂等。

操作：将以上药物研成的粉末用鲜姜汁调成

糊状，做成直径约 1cm 的圆饼置于 2cm×2cm 胶布上，消毒穴位皮肤，然后固定于以上穴位，每次贴敷 2～6h 后去除，每 7 天 1 次，共 4 次，4 周为 1 个疗程。

疗效：共 50 例，显效 25 例，有效 22 例，无效 3 例，总有效率为 94%。

出处：宁红梅，谢雄，吕国雄．小青龙汤联合穴位敷贴治疗寒饮型哮喘的 50 例临床疗效观察 [J]. 实用中西医结合临床 ,2016,16(9):11–13.

方法五：蒜黄散

穴位：肺俞、脾俞、肾俞、定喘。

方药：芒硝、大蒜、大黄。

操作：将以上药物研细后加生姜汁调成膏状，贴于以上穴位，每次 5h，每天 1 次。

疗效：温补固元汤联合穴位贴敷可改善寒哮证 BA 患者气道重塑指标与肺功能，且安全性较高。

出处：胡崇春．温补固元汤联合穴位贴敷在寒哮证支气管哮喘治疗中的应用 [J]. 实用中西医结合临床 ,2021,21(16):54–55.

11. 支气管哮喘急性发作期热哮证

方法一：芥胡散

穴位：1 组为天突、大椎、肺俞（双侧）、脾俞（双侧）、肾俞（双侧）、足三里（双侧），如果病情重或有肺心病，加厥阴俞、心俞。2 组为膻中、丰隆（双侧）、定喘（双侧）、魄户（双侧）、意舍（双侧）、志室（双侧），如果病情重或有肺心病者加膏肓、神堂。

方药：白芥子、延胡索、细辛、甘遂等。

操作：将以上药物按 2∶2∶1 的比例研粉，用生姜汁调成膏状，取一小团放在穴位上用 8cm×8cm 的纸胶贴将药压平贴封，再在贴好的膏药上用纸胶带加固 1～2 条，每伏 1 次，三伏共 3 次，连续治疗 3 年，第 1 次取第 1 组穴位，第 2 次取第 2 组穴位，第 3 次再取第 1 组穴位。

疗效：共 35 例，临床控制 3 例（8.57%），显效 18 例（51.43%），好转 13 例（37.14%），无效 1 例（2.86%），总有效率为 97.14%。

出处：卢意梅．三伏天穴位贴敷治疗支气管哮喘缓解期 35 例总结 [J]. 湖南中医杂志 ,2011, 27(3):17–19.

方法二：桂胡散

穴位：肺俞、肾俞、定喘、脾俞等。

方药：肉桂 6g，甘遂 6g，延胡索 6g，芥子 6g，法半夏 6g，细辛 3g。

操作：在西医治疗基础上加用穴位贴敷联合加味小青龙汤治疗，将以上药物研磨成粉，加以姜酊将中药粉调成膏状物备用，将膏状中药贴敷上去，并用纸质胶对贴敷的穴位进行粘贴处理，每天 1 次，每次贴敷 6h 以上。

疗效：该方法可降低患者血清 Eotaxin、TGF-β1、IL-8 水平，有效抑制气道重塑及炎症反应，进而改善其中医症状及肺功能，临床疗效显著。值得临床进一步进行多中心、大样本量的研究与应用。

出处：罗乐，户海宁，王盛龙．穴位贴敷联合加味小青龙汤治疗支气管哮喘急性发作期的效果 [J]. 辽宁中医杂志 , 2023, 50(7): 212–215.

方法三：细遂散

穴位：肺俞、定喘、风门、天突等。

方药：甘遂 15g，细辛 6g，白芥子 6g，丁香 20g。

操作：上药粉碎为末，姜汁调成小饼状贴敷，6h 后予以清除。

疗效：临床控制率为 50%，显效率为 40%，有效率为 5%，无效率为 5%，总有效率为 95.00%。

出处：王丹霞．穴位贴敷治疗支气管哮喘发作期 [J]. 光明中医 ,2013,28(3):541–544.

12. 支气管哮喘急性发作期外寒内饮型

方法：青龙贴

穴位：肺俞、华盖、膻中、神阙。

方药：麻黄、地龙、桂枝、白芍、干姜、细辛、川乌、五味子、半夏、葶苈子、甘草。

操作：取桂枝、细辛枝、细辛粗末，分别置蒸馏器中，加入 10～20 倍水，加热至沸，保持微沸状态将油提完全为止 (提油量：桂枝 1.2%、细辛 2.4%) 保存药渣、药液。将麻黄、葶苈子、川乌、地龙、五味子、甘草、白芍、桂枝等提油后的药渣、药液一起用煮提法提取 2 次，第 1 次 8 倍量水，煮沸 2h，第 2 次 6 倍量水，煮沸 2h 滤取药液。再将半夏、于姜用 6 倍量 70% 乙醇按渗滤二滤法提取吸取滤液，回收乙醇静置。合并上述药液浓缩，加入挥发油。加高岭土、甘油、整甲基纤维素钠、氮酮混匀涂布在背村上，盖上衬，切割分开即可。将青龙贴贴敷于肺俞、华盖、膻中、神阙穴位，每天1贴，14天为1个疗程。

疗效：共300例，临床控制96例（32%），显效75例（25%），好转108例（36%），无效21例（7%），总有效率为93%。

出处：王立军，韩桂芝，王集贤，等．青龙贴穴位敷贴法治疗支气管哮喘300例[J]. 中国中医药科技，1998(3):177.

13. 支气管哮喘慢性持续期寒痰阻肺型

方法：甘芥散

穴位：天突、大杼（双侧）、肺俞、膏肓。

方药：白芥子15%、甘遂30%、细辛15%、白芷15%、黄芩15%、肉桂5%等。

操作：在给予基础治疗的同时加用咳喘散穴位贴敷，上药研为细末（过80目筛），用姜汁调制，做成直径2cm的药饼（约含生药5g），将药饼分别贴在天突、双侧大杼、肺俞、膏肓穴，医用胶布固定，每次贴敷4h，每周2次，连续治疗6周。

疗效：该方法能减轻哮喘的临床症状，减少哮喘发作次数，改善支气管哮喘慢性持续期轻、中度患者的肺功能，提高哮喘的临床控制水平，其临床疗效显著，值得进一步临床推广应用。

出处：喻晓，石克华，折哲，等．咳喘散穴位敷贴治疗支气管哮喘慢性持续期临床疗效观察[J]. 辽宁中医杂志，2012,39(5):876–878.

14. 支气管哮喘慢性持续期寒饮伏肺型

方法一：苏芥散

穴位：天突、膻中、大椎、定喘、肺俞、脾俞、肾俞等。

方药：苏子、白芥子、莱菔子、射干等。

操作：中药穴位贴敷联合布地奈德，每年冬天“三九”的三天通过皮肤给药的给药途径，在相关穴位上进行治疗，每次给予贴药4h，以局部发红为佳，皮肤无反应不影响疗效，患者亦可适当延长治疗时间，皮肤敏感者可减少贴敷时间。

疗效：该方法对于缓解哮喘症状，延长发病间隔疗效均较优，并且操作简单，使用方便。

出处：陈红，刘陈．三九贴敷疗法治疗支气管哮喘120例观察[J]. 内蒙古中医药，2011,30(18):35–36.

方法二：芥麻散

穴位：定喘（双侧）、肺俞、膏肓。

方药：白芥子、炙麻黄、细辛、延胡索、甘遂、法半夏等。

操作：将以上药物各等分研末，过80目筛，以生姜汁适量调成糊状，置于4cm×4cm的抗过敏胶布上，摊成直径约1cm、厚度约2mm的圆形药饼，于中心点置1粒直径0.2cm大小的麝香后贴于选穴处，每次贴敷2～6h，以局部皮肤发红、起细小水疱为度，若有水疱溃破者局部涂以碘伏以防感染。

疗效：复方白芥子制剂穴位贴敷治疗支气管哮喘作用明确，无须每天去医院进行治疗，为患者节约了时间，省去劳顿之苦，受到医者和患者的欢迎，值得临床推广使用，表明此治疗方法在治疗支气管哮喘的外治法治疗中具有一定的价值。

出处：夏敏，史红，宋晓平．“三九天”穴位贴敷治疗支气管哮喘的临床研究[J]. 新疆中医药，2009,27(4):25–27.

15. 支气管哮喘慢性持续期气虚痰郁型

方法：桂姜散

穴位：肺俞（双侧）、定喘（单侧）、天突。

方药：花椒、肉桂、干姜、制甘遂、制延胡索、白芥子、细辛、公丁香、猪牙皂等。

操作：加味二麻四仁汤联合穴位贴敷治疗，将药膏贴于穴位上，用中频治疗仪，治疗20min。

疗效：治愈18例、显效7例、有效4例、无效1例。加味二麻四仁汤联合穴位敷贴治疗气虚痰郁型支气管哮喘慢性持续期，临床效果显著，值得推广。

出处：吴志涛．加味二麻四仁汤联合穴位敷贴治疗气虚痰郁型支气管哮喘慢性持续期的临床观察[J]. 中西医结合心血管病电子杂志，2019,7(18):148–149.

16. 咳嗽变异性哮喘

方法一：苏前散

穴位：天突，肺俞（双侧）、定喘、丰隆、肾俞。

方药：苏子、白前、贝母、莱菔子、桑白皮、款冬花、沉香、甘草。

操作：将以上药物各等粉碎成粉末，加蜂蜜调匀成糊状，制成直径 2cm，厚 2mm 的中药糊状饼，均匀涂敷于医学上可以接受的无菌胶布上，分别于中国农历一伏、二伏、三伏的前 7 天的 5—9 时敷于上述穴位，留置 4h 后揭下，7 天为 1 个疗程，连续治疗 3 个疗程。

疗效：治疗组痊愈 3 例，显效 9 例，有效 44 例，无效 6 例，总有效率为 90.32%。

出处：李淑玲，杨丽华，马春 . 三伏天外用中药穴位贴敷治疗老年咳嗽变异性哮喘的疗效 [J]. 中国老年学杂志 ,2014,34(24):7103–7104.

方法二：白菔散

穴位：命门、肺俞、大椎、膈俞、心俞；若情况严重，配风门、膏肓、天突、定喘、百劳。

方药：莱菔子、白芥子、细辛、麻黄、延胡索、苏子。

操作：将以上药物按 1：2：1：1：2：1 比例进行研磨，用姜汁将 15g 研磨后的细末调成膏药进行贴敷，一般每次 5h，2 天贴 1 次。

疗效：该方法取得了显著的疗效，明显提高了患者治疗的有效率，达到标本兼治的效果，有效地提高人们的生活质量，值得临床上大量推广使用。

出处：韩晓华，王玉丽，马宝银，等 . 风咳方联合穴位贴敷治疗咳嗽变异性哮喘临床观察 [J]. 四川中医 ,2016,34(1):123–124.

方法三：芥遂散

穴位：定喘（双侧）、肺俞、肾俞。

方药：白芥子、甘遂、细辛、葶苈子、延胡索、洋金花、冰片。

操作：将以上药物按 2：2：2：2：2：2：1 比例，研细末，过 120 目筛，以鲜姜汁适量调成泥膏密封备用，将药捏成 5g 左右的丸，置于 6cm × 4cm 大小胶布中心，6 块贴膏分别贴在以上穴位，5～10min 后患者自觉穴位部位发热，渐渐明显灼热、灼痛，根据情况 2～3h 取下，4h 贴 1 次，连贴 3 次为 1 个疗程。

疗效：咳嗽变异性哮喘发病与体质有关，多是过敏体质，免疫功能较低。穴位贴敷通过药物、经络、腧穴的综合作用提高机体免疫力，增强体质，达到从根本上治疗的目的。

出处：郑彩霞 . 调肝肃肺方配合穴位贴敷治疗咳嗽变异性哮喘 [J]. 中国民间疗法 ,2014, 22(1):50–51.

方法四：麻芥散

穴位：天突、大椎、肺俞、脾俞、肾俞等。

方药：麻黄、白芥子、细辛、甘遂、延胡索、麝香。

操作：将以上药物按比例研成细末，再经调和制成软膏状而成，治疗时将咳喘膏 5g 置于专用贴敷胶布中心部位上，内径约 1～1.5cm，贴敷于以上穴位，每次贴敷 2～6h，2 天 1 次，共 7 次，2 周为 1 个疗程。

疗效：共 46 例，临床控制 28 例，显效 5 例，好转 10 例，无效 3 例，总有效率为 93.5%。

出处：马向明，任莉赟 . 咳喘膏穴位贴敷治疗咳嗽变异型哮喘 46 例疗效观察 [C]// 中国针灸学会 (China association of acupunture-moxibustion). 中国针灸学会 2009 学术年会论文集（下集）. 2009:326–328.

17. 咳嗽变异性哮喘肺脾气虚证

方法一：延芥散

穴位：肺俞（双侧）、心俞（双侧）、膈俞（双侧）、大椎、膻中、天突。

方药：白芥子 12g，甘遂 12g，延胡索 10g，细辛 10g。

操作：穴位贴敷联合拔罐治疗，按上述药物比例配伍，共研细末，用生姜汁和香油调成糊状，每穴贴敷约 5g，外用胶布固定。

疗效：临床治愈 18 例，占 50.0%；显效 13 例，占 36.1%；有效 2 例，占 5.6%；无效 3 例，占 8.3%，总有效率为 91.7%。

出处：董左成，王秀玲 . “冬病夏治”穴位贴敷及拔罐治疗咳嗽变异性哮喘临床观察 [J]. 新中医 ,2013,45(1):107–108.

方法二：芥遂散

穴位：肺俞（双侧）、心俞、膈俞。

方药：芥子、甘遂、百部、细辛、洋金花。

操作：自拟桔梗蜈蚣散配合穴位贴敷，将以上药物研细末，按 12：9：9：9：9 比例混合，密封备用，贴敷时将药粉加生姜汁、少许黏附剂混合均匀，贴敷于以上穴位，每穴 3g，头、中、末伏第1天各贴1次，若中伏20天，则第3次贴敷提前10天。

疗效：共52例，临床治愈14例，显效16例，有效18例，无效4例，总有效率为92.31%。

出处：蒲朝晖，牛伟平，蒲勤，等.自拟桔梗蜈蚣散配合穴位敷贴对咳嗽变异型哮喘缓解期的治疗作用[J].中国中医药信息杂志，2014,21(2):95-97.

18. 咳嗽变异性哮喘肺经郁热型

方法：延芥散

穴位：定喘、肺俞、脾俞、风门等。

方药：延胡索7g，白芥子7g，细辛4g，甘草4g。

操作：麻杏石甘汤配合中药贴敷疗法，将药研磨成粉后，加入生姜汁、食醋，搅拌均匀，制作成膏状物，将膏状物分别贴在以上穴位处，并用医用胶带固定，2周为1个疗程。

疗效：观察组显效14例，有效32例，无效4例，总有效率为92.0%。

出处：吴春霞，苏杰.麻杏石甘汤配合中药贴敷疗法治疗咳嗽变异性哮喘50例[J].中医临床研究，2017,9(5):23-24.

19. 咳嗽变异性哮喘风邪犯肺证

方法：杏苏散

穴位：膻中、中脘、天突、关元等。

方药：白芥子、杏仁、苏子、紫苏、麻黄、甘草。

操作：将以上药物按照0.05：1：1：1：1：1比例将上述药物磨成粉末状，加食醋、姜汁调成糊状，将药物置于胶布粘面正中，贴敷于上述腧穴，每周2次，连续治疗2周。

疗效：40例患者经过治疗后，14例治愈，19例显著缓解，6例进步，1例无效。治疗总有效率为97.50%。

出处：杨宴席，谢红伟.疏风宣肺止咳汤联合穴位贴敷治疗风邪犯肺证咳嗽变异性哮喘患者的效果[J].河南医学研究，2020,29(19):3571-3572.

20. 咳嗽变异性哮喘风燥犯肺证

方法：果薄散

穴位：定喘（双侧）、肺俞（双侧）、脾俞（双侧）、肾俞（双侧）、璇玑。

方药：白果10g，薄荷冰10g，玄参10g，细辛5g，荆芥10g，防风10g，白芥子10g，皂角10g，麦冬15g，生地黄10g，丹参15g，僵蚕10g，全蝎4g，百部20g，木蝴蝶10g，桔梗10g，牛蒡子10g，诃子10g。

操作：将以上药物制成膏剂，以透气贴膜作为褙，以防过敏，贴于以上穴位，10天为1个疗程，连用3个疗程。

疗效：该方法治疗前后的各项指标比对显示，应用本药不但能治愈和改善咳嗽变异性哮喘的临床症状，而且能明显降低气道的高反应，改善气道的高反应状态，提高患者的生活质量。

出处：王淑英，丁静，杨环玮.白冰方穴位贴敷治疗咳嗽变异性哮喘临床观察[J].四川中医，2014,32(1):103-104.

21. 咳嗽变异性哮喘寒热错杂证

方法：细麻散

穴位：肺俞（双侧）、心俞（双侧）、膈俞（双侧）、天突、大椎。

方药：细辛、麻黄、川椒、栀子、干姜、延胡索、白芥子。

操作：将以上药物以比例为1：1：1：2：2：3：3研为细末，加入适量的姜汁、熟蜜，调匀成糊状，制成直径为1cm，厚度为0.2cm的圆形药饼备用，贴敷于穴位上，用医用胶布固定，隔天贴敷1次，每次3～6h，连续贴敷2周。

疗效：120例患者经过治疗后，显效66例，有效35例，无效13例，总有效率为89.1%。

出处：田雪秋，席中原，蔡鸿彦.温脏透邪法穴位贴敷治疗咳嗽变异性哮喘疗效评价[J].中国社区医师，2019,35(34):93-94.

22. 咳嗽变异性哮喘肺脾气虚证

方法一：芥遂散

穴位：肺俞（双侧）、心俞（双侧）、膈俞（双侧）、大椎、膻中、天突。

方药：芥子12g，甘遂12g，延胡索10g，细辛10g。

操作：按上述药物比例配伍，共研细末，用生姜汁和香油调成糊状，每穴贴敷约5g，外用胶布固定。

疗效：105例患者经过治疗后，临床治愈38例，占36.2%；显效52例，占49.5%；有效8例，占7.6%；无效7例，占6.7%。总有效率93.3%。

出处：王秀玲，董左成，刘化峰．“冬病夏治”穴位贴敷拔罐防治咳嗽变异性哮喘的临床观察[J]. 河北中医，2013,35(7):980–981.

23. 过敏性哮喘

方法一：麻辛散

穴位：发作期选肺俞、风门、定喘；缓解期选肺俞、膏肓、肾俞。

方药：1 号方为麻黄 10g，细辛 10g，荆芥 10g，杏仁 10g，五味子 10g，延胡索 10g，甘遂 10g，白芥子 30g。2 号方为鱼腥草 10g，柴胡 10g，地龙 10g，冰片 10g，葶苈子 10g，黄芩 10g，斑蝥 30g。3 号方为淫羊藿 10g，补骨脂 10g，黄精 10g，黄芪 10g，山药 10g，川芎 10g，法半夏 10g，白芥子 30g。

操作：肺寒、肺热分别予以 1 号方、2 号方，肺气虚、肾阳虚和肾阴虚均以 3 号方为基础辨证加减，贴药时间每周 1 次，每次 4～8h，4 周为 1 个疗程。

疗效：临床控制 21 例，显效 30 例，好转 22 例，无效 15 例，总有效率为 83.0%。

出处：赖新生，李月梅，范兆金，等．穴位敷贴治疗过敏性哮喘 209 例疗效分析 [J]. 中医杂志，1999(11):663–664,5.

方法二：麻芥散

穴位：发作期选大椎、风门、定喘；缓解期选肺俞、膏肓、肾俞。

方药：麻黄、细辛、甘遂、延胡索、川芎、白芥子。

操作：前 5 味药与白芥子（生炒共用）按 1∶3 的比例研成粉末，用时以老生姜末调成糊状，将 0.1～0.2g 的麝香加入糊中，拌匀制成 1cm × 1cm 的贴敷，贴于以上穴位，以药用胶布固定，每次据患者耐受程度贴药 4～8h，7 天 1 次，4 次为 1 个疗程。

疗效：经穴位敷贴治疗后，哮喘患者的症状明显改善，治疗效果显著。

出处：王俊伏．穴位敷贴治疗过敏性哮喘的临床研究 [J]. 河南中医学院学报，2006(5):38–39.

方法三：麻半散

穴位：定喘、肺俞、合谷（双侧）、太冲（双侧）、肾俞、足三里、丰隆等。

方药：麻黄、半夏、黄芩、川芎、白芥子。

操作：将以上药物研成粉末，用时以生姜末调成糊状，拌匀，制成 0.5cm × 0.5cm 的贴敷贴，将贴敷贴敷于选取穴位之处，以药用胶布固定，每次据患者耐受程度贴药 2～8h，夏季 2h，冬季 6h 左右，7 天 1 次，4 次为 1 个疗程。

疗效：该方法哮喘患者症状明显改善，临床控制率和有效率均较高，证明了冬病夏治穴位贴敷治疗过敏性哮喘具有良好的疗效，对于治疗哮喘，穴位贴敷疗法是一种实效、安全、方便、不良反应小的治疗方法。

出处：李亚杰．冬病夏治合护理及穴位贴敷法治疗过敏性哮喘的临床观察 [J]. 中医药信息，2012,29(1):87–88.

【按语】

《理瀹骈文》曰：“切于皮肤，彻于肉理，摄于吸气，融于津液。”对于穴位贴敷治疗疾病，古人认为可以通过中药的气和味，直接作用于病所或由经脉进入人体的相关脏腑。因此，贴敷用药疗法和运用针灸经络穴位治病的方法虽不一样，但其道理是一致的。穴位贴敷治疗哮喘疾病，可以说是以中医基础理论为基本指导思想，结合经络学说内容，以经络为纲目，以腧穴为枢纽，遵循针灸学的基本取穴原则，选取有效的中药，以对症的药物刺激对症的穴位，使得药力和穴力最大限度发挥以直达病所，输布于人体的周身，既可调节人体阴阳平衡，经络气血强弱，又可起到化痰、降气、平喘的作用，从而防治哮喘之疾患。然而，现代临床上，穴位贴敷疗法治疗哮喘多针对疾病的缓解期，主要采用补肺、健脾、益肾、扶正祛邪之法。临床上穴位贴敷治疗哮喘的报道繁多，不仅有穴位贴敷及其他治疗方法临床效果的对比研究，还有不同穴位贴敷方法之间的对比疗效研究。从实际运用来看，穴位贴敷治疗哮喘疗效较为理想，在运用穴位贴敷疗法治疗哮喘疾病时，不但可以单独使用此法，还联合运用治疗本病，如穴位贴敷配合针刺、贴药结合、穴位贴敷配合穴位注射疗法等。这些联合治疗的方法，对治疗哮喘的效果更加显著。

穴位贴敷疗法治疗哮喘，其在方药选择方面，药性多温、寒，药味多归辛、苦。从药物所属类型来看，以化痰止咳平喘药、解表药为主，以芥子、细辛、甘遂、延胡索等药物使用居多，在配伍上以“芥子、细辛”“芥子、甘遂”“细辛、甘遂”等最为常见。药物归经以手太阴肺经、手少阴心经、足少阴肾经、足太阴脾经、足厥阴肝经为主。取穴以足太阳膀胱经和任脉为主，使用最多的穴位为肺俞、定喘、肾俞等，特定穴以背俞穴、八会穴为主，腧穴配伍以大杼与肺俞、丰隆与肺俞、颈百劳与肺俞、丰隆与肺俞等最常见。

（七）高血压

【概述】

高血压是指在静息状态下动脉收缩压和（或）舒张压增高，常伴有心、脑、肾、视网膜等器官功能性或者器质性改变以及脂肪和糖代谢紊乱等现象，分为原发性高血压和继发性高血压。高血压的发生一方面与遗传因素（家族遗传）有关，另一方面可能是后天的环境（肥胖）、饮食、（过分摄取盐分、过度饮酒、过度食用油腻食物）、药物等因素使高级神经中枢调节血压的功能紊乱所引起。中医分为肝阳上亢型、气血亏虚型、痰浊中阻型、肾精不足型等，常伴有头晕、头痛、烦躁、心悸、失眠、注意力不集中、记忆力减退、肢体麻木等症状。高血压的发病率在我国几乎成倍数增长，据中国高血压调查最新数据显示，我国 18 岁及以上居民高血压患病粗率为 27.9%（标化率 23.2%），人群高血压患病率随年龄增加而显著增高，18—24 岁、25—34 岁、35—44 岁的人群高血压患病率分别为 4.0%、6.1%、15.0%，高血压患病率有明显的性别和地域差异体现为：男性高于女性，北方高于南方。

【现代穴位贴敷文献】

1. 肝肾阴虚型

方法一：吴膝散

穴位：涌泉（双侧）。

方药：牛膝 3g，吴茱萸 0.5g。

操作：按需服用降压药物同时应用中药贴敷，将以上药物研为细末，醋调后以纱布覆盖并胶布固定外敷于双侧涌泉穴，第 2 天早晨取下，时长约 9h，每天 1 次，连用 15 天。

疗效：该方法可降低血压，尤其对改善老年人高血压病“晨峰”现象是更有益的。

出处：陈红梅，陈民．中药穴位贴敷治疗老年人高血压病临床观察 [J]. 辽宁中医药大学学报 ,2013,1504:190-191.

方法二：杞决散

穴位：内关、曲池、涌泉、三阴交。

方药：沙苑子、枸杞子、女贞子、决明子、菊花、生地黄。

操作：上述药物等量加白苏子研磨为细末，过 80 目筛，加醋调制，做成膏剂贴于以上穴位，用胶布固定，每天 1 次，于每天夜晚睡前进行贴敷，第 2 天早晨取下。

疗效：该方法能有效缩小脉压差，帮助解决临床使用单纯西药降压时，收缩压、舒张压同时降低的矛盾，改善血流动力学，增加搏排量、心排量，减小搏外周阻力，对临床症状如眩晕头痛、目干目涩、腰膝酸软、心烦失眠、耳鸣健忘改善有显著效果，提高患者生活质量。

出处：焦宁．三子养阴汤穴位贴敷治疗原发性高血压临床观察 [D]. 武汉：湖北中医药大学 ,2012.

方法三：三棱散

穴位：三阴交、内关、涌泉、风池。

方药：三棱、川芎、附子等。

操作：在常规治疗基础上予以三子养阴汤结合穴位贴敷干预，将以上药物研磨成粉末，并干燥下存放备用，贴敷时用白酒和醋将其调制成糊状，选取以上穴位，先对皮肤进行清洁，干后每个穴位用 3g 药物贴敷，每次 1h，治疗 4 周。

疗效：该方法对原发性高血压治疗效果明显，舒张压、收缩压均明显较低，血流动力学指标均明显改善，干预期间不良事件发生率比较轻微，提示在原发性高血压常规治疗的同时予以三子养阴汤结合穴位贴敷干预，有助于提高原发性高血压治疗效果，改善患者血压水平，且不良反应少，临床用药安全可靠。

出处：郑剑波．三子养阴汤合并穴位贴敷治疗原发性高血压患者临床分析 [J]. 中国医学创新 ,2016,13(2):90-95.

方法四：吴参散

穴位：涌泉（双侧）。

方药：吴茱萸 15g，细辛 3g，丹参 15g，红花 12g。

操作：穴位贴敷联合补肾和脉饮治疗，根据需要取适量药物，用专用设备加工成细粉，以白醋调成膏状，每晚睡觉前将温水泡脚后并擦干，用酒精棉球消毒双足底，取敷贴（5cm×3cm）一片，并取配好的药膏敷于敷贴上，厚度0.1～0.3cm，贴敷于双侧脚底涌泉穴上，每晚1次，7天为1个疗程，贴敷2个疗程。

疗效：该方法治疗后患者血压水平较治疗前明显下降，头痛、眩晕、失眠、腰酸、心悸、健忘方面较治疗前明显减轻，显效9例，有效17例，无效4例，总有效率为86.7%。

出处：支应鹏，秦英．穴位贴敷联合补肾和脉饮治疗肝肾阴虚型老年高血压临床观察[J].中医临床研究,2017,9(5):41–42.

方法五：菟莲散

穴位：肝俞、肾俞、涌泉、命门、腰阳关、三阴交、足三里。

方药：山萸肉10g，女贞子6g，菟丝子10g，墨旱莲6g，熟地黄10g，白芍9g，紫石英10g，淫羊藿3g。

操作：将以上药物研成粉末，用陈醋、姜汁、丙二醇、氯酮按一定比例调和，前期的研究表明，穴位贴敷药物现配或常温下10h内使用效果较好，故本次研究的药物每天下午配制1次，患者下午来院领取后贴敷，于晚上睡觉时贴敷，清晨撕掉，每次贴敷时间约8h，5天1个疗程，期间间断2天。贴敷前用医用酒精消毒穴位，在穴位处按摩约0.5min，患者感觉酸、胀、麻，将药物置于敷贴上（3cm×4cm），拇指轻轻按压，使敷贴与皮肤接触紧密。

疗效：共32例，显效12例，有效18例，无效2例，总有效30例，总有效率为93.75%。

出处：许海芹，甘敏勇．中药穴位敷贴对肝肾阴虚型原发性高血压患者血压及临床症状的影响[J].光明中医,2017,32(17):2519–2521.

2.肝阳上亢证

方法一：麻钩散

穴位：神阙、涌泉（双侧）。

方药：天麻9g，钩藤12g，杜仲10g，山栀子9g，黄芩9g，川牛膝12g，桑寄生9g，益母草9g，首乌藤9g，茯神9g，石决明18g。

操作：诸药研成极细粉末混匀，过100目筛，干燥放置备用，贴敷时，每个穴位剂量取5g，并加入冰片0.1g，3个穴位共计15g，用醋调成糊状（5g药粉取2ml醋调和），装入专用贴敷的凹槽内，待患者做好局部清洁后贴于以上穴位。

疗效：穴位贴敷疗法可以改善肝阳上亢证高血压患者眩晕、头痛、口干及口苦等症状且能维持一定的远期疗效，并且改善患者的生活质量，改善患者生理症状、躯体化症状、睡眠状况及工作状态，减轻焦虑、压抑及敌对状态。

出处：刘秀珠．天麻钩藤饮穴位贴敷治疗肝阳上亢证高血压的疗效观察[D].福州：福建中医药大学,2015.

方法二：萸冰散

穴位：涌泉（双侧）。

方药：吴茱萸10g，冰片5g。

操作：穴位按摩联合贴敷疗法，将以上药物研磨成粉末状，以白醋为调和剂，调成糊状贴敷在双侧涌泉穴上，用纱布与胶布固定，每晚睡前敷1次，每次10h。

疗效：穴位贴敷疗法可以改善肝阳上亢证高血压患者眩晕、头痛、口干及口苦等症状且能维持一定的远期疗效，并且改善患者的生活质量，改善患者生理症状、躯体化症状、睡眠状况及工作状态，减轻焦虑、压抑及敌对状态。

出处：何琼霞．穴位按摩联合贴敷疗法对肝阳上亢型高血压病患者降压效果影响的研究[D].福州：福建中医药大学,2013.

方法三：萸芥散

穴位：涌泉、太冲、内关、巨阙等。

方药：吴茱萸、白芥子、钩藤、天麻、川芎。

操作：中药贴敷合并口服厄贝沙坦氢氯噻嗪片，将等量上述药物与适量白醋调成药糊，取1个黄豆大小置于直径约3cm的圆形胶布中央，直接贴敷涌泉、太冲、内关、巨阙等穴位，贴敷的时间为（20～30min，或以局部皮肤充血、潮红为度），贴敷的频率为每天睡前1次。

疗效：该方法可以有效地降低患者的收缩压值、脉压值，和改善其眩晕、头痛、急躁易怒、口干、口苦、便秘、溲赤、五心烦热、耳鸣、失眠健忘、腰酸膝软等临床症状，同时还可以降低患者体内胆固醇、甘油三酯的浓度。

出处：冯华杰．中药贴敷辅助治疗肝阳上亢型原发性Ⅱ级高血压病[D].广州：广州中医药大学,2012.

方法四：萸夏散

穴位：太冲（双侧）、太溪（双侧）、肝俞（双侧）、肾俞（双侧）。

方药：吴茱萸、夏枯草、川芎、川牛膝。

操作：在基础治疗上予以天麻钩藤饮颗粒剂联合穴位贴敷进行干预治疗，以上诸药等量配制，水调成至黏稠状，遂制成药饼填充于穴位贴敷内，贴于以上穴位，早晚各1次，按揉5min，留置2h，治疗4周。

疗效：该方法治疗1级高血压能改善生活质量，疗效显著，中药汤剂具有药力持久、药效全面、标本兼顾、安全系数高等治疗特色，穴位贴敷疗法综合体表经络与中药之功效，起到双重刺激疗效，值得临床推广应用。

出处：孙明祎,王辰,李大鹏,等.天麻钩藤饮联合穴位贴敷治疗1级高血压及对生活质量影响[J].辽宁中医药大学学报,2019,21(6):120-123.

方法五：萸冰散

穴位：涌泉、肝俞、肾俞等。

方药：吴茱萸、冰片粉。

操作：在药物治疗的基础上，予吴茱萸贴敷，用吴茱萸、冰片粉以2∶1比例混合打粉，加醋调成糊状，密封保存，制成1cm×1cm×0.2cm的中药饼，居中放在4cm×4cm的胶布上，贴敷于以上穴位，贴敷时间为酉时至丑时（17时至次日3时），持续时间10h，每天1次。

疗效：该方法能有效降低舒张压与收缩压，降压效果优于单纯口服降压及口服降压联合单纯穴位贴敷的疗法，能有效降低心钠素、肾素、醛固酮、血管紧张素水平，并且对改善患者的伴随症状效果更好。

出处：黄燕芳,向萍.子午流注指导下的穴位贴敷对肝阳上亢型高血压患者血压水平影响的研究[J].北方药学,2016,13(9):146-148.

方法六：萸芥散

穴位：曲池（双侧）、内关（左侧）、涌泉（双侧）、足三里（右侧）。

方药：钩藤、野菊花、吴茱萸、石决明、白芥子。

操作：在西药治疗的基础上，进行穴位贴敷，组方以1∶1∶1∶2∶0.1比例烘干研成100目粉末混匀，用饴糖调成糊状后，放入穴位贴敷制作工具制成药饼每个药饼约2.5g，再用8cm×8cm绵纸包裹后粘贴在7cm×7cm一次性防过敏贴敷中央备用，每天10时将穴位贴贴敷于所取的6个穴位，每天1次，每次6h，连续贴敷4周。

疗效：该方法有降低晨峰血压，改善其临床症状的效果，从而达到平稳降压、减少血压变异的作用。

出处：张雪芳,陆舒婷,张敏,等.时辰穴位贴敷对肝阳上亢型高血压病患者晨峰血压的影响[J].护理学报,2017,24(8):48-51.

方法七：降压方

穴位：涌泉、三阴交、曲池、足三里、神阙。

方药：川牛膝30g，川芎30g，天麻10g，钩藤10g，夏枯草10g，吴茱萸10g，潼蒺藜10g，白蒺藜10g。

操作：给予常规高血压治疗联合降压方穴位贴敷治疗，降压方外贴，贴敷前，把选取穴位皮肤用温水清洁干净，共6贴，每天1次，每次12h，14天为1个疗程。

疗效：60例中显效34例，有效26例，无效0例，加重0例，总有效率为100%。降压方穴位贴敷能够更有效降低肝阳上亢型高血压的血压和尿微量清蛋白水平，明显改善患者眩晕、口干口苦便秘、急躁易怒、失眠健忘和腰酸膝软的临床症状。

出处：杨永华,秦春美,黄春艳.降压方穴位贴敷治疗肝阳上亢型高血压的效果[J].中国当代医药,2018,25(15):114-116.

方法八：釜底抽薪方

穴位：涌泉（双侧）。

方药：吴茱萸、大黄、黄芩、黄连、黄柏、芥子。

操作：常规高血压治疗联合釜底抽薪方贴敷涌泉穴治疗，将以上药物按照5∶3∶3∶3∶3∶3比例加工成细末，过80目筛，用醋调合成膏状备用，取患者双侧涌泉穴，75%酒精常规消毒，取约2g药膏于涌泉穴铺成直径1.5cm的药饼，并用透气医用胶带固定，每天1次，保留6h。

疗效：30例中显效12例，有效13例，无效5例，总有效率为83.33%。

出处：唐文博，陈阳，唐可清．釜底抽薪方贴敷涌泉穴治疗肝阳上亢型原发性高血压的临床研究 [J]. 河北中医，2021,43(10):1632–1635,1639.

方法九：蒺膝散

穴位：涌泉、三阴交、曲池、风池。

方药：吴茱萸 10g，白蒺藜 10g，牛膝 15g，夏枯草 15g，川芎 10g，红花 15g。

操作：常规高血压治疗加用穴位贴敷，贴敷时间为 6～8h，30 天为 1 个疗程。

疗效：共 40 例，显效 18 例，有效 21 例，无效 1 例，总有效 39 例，总有效率为 97.50%。

出处：唐善慈．穴位贴敷治疗难治性高血压疗效观察 [J]. 中西医结合心血管病电子杂志，2019,7(16):193–194.

方法十：吴茱萸散

穴位：三阴交、涌泉、足三里、曲池、神阙。

方药：吴茱萸 10g。

操作：在常规降压基础上联合穴位贴敷治疗，将药材研磨成细粉，并用饴糖调制成膏状，然后贴敷在患者以上穴位，贴敷之前清洁干净局部皮肤，每天贴敷 1 次，每次贴敷 12h，1 个疗程为期 2 周。

疗效：该方法血压控制效果为 97.18%，说明穴位贴敷对肝阳上亢型原发性高血压患者具有十分突出的降压作用。并且 24h 血压、夜间血压以及白昼血压水平均显著降低，表明穴位贴敷对肝阳上亢型原发性高血压患者 24h 动态血压具有积极影响。

出处：李少枝，伍惠玲，陈小军．穴位贴敷对原发性高血压（肝阳上亢型）动态血压的影响 [J]. 名医，2020(13):68–69.

3. 阴虚阳亢型

方法一：萸膝散

穴位：涌泉（双侧）。

方药：吴茱萸 20g，牛膝 15g，细辛 6g，黄连 6g，黄柏 10g，龙骨 30g，牡蛎 30g。

操作：涌泉穴药物贴敷配合耳尖放血治疗，诸药研细末，用醋调和后制成直径约 1.5cm 的药饼，再将药饼直接敷于涌泉穴，以医用通气胶贴固定，每天睡前使用，次日取下，疗程为1个月。

疗效：35 例中显效 25 例，有效 9 例，无效 1 例，总有效率为 97.1%。该方法有较好的即时和近期降压效果，且易操作，无不良反应，是一种可行的替代治疗方案。

出处：余杭英，郭敏．涌泉穴药物贴敷配合耳尖放血治疗阴虚阳亢型高血压的疗效观察 [J]. 上海针灸杂志，2020,39(7):809–812.

方法二：萸决散

穴位：涌泉（双侧）、肝俞（双侧）、肾俞（双侧）。

方药：吴茱萸 100g，决明子 50g，冰片 20g。

操作：在常规降压基础上加用穴位贴敷治疗，诸药磨成细粉末混匀，取药末 15g，用米醋适量调为膏状，将胶布剪成 3cm × 3cm 小方块，将中药贴敷方散贴在胶布中央备用，用 75% 酒精棉球消毒穴位后，将贴有散剂的胶布对准穴位贴压 8～10h，每天治疗 1 次，10 天为 1 个疗程，共治疗 6 个疗程，疗程间休息 2 天。

疗效：33 例中显效 17 例，有效 13 例，无效 3 例，总有效率为 90.9%。

出处：王丽萍．穴位贴敷治疗老年阴虚阳亢型高血压疗效观察 [J]. 上海针灸杂志，2015, 34(5):421–423.

方法三：萸桂散

穴位：涌泉、神门、内关、曲池、三阴交、太冲。

方药：吴茱萸 4g，肉桂 4g，罗布麻 4g，天麻 4g，石决明 4g，川芎 4g，白芍 4g，夏枯草 4g。

操作：将药物研细末过 60 目筛，以鲜姜汁、香油调和制成 1cm × 1cm，厚 0.5cm 的药饼备用，将医用通气胶带和药饼贴敷于所选的穴位上，轻轻按揉铺平固定，连续 6 天贴敷后休息 1 天，每 7 天为 1 个疗程，每次贴敷 6～10h，根据个体差异做适当的调整，共 4 个疗程。

疗效：共 32 例，显效 19 例，有效 9 例，无效 4 例，总有效率为 87.50%。

出处：王楚雨．穴位贴敷治疗高血压（阴虚阳亢型）的临床疗效观察 [D]. 长春：长春中医药大学，2019.

方法四：冰芥散

穴位：涌泉（双侧）、三阴交、太溪、肝俞、肾俞等。

方药：冰片、生白芥子、降香、石菖蒲、全

蝎、川芎等。

操作：穴位贴敷联合耳穴贴压，用鲜姜汁、蜂蜜、加醋以2∶1的比例调成糊状，制成1cm×1cm×0.2cm的中药饼，居中放在4cm×4cm的医用纳米穴位贴上．贴于以上穴位，每次30～60min。

疗效：共40例，显效22例（55.00%），好转16例（40.00%），无效2例（5.00%），总有效率为95.00%。该方法通过子午流注理论的指导，择时耳穴贴压，在最佳时辰对患者实施干预可提高疗效，促进机体更快恢复。

出处：常丽，张春菊，黄秀，等．子午流注理论指导心脉通贴散穴位贴敷联合耳穴贴压在阴虚阳亢型高血压的临床研究[J].中西医结合心血管病电子杂志，2020,8(18):176,178.

方法五：连桂散

穴位：神阙、涌泉（双侧）、太溪（双侧）。

方药：黄连10g，肉桂1g，吴茱萸5g，川芎5g。

操作：将以上药物蒸馏水融化，作为1剂，混入聚乙烯醇、吡咯烷酮、羧甲基纤维素钠等制备基质中，每剂可制备10贴巴布剂，于每晚睡前（大约22时）将巴布剂贴敷于以上穴位，次日晨起（大约6时）摘下，贴敷持续时间约8h，每周贴敷6天、休息1天，共干预4周。

疗效：共30例，显效0例，有效16例，无效14例，总有效率为53.33%。

出处：魏思宁，彭伟，刘杨，等．中药巴布剂穴位贴敷对老年阴虚阳亢型1级原发性高血压的干预研究[J].山东中医杂志，2019,38(11):1042-1045.

方法六：连知散

穴位：涌泉（单侧）、太冲（单侧）。

方药：黄连、知母、白芍、夏枯草。

操作：在常规降压及饮食情志调护基础上采用自拟降压散穴位贴敷治疗，将以上药物以5∶2∶2∶1的比例混合后使用专用中药打粉机打成极细粉末，装在瓷瓶密封放置于阴凉处。贴敷时取以上药粉与生地颗粒剂，以2∶1的比例混合后加入适量蜂蜜调成糊状，再将药糊涂在专用穴位贴敷敷料上备用，将穴位贴贴敷在上述两穴，每次贴敷2～3h，每天1次，次日更换另一侧穴位交替贴敷，疗程为10天。

疗效：贴敷后有效率好，收缩压控制程度高，收缩压、舒张压的变异程度低，患者不适症状改善明显，血压波动度小，血压得到控制。

出处：肖绍坚，黄希，肖敏．自拟降压散穴位贴敷治疗阴虚阳亢型原发性高血压91例[J].福建中医药，2019,50(2):19-21.

方法七：萸藤散

穴位：神阙、涌泉、太溪、太冲、条口、复溜、尺泽。

方药：吴茱萸、牛膝、天麻、钩藤。

操作：穴位贴敷联合中药足浴治疗，将以上药物按1∶1∶1∶1比例混合研末，过筛后以醋调膏，将贴敷药物置于5cm×5cm透气胶贴中央备用，消毒穴位后，将制备好的穴位贴敷胶贴贴于上述腧穴，贴敷6～8h，每天1次，连续治疗2周。

疗效：在穴位贴敷和中药足浴期间实施相关治疗性护理干预，血压控制总有效率、中医证候总有效率及护理满意率明显提高。这提示穴位贴敷、中药足浴相关治疗性护理有助于改善阴虚阳亢型高血压患者的临床症状，可有效调控血压水平。

出处：张曼，石彦会，封亚丽，等．穴位贴敷联合中药足浴干预阴虚阳亢型高血压患者的研究[J].现代中西医结合杂志，2022,31(21):3048-3051.

4.痰湿壅盛型

方法一：夏术散

穴位：丰隆、曲池、太冲。

方药：半夏、白术、天麻、虎杖、白芥子。

操作：将以上药物按5∶5∶5∶5∶1配比并研末，并用陈醋、30%姜汁、3%氯酮、3%丙二醇（4种制剂的配比为2∶2∶1∶1）调和，中药与调和剂的比例为4∶5，将药物置于防水抗过敏的医用无纺布贴敷，轻轻按压使药物和敷贴与皮肤紧密接触，每晚临睡前贴敷，晨起去之，每天1次，次日更换对侧穴位，4周为1个疗程，共3个疗程，每个疗程间歇2天。

疗效：经过3个疗程的干预，穴位敷贴方案作为临床血压控制不良的高血压患者药物治疗的辅助手段，可改善其中医症状。穴位敷贴操作简便，易于患者接受，且本法中穴位位于四肢体表，标志明显，易于中老年高血压患者定位，方便自行操作。

出处：刘腾腾，沈翠珍．中药穴位敷贴对痰湿壅盛型高血压患者血压及中医证候的影响[J].护理学杂志，2016,31(1):48–49,84.

方法二：吴茱萸散

穴位：涌泉（双侧）。

方药：吴茱萸。

操作：在常规降压治疗基础上加用温胆片，同时应用吴茱萸粉贴敷双侧涌泉穴，每天1次。

疗效：35例中显效9例，有效21例，无效5例，总有效率为85.7%。

出处：莫鸿辉，王艳红，利丹．温胆片结合穴位贴敷治疗痰湿中阻型高血压病35例疗效观察[J].新中医，2010,42(8):112–113.

5. 肝火亢盛型

方法一：萸决散

穴位：神阙、涌泉（双侧）。

方药：吴茱萸12g，决明子20g，冰片20g，丹参45g，川芎30g，红花18g，三七3包。

操作：采用常规的降高血压西药治疗联合穴位贴敷，将此方剂研磨成粉剂，将上述粉剂用醋调制成膏状，取10g置于空心贴中间，贴敷于神阙穴及双侧涌泉穴上，每天1次，每天上午9时贴敷，下午15时取之，并擦净穴位周边皮肤，7天为1个疗程，4个疗程后观察其疗效。

疗效：30例中显效15例，有效12例，无效3例，总有效率为90.0%。

出处：许金钗．穴位贴敷治疗肝火亢盛型高血压病疗效观察[J].上海针灸杂志，2018, 37(8): 874–877.

方法二：麻藤散

穴位：涌泉（双侧）。

方药：天麻10g，钩藤15g，石决明30g，黄芩10g，栀子10g，牛膝10g，杜仲10g，桑寄生10g，茯苓15g，首乌藤15g，益母草10g，白芍10g。

操作：在常规降压治疗基础上给予穴位贴敷，将上述药材充分混匀，研为细末，过80目筛，用75%酒精消毒患者双侧涌泉穴及周围皮肤，取适量药粉，每穴每次用量约5g，用醋调膏，摊在3cm×3cm纱布上（5层），以脱敏胶布固定于双涌泉穴贴敷，每天1次，于每晚睡前贴敷，次日晨取下。

疗效：涌泉穴贴敷对肝火亢盛型高血压病有明确的降压作用，尤其是收缩压的降低更为显著。整个治疗过程中未出现药物不良反应，说明涌泉穴贴敷治疗高血压安全有效，值得临床推广应用。

出处：宁晓云．涌泉贴敷治疗肝火亢盛型高血压的临床观察[D].济南：山东中医药大学，2016.

方法三：麻膝散

穴位：神阙、涌泉、肝俞、肾俞。

方药：天麻9g，钩藤12g，川牛膝12g，泽泻6g，益母草9g，杜仲10g，法半夏6g，苍术9g。

操作：在常规降压治疗基础上联合调肝降压丸、穴位贴敷治疗，每次每穴1贴，每贴8h，睡前贴，次日清晨取下。

疗效：共40例，显效17例，有效20例，无效3例，总有效率为92.50%。使用穴位贴敷，可明显缓解眩晕症状，且该法使用简单且不良反应小，与调肝降压丸合用，既可增加降压疗效，又可减少不良反应。

出处：宋丹丹．调肝降压丸配合穴位贴敷治疗原发性高血压（肝火亢盛型）的临床疗效观察[D].哈尔滨：黑龙江中医药大学，2019.

6. 阴阳两虚型

方法：吴茱萸散

穴位：涌泉（双侧）。

方药：吴茱萸。

操作：西医降压治疗方案加用眩晕2号方内服以及吴茱萸穴位贴敷治疗，吴茱萸炒粉，每丸15g，贴敷于涌泉穴，每天1次，每次6h。

疗效：治疗12周，中医证候评分、中医证候疗效及血压控制均未发现明显不良反应，疗效显著，安全性高。在西医治疗基础上，联合眩晕2号方内服和吴茱萸敷贴正切原发性高血压之病因病机，补气健脾、平肝潜阳，既治“阴阳两虚”之本，又兼顾“眩晕头痛”之标，标本兼治，从而发挥良好的降压效果，但其远期疗效尚待进一步研究证实。

出处：李颖，裴雯，陈海燕，等．自拟眩晕2

号方联合吴茱萸敷贴治疗阴阳两虚型原发性高血压疗效观察 [J]. 安徽医药 ,2020,24(3):579–582.

7. 气血亏虚型

方法：参术散

穴位：气海、中脘、太阳、涌泉、足三里、血海、膻中。

方药：党参 30g，白术 30g，黄芪 30g，天麻 8g，钩藤 8g，当归 20g，熟地黄 20g，茯苓 30g，酸枣仁 3g，远志 6g。

操作：在常规降压治疗基础上予以中药穴位贴敷，将以上药物研成细末装瓶密封备用，予以醋、蜜蜂、浆糊按照 2∶1∶1 的比例调和后填入无纺布膏药空贴中，贴于以上穴位，每天 1 次，于晚上睡前进行穴位贴敷，次日上午至医院去除，并进行血压测量及症状评估，治疗时间 4 周。

疗效：共 62 例，显效 41 例，有效 18 例，无效 3 例，总有效率为 95.16%。该方法治疗原发性高血压时配合穴位敷贴，其血压达标率、改善症状及有效率方面明显优于单纯地使用降压药物，不良反应小，值得临床运用。

出处：许海芹 . 中药穴位敷贴辅助治疗气血亏虚型原发性高血压患者 62 例 [J]. 中医外治杂志 ,2019,28(4):26–27.

8. 气阴两虚兼心脉瘀阻证

方法：芪参散

穴位：神阙、内关（双侧）、三阴交（双侧）。

方药：黄芪 20g，枸杞子 10g，丹参 10g，菟丝子 10g，地骨皮 10g，牡丹皮 10g，三七 8g，石斛 6g，炙甘草 6g，黄连 5g。

操作：在常规降压治疗和护理干预的基础上给予丹斛通痹汤内服联合穴位贴敷，将以上药物药打成粉末，过 80 目筛，用蜂蜜和之，制成厚度约 0.3cm、直径为 2cm 的圆饼状膏药，用无纺纱布固定在上述穴位，每次贴敷时间 3h，每天 1 次，每周复诊 1 次，复诊时领取，连续贴敷 4 周，嘱患者注意观察贴敷局部的皮肤变化，若出现过敏，需及时去除膏药，缩短贴敷时间。

疗效：贴敷后血压及气阴两虚兼心脉瘀阻证主症评分均降低明显，临床疗效总有效率高效果显著，对于患者的中医证候改善明显。

出处：林洁，陈艳 . 丹斛通痹汤内服与穴位贴敷联合常规疗法治疗原发性高血压临床研究 [J]. 新中医 ,2021,53(22):181–185.

9. 痰瘀互结型

方法一：吴茱萸散

穴位：涌泉（双侧）、神阙。

方药：吴茱萸。

操作：在常规对症治疗基础上，配合耳穴贴压、穴位贴敷治疗，将中药吴茱萸放入高速粉碎机打成散剂分装与密闭防潮容器内备用。贴敷前约取 10g 药物粉末加少许醋调成膏状，置于 6.5cm × 6.5cm 胶布中央，于每天早上 9 时点贴敷，持续贴敷时间 8h。严重患者于每天下午 17—19 时（酉时）在双侧涌泉穴基础上加敷神阙穴。

疗效：共 50 例，显效 31 例（62.00%），好转 15 例（30.00%），无效 4 例（8.00%），总有效 36 例，总有效率为 92.00%。

出处：王冉 . 耳穴贴压联合穴位敷贴干预痰瘀互结型高血压患者的疗效观察 [J]. 中国医药指南 ,2022,20(28):101–103.

方法二：萸膝散

穴位：涌泉（双侧）。

方药：吴茱萸 0.5g，牛膝 3g。

操作：清痰化瘀饮联合穴位贴敷治疗，将以上药物研成细粉末，用醋调制后贴敷于涌泉穴，从晚上临睡前贴敷至第 2 天清晨，时间为 9h 左右，每天 1 次，持续治疗 8 周。

疗效：治疗后研究组 Glu、INS、TC、TG、LDL-C、UA、BUN、Hcy 水平均显著低于对照组，HDL-C 水平显著高于对照组，中医证候积分显著低于对照组。提示清痰化瘀饮联合穴位贴敷治疗清晨高血压，能明显改善患者糖脂代谢及中医证候，降低 UA、BUN、Hcy 水平。

出处：李娜，邓雅芳，孙金芳，等 . 清痰化瘀饮联合穴位贴敷对清晨高血压患者糖脂代谢、中医证候及 UA、BUN、Hcy 水平的影响 [J]. 现代中西医结合杂志 ,2019,28(20):2177–2180.

10. 痰热壅盛型

方法：蚕蜕散

穴位：中脘、足三里（双侧）、涌泉（双侧）。

方药：僵蚕 6g，蝉蜕 3g，姜黄 9g，大黄 12g，清半夏 9g，炒白术 9g，竹茹 12g，牛膝 15g。

操作：在常规降压治疗上联合升降散加味穴

位贴敷疗法，将以上药物研成极细粉末混匀，过100目筛，干燥放置备用，加生姜汁制备成药物贴，贴敷于上述三穴，每天21时贴敷，贴敷9h，每天1次，连续2周为1个疗程，治疗4周。

疗效：该方法可以起到平稳降压的作用，从而预防高血压引起的靶器官损害事件的发生，是中医治疗高血压病的一种安全、有效、简便、经济的外治法治疗方案，其具体机制有待进一步探索。

出处：梁燕，多慧玲，陈蕾，等．升降散加味穴位贴敷对痰热型高血压病患者24h动态血压的影响[J].现代中西医结合杂志，2021,30(2):155-159.

11.其他

方法一：芥辛散

穴位：第1组为肝俞、心俞、期门、巨阙、关元；第2组为厥阴俞、膈俞、膻中、中脘、足三里；第3组为神道、筋缩、命门、京门、曲池、三阴交；第4组为魂门、肾俞、太溪、气海、膻中。

方药：白芥子21g，甘遂21g，延胡索12g，细辛12g，丹参12g，钩藤12g，杜仲12g，罗布麻12g。

操作：口服降压药物的同时配合中药穴位贴敷，以上诸药研成粉末，鲜姜汁调和，择4组穴位，交替进行，选择节气加强疗效，在雨水、立冬两时节，进行穴位贴敷，每7天1次，连续4次，每年共贴敷8次，首次贴敷2h，以后贴敷看皮肤局部反应适时延长或缩短时间。

疗效：54例中显效45例，有效6例，无效3例，总有效率为94.4%。该方法对高血压病有良好的辅助治疗作用，通过贴敷治疗能疏通经络，调节阴阳脏腑，改善患者的体质，减轻临床症状，降低血压，减少服药的总量，而且贴敷方法简便、安全、无明显不良反应。

出处：张冬云，魏子秀，孔艳丽，等．中药穴位贴敷治疗原发性高血压临床观察[J].针灸临床杂志，2014,3011:1-5.

方法二：桂芥散

穴位：涌泉（双侧）。

方药：肉桂、猪牙皂、白芥子、细辛、吴茱萸、白芷、川椒、樟脑、薄荷脑。

操作：采用涌泉穴药物贴敷合并口服苯磺酸氨氯地平片，将以上药物按照6：4：3：3：3：3：1：0.2：0.05的比例研为细末，过80目筛，用75%酒精消毒患者双涌泉穴及周围皮肤，取适量药粉，每穴每次用量约1.5g，用净水调膏，摊在3cm×3cm纱布上5层，以脱敏胶布固定于双涌泉穴贴敷，每天1次，于每晚睡前贴敷，次日晨起取下。

疗效：治疗组显效29例，有效5例，无效1例，总有效率达97.1%。

出处：孙静文，王朝阳，温又霖，等．药物贴敷涌泉穴治疗高血压病的临床疗效观察[J].中华中医药杂志，2016,3103:1116-1120.

方法三：萸芥散

穴位：神阙、涌泉（双侧）。

方药：吴茱萸、白芥子。

操作：在常规降压治疗上给予中药穴位贴敷，吴茱萸和白芥子按1：1的比例，研磨成细粉用醋调成糊状，用代温灸膏将萸芥散贴于以上穴位，每次贴敷时间持续8～12h，每周贴敷3次。

疗效：共101例，临床痊愈80例，有效16例，无效5例，总有效率达95.05%。

出处：张峻，朱俭锋．穴位贴敷治疗社区原发性高血压101例[J].中医外治杂志，2010, 1904: 22-23.

方法四：萸连散

穴位：涌泉（双侧）。

方药：吴茱萸30g，黄连180g，川芎30g。

操作：中药、穴位贴敷联合药枕治疗，诸药混合研为细末，装入瓶内，密封备用，贴敷时用米醋调成糊状，制成直径约1.5cm，厚约0.5cm大小的药饼，75%酒精棉球消毒双侧涌泉穴，然后用油纸、胶布固定穴位处，留置24h，每天1次。

疗效：120例显效72例、有效42例、无效6例，总有效率达95.0%。

出处：张永刚，任宁卫，赵维东，等．中药、穴位贴敷联合药枕治疗高血压病120例[J].光明中医，2014,29(11):2342-2343.

方法五：杞菊散

穴位：涌泉、三阴交、曲池、内关等。

方药：沙苑子15g，枸杞子15g，菊花15g，决明子15g，吴茱萸10g，白芥子10g，细辛3g，女贞子20g，生地黄20g。

操作：将以上药物研磨后用醋调和进行贴敷。

疗效：共38例，显效24例（63.15%），有效13例（34.21%），无效1例（2.63%），总有效37例，总有效率为97.36%。

出处：方园.中药穴位贴敷治疗老年性高血压的疗效及临床干预效果[J].实用中医内科杂志,2021,35(10):71–73.

方法六：钩夏散

穴位：肝俞、肾俞、心俞、期门、京门、巨阙、太冲、太溪、涌泉、神门、三阴交、足三里。

方药：天麻、钩藤、牛膝、夏枯草、葛根、石决明、黄芩、柴胡、栀子。

操作：在常规降压治疗上联合穴位贴敷，每次贴敷时间3～6h，每天1次，4周为1个疗程，共3个疗程。

疗效：该方法能改善患者的体质，减轻临床症状，降低血压，减少不良反应。

出处：崔圣岳.穴位贴敷治疗高血压的临床观察[J].中国中医药现代远程教育,2016,14(20):104–106.

方法七：细芥散

穴位：涌泉、三阴交、曲池、内关（双侧）。

方药：细辛3g，沙苑子10g，白芥子10g，决明子15g，菊花15g，枸杞子15g，生地黄20g，女贞子20g。

操作：将以上药物研磨成粉状加入适量醋调和，制备为类似扁豆的药丸，放置在空药贴圆环内部，在穴位处固定粘贴，每天1次，每次贴敷时间应保持在6～8h，每个疗程7天。

疗效：共50例，显效27例，有效21例，无效2例，总有效率为96.0%。

出处：牛兰香.穴位贴敷治疗老年性高血压50例[J].河南中医,2014,34(2):344–345.

方法八：葛花膏

穴位：大椎、涌泉（双侧）。

方药：葛根、天花粉。

操作：贴敷时用药勺取花生粒大小的膏药，以穴位贴敷辅料固定于穴位处，于睡前取膏药贴于以上穴位，早上起床时除去，每天6～7h，每天换药1次，连续4周。

疗效：共50例，显效25例（52.08%），有效8例（16.67%），无效15例（68.75%），总有效33例，总有效率为68.75%。因故退出研究患者2例。

出处：陈家鑫,陈庆昭,廖卫峰,等.中药穴位敷贴治疗老年人轻度高血压临床研究[J].中国药业,2017,26(7):40–42.

方法九：蓖萸散

穴位：涌泉（双侧）。

方药：蓖麻仁30g，吴萸20g，附子20g。

操作：上药共研细末，加生姜150g共捣烂如泥，再加冰片10g和匀，调成膏状，每晚用上述膏药贴双侧涌泉穴，7天为1个疗程，连用3～4个疗程。

疗效：50例中显效（3～5天见效）32例，余18例6～8天见效。患者头痛、眼花、头胀等症状消失，血压逐渐下降。

出处：李明,张桂萍.外敷膏治疗高血压病50例[J].中国民间疗法,2002(11):23.

方法十：桂辛散

穴位：肾俞（双侧）。

方药：肉桂2份，细辛1份，车前子2份，沉香1份，冰片1份。

操作：上药共研成80目规格的粉末,每次取50g，用95%酒精调和，纱布包裹，外敷于双侧肾俞穴，每天换1次，1周为1个疗程，为了有利于药物渗透，经常用95%酒精喷洒外敷药上。

疗效：18例患者，显效10例，占55.6%；有效5例，占27.8%；无效3例，占16.6%；总有效率为83.4%。

出处：夏滨祥,王铁良.外敷降压膏治疗慢性肾功能不全高血压18例[J].黑龙江中医药,1991(5):43–44,57.

方法十一：桂连散

穴位：涌泉（双侧）。

方药：肉桂、黄连。

操作：交泰丸穴位贴敷联合中医综合护理治疗，将以上药物按照10∶1的比例采用专业手法制作成丸剂，将药丸放置在敷料的中央部位，然后将制作好的敷料贴于患者的涌泉穴，每次治疗时间为3～4h，当患者贴敷部位出现水疱时及时取下敷料，每天治疗1次，总共治疗45天。

疗效：交泰丸穴位贴敷与中医综合护理干预联合应用于高血压患者的治疗中，通过辨证施治以及针对性综合护理，可以显著改善患者的血压水平，同时提升患者的就诊体验度，是一种优秀的临床干预方案，可以在深入研究学习的基础上科学合理应用。

出处：刘佳.交泰丸穴位贴敷联合中医综合护理对高血压患者的影响研究[J].中国中医药现代远程教育,2020,18(15):141-143.

方法十二：生附散

穴位：涌泉（双侧）。

方药：生姜5g，冰片5g，附子5g，吴茱萸5g，白丑5g，黑丑5g，马钱子10g，蓖麻仁10g。

操作：在中药治疗基础上接受中草药贴敷治疗，将生姜捣为泥，药物研磨为细末，加入鸡蛋清制备为膏状，放置在玻璃瓶内备用，贴敷药物前，洗净脚并擦干后用温盐水浸泡10min，擦干，再用45℃左右温水浸泡15min，擦干，在涌泉穴贴敷膏状药物，每晚睡前贴敷1次，持续治疗1个月。

疗效：共40例，显效26例（65.00%），有效11例（27.50%），无效3例（7.50%），总有效37例，总有效率为92.50%。

出处：朱兆武.中草药敷贴联合川芎泽泻汤治疗高血压的临床疗效观察[J].中国民康医学,2018,30(15):85-86.

方法十三：杜辛散

穴位：肝俞、关元、足三里、膈俞、三阴交、曲池、太冲穴、太溪等。

方药：杜仲12g，钩藤12g，细辛12g，丹参12g，延胡索12g，甘遂12g，甘遂21g，白芥子21g。

操作：在常规降压药治疗基础上联合中药穴位贴敷治疗，将以上各药皆研磨为粉状，并用姜汁予以调和，交替贴敷于各穴位，每周1次，每周1个疗程，连续贴4个疗程。

疗效：共63例，显效32例（50.79%），有效29例(46.03%），无效2例(3.17%），总有效61例，总有效率为96.83%。中药穴位贴敷疗法治疗高血压患者，不仅能够有效控制其血压水平，提高临床疗效，而且有效改善患者生活质量。

出处：王新忠.探讨中药穴位贴敷疗法治疗高血压的临床疗效[J].中国继续医学教育,2018,10(11):141-142.

【按语】

穴位贴敷疗法作为中医护理技术中外治法的一个重要组成部分，是以传统中医理论为指导，以辨证论治及整体观念为原则，将药物贴敷于特定穴位上，以疏通经络，调节脏腑，平衡人体阴阳，避免经肝脏首过效应及胃肠道灭活，有维持药物有效血药浓度，不良反应少，操作简单，价格低廉等优点。该方法治疗高血压可改善患者的血流动力学、心功能并且调节体液与血脂，能够降低高血压病患者血压，提高降压稳定性，改善高血压病患者眩晕、头痛、口干、口苦等症状，且能维持一定的远期疗效，并且能够有效提高高血压病患者的生活质量，改善患者生理症状、躯体化症状、睡眠状况及工作状态，减轻焦虑、压抑及敌对状态。中药穴位贴敷疗法在防治高血压方面具有安全、有效、价廉、操作方便等特点，临床疗效确切，可以成为防治高血压病的新选择，适合在临床上进行推广。

穴位贴敷疗法治疗高血压，其在方药的选择上钩藤的使用频率最高，其性甘凉，归肝、心包经，有清热平肝、息风定惊的作用，化学成分主要有钩藤碱、异钩藤碱、钩藤总碱等，且均有降压作用，其次为栀子、黄连、牡丹皮都属于清热药。贴敷治疗原发性高血压最常用的经络为膀胱经、胃经及督脉，但是治疗原发性高血压最有效的穴位主要在肝经和肾经，为太冲、涌泉等。

（八）冠心病

【概述】

冠状动脉粥样硬化性心脏病，简称冠心病，是冠状动脉粥样硬化病变致使心肌缺血、缺氧的心脏病，分为隐匿性冠心病、心绞痛型冠心病、心肌梗死型冠心病和猝死型冠心病四种类型。冠心病是多种疾病因素长期综合作用的结果，不良的生活方式在其中起了非常大的作用。人在精神紧张或激动、发怒时容易导致冠心病，肥胖者容易患冠心病，吸烟是引发冠心病的重要因素。中医分为心气亏虚型、心阴不足型、心阳不振型、痰浊闭阻型、心血瘀阻型、寒凝气滞型等，以心前区发作性憋闷、疼痛为主要表现，轻者仅感胸部沉闷或不适，重者疼痛剧烈，常伴有心悸、气短、呼吸不畅、面色苍白、手脚冰凉、出冷汗等症状。冠心病是一种常见的慢性病之一，好发于老年人，随着居民生活水平提高、社会压力大、代谢疾病增加的改变，冠心病好发人群呈年轻化。本病在我国极为多见，每一百心脏病死亡病例数中就有10～20例死亡原因在于本病，冠心病每年在中国导致约70万人死亡，冠心病的发病率与死亡率不断升高，形势严峻。

【现代穴位贴敷文献】

1. 心绞痛型冠心病

方法一：麝香散

穴位：第1组膻中、膺窗、乳根、玉堂、紫宫、内关（双侧）；第2组心俞（双侧）、膈俞（双侧）、至阳、内关（双侧）。

方药：麝香、三七、川芎、细辛等。

操作：上药后3味提取浸膏，pH 7.5～8，麝香另研备用，选择贴药穴位，75%酒精穴位局部皮肤擦拭，后用艾条灸所选穴位3～5min，至皮肤稍红，将药膏按压固定在穴位上，保留24h，每周贴药2次，每6次为1个疗程。

疗效：显效25例，占有46.3%；改善21例，占38.9%；无效8例，占14.8%；总有效率为85.2%。

出处：刘彦荣，王婷婷，张军．中药制剂贴敷穴位治疗冠心病心绞痛54例[J].中医杂志，1995(10):603–604.

方法二：麝香心绞痛膏

穴位：心前区痛处及心俞。

方药：麝香、牙皂、白芷等。

操作：将麝香心绞痛膏贴于以上穴位，24h更换1次。

疗效：本药膏选用具有比较强烈的芳香温通性能的药物组成，平时预防性贴敷，可使心绞痛消失或疼痛程度减轻，在病理上或心理上均有良好的作用。对于冠心病伴有高血压者，有一定降压作用，用本药后除个别患者有皮肤过敏外，无不良反应。且方法简便易行，特别适于中、轻度心绞痛患者。

出处：宁选，都恒青．麝香心绞痛膏外敷治疗冠心病心绞痛287例观察[J].中西医结合杂志，1988(7):409.

方法三：蛭芪散

穴位：第1组为心俞（双侧）、内关（双侧）、膻中；第2组为厥阴俞（双侧）、心平（双侧）、巨阙。

方药：三七1份、水蛭1.5份、黄芪1.5份、沉香粉0.5份、冰片0.5份、丹参7.5份、葛根7.5份、天然麝香0.002份。

操作：上药制成流浸膏，加入苯甲酸钠防腐，置阴凉处备用，用酒精消毒皮肤并脱去表面皮脂，将药膏2g（相当于原药材56g）涂于上述穴位上，用塑料薄膜覆盖后，加胶布固定，每次选用1组穴位，48h后换用另外1组。

疗效：通过对62例冠心病心绞痛患者应用中药穴位敷贴疗法的临床观察结果表明，该疗法能有效地减轻冠心病心绞痛患者的临床症状，在缓解心绞痛方面与消心痛（硝酸异山梨酯）疗效相近，在改善患者的心电图及血液流变学方面也有一定的疗效。

出处：姜爱平，谢任禹，栗欣，等．中药穴位敷贴治疗冠心病心绞痛临床观察[J].中国中医药信息杂志，2003(1):41–42.

方法四：通心贴

穴位：心俞。

方药：细辛20g，制附子15g，补骨脂15g，肉桂15g，川芎20g。

操作：将通心贴贴于以上穴位。

疗效：通心贴外敷心俞穴能显著改善心绞痛症状、缺血性心电图，减少缺血次数，升高NO、NOS、SOD，降低脂质过氧化物分解产物MDA，且无明显不良反应，安全有效，为治疗冠心病心绞痛的良药，值得临床推广。

出处：吴泽铭，邢洁，张大创，等．通心贴外敷心俞穴对冠心病心绞痛NO、NOS、SOD、MDA的影响[J].河南中医学院学报，2007(4):35–36.

方法五：护心贴

穴位：心俞、内关。

方药：丁香30g，冰片10g，半夏30g，肉桂10g等。

操作：用生理盐水擦净局部皮肤后将护心贴

剂贴于穴位上，每天治疗持续 7～8h，每天 1 次。

疗效：治疗组显效 13 例，改善 29 例，基本无效 6 例，加重 2 例，总有效率为 84.0%。

出处：李根，陈鹏毅，邢洁，等．护心贴外敷心俞内关穴治疗冠心病心绞痛临床观察 [J]. 山西中医，2008(10):27-28.

方法六：胸痹贴

穴位：膻中、内关（双侧）、心俞（双侧）。

方药：肉桂 6g，附子 5g，羌活 13g，细辛 3g，花椒 6g，川芎 10g，乳香 15g，没药 15g，丹参 15g，郁金 10g，佛手 9g。

操作：将以上药物研为细末混匀，每次取 3g 加蜜调成膏状，贴敷于以上穴位，胶布固定，每贴 6h，15 天为 1 个疗程。

疗效：通过对 80 例胸痹患者应用中药穴位敷贴疗法的临床观察结果表明，该疗法能有效地减轻胸痹患者的临床症状，如胸痛、胸闷、心悸、憋气等，在改善患者的心电图方面也有一定的疗效。

出处：王贤娴，张磊．胸痹贴穴位贴敷治疗冠心病心绞痛 40 例疗效观察 [J]. 长春中医药大学学报，2011,27(1):88-89.

方法七：通心贴

穴位：心俞。

方药：细辛 20g，制附子 15g，补骨脂 15g，肉桂 15g，川芎 20g。

操作：治疗组通心贴穴位外敷心俞。

疗效：治疗组显效 26 例，改善 28 例，基本无效 6 例，总有效率为 90%。

出处：冯润芬，罗陆一．通心贴心俞穴外敷治疗冠心病心绞痛 60 例临床观察 [J]. 中国中医药科技，2005(1):47-48.

方法八：通心膏

穴位：膻中、内关、虚里、心前。

方药：徐长卿、当归、丹参、郁金、姜黄、乳香、没药、红花、川芎、葛根、延胡索、透骨草、木香、三七、樟脑、冰片、麝香、硫酸镁。

操作：将以上药物各等份研为细末，加蜜制成膏状，装瓶密封备用，每次取 4g 摊成薄饼状贴敷膻中、内关穴上，用塑料布覆盖在药膏上，胶布固定，间隔 24h，换虚里、心前穴，10 天为 1 个疗程。

疗效：61 例患者，显效 19 例（占 31.1%），有效 31 例（占 50.8%），无效 11 例（占 18.0%），总有效率为 82.0%。该疗法的作用机理可能是通过药物贴敷特定穴位，达到整体调节，来扩张血管，增加冠状动脉血流量，减少心肌耗氧量，降低血脂，改善血液循环，营养心肌来增加心脏功能。

出处：高云，高晓光．通心膏贴敷穴位治疗冠心病心绞痛 61 例疗效观察 [J]. 山西中医学院学报，2007(4):25-26.

方法九：舒心膏

穴位：膻中、内关、虚里、心俞等。

方药：人参、黄芪、桂枝、肉桂、淫羊藿、枳实、瓜蒌、薤白、水蛭、全蝎、降香、桃仁、红花、川芎、延胡索、冰片等。

操作：将以上药物共研细末，加蜜制成膏状，装瓶密封备用，每次取 4g 摊成薄饼状贴敷膻中、内关、虚里、心俞等穴处，用塑料布覆盖在药膏上，胶布固定，每天换药 1 次。

疗效：90 例患者，显效 63 例（占 70.0%），有效 23 例（占 25.6%），无效 4 例（占 4.4%），总有效率为 95.6%。

出处：骆新生．舒心膏外敷穴位治疗冠心病心绞痛 90 例 [J]. 湖南中医杂志，2010,26(5):67-68.

方法十：冠心贴

穴位：内关、神门、心俞、三阴交、膻中。

方药：薤白 15g，瓜蒌仁 15g，法半夏 15g，陈皮 15g，桂枝 10g，檀香 10g，丹参 30g，川芎 30g，当归 20g，石菖蒲 10g，乳香、没药各 15g，丁香 15g，冰片 6g。

操作：上药共研细末加适量凡士林混匀，密贮备用，治疗时每次取 2～3 穴，将药膏挑取黄豆大对准穴位贴敷，以肤疾宁固定，48h 除去，间隔 24h 后再贴，连续 30 天为 1 个疗程，如心绞痛症状明显，在心前区憋闷疼痛处贴之。

疗效：治疗组 45 例，显效 25 例，有效 13 例，无效 6 例，加重 1 例，总有效率为 84. 5%。

出处：修颖．冠心膏内服配合冠心贴贴敷治疗冠心病稳定型劳累性心绞痛的临床观察 [J]. 河北中医，2010,32(7):981-983.

方法十一：乌七散

穴位：膻中。

方药：川乌15g，细辛10g，荜茇10g，丁香15g，冰片15g，川芎15g，红花15g，三七10g，黄芪20g，血竭15g。

操作：将上方药打成粉末状，用醋调成糊状，贴于膻中穴，用麝香壮骨膏固定，每贴10h后揭去，每天贴敷1次，15天为1个疗程，共治疗4个疗程。

疗效：该方法疗效确切，使用方便经济，安全可靠，同时避免内服药物可能导致的胃肠不适、肝肾损害等不良反应，为临床中西医结合治疗冠心病开辟了新方法，值得在临床上进一步推广使用。

出处：姚保杰．乌七散穴位贴敷治疗冠心病心绞痛40例[J].中医研究,2013,26(9):55–56.

方法十二：延冰止痛贴

穴位：心俞（双侧）、内关（双侧）、膻中。

方药：延胡索、冰片。

操作：将以上药物按照1∶1的比例组成，先将药物烘干，粉碎，过80～120目筛，备用，贴敷时取生药粉用饴糖调成较干稠膏状，药物应在使用的当日制备，或者置冰箱冷藏室备用，贴敷时先将贴敷部位用75%酒精或碘伏常规消毒，然后取直径1cm、高0.5cm左右的药饼，将药物贴于穴位上，用5cm×5cm的医用胶布固定，2天更换1次，14天为1个疗程。

疗效：本研究表明，穴位敷贴疗法治疗冠心病心绞痛，疗效显著，使用方便，费用低廉，安全无害，经皮给药，避免了内服药物肝脏首过效应、胃肠道因素的干扰和降解作用以及可能引起的不良反应，值得在临床上推广应用。

出处：尚坤，于清华，石光，等．穴位敷贴疗法治疗冠心病心绞痛76例[J].吉林中医药,2014,34(5):519–522.

方法十三：川冰散

穴位：膻中、足三里、心俞、气海。

方药：川芎3g，冰片1g，硝酸甘油1片。

操作：在常规西医治疗方法的基础上加用穴位贴敷疗法，将以上药物共研细末，制成黄豆大丸剂，备用，贴敷时先用医用酒精在穴位处消毒，然后取药丸各1粒，分别贴敷于上述穴位中，用胶布固定即可，每天贴敷1次，贴敷疗程为1个月。

疗效：穴位贴敷疗法治疗冠心病的现代研究主要体现在抗血小板聚集，降血脂，抗氧自由基损伤、纠正血液生化紊乱、改善缺血心肌的电稳定性四个方面。

出处：周鑫，林萍．穴位贴敷辅助治疗冠心病稳定型心绞痛临床疗效观察[J].中华中医药学刊,2015,33(12):3023–3026.

方法十四：檀冰散

穴位：至阳、内关（双侧）、膻中、足三里（双侧）、丰隆（双侧）。

方药：檀香、降香、三七、冰片。

操作：在基础治疗上加用穴位贴敷配合耳穴贴压治疗，将以上药物研末，按照2∶4∶2∶1比例混合调匀，用饴糖调成黏稠膏状，用75%酒精常规消毒穴位，取直径1cm、高0.5cm左右的药饼，将药饼贴在相应穴位，使用5cm×5cm胶布固定，隔天更换1次，10天为1个疗程。

疗效：在西医常规治疗的基础上加用穴位贴敷配合耳穴贴压治疗冠心病心绞痛临床症状疗效及心电图疗效均明显优于单纯西医常规治疗，可有效缓解冠心病心绞痛症状，经济实惠，无不良反应，操作简单，患者容易接受，值得临床进一步研究。

出处：黄雁明，杨帆．穴位贴敷配合耳穴贴压治疗冠心病心绞痛65例观察[J].河北中医,2015,37(3):411–412,446.

2. 气虚血瘀型

方法一：大黄䗪虫膏

穴位：内关、膻中、心俞、膈俞、足三里等。

方药：黄芪30g，大黄30g，熟地黄30g，水蛭6g，虻虫6g，蛴螬6g，桃仁6g，杏仁6g，黄芩6g，䗪虫3g，干漆3g，白芍12g，冰片5g，甘草9g。

操作：每次取4～5对（个）穴位，贴敷24h，取掉用清水洗净，休息72h，再贴第2次，连用6周为1个疗程。

疗效：经42天1个疗程治疗，30例患者中痊愈1例，占3.33%；显效19例，占63.33%；有效6例，占20%，无效4例，占13.33%。总有效率为86.67%。

出处：张继芳，马迁，马丽红．大黄䗪虫膏穴位贴敷治疗冠心病[J].中医药信息,1997(2):21–22.

方法二：芪香散

穴位：内关（双侧）、足三里（双侧）、心俞（双侧）、膻中。

方药：黄芪、沉香、丹参、川芎。

操作：将以上药物按1∶2∶2∶1比例烘干、粉碎后，加入白酒、蜂蜜等调和剂，制成膏剂，穴位局部皮肤予75%酒精常规涂擦消毒后，取少量上述膏药贴于穴位上，用医用输液贴胶布固定，每天更换1次，共贴敷2周。

疗效：42例患者经治疗2周后，心绞痛临床症状均有改善，其中显效21例，有效19例，无效2例。

出处：傅晓刚.穴位敷贴配合自拟益气活血通络汤治疗冠心病心绞痛42例临床观察[J].中医药导报,2012,18(10):67-68.

方法三：心绞痛贴膏

穴位：心俞（双侧）、内关（双侧）、膻中、足三里（双侧）。

方药：冰片、麝香、薄荷、丹参、川芎、乳香、没药等。

操作：将以上药物，制成浸膏，剪成2cm×3cm大小，贴于以上穴位，每穴1贴，每次4～6h，每天1次。

疗效：心绞痛贴膏是治疗冠心病不稳定心绞痛（气虚血瘀证）的有效穴位贴敷制剂，临床应用疗效肯定，安全无不良反应，有效改善患者的中医症状和心绞痛症状，减少了硝酸甘油的用量，改善了患者的临床症状。

出处：刘俊娇.穴位贴敷治疗冠心病不稳定型心绞痛（气虚血瘀证）临床观察[J].辽宁中医杂志,2011,38(4):662-663.

方法四：通冠散

穴位：膻中、心俞（双侧）、至阳、内关（双侧）。

方药：乳香1份、没药1份、桃仁1份、红花1份、附子1份、白鲜皮1份、地肤子1份、赤芍2份、白芷2份、川芎2份。

操作：在基础治疗上加用复方通冠散穴位贴敷，将上药共研细末，储瓶备用，将通冠散加入少量冰片，放进清醋和生姜汁调匀成糊状，取出1cm×1cm调好的药糊，放置于2cm×2cm正方形的敷料中，将敷料贴敷在所选择的穴位上，贴敷时间5h左右，如发现剧烈疼痛及不适可减少贴敷时间，每天贴敷1次，疗程均为1个月。

疗效：该方法患者的心绞痛疗效及中医证候疗效明显，说明复方中药贴敷能明显减少患者心绞痛的发作频率及发作时间，减少硝酸甘油用量，明显提高了患者的生活质量。

出处：彭立萍，王艳霞.中药复方穴位贴敷治疗冠心病心绞痛临床观察[J].中国中医急症,2015,24(12):2186-2188.

方法五：补气化瘀穴位贴膏

穴位：心俞、膻中、内关。

方药：人参、肉桂、冰片、细辛、川芎、丹参。

操作：在西医常规治疗基础上加用补气化瘀穴位贴膏穴位外敷，每天1次，每次3～4h，每穴1贴，疗程14天。

疗效：通过药物穴位外敷的方法，达到中医所讲“同气相求”的目的，即通过有相似作用的药物和穴位相互激发，相互协调，药物能够激发经气，穴位则可以加强药物的作用，达到温阳补气，活血化瘀，宽胸止痛的作用，临床上治疗心绞痛取得较好的疗效。

出处：苏琳.穴位贴敷治疗气虚血瘀型冠心病60例[J].中国中医药现代远程教育,2015,13(21):91-92.

方法六：乳没膏

穴位：心俞、膻中、足三里、内关。

方药：冰片、乳香、没药、檀香、延胡索、川芎。

操作：在基础治疗上配合用中药穴贴，每天贴敷1次，每次持续8h，14天为1个疗程。

疗效：本试验得出结论，常规西药治疗配合中医穴位贴敷能明显减少心绞痛发作频率，减轻疼痛程度，同时能改善患者胸痛、乏力、气短等症状，其疗效确切，无不良反应。

出处：王贺，周亚滨.穴位贴敷疗法治疗冠心病不稳定性心绞痛气虚血瘀型临床观察[J].辽宁中医药大学学报,2017,19(4):109-111.

方法七：芪参膏

穴位：膻中、内关（双侧）、心俞（双侧）。

方药：黄芪、丹参、川芎、三七、冰片。

操作：将以上药物按比例为2∶2∶1∶1∶1

研粉，后用醋调成糊状，取适量涂匀在穴位贴上，范围大小2cm×2cm，厚度2mm，每次贴敷4h，每天1次，4周为1个疗程，若患者在治疗期间发作心绞痛，即刻予以硝酸甘油1片舌下含服。

疗效：本研究证实了中药复方穴位贴敷可以改变患者的血脂代谢情况，同时患者的心绞痛疗效及中医证候疗效明显，说明复方中药贴敷能明显减少患者心绞痛的发作频率及发作时间，减少硝酸甘油用量，明显提高了患者的生活质量。

出处：薛刚，闻婷，胡刚，等.中药复方穴位贴敷治疗冠心病心绞痛24例临床观察[J].湖南中医杂志,2018,34(10):49–51.

方法八：益气活血贴

穴位：心俞（双侧）、内关、膻中、神阙、至阳。

方药：黄芪30g，丹参30g，川芎20g，细辛6g，肉桂6g，冰片0.3g。

操作：将以上药物按比例取本方中药的醇提取物和水煎浓缩后的干燥物及部分药物细粉，制成体积小、浓度高、对皮肤刺激小且易粘贴的中药外用贴剂益气活血贴，每张贴剂含生药5g，每天贴敷双侧心俞、内关穴，每次贴敷4～6h。

出处：时敏，么传为，睢勇，等.益气活血贴穴位贴敷治疗气虚血瘀型冠心病不稳定型心绞痛临床观察[J].新中医,2018,50(9):182–184.

李昊振.丹川通冠贴穴位贴敷治疗稳定性冠心病气虚血瘀证的临床研究[D].济南：山东中医药大学,2020.

李莉，华英，王燕.养心通络汤联合穴位贴敷治疗冠心病不稳定型心绞痛患者40例临床观察[J].中国中医药科技,2022,29(6):1130–1131,1141.

方法九：红丹贴

穴位：内关、虚里。

方药：红花3g，丹参3g，三七5g，川芎6g，乳香8g，没药10g，檀香3g，冰片4g，穿山甲3g。

操作：将药物研磨成粉末，用水搅拌成糊状，采用纱布将其贴在患者相关穴位上，每天1次，每次贴敷6h，半个月为1个疗程，根据患者病情适当增减药剂。

疗效：33例患者，显效16例（占48.49%），有效14例（占42.42%），无效3例（占9.09%），总有效率为90.91%。

出处：周萍.穴位贴敷治疗气虚血瘀型冠心病53例的护理探讨[J].世界最新医学信息文摘,2019,19(72):326,328.

方法十：红丹贴

穴位：第1组为内关（双侧）、心俞（双侧）、膻中；第2组为巨阙、心平（双侧）、厥阴俞（双侧）。

方药：葛根7.5份，丹参7.5份，沉香粉0.5份，冰片0.5份，黄芪0.5份，水蛭1.5份，三七1份，天然麝香0.002份。

操作：将药物研磨成粉末，将苯甲酸钠加入，以起到防腐作用，置于阴凉处待用，采用酒精消毒皮肤，脱去表面皮脂，在上述穴位上涂抹2g药膏，使用塑料薄膜进行遮盖，并使用胶布固定，1次只选取1组穴位，48h后更换为另1组，2组1个疗程为4周，共接受1个疗程的治疗，心绞痛急性发作过程中可予以舌下含服硝酸甘油。

疗效：本研究发现，中药穴位敷贴联合针对性护理可有效缓解冠心病心绞痛临床症状，提高临床疗效，可为临床提供新的治疗方案，值得进一步推广。

出处：郑俊.中药穴位敷贴联合护理干预治疗冠心病心绞痛临床观察[J].光明中医,2018,33(17):2600–2602.

方法十一：补气通络贴

穴位：心前区。

方药：黄芪20g，党参20g，瓜蒌20g，丹参15g，川芎15g，当归15g，炙甘草10g，降香10g，陈皮10g。

操作：在西药常规治疗的基础上给予补气通络方中药外敷，将上述中药颗粒剂加入中医定向透药包中外敷心前区，低温治疗每次20min，每天2次，治疗4周。

疗效：中药外敷在冠心病心绞痛患者中的应用效果良好，可有效改善患者临床症状及睡眠质量，值得推广。

出处：陈仕梅，李亚轩，杨帆，等.中药外敷干预对冠心病心绞痛患者临床症状及睡眠质量的

影响 [J]. 中国社区医师 ,2021,37(18):143–144.

3. 气滞血瘀型

方法一：苏合止痛贴

穴位：心俞（双侧）、膻中、内关（双侧）。

方药：苏合香 5g，檀香 10g，荜茇 10g，川芎 30g，郁金 30g，细辛 6g。

操作：将苏合止痛贴贴于以上穴位，每天 1 次，14 天为 1 个疗程。

疗效：30 例患者，显效 11 例，有效 15 例，无效 4 例，显效率 36.67%，总有效率为 86.7%。

出处：王云振 . 苏合止痛贴穴位敷贴治疗冠心病心绞痛临床观察 [D]. 武汉：湖北中医药大学 ,2010.

方法二：胸痹贴

穴位：心俞（双侧）、膻中、内关（双侧）。

方药：苏合香 5g，川芎 30g，丹参 30g，红花 10g，郁金 10g，细辛 6g。

操作：在基础治疗上加用胸痹贴，每天 1 次。

疗效：30 例患者，显效 13 例，有效 15 例，无效 2 例，显效率 42.86%，总有效率为 92.86%。

出处：王云振 , 孙艳玲 . 胸痹贴穴位敷贴治疗冠心病心绞痛 30 例临床观察 [J]. 光明中医 ,2015,30(10):2176–2178.

方法三：五香通络膏

穴位：膻中、内关（双侧）、郄门（双侧）、阴郄（双侧）、期门（双侧）。

方药：檀香、降香、乳香、荜茇、延胡索、细辛、白芷、冰片。

操作：西药常规治疗基础上加用五香通络膏中药穴位贴敷疗法，将以上药物按照比例为 3∶3∶3∶3∶3∶2∶2∶1 粉碎为末使用时加麻油调制成膏，每次取上方膏药 3g 置于穴位贴中，贴于穴位（两侧交替贴敷），每天 4～6h（疗程 4 周）。

疗效：该方法在心绞痛好转、硝酸甘油停减率及心电图改善方面均有较好治疗效果，优于单纯西药治疗，且使用方便。

出处：王劲红 , 孙刚 , 王丽丽 , 等 . 五香通络膏穴位贴敷治疗冠心病心绞痛临床观察 [J]. 山西中医 ,2015,31(7):45–47.

方法四：心痛硬热膏

穴位：膻中、虚里。

方药：丹参 30g，红花 24g，瓜蒌 20g，薤白 20g，檀香 10g，藿香 10g，麝香 0.04g。

操作：将以上药物以白醋调匀成铜钱样大小膏状摊于敷贴上，用时贴敷于膻中、虚里两穴，每穴 1 贴，每天 1 次，每次 6h，疗程 4 周。

疗效：该方法治疗后在改善患者冠心病心绞痛疼痛程度、持续时间、发作频次、诱发因素等方面疗效显著。本研究证实，在 4 周的观察周期内，联合心痛硬热膏贴敷治疗，对缓解心绞痛临床症状疗效更佳，使受试者获益更大。

出处：杨晓利 . 心痛硬热膏穴位贴敷治疗冠心病稳定型心绞痛（气滞血瘀证）的疗效观察 [D]. 郑州：河南中医药大学 ,2018.

方法五：冠心止痛贴

穴位：心俞、厥阴俞、内关、膻中。

方药：丹参、三七、乳香、没药等。

操作：将以上药物打粉制成贴剂，贴于以上穴位，每天 1 次，每次贴 4～6h，14 天为 1 个疗程。

疗效：冠心止痛贴贴敷后，患者的胸痛、胸闷、心悸、气短、乏力症状较前改善，中医症状总积分降低明显。

出处：黄秋兰 . 冠心止痛贴贴敷对冠心病介入治疗术后心绞痛气滞血瘀证的临床观察 [D]. 南宁：广西中医药大学 ,2018.

方法六：芥桂贴

穴位：内关（双侧）、心俞、膻中。

方药：吴茱萸 15g，川芎 15g，白芥子 10g，延胡索 15g，木香 10g，肉桂 10g。

操作：在常规西药治疗的基础上加用穴位贴敷联合柴胡疏肝散，将以上药物研为细末，每次取 3g 加蜂蜜调匀，贴敷双侧内关、心俞穴及膻中，每贴持续 6h，14 天为 1 个疗程。

疗效：该方法治疗稳定型心绞痛具有显著疗效，不仅提高了患者的今后生存、生活质量，并且有效地减少了单纯西药治疗所产生的不良反应，故以上中西结合的治疗方式，在现代临床治疗方面具有广泛的应用前景。

出处：孙碧鸿 , 隋艳波 , 张丹丹 , 等 . 穴位贴敷联合柴胡疏肝散治疗冠心病稳定型心绞痛的临床观察 [J]. 世界最新医学信息文摘 ,2019,19(16):140–141.

方法七：郁附贴

穴位：膻中、心俞（双侧）、厥阴俞（双侧）、内关（双侧）、三阴交（双侧）。

方药：丹参 30g，川芎 20g，郁金 20g，三七粉 6g，附子 6g。

操作：在基础治疗上应用中药丹参膏穴位贴敷，将药物研末成粉，用蜂蜜和蜡调成膏状，取 10g 用医用穴贴贴敷于以上穴位，每天 1 次，每次贴敷 3h，连续治疗 8 周后观察疗效。

疗效：本研究对冠心病心绞痛患者进行 8 周的治疗，提示中药丹参膏穴位贴敷治疗冠心病心绞痛的机制可能与提高血液 PGF1α 水平，降低 TXB_2、ET 水平有关。

出处：杨帆，吴乐文，戴昌文．中药丹参膏穴位贴敷对冠心病心绞痛患者病情及心功能的影响 [J]. 现代中西医结合杂志 ,2020,29(23):2587–2590.

4. 阳虚血瘀型

方法一：午酉贴

穴位：内关（双侧）、足三里（双侧）、三阴交（双侧）、涌泉（双侧）。

方药：山柰 100g，吴茱萸 50g，半夏 100g，制南星 100g，肉桂 100g，细辛 100g，川芎 100g 等。

操作：在午时到酉时 (11—19 时) 实施贴敷，贴敷时间为 7h，1 个疗程为 14 天，观察 2 个疗程，随访 6 个月。

疗效：采用温经通络的方药在午时至酉时贴敷穴位，可以使药物易随气血的运行和阴阳的转化而入心经、肾经，充分发挥药物的效能，而使临床治疗冠心病心绞痛取得满意疗效。午酉时穴位贴敷可以缩短住院时间，减少住院费用，提高疗效，易被患者接受，并扩展中医外治法对冠心病心绞痛的治疗手段。

出处：廖光荣，兰洁，张秀芳，等．午酉时穴位贴敷对冠心病心绞痛患者的影响 [J]. 护理实践与研究 ,2012,9(16):5–7.

方法二：附桂贴

穴位：心俞、膻中、内关。

方药：制附子、桂枝、细辛、三七、沉香、冰片等。

操作：每天敷药 1 次，每次 2h。观察时间从三伏头伏开始至三伏结束。

疗效：30 例患者，显效 16 例，有效 10 例，无效 4 例，总有效率为 86.67%。

出处：宋婷婷，武跃华，刘颐，等．冬病夏治穴位贴敷治疗冠心病心绞痛的疗效观察 [J]. 中西医结合心脑血管病杂志 ,2014,12(7):816–817.

5. 阳虚痰浊血瘀型

方法：归芎贴

穴位：内关、膻中、厥阴俞、心俞。

方药：桂枝、吴茱萸、细辛、瓜蒌、薤白、当归、川芎等。

操作：在西医治疗的基础上予以穴位贴敷治疗，将以上药物熬制成膏，均匀涂抹在纱布上，取患者内关、膻中、厥阴俞和心俞穴位进行贴敷，每天 1 次，每次时间持续 20min，进行 20 天持续性治疗。

疗效：该方法能够有效地抑制炎症反应，抗血小板聚集，延缓血栓形成速率，改善胸闷胸痛等症状，提高临床有效率。

出处：费凯，单晓晶，单金平，等．子午流注联合穴位贴敷治疗冠心病心绞痛的临床研究 [J]. 中国初级卫生保健 ,2020,34(3):91–94.

6. 痰瘀互结型

方法一：冰夏贴

穴位：内关、心俞、血海、丰隆。

方药：三七、川芎、半夏、冰片。

操作：在常规治疗组基础上增加穴位贴敷治疗，将以上药物按 2∶3∶2∶1 的比例研磨成细末后，以醋水或酒或鸡蛋清等，将药粉调和成糊状即成，使用时取适量调制好的药物于穴位贴敷上，每天贴敷 6h，每天 1 次。

疗效：在目前以西药为主流防治冠心病心绞痛的格局下，穴位贴敷法仍然发挥其良好的疗效，为临床提供了有效的方法，同时为冠心病心绞痛的治疗提供了新的途径，显示了独特的功效。

出处：靳宏光，齐锋，姜丽红．基于痰瘀伏邪理论评价穴位贴敷法治疗冠心病稳定型心绞痛的临床疗效 [J]. 中国中医急症 ,2014,23(2):212–213,250.

方法二：灵蒲贴

穴位：心俞、膻中、内关。

方药：五灵脂 20g，丹参 20g，瓜蒌 20g，蒲黄 10g，川芎 10g，甲珠 2g，冰片 2g。

操作：在基础治疗上行穴位贴敷治疗，以上药物研磨成粉，蒸熟后蜜调成糊状，穴位贴敷前用75%酒精消毒皮肤，取2g膏药涂于上述穴位，敷料薄膜覆盖后加脱敏胶布固定，4周为1个疗程，治疗1个疗程。

疗效：枳实薤白桂枝汤联合穴位敷贴治疗冠心病稳定型心绞痛，可改善心电图，提高生活质量，治疗效果确切。

出处：范亚妮.枳实薤白桂枝汤联合穴位贴敷治疗冠心病心绞痛疗效观察[J].四川中医,2019,37(1):85-88.

7.痰阻心脉型

方法：自拟敷贴1号方

穴位：内关（双侧）、间使（双侧）、足三里（双侧）、丰隆（双侧）。

方药：檀香、降香、三七、冰片。

操作：将以上药物按2∶4∶2∶1比例调制，将药物烘干，粉碎，过80～120目筛，备用，贴敷时取生药粉用饴糖调成较干稠膏状，药物应在使用的当日制备，或者置冰箱冷藏室备用，先将贴敷部位用75%酒精或碘伏常规消毒，然后取直径1cm、高0.5cm左右的药饼，将药物贴于穴位上，用5cm×5cm的医用胶布固定，每2天更换1次，2周为1个疗程。

疗效：我院特色专科的穴位敷贴在显著缓解冠心病心绞痛患者症状的同时，可能通过降低血液流变学指标及Fg水平，从而有效改善冠状动脉的血流灌注，并且无明显不良反应，为冠心病心绞痛的治疗提供了多样的治疗途径。

出处：李颖,李雯斌,黄桢,等.穴位敷贴治疗冠心病心绞痛疗效观察[J].现代中西医结合杂志,2012,21(4):352-353,356.

8.心血瘀阻型

方法一：冠通贴

穴位：内关（双侧）、心俞（双侧）、膻中、丰隆（双侧）、三阴交（双侧）、阳陵泉（双侧）、血海（双侧）等。

方药：冰片、石菖蒲、红花、延胡索、柏子仁、三七等。

操作：根据临床兼证选穴，每次选穴2～4个，确定2组穴位，每天1组，2组交替使用，将所选穴位处用75%的酒精消毒，待皮肤干燥后将冠通贴涂抹于纱布上，大小约2cm×2cm，厚度为0.2cm，将纱布贴敷于穴位后用胶布固定，每天1次，10次为1个疗程。

疗效：冠通贴可以明显减少心绞痛发作次数及持续时间，对心绞痛疗效、中医证候总疗效等方面较优，说明冠通贴能显著提高心绞痛的临床疗效，而且方法独特，安全有效，给药方便，内病外治，未发现不良反应，值得临床进一步推广应用。

出处：李娟,牛静虎,马振.冠通贴穴位贴敷治疗冠心病心绞痛临床观察[J].中国中医急症,2014,23(10):1895-1896.

方法二：香麝贴

穴位：第1组为内关、膻中、心俞；第2组为阙阴俞、心平、巨阙。

方药：冰片0.5份，沉香粉0.5份，麝香0.002份，桃仁1份，附子1份，乳香1份，地肤子1份，黄芪1.5份，水蛭1.5份，赤芍2份，白芷2份，丹参7.5份，葛根7.5份。

操作：将以上药物置入适量苯加酸钠防腐，放于阴凉处备用，并通过75%酒精消毒穴位皮肤，待酒精完全干燥后，取上述膏药2g，均匀涂于无菌纱布，药膏涂抹厚度为0.2cm，大小为1.5cm×1.5cm左右，将其敷于相应穴位，并借助胶布固定，贴敷48h后换为另1组穴位，治疗4周为1个疗程。

疗效：运用穴位贴敷疗法及护理干预可有效缓解缓心绞痛患者胸闷、气短等症状，显著提高治疗有效率，值得推广。

出处：亢本荣.中药穴位敷贴联合护理干预治疗冠心病心绞痛的临床价值研究[J].中医临床研究,2019,11(25):132-134.

方法三：桔枳贴

穴位：内关（双侧）、膻中。

方药：川芎30g，桃仁30g，红花30g，赤芍30g，柴胡30g，桔梗30g，枳壳30g，牛膝30g，当归30g，生地黄30g，降香30g，郁金30g，甘草30g。

操作：将以上药物混合研磨成粉，加入凡士林，调制成稠膏状，评估患者皮肤状况，确保皮肤无破损，予以清洁皮肤，将调制好的中药置于专用的自粘敷贴上，贴于选定的穴位，一般睡前贴敷，4～6h 取下，注意若患者出现皮肤过敏的情况应立即停用。

疗效：耳穴贴压配合穴位贴敷用于冠心病（心血瘀阻型胸痹）患者护理干预效果显著，不仅能够缓解患者症状，改善睡眠质量，还能够降低心血管事件发生风险。

出处：胡元凤，丁静．耳穴贴压配合穴位贴敷用于冠心病（心血瘀阻型胸痹）患者护理效果及对睡眠质量和心血管事件的影响 [J]. 基层中医药 ,2022,1(11):25–29.

9. 心肾阳虚型

方法：檀桂贴

穴位：心俞、膻中、肾俞、腰阳关、命门。

方药：熟附子适量，檀香 5g，肉桂 5g，降香 5g，白参 10g，川芎 10g，当归 10g，丹参 10g，木香 10g，炒桃仁 10g，黑顺片 10g，醋香附 10g，陈皮 10g，红花 10g，冰片 3g，甘草适量、炒芥子适量。

操作：将以上药物研末成细粉，用蜂蜜调成糊状备用，先用温水或 75% 乙醇棉球擦净选定的胸背腧穴，再取 5g 左右上述糊状贴于上述穴位上，用医用胶布固定，每天 1 次，每次 4～6h。

疗效：隔附子饼灸联合穴位敷贴法治疗心肾阳虚型冠心病可能与升高血浆 IL-10、APN 水平增强保护作用、抑制血浆 CRP 引发的炎性反应，从而调节机体抗炎与促炎之间的平衡。

出处：陈偶英，杨玉佩，何诗雯．隔附子饼灸和穴位敷贴对心肾阳虚型冠心病病人血脂及血清炎性细胞因子的影响 [J]. 护理研究 ,2017,31(2):172–176.

10. 其他类型

方法一：丹芎膏

穴位：心俞、足三里、膻中、三阴交、内关、脾俞、涌泉、肾俞、内关、膈俞。

方药：丹参 2 份，川芎 2 份，细辛 1 份，桂枝 1 份，檀香 1 份，青木香 1 份，血竭 1 份，乳香 1 份，降香 1 份，赤芍 1 份。

操作：按比例研细为末，再加入麝香 0.1 份，以生姜汁调成糊状，做成 2 分硬币大小的敷片（生姜汁需在治疗前 30min 榨取），取上述穴位进行贴敷，12 天为 1 个疗程，隔天 1 次，每次贴 1～2 组穴位，每次贴敷 24h，治疗前、中、后各做 1 次心电图检查，以便对照。

疗效：经多年临床观察，本法对冠心病中左前分支传导阻滞疗效甚佳，且与中西医治疗冠心病的其他疗法相比，有省时、省药、无不良反应，疗效持久等优点，且对心肌炎、心动过缓也有较好的治疗作用。但对右束支传导阻滞无明显疗效。

出处：郑慧敏．穴位外敷治疗冠心病 68 例 [J]. 辽宁中医杂志 ,1997(5):39–40.

方法二：冰竭膏

穴位：膻中、心俞（双侧）。

方药：当归 500g，赤芍药 500g，冰片 500g，血竭 500g，人工牛黄 500g，郁金 500g，细辛 500g，生大黄 500g，生地黄 500g。

操作：将上述药物全部烘干粉碎，加入二甲基亚砜制成软膏剂，将软膏 10g 摊于 4cm×4cm 的医用纱布上，分别贴敷于膻中、心俞（双侧）2 个穴位，然后用胶布固定，24h 更换 1 次。

疗效：结果表明，芳香凉润通透中药穴位贴敷可降低冠心病患者血浆中 CRP 和 vWF 的含量从而起到预防和治疗冠心病的作用。

出处：王绛辉，吴瑞增，王耀民，等．芳香凉润通透中药穴位贴敷对冠心病患者血清 C 反应蛋白及血浆血管性假血友病因子的影响 [J]. 河北中医 ,2011,33(4):505–506.

方法三：通痹散

穴位：心俞（双侧）、厥阴俞（双侧）。

方药：川芎 12g，降香 6g，冰片 10g，肉桂 6g 等。

操作：用水调上药成干糊状，贴于左右心俞、厥阴俞穴，以输液贴固定，每天贴 16h 后揭去，每天贴敷 1 次，10 天为 1 个疗程。若失眠心慌，加敷神门穴；若胸闷明显，加敷至阳穴；若纳差腹胀，加敷足三里穴。

疗效：本法避免了内服药物可能导致的胃肠道不适反应，增加了患者用药的依从性，具有疗效显著，不良反应小的特点。

出处：江武．通痹散穴位贴敷治疗冠心病 50 例临床观察 [J]. 光明中医 ,2007(12):80–81.

方法四：夏芪散

穴位：三阴交、内关、膻中。

方药：黄芪 15g，三七 15g，瓜蒌皮 15g，法半夏 15g。

操作：在基础治疗上给予穴位贴敷，将以上药物研磨成粉后加入适量白醋混合为糊状，用纱布将药物包裹好，将药物贴敷于三阴交、内关、膻中穴，每天 1 次，每次持续约 4h。

疗效：结果显示，治疗后患者血清 CRP、LDL 水平及负性情绪均得到改善，提示在常规的护理的基础上，联合中药穴位敷贴，可提高治疗效果，改善患者不良的情绪，提高护理满意度，值得临床推广应用。

出处：廖英英，陈珍珍，陈雪丹. 穴位贴敷联合常规护理治疗冠心病临床研究 [J]. 新中医,2020, 52(23):168–170.

【按语】

中药穴位贴敷对缓解冠心病心绞痛症状有很好效果。当中药穴位贴敷贴于人体穴位时，可以刺激患者身体细胞活动，扩张周围血管，有效改善患者微循环，改善新陈代谢，减轻患者心脏负荷。穴位贴敷治疗冠心病可以改善患者的血流动力学、扩张冠状动脉并增加冠状动脉血流量、降低心肌耗氧量、防止酸性代谢产物的储存、降低心肌损伤程度、有利于缺血性心肌损伤后的恢复、并可有效改善缺血区心肌的电生理功能、降低血液中去甲肾上腺素的含量，调节中枢阿片类药物的水平，间接保护缺血心肌，减少心绞痛发作次数及持续时间，对心绞痛疗效、中医证候总疗效等较优。这说明穴位贴敷不仅有效提高心绞痛的临床疗效，而且方法独特，安全有效，给药方便，内病外治，未发现明显不良反应，值得临床进一步推广应用。

穴位贴敷治疗冠心病，取穴以足太阳膀胱经、任脉、手厥阴心包经为主，穴位部位分布以背部、胸腹部居多，常用穴位有膻中、内关、心俞、至阳、足三里、厥阴俞、虚里，主要以调理气机，活血通络为主。常用药物为川芎、冰片、丹参、乳香、细辛、没药、檀香、红花、三七、肉桂，从药物所属类型来看，以活血化瘀药、开窍药、行气药、解表药、温里药为主。药物与穴位二者相配合，以达到活血化瘀，行气止痛的作用。

（九）面瘫

【概述】

面瘫是指口角歪斜、眼睑闭合不全为主的一种病证，又称“口僻”“卒口僻”“口眼㖞斜”“引口移颊”。临床上本病常呈急性发作，常在患者睡醒时，发现一侧面部肌肉瘫痪、麻木，额纹消失，眼裂变大，鼻唇沟变浅，口角下垂偏向健侧，病侧不能皱眉、闭目、鼓颊。部分患者初起时耳后疼痛，也有患者病程迁延日久，可因瘫痪肌肉出现挛缩，口角反牵向患侧，形成“倒错”现象。西医学中的周围性面神经麻痹和周围性面神经炎，均可按本病辨证治疗，中医分为风邪入络型、痰热腑实型、肝阳上亢型、肝郁气滞型、肝胆湿热型、脾虚湿盛型、正气内虚型、肝肾亏虚型、瘀血阻络型等。面瘫多发于春秋两季，起病突然，单侧发病为主，双侧发病少见，两侧面神经麻痹的概率大致相等。中国疾病控制中心报道本病每年的发病率较高为 0.8%。本病可发生于任何年龄，男女发病率无明显差异，发病率最高集中在 70 岁以上，但大多数患者发病在 15—45 岁。面瘫患者中可完全恢复者占 44%，遗留中度和重度的面神经功能障碍者占 16%，有 2.5% 的患者面神经功能不恢复，在发病后的数小时或 1～3 天面神经麻痹情况可达到高峰。

【现代穴位贴敷文献】

1. 周围性面瘫

方法一：地附散

穴位：颊车、地仓、颧髎、下关、阳白、翳风。

方药：地龙、白附子、僵蚕、全蝎、川芎、防风。

操作：将以上药物各适量共研细末成散剂，在上述穴位上扣敷一小撮细末，外贴活血止痛膏固定，按紧以免药水漏散，每天 1 次，至第 2 天针刺前揭下。

疗效：56 例患者痊愈 49 例，占 88%；显效 5 例，占 9%；好转 1 例，占 1.8%；无效 1 例，占 1.8%；总有效率 98.2%。

出处：郑翔凌，王金才，徐永文. 针刺配合穴位贴敷法治疗面瘫 56 例疗效观察 [J]. 针灸临床杂志,2001(4):22.

方法二：牵豆散

穴位：太阳。

方药：巴豆 4 粒、牵牛子 10g。

操作：针灸联合中药贴敷，将以上药物混合

研成粉末，用鸡蛋清拌匀调成糊状贴敷在患侧太阳穴，隔天 1 次，疗程为 14 天，治疗期间严格遵循医嘱，嘱患者治疗期间戒烟戒酒。

疗效：该方法治疗周围性面瘫患者口角歪斜、额纹消失及舌味觉消失恢复时间明显减少，临床症状改善显著，临床疗效较优。

出处：方华．针灸联合中药贴敷治疗周围性面瘫的临床疗效观察 [J]. 北方药学 ,2013,10(10): 37.

方法三：麻桂散

穴位：患侧面部。

方药：麻黄、桂枝、蝉蜕、菊花、夏枯草、黄芪、升麻、葛根、白芷、鸡血藤、炙甘草、僵蚕、白芍、全蝎、干荷叶、半枝莲等。偏风热者，去麻黄、桂枝，加金银花、连翘、知母、石膏；正气虚弱者，加太子参、白术，加大黄芪用量。

操作：嘱患者用上述药渣敷患侧面部，每天 3 次，每次 0.5h，避风寒，畅情志。

疗效：54 例患者，治愈 48 例，好转 4 例，无效 2 例，总有效率为 96.3%。

出处：吕光华，薛青理．麻黄菊蝉汤内服外敷治疗特发性周围性面瘫 54 例 [J]. 河南中医，2011,31(4):371–372.

方法四：割敷膏

穴位：翳风、听宫、地仓、颊车、迎香、阳白、太阳、四白、颧髎。

方药：僵蚕、全蝎、麝香等。

操作：将以上药物研细成粉，过 120 目筛，蓖麻仁捣乱成泥状，与前药搅拌成膏，高压消毒后密封备用，将患侧面部穴位翳风、听宫、地仓、颊车、迎香、阳白、太阳、四白、颧髎各穴处常规消毒，用无菌手术刀片轻割皮肤（深不超过表皮层）约 5mm，穴位割口处敷以割敷膏 0.2g 后以 $15cm^2$ 橡皮膏粘贴固定，7 天为 1 个疗程，需重复治疗者，将原贴敷膏除去，以湿热巾洗敷数分钟，然后按前法再次割敷。

疗效：106 例患者，治愈 93 例（占 87.74%），好转 9 例（占 8.94%），无效 4 例（占 3.77%），总有效率为 96.23%。

出处：张卫国．穴位割敷法治疗周围性面瘫临床疗效观察分析 [J]. 安阳大学学报 ,2002(2):131–132.

方法五：青黛膏

穴位：阳白、太阳、地仓、颊车、颧髎等。

方药：青黛粉 30g。

操作：取少量蒸馏水，加入适量青黛粉末，酒精灯加热并搅拌成为糊状，待药糊稍凉，将无菌纱布块剪成 1.0cm × 1.0cm，取少许药糊涂于纱布块上，于患侧面部选取阳白、太阳、地仓、颊车、颧髎穴等穴，将纱布块贴敷在穴位上 30min。

疗效：治愈 21 例，显效 6 例，有效 1 例，无效 1 例，总有效率为 96. 6%。

出处：向平，张清忠．青黛外敷配合 TDP 灯照射治疗周围性面瘫 29 例 [J]. 实用中医药杂志 ,2011,27(3):188.

方法六：松香膏

穴位：下关。

方药：松香 30g，蓖麻子仁 10g。

操作：将清水 1000ml 煮沸，加入蓖麻子仁（捣碎）煮沸 5min，加入松香（研碎），文火继续煮 3～4min，将其倒入盛有 1000ml 的冷水盆中，将松香捻成膏，大小如水果糖块，用时将膏用开水浸软，捻成直径 3cm 大小的薄片，摊在布上，贴患侧下关穴，7 天换 1 次，3 次为 1 个疗程。

疗效：痊愈 87 例，占 87%；显效 12 例，占 12%；好转 1 例，占 1%；总有效率为 100%。

出处：王庆华．牵正膏外敷治疗周围性面瘫 100 例 [J]. 实用中医药杂志 ,2002(9):30.

方法七：麝香膏

穴位：颊车、地仓、翳风、合谷。鼻唇沟变浅者加迎香、禾髎；鼻唇沟歪斜者加水沟；目不能合者加攒竹、阳白、承泣；面颊板滞者加巨髎；味觉丧失和耳部疼痛者加迎香、外关、廉泉。

方药：麝香。

操作：在选取的主穴与配穴中，取 1～2 个面部穴位，以三棱针点刺放血后，将麝香（粉末状）少量撒于胶布上贴穴，8～12h 取下，每天更换 1 次。

疗效：治愈，临床症状、体征完全消失，共 35 例，好转，临床症状、体征减轻，留有轻度后遗症，如鼻唇沟不正，口角稍歪斜等，共 3 例，总有效率为 100%。

出处：王黎君，潘中瑛，付欣．针灸加麝香外敷治疗周围性面瘫50例[J].吉林中医药,2004(9):48.

方法八：斑蝥膏

穴位：阳白、下关、地仓、牵正、太阳、承泣、颊车、翳风、人中。

方药：斑蝥。

操作：将斑蝥6g研碎加入生姜汁10ml中混匀后，分别于阳白、下关、地仓、牵正穴常规消毒后取药外敷外加纱布固定，第2天皮肤表面起疱，祛除纱布，一般1周2次。

疗效：26例中痊愈12例，显效6例，有效5例，无效3例，总有效率为88%。

出处：马晓勇，丁玉梅，陈纬．斑蝥外敷治疗难治性周围性面瘫26例[J].陕西中医,2008(4):460.

方法九：附红膏

穴位：A组穴为牵正、地仓、阳白、完骨；B组穴为颊车、太阳、颧髎、翳风。

方药：白附子、红花、皂荚、冰片等。

操作：将以上药物按一定比例磨至100目细粉，用时取适量温水将药粉调成糊状，压成直径1.2cm，厚0.25cm的圆柱形小药饼，用胶布固定在穴位上，2周为1个疗程，第1周选取A组穴，第2周选取B组穴，每天贴敷1次，每次贴敷6h。

疗效：治疗组60例患者，痊愈53例，显效4例，有效2例，无效1例，治愈率为88.33%。

出处：谢红亮．浅刺配合穴位贴敷治疗周围性面瘫急性期120例临床观察[C]//中国针灸学会经络分会第十届学术会议论文集,2009.

曹雪梅，陶加平，张研，等．针刺配合穴位贴敷治疗周围性面瘫90例临床观察[J].中医药通报,2008(3):50–52.

方法十：陈姜膏

穴位：阳白、丝竹空、迎香、水沟、承浆、地仓、颊车、颧髎、翳风等。

方药：陈姜。

操作：取大小约4cm×4cm的陈姜数块，逐一将其对半切开并用刀具敲打，使之渗出姜汁，置于火中烘烤3min至发出焦辣异味，迅速取出姜片敷于面部患侧穴位上，并稍用力擦拭至皮肤微红为度，姜片冷却后再更换1块，如此反复使用3～5块，早晚各1次，每天1次，10次为1个疗程，疗程间可间断休息2～3天。

疗效：痊愈26例，占70.27%；显效5例，占13.51%；有效5例，占13.51%；无效1例，占2.70%；总有效率为97.30%。

出处：廖中堂．针药配合烤姜外敷治疗周围性面瘫37例[J].中医外治杂志,2016,25(4):16–17.

方法十一：参芥膏

穴位：颧髎、禾髎、地仓、颊车、瞳子髎、下关、翳风。外感风寒加针刺外关、合谷、风池；肝肾阴虚、肝阳上亢加针刺太溪、行间；肝胆湿热型加针中渚、风池、听会。

方药：麝香、丁香、丹参、白芥子、莱菔子等。

操作：每次选贴患侧5个穴位，每穴敷药的直径约1cm外附上胶布贴牢，隔2天换药1次，连贴7～15天，共敷药3～7次。

疗效：显效89例，有效9例，无效2例，总有效率达98%。

出处：刘福英．中药穴位贴敷治疗面瘫100例[J].新中医,1997(11):24.

方法十二：归元膏

穴位：患侧半面脸。

方药：当归30g，土鳖虫20g，皂刺20g，白芥子10g，桃仁20g，川芎20g，黄芪30g。

操作：上药每天1剂水煎后，用毛巾外敷患侧半面脸，每天3次，趁热外敷，同时练习抬眉、挤眼、歪嘴等面部活动。

疗效：52例中治愈35人，治愈率67.3%；显效10例，显效率19.2%；有效6例，有效率11.5%；无效1例，无效率2.0%；其中无效者1例为1年以上患者。

出处：袁静，卢丽娜．中药贴敷配合针刺治疗周围性面瘫52例临床观察[J].光明中医,2006(11):33–34.

方法十三：天牛膏

穴位：听会（患侧）、翳风、下关、合谷（健侧）。若情况严重，配颊车（患侧）、大椎、太阳。

方药：黄连500g，当归500g，川芎500g。

操作：上药加香油（亦可用茶油或花生油）2500g，用文火煎枯除渣，加黄丹250g，制成黑药膏，将天牛虫粉0.1mg放入药膏中央即成，将膏药加温溶化，贴于以上穴位，一般选2个主穴，1个配穴，配穴视病情加减，每个穴位贴1张，每5天更换膏药1次，总疗程不超过30天。

疗效：天牛膏穴位贴敷治疗周围性面瘫具有疗效好、生效快、无不良反应、无痛苦、经济简便，易于推广运用。

出处：张昆照，张昆熹，习芝澜．天牛膏穴位贴敷治疗周围性面瘫423例[J]．中国中西医结合杂志，2001(11):868.

方法十四：养颜正容散

穴位：颊车、地仓。

方药：猪牙皂1000g，制白附子60g，僵蚕60g，珍珠粉20g，麝香用量略。

操作：以上四味，取猪牙皂、白附子、僵蚕分别粉碎成极细粉，再与珍珠粉混匀，过筛，即得，本品50g，将其与食醋共调成糊状，在文火上加热至沸，约3min至棕色而黏稠为度，趁药温敷患侧颊车、地仓穴局域时加麝香0.1g，用白棉布盖之，每天1～2次，2周为1个疗程。

疗效：105例患者，治愈56例，有效28例，无效21例，总有效率为80.00%。

出处：李为民，汪坤，何华，等．养颜正容散、皂角膏外敷治疗周围性面瘫140例[J]．中国中医药现代远程教育，2015,13(15):22–23.

方法十五：红附散

穴位：太阳（患侧）、翳风（患侧）、牵正（患侧）、足三里（双侧）。

方药：红花20g，白附子12g，生甘草12g，金蝎12g，没药10g，僵蚕12g，乳香10g，黄芪30g，防风20g，桃仁20g。

操作：在以常规西医治疗基础上，予以穴位贴敷疗法联合翳风穴傍针刺法，将以上药物研磨为粉状，使用醋勾兑为稠膏状，针刺完成后取坐位，将贴敷药物置于3cm×3cm空白无菌敷料上，制成直径1cm、厚度0.1～0.2cm药饼，贴于上述穴位，留药2h，隔天1次，1周为1个疗程，治疗4个疗程。

疗效：40例患者，临床治愈12例（占30.00%），显效16例（占40.00%），缓解10例（占25.00%），无效2例（占5.00%），总有效38例，总有效率为95.00%。

出处：胡静，焦永伟，赵莉，等．穴位贴敷疗法＋翳风穴傍针刺法治疗周围性面瘫恢复期患者[J]．实用中西医结合临床，2020,20(15):41–42.

方法十六：灵辛散

穴位：风池（健侧）、阳白（健侧）、太阳（健侧）、四白（健侧）、颊车（健侧）、地仓（健侧）、下关（健侧）、翳风（健侧）。

方药：白附子2份、僵蚕2份、威灵仙2份、甘草2份、细辛1份、赤芍3份、白芍3份。

操作：将以上药物研成粉剂，治疗时，用鲜姜汁调匀后搓成小丸，然后将小丸置于健侧穴位上，胶布固定，每次贴敷6～8h后祛除药丸，清水洗净皮肤，每天治疗1次，10次为1个疗程，疗程间休息2天。

疗效：经过3个疗程的治疗，63例患者中痊愈43例，显效15例，好转5例，总有效率为100%。

出处：丁明桥．针刺配合健侧穴位贴敷治疗周围性面瘫63例[J]．针灸临床杂志，2008(9):7,66.

方法十七：羌芷散

穴位：翳风。

方药：羌活、白芷、薄荷、防风、金银花、路路通、延胡索、川芎、防己、冰片等。

操作：上药混合共研细末，加入氮酮透皮剂调和，制成穴位外敷剂，贴于以上穴位，每天1次，共10次。

疗效：本研究结果显示，在电针基础之上对患侧翳风穴进行穴位贴敷可以降低面瘫并发症的发生率。在面瘫早期治疗时保持局部气血畅通是防止并发症产生的关键因素。

出处：彭凯，戚其华，倪姗姗．电针配合中药穴位贴敷治疗周围性面瘫效果[J]．青岛大学医学院学报，2012,48(3):253–254,258.

方法十八：羌芷散

穴位：鱼腰、攒竹、下关、地仓、颊车、承浆、风池。

方药：赤芍20g，地龙20g，白附子20g，全蝎15g，红花15g，桃仁20g，防风20g，当归20g，路路通20g，延胡索10g。

操作：将以上药物打磨为细粉，经凡士林兑用后使其成糊状，贴敷药物的为方形胶布，边长约 1cm，贴于以上穴位，每周 3 次，连续治疗 1 个月后评估其临床疗效。

疗效：该方法治疗周围性面瘫疗效显著，能较快促进患侧面神经水肿吸收，减少压迫，改善局部血流循环，值得临床推广应用。

出处：刘建新，马金顺，陈鹏典 . 针刺联合穴位贴敷治疗周围性面瘫 60 例疗效观察 [J]. 中医临床研究 ,2016,8(17):54–55.

2. 贝尔氏面瘫

方法：星防散

穴位：太阳、下关、颊车、地仓、颧髎、四白。

方药：南星 10g，防风 10g，全蝎 10g，川芎 10g，白及 10g。

操作：将以上药物研细粉，用生姜汁调糊备用，贴于以上穴位，每次选 2 穴，先用棉球蘸姜汁反复擦穴位处皮肤至红，再涂以上述糊剂，其直径约 2cm、厚约 3mm，外贴 3 层纱布，糊剂将干时不断从纱布外滴加姜汁，保持糊剂湿润，每天换药 1 次。

疗效：7 天内治愈 30 例，治愈最快为 4 天；7～10 天内治愈 4 例；11 天治愈 2 例；2 例分别治疗 2、3 天效，后改去他处治疗。治愈率 94.7%，总有效率为 100%。

出处：马海林，刘明锁，袁迎春，等 . 中药穴位敷贴治疗贝尔氏面瘫 38 例 [J]. 武警医学 ,1999(12):710.

3. 亨特面瘫

方法：星附散

穴位：完骨、翳风、牵正、下关。

方药：白附子 10g，川芎 10g，生南星 10g，僵蚕 8 g，全蝎 6g，薄荷 6g，制马钱子 1g，冰片 2g。

操作：将以上药物研粉加醋调成糊状，做成 1cm 直径的药饼，黏附于直径 2cm 的麝香膏上，贴敷完骨、翳风、牵正、下关穴，贴敷 3h，以上治疗均每天 1 次，10 天为 1 个疗程，疗程间休息 3 天。

疗效：50 例患者，治愈 36 例（占 72.00%），好转 10 例（占 20.00%），无效 4 例（占 8.00%），总有效率为 92.00%。

出处：李斌 . 针刺配合穴位敷贴治疗 Hunt 面瘫 50 例 [J]. 中国康复 ,2012,27(4):290–291.

4. 急性面瘫

方法一：牵正散

穴位：耳前耳垂下区、下关、颊车、地仓。

方药：白芥子 40g，红花 120g，黑附子 200g，广木香 200g，防风 200g，细辛 200g，乌头 200g，白芷 240g，赤芍药 300g，厚肉桂 300g，甘草 300g，凡士林 250g。

操作：将以上药物文火 2h 熬成膏状，装瓶备用，使用时涂于纱布，贴于耳前耳垂下区及下关、颊车、地仓三穴中心处，直径约 4cm。

疗效：60 例患者，治愈 11 例，好转 43 例，无效 6 例，总有效率为 90%。

出处：贾庭英 . 中药内服联合穴位贴敷治疗急性面瘫 60 例针对性护理 [J]. 齐鲁护理杂志 ,2013,19(11):11–12.

方法二：防附散

穴位：下关、地仓、颊车、阳白、翳风、牵正、太阳。

方药：全蝎 1.5g，白胡椒 1.5g，白花蛇 1g，蜈蚣 1 条、防风 2g，熟附子 1g，没药 2g。

操作：将以上药物共研为细粉末，以姜汁调为糊状，做成直径 3cm 左右药饼贴敷于穴位，每次随机选取 3 穴，每天 1 次，每次 8h 或贴后患者自觉皮肤有明显烧灼感时，以温水洗净贴敷部位。

疗效：经 3 个疗程治疗后，治疗组治愈 46 例，且无一例出现后遗症。

出处：肖彬 . 电针透穴法配合中药外敷治疗急性周围性面瘫 50 例 [J]. 光明中医 ,2013,28(6):1203–1204.

方法三：威夏散

穴位：耳前与耳下面部包括牵正与下关。

方药：生川乌、生草乌、生半夏、威灵仙、全蝎、白及、白僵蚕、陈皮。

操作：将以上药物等分为末，每次取 15g 与姜汁为糊敷于患侧面部耳区（范围包括耳前与耳下面部包括牵正与下关穴位），敷料与胶布固定，每天更换 1 次。

疗效：42 例患者，治愈 38 例，有效 3 例，无效 1 例，治愈率为 90.5%，总有效率为 97.6%。

出处：连毅 . 中药外敷治疗急性面瘫疗效观察 [J]. 光明中医 ,2006(6):57.

方法四：红附散

穴位：第1周穴位有阳白、完骨、牵正、地仓；第2周的穴位有颧髎、翳风、颊车、太阳。

方药：红花、白附子、皂荚、车前子。

操作：将以上药物研磨成细粉，并将其用温水调制成糊状药膏，将其压成厚度为0.125cm左右，直径为1.5cm左右的药饼，贴于穴位处。

疗效：21例患者痊愈，16例患者治疗显效，7例患者有效，1例患者治疗无效，临床治疗总有效率为98.4%。

出处：张雪梅，张旭群．中医穴位贴敷治疗急性面瘫的疗效及护理配合[J].世界最新医学信息文摘,2016,16(22):114,67.

5. 顽固性面瘫

方法一：党芪散

穴位：中脘、神阙、关元、气海、天枢等。

方药：党参10g，黄芪10g，干姜10g，小茴香10g，炒白术20g，肉桂30g，佛手10g，红花6g。

操作：将所有药物研磨成120目细粉末，每次取10g药粉加入适量姜汁进行调和，将其贴敷在以上穴位，用无纺布将其固定，若无不适，一般6～8h之后取下，每隔1天治疗1次，5次为1个疗程。

疗效：穴位贴敷的主要机制在于贴败中药透皮吸收后通过细胞间质直接进入体循环，不但避免了首过效应，提高了药物有效成分的生物利用度，也能通过改善人体血液循环促进新陈代谢和细胞活力，增强机体免疫力，使机体内环境达到动态平衡。

出处：陶务娟，张洁，王寿兰．温阳疏筋法配合穴位贴敷治疗顽固性面瘫的临床研究[J].中医临床研究,2022,14(21):140-141.

方法二：蜈僵散

穴位：太阳（患侧）、攒竹（患侧）、四白（患侧）、地仓（患侧）、颊车（患侧）、翳风（患侧）、合谷（双侧）、足三里（双侧）。

方药：僵蚕、全蝎、地龙、蜈蚣、黄芪，熟附子、没药。

操作：穴位注射配合中药饼外敷治疗，将所有药物均等份，共研为细粉末，以姜汁调成糊状，制成蚕豆大小饼状，贴敷于以上穴位，面部穴位每次交替选取3～4个，合谷足三里均双侧选取，外用敷贴固定，每次贴敷4～8h，每天1次，10次为1个疗程，每个疗程后休息2天，3个疗程后总结疗效。

疗效：40例患者，痊愈23例，显效8例，有效6例，无效3例，总有效率为92.5%。

出处：朱爱华．穴位注射配合中药饼外敷治疗顽固性面瘫疗效观察[J].湖北中医杂志,2013,35(8):59.

方法三：皂角散

穴位：风池（患侧）、阳白（患侧）、攒竹（患侧）、四白（患侧）、颊车（患侧）、牵正（患侧）、地仓（患侧）、水沟（患侧）、合谷（双侧）、足三里（双侧）、太冲（双侧）。

方药：皂角50g，麝香1g。

操作：电针配合穴位贴敷治疗，将以上药物研细成末，用醋调和成糊状，电针结束后外敷上述针刺过的穴位，每次选5～6穴，于第2天治疗前取下，每天1次，10次为1个疗程，疗程间隔休息3天。

疗效：45例患者，痊愈26例（占57.8%），好转16例（占35.5%），无效3例（占6.7%），总有效率为93.3%。

出处：吴晓红．电针配合穴位贴敷治疗顽固性面瘫45例疗效观察[J].中国针灸,2001(2):15-16.

方法四：牵牛子散

穴位：太阳（患侧）。

方药：巴豆（去皮）4粒、牵牛子9g。

操作：将以上药物共研成粉，用鸡蛋清调成糊状，贴在患侧太阳穴，隔天1次。

疗效：1月后复诊，临床症状消失，病获痊愈。

出处：王占慧．中药贴敷配合针灸治疗顽固性面瘫[J].河南中医,2005(8):87.

方法五：朱砂蓖麻膏

穴位：阳白、四白、下关、地仓、颊车、翳风。

方药：朱砂面、蓖麻籽。

操作：取3∶10的朱砂面和去皮蓖麻籽，用药钵先将蓖麻籽捻碎，然后将朱砂与捻碎的蓖麻籽用钵杵将两者充分捻匀、捻细成膏状，备用，放于剪好的敷料中央，然后贴敷于以上穴位，或者根据患者的症状适当增减穴位，每次穴位一般不超过6个，24h后由患者自行摘除，隔天贴敷1次，10次为1个疗程，休息1周后再进行第2个疗程。

疗效：接受治疗时间最短为1个疗程，最长为3个疗程。痊愈5例，显效12例，有效16例，无效3例。该方法操作简单，患者没有痛苦，穴位刺激量小，但作用时间长，是一种值得推广使用的方法，但由于影响患者的美观，临床中有些患者不愿意接受，对这类患者可以让其夜间自行贴敷。

出处：邵淑娟，王卫红，李其英，等．穴位贴敷朱砂蓖麻膏治疗顽固性面瘫36例[J].中国针灸，2000(3):31–32.

方法六：巴豆膏

穴位：阳白、太阳、地仓、颊车、颧髎。

方药：巴豆6个。

操作：将巴豆去皮去壳，用时碾末备用，用棉签蘸胡麻香油外涂上述穴位皮肤，将适量巴豆粉末放在涂抹香油的穴位上，然后用3cm×2cm的医用白胶布外敷，并将胶布四周按压与皮肤紧密接触，以防药粉外漏，贴完后即刻计算时间，一般贴敷2h后让患者自行取下。

疗效：痊愈24例，占58.5%，好转16例，占39.02%，无效1例，占2.5%，总有效率为97.5%。

出处：杨立峰．针灸配合巴豆外敷治疗顽固性面瘫41例[J].四川中医，2007(6):104–105.

方法七：川附膏

穴位：正容。

方药：生马钱子6g，白附子9g，川芎6g，生川乌9g，蜈蚣3g，肥知母6g，生胆南星9g，赤芍9g，天花粉10g。

操作：以上药物按比例取药20等份，其中马钱子烘干，单独干燥粉碎，过九号筛，制成均匀的无颗粒粉剂使用，其余药物分别切碎，取麻油2500g加热，将以上药物炸至焦黄色，去渣、滤过、留油液备用，油液中加入白蜡6000g溶化，倾入容器中，待温度降至40℃左右时将马钱子粉兑入，搅匀至冷凝，无菌包装使用，局部消毒后用药物外敷于患侧正容穴（下关、颊车之间），用无菌纱布包扎，隔天换药1次，每10天为1个疗程。

疗效：治愈65例，占63.3%；好转28例，占28.6%；不愈8例，占8.1%。

出处：周国香，单人定．药物外敷特定穴治疗顽固性面瘫98例[J].光明中医，2011,26(6):1191.

方法八：芪芍膏

穴位：第1组为太阳、颧髎、迎香、牵正、翳风；第2组为颊车、阳白、下关、夹承浆、翳风。

方药：黄芪、白芍、水蛭、全蝎、白及、白芥子。

操作：将以上药物按1:1:1:1:1:1的比例配制，将其研磨至细粉后装瓶备用，用时取适量食醋将药末调合成泥膏状，制成底面直径1cm，厚0.2cm的圆柱小药饼，用胶布固定在穴位上，2组穴位交替使用，于火针治疗次日起贴敷，每天换1次，每次贴敷4h，2周为1个疗程。

疗效：痊愈55例，占73.3%；显效17例，占22.7%；无效3例，占4%，总有效率为96%。

出处：刘聪．挑刺、火针配合穴位贴敷治疗顽固性面瘫75例[J].河南中医，2013,33(5):757–758.

方法九：归防膏

穴位：鱼腰、阳白、太阳、牵正、翳风、承浆、迎香、四白、颊车、地仓。

方药：马钱子3g，白附子3g，细辛3g，桂枝5g，当归5g，川芎5g，羌活5g，防风5g，僵蚕5g。

操作：将以上中药研成粉末，分成10份，每份为1天量，贴于以上穴位，每次任选4个穴位，治疗结束后将药物以透明胶带贴于穴位上，贴敷15h后取下。

疗效：治愈38例，治愈率63.3%，好转21例，好转率35.0%；无效1例，无效率1.7%，总有效率为98.3%。

出处：郭国田．电针结合穴位贴敷治疗顽固性面瘫60例疗效观察[J].新中医，2014,46(6):196–197.

6. 风痰瘀阻型

方法：牡红散

穴位：廉泉、合谷、华盖、丰隆、神阙、足

三里。

方药：全蝎、丹参、延胡索、牡丹皮、红花。

操作：在常规西医治疗的基础上配合穴位贴敷，将以上药物各等份碾成粉样，加入一定的姜汁搓成药丸，取一小份压平在 1.5cm × 1.5cm 的医用药贴上，贴于以上穴位，每次穴位贴敷时间不少于 4h，每天换 1 次。

疗效：该方法采用中药内服与外治法相结合，多位点治疗，使中风后面瘫患者得到良好的治疗，可供临床医生借鉴使用。

出处：曾学波，徐秀梅．祛风化痰通络法配合穴位贴敷治疗中风后面瘫临床观察 [J]. 江西中医药 ,2017,48(12):30–32.

7. 风寒袭络型

方法一：皂附散

穴位：翳风、阳白、地仓、颊车、太阳、完骨、颧髎、牵正。

方药：车前子、皂荚、白附子、红花。

操作：将以上药物按 4∶3∶2∶1 的比例研制成 100 目的细粉，用温水调制成药膏，压成直径 1cm、厚 0.13cm 的药饼，取穴位进行贴敷，每次选择贴 5 个穴，每天 1 次，7 天 1 个疗程，共 2 个疗程。

疗效：82 例患者经过治疗，治愈 59 例，占 72%，显效 10 例，占 12.2%，有效 10 例，占 12.2%，无效 3 例，占 3.6%，总有效率为 96.4%。

出处：张莉娟，吴晓梅．中医穴位贴敷治疗风寒袭络型面瘫的疗效与护理干预 [J]. 新疆中医药 ,2019,37(1):70–71.

方法二：蝎蜈散

穴位：太阳、翳风、下关、地仓、颊车。

方药：全蝎 10g，蜈蚣 6 条、白附子 6g，马钱子 6g，防风 15g，地龙 15g，没药 12g，僵蚕 12g，乳香 12g，血竭 30g，穿山甲 30g，天南星 30g。

操作：取适量打好的药末，用生姜汁调和成膏状，置放在穴贴上，贴于以上穴位，并将其固定，每天上午，对患者进行贴敷治疗，将药饼平整的贴敷在患侧的穴位上，每次贴敷 2～4h。

疗效：痊愈 19 例，占 52.78%；显效 15 例，占 41.67%；有效 2 例，占 5.55%；无效 0，愈显率 94.44%，总有效率 100%。

出处：孙亚超．穴位贴敷联合针刺治疗周围性面瘫（风寒型）的临床研究 [D]. 长春：长春中医药大学 ,2019.

方法三：陈姜散

穴位：地仓、颊车、阳白、迎香、水沟、翳风等。

方药：陈姜。

操作：在穴位按摩基础上使用烤姜外敷，选用陈姜，大小 4cm × 4cm，将陈姜放于火内烘烤 3min，有焦辣味扩散之后将其拿出外敷于以上穴位，采取姜片于穴位擦拭，使皮肤保持微红，当姜片变冷之后换新姜片，实行 3～5 次重复操作，每天烤姜外敷 2 次，在早上及晚上开展烤姜外敷，实行 20 天烤姜外敷干预。

疗效：39 例患者，显效 31 例（占 79.49%），有效 7 例（占 17.95%），无效 1 例（占 2.56%），总有效 38 例，总有效率为 97.44%。

出处：蒋永萍，张小玲，叶雯丽．穴位按摩联合烤姜外敷治疗风寒袭络型周围性面瘫临床观察 [J]. 光明中医 ,2022,37(1):124–126.

8. 其他类型

方法一：乳没散

穴位：面瘫部位。

方药：乳香、没药、白及、蝉衣等。

操作：先以药棉蘸少许松节油于面瘫区涂搽片刻，再用鸡蛋清调适量“乳没散”外敷整个面瘫部位，药厚 2～3mm，最后覆盖一层塑料薄膜，以胶布固定，每隔 48～72h 更换 1 次。

疗效：颜面完全恢复正常者为痊愈计 103 例，颜面基本恢复正常，笑时口角歪向健侧，皱眉时患侧额纹比健侧浅者为好转计 3 例，治疗前后面瘫无变化者为无效计 1 例，治愈率为 96.3%。

出处：邵胜前，王惠恩．“乳没散”外敷治疗面瘫 107 例 [J]. 江苏中医 ,1996(11):20.

方法二：冰麝散

穴位：患侧前额、面颊、茎乳孔部。

方药：马钱子、冰片、麝香。

操作：将以上药物混合研成粉末，即成驱瘫散，用时加新鲜鸡蛋清调拌成糊状，涂于患侧前额、面颊及茎乳孔部，再贴敷麝香虎骨膏或灭菌不粘贴敷，3 天更换 1 次，4 次为 1 个疗程，至患侧表情肌恢复功能为止。

疗效：32 例中治愈 31 例，好转 1 例。

出处：张磊，张依．驱瘫散外敷治疗贝尔氏面瘫临床实验研究 [J]. 湖北中医杂志，1999(10):448–449.

方法三：天仙膏

穴位：太阳、下关、地仓。

方药：天南星、白及、白僵蚕、草乌头、羌活、细辛等。

操作：取上述中药等分共研细末，每次取药粉，用鲜姜汁调成膏状，分别贴敷患侧的太阳、下关、地仓三穴，夜间贴敷 10～12h，隔天贴敷 1 次，5 次为 1 个疗程。

疗效：62 例患者，痊愈 50 例（占 80.6%），显效 9 例（占 14.5%），有效 3 例（占 4.8%），无效 0 例。

出处：林敏华，于秀梅，徐阳．针刺与“天仙膏”穴位贴敷结合治疗面瘫的临床观察 [J]. 北京中医，1999(4):49.

方法四：麝麻膏

穴位：面瘫一侧（靠近耳垂前，下颌骨角前上方）。

方药：麝香 0.2g，全蝎 3 个，天麻 1g，蓖麻仁 14 个，冰片 0.3g。

操作：以上为 1 贴药量，蓖麻仁去壳捣成泥状，其余共研细末，以蓖麻仁调和，如过干可稍兑开水调为稠糊状，摊于白布上贴于面瘫一侧（靠近耳垂前，下颌骨角前上方），每贴贴敷 6 天，不愈者可再贴，2 贴为 1 个疗程。

疗效：40 例中经 1～3 个疗程治疗，痊愈 33 例，好转 5 例，无效 2 例，总有效率 95%。

出处：魏启云，祝远之．正瘫膏外敷治疗面瘫 40 例 [J]. 中国民间疗法，2000(11):34–35.

方法五：面瘫膏

穴位：乳突、耳前。

方药：白芥子、僵蚕、全蝎、马钱子、蜈蚣、细辛、防风、冰片。

操作：面瘫膏外敷患者乳突及耳前，每晚 1 次，10 天为 1 个疗程，连用 3 个疗程，疗程间不间隔。

疗效：30 例患者，痊愈 24 例（占 80%），显效 5 例（占 17.7%），好转 1 例（占 3.3%），无效 0 例，愈显率为 96.7%。

出处：巫祖强．中药面瘫膏外敷治疗面神经麻痹临床观察 [C]// 第五次全国中西医结合神经科学术会议论文集，2004.

方法六：冰麝膏

穴位：患侧前额、面颊、茎乳孔部。

方药：马钱子、冰片、麝香。

操作：将炮制后的马钱子炒至棕褐色，与冰片、麝香混合研成粉末，用时加新鲜鸡蛋清调拌成糊状，即成祛瘫膏，涂于患侧前额、面颊及茎乳孔部，再用胶布固定，每 3 天 1 次，4 次为 1 个疗程。

疗效：32 例患者，痊愈 31 例（占 96.88%），好转 1 例（占 3.12%）。祛瘫膏治疗贝尔面瘫，使用方便，疗效好，无不良反应，是一种治疗贝尔面瘫很好的方法。

出处：张磊．祛瘫膏外敷治疗贝尔面瘫临床疗效观察 [J]. 临床口腔医学杂志，2009,25(10):633.

方法七：斑巴膏

穴位：牵正（患侧）、劳宫（健侧）。

方药：斑蝥、巴豆。

操作：斑蝥去头足翅，研磨至 100 目细粉，巴豆去壳捣成泥状，按照 1∶1 的比例加入浓度为 30% 的生姜汁适量调匀制膏，软硬适度，做成绿豆大小的圆粒，用时每穴取 0.1g，将做成的丸粒置于 1.5cm^2 的胶布中央，贴于选定的穴位上，30min 后撕去（若患者皮肤出现灼热、瘙痒可提前撕去），用温清水清洗涂抹部位，清理残留药物，每 2 天贴敷 1 次，每次 30min，共贴敷 5 次，疗程 10 天。

疗效：14 例患者，痊愈 1 例，显效 6 例，有效 6 例，无效 1 例，总有效率为 92.8%。“斑巴膏”穴位敷贴贝尔氏面瘫急性期有显著疗效，可作为临床治疗的有效方法。

出处：王周淳．穴位敷贴贝尔氏面瘫急性期的临床疗效观察 [D]. 合肥：安徽中医药大学，2018.

方法八：麻钱膏

穴位：牵正（患侧）、劳宫（健侧）。

方药：蓖麻仁 10g，马钱子 5g。

操作：取去皮蓖麻仁 10g，马钱子末 5g，置于药臼内捣匀成膏状，置容器内备用。用时将药膏搓捏成黄豆大小圆粒置于 3cm × 3cm 胶布中心，用酒精棉球在患侧下关穴作消毒处理后，将药膏敷于穴位上，四周压严胶布即可，3 天 1 次，3 次为 1 个疗程。

疗效：马钱子、蓖麻仁二者能治面瘫，古今医家早有报道。笔者将二药合制成膏，再选治面瘫要穴下关进行外敷，则功效更加显著。药证相合，穴专力宏，则面瘫诸症焉能不愈。

出处：文汇．蓖麻仁捣拌马钱子末外敷下关穴治疗面瘫 [J]. 江苏中医 ,1999(7):41.

方法九：薄椿膏

穴位：颜面上齐眉，下至嘴角，后接耳屏的部位。

方药：薄荷、椿皮、猪牙皂、拳参、重楼、冰片、藏红花、千斤散等。

操作：将以上药物，研细过筛密封备用，将研磨好的药物加香油煎制成膏状摊在 13cm × 7cm 的半圆形黑色敷料上（黑色敷料可吸收热量，使膏药保持软化状态），患侧面部常规消毒，将膏药贴上，上齐眉，下至嘴角，后接耳屏，敷药 5～7 天换药 1 次，1 贴药为 1 个疗程。

疗效：456 例患者中治愈 438 例，占 96.1%；显效 11 例，占 2.4%；有效 6 例，占 1.3%；无效 1 例，占 0.2%。

出处：易东．中药外敷治疗面瘫临床疗效观察 [J]. 中国民间疗法 ,1998(4):18–19.

方法十：蝎蚕膏

穴位：太阳、下关、翳风、颊车、地仓等。

方药：全蝎 10g，僵蚕 12g，蜈蚣 6 条、地龙 15g，防风 15g，白附子 6g，马钱子 6g，乳香 12g，没药 12g，穿山甲 30g，血竭 30g，天南星 30g。

操作：上述药物共研细末，贮瓶备用，取适量药末，用生姜汁调和成膏，做成饼，直径 1.5cm，厚 0.5cm，置放在纱布上，将太阳、下关、翳风、颊车、地仓等穴，用生理盐水擦净，把药饼依次贴敷在以上穴位（患侧），胶布固定，1 周更换 1 次，2 次为 1 个疗程。

疗效：痊愈 90 例，显效 5 例，无效 5 例，总有效率 95.0%，治疗最长 5 个疗程共 3 例，最短 2 个疗程共 68 例。

出处：张亚玲，毛艮芳．中药穴位外敷治疗面瘫 100 例 [J]. 山西医科大学学报 ,2001(5):431–432.

方法十一：钱芷膏

穴位：下关、翳风。

方药：生马钱子、白芷。

操作：在针灸治疗基础上联合中药腧穴外敷治疗，以 5∶3 的比例将生马钱子与白芷二药混合加工成粉末，使用香油进行调敷，贴敷于下关穴、翳风穴每个穴位每次用量 1g，每天 1 次，1 周为 1 个疗程。

疗效：该方法治疗面瘫患者的效果优于单纯针灸治疗，且患者的住院时间、治疗时间均较短，改善了患者面部肌群的活动功能，值得在临床治疗中应用推广。

出处：江莹．中药腧穴外敷结合针灸治疗面瘫临床观察 [J]. 光明中医 ,2018,33(3):396–398.

【按语】

穴位贴敷治疗面瘫可以改善机体局部及周身的血液循环、营养代谢和细胞膜的通透性，促进炎性介质的吸收，减轻水肿，加快损伤组织修复，促进神经功能的恢复，调节机体免疫力。穴位贴敷通过经络腧穴的吸收、传输和利用，使药物持续作用于瘫痪的面部肌肉，起到单相或双相调节作用。同时，药物循经直达病所，使病变组织也可充分吸收药物，从而改善局部血液循环，促进炎性介质的吸收、加快损伤组织修复，以促进面神经功能的恢复，针刺结合穴位贴敷可更好地促进损伤的面神经的恢复，有效的改善脱髓鞘及轴索损害等病理改变，并可较好的恢复面神经纤维的传导速度和兴奋性。

穴位贴敷疗法治疗面瘫，其在方药的选择上蓖麻子、鳝鱼血、皂荚、附子、麝香、鸡冠血、石灰、巴豆、灶心土、肉桂的使用频率最高，治疗面瘫应用解表药、温里药、化痰止咳平喘药、祛风湿药、平肝息风药和清热药为主。药味以辛、甘，性温药物为主，主入肝、肺、脾胃经，说明面瘫发病与感受风、寒、湿、热外邪和肝风痰凝有密切关联，故解表温里、祛风化痰、平肝息风、清热为其主要治则。古代面瘫穴位贴敷处方的作用部位大多未标明穴位，如手心、口唇部、腮、囟门，它们分别位于人体上肢、局部患处和巅顶。根据其所处人体位置推测这些部位可能分别为劳宫、地仓、颊车和百会，而明确标明穴位的有合谷、劳宫和颊车。劳宫为穴位贴敷法运用最多的穴位。

（十）胃痛

【概述】

胃痛，又称胃脘痛，是以上腹胃脘部近心窝处疼痛为主症的病证。西医学中急性胃炎、慢性胃炎、胃溃疡、十二指肠溃疡等病以上腹部疼痛为主要症状者，属于中医学胃痛范畴。本病多由受凉、饮食不节及忧思恼怒、精神紧张所致，分为急性胃痛和慢性胃痛。中医辨证主要分寒邪客胃证、饮食伤胃证、肝气犯胃证、瘀血停胃证、胃阴亏耗证、脾胃虚寒证六种证型。本证患病率高达23.7%，发病高峰年龄在15—25岁，且以中青年为多，分属于多种胃炎、胃溃疡、胃癌、胃下垂、十二指肠溃疡及憩室、胆囊炎、胆石症等常见的消化系统疾病，发病因素包括潜因和诱因，诱因在胃脘痛发病上有重要意义，对于本病应防重于治。

【现代穴位贴敷文献】

1. 寒邪客胃型

方法：吴茱萸散

穴位：神阙。

方药：干姜、吴茱萸。

操作：中药外敷结合灸法治疗，干姜粉及吴茱萸粉等量，加入黄酒适量搅拌成具备一定黏性的糊状，薄摊于4cm×4cm大小的无菌敷料上，贴敷于患者肚脐部，医用胶带粘贴牢靠。

疗效：40例患者，痊愈28例，有效12例，无效0例，总有效率为100%。中药外敷结合灸法治疗寒邪胃痛，为无创治疗，无须内服药物，具有中医简、便、验、廉的鲜明特点。

出处：王彦霞．中药外敷结合灸法治疗寒邪胃痛40例[J]. 河南中医,2014,34(8):1555-1556.

2. 肝气犯胃型

方法一：红外贴

穴位：神阙、中脘、足三里、脾俞、太冲。

方药：纳米远红外微粉。

操作：在中药治疗基础上使用胃痛型穴位贴敷，每贴6h，每天2次，上述治疗以14天为1个疗程，共2个疗程。

疗效：贴敷组患者总有效患者为28例，总有效率达93.3%。

出处：郑琳，张芸，林瑜．穴位贴敷配合中药内服治疗肝气犯胃型胃脘痛30例[J]. 光明中医,2017,32(13):1922-1924.

方法二：芍楝散

穴位：肝俞、胃俞、中脘。

方药：白芍、甘草、延胡索、川楝子。

操作：柴胡疏肝散合穴位贴敷治疗，将以上药物研磨，按照1∶1∶1∶1的比例以姜汁调匀，用敷贴固定在肝俞、胃俞、中脘穴，每次贴敷1～2h，每天1次，连续4周为1个疗程，治疗2个疗程后观察疗效，并进行1年电话随访。

疗效：60例患者，治愈34例，有效22例，无效4例，总有效率为93.3%。

出处：王宏，郑红，欧秀华，等．中药汤剂联合穴位贴敷治疗肝气犯胃型胃脘痛120例[C]// 中国中药杂志2015专集：基层医疗机构从业人员科技论文写作培训会议论文集,2016.

牛群艳．中药汤剂联合穴位贴敷对胃脘痛（肝气犯胃证）患者的效果观察[J]. 临床医学研究与实践，2017,2(17):119-120.

杜郁华，刘芳．中药汤剂、穴位贴敷联合治疗胃脘痛（肝气犯胃证）效果观察[J]. 中国社区医师，2019,35(6):88-89.

方法三：姜芎散

穴位：神阙、胃俞、天枢、中脘、关元等。

方药：高良姜、川芎、木香、砂仁、吴茱萸、徐长卿、醋延胡索、佛手、黄连、炒白芍、炙甘草。

操作：将以上药物做成2cm×2cm的温胃止痛的黄褐色贴膏，贴于患者以上穴位处，每天1次，7天为1个疗程，2个疗程后观察效果。

疗效：44例患者，痊愈25例（占56.8%），显效12例（占27.3%），好转5例（占11.4%），无效2例（占4.5%），总有效率为93.3%。中药贴敷同样具有操作简便，安全，费用较低，患者易接受，不良反应少，效果好等特点，所以中药贴敷配合耳穴埋豆在临床上具有较好的治疗价值，值得应用及推广。

出处：刘婷．中药穴位贴敷配合耳穴埋豆治疗肝胃气滞型胃脘痛的护理体会[J]. 临床医药文献电子杂志,2017,4(4):732-733.

3. 脾胃气虚型

方法一：芥辛散

穴位：中脘、关元、足三里、脾俞、胃俞、大肠俞、天枢等。

方药：白芥子 100g，细辛 50g，延胡索 100g，生附子 100g，肉桂 60g，川椒 50g。

操作：中药拔罐联合穴位贴敷，将以上药物打成细药粉，用适量生姜汁或蜂蜜将穴位贴剂调制成糊状，作为穴位贴剂，贴于以上穴位，将调好的备用药物放在 3M 贴敷中央，贴在穴位上，每次贴敷时间为 4～6h，每天 1 次，1 周为 1 个疗程，共治疗 2 周。

疗效：30 例患者，痊愈 15 例（占 50.0%），显效 9 例（占 30.0%），好转 4 例（占 13.3%），无效 2 例（占 6.7%），总有效率为 93.3%。

出处：陆霞燕，蒙丽，陈如卉，等．中药拔罐联合穴位贴敷在治疗脾胃气虚型胃脘痛中的应用效果分析 [J]. 当代护士（下旬刊）,2016(8):1–3.

方法二：桂芍散

穴位：中脘、足三里、内关、公孙、行间、梁丘、阳陵泉、脾俞、胃俞、章门、三阴交、太溪、血海、膈俞。

方药：黄芪 30g，白芍 20g，桂枝 15g，干姜 10g，吴茱萸 20g。

操作：中药拔罐联合穴位贴敷，将所有药物打粉以备用，并在进行贴敷时采用鲜榨姜汁调成糊状，贴敷每次选 3～5 个穴位，每次贴敷持续时间为 3～5h，每天上午进行 1 次贴敷，半个月为 1 个疗程，治疗时间为 1 个月。

疗效：中药拔罐联合穴位贴敷治疗可以有效提高胃脘痛治疗效果，减轻患者腹痛，提高其生活质量。

出处：方海燕，李华．中药拔罐联合穴位贴敷治疗脾胃气虚型胃脘痛 [J]. 中国临床研究 ,2019,32(6):840–843.

4. 脾胃虚弱型

方法：参茯散

穴位：1 组中脘、关元、三阴交（双侧）、脾俞（双侧）、天枢（双侧）、大椎；2 组膈俞（双侧）、胃俞（双侧）、上脘、下脘、神阙、气海、足三里（双侧）。

方药：党参 30g，茯苓 20g，桂枝 15g，吴茱萸 10g，干姜 10g，白术 20g 等。

操作：将以上药物打粉分装密封备用，用榨汁机将鲜姜榨汁，用适量生姜汁将药粉调制成泥状，取 6～8g 药泥放在 6cm × 6cm 透气胶贴中央药槽里，贴在相应的穴位上，每天 1 次，每次贴敷时间为 6h，1 周为 1 个疗程，共治疗 2 周。

疗效：61 例患者，痊愈 18 例（占 29.5%），显效 25 例（占 40.9%），有效 15 例（占 24.5%），无效 3 例（占 4.9%），总有效 58 例，总有效率为 95.1%。后复发 2 例（占 3.3%）。

出处：石丹梅，陈栢芸，吕艳，等．穴位贴敷联合经络拔罐治疗脾胃虚弱型胃脘痛的效果 [J]. 循证护理 ,2017,3(4):331–333.

5. 脾胃虚寒型

方法一：桂椒散

穴位：中脘、神阙、足三里。

方药：肉桂 15g，胡椒 15g、干姜 10g，细辛 10g，延胡索 10g。

操作：将以上药物共研细末，装瓶备用，临用时取药末 3g 每穴，用陈醋适量调膏，分别贴于中脘、神阙、足三里穴，胶布固定，24h 后去药，5 天贴 1 次，共贴敷 3～4 个疗程。

疗效：治愈 11 例，好转 44 例，未愈 5 例，总有效率为 91.66%。

出处：李世云，李道宽，刘昀．理中汤加味配合穴位贴敷治疗胃痛 [J]. 湖北中医杂志，2000(4): 48.

方法二：芥胡散

穴位：足三里（双侧）、中脘（双侧）、天枢（双侧）、脾俞（双侧）、胃俞（双侧）。

方药：白芥子 2 份，延胡索 2 份，甘遂 1 份，细辛 1 份。

操作：将以上药物按此比例取药，共研细末，然后用鲜生姜汁调和成糊状，放置在直径为 3cm 的塑料薄膜上，用胶布将其固定在穴位上。

疗效：50 例中，痊愈 25 例，占 50%；显效 20 例，占 20%；无效 5 例，占 10%，总有效率为 90%。

出处：董联玲，谢牡丹，吴艳萍．穴位敷贴治疗虚寒型胃脘痛 50 例疗效观察 [J]. 山西中医，1993(6): 42–43.

方法三：温胃外敷散

穴位：胃脘疼痛处。

方药：川椒10g，川乌10g，草乌10g，公丁香15g，小茴香10g，吴茱萸10g，川楝子15g，延胡索15g，香附10g，川芎15g。

操作：将以上药物共研成粗末备用，用时将白酒拌药末，共入瓦锅炒至微黄用布包好，趁温热外敷胃脘疼痛处，敷至药凉后再放回锅内加少许白酒拌热，重复外敷患处，以不灼伤皮肤为度。如此反复应用，每天1次，每包药末可连用2天。

疗效：64例中，显效40例（经治疗1个疗程以上，胃痛逐渐消失，其他症状明显改善，随访1年未再复发）；有效22例（经治疗1个疗程以上，胃痛减轻，兼证得到改善）；无效2例（经治疗，胃痛及兼证没有改善）。有效率达96.8%。

出处：欧阳良瑛．温胃外敷散为主治疗虚寒性胃痛64例[J]. 中医外治杂志,1996(5):8.

方法四：芥辛散

穴位：足三里（双侧）、脾俞（双侧）、肾俞（双侧）、中脘。

方药：白芥子40%，细辛30%，延胡索10%，生甘遂10%，生附子10%。

操作：用适量生姜汁和蜂蜜将药物调制成糊状，制成1cm×1cm方块，将胶布剪成5cm×5cm方块，药放在胶布中央，贴在穴位上，每次贴敷时间为2～3h，10天1次，7次为1个疗程，疗程间停1次，再行下1个疗程，1～2个疗程后统计疗效。

疗效：显效52例，好转24例，无效4例，总有效率为95.0%。

出处：朱秀平．穴位贴敷治疗脾胃虚寒证胃痛80例临床观察[J].针灸临床杂志,2002(6):47-48.

方法五：丁元散

穴位：神阙。

方药：丁香、延胡索、吴茱萸、良姜、砂仁、木香。

操作：将以上药物共为细末，用蜂蜜调膏，搅拌均匀，加入少许皮肤透入剂氮酮以促进药物吸收，调制成黏度适宜的软膏，塞入神阙穴（肚脐），用一次性敷贴贴于神阙穴，每天贴1次，14天为1个疗程，每次观察1～2个疗程。

疗效：50例中，痊愈9例，显效30例，有效10例，无效1例，总有效率为98%。

出处：王红，李鹏鸟．中药穴位贴敷治疗脾胃虚寒型胃脘痛临床观察[J]. 医药论坛杂志,2010,31(4):84,87.

方法六：双姜贴

穴位：胸5～8棘突旁。

方药：干姜30%、高良姜30%、艾叶30%、延胡索10%。

操作：将以上药物共研成粉状，用适量生姜汁和蜂蜜调和成膏状备用，使用时取适量平摊于胶布上，作局部贴敷。

疗效：35例中，显效18例，好转15例，无效2例，总有效率94.29%。

出处：周学龙，李新姣，翁泰来，等．敷贴不同部位治疗胸5～8关节紊乱并脾胃虚寒型胃痛疗效观察[J]. 广西中医药，2007(1): 26-27.

方法七：桂附散

穴位：中脘、脾俞（双侧）、胃俞（双侧）、足三里（双侧）。

方药：肉桂、白附子、干姜、吴茱萸、生附子、延胡索等。

操作：中药穴位贴敷配合艾灸治疗，采用自制中药贴贴敷在中脘、双侧脾俞、双侧胃俞、双侧足三里穴位上，每次贴敷2h，每天1次，10天为1个疗程。

疗效：治疗组痊愈26例，显效6例，有效5例，无效5例。

出处：李凤鸣．中药穴位贴敷配合艾灸治疗脾胃虚寒型胃痛42例[J]. 陕西中医,2013,34(4): 449-450.

方法八：厚朴膏

穴位：阿是穴、中脘、气海。

方药：制厚朴20g，大腹皮20g。

操作：在内服中药治疗的基础上，配合使用中药热奄包联合穴位贴敷进行辅助治疗，首先取制厚朴、大腹皮各20g，另取2kg粗盐，装入布袋中摇匀，随后将其置入微波炉中加热90s即可，取出再次摇匀，再次放入微波炉，以中火加热180s左右，最后取出，保温，借助患者手腕做热奄包温度测试，接下来以衣物为隔层，置热奄包外敷，热敷过程中辅以缓慢的旋转，使患者明显感觉到胃部温热，期间若热奄包温度降低，可重新置于微波炉中加热。

疗效：50 例中，显效 39 例（占 78.0%），有效 10 例（占 20.0%），无效 1 例（占 2.0%），总有效率为 98%。

出处：吴太梅 . 中药热奄包联合穴位贴敷配合中药内服治疗虚寒胃痛 100 例临床与护理研究 [J]. 大家健康 (学术版),2014,8(2):46.

邓兰芬 , 李淑雁 , 陆灼 , 等 . 中药热奄包配合穴位贴敷治疗脾胃虚寒型胃脘痛疗效观察 [J]. 亚太传统医药，2014,10(12): 66–67.

方法九：芪芍散

穴位：1 组为中脘、关元、三阴交（双侧）、脾俞（双侧）、天枢（双侧）、大椎;2 组为膈俞（双侧）、胃俞（双侧）、上脘、下脘、气海、足三里（双侧）。

方药：黄芪 30g，白芍 20g，桂枝 15g，干姜 10g，吴朱萸 20g。

操作：穴位贴敷联合温经姜疗，用鲜榨生姜汁加 2ml 黄酒将药粉调制成泥状，取适量的药泥放在 6cm × 7cm 的一次性敷贴中央，并固定在相应的穴位上，每次贴敷时间为 4～6h，每天上午贴 1 次，7 天为 1 个疗程，共治疗 2 个疗程。

疗效：穴位贴敷联合姜疗操作相对简单易行，可避免注射带来的痛苦及减少药物产生的不良反应，整个治疗过程患者没有疼痛，还感觉全身温暖舒适，患者依从性强，易于临床推广。

出处：潘东洪 , 陈栢芸 , 吕艳 , 等 . 穴位贴敷联合温经姜疗治疗 100 例脾胃虚寒型胃脘痛的疗效观察 [J]. 时珍国医国药 ,2015,26(9):2196–2197.

方法十：附桂散

穴位：中脘、足三里、胃俞、梁丘等。

方药：附子、肉桂、炮姜、小茴香、丁香、木香、香附、吴茱萸、麝香。

操作：穴位贴敷配合 TDP 疗法，用配制好的温胃膏贴于上述穴位，可在方中加入醋、生姜汁、蒜汁，起到引药入肝，行滞气，暖脾胃，消癥积，生姜汁能发表散寒、温中止吐等作用，然后将 TDP 治疗仪置于距所贴的穴位上 50cm，每个穴位治疗 15～20min，穴位贴敷时间 4h，敏感性皮肤贴 2h，3～5 天为 1 个疗程，一般 2～3 个疗程。

疗效：该方法具有操作安全、方便、无不良反应，且费用较为低廉，患者易接受。在临床上使用，对缓解患者的疼痛、改善脾胃功能有较好的效果且降低了医疗费用，经济效益和社会意义显著。

出处：汤菊芬 , 李丽萍 . 胃脘痛穴位贴敷配合 TDP 疗法的临床效果观察 [J]. 云南中医中药杂志 ,2015,36(10):95–96.

方法十一：附桂散

穴位：中脘、足三里、脾俞、胃俞；若情况严重，配内关、公孙、行间。

方药：马钱子、荆芥、干姜、肉桂、防风、颠茄。

操作：艾灸配合穴位贴敷治疗，将以上药物打成粉末醋调敷于穴贴上。

疗效：经艾灸配合穴贴治疗后，治愈率为 80%，好转率为 20%，总有效率为 100%。

出处：刘卫琴 , 刘阳 . 艾灸配合穴位贴敷治疗虚寒性胃痛的护理体会 [J]. 世界最新医学信息文摘 ,2015,15(82):115–116.

方法十二：姜辛固本脐贴

穴位：神阙、涌泉（双侧）、足三里（双侧）、中脘、太冲（双侧）。

方药：生姜汁、细辛、吴茱萸、肉桂、公丁香、小茴香等。

操作：在基础治疗基础上加用姜辛固本脐贴，将姜辛固本脐贴贴于以上穴位，每天 1 次，维持 4～6h，2 周为 1 个疗程。

疗效：38 例中，临床痊愈 21 例（占 55.3%），显效 10 例（占 26.3%），有效 4 例（占 10.5%），无效 3 例（占 7.9%），总有效 35 例，总有效率为 92.1%。

出处：付文晶 .“姜辛固本脐贴”贴敷治疗虚寒型胃脘痛（功能性消化不良）患者的临床研究 [D]. 昆明：云南中医学院 ,2014.

方法十三：芥辛散

穴位：脾俞（双侧）、胃俞（双侧）、中脘、足三里。

方药：白芥子、细辛、肉桂。

操作：用生姜汁将药物粉末调成糊状，置于医用穴位贴上，贴于穴位即可，为防止发疱，贴 2～3h 即可，也可根据发热程度，提前揭掉，每

3天贴1次，7次为1个疗程。

疗效：治愈23例，有效7例，总有效率为100%。

出处：钱屠萧萧，符涛.中药穴位贴敷治疗脾胃虚寒型胃痛30例临床观察[J].中国民族民间医药,2016,25(2):100.

6.瘀血停胃型

方法：香丹化瘀止痛贴

穴位：中脘、神阙、章门。

方药：丹参1袋，香附1袋，乌药1袋，延胡索1袋，三七1袋，檀香1袋，砂仁1袋。

操作：芪朴理气止痛胶囊加香丹化瘀止痛贴穴位贴敷，将以上药物用生姜汁加蜂蜜调成糊状，均分为3份，摊于6cm×6cm膏药布上制成贴敷，每天1贴，每贴12h，15天为1个疗程。

疗效：30例中，治愈16例，显效7例，有效5例，无效2例，总有效率为93.33%。

出处：潘洋，胥颉，冯洁.香丹化瘀止痛贴穴位敷贴治疗胃痛临床疗效分析[C]// 中华中医药学会脾胃病分会第二十三次全国脾胃病学术交流会论文汇编,2011.

7.脾胃湿热型

方法：香连散

穴位：中脘。

方药：黄连10g、木香10g、延胡索10g。

操作：在基础治疗上，用中药穴位贴敷，将以上药物研成细粉，加姜汁调和，用一次性敷贴贴于患者的中脘穴，穴位贴药物大小一致，每贴1.5cm×1.5cm，每贴6h，每天2次，分别为8时、20时，14天为1个疗程。

疗效：30例中，痊愈24例，显效2例，有效2例，无效2例，总有效率93.4%。

出处：胡晓燕，何琼霞，王玲玲.中药穴位贴敷治疗脾胃湿热型胃脘痛30例[J].福建中医药,2016,47(1):23-24.

8.肝郁气滞型

方法：柴金散

穴位：中脘。

方药：柴胡36g，郁金45g，枳壳36g，川芎30g，白芍36g，丹参45g，延胡索30g，木香36g，冰片6g。

操作：将以上药物共研细末，每次20g，用蜂蜜调膏，以纱布固定于中脘穴，2天换药1次，30天为1个疗程。

疗效：共40例，痊愈21例，占52.5%；显效9例，占22.5%；好转7例，占17.5%；无效3例，占7.5%，总有效率为92.5%。

出处：张文学.40例胃脘痛中药外敷治疗观察[J].中医研究,1996(6):29-30.

9.脾虚气滞型

方法：行气消胀散

穴位：脾俞、胃俞、上脘、中脘、下脘、神阙等。

方药：檀香、莪术、川芎、砂仁。

操作：将以上药物按比例1∶2∶2∶1用白醋调成糊状，搓成1cm大小的药丸置自黏性医用木浆纤维敷料上，每次取脾俞、胃俞、上脘、中脘、下脘、神阙等穴中的5个穴位进行贴敷，胶布固定6～8h，每天1次，2周为1个疗程。

疗效：30例中，治愈7例，显效10例，有效9例，无效4例，总有效率为86.67%。

出处：商秀梅，陈冬平，嵇书源."行气消胀散"穴位贴敷配合护理干预治疗脾虚气滞型胃脘痛的疗效观察[J].中医外治杂志,2016,25(5):52-53.

10.其他类型

方法一：桂陈散

穴位：中脘。

方药：肉桂、陈皮、木香、白芷、黄芩、血竭等。

操作：中药按处方配齐研成粉末，按2∶1的比例与饴糖调和备用，将膏药均匀地摊制在绵纸上，大小根据患者疼痛范围而定，厚度以2mm为宜，用同样大小的绵纸覆盖成双层，以中脘穴的中心贴敷，7天为1个疗程，隔天换药1次，一般敷药1～2个疗程。

疗效：该方法对脾胃无伤，于机体无害，有着其独特的优点，且经济、安全、简单易行，值得推广和研究。

出处：陆为民.腹舒膏外敷治疗胃脘痛48例临床观察[J].甘肃中医，1994(6): 15-16.

方法二：芥芷散

穴位：中脘、上脘、下脘、神阙、梁门、背部压痛点（多在灵台、至阳穴）、脾俞、胃俞、膈俞、肝俞、内关、足三里、手三里等。痛经者加关元、腰骶；冠心病者加膻中、辄筋、屋翳；乳房包块者加乳房包块处；阳痿者加命门、腰眼、关元；咳喘者加身柱、肺俞、中府、膻中；胆石症或胆囊炎者加肝俞、胆俞。

方药：白芥子 20g，白芷 10g，甘遂 10g，川乌 10g，草乌 10g，细辛 5g，山栀子 20g，芦荟 10g，杏仁 10g，桃仁 10g，白胡椒 5g，使君子 10g，草决明 10g，皂角 10g，冰片 2g，红花 10g。

操作：上药共研细末，密封干燥处保存，用时取适量，用鲜姜汁调成膏状，摊于方型硬纸上，每块小儿 3～5g，成人 5～8g，贴于穴位，胶布固定，48～72h 换穴换药，每次选 6～10 个穴位。

疗效：临床症状、体征完全消失，观察半年以上无复发 25 例，贴治后症状明显好转，生气、受凉后仍有轻痛，配合口服药治疗痊愈 11 例，经贴治 2 次以上，诸症无变化 2 例。

出处：李国柱 . 穴位药物贴敷治疗胃脘痛 38 例 [J]. 中医外治杂志 ,1995(3):33-34.

方法三：胃痛康

穴位：中脘。

方药：附子 1.5g，干姜 1.5g，土细辛 1.5g，台乌药 1.5g，香附 1.5g，虎杖 3g，樟脑 1g，冰片 1g。

操作：胃痛散联合中药穴位贴敷，将以上药物共研细末，用适量凡士林调膏制成胃痛康，贴敷于患者中脘穴，外用纱布固定，24h 换药 1 次，每 3 天为 1 个疗程。

疗效：临床观察表明胃痛康、胃痛散治疗急性胃脘痛疗效确切、安全无毒，患者乐于接受，为治疗上述疾病的一种有效途径。

出处：马雪柏 , 孙晓春 , 童剑波 . 急性胃脘痛中药外敷内服止痛的实验研究 [J]. 中国急救医学 ,2002(6):32.

方法四：护胃膏

穴位：中脘。

方药：白术、吴茱萸、丁香、肉桂、当归、川芎、延胡索、厚朴、冰片等。

操作：将上述中药制成浸膏，取海绵状的橡胶等材料为基质，按一定比例充分混匀，进行涂膏、切段、盖衬，切成小块，检验分装而成。每张规格 7cm × 10cm，约含生药 5.0g。每天早上 1 张，贴神阙穴 12h 以上，痛重者疼痛部位加贴 1 张，30 天为 1 个疗程。

疗效：护胃膏集温中健脾、行气活血、和胃止痛于一体，兼有芳香透达之功，治疗虚寒证及气滞血瘀证胃脘痛效果显著，尤其能提高虚寒证型慢性胃炎的证候治愈率、显效率，使虚寒证型消化性溃疡面积明显缩小，疗效较优。同时护胃膏使用方便、疗效可靠、无明显毒副反应，为中药外治治疗胃脘痛之良方。

出处：巴元明 , 谈运良 , 向楠 , 等 . 护胃膏贴敷神阙穴治疗虚寒证及气滞血瘀证胃脘痛的临床研究 [J]. 中医杂志 ,1998(3):151-153.

方法五：胃宝可贴

穴位：神阙。

方药：丁香、藿香、木香为 1 组，赤芍、延胡索、三七为 2 组，干姜、黄芪为 3 组。

操作：将以上三组按 3：2：1 的量组成的胃宝可贴，敷脐于神阙穴，5h 换 1 次，1 个月为 1 个疗程。

疗效：显效 38 例，有效 63 例，无效 6 例，总有效率为 94.4%。

出处：张静 , 张鸿琳 . 胃宝可贴外敷神阙穴治疗胃脘痛 107 例 [J]. 陕西中医 ,1997(11):510.

方法六：辛香散

穴位：上脘、中脘、下脘、脾俞、胃俞、梁门。

方药：樟脑 6g，细辛 3g，血竭 10g，乳香 10g，没药 10g，荜茇 10g，吴茱萸 10g，延胡索 10g，木香 10g，丁香 10g，柴胡 10g。

操作：上方烘干研粉，用时以茶水或醋拌搅成膏，用方块胶布固定于上、中、下三脘，脾俞、胃俞、梁门，每天 1 次，每次贴 8h 后取下 1 周为 1 个疗程。

疗效：胃痛散不但有较迅捷的止痛作用，而且还有较好的治疗作用。其中有例用后感觉皮肤痰痒泛红，嘱取药后清洗干净涂少许氟轻松软膏，皆未影响治疗在显效病例中以病程短者显效快，无效者中以肥厚性胃炎与萎缩性胃炎偏多。止痛效果对寒性痛、气滞痛、血察痛较好，对热性痛效果相对较差，但也有效。

出处：司国民 . 胃痛散外敷治疗炎性胃痛

128 例 [J]. 陕西中医 ,1994(1):6.

方法七：陈柴散

穴位：胃俞、中脘、足三里、神阙、脾俞、关元、内关、下脘、肝俞、梁丘等。

方药：陈皮 10g，防风 15g，柴胡 15g，木香 10g，白芍 10g，延胡索 10g。

操作：将以上药物研为粉末，取上药粉末适量，姜汁调为稠糊状，用贴敷胶布贴于上述穴位即可，一般情况下，以胃俞、中脘、足三里、神阙等为主穴，根据临床辨证，再取 1～2 穴作为配穴共同贴敷，每天取 3～5 穴，交替贴敷，时间 4～6h 或视情况而定，每天 1 次，10 天为 1 个疗程。

疗效：本组有效（上腹疼痛、腹胀、恶心、反酸、嗳气、消化不良等症消除或缓解）24 例，占 80%；显效（症状较前减轻）5 例，占 16.7%；无效（症状无变化）1 例，占 3.3%。

出处：孟春梅 , 张淑芳 , 王江涛 . 穴位贴敷治疗胃脘痛 30 例 [J]. 中国医学创新 ,2009,6(24):170.

方法八：丁香散

穴位：中脘。

方药：枸杞、荜茇、丁香、大黄、辣椒、樟脑、薄荷油等。

操作：诸药（薄荷油除外）粉碎成过 100 目细粉，将聚乙烯醇 04-86 制成 15% 黏稠液体基质，称取药物细粉置于乳钵内，加入薄荷油、基质及皮肤透入剂氮酮，调成黏度适宜的软膏置于油膏缸内备用。使用时取 3g 软膏置于胶粘带间，贴于中脘穴。每天贴 1 次，24h 揭去，3 天为 1 个疗程，每次观察 1～2 个疗程。

疗效：74 例中治愈 15 例，占 20.3%，好转 50 例，占 67.6%，未愈 9 例，占 12.1%，总有效率为 87.8%。

出处：章进 . 胃痛贴外敷中脘穴治疗胃脘痛 74 例 [J]. 中国中西医结合脾胃杂志 ,2000(6):362.

方法九：止痛膏

穴位：阿是穴、中脘、神阙、足三里（双侧）。

方药：丁香 20g，肉桂 20g，细辛 10g，荜茇 20g。

操作：止痛膏穴位贴敷配合特定电磁波照射，将以上药物研末，以姜汁调至糊状，每次取 6g，均匀敷于阿是穴、中脘、神阙、足三里（双侧）处，外用透明胶贴固定，贴敷时间为 4h，每天 1 次。

疗效：临床观察结果表明，采用止痛膏穴位贴敷配合 TDP 照射治疗胃脘痛疗效确切，且为非创伤性治疗，价廉而安全，易被患者接受，值得临床推广。

出处：李文静 , 蔡立侠 , 殷爱青 , 等 . 止痛膏穴位贴敷配合特定电磁波照射治疗胃脘痛 32 例疗效观察 [J]. 河北中医 ,2011,33(3):410-411.

方法十：冰乳膏

穴位：上腹部。

方药：气滞血瘀型：冰片 10g，乳香 40g，没药 40g，三棱 40g，莪术 40g，桃仁 40g，红花 40g，当归 40g，王不留行 40g。

肝气犯胃型：柴胡 15g，冰片 10g，丹参 40g，小茴香 40g，青皮 40g，白芍 20g，王不留行 40g，佛手 20g，莪术 40g。

肝胃虚寒型及寒邪犯胃型：桂枝 20g，白芍 20g，赤芍 40g，小茴香 40g，青皮 40g，丹参 40g，冰片 20g，莪术 40g，王不留行 40g。

肝胃湿热型：黄芩 20g，青皮 40g，陈皮 20g，赤芍 40g，白芍 20g，莪术 40g，丹皮 20g，藿香 20g，蒲公英 30g，冰片 10g，王不留行 40g。

操作：将以上药物用醋加热水调成糊状敷于上腹部，TDP 照射 30min，每天 1 次。

疗效：胃痛症状明显减轻或消失，胃癌 5 例疼痛均明显减轻，其中 3 例未服用止痛药，2 例止痛药减量。

出处：王春微 . 中药外敷治疗胃痛 80 例临床观察 [J]. 中国社区医师（医学专业）,2010,12(2):82-83.

方法十一：生姜膏

穴位：中脘。

方药：生姜 30g，延胡索 30g。

操作：将以上药物捣碎后以少许白醋调匀外敷中脘穴 4～6h，若 4～6h 不能缓解可于第 2 天重复应用 1 次。

疗效：42 例中，临床痊愈 10 例，显效 10 例，有效 19 例，无效 3 例，总有效率为 92.86%。

出处：李磊 , 贾秋颖 , 李燚绯 . 中药外敷法治疗胃脘痛 42 例临床观察 [J]. 长春中医药大学学报 ,2008,24(6):692.

方法十二：辛良散

穴位：上脘、中脘、神阙、内关。

方药：细辛 3g，高良姜 6g，吴茱萸 6g，冰片 3g。

操作：将以上药物焙干研细粉，封装备用，每次取适量，用醋拌匀，贴敷于患者上脘、中脘、神阙、内关，外用胶布固定，每天 1 次，每次敷 6h 后取下。

疗效：48 例患者中显效 21 例，有效 25 例，无效 2 例，总有效率为 95.83%。

出处：董文玲 . 中药内服外敷治疗急性胃痛疗效观察 [J]. 辽宁中医药大学学报 ,2008(7):100–101.

【按语】

目前，西医治疗胃脘痛多从原发病入手实施干预，方法包括抑酸、胃黏膜保护、促胃肠动力等，可在一定程度上改善患者症状，但需长期用药，停药后有症状复发的可能性，且药物不良反应较多。穴位贴敷疗法作为中医常用外治法之一，是一种基于中医理论，遵于整体观念和辨证论治，因证选穴，辨证施药，以调理脏腑阴阳的疗法，其具有长效针灸、穴位给药、经皮渗透、中药提取的特色优势，以及作用直接、适应证广、用药安全、简单易学、取材广泛、价廉药简、疗效确切、无创无痛的特点，在相应穴位进行中药贴敷后，因渗透作用，药效通过皮肤、穴位随经脉循行，直达病所，发挥“归经”作用及功能效应，从而调理脏腑、治疗疾病。因其作用机制不经过肝的首过效应和胃肠道的破坏，具有较低的药物不良反应，又因其所特有的“简、便、效、廉、验”特色优势，现在穴位贴敷已被广泛应用到胃痛治疗。

穴位贴敷疗法治疗胃痛，其在方药的选择上延胡索、肉桂、细辛、吴茱萸、丁香的使用频率最高，从药物所属类型来看，多归于温里药、活血化瘀药、解表药三大类，有温中、散寒、活血、止痛的作用。在穴位的选择上中脘、神阙、足三里、胃俞、脾俞的出现频率最高，根据腧穴所属经脉分析统计，腧穴所在经脉排前三的经脉为任脉、足太阳膀胱经、足阳明胃经。

（十一）胃下垂

【概述】

胃下垂是指胃的位置异常，即胃下降至盆腔。胃的正常位置需要膈肌、韧带等支持，还与胃内压、胃张力等有关，当这些出现异常，胃的位置降低，站立时胃的下缘达盆腔，胃小弯角切迹（胃小弯的最低点）低于髂嵴连线水平（约脐下 2 横指处），还可能会导致其他内脏出现下垂倾向。根据站立位胃角切迹与两侧髂嵴连线的位置，将胃下垂分为三度：①轻度：胃角切迹的位置低于髂嵴连线下 1.0～5.0cm。②中度：胃角切迹的位置位于髂嵴连线下 5.1～10.0cm。③重度：胃角切迹的位置低于髂嵴连线下 10.1cm 以上。轻度胃下垂患者多无明显症状，中度以上胃下垂患者则表现为不同程度的上腹部饱胀感，食后尤甚，并可见嗳气、厌食、便秘、腹痛等症状。胃下垂的总体发病率为 9.80%，女性明显高于男性，且发生率随着年龄增长而增高。本病一般预后较好，个别患者因体质、慢性疾病影响及治疗不及时可发生胃炎、胃溃疡、胃潴留等。

【现代穴位贴敷文献】

1. 脾虚气陷型

方法一：蓖倍膏

穴位：百会。

方药：蓖麻子、五倍子。

操作：把蓖麻子外壳剥去，选用饱满而洁白的入药，把五倍子壳内外杂屑刷净，研成细末过筛，然后把蓖麻子仁和五倍子末按 98∶2 比例混匀，打成烂糊，制成直径约 1.5cm、厚 1cm 的“倍膏”药饼备用，此为成人 1 次用量，点准百会穴，剃去药饼大一片头发，把药饼紧贴百会穴上，用纱布绷带扎住不使移动，贴后每天早、中、晚 3 次以瓷杯盛半杯开水，将杯底置于药饼上进行热熨，每次 10min 左右，以温热而不烫痛皮肤为度，贴药饼 1 次，连续五昼夜内不需更换，如在第 1 次治疗期间自觉症状显著减轻，即予 X 线钡餐复查，胃的位置如已正常则除去药饼，如第 1 次治疗完毕，自觉症状未见好转，休息 1 天后，进行第 2 次治疗。

疗效：61 例患者显效 28 例，占 45.9%；好转 18 例，占 29.5%；无效 15 例，占 24.6%，总有效率为 75.4%。春天应用该法治疗此病疗效最好，治疗1次显效者14例，2次显效者12例，3次显效者1例，4次显效者1例，1次好转者5例，2次好转者12例，9次好转者1例，1次无效者3例，2次无效者12例。

出处：陈得心，宋鹤飞，沈耀丽，等．“蓖倍膏”外治胃下垂61例小结[J].新医药学杂志，1974(2):26–27.

方法二：升陷汤

穴位：百会。

方药：生黄芪、知母、桔梗、升麻等。

操作：取备用升陷汤粉末适量（原方剂量加倍），醋调呈稠糊状，敷于百会穴局部。

疗效：治疗1个疗程后，患者自诉脘腹胀痛感等明显缓解，但饭后下坠感犹存，继续按上述方法施治。2个疗程后，钡餐造影复查示：胃恢复到正常位置，胃蠕动、排空正常，近期随访无复发。

出处：谭砚，季法会，管素梅．百会药灸法治疗胃下垂验案1则[J].湖南中医杂志，2017,33(3):98–99.

方法三：神阙膏

穴位：神阙。

方药：乌药、木香、蟾酥皮、麝香。

操作：将神阙膏贴神厥穴贴6天，间隔1天，再复贴。

疗效：35例患者痊愈19例，有效14例，无效2例，总有效率为94.3%。

出处：周玉来．厚朴生姜半夏甘草人参汤合神阙膏治疗轻中度胃下垂35例[J].中国社区医师（医学专业半月刊），2008(3):78–79.

方法四：倍附膏

穴位：百会、气海。

方药：五倍子25g，熟附子15g，升麻10g，蓖麻籽仁50g。

操作：前三味药共研细粉，再与蓖麻籽仁50g捣匀制成药膏，外敷百会、气海二穴位，用敷料覆盖固定，每天换药1次，连用6天。

疗效：全部114病例，治愈51例，占44.74%；显效38例，占33.33%；好转18例，占15.79%；无效7例，占6.14%，总有效率为93.86%，随访1年内无复发。

出处：范雪峰．加味两收汤配合穴位外敷治疗胃下垂114例[J].现代中医药，2010,30(4):28–29.

方法五：天灸散

穴位：气海、足三里、脾俞、中脘、肾俞、关元、命门、胃俞、章门。

方药：细辛、白芥子、甘遂、麝香、丁香。

操作：将天灸散用老姜汁调成1cm×1cm×1cm的药饼，用5cm×5cm胶布贴于穴位上，分别于每年三伏天即初伏、中伏、末伏将天灸散贴敷于穴位上，每次1组，3组交替使用，每次贴药3～6h。

疗效：总有效率为94%，治愈率为62%，该方治疗胃下垂效果明显，无不良反应。

出处：李悦珣．举陷理气汤配合天灸疗法治疗胃下垂疗效观察[J].现代中西医结合杂志，2010,19(3):309–310.

方法六：升胃饼

穴位：百会。

方药：蓖麻子、升麻。

操作：先将患者“百会穴”周围（直径2cm）头发剃掉，以“升胃饼”（蓖麻子仁10g，捣烂如泥，拌入升麻粉2g，制成直径2cm厚1cm圆饼）置于“百会穴”处，用绷带或其他方法固定，而后让患者取水平仰卧位，放松裤带，将盐水瓶（80℃热水灌入瓶中，用橡皮塞塞紧）熨烫“升胃饼”，每天3次，每次30min，每块药饼可连续使用5天，休息1天后，更换新“升胃饼”施用，10天为1个疗程。

疗效：268例患者痊愈105例，显效70例，好转78例，无效15例，80%以上患者在第2个疗程中反应明显，如胃蠕动增强，有上升感等，少数患者在第1个疗程中的第二阶段即有反应。

出处：徐锦山．外治法治疗268例胃下垂的疗效观察[J].上海中医药杂志，1987(8):8–9.

方法七：黄芪双参方

穴位：神阙。

方药：黄芪15g，党参15g，丹参15g，当归10g，白术10g，白芍10g，枳壳10g，生姜10g，升麻6g，柴胡6g。

操作：上药除生姜外焙干，共研细末和匀，将药末10g填神阙穴，铺平呈圆形，直径约2～3cm，再用8cm×8cm胶布覆盖，每隔3天换药 1 次，每天隔药艾灸 1 次（药与艾之间放一圆形金属盖），艾条长约 1.5cm，连灸 3 壮，以 1 个月为 1 个疗程。

出处：王惟恒 . 胃下垂患者可用哪些外治法 [J]. 中医杂志，2003(8):633-634.

方法八：补中益气丸

穴位：神阙。

方药：黄芪、党参、甘草、白术、当归、升麻、柴胡、陈皮、生姜、大枣。

操作：补中益气丸 1 粒研为细末，敷于脐孔处，外用敷料包扎，胶布固定，每天换药 1 次，连续 7～10 次。

出处：胡献国 . 怎样选择外治法治疗胃下垂 ?[J]. 中医杂志，2003(6):474.

方法九：百会穴敷法

穴位：百会、涌泉。

方药：附子 120g，五倍子 90g，火麻仁 150g，细辛 10g。

操作：先将上药分别捣烂，再混合研匀，贮瓶内备用，先用生姜将涌泉穴和百会穴摩擦至发热为度，再取上药适量制成直径 1.5cm 和 1cm 的药饼，分别贴于百会穴和涌泉穴上，外敷伤湿止痛膏固定，2 天换药 1 次，3 次为 1 个疗程，休息 3 天后再行下 1 个疗程，连续 1～3 个疗程。

出处：胡献国 . 怎样选择外治法治疗胃下垂 ?[J]. 中医杂志，2003(6):474.

2. 肝郁气滞型

方法一：五蓖方

穴位：神阙。

方药：五倍子、蓖麻子。

操作：五倍子与蓖麻子的量为 1∶2，捣烂成糊，适量敷于脐中，外加胶布固定，每天热熨 20min，一般 4 天换药 1 次，通常连敷 5 次。

疗效：45 例患者经 1 个疗程治疗，痊愈 18 例，显效 20 例，有效 5 例，无效 2 例。

出处：朱巧云，谷红 . 内外兼治胃下垂 45 例 [J]. 河南中医，1996(5):63.

方法二：石麻方

穴位：神阙。

方药：石榴、升麻。

操作：以鲜石榴皮与升麻粉同捣（数量不定，以粘结成块为度），制成一直径 1cm 的球形物，置于神阙，用胶布固定。患者取水平仰卧位，放松腰带，将热水袋别烫脐部（水温 60℃左右），每次 0.5h 以上，每天 3 次，10 天为 1 个疗程。

疗效：50 例患者治愈 20 例，显效 15 例，有效 12 例，无效 3 例，总有效率 94%。有效病例中治疗 3 个疗程取效者 19 例，6 个疗程取效者 28 例。多数患者在第 2 个疗程时自觉上腹部有升提感，胃蠕动增强。对有效的 47 例于治疗后第 2 年随访，有 3 例因劳果或生气复发，用本法治疗仍有效，其余未见复发。

出处：李贯彻 . 熨敷神阙穴治疗胃下垂 50 例 [J]. 中医杂志，1992(11):42.

方法三：黄麻膏

穴位：百会、鸠尾、胃俞、脾俞。

方药：黄芪 24g，升麻 18g，附子 20g，五倍子 18g，蓖麻子 30g。

操作：前四味药共捣烂，过 120 目筛，以蓖麻子仁捣烂和之，另加少量芝麻油和匀备用。取百会、鸠尾、胃俞、脾俞穴外敷，24h 换药 1 次，10 次为 1 个疗程。伴恶心呕吐加内关；上腹痛甚加中脘；下腹痛甚加三阴交；便秘加支沟。

疗效：27 例患者经 4 个疗程用药，其中治愈 14 例，占 51.85%；有效 11 例，占 40.74%；无效 2 例，占 7.41%。总有效率为 92.59%。

出处：赵会芬，李志梁 . 中药外敷治疗胃下垂 [J]. 中医外治杂志，2001(5):30-31.

方法四：黄柴膏

穴位：百会、鸠尾、胃俞、脾俞。

方药：黄芪 30g，柴胡 5g，升麻 10g。

操作：三味药共研细末，取药末 15g，加水与生姜汁适量与药末调和成软膏状。将药膏每晚贴敷于双脚的涌泉穴，加盖纱布用胶布固定，30 次为 1 个疗程。

疗效：15 例患者治疗 1 个疗程，9 例痊愈，3 例 2 个疗程痊愈，2 例 4 个疗程基本痊愈，1 例疗效不明显，临床有效率 95%。

出处：柳阳，梁馨之，尹世奇，等 . 中医外治法治疗胃下垂的研究与应用 [J]. 实用中医内科杂志，2010,24(6):63-64.

3. 脾肾阳虚型

方法一：肉附方

穴位：中脘、神阙。

方药：附子6g，肉桂6g，丁香6g，党参6g，黄芪6g，白术6g，香附3g，陈皮3g，麦芽3g，桑寄生3g，升麻3g。

操作：诸药共研细末，用鲜姜汁调和作成大约直径2.5cm、厚0.5cm的圆形药饼2个，备用。用时取中脘、神阙穴，每穴放一药饼，上置大艾炷，施灸，每穴灸5壮，每天灸治1次，10次为1个疗程。

疗效：50例患者经治疗3个疗程，痊愈37例，占74%；好转11例，占22%；无效2例，占4%，总有效率为96%。

出处：吴长岩.隔药饼灸治疗胃下垂[J].中医外治杂志，1997(5):27.

方法二：蓖附方

穴位：神阙。

方药：蓖麻子、附子、肉桂。

操作：将蓖麻子、附子、肉桂各等份研成细粉备用，取药粉约10g用黄酒调制成厚0.5cm的药饼置于患者神阙穴上，在药饼上放置2.5cm×2.0cm的圆锥形艾柱点燃，连续灸5壮，以患者感到有热气向脐内渗透为宜，灸毕用纱布将药盖上，用胶布固定，每天1次，20天为1个疗程。

疗效：40例患者痊愈15例，显效16例，好转8例，无效1例，总有效率为97.5%。

出处：张益辉.针刺配合隔药饼灸治疗胃下垂疗效观察[J].上海针灸杂志，2013,32(3):213-214.

【按语】

现代研究表明，中药贴敷法通过利用皮肤、黏膜等人体自身器官的生理功能，将药物直接且密切的作用于病灶部位，从而使药物最大效应地发挥其局部治疗作用，使药物由表及里，内达脏腑，以达到疏通经络、健脾强胃、升提阳气、提升内脏的功效，并且能够提高消化道平滑肌张力，促进胃肠蠕动，使胃下极位置上升，增强消化功能，疗效较好。

胃下垂外治常采用穴位贴敷疗法，从用药的选择看，多采用五倍子、蓖麻子、黄芪和升麻等。脾肾阳虚患者佐以附子、肉桂。黄芪、五倍子、升麻主升提中气，古方外敷多取蓖麻子，可以加强肌肉紧张度，刺激脏器平滑肌及韧带收缩。从经络的选择看，最常采用任脉和督脉穴位，任、督二脉的充盛对约束诸经的功能起着关键作用。从穴位的选择看，最常采用百会和神阙，其次为气海和涌泉。头为诸阳之会，取督脉之巅顶百会穴贴敷，可使清阳上升，并有提举收摄之功，百会为清阳升发之顶点，药气吸之可聚阳气升腾。神阙是位于任脉的一个重要穴位，与督脉相表里，内连十二经脉，五脏六腑，四肢百骸，有转枢上下，承上接下的作用，具有回阳固脱、运肠胃气机等功效。现代医学研究显示，脐在胚胎发育的过程中，为腹壁的最晚闭合处，皮下无脂肪组织，屏障功能最弱，有利于药物的穿透吸收和储存，脐下分布有丰富的血管及大量的淋巴管和神经，这一解剖生理特点，确不失为特殊通道。

（十二）便秘

【概述】

便秘，是以大便排出困难，排便周期延长，或周期不长，但粪质干结，排出艰难，或粪质不硬，虽频有便意，但排便不畅为主要表现的病证。西医学中的功能性便秘、肠易激综合征、肠炎恢复期之便秘、药物性便秘、内分泌及代谢性疾病所致的便秘均属本病范畴。便秘有虚实之别，实证之便秘，又称实秘，分为热秘、气秘、冷秘，虚证之便秘，又称虚秘，分为气虚秘、血虚秘、阴虚秘、阳虚秘。便秘一年四季均可发病，并可发生于任何年龄，以20—60岁为多，女性在20岁和50岁左右呈现两次高峰，男性在30岁呈现高峰，并随年龄增长便秘患病率明显增加。大部分流行病学资料认为便秘和性别有密切关系，女性是高危人群，男女比例约1∶3，并且有明显的地域性，我国北方地区便秘患病率高于南方地区，便秘的患病率还显示出一定的城乡差别。

【现代穴位贴敷文献】

1. 气机郁滞型

方法一：黄朴散

穴位：神阙、涌泉（双侧）。

方药：生大黄10g，厚朴20g，木香10g，白术30g，决明子30g。

操作：将以上药物研为细末，以适量凡士林油制膏，每穴取2g置于无纺布贴片贴神阙穴及双侧涌泉穴，每天 8h，2 周为 1 个疗程，连续治疗 2 个疗程。

疗效：30 例中，临床痊愈 91 例（占 30%），显效 13 例（占 40%），有效 7 例（占 23.3%），无效 1 例（占 3.33%），总有效率为 96.67%。

出处：吴楠，彭敬师．自制通便贴穴位贴敷治疗气机郁滞型老年功能性便秘临床观察 60 例 [J]. 大家健康（学术版）,2014,8(13):173–174.

方法二：姜朴散

穴位：天枢、大横、大肠俞。

方药：大黄 15g，厚朴 15g，泽泻 15g，当归 10g，姜粉 10g。

操作：将以上药物磨成粉末，置于 6cm×7cm 大小的 3M 抗过敏胶布上，贴于以上穴位，按照子午流注开穴法，选择大肠经对应的 5—7 时（时间选定为每天早上 6:00～6:30），贴敷时间为 6h，每天 1 次，7 天为 1 个疗程。

疗效：62 例中，治愈 45 例，好转 11 例，未愈 6 例，总有效率为 90.3%。

出处：华诚峰，潘佩婵，刘晓文．运用子午流注择时穴位贴敷法治疗气滞型功能性便秘的疗效观察 [J]. 中医临床研究 ,2016,8(23):64–65.

方法三：芒枳散

穴位：神阙。

方药：柴胡、大黄、枳实、芒硝。

操作：将以上药物按 2∶1∶1∶1 比例制成粉末，加醋调成膏状，大小约 1.5cm×1.5cm，厚度约 0.2cm，敷于神阙穴，外用活血止痛膏固定，每天 1 次，每次贴敷时间＞6h，7 天为 1 个疗程，治疗 3 个疗程后观察疗效。

出处：戈学凤，郭志玲，安静．穴位贴敷治疗气秘型功能性便秘临床观察 [J]. 西部中医药，2018,31(1):109–111.

方法四：沉木散

穴位：神阙。

方药：大黄、木香、沉香。

操作：将以上药物按 3∶2∶1 比例研磨成粉末，再加上凡士林调成膏状，大小约 2cm×2cm，厚度约 0.2cm，敷于神阙穴上。

出处：余绪超，邓思洋，谢昌营，等．穴位贴敷治疗混合痔术后气秘型便秘的临床疗效观察 [J]. 实用中西医结合临床 ,2021,21(17):31–33.

方法五：槟朴散

穴位：神阙。

方药：枳壳 10g，槟榔 10g，厚朴 6g，香附 6g，木香 3g，冰片 2g。

操作：在指法扩肛基础上联合穴位贴敷治疗，将以上药物研末，取陈醋调成膏状，每次取 3g 药膏涂于贴敷胶布上，贴于神阙穴，每次贴敷 6～8h，每天 1 次，治疗 2 周。

疗效：该方法可有效增加肛门括约肌的收缩力，缓解便秘，提高生活质量。

出处：蔡丽娟，胡松佳，王东利．穴位贴敷联合指法扩肛治疗脑出血术后便秘临床研究 [J]. 新中医 ,2023,55(4):173–177.

方法六：术香散

穴位：神阙、天枢（双侧）、气海、关元。

方药：大黄 15g，冰片 15g，厚朴 10g，枳实 10g，木香 6g，白术 6g。

操作：柴胡舒肝散加减联合穴位贴敷治疗，将以上药物研成细碎的粉末，将些许的蜂蜜调和成大小为 2×2cm，约 0.3cm 厚度的圆形药饼状，贴敷于以上穴位用胶布粘贴固定，每次贴敷时间为 5～6h，每天 1 次。

疗效：40 例中，治愈 15 例，显效 16 例，有效 6 例，无效 3 例，总有效率为 92.5%。

出处：朱珊珊，杨丽，李忠卓．柴胡舒肝散加减联合穴位贴敷治疗气滞证便秘的临床观察 [J]. 云南中医中药杂志 ,2023,44(5):76–80.

2. 肝郁气滞型

方法一：陈香散

穴位：天枢、脾俞、胃俞、中脘、足三里（双侧）。

方药：柴胡 10g，陈皮 10g，木香 10g，枳实 10g，厚朴 10g，延胡索 10g，白芍 10g。

操作：中药穴位贴敷联合耳穴贴压治疗，将以上药物制成粉末，每次使用适量生姜汁、蜂蜜将药物调制成糊状，制成 1cm×1cm 药块，将胶布剪成 5cm×5cm 方块，药块放在胶布中央，贴在以上穴位上，每次贴敷时间为 4～6h，以皮肤潮红为宜，隔天 1 次，2 周为 1 个疗程，连续治疗 2 个疗程。

疗效：该方法治疗 IBS–C 可降低血清 5–HT 水平，充分发挥了中医外治疗法特色，不仅能有效改善症状，纠正肠功能紊乱，还可避免口服药物的不良反应，具有较好临床疗效。

出处：樊春华，陈文剑，卢燕霞．中药穴位贴敷联合耳穴贴压治疗便秘型肠易激综合征的临床观察 [J]. 中国中西医结合消化杂志 ,2015,23(4):257–259,263.

方法二：桃香散

穴位：神阙穴、天枢、中脘、足三里（双侧）。

方药：木香 20g，厚朴 20g，延胡索 20g，桃仁 20g。

操作：中药穴位贴敷联合耳穴贴压治疗，将以上药物制成粉末，每次使用适量蜂蜜将药物调制成糊状，制成 1cm×1cm 药块，置于 4cm×4cm 大小的胶布中央处，贴于以上穴位，每次贴敷 3～5h，以皮肤潮红、灼热为度，隔天 1 次，2 周为 1 个疗程，连续治疗 2 个疗程。

疗效：结果显示，加味柴胡疏肝散联合穴位贴敷治疗 IBS-C 疗效优于单用中药组，穴位贴敷充分发挥了中医外治疗法特色，联合中药汤剂内服不仅可快速有效减轻 IBS-C 症状，且能改善胃肠道功能，具有很好临床疗效。

出处：毛志龙．加味柴胡疏肝散联合穴位贴敷治疗便秘型肠易激综合征疗效分析 [J]. 浙江中西医结合杂志 ,2015,25(7):658–660.

方法三：萸黄散

穴位：神阙、关元、中脘、天枢（双侧）、大肠俞。

方药：大黄 10g，吴茱萸 10g，炒莱菔子 10g，枳实 10g，玄明粉 10g，公丁香 10g，芦荟 10g，沉香 6g，肉桂 6g，冰片 3g。

操作：中药穴位贴敷联合耳穴贴压治疗，将以上药物共研极细末，加适量凡士林调成膏状，填在敷贴的内圈里，将敷贴贴于以上穴位处，每次 6～8h，每天 1 次，7 天为 1 个疗程，共 2 个疗程。

疗效：35 例中，治愈 16 例（占 45.71%），显效 10 例（占 28.57%），有效 5 例（占 14.29%），无效 4 例（占 11.43%），总有效率为 88.57%。

出处：王志良，胡灵飞，黄纡寰．加味小柴胡汤联合穴位贴敷用于女性更年期便秘 35 例效果分析 [J]. 药品评价 ,2021,18(4):226–228.

方法四：芍归散

穴位：天枢、大肠俞、上巨虚、太冲、中脘等。

方药：白芍、当归、枳实、大黄、木香、女贞子。

操作：穴位贴敷联合耳穴压豆穴治疗，中药穴位贴敷联合耳穴贴压治疗，将以上药物研制为粉末，过筛，加入适量的醋与香油进行调制，并制作成 1cm×1cm 的圆饼，使用透气贴将药物圆饼贴敷在以上穴位，每天 1 次，每次时长 8h，4 周为 1 个疗程。

疗效：75 例中，痊愈 21 例，显效 29 例，有效 18 例，无效 7 例，总有效率为 90.67%。

出处：谢卜超，许彦伟，郭喜军．耳穴压豆联合穴位贴敷治疗肝郁气滞型功能性便秘的临床研究 [J]. 河北中医药学报 ,2021,36(2):37–39.

3. 肠道实热型

方法一：紫香散

穴位：神阙。

方药：大黄、木香、紫苏、冰片。

操作：六味能消胶囊联合穴位贴敷治疗，将以上药物研为细末，取药末 10g，黄酒调匀后装于贴敷膜中，贴于神阙穴，每天 1 次，每次 1h。

疗效：结果表明，口服六味能消胶囊与通便方神阙穴位贴敷联合应用治疗功能性便秘，可相互协同，显著提高临床疗效。

出处：聂里红，刘敏．六味能消胶囊联合穴位贴敷治疗功能性便秘临床研究 [J]. 中国中医药信息杂志 ,2014,21(10):29–31.

方法二：四秘膏

穴位：神阙、支沟、天枢。

方药：甘遂 300g，丁香 100g。

操作：将以上药物研磨成粉加生姜汁适量调和成膏，贴于以上穴位，盖以纱布，胶布固定，用艾卷隔药熏灸，每天 1 次，每次 20～30min，每次 1 贴，12h 换 1 次。

疗效：四秘膏穴位贴敷不仅在治疗客观症状上好于通便穴疗贴，而且在患者生活质量上优于通便穴疗贴。可临床推广使用，为便秘治疗提供了新的方法。

出处：陈亚青，马晓莉，陈亚静，等．四秘膏穴位贴敷治疗实热型功能性便秘的随机双盲临床

研究 [J]. 医学研究与教育 ,2016,33(6):29–33.

方法三：麻朴膏

穴位：神阙、支沟、天枢。

方药：厚朴 15g，火麻仁 15g，桃仁 15g，苦杏仁 15g，白术 15g，生大黄 10g，槟榔 10g。

操作：将以上药物打成细粉，以温水加蜂蜜调成糊状，贴敷于神阙穴上，持续 4～6h，每天 1 次。

疗效：64 例中，痊愈 35 例，显效 21 例，进步 7 例，无效 1 例。采用耳穴贴压联合中药贴敷神阙穴治疗老年人肠道实热型功能性便秘，可有效缓解临床症状，减轻便秘程度，临床疗效显著，可供临床医护人员参考。

出处：金可吟 , 葛丽雅 , 叶灵超 , 等 . 耳穴贴压联合中药贴敷神阙穴治疗老年人功能性便秘临床研究 [J]. 新中医 ,2019,51(5):274–277.

方法四：黄朴膏

穴位：神阙。

方药：大黄、芒硝、厚朴、枳实、冰片。

操作：将以上药物按 2：1：4：2：1 比例研粉，以蜂蜜、温水 1：1 调和赋形，取 6g 左右放于敷药贴正中，填满药物放置区域制成外用贴，早上为大肠经经气为甚，故于每天晨起时（6—7 时）贴敷，2～6h 后去除，每天贴敷 1 次。

疗效：大承气汤穴位敷贴能改善肠道实热型 FC 患者的便秘症状、生活质量和中医证候，在改善腹痛腹胀方面更为突出，且能更好地改善肠道实热证相关症状。

出处：郭梦 . 大承气汤穴位敷贴治疗肠道实热型功能性便秘的临床疗效观察 [D]. 成都：成都中医药大学 ,2020.

4. 肠胃燥热型

方法一：吴茱萸散

穴位：神阙。

方药：吴茱萸。

操作：耳穴贴压配合吴茱萸贴敷神阙穴治疗，将吴茱萸研磨成粉末状，用醋调成糊状，将上药敷于肚脐，其上敷纱布固定，每次用 10g，每次持续时间≥ 2h，每天 1 次。

疗效：临床控制或显效 31 例（51.66%），有效 25 例（41.66%），无效 4 例（6.66%），有效率为 93.33%。

出处：宋海峰 , 谢燕 . 耳穴贴压配合吴茱萸贴敷神阙穴治疗功能性便秘（肠胃燥热证）的临床观察 [J]. 贵州医药 ,2019,43(5):742–744.

方法二：硝黄散

穴位：神阙。

方药：大黄、芒硝。

操作：大承气汤联合穴位贴敷治疗，将以上药物研磨成粉，醋汁调成糊状，每次取 5g，用防渗膏药底布固定在神阙穴上，每天更换 1 次，每次贴敷时间为 2h。

疗效：32 例中，痊愈 5 例（占 15.63%），显效 10 例（占 31.25%），有效 14 例（占 43.75%），无效 3 例（占 9.37%），总有效率为 90.63%。

出处：章浩军 , 刘启华 . 大承气汤联合穴位贴敷治疗“阳结”阳明腑实证便秘型肠易激综合征 32 例临床观察 [J]. 国医论坛 ,2020,35(1):32–34.

方法三：麻仁通便贴

穴位：神阙、天枢（双侧）、大横（双侧）。

方药：麻子仁 10g，大黄 10g，白芍 10g，杏仁 10g，枳实 10g，厚朴 10g，当归 10g，桃仁 10g，冰片 10g。

操作：将以上药物研磨成粉末状，充分混合后阴凉处备用，治疗当日取 10g 中药粉末，加入 5ml 蜂蜜与适量 75% 酒精溶液，调匀至糊状，置于 3cm × 3cm 无菌穴位贴上制成麻仁通便贴，贴于以上穴位，贴敷 6h 后取下并拭净周围皮肤，连续治疗 7 天。

疗效：30 例中，痊愈 18 例，显效 8 例，有效 3 例，无效 1 例，总有效率 96.67%。

出处：孙瑞霞 , 李忠卓 . 麻仁通便贴穴位贴敷治疗混合痔术后热积型便秘的临床观察 [J]. 中医外治杂志 ,2022,31(1):68–69.

5. 湿热积滞型

方法：枳厚散

穴位：神阙、天枢（双侧）、大肠俞（双侧）、支沟（双侧）。

方药：芒硝、大黄、厚朴、枳实、冰片。

操作：将以上药物按照 6：5：5：4：3 的比例打粉，加入少量蜂蜜水调和成软硬适中的药膏，每次取少量药膏制成 2 × 2cm 大小的粉饼置于医用无纺布透气胶贴制成贴剂，于每天晨起由患者自行贴敷在以上穴位，6h 后取下。

疗效：30 例中，痊愈 2 例，显效 25 例，有效 2 例，无效 1 例，总有效率为 96.67%。在治疗结束 4 周后对有效患者进行回访，复发 1 人，复发率为 3.45%。

出处：郝琳 . 枳实导滞通便方联合穴位贴敷治疗湿热积滞型功能性便秘的临床研究 [D]. 济南：山东中医药大学 ,2022.

6. 血虚肠燥型

方法：调胃承气贴

穴位：神阙。

方药：大黄 30g，玄明粉 30g，党参 30g，厚朴 40g，冰片 8g，生大黄 10g，厚朴 10g，枳壳 10g，黄芪 30g，白术 15g，当归 10g。

操作：将上述药物混合后经制剂室打药机磨成细粉，过 80 目筛，取约 2.2g 粉末加 3ml 醋调成糊状，约 5g 均匀地涂抹在穴位贴内，于卯时（早晨 5—7 时）手阳明大肠经流注时间开始进行治疗，至巳时（早晨 9—11 时）足太阴脾经流注时间后停止治疗，每天 1 次，每次 6h，连续 5 天为 1 个疗程。

疗效：50 例中，痊愈 5 例（占 10.0%），显效 19 例（占 38.0%），有效 22 例（占 44.0%），无效 4 例（占 8.0%），总有效 46 例，总有效率为 92.0%。

出处：彭凤 , 刘莉 , 刘陈 , 等 . 加味调胃承气汤子午流注穴位贴敷干预产后便秘的临床研究 [J]. 中医临床研究 ,2021,13(16):62-65.

7. 阴虚肠燥型

方法：通便贴敷

穴位：神阙。

方药：大黄 30g，玄明粉 30g，党参 30g，厚朴 40g，冰片 8g。

操作：濡肠饮加味内服联合通便穴位贴敷治疗，将以上药物研细粉醋调和，置于纱布，制成大小适中药贴，神阙穴位贴敷，总贴敷时间 ≤ 6h，若出现排便，及时取下，超过时间仍未解大便也即刻取下，每天 1 换，共治疗 2 周。

疗效：24 例中，显效 18 例，有效 5 例，无效 1 例，总有效率 95.8%。

出处：金美娟 , 唐存祥 , 董艳 . 濡肠饮加味内服联合通便穴位贴敷治疗糖尿病便秘 24 例 [J]. 浙江中医杂志 ,2017,52(5):340.

8. 津亏肠燥型

方法一：参麦贴

穴位：神阙。

方药：玄参、麦冬、生地黄、大黄、芒硝。

操作：将以上药物按照 6 : 5 : 5 : 2 : 1 的比例研磨成粉，用蜂蜜少许调和成膏剂糊状，将调和的药物约 10g 均匀抹于 5cm × 5cm 的无菌纱布上，贴于神阙穴，每天 1 次，敷药范围以穴位为中心，直径约 3cm，外用医用胶带固定，每次 10h，连用 2 周。

疗效：24 例中，显效 13 例，有效 4 例，无效 7 例，总有效率为 71.0%。

出处：郑超 , 徐基平 , 徐伟兵 , 等 . 中药硬膏穴位贴敷治疗阿片类药物所致津亏肠燥便秘的临床观察 [J]. 中国中医药现代远程教育 ,2019, 17(3):56-58.

9. 气虚型

方法一：苁枳散

穴位：天枢（双侧）、大肠俞（双侧）。

方药：肉苁蓉、生首乌、冰片、枳实。

操作：将以上药物等比例研末，加姜汁制成 1cm × 1cm 的药膏，贴于以上穴位，胶布固定，每 2 天 1 次，每次贴敷约 4h，治疗 2 周为 1 个疗程。

疗效：治疗 2 周后，30 例中，治愈 1 例（占 3.33%），显效 6 例（占 20%），有效 19 例（占 63.33%），未愈 4 例（占 13.33%）。

出处：古奉平 . 通便贴穴位敷贴治疗功能性便秘的临床研究 [D]. 广州：广州中医药大学 ,2015.

方法二：益气肠动膏

穴位：足三里（双侧）、上巨虚（双侧）、大肠俞（双侧）、脾俞（双侧）、太冲（双侧）、天枢（双侧）、神阙、气海、中脘。

方药：黄芪 15g，炒白术 12g，党参 15g，火麻仁 12g，郁李仁 15g，当归 12g，陈皮 15g，枳壳 9g，柴胡 9g，白芥子 6g。

操作：将以上药物煎汁取膏，制成 1.5cm × 1.5cm、厚约 0.3cm 膏状体，贴敷于以上穴位，以脱敏胶布固定，贴敷前后顺时针按压、刺激穴位，以疏通经络，助药物吸收，每天 1 贴，4h 后取下，连续治疗 1 个月。

疗效：该方法可缓解患者临床症状、提高生活质量、改变大便性状，有助于维持短中期疗效。

出处：夏洁瑾，金凤，张屹. 益气肠动膏穴位贴敷治疗功能性便秘的临床观察 [J]. 中国中医药科技，2022,29(5):834-836.

方法三：枳黄膏

穴位：神阙。

方药：枳实 12g，大黄 6g，厚朴 6g，冰片 6g。

操作：将以上药物混合研磨为粉末后用麻油调成糊状，再加工成直径约 0.5cm 的药丸，置于 4cm×4cm 的穴位贴中心圆圈内，将调制好药膏的穴位贴压平后敷于患者神阙穴，每天 1 次，一般贴敷留置时间为 4～6h。

疗效：51 例中，治愈 22 例（占 43.14%），显效 16 例（占 31.37%），有效 11 例（占 21.57%），无效 2 例（占 3.92%），总有效 49 例，总有效率为 96.08%。

出处：袁志萍，褚铃. 艾灸联合穴位贴敷对老年气虚型便秘护理观察 [J]. 山西中医，2020, 36(9):61-62.

方法四：党芪膏

穴位：足三里、天枢、神阙。

方药：炙黄芪、当归、党参、肉苁蓉、丁香、生白术、冰片。

操作：中药口服联合穴位贴敷治疗，将以上药物按照 2∶2∶2∶2∶2∶2∶1 比例混合，粉碎成细粉，加麻油搅拌成糊状，制成大小 2cm×2cm 药饼，贴于以上穴位，每次贴敷 4h，4 周为 1 个疗程。

疗效：60 例中，痊愈 10 例（占 16.67%），显效 22 例（占 36.67%），有效 25 例（占 41.67%），无效 3 例（占 5.00%），总有效 57 例，总有效率为 95.00%。

出处：王小辉，葛来安，蓝阳，等. 黄芪汤加减联合穴位贴敷对慢传输型便秘患者胃肠激素的影响 [J]. 实用中西医结合临床，2021,21(9):5-7.

方法五：木冰膏

穴位：神阙、大肠俞（双侧）。

方药：大黄、苏叶、生白术、木香、冰片、细辛。

操作：补中益气汤加减联合穴位贴敷治疗，中药口服联合穴位贴敷治疗，将以上药物制成粉末并混合，随后用蜂蜜搅拌为稀糊状，并置于胶布上，再将穴位贴敷膏贴在以上穴位上，敷药时间 5～8h，每天 1 次，连续治疗 8 周。

疗效：该方法可降低排便评分和不良反应发生率，以及改善肛管直肠动力学指标水平。

出处：陈晓光. 补中益气汤加减联合穴位贴敷治疗出口梗阻型便秘患者的效果 [J]. 中国民康医学，2021,33(13):92-94.

洪顺芳. 黄芪汤联合穴位贴敷对慢性便秘患者排便情况及生活质量的影响 [J]. 当代医学，2022,28(10):112-114.

方法六：温阳理气膏

穴位：神阙。

方药：丁香 10g，木香 10g，枳壳 10g，厚朴 10g，干姜 15g，肉桂 10g，全蝎 6g。

操作：在基础治疗上联合使用穴位贴敷治疗，将药物捣碎成粉末状，使用 250ml 水进行搅拌，搅拌过程中加入 25ml 浓度为 52% 的白酒，搅拌成浆糊状为宜，涂抹药物前将药物放入保温箱均匀加热至 30℃，将药物均匀涂抹在纱布上，贴敷于神阙穴，再用绷带进行覆盖捆绑，每天 1 次，每次敷药维持 4～6h，治疗 2 个疗程，7 天为 1 个疗程。

疗效：温阳理气穴位贴敷联合便通胶囊能有效缓解因羟考酮所致气虚型便秘患者的疾病症状，并提高其生活质量。

出处：朱勇. 温阳理气穴位贴敷联合便通胶囊治疗因羟考酮所致气虚型便秘患者的效果 [J]. 中国社区医师，2023,39(5):103-105.

10. 脾气虚弱型

方法：枳术散

穴位：神阙。

方药：枳实 15g，生白术 30g，芒硝 20g。

操作：健脾益气汤联合枳术贴敷治疗，将枳实、生白术研细粉混匀备用，使用时将芒硝用水溶解，混合药粉于每天 8—9 时贴敷于神阙穴，贴敷 2h，连续治疗 4 周。

疗效：38 例中，痊愈 7 例，显效 21 例，有效 7 例，无效 3 例，总有效率为 92.10%。

出处：嘉炜，谢思维，裴静波，等. 健脾益气汤联合枳术贴敷治疗老年功能性便秘临床疗效及对血清胃动素、胃泌素水平的影响 [J]. 浙江中西医结合杂志 ,2023,33(4):320–323.

11. 气血两虚型

方法：芪术散

穴位：神阙。

方药：大黄、黄芪、山药、白术等。

操作：穴位贴敷加艾灸治疗，将以上药物研磨成粉，用白醋调成糊状，取适量置于穴位贴上，再贴敷于神阙穴，外用无菌贴敷固定，一般为 6h，如果局部出现不适，及时去除。

疗效：痊愈 22 例（57.89%），显效 10 例（26.32%），无效 6 例（15.79%），总有效率为 84.20%。

出处：徐书玉，程友桂，冯艳，等 . 穴位贴敷加艾灸治疗老年人习惯性便秘效果观察 [J]. 循证护理 ,2015,1(3):136–137.

12. 气阴两虚型

方法一：双黄散

穴位：天枢、神阙、关元。

方药：大黄、黄芪。

操作：穴位贴敷加艾灸治疗，将以上药物按 2∶1 比例研磨成粉，取双黄粉约 8g，加蜂蜜混合成糊状，均匀摊于医用贴敷防渗圈的中央，大小约 2cm×2cm、厚度约 0.3cm，运用子午流注择时取穴理论，确定穴位贴敷时间为卯时（5—7 时），为了方便操作，将穴位贴敷时间定在每天 6:30～7:00，每次贴敷时间一般为 6～8h，每天 1 次，7 天为 1 个疗程，共干预 4 个疗程。

疗效：36 例中，痊愈 9 例，显效 17 例，有效 7 例，无效 3 例，总显效率 72.22%，总有效率为 91.67%。

出处：梁小利，王红艳，韩雨欣，等 . 子午流注择时穴位贴敷在老年功能性便秘（气阴两虚型）患者中的应用研究 [J]. 中国疗养医学 ,2019,28(3):239–240.

方法二：大黄散

穴位：足三里（双侧）、神阙。

方药：大黄。

操作：生血通便颗粒结合穴位贴敷治疗，将大黄粉加油调合成直径 0.5cm 左右的药丸，制作成穴位贴，贴敷 4～6h，每天 1 次。

疗效：40 例中，显效 33 例（占 82.5%），有效 5 例（占 12.5%），无效 2 例（占 5.0%），总有效率 95.0%。

出处：苏少华，王真权 . 生血通便颗粒结合穴位贴敷治疗慢传输型便秘临床观察 [J]. 实用中医药杂志 ,2021,37(5):726–727.

方法三：莱香散

穴位：足三里、大肠俞、天枢、上巨虚、支沟。

方药：王不留行籽 2g，莱菔子 2g，川楝子 2g，广木香 2g。

操作：穴位贴敷联合养阴益气法治疗，将莱菔子、川楝子、广木香使用打粉机打成粉状，选用蜂蜜与中药粉、王不留行籽混合成糊状，于直径 4cm 左右的穴位贴上均匀涂抹，外敷固定于以上穴位上，每贴 6h，14 天为 1 个疗程，连续治疗 1 个疗程。

疗效：29 例中，痊愈 0 例，显效 9 例，有效 16 例，无效 4 例，总有效率为 86.2%。

出处：张瑶瑶 . 穴位贴敷联合养阴益气法治疗帕金森病气阴两虚型便秘的临床观察 [D]. 南昌：江西中医药大学 ,2021.

方法四：莱菔散

穴位：神阙。

方药：大黄 10g，芒硝 5g，莱菔子 10g。

操作：通便方膏摩联合穴位贴敷治疗，将以上药物磨粉，用凡士林将药物和成糊状，于 6—7 时（卯时）贴于神阙穴位，贴敷 2～4h 后将其取下。

疗效：43 例中完全缓解率为 37.21%（16 例），部分缓解为 32.56%（14 例），轻微缓解为 18.60%（8 例），无缓解 11.63%（5 例），总缓解率为 88.37%（38 例）。

出处：吴昊，唐星，任秦有，等 . 子午流注指导下膏摩联合穴位贴敷治疗阿片类药物相关性便秘的临床观察 [J]. 中医药导报 ,2021,27(12):83–87.

13. 阳虚型

方法一：芥蓉散

穴位：神阙、天枢（双侧）、气海（双侧）。

方药：白芥子 15g，大黄 10g，肉苁蓉 10g，川芎 9g，肉桂 6g，木香 6g。

操作：助阳通便膏口服联合穴位贴敷治疗，将以上药物研磨成粉，用甘油调成糊状，另加生姜汁调匀，贴于以上穴位，外用纱布固定，每次保留 6h 左右，每天贴 2 次。

疗效：40 例中，治愈 22 例，显效 8 例，有效 8 例，无效 2 例，总有效率为 95.00%。

出处：王星，李忠卓，袁文贝．助阳通便膏联合穴位贴敷治疗阳虚型便秘临床观察 [J]. 山西中医，2021,37(7):18–20.

方法二：附辛散

穴位：神阙、关元、大肠俞。

方药：大黄 6g，附片 9g，细辛 3g，当归 10g，川牛膝 6g，肉苁蓉 10g，泽泻 6g，升麻 5g，枳壳 5g。

操作：在基础治疗上使用穴位贴敷治疗，将以上药物研末，用麻油调制，搅拌均匀，做成贴敷，贴于以上穴位，隔天 1 次，每次贴敷 4～6h，连续贴敷 2 周。

疗效：28 例中，痊愈 8 例，显效 12 例，有效 5 例，无效 3 例，总有效率为 89.28%。

出处：梁安兰，郭玉梅．济川煎穴位贴敷外治老年阳虚慢传输型便秘临床观察 [J]. 中国中医药现代远程教育，2022,20(9):83–85.

14. 脾虚气滞型

方法一：枳夏散

穴位：天枢（双侧）、神阙。

方药：枳实、厚朴、半夏、甘草、人参、生姜、肉苁蓉、生大黄。

操作：六味能消胶囊联合穴位贴敷治疗，将以上药物打粉备用，使用时用醋调制成糊状，贴于以上穴位，借助脱敏胶布进行固定，连续贴敷 2 周，每天贴敷时间为 8～10h，可据患者情况适当延长贴敷时间。

疗效：62 例中，显效 23 例，有效 36 例，无效 3 例，总有效 59 例，总有效率 95.16%。

出处：苏绍永，钱汝，韦仕恒．穴位贴敷治疗脾虚气滞型便秘的临床观察 [J]. 内蒙古中医药，2018,37(6):96–97.

方法二：沉香通便膏

穴位：神阙、天枢（双侧）、关元、中脘、足三里（双侧）。

方药：沉香、肉桂、延胡索、白术、莱菔子。

操作：将以上药物研成粉末，用香油及凡士林调和成膏药，贴于以上穴位，12h 后揭掉清洗干净，每天 1 次，15 次为 1 个疗程。

疗效：该方法临床疗效确切，可有效缓解便秘的主要症状，且运用方便，未见明显不良反应，不需服药，经济实用，值得临床推广。

出处：刘薇，刘仍海，贾山，等．沉香通便膏穴位贴敷治疗结肠慢传输型便秘的临床研究 [J]. 中华中医药杂志，2022,37(12):7495–7497.

15. 肝郁脾虚型

方法：陈枳散

穴位：天枢（双侧）、腹结（双侧）、神阙、关元。

方药：大黄 30g，玄明粉 30g，地黄 30g，当归 30g，枳实 30g，陈皮 15g，木香 15g，槟榔 15g，桃仁 15g，红花 15g。

操作：疏肝健脾方配合穴位贴敷治疗，将上述中药研成粉末，适量温开水调和成膏，将药膏取 3g 左右，涂于穴位贴内侧，贴敷于以上穴位，每天 1 次。

疗效：1 个疗程（14 天）后，治愈 2 例，显效 27 例，有效 11 例，无效 2 例，总有效率达 95.24%。

出处：朱冬怡，王荣．疏肝健脾方配合穴位贴敷治疗肝郁脾虚型便秘 42 例 [J]. 中医外治杂志，2018,27(6):33–34.

16. 脾肾亏虚型

方法：香黄散

穴位：天枢、足三里。

方药：大黄 300g，木香 100g，冰片 20g。

操作：将以上药物制作成药粉，佐以凡士林、石蜡油调制成药膏，选取 5g 贴于腧穴上固定，每天 1 次，每次 6h，连续治疗 14 天。

疗效：40 例中，治愈 9 例，显效 19 例，有效 11 例，无效 1 例，总有效率为 97.50%。

出处：华校琨，张衡，韩旭，等．芪术养胃方联合穴位贴敷治疗化疗相关性便秘脾肾亏虚证 40 例 [J]. 环球中医药，2023,16(1):171–174.

17. 脾肾阳虚型

方法一：沉桂散

穴位：神阙、天枢（双侧）、关元、中脘。

方药：沉香、肉桂、延胡索、白术、莱菔子。

操作：将以上药物按1∶2∶2∶2∶2的比例研成粉末，用香油及凡士林调和成膏药，将药膏取约3g涂于穴位贴内侧面，贴于以上穴位，隔天1次，14次1个疗程，共28天。

疗效：治疗1个疗程后，痊愈4例（占13.33%），显效14例（占46.67%），有效8例（占26.67%），无效4例（占13.33%），总有效率为86.67%。

出处：费文婷.沉香穴位贴敷膏治疗慢传输型便秘的临床观察[D].北京：北京中医药大学,2016.

方法二：陈芍散

穴位：关元。

方药：白术30g，白芍20g，酒苁蓉30g，锁阳15g，韭菜子12g，女贞子12g，决明子12g，陈皮12g，瓜蒌子12g，菟丝子12g，甘草6g。

操作：将以上药物按配比打散，1g散剂中加入陈醋2ml调匀即得，微波炉加热至45℃，贴敷于关元，每次8h（8—16时），每天1次。

疗效：31例患者中，治愈4例（占12.9%），显效12例（占38.7%），有效12例（占38.7%），无效3例（占9.7%），总有效率为90.32%。

出处：张靖，安永康.中药硬膏贴热贴敷关元治疗脾肾阳虚型功能性便秘临床观察[J].中国中医药信息杂志,2017,24(2):29–32.

方法三：溃结宁膏

穴位：天枢、支沟、大横、丰隆、神阙、关元。

方药：炮附子、细辛、丁香、白芥子、延胡索、赤芍、生姜等。

操作：将溃结宁膏贴于选取的穴位上，每天1次，每次2～4h，如患者皮肤产生烧灼感或其他不适感等应立即揭去。

疗效：30例患者中，痊愈5例（占16.67%），显效6例（占20.00%），好转8例（占26.67%），无效11例（占36.67%），总有效率为63.33%。

出处：罗敷.溃结宁膏穴位敷贴治疗功能性便秘脾肾阳虚证的临床观察[D].长沙：湖南中医药大学,2017.

方法四：温阳润肠膏

穴位：足三里、神阙、肾俞、脾俞、命门、支沟。

方药：白芥子、肉桂、川芎、木香、细辛、延胡索。

操作：口服中药汤剂联合穴位贴敷，将以上药物打粉加甘油、生姜汁调制成膏剂，每周贴敷2次（间隔3～4天），每次5h，连续4周为1个疗程。

疗效：30例患者中，治愈7例，显效12例，有效9例，无效2例，总有效率为93.33%。

出处：李秋民.温阳润肠法联合穴位贴敷治疗脾肾阳虚型功能性便秘的临床研究[D].南昌：江西中医药大学,2019.

18. 功能性便秘

方法一：附萸散

穴位：大肠俞（双侧）、神阙。

方药：附子、白术、丁香、吴茱萸、枳壳、延胡索。

操作：穴位贴敷结合济川煎治疗，将以上药物各等份，粉碎成细末，过100目筛，装瓶备用，用鲜姜捣汁，取些许药末，用姜汁拌匀，捏成直径2cm的药饼3个，分别贴敷于双侧大肠俞、神阙穴3处，外用塑料薄膜覆盖，以医用胶布固定，12h后取下，3天1次，15天为1个疗程。

疗效：病例治疗1～5疗程 平均为3疗程。大便正常，与排便有关的自觉症状消失，1～2天排便1次，胃肠传输试验72h排出标志物≥80%者51例（占79.7%）；便秘症状明显改善，每周排便≥2次，胃肠传输试验72h排出标志物较治疗前明显增多者8例（占12.5%）；便秘症状无改善或加重，胃肠传输试验72h排出标志物与治疗前无区别者5例（占7.8%）。总有效率为92.2%。

出处：任志凡.穴位敷贴结合济川煎治疗老年功能性便秘[J].四川中医,2006(7):109.

方法二：姜桂散

穴位：天枢、腹结、关元。

方药：吴茱萸、干姜、肉桂、小茴香、广木香、白及、白芷、山柰。

操作：耳穴压丸加穴位贴敷治疗，上药各等份，共研细末，加蜂蜜调和制成直径为2cm的药饼，贴敷于以上穴位上，用纱布、胶布固定，隔天更换1次，15次为1个疗程。

疗效：67例经1个疗程的治疗，临床治愈

35 例，显效 17 例，有效 9 例，无效 6 例。总有效率为 91%。

出处：李季，胡玲香．耳穴压丸加穴位贴敷治疗功能性便秘 67 例 [J]. 辽宁中医杂志，2005(8):811.

方法三：葱黄散

穴位：神阙。

方药：大黄 3g，葱白 3g。

操作：中药贴敷联合按摩点穴治疗，用大黄 3g 研末，葱白 3g 打碎，醋炒至极热，以蜂蜜调敷脐部，外加医用敷料覆盖固定，每天 1 次，每 10 天为 1 个疗程，2 个疗程后评定疗效。

疗效：总有效率为 94%，临床控制 4 例（11%），显效 16 例（46%），有效 13 例（37%），无效 2 例（6%）。

出处：李莉，杨燕青，李达，等．中药贴敷联合按摩点穴治疗功能性便秘 35 例临床观察 [J]. 现代中西医结合杂志，2011,20(14):1694–1696.

方法四：葱茴散

穴位：神阙。

方药：大黄 3g，茴香 3g，生姜 3g，葱白 3g。

操作：将大黄、茴香 3g 研末，生姜、葱白打碎，醋炒至极热，以蜂蜜调敷，将调制好的中药敷在脐部，另用医用敷料固定直至下次敷药，每天 1 次，10 天为 1 个疗程，共 2 个疗程。

疗效：经过 20 天的治疗，27 例患者中临床治愈 3 例（占 11.1%），显效 12 例（占 44.4%），有效 10 例（占 37.0%），无效 2 例（占 7.4%），总有效 25 例，总有效率为 92.6%。

出处：李贺．中药外敷治疗功能性便秘的临床护理观察研究 [J]. 中国医药指南，2012,10(26):294–295.

方法五：黄辛散

穴位：神阙、天枢（双侧）、关元。

方药：吴茱萸、细辛、大黄、冰片。

操作：温肾通腑汤配合穴位贴敷治疗，将以上药物按 1：1：1：0.3 的比例打粉混匀，密封保存，使用时用水调成糊状，摊平后切成面积为 1.5cm × 1.5cm 大小的正方形药块，置于 2.5cm × 2.5cm 大小的医用胶布的粘面，贴于以上穴位，外加医用胶布固定，每次贴药 3h，然后揭去贴剂，每天治疗 1 次，连续治疗 5 次为 1 个疗程，疗程之间休息 2 天，总疗程为 4 周。

疗效：临床治愈 7 例，显效 4 例，有效 6 例，无效 2 例，总有效率为 89.47%。

出处：曾均．自拟温肾通腑汤配合穴位贴敷治疗老年功能性便秘 19 例 [J]. 云南中医中药杂志，2013,34(1):36–37.

方法六：川芷散

穴位：天枢、关元、气海、大肠俞。

方药：生川乌 250g，白芷 500g，花椒 500g，白附子 100g，干姜 250g，川芎 500g，细辛 200g。

操作：将以上药物共研细末，黄酒调敷，贴于以上穴位，每次贴敷 4h，每天 1 次，30 天为 1 个疗程。

疗效：50 例患者中痊愈 5 例，显效 17 例，有效 23 例，无效 5 例，总有效率为 90.0%。

出处：吴坚芳，许邹华，徐进康．穴位敷贴治疗功能性便秘 50 例临床观察 [J]. 江苏中医药，2013,45(9):61.

方法七：四磨汤外敷

穴位：神阙。

方药：木香 3g，槟榔 3g，乌药 3g，枳壳 3g。

操作：四磨汤外敷配合综合护理治疗，将上述药物研成细末，混合均匀，加入 75% 酒精及麻油，置于脐上，轻按压填满后，用宽胶布呈“十”字形固定于脐周，敷药时间一般为 4～6h，每天 2 次，每次间隔至少 4h，15 天为 1 个疗程，共 2 个疗程。

疗效：开始治疗后 4 周，显效 27 例，有效 10 例，无效 3 例，总有效率 92.5%；第 8 周，显效 14 例，有效 20 例，无效 6 例，总有效率为 85%。

出处：赵红梅，周桑玉，翁桂芳，等．四磨汤外敷配合综合护理治疗功能性便秘的临床研究 [J]. 海峡药学，2016,28(11):170–172.

方法八：麻杏散

穴位：天枢、中脘、关元、命门、足三里。

方药：生地黄、火麻仁、杏仁、白芍、枳实、沉香、大黄、陈皮、当归、肉苁蓉、肉桂等。

操作：将中药膏剂敷于以上穴位，用敷贴固定，并按摩穴位15～20min，每天2次，每次敷药时间2h，7天为1个疗程，治疗2～3个疗程。

疗效：48例患者中治愈26例，显效12例，有效5例，无效5例，总有效率为89.58%。

出处：陈仿英，王青平，张晓君，等.中药穴位贴敷改善老年患者功能性便秘的疗效观察[J].中国中医药科技，2013,20(1):106.

方法九：香苏散

穴位：神阙、大肠俞（双侧）。

方药：大黄、生白术、木香、苏叶、细辛、冰片。

操作：补中益气汤加减配合穴位贴敷治疗将以上药物按1∶1∶1∶1∶1∶0.5的比例打粉混匀，用蜂蜜调成稀糊状，涂于面积为9cm×15cm大小的长方形医用胶布的粘面，贴于以上穴位，外加医用胶布固定，每次贴药6～8h，然后揭去贴剂，每天1次，10天为1个疗程。

疗效：临床治愈9例，显效14例，有效14例，无效3例，总有效率为92.5%。

出处：杨咏梅，陶丽珍.补中益气汤加减配合穴位贴敷治疗功能性便秘疗效观察[J].陕西中医，2014,35(8):1007-1009.

方法十：姜附散

穴位：天枢（双侧）、大肠俞（双侧）、关元、气海。

方药：干姜250g，白附子100g，生川乌250g，白芷500g，花椒500g，川芎500g，细辛200g，吴茱萸500g。

操作：将上述药物研成细末，用水、黄酒、植物油调成糊状，制成软膏、丸剂或饼剂，置于敷贴上，直接贴敷于穴位，3h后去除，清洁皮肤，贴敷每天1次，连续15天为1个疗程。

疗效：显效2例、有效34例、无效4例，总有效率为90%。

出处：顾冬梅.以胃肠调节肽水平变化验证穴位贴敷治疗功能性便秘疗效的探讨[J].护士进修杂志，2016,31(24):2228-2230.

方法十一：枳朴散

穴位：神阙、天枢、中府。

方药：大黄、厚朴、枳实、柏子仁、熟地黄、肉苁蓉等。

操作：中药穴位贴敷联合穴位按摩复合护理治疗，将上述药物打粉制成膏剂，贴于患者以上穴位，每天1次，每次30min。

疗效：治愈14例（占46.67%），显效10例（占33.33%），有效3例（占10.0%），无效3例（占10.0%），总有效27例，总有效率为90.0%。

出处：周航.中药穴位贴敷联合穴位按摩复合护理干预功能性便秘的临床观察[J].光明中医，2017,32(12):1807-1808.

19.继发性便秘

方法一：黄朴散

穴位：神阙、中脘、天枢（双侧）、支沟。

方药：大黄10g，厚朴15g，枳实30g。

操作：小承气汤配合中药穴位贴敷治疗，将以上药物研末拌匀，用蜂蜜调糊敷于神阙穴，胶布固定，每2天更换1次，7次为1个疗程。

疗效：40例患者中治愈17例（占42.50%），显效13例（占32.50%），有效6例（占15.00%），无效4例（占10.00%），总有效36例，总有效率为90.0%。

出处：王晓萍，周明旺，康开彪，等.小承气汤配合中药穴位贴敷治疗中风后便秘的临床观察[J].西部中医药，2012,25(5):10-12.

潘玮，黄惠榕，邱秀凤.中药穴位贴敷护理对腰椎间盘病变术后便秘的影响[J].福建中医药，2012,43(3):63.

陕艳.穴位贴敷联合耳穴贴压治疗心力衰竭病人便秘的疗效观察及护理[J].护理研究，2013,27(15):1507-1508.

方法二：巴芥散

穴位：中脘、神阙、气海、关元、中极、足三里（双侧）。

方药：巴豆30g，白芥子45g，大黄30g。

操作：小承气汤配合中药穴位贴敷治疗，将以上药物打成粉后用鲜姜汁调成糊状，置于4cm×4cm的胶布中心位置内，贴敷于以上穴位，每穴1片，贴敷4h，每天1次。

疗效：50例患者中治愈40例（占80%），好转10例（占20%），无效0例，总有效50例，总有效率为100%。

出处：董彩兰.穴位贴敷治疗骨科卧床患者

便秘效果观察 [J]. 基层医学论坛 ,2008(15):399–400.

方法三：大黄粉散

穴位：神阙。

方药：生大黄粉 6g。

操作：取生大黄粉 6g，将药物研成细末用 75% 酒精适量调制成糊状纳入并填满脐内，按压铺平后，用 6cm×7cm 透明膜覆盖，外用宽胶布固定，勿使糊剂外渗蒸发，24h 更换 1 次，皮肤敏感者可缩短时间，胶布脱落时及时更换直至 1 周。

疗效：15 例患者中显效 4 例，有效 10 例，无效 1 例。穴位贴敷方法简便、疗效确切，作用缓和，不良反应少，减轻了患者的痛苦，也不会加重患者的基础疾病，故易被患者及家属接受，体现了科学化、人性化，一切为患者着想的护理理念，值得临床推广。

出处：丁美兰 . 中药穴位贴敷治疗神经外科便秘患者的疗效观察及护理 [J]. 内蒙古中医药，2012,31(5):173–174.

方法四：黄芥散

穴位：大肠俞、天枢、大横、足三里。

方药：大黄、白芥子。

操作：将以上药物按 1∶1 的比例研碎后用鲜姜汁调成糊状，取 1ml 置于 4cm×4cm 的胶布中心位置内，贴敷于以上穴位上，每穴 1 片，贴敷 4h，每天 1 次。

疗效：43 例患者中治愈 32 例（占 74.4%），好转 11 例（占 25.6%），无效 0 例，总有效率为 100%。

出处：潘佩婵 , 刘永皑 . 穴位贴敷治疗胸腰椎压缩性骨折所致便秘的临床疗效观察 [J]. 全科护理 ,2010,8(14):1224–1225.

方法五：术朴散

穴位：神阙。

方药：白术 200g，厚朴 200g，炒莱菔子 200g，大黄 100g，黄芪 100g，炒枣仁 50g，柏子仁 50g。

操作：将上药烘干、粉碎，过 80 目细筛，用食醋 2～3ml 调成糊状，敷于神阙穴，敷药范围以穴位中心为圆心，直径 2～3cm，外以透气小敷贴固定，每 12h 更换 1 次，连用 1 个月，治疗后随访 1 个月。

疗效：28 例患者中治愈 13 例（占 46.43%），显效 9 例（占 32.14%），有效 4 例（占 14.29%），无效 2 例（占 7.14%），总有效 26 例，总有效率为 92.86%。

出处：魏巧文 . 中药穴位贴敷治疗肿瘤患者便秘 28 例临床观察 [J]. 江苏中医药 ,2011,43(6):59–60.

方法六：香黄散

穴位：神阙、天枢（双侧）。

方药：大黄粉 6g，木香粉 9g。

操作：在基础治疗上联合穴位贴敷，将以上药物用 75% 酒精适量调成糊状（酒精过敏者改用麻油），分为 3 等份，分别贴敷于神阙、天枢（双侧），胶布固定，胶布过敏者可用绷带固定，然后用红外线照射 30min，每次持续贴敷 10～12h，每天 1 次，3～5 天为 1 个疗程，共治疗 2 个疗程。

疗效：44 例患者中有效 34 例（占 77.2%），好转 9 例（占 20.5%），无效 1 例（占 2.3%），总有效 43 例，总有效率为 97.7%。

出处：谷秀改 , 崔霞 . 中药穴位贴敷治疗胸腰椎压缩性骨折后便秘患者 44 例 [J]. 中医杂志 ,2012,53(23):2040–2041.

方法七：枳冰散

穴位：神阙。

方药：生大黄粉 10g，红花 10g，枳实 10g，冰片 6g。

操作：将以上药物研制成粉调入 20ml 甘露醇呈糊状，置于洁净敷料上，贴于神阙穴上，并轻轻按压，于每天早晨 9 时和下午 4 时贴敷，4h 后取下，连用 3 天为 1 个疗程，1 个疗程结束后观察疗效。

疗效：31 例患者中痊愈 17 例，显效 5 例，有效 5 例，无效 4 例，总有效率为 87.1%。

出处：陈建飞 , 王嘉轩 , 陈炳 . 中药穴位贴敷神阙穴治疗脑卒中后便秘的效果观察 [J]. 护理与康复 ,2012,11(10):991–992.

方法八：芪黄散

穴位：天枢、关元、气海。

方药：大黄、黄芪。

操作：将大黄、黄芪按 2∶1 比例研磨成粉状，贴敷时取以上双黄粉约 5g，取 1ml 蜂蜜混合成糊状，剪取 3cm×3cm 的无纺布，将以上药物均匀摊于无纺布上约 1 元硬币大小，厚度 0.3cm，贴敷于以上穴位，以医用通气胶布固定，松紧适宜，每次贴敷 2h，每天 1 次，7 天为 1 个疗程。

疗效：1 个疗程结束时，显效 53 例，占 68%；有效 19 例，占 24%；无效 6 例，占 8%，总有效率为 92%，无发生皮肤瘙痒、皮疹、腹痛、腹泻等不良反应。

出处：彭爱平，梁爱媚．双黄散子午流注穴位贴敷解除脑卒中卧床患者便秘的效果观察 [J]. 护理学报 ,2013,20(21):71-72.

方法九：冰木散

穴位：神阙、天枢（双侧）、足三里（双侧）、涌泉（双侧）。

方药：大黄、木香、冰片。

操作：将以上药物按照 10∶2∶1 比例加用凡士林，石蜡油搅拌均匀，团成药饼约 2cm×2cm 大小，贴于以上穴位，并用自粘式敷料固定，贴敷时间＜6h，每天 1 次，连用 1 个月，治疗后随访 1 个月。

疗效：40 例患者中治愈 18 例（占 45.0%），显效 13 例（占 32.5%），有效 6 例（占 15.0%），无效 3 例（占 7.5%），总有效率为 92.5%。

出处：徐春元．中药穴位贴敷治疗糖尿病便秘 40 例临床观察 [J]. 中医药导报 ,2013,19(7):71-72.

方法十：玄冰散

穴位：神阙、中脘、天枢、大横、关元。

方药：沉香、大黄、玄明粉、冰片。

操作：将以上药物按照 1∶2∶1∶1 的比例，用蜂蜜少许调和成膏剂糊状，用 5cm×5cm 的胶布，将调和的药物约 5g，贴于以上穴位，每天 1 次，敷药范围以穴位中心为圆心，直径约 2～3cm，外以透气小敷贴固定，每次 6h，连用 2 周。

疗效：30 例患者中治愈 13 例（占 43.3%），显效 9 例（占 30.0%），有效 4 例（占 13.3%），无效 4 例（占 13.3%），总有效率为 86.7%。

出处：李金昌．中药硬膏穴位贴敷治疗阿片类药物所致便秘临床研究 [J]. 实用中医药杂志 ,2014,30(5):451-452.

方法十一：党芪散

穴位：足三里（双侧）、三阴交、支沟、合谷、天枢、大横、神阙。

方药：黄芪 10g，党参 10g，当归 10g，白蜜 10g，火麻仁 10g，制大黄 10g，陈皮 5g，柏子仁 12g。

操作：将以上药物研磨成粉制成大小约 1.5cm×1.3cm，厚度约 0.3cm 的药饼，贴敷于以上穴位，贴敷时间 4～6h，隔天更换 1 次，持续 1 月。

疗效：中药穴位贴敷预防中风患者便秘有效，方法简单，容易掌握，是一种有效的预防方法，值得在临床中推广应用。

出处：朱慧琴．穴位贴敷预防中风后便秘 36 例效果观察 [J]. 浙江中医杂志 ,2014,49(9):673.

方法十二：麻芍散

穴位：天枢（双侧）、足三里（双侧）、支沟（双侧）、气海等。

方药：麻子仁、白芍、大黄、杏仁、枳实、厚朴、冰片。

操作：将以上药物用粉碎机粉碎备用，使用时取适量以蜂蜜调成稠糊状，取花生米大小，置于剪好的敷料（大小约 5cm×5cm）中间，贴敷以上穴位，每次贴敷 6～8h，每天 1 次。排便正常（2～3 天大便 1 次，或每天排 2～3 次大便，大便柔软成形）后每周贴敷 2～3 次。

疗效：35 例患者中治愈 11 例，显效 13 例，有效 9 例，无效 2 例，总有效率为 94.2%。

出处：李晋芳，虢周科，魏佳．穴位贴敷合耳穴贴压治疗中风后便秘 35 例 [J]. 广西中医药 ,2014,37(5):53-54.

方法十三：蔻黄散

穴位：神阙。

方药：生大黄、豆蔻。

操作：将以上药物以 1∶2 的比例配制研成粉，用白醋适量调成稠糊团块状，将药敷于神阙穴上，再用医用通气胶带固定 6h 后去除，每天 1 次，5 天为 1 个疗程。

疗效：42 例患者中治愈 20 例（占 47.6%），好转 18 例（占 42.9%），无效 4 例（占 9.5%）。

出处：程卫珍，李玉梅，邵敏．通便散穴位贴敷联合艾灸足三里治疗老年骨折患者便秘效果观察 [J]. 中国乡村医药 ,2016,23(5):33-34.

方法十四：小郁子油

穴位：神阙。

方药：小茴香30g，郁李仁30g，莱菔子30g。

操作：在基础治疗上采用小郁子油子午流注穴位贴敷治疗，将以上药物共研细末1g佐以薄荷油溶液5滴，用生理盐水0.5ml调成糊状现配现用，待干后于子午流注卯时5—7时将药糊贴敷于神阙穴，胶布固定，贴敷6h，每天1次，7天为1个疗程。

疗效：100例患者中显效72例，有效20例，无效8例，总有效率为92.0%。

出处：黄淑柳．小郁子油子午流注穴位贴敷治疗肝硬化晚期患者便秘[J]．中国现代药物应用，2017,11(22):190–191.

方法十五：土家药通肠散

穴位：神阙。

方药：隔山消10g，铁灯台5g，一点血5g，干姜10g，大黄5g，吴茱萸5g。

操作：将以上药物研磨成粉，存于瓷器罐内，药粉末以蜂蜜作赋形剂，调制成大小约2cm×2cm，厚度约0.5cm的膏状剂，外敷于神阙穴，用医用胶贴固定，每天1次，每次敷6h，7天为1个疗程，连续治疗2个疗程。

疗效：60例患者中治愈28例，好转27例，未愈5例，总有效率为91.67%。

出处：龙贵梅，杨新，黄佳，等．土家药通肠散穴位贴敷治疗心衰便秘的临床观察[J]．中国民族民间医药，2018,27(14):92–95.

20. 其他类型

方法一：黄朴散

穴位：神阙。

方药：大黄50g，芒硝50g，厚朴30g，枳实30g，皂角20g，冰片20g，黄芪42g，白术42g。

操作：将上述药物研成粉末后，用蜂蜜或植物油调成糊状，以不流动为宜，均匀地敷布于4cm×4cm敷料上，贴敷于神阙穴上，用胶布固定，2天换药1次，10次为1个疗程，共治疗3个疗程。

疗效：100例中显效48例占48%，有效40例占40%，无效12例占12%，总有效率为88%。

出处：黄佑娟．穴位贴敷治疗便秘100例[J]．云南医药，2008,29(6):618–619.

朱建粉．中药穴位贴敷治疗便秘的疗效观察[J]．健康之路，2016,15(5):213.

方法二：冰棱散

穴位：天枢、关元、气海。

方药：三棱、莪术、大黄、冰片。

操作：将以上药物分别按2∶2∶2∶1比例研成粉末，加甘油调成膏状，制成大小约1.5cm×1.5cm、厚度约0.3cm的药饼，敷于天枢、关元、气海穴，用胶布固定，每天1次，每次贴敷4～6h，7次为1个疗程，总疗程为2个疗程。

疗效：经2个疗程的治疗，总有效率为96%，其中痊愈10例，占20%；显效22例，占44%；有效16例，占32%；无效2例，占4%。

出处：王晓玲，唐永祥．穴位贴敷治疗老年性便秘疗效观察及护理[J]．辽宁中医药大学学报，2010,12(7):163–164.

方法三：玄地散

穴位：神阙。

方药：大黄30g，芒硝15g，玄参30g，生地黄25g，麦冬25g，白术20g，炙甘草10g。

操作：穴位贴敷联合耳穴压豆治疗，将上述药物粉碎，打成细末拌均，用即墨老酒调成糊状，填满神阙穴，然后用敷贴覆盖固定，敷6个h，每天1次，15天为1个疗程。

疗效：经过1～2个疗程的治疗，临床治愈45例，显效11例，有效6例。

出处：马素霞，李雪梅，杨生华．穴位贴敷联合耳穴压豆治疗老年性便秘62例的护理[J]．内蒙古中医药，2012,31(4):163.

方法四：莪茱散

穴位：天枢、关元、气海、涌泉、神阙。

方药：三棱15g，莪术15g，吴茱萸15g，大黄15g，冰片15g。

操作：穴位贴敷联合耳穴压豆治疗，将上述药物研成细末混匀，每次取5～10g，加蜂蜜、醋适量调成糊状，贴于以上穴位，覆盖纱布，留置透明胶布固定，轻轻按压，每天换药1次，1周为1个疗程。

疗效：44例患者中完全缓解34例，部分缓解8例，无效2例，总有效率为96.45%。

出处：陈洁．益气补肾活血通秘汤结合穴位贴敷治疗老年性便秘44例[J]．中国中医药现代远程教育，2015,13(6):38–40.

方法五：枳桂散

穴位：支沟、承山。

方药：枳实 15g，肉桂 15g。

操作：取枳实粉和肉桂粉各 15g 用蜂蜜调糊敷于支沟穴与承山穴处，胶布固定，每次贴敷时间为 8～10h，每天更换 1 次，10 天为 1 个疗程，连续治疗 2 个疗程。

疗效：55 例患者中痊愈 5 例（占 9%），有效 43 例（占 78.3%），无效 7 例（占 12.7%），总有效率为 87.3%。

出处：杨柳，杜春萍，赵慧英，等．支沟穴配合承山穴穴位贴敷治疗老年性便秘的临床研究 [J]. 名医 ,2019(9):62.

【按语】

便秘的治疗方法很多，疗效也比较明确，但是目前由于西医治疗便秘的药物极易产生依赖或耐受性，外科手术方法不易被患者接受，而且手术治疗的长期疗效并不理想。中药内服药物较西药产生的依赖或耐受性低，但是口感差，不易被部分人接受。而穴位贴敷是通过针药结合发挥协同作用的典型外治法，中药有各自的四气五味、升降浮沉和归经等属性，可以调整机体阴阳，恢复脏腑功能。药物在相应穴位吸收后，气味入于皮肤、腧穴，继之入于孙络、络脉，进而入经脉，随气血运行到达脏腑。穴位贴敷治疗便秘正是在中医整体观念和经络学说的指导下，通过穴位刺激激发经气和特定穴位药物吸收的双重作用来补虚泻实，以达到温经通脉、调理脾胃、消积导滞、理肠通腑的治疗目的，中医穴位贴敷法治疗便秘历史悠久，疗效确切，经济实惠且不良反应小，具有独特的优势及显著的疗效，正逐步被人们重视，对其研究也取得了一定进展。

贴敷疗法治疗便秘，药物运用以大黄、冰片、枳实为主，四气分析以温性药物使用频次最多，五味分析以苦味药物最多，主要以泻下攻积、逐瘀通经、凉血解毒、利湿退黄、清热泻火类药物使用为主，以归脾经药物使用频次最多。贴敷治疗便秘最常用的经络为任脉、足阳明胃经、足太阳膀胱经，运用最多的穴位为神阙、天枢、关元、大肠俞等。

（十三）呃逆

【概述】

呃逆是指以喉间频发短促呃呃声响、不能自制为主要表现的病证。西医学的单纯性膈肌痉挛，其他如胃炎、胃肠神经官能症、胃扩张，以及胸腹手术后等引起的膈肌痉挛出现呃逆，均属本病范畴。轻症呃逆多单独存在且历时短暂，若继发于其他急慢性疾病过程中，则呃逆较重且历时较久，多伴有原发病的症状。健康人也可发生一过性呃逆，多与饮食有关，特别是饮食过快、过饱，摄入很热或冷的食物饮料和饮酒等，外界温度变化和过度吸烟亦可引起。根据病变部位的不同可分为中枢性、末梢性及反射性呃逆三种。中医分为胃中寒冷型、胃火上逆型、气滞痰阻型、脾肾阳虚型、胃阴不足型等。

对于呃逆的发病率和患病率还未得到系统地研究，仅见于一些散在的报道。美国一家社区医院 5 年的病例回顾分析显示，10 万患者中有 55 人被确诊为呃逆。呃逆在胃肠疾病和中枢神经系统疾病中更为常见，在帕金森疾病患者和胃食管反流病患者的呃逆发病率分别高达 20% 和 10%，恶性肿瘤患者中顽固性呃逆和难治性呃逆发病分别为 3.9% 和 4.5%，多与化疗药物相关，顽固性呃逆的发生率高达 41.2%，并且男性高于女性。

【现代穴位贴敷文献】

1. 顽固性呃逆

方法一：丁茴散

穴位：神阙。

方药：丁香、小茴香、高良姜、乌药、吴茱萸。

操作：上药各取 3g，共研细末混匀，置铁锅中炒热后，放入布袋中，外敷于患者神阙穴，温度以患者自觉能承受为度，嘱患者在家中自行外敷，每天早晚各 1 次，每次 30min，并应忌食生冷。

疗效：110 例患者中，治愈 94 例占 85.5%，好转 13 例占 11.8%，无效 3 例占 2.7%，总有效率为 97.3%。

出处：杜雅俊．针刺配合中药敷脐法治疗顽固性呃逆 110 例 [J]. 山西中医 ,2005(1):53.

方法二：吴萸散

穴位：涌泉（双侧）。

方药：吴茱萸 30g。

操作：取吴茱萸 30g 研成细末贮瓶备用，每次取本药适量用醋调成稠膏，晚上睡前敷于双足心（涌泉），外盖塑料薄膜、纱布，胶布固定，次晨去掉，每天1次。

疗效：124例中治愈118例（95.2%），其中1天内终止者55例（46.6%），2天内终止者42例（35.6%），3天内终止者21例（17.8%），好转4例（3.2%），无效2例（1.6%），总有效率为98.4%。

出处：刘志爽，史本霞.吴茱萸外敷涌泉穴可治疗顽固性呃逆[J].中华护理杂志,2005(11):20.

吴红举.吴茱萸外敷涌泉穴治疗顽固性呃逆52例[J].中国民间疗法,2007(3):14.

杨琳.吴茱萸贴敷涌泉穴治疗出血性脑卒中后顽固性呃逆疗效观察[J].长春中医药大学学报,2012,28(6):1061.

崔新富.中风后顽固性呃逆的治疗体会[J].中医临床研究,2012,4(3):94–95.

方法三：麝冰散

穴位：脐周。

方药：麝香3g，冰片3g。

操作：将以上药物共研细末，混合均匀后敷于脐周，2～3天为1个疗程，连用1～2个疗程。

疗效：治愈26例停止治疗后症状消失3个月以上未再复发，有效10例停止治疗后症状消失不足3个月又复发，无效2例，达不到有效标准，总有效率为94.7%。

出处：王雷芳，郭海军.外治法治疗顽固性呃逆38例[J].安徽中医临床杂志,2003(5):388.

方法四：夏香散

穴位：足三里、中脘、神阙、膈俞、肝俞、胃俞。

方药：半夏、丁香、生姜等。

操作：在穴位注射的同时配合中药穴位贴敷，将以上药物研磨成粉纱布包裹，放置在以上穴位处，用医用胶布外部固定每次72h，疗程为7天，疗效观察28天。

疗效：16例患者中显效12例，有效3例，无效1例，总有效率为94%。

出处：樊茵迪，郑玉香，朱翠勤.穴位贴敷配合注射治疗危重病患者顽固性呃逆疗效观察[J].现代中西医结合杂志,2010,19(10):1217.

刘卫仁.自拟止呃汤联合针灸、穴位贴敷治疗中风后呃逆临床疗效观察[J].四川中医,2018,36(12):120–122.

方法五：升半散

穴位：神阙。

方药：厚朴、半夏、升麻、丁香、代赭石。

操作：在基础治疗上采用神阙贴敷脐治疗，每天1次，每24h更换药贴1次，7次为1个疗程。

疗效：37例患者中显效17例（占45.95%），有效13例（占35.14%），无效7例（占19.92%），总有效率为81.08%。

出处：王海萍，白震宁.神阙贴敷脐治疗顽固性呃逆37例疗效观察[J].山西中医,2010,26(4):39–40.

方法六：降逆止呃膏

穴位：神阙。

方药：半夏1袋，厚朴1袋，枳壳1袋，升麻1袋，丁香1袋，龙骨1袋，砂仁1袋，小茴香1袋，槟榔1袋，大腹皮1袋，九香虫1袋。

操作：在基础治疗上加用降逆止呃膏贴敷神阙穴，将以上药物用姜汁调成厚0.5cm直径为3cm的饼状，治疗时先将神阙穴进行皮肤清洁，应用温开水将局部洗净擦干或用酒精棉球擦净，后将制备好的降逆止呃膏贴敷于神阙穴处，纱布覆盖后胶布固定，在第2次涂药前需用消毒干棉球蘸上温开水或各种植物油或石蜡油轻轻揩去第1次所涂敷的药物，擦干后再涂上药膏，切不可用汽油或肥皂等有刺激性的物品擦洗，24h更换1次，7次为个疗程。

疗效：32例显效15例，有效7例，好转7例，无效3例，总有效率为90.9%。

出处：王宝迎.降逆止呃膏穴位贴敷治疗顽固性呃逆的临床研究[D].武汉：湖北中医学院,2008.

方法七：芥辛膏

穴位：膈俞、胃俞。

方药：白芥子、细辛、延胡索、甘遂。

操作：针刺联合穴位贴敷治疗，将以上药物按5∶7∶4∶4的比例研末，取3g以无纺布封包后固定于脱敏胶布上，用前以新鲜姜汁适量滴于无纺布上，使之渗入药末，便于药末透皮吸收，贴药4h取下，1周后再贴敷1次，共贴敷2次。

疗效：40例中痊愈29例，其中12例治疗4次后呃逆停止，8例治疗3次后呃逆停止，7例治疗 2 次后呃逆停止，2 例治疗 1 次后呃逆停止，随访 2 周无复发，显效 8 例均于 1 周内控制症状，随访 2 周复发 1～2 次，有效 3 例治疗 2 周，随访期间呃逆次数减少 70% 以上，无 1 例无效，总有效率 100%。

出处：张丽华，王艳君．针刺配合天灸治疗顽固性呃逆 40 例 [J]. 陕西中医，2012,33(3):344–345.

方法八：半厚膏

穴位：神阙。

方药：半夏、厚朴、枳实、砂仁、丁香、柿蒂、代赭石、小茴香、高良姜。

操作：将以上药物用少量水混合调制，装入大小适宜的纱布袋中，贴敷于神阙穴处固定，每天更换 1 次，7 次为 1 个疗程。

疗效：治愈 20 例占 71.4%，有效 7 例占 25.0%，无效 1 例占 3.6%，总有效率为 96.4%。

出处：刘建辉．针刺结合穴位贴敷治疗顽固性呃逆 28 例 [J]. 中国民间疗法，2012,20(2):27.

方法九：吴茱萸膏

穴位：足三里（双侧）、膈俞（双侧）、胃俞（双侧）、肺俞（双侧）、肾俞（双侧）。

方药：吴茱萸。

操作：将吴茱萸粉用醋调后贴敷在以上穴位上，每天 1 次，每次 10～18h。

出处：蔡欣．吴茱萸穴位贴敷治疗顽固性呃逆 28 例疗效观察 [J]. 国医论坛，2012,27(4):30.

方法十：降逆止呃膏

穴位：神阙。

方药：半夏 1 袋，厚朴 1 袋，枳壳 1 袋，升麻 1 袋，丁香 1 袋，九香虫 1 袋，龙骨 1 袋，砂仁 1 袋，小茴香 1 袋，槟榔 1 袋，大腹皮 1 袋，柿蒂 1 袋，大黄 1 袋。

操作：以上药物每袋 0.5～1g，相当于生药 6～12g，用姜汁 6ml 调成约 3cm×3cm，厚度约 0.5cm 的饼状，治疗时先将神阙穴用温开水洗净擦干，后将制备好的降逆止呃膏敷于神阙穴处，用穴位贴固定，每次 12h，每天 1 次，7 次为 1 个疗程。

疗效：30 例患者中显效 19 例（占 63.3%），有效 6 例（占 20.0%），好转 3 例（占 10.0%），无效 2 例（占 6.7%），总有效率为 93.3%。

出处：王宝迎，陈园园，王海铭．降逆止呃膏穴位敷贴治疗顽固性呃逆的临床研究 [J]. 世界中西医结合杂志，2017,12(2):241–244.

栗丽娜，霍华英，康静．针刺人中配合穴位贴敷治疗顽固性呃逆 70 例 [J]. 山西职工医学院学报，2016,26(5):55,62.

方法十一：姜桂膏

穴位：内关、中脘、神阙、足三里。

方药：干姜、肉桂、木香、延胡索、吴茱萸、白芷。

操作：穴位药物贴敷联合隔药灸脐，穴位药物贴敷 5 天，每天 1 次，每次 4h。

疗效：本病案突破以往单纯穴位刺激、脐灸、药物敷贴，将三者联合使用疗效显著，值得临床思考。

出处：陈文林，吴霞玉，张云城，等．穴位药物敷贴联合隔药灸脐治疗顽固性呃逆 1 例 [J]. 中国民间疗法，2017,25(5):38.

方法十二：芷辛膏

穴位：肺俞、膻中、定喘、足三里等。

方药：白芷、白芥子、细辛、延胡索。

操作：将以上药物研磨成粉，以生姜汁液调和，制成贴敷，贴敷于以上穴位，持续 2～8h，每天 1 次。

疗效：28 例患者中显效 12 例（占 42.86%），有效 14 例（占 50.00%），无效 2 例（占 7.14%），总有效 26 例，总有效率为 92.86%。

出处：孟方方．中医特色护理在颅脑外伤并发顽固性呃逆中的应用效果分析 [J]. 实用中医内科杂志，2020,34(1):29–31.

2. 中枢性呃逆

方法：萸夏散

穴位：中脘、涌泉、足三里。

方药：丁香、吴茱萸、半夏、陈皮。

操作：耳穴埋豆联合穴位贴敷治疗，将以上药物加工研磨成粉末状，加入适量的蜂蜜搅拌成糊状，放置于专门的药罐中，用 75% 的医用酒精清洁皮肤之后，取做好的小药丸敷于以上穴位，然后贴上大小约为 8cm×8cm 伤口敷料，固定后用指腹按揉贴敷穴位，持续 1min 左右，保留贴敷时间 6～8h，每天 1 次，治疗 1 个疗程（5 天）后进行疗效的评价。

疗效：治疗1个疗程后，30例患者中痊愈19例，有效6例，无效5例，总有效率为83.33%。

出处：盛玉琴.耳穴埋豆联合穴位贴敷治疗颅脑损伤后中枢性呃逆[J].中医药临床杂志,2019,31(10):1980-1983.

3.继发性呃逆

方法一：生姜膏

穴位：神阙。

方药：生姜。

操作：取新鲜生姜2两，捣烂成泥，敷在肚脐上，以高出肚脐0.5cm、范围大小约2cm×2cm为宜，四周用脱脂药棉围住，上面用塑料纸和宽胶布固定，同时嘱患者作缓慢而深长的呼吸动作，记录呃逆停止的时间，呃逆停止后维持姜泥敷脐4h，观察呃逆是否复发，如呃逆未再复发，即可将姜泥除去，抹净皮肤。

疗效：18例患者的呃逆均在治疗以后停止，呃逆停止时间最早为敷药后1.3h，最迟为3h，平均为2.1h，全部患者均未见呃逆复发及任何不良反应。

出处：洪蓉蓉.姜泥敷脐法治疗硬膜外麻术后并发呃逆18例临床报道[J].国际医药卫生导报,2004(24):86-87.

方法二：麝香散

穴位：神阙。

方药：麝香0.3g。

操作：用75%酒精棉棒消毒脐部皮肤每次，取麝香0.3g研末填于肚脐，生姜片厚约2mm、半径2cm贴于肚脐之上，用艾条灸姜片每天2次，每次20min，然后弃姜片，用贴敷贴封肚脐，每天治疗1次，1个疗程10天。

疗效：治愈25例，占78.1%；有效5例，占15.6%；无效2例，占6.3%。

出处：刘春光,王洋.脐疗治疗恶性肿瘤引起的呃逆32例[J].中国民间疗法,2011,19(7):19.

方法三：陈茹散

穴位：神阙。

方药：陈皮12g，竹茹12g，大枣5枚、生姜9g，甘草6g，人参3g。

操作：中药贴敷穴位联合穴位点压，将以上药物捣碎研粉混匀备用，用松节油清洁脐部，温水清洗并擦干，待脐部晾干后，用药勺将备好的药粉直接敷于脐部，外敷黏性敷料固定，24h后拆除。

疗效：本方特点是清而不寒，补而不滞，适合治疗上消化道肿瘤放疗患者气阴两虚而引起的呃逆，再配以耳穴埋籽调节五脏，加之按压经络诸穴疏通经络。

出处：鲍婷婷,邢桂红.穴位治疗上消化道肿瘤顽固性呃逆20例临床护理[J].齐鲁护理杂志,2012,18(25):31-32.

方法四：丁桂散

穴位：神阙。

方药：丁香5g，肉桂5g，吴茱萸5g。

操作：将以上药物粉碎成末，用凉开水调成泥状外敷在神阙穴，用胶布固定，保留8h除去药物，连续应用3天。

疗效：38例患者中痊愈32例（占84.2%），有效4例（占10.5%），无效2例（占5.3%），总有效率为94.7%。

出处：包改慧.中药外敷治疗颅脑外伤术后呃逆[C]//河南省外科创伤及灾难救治护理专科知识学术会议（神经科学组）论文集,2011.

方法五：旋柿散

穴位：神阙。

方药：丁香、吴茱萸、柿蒂、旋覆花。

操作：将以上药物等比例研末醋调，外敷神阙穴，每天更换1次，连续观察1周。

疗效：痊愈17例，显效14例，有效3例，无效3例，总有效率为91.89%。

出处：苏超,张翠玲.中药贴敷治疗肝癌顽固性呃逆37例[J].中医外治杂志,2013,22(3):15.

葛云霞,陶玉华.中药敷脐护理中风后顽固性呃逆30例疗效观察[J].云南中医中药杂志,2015,36(4):92.

方法六：苍黄散

穴位：内关、中脘、膻中。

方药：大黄10g，沉香10g，丁香10g，苍耳子10g，冰片6g。

操作：实证者以醋调成膏状，虚证者以姜汁调成膏状，取药膏适量，以创可贴贴于以上穴位，每天更换1次，3天为1个疗程。

疗效：65例中治愈52例，显效8例，有效

4例，无效1例，总有效率为98.5%。

出处：安苏芳.中药穴位贴敷结合耳穴贴压治疗肿瘤患者顽固性呃逆65例[J].浙江中医杂志,2011,46(5):342.

方法七：丁香柿蒂散

穴位：神阙、内关、膈俞。

方药：丁香3g，柿蒂3g，青皮3g，陈皮3g，半夏6g，生姜3g，人参2g。

操作：将以上药物研末醋调成糊，涂于大小适宜的纱布，贴于以上穴位并固定，每天更换1次，治疗7天后评判疗效。

疗效：治愈12例，显效9例，有效6例，无效2例，总有效率93.10%。

出处：李婷婷,李衍滨.加味丁香柿蒂散穴位贴敷配合针刺治疗中风后呃逆29例[J].中医外治杂志,2014,23(6):21.

王振国.针刺联合中药贴敷治疗中风后呃逆临床观察[J].光明中医,2019,34(9):1407-1409.

方法八：三味止呃散

穴位：神阙。

方药：芒硝、朱砂、胡椒。

操作：针刺配合中药敷脐，以上药物各适量共研为细末，敷于脐中，外用胶布固定，每天换药1次。

疗效：25例患者中显效18例，有效6例，无效1例，总有效率为96.0%。

出处：陈志刚,徐春仙,吴立红,等.针刺配合中药敷脐治疗中风并发呃逆临床观察[J].上海针灸杂志,2013,32(12):996-997.

方法九：芥芷散

穴位：膻中、定喘、肺俞、足三里等。

方药：白芥子、白芷、延胡索、细辛。

操作：将以上药物研成粉末，加生姜汁调制而成，每次贴敷时间为3～8h，每天1次，连续7天。

疗效：31例患者中显效13例，有效15例，无效3例，总有效率为90.32%。

出处：郑春燕,张嘉丽,陈芳玲.中医特色护理技术对重型颅脑损伤患者顽固性呃逆干预效果[J].辽宁中医药大学学报,2017,19(1):209-211.

方法十：柿香散

穴位：膈俞、膻中、中脘、足三里（双侧）、上巨虚（双侧）。

方药：丁香9g，柿蒂9g，生姜9g。

操作：将以上药物研末，醋调成糊，涂于大小适宜的纱布，贴于所选穴位并固定，每天更换1次。

疗效：48例患者中痊愈34例（占70.8%），显效9例（占18.8%），有效2例（占4.2%），无效3例（占6.2%），总有效45例，总有效率为93.8%。

出处：苏清芳.穴位按摩对中风后呃逆临床疗效的影响[J].河北中医药学报,2017,32(2):57-59.

方法十一：萸覆散

穴位：膻中、神阙。

方药：吴茱萸10g，旋覆花10g，肉桂10g，生姜10g，黄芪10g。

操作：在基础治疗上以揿针联合穴位贴敷治疗，将以上药物在粉碎机中打成粉末状，加适量醋调制成糊状，制成2cm×2cm大小的药饼贴，贴敷于上述穴位，每天更换1次。

疗效：该方法对脑梗死后顽固性呃逆患者治疗效果显著，可降低患者的呃逆发作频率、持续时间、症状评分，抑制sICAM-1、GMP-140的表达，改善患者生活质量，治疗安全性较好。

出处：刘培良,李芳,杨艳娟.揿针联合穴位贴敷治疗脑梗死后顽固性呃逆的疗效观察及对血清sICAM-1、GMP-140水平的影响[J].上海针灸杂志,2023,42(3):245-250.

方法十二：丁夏散

穴位：肝俞、膈俞、胃俞、中脘、足三里。

方药：丁香、半夏、生姜。

操作：将以上药物研磨成粉，以纱布包裹放置于以上穴位，胶布固定，每晚睡前贴敷，每次贴敷12h，每天1次，治疗7天。

疗效：29例患者中显效15例（占51.72%），有效12例（占41.38%），无效2例（占6.90%），总有效率为93.10%。

出处：王瑾,施伟华.穴位敷贴结合针灸治疗肝癌经导管动脉栓塞术后顽固性呃逆临床观察[J].实用中医药杂志,2020,36(12):1641-1642.

方法十三：麦夏散

穴位：中脘、膈俞。

方药：陈皮 6g，五味子 2g，麦冬 2g，半夏 5g，太子参 10g，茯苓 10g。

操作：在基础治疗上采取艾灸配合穴位贴敷，将以上药物研磨成细末后加适量生姜汁调和成糊状，敷在中脘、膈俞，干预 7 天。

疗效：该方法可显著提高治疗总有效率，加快起效时间，减少呃逆持续时间与呃逆频率，延长正常状态维持时间，为临床治疗提供一定的依据。

出处：杨音，方容瑜，唐娟．艾灸配合穴位贴敷治疗尿毒症顽固性呃逆的效果研究 [J]. 中外医学研究，2019,17(20):152–153.

方法十四：枳麻散

穴位：合谷、胃俞、中脘、膈俞、肝俞、神阙、足三里等。

方药：厚朴 3g，丁香 3g，砂仁 3g，大黄 3g，半夏 6g，枳壳 6g，升麻 6g，柿蒂 10g，槟榔 10g，九香虫 10g。

操作：在基础治疗上给予穴位贴敷进行治疗，将上述中药研磨成粉，用温水调为糊状，敷于所取穴位上，并用胶布固定，睡前贴敷，每天 1 次，每次 12h，治疗 1 周。

疗效：该方法可显著改善患者呃逆症状，升高其血清 Ca^{2+}、Cl^{-} 水平，从而恢复患者胃肠功能，提高疗效，且具有较少不良反应，值得临床进一步研究推广。

出处：魏虹，唐雯琦，马萍萍，等．穴位敷贴治疗胃肠道术后顽固性呃逆疗效研究 [J]. 吉林中医药，2020,40(12):1655–1658.

4. 其他类型

方法一：萸附散

穴位：膈俞、肝俞、胃俞、中脘、足三里。

方药：吴茱萸、附子、桂枝、乳香、细辛、干姜、蜀椒等。

操作：将以上药物共碾细末，取适量与辣椒酊调成糊，摊成 2.5cm^2 大，12h 后去除，每天 1 次，5 次为 1 个疗程，共治 2 个疗程。

疗效：31 例患者治疗 1 个疗程后，治愈 28 例，无效 8 例，治愈率 90%；治疗 2 个疗程后，治愈 29 例，无效 2 例，治愈率 94%。

出处：顾健华．针刺结合敷贴治疗呃逆的疗效观察 [J]. 上海针灸杂志，2003(8):34.

方法二：吴茱萸散

穴位：涌泉（双侧）。

方药：吴茱萸。

操作：取吴茱萸末 20g，用香油调，外敷于双侧涌泉穴，敷料胶布外固定，每天更换 1 次。

疗效：治愈 25 例，呃逆及伴随症状消失，半年不复发，显效 2 例，呃逆发作间隔时间延长，次数减少。

出处：宋耀朋，郭会娟．吴茱萸外敷涌泉穴治疗呃逆 27 例 [J]. 中国民间疗法，2001(9):13–14.

方法三：萸香散

穴位：神阙。

方药：胃寒型：丁香 15g，沉香 15g，吴茱萸 15g；胃热型：沉香 15g，法半夏 15g，柿蒂 15g；肝气犯胃型：代赭石 50g，沉香 15g，丁香 15g，柿蒂 15g；脾胃虚寒型：丁香 15g，代赭石 50g，豆蔻 15g；胃阴不足型：代赭石 30g，法半夏 15g，沉香 15g。

操作：将以上药物研成细末，加入姜汁、葱汁、水或酒，调匀呈软膏状，取适量敷于神阙（肚脐）上，外以纱布盖上，用防过敏的胶布固定，每天换药 1 次。

疗效：灸法和穴位贴敷疗法均为中医传统外治法之精华，是中医学的重要组成部分，费用低，疗效确切，安全可靠，简便易行，无痛苦及不良反应，临证可单用，亦可兼用，配合药物治疗，有利于提高临床治疗效果，缩短疗程。

出处：李荣红．36 例呃逆患者的辨证施护体会 [J]. 当代护士（专科版），2011(2):122–123.

【按语】

目前现代医学对呃逆的治疗主要采取物理治疗、药物治疗和器械治疗等，但疗效不佳。传统中医治疗呃逆具有其独到之处，主要以中药内服和针灸治疗为主，但这两种方法也存在一定的局限性。而中药穴位贴敷疗法可以弥补上述缺陷，是结合穴位与药物作用创建和发展起来的一种独特的治疗方法，是将中药配制成散剂、膏等剂型直接贴敷于穴位上，利用中药对穴位的刺激作用来治疗疾病的一种中医外治疗法。与上述疗法相比，穴位贴敷疗法在发挥药物治疗作用的同时，发挥了经络腧穴对人体的调节功能，是二者相互协同，相互激发和叠加的结果，较单纯用药、针灸均有一定优势。另外，药物作用于腧穴，通过经络、气血使其直达病所，可产生相对较强的治疗结果，并且由于药物本身的作用和刺激，经过经络和神经扩散反射性地引起大脑皮层病灶感应点周围区域的抑制，加之药物在穴位处滞留时间较长，可增强与延续穴位的治疗作用并使之沿经络循行，以疏通运行神经和体液系统对机体的调节作用，使膈肌和辅助呼吸肌的张力下降，从而解除呃逆症状。

穴位贴敷疗法治疗呃逆，药物运用以吴茱萸、丁香、醋、半夏、生姜和柿蒂为主，均超过10次，其次为厚朴、砂仁、沉香、槟榔、陈皮和枳壳均超过5次；主要以温里药为主，其次为理气药、补虚药和解表药，其性辛、苦和甘，归脾、肺、肝、心、胃和肾经，药性以温热性为主，用药为温中补中为主，佐以行气之品。贴敷治疗呃逆最常用的经络为任脉、胃经、膀胱经和心包经，治疗呃逆运用最多的穴位为中脘、内关和足三里等。

（十四）呕吐

【概述】

呕吐是由于胃失和降、气逆于上，迫使胃内容物从口而出的病证。古代文献将呕与吐进行了区别：有物有声谓之呕，有物无声谓之吐，无物有声谓之干呕。临床呕与吐常同时发生，很难截然分开，故统称为“呕吐”。呕吐可以单独出现，亦可伴见于多种急慢性疾病中。西医学中的急慢性胃炎、幽门梗阻、食源性呕吐、神经性呕吐、十二指肠壅积症等可参考本病证辨证论治。另外，如肠梗阻、急性胰腺炎、急性胆囊炎、尿毒症、颅脑疾病、酸碱平衡失调、电解质紊乱以及一些急性传染病早期，以呕吐为主要临床表现时，亦可参考本病辨证论治。呕吐发作时常有出汗、心跳、面色苍白和腹部不适或疼痛的感觉，开始时吐出胃里的残渣，以后甚至可以呕出胆汁。临床上呕吐分为实证、虚证两类，实证有外邪犯胃、热邪内蕴、饮食停滞、痰饮内阻、肝气犯胃五型，虚证有脾胃虚寒、胃气虚弱、胃阴不足三型。无论男女老幼皆可发生，是临床常见多发病，本证发生无年龄和季节的限制，而以婴幼儿及夏季易于发生。

【现代穴位贴敷文献】

1. 外邪犯胃型

方法：温灸膏

穴位：内关。

方药：辣椒、肉桂、生姜、肉桂油。

操作：将膏药贴敷于内关穴，再用宽1cm，长30～40cm的胶布加压缠绕，松紧以不感指端青紫、麻木、胀痛为度，每天1次，每次6～8h，5次为1个疗程。

疗效：45例患者中痊愈9例（占20.0%），显效19例（占42.2%），有效10例（占22.2%），无效7例（占15.6%），总有效38例，总有效率为84.4%。

出处：符海青．代温灸膏加压贴敷治疗外邪犯胃型呕吐症的观察与护理[J]. 当代护士（专科版）,2010(2):74–75.

2. 脾胃虚弱型

方法：苏砂膏

穴位：内关（双侧）、中脘。

方药：砂仁、苏叶、生姜。

操作：在单纯补液基础上加用穴位贴敷疗法，将砂仁、苏叶打粉过筛，生姜榨汁，砂仁、苏叶粉各混合均匀加入姜汁调成糊状，制成药饼，需要用时取大小为1.5cm×1.5cm×0.5cm药饼放在输液贴中央，贴于以上穴位，每天1次，每次保留4h，直至治疗结束。

疗效：30例患者中治愈26例（占86.70%），显效2例（占6.70%），有效2例（占6.70%），无效0例，总有效30例，总有效率为100%。

出处：李子珊．穴位贴敷治疗脾胃虚弱型妊娠剧吐的临床研究[D]. 广州：广州中医药大学,2012.

3. 继发性呕吐

方法一：萸桂散

穴位：涌泉（双侧）。

方药：吴茱萸100g，肉桂30g，干姜30g。

操作：将上述药物粉碎过筛制成细末密贮备用，每次化疗前30min将中药4g用陈醋拌成糊状，分两等份粘于6cm×10cm橡皮膏上，患者用温水洗双脚或75%酒精擦双脚心后，取仰卧位，取双侧涌泉穴，将粘有中药的橡皮膏贴于涌泉穴并固定，并穿袜以减少挥发、促进吸收，

24～48h 更换 1 次，直至 1 个疗程化疗结束为止。

疗效：68 例患者中显效 43 例（占 63.2%），有效 18 例（占 26.5%），无效 7 例（占 10.3%），总有效率为 89.7%。

出处：徐秀菊 . 中药贴敷涌泉穴防治化疗后呕吐临床观察 [J]. 实用中医药杂志 ,2002(9):29.

方法二：夏姜散

穴位：内关、足三里。

方药：制半夏、生姜。

操作：将上述药物等份共捣为末，醋调备用，化疗前 1 天开始，选取患者一侧内关穴和足三里穴，以取穴为中心直径 2cm 范围敷药，以无菌贴敷固定，每天更换，左右交替。

疗效：胃宁散穴位贴敷，不仅能增强顺铂对化疗所致急性与迟发性恶心呕吐的控制，而且能减少恩丹西酮毒性反应的发生率，提示对于含顺铂化疗所致恶心、呕吐的防治，胃宁散穴位贴敷与静注恩丹西酮联合使用可能具有协同作用。

出处：纪文岩 , 张向农 . 胃宁散穴位贴敷防治顺铂所致恶心呕吐临床分析 [J]. 中国中医急症 ,2005(2):118–119.

方法三：姜末散

穴位：内关（双侧）、天枢（双侧）。

方药：生姜 40g。

操作：将生姜 40g 捣烂成姜末，分成 4 等份，分别置于双侧内关、天枢穴处，并用敷料及胶布固定，同时轻轻按摩 3～6min，一般 3～5min 起效，12h 更换 1 次。

疗效：姜末外敷，疗效相加，故对肿瘤化疗呕吐获得较好疗效。

出处：黎保真 , 吕宇 . 姜末穴位外敷治疗恶性淋巴瘤化疗呕吐 25 例 [J]. 江西中医药 ,2002(3):62.

方法四：小半夏散

穴位：足三里、内关、中脘、公孙、梁门、太冲等。

方药：半夏、生姜、竹茹、代赭石、黄芪等。

操作：将以上药物加工成细粉，加入皮肤渗透剂及赋型剂制成药膜，每次选穴 2～3 个，用拇指稍微按摩数次，敷上约 3cm × 3cm × 0.5cm 的药膜，当日化疗结束后用水清洗干净。

疗效：穴位贴敷的给药方法，避免了中药口服味道不好的缺陷，且无明显毒副作用，具有一定的临床应用价值。

出处：周俊琴 , 金普乐 , 安军 . 胃复安加中药贴敷防治化疗所致呕吐的疗效观察 [J]. 河北医药 ,1999(6):514–515.

方法五：降逆散

穴位：中脘、内关、足三里、涌泉、神阙。

方药：半夏、吴茱萸、丁香、白术、党参、旋覆花、细辛等。

操作：将以上药物经中药粉碎机制成超细粉末，使用时加入透皮吸收促进剂，香油、姜汁调成膏剂贴于以上穴位，每次选择 4 个穴位敷药，每个穴位涂药约 5g，面积 3cm × 3cm，厚约 0.5cm，每天更换 1 次，在化疗前 24h 进行穴位贴敷，直至化疗结束。

疗效：57 例患者中显效 42 例（占 73.7%），有效 10 例（占 17.5%），无效 5 例（占 8.8%），总有效 52 例，总有效率为 91.2%。

出处：刘淑琴 . 降逆散穴位贴敷治疗化学疗法呕吐疗效观察 [J]. 临床荟萃 ,2009,24(2):155–156.

周志丽 . 耳穴埋籽配合穴位贴敷预防消化道肿瘤患者化疗所致恶心呕吐的疗效观察 [J]. 内蒙古中医药 ,2014,33(35):89–90.

方法六：芳香温化健脾膏

穴位：中脘。

方药：肉桂、吴茱萸、艾叶、丁香、沉香、藿香、薄荷、旋覆花、大黄、冰片等。

操作：将以上药物研磨成粉瓶装密封备用，取药末 20g 加姜汁调敷，外敷于中脘穴，外用 5cm × 5cm 麝香止痛膏封贴，24h 更换 1 次，连用 7 天为 1 个疗程。

疗效：40 例患者中完全缓解 25 例（占 62.50%），部分缓解 13 例（占 32.50%），无效 2 例（占 5.00%），总有效 38 例，总有效率为 95.00%。

出处：向生霞 . 中脘穴外敷芳香温化健脾方防治化疗后呕吐的疗效观察 [J]. 西部中医药 ,2011,24(9):51–52.

方法七：止呕降逆散

穴位：神阙、涌泉（双侧）。

方药：半夏、生姜、旋覆花、代赭石、生

姜、竹茹。

操作：在常规治疗的基础上给予穴位外敷，取3g止呕散（半夏、生姜等份研末）以新鲜生姜汁（24h以内）调成糊状填于神阙、6g降逆散（旋覆花、代赭石、生姜、竹茹等份研末）以新鲜生姜汁调成糊状分别外敷于双侧涌泉，剪裁大小合适的麝香伤湿膏敷盖，上面用热水袋热敷0.5h，至次日早晨用温水清洗局部，化疗前再敷，至化疗结束。

疗效：中药穴位外敷可有效防治化疗性胃肠道反应的发生，增强舒适程度，提高生活质量，从而帮助患者顺利完成化疗计划。

出处：贺立明，闫平珍，庞红翠.中药穴位外敷防治急性白血病化疗后胃肠道反应疗效观察[J].中国中医药信息杂志,2012,19(3):74-75.

方法八：丁蒂半夏膏

穴位：中脘。

方药：半夏、生姜、柿蒂、丁香、竹茹、吴茱萸、砂仁、菜籽油等。

操作：将以上药物研末过筛，加油菜籽油调成膏状，装入玻璃罐备用，将约5g丁蒂半夏膏贴敷在穴位上，面积3cm×3cm，厚约0.5cm，先盖一层塑料薄膜，再加盖消毒纱布和医用胶布固定，化疗前1天至化疗结束后1天，每天1贴，每次保持6h后去掉，共用5贴。

疗效：中药贴敷于胃募穴中脘上，通过透皮吸收、经络传导使药达病所，达到防治肺癌化疗呕吐的作用，是融经络、穴位、药物为一体的复合性治疗方法，安全、无创、无痛，简便易行，疗效确切。

出处：刘红英，王金惠.丁蒂半夏膏贴敷中脘防治肺癌化疗后呕吐30例[J].中国中医药信息杂志,2012,19(2):79-80.

方法九：藿芷膏

穴位：中脘、神阙。

方药：藿香、胡椒、大黄、肉桂、白芷。

操作：将以上药物以2∶1∶1∶1∶1比例，研磨成粉末和适量凡士林及生姜汁调成糊状，贴于中脘及神阙。

疗效：45例患者中显效22例，好转18例，无效5例，总有效率为88.9%。

出处：张琼.中药贴敷治疗轮状病毒肠炎呕吐45例[J].浙江中医杂志,2013,48(9):669.

方法十：萸夏膏

穴位：神阙、天枢、上脘、中脘。

方药：半夏、吴茱萸、丁香、生姜。

操作：将以上药物由中药粉碎机加工成药粉，将上述4药混匀，以食醋调成糊状备用，将药糊均匀涂抹于约3cm×3cm大小的医用胶布上，贴敷于以上穴位，并用胶布固定，化疗当日开始，每天1次，每次6h，至1个疗程化疗结束后1天。

疗效：43例患者中显效15例，有效21例，无效7例，总有效率为83.7%。

出处：许荣，刘伟，张春丽.中药穴位贴敷预防化疗呕吐临床分析[J].内蒙古中医药,2013,32(36):91.

方法十一：夏术膏

穴位：内关、中脘、神阙、足三里。

方药：制半夏15g，焦山楂15g，炒白术24g，延胡索18g，柿蒂6g，炙南星10g。

操作：将以上药物研磨成粉密封藏取，使用前取生姜少许榨汁后与粉剂调成糊状，配制后调成直径约1cm的药丸，分别置于以上穴位，用不透气的3M贴敷进行穴位贴敷，每6～8h更换1次，更换时用生理盐水清洗穴位处，于化疗前1天开始贴敷，直至化疗后的次日。

疗效：40例患者中显效28例（占70%），有效10例（占25%），无效2例（占5%），总有效率为95.0%。

出处：吕华华.中药穴位贴敷预防术后化疗致恶心呕吐的效果观察[J].天津护理，2014,22(3):261-262.

方法十二：萸夏膏

穴位：内关（双侧）、神阙、中脘。

方药：法半夏、丁香、吴茱萸。

操作：穴位贴敷配合穴位注射治疗，将以上药物打粉，加姜汁、凡士林调成糊状，装入罐中备用，取贴敷膏蚕豆大小置于穴位上，再覆以医用胶布固定即可，嘱患者6h内勿浸水，勿撕脱，每天1次，连用3～5天。

疗效：28例患者中治愈25例（占89.29%），有效3例（占10.71%），无效0例，治愈率为89.29%。

出处：易海燕.穴位贴敷配合穴位注射对肺

癌化疗后恶心呕吐的护理干预 [J]. 湖南中医杂志 ,2014,30(3):94,96.

方法十三：萸桂膏

穴位：涌泉（双侧）。

方药：吴茱萸 100g，肉桂 30g，生姜 30g，半夏 30g。

操作：将以上药物经粉碎过筛制成细末密贮备用，每次化疗前 30min 将中药 4g 用陈醋拌成糊状，分 2 等份粘于 6cm × 10cm 复方祖师麻止痛膏上，贴于涌泉穴并固定，每天更换 1 次，直至化疗疗程结束为止。

疗效：16 例患者中显效 6 例（占 37.50%），有效 9 例（占 56.25%），无效 1 例（占 6.25%），总有效率为 93.75%。

出处：王燕 , 孙榕 , 李雪梅 . 中药敷贴涌泉穴防治白血病化疗后呕吐的临床护理研究 [J]. 实用临床护理学电子杂志 ,2016,1(10):152–153.

方法十四：冰枳膏

穴位：下脘、足三里、中脘、神阙、涌泉、足三里、天枢、大肠俞等。

方药：冰片 20g，枳实 100g，芒硝 100g，厚朴粉 100g，生大黄粉 100g。

操作：将以上药物研粉并调成糊状，贴于以上穴位，每天 4～6h，连敷 7 天为 1 个疗程，4 周后观察疗效。

疗效：采用通腑贴穴位贴敷化疗后的恶性肿瘤患者，能有效改善患者的腹胀及恶心干呕症状。

出处：刘抒玉 , 邵丽华 . 通腑贴穴位贴敷对恶性肿瘤患者化疗后腹胀及恶心干呕症状的干预效果观察 [J]. 中国医药指南 ,2017,15(9):176.

方法十五：姜半膏

穴位：内关（双侧）、足三里、合谷。

方药：半夏 10g，吴茱萸 6g，生姜 6g。

操作：将以上药物打粉用白醋调成糊状做成丸剂，用透气贴敷于患者双侧内关、足三里、合谷 10～12h，并于每天早中晚按摩贴敷穴位，以自觉酸痛胀麻为度，每穴约 3min 为宜，5 天为 1 个疗程。

疗效：34 例患者中治愈 8 例，好转 16 例，有效 9 例，无效 1 例，总有效率为 97.06%。

出处：庙春颖 , 闫涛 , 冯群星 , 等 . 穴位贴敷配合穴位按摩治疗注射鲑降钙素引起的恶心呕吐 34 例 [J]. 浙江中医杂志 ,2018,53(3):211.

方法十六：茴姜膏

穴位：中脘、内关（双侧）、足三里、天枢。

方药：高良姜、吴茱萸、小茴香、丁香、白芥子。

操作：将以上药物打粉取 6g 加适量白醋调成膏状，置于纱布上，贴敷以上穴位并固定，每次 8h，每天 1 次，连续贴敷 3 天。

疗效：采用子午流注纳子法行双香散穴位贴敷，可有效防治顺铂化疗所致胃肠道反应，值得临床应用。

出处：李海霞 , 姚慧霞 , 廖艺娟 , 等 . 子午流注纳子法穴位贴敷防治化疗所致胃肠道反应疗效观察 [J]. 上海针灸杂志 ,2019,38(10):1114–1117.

方法十七：附姜膏

穴位：足三里、中脘、内关、涌泉。

方药：肉桂 10g，干姜 10g，吴茱萸 10g，熟附子 10g。

操作：将以上药物碾碎成粉末，采用凡士林调膏，将膏药抹在边长 5mm 的正方形胶布上，在四个穴位分别贴敷，每天 1 次，贴敷 6h，坚持治疗至化疗结束后 2～3 天。

疗效：26 例患者中显著有效 20 例，一般有效 5 例，无效 1 例，总有效率为 96.15%。

出处：张玲 , 杨丽丽 . 耳穴压豆联合穴位贴敷治疗化疗所致恶心呕吐的疗效观察 [J]. 中医临床研究 ,2020,12(33):70–71.

4. 其他类型

方法一：止吐膏

穴位：内关（双侧）。

方药：紫苏梗 10g，半夏 5g，黄连 6g，砂仁 6g。

操作：将以上药物研粉过 90 目筛，姜竹茹 10g 煎水取汁，放 4℃冰箱备用，用时取以上 2 剂调成膏状，制成 2cm × 2cm 大小，厚约 1cm 的药垫，于每天起床前将药垫置于双侧内关穴上，外用弹性绷带固定，用拇指分别按压 5min，早晚数次（不少于 4 次），每 12h 更换药垫 1 次。

疗效：183 例患者治疗 1 个疗程后，治愈 45 例，有效 135 例，无效 3 例；治疗 2 个疗程后，治愈 127 例，有效 10 例，无效 1 例，总治愈率

93.9%，总有效率为99.4%。

出处：刘传玲.止吐膏内关穴贴敷治疗妊娠恶阻的临床研究[J].现代护理,2004(7):647.

方法二：春砂膏

穴位：天突、内关（双侧）。

方药：春砂仁20g。

操作：取春砂仁20g，烘干，研碾成细粉，将细药末与蜜糖调为膏状，将药膏敷于天突穴及双内关穴，用敷贴固定住，每天换药1次，7天为1个疗程。

疗效：8例妊娠呕吐孕妇，经治疗后均可止吐，其中7例使用1个疗程恶心、呕吐现象消除，1例恶心、呕吐明显减轻。

出处：曾苑红.春砂仁敷穴止妊娠呕吐8例[J].中国医疗前沿,2010,5(15):73.

方法三：陈砂膏

穴位：中脘、内关（双侧）、足三里。

方药：姜半夏12g，姜竹茹12g，鸡内金15g，川续断15g，杜仲12g，陈皮12g，砂仁12g，怀牛膝12g，甘草9g，山药30g，墨旱莲30g，桑寄生30g。

操作：将以上药物研磨成粉，姜汁调成糊状后用文火熬成膏状，敷于以上穴位，每天更换1次，7天为1个疗程，2个疗程后判定临床疗效。

疗效：34例患者中痊愈31例，好转3例，无效0例，总有效率为94.2%。

出处：徐园.穴位贴敷治疗妊娠恶阻的疗效及护理[J].甘肃医药,2012,31(10):784–786.

【按语】

目前西医治疗呕吐的方法多以药物为主，种类繁多，有5–HT_3受体拮抗剂、Nκ1受体拮抗剂、CB1受体激动剂、糖皮质激素等，临床中以5-HT_3受体拮抗剂与糖皮质激素使用多，范围广还有5–HT_3受体拮抗剂与Nκ1受体拮抗剂的联合用药方案。但是以上方法在止吐的同时带来了其他不良反应，且价格昂贵，而穴位贴敷疗法是中医外治法中的一种，它是在结合患者病情，辨证准确，遵循中医治法治则的基础上，在人体皮肤穴位贴敷药物，使药物作用传到穴位经络，达到调和机体气血，平衡阴阳的作用，能减少恶心呕吐的发作次数，控制症状效果良好。

贴敷疗法治疗呕吐，药物运用以吴茱萸、丁香、生姜、半夏等为主，四气分析以温热性质为主，五味药性分布以辛、苦、甘为主，辛开苦降调气机，甘能补虚治其本，主要以温里药、解表药、化痰止咳平喘药、补虚药、理气药使用为主，主入脾、胃、肺经以通调气机，温中扶正、健脾益气治其本，化痰散结、和胃降逆治其标配。贴敷治疗呕吐最常用的经络为任脉、心包经、胃经，运用最多的穴位为内关、足三里、中脘、神阙等。

（十五）泄泻

【概述】

泄泻是以排便次数增多、粪便稀溏，甚至泻出如水样为主要表现的病证。古代将大便溏薄而势缓者称为泄，大便清稀如水而势急者称为泻，现统称为“泄泻”。泄泻是一个病证，西医中器质性疾病，如急性肠炎、炎症性肠病、吸收不良综合征、肠道肿瘤、肠结核等，功能性疾病如肠易激综合征、功能性腹泻等以泄泻为主症的疾病，均可参照本病辨证论治。泄泻分为暴泻和久泄。暴泻包括寒湿内盛、湿热中阻、食滞肠胃，久泄包括肝气乘脾、脾胃虚弱、肾阳虚衰。近年来，由于人们生活及饮食习惯不规律的增多，泄泻的发病率也呈上升的趋势，据有关调查表明泄泻全世界发病率为11.2%，并且在不同国家发病率有差异，我国患病率约为10%，且不同地区发病率差异较大，广州发病率为5.16%，杭州地区患病率为7%。患者以中青年居多，男女患者比例为1∶1.2。

【现代穴位贴敷文献】

1.寒热错杂型

方法一：青桂散

穴位：足三里、天枢、肝俞、脾俞、神阙。

方药：白芥子、肉桂、青皮、木香、细辛、延胡索等。

操作：乌梅丸加味联合穴位贴敷治疗，每天1次，每次8h。

疗效：36例患者中痊愈8例（占22.2%），显效17例（占47.2%），有效9例（占25.0%），无效2例（占5.6%），总有效率为94.4%。

出处：王小辉，黄慧芝，葛来安，等.乌梅丸加味联合穴位贴敷治疗腹泻型肠易激综合征疗效观察[J].亚太传统医药,2016,12(14):150–151.

方法二：附连散

穴位：神阙。

方药：附子 6g，黄连 6g，肉桂 6g。

操作：乌梅丸加减联合穴位贴敷治疗，将上述药物按比例配制，共研细末，取适量贴敷于神阙穴上，用胶布固定，每次 6h，每天 1 次，疗程为 6 周。

疗效：40 例患者中痊愈 8 例（占 20.0%），显效 21 例（占 52.5%），有效 9 例（占 22.5%），无效 2 例（占 5.0%），总有效率为 95.0%。

出处：李富龙，方盛泉，邓玉海，等. 乌梅丸加减联合穴位贴敷治疗寒热错杂型慢性腹泻的临床观察 [J]. 上海中医药大学学报，2019,33(3):29–32.

2. 胆热脾寒型

方法：茴香散

穴位：神阙、中脘、脾俞、胃俞、大肠俞、上巨虚。

方药：木香、小茴香、肉桂、吴茱萸、五倍子。

操作：柴胡桂枝干姜汤加附子配合穴位贴敷治疗，将以上药物等份打粉分装，用榨汁机将鲜姜榨汁，治疗时取药粉适量与适量生姜汁、凡士林调制成泥状，取 6～8g 药泥放在 6cm×6cm 透气胶贴中央储药池里，贴在相应穴位上，每天 1 次，每次 6h，7 天为 1 个疗程，2 个疗程观察疗效。

疗效：显效 37 例，有效 13 例，进步 2 例，无效 4 例。

出处：谢秋烨，潘俊文，杨宇. 柴胡桂枝干姜汤加附子配合穴位贴敷治疗泄泻疗效观察 [J]. 中国社区医师，2018,34(5):101–102.

3. 肠道湿热型

方法：石榴散

穴位：神阙。

方药：五倍子 30g，石榴皮 6g。

操作：将以上药物研粉，取适量药粉，以醋调成糊状，置于神阙穴上，外贴敷膜，每天 1 次，每次持续 12h，治疗 3 天。

疗效：46 例患者中治愈 27 例（占 58.7%），显效 10 例（占 21.74%），有效 6 例（占 13.04%），无效 3 例（占 6.52%），总有效 43 例，总有效率为 93.48%。

出处：江冬梅. 清热化湿止泻汤联合神阙穴贴敷治疗急性细菌感染性腹泻临床观察 [J]. 中医临床研究，2022,14(5):53–55.

4. 寒湿型

方法：五倍子散

穴位：神阙。

方药：五倍子粉 10g。

操作：将五倍子粉 10g 加食用米醋少许，调成糊状，将药膏放入空贴敷圆圈内，放好备用，将敷贴贴在神阙穴上，每隔 24h 更换 1 次，3 次为 1 个疗程。

疗效：30 例患者中显效 28 例（占 93.4%），有效 1 例（占 3.3%），无效 1 例（占 3.3%），总有效 29 例，总有效率为 96.7%。

出处：高红丽，于美红，沙晓红. 五倍子粉贴敷联合艾灸治疗寒湿泄泻的临床观察 [J]. 当代护士（中旬刊），2016(9):81–82.

5. 肝郁脾虚型

方法一：莱菔子散

穴位：关元、中脘、神阙。若情况严重，配脾俞、胃俞、肝俞。

方药：莱菔子 1 粒。

操作：选取莱菔子 1 粒放在圆形敷料上，固定在上述穴位，按压以“得气”，每次贴 30min，每天 2 次，疗程为 4 周。

疗效：30 例患者中治愈 15 例，显效 9 例，有效 4 例，无效 2 例，总有效率为 93.3%。

出处：毛一之，喻斌. 加味痛泻要方配合穴位贴敷治疗腹泻型肠易激综合征临床观察 [J]. 湖南中医药大学学报，2017,37(4):416–419.

方法二：柴芍散

穴位：天枢（单侧）、足三里（单侧）、上巨虚（单侧）、下巨虚（单侧）。

方药：黄连 3g，木香 6g，柴胡 15g，白芍 15g，白术 15g，茯苓 15g。

操作：在常规治疗基础上，加服疏肝健脾止泻方同时联合穴位贴敷治疗，两侧交替取穴，疗程为 2 周。

疗效：41 例患者中治愈 11 例（占 26.8%），有效 24 例（占 58.5%），无效 6 例（占 14.6%），总有效 35 例，总有效率为 85.4%。

出处：王妍，张玮．疏肝止泻方联合穴位敷贴治疗肝源性腹泻 82 例 [J]. 中西医结合肝病杂志，2017,27(2):115–116.

方法三：延细散

穴位：气海、关元、天枢。

方药：白芥子、甘遂、细辛、延胡索。

操作：针刺配合穴位贴敷治疗，将以上药物各等份取适量共研成粉状加入适量新鲜姜汁调成膏状，制成直径 3cm 丸状，贴于以上穴位，用医用胶布固定，每 10 天 1 次，每次 2h，3 次（4 周）为 1 个疗程。

疗效：28 例患者中痊愈 2 例（占 7.2%），显效 14 例（占 50.0%），有效 9 例（占 32.1%），无效 3 例（占 10.7%），总有效率为 89.3%。

出处：金月琴，占道伟，罗开涛，等．针刺配合穴位贴敷治疗腹泻型肠易激综合征随机对照研究 [J]. 上海针灸杂志，2017,36(6):684–687.

方法四：健脾疏肝散

穴位：足三里、关元、命门、天枢。

方药：太子参 15g，黄芪 30g，法半夏 10g，茯苓 15g，白术 10g，柴胡 6g，白芍 10g，陈皮 6g，枳实 10g，葛根 10g，淮山 10g，扁豆 10g，甘草 5g。

操作：在西医常规治疗基础上予以健脾疏肝中药口服及穴位贴敷治疗，隔天 1 次，每次 4h。

疗效：32 例患者中痊愈 1 例，显效 12 例，有效 15 例，无效 4 例，恶化 0 例，总有效率为 87.5%。

出处：毛婧，朱莹．疏肝健脾法联合穴位敷贴治疗腹泻型肠易激综合征 32 例临床观察 [J]. 湖南中医杂志，2018,34(4):65–66.

方法五：茯姜散

穴位：神阙、天枢、脾俞。

方药：茯苓 10g，白术 10g，党参 20g，附子 10g，干姜 6g，木香 10g，白芍 10g，炙甘草 6g。

操作：将以上药物烘干后研制成细末，放入容器中备用，每次取药 10g，加生姜汁调为膏状，敷于以上穴位，后用胶布固定，每次 4～6h，每天 1 次，连续治疗 4 周。

疗效：该方法可以显著提高腹泻型肠易激综合征的治疗效果，减轻患者的临床症状及焦虑、抑郁等负面情绪，改善患者的脑 – 肠轴功能及炎性因子水平，提高患者的生活质量。

出处：曹国武，康慧．穴位贴敷联合常规西药治疗腹泻型肠易激综合征的临床效果 [J]. 临床医学研究与实践，2019,4(11):91–93.

方法六：夏桂散

穴位：中脘、神阙、关元、天枢（双侧）、足三里（双侧）、上巨虚（双侧）、下巨虚（双侧）。

方药：苍术 20g，白术 20g，半夏 20g，佩兰 20g，枳壳 10g，薄荷 10g，砂仁 10g，木香 10g，艾叶 10g，小茴香 10g，丁香 6g，炮姜 5g，肉桂 4g。

操作：在西药治疗的基础上加用逍遥煎剂以及穴位贴敷治疗，将以上药物用机械粉碎后，用姜汁、蜂蜜调和为丸，每丸约 5g 贴于以上穴位，每天贴敷 1 次，每次持续 2h，每周 5 次。

疗效：65 例患者治疗 4 周后，临床痊愈 0 例，显效 5 例，有效 60 例，无效 0 例；停药 4 周后，临床痊愈 0 例，显效 8 例，有效 57 例，无效 0 例。

出处：张树卿，查安生，邹晓华，等．逍遥煎剂联合穴位贴敷治疗腹泻型肠易激综合征肝郁脾虚证临床观察 [J]. 安徽中医药大学学报，2020,39(1):16–20.

方法七：四黄散

穴位：神阙。

方药：大黄、黄连、黄芩、黄柏。

操作：疏肝健脾养心法联合四黄散外敷治疗，将以上药物按 1∶1∶1∶1 量打粉，由蜂蜜调匀，贴于以上穴位，每天 1 次。

疗效：36 例患者中显效 11 例，有效 21 例，无效 4 例，总有效率为 88.89%。

出处：陈明仁．疏肝健脾养心法联合四黄散外敷治疗腹泻型肠易激综合征 36 例临床观察 [J]. 泰山医学院学报，2019,40(8):613–614.

6. 脾胃虚寒型

方法一：茴姜散

穴位：中脘、下脘、建里、天枢、神阙、气海、关元、脾俞、胃俞、大肠俞、足三里。

方药：吴茱萸、肉桂、高良姜、延胡索、小茴香、附子、生姜。

操作：选取长、宽约 3cm，厚约 0.2cm 的特制敷料（或双层纱布），将调制好的贴敷方（膏剂）均匀地涂抹在敷料正中，厚约 0.5cm，贴于以上穴位，每次贴敷时间为2～6h，每10天1次，共治疗4次，40天为1个疗程。

疗效：40例患者治疗40天后，痊愈6例（占15%），显效14例（占35%），有效18例（占45%），无效2例（占5%），总有效率为95%。

出处：田春凤，胡运莲．穴位敷贴辅助治疗腹泻型肠易激综合征（脾胃虚寒型）疗效观察[C]//第二十九届全国中西医结合消化系统疾病学术会议论文集，2017.

方法二：松桂散

穴位：神阙、中脘、关元、脾俞、大肠俞。

方药：丁香、肉桂、荜茇、延胡索、甘松。

操作：加味桂枝人参汤联合穴位贴敷治疗，将以上药物按配比研磨成粉，用凡士林水调匀，再搓成大小约1cm的药饼，用贴纸固定在穴位上，4h左右后取下。

疗效：30例患者治疗4周后，临床痊愈5例，显效22例，有效2例，无效1例，总有效率为96.67%；停药4周后，临床痊愈3例，显效16例，有效7例，无效4例，总有效率为86.77%。

出处：王帆．加味桂枝人参汤联合穴位贴敷治疗腹泻型肠易激综合征脾胃虚寒证的疗效观察[D]. 南京：南京中医药大学，2022.

7. 脾胃虚弱型

方法一：芥胡散

穴位：脾俞、中脘、丹田、足三里等。

方药：白芥子20g，延胡索20g，甘遂10g，细辛10g等。

操作：夏季穴位贴敷配合参苓白术散治疗，将以上药物混合均匀，分别在夏季头、中、末三伏第1天用生姜汁调敷以上穴位，4～8h皮肤发红或发疱后去之。

疗效：68例患者中治愈19例，有效43例，无效6例，总有效62例。

出处：郎笑梅．夏季穴位敷贴配合参苓白术散治疗慢性腹泻68例[J]. 江西中医药，2008(11):36-37.

方法二：升降散

穴位：神阙、中脘、肝俞（双侧）、脾俞（双侧）、胃俞（双侧）、大肠俞（双侧）。

方药：柴胡30g，生黄芪30g，炒白术30g，补骨脂30g，五倍子30g，乌梅肉30g，木香10g，黄连10g，肉桂10g，米壳10g，冰片10g。

操作：在基础治疗上予升降散穴位贴敷治疗，将以上药物精研为细末，加适量凡士林调成糊状，置于无菌纺纱中，贴敷于上述穴位，胶布固定，每24h换药1次，治疗10次为1个疗程。

疗效：经2个疗程治疗后，治愈17例，显效8例，有效4例，无效1例，治愈率56.7%，总有效率96.7%。

出处：梁碧琪，陆玉霞，孙令军，等．升降散穴位贴敷治疗腹泻型IBS临床观察与护理[J]. 辽宁中医药大学学报，2013,15(2):175-176.

方法三：芥桂散

穴位：天枢、大肠俞、上巨虚、三阴交、关元、中脘、足三里。

方药：白芥子1份、肉桂1份、延胡索1份、制附子1份、甘遂0.5份、细辛0.5份。

操作：将以上药物共研细末，用鲜姜汁调成稠膏状，做成1cm×1cm的小丸，放在直径约5cm的胶布上，固定于上述穴位，每隔10天贴敷1次，每次贴敷4～6h，连续贴敷3次。

疗效：30例患者中痊愈6例（占20.0%），显效13例（占43.3%），有效7例（占23.4%），无效4例（占13.3%），总有效26例，总有效率为86.7%。

出处：雷森娜，朱叶珊，石志敏．中药膏穴位贴敷治疗腹泻型肠易激综合征疗效观察[J]. 四川中医，2013,31(1):135-137.

方法四：芥桂散

穴位：天枢（双侧）。

方药：乌梅20g，当归10g，五倍子10g，诃子10g。

操作：健脾玉液汤配合穴位贴敷治疗，将以上药物晒干研细末，过筛用生姜汁及白醋调成糊状，置于纱布中，贴敷于腹部两侧天枢穴，用胶布固定，每天换药1次。若贴敷后局部皮肤发红、微痒、烧灼感等，或达到24h即去掉药贴。

疗效：27例患者中治愈5例（占18.52%），显效11例（占40.74%），有效8例（占29.63%），无效3例（占11.11%），总有效率为88.89%。

出处：陈芹梅，黄福斌．自拟健脾玉液汤配合穴位贴敷治疗糖尿病性腹泻53例[J]. 黑龙江中医药，2014,43(3):33-34.

方法五：术芍散

穴位：足三里（双侧）、脾俞（双侧）、天枢（双侧）。

方药：白术 20g，白芍 30g，吴茱萸 10g，肉豆蔻 10g。

操作：参苓白术散合穴位贴敷治疗，将上药研成细粉，置于容器中，每次每穴用 10g，用时取适量生姜汁调匀为糊状，敷于相应穴位，每天 1 次，每次 4～6h。

疗效：36 例患者中显效 20 例（占 55.56%），有效 14 例（占 38.88%），无效 2 例（占 5.56%），总有效率为 94.44%。

出处：丁宁，彭天书，熊之焰．参苓白术散合穴位贴敷治疗腹泻型肠易激综合征 36 例临床观察 [J]. 湖南中医杂志，2020,36(2):4–6.

8. 脾胃湿热型

方法一：萸芍散

穴位：神阙。

方药：吴茱萸、白芍、肉桂、丁香、藿香、五倍子。

操作：夏季穴位贴敷配合参苓白术散治疗，将以上药物各等份取适量共研成粉状，加以麻油调成膏状，贴于神阙穴，每天 1 次，15 天为 1 个疗程，第 1 个疗程结束 2 天后，进行第 2 个疗程的治疗，连续治疗 2 个疗程。

疗效：39 例患者中痊愈 23 例（占 28.97%），显效 10 例（占 25.64%），有效 4 例（占 10.25%），无效 2 例（占 5.12%），总有效率为 94.87%。

出处：谢晓枫．加减升阳益胃汤合中药贴敷治疗腹泻型肠易激综合征临床观察 [J]. 四川中医，2017,35(11):196–198.

方法二：芩防散

穴位：脾俞、胃俞、大肠俞、天枢、上巨虚。

方药：苍术、炒白术、黄芩、防风、蒲公英、苦参等。

操作：雷氏清痢荡积法配合穴位贴敷治疗，将以上药物研末，取 3g 以生姜汁调成糊状，贴于以上穴位，每天贴敷 1 次，每次 4～5h。

疗效：该方法可有效缓解临床症状，提高生活质量，具有良好的安全性及较少的不良反应，值得临床推广应用，并进一步研究其作用机制。

出处：韩松花，许宝才，邱根祥，等．雷氏清痢荡积法配合穴位贴敷治疗腹泻型肠易激综合征（脾胃湿热证）临床研究 [J]. 中国中医急症，2018,27(10):1737–1739,1743.

方法三：黄藿散

穴位：神阙、中脘、天枢。

方药：茯苓 15g，黄连 10g，藿香 10g，枳壳 10g，木香 10g，陈皮 8g，砂仁 6g。

操作：穴位贴敷联合加味葛根芩连汤治疗，将以上药物打粉，用醋调成糊状，取适量药物均匀贴敷于以上穴位，纱布覆盖固定，每天 1 次，每次贴敷 1h，用红外线照射加热，疗程 2 周。

疗效：30 例患者中临床痊愈 8 例，显效 10 例，有效 10 例，无效 2 例。

出处：金月萍，李学军．穴位贴敷联合加味葛根芩连汤治疗腹泻型肠易激综合征脾胃湿热证临床疗效观察 [J]. 安徽中医药大学学报，2021, 40(6):49–52.

9. 脾虚湿阻型

方法一：椒桂散

穴位：神阙、天枢（双侧）、大肠俞（双侧）、关元、气海、中脘穴、三阴交（双侧）。

方药：吴茱萸、延胡索、花椒、干姜、细辛、肉桂、白芥子。

操作：健脾止泻汤口服配合穴位贴敷治疗，将以上药物研末后，用米醋调和成膏状，用医用无菌贴敷将其固定于所选穴位上，每次 24h，每 3 天 1 次，连用 10 次。

疗效：30 例患者中临床痊愈 3 例，显效 24 例，有效 1 例，无效 2 例，总有效率为 93.33%。

出处：卢美琪．健脾止泻汤配合穴位贴敷治疗腹泻型肠易激综合征的临床研究 [D]. 济南：山东中医药大学，2018.

方法二：温脾止泻散

穴位：神阙、足三里、三阴交。

方药：肉桂 10g，丁香 6g，花椒 3g，木香 6g，小茴香 5g，豆蔻 5g。

操作：健脾止泻汤口服配合穴位贴敷治疗，将以上药物研磨后筛制成细粉备用，临用时加适量灭菌注射用水调成糊汁，置于穴位贴敷贴膜上，贴敷于以上穴位，每天 1 次，每次 3h，疗程为10天。

疗效：治疗有效16例，无效1例，总有效率为94.1%。通过温脾止泻穴位贴敷治疗，疗效显著，且未见明显不良反应。

出处：赖俊美，郑勇飞，胡春燕，等．温脾止泻穴位贴敷治疗新冠肺炎抗病毒后腹泻疗效观察[J]．浙江中西医结合杂志，2020，30(4)：268–270.

方法三：温中止泻贴

穴位：天枢、大横、腹结、气海、关元。

方药：黄芪30g，白术20g，白芍30g，艾叶30g，吴茱萸10g，肉桂20g，黄连20g，三七10g。

操作：将温中止泻贴敷于患者以上穴位，同时辅以神灯照射腹部，距离20～30cm，照射时间30min，每天1次。

疗效：30例患者中痊愈4例，显效14例，有效10例，无效2例，总有效率为93.3%。

出处：栾彦鹤．穴位贴敷与针刺治疗腹泻型肠易激综合征临床对照观察[D]．沈阳：辽宁中医药大学，2019.

方法四：参术贴

穴位：中脘、足三里、胃俞、脾俞、天枢等。形寒肢冷者加肾俞、命门等穴；情志失调者加肝俞、行间等穴。

方药：党参、白术、茯苓、桔梗、山药、砂仁、薏苡仁等。形寒肢冷者加补骨脂、肉豆蔻、吴茱萸等；发作常与情绪有关，急躁易怒者加防风、陈皮、白芍等。

操作：将诸药混合研打成粉末，再用鲜榨生姜汁将粉末调制成糊状，将其均匀涂抹在专用贴敷中心，贴于以上穴位，贴敷时间每天3～4h，7天为1个疗程，连续治疗2个疗程。

疗效：32例患者中治愈11例（占34.38%），显效15例（占46.87%），有效4例（占12.50%），无效2例（占6.25%），总有效率为93.75%。

出处：黄蓓．穴位贴敷治疗腹泻型肠易激综合征的临床效果[J]．临床合理用药杂志，2020，13(23)：122–123.

10. 脾肾阳虚型

方法一：温肾止泻散

穴位：神阙。

方药：补骨脂、肉豆蔻、公丁香、山药。

操作：将上述药物按照2∶1∶1∶1研末，取8g用生姜汁适量将药物调制成饼状，中间略高于周边，置于卫生敷料上，敷于脐部（神阙穴），每天使用时采用微波辅助治疗，距离脐部约30cm左右，每次30min，以温热不烫为度，每天1贴，第2天更换，2周为1个疗程，共3个疗程。

疗效：33例患者中痊愈15例（占45.45%），显效11例（占33.33%），有效5例（占15.15%），无效2例（占6.06%），总有效率为93.94%。

出处：李娜，李向，孟浩．自拟附子温中汤联合中药脐部敷贴治疗慢性腹泻33例临床疗效观察[J]．四川中医，2013，31(4)：93–94.

方法二：芪附散

穴位：中脘、上脘、梁门、脾俞、偏历、足三里。

方药：附子、桂枝、黄芪、干姜、细辛。

操作：参芪术药汤配合中药穴位贴敷治疗，将上述药物研成粉末，以蜂蜜调匀成膏状，贴于以上穴位，24h更换1次。

疗效：30例患者中痊愈5例（占16.67%），显效9例（占30.00%），有效13例（占60.00%），无效3例（占10.00%），总有效率为90.00%。

出处：徐庆．参芪术药汤配合中药穴位贴敷治疗脾肾阳虚型泄泻临床观察[D]．哈尔滨：黑龙江中医药大学，2014.

方法三：芥辛散

穴位：脾俞（双侧）、足三里、大肠俞、神阙、肾俞。

方药：白芥子、细辛、甘遂、延胡索、肉桂等。

操作：参芪术药汤配合中药穴位贴敷治疗，将上述药物按照一定比例研磨成粉，用生姜汁调匀做成直径约1cm的药饼，用胶布固定于穴位上，隔10天贴1次，共贴3次。

疗效：三伏穴位敷贴结合针灸的治疗方法，是一种集腧穴、药物、时间、针灸多种疗法于一体的综合疗法，共奏补益脾肾，缓急止痛，固涩止泻之功。

出处：李勤．三伏穴位敷贴配合针灸治疗脾肾阳虚证腹泻型肠易激综合征的临床研究[D]．成都：成都中医药大学，2014.

方法四：溃结宁膏

穴位：气海、中脘、天枢（双侧）、足三里（双侧）。

方药：炮附子、细辛、丁香、白芥子、延胡索、赤芍、生姜等。

操作：每次贴敷时间约 4h，每天 1 次，疗程为 4 周。

疗效：30 例患者中临床痊愈 12 例，显效 10 例，有效 5 例，无效 3 例，总有效 27 例，总有效率为 90.00%。

出处：李擎虎，朱莹，王燚霈．溃结宁膏穴位敷贴治疗功能性腹泻的临床观察 [J]. 中医药导报，2019,25(24):26–27.

方法五：豆蔻膏

穴位：神阙。

方药：丁香、炮姜、肉豆蔻等。

操作：每天 1 次，贴脐部 6h，贴 6 天停 1 天，疗程为 4 周。

疗效：健脾温肾巴布剂穴位贴敷法治疗腹泻型肠易激综合征取得了良好的效果。

出处：杨仲婷，王洪，陈瑞琳，等．健脾温肾巴布剂穴位贴敷法治疗腹泻型肠易激综合征临床研究 [J]. 中国中西医结合消化杂志，2019,27(9):672–675.

方法六：参芪膏

穴位：神阙、天枢、关元、中脘、足三里等。

方药：补骨脂（盐炒）、党参、黄芪、肉豆蔻（煨）、白术、麸炒山药、煨木香、吴茱萸（制）、五味子（醋制）、大枣（去核）、甘草。

操作：将以上药物打成极细粉，用姜汁拌匀成糊状，填充在空白贴中，制成若干个直径约 3cm 的贴剂，将制作好的贴剂贴敷在以上穴位处，固定牢靠，每次贴敷 6h，每天 1 次，3 周为 1 个疗程，间隔 1 周，3 个疗程后进行临床效果评价。

疗效：32 例患者中临床痊愈 8 例，显效 16 例，有效 5 例，无效 3 例，总有效率为 90.63%。

出处：马小琴，杨海侠，张红梅，等．火龙灸联合穴位贴敷治疗脾肾阳虚型泄泻疗效观察 [J]. 四川中医，2020,38(10):205–207.

方法七：辛芷膏

穴位：肾俞（双侧）、大肠俞、中脘、神阙、气海、关元、天枢（双侧）、足三里（双侧）、三阴交（双侧）。

方药：肉桂 10g，吴茱萸 8g，丁香 5g，白芷 5g，细辛 3g，川椒 3g。

操作：雷火灸联合穴位贴敷治疗，将以上药物研磨成粉状，鲜姜汁调成，每天 1 次，7 天为 1 个疗程，2 个疗程后休息 2 天，共 4 个疗程。

疗效：50 例患者中显效 12 例（占 24.00%），有效 34 例（占 68.00%），无效 4 例（占 8.00%），总有效 46 例，总有效率为 92.00%。

出处：季春艳，李冰石，颜权云，等．运用子午流注理论指导雷火灸及穴位贴敷治疗腹泻型肠易激综合征 50 例临床观察 [J]. 中医药导报，2021,27(2):56–59.

方法八：椒姜膏

穴位：天枢（双侧）、中脘、关元、脾俞（双侧）、肾俞（双侧）。

方药：吴茱萸、高良姜、肉桂、小茴香、肉豆蔻、胡芦巴、胡椒。

操作：健脾温肾方联合穴位贴敷治疗，患者皮肤消毒洁净后，将贴敷直接贴敷于各穴位上，外敷每天 4h，每周 5 次。

疗效：30 例患者中痊愈 1 例，显效 9 例，有效 15 例，无效 5 例，总有效率为 83.33%。

出处：朱莹超．健脾温肾方联合穴位敷贴治疗腹泻型肠易激综合征脾肾阳虚证临床研究 [D]. 天津：天津中医药大学，2022.

11. 其他类型

方法一：姜术散

穴位：脾俞（双侧）、神阙、天枢（双侧）、中脘、足三里（双侧）、关元、命门。

方药：吴茱萸、苍术、干姜、白术、五倍子、五味子、补骨脂、肉豆蔻、公丁香。

操作：将以上药物各等份，研末，调以凡士林油膏制成蚕豆大小药丸，密封备用，使用时先用 75% 酒精或温水擦净穴位处皮肤，将药丸置于胶布中央贴敷于穴位上，10 天为 1 个疗程。

疗效：痊愈 49 例，缓解 6 例，无效 3 例，总有效率为 94%。

出处：刘红．结肠灵外敷治疗慢性腹泻 58 例 [J]. 湖南中医杂志，1998(5):30.

方法二：椒姜散

穴位：神阙。

方药：艾叶5g，吴茱萸5g，川椒15g，干姜5g，香附15g，细辛10g，肉桂5g，丁香15g，荜澄茄1.5g。

操作：将以上药物研末与少许独头蒜泥混合而成膏状，取少量于神阙穴上，并用麝香追风膏固定，每天换药1次，10次为1个疗程。

疗效：50例患者中显效32例，有效17例，无效1例，总有效率为98.00%。

出处：杨淑贤，王秀芹，蔡永.温针灸、神阙穴贴敷治疗腹泻型肠易激综合征143例观察[J].河南中医，2006(12):59-60.

方法三：丁桂散

穴位：天枢、足三里。饮食所伤加上脘；感受外邪加大椎；脾虚加中脘、脾俞；肾虚加肾俞；腹痛加内关。

方药：细辛、丁香、吴茱萸、陈皮。

操作：将以上药物各等份，焙干研末，装瓶备用，每次用药3g，用麻油或其他食用油调成糊状，分别敷于以上穴位上，以医用胶布贴之，每天1换。

疗效：显效30例，有效15例，无效5例，总有效率为90%。

出处：何堂钧，赵伍.加味丁桂散穴位贴敷治疗泄泻50例[J].中国民间疗法，2001(8):22-23.

方法四：椒姜散

穴位：神阙。

方药：附片100g，肉桂100g，干姜150g，荜茇100g，吴茱萸100g，细辛100g，川芎100g，小茴香100g，防风100g，白芷100g，艾叶100g。

操作：将以上药物共研细末，取适量以生姜汁调匀，均匀涂抹于10cm×10cm大小的纱布块上，平摊于以脐为中心的腹部皮肤上，以TDP灯照射30～40min。

疗效：32例中显效25例，有效6例，无效1例，显效率78.13%，总有效率为96.88%。

出处：张艳玲，齐洪军.中药脐饼外敷配合思密达治疗腹泻型肠易激综合征32例临床观察[J].江苏中医药，2009,41(7):46.

方法五：椒姜散

穴位：神阙。

方药：丁香、肉桂、吴茱萸、五倍子、延胡索、干姜、黄连、苍术、天麻等。

操作：参苓白术散配合中药神阙穴外敷治疗，将以上药物取适量研末，每次3～5g，麻油调膏，脐部75%酒精消毒后填药，医用胶布固定，每天换药1次。

疗效：50例患者治疗1个月后，显效23例，有效20例，无效7例，总有效率86.0%；22例患者交叉后用药治疗第2个月后，显效8例，有效10例，无效4例，总有效率81.8%。治疗1个月后停药随访，3月后有5例复发，复发率为11.6%；交叉后用药治疗3月后有3例复发，复发率为16.7%。

出处：马添宏，张善举.参苓白术散配合神阙穴贴敷治疗腹泻型肠易激综合征72例[J].河南中医，2011,31(1):48-49.

方法六：安肠散

穴位：中脘、肝俞（双侧）、脾俞、胃俞、足三里、上巨虚。

方药：炒苍术300g，炒白术300g，黄连300g，藿香300g，木香300g，郁金250g，防风250g，白芍250g，柴胡250g，合欢皮150g，石菖蒲150g，首乌藤150g。

操作：在西药治疗的基础上予安肠散穴位贴敷治疗，用生姜涂搽穴位皮肤，取安肠散贴敷上述穴位，胶布固定，每48h换药1次，皮肤敏感者贴敷时间酌减，治疗2周为1个疗程，贴敷2周后休息2天，再贴敷2周，统计疗效。

疗效：60例患者中痊愈36例（占60.00%），显效14例（占23.33%），有效6例（占10.00%），无效4例（占6.67%），总有效率为93.33%。

出处：董靖，章涵.安肠散穴位贴敷治疗腹泻型肠易激综合征临床研究[J].新中医，2011,43(8):106-107.

方法七：安肠散

穴位：中脘、神阙、关元、天枢、足三里、肾俞、脾俞。

方药：丁香1份、肉桂1份、吴茱萸2份。

操作：将以上药物研末过100目筛储瓶备用，每次取3到4穴，每穴用药粉3g加适量生姜汁调敷，医用胶布固定，贴8～12h，上述穴位交替应用。

疗效：43例患者经过2个疗程治疗，痊愈

29例（占67.44%），显效9例（占20.93%），有效3例（占6.98%），无效2例（占4.65%），总有效率为95.35%。

出处：郭越．中药内服配合穴位贴敷治疗腹泻型肠易激综合征临床观察[J].中国保健营养,2012,22(10):1662–1663.

方法八：附萸散

穴位：肝俞、脾俞、肾俞、中脘、关元、天枢、足三里、三阴交。

方药：制附片、吴茱萸、细辛、白芍、防风等。

操作：将以上药物加工成粉末，临用时，用生姜汁、陈醋调和，做成直径2cm、厚0.5cm大小的药饼，敷于以上穴位，每次贴敷持续4～6h，患者感觉灼热难忍时可去除药饼，每年治疗3次为1个疗程，连续治疗3个疗程（3年）。

疗效：32例患者痊愈6例，显效12例，有效10例，无效4例，总有效率为87.5%。

出处：高锋．三伏天隔姜灸加穴位贴敷治疗腹泻型肠易激综合征32例[J].中国针灸,2014,34(3):218.

方法九：梅椒膏

穴位：神阙。

方药：乌梅、川椒、黄柏。

操作：将以上药物各等份，加生姜捣制成糊膏状，贴敷在以上穴位，每24h更换1次，10天为1个疗程。

疗效：治愈68例，好转27例，无效3例，总有效率为96.9%。

出处：黄家芹．姜膏神阙穴贴敷治疗慢性腹泻98例疗效观察[C]//2014年河南省中医、中西医结合护理学术交流会论文集,2014.

方法十：茯元膏

穴位：神阙、天枢、脾俞。

方药：茯苓、白术、延胡索、木香、乌药、防风、白芍等。

操作：针刺联合穴位贴敷治疗，将以上药物共研细末，每次取药30g，加醋调为膏状贴敷于神阙、天枢、脾俞，4～6h后取下，隔天贴敷1次，14天为1个疗程。

疗效：41例患者经过治疗，痊愈16例，显效10例，有效10例，无效5例，总有效率为87.8%。

出处：徐丹，杨家耀，石拓．针刺联合穴位贴敷治疗腹泻型肠易激综合征的临床研究[J].中国中西医结合消化杂志,2015,23(5):332–334.

方法十一：附戟膏

穴位：脾俞（双侧）、胃俞、大肠俞。

方药：熟附块、巴戟天、补骨脂、麻黄、丁香、吴茱萸、肉桂、桑寄生、淫羊藿等。

操作：将以上药物按比例混合，将药物超微粉碎混合，密封备用，贴敷时取适量药末姜汁调制成稠糊状，做成直径2cm的锥状药饼，将药饼置于6cm×7cm的无纺布敷贴中央，将药饼固定于穴位上，每次保留4～6h，每周贴敷3次，共治疗4周。

疗效：15例患者经过治疗，痊愈4例（占26.7%），显效7例（占46.7%），有效2例（占13.3%），无效2例（占13.3%），总有效13例，总有效率为86.7%。

出处：王庆军．隔药灸脐联合穴位贴敷治疗慢性泄泻疗效观察[J].光明中医,2016,31(11):1609–1611.

【按语】

泄泻是一种临床常见疾病，目前西医治疗无特效药物及良好的治疗手段，主要是以对症为主的综合治疗，其治疗目的主要是减轻症状，改善患者生活质量。综合性治疗，包括饮食、心理行为治疗及药物治疗，临床治疗仍以药物治疗为主，主要药物有解痉剂、止泻剂、抗菌药物及微生态制剂等，临床疗效不佳，而穴位贴敷的主要机制在于贴敷中药透皮吸收后通过细胞间质直接进入体循环，不但避免了首过效应，提高了药物有效成分的生物利用度，也能通过改善人体血液循环，促进新陈代谢和细胞活力，增强机体免疫力，使机体内环境达到动态平衡。因此，穴位贴敷能使腹泻患者的胃肠道功能及血液循环均得到改善，从而达到治疗腹泻的目的。

贴敷疗法治疗泄泻，药物运用以吴茱萸、肉桂、丁香、白术、干姜为主，药性以温、热为主，药味以辛、甘为主，主要以散寒止痛的中药最多，其次为降逆止呕及助阳止泻药；归脾经、胃经，其次为肾经。贴敷治疗泄泻最常用的经络为任脉、足阳明胃经、足太阳膀胱经，运用最多的穴位为神阙、天枢、中脘、足三里、脾俞等。

（十六）遗精

【概述】

遗精是指以不因性活动而精液自行频繁泄出为主要特点的病证，常伴有头昏、精神萎靡、腰腿酸软、失眠等。其中，因梦而遗精的称为“梦遗”；无梦而遗精，甚至清醒时无性刺激情况之下精液流出的称为“滑精”。西医学中的神经衰弱、神经官能症、前列腺炎、精囊炎等疾病如以遗精为主症者，属于本病范畴。中医分为君相火旺，湿热下注，劳伤心脾。遗精初起大多较浅，若调理得当，多可痊愈。若是讳疾忌医，久病不治，或调治不当，则会转变成早泄、阳痿、不育等症。

【现代穴位贴敷文献】

1. 心肾不交型

方法一：复方五倍子散

穴位：神阙。

方药：五倍子 10g，朱砂 1g，龙骨 15g，煅牡蛎 15g。

操作：将诸药研为极细粉末，用醋调成面团状，敷于肚脐，外用消毒纱布盖上，胶布固定，2～4h 换药 1 次，治疗 30 次为 1 个疗程。

疗效：30 例患者痊愈 24 例，好转 5 例，无效 1 例。

出处：左恒．复方五倍子散敷脐治疗遗精的临床体会 [J]. 安徽中医临床杂志 ,1994(2):22.

方法二：五君散

穴位：神阙。

方药：黄柏 20g，知母 20g，茯苓 20g，五倍子 30g，酸枣仁 20g。

操作：上药研细末混匀，置瓶备用 1 患者每晚睡前用酒精清洁脐部，取上药粉约 10g 加蜂蜜调成糊状，成圆形药饼，贴于脐窝，上覆清洁塑料薄膜 1 块，外盖纱布，胶布固定，第二晚洗去前药，再如前法敷药 1 连续贴敷 10 次为 1 个疗程。

疗效：上方治疗遗精 18 例，经治疗 1～4 个疗程后，痊愈 10 例，好转 4 例，无效 4 例，总有效率为 77.7%。

出处：庄柏青．神阙穴贴敷治疗遗精症 [J]. 中医外治杂志 ,1995(1):21.

方法三：五倍子

穴位：四满。

方药：五倍子。

操作：将五倍子磨细成粉，用生理盐水调稀成糊状，再将糊状五倍子浆调与 3cm～4cm 的普通胶布上贴入人体脐下 2 寸，旁开 0.5 寸的四满穴，每 3 天换 1 次，每 3 次为 1 个疗程。

疗效：一般 2～3 个疗程见效，在收治的 35 例遗精患者中显效 9 人，有效 19 人，无效 7 人。

出处：杨晓．五倍子外贴四满穴治疗遗精 [J]. 新疆中医药 ,1986(4):68.

2. 阴虚火旺型

方法一：倍芷散

穴位：神阙。

方药：五倍子 6g，白芷 3g。

操作：上述药物各半调成糊状，于每晚临睡前敷脐，次日晨起取下，连用 15 天。

疗效：34 例患者治愈 30 例，好转 3 例，未愈 1 例，总有效率为 97.06%。

出处：陈让坤．辨证中药内服配合敷脐疗法治疗遗精 34 例临床观察 [J]. 新中医 ,2013,45(2):38–39.

方法二：独圣散

穴位：神阙。

方药：五倍子、蜂蜜。

操作：用生五倍子粉 3g，蜂蜜调匀，稀稠适当，敷于神阙穴上，用纱布块覆盖，胶布固定，早晚各用药 1 次。

疗效：41 例患者，治愈 34 例，无效 7 例，总有效率为 82%。

出处：周文学．独圣散治疗遗精 41 例临床观察 [J]. 中药药理与临床 ,1989(2):51.

3. 湿热下注型

方法：遗止丹

穴位：神阙。

方药：刺猬皮 20g，五倍子 20g，龙胆草 20g，知母 20g，黄柏 20g，丹皮 20g。

操作：上药共为细末，瓶装备用，临睡时取药末 10g，以唾液调成稠糊状，涂于脐孔中，外盖纱布，胶布固定，3 天换 1 次，10 次为 1 个疗程。

疗效：118 例患者，痊愈 80 例，显效 23 例，有效8例，无效7例，总有效率为94.07%。

出处：侯宪良，庞保珍，刘祥英，等．遗止丹贴脐治疗遗精的临床观察[J].黑龙江中医药，2004(6):33-34.

4. 肾气不固型

方法一：粗盐

穴位：关元、石门。

方药：粗盐。

操作：将1kg粗盐放入锅里急火爆炒3～5min，然后装入厚的袋子里，在肚子上先放条毛巾，热敷关元（在脐下4横指正中处）、石门（在脐下3横指）二穴20～30min，或者直接将500g粗盐用布袋封好，使用前用烤箱将其烤热，放置在关元、石门穴上热敷，每天2次。

出处：刘贵，蒲昭和．粗盐热敷治遗精[J].家庭医药（快乐养生），2011(7):40.

方法二：止遗固精散

穴位：神阙。

方药：五倍子10g，黄连10g，肉桂10g，食盐3g。

操作：将上药共为细末，过100目筛。同时用温开水将神阙穴洗净，将药末适量和食醋调成糊状敷于神阙穴上，外用胶布固定，每天换药1次，10天为1个疗程。

疗效：56例患者治愈51例，无效5例，治愈率为91%。

出处：宋天保，徐永善．自拟止遗固精散外敷神阙穴治疗遗精56例[J].中医外治杂志，1996(5):27.

方法三：五龙方

穴位：神阙。

方药：五倍子、煅龙骨。

操作：取五倍子末和煅龙骨末等份，用食醋调成糊状，敷于肚脐上，上覆以肤疾宁贴膏，每天1次。

疗效：3天后即不再遗精，连续治疗半月痊愈。

出处：刘吉．敷脐疗法治疗遗精[J].开卷有益（求医问药），1998(6):22.

方法四：五茴膏

穴位：神阙。

方药：五倍子、小茴香。

操作：五倍子、小茴香各等量，共研为细末，用开水调成膏，敷脐中。

出处：伊国华．遗精脐疗3法[J].农村新技术，1996(7):52.

方法五：矛盾丸

穴位：神阙。

方药：甘遂、甘草。

操作：将甘遂、甘草等量共研为细末，与猪脊筋捣融，捏成药丸如梧桐籽大，取1丸纳入脐孔中，外用纱布盖上，胶布固定，3天换1次直至治愈。

出处：伊国华．遗精脐疗3法[J].农村新技术，1996(7):52.

【按语】

遗精多以因情志失调、房劳过度、手淫或思虑过度、酒食失节、先天肝肾不足所致，精之主宰在心，精之疏泄在肝，精之藏制在肾，故遗精与心、肝、肾三脏失调关系密切。本病多起于心淫，肝之疏泄太过助其遗泄通路，肾藏精失职为其结果。古有："火不动则肾不扰，肾不虚则精不滑"之明训，应以补肾涩精、固涩止遗为主，兼顾滋阴清火、清热利湿、交通心肾等治则。根据中医经络学理论，人体是一个统一的整体，体内、体外和脏腑之间存在相互协调、相互制约的密切关系，并以此维持人体的生命活动。贴敷是近年来临床中被广泛应用的中医治疗方法，书中所阐述的"外治之理即内治之理，外治之药亦即内治之药"及"膏药贴法亦与针灸通"等论点表明外治和内治用药机制相同，只是给药的途径不同而已，通过中药辅以穴位贴敷的方式，利用透皮吸收原理，使药力迅速渗透到各组织器官，以调节人体的气血阴阳，使人体内环境阴平阳秘，发挥其治疗作用，改善阳痿症状，疗效显著。

遗精外治常采用穴位贴敷疗法，从用药的选择看，以补益、固涩、安神之品出现频数较高，多采用五倍子为主，搭配黄柏、知母以及龙骨等，从经络的选择看，最常采用任脉，从穴位的选择看，几乎所有贴敷法的施术部位均为神阙穴，个别使用石门、关元和四满穴。神阙穴又名"气舍""维合""命蒂"等，为人体强壮要穴，有总领人体诸经百脉，联系五脏六腑、四肢百骸五官九窍及肉筋膜之生理功能，又有敏感度高、渗透力强，药物易于穿透、弥散而被吸收的特点。脐孔用药，药与经气汇合，与十二经脉相通，与五脏六腑相关联，具有温通元阳、升降气机、能补能泻之功效，且其方法简单，患者易于接受。

（十七）阳痿

【概述】

阳痿是指成年男子性交时阴茎痿软不举，或举而不坚，或坚而不久，无法进行正常性生活的病证。西医学中各种功能性及器质性疾病造成的男子阴茎勃起功能障碍等均属于本病范畴，阳痿辨证需分清脏腑虚实，虚证居多而实证为少，实证易治而虚证难疗，虚证之中又以命门火衰者为常见，临床上还有多个证型相兼为病而表现为虚实夹杂者。实证阳痿主要有肝气郁结、湿热下注、痰瘀阻络等证，虚证阳痿主要有命门火衰、心脾两虚、恐惧伤肾等证。据相关研究估计，由于工作生活压力的不断增大，成年男性阳痿发病率逐渐增高，而且60岁以上者升幅更显著。

【现代穴位贴敷文献】

1. 肾阳虚型

方法一：壮阳散

穴位：神阙。

方药：肉苁蓉10g，五味子10g，菟丝子10g，远志10g，蛇床子10g。

操作：外敷壮阳散配合内服振威汤治疗，将以上药物打细粉，外敷神阙穴，每次3g，每次2h，每天2次。

疗效：患者经过治疗，痊愈16例，显效23例，有效8例，无效2例，总有效率为95.82%。

出处：江立军，杨德华．外敷壮阳散配合内服振威汤治疗阳痿49例[J]. 中国实验方剂学杂志,2013,19(4):295–297.

方法二：茴芷散

穴位：肾俞、命门、关元、气海、三阴交、太溪、涌泉。

方药：小茴香、炮干姜、蜂房、五倍子、白芷。

操作：温针灸联合穴位贴敷治疗，将以上药物共研细末，加食盐少许，用蜂蜜或蛋清调为稀糊状，用透皮贴外敷于以上穴位处。

疗效：44例患者连续治疗3个疗程后，痊愈20例，显效10例，有效10例，无效4例，总有效40例，总有效率为90.91%。

出处：李步双．温针灸＋穴位贴敷治疗肾阳虚型阳痿随机平行对照研究[J]. 实用中医内科杂志,2017,31(9):73–75,84.

方法三：鹿龟固本膏

穴位：神阙、关元、肾俞（双侧）。

方药：鹿茸10g，龟板15g，人参12g，枸杞子15g，海马10g，熟地黄15g，巴戟天12g，淫羊藿10g，仙茅10g，煅龙骨20g，煅牡蛎20g，穿山甲（代）8g，附子10g，肉桂8g，山茱萸10g，益智仁10g，柴胡10g，香附12g，当归12g，白芍12g，茯苓12g。

操作：将以上药物按比例加工成细粉，蜂蜜炼成中蜜，将药粉调和成稠膏状备用，每穴取6g药膏摊于8层厚的纱布上，贴神阙穴的1贴将药膏塑形成圆锥状，其他3贴塑形成直径约为3.5cm的圆片状，用橡皮膏固定穴位上，橡皮膏边缘的范围要超出纱布约3cm，每3天更换1次，每4周为1个疗程，共观察3个疗程。

疗效：47例临床治愈8例，显效19例，有效15例，无效5例，总有效率为89.4%。

出处：韩维哲，胡安立，韩福祥，等．鹿龟固本膏穴位贴敷治疗勃起功能障碍疗效观察[J]. 山东中医杂志,2017,36(1):29–32.

方法四：羊蛇散

穴位：神阙、关元。

方药：淫羊藿、蛇床子、仙茅、当归、蜈蚣、淫羊藿等。

操作：右归丸联合穴位贴敷治疗，将以上药物打粉，过200目筛，混合冰片粉末、凡士林、氮酮适量，搅拌均匀即可，用透气胶贴外敷于相应穴位处，每天1次，每次4h。

疗效：48例患者治疗后，治愈11例，显效10例，有效20例，无效7例，总有效率为85.42%。

出处：徐潘，谢作钢，欧洋帆，等．右归丸联合穴位贴敷治疗肾阳虚型勃起功能障碍临床研究[J]. 新中医,2021,53(10):32–34.

杨振辉，陈祥，吴启东．中药内外合治勃起功能障碍肾阳虚型疗效观察[J]. 实用中医药杂志,2022,38(10):1673–1674.

2. 肾阳血瘀型

方法：补肾助阳膏

穴位：神阙、关元、命门、肾俞（双侧）。

方药：巴戟天 40g，肉桂 40g，麻黄 30g，白芷 30g，白胡椒 10g，白芥子 10g，延胡索 10g，甘遂 9g，刺蒺藜 15g，冰片 6g。

操作：补肾活血汤联合穴位贴敷治疗，取补肾助阳膏约 10g 摊于敷料上，贴敷在对应穴位，每天贴敷 1 次，每次 6～8h。

疗效：29 例患者治疗后，痊愈 10 例，显效 11 例，有效 6 例，无效 2 例，总有效率为 93.1%。

出处：刘丰瑞 . 补肾活血汤联合穴位贴敷治疗心理性勃起功能障碍的临床研究 [D]. 济南：山东中医药大学 ,2021.

3. 肾阳湿阻型

方法：起痿散

穴位：神阙。

方药：白芷 30g，萆薢 30g，淫羊藿 30g，当归 20g，姜黄 20g，石菖蒲 20g，牛膝 20g，蛇床子 30g。

操作：外敷壮阳散配合内服振威汤治疗，将以上药物研为细末混匀，每次取 3g 填入肚脐，贴敷封盖，每天 1 次，每次 12h，疗程为 4 周。

疗效：36 例患者经过治疗，临床控制 9 例，显效 10 例，有效 6 例，无效 11 例，总有效率为 69.44%。

出处：董润标 . 自拟起痿散敷脐治疗肾虚湿阻型勃起功能障碍的临床作用研究 [D]. 成都：成都中医药大学 ,2016.

4. 命门火衰型

方法：春欣膏

穴位：神阙。

方药：鹿茸、海狗肾、淫羊藿、枸杞子、蜈蚣等。

操作：将药物与基质按适当比例配合，做成硬膏，摊于布上，每张重 30g，贴于神阙穴，7 天换 1 次，14 天为 1 个疗程，一般连续观察 3 个疗程。

疗效：66 例患者经过治疗，近期治愈 27 例，显效 22 例，有效 11 例，无效 6 例，总有效 66 例，总有效率为 90.91%。

出处：庞保珍，赵焕云 . 春欣膏治疗阳痿的临床双盲前瞻性研究 [C]// 全国性与生殖医学学术研讨会论文汇编 ,2004.

5. 功能性阳痿

方法一：兴阳散

穴位：神阙。

方药：蛇床子、肉桂、木鳖子、香附、细辛、蜈蚣、露蜂房、急性子等。

操作：启痿灵胶囊内服联合兴阳散敷脐治疗，将以上药物共研细末，过 80 目筛，取药末适量，用醋或凡士林调成糊状，外敷脐部，上覆盖塑料纸及纱布，胶布固定，2 天换药 1 次，15 次为 1 个疗程。

疗效：近期治愈 21 例，显效 12 例，有效 4 例，无效 3 例。其中 1 个疗程有效者 31 例，2 个疗程有效者 6 例。

出处：黄毓庆 . 中药内外合治功能性阳痿 40 例 [J]. 河北中医 ,2000(1):61.

方法二：菟戟散

穴位：肾俞、命门、关元、三阴交、足三里。

方药：菟丝子 50g，巴戟天 50g，仙茅 50g，淫羊藿 50g，生黄芪 50g，当归 50g，红景天 50g。

操作：将以上药物研成细末，搓制成小泥丸状，用创可贴将小药丸固定于穴位上，每天 1 次，每次保留 30min，并嘱患者用指腹点按于穴位上，每穴轻轻按揉 5min，以利于药物渗透、吸收。

疗效：52 例患者经过治疗，治愈 7 例，显效 25 例，有效 9 例，无效 11 例，总有效率为 78.85%。

出处：冯奕 . 中药穴位敷贴治疗功能性勃起功能障碍 52 例 [J]. 浙江中医杂志 ,2013,48(7):530.

6. 精神性阳痿

方法：萸附膏

穴位：涌泉（双侧）。

方药：附子 50g，吴茱萸 30g。

操作：归脾汤加味内服联合穴位贴敷治疗，将以上药物磨细粉，分 10 天使用，每天外敷 1 份，每份药粉加适量醋调糊状，贴敷于涌泉穴，用绷带固定，1 旬为 1 个疗程。

疗效：32 例患者综合治疗后，29 例痊愈，3

例显效，1月内治愈18例，2月内治愈9例，3月以上治愈5例。

出处：陈亚军.综合治疗精神性阳痿32例[J].江西中医药,1996(3):23.

7. 其他类型

方法一：兴阳膏

穴位：神阙、中极、肾俞（双侧）。

方药：石菖蒲40g，川芎40g，肉桂40g，巴戟天40g，麻黄30g，白芷30g，细辛20g，冰片25g。

操作：将以上药物研末，过80目细筛，加入500g白凡士林膏中，充分搅拌均匀，制成兴阳膏，取杏核大小分别贴敷在以上穴位，再取一般塑料薄膜，剪成直径约6cm大小的圆片盖在药膏上，并按压使药膏紧贴皮肤，再在塑料薄膜上加盖1块纱布敷料，以胶布固定即可，早晚各换药1次。

疗效：经2周治疗，性欲、阴茎勃起功能及性生活恢复正常者为治愈共8例，患者性欲增强同房时阴茎勃起坚度明显好转，性生活满意度改善者为好转共25例，治疗后较治疗前无明显改善或轻度改善者为无效共9例，总有效率78.6%。

出处：黄学文.兴阳膏穴敷治疗阳痿42例观察[J].中医外治杂志,1998(5):35.

方法二：蝎蟾散

穴位：神阙。

方药：蟾酥、一叶萩碱、蝎毒、鹿茸、肉苁蓉等。

操作：用温肥皂水将脐部洗净擦干，贴敷，每24h换药1次，7次为1个疗程，休息5天再行第2个疗程。

疗效："回春贴膏"所选之药皆具有补肾填精，滋阴壮阳，敛精固脱，"补不足，泻有余"贴之神气充沛，精髓充盈、气血流畅、通二十道血脉，锁三十六道滑精，发挥其治疗作用。

出处：蔡德猷,孙家祥,尹立平,等.回春贴膏治疗男性性功能障碍[J].中成药,1995(5):23.

方法三：壮阳灵

穴位：神阙。

方药：制附子10g，肉桂6g，肉苁蓉20g，淫羊藿15g，巴戟天15g，阳起石10g，制马钱子8g，菟丝子15g，赤芍15g，蜈蚣5条、水蛭10g，麝香2g，冰片6g。

操作：将药烘干，研极细末，取药粉适量、食醋适量，调膏做伍分硬币大，0.5cm厚圆饼，贴脐部，盖塑料薄膜与敷料，用胶布固定，每贴72h，隔天复贴，直至痊愈。

疗效：治愈30例，有效24例，无效6例，总有效率为90%。

出处：韩建涛,袁峰.壮阳灵敷脐治疗阳痿60例[J].中医外治杂志,2001(1):4.

方法四：壮阳膏

穴位：神阙、气海、关元。

方药：冬虫夏草、淫羊藿、香果、左力、巴戟等。

操作：将以上药物用醋浸泡7天后粉成120目药粉，用炼成后的蜂蜜适量与药粉调成糊状，贴敷于以上穴位，每天1次，晚睡前贴，早起床后取下，每次1个穴位，以神阙穴为主，其他两穴可交替贴敷，药布或新白布敷盖，胶布固定即可，5天为1个疗程，可连续使用，痊愈为止。

疗效：痊愈67例，有效16例，无效17例，总有效率83%，1～10天显效者35例，11天～1个月显效48例。

出处：郎宝民.壮阳膏穴位贴敷治疗阳痿100例[J].中国中医药科技,1997(6):347.

方法五：蜈钱膏

穴位：神阙。

方药：马钱子0.5g，硫黄0.8g，蜈蚣0.5g。

操作：将以上药物研为细末，用蛋黄油少许调成糊状，敷肚脐（神阙穴），外用橡皮膏固定，第3天取出，休息2天后再行下1次治疗，10天为1个疗程，可连用3个疗程。

疗效：68例中显效31例（45.6%），好转25例（36.8%），无效8例（11.8%），总有效率为82.4%。

出处：司家亭.神阙阴阳膏外敷治疗阳痿68例临床分析[J].临床误诊误治,2011,24(S1):101.

方法六：皂钱膏

穴位：命门。

方药：淫羊藿100g，蛇床子100g，皂荚100g，马钱子100g，肉苁蓉100g，黑附片100g，丁香100g。

操作：将以上药物水煎2次，再浓缩成膏，阴凉干燥，研为细末，过100目筛，用白酒将药末调为干糊状，取药糊 2g 于命门穴处，外用胶布覆盖，每天换药 1 次，15 天为 1 个疗程。

疗效：80 例中痊愈 50 例，占 62.50%；好转 30 例，占 37.50%；无效 0 例。治疗时间最短 1 个月，最长 6 个月。

出处：赵明 . 中药外敷命门穴治疗阳痿 80 例 [J]. 中医外治杂志 ,2003(4):53.

方法七：麦鹿膏

穴位：阳陵泉。

方药：鹿茸 3g，麦冬 9g，炙甘草 9g，粳米 5g，莲子 7g。

操作：针灸配合穴位贴敷治疗，将以上药物研制成极细粉末，以淡温盐水调成糊备用，将阳陵泉穴用麻黄浸酒擦拭 3 次，之后把药糊用纱布敷之，待药干时取下，再用麻黄根水煎洗穴位处即可，10 天为 1 个疗程，治疗 3 个疗程，巩固期 5 天操作 1 次，共操作 5 次。

疗效：治愈 39 例，显效 5 例，无效 2 例，总有效率为 95.65%。

出处：张英杰 , 孙凡国 , 周丽君 . 针灸配合敷药治疗阳痿 [J]. 中国民间疗法 ,2011,19(9):25.

方法八：萸桂膏

穴位：神阙。

方药：吴茱萸 50g，桂枝 20g，细辛 10g。

操作：共研为细末，装瓶备用，用时取药末适量，加食盐少许，外敷肚脐窝内，敷料覆盖，胶布固定，每天换药 1 次，15 天为 1 个疗程，连续 4～5 个疗程。

出处：何国兴 . 验方妙治男科疾病 [J]. 家庭医学 ,2009(9):53.

方法九：椒姜膏

穴位：神阙。

方药：胡椒、生姜。

操作：针刺配合药饼敷脐治疗，将胡椒研细末，加生姜汁调制成药饼敷在脐中，外敷纱布并用胶布固定，每天更换 1 次。

疗效：治愈 37 例，好转 11 例，无效 3 例，总有效率为 94%。

出处：邱连利 . 针刺配合药饼敷脐治疗阳痿 54 例小结 [J]. 甘肃中医 ,2003(9):26-27.

方法十：芷麝膏

穴位：神阙。

方药：五灵脂 6g，白芷 6g，青盐 6g，麝香 0.3g。

操作：针刺加穴位贴敷治疗，先将前 3 味药研细末，然后加入麝香调匀，使用时将面粉和成面圈置于脐上，再将其药末填实于脐中，最后用艾条于脐上灸至温暖而止，所有病例均隔天治疗 1 次，10 次为 1 个疗程，共观察 4 个疗程。

疗效：69 例中治愈 67 例，其中 1 个疗程痊愈 18 例，2 个疗程 22 例，3 个疗程 19 例，4 个疗程 8 例，好转 2 例，总有效率为 100%。

出处：倪维凤 . 针刺加穴位贴敷治疗阳痿 69 例 [J]. 湖南中医杂志 ,2003(4):37.

方法十一：芥遂膏

穴位：心俞、肾俞、关元、气海、三阴交。

方药：白芥子 15g，甘遂 6g，延胡索 15g，细辛 6g，五味子 5g，葱白 30g，黄芪 100g。

操作：将前 5 味药物烘干，碾为细末，储瓶备用，再将后两味药加水 200ml 煎取 20ml 药液，兑入药粉和适量蜂蜜，共同调成膏状，并制成药膏直径 1.3cm、厚度约 0.3cm，分摊于 5cm × 5cm 贴敷纸中心，贴敷于以上穴位，每次贴敷 6～8h，对药物过敏或贴后不久即感烧灼、疼痛难忍者可提前去掉，贴敷的时间以每年三伏天的头伏、中伏、末伏第 1 天中午时分为佳，贴 3 次为 1 个疗程，必要时伏前 3 天可各增贴 1 次，连续贴 2～3 个疗程，连续贴敷 3 年。

疗效：冬病夏治将穴位贴敷法与热熨法、涂搽法、发疱法、针刺艾灸法等外治手段结合起来，同时内服中药汤剂及丸、散、膏、丹。内服、外敷结合，乘其势而治之，可以极大地鼓舞人体阳气，驱散阴凝伏寒，贯通经络气血，促进新陈代谢，增强疗效，缩短病程。

出处：朱现民 , 陈煦 . “冬病夏治” 内外合治男性生殖机能障碍病 [J]. 针灸临床杂志 ,2012, 28(2):48-50.

方法十二：茴姜膏

穴位：神阙。

方药：小茴香 5g，炮姜 5g。

操作：将以上药物共研极细末，加入食盐适量，用蜂蜜调成稠糊状备用，用时取制作好的药膏填充于肚脐中，外边用胶布贴紧，7 天换药 1 次，一般要连用 3～5 次。

出处：小茴香炮姜治阳痿[J].家庭医药，2013(11):54.

【按语】

阳痿是男性性功能障碍中的常见疾病，虽不对患者生命健康带来直接威胁，但可造成患者较大的身心痛苦，并影响家庭的幸福和社会的安定。近年来对阳痿的研究越来越多，但其病因及病理机制仍未充分明确。西药治疗阳痿药物靶点明确，效果显著，仍有约20%的患者无效，而且长期疗效不理想，停药后仅少部分人能保持良好的勃起功能，价格也比较昂贵，而采用中药贴敷穴位，可调理脏腑气血和阴阳，激发人体正气，促进阴器坚而不痿，可推广使用。

贴敷疗法治疗阳痿，药物运用以枸杞子、熟地黄、菟丝子、淫羊藿、鹿茸、当归、肉苁蓉为主，四气分析以温性药物使用频次最多，五味分析以甘味药物最多，主要以补虚药、收涩药、利水渗湿药、温里药、活血化瘀药使用为主，以归脾经、肝经药物使用频次最多。贴敷治疗阳痿最常用的经络为足太阳膀胱经、任脉、足太阴脾经，膀胱经、任脉培元固本兴阳，脾经充气血之源强筋起痿，选穴部位以腰骶部和前腹部为主，腰骶部取膀胱经、督脉腧穴，前腹部取任脉腧穴，强调阴阳并治，运用最多的穴位为肾俞、命门、关元、气海、三阴交等。

（十八）癃闭

【概述】

癃闭是以小便量少，排尿困难，甚则小便闭塞不通为主要表现的病证。其中小便不畅，点滴而短少，病势较缓者称为癃；小便闭塞，点滴不通，病势较急者称为闭。二者虽有程度上的差别，但都是指排尿困难，故多合称为癃闭。西医学中神经性尿闭、膀胱括约肌痉挛、尿道结石、尿路肿瘤、尿道损伤、尿道狭窄、前列腺增生、脊髓炎等所致的尿潴留以及肾功能不全引起的少尿、无尿等均属于本病范畴。中医分为湿热蕴结型、肺热壅盛型、肝郁气滞型、尿路阻塞型、中气不足型、肾气不充型。男性癃闭的发生率明显高于女性，可超过女性10倍以上。在男性中以老年男性发生率高，其中70—79岁老年男性10%在5年内发生癃闭，80—89岁老年男性30%在5年内发生，而40—49岁男性只有1.6%在5年内发生。

【现代穴位贴敷文献】

1. 脾肾两虚夹瘀型

方法：舒泉膏

穴位：关元、中极、气海、三阴交、太冲。

方药：熟地黄30g，山茱萸15g，补骨脂15g，黄芪15g，升麻6g，肉桂6g，车前子10g，川芎6g。

操作：针刺配合葱泥穴位贴敷治疗，将以上药物烘干后粉碎，与等份蜂蜜、甘油充分混合成膏剂，贴于以上穴位，保留时间4～6h，具体时间以患者能够耐受为度。

疗效：60例患者经过治疗，治愈48例，好转9例，无效3例，总有效率为95.0%。

出处：骆淑，邹国军，张禹，等.舒泉膏穴位贴敷治疗肛肠病术后脾肾两虚夹瘀型尿潴留60例[J].中国肛肠病杂志,2021,41(9):56-57.

2. 继发性癃闭

方法一：遂冰散

穴位：神阙。

方药：肉桂、甘遂、冰片。

操作：针刺配合葱泥穴位贴敷治疗，将以上药物适量，共研细末，装玻璃瓶密封备用，使用时取药末约2g左右，填于脐中（神阙穴），用6cm×6cm胶布或麝香壮骨膏贴敷，压紧周围，24h更换1次。

疗效：20例中，用药后12h内自行排尿83例，占69.2%，24h内自行排尿27例，占22. 5%，36h内自行排尿7例，占5. 8%，36h内仍未自行排尿3例，占2. 5%。用药后自行排尿时间最短者2h，最长者52h，平均为10.58h。

出处：刘敏.穴位贴敷治疗产后尿潴留120例临床观察[J].中国针灸,1998(12):36.

方法二：白芥子散

穴位：神阙。

方药：白芥子5g。

操作：将白芥子研末，纱布包裹，置神阙穴，胶布固定后热敷约（50℃）30min，每天2～3次。

疗效：29例患者中，25例敷药1次见效，4例患者敷药1次后小便通而不畅，配合诱导疗法或继敷2～3次，均痊愈。

出处：马天丽．白芥子外敷治疗产后小便不通 29 例疗效观察 [J]. 甘肃中医 ,2000(5):47.

方法三：芥菔散

穴位：神阙。

方药：白芥子 3g，车前子 10g，莱菔子 10g。

操作：白芥子、车前子生用捣烂研细，莱菔子炒熟研细，三子混合均匀，用凡士林调膏，用时先消毒神阙穴，再将膏置穴位上，覆盖纱布，外用胶布固定，再用无烟艾条灸。

疗效：40 例中，1h 自主排尿 15 例，2～4h 自主排尿 22 例，4～8h 自主排尿 3 例。

出处：刘世伟，李红霞．三子膏外敷治疗手术后引起的尿潴留 [J]. 山东中医杂志 ,2000(12):726.

王丽钧，朱其卉．莱菔子贴敷神阙穴治疗术后尿潴留 [J]. 湖北中医杂志 ,2007(5):31.

方法四：车前草药泥

穴位：气海、关元。

方药：车前草 30g，食盐 3g。

操作：将以上药物捣烂为泥，将药泥贴敷于脐下气海或关元穴部位，范围为 10cm × 10cm 为宜，涂敷成一片，药泥可直接接触皮肤，无明显刺激反应，待药泥干后再反复涂敷 2～3 次，用塑料薄膜封包效果更好。

疗效：车前草药泥穴位贴敷 20min 内自行排尿者 15 例占 50%，20～30min 排尿者为 8 例占 24%，30～40min 排尿者为 6 例占 18%，40min 以上仍未排尿者为 1 例占 8%，最后行导尿术。

出处：青俐．车前草穴位贴敷治疗产后尿潴留 [J]. 四川中医 ,2001(6):22.

方法五：延芥散

穴位：关元、气海、中极、排尿点、足三里（双侧）。

方药：延胡索、白芥子、细辛、甘遂、麻黄。

操作：将以上药物粉碎成粉末状，新鲜生姜打汁调药，药饼大小 2cm × 3cm，药饼厚约 5mm，之后用 3M 医用胶带 – 微孔通气型胶带将药饼分别贴敷于以上穴位，6h 后停止贴敷。

疗效：天灸药物穴位贴敷治疗术后尿潴留作用迅速，疗效确切；用药安全，不良反应少，本试验所有患者均未出现不良反应；操作简单，易学易用；经济实用，易于推广。

出处：冯伟峰．我院天灸药物穴位贴敷预防 PPH 术后尿潴留的临床研究 [D]. 广州：广州中医药大学 ,2012.

方法六：麝香散

穴位：三阴交、气海。

方药：麝香 0.1g。

操作：嘱患者自饮 300～500ml 糖水，30min 后取平卧位，选择三阴交、气海两穴进行贴敷，贴敷药物为麝香 0.1g，用两层纱布包裹，放穴位上，透明腹贴固定，保留 24h。

疗效：显效 53 例，有效 8 例，无效 5 例，总有效率为 92.4%。

出处：盖春莲，付效国，刘志杰．穴位贴敷法治疗产后尿潴留 66 例分析 [J]. 医药世界 ,2009, 11(9):537–538.

方法七：芎芍膏

穴位：三阴交、气海。

方药：附子、川芎、芍药、甘草、槟榔、木香、红花、艾叶、细辛、熟地黄、当归、党参、茯苓、白术。

操作：将以上药物按照一定比例研成粉末，做成膏剂，贴于以上穴位。

疗效：采用穴位贴敷对预防肛肠术后尿潴留有很好的效果，其能有效改善膀胱和尿道的功能，使患者尽早排尿，具有一定的治疗价值，且操作简便，使用安全，减轻了患者的痛苦，促进术后康复，值得临床推广。

出处：刘艳，陆琳，张嵬，等．穴位贴敷用于预防肛肠术后尿潴留的临床体会 [J]. 中医临床研究 ,2011,3(10):77.

方法八：赤小豆贴

穴位：水道。

方药：赤小豆 6～8 粒。

操作：在 4cm × 4cm 的胶布中央放置 6～8 粒赤小豆，共 2 张，分别贴在两侧水道穴，协助并教会患者或家属持续按压赤小豆贴敷 5～10min，每小时 3 次，要求用力均匀、柔和，避免用力过猛。

疗效：158 例中 1h 自行排尿者 52 例，达 32.9%，2h 累积自行排尿者 87 例，达 55%，4h 累积自行排尿者 139 例，达 87.9%，6h 累积自行排尿者 142 例，总有效率达 90.0%。

出处：李英杰，孟丽君．赤小豆贴敷水道穴预防痔核手术后尿潴留疗效观察[J]. 陕西中医,2010,31(8):1012-1013.

方法九：芪附散

穴位：曲骨、大巨、水道、中极、关元、三阴交等。小腹胀痛加气海；欲出不解加三焦俞；小腹胀而无尿意加肾俞。

方药：炒车前子10g，黄芪10g，香附10g，泽泻10g，通草10g，萹蓄10g，瞿麦10g，灯心草10g，石韦10g，淡竹叶10g，甘草10g。

操作：将以上药物粉碎成末过筛，加生姜汁、食盐各适量，制成丸状，置于以上穴位上，外用贴膜胶布固定，6～8h更换药丸1次，敷药后嘱患者多饮水。

出处：张改花，让素玲．经络导平治疗加中药穴位贴敷预防产后尿潴留的疗效观察[J]. 护理研究,2012,26(7):631-632.

方法十：杜附散

穴位：关元、气海等。

方药：食盐、葱白、杜仲、附子、肉桂。

操作：将以上药物在铁锅炒热分装2个布袋中，交替热敷关元、气海等。

疗效：34例患者经过治疗，显效19例（占55.88%），有效13例（占38.24%），无效2例（占5.88%），总有效率为94.12%。

出处：王凌玲．艾条灸配合中药外敷及按摩防治术后尿潴留的护理体会[J]. 中国卫生产业,2013,10(2):62.

方法十一：苓泽散

穴位：关元、中极、气海。

方药：猪苓、泽泻、白术、茯苓、桂枝。

操作：将以上药物研末，做成药饼，分别贴于关元、中极、气海，术前1天开始，每天1次，用至术后1周。

疗效：有效27例，无效3例，有效率为90%。

出处：江春蕾，刘仍海，杜冠潮．五苓散穴位贴敷防治PPH后尿潴留的临床观察[J]. 中国临床医生,2013,41(11):68.

方法十二：沉桂散

穴位：关元。

方药：沉香、肉桂、三棱、莪术。

操作：将以上药物按1∶1∶1∶1比例碾粉，取中药粉剂4～5g，用石蜡油调成糊状，纱布包裹置于6cm×7cm敷贴上，取关元穴，定穴后用大拇指指腹按摩5min至局部皮肤发红，将中药贴上，24h后取下。

疗效：关元穴穴位按摩联合中药贴敷能明显缩短肛肠科患者术后自行排尿时间和减少尿潴留的发生率，减轻患者患者的痛苦，促进患者早日康复。此操作简便省力，患者无任何痛苦，无不良反应，易被患者接受。

出处：黄文红，黄双英．关元穴穴位按摩联合中药贴敷预防肛肠科术后尿潴留疗效观察[J]. 中国中医急症,2014,23(3):491-492.

方法十三：艾芍散

穴位：三阴交、气海。

方药：附子、芍药、木香、艾叶、当归、白术等。

操作：穴位贴敷配合热疗按摩治疗，将以上药物按照一定比例碾磨成粉末，制成敷剂贴于以上穴位。

疗效：64例患者经过治疗，满意57例（占89.06%），一般6例（占9.38%），较差1例（占1.56%）。对于普外科术后患者，积极采取穴位贴敷配合热疗按摩法，可以有效预防患者出现尿潴留，具有积极的临床意义，值得推广使用。

出处：傅亚玲．穴位贴敷配合热疗按摩预防普外科术后尿潴留临床观察[J]. 辽宁中医杂志,2013,40(8):1686-1687.

方法十四：艾芪散

穴位：足三里、三阴交、气海、太冲。

方药：附子6g，白术10g，艾叶10g，黄芪6g，通草10g，香附9g，泽泻10g，车前子10g。

操作：低频脉冲电刺激联合穴位贴敷治疗，将以上药物碾磨成粉，调和贴敷，顺时针按摩5min。

疗效：显效16例（53.3%），有效10例（33.3%），无效4例（13.0%），总有效率为87.0%。

出处：刘小玲，薛丽，王菩禄，等．低频脉冲电刺激联合穴位贴敷治疗产后尿潴留30例[J]. 西部中医药,2016,29(2):124-125.

方法十五：寄萸散

穴位：关元、中极、气海、水道、三阴交、阴陵泉、百会、八髎、肾俞。

方药：独活 15g，寄生 20g，怀牛膝 15g，山萸肉 20g。

操作：将以上药物打粉混合贴敷以上穴位。

疗效：20 例患者经过治疗，治愈 12 例，显效 6 例，有效 2 例，无效 0 例，总有效率为 100%。

出处：杨辉，桑鹏．穴位贴敷治疗脑出血后尿潴留疗效观察 [J]. 中国卫生标准管理 ,2016, 7(22):139-140.

方法十六：参芷散

穴位：三阴交、气海。

方药：芍药、丁香、丹参、白芷、肉桂、当归、艾叶、木香等。

操作：穴位贴敷配合热疗按摩治疗，将以上中药材按照一定比例研磨成粉，用纱布包裹后倒入热水制成的敷料包后敷于患者的三阴交、气海两个穴位上，每天 1～3 次，持续 7 天。

疗效：采取对应干预措施后，治疗组有 3 例患者出现尿潴留，其中 2 例为部分性尿潴留，尿潴留发生率为 3.80%。这说明穴位贴敷配合热疗按摩对于普外科术后尿潴留预防具有积极的临床意义，值得使用。

出处：张王孝，王治伦．穴位贴敷配合热疗按摩用于预防外科术后尿潴留疗效观察 [J]. 陕西中医 ,2014,35(10):1354-1355.

方法十七：膝术散

穴位：中极、关元、三阴交（双侧）、阴陵泉（双侧）、肾俞。

方药：木通、白茅根、车前子、牛膝、白术。

操作：采用穴位贴敷联合多峰能量波治疗，将以上药物按 1∶1∶1∶1∶1 比例研成细末，添加红花油制成膏体，治疗时将药膏 5g 置专用贴敷胶布中心部位，内径 1～1.5cm，贴敷于以上穴位，每次贴敷 4～6h，2 天治疗 1 次，治疗 2 周为 1 个疗程，间隔 2 天，连续治疗 30 天。

疗效：30 例患者经过治疗，痊愈 17 例，显效 7 例，有效 5 例，无效 1 例，治愈率为 56.67%，总有效率为 96.67%。

出处：王宇，邢晓东，周志伟．穴位贴敷配合多峰能量波治疗中风后癃闭临床研究 [J]. 亚太传统医药 ,2016,12(15):132-133.

方法十八：艾芪散

穴位：中极、关元、气海。

方药：附子、白术、艾叶、黄芪、通草、香附、泽泻、车前子。

操作：指点穴联合穴位贴敷治疗，将自制膏剂加温软化制成薄饼状（直径约 1.0cm），将其贴敷于以上穴位，24h 后取下。

疗效：拔尿管后第 1 次排尿情况：显效 30 例（占 78.95%），有效 5 例（占 13.16%），无效 3 例（占 7.89%）。中医手指点穴、穴位敷贴具有经济实惠、操作简便、绿色安全、疗效显著、无不良反应的特点。其临床运用范围也颇为广泛，内、外、妇、儿科等疾病均可发挥其功效。

出处：罗银珍，严萍，倪凤燕．手指点穴联合穴位敷贴对高龄患者髋部骨折术后拔除尿管后尿潴留预防研究 [J]. 辽宁中医药大学学报 ,2018, 20(11):209-212.

方法十九：桂苓散

穴位：神阙穴、阴陵泉等。

方药：桂枝、茯苓、猪苓、泽泻、生白术、车前子。

操作：将以上药物研为细末和蜂蜜制成中药贴，贴于以上穴位，每次贴敷 4～6h。

疗效：39 例患者有 36 例艾灸加中药贴敷后自行排尿，其中 25 例一次干预即完全恢复排尿功能，11 例需施灸和中药贴敷至 2～3 天，排尿功能完全恢复；3 例需留置导尿、艾灸及中药贴敷后方可自行排尿。

出处：丛芙蓉，王小龙，高海林，等．艾灸联合中药贴敷干预产后尿潴留的效果观察 [J]. 世界最新医学信息文摘 ,2018,18(A3):183.

方法二十：藿前散

穴位：气海、关元、神阙。

方药：车前子、泽泻、薄荷、藿香等。

操作：将以上药物研为细末制成膏剂，贴敷于以上穴位，贴敷时间大于 4h，严重时可重复使用。

疗效：实验组完全通畅 31 例（72.09%），轻微不适 3 例（6.98%），排尿不畅明显疼痛 6 例（13.95%），导尿 3 例（6.98%）。

出处：王金双，王业皇．中药穴位贴敷预防肛肠病术后尿潴留临床效果分析 [J]. 中国实用医药 ,2018,13(26):166-168.

方法二十一：归芎散

穴位：神阙、气海。

方药：生姜 20g，葱白 15g，当归 12g，桂枝 9g，川芎 9g。

操作：将以上药物打成粉后加入适量食盐，蒸后在神阙穴和气海穴热敷，上绑保鲜膜，使用胶布固定，30min 后取下。

疗效：44 例为显效，5 例为有效，1 例为无效，达到 98.0% 的治疗有效率。

出处：张淋玲 . 针灸配合中药外敷治疗产后尿潴留 100 例 [J]. 临床医药文献电子杂志 ,2019, 6(41):34.

方法二十二：薄荷膏

穴位：中脘、下脘、神阙、关元、气海。

方药：大黄、侧柏叶、薄荷、泽兰、黄柏。

操作：将以上药物打成粉后制成膏剂，贴于以上穴位。

疗效：穴位注射联合艾灸、穴位贴敷预防混合痔术后尿潴留，结果表明患者首次排尿时间、首次排尿量、导尿率均效果明显，证明该方法能有效防治混合痔术后尿潴留，临床操作方便，疗效确切且安全度高，值得临床推广应用。

出处：彭玉霞 , 王建华 , 温火金 , 等 . 穴位注射联合艾灸、穴位贴敷预防混合痔术后尿潴留的效果观察 [J]. 名医 ,2020(12):223-224.

3. 其他类型

方法一：葱泥散

穴位：神阙、气海、关元、中极、三阴交。

方药：大葱白三节约 60g，茯苓 10g。

操作：针刺配合葱泥穴位贴敷治疗，先将茯苓捣碎，再将葱白捣烂为泥状，然后二者混合，加食盐 5g 加少量水，拌成泥状，贴敷于以上穴位，其范围以 5cm × 5cm 为宜，葱泥上面以塑料薄膜覆盖，每天 1 次，至小便通畅。

疗效：30 例患者中，最短的治疗 1 次即愈，最长 5 次痊愈，30 例中，痊愈 21 例，好转 8 例，无效 1 例，总有效率为 98.3%。

出处：王华明 . 针刺配合葱泥穴位贴敷治疗尿潴留 [J]. 云南中医中药杂志 ,1995(6):4.

赵体连 , 赵爱荣 . 茯苓、葱泥穴位贴敷治疗产后尿潴留 [J]. 菏泽医专学报 ,2000(3):101-102.

梁绿茵 . 针刺加葱盐外敷灸治疗产后尿潴留 43 例临床观察 [J]. 针刺研究 ,2002(4):292-294.

孙世林 . 葱苓膏穴位贴敷结合针刺治疗脑卒中后尿潴留的临床观察 [D]. 哈尔滨：黑龙江中医药大学 ,2012.

方法二：田螺膏

穴位：神阙。

方药：田螺 2～3 只。

操作：取鲜田螺 2～3 只，洗净，去壳，加食盐 3 茶匙捣烂，摊于 9cm × 9cm 的塑料膜上，敷于脐上，外用纱布覆盖固定，每天 1 次。

疗效：44 例患者中外敷 1 次痊愈者 34 例，2 次痊愈者 6 例，3 次痊愈者 3 例，未愈者 1 例。

出处：曹健 . 田螺外敷治疗急性尿潴留 44 例 [J]. 中国民间疗法 ,2000(12):16.

方法三：蒜栀散

穴位：神阙。

方药：独蒜头 1 个、栀子 3 枚。

操作：将以上药物捣烂后加少许盐调和外敷神阙穴，每天 1～2 次，每次 20～30min。

疗效：38 例中显效（治疗 1～2 次排尿恢复正常）28 例，有效（治疗 2 次后可排尿，但每次不能排尽）8 例，无效（治疗 2 次后仍不能自行排尿）2 例，总有效率为 94.7%。

出处：汪越红 . 中药外敷神阙穴解除尿潴留疗效观察 [J]. 护理学杂志 ,1999(2):35-36.

郝宏华 . 针灸配合药物贴敷治疗尿潴留 66 例 [J]. 山西中医学院学报 ,2005(2):34.

周淑丽 , 张鸿燕 . 栀子外敷神阙穴护理癃闭的临床研究 [J]. 光明中医 ,2007(6):82-83.

方法四：生半夏散

穴位：神阙、关元。

方药：生半夏 15g，大蒜两瓣。

操作：将以上药物加水少许，共捣烂为糊状，敷于脐中及关元穴，覆盖胶布，用热水袋熨之，患者觉热气入腹，即有便意。如有灼痛，可撤去热水袋。一般外敷药 1～2h 小便即自行排出，可继续外敷 1h 左右，以巩固疗效。

疗效：生半夏敷脐中及关元穴治疗产后尿潴留之所以能获良效，是取其性温味辛而体滑，而能“利窍而通小便”。

出处：栾香梅 , 毛鲁英 . 生半夏外敷治疗产后尿潴留 [J]. 中国中医急症 ,2003(1):94.

方法五：党地散

穴位：内关、足三里、中脘、关元、中极、三阴交、曲池。

方药：麦冬10g，党参10g，熟地黄10g，麦芽15g，怀山药15g，谷芽15g，乳香20g，栀子20g，甘草20g，没药20g。

操作：穴位贴敷配合苓桂术甘汤治疗，将以上药物磨成粉状，用白米酒调制，置于穴位并用胶布固定，每天1次，6次为1个疗程，持续治疗4个疗程。

疗效：该方法能有效缓解临床症状，缩短排尿时间，减少残余尿量，缓解尿潴留程度，临床治疗效果较好，值得临床使用及推广。

出处：辛典，江琦，杨进辉．穴位贴敷配合苓桂术甘汤对椎管内麻醉术后顽固性尿潴留患者的影响[J]. 环球中医药，2017,10(7):864–866.

【按语】

穴位贴敷分为穴位作用和中药作用。中药作用即贴敷药物能够直接作用于体表穴位或表面病灶，起到活血化瘀、清热拔毒、消肿止痛、止血生肌、消炎排脓的作用，还可使药物透过皮毛腠理由表入里，通过经络的贯通运行，联络脏腑，沟通表里，发挥较强的药效作用，从而改善局部血液循环。而穴位通过经络与脏腑密切相关，是经络中的有效刺激点，不仅能够反映出各脏腑生理或病理的功能，还可以治疗五脏六腑的疾病，贴敷于所选穴位上可以促进附近神经的修复，如刺激会阴部神经及其所支配的尿道括约肌，增加膀胱的收缩功能，达到调节自主排尿的功能。中药及腧穴对大脑排尿中枢的双重刺激，能够调节膀胱肌肉的收缩功能，膀胱的收缩功能增强，对排尿的自如度提升，增加排尿量，缩短排尿恢复时间，达到治疗尿潴留的目的，避免导尿及因导尿引起的尿道刺激征及尿路感染，改善患者生活质量，也提醒我们穴位贴敷可以发挥穴位和药物的双重治疗作用，是一种操作简单、经济、安全、有效的治疗方法，临床值得推广应用。

贴敷疗法治疗癃闭，药物运用以葱白、盐、麝香、田螺、艾叶、生姜、大蒜、甘草、皂荚、陈皮为主，药性方面，以温性、寒性为主；药味方面，善用辛、苦、甘三类药物；归经方面，主入肝、肺、胃、脾、肾经，多用解表、清热、补虚、利水渗湿药。贴敷治疗癃闭最常用的经络为任脉、足太阳膀胱经，运用最多的穴位为关元、阴陵泉、太冲、委阳、阴交等。

二、外科疾病

（一）腰椎间盘突出症

【概述】

腰椎间盘突出症属中医学“腰痛”“腿痛”“痹证”范畴，系风寒湿三气杂合而为痹。该病主要由肾气虚弱，风寒湿邪乘虚而人，结于筋脉肌骨不散，加之劳伤过度，扭闪挫跌，甚至筋脉受损，经络瘀阻，不通则痛，故见腰痛如折，转摇不能，腰腿酸麻拘急。西医分为单侧型、中央型、后外侧型，中医分为气滞血瘀型、风寒湿痹型、肝肾亏虚型。腰椎间盘突出症患者占国内总人数的15.2%，超过2亿人患病，其发病率持续上升，发病年龄从10—90岁，40岁左右为发病高峰，男女发病比例约3∶1。

【现代穴位贴敷文献】

1. 寒湿阻络型

方法一：遂芥散

穴位：关元、肾俞、脾俞、命门、环跳、阿是穴。

方药：甘遂150g，白芥子150g，制附子150g，半夏150g，细辛150g，红花150g，独活150g。

操作：针灸结合中药穴位贴敷疗法治疗，将以上药物研细粉，生姜榨汁，调和成黏度适中膏状，冰箱冷藏备用，治疗时制成1cm×1cm×1cm大小药丸，用一次性医用粘贴胶布固定药丸，2h后截去胶布及药膏，每天1次，连续治疗10次为1个疗程，疗程间休息3天，总共治疗2个疗程。

疗效：35例患者治疗2个疗程后，基本痊愈15例，显效8例，好转7例，无效5例，总有效率为85.7%。

出处：郭建斌，李涛，马晓东．针灸结合中药穴位敷贴疗法治疗寒湿痹阻型腰椎间盘突出症70例临床观察[J]. 宁夏医科大学学报，2014,36(11):1305–1307.

杨萌，张向东，楚天云，等．穴位贴敷联合腰腹肌功能锻炼治疗腰椎间盘突出症寒湿痹阻证

[J]. 中医正骨 ,2023,35(4):70–71,80.

方法二：姜栀散

穴位：阿是穴。

方药：大黄、三棱、没药、姜黄、栀子、延胡索、白芷、冰片等。

操作：推拿结合中药内服外敷治疗，将以上药物研磨成粉，并用酒精调和成半固体状态，适量均匀涂抹于长方形的布条上，外敷于患处。

疗效：临床治愈 295 例；基本治愈 146 例；显效 74 例；无效 17 例。疗程最短 17 天，最长 65 天，平均 35 天。

出处：朱军 . 推拿结合中药内服外敷治疗腰椎间盘突出症 532 例 [C]// 中华中医药学会第七次民间医药学术交流会暨安徽省民间医药专业委员会成立大会论文汇编 ,2014.

方法三：独活寄生汤

穴位：腰骶部。

方药：黄芪 60g，桂枝 15g，赤芍 15g，麻黄 15g，附子 15g，细辛 6g，杜仲 20g，桑寄生 15g，秦艽 15g，独活 15g，川芎 15g，当归 15g，川牛膝 20g，首乌藤 30g，甘草 6g。

操作：正骨理筋手法配合中药内服外敷治疗，将以上药物水煎 900ml, 药渣用布药袋包裹，加入 200ml 食用醋加热，嘱患者自行准备厚毛巾置于腰骶部，将药包置于毛巾上外敷，每天 2 次，4 周为 1 个疗程。

疗效：120 例患者经过治疗，治愈 57 例，好转 53 例，无效 10 例，总有效率为 91.67%。

出处：王桃萍 , 程展道 . 正骨理筋手法配合中药内服外敷治疗腰椎间盘突出症临床研究 [J]. 中国中医药信息杂志 ,2017,24(7):28–31.

方法四：丁桂散

穴位：阿是穴。

方药：肉桂 200g，丁香 200g。

操作：腰椎定点旋转手法联合丁桂散外敷治疗，将以上药物研磨成细末后平均分为 10 份，每个透气布袋（大小为 10cm × 10cm）装入 1 份，缝制后作为药芯，将其放置于特制丁桂腰带药袋中，在患者腰部疼痛位置进行外敷，充分接触皮肤，每天 2 次，每个药芯用 1 次，持续治疗 4 周。

疗效：45 例患者经过治疗，治愈 1 例（占 2.22%），显效 28 例（占 62.22%），有效 11 例（占 24.44%），无效 5 例（占 11.11%），总有效率为 88.89%。

出处：王海水 . 腰椎定点旋转手法联合丁桂散外敷治疗腰椎间盘突出症的临床观察 [J]. 中国民间疗法 ,2019,27(10):21–22.

方法五：活络止痛贴

穴位：腰夹脊、腰阳关。

方药：炒白芥子、白芷、细辛、桃仁、红花、川乌、草乌、山栀子、皂角、杏仁、草决明、芦荟、白胡椒、使君子、甘遂、冰片。

操作：将以上药物按照 4：2：2：1：2：2：2：2：2：2：2：1：4：2：2：0.4 比例混合研末，过 120 目筛，以姜汁调和为膏状，取适量调匀的药物，置于 4cm × 4cm 穴位贴布中间的空心圆（1cm × 1cm）里，贴敷于以上穴位，每次 4～6h，每天 1 次，7 天作为 1 个周期，共诊疗 2 个周期。

疗效：32 例患者治疗 1 个周期后，治愈 2 例，显效 14 例，有效 9 例，无效 7 例，总有效率为 78.13%；治疗第 2 个周期后，治愈 4 例，显效 18 例，有效 6 例，无效 4 例，总有效率为 87.50%。

出处：余召民 . 穴位贴敷治疗腰椎间盘突出症（寒湿型）的临床研究 [D]. 长春：长春中医药大学 ,2020.

方法六：附茴散

穴位：腰阳关、委中、阿是穴。

方药：榆树皮 30g，川附片 30g，透骨草 20g，骨碎补 20g，大茴香 15g，威灵仙 15g，细辛 10g。

操作：温针灸联合穴位贴敷治疗，将以上药物研磨成粉末，加入温水制作成厚 0.5cm、宽 2cm 的药饼，将药饼贴敷于所选穴位上，覆盖胶布加固，每次贴敷 4～6h, 每天 1 次，连续治疗 4 周。

疗效：45 例患者经过治疗，痊愈 17 例（占 37.8%），显效 18 例（占 40.0%），好转 7 例（占 15.5%），无效 3 例（占 6.7%），总有效 42 例，总有效率为 93.3%。

出处：何晓云 , 刘照勇 , 刘启 . 温针灸联合穴位贴敷治疗寒湿型腰椎间盘突出症疗效观察 [J]. 现代中西医结合杂志 ,2023,32(10):1403–1406.

方法七：伸筋透骨贴

穴位：命门、肾俞、腰阳关等。

方药：伸筋草、透骨草、片姜黄、海桐皮、当归、丹参、艾叶、牛膝、薏苡仁、川芎。

操作：伸筋透骨贴穴位贴敷配合康复训练治疗，将上述药材按2：2：1：1：2：2：2：1：2：2研粉调和成黏度适中的膏状物，放置于密封瓶中备用，治疗时将上述药物制作成直径为1cm左右的药贴，并用一次性医用粘贴胶布固定贴敷于以上穴位，贴敷时间4～6h，治疗1个月评价疗效。

疗效：45例患者经过治疗，治愈21例，好转21例，未愈3例，总有效率为93.3%。

出处：程昭君，郑明军，余双娟．伸筋透骨贴穴位贴敷配合康复训练治疗腰椎间盘突出症45例[J].中国中医药科技，2022,29(5):902-904.

2.湿热型

方法一：金黄散

穴位：腰部患处。

方药：大黄10g，黄柏10g，姜黄10g，白芷10g，天南星2g，陈皮2g，苍术2g，厚朴2g，甘草2g，天花粉20g。

操作：将以上药物研细末过100目筛，加入黄凡士林制成20%的软膏，敷于腰部患处，1天换1次。

疗效：34例患者经过治疗，治愈17例，好转16例，未愈1例，总有效率为97.1%。

出处：余惠爱，张志海．金黄散外敷配合推拿治疗湿热型腰椎间盘突出症34例临床观察[J].中医药导报，2010,16(11):74-75.

方法二：黄栀散

穴位：腰5两侧旁开4cm。

方药：大黄、栀子、血竭、牡丹皮、姜黄、乳香、没药、延胡索。

操作：电针夹脊穴结合穴位贴敷治疗，定位患者腰5两侧旁开4cm处，做好标记，用棉签蘸取75%酒精对标记部位皮肤常规消毒，取两片穴位贴以标记处为中心分别进行贴敷，每天治疗1次，贴敷于部位6h后摘除，10次为1个疗程，共1个疗程。

疗效：29例患者经过治疗，治愈8人，显效12人，有效6人，无效3人，总有效率89.66%。

出处：胡巩．电针夹脊穴结合穴位贴敷治疗湿热型腰椎间盘突出症的临床观察[D].长沙：湖南中医药大学，2019.

3.气滞血瘀型

方法一：百炼膏

穴位：突出部位之椎旁。

方药：大血藤、血竭、满天星、丹参、三棱、莪术、虎杖、乳香、没药、续断、骨碎补、陈松香。

操作：在常规治疗的基础上外敷百炼膏，每天1次，10天1个疗程。

疗效：30例患者经过治疗，痊愈10人，显效15人，有效3人，无效2人，总有效率为93.34%。

出处：罗文兵．百炼膏外敷治疗腰椎间盘突出症（血瘀型）的临床疗效观察[D].长沙：湖南中医药大学，2010.

方法二：痹痛散

穴位：阿是穴。

方药：牡丹皮、马钱子、秦艽、闹羊花（羊踯躅）、两面针等。

操作：痹痛散外敷配合电针治疗，将以上药物按2：1：2：1：2的比例打成粉剂，用水、蜜糖煮成糊膏状，取40g外涂于纱布上，把药贴于痛处后，在外贴上贴身胶布使药能稳固于体表上，每天1次治疗，连续5天，周六日休息，每次药物贴敷4h，连续进行3周后观察疗效。

疗效：31例患者经过治疗，痊愈9人，显效13人，有效8人，无效1人，治愈显效率70.97%，总有效率为96.77%。

出处：徐思濛．痹痛散外敷配合电针治疗腰椎间盘突出症的临床研究[D].广州：广州中医药大学，2011.

方法三：通络止痛汤

穴位：阿是穴。

方药：秦艽15g，桂枝15g，桑枝15g，延胡索15g，独活15g，桑寄生15g，川牛膝15g，威灵仙15g，红花30g，薏苡仁30g，鸡血藤30g，苍术30g，细辛3g，当归12g，地龙10g，防风6g，川芎6g，甘草6g。

操作：将以上药物装入专制袋，水煎20min至200ml，每次30min，每天1～2次，敷于患处腰部（以不烫伤皮肤为度）。

疗效：连续治疗 2 个疗程（20 天）判定疗效，痊愈 36 例，显效 16 例，有效 12 例，无效 4 例，总有效率为 94.12%。

出处：史廷瑞，樊利生．通络止痛汤外敷配合电针治疗腰椎间盘突出症 68 例临床观察 [J]. 实用中医内科杂志，2013,27(13):66–67.

方法四：腰痛膏

穴位：阿是穴。

方药：附子 30g，川乌 30g，朱砂 20g，雄黄 20g，樟脑 20g，丁香 20g，花椒 15g，冰片 10g。

操作：中药外敷配合化瘀舒筋汤治疗，将以上药物蜜和成丸，使用时先用该丸用生姜汁化开涂于腰痛处皮肤，再以医用胶布及纱布固定，嘱患者每贴腰痛膏的使用时间为 5～7h，每天 1 次，连续 2 周为 1 个疗程。

疗效：48 例患者经过治疗，临床痊愈 22 人，显效 15 人，好转 5 人，无效 6 人，总有效率为 87.5%。

出处：郑植彬．中药外敷配合化瘀舒筋汤治疗血瘀型腰椎间盘突出症 [D]. 武汉：湖北中医药大学，2014.

方法五：丁附膏

穴位：阿是穴。

方药：附子 30g，朱砂 20g，雄黄 20g，樟脑 20g，丁香 20g。

操作：中药外敷联合化瘀舒筋汤治疗，将以上药物和冰片混合制成药膏联合生姜水置于腰痛部位，使用医用纱布固定，保持 6h 左右，每天 1 次。

疗效：38 例患者经过治疗，显效 21 人，好转 14 人，无效 3 人，总有效率为 92.1%。

出处：吴伯良，余羿淳，黄炜强，等．中药外敷联合化瘀舒筋汤治疗血瘀型腰椎间盘突出症 78 例疗效观察 [J]. 内蒙古中医药，2016,35(2):102.

方法六：腰痹痛膏

穴位：腰部。

方药：红花、花椒、川芎、白芍、生地、透骨草、伸筋草、桃仁等。

操作：腰痹痛膏外敷配合电磁波治疗，将以上药物按 2 ∶ 2 ∶ 1 ∶ 1 ∶ 1 ∶ 1 ∶ 1 ∶ 1 的比例打成粉剂，用酒、陈醋调成糊膏状，外敷腰部，每天进行 1 次，每次 2h，2 周后观察疗效。

疗效：60 例患者经过治疗，治愈 30 例（占 50%），显效 18 例（占 30%），好转 8 例（占 13%），无效 4 例（占 8%），总有效 56 例，总有效率为 92%。

出处：徐斌，宋鹏程，朱君莲，等．腰痹痛膏外敷配合电磁波治疗腰椎间盘突出症 60 例临床观察 [J]. 中医临床研究，2017,9(9):91–92.

方法七：五方散膏贴

穴位：腰椎突出节段及阿是穴。

方药：泽兰、土鳖虫、红花、当归、大黄、续断、生马钱子、苏木、桃仁、骨碎补、杜仲、乳香、没药。

操作：取五方散 50～100g，加米酒（乙醇体积分数 25%）50～100ml 将之调成糊状，置微波炉高温加热约 1min，使淡黄色的生药膏变成质软的黑色熟药膏，摊在约 12cm × 12cm 的保鲜膜上，制成厚度约 1mm 五方散膏贴，将制好的五方散膏贴趁温热（以患者感到皮肤温热、舒适而不灼痛为宜）敷于腰椎突出节段及阿是穴处，用胶布固定贴敷的四周及中间处，每天 1 次，贴敷治疗 6～8h 后取下，7 天为 1 个疗程，共 3 个疗程。

疗效：60 例患者经过治疗，临床痊愈 28 例（占 46.67%），显效 22 例（占 36.67%），有效 8 例（占 13.33%），无效 2 例（占 3.33%），总有效 58 例，总有效率为 96.67%。

出处：黄金媛，沈燕舞，雷龙鸣，等．五方散外敷在血瘀型腰椎间盘突出症保守治疗中的应用效果 [J]. 中西医结合护理（中英文），2019,5(1):53–55.

方法八：南乌散

穴位：肾俞、委中、环跳、阳陵泉等。

方药：生南星 30g，生草乌 30g，桃仁 12g，红花 12g，生没药 12g，秦艽 12g，丹参 10g，川芎 10g，当归 10g，香附 10g，地龙 10g，细辛 10g，酒大黄 50g，薄荷冰 3g，冰片 3g。

操作：针灸理疗联合穴位贴敷治疗，将以上药物研磨成粉、调和膏状后贴敷于以上穴位，每天 1 次，单次贴敷 6～8h。

疗效：针灸理疗联合穴位贴敷可加快 LDH 患者腰椎功能恢复，减轻机体疼痛感，并提高其生命质量。

出处：李文娟．针灸理疗联合穴位贴敷对腰椎间盘突出症患者腰椎功能恢复的影响 [J]. 医疗装备 ,2021,34(23):163–164.

方法九：五子散

穴位：腰椎突出节段、阿是穴。

方药：吴茱萸 50g，菟丝子 50g，白芥子 50g，莱菔子 50g，紫苏子 50g。

操作：将以上药物研粉，与 50～100ml 米酒（乙醇体积分数为 25%）混合后调成糊状，在微波炉中加热 1min，变成黑色熟药膏后涂抹于胶布上，贴敷于以上穴处，每天 1 次，每次贴 6～8h，共贴敷 3 周。

疗效：56 例患者经过治疗，临床痊愈 26 例（占 46.63%），显著进步 18 例（占 32.14%），有效 9 例（占 16.07%），无效 3 例（占 5.36%），总有效率为 94.64%。

出处：杨帅胜，郭志强，魏宁波，等．中药内服外敷治疗腰椎间盘突出症血瘀型疗效观察 [J]. 实用中医药杂志 ,2022,38(6):904–905.

方法十：续筋散

穴位：腰部。

方药：伸筋草 30g，续断 30g，杜仲 30g，牛膝 30g，丹参 30g，当归 30g，羌活 30g，姜黄 30g，海桐皮 30g，赤芍 20g，防己 20g，细辛 10g。

操作：耳穴埋豆联合中药外敷治疗，将上述中药研磨成粉，用 70% 的酒精调和成糊状，涂抹于白布（20cm × 15cm）上，平铺厚度为 4mm，外敷于腰部，待药物水分蒸发后更换 1 次，共持续 30min，每天 1 次，15 天为 1 个疗程，干预 2 个疗程。

疗效：耳穴埋豆联合中药外敷可以减轻腰椎间盘突出症患者的疼痛程度，改善患者的腰椎功能，提高患者的睡眠质量及生活质量。

出处：王乐，周雯颖，胡翠．耳穴埋豆联合中药外敷治疗腰椎间盘突出症临床观察 [J]. 光明中医 ,2023,38(15):3001–3004.

方法十一：地芍散

穴位：腰 5 棘突旁开 3cm。

方药：生地黄 15g，赤芍 10g，当归 15g，延胡索 15g，姜黄 10g，鳖甲 10g，大黄 10g，赤小豆 15g，红花 10g，血竭 6g，葛根 10g，没药 10g，乳香 10g，红釉 10g。

操作：基于中医五行理论的情绪管理模式联合穴位贴敷治疗，将上述药物研磨成粉，以 70% 乙醇调和成糊状，涂抹于 20cm × 15cm 白布上，睡前 6h 贴敷于双侧腰 5 棘突旁开 3cm 处，于晚上睡觉前摘除，每天 1 次。

疗效：40 例患者经过治疗，治愈 20 例（占 50.00%），好转 18 例（占 45.00%），无效 2 例（占 5.00%），总有效 38 例，总有效率为 95.00%。

出处：周群，刘新红，姜文燕．基于中医五行理论的情绪管理模式联合穴位敷贴治疗气滞血瘀型腰椎间盘突出症病人的效果观察 [J]. 全科护理 ,2023,21(11):1522–1525.

4. 血瘀湿阻型

方法：椎突消贴

穴位：神阙。

方药：黄芪、枸杞、水蛭、葶苈子、冰片、麝香、硅油等。

操作：将椎突消贴贴敷神阙穴，3 天换药 1 次，10 次为 1 个疗程。

疗效：70 例患者经过治疗，临床痊愈 30 人，显效 28 人，有效 8 人，无效 4 人，总有效率为 81%。

出处：李荣，苏寅，岳瑞卿，等．中药敷贴神阙穴治疗腰椎间盘突出症的临床研究 [J]. 中医药通报 ,2010,9(6):54–56.

5. 肾虚血瘀型

方法一：腰突痛消汤

穴位：腰脊部。

方药：黄芪 30g，当归 30g，白芍 30g，徐长卿 30g，穿山龙 30g，青风藤 30g，寻骨风 20g，姜黄 20g，川牛膝 20g，川续断 20g，狗脊 20g，穿破石 20g，红花 15g，桃仁 15g，苍术 15g，乌梢蛇 15g，伸筋草 15g，透骨草 15g，制香附 15g，乳香 15g，没药 15g，桂枝 15g，杜仲 15g，甘草 15g，制川乌 10g，制草乌 10g，制附片 10g，蜈蚣 3 条。

操作：腰突痛消汤内服外敷联合丹鹿通督片治疗，将以上药物水煎服，取药渣用上好高粱酒和山西老陈醋适量炒至湿润温热为度，用白纱布包裹外敷腰脊部，上面用温水袋压盖以保持温度稳定，每次 1～2h，每天 1～2 次，治疗 1 个疗程

30 天。

疗效：44 例患者经过治疗，临床治愈 38 例（占 86.36%），显效 3 例（占 6.82%），有效 2 例（占 4.55%），无效 1 例（占 2.23%），总有效率为 97.73%。

出处：唐今尧，唐光钰．腰突痛消汤内服外敷联合丹鹿通督片治疗腰椎间盘突出症 44 例 [J]. 风湿病与关节炎 ,2013,2(8):12–14.

方法二：归桃汤

穴位：阿是穴。

方药：当归 15g，桃仁 10g，续断 10g，杜仲 10g，香附 15g，没药 10g，乳香 10g，丹参 10g，补骨脂 15g，川牛膝 10g，川芎 10g，紫花地丁 10g，白芍 30g，红花 10g，白芷 10g，延胡索（醋）15g。

操作：中药外敷联合牵引、针刺治疗，将上述中药混合经打粉机打成粉末，用白醋或白酒调匀，再用无菌医用纱布包裹，外敷于腰部痛点处，7 天为 1 个疗程，疗程间休息 1 天，连续治疗 2 个疗程。

疗效：45 例患者经过治疗，治愈 25 例（占 53.3%），好转 18 例（占 40.0%），无效 3 例（占 6.7%），总有效 42 例，总有效率为 93.3%。

出处：郭伟华，吴官保．中药外敷联合牵引、针刺治疗腰椎间盘突出症 45 例 [J]. 湖南中医杂志 ,2014,30(1):69–70.

6. 肝肾亏虚型

方法一：强筋壮骨汤

穴位：腰部患处。

方药：毛姜 20g，仙茅 12g，淫羊藿 12g，杜仲 10g，续断 10g，桑寄生 15g，怀牛膝 10g，烫狗脊 10g，地鳖虫 3g，降香 6g，桂枝 12g，醋龟板 10g。

操作：强筋壮骨方内服外敷治疗，每天煎药后的药渣，布包，待温度适宜后即可熨烫患者的腰部患处，湿热敷 30～40min，患者若感觉不耐受，及时更换接触面，每天 1 次，连续治疗 2 个月。

疗效：60 例患者经过治疗，治愈 15 例（占 25.0%），好转 38 例（占 63.3%），未愈 7 例（占 11.7%），总有效率为 88.3%。

出处：许雷，杭柏亚．“强筋壮骨方”内服外敷治疗肝肾亏虚型腰椎间盘突出症 60 例临床研究 [J]. 江苏中医药 ,2018,50(9):41–42.

7. 中央型

方法一：痹痛散

穴位：阿是穴、腰阳关、大肠俞、关元俞、腰眼、阳陵泉、环跳等。

方药：牡丹皮、马钱子、两面针、秦艽、闹羊花等。

操作：将以上药物按一定比例研成粉剂，用水、蜜糖开成糊膏状热敷穴位，每次每穴约 5～10g 可根据病情加减，每次外敷 6～7h，若患者皮肤刺激较大，可缩短外敷时间，隔天 1 次，7 次为 1 个疗程。

疗效：33 例患者经过治疗，治愈 13 例（占 39.4%），显效 16 例（占 48.5%），无效 4 例（占 12.1%），总有效 29 例，总有效率为 87.9%。

出处：庄子齐，王朝荣，郭彤．痹痛散外敷治疗急性中央型腰椎间盘突出症临床研究 [J]. 广州中医药大学学报 ,2000(1):27–29.

方法二：痹痛散

穴位：环跳、大肠俞、肾俞、次髎、阿是穴等。

方药：马前子、川乌、穿山甲、地龙、威灵仙等。

操作：将以上药物按比例为 1∶2∶3∶4∶5 打成散剂，用时加蜜糖调成药膏状，加热后趁热敷于以上穴位，每天 1 次，每周 6 次，每次每穴敷药 5～8g，第 2 天取出再换药，12 次为 1 个疗程。

疗效：30 例患者经过 2 个疗程治疗后，疗效优者 11 人（占 37%），疗效良者 10 人（占 33%），疗效可者 7 人（占 23%），疗效差者 2 人（占 7%），疗效优良者 21 人，疗效优良率为 70%。

出处：王锴，潘文宇，洪文，等．针刺和外敷中药治疗中央型腰椎间盘突出症急性期临床观察 [J]. 广东医学 ,2003(6):664–665.

8. 其他类型

方法一：遂芥散

穴位：突出椎间隙、环跳、承扶、委中、承筋、阳陵泉。

方药：甘遂 50g，白芥子 50g，没食子 50g，千金子 50g，牙皂 40g，威灵仙 40g，全蝎 40g，蜈蚣 40g，地龙 30g，地鳖虫 30g，丁香 60g，肉桂 60g，雄黄 60g，冰片 100g。

操作：将以上药物共研极细末，密闭保存备用，临用取上药末 2g，醋调成膏状，制成直径约 1cm 的药饼置麝香壮骨膏中外敷，3 天换药 1 次，15 天为 1 个疗程。

疗效：40 例中治愈 29 例，好转 9 例，无效 2 例，总有效率为 95.0%。

出处：孙治东，王娟娟 . 穴位贴敷治疗腰椎间盘突出症 40 例疗效观察 [J]. 中国针灸 ,1998, 18(2):107–108.

方法二：蝎蚣散

穴位：突出椎间隙、突出物椎旁患侧 1.5cm 处、环跳、承扶、委中、阳陵泉、昆仑。

方药：独活、甘遂、全蝎、蜈蚣、防风、延胡索、制二乌、丹参、桑寄生、地龙、土鳖虫、丁香、肉桂、冰片等。

操作：将以上药物共研极细末，封闭保存备用，用时取上药末 2g，醋调成膏状药饼（直径约 1cm），置于伤湿止痛膏中行穴位贴敷，3 天换药 1 次，15 天为 1 个疗程。

疗效：治愈（腰腿痛消失，直腿抬高试验 70 度以上，能恢复工作）78 例，好转（腰腿痛减轻，腰部活动功能改善）33 例，无效（症状体征无改善）9 例。

出处：孙治东，王娟娟 . 穴位贴敷治疗腰椎间盘突出症 40 例疗效观察 [J]. 中国针灸 ,1998,18(2): 107–108.

方法三：乳没散

穴位：华佗夹背穴、环跳、承扶、委中、承筋、阳陵泉。

方药：乳香、没药、甘遂、皂刺、威灵仙、全蝎、地龙、肉桂、巴戟天、雄黄、冰片各 50g。

操作：将以上药物经超微粉碎，外加皮肤透入剂，用温水调成糊状，每天外敷 1 次，5 天为 1 个疗程，休息 2 天。

疗效：60 例中治愈 30 例，好转 30 例，无效 0 例，总有效率 100%。

出处：王岩，杨一丁，葛倩 . 中药穴位外敷法治疗腰椎间盘突出症 60 例临床观察 [J]. 首都医药 ,2006(8):50.

方法四：乌金散

穴位：腰眼、肾俞、八髎、阿是穴。

方药：生川 15g，草乌 15g，乳香 30g，没药 30g，何首乌 30g，金虫（金龟子）10g，红花 15g，冰片 10g，皂角刺 9g。

操作：骶管注射疗法配合中药外敷治疗，将以上药物研细末陈醋调和，敷于以上穴位，用胶布固定，热水袋热敷，每天 1 次，7 次为 1 个疗程。

出处：窦松柏 . 骶管注射疗法配合中药外敷治疗腰椎间盘突出症 48 例 [C]// 全国第 16 届针灸临床学术研讨会、全国第 11 届耳穴诊治学术研讨会、当代临床治验论坛暨中西部十省区学术研讨会论文集 ,2008.

方法五：椎痛消膏

穴位：阿是穴（突出椎间隙压痛点）、肾俞、大肠俞、环跳、殷门等。

方药：Ⅰ号膏适用于血瘀气滞型：当归、川芎、桃仁、红花、五灵脂、乳香、没药、丹参、秦艽、香附、地龙、川牛膝、生黄芪；Ⅱ号膏适用于风寒湿型：制川乌、独活、防风、秦艽、桑寄生、杜仲、川牛膝、当归、川芎、熟地黄、白芍、党参、茯苓。

操作：将以上药物焙干，混合粉碎过 100 目筛，再将药粉密闭保存，临床应用时，用鲜姜汁配适量甘油，将药粉调合成药膏，制成每个直径 1cm 厚 0.5cm 的药饼，贴敷到以上穴位上，并加盖油纸，外贴胶布，每 3 天换药 1 次，连续 5 次（15 天）为 1 个疗程，共观察治疗 2 个疗程。

疗效：治疗 2 个疗程后，90 例患者中治愈 63 例（占 70%），好转 15 例（占 16.67%），未愈 12 例（占 13.33%），总有效率为 83.3%。

出处：孟志富 . 椎痛消膏穴位贴敷治疗腰椎间盘突出症临床研究 [J]. 中国城乡企业卫生 ,2007(5):89–90.

方法六：骨刺外敷散

穴位：肾俞（双侧）、气海俞（双侧）、环跳（患侧）、承扶（患侧）、委中（患侧）、阳陵泉（患侧）、承山（患侧）、昆仑（患侧）。

方药：川乌、草乌、鸡血藤、威灵仙、骨碎补、白芥子、乳香、没药。

操作：穴位贴敷结合腰椎牵引治疗，将以上

药物各等份研为细末备用，用时取药末以陈醋调为糊状，取1元硬币大小敷于以上穴位处，隔24h后换药1次。

疗效：痊愈42例（占61.76%），显效18例（占26.47%），好转7例（占10.29%），无效1例（占1.47%），总有效率为98.53%。

出处：徐立刚，梁佳树．穴位贴敷结合腰椎牵引治疗腰椎间盘突出症68例[J]. 中医外治杂志，2010,19(3):20–21.

方法七：桃红膏

穴位：双侧肾俞、腰阳关、承山、阳陵泉、阿是穴等。

方药：生南星30g，生草乌30g，土细辛10g，川芎10g，桃仁12g，红花12g，五灵脂10g，生没药12g，丹参10g，秦艽15g，香附10g，地龙10g，冰片3g，当归10g，木瓜10g，细辛10g，酒大黄50g，蓖麻油15ml、蜂蜡20g，生松香200g，聚异丁烯100g，薄荷冰3g，氮酮3ml等。

操作：将以上药物制成膏剂，贴于以上穴位，每2天贴1次，6天为1个疗程，疗程间隔2天，共治疗3个疗程。

疗效：60例患者治疗结束时，治愈28例，显效14例，有效12例，无效6例，总有效率为90.0%；治疗结束6个月时，治愈28例，显效10例，有效12例，无效10例，总有效率为83.3%；治疗结束12个月时，治愈21例，显效15例，有效12例，无效12例，总有效率为80.0%。

出处：郑兆俭，夏盈盈，陈挺雪，等．穴位贴敷治疗腰椎间盘突出症疗效观察[J]. 上海针灸杂志，2011,30(4):246–247.

方法八：苍芎膏

穴位：肾俞、膀胱俞、气海俞、大肠俞、腰阳关等。

方药：川芎、红花、乳香、苍术、没药、杜仲、全蝎、血竭等。

操作：将上述中药研细末后，用白酒调匀至膏状，将药制成2cm×2cm大小饼状，用胶布固定于以上穴位，每次可贴敷2～4h。

疗效：30例患者中治愈8例，好转13例，有效7例，无效2例，总有效率为93.3%。

出处：崔绍，滕永波．推拿配合穴位敷贴法治疗腰椎间盘突出症临床疗效分析[J]. 中国卫生产业，2011,8(19):24.

方法九：断乌膏

穴位：委中（患侧）、肾俞（双侧）、大肠俞（双侧）、腰阳关、阿是穴。血瘀证加膈俞；寒湿证加大椎；湿热证加阴陵泉；肝肾亏虚证加命门、肝俞。

方药：川续断、川乌、草乌、马钱子、三七。

操作：穴位贴敷结合电针治疗，将上述药物按10∶5∶5∶6∶10的比例研成粉剂，用时调成糊膏状，贴敷于以上穴位，每穴位的药膏上敷以规格2cm×4cm的医用胶布固定，嘱患者4h后自行撕脱，如果敷后局部有烧灼疼痛难忍感、明显瘙痒感或其他不适感，可提前取下，治疗隔天1次，每周3次，每3次休息2天，3周为1个疗程，连续治疗2个疗程结束。

疗效：使用穴位贴敷药方具有强筋骨、温经通络、化瘀止痛的作用。从药理学研究看出，使用穴位贴敷药方可以促进腰椎间盘突出症患者局部组织的炎性吸收，减少局部疼痛。

出处：罗燕君．穴位贴敷结合电针治疗腰椎间盘突出症的临床研究[D]. 广州：广州中医药大学，2011.

方法十：苏红膏

穴位：腰阳关、腰椎夹脊穴、环跳、阿是穴等。

方药：马钱子、苏木、红花、自然铜等。

操作：中药热敷结合穴位贴敷治疗，将上述中药磨成粉末，用蜂蜜调成糊状，捏成直径5cm大小的药饼置于以上穴位，每天1次，1周为1个疗程，治疗2～3个疗程。

疗效：40例患者中治愈18例，好转21例，无效1例，总有效39例，总有效率为97.50%。

出处：王宝玉，陈婷婷．中药热敷结合穴位贴敷治疗腰椎间盘突出症40例[J]. 中国中医急症，2011,20(9):1527–1528.

方法十一：维药膏

穴位：腰部夹脊穴、环跳、秩边、阿是穴。

方药：维药起尔玛欧克（音）、威灵仙、葛根、透骨草、红花等。

操作：电针结合维药外敷治疗，将上述药物按照4∶2∶2∶1∶1的比例，用75%的酒精浸泡，以酒精刚好浸没药物即可，24h以后备用，每次每穴取5g糊状药物，制成$1cm^2$的药饼，贴于以上穴位，纱布覆盖，胶布固定，至少保留12h。

疗效：经治20天后，电针结合维药贴敷组患者症状积分值下降大于电针组和维药贴敷组，说明电针结合维药贴敷的疗效要优于单纯电针治疗和单纯维药贴敷治疗。

出处：郭玉峰，艾炳蔚，苏建春，等.电针结合维药外敷治疗腰椎间盘突出症30例[J].河南中医,2013,33(3):379-380.

方法十二：消瘀膏

穴位：腰阳关、命门、肾俞、阿是穴等。

方药：生川乌、生南星、白芷、川断、赤芍等。

操作：将上述药物适量平铺在棉垫上，贴敷于以上穴位，每次2～3个穴位，每次4～6h，每周6次，15天为1个疗程，2个疗程后观察治疗效果。

疗效：30例患者中治愈21例（占70.0%），显效4例（占13.3%），有效5例（占16.7%），无效0例。

出处：陆芳.消瘀膏穴位贴敷联合针灸治疗腰椎间盘突出症的护理[J].护理学杂志,2012,27(2):48-49.

方法十三：萸芥膏

穴位：环跳（患侧）、承扶（患侧）、阳陵泉（患侧）、委中（患侧）、肾俞（双侧）、气海（双侧）。

方药：姜黄、大黄、吴茱萸、白芥子、木瓜。

操作：穴位贴敷结合中药熏蒸治疗，将以上药物各等份研为细末备用，用时取药末以姜汁调为糊状，取1元硬币大小敷于以上穴位处，每天1次，每次贴0.5～2h，患者觉轻微灼热或刺痛即可摘除，10天为1个疗程。

疗效：32例患者中治愈22例，好转8例，无效2例，总有效率为93.75%。

出处：宋晓勤，曹少玲，何洁茹.穴位贴敷结合中药熏蒸治疗腰椎间盘突出症疗效观察及护理要点[J].甘肃中医学院学报,2012,29(1):45-46.

冀金莲.中药熏蒸联合穴位贴敷治疗腰椎间盘突出症的效果观察及护理[J].全科护理,2013,11(18):1654-1655.

方法十四：活血止痛膏

穴位：大肠俞、肾俞、腰阳关、环跳、命门、秩边、足三里、阿是穴等。

方药：川乌、乳香、没药、川续断、牛膝、红花、苏木、川芎、血竭、透骨草、石菖蒲等。

操作：将活血止痛膏贴于以上穴位，每次4～5穴，敷药8h后取下，每周3次，3周1个疗程。

疗效：治愈82例，好转36例，无效9例。

出处：朱金星，于培俊，林娜.中药穴位贴敷治疗腰椎间盘突出症103例[J].光明中医,2012,27(2):325-326.

方法十五：威藤膏

穴位：阿是穴。

方药：威灵仙30g，千年健15g，透骨草15g，徐长卿12g，伸筋草15g，鸡血藤15g，青风藤15g，制川乌15g，制草乌15g，肉桂9g，白芷15g，细辛6g，川芎15g，醋莪术15g，三棱15g，血竭9g，丁香9g，枳壳9g，虎杖30g，醋乳香9g，醋没药9g，醋延胡索15g。

操作：穴位贴敷结合微波照射治疗，将以上药物共研细末，加入凡士林及L-薄荷醇调匀成膏，均匀涂布于保护膜上，贴敷于腰部疼痛部位阿是穴，然后用微波治疗仪调至20W照射敷药部位，每次治疗15min，每天2次，1周为1个疗程。

疗效：显效、有效、无效分别为84例、22例、6例，总有效率为94.64%

出处：姜静.穴位贴敷结合微波照射对腰椎间盘突出症下腰痛干预的疗效观察及护理体会[J].中医外治杂志,2017,26(2):41-42.

【按语】

当前西医对本病治疗虽然有一定疗效，但仍存在其自身局限性，如药物不良反应大、疗程长、手术风险性高、适应性较低、复发率偏高等，且其价格偏昂贵，使患者难以接受，依从性差。而中医传统疗法穴位贴敷治疗腰椎间盘突出症疗效显著，以其“作用直接适应证广、用药安全诛伐无过、简单易学有利推广、疗效确切无创无痛”等特色优点而广泛应用于临床实践中，而且贴敷疗法所用药方配伍组成多来自于临床经验，经过了漫长岁月和历史的验证，疗效显著，且无创伤无痛苦，对于老幼虚弱之体，补泻难施之时，或不肯服药之人，不能服药之症，尤为适宜，比较简便、快捷、经济、有效、低风险、无不良反应的一种治疗方式，有着潜在的发展空间，值得广泛推广应用。

贴敷疗法治疗腰椎间盘突出症，药物运用以细辛、没药、冰片为主，四气分析以温性药物使用频次最多，五味分析以辛味药物最多，主要以活血止痛药与祛风散寒药为主，以归肝经和肾经的药物使用频次最多，贴敷治疗腰椎间盘突出症最常用的经络为足太阳膀胱经和足少阳胆经，运用最多的穴位为肾俞、阿是穴、环跳、腰阳关、大肠俞等。

（二）肱骨外上髁炎

【概述】

肱骨外上髁炎，是以肱骨外上髁部局限性疼痛，并影响伸腕和前臂旋转功能为特征的慢性劳损性疾病。本病称谓较多，如肱桡关节滑囊炎、肱骨外上髁骨膜炎、肱骨外上髁综合征等，因网球运动员较常见，故又称网球时。本病多见于男性，以右侧多见。常见的症状包括肘部外侧疼痛、灼热，握力减弱，或活动前臂时关节弹响。在大多数情况下，网球肘引起的疼痛从轻微开始，并逐渐加重，部分患者在用力握拳、伸腕时可因疼痛而无法持物。严重者甚至在进行拧毛巾、扫地等日常活动时也会感到困难。

肱骨外上髁炎在中医学中属于属“筋痹”“伤筋”范畴。按发病部位属于“肘痹”范畴。肘部受到风寒湿侵袭筋脉，寒湿主凝滞，导致气血痹阻，不通则痛。抑或因患者年迈体弱，气血不足，肝肾亏虚，不能濡养筋脉，关节屈伸不利，不荣则痛。本病病机多为本虚标实，素体肝肾亏虚，气血虚弱，外受风寒湿之邪侵袭。此外肘臂筋骨劳伤也是本病发病的重要原因。

【现代穴位贴敷文献】

方法一：三桃方

穴位：患侧手三里、曲池以及患侧阿是穴。

方药：延胡索、三七、桃仁、丹参、赤芍、川芎等共制。

操作：患者肘部皮肤常规清洁后，将活血止痛贴敷于穴位上，贴敷时长为 8h。

疗效：三桃方穴位贴敷疗法联合体外冲击波治疗肱骨外上髁炎，在疼痛评分、上肢功能评分以及患者网球肘评价等方面均明显优于单纯体外冲击波治疗，能够更好地发挥止痛、促进患肘功能恢复的作用。

出处：何国文，高大伟，胡栢均，等．穴位贴敷疗法联合体外冲击波治疗肱骨外上髁炎 30 例 [J]. 中国中医骨伤科杂志，2022,30(7):61–64.

方法二：双乌贴

穴位：阿是穴、曲池、手三里。

方药：川乌、草乌、马钱子、细辛、冰片、川椒。

操作：成人每次贴药时间为 1～2 天，儿科患者贴药时间为 12～24h。

疗效：总有效率为 66%，显效 6%，有效 60%，其中优良率明显，对于无效病例主要考虑到与患者病情或疾病程度、治疗疗程有关，配合其他物理治疗，部分患者也出现明显效果。因此，中药贴敷对患者缓解疼痛、提高疗效，有显著的治疗优势，并且中药穴位贴敷具有“操作简单、制作方便、效果良好，费用低廉”的优势与特点，值得临床推广。

出处：宋宇锋，张昱．中药穴位贴敷辅助治疗颈肩腰腿痛的疗效分析 [J]. 中国药物与临床，2016,16(2):271–272.

方法三：芥芷膏

穴位：手三里、曲池、阿是穴。

方药：白芥子 10g，芦荟 10g，白芷 15g，细辛 6g，草乌 5g，川乌 5g，皂角 10g，桃仁 10g，红花 10g。

操作：贴敷时间为 4～6h，每天贴敷 1 次，10 次为 1 个疗程。

疗效：治疗 1 个疗程后，右肘部外侧疼痛减轻，活动稍有改善，治疗 3 个疗程后，疼痛消失，肘部活动自如。穴位贴敷既刺激腧穴，又通过特定药物在特定部位吸收以达到治疗的目的。通过选择和配伍白芥子、红花等辛温发散的药物，使穴贴具有活血散瘀、通利关节的作用。

出处：王巍巍，刘路迪，王富春．青龙摆尾针法结合穴位贴敷治疗肱骨外上髁炎验案举隅 [J]. 中国民族民间医药，2020,29(21):84–85.

方法四：二荆膏

穴位：阿是穴。

方药：蔓荆子、紫荆皮、当归、木瓜、丹参、赤芍、片姜黄、独活、羌活、川牛膝、威灵仙、防风、马钱子、川芎，秦艽，连翘、甘草共制。

操作：患肢微屈肘，用纱布缠绕固定好，以防贴敷药物脱落与渗漏，24h更换，2周为1个疗程。

疗效：53例患者显效32例，16例好转，5例无效，总有效率为91%。使用中药贴敷经皮肤渗透于机体肌肉关节内，起到活血化瘀，消炎止痛的作用，起效快，效果佳，不良反应小，镇痛效果明显优于其他西药，配以病因健康教育，深受患者信赖，使患者能快速止痛，减轻痛苦，并将对生活的影响逐步降低，从而提高生活质量。

出处：尹华.53例网球肘的中药贴敷施护体会[J].世界最新医学信息文摘,2018,18(68):230,232.

方法五：网球肘膏

穴位：阿是穴、曲池。

方药：羌活5g，独活5g，桂枝5g，秦艽5g，鸡血藤30g，乌梢蛇30g，木瓜10g，川芎10g，川乌5g，草乌5g，乳香5g，木香3g。

操作：外盖纱布，胶布固定，每3天更换1次。

疗效：临床屡用，效果奇佳。

出处：《外治新悟》，方名为编者拟加。

方法六：活血止痛膏

穴位：阿是穴。

方药：乳香6g，没药6g，参三七6g，桃仁6g，广地龙6g，刘寄奴6g，丹参6g，血蝎4.5g，香白芷4.5g，红花4.5g。

操作：上盖纱布，胶布固定。隔天换药1次，至愈为度。

疗效：临床屡用，效果颇佳。

出处：《外治新悟》，方名为编者拟加。

方法七：斑丁粉

穴位：阿是穴。

方药：斑蝥粉、丁香粉共制。

操作：以75%酒精将上药调成糊状，置于明显的压痛点上，用胶布固定，待3～4h局部有灼热疼痛感时，撕去胶布，洗去敷药，见局部皮肤潮红（若已经起疱，可用三棱针刺破，用消毒纱布包扎，以防感染）。

疗效：一般在2～3天后疼痛消失。笔者用斑丁粉治疗肱骨外上髁炎，35例疼痛消失，26例明显诚轻，2例无效。

出处：《浙江中医杂志》1981年第3期。

方法八：斑雄散

穴位：阿是穴。

方药：斑蝥、雄黄共制。

操作：将斑蝥与雄黄按比例研末搅匀，装瓶备用。使用时以斑雄粉少许调入适量蜂蜜成厚糊状，如绿豆大小，贴敷在患侧肱骨外上髁至桡骨颈突间找出最明显的压痛点即阿是穴上，以胶布固定，8h起疱后揭去胶布。如局部水疱较小者5～7天后可自行吸收，水疱较大者可用消毒三棱针穿刺排液，并用消委纱布覆盖，以防感染。

疗效：临床运用斑雄粉贴敷治疗肱骨外上髁炎100例，痊愈91例（肘关节外侧疼痛消失，功能恢复，随访半年未见复发），好转7例（局部疼痛减经，功能有改善），无效2例（治疗2次后无明显好转，改用他法者），总有效率为98%，疗效明显，值得临床推广。

出处：高素秋.天灸治疗肱骨外上髁炎100例[J].江苏中医,1999(6):39.

方法九：药油膏

穴位：阿是穴。

方药：生草乌100g，雪上一枝蒿100g，麻黄150g，白芥子150g，花椒150g，细辛150g，乳香150g，没药150g，五灵脂150g，冰片60g。

操作：将上药共碾细末，用冬青油适量调成厚糊状，装瓶密封，隔天搅拌1次，使药物充分混匀，2周后可用。治疗时取药糊适量摊于麝香止痛膏或胶布中心，贴于肱骨外上髁疼痛最敏感处（即阿是穴），以胶布固定，四周不外溢为度，每天换药1次。

疗效：临床采用药油治疗52例，换药5次治愈36例，占69.2%;换药10次治愈14例，占26.9%;无效2例，占13.4%。总有效率为96.1%。总有效率高，在治疗肱骨外上髁炎方面值得临床推广借鉴。

出处：晋心明，潘安洲.药油膏外敷治疗肱

骨外上髁炎 [J]. 中医外治杂志 ,1996(5):48.

方法十：毛茛饼

穴位：阿是穴。

方药：鲜毛茛茎叶。

操作：取鲜毛茛茎叶适量洗净切碎捣烂，做成约铜钱大小的扁圆形泥饼（厚约 0.5cm）。将毛茛饼敷贴于肱骨外上髁疼痛最明显处，在药饼上盖一张稍大于药饼范围的不吸水纸（如钢板蜡纸），再盖上敷料用胶布固定即可。在 1～2h 内局部有灼热辣痛感，当皮肤充血发红时，取下药饼，经 4～6h 内局部轻度红肿疼痛并逐渐起水疱，至 1～2 天后水疱还渐增大。在水疱全部覆盖原药液弥散范围并极度充盈时，用消毒空针管反复将疱液抽出，以消毒敷料覆盖或包扎，以防感染。约经数天后局部组织逐渐恢复，短期局部皮肤有色素沉着，经久消退。

疗效：临床采用毛茛饼治疗肱骨外上髁炎 24 例，经 1 次治疗后痊愈 18 例，显效 4 例，无效 2 例。总有效率为 91.7%，有较高有效率，且无不良反应，值得临床推广。

出处：陈森然 . 毛茛外敷治疗肱骨外上髁炎 24 例效果观察 [J]. 安徽中医学院学报 ,1985(4):39.

方法十一：腱鞘炎膏

穴位：阿是穴。

方药：干姜 4.5g，炒草乌 24g，肉桂 30g，香白芷 90g，南星 30g，炒赤芍 10g，没药 30g，乳香 15g，细辛 15g，炒大黄 4.5g。

操作：上药共研细末，再加入麝香 3g（也可用冰片代替），混匀后，用凡士林调成糊膏状，密贮备用。贴敷时取药膏适量贴于患处压痛最明显的部位，上盖油纸，纱布包扎即可。隔天换敷 1 次。

疗效：治愈 48 例，好转 20 例，无效 2 例，总有效率为 97.1%。

出处：《中国灸法集粹》。

方法十二：活血止痛膏

穴位：阿是穴。

方药：乳香 6g，没药 6g，参三七 6g，桃仁 6g，广地龙 6g，刘寄奴 6g，丹参 6g，血竭 4.5g，香白芷 4.5g，红花 4.5g。

操作：均匀敷于阿是穴（痛点），上盖纱布，外用胶布固定，隔天更换 1 次，至愈为度。

出处：《穴位贴敷治百病》。

方法十三：网球肘膏

穴位：阿是穴、曲池。

方药：羌活 5g，独活 5g，桂枝 5g，秦艽 5g，鸡血藤 30g，乌梢蛇 30g，木瓜 10g，川芎 10g，川乌 5g，草乌 5g，乳香 5g，木香 3g。

操作：外用胶布固定，3 天更换 1 次，至愈为度。

出处：《穴位贴敷治百病》。

方法十四：消痛贴

穴位：阿是穴。

方药：麻黄 100g，生半夏 100g，生天南星 100g，白芥子 100g，生草乌 60g，生川乌 60g，白芷 60g，细辛 60g，桃仁 60g，红花 60g，血竭 40g，吴茱萸 80g，麝香 2g，冰片 70g。

操作：外用绷带包扎固定，每天更换 1 次，7 次为 1 个疗程。

出处：《图解贴敷疗法》。

方法十五：龙甲方

穴位：阿是穴。

方药：川芎 20g，桃仁 20g，红花 20g，威灵仙 20g，地龙 20g，炮穿山甲 20g，乳香 20g，没药 20g，川乌 6g，鸡血藤 15g。

操作：将药饼置于纱布上，外敷于肱骨外上髁压痛点处，以胶布固定，再以热水袋热敷患处 30min，每天 1 次，每次 8h，15 天为 1 个疗程。

疗效：经 1 个疗程治疗 95 例中，痊愈 87 例，显效 4 例，好转 2 例，无效 2 例，总有效率为 98%。

出处：张志刚 . 小针刀结合中药外敷治疗肱骨外上髁炎 95 例 [J]. 光明中医 ,2011,26(3):546.

方法十六：南星膏

穴位：阿是穴。

方药：生南星、没药、白芷、川椒、红花、五加皮、土鳖虫、穿山甲、桑白皮共制。

操作：涂抹于肘关节患处，外用绷带包扎，隔天清洗干净患处药渣后换药 1 次，14 天为 1 个疗程。

疗效：以上患者经过 1～3 个疗程的治疗，治愈 45 例（占 80.36%），好转 8 例（占 14.28%），无效 3 例（5.36%），总有效率为 94.64%。

出处：张淑宁 . 中药内服外敷治疗肱骨外上

髁炎临床观察 [J]. 山西中医 ,2013,29(11):16–17.

方法十七：中药热敷散

穴位：阿是穴。

方药：刘寄奴 15g，秦艽 15g，独活 15g，续断 15g，艾叶 20g，牛膝 20g，桑寄生 20g，当归 20g，川乌 10g，红花 10g，大黄 10g，樟脑 10g，白附子 10g，草乌 10g，花椒 10g，干姜 10g，冰片 3g，黄丹 30g，伸筋草 30g。

操作：将上药置于容器内，用药物醋均匀撒在药袋上，润透，置锅中蒸热 30min，待温度适宜后热敷于患处，每次 30～50min，早晚各 1 次，每剂药可用 3 天，10 天为 1 个疗程。

出处：《中药脐疗及穴位敷贴疗法》。

方法十八：自制蜗牛膏

穴位：阿是穴。

方药：鲜蜗牛 30 只，铜钱 1 枚，川乌粉 3g，红花粉 3g，白芷粉 10g，蜂蜜适量。

操作：将蜗牛和铜钱置铁冲筒中捣成糊状后入余药，敷料用绷带包扎，3 天后更换，连敷 3 次为 1 个疗程。

疗效：48 例中，随访 42 例，痊愈（症状消失）24 例；显效（症状基本消失）12 例；好转（症状减轻）5 例。无效（症状无改善）1 例。治疗优良率 85.7%，总有效率 97.6%。

出处：李新建 . 自制蜗牛膏外敷治疗顽固性肱骨外上髁炎 48 例 [J]. 中医外治杂志 ,1996(5).

方法十九：弃杖膏

穴位：阿是穴。

方药：当归尾 12g，细辛 6g，姜黄 12g，紫荆皮 12g，大黄 6g，生川乌 6g，肉桂 6g，丁香 6g，红花 6g。

操作：敷贴于患处，外敷 3～5 天后，去除外用药，洗净皮肤，休息 2 天后重复 1 次。

疗效：共 53 例，显效 24 例，有效 23 例，好转 4 例，无效 2 例，总有效率为 88.68%。

出处：高春兰，夏志道，李金明，梅花针配合中药弃杖膏外敷治疗肱骨外上髁炎 [J]. 中国中医骨伤科杂志 ,1997(5).

方法二十：马钱子膏

穴位：阿是穴。

方药：马钱子 90g，制乳香 90g，制没药 90g，生甘草 90g，生麻黄 120g。

操作：将膏药均匀地摊在纱布上，外敷患处，每 3 天换敷 1 次。

疗效：马钱子膏具有简便、有效、易接受、无任何痛苦的优点，是治疗软组织慢性损伤性疾病的理想外用药。

出处：姜兆俊，刘秀琴 . 马钱子膏在外科临床的应用 [J]. 山东中医杂志 ,1985(2):16.

方法二十一：石氏“消散膏”

穴位：阿是穴。

方药：生麻黄 180g，生半夏 180g，生南星 180g，白芥子 240g，甘遂 180g，大戟 240g，僵蚕 240g，鲜泽漆草 2500g。

操作：外敷患处，每 3～5 天换敷 1 次。

疗效：50 例中，用药 1 次 15 例，2～3 次 25 例，5 次以上 10 例。

出处：石仰山，奚鸿昌 . 石氏“消散膏”治疗网球肘炎临床观察 [J]. 上海中医药杂志，1986(5):21.

方法二十二：中药糊剂

穴位：阿是穴。

方药：朱卷皮 30g，泽兰 30g，伸筋草 30g，当归 30g，官桂 30g，怀牛膝 30g，红花、桃仁 30g，樟脑 30g，广木香 30g，炙乳香 30g，炙没药 30g，白芷 30g，独活 30g，川续断 30g。

操作：外敷患处于局部压痛点，每天 1 换，10 天为 1 个疗程，连续治疗 2～3 个疗程。

出处：《浙江中医杂志》1990 年第 5 期。

方法二十三：斑蝥鸡矢膏

穴位：阿是穴。

方药：斑蝥 65g，鸡矢 20g，雄黄 10g，麝香 3g，冰片 2g。

操作：取一块 4cm×4cm 胶布固定，中央剪黄豆大小圆洞。将“斑蝥鸡矢膏”厚薄均匀地敷在洞中的皮肤上，再以一块四周稍阔 2cm 的胶布覆盖固定。12～24h 后揭去所贴胶布，局部即见灸起的水疱，用消毒剪刀剪去含黄色浆液的水疱，以消毒纱布或黄柏纱条数贴，1～3 天后水疱内浆液自行吸收。

疗效：26 例中痊愈 23 例，好转 3 例，无效 0 例。

出处：朱士顺 .“斑蝥鸡矢膏”冷灸治疗小结 [J]. 江苏中医杂志 ,1987(10):29.

方法二十四：红黄仙膏

穴位：阿是穴。

方药：白芍 10g，川乌 10g，羌活 10g，威灵仙 15g，红花 6g，姜黄 6g，苏木 6g。

操作：每天 1 次

疗效：所有患者全部治愈其中 3 次治愈（疼痛消失，无活动障碍入）者 25 例，6 次治愈者 42 例，10 次治愈者 13 例。

出处：石绍刚，李清梅，牛春安．点刺放血配合中药外敷治疗肱骨外上髁炎 80 例 [J]. 中医外治杂志 ,1995(5).

方法二十五：柏黄膏

穴位：阿是穴。

方药：侧柏叶 60g，大黄 60g，薄荷 30g，黄柏 40g，泽兰 40g。

操作：隔天敷 1 次，3 次为 1 个疗程。

疗效：223 例经 1～2 个疗程治愈 207 例，占 92.82%；有效 13 例，占 5.82%；无效 3 例，占 1.34%。总有效率 98.65%。

出处：龙炳新．中药外敷合手法按摩治疗肱骨外上髁炎 223 例 [J]. 中医外治杂志 ,2002(2):38.

方法二十六：双桂贴

穴位：阿是穴。

方药：附片 50g，桂枝 30g，肉桂 30g，艾叶 20g，细辛 15g，冰片 5g，大黄 5g，乳香 10g，当归 10g，没药 10g。

操作：每隔 1～2h 对患处加温或用红外线照射 0.5h，每天换药 1 次，5 天为 1 个疗程。

出处：《中医外治杂志》1998 年第 6 期。

方法二十七：斑蝥雄黄粉炙

穴位：阿是穴。

方药：斑蝥、雄黄共制。

操作：取适量敷在患侧肱骨外上髁至桡骨颈间最明显的压痛点（即阿是穴）上，并以胶布固定，8～24h 起疱后揭去胶布。如水疱较小者，5～7 天后可自行吸收；水疱较大者，可用消毒三棱针穿刺并用消毒纱布覆盖，以防感染。1 周后创面愈合可重复治疗。

疗效：共治疗 50 例，痊愈 41 例，好转 7 例，无效 2 例，有效率达 96%。

出处：诸晓英．天灸治疗肱骨外上髁炎 50 例 [J]. 中国针灸 ,1997(12).

方法二十八：斑蝥芥寻膏

穴位：阿是穴。

方药：斑蝥、白芥子、寻骨风等份。

操作：以约 4cm×4cm 医用胶布贴敷固定，待 6～10h 局部起一小水疱（外见胶布中央部分隆起，触之有液动感）后，揭去胶布。每周治疗 1 次，3 次为 1 个疗程。

疗效：经 1～2 个疗程治疗后，治愈 31 例，占 75.6%；显效 6 例，占 14.6%；好转 4 例，占 9.8%；总有效率 100%。半年后随访，仅 1 例于治疗后 5 个月复发，但痛势较治疗前为轻，再次治疗后疼痛消除。

出处：邓志坚，徐许新．斑蝥芥寻膏敷贴治疗网球肘 41 例 [J]. 江苏中医药 ,2003(2):38.

方法二十九：大蒜方

穴位：阿是穴。

方药：紫皮大蒜。

操作：将蒜泥涂于阿是穴，外用纱布包裹，候至阿是穴处起小水疱，发热后，将蒜泥洗掉。

出处：《实用中医天灸疗法》。

方法三十：白芥子生草乌方

穴位：阿是穴。

方药：白芥子、生草乌共制。

操作：药面以 2cm×2cm 左右为宜，将患者患侧肘关节用温水洗净，将药糊敷于肱骨外上髁处。观察患侧皮肤，至周围皮肤潮红、有烧灼感并出现水疱为度（如不起疱，可用红花油或解疼镇痛酊代水调药）。除去药糊，创面皮肤常规消毒，以无菌敷料覆盖创面，待其自愈。一次治疗未取效者，待创面修复后可再按上法治疗。

出处：《实用中医天灸疗法》。

【按语】

本病属中医“痹证”范畴，中医学认为，本病是由风、寒、湿、热等邪气闭阻经络，影响气血运行，导致筋骨、关节、肌肉等处发生疼痛或关节屈伸不利。从肌肉解剖学来看，起于肱骨外上髁部有桡侧腕长伸肌、桡侧腕短伸肌、肱桡肌、旋后肌等，它们主要功能为伸腕、伸指，其次为使前臂旋后。当腕背伸或前臂旋后过度都会使附着于肱骨外上髁部的腕伸肌腱、筋膜受到牵拉而致伤，损伤后可形成纤维增生和粘连；纤维粘连进而可刺激肘关节外侧的侧副韧带和环状韧带。使用中药贴敷治疗肱骨外上髁炎，药物经皮肤渗透于机体肌肉关节内，起到活血化瘀，消炎止痛的作用，起效快，效果强，不良反应小，镇痛效果明显优于其他西药。

治疗肱骨外上髁炎选穴一般选取肱骨外上髁压痛最明显处（阿是穴）及手阳明大肠经循行上的曲池、手三里，达到疏经活络、活血散瘀、消炎止痛之目的。药物贴敷于对应穴位，迅速在相应组织器官产生较强的药理效应，直接作用于病所，起到缓急止痛，通络活血的疗效。临床常用的药物有当归、川乌、草乌、斑蝥等，起到除痹止痛、温通经脉、活血通络的作用。通过敷贴药物不断刺激穴位皮肤的末梢神经，促进人体的神经、体液调节作用，提高机体免疫功能。

（三）前列腺炎

【概述】

前列腺炎是一种前列腺组织的炎症，可能是由细菌感染、性生活或长时间憋尿等因素引起的。它是男性常见的泌尿生殖系统疾病之一，在成年男性中很常见，特别是在30岁以上的成年男性中更为普遍。主要症状包括疼痛、排尿困难、尿频、尿急、射精疼痛、会阴部疼痛、会阴部或盆底区域不适等。前列腺炎已经成为男性高发和普遍的疾病，前列腺炎分为四型，Ⅰ型为急性前列腺炎；Ⅱ型为慢性细菌性前列腺炎；Ⅲ型为慢性非细菌性前列腺炎，Ⅳ型为无症状前列腺炎。慢性前列腺炎属于Ⅲ型前列腺炎，占前列腺炎90%以上。

中医学认为前列腺炎属“淋证”“精浊”“白淫”范畴，可为湿热之邪侵入机体，经络阻塞，气滞血瘀；亦可为素体阳虚，寒湿之邪侵入机体以致经络闭阻，气滞血瘀。治疗时需要注重清热利湿、温化寒湿、活血化瘀。

【现代穴位贴敷文献】

1. 气滞血瘀型

方法一：龙蝎散

穴位：神阙、关元、中极、会阴。

方药：三七粉10g，龙血竭10g，海马4g，全蝎10g，醋延胡索20g，白及20g，炒小茴香20g，木香20g，炒青皮20g，乌药20g，川楝子10g，蜜金樱子肉20g，桑螵蛸10g。

操作：穴位贴敷有酸麻胀的“得气”感觉为度，确认准确定穴后进行敷药。

疗效：使用龙蝎散治疗气血瘀滞型前列腺炎的患者在症状指数评分量表评分、世界卫生组织生活质量简明量表评分等方面，相比单纯常规护理的患者均有更好疗效。在临床上值得借鉴与推广。

出处：穆菊，陈丽霞，曹宁，等.中药穴位贴敷联合中医情志护理在气血瘀滞型前列腺炎中的应用[J].光明中医,2020,35(15):2400-2402.

方法二：加味丁桂散贴

穴位：神阙。

方药：丁香3g，肉桂10g，红花6g，细辛3g。

操作：穴位贴敷有酸麻胀的“得气”感觉为度，确认准确定穴后进行敷药。

疗效：丁桂散贴敷神阙穴组总有效率为75%、加味丁桂散贴敷神阙穴组临床总有效率为85%。在中医证候总评积分上，使用加味丁桂散的患者也拥有更好的改善效果。加味丁桂贴在疗效显效方面以及症状缓解方面均有更好的临床表现，值得临床借鉴。

出处：薛珊珊.加味丁桂散贴敷神阙穴治疗慢性前列腺炎（气滞血瘀型）临床研究[D].北京：北京中医药大学,2020.

方法三：化瘀散贴

穴位：中极。

方药：白胡椒30g，乳香15g，没药15g，冰片5g。

操作：隔天1次，每次12h，10次为1个疗程，治疗期间停用其他药物。

疗效：经2～6个疗程治疗，治愈13例，有效11例，未愈3例，总有效率为89%。

出处：孙鹏.中药穴位贴敷治疗慢性前列腺炎27例[J].中国民间疗法,2008,16(12):11.

方法四：下焦逐瘀贴

穴位：神阙。

方药：王不留行30g，三棱30g，莪术30g，炒穿山甲（代）15g，川牛膝15g，川芎15g，车前子15g，石菖蒲20g。

操作：3天换药1次，10次为1个疗程。

疗效：下焦逐瘀丹治疗气滞血瘀型慢性非特

异性前列腺炎在治愈率上有着明确的疗效，能够明显缓解患者的症状，且不良反应小，值得临床借鉴推广。

出处：庞保珍，赵焕云．下焦逐瘀丹贴脐治疗慢性非特异性前列腺炎 66 例 [J]. 中医外治杂志，2006(6):28–29.

2. 湿热瘀滞型

方法一：乌延前列腺散

穴位：中极、关元、三阴交、肾俞。

方药：黄柏 20g，川芎 20g，乌药 30g，延胡索 30g，冰片 5g。

操作：每周 2 次，每次 4h，疗程 4 周。

疗效：采用自拟方穴位贴，在临床上有着更高的有效率，能够缓解患者症状，针对湿热瘀结性患者有着更具针对性的治疗，不易复发，不良反应少，值得临床推广。

出处：张玲．穴位贴敷疗法对湿热瘀滞型慢性前列腺炎 / 慢性盆腔疼痛综合征的随机双盲对照临床增效研究 [D]. 成都：成都中医药大学，2021.

方法二：丁桂散

穴位：神阙、关元、中极、会阴。

方药：黄柏、肉桂、丁香、赤芍、延胡索共制。

操作：穴位定位后以拇指指腹或中食指指腹点按、揉按穴位，以患者有酸麻胀的“得气”感觉为度，确认准确定穴后进行敷药，每天 1 次，治疗 30 天，每次 2h。

疗效：慢性前列腺炎湿热瘀滞证患者使用丁桂散治疗后，治疗有效率显著高于单纯使用泽桂癃爽胶囊，且在其他评分表现当中，丁桂散也有更明显的优势表现，无不良反应，患者接受程度高。

出处：周萍，王琰，王燕，等．中药穴位贴敷治疗慢性前列腺炎湿热瘀阻证 40 例临床研究 [J]. 江苏中医药，2016,48(9):58–60.

方法三：清热散贴

穴位：神阙、秩边（双侧）。

方药：大黄 30g，栀子 30g，黄柏 20g，天花粉 20g，白芷 20g，青黛 30g。

操作：隔天 1 次，每次 12h，10 次为 1 个疗程，治疗期间停用其他药物。

出处：孙鹏．中药穴位贴敷治疗慢性前列腺炎 27 例 [J]. 中国民间疗法，2008,16(12):11.

3. 肾阳虚型

方法一：温肾贴

穴位：中极、肾俞关元、阳陵泉、命门、阴陵泉、太溪、三阴交。

方药：熟地黄、怀山药、山茱萸、茯苓、肉桂、车前子、牛膝、泽泻、制附子、牡丹皮、黑芝麻、核桃肉、阿胶、鹿角胶共制。

操作：清晨进行穴位敷贴，每次贴敷选取 5 个穴位，有效皆以穴位区域具有热感为宜，每天 1 次。

疗效：使用温肾贴穴位敷贴组患者总积分比常规治疗组患者减少更为明显，疗效更加优越，值得临床推广与使用。

出处：段陈洁，李腾，段文丽．穴位敷贴对肾阳虚型慢性非细菌性前列腺炎的疗效观察 [J]. 中国性科学，2018,27(12):21–24.

方法二：温肾贴 2 号

穴位：神阙、关元、中极、足五里（双侧），子宫（双侧）。

方药：乌药 60g，桂枝 18g，吴茱萸 60g，白芥子 20g，小茴香 42g，炮姜 12g，蛇床子 30g，菖蒲 30g，延胡索 60g，丁香 12g，肉桂 40g，苏合香 20g，蜈蚣 4 条。

操作：用姜汁调和制丸，每粒 1.5g。配以适量促溶剂提高透皮吸收能力，使药物既溶解充分。每天 1 次，每次贴 6～8h。

疗效：使用穴位贴敷联合治疗的患者在改善尿路症状、放射痛症状、性功能障碍、全身症状积分及总分等方面优于单纯口服汤剂治疗的对照组。

出处：余长飞．金匮肾气丸联合穴位敷贴治疗肾阳不足型慢性前列腺炎的临床观察 [D]. 哈尔滨：黑龙江省中医药科学院，2016.

方法三：温阳散贴

穴位：神阙、秩边（双侧）。

方药：附子 30g，肉桂 30g，干姜 30g，小茴香 30g，苍术 20g，丁香 10g。

操作：隔天 1 次，每次 12h，10 次为 1 个疗程，治疗期间停用其他药物。

出处：孙鹏．中药穴位贴敷治疗慢性前列腺

炎 27 例 [J]. 中国民间疗法 ,2008,16(12):11.

4. 其他类型

方法一：路通贴

穴位：神阙、会阴、肾俞（双侧）。

方药：川芎 15g，桔梗 15g，木通 10g，山药 10g，鸡内金 15g，吴茱萸 10g，黄芪 10g，熟地黄 10g，桃仁 15g，肉桂 5g，黄柏 15g，夏枯草 15g，败酱草 15g，蒲公英 15g，路路通 10g，苍术 10g，白鲜皮 10g，紫花地丁 15g。

操作：所有药物研成粉末，混合均匀后，用适量甘油和白醋调匀放入敷贴，贴在神阙、会阴、肾俞穴位上。每天 1 次，每次 15min，2 周 1 个疗程，连续使用 2 个疗程。

疗效：使用盐酸坦洛新胶囊治疗的同时联合使用中药穴位贴敷治疗总有效率为 90.48%，明显高于单纯使用盐酸坦洛新胶囊治疗的总有效率为 71.43%，疗效明显。

出处：王志平 , 王军 , 周洪 . 中药穴位贴敷联合盐酸坦洛新胶囊治疗慢性前列腺炎的效果观察 [J]. 内蒙古中医药 ,2021,40(8):126-127.

方法二：前列腺灸Ⅱ型

穴位：气海、神阙、中极。

方药：大黄、龙胆草、丹参、金钱草、王不留行共制。

操作：每次留置 12h，每天 1 次。

疗效：使用前列腺灸Ⅱ型的患者的前列腺压痛明显缓解，前列腺液检查白细胞计数下降，评分明显优于单纯使用西药治疗。

出处：张以情 , 刘娜 . 前列腺超声波治疗机联合穴位贴敷辅治前列腺炎临床观察 [J]. 实用中医药杂志 ,2023,39(4):708-710.

方法三：黄虎白芎散

穴位：神阙、中极、关元、肾俞（双侧）。

方药：黄柏、虎杖、白芷、当归、川芎、肉桂、延胡索共制。

操作：将制好的敷贴贴于上述穴位，每次 4h，每天 1 次。

疗效：中药穴位贴敷联合中药灌肠患者的治疗总有效率为 93.75%，有效率高于口服西药的 79.17%。

出处：王欢 , 胡香君 , 潘俊卿 , 等 . 穴位贴敷联合中药灌肠治疗Ⅲ型前列腺炎临床观察 [J]. 中国中医药现代远程教育 ,2021,19(15):41-44.

方法四：芎柏前列散

穴位：次髎（双侧）、中极、关元、会阴、长强。

方药：黄柏 10g，川芎 10g，赤芍 10g，白芷 10g，肉桂 6g，片姜黄 10g，头花蓼 4g，冰片 1.5g。

操作：保留 12h，间隔 12h 后更换新贴。每天治疗 1 次， 8 次为 1 个疗程，连续治疗 2 个疗程，疗程间休息 2 天。

疗效：将符标准的患者随机分为穴位贴敷组和灌肠组，每组 36 例。穴位贴敷组治疗后评分降低显著，灌肠组治疗后评分亦降低显著；两组治疗后比较，穴位贴敷组评分降低较灌肠组更明显。说明芎柏前列散穴位贴敷和如意金黄散保留灌肠加毫米波照射前列腺均能改善Ⅲ型前列腺炎综合征患者的临床症状，且芎柏前列散穴位贴敷疗效更佳。

出处：刘绍明 , 息金波 , 陈小均 , 等 . 芎柏前列散穴位贴敷治疗Ⅲ型前列腺炎综合征临床观察 [J]. 中国针灸 ,2012,32(3):201-204.

方法五：前列清巴布贴

穴位：神阙。

方药：马鞭草 30g，虎杖 30g，王不留行 30g，乳香 15g，肉桂 10g，麝香 0.05g。

操作：采用前列清巴布贴贴脐治疗，5 天 1 换。

疗效：使用前列清巴布贴比单纯使用栓剂有着更好的临床疗效，值得临床推广。

出处：刘涛 , 贺菊乔 , 袁轶峰 , 等 . 前列清巴布贴贴脐治疗慢性非细菌性前列腺炎 30 例临床观察 [J]. 中医药导报 ,2011,17(9):19-20,22.

方法六：长强穴位贴

穴位：长强。

方药：小茴香、台乌药、香附、赤芍、虎杖、鱼腥草、黄柏、麝香共制。

操作：每天 1 换，治疗 30 天。

疗效：将全部病例分成长强敷贴组、非长强穴敷贴组及针刺组各 40 例，强敷贴组有效率为 87.5%，非长强穴敷贴组有效率为 55%，针刺组有效率为 60.0%，长强敷贴组优于非长强穴敷贴组与针刺组。使用穴位贴敷贴于长强穴可以很好地治疗前列腺炎，且疗效确切。

出处：陈胜辉，陈伊，姚文亮，等.长强敷贴治疗慢性前列腺炎疗效观察[J].辽宁中医杂志，2009,36(2):229–231.

方法七：消淋化浊贴

穴位：神阙。

方药：丹参6g，赤芍6g，益智仁6g，王不留行5g，穿山甲5g，车前子5g，黄柏10g，冰片3g。

操作：48h换药1次，14天为1个疗程。

出处：《中药贴敷疗法》。

【按语】

湿热、血瘀是该病中医病机的两个基本因素。湿热蕴结下焦，湿热入络，气血瘀滞，导致腺体病变，故本病早期以湿热为主，而在中期则表现为湿热夹瘀。治疗当以清利湿热为主，祛瘀止痛为要。穴位是微循环密集开放的集中点，经络现象是人体微循环系统与包围血管的肌肉以及支配微循环的神经系统相互作用的功能表现。通过穴位贴敷，使药物通过局部渗透等综合作用而达到通其经脉、调整气血的目的，使阴阳归于相对平衡，脏腑功能趋于调和，从而改善前列腺炎的所有症状。药物通过穴位进入皮肤吸收，直接进入血液循环发挥其药理作用，使药物的生物利用度得到了充分的发挥，增强了疗效。通过刺激穴位，可发挥经络系统的全身调节作用。本病的基本病机为本虚标实，本虚在脾肾两脏，标实为气滞、湿热、血瘀等。在治法上应遵循温肾健脾，清热燥湿化瘀的原则。

临床应用穴位贴敷法治疗本病，取穴多以任脉、足太阴脾经，足少阴肾经为主，其中关元、中极、三阴交等温肾健脾为主的穴位占大多数，部分疾病具有针对性选穴，如丰隆、阴陵泉。在临床药物选择上，常选用乌药、牛膝、当归、川芎等温肾补阳、活血通络的药物，配合车前子、龙胆草等清利下焦湿热的药物，直达病所，起到治疗前列腺炎的作用。

（四）乳腺增生

【概述】

乳腺增生症是乳腺正常发育和退化过程失常导致的乳腺结构紊乱的非肿瘤性病变，好发于20—50岁女性，占全部乳房疾病的70%，目前乳腺增生的发病率有逐年上升的趋势，属中医“乳癖”范畴。中医学认为，本病多由于肝气郁结、劳倦内伤、饮食失调等。乳腺增生的主要特征是乳房中的结节、团块、肿块或疼痛，可能会在月经前加重。该疾病通常不会引起乳腺癌，但某些情况下乳腺增生可能与乳腺癌风险增加有关。

【现代穴位贴敷文献】

1. 肝郁痰凝型

方法一：疏肝消癥贴

穴位：阿是穴。

方药：柴胡12g，枳实12g，香附9g，桃仁12g，桂枝9g，芒硝9g，丝瓜络12g，夏枯草10g，陈皮9g，法半夏9g，白芍9g，茯苓12g，川芎12g，浙贝母12g，瓜蒌10g，炙甘草9g。

操作：每隔1天敷贴1次，每次20min，共治疗2个月。

疗效：肝郁痰凝证的乳腺增生患者使用疏肝消癥贴治疗之后，总有效率明显高于对照使用空贴的患者，且VAS评分也更低，在缓解疼痛以及治愈疾病方面，疏肝消癥贴都有着更明显的疗效优势。

出处：李玲玉.疏肝消癥方中药敷贴治疗乳腺增生（肝郁痰凝证）的效果分析[J].中外医疗，2022,41(14):191–194.

方法二：乳康贴

穴位：膻中、肩井（患侧）、天宗（患侧）、乳根（患侧）。

方药：淫羊藿10g，巴戟天10g，制香附10g，莪术10g，炮山甲10g，郁金10g，丁香10g。

操作：隔天贴1次，每次贴6h。

疗效：将痰瘀互结型乳腺增生症女性患者分为三组，内外合治组予莪术消癥丸1丸，每天2次口服，同时予乳康贴穴位贴敷。内治组予莪术消癥丸口服。外治组予乳康贴穴位贴敷。

疗效：3组临床疗效比较内外合治组总有效率100%，内治组总有效率66.67%，外治组总有效率83.33%，内外合治组疗效优于内治组、外治组。在治疗乳腺增生时，内服加外用可以起到更好的疗效，中药口服配合穴位贴敷双管齐下，能够发挥中医治疗疾病的更优解。

出处：任伊宁，兴伟，徐曌，等.乳康贴联合莪术消癥丸治疗痰瘀互结型乳腺增生症临床疗效及对影像学表现的影响 [J]. 河北中医 ,2022,44(8): 1272–1276.

方法三：川黄消痹散

穴位：阿是穴、屋翳（患侧）、膻中、乳根（患侧）、期门（患侧）。

方药：川乌、生大黄、公丁香、丹参、延胡索、莪术共制。

操作：将穴位贴敷于其上，每次 4h，每天 1 次，经期时停用，治疗两个月经周期。

疗效：分为中药穴位贴敷组、乳癖消组、联合组。乳癖消组：口服乳癖消，每天 3 次，每次 5 片，经期停用，连续两个月经周期。联合组：中药穴位贴敷的同时口服乳癖消，经期停用，治疗两个月经周期。联合组有效率明显优于单纯穴贴组与单纯中药组。

出处：陈旭，邵芹芹 . 中药穴位贴敷治疗肝郁痰凝型乳腺增生的疗效观察 [J]. 中国中医药科技 ,2020,27(5):755–757.

方法四：香橘乳消贴

穴位：阿是穴（乳房包块、痛处）。

方药：柴胡 60g，香附 60g，橘核 60g，薄荷 60g，土贝母 30g，牡蛎 30g，白芷 30g，蒲公英 30g，天花粉 30g，远志 30g，乳香 30g，没药 30g，生南星 20g，皂荚 20g，生姜 20g，生甘草 20g。

操作：打成极细粉末，予以蜜调和，将适量膏药均匀涂在纱布上，用医用胶带固定乳房包块或痛处，每贴膏药敷 2 天，2 天更换 1 次，7 贴为 1 个疗程。

出处：王童，廖丽，陈鹏 . 陈鹏应用中药敷贴疗法治疗乳腺增生症经验 [J]. 实用中医药杂志 ,2020,36(2):256–257.

方法五：行气散结贴

穴位：气海、关元、太冲（双侧）、足临泣（双侧）、乳房局部阿是穴。

方药：柴胡 20g，当归 20g，白芍 20g，薄荷 15g，牡蛎 15g，茯苓 15g，山慈菇 10g，鸡血藤 10g，夏枯草 10g，香附 10g，甘草 10g。

操作：再用无菌纱布外敷固定，约 8h 后取下，每天 1 次，经期暂停使用，持续治疗 3 个月。

疗效：行气散结方穴位敷贴总有效率为 88.00%，在治疗乳腺增生时，中医外治法针刺配合穴位贴敷治疗有着更为优势的疗效，在疾病总有效率以及症状缓解方面均优于西药治疗。

出处：闻艳华 . 行气散结方穴位敷贴配合针灸疗法治疗乳腺增生（瘀痰互结型）疗效观察 [J]. 四川中医 ,2019,37(7):204–207.

方法六：丹红贴

穴位：膻中，屋翳（双侧）、乳根（双侧）、肝俞（双侧）、阿是穴（乳腺增生疼痛、肿块分布部位）。

方药：丹参 20g，红花 20g，三棱 15g，莪术 15g，山慈菇 15g，土鳖虫 15g，穿山甲 5g，制草乌 30g，制川乌 30g，肉桂 15g。

操作：每天 1 次，每次 4～6h，1 个月为 1 个疗程。

疗效：配合穴位贴敷组的总有效率为 90%，明显优于单纯口服中药的总有效率 20%，结合穴位贴敷治疗乳房疼痛改善，肿块硬度、范围、大小均有更明显的疗效配合穴位贴敷治疗乳腺增生病疗效肯定，尤其是缓解乳房疼痛、消散肿块方面作用明显。

出处：闫华，李晶 . 乳腺增生病配合穴位贴敷提高疗效的临床研究 [J]. 光明中医 ,2015,30(8): 1717–1718.

方法七：舒乳散贴膏

穴位：阿是穴（乳腺增生疼痛、肿块分布部位）。

方药：肉桂 10g，公丁香 10g，生胆南星 15g，生半夏 15g，樟脑 10g，山柰 10g，威灵仙 10g，白芥子 10g，皂角刺 10g，白胡椒 10g

操作：上药共为细末蜂蜜调膏摊于 6cm × 6cm 纱布上制成乳罩样（每贴含药 8g）外敷 3 天更换 1 次。月经期继续外敷连敷 3 个月，敷药期间禁服其他中西药。

疗效：治愈 21 例、显效 42 例、有效 14 例、无效 3 例，总有效率为 96.25%。舒乳散贴膏能有效消除乳腺增生肿块、缓解疼痛，是治疗乳腺增生方便、有效的方法。

出处：丘平，申翔，柴好 . 舒乳散贴膏治疗肝郁痰凝型乳腺增生病 80 例疗效观察 [J]. 长春中医药大学学报 ,2013,29(2):291–292.

方法八：止痛化瘀膏

穴位：阿是穴（乳腺增生疼痛、肿块分布

部位)。

方药：玄明粉 100g，芒硝 50g，藿香 20g，羌活 30g，白芷 20g，细辛 10g，砂仁 10g，土大黄 15g。

操作：每 3 天 1 贴，10 次为 1 个疗程，连续治疗 2 个疗程。

疗效：临床治愈 18 例，显效 16 例，有效 5 例，无效 1 例，总有效率为 97.5%。随访治愈者停药 3 个月后未再复发。

出处：褚韩生 . 乳癖消汤配合外贴止痛化瘀膏治疗乳腺增生 40 例 [J]. 中国中医药科技 ,2010, 17(2):155.

2. 肝气郁滞型

方法一：散结膏贴

穴位：阿是穴(乳房肿块处)、关元、气海。

方药：重楼 246g，生川乌 162g，生天南星 98g，白花蛇舌草、夏枯草各 64g，冰片 45g。

操作：将冰片研磨成粉，其他药物加水煎煮 2 次，第 1 次煎煮 4h，第 2 次煎煮 2h，合并煎煮液，加入冰片粉，混匀后制成膏剂，加入适量医用丙烯酸酯胶粘剂，搅拌均匀，涂膏，干燥，盖衬，切片将散结膏贴敷于所选穴位，使用无菌纱布及胶带固定，每次 4～6h，每天 1 次，经期停止使用。

疗效：患者使用散结膏治疗后乳房疼痛、肿块硬度、肿块分布范围、肿块大小评分均较治疗前降低，且治疗效果明显优于使用单纯西药治疗。

出处：张耀飞 , 沈燕华 , 郑颖 , 等 . 散结膏穴位贴敷联合西黄胶囊治疗乳腺增生临床研究 [J]. 新中医 ,2022,54(2):157–160.

方法二：双附乳贴

穴位：膻中、乳根(双侧)、屋翳(双侧)、期门(双侧)、足三里(双侧)、血海(双侧)、三阴交(双侧)、阿是穴。

方药：白附子、香附、延胡索、甘遂、细辛共制。

操作：清洁皮肤后，将上述药物制成 2.5cm × 2.5cm 大小、0.3cm 厚敷贴所选穴位，再用无菌纱块外敷，胶布固定。每天 1 次，每次 4～6h，经期停用。

疗效：使用双附乳贴治疗的乳腺增生，在总有效率以及患者症状的缓解方面都有着更好的临床表现，值得推广借鉴。

出处：张立然 , 张亚敏 . 穴位贴敷治疗肝郁气滞型乳腺增生 60 例临床研究 [J]. 黑龙江中医药 ,2016,45(4):50–51.

方法三：四逆散贴

穴位：乳根(患侧)、期门(患侧)、阿是穴(乳房胀痛明显处)。

方药：柴胡 6g，芍药 6g，枳实 6g，甘草 6g，艾叶 6g，冰片 6g。

操作：每天至少维持 10h，隔天 1 贴，共进行为期 3 个月的穴位敷贴干预。

疗效：对患者穴位进行敷贴后，疼痛评分、肿块大小均较干预前有明显改善，总体疗效总有效率为 68%。并且能够减轻肝郁气滞型乳腺增生患者的乳房疼痛，减小乳腺增生肿块，且操作简单，不良反应小，值得临床推广。

出处：郑杉 , 徐嘉琳 , 黄婕 , 等 . 中药穴位敷贴对肝气郁滞型乳腺增生的干预效果 [J]. 北京中医药大学学报(中医临床版),2012,19(6):38–40.

3. 冲任失调型

方法一：散结消痛膏

穴位：阿是穴(乳房肿块处)。

方药：莪术 20g，香附 20g，乳香 10g，没药 10g，血竭 10g，王不留行 20g，北柴胡 30g，浙贝母 15g，山慈菇 6g，川牛膝 10g。

操作：每次 6～8h，隔天 1 次，连续 8 周。

疗效：患者使用散结消痛膏外敷治疗后汉密尔顿抑郁量表评分、中医证候评分均降低；乳腺彩色超声评分、触诊肿块评分、E_2、PRL 水平亦降低，临床总有效率 86.89%，明显高于使用安慰剂硬膏贴敷的患者，散结消痛膏外敷治疗乳腺增生症冲任失调证具有良好的临床疗效及安全性，值得临床推广。

出处：徐留燕 , 程旭锋 , 王蓓蓓 , 等 . 散结消痛膏外敷治疗乳腺增生症冲任失调证 61 例随机对照研究 [J]. 中医杂志 ,2022,63(17):1647–1653.

方法二：椒芥舒乳贴

穴位：神阙穴、乳房阿是穴、膻中、肾俞(双侧)、脾俞(双侧)、足三里(双侧)、三阴交(双侧)。

方药：胡椒、白芥子、延胡索、细辛共制。

操作：每次贴3～4h取下，每7天贴敷1次，连续3个月为1个疗程。

疗效：冲任不调型乳腺增生患者给予穴位贴敷配合健乳灵方治疗后性激素水平明显改善、乳腺增生疼痛明显缓解，肿块缩小，硬度降低。穴位贴敷配合健乳灵方治疗冲任不调型乳腺增生可以改善患者的内分泌水平，缓解疼痛，缩小肿块大小和硬度，促进患者恢复健康。

出处：陈翠环，刘华．穴位贴敷配合健乳灵方治疗冲任不调型乳腺增生的效果与护理[J].中国医药导报,2014,11(20):124-126,133.

4. 其他类型

方法一：路路外贴

穴位：阿是穴（局部肿块处）。

方药：路路通、细辛、王不留行籽、延胡索、炒甘遂、炒白芥子、蒲公英、三棱、莪术共制。

操作：在患者局部肿块处贴敷药饼，每次贴敷3h，嘱患者及时自行取下。

疗效：试验组和对照组受试者各36例，试验组给予针刺和中药贴敷治疗，对照组采用乳癖散结颗粒口服治疗，每天3次。两者在者乳房疼痛评分比较、肿块分布范围、大小、硬度评分比较，试验组均优于对照组。

出处：卢仙球，戴灵琳，陈利芳，等．针刺结合穴位贴敷治疗乳腺增生症临床疗效观察[J].浙江中医药大学学报,2022,46(11):1278-1282.

方法二：香延散

穴位：气海、关元、神阙穴、乳房局部阿是穴。

方药：香附10g，延胡索10g，水蛭10g，鹿角10g。

操作：中药贴敷其上，睡前敷贴，每次6h，隔天使用，连续治疗3个月。

疗效：穴位贴敷联合乳癖清有效率为97.6%，治疗乳腺增生疗效理想，可显著减轻患者的疼痛程度，调节性激素水平。

出处：季倩青．中药穴位贴敷联合乳癖清片治疗乳腺增生患者164例[J].中国中医药科技，2020,27(2):258-260.

方法三：穿红散

穴位：阿是穴（乳房肿块处）。

方药：穿山甲5g，红花15g，桔梗15g，蒲黄15g，川芎15g，乳香15g，赤芍15g，当归15g，杜仲15g，木香15g，川楝子15g，没药15g，冰片15g。

操作：以上药物混合，粉碎，过100目筛，取细末。据乳块数量、大小取适量药末，用陈醋调和成糊状，平铺于纱布上，固定于乳块处。每天1换，10次为1个疗程。3个疗程后观察疗效。月经期间不治疗。

疗效：针刺结合中药贴敷治疗，治愈率为86.67%，明显优于口服托瑞米芬的治愈率60.00%。针刺结合中药贴敷法治疗乳腺增生效果显著，可以有效地缓解患者的症状，值得临床推广。

出处：卓翠丽，张香妮．针刺结合中药贴敷治疗乳腺增生临床观察[J].陕西中医药大学学报,2017,40(6):89-90,97.

方法四：乳腺康贴

穴位：阿是穴（乳房肿块处）。

方药：麝香、昆布、瓜蒌、柴胡、冰片、雄黄、海藻、橘核、蒲公英共制。

操作：应用陕西天昊药业生产的乳腺康贴（外用），每2天使用1贴，将乳腺康贴隔离纸撕开后直接贴在已经清洁干净的乳房上，持续治疗60天。

疗效：使用乳腺康总有效率达到92%，且未发生不良反应，可有效改善乳房触痛程度，消除肿块，治疗乳腺增生疗效更为显著，具有应用意义。

出处：杜子春．乳腺康贴剂治疗乳腺增生临床观察[J].世界最新医学信息文摘,2017,17(84):92.

方法五：山附舒乳贴

穴位：乳房阿是穴、膻中、天宗、屋翳（双侧）、足三里（双侧）、三阴交（双侧）。

方药：山慈菇15g，香附15g，莪术15g，姜黄12g，乳香10g，没药10g，土鳖虫12g，穿山甲5g，血竭5g，冰片3g。

操作：于月经干净后开始贴敷，每次10h，隔天1次，经期停用，连续贴敷3个月经周期，3个月经周期为1个疗程。

疗效：使用穴位贴敷联合乳宁片治疗总有效

率为 95.7%，效果显著，值得临床推广。

出处：宋奎云 . 穴位贴敷联合乳宁片治疗乳腺增生病 46 例 [J]. 中国中医药现代远程教育，2016,14(8):123–124.

方法六：橘核疏肝散

穴位：乳根（双侧）、归来（双侧）、中极、阿是穴（肿块痛点处）。

方药：当归、白芷、麝香、薄荷、木香、郁金、蒲公英、青皮、橘核共制。

操作：用医用胶布密封紧贴，隔天更换，月经期暂停治疗，月经干净后继续治疗。

疗效：采用穴位敷贴配合音乐疗法予以治疗可以提高患者的生活质量，不良反应发生率低，有效率显著。

出处：刘婉华，刘俊凯 . 穴位敷贴配合音乐疗法治疗乳腺增生病的临床疗效观察 [J]. 北方药学，2015,12(12):180–181.

方法七：冰桃膏

穴位：阿是穴（肿块痛点处）。

方药：冰片、桃仁、制乳香、没药、炒芥子、当归、青黛、芙蓉叶、栀子等共制。

操作：贴敷双侧乳房疼痛或结块最明显处，每侧 1 贴，每天贴敷 6h。

疗效：用冰桃膏贴敷总有效率为 78.33%，并且对乳房疼痛的缓解、肿块范围的缩小程度均有很大改善，选择冰桃膏敷贴治疗乳腺增生是一种安全、有效的中医外治方法，值得临床推广。

出处：杨新伟，李萍 . 冰桃膏敷贴治疗乳腺增生病 60 例 [J]. 中医外治杂志，2015,24(5):10–11.

方法八：乳腺康贴

穴位：阿是穴（肿块痛点处）。

方药：猫爪草 20g，延胡索 20g，天葵子 20g，山慈菇 20g，凤仙子 15g，香附 15g，皂角 20g，木鳖子 15g，三棱 20g，橘仁 20g。

操作：每 2 天更换 1 次，30 天为 1 个疗程，共治疗 2 个疗程。

疗效：乳腺康贴剂贴敷对乳腺增生具有较好的治疗作用，有效率高，使用方便，且无明显不良反应。

出处：刘世泽，师湘月，李伟泽，等 . 乳腺康贴剂治疗乳腺增生临床效果观察 [J]. 山东医药，2013,53(34):38–39.

方法九：柴夏平乳贴

穴位：阿是穴（肿块痛点处）。

方药：姜半夏 20g，王不留行 20g，牡蛎 30g，柴胡 20g，浙贝母 20g，黄芪 20g，三棱 20g，莪术 20g。

操作：每天 1 次，每次 30min。10 天为 1 个疗程，共治疗 6 个疗程。

疗效：使用柴夏平乳贴治疗共 56 例，治愈 17 例，显效 30 例，好转 5 例，无效 4 例，愈显率为 83.93%。自制中药贴配合光电离子治疗仪治疗乳腺增生症疗效较好，且操作方便，无明显不良反应，患者依从性好。

出处：张雅娟，蔡春茹，陈尔英，等 . 自制中药贴配合理疗仪治疗乳腺增生症疗效分析 [J]. 中国中医药信息杂志，2012,19(6):64.

方法十：牡蛎散

穴位：阿是穴（肿块痛点处）。

方药：半夏 20g，王不留行 20g，生牡蛎 30g，柴胡 20g，浙贝母 20g，黄芪 20g，三棱 20g，莪术 20g。

操作：每天 1 次，每次 30min。10 天为 1 个疗程，共治疗 6 个疗程。

疗效：心理疏导配合自制中药贴治疗乳腺增生病加强了对病因的干预增强了治疗效果，是较为积极的综合治疗方法值得推广。

出处：蔡春茹，吴文华，张雅娟，等 . 心理疏导配合自制药贴治疗乳腺增生疗效观察 [J]. 实用预防医学，2012,19(5):714–715.

方法十一：蠲癖汤贴

穴位：阿是穴（肿块痛点处）。

方药：川芎 30g，三棱 10g，莪术 10g，当归 20g，甲珠 20g，皂刺 15g，广郁金 15g，冰片 15g，茯苓 15g，牡丹皮 12g，延胡索 15g，香附 10g。

操作：将制好的药膏用透气胶带贴敷于患者乳腺肿块体表部位（防水面朝外），再用胸罩固定，每天 1 次，初次使用时保留 2～4h，以后根据情况可逐渐延长至 4～6h。

疗效：在非月经期进行中药贴敷和穴位按摩。能有效缓解患者的疼痛症状，治愈率高，值得推广。

出处：张秀霞，李玉梅，王琴 . 中药贴敷配合穴位按摩治疗乳腺增生病的效果观察 [J]. 护理学报 ,2010,17(8):59–60.

方法十二：太乙贴

穴位：阿是穴（肿块痛点处）。

方药：黑胡椒 30g，白芷 30g，山楂 30g，生川乌 30g，生草乌 30g，生南星 30g，细辛 30g，乳香 30g，没药 30g，透骨草 30g，马钱子 30g，红花 30g，川芎 30g，威灵仙 30g，秦艽 30g，独活 30g，莪术 30g。

操作：停用其他所有药物应用太乙痛痹贴，贴敷乳腺痛处或肿块处，每 1 贴用 5 天，2 贴为 1 个疗程。

疗效：治愈 19 例，显效 18 例，有效 3 例，无效 2 例，总有效率为 95.24%。

出处：曲宏民 , 曲万利 , 匡丽 , 等 . 太乙痛痹贴治疗乳腺增生 42 例 [J]. 中医外治杂志 ,2009, 18(6):27.

方法十三：乳疾一贴灵膏

穴位：阿是穴（肿块痛点处）。

方药：香附、瓜蒌、血竭、穿山甲、冰片共制。

操作：每 5 天更换 1 次，休息 2 天后继续外敷。1 个月为 1 个疗程，个别患者贴敷部位皮肤发红发痒可停用 3 天或对症治疗后，继续使用。

疗效：临床治愈 476 例（86.55%），显效 38 例（6.91%），好转 28 例（5.09%），无效 8 例（1.45%）。总有效率为 98.5%。

出处：张丽艳 , 任普阳 , 唐梦雨 . 乳癖克胶囊内服与乳疾一贴外敷治疗乳腺增生症 550 例 [J]. 陕西中医 ,2009,30(12):1621–1622.

方法十四：乳癖消贴

穴位：阿是穴（肿块痛点处）。

方药：姜黄、莪术、急性子、天葵子、木鳖子、白芷共制。

操作：患处皮肤洗净拭干然后将贴膏衬纸揭去将药芯对准患处贴上，每次 1～2 贴，每天 1 次。21 天为 1 个疗程，经期均停药，治疗 2～3 个疗程。

疗效：治愈 60 例，显效 21 例，有效 10 例，无效 9 例，总有效率为 91%。疗效证明口服乳癖舒胶囊配合外敷散结乳癖贴治疗乳腺增生效果确切，值得临床推广应用。

出处：郭丽萍 , 廉文军 . 乳癖舒胶囊配合散结乳癖贴治疗乳腺增生病 100 例 [J]. 现代中西医结合杂志 ,2009,18(26):3208,3220.

方法十五：棱星贴

穴位：气海、关元、太冲（双侧）、足临泣（双侧）、乳房局部阿是穴。

方药：制南星、三棱、莪术、冰片共制。

操作：用无菌纱布外敷胶布固定约 8h 后取下，治疗每天 1 次，经期均暂停用。1 个月为 1 个疗程，连续治疗 3 个疗程后观察疗效。

疗效：针刺穴位加贴敷法治疗乳腺增生病有效性是肯定的，有效率高，值得临床推广。

出处：唐晓文 . 针刺穴位加贴敷法治疗乳腺增生病疗效观察 [J]. 针灸临床杂志 ,2009,25(6):5–7,54.

方法十六：急性子贴

穴位：屋翳（双侧）、乳根（双侧）、灵墟（双侧）、天池（双侧）、胸乡（双侧）、神封（双侧）、膏肓（双侧）、膈俞（双侧）、风门（双侧）、肝俞（双侧）及乳房局部阿是穴。

方药：炮穿山甲 15g，姜黄 50g，急性子 50g，天葵子 50g，乳香 50g，朱砂莲 50g，透骨草 50g，金果榄 50g，威灵仙 50g，大蜈蚣 20 条。

操作：贴敷穴位可分两组，每组 4～5 个穴位，每次贴 24h，轮换使用 30 天为 1 个疗程。

疗效：共 65 例患者、痊愈 24 例、显效 36 例、有效 5 例、总有效率 100%。

出处：徐德厚 . 火针加中药穴位贴敷治疗乳腺增生 65 例 [J]. 中国民间疗法 ,2009,17(1):21.

方法十七：香红散

穴位：乳房局部阿是穴。

方药：泽兰 30g，红花 30g，香附 30g，川芎 30g，酒大黄 30g，芒硝 30g，白芷 18g，乳香 18g，没药 18g，郁金 18g，五灵脂 18g，番木鳖 2g，麝香 1g。

操作：适量药膏涂于胶布上贴于增生部位，贴敷范围较病灶范围大。3 天 1 贴，10 次为 1 个疗程，连续治疗两疗程。

疗效：使用香红散治疗痊愈 15 例，显效 25 例，有效 8 例，无效 2 例，总有效率 96.0%，临床实践证明化痰消癖汤加膏贴治疗乳腺增生一病，遣药组方合理恰当，内服外用两法并举，疗效满意，值得临床推广应用。

出处：李安.化痰消癖汤加膏贴治疗乳腺增生50例[J].陕西中医,2008(10):1336-1337.

方法十八：乳癖祛痛贴

穴位：乳房局部阿是穴。

方药：乳香12g，没药12g，三棱12g，莪术12g，三七12g，血竭12g，冰片12g，鹿角12g，人工麝香12g，红花12g，延胡索12g，薄荷脑12g。

操作：本产品揭开后直接贴于患处即可，每次1贴，3天换1次，24天为1个疗程，一般治疗1～3个疗程。

疗效：痊愈69例，显效18例，有效11例，无效2例，总有效率为98.00%。乳癖祛痛贴能够就近起效，作用快捷，疗效好，使用方便，患者易于接受，可避免患者长期服药不能坚持等缺点。经数年随访，未发现不良反应，故具有广泛的临床应用、推广价值。

出处：买建修，李素香.乳癖祛痛贴治疗乳腺增生症100例[J].中医研究,2008(3):51-52.

方法十九：消乳散

穴位：乳房局部阿是穴。

方药：泽兰30g，红花30g，香附30g，川芎30g，酒大黄30g，芒硝30g，白芷18g，乳香18g，没药18g，郁金18g，五灵脂18g，番木鳖2g，麝香1g。

操作：3天1贴，10次为1个疗程，连续治疗两疗程。

疗效：治疗组痊愈15例，显效25例，有效8例，无效2例，总有效率为96.0%。临床实践证明化痰消癖汤加膏贴治疗乳腺增生一病，遣药组方合理恰当，内服外用两法并举，疗效满意，值得临床推广应用。

出处：李安.化痰消癖汤加膏贴治疗乳腺增生50例[J].陕西中医,2008(10):1336-1337.

方法二十：花草膏

穴位：乳房局部阿是穴。

方药：水红花子90g，透骨草90g，三棱90g，大黄90g，莱菔子90g，穿山甲90g，全当归90g，大蒜头90g，杏仁90g，莪术90g，木鳖子90g，蜈蚣45g，全蝎45g。

操作：在温水茶壶上烘热烊化，贴于患处。

出处：《中国膏药学》。

方法二十一：季芝鲫鱼膏

穴位：乳房局部阿是穴。

方药：活鲫鱼肉、鲜山药。

操作：捣成泥，7天换药1次。

出处：《中国膏敷疗法》。

方法二十二：化坚膏

穴位：乳房局部阿是穴。

方药：夏枯草180g，昆布180g，海藻180g，干姜90g，鹿角90g，五灵脂90g，甘遂90g，大戟90g，牡蛎90g，白芥子90g，雄黄90g，肉桂90g，麝香9g，信石90g。

操作：将膏体摊于纸上，用时温热化开、贴于患处。

出处：《中国膏敷疗法》。

方法二十三：结乳膏

穴位：乳房局部阿是穴。

方药：韭菜汁113g，铜绿113g，没药113g，乳香113g，信石68g，麝香14g，香油7500g，铅丹2800g。

操作：将膏体摊于纸上，用时温热化开、贴于患处。

出处：《全国中药成药处方集》。

方法二十四：开结通络膏

穴位：乳房局部阿是穴。

方药：穿山甲25g，土鳖虫18g，三七18g，乳香18g，没药18g，三棱9g，牛膝9g，全蝎21g，蜈蚣21g，生地黄12g，鹿角胶30g，轻粉3g，黄丹420g。

操作：将膏体摊于纸上，用时温热化开、贴于患处。

疗效：共治疗300例。其中肝郁型237例，痊愈198例，显效10例，有效5例，无效24例，总有效率为89.87%；肝火型32例，痊愈21例，显效5例，有效3例，无效3例，总有效率为90.62%；肝肾阴虚型16例，痊愈9例，显效3例，有效2例，无效2例，总有效率为87.5%；气血两虚型15例，痊愈8例，显效4例，有效1例，无效2例，总有效率为86.67%。

出处：《中国膏敷疗法》。

【按语】

乳腺增生症属中医学“乳癖”“乳岩”等范

畴，多因长期的情志抑郁，加之过度劳累，使肝气郁而不舒，横克脾土，脾胃功能失调，气机升降失常，进而影响全身气机失常，出现肝郁证型较多。此外，脾胃又为气血生化之源，气血生化不足，肝郁脾虚则气血失运，经络瘀阻，从而导致本病的发生。使用穴位贴敷治疗本病主要以疏肝解郁、理气活血为主。将药物贴敷于特定经穴，透皮给药，直接进入血液循环，输布全身，通过穴位皮肤吸收直接进入血液循环发挥其药理作用，使药物的生物利用度得到了充分的发挥，增强了疗效，且药物通过经络系统发挥全身调节机能，起到通乳散结，调和脏腑的作用。

其辨证方法大多以脏腑辨证为主，而取穴亦是以病灶局部为主，配以乳根、期门等疏肝通乳的穴位。乳房被称作“宗经之所”，乳房及周围具有多条经脉，手厥阴心包经、足太阴脾经、足阳明胃经、足少阴肾经、足厥阴肝经均行径乳房。在所有治疗乳腺增生的穴位贴敷药物中，最常见的药物为三棱与莪术，两者“相须”为用，均有破血行气、消积止痛之功。三棱为“血中之气药”，莪术为“气中之血药”，两者合用行气活血祛瘀，可行通调乳房的气血运行。

（五）痔疮

【概述】

痔疮，或者称痔，是临床上一种常见的肛门疾病，由于直肠末端黏膜下和肛管皮肤下的静脉丛发生扩大、曲张所形成的柔软静脉团，以便血、脱出、肿胀为临床特点。根据该病发生部位的不同，痔可分为内痔、外痔和混合痔。内痔是肛垫（肛管血管垫）的支持结构、血管丛及动静脉吻合支发生的病理性改变或移位；外痔是齿状线远侧皮下血管丛的病理性扩张或血栓形成；混合痔是内痔和外痔混合体。近年来，随着人们饮食结构的变化，肛肠疾病的发病率逐年攀升，我国肛肠疾病总患病率可达 50% 以上，其中痔的发病率占所有肛肠疾病的 87.25%，男女老幼皆可发病。

中医学认为，本病发生多因脏腑本虚，兼因久坐久立，负重远行，或长期便秘，泻痢不止，或临厕久蹲，或饮食不节，过食辛辣醇酒厚味，都可能导致脏腑功能失调，风燥湿热下迫大肠，瘀阻魄门，瘀血浊气结滞不散，筋脉懈纵而成痔。日久气虚中气下陷，不能纳摄痔核脱出。

【现代穴位贴敷文献】

方法一：止痛方

穴位：八髎（双侧）、秩边（双侧）。

方药：乳香、没药、肉桂、当归共制。

操作：患者肘部皮肤常规清洁后，将止痛方贴敷于穴位上，每天换药 1 次。

疗效：使用止痛方治疗后，患者总有效率高，在疼痛缓解方面也有很大改善。穴位贴敷联合皮内针治疗能够明显降低机体炎性因子水平，缓解手术引起的炎症反应。

出处：刘海燕，张惠，康群 . 穴位贴敷联合皮内针对混合痔术后疼痛患者的干预效果 [J]. 海军医学杂志 ,2022,43(10):1153–1156

方法二：中药硬膏

穴位：神阙。

方药：延胡索、没药、木香、肉桂、冰片共制。

操作：将中药硬膏外敷于患者神阙穴处，覆盖范围 3cm × 3cm，厚度约 0.6cm，纱布覆盖后用加热垫加热 40min，温度 40～50℃，连续治疗 5 天。

疗效：患者使用穴位贴敷治疗 5 天后疼痛明显改善，中药硬膏热敷脐贴能有效治疗痔术后肛门疼痛，且操作简便，成本低廉，值得临床推广应用。

出处：崔冠敏，李培培，李方，等 . 中药硬膏热敷脐贴治疗痔术后肛门疼痛的效果观察 [J]. 中国肛肠病杂志 ,2022,42(10):52–53.

方法三：大承气散

穴位：神阙。

方药：大黄 15g，芒硝 10g，枳实 10g，厚朴 10g，莱菔子 10g，紫苏子 10g，吴茱萸 10g，白芥子 10g。

操作：研磨成粉后加入薄荷油调和，之后取适量均匀涂抹于敷贴中心，清洁神阙穴及周围，将其贴敷于上，每次贴敷 6～8h，每天 1 次。

疗效：中药熏洗坐浴联合穴位敷贴可减轻混合痔患者术后疼痛，加快肛缘水肿消退，促使术后康复，且能改善排便情况。

出处：梁婷，蒋小梅，徐振花，等 . 中药熏洗坐浴联合穴位敷贴对混合痔患者术后康复及排便情况的影响 [J]. 中医外治杂志 ,2022,31(2):44–45.

方法四：肛痛消凝胶膏

穴位：长强、二白、承山（双侧）、次髎（双侧）、白环俞（双侧）。

方药：延胡索、汉防己、黄柏、五倍子、乳香、白蔹、三七共制。

操作：每天2次，贴敷于处方穴位。

疗效：肛痛消凝胶膏穴位敷贴经皮给药治疗有效率高，能有效缓解混合痔术后疼痛，提高患者生活质量。

出处：邱丽娟，肖秋平．肛痛消凝胶膏穴位敷贴对混合痔术后疼痛的影响研究[J]. 中医临床研究，2019,11(29):118–120.

方法五：消痔膏

穴位：阿是穴（患处）。

方药：煅白螺蛳壳、煅橄榄核、冰片。

操作：每天换药2次，观察周期为10天。

疗效：消痔膏贴敷疗法治疗嵌顿痔能有效缓解患者的疼痛、渗出、水肿等主要临床症状与体征，值得在嵌顿痔保守治疗中推广应用。

出处：周昊，董青军，曹永清．消痔膏贴敷疗法治疗嵌顿痔的临床观察[J]. 上海中医药大学学报，2017,31(1):34–37.

方法六：散结膏

穴位：大肠俞（双侧）、天枢（双侧）、足三里（双侧）、三阴交（双侧）、承山（双侧）。

方药：延胡索100g，乳香100g，没药100g。

操作：每100g药粉加山茶油80～100ml，制成软膏剂，取适量均匀涂抹于敷贴内，两侧肢体交换贴，每天更换1次，5天为1个疗程。

疗效：使用中药穴位贴敷可缓解混合痔术后疼痛，值得临床推广。

出处：梁颖芳，文渝．穴位贴敷缓解混合痔术后疼痛的观察[J]. 中国美容医学，2012,21(10):242.

方法七：龙珠软膏

穴位：神阙。

方药：牛黄、三七、珍珠、五倍子、炉甘石、冰片共制。

操作：神阙贴敷组每天2次，贴于神阙穴。肛门纳入组纳肛，每天2次。

疗效：神阙贴敷经脐给药与直肠给药总有效率及痊愈率均无明显差异，疗效在于主要成分的生物利用度，两种给药方式均能达到有效治疗效果。当需要迅速、准确控制痔疮症状时，龙珠软膏以直肠途径给药为佳；需要维持长时间疗效时，龙珠软膏以经脐给药为佳。

出处：霍巨，李楠．龙珠软膏神阙贴敷与肛门纳入治疗Ⅱ度内痔等效性随机平行对照研究[J]. 实用中医内科杂志，2013,27(10):19–20.

方法八：九华膏

穴位：阿是穴（患处）。

方药：滑石600g，月石90g，龙骨120g，川贝18g，朱砂18g。

操作：将药膏均匀涂于纱布上，外贴患处。

出处：《中医外科学》。

方法九：消痔膏

穴位：阿是穴（患处）。

方药：冰片10g，芒硝15g，栀子30g，大黄30g，苍术30g，金银花30g，地榆炭60g，槐角炭60g，白芷30g，黄柏30g，五倍子15g。

操作：将药膏均匀涂于纱布上，外贴患处，每天两次换药，10天为1个疗程。

疗效：治疗43例中，9例1个疗程治愈，显效23例，有效8例，无效3例。一般多在2、3天见效，1周左右好转。

出处：张奇文．中国膏敷疗法[M]. 北京：中国中医药出版社，2018.

方法十：消痔膏

穴位：神阙。

方药：黄芩10g，黄连10g，黄柏10g，生大黄10g，生蒲黄6g，白术6g，苍术6g，防己6g，葶苈子6g，生半夏6g，甘遂6g，大戟6g，芫花6g，木通6g，胆草6g，芒硝6g，牵牛子6g，桑皮6g，栀子6g，泽泻6g，当归6g，川芎6g，芍药6g，郁金6g，郁李仁6g，苦参6g，防风6g，花粉6g，苏子6g，独活6g，白芷6g，升麻6g，瓜蒌仁6g，莱菔子6g，乌药6g，穿山甲6g，附子6g，商陆6g，浮萍6g，车前草6g，生石膏6g，明矾3g，铅粉3g，轻粉3g，黄丹2000g，麻油3000g。

操作：将上述药物浸泡入香油中，3天后依法熬制成膏，摊在蜡纸或布上备用，临用时将膏药用微火烘热软化，贴于脐上。每次贴10天为1个疗程，休息1周再贴第2个疗程。

疗效：共治疗568例，治愈351例，好转

142 例，无效 75 例，总有效率为 86.8%。

出处：《中国膏敷疗法》。

方法十一：活血消肿膏

穴位：阿是穴（患处）。

方药：生大黄、黄柏、炒山栀、紫金皮、芙蓉叶、冰片。

操作：外敷患处。

出处：《中国膏敷疗法》。

方法十二：象皮膏

穴位：阿是穴（患处）。

方药：干燥象皮粉 1g，冷开水 100ml、蜂蜜 30ml。

操作：用消毒棉球浸渍药膏后，涂敷于痔核表面，每次 2h。用药首次会感觉患部有阴凉、松动感，然后觉疼痛减轻，活动改善。

疗效：用本膏敷治血栓性外痔 27 例，其中症状及痔核消失者 15 例；症状显著减轻、痔核缩小者 10 例：症状及痔核无改变者 2 例。用药时间最短 1 天，最长 6 天，多数为 3 天。

出处：《中国膏敷疗法》。

【按语】

通过穴位贴敷治疗痔疮，具有疏通经络、清利膀胱、激发膀胱经经气等作用可以使气血畅通，从而达到缓解疼痛的效果。中医学理论认为，痔疮疼痛及排便困难，多由湿热滞留、气血不畅所致，若能予以对应措施干预，则能消热除湿，促进气血运行，加快肛周创面修复。穴位敷贴均为中医特色外治之法，治疗痔疮可以起到疏通经络、活血行气等作用，进而能够促进大便的顺畅排出，达到收敛止血、消肿止痛、防止细菌感染的目的。穴位是微循环密集开放的集中点，经络现象是人体微循环系统与包围血管的肌肉以及支配微循环的神经系统相互作用的功能表现。经穴对药物具有高敏感性，开放性及整体效应，可改善局部微循环，且操作简单、实用性强。

中医治疗痔疮讲究活血镇痛，清热利湿，治疗当以镇痛清热、活血化瘀、行气祛湿为主。在临床应用穴位贴敷法治疗痔疮，取穴多以足太阳膀胱经、督脉为主，其中以承山、长强等主治痔疮的穴位为主。在药物选用方面，多选用清热解毒的药物，如金银花、赤芍、天花粉等，金银花清热解毒；赤芍具有清热凉血，散瘀止痛的作用；天花粉具有清热解毒消痈的作用，与乳香、没药共用，能够起到消肿排脓生肌的疗效。

（六）肩周炎

【概述】

肩周炎是指一种以肩痛、肩关节活动障碍为主要特征的筋伤，各种原因导致的肩关节囊及其周围韧带、肌腱和滑囊损伤，引起退行性病变和慢性非特异性炎症。患者以肩关节周围疼痛、活动受限为主要特征，随着病程的发展，可引起关节内外粘连、挛缩甚至关节僵硬强直，是骨伤科最常见的疾病之一，好发于 59 岁左右的中老年人，故又称五十肩。近年来，肩周炎的患病率也随着人们生活方式的改变而逐年升高，目前不仅是发生在长期劳作人群中，长时间保持僵硬的姿势从事工作，也会引起严重的肩周疾病。

本病在中医学中属于痹证，又称“五十肩”“漏肩风”“肩凝风”等，风寒湿痹型为常见类型，主要是由于气血不足、肝肾亏损、经脉空虚、筋骨失养，加之风寒湿邪乘虚而入，进而导致经络阻滞、气血闭阻，出现肩关节冷痛等症状，故临床治疗应以通络镇痛、疏风驱寒、舒筋活血为原则。中医治疗方法的多样性能够安全有效的缓解患者的症状体征，其中中医药内外合治能够取得良好的临床疗效。

【现代穴位贴敷文献】

1. 风寒痹阻型

方法一：寒痹散穴位贴

穴位：肩前（患侧）、肩髃（患侧）、肩髎（患侧）、曲池（患侧）。

方药：独活 5g，草乌 6g，川乌 10g，透骨草 10g，姜黄 11g，花椒 3g，五加皮 5g，威灵仙 6g，桂枝 12g，赤芍 15g，当归 10g，红花 5g，桑寄生 10g。

操作：每次贴敷 2～4h，共贴敷 1 个月。

疗效：治疗总有效率为 93.33%，进行穴位贴敷的患者在疼痛程度、肩关节活动度、日常生活、肌力评分显著改善。

出处：杨思奇，刘路，罗瑜瑞．温针灸肩三针联合寒痹散穴位贴敷对风寒湿痹型肩周炎患者肩关节功能、疼痛介质水平的影响 [J]. 临床医学研究与实践 ,2023,8(18):115-118.

方法二：消痛贴

穴位：阿是穴。

方药：盐杜仲20g，续断片15g，川牛膝15g，桑寄生15g，独活10g，桃仁10g，红花6g，乌药15g，当归20g，苏木15g，姜黄10g，川芎10g，熟地黄15g，鸡血藤30g，炙甘草6g，烫狗脊30g，豨莶草20g。

操作：每晚1次，每次1贴。疗程为3周。

疗效：经过消痛贴治疗后的患者的总评分明显高于未贴敷的患者。

出处：程治芮，江树连，赵俊．肩痹汤联合消痛贴膏治疗肩周炎风寒阻络证[J]. 中医药临床杂志，2023,35(5):1014–1017.

方法三：肩周炎贴

穴位：肩髎（患侧）、肩前（患侧）、肩井（患侧）。

方药：黄芩18g，柴胡24g，白芍12g，半夏12g，炙甘草12g。

操作：贴敷6h，每天1次。

疗效：使用肩周炎贴治疗后视觉模拟评分法评分显著降低，肩关节功能评分及肩关节主动和被动前屈、外展、后伸、内旋、外旋、内收功能明显提高，在改善患者症状以及肩关节活动方面疗效显著。

出处：陈腾，肖宗平，蒋理云．经方柴胡黄芩芍药半夏甘草汤联合穴位贴敷治疗风寒湿阻型肩关节周围炎的效果[J]. 中国医学创新，2023,20(5):81–84.

方法四：散寒祛痰膏

穴位：肩髃（患侧）、臂臑（患侧）、肩外俞（患侧）、肩髎（患侧）。

方药：制川乌30g，芥子20g，姜黄20g，羌活15g，制南星15g，桂枝15g。

操作：每次12h，每5天治疗1次，3次为1个疗程，治疗1个疗程。

疗效：穴位贴敷治疗后总有效率为93.3%，患者CMS评分均高于治疗前；肩关节前屈、外展、后伸、内收活动度均大于治疗前；血清炎症因子水平均低于治疗前。在疗效和改善伴随症状上穴位贴敷有明显优势。

出处：董雪，王明洁，张蕾，等．散寒祛痰膏穴位贴敷联合针刺治疗肩周炎的临床观察[J]. 中国民间疗法，2022,30(19):68–71.

方法五：奇正消痛贴

穴位：阿是穴。

方药：独一味、姜黄、水柏枝、水牛角共制。

操作：每贴的敷贴时间至少为24h，每天1贴。

疗效：对肩周炎实施藏药奇正消痛贴治疗，能够缩短疼痛和活动受限等症状的持续时间，对疾病的治疗有一定的效果。

出处：张宁，付晓娜．藏药奇正消痛贴治疗肩周炎的疗效[J]. 中国民族医药杂志，2022,28(1):24–26.

方法六：寒痹散

穴位：肩贞（患侧）、曲池（患侧）、肩髎（患侧）、肩髃（患侧）。

方药：生川乌30g，羌活30g，乳香30g，独活30g，生草乌30g，干姜30g，川芎20g，没药20g。

操作：贴敷2～4h，每天1次。

疗效：治疗后，患者CMS、ADL评分均高于治疗前，VAS评分均低于治疗前，证实温针灸联合穴位敷贴治疗肩周炎患者的效果较佳，可减轻患者的疼痛程度，促进肩关节功能恢复，提高日常生活活动能力。

出处：胡顾生，余敏敏，雷教育．温针灸联合穴位敷贴治疗肩周炎患者的临床效果[J]. 医疗装备，2021,34(10):75–76.

方法七：双乌除痹方

穴位：肩髃（患侧）。

方药：生川乌5g，生草乌5g，全蝎10g，蜈蚣1条、丹参15g，延胡索15g。

操作：每天1次，每次贴敷6h，10次为1个疗程。

疗效：治疗3次后，患者自诉疼痛明显减轻，手臂可尽力平举。治疗1个疗程后，肩关节活动如常人。后停用针刺，继续贴敷巩固治疗1周。3个月后随访，未见复发。

出处：孙玮辰，高姗，赵晋莹，等．齐刺法联合穴位贴敷治疗肩周炎验案[J]. 中国民间疗法，2020,28(17):96–97.

方法八：消痛贴膏

穴位：阿是穴。

方药：青风藤200g，威灵仙200g，木瓜200g，生川乌100g，生草乌100g，羌活100g，独活100g，香加皮100g，防风100g，苍术100g，蛇床子100g，高良姜100g，小茴香100g，当归100g，赤芍100g，苏木100g，大黄100g，续断100g，川芎100g，白芷100g，乳香100g，没药100g，丁香100g，肉桂100g，麻黄50g，油松节50g，冰片50g，樟脑50g。

操作：每次持续4～6h，每天1～2次。

疗效：治疗后，肩关节评分疼痛、日常生活活动、关节活动度、肌力评分和总分均较治疗前升高，疼痛、日常生活活动、关节活动度、肌力评分和总分均高于对照组。证实消痛贴膏联合艾灸治疗肩周炎寒湿痹阻证患者可明显减轻患处疼痛，改善肩关节活动功能，提高患者的日常生活能力，临床疗效显著。

出处：唐志仙.消痛贴膏联合艾灸治疗寒湿痹阻型肩周炎临床研究[J].新中医,2020,52(16):152–155.

方法九：桂枝附子汤加减贴敷

穴位：阿是穴。

方药：桂枝100g，附子100g，川乌100g，川芎100g，草乌100g，丹参100g，红花100g，甘草100g。

操作：每周持续治疗6天休息1天，持续治疗4周为1个疗程。

疗效：患者临床总有效率为95.45%，治疗后，患者寒湿痹阻证评分均明显下降，寒湿痹阻型肩周炎患者采用中频导入联合桂枝附子汤加减治疗可以有效改善患者的临床症状，提高临床疗效，缓解疼痛，提高生活质量。

出处：苑家敏，白金，赵树华，等.桂枝附子汤加减贴敷联合中频导入治疗寒湿痹阻型肩周炎临床疗效观察[J].慢性病学杂志,2019,20(11):1687–1689.

方法十：寒痹散

穴位：肩髃（患侧）、肩贞（患侧）、肩髎（患侧）、曲池（患侧）。

方药：川乌、独活、草乌、桂枝、透骨草、姜黄、花椒、威灵仙、赤芍、当归、红花、桑寄生、五加皮共制。

操作：每天1次，10天为1个疗程，共2个疗程，疗程间歇为3天。

疗效：风寒湿痹型肩周炎患者治疗2个疗程后，VAS及Melle评分均低于治疗前，ADL评分高于治疗前，证实温针灸肩三针联合寒痹散穴位贴敷治疗风寒湿痹型肩周炎具有良好的协同作用，能进一步改善患者疼痛程度、肩关节功能及ADL，从而提高临床疗效。

出处：黄小珊，罗和平.温针灸肩三针联合寒痹散穴位贴敷治疗风寒湿痹型肩周炎效果观察[J].山东医药,2018,58(34):74–76.

2. 气滞血瘀型

方法一：延红膏

穴位：膈俞（患侧）、血海（患侧）、肩贞（患侧）、肩髃（患侧）、臂臑（患侧）。

方药：红花2.5g，延胡索5g，花椒3g，艾叶6g。

操作：贴敷8h后取下药饼，每天1次，每周治疗5天，休息2天，连续治疗3周。

疗效：气滞血瘀型肩周炎患者使用延红膏总有效率为97.33%，可有效缓解患者的肩部疼痛程度，改善肩关节功能，进一步提高临床疗效。

出处：张丽荣，刘克银.中药穴位贴敷疗法辅助治疗气滞血瘀型肩周炎的临床疗效观察[J].反射疗法与康复医学,2022,3(1):63–65,70.

方法二：活血通络贴

穴位：肩贞（患侧）、肩前（患侧）、阿是穴、肩髃（患侧）、曲池（患侧）。

方药：乳香10g，制没药10g，细辛3g，川芎15g，血蝎15g。

操作：每天1次，以7天为1个疗程，持续治疗3个疗程。

疗效：给予穴位敷贴及肢体功能锻炼，观察组在对照组基础上给予针灸治疗。治疗后，VAS评分较治疗前明显降低，针灸联合穴位敷贴治疗肩周炎的效果显著，能有效减轻患者的疼痛程度，促进肩关节活动功能恢复，值得在临床推广和应用。

出处：姜铭，张晓菊，杨伟宁，等.针灸联合穴位敷贴治疗肩周炎的临床效果[J].临床医学研究与实践,2021,6(21):134–136.

3. 其他类型

方法一：菖白辛乌膏

穴位：阿是穴。

方药：细辛200g，石菖蒲200g，白芥子200g，制川乌100g，制草乌100g，乳香100g，没药100g，制马钱子100g。

操作：用一次性透明敷料贴牢，保留10h，每天1次。

疗效：高频超声引导下小针刀联合中药贴敷治疗肩周炎疗效显著，在有效率方面具有明显优势，值得推广应用。

出处：汤乃洋，陆灵美．高频超声引导下小针刀联合中药贴敷治疗肩周炎的临床研究[J].南通大学学报（医学版）,2020,40(5):473-475.

方法二：双乌温经膏

穴位：肩贞（患侧）、肩前（患侧）、阿是穴。

方药：川乌、草乌、独活、桂枝、花椒、姜黄、赤芍、当归、红花、威灵仙、透骨草共制。

操作：持续2h后取下，每天1次。持续3周。

疗效：采用穴位贴敷加用温针灸治疗，总有效率较高，症状评分均明显降低。治疗后肩关节功能评分均明显增高，两组GQOLI-74评分均明显增高，穴位贴敷联合温针灸治疗肩周炎效果更具有优越性。

出处：周晓晓．穴位贴敷结合温针灸治疗肩周炎临床观察[J].实用中医药杂志,2020,36(2):146-147.

方法三：海泥灸贴

穴位：肩贞（患侧）、肩髎（患侧）、肩髃（患侧）、曲池（患侧）、天宗（患侧）。

方药：白芷、栀子、大黄、姜黄、三棱、莪术、细辛、冰片、没药、延胡索、川乌、草乌共制。

操作：将海泥灸贴贴敷于患者肩关节，约30min后取下，每天1次。

疗效：应用海泥灸贴联合针刺对患者进行治疗，临床总有效率为92.68%，治疗前后CMS肩关节功能评分均明显提升，海泥灸贴联合针刺治疗可以改善肩周炎患者临床症状和体征，能够恢复肩关节活动度，缓解关节疼痛，改善肩关节功能，对于肩周炎有较好的治疗效果，值得临床推广应用。

出处：乔野，乔隆．海泥灸贴联合针刺治疗肩周炎及其对肩关节功能的影响[J].中国中医药现代远程教育,2019,17(17):71-73.

方法四：消痹止痛贴敷膏

穴位：肩髃（患侧）、肩前（患侧）、肩贞（患侧）、阿是穴。

方药：制川乌、威灵仙、细辛、桂枝、羌活、独活、乳香、伸筋草、地鳖虫、赤芍共制。

操作：治疗时间为每次5h，每周3次，疗程为1个月。

疗效：采用消痹止痛贴敷膏外敷患处，治疗总有效率为97.62%，消痹止痛贴敷膏可减轻肩周炎患者的局部疼痛，且疗效优于穴位贴敷治疗贴，值得临床推广应用。

出处：庞涛，矫健鹏，岳小强，等．消痹止痛贴敷膏治疗肩周炎的临床疗效观察[J].临床合理用药杂志,2018,11(19):92-93.

方法五：太乙痛痹贴

穴位：阿是穴。

方药：黑胡椒30g，白芷30g，山楂30g，生川乌30g，生草乌30g，生半夏30g，生南星30g，细辛30g，乳香30g，没药30g，透骨草30g，马钱子30g，红花30g，川芎30g，威灵仙30g，秦艽30g，独活30g，莪术30g，巴戟天30g，胡芦巴30g，仙茅30g，闹羊花30g，山慈菇30g。

操作：每贴用4天，连用2贴为1个疗程，2个疗程后观察疗效。

疗效：52例中治愈26例，好转23例，无效3例，总有效率为94.2%。

出处：曲宏民，曲桢宇，吴梅峰．太乙痛痹贴治疗早期肩周炎52例[J].中国民间疗法,2016,24(12):30.

方法六：通络贴

穴位：阿是穴。

方药：制乳香、制没药、冰片、血竭共制。

操作：每天贴敷12～24h，15天为1个疗程。共治疗2个疗程。

疗效：将120例患者随机分为3组，每组各40例，第一组给予火针配合穴位贴敷治疗，第二组针灸配合电针治疗仪，第三组进行穴位注射。第一组总有效率为97.5%。火针配合穴位贴敷治疗肩关节周围炎疗效优于单纯电针治疗和穴位注射治疗，可显著改善患者临床症状，值得临床推广应用。

出处：吴红新，罗高国，杨洋．火针配合穴位贴敷治疗肩关节周围炎 120 例临床疗效观察 [J]. 亚太传统医药 ,2014,10(14):61-62.

方法七：骨痛膏

穴位：天宗（患侧）、肩髎（患侧）、肩髃（患侧）、肩贞（患侧）、曲池（患侧）、外关（患侧）、阿是穴。

方药：川乌、草乌、马钱子、川椒、白芥子、细辛、延胡索、桂枝、麝香。

操作：每次贴敷 2～6h，时间可视患者情况而定，每天最长不超过 8h，2 天 1 次，20 天 10 次为 1 个疗程。

疗效：采用骨痛膏穴位贴敷结合针刀治疗总有效率为 100%，能够有效地治疗肩周炎，缓解症状，且使用方便，值得临床推广。

出处：马向明，任莉赟，洪荣，等．骨痛膏穴位贴敷结合针刀治疗肩周炎 32 例 [J]. 中国中医药科技 ,2014,21(1):97.

方法八：全蝎二乌膏

穴位：阿是穴。

方药：全蝎尾、血竭、川乌、草乌、白芷、骨碎补共制。

操作：将上述药物按 2：3：5：5：4：6 的比例混合，共为细末，用医用凡士林调匀成膏。将膏药直接均匀的涂布在患处或主要疼痛部位，用胶布覆盖固定，5 天换药 1 次，5 次为 1 个疗程。疗程结束后让患者尽力做肩关节旋转、抬举锻炼 2 天，再行下 1 个疗程。

疗效：经治疗，治愈 46 例肩臂疼痛消失，活动自如，有效 7 例疼痛基本消失，活动稍受影响，可从事一般体力劳动，无效 1 例。

出处：宋克诚，张升平．全蝎二乌膏治疗肩关节周围炎 [J]. 山东中医杂志 ,1995(3).

方法九：散寒祛痰膏

穴位：肩髃（患侧）、肩臑（患侧）、肩外俞（患侧）、肩髎（患侧）。

方药：制川乌 30g，制草乌 30g，白芥子 30g，姜黄 30g，羌活 15g，桂枝 15g，天南星 15g。

操作：将上药粉碎过 80 目筛，备用，用时取药末 16g，陈醋适量调为膏。

疗效：痊愈（肩部疼痛消失，功能恢复）33 例；显效（疼痛基本消失，功能恢复，但与健侧稍有差异）14 例；有效（功能恢复较差，活动时仍有轻微疼痛）10 例；无效（经治 1 个疗程后，肩部疼痛及功能无明显改善）6 例。总有效率为 90.48%。

出处：李岩，刘天骥．散寒祛痰膏外敷治疗肩周炎六十三例 [J]. 浙江中医杂志 ,1994(9).

方法十：追风活血止痛膏

穴位：阿是穴。

方药：威灵仙 30g，防风 20g，川乌 15g，草乌 15g，乳香末 10g，没药末 10g，血竭末 10g，红花 10g，栀子 15g，白芥子 15g，黄丹 250g，香油 600g。

操作：上药除乳香、没药、血竭、黄丹外，其他药用香油浸泡 5～7 天，置铁锅中用火炸枯去渣，滤净炼至滴水成珠后加黄丹搅匀收膏，再加入乳香末、没药末、血竭末。将熬好的膏冷却凝固后浸于冷水中 1 天，去其火毒，用时烊化，摊于纸上待用。清洁患侧肩膀皮肤，将药膏加热后贴患处，每天或隔天 1 次，10 天为 1 个疗程。

疗效：共治疗 56 例，痊愈 41 例，显效 11 例，好转 4 例，总有效率 100%。

出处：杜树生．追风活血止痛膏贴敷治疗肩凝 56 例 [J]. 江西中医药 ,2005(9):42.

方法十一：凤仙花膏

穴位：肩髃（患侧）、肩髎（患侧）、曲池（患侧）。

方药：葱汁 150ml，姜汁 150ml，生姜汁 150ml，凤仙花汁 50ml，米醋 150ml，面粉 30g，牛皮胶 60g。

操作：取胶布数块，将膏摊涂在中央部位，每天换药 1 次，10 次为 1 个疗程。另可配合内服独活寄生汤加减。

出处：《中医杂志》2005 年第 4 期。

【按语】

中医学将肩周炎称之为“漏肩风”“冻结肩”“肩凝症”“五十肩”等，属“痹证”范畴，认为其多因肝肾亏虚、气血不足、风寒湿邪侵袭等导致肩关节气血运行不畅，瘀滞不通，不通则痛而发。临床以风寒湿阻型最为常见，治疗应以祛寒除痹为主。肩周炎的治疗主要是缓解疼痛和恢复关节活动度。目前，西药在应用上尚较局限，仍以解热镇痛类、消炎镇痛类、激素类药物为主。中药治疗肩周炎早在《黄帝内经》就有记述，穴位贴敷为中医外治疗法，通过在相应穴位贴敷中药敷贴治疗肩周炎，可发挥到温经散寒、消肿止痛、化瘀利节的功效。通过穴位敷贴，使药物通过局部渗透等综合作用而达到通其经脉、调整气血的目的，从而改善肩周炎的所有症状。药物贴敷于特殊经穴，可以直接透皮入穴，进入组织、体液、经脉，体循环，迅速输布全身，到达病所。

治疗肩周炎时穴位贴敷多取肩髃、肩前、肩井等进行治疗，穴位多属肩臂部手阳明大肠经循行所过之经穴，起到通经络、祛风湿的作用，可有效缓解肩部疼痛症状。上述穴位配合穴位贴敷治疗，可发挥疏通经络、祛风除湿之效。从用药选方来看，肩周炎多以寒湿痹阻型为主，主要选用川乌、草乌、桂枝等温热药起到散寒通痹，祛湿活络的作用，配伍川芎、羌活、全蝎、蜈蚣等活血止痉的药物，能够与温热药相辅相成起到活血止痛，祛风除湿的功效。

（七）风湿性关节炎

【概述】

风湿性关节炎是一种以反复性，对称性，全身性的关节炎症为主要表现的慢性、自身免疫性疾病，主要特征是关节的炎症和破坏、功能下降，临床表现为关节疼痛、肿胀和活动受限。本病属于中医学“尪痹”范畴，历代医家多认为，风、寒、湿邪是风湿性关节炎的主要致病因素。阳气不足，阴邪阻络，留滞关节是风湿性关节炎的病机关键，生活环境、气候因素对本病的影响较大，尤其在北方地区，本病呈现一定的季节性变化。外用疗法在调理气血、通经活络方面有一定的优势，可有效缓解关节症状。穴位贴敷方法治疗一直为医患所推崇，且在长期应用中取得了很好临床疗效。

【现代穴位贴敷文献】

1. 寒热错杂型

方法：桂枝芍药知母汤

穴位：阿是穴、大椎。

方药：桂枝 20g，白芍 12g，炮附子 12g，白术 12g，知母 12g，防风 10g，麻黄 10g，生姜 10g，甘草 10g。

操作：穴位贴敷时间为 6～8h，每天更换，持续 4 周。

疗效：给予穴位贴敷的患者在炎症标志物和类风湿因子水平均低于西药组，使用穴位贴敷的患者治疗总有效率为 93.02%，证实桂枝芍药知母汤穴位敷贴加离子导入可明显改善患者疾病活动度，提高免疫功能。

出处：许文锟，许超尘，苏禹榕，等．桂枝芍药知母汤穴位敷贴加离子导入治疗类风湿关节炎的临床疗效 [J]. 深圳中西医结合杂志，2023,33(9): 32–35.

2. 湿热蕴结型

方法一：活络散

穴位：曲池（患侧）、外关（患侧）、膈俞（患侧）、阳陵泉（患侧）、足三里（患侧）、脾俞（患侧）。

方药：青风藤 20g，威灵仙 20g，独活 20g，白芥子 20g，细辛 20g，白芍 20g，羌活 20g，薄荷 20g。

操作：每穴 1 贴，每次贴敷 8h，每天 1 次，连续治疗 3 个月。

疗效：进行贴敷患者有效率为 95.00%，治疗后肿胀指数评分、压痛指数评分、DAS28 评分、晨僵时间均有改善，疗效证实中药熏洗联合穴位贴敷治疗类风湿性关节炎，能够有效改善患者临床症状和关节活动度。

出处：李玲．中药熏洗联合穴位贴敷治疗类风湿性关节炎临床研究 [J]. 河南中医，2022,42(9): 1425–1428.

方法二：祛湿贴

穴位：曲池（患侧）、阳陵泉（患侧）、外关（患侧）、足三里（双侧）、膈俞（双侧）、脾俞（双侧）。

方药：每穴贴敷 1 剂，贴敷 12h 后取下，每天 1 次，连用 12 周。

操作：茯苓、薏苡仁、蒲公英、车前草、黄芩、黄芪、牛膝、红花、当归、桂枝、生川乌、冰片、薄荷油共制。

疗效：使用穴位贴敷的患者关节压痛、关节肿痛、关节活动的评分、炎症标志物和类风湿因子的水平及晨僵时间均显著降低。

出处：汪洪波，杨远，宋妮．穴位贴敷治疗

类风湿性关节炎湿热痹阻证的疗效 [J]. 世界中医药 ,2018,13(7):1740–1743.

3. 寒湿痹阻型

方法一：消痹散

穴位：患处阿是穴。

方药：防风、独活、土鳖虫、川牛膝、姜黄、白芷、威灵仙、羌活、川芎、草乌、川乌、细辛、续断、桂枝、肉桂、桑寄生、络石藤、蚕沙、五加皮、乳香、没药共制。

操作：将待消痹散药材粉碎成粉末状，加黄酒及蜂蜜调制成药膏，加入透气胶贴直接贴敷于疼痛部位即可，每贴 24h 更换 1 次。连续治疗 2 个月。

疗效：使用穴位贴敷治疗的患者在证候积分、关节 VAS 评分、血清 CRP、IL-6、ESR、RF、抗 CCP 水平均较前降低。在常规治疗基础上给予消痹散熏洗联合药膏贴敷治疗，可更明显地缓解寒湿痹阻型患者局部炎症反应，减轻疼痛，恢复机体正常的免疫功能，疗效好，安全性高。

出处：于昊新 , 戴思思 , 费秀丽 , 等 . 消痹散熏洗联合药膏贴敷治疗寒湿痹阻型类风湿性关节炎临床观察 [J]. 药物流行病学杂志 ,2022, 31(4): 227–231.

方法二：消痛贴

穴位：阿是穴患处。

方药：青风藤 200g，威灵仙 200g，木瓜 200g，生川乌 100g，生草乌 100g，羌活 100g，独活 100g，香加皮 100g，防风 100g，苍术 100g，蛇床子 100g，高良姜 100g，小茴香 100g，当归 100g，赤芍 100g，苏木 100g，大黄 100g，续断 100g，川芎 100g，白芷 100g，乳香 100g，没药 100g，丁香 100g，肉桂 100g，油松节 50g，麻黄 50g，冰片 50g，樟脑 50g。

操作：每天 1 次，每次贴 4～6h，连续使用 2 周。

疗效：患者在主观疼痛、关节压痛、肿胀程度、关节活动和关节僵硬评分均较治疗前下降，在服用美洛昔康片的基础上加用消痛贴膏治疗活动期类风湿性关节炎寒湿痹阻证，可减轻患者的临床症状，控制疾病活动情况，改善功能障碍。

出处：唐志仙 . 消痛贴膏辅助治疗活动期类风湿性关节炎寒湿痹阻证临床研究 [J]. 新中医 ,2020,52(22):176–179.

4. 其他类型

方法一：辛白通痹贴

穴位：膈俞、肺俞、心俞、百劳、膏肓。

方药：细辛 15g，白芥子 30g，延胡索 30g，甘遂 1.5g，麝香 1.5g。

操作：每 5 天敷贴 1 次，敷贴时间以 8～10h 为宜。

疗效：患者在疼痛、晨僵等各项中医证候积分均得到不同程度改善。补肾祛寒治尪汤辅以中药熏蒸及穴位敷贴治疗类风湿性关节炎，能够促进患者临床指标改善，缓解临床症状，效果显著，值得推广应用。

出处：白洁 , 田昱平 , 康浩浩 , 等 . 补肾祛寒治尪汤联合中药熏蒸及穴位敷贴治疗类风湿性关节炎的疗效 [J]. 现代中医药 ,2019,39(6):43–45,48.

方法二：白胡散

穴位：肺俞、心俞、膈俞、膏肓、百劳。

方药：白芥子 30g，延胡索 30g，细辛 15g，甘遂 1.5g，麝香 1.5g。

操作：每次敷贴 6～8h，7 天 1 次，连续治疗 12 周。

疗效：患者在晨僵时间、功能障碍指数、关节疼痛指数、双手平均握力、20 米步行时间等方面均有明显改善。疗效证实芎附痛痹汤联合中药穴位敷贴及熏蒸治疗类风湿性关节炎疗效佳，患者关节功能改善，健康状况佳，不良反应少，安全性高，值得临床广泛推广应用。

出处：申江曼 , 方珣 , 陈文莉 , 等 . 芎附痛痹汤联合中药穴位敷贴及熏蒸治疗类风湿性关节炎临床疗效 [J]. 中华中医药学刊 ,2018,36(8):1943–1946.

方法三：风湿二号药膏

穴位：阴陵泉、内庭、曲池、足三里、大椎、申脉、膝阳关、阴市、阳池、阳溪、小海。

方药：虎杖 70g，鸡血藤 70g，威灵仙 50g，续断 50g，防己 50g，青风藤 25g，肉桂 35g，生麻黄 50g，防风 35g，羌活 50g，独活 35g，白芥子 30g，细辛 35g，生川乌 50g，生草乌 50g，蜈蚣 10 条、甘遂 30g，当归 35g，黄芪 35g，乳香 50g，没药 50g，天麻 30g，冰片 30g，麝香 5g。

操作：12h 后取下，隔 10 天在原穴位再次刺激穴位贴敷，连续治疗 3 个月。

疗效：患者的晨僵时间、关节肿胀个数以及关节压痛个数明显减少，双手平均握力明显增加。患者的 C 反应蛋白（CRP）、红细胞沉降率（ESR）以及类风湿因子（RF）均明显降低，治疗有效率为 94%，疗效证实风湿二号药膏穴位贴敷联合甲氨蝶呤可以明显改善患者临床症状，降低不良反应发生率，增强疗效。

出处：汪洪波，杨远，宋妮．风湿二号药膏穴位贴敷联合甲氨蝶呤治疗类风湿性关节炎的临床疗效观察 [J]. 广西医科大学学报，2018,35(7):996–999.

方法四：“冬病夏治”穴位贴

穴位：肾俞、脾俞、命门、内外膝眼、血海。

方药：生甘遂、白芥子、细辛、延胡索共制。

操作：治疗时间为每年农历三伏天，每伏的第 1 天贴敷 1 次，如有两个中伏则均进行贴敷治疗。贴敷时间一般为每次 6～8h，连续贴敷 3 年为 1 个疗程。

疗效：患者治疗后总有效率为 93%，类风湿因子、血沉、C 反应蛋白、抗环瓜氨酸肽抗体及 DSA28、VAS 评分均比治疗前下降。证明“冬病夏治”穴位贴敷对类风湿性关节炎患者疗效明显。

出处：李巧林，牛彦红．“冬病夏治”穴位贴敷治疗类风湿性关节炎的疗效观察 [J]. 甘肃医药，2018,37(3):235–237.

方法五：回药通络定痛散

穴位：大椎、命门、关元、足三里（双侧）、患病关节周围局部阳经所过之穴。

方药：乳香、没药、红花、白芥子、甘遂、白芷、细辛共制。

操作：每穴贴 1 膏，贴敷 4～6h 后取下，停 10 天后继续贴敷原穴位。3 次为 1 个疗程，留药时间以贴药处皮肤有刺激感、发烫为准，治疗 3 个月。

疗效：回药通络定痛散穴位贴敷法可促进患者临床症状、实验室指标的改善，能协助抗风湿病药物控制病情。患者的 C 反应蛋白（CPR）、类风湿因子（RF）和血沉（ESR）水平均较治疗前下降。

出处：牛桦，何晓华，胡雨华，等．回药通络定痛散穴位贴敷法联合甲氨蝶呤治疗类风湿性关节炎的临床观察 [J]. 宁夏医科大学学报，2016, 38(6):605–608.

方法六：消痛膏

穴位：阿是穴。

方药：马钱子 9g，乳香 9g，麻黄 12g，透骨草 30g，细辛 10g，甘草 9g。

操作：将以上药物研成细粉，装瓶备用。用时以香油调成糊状。临用时将药粉用香油调成糊状，敷于患处（敷药厚度 2～3mm），然后用纱布或塑料布等物覆盖，以绷带固定。每次敷药 24h，3 次为 1 个疗程。选 1～2 个痛肿及功能障碍最甚的关节贴敷，以贴敷指、趾、腕、膝、踝等关节为多。

疗效：75 例中涉及病种 5 种，而以类风湿性关节炎为多，占 57.3%。显效率以类风湿关节炎、风湿性关节炎及骨关节炎为高。平均显效时间也以此 3 种疾病为短。总有效率 97.3%。

出处：周翠英，孙素平，王燕芳．消痛膏除痹痛 75 例 [J]. 山东中医学院学报，1993(4):33–34.

方法七：追风逐湿膏

穴位：阿是穴。

方药：豨莶草 90g，麻黄 90g，川乌 90g，草乌 90g，风藤 90g，半夏 90g，南星 90g，羌活 90g，蓖麻子 90g，桂枝 90g，独活 60g，细辛 60g，当归 60g，白芷 60g，苍术 60g，大黄 60g。

操作：上药切片，用葱汁、姜汁各 180g 拌药，浸 1 宿，用香油 250g 同药入锅，慢火熬至葱姜汁将干、药枯为度，离火。用细绢滤清，秤药油，每药油 500g，下飞过炒黄丹 180g 为准。再将药油入锅内上火煎滚，方下黄丹，徐徐搅入，待膏成，再下碾净松香末 620g，熬化，取下锅来，放盆上坐稳，再下乳香、木香、胡椒、轻粉（俱为末）各 60g，白芥子末 120g，搅匀，入瓷器盛贮。将膏用热水炖化，绫缎或布摊贴，贴于患处。

出处：《外科正宗》。

方法八：湿毒膏

穴位：阿是穴。

方药：麻油 300g，当归 6g，白芷 3g，独活

3g，穿山甲 2 片、蜈蚣 1 条、血余 15g。

操作：用麻油将上药熬枯去滓，熬油至滴水成珠，下红丹、杭粉各 60g，轻粉 5g，铜绿 0.6g，白蜡 4.5g，搅匀收膏。用时将膏摊贴于布或油纸上，贴患处。

出处：《丹方精华》。

方法九：七制松香膏

穴位：阿是穴。

方药：松香 2500g（第 1 次姜汁煮，第 2 次葱汁煮，第 3 次白凤仙汁煮，第 4 次烧酒煮，第 5 次闹羊花煮，第 6 次商陆根煮，第 7 次醋煮），桐油 1500g，川乌 120g，草乌 120g，白芥子 120g，蓖麻子 120g，干姜 120g，官桂 120g，苍术 120g。

操作：用桐油将药熬枯，滤去滓，下牛皮 120g，烊化，用七制松香渐渐收之，离火，加樟脑 9g，拌匀备用。将膏化开，摊贴于厚纸上，贴于患处。

出处：《串雅内编》。

方法十：透骨膏

穴位：阿是穴。

方药：马鞭草 250g，生地黄 45g，熟地黄 45g，吴茱萸 90g，白面 90g，骨碎补 120g，干姜 120g，炙鳖甲 1500g，蒲黄 60g。

操作：上药共研细末，用醋调成膏备用，使用时将膏放于火上温热，涂于痛处，上面用纸裹盖，药冷，揭去纸，再用膏涂其上，如此 7 次，于避风处用药。

出处：《串雅内编》。

方法十一：涂摩膏

穴位：阿是穴。

方药：雷丸 30g，牛膝（去苗）30g，白芍 30g，川芎 30g，当归 30g，白芷 30g，白术 30g，蜀椒（去自合口者）30g，厚朴（去粗皮）30g，半夏 30g，炒桔梗 30g，细辛（去苗叶）30g，吴茱萸 30g，肉桂（去粗皮）30g，附子（炮制去皮脐）30g，木香 30g，大腹皮 30g，槟榔 30g，牛酥 60g，猪脂 1500g。

操作：上 15 味，除后 2 味外，均切细，以酒浸渍 1 宿，先炼猪脂去滓，再下群药，用慢火从早熬至晚，膏成，用绵裹滤去滓，再入锅中下牛酥，候清搅匀，盛瓷器内备用。使用时用剂摩患处，摩 7 天，休息 2～3 天再摩。

出处：《圣济总录》。

【按语】

风湿性关节炎是一种以慢性、侵蚀性、对称性多关节炎为主要表现的自身免疫性疾病，古代医学称之为痹证。早期主要表现为关节疼痛和运动障碍，晚期主要表现为关节晨僵、畸形、关节屈伸不利等。本病是目前医学界很难攻克的难题，我国风湿性关节炎患病率为 0.32%～0.34%。穴位贴敷疗法是以中医经络学说为理论基础，是穴位和药物疗法的有机结合，能够有效缓解风湿性关节炎的症状，起到祛风除湿，散寒止痛的效果，药膏贴敷可使有效成分透过皮肤直达病灶关节，起效快，也是关节疾病的常用给药方式之一。由于其疗效肯定，简便易行，不良反应少，得到了广泛推广。

从用药特点看，药物使用最多的为白芥子、细辛、川乌、红花、没药、乳香；药性上以辛、温、苦、寒性药最多，药物类型多归于活血化瘀药、祛风湿药、解表药。临床上治疗风湿性关节炎的药物多具有祛风寒湿邪、疏经通络、活血通痹、舒筋止痛解表散寒之功。归经中以足厥阴肝经、手少阴心经、足太阴脾经、足少阴肾经为主。从穴位配伍原则看，使用频次在前 3 位的分别为大椎、足三里、肾俞。穴位敷贴治疗风湿性关节炎中所选腧穴，所选腧穴主要集中于足太阳膀胱经、督脉、足阳明胃经、起到祛风除湿、行气除痹、活血止痛的效果。

（八）肋软骨炎

【概述】

肋软骨炎是指胸骨与肋骨交界处软骨发生的非特异性、非化脓性炎性病变，表现为单个或多个上部肋软骨的肿大疼痛和压痛，疼痛常随呼吸或胸肩运动而加重，发病部位以第 2、3 肋软骨为常见。肋软骨炎是一种临床常见的疾病，多发于 25—35 岁成年人，女性居多，男女之比为 1∶9，老年人亦有发病。肋软骨炎按照病因不同一般分为感染性肋软骨炎与非特异性肋软骨炎。感染性肋软骨炎分为原发性与继发性，原发性多由细菌感染导致；继发性病因多见于心脏或胸外科手术或外伤。非特异性肋软骨炎，又称为泰齐氏病。其病因尚不明确，是临床最常见的肋软骨炎类型。研究认为可能与病毒感染、关节韧带损伤、内分泌异常等因素有关。中医学将肋软骨炎归为“肋痛”范畴。一般认为与虚劳内损或外伤跌仆有关，由于用力憋气，或闪挫跌仆，使胸部受挤压导致胸肋关节软骨造成急性损伤。另外，胸壁长期劳损而致肋软骨与肋骨接合处错位，从而形成胸肋关节面软骨的水肿、增厚的无菌性炎症反应，致使气血瘀滞、肿胀疼痛而发病。

【现代穴位贴敷文献】

方法一：奇正消痛贴膏

穴位：阿是穴。

方药：防风、羌活、柴胡、川芎、郁金、香附、秦艽、桂枝、甘草、白芷、知母、连翘、乳香、没药共制。

操作：每天1贴，10天为1个疗程，进行治疗。

疗效：应用血府逐瘀汤联合奇正消痛贴膏治疗肋软骨炎总有效率为92%，使用奇正消痛贴膏在康复时间上更快。血府逐瘀汤合奇正消痛贴膏治疗肋软骨炎能明显地起到活血祛瘀、消肿止痛作用，而且疗程短，有确切的疗效。

出处：李汝森.血府逐瘀汤合奇正消痛贴膏治疗肋软骨炎50例疗效观察[J].临床医药实践，2009,18(32):2209-2210.

方法二：大黄鳖虫膏

穴位：患处阿是穴。

方药：栀子、大黄、土鳖虫、延胡索共制。

操作：用温开水调成稠膏状，视肋软骨肿胀的大小，做成大于肿块的药饼，敷贴在患处，盖上纱布，再用胶布固定，每天更换1次。

疗效：患者贴敷9天后右前胸壁疼痛消失，活动、抬重物时均无不适，肿块缩小2/3，再敷贴5天，肋软骨肿胀基本消失。

出处：印苏昆，张广麒.药物敷贴治疗非化脓性肋软骨炎47例临床观察[J].云南中医中药杂志，1998(3):11-12.

方法三：三黄二香散

穴位：阿是穴。

方药：生大黄30g，黄连30g，黄柏30g，乳香15g，没药15g。

操作：上药共研细末，加米醋适量调成糊状，每天1份，分两次外敷于患处。

出处：《浙江中医杂志》1984年第7期。

方法四：新型三黄膏

穴位：阿是穴。

方药：大黄、黄芩、黄柏、海金沙共制。

操作：上药粉碎，过80～100目筛，以药用凡士林做基质加温调制成糊状。用时将药膏厚薄均匀涂于布料或专用纸上，重量为20g。当敷贴患处后，外面用胶布条加压，使药膏与患处没有间隙，否则将影响疗效。一般3天更换1次，3次为1个疗程，治疗以3个疗程为限。

疗效：治愈（治疗2个疗程，局部无肿痛、无压痛、做扩胸运动及拎重物无痛感、无胸闷），计303例；显效（治疗2个疗程，局部无肿痛和压痛，做扩胸运动无痛感，拎重物时稍有疼痛，胸闷消失），计133例；有效（治疗3个疗程，局部疼痛消失，重按略有痛，扩胸运动时疼痛消失，仅拎重物仍有刺痛感，无胸闷）计64例；无效（用药前后无变化），计10例。

出处：霍志良.新型三黄膏治疗肋软骨炎510例[J].上海中医药杂志，1991(3):33.

方法五：肋软骨炎贴敷膏

穴位：阿是穴。

方药：三棱30g，莪术30g，乳香30g，没药30g，生大黄60g，白芷60g。

操作：上药共研细末，混合均匀，贮瓶备用。取上述药末30g，用大葱100g煎汁，与药末一起调成膏糊状，外敷患处，纱布覆盖，胶布固定。每天换药1次，10天为1个疗程。

疗效：结果32例痊愈，痛肿消失，随访1年未复发；8例近期治愈，但于1年内又有复发。起效时间最短2天，最长7天；用药时间最短1个疗程，最长3个疗程。

出处：王宪中，朱会友，魏亭.中药外敷治疗非化脓性肋软骨炎40例[J].中国民间疗法，2000(5):19.

【按语】

肋软骨炎病变部位为肝胆经脉循络之处，肝藏血，若肝失疏泄，气机郁滞，则滞而为瘀血；气不能运行津液，凝而为痰。痰瘀互结、不通则痛，痛点固定不移乃血瘀；气血壅遏不通、络脉不通则肿痛乃作。遂在治则上应以活血化瘀，消肿止痛，行气化痰为主。而中药贴敷在治疗上给予了患者一个较优的选择，药物通过贴敷可以直达病所，发挥药效，作用较强，相比较于其他给药途径用药较为安全，同时增大了用药范围，使用便利，价格低廉，深受患者追捧。药物与患处充分接触，药力通过皮肤角质层细胞间隙毛囊壁及汗腺使药物吸收并直接渗致软骨处。药物直达病所产生消炎止痛，软坚散结功效，又避免服用消炎镇痛或激素类药物引起胃肠不适及胃出血等不良反应，疗效更好。但目前临床上针对肋软骨炎的贴敷治疗记录有限，降低了患者可选择的空间。

中药贴敷目前在临床应用较为广泛的是奇正消痛贴膏，常用于治疗各种急慢性扭挫伤、跌打瘀痛、骨质增生等，具有迅速止痛的功效，药力通过皮肤角质层细胞间隙毛囊壁及汗腺使药物吸收并直接渗致软骨处。药物直达病所产生消炎止痛，软坚散结功效，柴胡疏肝解郁，羌活、川芎、郁金、香附共奏行气止痛，活血消肿之效，配伍乳香、没药消肿散瘀，使功效倍增。辅以连翘、知母等清热凉血，诸药协作治疗肋软骨炎。在穴位的选择上一般常选择痛点阿是穴进行贴敷，对疼痛部位进行直接治疗。

（九）软组织损伤

【概述】

软组织损伤指软组织或骨骼肌肉（肌肉、肌腱、韧带等）或其他结缔组织受到直接或间接暴力，或长期慢性劳损引起的一大类创伤综合征。组织受创后出现微循环障碍、无菌性炎症，致使局部肿胀疼痛。常见的软组织损伤包括肌肉劳损、肌肉拉伤、肌腱炎、韧带损伤等。中医将软组织损伤归属于“伤筋”范畴，其病因病机多为气滞血瘀。人体四肢遭受急性外来暴力，以致筋脉破损，血溢脉外，瘀血积于皮下、筋膜、肌腠之间，血行之道阻滞不通，则造成气血运行失常，表现为“不通则痛”。

【现代穴位贴敷文献】

方法一：奇正消痛贴膏

穴位：阿是穴。

方药：防风、羌活、柴胡、川芎、郁金、香附、秦艽、桂枝、甘草、白芷、知母、连翘、乳香、没药共制。

操作：每 24h 更换 1 次药物，连续治疗 5 天。

疗效：奇正消痛贴膏治疗软组织损伤在改善患者临床症状，减少不良反应等方面疗效较确切，总有效率为 97.06%，具有临床推广普及的价值。

出处：李喜梅．奇正消痛贴膏治疗急性软组织损伤的临床效果 [J]. 中国民族医药杂志 ,2022, 28(10):38–39.

方法二：黄芩石膏散

穴位：阿是穴。

方药：黄芩、石膏等共制。

操作：前在患者肿胀处均匀涂抹 2～3mm, 将皮肤破损处避开，用一块医用棉垫包扎，其大小为 5cm × 8cm 左右，妥善固定，更换频率为每天 1 次。

疗效：使用黄芩石膏散的患者在疼痛、压痛、肿胀、瘀斑等方面均有明显改善，功能障碍评分提高，患者治疗优良率为 86.0%。

出处：赵磊．中药贴敷治疗足踝部闭合性骨折合并软组织损伤的疗效分析 [J]. 中国实用医药 ,2021,16(8):159–162.

方法三：蒙红贴膏

穴位：阿是穴。

方药：蒙酸模、三七、红花等共制。

操作：每天 1 贴，每天贴敷 12～24h。

疗效：使用蒙红贴膏对“疼痛、压痛、局部肿胀、功能障碍等”均有明显改善。总显效率为率 66.67%。

出处：邢界红，龙洪泉，邓伟明．蒙红贴膏治疗急性软组织损伤临床观察 [J]. 北方药学 ,2020, 17(8):67–68.

方法四：神效贴

穴位：阿是穴。

方药：血竭 200g，大黄 320g，侧柏叶 350g，生栀子 60g，红花 150g，白芷 150g，没药 100g，乳香 100g，海桐皮 100g，赤芍 100g，细辛 3g，薄荷 20g。

操作：损伤部位敷贴神效贴，面积大小控制在 10cm × 14cm，每天 1 次，共 2 周。

疗效：使用神效膏治疗软组织损伤在缓解肿胀、疼痛、消散瘀斑方面效果尤为显著，总有效率为 100%，疗效确切，值得临床推广。

出处：王爽，王爱国，谷福顺，等．神效贴

治疗急性软组织损伤的临床观察 [J]. 内蒙古中医药 ,2020,39(7):97–98.

方法五：延遂散

穴位：阿是穴。

方药：生白芥子、延胡索、生甘遂、细辛、冰片共制。

操作：利用绷带固定，5～6h 后更换，待关节肿胀及疼痛消失后停止长时间敷贴，常温下患处敷贴时间为 30min，每天 1 次，连续敷贴 1 周。

疗效：使用延遂散治疗总有效率 100%，在缓解局部压痛、红肿、功能障碍等严重症状方面有迅速显著的疗效。

出处：黄辉文，戚子荣，丘青中 . 双柏膏与穴位贴敷治疗踝关节急性软组织损伤的疗效观察 [J]. 临床医学 ,2018,38(1):119–121.

方法六：消瘀镇痛药膏

穴位：阿是穴。

方药：银花藤、土鳖虫、赤芍、牡丹皮、桑枝、木通、血竭、青皮、秦艽、牛膝、络石藤、丝瓜络、海桐皮、透骨草共制。

操作：用消瘀镇痛药膏敷贴患处，以绷带包扎固定，每天 1 次，且于隔天更换。

疗效：本贴对患者镇痛及抗炎消肿方面具有突出作用，该药使用简便，效果较好，不良反应少，且使用消瘀镇痛药膏的患者治疗总有效率为 100.0%。

出处：张瑞麟 . 消瘀镇痛药膏在急慢性软组织损伤治疗中的应用价值 [J]. 中国现代医生 ,2016,54(11):122–124.

方法七：骨通贴膏

穴位：阿是穴。

方药：金不换、丁公藤、薄荷脑、麻黄、当归、姜黄、白芷共制。

操作：敷于患处，每贴 24h，每天更换 1 次。

疗效：骨通贴膏和对急性软组织损伤患者均可降低其疼痛计分，具有良好的止痛消肿、促进功能恢复等作用。效果明显，值得临床推广。

出处：王冠 . 骨通贴膏对急性软组织损伤患者疼痛的影响 [J]. 中国医药导刊 ,2015,17(12):1239–1241.

方法八：活血止痛膏

穴位：阿是穴。

方药：威灵仙 30g，桃仁 12g，红花 12g，地鳖虫 6g，栀子 9g，乳香 10g，没药 10g，石膏 20g。

操作：将膏药直接贴敷患处厚约 0.5cm，纱布覆盖胶布固定 24～72h 后取下，贴敷 3 次为 1 个疗程。

疗效：制活血止痛膏贴敷治疗软组织闭合性损伤具有改善损伤局部血液微循环，达到局部镇痛、消炎的作用，明显减轻患者痛苦，痊愈率高，提高生活质量，操作性强、简单实用、疗效确切，不良反应少，安全可靠，且经济实用，患者容易接受，便于医护人员和患者家属换药外敷治疗，用于骨伤科、外科治疗软组织损伤具有很好的临床疗效，是中药外敷治疗闭合性软组织损伤的很好选择，值得临床推广使用。

出处：古金花，曾剑华，张文汉 . 自制活血止痛膏贴敷治疗软组织闭合性损伤研究 [J]. 北方药学 ,2015,12(7):79–80.

方法九：三色敷药

穴位：阿是穴。

方药：蔓荆子、紫荆皮、当归、木瓜、丹参、赤芍、白芷、片姜黄、独活、羌活、天花粉共制。

操作：治疗时间为 7 天，每天 1 贴。

疗效：在治疗第 3 天结束时即表现出显著优势并保持至治疗结束。不良事件发生率极低，治疗踝关节急性软组织损伤既有效又安全。

出处：王培民，严培军，丁亮，等 . 易层贴敷治疗踝关节急性软组织损伤的临床研究 [J]. 南京中医药大学学报 ,2014,30(6):513–515.

方法十：三黄油膏

穴位：阿是穴。

方药：冰片、余大黄、黄芩、黄柏、滑石粉共制。

操作：治疗时间为 7 天，每天 1 贴。

疗效：在治疗第 3 天结束时即表现出显著优势并保持至治疗结束。不良事件发生率极低，治疗踝关节急性软组织损伤既有效又安全。

出处：王培民，严培军，丁亮，等 . 易层贴敷治疗踝关节急性软组织损伤的临床研究 [J]. 南京中医药大学学报 ,2014,30(6):513–515.

方法十一：黄氏愈伤贴

穴位：阿是穴。

方药：生川乌、生草乌、生南星、生半夏、生栀子共制。

操作：2天换药1次，疗程16天。

疗效：患者局部疼痛、肿胀、瘀斑、功能障碍情况改善。对急性软组织患者症状体征具有明显改善作用。

出处：邵建萍，钱毓萍，林俊宏，等．黄氏愈伤贴治疗急性软组织损伤临床观察 [J]. 浙江中西医结合杂志，2014,24(2):156–157.

方法十二：消瘀散贴膏精简方

穴位：阿是穴。

方药：大黄、紫荆皮、乳香、三七、当归共制。

操作：每天涂抹2～4次。1周为1个疗程，治疗2个疗程。

疗效：消瘀散贴膏精简方对于急性软组织损伤引起的疼痛、肿胀、活动受限、瘀斑等症状有明显疗效，对于骨关节炎引起的关节肿痛、活动受限也有较为突出的疗效，并且安全性好。

出处：金立伦，滕蔚然，罗健兴，等．消瘀散精简方贴膏治疗急性软组织损伤的临床随机对照研究 [J]. 上海中医药杂志，2013,47(4):51–54.

方法十三：伤柏膏贴

穴位：阿是穴。

方药：大黄、黄柏、侧柏叶、泽兰、薄荷共制。

操作：局部外敷患处伤柏膏贴剂，每贴敷12h，每天2贴。

疗效：在瘀斑、肿胀、压痛、功能障碍等方面有显著改善作用，用于骨伤科、外科治疗急性软组织损伤具有很好的临床疗效，值得临床推广使用。

出处：谭庆琴，沈楚龙，陈凯，等．伤柏膏贴剂外敷治疗急性软组织损伤的临床研究 [J]. 中国实用医药，2012,7(21):1–3.

方法十四：消瘀止痛膏贴

穴位：阿是穴。

方药：大黄、栀子、木瓜、地鳖虫、蒲公英共制。

操作：根据损伤面积大小，取适量药膏均匀摊在棉垫上，胶布固定，绷带缠绕包扎，每2天换药1次，7天为1个疗程。

疗效：改良后的消瘀止痛膏贴能有效改善患者踝关节疼痛、瘀紫、肿胀以及关节活动功能，与原有的消瘀止痛膏比较，有使用方便，能反复揭贴等优势；对皮肤无刺激，起效迅速，并且保湿性能和透气性能良好，临床应用尚未发现明显不良反应，因而具有较高的安全性。

出处：薛峰，许金海，叶洁，等．消瘀止痛膏贴治疗运动性踝关节急性软组织损伤的临床研究 [J]. 中国中医急症，2011,20(3):350–352.

方法十五：白药贴膏

穴位：阿是穴。

方药：煅石膏、凡士林、花生油共制。

操作：局部外敷白药贴膏。每贴敷12h，每天2贴。

疗效：白药贴膏组在瘀斑、肿胀、压痛、疼痛、功能障碍等方面均有显著改善作用。

出处：温建强，陈志维，何影浩．白药贴膏外敷治疗急性闭合性软组织损伤的临床研究 [J]. 河南外科学杂志，2009,15(6):14–15.

方法十六：散瘀软膏

穴位：阿是穴。

方药：大黄、黄芩、黄柏、玄明粉、猪胆汁共制。

操作：以三黄汁去渣，加入猪胆汁，用玄明粉收膏，外敷患处。

出处：《浙江中医杂志》1984年第3期。

方法十七：消瘀膏

穴位：阿是穴。

方药：大黄、栀子、蒲公英、姜黄、木瓜、黄柏共制。

操作：将上述6味按1：2：4：4：4：6比例共研细末，加水和蜜各半调匀成膏，放入密闭罐中备用。取消瘀膏均匀涂抹患处，外敷塑料布，并在其周围用胶布条封闭固定，每天换药1次，7天为1个疗程。

出处：《新中医》1994年第4期。

方法十八：马钱子膏

穴位：阿是穴。

方药：马钱子90g，制乳香90g，制没药90g，生甘草90g，生麻黄120g，凡士林480g。

操作：将上药前5味共研细末，放入加热溶化的凡士林内搅匀，冷后凝膏即得。用时可根据病变范围，将膏药均匀地摊于纱布上，外敷患处。每3天换敷1次。

出处：《山东中医杂志》1985年第2期。

方法十九："三六九"软膏

穴位：阿是穴。

方药：乳香250g，没药250g，三棱250g，莪术250g，木香250g，延胡索250g，当归200g，羌活200g，丁香200g，甘松200g，山萘200g，地鳖虫、生川乌300g，生草乌300g，红花300g，血竭400g，锻自然铜500、冰片100g。

操作：上药除冰片外，全部晒（烘）燥后，碾为粉末，拌上冰片细末和匀。用适量石蜡油（或凡士林、鸡蛋清均可），将药末调成糊状（不松散为度），装入药罐内备用。根据伤痛部位大小，将软膏均匀地摊在棉垫上，表面再放入适量的冰片粉末。纱布外层最好衬上一层塑料薄膜，以免药液渗出污染被服，一般2～3天换药1次，直至病愈。

出处：《浙江中医杂志》1991年第3期。

【按语】

中医学理论认为，软组织损伤的病机经络阻滞，气血运行不畅。穴位敷贴疗法和局部敷贴疗法作为传统中医学的重要治疗手段之一，治疗软组织损伤自有独特的疗效。目前，临床针对肋软骨炎的药物治疗一般为止痛消炎为主，可以使用非处方的镇痛药（如布洛芬、对乙酰氨基酚）来缓解疼痛和减轻炎症。对于较严重或持续的疼痛，可能会使用处方的非甾体抗炎药或其他抗炎药物。或者采取物理疗法对疼痛部位进行冷热敷、理疗、按摩、牵引、电疗等，可以帮助患者减轻疼痛、舒缓肌肉和加速康复。而穴位敷贴的优势在于能够将药物特性在穴位局部渗透进入人体，并对经络进行刺激，加快气血在体内流通，活血通络、散瘀消肿，从而帮助治疗软组织损伤；而局部敷贴疗法则是作用于受损局部，使药物在受损局部被吸收，直接作用于受损组织，使受损部位气血流通，起到直接的止痛化瘀消肿作用。运用中药药性和腧穴的主治作用调动体内气血流通，疏通受损局部气血，达到治疗目的。

临床软组织损伤选穴规律有以下特点：其一是以痛点的位置为主穴，亦较多人用，如以痛为腧法；其二是依据受伤的经络，若局部取穴困难，则循经远端取穴；其三是特定理论指导下的远端取穴，如平衡针理论等，多以专病专治，疼痛部位相对应的专穴治疗为主；其四是在传统经络理论指导下的特殊穴位的应用，如八会穴的筋会、八脉交会穴、郄穴等。从用药上来看，红花、三七、延胡索三味最为常用且最具有代表性的活血化瘀、消肿止痛的中药材，常用于外伤出血、胸腹刺痛、跌仆肿痛。在使用时一般直接贴敷于损伤部位皮肤，但注意避开伤口，注意伤口的清洁护理，避免感染。

（十）肛裂

【概述】

肛裂是消化道出口从齿状线到肛缘这段最窄的肛管组织表面裂开后形成的缺血性溃疡，好发于青壮年，常见于肛门的前后正中，方向与肛管纵轴平行，呈梭形或椭圆形，长0.5～1.0cm，常引起肛周剧痛。其发病机制尚不明确，主要与内括约肌痉挛、损伤后感染有关，临床常表现为周期性疼痛、便血，部分患者因肛裂而导致便秘。肛裂分为3期：Ⅰ期肛裂，肛管表层出现裂口溃疡，边缘整齐，疼痛明显；Ⅱ期肛裂，便时疼痛、便血伴便秘等症反复发作，裂口边缘增生、不规则，疼痛剧烈，溃疡基底色灰白；Ⅲ期肛裂，肛管肌肉收缩，溃疡基底较深，并出现纤维化，伴肛乳头肥大、哨兵痔，或潜行瘘管生成。中医疗法在治疗肛门疾病及其并发症中的疗效得到越来越多的肯定。穴位贴敷作为中医的传统疗法，其相较于口服药物而言，可减少药物对消化道的刺激，同时贴敷药物经皮肤吸收，无痛无创，患者易于接受，操作直接简单，起效快。

【现代穴位贴敷文献】

方法一：消炎生肌膏

穴位：长强、白环俞、二白、承山。

方药：苦参20g，延胡索20g，黄芩15g，黄柏15g，生地黄10g，乳香10g，三七10g，血竭10g，薄荷10g，甘草6g。

操作：每次4h，每天1次。

疗效：自拟消炎生肌膏穴位敷贴联合针刺可通过穴位作用，使具有活血止痛、消肿生肌效果的中药材药效被机体更好吸收，发挥直接性缓解疼痛、消除水肿、改善便秘等效果。

出处：刘悦 . 自拟消炎生肌膏穴位敷贴联合针刺疗法对早期肛裂患者症状及炎症反应的影响 [J]. 四川中医 ,2021,39(4):151-154.

方法二：肛裂贴

穴位：长强、足三里、大肠俞、承山。

方药：延胡索 30g，三棱 15g，莪术 15g，水蛭 15g，细辛 15g，冰片 10g。

操作：将药糊准确地贴于穴位上，并用胶布固定，保留贴敷时间 12h，3 天为 1 个疗程。

疗效：患者治疗后水肿、坠胀、潮湿、出血与疼痛评分均显著改善，渗出物消失时间、水肿消失时间、疼痛消失时间与创面愈合时间均显著缩短，中医治疗总有效率显著高于西药镇痛。

出处：唐莉 . 穴位敷贴联合中药熏蒸治疗肛肠术后疼痛疗效观察 [J]. 临床合理用药杂志 ,2016,9(13):60-62.

方法三：生肌玉红膏

穴位：阿是穴。

方药：血竭、轻粉、白芷、当归、甘草、紫草共制。

操作：每天1次，1周为1个疗程，一般1～2个疗程即愈。

疗效：135 例患者中 1 个疗程痊愈 89 例，2 个疗程痊愈 41 例，3 个疗程痊愈 4 例，4 个疗程后创面未完全愈合者 1 例，总有效率为 100%。

出处：马英 , 左进 . 中药外贴治疗肛裂 135 例 [J]. 中医外治杂志 ,2003(6):22.

方法四：愈裂膜

穴位：阿是穴。

方药：亚甲蓝 0.5g，呋喃西林粉 10g，冰片 20g，普鲁卡因 10g，泼尼松 1g，龙骨 20g，羧甲基纤维素钠 40g。

操作：患者治疗前排空大小便，取截石位，用生理盐水或 3% 苯扎溴铵溶液冲洗肛门及肛裂创面，用消毒干棉球擦干肛裂创面后，将愈裂膜贴敷在溃疡面上，纱布覆盖，以后每次便后如法贴敷，一般 3～4 次即愈。

疗效：一期肛裂 164 例中，经贴膜 1～3 次痊愈者 108 例，贴膜 4～5 治愈者 42 例，好转 14 例。三期肛裂 60 例中，经贴膜 8～12 次痊愈者 30 例，好转 22 例，无效者 8 例。治愈率 80.35%，有效率达 96.43%，无效 3.57%。

出处：李留记 , 李月华 . “愈裂膜” 贴敷治疗肛裂 224 例 [J]. 中国乡村医药 ,2000(6):14.

方法五：溃疡愈药膜

穴位：阿是穴。

方药：白及、紫草、黄柏、当归、赤芍、冰片共制。

操作：患者取侧卧位，常规清洁消毒创面将“溃疡愈药膜” 按创面形状裁剪后敷盖于创面上并用镊子轻轻按压以使药膜与创面紧密接触，每天 1 次，连续 7 天为 1 个疗程。对于陈旧性肛裂伴有：①肛乳头肥大或赘皮痔者局麻下一并修除；②创面周边纤维组织增生者可用刮匙逐一刮净；③肛管狭窄者则先予指法扩肛；④皮下瘘者先用探针探及内口并将瘘管及内、外口一次切除再敷贴“溃疡愈药膜”。

疗效：早期肛裂 86 例，治愈 79 例，好转 5 例，3 例无效；陈旧性肛裂 34 例，治愈 12 例，好转 9 例，无效 12 例。

出处：孙建新 . “溃疡愈药膜” 敷贴治疗各期肛裂 120 例 [J]. 上海中医药杂志 ,1999(7):35-36.

方法六：肛裂膜

穴位：阿是穴。

方药：亚甲蓝 0.05g，呋喃西林 1g，冰片 2g，普鲁卡因 1g，醋酸泼尼松 0.1g，龙骨 2g，羧酸基纤维素钠 4g。

操作：用棉球揩干肛裂创面后，以肛裂膜敷贴在溃疡面。以后每次便后如法贴敷。一般经贴 3～4 次即可痊愈。

疗效：早期肛裂 82 例中，经贴膜 1～3 次痊愈者 54 例，贴膜 4～5 次痊愈者 21 例，好转者 7 例。陈旧性肛裂 30 例中，经贴膜 8～12 次痊愈者 15 者，好转 11 例，无效者 4 例。治愈率 80.35%，有效率 96.43%，无效 3.57%。

出处：段荣千 , 胡惠生 . “肛裂膜” 贴敷治疗肛裂 112 例 [J]. 上海中医药杂志 ,1986(4):13.

方法七：生肌膏

穴位：阿是穴。

方药：冰片 6g，煅龙骨粉 6g，朱砂 2.5g，煅甘石 60g，凡士林 360g。

操作：先将冰片及少许煅甘石共研细末，再入煅龙骨粉、朱砂及余下的煅甘石混合，掺入煅石膏，拌匀后倾入凡士林内，充分搅拌，最后加适量麻油调成软膏状备用。使用时肛门局部用红汞消毒后，根据肛裂大小，用探针挑生肌膏涂满肛裂面，然后用干棉球覆盖表面，借探针把部分干棉球推入肌内，最后用纱布盖于肛门口，胶布固定。上药后12h内暂不大便，次日排便后用高锰酸钾水坐浴，复查创面再换药。

出处：《中医杂志》1963年第6期。

方法八：生肌象皮膏

穴位：阿是穴。

方药：生地黄40g，生龟板40g，生血余20g，全当归20g，生炉甘石粉80g，生石膏粉50g，制象皮粉30g，黄蜡75g，白蜡75g，香油800g。

操作：以上7味，生血余拣净杂质，用碱水洗1次，再用清水洗净、晒干；生龟板、当归、地黄酌予粉碎。将香油置锅内加热至250℃左右，加入生血余，继续加热至300℃以上，待血余成粥状，开始降温，弃去残渣。加入生龟板成栗色，生地黄炸成焦枯色，再加入当归炸枯，过滤去渣。将油再加热至150℃，加入生炉甘石粉与生石膏粉，恒温在200℃左右，持续2～3h，待油变为黑褐色，将黄蜡与白蜡熬至无泡沫，过滤，入油锅内。约10min后离火，降温至100℃左右，加入制象皮粉搅匀至冷凝即得褐色油膏。一般术后第2天大便后开始换药，以后每天1次或隔天1次。换药前以1∶5000高锰酸钾溶液或1∶1000新洁尔灭溶液坐浴。换药时取患侧卧位，充分暴露肛创口区，先用盐水棉球擦净污物、清洁创面，继以干棉球擦干，用75%酒精棉球消毒创口缘皮肤，然后根据创面的大小、浅深，选择使用生肌象皮膏或生肌象皮油纱布条进行换药。如肛门创面较小而浅者，剪取比创面稍大的生肌象皮油纱条平铺于创面，外以敷料固定，肛内的创口必须有较好的引流。肛门创面较大而深者，用棉签挑取生肌象皮膏适量，薄薄地涂敷于创面，剪取与创面等大之凡士林纱条或生肌象皮油纱条覆盖引流，外以纱布封贴。肛门周围创面，不论大小浅深，皆以生肌象皮膏平摊于脱脂药棉上，直接敷贴患处。

疗效：共治疗320例，其中男206例，女114例；年龄最大73岁，最小16岁，创面最大达6cm×5cm。所有病例均经住院治疗，创口全部甲级愈合，无一例药物过敏者，换药后无任何不适。

出处：李华山，黄乃健．生肌象皮膏在痔科术后的应用[J]．山东中医学院学报，1993(1):28–29.

方法九：白及膏

穴位：阿是穴。

方药：白及200g。

操作：将白及置铝锅内，放入适量的清水（大约药物体积的3倍），在煤炉上煮沸，待药汁呈黏稠状时，将白及滤出，用文火将药汁浓缩至糊状，离火，再用煮沸去沫的蜂蜜50g兑在一起搅拌均匀，待冷后放入膏缸内即成。每天大便后用温水坐浴，取侧卧位，再用千分之一的新洁尔灭溶液清洗肛门及裂口处，用小药签将白及膏涂在患处，盖敷料胶布固定，每天换药1次。如有便秘情况，还须服用通便润肠药物纠正便秘。

疗效：用此法治疗50例肛门破裂患者，其中男性21例，女性29例，病史最短的15天，最长的达3年之久。Ⅰ期肛裂27例，Ⅱ期肛裂23例，用药后疼痛逐渐减轻，一般涂用5～10次后肛裂全部愈合。

出处：钱淑娟．白芨膏治疗肛门破裂[J]．江苏中医杂志，1980(6):41.

【按语】

使用穴位敷贴治疗肛裂，是一种无创痛穴刺激疗法，其在穴位敏感性的特性上通过中药刺激穴位来治疗疾病，具有药物和穴位的双重作用，能很好地将中医针灸和中医药结合治疗疾病。穴位敷贴疗法能发挥穴位作用，即药物敷贴在穴位后对机体特定部位的产生刺激，该穴位的组织结构都可发生一定变化，进而穴效得以发挥而起到调整局部阴阳平衡，增强和改善机体的免疫力的功效。中药敷贴刺激穴位，升高了局部温度，毛细血管扩张后中药能更好地透过皮肤而发挥功效。因此，穴位敷贴疗法可以发挥穴效和药效的双重作用。

从选穴来看，长强穴为治疗肛裂穴位贴敷的常用穴位。当该部位受到持续刺激而兴奋时，可作用于肛门括约肌，缓解内括约肌痉挛，从而改善局部血液循环，缓解疼痛及促进溃疡愈合。长强穴作为督脉的络穴，也是督脉、足少阴肾经、足少阳经的交汇穴。督脉为阳脉之海，能调理一身阴阳平衡，行气活血，促使气血平和，选取督脉上的长强穴用于肛肠疾病中可达行气止痛，活血化瘀之功。而长强穴为络于足少阴肾经，而“肾为水脏，主津液”，阴津得生，肠道得润，便结得缓。从中药来看，通过穴位敷贴循经直达病所发挥药效，且由于穴位具有高反应性等的特点，使药物得到很好地吸收并循经络直达病所发挥了药效。临床上用药来看，延胡索、红花等具有消肿止痛、敛疮生肌的药效出现频率较高，与具有行气止痛、活血化瘀的穴位配伍治疗，使疗效得到了最大的发挥，故能调节肛门阴阳气血平衡，发挥穴效膏具有消肿止痛，敛疮生肌的功效。

三、妇科疾病

（一）月经不调

【概述】

月经不调是妇科常见疾病，以月经的周期、经期、经量等出现异常为特征，患者月经前、行经期间还可能出现腹痛、头晕、乏力等症状。正常的月经具有周期性和自限性：出血的第1天为月经周期的开始，两次月经第1天的间隔时间称一个月经周期，一般为21～35天，平均28天；一次月经通常持续2～8天，平均4～6天，正常月经量为20～60ml。有些女性的月经会出现持续的、无法预测的提前或推后，还可出现经量异常。月经不调为妇科临床上一种多发的常见病，长期经量稀少易诱发附件炎、盆腔炎、闭经、不孕症等并发症。中医学认为月经周期与女性的胞宫周期变化相关，月经不调与气血关系密切，以精血亏虚、气血不和为主要病因病机，肝脾肾等脏腑功能失常，冲任二脉受损，导致胞宫气血不足、经血瘀滞，经血排出困难，发生月经不调。

【现代穴位贴敷文献】

方法一：通经贴

穴位：关元（双侧）、血海（双侧）、三阴交（双侧）。

方药：甘油、莪术、制天南星、冰片、三棱粉共制。

操作：每次20min，每天1次，连续治疗5天。

疗效：治疗后，患者的黄体生成素水平和孕激素水平明显增高，穴位贴敷在治疗月经不调的效果表现突出，值得临床推广。

出处：吴雪玲.中药穴位贴敷联合艾箱灸治疗青春期女性月经不调的临床效果[J].中外医学研究,2021,19(6):100-102.

方法二：天莪痛经贴

穴位：气海、关元、中极。

方药：莪术、制天南星、冰片、三棱共制。

操作：在患者经期来临前1周开始贴敷，每天1次，每次6～8h，每次30min。

疗效：青春期女性月经不调患者采用中药穴位贴敷联合艾箱灸治疗效果显著，可有效改善前列腺素和外周血前列腺素指标，值得临床推广。

出处：盛清霞，杨雪琴.中药穴位贴敷联合艾箱灸治疗青春期女性月经不调临床观察[J].光明中医,2019,34(15):2363-2365.

方法三：痛经散

穴位：关元、腰阳关。

方药：血竭、虻虫、水蛭、麝香共制。

操作：在月经来潮第1天、第2天及下一次月经来潮前1天，给予自制痛经散，贴敷60～90min取下，擦净粉末。贴敷3个月经周期。

疗效：痛经散穴位贴敷治疗痛经的疗效，安全有效，无不良反应。避免口服药物造成的肝肾损伤，值得临床推广应用及进一步研究。

出处：冯秀荣，李鑫，黄媛.穴位贴敷治疗痛经60例[J].辽宁中医杂志,2013,40(6):1225-1226.

方法四：调经膏

穴位：丹田。

方药：鲜益母草120g，党参60g，制丹参60g，当归60g，香附60g，熟地黄60g，白术60g，炒五灵脂60g，生地黄60g，青皮30g，陈皮30g，乌药30g，柴胡30g，牡丹皮30g，地骨皮30g，川芎30g，酒芍药30g，半夏30g，麦冬30g，黄芩30g，杜仲30g，续断30g，延胡索30g，红花30g，川楝子30g，苍术30g，没药15g，炒远志15g，枳壳15g，吴茱萸15g，黄连15g，厚朴15g，茴香15g，木香15g，木通15g，肉桂15g，甘草15g，炮姜9g，雄乌鸡骨1只(竹刀破腹去毛杂，或用全副骨亦可)。

操作：麻油5000ml，炸群药至枯，过滤去渣，入黄丹收膏，再将蒸化后牛胶60g搅入即成，取膏药10～15g，溶开后贴丹田穴。

出处：《理瀹骈文》。

方法五：边桂膏

穴位：阿是穴。

方药：边桂40g，生川乌40g，生草乌40g，生川附子40g，干姜40g，川椒40g，透骨草40g，防风40g，当归40g，川羌活40g，全蝎40g，虎骨20g，龙骨20g，乳香20g，没药20g，血竭花20g，生马钱子60g。

操作：用香油5200ml，将上药熬枯去渣，入樟丹2060g共熬成膏，分摊于布上，每贴重9～15g。

出处：《中国膏药学》。

方法六：附桂紫金膏

穴位：阿是穴。

方药：附子、防风、杜仲、白芷、五灵脂、独活、当归、川芎、木瓜、没药、木香、肉桂共制。

操作：温热化开，贴于小腹部，每次1贴。

出处：《中国基本中成药：二部妇、儿、外科及专病用药（修订版）》。

方法七：甘露膏

穴位：阿是穴。

方药：当归、益母草、丹参、白芍、香附、红花、茴香、延胡索、吴茱萸、乌药、艾叶、三棱、莪术、牛膝、胡椒、甘草、没药、附子等共制。

操作：温热化开，贴小腹部，每次1贴。

出处：《中国基本中成药：二部妇、儿、外科及专病用药（修订版）》。

方法八：二皮膏

穴位：神阙。

方药：大腹皮60g，生艾叶60g，生姜60g，干姜60g，广陈皮120g，红花120g，生茴香120g，当归120g，生三棱90g，生莪术90g，益母草240g。

操作：以上药料用香油7500ml，炸枯去渣，滤净，再熬沸，入樟丹2700g搅匀成膏，另兑广木香末120g搅匀即成。

出处：《中国中成药处方集》。

方法九：妇女调经膏

穴位：丹田。

方药：延胡索30g，益母草30g，红花30g，川芎30g，干姜30g，莪术30g，吴茱萸30g，透骨草30g，艾叶30g，薄荷30g，穿山甲60g，香附60g，柴胡60g，小茴香60g，荆芥60g，防风60g，生地黄90g，巴豆45g，牡丹皮15g，木香15g，边桂15g。

操作：用香油5000ml浸泡上药，冬7天，夏3天，熬枯去渣，再熬沸，入炒樟丹2000g，搅熬成膏。将适量膏药摊于布上，微火化开，贴于丹田穴。贴膏药前先用姜片擦净皮肤。

出处：《中国中成药处方集》。

方法十：调经回春膏

穴位：神阙。

方药：香附60g，熟地黄60g，益母草60g，当归90g，大黄42g，川乌42g，木香42g，生地黄30g，肉桂30g，厚朴30g，全蝎30g，白芷30g，延胡索30g，防风30g，蓖麻子30g，杏仁30g，天花粉30g，白芍30g，黄柏30g，玄参30g，草乌30g，川芎30g，乌药30g，丝瓜络30g，丹参30g，穿山甲18g，桃仁18g，三棱18g，莪术18g，红花18g，怀牛膝18g，黄连24g，猪牙皂24g，槟榔24g，细辛15g，独活15g，羌活15g，枳实15g。

操作：上药用香油10000ml，炸枯去渣，再熬沸，春季入黄丹4140g，秋季入黄丹4080g，搅匀成膏，膏成后另兑细料。细料组成：丁香21g，肉桂120g，冰片18g，干姜、乳香、没药、血竭、麝香各6g，阿魏3g。上9味共为细末，每500ml膏油兑药粉24g，搅匀后分摊于布上，微火化开后贴于脐部。

出处：《中国中成药处方集》。

方法十一：紫河膏

穴位：神阙。

方药：紫河车1具，甲鱼1个，白花蛇20g，乌蛇20g，阿魏20g，三棱20g，莪术20g，红花20g，桃仁20g，肉桂20g。

操作：上药用香油3020ml，炸药至枯，去渣再熬，入樟丹720g搅匀即成，摊膏药时兑入少许麝香、冰片为佳。

出处：《中国膏药学》。

方法十二：柴胡膏

穴位：丹田。

方药：柴胡 12g，当归 12g，白芍 12g，白术 12g，茯苓 12g，甘草 12g，薄荷 12g，乳香 6g，没药 6g。

操作：用香油 400ml，将上 7 味药炸枯去渣，再入乳香、没药，最后用黄丹 150g 收膏。

出处：《中国膏药学》。

方法十三：养血调经膏

穴位：丹田。

方药：当归 15g，川附片 15g，小茴香 15g，良姜 15g，川芎 15g，木香 15g。

操作：上药用香油 7500ml 浸泡，炸枯去渣，热沸入黄丹 3000g，搅匀收膏。另配细料：青毛鹿茸 240g，肉桂 300g，沉香 240g，混合研成细末。每 500g 膏药兑入细料 9g，搅匀摊贴。大张药重 21g，小张药重 13.5g。

出处：北京同仁堂方。

方法十四：逍遥丸膏

穴位：肝俞（双侧）。

方药：柴胡 100g，当归 100g，炒白术 100g，白芍 100g，茯苓 100g，炙甘草 80g，薄荷 20g，生姜 100g。辅药：葱白 6g，薤白 6g，韭白 6g，蒜头 6g，干艾 6g，侧柏叶 6g，槐枝 24g，柳枝 24g，桑枝 24g，冬青枝 24g，菊花 24g，苍耳草 3g，石菖蒲 3g，白芥子 3g，莱菔子 3g，大枣 3g。

操作：用麻油 2710g 将上药浸泡后，上锅熬枯，捞去渣，熬油至滴水成珠，下丹搅匀，再入炒铅粉 30g，金陀僧、松香 12g，赤石脂、木香、砂仁、官桂、丁香、雄黄、明矾、轻粉、乳香、没药各 3g，拌匀收膏备用。

出处：《实用中医内科大膏药手册》。

方法十五：百效膏

穴位：阿是穴。

方药：白芷 120g，玄参 120g，木鳖子 120g，大黄 120g，赤芍 120g，官桂 330g，当归 330g，生地黄 330g。

操作：用香油 7200ml，将上药炸枯去渣，熬沸入黄丹 3000g，搅匀收膏。另兑入细料：阿魏、乳香、没药各 60g，共研细末，每 500g 膏药内兑入细料 15g，搅匀摊贴，每贴重 4.5g 左右。

出处：《中国膏药学》。

方法十六：四物汤膏

穴位：心俞（双侧）、膈俞（双侧）。

方药：当归 30g，熟地黄 30g，白芍 30g，川芎 15g。辅药：生姜 6g，葱白 6g，薤白 6g，蒜头 6g，干艾 6g，侧柏叶 6g，槐枝 24g，柳枝 24g，桑枝 24g，冬青枝 24g，菊花 24g，苍耳草 3g，凤仙花 3g，石菖蒲 3g，白芥子 3g，莱菔子 3g，花椒 3g，大枣 3g，乌梅 3g，发团 9g，桃枝 24g。

操作：用麻油 960g 将上药浸泡，上锅熬枯，去滓，熬油至滴水成珠，下丹搅匀，再下炒铅粉 30g，金陀僧、松香各 12g，赤石脂、木香、砂仁、官桂、丁香、檀香、雄黄、明矾、轻粉、降香、乳香、没药各 3g，龟板胶、鹿角胶各 6g（酒蒸化），拌匀收膏。

出处：《实用中医内科大膏药手册》。

方法十七：八珍膏

穴位：膻中、膈俞。

方药：当归 150g，川芎 75g，白芍 100g，熟地黄 150g，党参 100g，炒白术 100g，茯苓 100g，甘草 50g。辅药：生姜 30g，葱白 30g，薤白 30g，韭白 30g，蒜头 30g，干艾 30g，侧柏叶 30g，槐枝 120g，柳枝 120g，桑枝 120g，冬青枝 120g，菊花 120g，苍耳草 15g，凤仙草 15g，石菖蒲 15g，白芥子 15g，莱菔子 15g，花椒 15g，乌梅 15g，发团 45g，大枣 15g，桃枝 120g。

操作：用麻油 5760g 将上药浸泡，入大锅内加火熬枯，捞去滓，熬油至滴水成珠，下丹搅匀，再下炒锅粉 150g，金陀僧、檀香各 60g，雄黄、明矾、轻粉、降香、乳香、没药各 15g，龟板胶、鹿角胶各 30g（酒蒸化），兑入拌匀收膏备用。

出处：《实用中医内科大膏药手册》。

【按语】

中医学认为，月经产生的根本即为肾气、天癸充盈，若受到寒冷刺激、情志等不良情况的影响，患者出现气滞血瘀、寒凝血瘀症状，进而则会出现月经不调的情况。诸多中医学专家认为，在采取中医方式对患者实施治疗时，需要进行辨证，依据患者不同的症状表现进行针对性治疗，以使所有患者获得良好效果。在众多外治法中，药物敷贴是比较常见的一种，药物敷贴又包括局部敷贴和穴位敷贴疗法两种，局部敷贴是将相关的活血化瘀药物磨打成粉状，经水和蜂蜜等物质调成糊后直接敷贴于子宫腹部，通过局部对药物的吸收，再通过药物的药性对受损局部进行直接干预，达到调理冲任、行气止痛之效。

穴位贴敷治疗月经不调常用取穴部位为下肢及胸腹部，腧穴的主要治疗作用有近治、远治和特殊3种。在穴位选择上多选用任脉以及足太阴脾经上的腧穴，足太阴脾经与任脉相连最终通过经络同任冲督三脉、胞宫、小腹相连，调理冲任。应用最多的是属于交会穴的三阴交、关元和属于五输穴的太冲、足三里，可以起到培补元气、调理冲任、养血益气的功效。菟丝子是使用率最高的中药，甘草、熟地黄、白芍、当归等单味药使用率比较高。药物功效为滋补肝肾、补脾益气，补血养阴、填精益髓、养血补虚，也适合在因血瘀、血虚而导致的痛经、闭经治疗中应用。

（二）痛经

【概述】

痛经是一种随月经周期而发作的女性常见妇科疾病，表现为行经或其前后下腹部的疼痛，或痛及腰骶部。痛经包含原发性痛经与继发性痛经，原发性痛经是无盆腔器质性病变，也称为功能性痛经，严重者可伴有恶心呕吐、四肢冰凉、大汗淋漓甚至晕厥等情况，多见于青春期女性和年轻妇女，随着工作、学习、生活等方面的压力越来越大，为病患造成了极大的精神和身体折磨，同时影响学习质量及生活质量；继发性痛经指因盆腔炎、子宫内膜异位症、子宫腺肌病等器质性疾病所引起的疼痛。

中医传统著作中没有确切记载痛经病名，多记载于妇人月经病类中，归属于中医学“经行腹痛”范畴。中医学认为痛经的病位在胞宫、冲任，可涉及脾肝肾三脏。针灸经络学说认为“一源三岐”即任督冲脉同起于胞中，胞宫通过“肾－天癸－冲任”生殖轴，将冲、任、督、带与五脏紧密联系。月经的产生，是脏腑气血作用于胞宫而成的。痛经的病机为不通则痛、不荣则痛，病机可分虚实，实则气滞、瘀血、痰浊、寒凝等使胞宫、冲任气血经络不畅，虚则气虚、血虚、阴虚、阳虚等使胞宫、冲任失养而发病。

【现代穴位贴敷文献】

1. 寒凝血瘀型

方法一：芥遂痛经贴

穴位：神阙穴、十七椎。

方药：白芥子、甘遂、延胡索、细辛、黄芩、白芷、干姜、吴茱萸共制。

操作：经期前7天，每天贴敷4h，共贴敷10天。

疗效：治疗后使用穴位贴敷治疗的患者E_2、糖类抗原125（CA125）水平及阻力指数、搏动指数数值低于使用少腹逐瘀汤辨证加减。治疗后1、2、3个月经期VAS评分明显低于单纯使用少腹逐瘀汤治疗。事实证明，少腹逐瘀汤联合中药穴位贴治疗寒凝血瘀型原发性痛经，能有效减轻患者疼痛，改善体内激素表达水平，提高疗效。

出处：罗瑜．少腹逐瘀汤联合中药穴位贴治疗寒凝血瘀型原发性痛经效果观察[J].中国乡村医药,2022,29(22):16-17.

方法二：天莪痛经贴

穴位：气海、关元、中极。

方药：莪术、制天南星、冰片、三棱共制。

操作：在患者经期来临前1周开始贴敷，每天1次，每次6～8h，每次30min。

疗效：青春期女性月经不调患者采用中药穴位贴敷联合艾箱灸治疗效果显著，可有效改善前列腺素和外周血前列腺素指标，值得临床推广。

出处：盛清霞，杨雪琴．中药穴位贴敷联合艾箱灸治疗青春期女性月经不调临床观察[J].光明中医,2019,34(15):2363-2365.

方法三：消肿止痛贴

穴位：神阙、关元、命门、肝俞、阿是穴。

方药：肉桂0.3g，吴茱萸0.3g，苍术0.3g，延胡索0.3g，川芎0.3g，苍术0.3g，小茴香0.3g，黑附子0.3g，肉桂0.3g，干姜0.3g。

操作：从月经前3天开始至月经结束，每天1次，贴敷6～8h，3个月经周期为1个疗程。

疗效：中医贴敷法治疗寒凝湿滞证的原发性痛经在治疗前后疼痛视觉模拟评分法评分、原发性痛经程度评分、中医症状评分，有明显的临床疗效，治疗效果显著。

出处：齐会英，许晓英，薛娟娣，等．消肿止痛贴中医贴敷疗法治疗原发性痛经的临床疗效观察[J].中医临床研究,2022,14(34):130-134.

方法四：守宫贴

穴位：神阙、子宫（双侧）或涌泉（双侧）、腰阳关。

方药：吴茱萸 5g，桂枝 10g，当归 10g，川椒 10g，姜黄 10g，川芎 10g，大黄 10g。

操作：经前 1 周开始敷贴，可睡前敷贴，晨起后取出，每天 1 次，每次 1 组穴位，两组穴位交替敷贴，直至经期结束。

疗效：使用守宫贴治疗原发性痛经的总有效率为 86.7%，高于对照组的 63.3%，守宫贴不仅能有效缓解痛经的不适症状，并可长期维持疗效，在临床治疗中优势明显，值得临床推广。

出处：杨尚真，杨琴，杨欢，等．守宫贴治疗阳虚寒凝型原发性痛经临床观察 [J]. 中国中医药现代远程教育 ,2023,21(2):120–122.

方法五：寒凝贴

穴位：神阙、关元、气海、子宫（双侧）。

方药：肉桂、延胡索、小茴香、乌药、制吴茱萸共制。

操作：于月经第 7 天开始，每天 1 次，每次贴敷 4h 后撕下，连续使用至月经来潮前停用，共治疗 3 个疗程，第 1 次由医生指导患者进行穴位定位及贴敷，后续由患者带回自行贴敷。

疗效：使用穴位贴敷联合的总有效率（91.67%）高于中药组（69.44%），研究表明加味少腹逐瘀汤联合穴位贴敷能明显改善子宫内膜异位症痛经（寒凝血瘀证）患者疼痛等临床症状，降低血清 CA125 水平，提高治疗的有效率，且安全性较高，可用于临床推广治疗。

出处：余文婷，蒋贵林，王鹏，等．加味少腹逐瘀汤联合穴位贴敷治疗子宫内膜异位症痛经 (寒凝血瘀证) 的临床观察 [J]. 中医药临床杂志 ,2022,34(10):1954–1958.

方法六：逐瘀贴

穴位：子宫（双侧）、中极、次髎（双侧）、三阴交（双侧）。

方药：小茴香 20g，延胡索 20g，川芎 20g，艾叶 20g。

操作：每天 1 次，每次贴敷 6h。于月经前 5 天开始，至月经开始第 3 天结束。两组均连续治疗 3 个月经周期后观察治疗效果。

疗效：使用穴位贴敷治疗总有效率为 97.50%，明显高于对照组的 77.50%，两组中医证候评分及腹痛 VAS 评分均较治疗前有改善，治疗后治疗组中医证候评分及腹痛 VAS 评分均低于对照组。研究表明穴位贴敷联合少腹逐瘀汤治疗原发性痛经寒凝血瘀型安全性高，疗效确切，值得临床推广。

出处：钟斐，张季青，柯晓虹．中药穴位贴敷联合少腹逐瘀汤治疗原发性痛经寒凝血瘀型临床观察 [J]. 山西中医 ,2022,38(8):39–40,44.

方法七：仙茅膏

穴位：丹田。

方药：仙茅 30g，当归 30g，川芎 30g，白芷 30g，威灵仙 30g，桂枝 30g，官桂 30g，川乌 30g，穿山甲 30g，独活 30g，千年健 30g，木瓜 30g，牛膝 30g，川续断 30g，天麻 30g，地风 30g，麻黄 15g。

操作：用香油 5000ml，炸群药至枯去渣，下樟丹成膏时，入黄蜡、松香各 90g。另用血竭、轻粉、龙骨、乳香、没药、硫黄、海螵蛸、肉桂、赤石脂各 30g，冰片 15g，麝香 3g，蟾酥 9g，共研成细料，每 500g 膏药兑细料 15g。每张膏药重 13.5～15g。

出处：《中国膏药学》。

方法八：四香痛经膏

穴位：神阙。

方药：香附 15g，延胡索 15g，没药 12g，红花 12g，丁香 10g，香白芷 10g，肉桂 10g，冰片 3g。

操作：于经期前 2 天取药末 2～3g，用白酒调成膏，贴神阙穴，纱布覆盖。药物干燥后可及时加白酒，以保持湿润，亦可更换药物。至月经畅行时拭下。

疗效：山东五莲县卫校张洪海医生用本方治疗 18 例痛经患者，其中辨证属寒邪凝滞者 5 例，寒凝血瘀者 3 例，气滞血瘀者 9 例，均全部治愈。1 例初治效果不佳，经再次详细辨证，属肾虚所致痛经，改法治疗后痊愈。

出处：《中医外治法荟萃》。

方法九：益桂膏

穴位：丹田。

方药：益母草 9g，茯苓 9g，肉桂 6g，白术 6g，当归 6g，泽泻 6g，香附 6g，川芎 4.5g，延胡索 4.5g。

操作：用香油 150ml，将群药炸枯去渣，下黄丹 120g，搅匀成膏。每贴膏药重 9～15g。

出处：《中国膏药学》。

方法十：葱白熨脐膏

穴位：神阙。

方药：葱白 5 根。

操作：将葱白捣成青状，置砂锅内炒热。趁势用纱布将葱白膏包裹后敷脐，早、晚各 1 次。月经来潮前 5 天用至月经来潮。可连用 3～5 天。

疗效：张某，20 岁，未婚，1986 年 2 月 16 日诊。14 岁月经来潮，每次行经少腹疼痛不已，屡治不效。证属寒羁少腹胞宫。送用上法，连用 6 天月经至，腹未痛，后 3 个月内每经期前 5 天即用此法，用至经下。腹未痛，随访 1 年，未复发。

出处：张连城．葱白熨脐治验 [J]. 四川中医，1989(3).

方法十一：温通活血散

穴位：关元、神阙。

方药：乌药、王不留行、皂刺、桂枝、小茴香、香附、干姜、乳香、没药、穿山甲、沉香、艾叶、冰片共制。

操作：于月经前 2～3 天开始，取上述药末共 50g，用白酒调成膏糊状，贴敷关元穴，神阙穴，纱布覆盖，胶布固定，每天 1～2 次，3 个月为 1 个疗程。

疗效：共治疗 26 例，1～2 个疗程治愈 17 例，好转 8 例，中途中止用药 1 例。

出处：方功勤，韩福祥，司俊美．自拟温通活血散穴位外敷治疗痛经 26 例 [J]. 中医外治杂志 ,2001(5):12.

2. 气滞血瘀型

方法一：行气痛经散

穴位：神阙、中极、三阴交、次髎。

方药：肉桂 4g，当归 4g，艾叶 4g，延胡索 4g，吴茱萸 2g，细辛 2g，没药 3g，白芥子 3g。

操作：每周治疗 1 次，连续治疗 6 个月。

疗效：化瘀止痛汤联合穴位敷贴治疗气滞血瘀型原发性痛经效果显著，在中医证候评分、VAS 评分方面均有明显改变，能减轻患者疼痛，缓解痛经症状，且可有效提高患者的生命质量，值得临床推广应用。

出处：朱洁怡，许小宴．化瘀止痛汤联合穴位敷贴治疗气滞血瘀型原发性痛经的临床疗效 [J]. 当代医学 ,2022,28(20):1–4.

方法二：调经糊

穴位：神阙、子宫（双侧）。

方药：乳香 15g，没药 15g，白芍 15g，丹参 15g，川牛膝 15g，山楂 15g，广木香 15g，红花 15g，冰片（另研）1g，姜汁适量（或用黄酒适量）。

操作：每次取药末 30g，以姜汁（或黄酒）适量调成糊状，分别摊涂于神阙和子宫，上盖纱布，胶布固定，2 天更换 1 次。

出处：《穴位贴药疗法》。

方法三：阿魏麝香化积膏

穴位：神阙。

方药：乳香 60g，没药 60g，生地黄 60g，独活 60g，阿魏 60g，白芷 60g，天麻 60g，官桂 60g，赤芍 60g，玄参 60g，松香 60g，木鳖子 30g，麝香 3g。

操作：上药除乳香、没药、麝香外，用香油 6000ml 熬枯去渣，加黄丹 3500g 搅匀收膏。取膏 9～12g，微火化开，贴敷肚脐。

出处：《中国膏药学》。

方法四：太乙膏

穴位：神阙。

方药：玄参 30g，白芷 30g，当归 30g，赤芍 30g，肉桂 30g，大黄 30g，生地黄 30g，麻油 1000ml，黄丹 360g。

操作：前 7 味药同麻油入铜锅内煎黑，滤去渣，再加入黄丹搅匀成膏。用时取枣大膏药 1 块，摊于青布上，贴肚脐正中。

出处：《串雅内编》。

方法五：活血祛瘀膏

穴位：三阴交、章门、膈俞。

方药：川芎 10g，乳香 10g，没药 10g，三棱 15g，莪术 15g，姜黄 10g，郁金 12g，延胡索 15g，丹参 20g，益母草 30g，茺蔚子 30g，红花 12g，牛膝 12g，土牛膝 15g，桃仁 15g，五灵脂 12g，刘寄奴 12g，鸡血藤 15g，水蛭 10g，虻虫 10g，泽兰 12g，月季花 6g，凌霄花 6g，苏木 10g，王不留行 12g，鬼箭羽 10g，鸡矢藤 10g，凤仙子 10g，自然铜 10g，穿山甲 10g，皂角刺 10g，马鞭草 12g，干漆 10g，砂糖 10g，酒、醋各 30g，狼毒 6g。辅药：葱白 12g，韭白 12g，石菖蒲 6g，干姜 6g，炮姜 6g，大枣 6g，乌梅

3g。

操作：用麻油1900g将上药浸泡，上锅熬枯，去渣熬油，滴水成珠，下丹搅匀，再下赤石脂、紫石英、陈壁土、枯矾、发灰（煅，俱为末），拌匀收膏备用。

出处：《实用中医内科大膏药手册》。

方法六：痛经膏

穴位：关元。

方药：小茴香100g，胡椒30g，肉桂50g，吴茱萸50g，细辛30g，炙马钱子30g，三棱50g，莪术50g，松香50g，麻油600g，樟丹250g。

操作：将上药研成细末，麻油用文火炼滴水成珠，加入松香搅拌，离火加丹搅拌，待冒青烟后，则呈黑褐色，温度降至80℃左右时，兑入药粉，搅拌均匀，用冷水浸泡48h，其中换水6次，以去火毒，再将膏药用温水加热熔化，摊于布上，每张10g备用。

疗效：80例患者中治愈51例，有效18例，无效11例，总有效率为86.25%。

出处：于云，王培安．痛经膏外贴治疗痛经80例[J].中医外治杂志，2004(5):46.

方法七：痛经散

穴位：关元。

方药：当归、川芎、干姜、五灵脂、蒲黄、延胡索、肉桂、桂枝、冰片、樟脑共制。

操作：每次取10g药末，用适量凡士林调成膏糊状贴敷于关元穴，以纱布固定，每于月经前5天开始，24h换药1次，连续5次，3个月经周期为1个疗程。

疗效：46例中痊愈16例，显效17例，有效8例，无效5例。总有效率为89.1%。

出处：王月玲．痛经散外敷治疗原发性痛经临床观察[J].河北中医，2005(5):345.

方法八：温经止痛膏

穴位：阿是穴。

方药：香附、延胡索、桂枝、肉桂、木香、鸡血藤共制。

操作：取药末30g，加凡士林30g，一起放在塑料碗内，加盖后放入微波炉里加热约1min。当凡士林熔化后，用压舌板将药物与凡士林一起搅拌成膏状，趁热敷于患者小腹部。在药膏上面加盖一层棉布，棉布外再加盖一层塑料纸（棉布有保温作用，加塑料纸可预防药膏渗透棉布而污染患者衣服），最后用胶布固定。1h左右即可去除。

疗效：共治疗20例，显效（用药10min疼痛明显减轻，30min疼痛完全消失者）15例；有效（用药30min疼痛明显减轻者）3例；无效（用药超过1h仍不能止痛者）2例。总有效率为90%。

出处：沈长青，喻云，沈其根．中药外敷治疗痛经20例[J].江苏中医药，2009,41(1):10.

方法九：痛经糊膏

穴位：神阙。

方药：延胡索20g，红花10g，食盐50g。

操作：将上药末炒至药物发黄，用麻油调成膏糊状，外敷于脐部，用纱布覆盖其上，固定。另外，将食盐炒热，放于布袋内，外敷脐部。每天3～5次。

疗效：共治疗57例，治愈46例，好转11例，总有效率100%

出处：王会明，赵茂林，王红香．中药外敷治疗痛经57例[J].中医外治杂志，2002(5):4.

3.其他类型

方法一：痛经脐疗膏

穴位：神阙。

方药：山楂100g，葛根100g，乳香100g，没药100g，穿山甲100g，厚朴100g，白芍150g，甘草30g，桂枝30g。

操作：于经前3～5天，用温水洗净擦干脐部后，取上药0.2～0.25g，气滞血瘀者用食醋调膏，寒湿凝滞者用姜汁或酒调膏，敷于脐中，外用胶布固定，待经来痛止或经期第3天去药。

出处：《浙江中医杂志》1980年第11期。

方法二：痛经止痛膏

穴位：神阙。

方药：乳香15g，没药15g，延胡索15g，冰片1g。

操作：每取膏药10～15g搓成药饼，贴敷于肚脐处，外用纱布覆盖胶布固定。于经前3天起贴用，经后取下，每天1次，可连用3个月。

疗效：此膏治疗各型痛经58例（用药1～3次），痊愈51例，显效5例，有效2例。

出处：《中医鼻脐疗法》。

方法三：五味止痛膏

穴位：阿是穴。

方药：生乳香 18g，生没药 18g，合欢皮 18g，川乌 18g，草乌 18g。

操作：取 10g 摊于布上，贴患处。

出处：郑长松经验方。

方法四：附子止痛膏

穴位：关元。

方药：炮附子、吴茱萸、红花、细辛、冰片共制。

操作：用前临时将药粉加紫草油调成旁糊状。在月经来潮前 3～4 天开始直至经净，于每天临睡前，首先将关元穴区用乙醇或碘伏消毒，涂抹调好的药膏，厚度约 1mm，以塑料纸覆盖；然后取 2000g 食盐（最好是粗盐）炒热，装入缝好的毛巾袋中，在关元穴区滚熨约 1h（或可用热水袋汤熨）；最后用收腹带或纱布带缠扎腰腹部，固定关元穴区外敷的药糊，防止其污染被褥，次晨取下，用温水清洗干净腹部即可。每月治疗约 10 天，部分患者可延长达 20 天。

疗效：共治疗 60 例，3 个月后痊愈 24 例，好转 30 例，无效 6 例，总有效率为 90%。

出处：王光明，杨晓梅，于建波．中药外敷配合盐熨治疗痛经 60 例 [J]. 中国民间疗法，2004(8):18.

方法五：痛经膏

穴位：中极、关元、气海。

方药：制南星、三棱、莪术、冰片共制。

操作：取任脉经穴之中极、关元、气海，局部清洁，取 2g 药膏贴敷在所选穴位上，外用纱布覆盖，胶布固定。于月经来潮前 1 周开始贴敷，每天 1 次，每次 6～8h，贴至痛经消失而停止（一般于月经来潮后第 3 天停用），3 个月经周期为 1 个疗程。

疗效：共治疗 31 例，痊愈 6 例，显效 15 例，有效 8 例，无效 2 例，总有效率为 93.55%。

出处：王澍欣，李艳慧．中药穴位贴敷治疗原发性痛经实证患者 31 例临床观察 [J]. 中医杂志，2009,50(6):526-528.

【按语】

临床上治疗痛经一般多为口服镇痛药等来缓解患者的痛苦症状，并不能很好的针对不同患者的不同病因进行对症治疗，无法做到药到病除，给生理期痛经的女性带来许多生活上的不便与烦恼。而中医穴位贴敷治疗，操作便利，使用简单，针对不同证型的患者有着不一样的个性化辨证诊疗方案，无不良反应，且复发率低。穴位贴敷属于冷灸法的一种。具体是研磨中药为细粉，搅拌为泥状或膏状，贴敷于选定穴，药物吸收、刺激腧穴结合药性偏向归经，帮助患者化瘀止痛。治疗机制其一为中药经皮吸收后药效释放，其二为穴位经中药刺激调理胞宫、全身脏腑，并能循经络传导。使用穴位贴敷治疗痛经，能够使药物直达作用机制，起到调经止痛的效果。

在穴位贴敷的药物选择方面，常选用气味俱厚之品，如肉桂、吴茱萸、延胡索、当归等温中行气，活血化瘀功效的中药，可以起到补火助阳、引火归元、活血化瘀、散寒止痛、温通经脉、补血调经的作用。在穴位选择方面，多选用任脉腧穴与足太阴脾经的穴位，选用频次最高的前五位腧穴依次为关元、神阙、中极、三阴交及子宫，可固本培元、补气回阳、助气化、调胞宫、利湿热、活血止痛，又可益气养血。

（三）妊娠呕吐

【概述】

妊娠呕吐是女性在怀孕早期出现早孕反应的常见症状之一，有 70%～85% 的女性怀孕早期均会出现，它与妊娠时血中绒毛膜促性腺激素水平增高有关，多发生于妊娠期第 5～6 周，少数可在第 2 周发病，持续至第 3～4 个月后自行消失，一般来说对生活与工作影响不大，无须特殊治疗。少数女性早孕反应较为严重，出现反复剧烈呕吐、不能进食，导致脱水，液体失衡，甚至酮症和酸中毒，严重影响身体健康，甚至威胁孕妇生命。中医学将妊娠呕吐归于“恶阻”“子病”“阻病”范畴，认为其病机在于孕妇妊娠后经血不泻、冲气上逆、脾胃失。孕妇长期呕吐不止，不能进食，可致阴液亏损、精气耗散，出现气阴两亏的严重证候，表现为精神萎靡、形体消瘦、眼眶下陷、发热口渴、尿少便秘甚至呕吐带血样物。

【现代穴位贴敷文献】

1. 痰湿阻滞型

方法一：止吐膏

穴位：中脘、内关（双侧）、足三里（双侧）、丰隆（双侧）。

方药：姜半夏 9g，陈皮 9g，淡竹茹 9g，砂仁 6g。

操作：常规消毒局部皮肤，将药饼贴敷于上述穴位。每天贴敷 1 次，每次保留 6h。治疗过程中应观察患者局部皮肤有无过敏症状。治疗 7 天。

疗效：使用西药联合穴位贴敷治疗妊娠恶阻与单纯使用西药对症治疗相比，患者在妊娠期恶心呕吐专用量表、妊娠恶心呕吐生活质量量表评分，以及尿酮体转阴和住院时间比较，均有明显优势，可减轻患者的呕吐症状，提高其生活质量，缩短住院时间。

出处：左海红，程文君，部丽晓，等．中药穴位贴敷联合西药治疗痰湿阻滞型妊娠恶阻临床研究 [J]. 新中医 ,2023,55(16):164-168.

方法二：丁姜和胃膏

穴位：神阙。

方药：鲜生姜汁 30g，半夏 15g，丁香 15g。

操作：将半夏和丁香碾成粉末采用鲜生姜汁调和敷在患者神厥穴处，每天 1 次。

疗效：采用丁姜和胃膏贴敷神阙穴配合艾灸内关穴治疗，在缓解呕吐及其他症状方面均有更好的表现，总有效率高，值得临床推广。

出处：张菊．丁姜和胃膏贴敷神阙穴配合艾灸内关穴治疗妊娠恶阻疗效观察 [J]. 智慧健康，2019,5(26):163-164.

2. 肝热型

方法：止吐贴

穴位：神阙、膻中。

方药：姜半夏、鸡内金、川续断、杜仲、陈皮、砂仁、怀牛膝、甘草、山药、墨旱莲、桑寄生共制。

操作：每天 1 次，每次敷药 4～6h，并及时积极给予心理疏导。

出处：何银盼，胡小芳．胡小芳教授穴位贴敷联合补肾清肝止吐方治疗肝热型妊娠恶阻经验 [J]. 中国中医药现代远程教育 ,2023,21(6):161-163.

3. 肝胃不和型

方法一：紫连膏

穴位：内关、中脘、太冲、足三里。

方药：紫苏梗、黄连、姜半夏、砂仁共制。

操作：一般贴敷 4～6h 可揭下，每个疗程 4 天，连续治疗 2 个疗程。

疗效：苏黄止吐汤足浴联合穴位贴敷治疗与单纯西药补液治疗比较，穴位贴敷治疗总有效率明显更高且拥有更小的复发率，无明显不良反应，有必要在临床上进一步研究和应用。

出处：周茂溪．苏黄止吐汤足浴联合穴位贴敷治疗妊娠恶阻临床观察 [J]. 光明中医 ,2023,38(3):481-484.

方法二：小半夏膏

穴位：中脘、内关、足三里。

方药：半夏 20g，生姜 10g。

操作：清洁消毒皮肤后将药贴贴敷于穴位，每次 6h，每天 1 次。密切观察贴敷不良反应、过敏情况，出现异常及时停止治疗。

疗效：小半夏汤穴位贴敷治疗妊娠恶阻安全、有效，能够有效降低孕妇尿酮体水平，有利于临床症状减轻改善。与单纯西药治疗相比，在缓解乏力、头晕、恶心呕吐症状有更明显改善。

出处：张双，邓飞．小半夏汤穴位贴敷治疗妊娠恶阻的临床研究 [J]. 实用妇科内分泌电子杂志 ,2022,9(34):55-58.

方法三：妊娠止呕贴

穴位：中脘、内关、太冲、阳陵泉。

方药：砂仁 30g，桑寄生 30g，女贞子 30g。

操作：贴敷中注意观察皮肤是否有瘙痒、水疱等不适。贴敷 4h 后去除，每天 1 次，持续治疗 2 周。

疗效：中药穴位贴敷联合静脉补液治疗可有效减轻肝胃不和型妊娠恶阻的临床症状，缓解患者焦虑和抑郁状态。与单纯西药补液相比较，在妊娠恶心呕吐专用量表评分，尿酮体指标等方面均有更好表现。

出处：倪娇芳，李吉英．中药穴位贴敷疗法联合静脉补液治疗肝胃不和型妊娠恶阻 [J]. 深圳中西医结合杂志 ,2022,32(8):30-33.

方法四：生姜膏

穴位：内关。

方药：生姜。

操作：将生姜研碎成糊状，贴敷于内关穴，每天 1 次。嘱患者每天自行按摩内关穴至少 3 次，每次 10min。皮肤表面有破溃者禁用。

疗效：橘皮竹茹汤加味联合穴位贴敷治疗肝

胃不和型妊娠恶阻与单纯西药补液相比，临床效果显著，在降低尿酮体水平，缓解呕吐症状等表现方面，有着更优表现。

出处：范泽玲，张燕南，赵俊慧．橘皮竹茹汤加味联合穴位贴敷治疗肝胃不和型妊娠恶阻疗效观察[J]. 国医论坛，2021,36(5):32–34.

方法五：吴茱萸贴

穴位：神阙。

方药：吴茱萸5g，姜制半夏3g，丁香3g。

操作：在气温较低时以40～50℃暖水袋置于患者脐部敷贴上保温，每次贴敷6h，嘱咐患者切勿抠挖或沾湿脐部敷贴，如出现不适等情况可及时告知护理人员，贴敷时间结束后方可拆下洗净，每天两次，7天为1个疗程。

疗效：吴茱萸贴敷神阙穴治疗总有效率95.00%，且治疗组妊娠剧吐复发率低，可有效治疗孕妇妊娠剧吐，无不良反应。

出处：龚琳，张伶俐．吴茱萸贴敷神阙穴治疗妊娠剧吐临床观察[J]. 中国中医药现代远程教育，2019,17(14):81–83.

4. 脾胃虚弱型

方法：安胎止呕贴

穴位：中脘、内关、足三里、公孙。

方药：党参、白术、竹茹、杜仲、山萸肉、菟丝子、饴糖共制。

操作：将药膏均匀涂于敷布上，每天巳时（9—11时）施治，4～6h后取下，清洁局部皮肤，每天1次。

疗效：安胎止呕贴结合火罐疗法治疗脾胃虚弱型妊娠恶阻作用明显，容易操作，值得推行。

出处：陈卉．安胎止呕贴结合火罐疗法治疗脾胃虚弱型妊娠恶阻的临床研究[J]. 中国医药指南，2021,19(13):8–10.

【按语】

中医学认为，妊娠恶阻多因孕妇素体亏虚，妊娠后经血停闭，阴血下聚于冲任养胎，冲脉之气较盛，冲任之气上逆，加之平素脾虚或痰湿之体或孕后为饮食劳倦所伤，困遏脾阳，阻滞中焦，运化失司，痰湿内停，冲气夹痰饮上逆，出现恶心，呕吐清水、痰涎等症。治疗当以燥湿化痰、健脾和胃、降逆止呕为主。穴位敷贴可使贴敷穴位保持高药物浓度，作用更加持久，由于孕妇的生理特殊性，西医在临床上多采取保守治疗，以补液纠正电解质紊乱为主，若病情反复，严重者容易导致酮症酸中毒以及肝肾功能的损害。中医穴位贴敷在治疗手段的选择上为患者提供了更有效更便捷的选择，且不良反应小，效果好，复发率低，在治疗孕妇的同时不会损害胎儿，是中医治疗妊娠疾病的独特优势。

临床所选用的前三位腧穴依次为中脘、内关、神阙，归经分别为任脉与手厥阴心包经，任脉循行经过前腹部，通过贴敷特定穴位起到健运中州，和胃理气，降逆止呕的作用；内关是止呕要穴，临床治疗呕吐呃逆多选用此穴。中药穴位贴敷治疗妊娠恶阻中所用贴敷中药包含众多，其中使用频次最高的为生姜、砂仁、半夏，功效主要为温中止呕、温肺止咳、能消痰涎、开胃健脾、降逆止呕。而经姜炮制后的姜半夏，更长于降逆止呕。

（四）闭经

【概述】

闭经是妇科临床上的常见病，是指女子年龄过16岁，月经尚未初潮，或已建立月经周期后，月经又停止6个月以上，或月经停止超过3个周期者，常见证候有月经闭止、两胁发胀、腰腿酸乏、面色萎黄、下腹冷痛等。闭经分为原发性和继发性，主要由下丘脑–垂体–卵巢轴的内分泌紊乱，或下生殖道器质性病变引起，其中继发性闭经中功能性下丘脑性闭最常见，约占继发性闭经的15%～55%。中医对闭经的研究可追溯到《内经》，《素问·阴阳别论》中有“二阳之病发心脾，有不得隐曲，女子不月”。中医学将闭经分为虚证和实证，主要由肾、肝、心、脾胃气血亏虚或任、冲脉不畅引起，其中以肝肾不足和冲脉不畅最多见。

【现代穴位贴敷文献】

方法一：信通丹贴

穴位：神阙。

方药：鹿茸6g，巴戟天30g，肉苁蓉30g，紫河车30g，熟地黄30g，益母草30g，黄芪40g，当归30g，人参30g，山楂30g，鸡内金30g，香附30g。

操作：上药共为细末瓶装备用，临用时取药末10g，以酒调和成团，纳入脐中，外盖纱布胶布固定，3 天换药 1 次，10 次为 1 个疗程，10 个疗程后统计疗效。

疗效：共选取闭经患者 122 例，痊愈 74 例，显效 30 例，有效 10 例，无效 8 例，总有效率为 93.44%。本贴治疗闭经效果显著。

出处：庞保珍，刘祥英，侯宪良，等 . 信通丹贴脐治疗闭经 122 例 [J]. 中医外治杂志，2004(4): 42–43.

方法二：益肾通经散

穴位：神阙。

方药：鹿茸 6g，巴戟天 30g，肉苁蓉 30g，紫河车 30g，熟地黄 30g，益母草 30g，黄芪 40g，当归 30g，人参 30g，山楂 30g，鸡内金 30g。

操作：上药共为细末，瓶装备用。用时取药末 10g，以酒调和成团，纳入脐中，外盖纱布，胶布固定，3 天换药 1 次，7 次为 1 个疗程。

疗效：122 例中痊愈 74 例，显效 30 例，有效 10 例，无效 8 例，总有效率为 93.44%。

出处：邱敏 . 益肾通经散贴脐治疗闭经 122 例 [J]. 国医论坛，2003(5):32.

方法三：通经蜣螂膏

穴位：神阙。

方药：蜣螂 1 条、威灵仙 9g。

操作：贴敷于脐部，外用纱布固定，每晚睡觉之前贴敷，第 2 天早上去除，连用 5 天为 1 个疗程。

出处：《常见病民间传统外治法》。

方法四：调经坐药

穴位：阴道内。

方药：萹蓄 6g，生地黄 4.5g，胡椒 3g，巴豆仁 1.2g。

操作：纳入阴户，每天 1 次。

出处：《理瀹骈文》。

方法五：龟板膏

穴位：气海、关元、子宫（双侧）。

方药：龟板 10 个、川牛膝 120g，白术 120g，马钱子 120g，穿山甲 120g，全蝎 120g，川乌 120g，草乌 120g，土鳖虫 120g，当归 120g，木鳖子 120g，蓖麻子 120g，川附片 120g，阿魏 120g，没药 120g，大黄 180g，秦艽 180g，三棱 180g，莪术 180g，黄柏 180g，槐枝 180g，巴豆末 75g，血余 60g，蜈蚣 1 条、乳香 10g，麝香 36g，蛤蚧 1 对，香油 16000ml。炒黄丹适量（按时令用）。

操作：木鳖子去壳，秦艽取净，蛤蚧去骨，槐枝、龟板如上数即可。其中除阿魏、麝香、没药研细待膏药熬成凉凉后洒入，麝香研细最后加入外，先将各药先后放油中炸焦呈黄黑色，龟板先轧成小块，不耐油炸的草药和碎细片宜后加入，不要炸成焦黑。然后滤去药渣，加黄丹熬沸，去火，待稍凉，先后加入阿魏、乳香、没药、麝香，搅匀即成。贴敷于小腹。

出处：《陕西泾阳大寺膏药处方》。

方法六：血滞经闭膏

穴位：气海、关元、子宫（双侧）。

方药：鲜臭梧桐皮 250g，阿魏 90g。

操作：每次取膏药 10～15g，摊于布上贴小腹。3 天后可更换。

出处：《常见病验方研究参考资料》。

方法七：通经膏

穴位：膻中、神阙、关元、带脉。

方药：全当归 15g，酒川芎 60g，苍术 60g，熟地黄 60g，乌药 60g，半夏 60g，大黄 60g，酒炒白芍 60g，附子 60g，吴茱萸 60g，桂枝 60g，红花 60g，羌活 30g，独活 30g，防风 30g，党参 30g，黄芪 30g，白术 30g，山萸肉 30g，白芷 30g，细辛 30g，荆芥穗 30g，秦艽 30g，制厚朴 30g，醋炒香附 30g，生五灵脂 30g，醋炒青皮 30g，陈皮 30g，枳实 30g，苏木 30g，生香附 30g，炒五灵脂 30g，生延胡索 30g，炒延胡索 30g，生蒲黄 30g，炒蒲黄 30g，醋炒莪术 30g，醋炒三棱 30g，姜黄 30g，威灵仙 30g，草果 30g，山楂 30g，麦芽 30g，神曲 30g，槟榔 30g，南星 30g，杏仁 30g，桃仁 30g，菟丝饼 30g，蛇床子 30g，杜仲 30g，续断 30g，熟牛膝 30g，车前子 30g，泽泻 30g，木通 30g，炙甘草 30g，煨甘遂 30g，葶苈子 30g，炒黑丑 30g，巴豆仁 30g，益智仁 30g，大茴香 30g，川乌 30g，五味子 30g，良姜 30g，炒远志 30g，黄连 30g，炮穿山甲 30g，木鳖子 30g，蓖麻子 30g，柴胡 30g，炒僵蚕 120g，滑石 120g，发团 60g，皂角 18g，生姜 60g，葱白 500g，韭白 500g，大蒜头 120g，桃枝 120g，槐、柳、桑枝各 240g，凤仙全株 30g，菖蒲 30g，干姜 30g，炮姜 30g，白芥子 30g，艾叶 30g，川椒 30g，胡椒 30g，大枣 30g，乌梅 15g。

操作：用麻油 12000g 浸泡上述中药，煎熬去渣，黄丹收，再入雄黄、枯矾、肉桂、丁香、木香、降香、乳香、没药、砂仁、轻粉各 30g，牛胶 120g，搅匀成膏。

出处：《理瀹骈文》。

【按语】

中医学认为，月经产生的根本即为肾气、天癸充盈，若受到寒冷刺激、情志等不良情况的影响，患者出现气滞血瘀、寒凝血瘀症状，进而则会出现闭经的情况。诸多中医学专家认为，在采取中医方式对患者实施治疗时，需要进行辨证，依据患者不同的症状表现进行针对性治疗，以使所有患者获得良好效果。在众多外治法中，药物敷贴是比较常见的一种，药物敷贴又包括有局部敷贴和穴位敷贴疗法两种，局部敷贴是将相关的活血化瘀药物磨打成粉状，经水和蜂蜜等物质调成糊后直接敷贴于子宫腹部，通过局部对药物的吸收及药物药性对受损局部的直接干预，达到调理冲任、行气止痛之效。穴位贴敷治疗则是在特定穴位上进行贴敷，通过穴位的特定作用来治疗闭经。

在临床应用穴位贴敷法治疗疾病的文献中，取穴多以任脉、足太阴脾经为主，其中神阙、气海、三阴交等调理冲任为主的穴位占大多数，但是大部分疾病在治疗中取穴仍较多，有待进一步挖掘出疗效最为突出的腧穴，达到操作更加便捷、疗效更加满意之功。在药物选用方面，多选用活血化瘀、补肾益精之品，如当归、鹿茸、熟地黄等，药性温补；用药原则上，以益气补血为主，佐以祛邪，活血药为主，兼以行气补虚，共奏通经活络之功。

（五）带下病

【概述】

白带是由阴道黏膜渗出液、子宫颈管及子宫内膜分泌的液体混合而成的，正常情况下是白色稀糊状或蛋清样，偶有淡黄色，带有黏性的液体。而当女性生殖道出现病变时，白带就可能会出现异常，可表现为量增多，以及颜色、质地、气味的改变。带下病，通常表现为白带异常，根据其性状可分为以下几类。

1. 豆腐渣样白带：白带呈豆腐渣样或凝乳状小碎块，常同时伴外阴瘙痒难忍，是外阴阴道假丝酵母菌病的典型表现。

2. 血性白带：白带内混有血，血量多少不定，主要见于生殖系统阳瘤，此外宫内放置节育器也可出现血性白带。

3. 透明黏性白带：白带量较大，其外观与正常白带没有明显差异，多见于卵巢功能失调、阴道腺体疾病、宫颈高分化腺癌等疾病。

4. 泡沫状稀薄白带：颜色呈灰黄或黄白色，可伴有不同程度的外阴瘙痒，为滴虫性阴道炎的典型表现。

5. 鱼腥味白带：呈灰白色，质地均匀，可伴有轻度外阴瘙痒，常见于厌氧菌感染引起的细菌性阴道病。

6. 水样白带：表现为持续流出淘米水样白带，且伴有特殊臭味者，多见于宫颈炎阴道癌晚期伴感染；表现为间断流出黄色或红色水样白带者，多见于输卵管癌。

7. 脓性白带：白带呈黄绿色，黏稠，有臭味，由生殖道细菌感染所致。

中医学认为带下的产生是由于任脉损伤、带脉失约，湿、毒、热互结，下注任带脉，内因有饮食生冷，情志不畅以及房劳；外因有寒热外邪侵犯胞宫、冲任带脉等。《傅青主女科 · 带下》以五色分五带，认为白带是由于肝气郁结，湿盛火衰而致脾虚运化无权所致；青带是由于肝经湿热；黄带是由于任脉湿热；黑带是由于胃火与命门、膀胱、三焦之火相结，内热熏蒸所致；赤带是由于肝郁脾虚，湿热蕴于带脉所致。而脏腑之中，脾主运化水湿，脾虚运化失职而湿聚。肝主疏泄，肝气郁滞，横逆犯脾土，则脾失健运，水湿内生。

【现代穴位贴敷文献】

方法一：神阙穴贴

穴位：神阙。

方药：白芷 3g，肉桂 5g，当归 5g，丁香 2g，苍术 2g，蛇床子 2g。

操作：研磨后贴于神阙穴 30min，每天 2 次。

疗效：治疗结束后 8 周观察组复发率为 6.67%，神阙穴贴敷联合完带汤治疗带下病具有不良反应小、不易复发等优势，值得临床推广应用。

出处：贾海娇. 神阙穴贴敷联合完带汤治疗带下病的临床研究 [J]. 中国实用医药 ,2015,10(32): 183–184.

方法二：补脾固元散

穴位：带脉、气海、脾俞、关元、建里、足三里、三阴交。

方药：白术 20g，川芎 15g，苍术 15g，柴胡 8g，黄芪 15g，生姜 10g，香附 10g，桂枝 9g，丁香 9g，艾叶 9g。

操作：每次贴敷 4～6h，每天 1 次，10 天为 1 个疗程，连续 2 个疗程。

疗效：补脾固元散治疗脾虚型带下病患者治愈 26 例，显效 4 例，总有效率 100.00%，未见任何不良反应。应用中医护理技术结合补脾固元散药熨法配合穴位贴敷治疗脾虚型带下病疗效肯定，操作简单、方便，无不良反应，适合患者长期使用，值得临床推广。

出处：黄翠琼，黎灵，黄丽华，等. 补脾固元散药熨法配合穴位贴敷治疗脾虚型带下病的护理研究 [J]. 中外医学研究 ,2013,11(18):75–76.

方法三：肉桂散

穴位：神阙。

方药：肉桂 15g，补骨脂 20g，白芷 30g，芡实 20g，桑螵蛸 30g。

操作：敷于脐部，次日起床时取下，每天换 1 次，连续使用 1 周，一般治疗 1～2 个疗程。

疗效：本组 15 例，痊愈 12 例；显效 1 例；无效 2 例，有 2 例用药后脐周出现红疹、微痒，经用抗过敏药后消失。

出处：赵海燕. 肉桂散贴脐治疗寒湿带下 15 例 [J]. 湖南中医杂志 ,1997(2):30.

方法四：大蒜止带坐药

穴位：阴道内。

方药：陈大蒜头 9g，苦参 6g，蛇床子 6g，白糖 3g。

操作：临用前先取葱白 8～10 根加水煎煮，然后坐浴 10min，擦干后取胶囊 2 粒塞入阴道，每晚 1 次，连用 5～10 天。

出处：《中医外治法》。

方法五：双风膏

穴位：神阙。

方药：防风 30g，海风藤 30g，山栀子 30g，良姜 30g，威灵仙 30g，牛膝 30g，桃仁 30g，熟地黄 30g，柴胡 30g，白鲜皮 30g，全蝎 30g，枳壳 30g，白芷 30g，甘草 30g，黄连 30g，细辛 30g，白芍 30g，玄参 30g，猪苓 30g，前胡 30g，麻黄 30g，桔梗 30g，僵蚕 30g，升麻 30g，地丁 30g，大黄 30g，木通 30g，陈皮 30g，川乌 30g，生地黄 30g，香附 30g，金银花 30g，知母 30g，薄荷 30g，当归 30g，杜仲 30g，白术 30g，泽泻 30g，青皮 30g，黄柏 30g，杏仁 30g，黄芩 30g，穿山甲 30g，天麻 30g，蒺藜 30g，苦参 30g，乌药 30g，羌活 30g，半夏 30g，茵陈 30g，浙贝母 30g，五加皮 30g，续断 30g，山药 30g，白及 30g，桑白皮 30g，苍术 30g，独活 30g，荆芥 30g，芫花 30g，藁本 30g，连翘 30g，远志 30g，草乌 30g，益母草 30g，五倍子 30g，天南星 30g，何首乌 30g，大枫子 30g。

操作：香油 5000ml，炸群药至枯，过滤去渣，再入黄丹 2500g，并加入以下细料搅拌即成。细料组成：乳香、没药、血竭、轻粉、樟脑、龙骨、海螵蛸、赤石脂各 30g。取膏药适量化开，贴腹脐，纱布覆盖，胶布固定。

出处：《中国膏药学》。

方法六：坐药龙盐膏

穴位：纳入阴道。

方药：茴香 1g，枯矾 1.5g，高良姜 3g，当归尾 3g，酒防己 3g，木通 3g，丁香 4.5g，木香 4.5g，炮川乌 4.5g，龙骨 6g，炒盐 6g，红豆 6g，肉桂 6g，厚朴 9g，延胡索 15g，全蝎 5 个。

操作：共为细末，炼蜜为丸，如弹子大，锦裹线扎。纳入阴道，每天换药 1 次。

出处：《兰室秘藏》。

方法七：固精保元膏

穴位：丹田、神阙。

方药：党参 15g，黄芪 15g，当归 15g，甘草 10g，苍术 10g，五味子 10g，远志 10g，白芷 10g，白及 10g，红花 10g，紫梢花 10g，肉桂 10g，附子 6g，麻油 1000ml，鹿角胶 32g，乳香 6g，丁香 6g，麝香 1g，芙蓉膏 6g。

操作：上述药物搅匀分摊，取本膏适量，分搓成 2 个药饼，分别贴于丹田及脐上，每天换药 1 次。

出处：《中药鼻脐疗法》。

方法八：固精益肾暖脐膏

穴位：神阙。

方药：韭子30g，蛇床子30g，附子30g，肉桂30g，硫黄30g，川椒90g，麻油1000ml、母丁香3g，黄丹（飞净）360g，麝香（另研）9g，独头蒜（捣烂）1枚。

操作：将前5味用麻油浸泡半月，入锅内熬枯去渣，入黄丹，再熬至滴水成珠，软硬适中搅匀成膏。临用时以大红缎推，膏药面如酒杯口大，将硫黄、丁香、麝香末用蒜捣烂成丸，如豌豆大，按于膏药内，贴脐。

出处：《摄生秘剖·卷四》。

方法九：固精益肾暖脐膏

穴位：神阙。

方药：韭子30g，蛇床子30g，附子30g，肉桂30g，硫黄30g，川椒90g，麻油1000ml、母丁香3g，黄丹（飞净）360g，麝香（另研）9g，独头蒜（捣烂）1枚。

操作：将前5味用麻油浸泡半月，入锅内熬枯去渣，入黄丹，再熬至滴水成珠，软硬适中搅匀成膏。临用时以大红缎推，膏药面如酒杯口大，将硫黄、丁香、麝香末用蒜捣烂成丸，如豌豆大，按于膏药内，贴脐。

出处：《摄生秘剖·卷四》。

方法十：完带汤膏

穴位：关元、中髎。

方药：炒白术90g，炒山药90g，人参18g，炒白芍45g，车前子27g，苍术27g，甘草9g，陈皮6g，黑芥穗6g，柴胡6g，生姜6g，韭白6g，葱白6g，榆白6g，桃枝6g，蒜头24g，柳枝24g，槐枝24g，桑枝24g，苍耳草30g，益母草30g，诸葛菜30g，马齿苋30g，地丁草30g，凤仙草6g，花椒3g，白芥子3g，石菖蒲3g，皂角6g，赤小豆6g。

操作：将膏药化开、贴于穴位处。

出处：《实用中医内科大膏药手册》。

【按语】

带下病表现为带下量明显增多或减少，色、质、气味异常，或伴全身或局部症状。带下有广义和狭义之分。广义带下是指各种妇科疾病，范围比较广泛，多发生在带脉以下部位。狭义带下包括生理性带下和病理性带下。生理性带下起着滋润阴户，抵御外邪的作用。生理性带下主要表现为带下的量不多，颜色为无色透明，质多为蛋清样，异常气味四方面。病理性带下即带下病，包括带下过多和带下过少。带下病多由湿邪致病，穴位贴敷治疗带下病的原则多为清热燥湿，收敛止带。通过选取调经止带的穴位，使药物透过穴位，直达病所，恢复正常的生理状态。

在临床应用穴位贴敷法治疗疾病的文献中，取穴多以任脉、足太阴脾经为主，其中神阙、关元等调理冲任为主的穴位占大多数，但是大部分疾病在治疗中取穴仍较多，有待进一步挖掘出疗效最为突出的腧穴，达到操作更加便捷、疗效更加满意之功。在药物选用方面，多选用燥湿止带之品，如是白芍、车前子、白术等，药性多苦、寒；用药原则上，大多入肝、脾、肾经，三脏同治。通过补益肝、脾、肾的方法补其本而助其通，佐以祛湿药以利湿止带，湿去则带下病自除。患者在治疗期间注意应当保持阴部卫生，按时清洁，防止重复感染，影响疗效。

（六）子宫肌瘤

【概述】

子宫肌瘤是女性生殖器官中最常见的一种良性肿瘤，也是人体中最常见的肿瘤之一，又称为纤维肌瘤、子宫纤维瘤。多数患者无症状，仅在盆腔检查或超声检查时偶被发现。如有症状则与肌瘤生长部位、速度、有无变性及有无并发症关系密切，而与肌瘤大小、数目多少关系相对较小，临床症状主要表现为子宫异常出血、下腹部有包块、腹痛、腰酸、白带异常、不孕等。不同的国家其发病率略有不同，据国家统计病学最新数据表明，我国子宫肌瘤的发病率在40—50岁女性中可达51.2%～60.9%。传统中医学把子宫肌瘤归属于“癥瘕”“石瘕”的范畴，认为本病发病的病因常与素体虚弱、冲任不调、饮食劳倦等因素有关。

【现代穴位贴敷文献】

方法一：理气散瘀组方

穴位：曲骨、气海、关元、子宫（双侧）、次髎（双侧）。

方药：木香15g，丁香15g，京三棱30g，枳壳30g，青皮30g，川楝子30g，茴香30g，莪术

10g，桃仁 10g，八月札 10g，其中对于经行量多者加蒲黄、五灵脂各 6g；坠胀甚者加柴胡、升麻各 6g。

操作：清洁治疗穴位处皮肤，取理气散瘀组方药膏 5g 涂抹于穴位敷贴片中心部，涂抹直径 2cm，厚约 5mm，然后贴敷于所选治疗穴位处，持续敷贴 8h 后去除敷贴片。

疗效：治疗后患者子宫体积、肌瘤体积明显减少；孕酮、雌二醇水平显著降低，采用理气散瘀组方穴位敷贴联合米非司酮治疗气滞血瘀型子宫肌瘤的临床疗效确切，可有效缩小子宫体积和肌瘤体积，降低激素水平，改善临床症状。

出处：肖莉，范文文，霍彦青．理气散瘀组方穴位敷贴联合米非司酮治疗气滞血瘀型子宫肌瘤的临床疗效 [J]. 临床合理用药杂志 ,2017, 10(15):94–95.

方法二：桃桂化癥贴

穴位：中极、子宫（双侧）、曲骨、太冲（双侧）。

方药：桂枝 10g，三棱 10g，莪术 10g，桃仁 10g，牡丹皮 10g，炙黄芪 10g，茯苓 10g，白附子 10g。

操作：从月经第 10 天开始，隔天 1 次，每次保留 6h，连续治疗 10 天为 1 个疗程。

疗效：理冲汤加减联合穴位贴敷治疗气虚血瘀型子宫肌瘤疗效确切，可明显缩小子宫及子宫肌瘤的体积，且治疗后子宫肌瘤体积的缩小与年龄无关；理冲汤加减联合穴位贴敷可显著改善气虚血瘀型子宫肌瘤患者的临床症状，其中对月经量多、经淡色暗、经行夹血块及经期小腹疼痛的改善效果明显；本治疗方法简便且安全性好，值得推广。

出处：钟惠玲．理冲汤加减联合穴位贴敷治疗气虚血瘀型子宫肌瘤的临床观察 [D]. 南昌：江西中医药大学 ,2020.

方法三：芡实贴

穴位：石门、足三里（右侧）。

方药：芡实 1 粒、甘草共制。

操作：取 1 粒芡实敲碎，敷在石门穴处取一小截甘草捣软或捣碎，贴在右侧足三里穴上，均用纸胶布固定。晚上敷、次日早上取下，经期停用。

疗效：治愈 18 例占 60%；好转 9 例占 30%；未愈 3 例占 10%；总有效率为 90%。治愈者中有 5 例正常生育小孩。

出处：李孔益．散结镇痛胶囊内服配合中药穴位贴敷治疗子宫肌瘤 30 例 [J]. 实用中医药杂志 ,2010,26(6):383.

方法四：化积贴

穴位：关元、气海、中极。

方药：三棱、莪术、大黄等共制。

操作：每天 1 次，每次 6～8h，3 个月为 1 个疗程，连续治疗 2 个疗程。

疗效：中药穴位贴敷治疗子宫肌瘤总有效率为 95%，对子宫肌瘤的疗效明显更优越且对子宫肌瘤的主证如下腹胀痛、不规则出血、腰酸痛等方面能起到改善作用。该方法是一种使用简便，安全有效，无不良反应，对机体无创伤，适于推广应用的治疗方法，具有较大的理论价值和经济效益。

出处：辛昕，李艳慧．中药穴位贴敷治疗子宫肌瘤 30 例临床观察 [J]. 针灸临床杂志 ,2006(7): 15–18.

方法五：南香散

穴位：气海、关元、中极、子宫（双侧）。

方药：生天南星 30g，乳香 30g，没药 30g，滑石粉 60g。

操作：将上述药物研成粉末．加入甘油调配成膏状，将药膏置于纱块上制成 5cm × 8cm 大小，厚度约 2mm 的膏贴，外敷上述穴位，每天 1 次．每次 6～8h，3 月为 1 个疗程，连续治疗 2 个疗程。

疗效：痊愈 3 例，显效 13 例，有效 12 例，无效 2 例，总有效率为 93.33%。

出处：李艳慧，许少芹，严英，等．穴位贴敷治疗子宫肌瘤 30 例疗效观察 [J]. 新中医 ,2004(5): 49.

方法六：徽消宫春丹

穴位：神阙。

方药：炒穿山甲 30g，桃仁 30g，夏枯草 30g，海藻 30g，莪术 30g，三棱 30g，王不留行 30g，香附 30g，六通 30g，半枝莲 25g，马齿苋 30g。

操作：3 天换药 1 次，经期必用药。

疗效：痊愈 39 例、显效 44 例、有效 14 例、无效11例，总有效率为89.81%。

出处：庞保珍，赵焕云，胥庆华．徽消宫春丹贴脐治疗子宫肌瘤的临床研究[J].黑龙江中医药,1996(3):25.

方法七：香槟膏

穴位：阿是穴。

方药：香附60g，槟榔60g，三棱60g，莪术60g，芫荑60g，莱菔子60g，青皮60g，大黄60g，穿山甲60g，干姜60g，巴豆60g，延胡索60g，使君子60g，南星60g，阿魏90g，沉香15g，木香15g，丁香15g，芦荟15g，硫黄15g，雄黄15g，青粉30g，香油5000ml，樟丹1860g。

操作：将香油熬沸，离火下樟丹搅匀成膏药，再将上药研细末掺入搅匀即成。

出处：天津达仁堂经验方。

方法八：消痞块狗皮膏

穴位：神阙。

方药：良姜9g，生地黄9g，枳壳9g，苍术9g，五加皮9g，桃仁9g，山柰9g，当归9g，川乌9g，陈皮9g，乌药9g，三棱9g，草乌9g，川军9g，何首乌9g，柴胡9g，防风9g，刘寄奴9g，牙皂9g，川芎9g，官桂9g，羌活9g，赤芍9g，威灵仙9g，天南星9g，香附9g，荆芥9g，白芷9g，海风藤9g，藁本9g，续断9g，独活9g，麻黄（去节）9g，甘松9g，连翘9g。

操作：用麻油2000ml，将药炸枯去渣，下黄丹收膏。并加以下细料药：阿魏30g，肉桂、公丁香各15g，乳香、没药各18g，木香12g，麝香1g。掺搅均匀即成。

出处：泾阳大寺膏敷方。

方法九：二龙膏

穴位：神阙。

方药：活甲鱼500g，苋菜500g，三棱30g，莪术30g，乳香150g，没药150g，木香6g，沉香135g，肉桂135g，麝香1g，香油7500ml，樟丹3120g。

操作：香油先将前4味药炸枯去渣，下樟丹熬成膏药基质；再取乳没及木香共研细末，每1500g膏药基质中兑入细末30g：再将沉香、肉桂、麝香混合研细，每大张贴掺此细料0.3g，中贴掺细料0.18g，小贴掺细料0.09g。

出处：北京同仁堂制药厂方。

方法十：阿魏膏

穴位：阿是穴。

方药：羌活15g，独活15g，玄参15g，官桂15g，赤芍药15g，穿山甲15g，生地黄15g，两头尖15g，大黄15g，白芷15g，天麻15g，红花15g，槐枝15g，柳枝15g，木鳖子（去壳）10枚，头发1团。

操作：用麻油1200ml，将药炸枯，去渣入发，再煎，发化去渣，入樟丹适量。再调入以下药粉：阿魏、苏合油、芒硝、乳香、没药各15g，麝香9g。收膏，摊成膏药。

出处：《景岳全书》。

方法十一：化痞膏

穴位：阿是穴。

方药：当归尾30g，红花30g，金银花30g，三棱30g，莪术30g，白芥子30g，胡芦巴30g，昆布30g，生地黄30g，桃仁30g，血余30g，大黄30g，熟地黄30g，鳖甲30g，穿山甲30g，海藻9g，两头尖9g，阿魏9g，蓖麻子9g，川乌9g，巴豆仁9g，黄连9g，天南星9g，漏芦9g，浙贝母9g，半夏9g，革薢9g，大戟9g，胡黄连9g，甘遂9g，凤仙子9g，芫花9g，海浮石9g，阿胶9g，威灵仙9g，槟榔9g，僵蚕9g，全蝎9g，血竭9g，乳香（去油）9g，粉甘章9g，蚤休9g，没药（去油）9g，土木鳖30个，番木鳖30个，独头蒜30个，蜈蚣30条，水红花子120g，鲜商陆240g，活鲫鱼（250g重）1条，麻油1500ml，炒黄丹750g，麝香3g。

操作：上药除没药、乳香、血竭、麝香、阿魏另研收贮，余药用油熬枯去渣，过滤后徐徐下入黄丹，并搅入以上5味，即成。

出处：《疡医大全》。

方法十二：阿魏化痞膏

穴位：神阙。

方药：香附20g，厚朴20g，三棱20g，莪术20g，当归20g，生草乌20g，生川乌20g，大蒜20g，使君子20g，白芷20g，穿山甲20g，木鳖子20g，蜣螂20g，胡黄连20g，大黄20g，阿魏20g，乳香3g，没药3g，芦荟3g，血竭3g，雄黄15g，肉桂15g，樟脑15g。

操作：以上24味，除阿魏、樟脑外，乳香、没药、芦荟、血竭、肉桂粉碎成细粉，雄黄水飞或粉碎成极细粉，与上述粉末配研，过筛，混匀。其余香附等16味酌予碎断，与食用植物油2400ml同置锅内炸枯，去渣，滤过，炼至滴水成珠。另取红丹750～1050g加入油内搅匀，收膏，将膏浸泡于水中。取膏并用文火熔化，将阿魏、樟脑及上达粉末加入搅匀，分摊于布上，即得。每张膏油重6g或12g。

出处：《中华人民共和国药典》。

【按语】

中医学认为子宫肌瘤因七情内伤，脏腑失调，六淫乘袭，经产调摄不当，饮食不节等导致气滞血瘀而成，其发病机制与肝、脾、肾以及冲任二脉相关，究其根本，是与脏腑的生理功能和经络的功能属性相关。穴位贴敷为中医常用外治法，将药物研磨成微粉后，贴敷于选定的治疗穴位上，通过药物、经络和穴位的综合性作用以达软坚消癥之功效。穴位贴敷可直接作用于病变局部，透皮吸作用，适用于各类疾病及无法口服药物的患者，且疗法用药安全，不良反应小，即使在临床治疗过程中出现皮肤过敏或水疱，可及时终止治疗并对症处理；操作方法简便易行，容易推广使用，药物大多数为临床常见的中草药，价格低廉，患者的经济负担较小，治疗方案无创无痛，老人、幼儿等特殊人群均可耐受。

通过对穴位贴敷法治疗子宫肌瘤的理论和临床研究的结果来看，穴位贴敷法可以通过化积消癥，散瘀行气等方式，达到很好的临床的效果。在临床应用穴位贴敷法治疗疾病的文献中，取穴多以任脉为主，其中气海、关元、中极等行气作用为主的穴位占大多数，部分疾病具有针对性选穴，如子宫、阿是穴，但是大部分疾病在治疗中取穴仍较多，有待进一步挖掘出疗效最为突出的腧穴，达到操作更加便捷、疗效更加满意之功。在药物选用方面，多选用行气活血之品，如当归、香附、延胡索等，对治疗子宫肌瘤功效更加确切；用药原则上，以行气散瘀消癥为主，活血药为主，兼以行气散结，共奏化积消癥之功。

（七）更年期综合征

【概述】

更年期综合征，也称围绝经期综合征，女性到了围绝经期，出现以月经紊乱或月经停闭为主，伴随着潮热汗出、五心烦热、烦躁易怒、头晕耳鸣、心悸失眠、面浮肢肿等症状，称作绝经前后诸证，也称之为“经断前后诸证”。现代医学命名为围绝经期综合征或更年期综合征，西医认为其发病主要是由于卵巢功能逐渐衰退，卵泡数量渐少，雌激素分泌无法达到正常水平，致使下丘脑－垂体－卵巢轴功能失调。我国女性绝经前后诸证发病年龄普遍在45—55岁，据调查本病发病率逐年上升，这可能跟我国老龄化现象严重有关，且病因病机尚不完全明确，为妇科领域治疗上的重难点。

【现代穴位贴敷文献】

方法一：更年期便秘贴

穴位：神阙、关元、中脘、天枢（双侧）、大肠俞（双侧）。

方药：大黄10g，吴茱萸10g，炒莱菔子10g，枳实10g，玄明粉10g，公丁香10g，芦荟10g，沉香6g，肉桂6g，冰片3g。

操作：将贴敷贴于指定穴位处，每次6～8h，每天1次，7天为1个疗程，共2个疗程。

疗效：患者在治疗后排便频率、大便性状、排便时间、排便困难程度均有明显改善。

出处：王志良，胡灵飞，黄纾寰.加味小柴胡汤联合穴位贴敷用于女性更年期便秘35例效果分析[J].药品评价,2021,18(4):226-228.

方法二：安神穴位贴

穴位：内关、涌泉。

方药：酸枣仁、吴茱萸、熟地黄、合欢皮共制。

操作：每次敷贴4h，每7天敷贴1次，5次为1个疗程，共3个疗程。

疗效：在更年期不寐患者应用单用艾司唑仑效果不佳者中应用黄连温胆汤加减联合穴位敷贴治疗，临床疗效显著，睡眠质量提高，安全性强。

出处：吴洁.常规西药基础上联合黄连温胆汤加减和穴位敷贴治疗更年期不寐疗效观察[J].哈尔滨医药,2020,40(5):478-479.

方法三：安魂散

穴位：三阴交、肾俞、涌泉。

方药：肉桂3g，吴茱萸3g，磁石30g，王不留行15g。

操作：以胶布固定，24h更换1次，连用6

天停用 1 天，连续治疗 2 个月。

疗效：选取 76 例肝肾阴虚型更年期综合征患者给予中药口服配合穴位贴敷治疗，有效率为 94.74%，证明针对肝肾阴虚、心肝火旺型更年期综合征患者的治疗，运用口服中药配合穴位贴敷具有良好的临床疗效，值得推广。

出处：杨雅琴 . 中药口服配合穴位贴敷治疗更年期综合征 38 例 [J]. 中医外治杂志 ,2019,28(3):38–39.

方法四：定魂贴

穴位：三阴交、内关。

方药：白术、吴茱萸共制。

操作：每次使用 1 g，无菌敷贴胶布固定，每次贴敷 3 ～4h。

疗效：滋癸安神汤结合穴位贴敷可有效提升围绝经期失眠患者血清相关神经递质因子含量，改善患者失眠症状，对其疗效显著。

出处：朱静 , 于婷儿 . 穴位贴敷联合滋癸安神汤对围绝经期女性失眠患者睡眠症状与更年期综合征总体疗效指标的影响 [J]. 山西医药杂志 ,2018,47(24):2914–2917.

方法五：安神贴

穴位：涌泉、神阙。

方药：黄连、酸枣仁、肉桂共制。

操作：擦干足部并晾干，按摩双足涌泉穴，把敷贴贴在穴位后再按摩 10min，若无烧灼不适感于次日睡醒后取下。

疗效：给予交泰丸穴位贴敷，总有效率为 88.89%，交泰丸穴位贴敷更能有效治疗更年期失眠，疗效显著，值得临床推广。

出处：房彩平 , 陈琰 , 牛凝 , 等 . 交泰丸穴位贴敷治疗更年期失眠症的临床观察 [J]. 黑龙江中医药 ,2016,45(2):61–62.

方法六：失眠贴

穴位：内关、中脘、涌泉。

方药：酸枣仁 200g，琥珀 200g，黄连 120g，肉桂 120g。

操作：睡前于涌泉穴和内关穴贴敷自制失眠贴，次晨揭贴。14 天 1 个疗程，连续 2 个疗程。

疗效：58 例中痊愈 16 例 , 显效 18 例 , 有效 16 例 , 无效 8 例 , 总有效率为 86.21%。治疗更年期失眠疗效显著，值得临床推广。

出处：王晓玲 , 唐勇 , 陈亮 , 等 . 酸枣仁汤合二至丸加味联合中药穴位贴敷法治疗更年期失眠 58 例 [J]. 陕西中医学院学报 ,2015,38(4):52–54.

方法七：涌泉穴贴

穴位：涌泉。

方药：朱砂、肉桂、吴茱萸共制。

操作：将两枚药饼分别放置在长度为 3cm 的正方形胶布上，贴敷在涌泉穴上，第 2 天晨起 8 时揭除，确保 12h 的药效时间。以 10 天为 1 个疗程，连续观察 4 个疗程。

疗效：将自制的中药饼贴敷在 72 例更年期失眠患者双侧涌泉穴上，同时辅以一定的安眠药和谷维素进行治疗，治疗后患者入睡所花的时间明显缩短，觉醒次数与安眠药的服用次数也明显减少，睡眠时间大幅增加，头痛头晕、心悸、醒后疲劳、日间惊醒下降、认知功能下降以及行为能力下降等的发生率均明显下降，治疗总有效率为 88.9%，疗效显著，能够有效地安神定志，值得临床推广。

出处：王萍花 . 涌泉穴贴敷中药治疗妇女更年期失眠症的疗效观察 [J]. 中医药导报 ,2014,20(9):95–96.

方法八：五倍子贴

穴位：神阙。

方药：五倍子。

操作：睡前取五倍子细末 1～3 钱，用冷开水调成糊状，捏成泥丸，敷于脐窝，纱布覆盖，胶布固定，第 2 天起床时除掉，每天 1 次。上两种方法 1 个月为 1 个疗程，共治疗 3 个疗程。

疗效：共 32 例患者，治愈 12 例，显效 13 例，有效 5 例，无效 2 例。总有效率为 94.0%。

出处：朱遂美 . 中药敷贴联合足浴疗法治疗妇女更年期出汗症的疗效观察 [J]. 湖北中医杂志 ,2014,36(8):39–40.

方法九：涌泉安神贴

穴位：涌泉。

方药：吴茱萸、肉桂、朱砂共制。

操作：每晚 8 时用温水泡脚 15～20min 后擦干，用自制中药饼 2 枚分别放于 3cm × 3cm 大小的胶布上，贴敷于双侧涌泉穴，次日 8 时揭除，10 次为 1疗程，连续观察 4 个疗程。

疗效：68 例患者临床痊愈 18 例，显效 28 例，有效12例，无效10例，治愈率26.5%，总有效率为85.2%。

出处：林小玲．涌泉穴贴敷中药治疗妇女更年期失眠症的疗效观察[J].广西医学,2010,32(9):1099-1100.

方法十：舒心贴

穴位：神阙。

方药：白芍、当归、茯苓、肉桂、细辛共制。

操作：敷于脐上，用塑料薄膜覆盖药饼，再以医用胶布固定。视皮肤敏感程度贴8～24h，3天重复贴药1次。

疗效：使用舒心贴治疗的60例中，痊愈43例，显效9例，进步5例，无效3例，总有效率为86.7%。对照组60例中，痊愈20例，显效12例，进步18例，无效10例，总有效率为53.3%，临床疗效舒心贴更具有明显优势。

出处：侯金凤．针刺与穴位贴敷治疗妇女更年期综合征60例[J].山东中医杂志,2003(8):481-482.

方法十一：白芥子贴

穴位：关元、肾俞、肝俞、太冲、心俞、气海、中极、太溪、三阴交、足三里。

方药：白芥子。

操作：用普通胶布剪成边长3cm大小，穴位局部皮肤用75%酒精消毒，待皮肤干燥后将白芥子泥丸置于穴位上，外用胶布贴上固定，敷贴后2～4h局部出现灼热瘙痒感时即除去药丸及胶布，此时局部皮肤充血但无破溃，每次选一组穴，依次轮替选用，隔天1次，10次为1个疗程，若局部瘙痒难忍者可外涂清凉油，若皮肤发疱溃破者可外涂紫药水保持局部干澡清洁。

疗效：40例中痊愈6例，显效12例，有效17例，无效5例，总有效率为87.5%

出处：王玲．穴位敷贴治疗妇女更年期综合征40例[J].江西中医药,1996(2):38.

方法十二：二仙汤膏

穴位：肾俞。

方药：仙茅50g，淫羊藿60g，当归45g，巴戟45g，黄柏36g，知母36g，生姜6g，葱白6g，干姜6g，薤白6g，韭白6g，蒜头6g，艾叶6g，侧柏叶6g，槐枝24g，柳枝24g，桑枝24g，菊花24g，苍耳草3g，凤仙草3g，石菖蒲3g，白芥子3g，莱菔子3g，花椒3g，乌梅3g，发团9g，桃枝24g

操作：用麻油1410g将上药浸泡，上锅熬枯，去渣，熬油至滴水成珠，下丹搅匀，再下铅粉30g，金陀僧、松香各12g，赤石脂、木香、砂仁、官桂、丁香、檀香、雄黄、明矾、轻粉、降香、乳香、没药各3g，龟板胶、鹿角胶各6g（酒蒸化），搅匀收膏。

出处：《实用中医内科大膏药手册》。

【按语】

女性到了更年期大部分女性亦能够通过自我调节，努力适应这一特殊时期并顺利度过，但也有一部分女性因受外界因素（如环境的改变、工作的压力、人际交往中的矛盾以及生活的习惯问题）及自身内因（如体质、情志因素、心理压力、疾病等）的侵扰，一时无法适应生理改变带来的不同，不能使肾中阴阳得以平衡，出现肾阴不足、肾阳虚弱、气血紊乱、脏腑功能失调等一系列绝经前后症状。中医外治法是一种内病外治的方式，穴位贴敷是将经络腧穴理论、辨证论治理论以及中药药效相结合的一种疗法，药物的药效加上对经络腧穴刺激的双重作用，使机体更快恢复健康状态。

更年期综合征在临床上的症状表现各不相同，针对不同的临床表现，选穴与用药也不尽相同，针对更年期便秘，常选用的穴位有天枢、支沟、神阙等特效穴；而更年期失眠则普遍选用神阙穴使贴敷药物透过穴位作用到全身，起到安神定志的效果；治疗多汗盗汗选穴原则以补虚清热止汗为主，多选用复溜、三阴交、阴陵泉等穴位，发挥调节一身水气之功效。在药物选择方面，由于妇女特殊的生理环境，治疗原则以温肾健脾，补气养血为主，多选用肉桂、当归等温肾补阳，调理气血的药物，针对不同的临床表现，用药选方上并无明确特定方，根据患者不同的表现，酌情加减。

（八）卵巢囊肿

【概述】

卵巢囊肿是临床上较为多发的一种妇科良性肿瘤之一，多见于孕龄期妇女。由于该病早期一般无症状或症状轻微，随着病情发展，患者会出现小腹坠胀、经期紊乱、尿频尿急等症状。故该病多在妇科体检发现，研究表明，少部分临床患者可并发蒂扭转、输卵管粘连及感染的风险。本病若在发展中得不到及时救治，会导致输卵管受压走形，进而导致女子不孕，甚至严重时卵巢囊肿会压迫卵子的皮质层，进而造成萎缩，致使卵巢功能出现异常，造成不孕不育的后果。近年来随着社会压力的增加，当代女性卵巢囊肿的复发率逐年上涨，卵巢囊肿的发病率占卵巢肿瘤的 90%。在古代的典籍中并无“卵巢囊肿”的名词存在，经大量古籍文献整理得出卵巢囊肿可归属于中医“肠覃”“癥瘕”“积聚”等范畴。癥瘕的形成由湿邪内阻聚而生痰，痰瘀互结，凝滞于附件而成。血瘀是本病的主要病机，治疗上以活血化瘀与温化寒湿相结合。且女性若因情志过激或情志不遂皆可使肝气失于调达，疏泄不利，阻滞气血，最后导致气滞则血滞，也可造成本病的产生。

【现代穴位贴敷文献】

方法一：王富春教授经验方

穴位：关元、子宫（双侧）、三阴交（双侧）。

方药：吴茱萸、川芎、丁香、肉桂、细辛、延胡索、当归等量共制。

操作：每次贴敷时取 25g，用姜汁适量调和，置于贴布上。于患者月经期前 3 天，入睡前将中药贴布贴敷于关元、子宫（双侧）、三阴交（双侧），每次贴敷 4～6h，每天 1 次，3 个月经周期为 1 个疗程，治疗 1 个疗程。

疗效：经王富春教授穴位贴敷经验方治疗卵巢囊肿（寒凝血瘀型）有效病例数 30 例，中医症候疗效改善情况为，明显改善 10%，部分改善 86%，无改善 3%。

出处：高姗 . 王富春教授穴位贴敷经验方治疗卵巢囊肿的临床研究 [D]. 长春：长春中医药大学 ,2021.

方法二：桃仁芍药膏

穴位：阿是穴。

方药：丹参 10g，桃仁 10g，赤芍 10g，穿山甲 10g，鸡血藤 10g，水蛭 6g。

操作：3 天换药 1 次，经期停用，3 个月为 1 个疗程。

疗效：经治疗痛经及月经量多等症状基本缓解，并经 B 超复查卵巢囊肿缩小或消失为治愈共 19 例，经 2～3 个疗程后，诸症减轻不显或无任何改善为无效 2 例，其中 1 个疗程治愈者 12 例，2～3 个疗程治愈 7 例。

出处：易明 . 中药敷贴法治疗卵巢巧克力囊肿 [J]. 实用中医药杂志 ,1995(4):42.

方法三：三棱膏

穴位：阿是穴。

方药：三棱 45g，莪术 45g，薏苡仁 45g，山栀子 45g，秦艽 45g，大黄 27g，当归 27g，川黄连 12g，穿山甲 40 片，全蝎 44 个，木鳖 20 个，巴豆 10 粒。

操作：上药用麻油 2000ml 煎枯，去渣后下黄丹 750g，收膏。加入阿魏、阿胶、芦荟各 3g，麝香、乳香、没药各 9g（共为末），搅匀后分推狗皮或漂白布上。将膏药在暖水壶上烘至暖烊，贴于小腹。

出处：《中国膏药学》。

方法四：蓬莪膏

穴位：阿是穴。

方药：蓬莪术 60g，三棱 60g，大黄 60g，穿山甲 60g，白芷 60g，木鳖 60g，大麻子 60g，牙皂 60g，山栀子 60g，胡黄连 60g，乳香 60g，没药 60g，巴豆 60g，阿魏 120g，天竺黄 3g，芦荟 3g，血竭 3g，儿茶 3g，轻粉 3g，蜈蚣 15 条、麝香 6g，冰片 12g。

操作：先将穿山甲、芦荟、天竺黄、血竭、儿茶、轻粉、蜈蚣、阿魏、乳香、没药、麝香、冰片研细末备用，余药用香油 5000ml 煎枯去渣，入黄丹熬炼成膏后将细末搅入即成，分摊于布上，每贴重 15～21g。

出处：《中国膏药学》。

方法五：导癥囊

穴位：纳入阴户。

方药：川椒 30g，皂角 30g，细辛 45g。

操作：将药囊纳入阴户内，欲小便则取出，小便后再纳。癥化恶血而下，以温汤洗之。

出处：《重庆堂随笔・卷上》。

方法六：阿香膏

穴位：神阙。

方药：阿魏 60g，乳香 60g，生山甲 60g，独活 60g，生地黄 60g，没药 60g，白芷 60g，天麻

60g，官桂60g，赤芍60g，玄参60g，松香60g，木鳖子30g，麝香3g。

操作：上药除乳香、没药、麝香外，用香油6000ml炸枯去渣，加黄丹3500g收膏。待凉后掺入研细之乳香、没药、麝香，搅匀即成。慢火化开，痛经者贴肚脐，痞块及其他疼痛贴于患处。

出处：《中国膏药学》。

方法七：消痞狗皮膏

穴位：阿是穴。

方药：阿魏30g，肉桂15g，公丁香15g，麝香3g，木香12g，乳香（去油）18g，没药（去油）18g。

操作：用时将此膏在滚茶壶上烘至极热，贴于患处，再用暖手在膏药上揉按。

出处：《成药全书》。

方法八：三圣膏

穴位：阿是穴。

方药：未化石灰250g，大黄末30g，桂心末15g，米醋200ml。

操作：将石灰为末，在瓦上炒微红提出候热稍减，加入大黄末，炒热仍提出，再入桂心末，略炒，以米醋熬成膏。厚摊烘热，贴患处。

出处：《丹溪心法》。

方法九：灵宝化积膏

穴位：阿是穴。

方药：巴豆仁100粒，蓖麻仁100粒，五灵脂120g，阿魏（醋煮化）30g，当归30g，两头尖15g，穿山甲15g，乳香（去油）15g，没药（去油）15g，麝香1g，松香750g，芝麻油250ml。

操作：除乳香、没药、麝香、松香、阿魏之外，余药俱切片浸油内3天，用砂锅煎药至焦黑色，去渣，入松香煎一饭时，再入乳香、没药、麝香、阿魏。然后取起入水中抽洗，以金黄色为度。煎时以桃柳枝用手搅匀，勿令枯，用狗皮摊贴。

出处：《串雅内编》。

方法十：琥珀膏

穴位：阿是穴。

方药：大黄30g，朴硝30g。

操作：上药为末，大蒜捣膏和匀，制成片状膏。

出处：《杂病源流犀烛》。

方法十一：仙传三妙膏

穴位：阿是穴。

方药：牛蒡子15g，白附子15g，海风藤15g，川黄连15g，穿山甲15g，天花粉15g，刺猬皮15g，高良姜15g，黄芩15g，黄柏15g，红花15g，细辛15g，贝母15g，苦参15g，草乌15g，甘草15g，防风15g，牙皂15g，连翘15g，鳖甲15g，巴豆15g，牛膝15g，麻黄15g，苏木15g，乌药15g，僵蚕15g，蓖麻子15g，白及15g，桃仁15g，羌活15g，黄芪15g，全蝎15g，防己15g，血余15g，当归15g，半夏15g，柴胡15g，大戟15g，白蔹15g，蜈蚣3条、蛇蜕1条、紫荆皮60g，石菖蒲60g，独活60g，赤芍60g，白芷60g。

操作：上药切片，用香油6000ml入大锅内浸7天，再入桃、柳、桑、槐枝各21段，每段长3cm许，慢火熬至药黑枯色，滤去渣，将锅拭净，再以密绢仍滤入锅内。务要清洁为美，再用文武火熬至油滴水成珠，大约净油止得4800ml。离火，入上好飞过黄丹2400g，以一手持槐木棍一手下丹，不停地搅匀成膏，再入乳香（去油）、没药（去油）各24g，血竭、雄黄各15g（共为末）。此4味搅入后，再入木香、沉香、檀香、降香、枫香（即白胶香）、丁香、麝香、藿香各15g，珍珠、冰片各3g（共为末）。徐徐搅入上10味后，再入樟脑15g，即成膏，收贮听用。每用取药膏6～12g，熔化以后贴敷患处。

出处：《良方集腋》。

方法十二：安阳精制膏

穴位：阿是穴。

方药：生川乌24g，生草乌24g，乌药24g，白蔹24g，白芷24g，白及24g，木鳖子24g，关木通24g，木瓜24g，三棱24g，莪术24g，当归24g，赤芍24g，肉桂24g，大黄48g，连翘48g，血竭10g，阿魏10g，乳香6g，没药6g，儿茶6g，薄荷脑8g，水杨酸甲酯8g，冰片8g。

操作：以上24味药物，血竭、乳香、没药、阿魏、儿茶粉碎成粗粉，用90%乙醇制成相对密度为1.05的流浸膏，待冷后加入薄荷脑、水杨酸甲酯、冰片，混匀。其余生川乌等16味，加水煎煮3次，第1次、第2次各3h，第3次2h，合并煎液，滤过，滤液浓缩至相对密度为

125～1.30（80℃）的稠膏。与上述流浸膏合并，混匀，另加8.5～9.0倍重的由橡胶、松香等制成的基质，制成涂料，进行涂膏，即得。

出处：《中华人民共和国药典》（1995年版）一部。

方法十三：活血消癥膏

穴位：神阙。

方药：白芷60g，紫荆皮60g，独活60g，石菖蒲60g，赤芍60g，高良姜15g，蜈蚣15g，刺猬皮15g，蛇蜕15g，蓖麻仁15g，鳖甲15g，白僵蚕15g，甘草15g，海风藤15g，连翘15g，天花粉15g，白及15g，牛蒡子15g，大黄15g，川黄连15g，白蔹15g，当归15g，千金子15g，血余15g，金银花15g，黄柏15g，穿山甲15g，防己15g，猪牙皂15g，柴胡15g，川贝母15g，桃仁15g，白附子15g，巴豆15g，天麻15g，苦参15g，荆芥穗15g，红花15g，黄芪15g，桔梗15g，牛膝15g，防风15g，全蝎15g，麻黄15g，草乌15g，肉桂15g，乌药15g，羌活15g，半夏15g，大戟15g，苏木15g，桃枝、槐枝、桑枝、柳枝各截24段、长1寸。

操作：用麻油6500g，将上药入油内泡7天，入铜锅内熬至药枯，捞去滓，复熬至滴水成珠，撤去底层混浊沉淀的药脚。每净油500g下飞过黄丹240g，倾入有釉缸内，以槐棍搅冷，再下血竭12g，乳香（去油）、没药（去油）各9.9g，藿香13.5g（此4味俱研细），搅匀。又入珍珠、冰片各3g，沉香（不见火）14.1g，麝香6.3g，木香（不见火）、松香各16.2g，檀香（不见火）18g，雄黄16.5g，搅匀，再入潮脑9g，搅匀，收膏。将膏推于厚纸上贴患处。妇女癥瘕、带下贴脐下。

出处：《经验方全集》。

方法十四：乳没消癥膏

穴位：阿是穴。

方药：乳香30g，没药30g，伸筋草30g，大黄30g，紫花地丁30g，蒲公英30g，木瓜30g，路路通30g。

操作：上药加入山西老陈醋100ml及水2000ml，煎沸后煮40min去渣留汁，浓缩成稀膏状备用。用毛巾蘸药汁热敷小腹部囊肿相应体表部位，每日2次，每次贴敷30min。

疗效：共治疗132例，痊愈120例，显效8例，有效4例，总有效率100%。

出处：周雪林，王艳辉，杨宇．中药内服外敷治疗输卵管卵巢囊肿132例疗效观察[J].国医论坛,2009,24(2):25-26.

【按语】

随着社会压力的增加我国卵巢囊肿的患病率逐年上涨，由于疾病在治疗和干预上的特殊性，较小的囊肿（小于5cm），西医上常缺少较好的干预方式，致使患者没有重视疾病的严重性，错过了治疗卵巢囊肿的最好时机，导致不得不接受西医创伤性手术治疗。因此，找出更加便捷、有效的治疗方法迫在眉睫。单纯穴位贴敷在治疗该病上有一定的治疗优势和疗效，更适宜大量推广。中医治疗卵巢囊肿的一个非常重要的治疗原则就是祛邪扶正并重，健脾以祛湿，活血以化瘀。

通过对穴位贴敷法防治感冒的理论和临床研究的结果来看，穴位贴敷法可以通过温肾健脾，消癥化瘀等方式，达到很好的治疗效果。在临床应用穴位贴敷法治疗疾病的文献中，取穴多以督脉、足太阴脾经为主，其中神阙、关元、子宫等疏通经络作用为主的穴位以及足三里、三阴交等补虚为主的穴位占大多数，但是大部分疾病在治疗中取穴仍较多，有待进一步挖掘出疗效最为突出的腧穴，达到操作更加便捷、疗效更加满意之功。在药物选用方面，多选用消癥化瘀的药物，如三棱、莪术、川芎、当归等，软坚散结，祛瘀通络，对癥瘕疗效更加确切；在用药原则上，遵循祛邪而不留邪，扶正而不伤正的治则进行选方配伍。

（九）乳汁淤积

【概述】

乳汁淤积是哺乳期妇女的常见病之一，通常指产后乳汁正常排出受阻，乳汁滞留于乳腺管内的一类疾病，属于中医的“乳痈”范畴，一般表现为乳房发热、肿胀、乳内肿块等，严重者出现乳汁不行、乳房硬结、乳腺脓肿以及情绪焦虑、烦躁等症状。乳汁淤积的发生多与产妇感受外邪、情志不调、饮食失节等有关。根据中医辨证，证候多表现为热毒阻络，治疗以清热解毒、行气活血、消肿散结为主。现代医学认为，乳汁淤积多因乳腺结构不良、炎症、肿瘤的压迫造成，乳腺腺叶或小叶导管上皮脱落或其他物质阻塞导管所致，属于乳腺良性病变。约 72% 的产妇在产后前 5 天出现乳汁淤积，相关症状在产后 2～14 天发生率最高，在第 5 天达峰值，但可能持续 14 天左右，可能双侧同时或先后发生并伴有低热，进而易伴发乳头皲裂、乳腺炎、乳腺脓肿、泌乳减少等。

【现代穴位贴敷文献】

热毒阻络致乳汁淤积

方法一：蒲公英贴

穴位：阿是穴。

方药：蒲公英 100g，紫花地丁 100g，乳香 30g，没药各 30g，冰片 3g。

操作：以上药物研磨成细粉，治疗时取混合药粉 30g，装在缝制好的圆布袋中（直径 5cm），敷在乳房包块处。

疗效：治疗有效共 66 例，无效 2 例，总有效率为 97%，患者平均 25.3h 内乳胀消失或明显减轻。说明此方法简便易行，见效快，无不良反应，适于临床广泛应用。

出处：苏学锋，黄丽坤．通乳散治疗产后乳胀临床分析 [J]. 河北医学，2000(8):687-688.

方法二：云南白药贴

穴位：阿是穴。

方药：云南白药。

操作：75% 的酒精中加入云南白药，调成糊状后，取适量外敷在乳房的局部肿胀、疼痛的部位，并用消毒纱布包扎，每天换药 1 次。同时患处给予红外线照射治疗。治疗时间每次 20～30min，每天 2 次，治疗可母乳喂养，剩余乳汁用吸奶器吸出。以 7 天为 1 个疗程。

疗效：治愈率达 60.71%，总有效率为 92.86%。本疗法取材方便，操作简便，疗效确切，能够明显提高其临床疗效，帮助患者早日康复，值得进一步推广应用。

出处：杨晓红．云南白药外敷加红外线照射配合护理干预治疗急性乳腺炎的疗效观察 [J]. 时珍国医国药，2013,24(8):1959-1960.

方法三：慈菇银珠散

穴位：阿是穴。

方药：山慈菇 30g，全蝎 10g，蜈蚣 10g，黄连 15g，丹参 10g，桃仁 5g，三棱 5g，莪术 5g，银珠 20g，玄明粉 10g，蓖麻油适量。

操作：先将前 8 种药清洗，焙干，粉碎过 200 目筛，伏土 12h，再加银珠，玄明粉一起以蓖麻油适量调制成膏状，肿块处皮肤用 70% 乙醇清洁消毒，待干后将中药消炎膏敷于肿块处，面积大于肿块 0.3cm 左右，厚 1.5～2mm，再用薄膜纸覆盖，面积超过中药 1cm，然后胶布固定，72h 后剥除。如肿块未消尽，4～6h 后可再行按摩及贴敷。

疗效：经 1 周的治疗，52 例患者 56 处乳腺肿块，治愈 54 处，好转 2 处，治愈率为 97.4%，好转率为 2.6%，总有效率为 100%。该疗法效果较好，对婴儿健康无影响，患者痛苦小，不良反应少，康复快，使用方便，价格低廉，在临床上易于实施，值得推广应用。

出处：黄丽华，陈红，顾卫平，等．按摩加中药外敷应用于乳汁淤积性乳腺炎的护理 [J]. 天津护理，2005(1):50.

方法四：三黄散

穴位：阿是穴。

方药：黄柏、黄栀、黄芩。

操作：三黄散加蜂蜜调至糊状，敷在患者肿块或炎症处，贴敷厚度为 3～5mm，每天 1 次，每次 3～4h。

疗效：治愈率达 85%，平均治愈天数为 3.25 ± 1.67 天。该疗法能有效缩短病程，配合针灸治疗效果显著，且不影响正常哺乳，值得推广应用。

出处：彭健雄，梁燕芬，陈梦丽，等．中西医结合治疗哺乳期早期乳腺炎疗效分析 [J]. 岭南现代临床外科，2017,17(4):474-476,480.

方法五：清凉敷贴膏

穴位：阿是穴。

方药：青黛 100g，石膏 10g，冰片 0.5g。

操作：将上述药物共研细末，用凡士林调成膏糊状，按肿块大小将上膏均匀摊在 2 层纱布上，敷于患处，胶布固定。哺乳时揭开敷药纱布，温水清洗后适当按摩乳房，待哺乳完毕后再将药敷上，每天更换药膏 1 次。3 天为 1 个疗程。

出处：《中国膏敷疗法》。

【按语】

乳汁淤积是临床上哺乳期产妇的常见病之

一。传统中医疗法治疗乳汁淤积时以口服中药为主。穴位贴敷疗法作为一种无创口、易操作、痛苦小、疗效好的中医外治法，其疗效得到了广大临床工作者及患者的认可，又凭借其众多优点，近年来在临床上得到了广泛的应用。中医学认为，乳汁淤积多因热毒阻络，结于患处，故而有患者产生红肿热痛之不适感。因此，临床上以清热解毒、行气活血、消肿散结为主要治则。穴位贴敷疗法可直接作用于患处，通过局部贴敷用药，使药力穿透皮肤，气血运行直达患处，达到行气活血，通络解毒之功效，同时又因其无创之特点，患者更加易于接受。大量临床病例表明，穴位贴敷疗法有较好的清热解毒、祛瘀通络的功效，治疗乳汁淤积效果显著。

穴位贴敷临床用药以桃仁、莪术等活血之品及冰片、黄连等清热解毒之品为主，以达清热解毒、活血通络之功。临床上治疗乳汁淤积以局部取穴为主，根据文献记载，选穴以阿是穴为主，因阿是穴以痛为腧，是疾病在体表的反馈之处，也是治疗疾病的最佳刺激点，通过对阿是穴进行穴位贴敷治疗，可达活血行气、祛瘀通络之功，在减轻患者疼痛，缓解患者不适感上效果明显。

（十）盆腔炎

【概述】

盆腔炎性疾病是由女性上生殖道炎症引起的一组疾病，包括子宫内膜炎、输卵管炎、输卵管卵巢脓肿和盆腔腹膜炎。盆腔炎根据病程长短可分为急性盆腔炎和慢性盆腔炎。急性盆腔炎起病较急，初期症状多见急性炎症中毒性症状，如高热、寒战、头痛及局部刺激症状如下腹疼痛、恶心、呕吐等。慢性盆腔炎多由于急性期未经正规有效的治疗而使病程迁延所致，患者多有急性炎症史及反复发作史，多有继发不孕、月经不规律、下腹钝痛及触及盆腔炎性病灶。中医将女性盆腔炎性疾病归于“带下病”“妇人腹痛”“月经病”“癥瘕”等范畴，病位在胞宫和胞脉，病机为血瘀，其具有难以诊治、病情顽固、复发率高、迁延难愈等显著特点。临床上根据中医辨证可分为气滞血瘀型、寒湿凝滞型及湿热互结型三类，治疗以行气化瘀、散寒导滞、清热利湿为主。盆腔炎主要在年轻的性成熟女性中流行，最常见的发病年龄为20—35岁，发病率受性传播疾病的影响较大，约占女性性成熟人口的1%～2%。

【现代穴位贴敷文献】

1. 气滞血瘀型盆腔炎

方法一：中药外敷Ⅱ号方

穴位：子宫、腰阳关、腰俞。

方药：黄芪30g，透骨草30g，三棱15g，莪术15g，赤芍15g，大血藤15g，乌药10g，皂角刺10g，桂枝10g，红花10g，制乳香6g，制没药6g。

操作：上药打粉混合，取10g溶于水调成糊，应用中医定向透药治疗仪，将纱布浸透制备好的中药外敷Ⅱ号方，置于电极板上，正负电极板对合放置，待电极板温热后放于患者小腹两侧子宫穴和腰骶部腰阳关、腰俞穴，时间20min，结束后取下电极板，用凡士林调和中药外敷Ⅱ号方药粉，凝固后涂于穴位敷贴纸上，贴于以上穴位，留置4～8h取下，每周3次。

疗效：总有效率达100%。该疗法疗效确切，能提高治愈率，且操作简单，安全可靠，值得临床进一步推广应用。

出处：陈晶晶．盆炎Ⅱ号方口服联合中医定向透药、穴位贴敷治疗气滞血瘀型盆腔炎性疾病后遗症临床观察[J].河北中医,2020,42(3):375–378.

方法二：姜桂贴

穴位：子宫、气海、关元、中极。

方药：干姜、桂枝、丹参、广木香。

操作：将上药等分别研磨成粉，加水后调和为膏状，制成1cm×1cm×0.5cm规格的药饼，2cm×2cm大小的医用胶布固定在子宫、气海、关元和中极等穴位，让患者在5～8h后取下，每天1次，4周为1个疗程。

疗效：总有效率为94.29%。本疗法能有效改善临床症状，提高疗效，值得临床推广。

出处：吕燕，李秀敏．中药联合穴位敷贴治疗气滞血瘀型慢性盆腔炎的疗效分析[J].内蒙古中医药,2016,35(5):85.

方法三：透骨艾叶贴

穴位：子宫（双侧）、中极、气海、肾俞、命门、膀胱俞、阿是穴。

方药：透骨草颗粒 30g，艾叶炭颗粒 20g，白芷颗粒 6g，三棱颗粒 10g，莪术颗粒 10g，延胡索颗粒 20g。

操作：将穴位贴敷的中药颗粒混匀后，碾细，加入蜂蜜调和成膏剂，制成大小约 1cm×1cm×0.5cm 的小药饼，用内圈直径约 2cm 的膏药贴固定于所选的穴位，嘱患者至少保留 6h，每天 1 次，连续 10 天为 1 个周期，连续治疗 3 个周期。

疗效：总有效率达 95.45%，说明该方法能缓解临床症状，疗效显著。

出处：金香莲 . 穴位贴敷配合中药治疗气滞血瘀型盆腔炎性疾病后遗症的临床研究 [D]. 南京：南京中医药大学 ,2017.

方法四：姜桂化瘀贴

穴位：关元、气海、子宫、中极。

方药：桂枝、干姜、广木香、丹参。

操作：取上药研制成粉末，加水调和，制成 1cm×1cm×0.5cm 中药饼，将中药饼置于大小为 2cm×2cm 的医用胶布上，分别贴敷于穴位，指导患者于贴敷 6h 后自行取下，每天 1 次，共治疗 4 周。

疗效：总有效率为 95.35%。本疗法有助于改善患者下腹坠痛，白带增多等症状，从而提高疗效。

出处：陈锦容 . 穴位贴敷配合中药方剂治疗气滞血瘀型盆腔炎效果的临床研究 [J]. 数理医药学杂志 ,2020,33(11):1685-1686.

方法五：三棱莪术贴

穴位：气海、关元、子宫（双侧）。

方药：三棱、莪术、大黄、冰片。

操作：上药按 2∶2∶1 的比例，用中药粉碎机粉碎并搅拌均匀备用。每次贴敷前取适量用水调成尽量不松散、可塑形膏状物，制成 1cm×1cm×0.5cm 的小方块。将膏药附医用胶布粘贴面上备用。在选取穴位上粘贴制好的贴敷膏药，后用医用胶布再次粘贴固定，嘱患者 4h 后自行撕脱膏药。治疗隔天进行 1 次，每次贴敷时间共计 4h，疗程为 4 周。

疗效：总有效率为 90%，本疗法联合针刺疗法可放大并叠加两者的治疗作用，是一种具备推行意义的治疗方法。

出处：张莹 . 穴位敷贴配合中药治疗气滞血瘀型慢性盆腔炎的临床研究 [D]. 广州：广州中医药大学 ,2014.

方法六：透骨延胡贴

穴位：子宫、中极、气海、肾俞、命门、膀胱俞、阿是穴。

方药：透骨草 30g，延胡索 20g，艾叶炭各 20g，莪术 10g，三棱 10g，白芷 6g。

操作：上述药物磨成粉后加入蜂蜜调和成膏状，制成 1cm×1cm×0.5cm 大小膏药贴，贴敷于子宫、中极、气海、肾俞、命门、膀胱俞、阿是穴，每天 1 次，连续治疗 4 周。

疗效：总有效率为 93.33%，本疗法疗效显著，复发率低，可明显改善患者子宫动脉血流动力学和炎症情况。

出处：刘丹丹 , 李丰涛 , 卢会燕 , 等 . 舒气清瘀方联合中药贴敷治疗气滞血瘀型盆腔炎临床研究 [J]. 河南中医 ,2018,38(10):1555-1558.

方法七：二香散

穴位：神厥、关元、气海、中极、子宫、归来。

方药：香附 240g，木香 240g，延胡索 160g，桂枝 80g，干姜 80g，红花 80g。

操作：上药打粉后采用凡士林调成膏，制备膏剂，每次取 200g 贴敷于腹部，根据患者的疼痛发作规律选取贴敷的开始时间，依据患者的皮肤、医嘱、药性、耐受力再进行调整贴敷的持续时间，15 天为 1 个疗程，持续治疗 3 个疗程。

疗效：总有效率为 90.0%，本疗法临床疗效显著，能够有效缓解炎性症状及体征，减轻患者疼痛程度。

出处：谭健娜 , 周佩英 , 谭玲玲 . 温经镇痛散贴敷治疗盆腔炎性疾病患者的临床研究 [J]. 中国现代药物应用 ,2019,13(9):142-144.

2. 寒湿凝滞型盆腔炎

方法一：芷桂散寒贴

穴位：神阙。

方药：白芷 6g，肉桂 3g，乳香 4g，附子 3g，没药 3g，丁香 4g，白术 6g，小茴香 4g。

操作：将上述药物磨粉，并以醋调成膏剂，用生理盐水清洗脐部后将药物填满肚脐，用防过敏的穴贴盖于脐及脐周，留药 12h，将穴位贴揭开，清洗脐部皮肤。治疗每周2次，共治疗14次，疗程为2个月，行经期间停止治疗，经净继续。

疗效：总有效率83.3%，治愈率11.1%，说明该疗法效果显著，具有简便、疗效快等优势，值得在临床上进行推广。

出处：史文豪．固本逐瘀贴治疗女性（寒湿凝滞型）慢性盆腔炎的临床研究[D]．长春：长春中医药大学，2022.

方法二：白芥子散寒贴

穴位：中极、关元、归来。

方药：细辛0.55g，生麻黄0.60g，白芥子2.65g，生延胡索、生甘遂各1.55g，红花0.25g，生姜适量。

操作：上药共研成粉，与适量生姜共捣成泥状。选择初伏、中伏、末伏三个庚日，取穴贴敷。治疗期间避免吹空调、电扇，且不能进冷饮。

疗效：治愈23例，显效5例，无效2例，总有效率为93.33%。通过本次临床观察发现，三伏天穴位贴敷治疗寒湿凝滞型盆腔炎，方法简便，疗效满意，且不需要住院，患者容易接受，值得推广。

出处：许建凤．三伏穴位贴敷治疗寒湿凝滞型盆腔炎30例[J]．浙江中医杂志，2009,44(6):452.

方法三：公英芪茴贴

穴位：神阙、关元、子宫。

方药：炙甘草10g，干姜10g，茯苓10g，白术10g，桂枝10g，小茴香20g，赤芍15g，桃仁10g，丹参30g，三棱15g，莪术15g，延胡索10g，川楝子10g，生黄芪20g，蒲公英30g。

操作：将单一药味磨粉，过80目筛，制成的细粉放在棕色广口瓶中储存备用。有专用的小药匙，炙甘草、生姜、茯苓、白术、桂枝、丹皮、桃仁、延胡索、川楝子1份，赤芍、三棱、莪术取1.5份，依此类推。放入碗中，姜汁调匀成饼状，另加少许香油增加药饼的黏稠度，将调制好的中药饼放置于空贴内进行穴位贴敷。每天下午1次，贴敷6h后取下。

疗效：总有效率为97.9%，该疗法在寒湿凝滞型慢性盆腔炎中应用效果满意，不论从临床疗效、经济效益还是社会效应方面，均值得推广。

出处：张莉莉，魏秀丽，夏阳．隔姜灸法、贴敷疗法在寒湿凝滞型慢性盆腔炎中的应用[J]．世界最新医学信息文摘，2018,18(77):182-183.

方法四：温宫消癥方

穴位：天枢（双侧）、子宫（双侧）、血海、气海。

方药：附子6g，细辛3g，牛膝9g，延胡索9g。

操作：上述药物1000g细研为粉，加少许食醋（500g）、麦芽糖（200g）调成糊状，药糊置于治疗杯中，湿度以覆杯不滴出为宜。取药糊直接外敷于穴位处，药糊呈药饼状，厚度约1cm，直径约4cm。敷贴每天1次，每次20min，连续治疗7天为1个疗程。

疗效：总有效率高达95.83%。该疗法创伤性小，患者易于接受，在镇痛、减轻症状、提高睡眠质量等方面具有理想的效果。

出处：朱小贞，秦秀芳．温宫消癥方穴位贴敷、中药保留灌肠治疗慢性盆腔炎性疾病后遗症（寒凝血瘀型）疗效观察[J]．四川中医，2022,40(9):167-171.

3. 湿热互结型盆腔炎

方法一：双柏散

穴位：阿是穴。

方药：侧柏叶、黄柏、薄荷、大黄等。

操作：将双柏散取出适量，放在调配中药专用碗内，加适量温热开水、蜂蜜调成糊状，根据疼痛面积选择大小合适的胶布，将调好的双柏散平摊于胶布上，再将胶布覆盖患者下腹部，敷药厚度均匀，2～3cm，敷药后用药时间4～6h为宜，温度适宜。若出现红疹、瘙痒、水疱等皮肤过敏反应，立即停止敷用，并对症处理。10天为1个疗程。月经期停用。未愈者继续下1个疗程，连续观察1～3个疗程。

疗效：痊愈45例，无效2例，痊愈率75%。双柏散具有清热解毒，活血化瘀，消肿止痛的功效，标本兼治，无明显不良反应，值得临床推广和应用。

出处：段祖珍，张文艳，潘红燕．中医四联疗法治疗湿热瘀结型盆腔炎性疾病后遗症60例[J]．辽宁中医杂志，2014,41(10):2116-2118.

方法二：檀木二香贴

穴位：神阙、关元。

方药：檀香 2g，木香 2g，黄连 1g，肉桂 2g。

操作：将上药研成粉末状，黄酒将其调和，取其适量，置于神阙、关元穴位上，用红光照射其穴位 15min，结束后趁热用穴位贴外敷于穴位，无不适，贴敷 6h，每天 1 次，7 天为 1 个疗程。

疗效：总有效率为 91.43%，穴位贴敷外治配合红光照射可促进局部血液循环，调畅气机，以达到清热化瘀、除湿止痛之功。

出处：叶金力，徐琳，邢天伶，等 . 中西医结合综合治疗盆腔炎的疗效分析 [J]. 中华保健医学杂志，2018,20(2):147–148.

方法三：妇科贴敷散

穴位：阿是穴。

方药：败酱草 30g，大血藤 30g，丹参 30g，赤芍 30g，乳香 20g，没药 20g，透骨草 60g，苍术 30g，白芷 30g，三棱 30g，莪术 30g，连翘 30g。

操作：将上述药物加工研磨成粉，加温水（可加适量蜂蜜及黄酒）适量调成糊状，平摊于治疗巾上（8cm × 10cm），厚薄适中（0.3～0.5cm），制成膏饼。患者平躺于床上，松解衣裤，充分暴露下腹部，将制好的膏药敷在患者双侧附件区，固定妥善，每次敷药 4～6h，刚敷完后皮肤微微发红，属正常现象，若患者敷药部位出现明显的红、痒等症状，应及时报告医生，并给予处理。所有患者治疗时间从月经干净第 3 天开始，每天 1 次，10 天为 1 个治疗周期，经期停用，连续治疗 3 个月经周期。

疗效：总有效率为 94.2%，采用自制中药合剂保留灌肠联合中药贴敷的中医外治法治疗湿热瘀结型慢性盆腔炎临床疗效显著，且药物组方简单、合理、价廉，操作简便易行，安全性高，患者痛苦小，容易接受，值得临床推广应用。

出处：裴重重，李美妮，牟彩芬 . 中医外治法治疗湿热瘀结型慢性盆腔炎 52 例临床观察 [J]. 甘肃中医药大学学报 ,2018,35(2):70–73.

方法四：四黄如意散

穴位：阿是穴。

方药：大黄、黄芩、黄柏、黄连各 1 份，天花粉 2 份。

操作：取适量药粉加温水、蜂蜜调成糊状药泥，平摊于胶布上，再敷贴于下腹疼痛处，敷贴时间 4～6h 为宜。患者均持续治疗 14 天，期间禁房事，忌辛辣、油炸刺激性食物，注意个人卫生。

疗效：治疗总有效率为 94.00%。该疗法联合平衡针治疗相辅相成，共同发挥出止痛、消炎、清热利湿等功效，提高整体疗效。

出处：谢雪雁，潘红燕，俎丽，等 . 平衡针联合四黄如意散贴敷疗法治疗湿热瘀结型盆腔炎的临床疗效研究 [J]. 中国实用医药 ,2019,14(22):114–116.

【按语】

中医学理论认为，女子经、孕、产、乳皆以血为用，冲为血海，任为阴脉之海，主人身之精血津液，妇人经期、产后血室正开，余血未尽，易为六淫、七情、饮食、劳倦及房劳所伤，日久易形成气滞血瘀、湿热瘀结或寒湿凝滞等证，又因失治误治，或机体正气不足，病情迁延日久，毒邪阻滞经脉，血流不畅，而形成瘀滞积聚，故“久病入络”“久病必有瘀”。穴位贴敷可通过皮肤及经络使药物渗透表皮、真皮吸收到深层组织之间，集多种药物协同温熨作用，促进盆腔局部血液循环，改善组织的营养状态，提高新陈代谢，可使炎症吸收和消退。大量临床实验研究表明，穴位贴敷疗法治疗盆腔炎疗效确切，是值得临床上推广使用的，具有诸多优势的中医外治法。

在临床应用穴位贴敷法治疗盆腔炎的文献中，取穴以背俞穴和任脉经穴为主，因气海穴有温养、强壮全身的作用，故而常选此穴以提高机体抵抗力；中极穴可渗湿利水，故而选取此穴来化湿祛瘀；关元穴为三焦之气所生之处，故而选取此穴以培肾固本，补益元气；子宫穴为经外奇穴，为妇科疾病要穴。选取上述穴位，可调和冲任并壮益元阳，以达治愈疾病之功。除以上常用穴位外，临床上亦常使用阿是穴，以其近治作用，提升疗效，缩短病程，体现了穴位贴敷疗法简便、高效、痛苦小的特点。穴位贴敷用药以黄柏、侧柏叶等清热利湿之品为主，同时配伍三棱、莪术、木香等行气血活血化瘀之品，诸药联合共奏行气活血化瘀之效。

（十一）胎位不正

【概述】

胎位不正一般指妊振30周后，胎儿在子宫体内的位置不正，较长见于腹壁松弛的孕妇和经产妇。胎位异常包括臀位、横位、枕后位、颜面位等，以臀位多见，而横位危害母婴最剧。“胎位不正”系现代医学名称，中医学文献中虽然无此名称，但可见于“难产”或“产难”，并根据胎位不同情况又有“坐生”“横生”“倒生”等多种称谓。分娩时先露出臀部为“坐生”“坐臀生”；先露出手的为“横生”“觅盐生”；先露出足的为“倒生”“踹地生”“脚踏莲花生”。胎位不正的病机主要分为虚实两大类，虚者以脾肾两虚为主，实者则以寒凝血瘀、肝郁气滞为主。胎位不正在临床上极为常见，据统计，臀位发生率为3.2%～5.8%，横位占分娩总数的0.10%～0.25%。由于胎位异常将给分娩带来程度不同的困难和危险，故早期纠正胎位，对难产的预防有着重要的意义。

【现代穴位贴敷文献】

胎位不正

方法一：生姜正胎贴

穴位：至阴（双侧）。

方药：生姜适量。

操作：取生姜适量，捣成泥状，分别敷于双侧至阴穴，然后用塑料薄膜包裹，使姜泥始终保持潮湿状态，如干燥可重新更换，贴24h后，产科检查，如未转正，可继续2～3天。

疗效：总有效率为96%。本研究采用的生姜外敷至阴穴疗法操作简单，安全无不良反应，孕妇易于接受，值得推广应用。

出处：刘金莲，金玲燕．生姜外敷至阴穴治疗胎位不正的效果观察[J]. 中外医疗,2007(24):54.

方法二：正胎膏

穴位：血海（双侧）。

方药：当归15g，川芎12g，白芍15g，黄芪30g，菟丝子30g，羌活15g，艾叶9g等。

操作：孕妇临睡前，将两贴“正胎膏”分别贴在双膝关节上缘稍内侧的“血海”穴区正常休息，至早上揭去，一般贴5～8h，连用3晚后，复查胎位。

疗效：总有效率为75.29%，其中单独首次使用正胎膏的患者有效率为90.87%。本疗法具有简便、快捷、舒适无痛、有效率高等特点，值得推广使用。

出处：王朝社，王小玲．正胎膏贴敷穴位纠正胎位不正510例临床观察[J]. 中医外治杂志,2004(2):25.

【按语】

胎位不正的病机可分虚实两端。虚者有脾虚和肾虚之别，主要见于孕妇素体虚弱，正气不足，神疲肢软而无力促胎转正。实者主要见于平素过度安逸，或感受寒邪，寒凝血滞，气不运行，血不流畅，气滞血瘀；又因怀孕惊恐气怯，肝气郁滞，气机失畅而致胎位不正。目前关于穴位贴敷治疗胎位不正的现代文献数量较少，有待于进一步的研究。

在临床应用穴位贴敷法治疗胎位不正的文献中，取穴以至阴穴和血海穴为主，至阴为足太阳经最后一穴，经脉自此直至足少阴经而名“至阴”。胞宫系于肾而属足少阴，足太阳与足少阴互为表里。胎位不正说明太阳与少阴之间出现失衡，按照“阳动阴静，阳生阴长，阳进阴退”，取用足太阳、足少阴经脉气联通之处的至阴穴可以调整阴阳二经，使表里经络恢复平衡。

（十二）产后腹痛

【概述】

产褥早期因宫缩引起下腹部阵发性剧烈疼痛称产后宫缩痛。本病常于产后第1～2天出现，持续2～3天，哺乳时疼痛加重，多见于经产妇。根据中医辨证，本病多从血虚与血瘀两方面进行论治，临床常见证型为气滞血瘀型、寒凝血瘀型与气虚血瘀型，治疗时常采用温经活血、化瘀止痛的方法。现代医学称产后腹痛为产后宫缩痛，认为其多具有自愈性，属产妇在产褥期的生理现象，一般无须特殊处理。但有研究表明，产后宫缩痛会影响产后睡眠质量及产妇情绪，而睡眠质量与情绪的不稳定与产后抑郁的发生密切相关。随着国家生育政策的开放，经产妇人数不断增多，产后腹痛的发病也呈上升趋势。

【现代穴位贴敷文献】

产后腹痛

方法一：三七丹参膏

穴位：神阙。

方药：三七10g，丹参10g，白芷10g，全当归10g，土鳖虫10g，红花10g，大黄10g，琥珀10g，川续断15g，生薏仁15g，白术15g，淫羊藿10g，冰片2g。

操作：将药材粉碎，装袋密封，用时放入无菌小杯内，兑入适量陈醋及温水调成糊状。清洁产妇脐部，取适量糊状药膏贴敷，外用3M透明胶布或输液贴固定，每天2次，3天为1个疗程。

疗效：产后腹痛发生率降低至40.91%，较常规治疗产后腹痛发生率显著降低。中药贴敷神阙穴治疗产后腹痛具有价钱低廉、操作简便、产妇易于接受等优点，值得临床推广应用。

出处：王爱玉，潘莉，李文汝，等．中药穴位贴敷预防产后腹痛效果观察[J]. 山东医药，2010,50(49):101-102.

方法二：艾叶芥子贴

穴位：神阙。

方药：艾叶、白芥子、细辛、延胡索、川芎、甘遂。

操作：上药等比粉碎，研成细末，用姜汁调成糊状，清洁产妇脐部及周围皮肤，取适量糊状药膏，制成直径约1.5cm药饼，置于3cm×5cm大小的医用敷贴上，贴于产妇神阙穴，一般持续贴敷4～6h，每天2次，3天为1个疗程。

疗效：使用本疗法的产妇产后24h、48h、72h产后腹痛程度明显低于进行常规治疗的产妇，肯定了其治疗产后宫缩痛的效果。本研究结果表明，产后应用中药贴敷神阙穴可有效减轻产后腹痛，增加产妇舒适感，且操作方法简单、安全，产妇易接受。

出处：王彦俊．中药贴敷神阙穴治疗产后宫缩痛的疗效观察[J]. 全科护理，2016,14(23):2417-2418.

方法三：参归红花膏

穴位：神阙。

方药：丹参12g，当归10g，红花10g，土鳖虫6g，三七8g，白芷10g，大黄10g，生薏苡仁15g，白术15g，川续断15g，淫羊藿10g，木香6g，冰片2g。

操作：上述药材共为细末，每次取适量兑入温水及陈醋调至糊状，将药膏贴敷于产妇脐部并固定，每天2次，3天为1个疗程。

疗效：采用本法治疗的产妇产后腹痛发生率及疼痛程度相较于传统护理治疗的产妇明显降低，故该疗法可有效降低产后腹痛的发生率及腹痛程度，有利于产后产妇的恢复，且该疗法价格低廉，操作简便，产妇易于接受，值得临床推广应用。

出处：王玲珑．神阙穴中药贴敷治疗产后腹痛40例疗效分析[J]. 中外医疗，2012,31(10):101.

方法四：双柏散瘀膏

穴位：阿是穴。

方药：大黄、侧柏叶、黄柏、三棱、莪术、姜黄、泽兰、桂枝、羌活、牛膝、千斤拔等。

操作：给予双柏散瘀膏直接贴敷下腹部，每次1片，每天1次，每次贴敷8h，连续贴敷5天。

疗效：总有效率为95.65%，表明该疗法对于产后腹痛疗效明显，且操作简便，值得进行推广使用。

出处：李波，苏喜，梁嘉文，等．双柏散瘀膏外敷治疗瘀滞子宫型产后腹痛23例[J]. 中医研究，2014,27(11):15-17.

方法五：当归红花散

穴位：气海、关元、中极、神阙。

方药：当归12g，红花12g，牛膝12g，丹参10g，半夏8g，吴茱萸8g，白芷8g。

操作：将上述中药碾成细末，用陈醋调制均匀，制成厚度为0.3cm的药饼，置于无菌敷料贴中，先采用掌推法按摩5min，使产妇肌肉松弛，再将含有中药的无菌敷料贴贴敷于腧穴部位，时间4～6h，每天1次，连续治疗3天。

疗效：使用本疗法的产妇疼痛程度较传统治疗方法明显减轻，本疗法可操作性强，不会对产妇造成额外的痛苦，值得推广使用。

出处：刘月辉，田磊．中药穴位贴敷应用于产后宫缩痛护理中的效果观察[J]. 实用临床护理学电子杂志，2017,2(30):118-119.

方法六：归芎仁散瘀散

穴位：气海、关元、中极、子宫。

方药：当归24g，川芎9g，桃仁6g，炙甘草2g，干姜2g。

操作：上述药物研成细末，用温水、凡士林、陈醋调成膏状，制作成直径1cm的药饼。6h后取下，擦净局部皮肤，次日再贴敷，连续敷

3天。

疗效：本疗法可缓解产后宫缩痛，效果优于给予产后常规护理的产妇。本疗法操作简便，产妇容易接受，值得临床上推广使用。

出处：张雅梅，俞桔．穴位贴敷用于经产妇产后宫缩痛的效果观察[J]. 养生保健指南，2019(2):284.

【按语】

“产后腹痛”之病名最早见于东汉张仲景所著之《金匮要略》。之后如《诸病源候论》《千金翼方》及明清诸家对产后腹痛的辨治虽然有进一步发展，良方亦较多，但大体上不外从血虚与血瘀两方面进行论治。血虚可因产前血虚体质，加之产时耗血或出血过多，血虚则胞脉失养，形成所谓“不荣则痛”；血瘀可由于情志过激、肝气郁结、经气不利，而致气滞血瘀；也可因产后胞脉空虚、血室正开、起居不慎、感寒饮冷，以致寒凝血，血瘀阻致经脉，从而形成“不通则痛”的病理。目前相关研究多以临床疗效观察为主，涉及基础理论的研究和探讨相对较少，前瞻性的实验研究及作用机制的探讨甚少，仍需要科研工作者继续进行深入研究。穴位贴敷疗法作为一种中医外治法，通过使贴敷于体表穴位的药物渗透进经络和脏腑，激发人体的经气，起到温通经脉、调和营卫、平衡阴阳的作用，在治疗产后腹痛时效果显著。

临床上治疗产后腹痛的取穴中以神阙为最常用穴位。神阙穴位于脐中，为任脉穴，内连十二经络和五脏六腑，具有温经通络、祛风除湿、调补冲任的作用。现代医学认为，神阙穴处皮肤角质最薄，屏障功能较弱，敏感度高，通透性好，脐部及周围有腹壁上、下动静脉及丰富的毛细血管，血液丰富，利于药物吸收。故而选用神阙穴进行贴敷，以达调气和营、活血化瘀、暖宫止痛之效。

（十三）流产

【概述】

先兆流产是指妊娠28周前，出现阴道流血，伴腹痛，腰酸腰胀，严重者胚胎死亡而流产，还可引起母体并发症。发生在妊娠12周前的为早期先兆流产，之后的为晚期先兆流产。中医学虽然没有记载先兆流产的病名，根据其临床症状可归属于中医学“胎漏”及“胎动不安”的范畴。其主要病机为冲任虚损，胎元不固。导致母体冲任不固的原因有肾虚、脾肾两虚、气血虚弱、血热、瘢痕、外伤及药物性因素等。现代医学认为，早期先兆流产常见的原因与遗传基因缺陷、内分泌功能异常、免疫功能不全、生殖器官疾病、全身性疾病、环境及心理等因素有关。目前，西医治疗仅局限于提高黄体功能及对症支持治疗，对于既有抗自体型抗体及抗同种异体型抗体、又存在封闭抗体低下及遗传性因素尚没有良好的对策。先兆流产是妇科常见病之一，在妊娠中其发生率约为15%。近年来，随着社会竞争力的加剧、环境污染加重、工作压力增大等这些因素的变化，使本病的发病率逐年上升。

【现代穴位贴敷文献】

1. 脾肾两虚型先兆流产

方法一：保胎膏

穴位：神阙、肾俞，呕吐者加贴内关。

方药：阿胶、续断、菟丝子、桑寄生、党参。

操作：先将阿胶烊化，再把续断、菟丝子、桑寄生、党参焙干研末，然后将药末倒入阿胶液中调和均匀，制成糊状备用。取药糊直接涂敷于孕妇脐中神阙穴、双侧肾俞穴上，盖以纱布，胶布固定，呕吐者加贴内关穴，每天1～2次。

疗效：治疗总有效率为98.2%，疗效优于传统疗法。穴位贴敷疗法可显著提高疗效，且操作便捷，患者易于接受，值得临床推广。

出处：邓兰英，李海霞，廖潇潇，等．保胎膏配合黄体酮、HC克治疗先兆流产的临床观察[J]. 中国医药指南，2011,9(34):193-194.

方法二：阿胶桑寄生膏

穴位：神阙。

方药：阿胶3g，桑寄生1g，杜仲1g，补骨脂1g。

操作：上药装入杯，兑少许温开水混匀，微波炉低温加热烊化，调制成膏剂，用小刮板取膏药适量涂抹于患者的神阙穴，覆盖小方纱2层，纸质透气胶带固定，膏药保留3～24h，每天1次。

疗效：总有效率为94.83%，治疗效果显著。穴位贴敷辅助疗法明显提高了先兆流产的治愈率，且此法操作过程简单，成本低，用药安全，疗效显著，无创痛，受到了广大患者好评，值得推广。

出处：杨秀平，黄慧红，周爱珍，等．穴位贴敷辅助治疗早期先兆流产的护理 [J]. 光明中医 ,2015,30(7):1527–1528.

方法三：保胎贴

穴位：肾俞、三阴交、神阙。

方药：菟丝子 15g，续断 10g，槲寄生 15g，杜仲 10g，陈皮 10g，砂仁 10g。

操作：将上药按比例加工成外敷贴，选取双侧肾俞、三阴交及神阙 5 穴外敷，每天 1 次，每次持续 2h，治疗 5 周为 1 个疗程。

疗效：总有效率为 94%。该方法实施简便，疗效持久稳定，安全且无不良反应，同时发挥中医外治法在保胎上的优势，突出中医特色，值得临床推广应用。

出处：姜敬芝，王昕．保胎贴穴位贴敷治疗胎动不安临床观察 [J]. 河北中医 ,2017,39(9):1395–1397,1401.

方法四：砂仁杜仲贴敷膏

穴位：肾俞（双侧）、神阙、关元。

方药：艾叶 6g，砂仁 10g，杜仲 10g，苏叶 6g，白术 10g。

操作：上述药物按比例配比，混合磨成粉，以蜂蜜调和做成桂圆核大小药丸。取肾俞（双侧），或神阙、关元，两组穴位交替使用，每天 1 次，每次 6～8h。

疗效：总有效率为 92.3%。该方法绿色安全，无不良反应，无后遗症，适用范围广。

出处：凌沛，黄菊．加味寿胎汤联合穴位贴敷治疗脾肾两虚型早期先兆流产 65 例 [J]. 云南中医中药杂志 ,2018,39(4):36–38.

方法五：菟丝子黄芪贴敷膏

穴位：肾俞、脾俞。

方药：菟丝子 10g，桑寄生 10g，川续断 10g，杜仲 10g，党参 10g，黄芪 10g，苎麻根 10g。

操作：上述药物按比例打磨成粉，用水调制成膏药，贴敷穴位，每天敷贴 1 次，每次敷贴 6～8h，共 14 天。

疗效：总有效率为 93.3%。该方法疗效显著，值得临床推广。

出处：刘文娟，潘丽贞，王英．中药穴位贴敷联合食疗治疗脾肾两虚型早期先兆流产的临床观察 [J]. 光明中医 ,2018,33(16):2401–2402,2454.

方法六：山药苏梗方

穴位：肾俞（双侧）、足三里（双侧）、子宫（双侧）。

方药：党参 5g，白术 5g，砂仁 3g，山药 8g，杜仲 5g，苏梗 5g，菟丝子 3g，黄芪 3g。

操作：将上药研磨成粉，加入水后调糊状，敷贴于穴位，每天敷贴 1 次，敷贴时间 6～8h，以 2 周为 1 个疗程。

疗效：总有效率为 100%。该方法有着良好的应用价值，值得推广使用。

出处：詹群．补肾健脾法联合穴位贴敷治疗脾肾两虚型先兆流产的疗效分析 [J]. 湖北中医杂志 ,2020,42(11):13–16.

方法七：何氏益气养血束胞饮贴敷方

穴位：肾俞、脾俞。

方药：生黄芪 30g，太子参 30g，党参 15g，炒白术 10g，生白芍 15g，续断 10g，桑寄生 15g，菟丝子 15g，苎麻根 15g，炒黄芩 10g，柴胡 5g，升麻 10g，桔梗 12g，苏梗 5g，生甘草 3g。

操作：上述药物按比例研成细粉，白凡士林调和，制成直径 1.5cm，厚约 0.5cm 的药饼，贴敷于穴位，每天 1 次，每次贴敷 6h。

疗效：该疗法能有效改善患者中医证候，具有一定的临床疗效，值得进行推广使用。

出处：黄月颖，黄芳，卢寨娥，等．中药内服联合穴位贴敷对胎盘前置状态合并晚期先兆流产的疗效观察 [J]. 现代实用医学 ,2021,33(5):597–599.

方法八：孙氏安胎粉贴敷方

穴位：神阙、足三里。

方药：艾叶 12g，白术 12g，菟丝子 18g，续断 20g，砂仁 9g，生姜 10g。

操作：将药物研粉，加蜂蜜调和成膏状，制 1cm × 1cm × 0.5cm 大小，用 2cm × 2cm 医用胶布固定于穴位，并嘱患者 6～8h 后取下，每天 1 次。连续治疗 2 周。

疗效：治疗总有效率为 91.67%。该疗法能从整体上调节、改善机体内分泌环境，能明显改善患者临床症状，提高临床疗效，而且能改善妊娠预后，提高继续妊娠率，安全有效，远期效果好。

出处：卢丽芬，王玲，刘雪萍，等．孙氏安胎粉穴位贴敷治疗脾肾两虚型早期先兆流产60例[J]. 海峡药学，2021,33(8):84–87.

2. 肾虚型先兆流产

方法一：菟丝子山茱萸膏

穴位：涌泉。

方药：菟丝子100g，山茱萸50g，女贞子100g，杜仲100g，桑寄生100g。

操作：上述五味药物混合磨成粉，以水调湿做成小丸子，为桂圆核大小。协助患者取坐位或卧位，暴露双足底，将中药贴敷于足底涌泉穴，辅以红外线照射，每天1次，每次保留30min。

疗效：治愈率为95.2%，表明对先兆流产孕妇施行中药穴位局部贴敷，可以明显改善临床转归。

出处：陆亚静．穴位贴敷治疗先兆流产104例[J]. 山东中医杂志，2011,30(3):176.

方法二：补肾固元方贴敷膏

穴位：肾俞（双侧）、神阙、足三里（双侧）。

方药：菟丝子、川断、桑寄生、蜂蜜。

操作：菟丝子、川断、桑寄生按1∶1∶1比例粉碎成末，用时以蜂蜜适量调匀，制成花生米大小敷贴穴位，每天1次，每次保留4～6h，连用2周。

疗效：总有效率为96.08%，表明穴位贴敷疗法可显著提高先兆流产治疗的有效率。该疗法经济、实用，操作简便，易被患者接受，本研究中应用此项中医技术治疗肾虚型先兆流产，疗效满意，值得进一步研究应用。

出处：黄少雅，莫如冰．中药穴位敷贴治疗肾虚型先兆流产102例[J]. 中医外治杂志，2013,22(3):20–21.

方法三：安胎Ⅰ号贴敷膏

穴位：肾俞（双侧）、关元。

方药：菟丝子30g，桑寄生30g，阿胶珠10g，苎麻根30g，党参15g，太子参15g，白术12g，黄芩10g，白及片9g。

操作：患者取坐位或仰卧位，采用6cm×7cm一次性自粘敷贴将1元硬币大小的安胎Ⅰ号贴于穴位处，每天1次，每次6～8h，7天为1个疗程，共2个疗程。

疗效：本疗法可持续改善肾虚型先兆流产患者主症，值得临床推广使用。

出处：董萍培，孙津津，徐秀玲，等．安胎Ⅰ号穴位贴敷对肾虚型先兆流产患者中医证候的影响[J]. 全科医学临床与教育，2016,14(1):81–83.

方法四：桑砂女蜜贴敷膏

穴位：神阙。

方药：桑寄生、女贞子、砂仁。

操作：患者取仰卧位贴敷神阙穴，每天1次，贴敷2h即取下，用药后若皮肤潮红明显者，可提前取下。

疗效：该疗法能改善并消除阴道出血、腹痛、腰酸等症状。穴位中药贴敷疗法操作简便易掌握，无痛苦，且疗效好，作用持久，患者易于接受，值得在临床广泛推广。

出处：江欣柳，贺海霞．“桑砂女蜜”穴位贴敷在先兆流产患者运用的效果观察[J]. 今日药学，2013,23(2):112–113.

方法五：黄芪淫羊藿贴敷膏

穴位：关元。

方药：黄芪10g，淫羊藿10g，仙茅10g。

操作：在脐上即关元穴上贴，每天晚上睡前1剂，8h后取下，如果患者用药后皮肤出现显著的潮红现象，则在8h内取下。

疗效：本疗法总有效率为83.3%，显著高于传统疗法。穴位贴敷疗法疗效显著，临床上值得推广。

出处：曾志玲．寿胎丸和穴位贴敷结合免疫治疗对不明原因复发性流产的效果[J]. 中国妇幼保健，2016,31(4):850–852.

方法六：菟丝子当归膏

穴位：肾俞（双侧）、足三里（双侧）。

方药：菟丝子、当归、续断、杜仲、黄芪。

操作：采用直径为6cm的圆形一次性敷贴将直径为1.5cm大小的圆形中药膏贴于穴位处，每天1次，每次6～8h，7天为1个疗程，共4个疗程。

疗效：总有效率为90%，本疗法疗效确切，可以明显改善患者临床症状，提高临床妊娠成功率，值得临床推广应用。

出处：张玲，唐晓丽，郭维秀，等.补肾养血法联合穴位贴敷治疗肾虚型胎动不安的临床研究[J].心血管外科杂志（电子版），2017,6(3):228-230.

方法七：桑寄生女贞子贴敷膏

穴位：神阙。

方药：桑寄生5g，女贞子5g，艾叶5g。

操作：将上述免煎药物打成粉状制剂，用时取蜂蜜适量调匀，适当涂抹于患者的神阙穴，大小厚度约4cm×4cm×0.3cm，覆盖小方纱一层，外加胶带固定，保留4～6h，每天1次，若不慎掉落，随时更换。连用2周为1个疗程，1个疗程后判定疗效。

疗效：总有效率为97.14%，本疗法治疗肾虚型先兆流产有明确的优势，值得在临床推广使用。

出处：李金燕.安胎防漏汤结合中药敷贴治疗肾气虚型先兆流产的临床研究[J].广西中医药大学学报，2016,19(4):22-24.

方法八：补肾安胎方

穴位：神阙。

方药：菟丝子30g，桑寄生20g，黄芩15g，川续断10g，白术12g，阿胶12g，杜仲12g，益母草12g。

操作：将以上中药按照比例混合研成粉剂，以蜂蜜调湿后用微波炉加热30s，使之充分融化成药糊状备用。取桂圆核大小的药糊贴敷于穴位（略高出皮肤水平），贴敷后用一次性无菌敷贴固定，每天1次，每次保留4～6h，疗程2周。

疗效：总有效率为90.9%，本疗法表能够显著改善患者临床症状，提高治疗疗效，有临床推广价值。

出处：董亨，林夏静.自拟补肾安胎方穴位贴敷联合西药治疗肾虚型早期先兆流产疗效及对血清性激素和炎性细胞因子的影响[J].现代中西医结合杂志，2018,27(14):1553-1556.

方法九：胶艾四物汤药膏

穴位：神阙、脾俞、肾俞、足三里。

方药：菟丝子10g，桑寄生10g，当归10g，阿胶珠10g，杜仲10g，白术10g，续断10g，艾叶10g，白芍10g，甘草3g，二甲基亚砜适量，蜂蜡50g，麻油250ml。

操作：将上述中药干燥、粉碎成80目粉末，备用；麻油盛于不锈钢锅内，直火烧热至开，将蜂蜡加入油内熔化，搅拌，然后倒入搪瓷缸内，待冷却至凝固状，再将上述中药粉末加入另一较大敞口容器内，加入适量熬好的蜂蜡，并滴入数滴二甲基亚砜（透皮吸收剂），调成膏状。将贴敷胶布撕开，用小勺挖取适量上述药膏放入贴敷胶布中心，找准穴位轻轻贴下后固定胶布，每天1次，贴敷留置6～8h，以7天为1个疗程，共治疗2个疗程。

疗效：总有效率为96.7%，表明胶艾四物汤药膏穴位敷贴治疗胎漏安全性高，患者容易接受，效果满意，值得临床推广应用。

出处：郜怡，潘小梅.胶艾四物汤药膏穴位贴敷治疗胎漏的疗效观察及护理[J].按摩与康复医学，2019,10(12):86-87.

方法十：茯神竹茹贴

穴位：子宫、脾俞（双侧）、肾俞（双侧）、关元、中脘、足三里（双侧）、涌泉（双侧）。

方药：熟地黄15g，炒川断15g，茯神15g，党参15g，山萸肉10g，香附10g，女贞子10g，姜竹茹9g，陈皮8g。

操作：以上药物研末混匀，以醋调成膏状，贴敷于穴位，每次贴敷6～8h，每天1次，连续贴敷4周。

疗效：保胎成功率为91.43%，本疗法利于改善不明原因复发性流产的妊娠结局，对于维持妊娠有益，保胎成功率高，值得进行临床推广。

出处：潘永梅，魏红艳，魏丽，等.补肾活血法联合穴位贴敷治疗不明原因复发性流产的效果探讨[J].中国医学创新，2022,19(10):100-104.

3.血热型先兆流产

方法一：院内安胎Ⅱ号方

穴位：肾俞、膈俞。

方药：生地黄10g，白芍10g，黄芩10g，续断10g，菟丝子20g，桑寄生15g，阿胶珠10g，墨旱莲10g。

操作：将上述药物按此比例研成粉剂，用麻油调和成糊状，用时将其捏成1元硬币大小，用医用胶布贴敷于穴位，每次贴敷8h，每天1次，2周为1个疗程。

疗效：临床治疗的有效率为96.8%，该疗法能有效改善患者的临床症状，提高新生儿存活率，具有突出的保胎疗效，值得临床广泛推广运用。

出处：周淑颖．院内安胎Ⅱ号方联合孕期护理干预辨治血热型胎漏的有效性探究[J].辽宁中医杂志,2014,41(11):2463-2465.

方法二：安胎2号方

穴位：肾俞、膈俞。

方药：桑寄生15g，菟丝子20g，阿胶珠10g，续断10g，生地黄10g，白芍10g，黄芩10g，墨旱莲10g。

操作：上述药物按比例研成粉剂，用凡士林调和成油状，根据贴敷的大小用量，用医用贴敷外敷于穴位，每次6～8h，每天1次，1周为1个疗程，共治疗2个疗程。

疗效：安胎2号方穴位贴敷能够治愈率，总体中医证候积分下降明显，尤其是中药穴位贴敷对腰酸症状改善效果尤其明显。

出处：叶丹丹．中西医结合治疗肾虚血热型胎动不安疗效观察[J].浙江中西医结合杂志,2016,26(7):654-656.

方法三：桑寄生菟丝子贴

穴位：子宫、气海、天枢。

方药：菟丝子9g，桑寄生15g，炒黄芩9g，川续断9g。

操作：上述药物打粉后加适量蜂蜜调和，贴于穴位，每次贴4h，每天1次。

疗效：中药穴位贴敷治疗肾虚血热型胎动不安能够取得较好的疗效，保胎成功率90.00%。

出处：周蓓蕾，秦秀芳．中药穴位贴敷在肾虚血热型胎动不安患者中的应用及护理[J].天津护理,2018,26(1):85-87.

4.肝郁肾虚型先兆流产

方法：菟丝子杜仲贴敷膏

穴位：涌泉（双侧）、太冲（双侧）。

方药：菟丝子5g，杜仲5g，桑寄生5g，女贞子5g。

操作：将上药粉碎成末，用适量蜂蜜和凉开水调成花生米大小敷贴穴位，每天2次，每次保留4～6h，连用3周。

疗效：穴位贴敷疗法对复发性流产患者中医临床症状和体征有明显改善作用，能有效提高保胎成功率。本研究为临床实施中医护理提供实践借鉴，也为临床保胎提供新方法。

出处：梁海亚，周建平，赵珊琼．不同干预方法在肾虚肝郁型复发性流产患者中的应用效果观察[J].护理与康复,2016,15(5):463-465.

【按语】

中医学认为，肾为先天之本，主藏精，主生殖，肾气盛则有子。若因先天禀赋不足，或房劳多产等损伤肾精、肾气导致冲任损伤，胎元不固则发为胎漏、胎动不安。脾为气血生化之源，脾虚则气血虚弱，冲任不足，不能载胎养胎，故见胎漏、胎动不安。若孕期跌仆闪挫，导致气血失和，瘀滞胞宫，瘀血阻碍胎元生长，胎元不固，也可导致胎漏、胎动不安。穴位贴敷疗法是在中医辨证论治体系指导下进行治疗的中医外治法，通过选择合适的穴位及贴敷药物，沟通内外，进行治疗。根据胎漏、胎动不安的病因病机，穴位贴敷治疗以补肾益气、益肾健脾、清热、活血化瘀为治则，通过在体表贴敷药物，促使药物透过皮肤，同时刺激穴位气血运行，以通调周身气血运行，调和人体气血平衡及阴阳平衡，从而达到补肾助阳，固肾安胎之效。

临床上穴位贴敷用药以补肾固冲为主，根据不同情况辅以益气、养血、清热等药物，常用药物以桑寄生、菟丝子、续断、杜仲、阿胶、苎麻根、黄芩、艾叶等为主，诸药配合使用以达补肾健脾，益精固胎之功。贴敷穴位以任脉、督脉、足太阳膀胱经及足少阴肾经等为主，使用频率较高的穴位为神阙、涌泉、关元、双侧肾俞、气海、命门等，通过诸穴联用，另外根据患者个体情况差异，多配合子宫，三阴交，天枢，内关以及巨阙等穴。

（十四）阴道炎

【概述】

阴道炎是导致外阴阴道症状，如瘙痒、灼痛、刺激和异常流液的一组病症，本病可由各种病原体感染引起，也与外部刺激、激素水平等有关。常见症状为带下量明显增多，色、质、气味发生异常，并伴全身不适感或局部症状。阴道炎属中医学中“带下病”“阴痒”范畴，中医学认为本病主要因湿邪影响以致带脉失约，任脉不固，常见证型为脾虚型、气滞血瘀型、肾虚型及湿热型，常用治法以温补脾肾、调理气血、清热化湿为主。本病在育龄期妇女中发病率较高，其中细菌性阴道炎占22%～50%、念珠菌性阴道炎占17%～39%、滴虫性阴道炎占4%～35%。

【现代穴位贴敷文献】

1. 脾虚型阴道炎

方法一：补脾固元散

穴位：带脉、气海、脾俞、关元、建里、足三里、三阴交。

方药：白术20g，川芎15g，苍术15g，柴胡8g，黄芪15g，生姜10g，香附10g，桂枝9g，丁香9g，艾叶9g。

操作：上述药物磨粉后用姜汁调成膏状，每天贴敷1次，每次贴敷4～6h，10天为1个疗程，连续2个疗程。

疗效：总有效率为100.00%，且未见任何不良反应。该疗法具有有效性、安全性、科学性，无不良反应，适合患者长期使用，值得临床推广。

出处：黄翠琼，黎灵，黄丽华，等．补脾固元散药熨法配合穴位贴敷治疗脾虚型带下病的护理研究[J]. 中外医学研究，2013,11(18):75-76.

方法二：完带汤

穴位：神阙。

方药：白芷3g，肉桂5g，当归5g，丁香2g，苍术2g，蛇床子2g。

操作：上述药物研磨后贴于神阙穴30min，每天2次，治疗周期为2周。

疗效：总有效率为96.67%，治疗8周后复发率较传统疗法显著降低，远期疗效相对明显，也便于患者接受，具有良好的可推广价值。

出处：贾海娇．神阙穴贴敷联合完带汤治疗带下病的临床研究[J]. 中国实用医药，2015,10(32):183-184.

方法三：芷术膏

穴位：神阙。

方药：白芷、白术、茯苓、山药、金樱子、乳香、蛇床子、冰片。

操作：以上药均研细末，用醋和蛋清调匀，用两层纱布固定，置于患者干净的脐部，然后用纱布垫敷盖固定，每天换药1次，7天为1个疗程。

疗效：总有效率为95.2%，本疗法以其操作方便，用药简单，无不良反应，疗效肯定的优点，受到患者的青睐，值得临床推广。

出处：侯荣，王惠琴．辨证脐疗配合红外线腹部理疗治疗带下病126例疗效观察[J]. 北方药学，2015,12(3):59.

2. 气滞血瘀型阴道炎

方法：芎归活血贴

穴位：子宫（双侧）。

方药：当归50g，川芎50g，肉桂30g，桂枝50g，赤芍30g，盐巴戟天50g。

操作：上述药材共为细末，分别用冷水或热水加适量蜂蜜，调制成膏状，用一次性医用贴做成药贴，贴敷双侧子宫穴，4h后取下，观察贴敷处，无红肿，无水疱则恰到好处。根据病情，间隔2h，再贴敷1次。

疗效：患者临床症状明显好转，急性期患者1周后症状消失并出院。本疗法效果显著，值得临床上进行推广。

出处：焦振素．带下病中医特色治疗和护理的临床观察[J]. 中国中医药现代远程教育，2016,14(20):121-122.

3. 肾虚型阴道炎

方法一：附姜膏

穴位：神阙。

方药：白芷、附子、干姜、菟丝子、桑螵蛸、小茴香、白术、麝香。

操作：以上药均研细末，用醋和蛋清调匀，用两层纱布固定，置于患者干净的脐部，然后用纱布垫敷盖固定，每天换药1次，7天为1个疗程。

疗效：总有效率为95.2%，本疗法以其操作方便，用药简单，无不良反应，疗效肯定的优点，受到患者的青睐，值得临床推广。

出处：侯荣，王惠琴．辨证脐疗配合红外线腹部理疗治疗带下病126例疗效观察[J]. 北方药学，2015,12(3):59.

方法二：芷地山萸贴

穴位：神阙。

方药：白芷、熟地黄、山茱萸、杜仲、山

药、泽泻、芡实、冰片。

操作：以上药均研细末，用醋和蛋清调匀，用两层纱布固定，置于患者干净的脐部，然后用纱布垫敷盖固定，每天换药1次，7天为1个疗程。

疗效：总有效率为95.2%，本疗法以其操作方便，用药简单，无不良反应，疗效肯定的优点，受到患者的青睐，值得临床推广。

出处：侯荣，王惠琴．辨证脐疗配合红外线腹部理疗治疗带下病126例疗效观察[J].北方药学，2015,12(3):59.

4.湿热型阴道炎

方法一：白芷龙胆清热贴

穴位：神阙。

方药：白芷、龙胆草、茵陈、黄柏、赤芍、麝香、香附、芡实、椿根皮。

操作：以上药均研细末，用醋和蛋清调匀，用两层纱布固定，置于患者干净的脐部，然后用纱布垫敷盖固定，每天换药1次，7天为1个疗程。

疗效：总有效率为95.2%，本疗法以其操作方便，用药简单，无不良反应，疗效肯定的优点，受到患者的青睐，值得临床推广。

出处：侯荣，王惠琴．辨证脐疗配合红外线腹部理疗治疗带下病126例疗效观察[J].北方药学，2015,12(3):59.

方法二：白芷黄芩清热贴

穴位：神阙。

方药：白芷、黄芩、黄柏、苍术、金银花、蒲公英、白术、芡实、冰片。

操作：以上药均研细末，用醋和蛋清调匀，用两层纱布固定，置于患者干净的脐部，然后用纱布垫敷盖固定，每天换药1次，7天为1个疗程。

疗效：总有效率为95.2%，本疗法以其操作方便，用药简单，无不良反应，疗效肯定的优点，受到患者的青睐，值得临床推广。

出处：侯荣，王惠琴．辨证脐疗配合红外线腹部理疗治疗带下病126例疗效观察[J].北方药学，2015,12(3):59.

方法三：黄柏苍术贴

穴位：第1组为上髎、归来、气海；第2组为天枢、中极、子宫。

方药：黄柏、苍术、苦参、地肤子、蛇床子、冰片。

操作：以上各药按3∶3∶2∶1∶1∶1比例，研成粉末，加蜜糖水调成糊状，将配置好的敷贴药制成大小约0.5cm×0.5cm，厚度约0.2cm，将药物放在胶布中央，敷于上述穴位固定，每周贴2次，每次贴3～4h，两组穴位交替使用。

疗效：本疗法总有效率与传统治疗方法相当，但经随访发现，使用本疗法治疗的患者复发率显著低于传统疗法的复发率，远期疗效显著，值得推广使用。

出处：陈永华．针刺配合穴位贴敷治疗复发性外阴阴道假丝酵母菌病的临床研究[D].广州：广州中医药大学，2011.

【按语】

阴道炎是妇科常见病，传统西医治疗多是抗菌等对症治疗，短时间内效果相对明显，但易于复发。反复发作易引起其他妇科疾病，严重影响妇女身心健康。中医学认为，带下病主要由于气滞血瘀、湿毒、湿热之邪气下注于冲任胞脉，湿热互结，内侵瘀结胞宫，阻遏气血运行致邪气久留不去所致。使用穴位贴敷疗法治疗本病时，通过药物经皮肤对学位进行稳定的、持续的刺激，达到促进局部气血运行，通调脏腑经络之效，从而促进患者康复。穴位贴敷疗法相较于传统疗法如西药治疗、坐浴治疗等疗法具有操作简便、痛苦小、患者接受度高等优势，故而在临床上值得推广使用。

在经络学说中有“一源三岐”之说，而带脉主治带下病。通过神阙贴敷可调节多组经脉，从而调节五脏六腑，气血津液，从而治疗带下病。子宫穴为经外奇穴，是治疗妇科疾病的要穴。气海穴对消化系统及生殖系统疾病均有良好的疗效。上述常用穴位联合使用，可达到提升疗效，降低患者痛苦效果。临床用药上，脾虚型以健脾祛湿类药物如苍术等为主，临床选穴以子宫、神阙为主；气滞血瘀型临床用药以行气活血药如川芎为主，临床选穴以神阙、子宫为主；肾虚型临床用药以补肾利湿药如杜仲等为主，临床选穴以神阙为主；湿热型临床用药以清热利湿如黄芩等为主，临床选穴以神阙为主。

（十五）宫颈糜烂

【概述】

宫颈糜烂是慢性宫颈炎常见的一种病理改变，宫颈外口处的宫颈阴道部呈细颗粒状的红色区，称宫颈糜烂样改变。常见症状为带下量明显增多，色、质、气味发生异常，并伴全身不适感或局部症状。中医学认为本病主要因温邪影响以致带脉失约，任脉不固，治法以温补脾肾、调理气血、清热化湿为主。现代医学认为，宫颈糜烂是正常生理现象，是激素水平变化导致的宫颈柱状上皮外移，或是一种妇科炎症的表现，亦可能是宫颈癌前病变或早期宫颈癌的表现。生理性宫颈柱状上皮异位多见于青春期、雌激素分泌旺盛的生育年龄妇女、长期口服避孕药或妊娠期妇女。

【现代穴位贴敷文献】

湿热下注型宫颈糜烂

方法一：珠黛粉

穴位：阿是穴。

方药：珠黛粉1号方，珍珠15g，血竭15g，冰片5g，青黛30g，煅龙骨30g，煅石膏30g，象皮15g，黄柏30g，适用于Ⅱ度宫颈糜烂；珠黛粉2号方，血竭15g，冰片5g，青黛30g，煅龙骨30g，煅石膏30g，象皮15g，黄柏30g，适用于Ⅰ度宫颈糜烂；珠黛粉3号方，血竭15g，冰片5g，青黛30g，煅龙骨30g，煅石膏30g，象皮15g，黄柏30g，人工牛黄1.5g，适用于Ⅲ度宫颈糜烂。

以上各型有接触出血及宫颈肥大者，可加三七粉10g或云南白药10g。

操作：将上述药物去除杂质，草药焙干，石药煅熟，象皮锉末烘干，分别研末再过筛，紫外线照射2h以消毒（多次搅拌），装橡皮洗耳球内备用，上药前用1‰新洁尔灭冲洗阴道后将药粉吹入至宫颈糜烂处。

疗效：共计有效率达96.15%，本方药证相配，疗效可靠，便于临床应用。

出处：李新华，赵彭如，师雪莉，等．珠黛粉治疗宫颈糜烂338例疗效观察[J].山西中医，1988(5):40–42.

方法二：克糜散

穴位：阿是穴。

方药：煅炉甘石10g，苦参6g，蛇床子6g，黄连6g。

操作：以上述药物共研细末，装瓶备用。患者取截石位卧位，用阴道窥器暴露宫颈，用1‰新洁尔灭液将阴道、宫颈分泌物冲洗干净，将10cm×12cm带线纱布涂上凡士林，用克糜散均匀撒在纱布一端，送入宫颈糜烂部位，让药物与其充分接触，24h后取出，隔天1次，10次为1个疗程。

疗效：总有效率为94.1%，本方清热燥湿，收涩生肌，疗效确切，无明显不良反应，值得临床推广使用。

出处：刘淮英．自拟“克糜散”治疗慢性宫颈糜烂68例[J].南京中医药大学学报，1995(6):47.

方法三：复方黄宫散

穴位：阿是穴。

方药：黄柏150g，青黛150g，椿皮150g，黄连75g，生龙骨75g，白及75g，海蛤壳75g，紫草75g，冰片30g。

操作：以上药研细末，过筛，消毒，分装两瓶备用。月经干净3天后进行治疗。患者取膀胱结石位，外阴常规消毒，用阴道窥阴器暴露子宫颈，用0.9%氯化钠100ml冲洗后，一次性长棉签拭净分泌物，用碘伏消毒阴道及宫颈。将适量复方黄宫散喷布于糜烂面上，隔天1次，7次为1个疗程。

疗效：总有效率为97.36%，临床观察表明，复方黄宫散剂利于皮肤吸收，使皮肤角化层张开，药物离子的渗透能增强局部抗菌消炎之力，促进鳞状上皮增生，糜烂面痊愈，疗效显著。

出处：刘秀萍．复方黄宫散外治宫颈柱状上皮异位38例[J].中医外治杂志，2013,22(2):11.

方法四：清糜散

穴位：阿是穴。

方药：蛤粉40g，樟丹20g，卤砂3g，乳香15g，没药15g，青黛15g，黄柏25g，西瓜霜50g，黄连9g，苦参20g，冰片6g。

操作：上述药物研为细末混匀备用，用扩阴器打开阴道，洁尔灭液冲洗净宫颈及阴道分泌物，用碘酊消毒宫颈，脱碘，再以无菌干棉球轻拭疮面，以喷壶将适量清糜散均匀喷扑在疮面上，月经净后5天开始用药，隔天1次，7次为

1个疗程。

疗效：总治愈率为100%，本疗法效果显著，未发现不良反应及后遗症，值得临床推广使用。

出处：杨香荣，史彦章．自拟“清糜散”敷治宫颈糜烂332例疗效观察[J].河北中医学院学报，1994(4):23-24.

方法五：糜烂散

穴位：阿是穴。

方药：寒水石30g，硼砂10g，人指甲（炒黄）5g，珍珠6g，壁钱1g。

操作：上述药物共研细末，过120目筛，装瓶密闭备用。每次1～3g，敷于宫颈糜烂处，嘱其平卧10min，隔天1次，7次为1个疗程。

疗效：治愈率为89%，本疗法操作简便，疗效显著，相较于激光、冷冻等疗法，有诸多优越性。

出处：李秀琴，李云英．糜烂散外敷治疗宫颈糜烂100例[J].中医研究，1997(2):54-55.

方法六：乌贼骨散

穴位：阿是穴。

方药：乌贼骨、蛇床子、制大黄。

操作：将上药按1∶1∶3比例研末备用。于月经净后每晚临睡前取3g直接敷于患处，每晚1次，7次为1个疗程。

疗效：总有效率为95.24%，清热解毒，燥湿止带，收敛生肌，临床效果显著。

出处：王宝．乌贼骨散外敷治疗宫颈糜烂[J].江苏中医药，2003(1):48.

方法七：枯矾苦参散

穴位：阿是穴。

方药：枯矾、苦参、百部、乳香、没药。

操作：将上述药物研末备用，取膀胱截石位充分暴露宫颈，用0.9%生理盐水冲洗阴道后将药物喷敷于宫颈糜烂面，每天1次，10次为1个疗程。

疗效：总有效率为90%，总治愈率为60%。本法操作简便，疗效显著，值得临床推广使用。

出处：宋青，贾文霞．自拟中药散剂治疗宫颈糜烂20例[J].内蒙古中医药，2003(6):5.

方法八：白及仙鹤散

穴位：阿是穴。

方药：白及10g，冰片3g，紫草10g，仙鹤草10g，五倍子10g。

操作：将上述药物加工成散剂并消毒后，每次取上述药粉3g宫颈创面喷洒后无菌带线棉球填塞阴道保留药物，嘱患者24h后自行取出，隔天1次，连续10次为1个疗程。

疗效：总有效率为96.67%，使用本法的患者普遍反映上药后局部清爽、舒适，临床症状明显缓解，值得推广使用。

出处：陈利华，黄晓君，杨溢．中药外敷配合微波治疗宫颈糜烂30例疗效观察[J].贵州医药，2008(4):375-376.

方法九：灭糜生肌散

穴位：阿是穴。

方药：五倍子50g，白矾50g，金银花50g，儿茶50g，甘草50g，硼砂50g，冰片50g。

操作：将上述药物高温干燥后共研成细粉末，装入无菌玻璃容器内备用。敷药前用干棉球将宫颈表面分泌物擦拭干净，根据糜烂面大小，用带线棉球蘸取灭糜生肌散敷于糜烂面上，避免涂在健康黏膜上造成损伤，24h后取出棉球。经期停用，治疗期间禁止性生活。隔天治疗1次，5次为1个疗程。

疗效：总有效率为100%，本疗法治疗宫颈糜烂经济方便，疗效显著，值得临床推广应用。

出处：潘艳萍，潘树和，高云，等．灭糜生肌散治疗宫颈糜烂150例临床观察[J].河北中医，2009,31(1):25-26.

方法十：灭糜灵散

穴位：阿是穴。

方药：五倍子50g，白矾50g，冰片50g，三七50g。

操作：将上述药物高温干燥后共研成细粉末，装入无菌玻璃容器内备用。敷药前用干棉球将宫颈表面分泌物擦拭干净，根据糜烂面大小，用带线棉球蘸取灭糜灵散敷于糜烂面上，避免涂在健康黏膜上造成损伤，24h后取出棉球，经期停用，治疗期间禁止性生活，隔天治疗1次，7次为1个疗程。

疗效：总有效率为100%，经临床观察，本疗法能有效而迅速地缓解临床症状，改善患者的生存质量，且安全可靠，经济方便，值得临床推广应用。

出处：岳小红，杨晓婧．灭糜灵散治疗宫颈糜烂 80 例疗效观察 [J]. 中国医药指南 ,2010, 8(6):91–92.

【按语】

宫颈糜烂是妇科门诊常见病，现代医学对其治疗主要是物理治疗、手术治疗、西医药物治疗。但物理疗法不能根除病原微生物的感染，无法改善和调节内分泌及免疫病理状态；且治疗后都有阴道持续流液、创面出血、继发感染等发生，有时会使宫颈组织增生、变硬而引发宫颈狭窄、粘连、不孕等并发症；西医药物治疗容易产生耐药性，容易复发；手术治疗虽效果较好，但仪器的价格相对较高，手术费用较高，对术者的要求较高，难以在基层医院普及应用。中医学认为本病的发生主要责之于脾虚生湿、肾虚失调、湿热下注，以致影响任带二脉。带脉失约，任脉不固，湿热毒邪久居，蚀血败肉，而致宫颈糜烂。穴位贴敷疗法运用中医辨证论治的原则，标本兼治，疗效显著，且无明显的不良反应，治疗过程中患者痛苦较小，因此患者接受度及配合度较好，近年来在临床上得到了较为广泛的运用。

中药穴位贴敷是在中医经络理论指导下使药物经皮吸收产生效用的治疗方法，临床上常选用阿是穴为主穴，以局部取穴，使药物在近部作用，直达病灶，以达最佳治疗效果。穴位贴敷用药以冰片、青黛、黄连、五倍子等为主，诸药配伍使用以达清热利湿之功。穴位贴敷疗法相较于传统疗法如西药治疗、坐浴治疗等疗法具有操作简便、痛苦小、患者接受度高等优势，故而在临床上值得推广使用。

四、儿科疾病

（一）小儿呼吸道感染

【概述】

小儿呼吸道感染是儿科常见疾病，可分为急性呼吸道感染和呼吸道反复感染两种类型。急性呼吸道感染好发于冬季，一般急性起病，伴发热、鼻塞、流涕、打喷嚏、咳嗽等症状，热度高低不一，婴幼儿高热时可出现惊厥。新生儿可因鼻塞而拒乳或呼吸急促。凡小儿上呼吸道感染及下呼吸道感染次数增多，超过了一定范围，称为反复呼吸道感染，简称复感儿。急性上呼吸道感染以祛邪治标为主，以疏风解表为基本治则。小儿急性上呼吸道感染病程通常为 3～5 天，重症可 1～2 周，若半年内呼吸道感染≥ 6 次，其中下呼吸道感染≥ 3 次（其中肺炎≥ 1 次），满足任一条件即可确诊为小儿反复呼吸道感染。感染后，儿童呼吸道黏膜抵抗力降低，常合并细菌感染，可累及邻近器官产生并发症，使病情迁延或加重；下呼吸道感染甚则导致心肌损伤。小儿反复呼吸道感染多见于 6 月龄至 6 岁的小儿，其中以 1—3 岁的幼儿发病率最高，学龄期前后发病次数明显减少。

【现代穴位贴敷文献】

1. 外邪袭肺

方法一：加味三拗汤纳米贴膏

穴位：肺俞（双侧）、膻中。

方药：麻黄 5g，杏仁 5g，甘草 2g，桔梗 5g，前胡 5g，瓜蒌 10g，百部 5g，白僵蚕 5g。

操作：以上药物采用纳米技术加工制成贴膏，7 天为 1 个疗程，于双侧肺俞、膻中穴贴敷 12h，每天 1 次。

疗效：治疗有效 95 例，无效 4 例，总有效率约为 96%，本疗法将临床疗效明显的经典方剂与新型中药透皮吸收系统、中医的经络理论有机结合，内病外治、古方新用，增加依从性、保证有效性。

出处：郑秀环，孟淑英，王欣颖．加味三拗汤纳米贴膏佐治小儿急性下呼吸道感染 99 例疗效观察 [J]. 河北中医 ,2010,32(2):187–188.

方法二：止咳散贴敷膏

穴位：双足底。

方药：桃仁 5g，山栀 5g，细辛 5～10g，杏仁 5g，白芥子 2.5～5g，大蒜 1～2 瓣。

操作：大蒜打成泥，将桃仁、山栀、细辛、杏仁、白芥子研粉，再加入蒜泥、鸡蛋白调成圆形糊状，直径略小于患儿足的横径，洗净两足底，涂上食油或石蜡油后敷上药糊，每昼夜贴 1 次，每次贴 12h。

疗效：治愈率达 35.71%，总有效率为 92.86%。本贴敷方能解表、宣肺、止咳，促使痰液的排出，改善呼吸道的功能，缩短上呼吸道感染的病程，比常规使用抗生素要经济、方便、安全、更有效，可推广到乡村医生、普通家庭，具有显著的社会效益与经济效益。

出处：陆惠辉，施越，施一平．止咳散敷足底治疗小儿上呼吸道感染70例[J].中医外治杂志，2000(5):4.

方法三：栀子桃仁泥贴

穴位：涌泉（双侧）。

方药：栀子5g，桃仁5g，面粉15g及蛋清各适量。

操作：上药捣烂如泥，调拌均匀，以纱布或棉布手绢作外垫分别外敷于两足涌泉穴，6～8h取下，每天1～2次，3天为1个疗程。

疗效：总有效例数为32例，总有效率为80%。疗效确切，使用简便，价格低廉，若以此制作成高效新型的外用贴敷药，可为临床进一步应用。

出处：孙翠薇，黄向红．栀子桃仁泥贴敷涌泉穴辅助治疗小儿急性上呼吸道感染并发热40例临床分析[J].岭南急诊医学杂志，2013,18(3):220-221.

方法四：实表膏

穴位：膻中。

方药：羌活、防风、川芎、白芷、白术、黄芪、桂枝、白芍、甘草、柴胡、黄芩、半夏各15g。

操作：上药加入麻油，文火煎熬，勿令烧焦，滤取焦油，加入黄丹收膏即成。取药膏涂搽于油纸上，贴于心脘处并予固定。每天换药1次，连续2～3天。

出处：《中国膏敷疗法》。

方法五：苏前膏

穴位：膻中。

方药：苏叶、前胡、枳壳、半夏、陈皮、桔梗、茯苓、葛根、木香、甘草、党参各12g。

操作：上药加入麻油，文火煎熬，勿令烧焦，滤取焦油，加入黄丹收膏即成。取药膏涂搽于油纸上，贴于膻中穴并予固定。每天换药1次，连续3～5天。

出处：《中国膏敷疗法》。

方法六：银翘膏

穴位：天突、人迎。

方药：金银花12g，连翘12g，甘草12g，荆芥穗12g，桔梗9g，淡豆豉9g，薄荷9g，牛蒡子9g，淡竹叶9g。

操作：将上药加入麻油，文火煮熬。滤渣取药油，加入黄丹，用桃树枝搅匀，收膏装瓶备用。取药膏涂抹于油纸上，敷贴于锁骨切迹上方，天突穴及人迎两侧。每天换药1次，连续3～5天。

出处：《中国膏敷疗法》。

方法七：香膏

穴位：百会。

方药：当归0.5g，木香0.5g（亦可用薰草代之）、通草0.5g，细辛0.5g，蕤仁0.5g，川芎15g，白芷15g，羊髓120g。

操作：前7味药粉碎，纳入羊髓中合煎。文火熬到白芷色黄，膏成。去渣，盛于瓷器中备用。摩顶。

出处：《中国膏敷疗法》。

方法八：杏仁膏

穴位：百会。

方药：杏仁15g（去除皮尖，炒用）、蜀椒0.3g（去除闭口者即椒目，炒用）、附子0.3g（炒至爆裂，去除皮脐）、细辛0.3g（去除苗叶）。

操作：上4味，除蜀椒外，剁碎，同蜀椒一起浸入5合醋中，渍药1晚。次日早晨以猪油半斤和入药中，慢火同熬。候附子的颜色变黄时，其膏即成。滤渣，装入瓷瓶中备用。取膏适量摩头顶，每天3～5次。

出处：《中国膏敷疗法》。

方法九：肺炎膏

穴位：局部取穴。

方药：天花粉、乳香、没药、黄柏、樟脑、生大黄、生天南星、白芷等量。

操作：将以上药物研成细末，加醋适量，文火煎熬，调成膏状。取药自胸骨上窝，下至剑突，左右为锁骨中线为界；背部上至第1胸椎，下至第8胸椎，左右以腋后线为界进行敷贴，盖以油纸，再盖纱布，胶布或绷带固定。每隔12～24h换药1次。3～5天为1个疗程。

出处：《中国膏敷疗法》。

方法十：莨菪消喘膏

穴位：肺俞、膈俞、百劳、膏肓及阿是穴（肺部啰音显著处）。

方药：炙白芥子、延胡索、细辛、甘遂、东

莨菪碱注射液。

操作：将以上4味中药按2∶2∶2∶1的比例，碾成碎末，混合均匀，密封保存。每次取药粉5g以东莨菪碱注射液0.6mg，混合成膏状，以成形略湿为宜，分成2等份，每份压成2cm直径的药饼备用。将以上药饼置于3.5cm×3.5cm的胶布上，贴敷于穴位上，一般2～8h局部有痒、烧灼、痛感觉即可取下药饼，个别患者如果反应轻可适当延长贴敷时间。选肺俞、膈俞、百劳、膏肓及阿是穴（肺部啰音显著处），每次2个穴，2天1次，4次为1个疗程。

出处：《中国膏敷疗法》。

方法十一：豆腐次水膏

穴位：局部取穴。

方药：豆腐次水（废水）。

操作：将豆腐次水蒸煮浓缩，熬制至可挑起丝状流膏，再用牛皮纸2cm×2cm大小制成小药膏即成。取小药膏敷贴穴位，每次选穴位两对，交替敷贴，每天换药1次，连续5～7天为1个疗程。

出处：《中国膏敷疗法》。

方法十二：消啰膏

穴位：肺俞、膈俞、百劳、膏肓及阿是穴（肺部啰音显著处）。

方药：大黄、赤芍、川芎、葶苈子、丁香。

操作：上药按2∶2∶2∶2∶1的比例研细末备用。在其他常规治疗的基础上，将上述药末适量，用开水调成膏糊状，涂于纱布上，敷于背部啰音显著处，外用胶布固定，每天1次，每次2h，直至肺部啰音消失。贴敷时可在两层纱布间加用塑料薄膜以避免药物快速干燥。

出处：《中国膏敷疗法》。

2. 肺气虚损

方法一：消咳贴

穴位：肺俞（双侧）、膈俞（双侧）、定喘（双侧）。

方药：百部100g，桔梗100g，细辛50g，胆南星100g，延胡索80g，冰片15g，扑尔敏（氯苯那敏）0.4g，氨茶碱10g。

操作：将上述药物研成细末，每个穴位用0.5g，用姜汁调成糊状，贴敷穴位处。每次12h，隔天1次，总疗程2个月。同时发病期按西医对因对症治疗。

疗效：总有效率为94%，本疗法通过穴位贴敷，使局部毛细血管扩张，改善局部血液循环，从而达到经脉、气血畅通的效果。

出处：路桂华．自拟消咳贴穴位贴敷治疗小儿反复呼吸道感染的临床研究[J].护理研究,2004(13):1133-1135.

方法二：芥子延胡索贴

穴位：大杼（双侧）、肺俞（双侧）、心俞（双侧）。

方药：白芥子500g，延胡索500g，细辛350g，甘遂350g，姜汁适量。

操作：将上述药物混合后研成细末，用适量姜汁调成膏状，置于4cm×4cm网状胶纸中心直径为2cm的垫环内。每剂1次，每次3～4h（根据小儿皮肤忍受程度进行调整），分别在初伏天、中伏天、末伏天各贴敷1次。

疗效：本疗法针对支气管炎治疗总有效率为97.5%，治疗支气管哮喘总有效率为93.3%，治疗喘息性支气管炎总有效率为96.7%。穴位贴敷药物吸取平缓，不存在注射或口服给药的时间－药物浓度曲线上的峰谷现象，而且避免了口服药物肠胃、肝脏等首过效应的影响，充分发挥穴位贴敷疗法的优势。

出处：廖培贤．自制中药三伏贴防治小儿冬病呼吸道感染的临床观察[J].深圳中西医结合杂志,2015,25(10):54-56.

方法三：芥子元胡贴

穴位：定喘（双侧）、肺俞（双侧）、膏肓（双侧）、天突。

方药：白芥子、延胡索、细辛、甘遂、黄芪、百部、桔梗。

操作：将上述药物按2∶2∶1∶1∶2∶1∶1的比例研成细末，加生姜汁调成膏状备用，患儿取坐位或俯卧位，暴露背部及胸部，将备用药物，做成直径1cm，厚0.2cm的药饼，用医用穴位贴固定于所选穴位。分别在农历一伏、二伏、三伏及一九、二九、三九的第1天起敷贴，根据患儿耐受程度，每次0.5～2h。隔2天敷贴1次，共贴3次，连续敷贴3年。

疗效：总有效率为73.07%。中药穴位贴敷的治疗作用与患儿接受治疗的总疗程呈正相关，疗程越久，患儿的机体抗病能力越强，发病次数越少，预后也越好。

出处：成晓梅，陈荣莉.穴位贴敷对小儿反复呼吸道感染防治作用的研究[J].现代中医药，2017,37(6):31–33.

方法四：止汗固表贴敷膏

穴位：肩胛环穴。

方药：黄芪400g，白术300g，防风200g，五味子200g，牡蛎400g。

操作：取100g上述药粉用现榨生姜原汁及蜂蜜（姜汁与蜂蜜比例为30：1）调成浆糊状药膏置于不锈钢碗内并放入另一盛有开水的容器内予以加热（干湿度以贴敷时药汁不渗出胶布外为宜），将膏药平摊于约比患儿肩胛环穴宽0.1cm的环状塑料薄膜上制作成药膜，推按后贴敷于肩胛环穴（同时覆盖了壮医胸龙脊和夹脊穴），每次贴敷4h，隔天1次，连续60天（30次）。

疗效：患者在接受治疗后平均每年发病次数由6次左右降低至3次左右，平均病程显著缩短，疗效明确。

出处：梁群，李倩，宁余音，等.壮医穴膏摩及贴敷防治小儿反复呼吸道感染随机对照研究[J].长春中医药大学学报，2019,35(1):98–101.

方法五：甘遂延胡索贴

穴位：膏肓（双侧）、膻中、大椎、肺俞（双侧）。

方药：制甘遂、制延胡索、制细辛、生白芥子，便秘加槟榔片，正气不足加太子参，咳喘重者加地龙。

操作：将上述药物按4：4：4：1比例研成细末后以生姜汁调和，于头伏、中伏、末伏贴敷于患儿膏肓、膻中、大椎、双肺俞，每次敷贴0.5～1h，每伏第1天以及每隔2天敷贴1次，每伏共贴敷3次。

疗效：总有效率为88.37%，疗效显著。本疗法可显著改善患儿病情程度及发作次数，提高机体免疫力，不增加不良反应结果，且具有一定安全性。

出处：陈丽华，陈惠珍，黄纯燕.自制三伏贴在治疗小儿难治性呼吸道感染中的临床效果[J].首都食品与医药，2020,27(11):188–189.

方法六：芥子茱萸贴

穴位：选主穴肺俞，风热型联合膻中、风门、脾俞穴；风寒型联合脾俞、天突及大椎穴。

方药：白芥子90g，吴茱萸80g，紫苏子80g，细辛70g，香附子65g，姜汁适量。

操作：将上述药物研成细末，药物混合后研细末干燥存放，应用药物时选1g细末加姜汁做成黏稠度合适药饼，并使用医用胶带进行穴位固定，每天1次，1—6岁者每天4h，7—12岁者每天6h，用药7天。

疗效：总有效率为98.18%。本疗法能有效改善患儿临床症状评分，提高家属满意度，有一定临床应用与研究价值。

出处：任丽辉.中药穴位贴敷辅助治疗小儿支气管炎的效果分析[J].中医临床研究，2020,12(12):56–57.

3. 肺脾两虚

方法一：肺脾两虚方

穴位：天突、定喘（双侧）、肺俞（双侧）、膏肓（双侧）。

方药：白芥子、延胡索、甘遂、肉桂、细辛、黄芪。

操作：将药物烘干，粉碎，等比例研细末，过100目筛，用姜汁和水（1：3的比例）、凡士林调成稠膏状。采用5cm×5cm专用防过敏贴剂，将适量药物涂抹在贴剂正中直径1.5cm的圆心上，然后贴于穴位上。

疗效：总有效率为88.5%。本方法使用方便、费用低廉、无不良反应、患者依从性好、值得推广。

出处：张臣.辨证穴位贴敷治疗肺脾气虚型小儿反复呼吸道感染临床观察[D].济南：山东中医药大学，2011.

方法二：益黄贴

穴位：神阙。

方药：陈皮37.3g，木香5g，丁香5g，诃子18.7g，青皮18.7g，甘草18.7g。

操作：以上药物共研细末，入水蜜为丸，每丸约1.5g。置药丸于胶布，药心对准脐部，每晚1次，贴8～12h，连用1周，停3周，3月为1个疗程。

疗效：总有效率为97.06%。通过敷脐治疗，患儿呼吸道感染次数减少，且胃纳增加，腹痛、腹胀等胃肠道不适较前明显减少，睡眠质量、面色改善，体重增加。

出处：杨丽霞，葛金玲，郑明．益黄散敷脐治疗小儿反复呼吸道感染34例临床观察[J].新中医,2011,43(8):134-135.

方法三：咳喘Ⅰ号贴

穴位：肺俞（双侧）、定喘（双侧）、脾俞（双侧）、膏肓（双侧）、天突、膻中。

方药：炙白芥子、细辛、肉桂、甘遂、延胡索、黄芪。

操作：以上药物按4∶2∶1∶2∶3∶2比例调配，共研细末，用鲜姜汁调和，做成直径1cm大小的圆性药饼。每次选取双侧肺俞、定喘、脾俞、膏肓及天突、膻中6个穴位交替进行治疗。于小暑开始进行治疗，处暑结束。常规皮肤消毒后，将药饼敷于穴位以脱敏胶布固定。3岁以下，2～3h；3岁以上，4～5h，以皮肤微红为度，每5天1次，每年进行8次贴敷。

疗效：本疗法总有效率为96.7%，显著高于对照组的70%。本疗法对于防治小儿反复呼吸道感染疗效确切，值得推广。

出处：王开萍．穴位贴敷配合推拿防治小儿反复呼吸道感染60例疗效观察[J].云南中医中药杂志,2013,34(8):43-44.

方法四：黄芪白术贴

穴位：神阙。

方药：黄芪10g，白术10g，党参10g，防风10g，麦冬10g，五味子10g，生姜3g。

操作：以上药物共研细末，以凡士林调成膏状做成直径0.5cm的药饼，用胶布固定于肺俞、脾俞、肾俞、膈俞上，根据患儿的耐受程度，每次贴敷2～4h，每周1次，连续治疗4周。

疗效：总有效率为94.28%。本疗法临床疗效明确，且无任何不良反应，值得临床上进行推广。

出处：覃彩霞，杨春城，赵玉明．穴位敷贴配合推拿治疗小儿反复呼吸道感染疗效观察[J].内蒙古中医药,2014,33(32):9.

方法五：黄芪党参贴

穴位：大椎、肺俞（双侧）、膈俞（双侧）、脾俞（双侧）、肾俞（双侧）、关元俞（双侧）、定喘（双侧）、足三里（双侧）。

方药：黄芪200g，党参100g，百部100g，桔梗100g，白术100g，防风100g，茯苓100g，细辛50g，冰片15g。

操作：将上述药物研成细末，每个穴位用0.5g，用鲜榨姜汁调成糊状，贴敷于穴位，每次取穴6～8穴。每次12～24h，隔天1次，总疗程3个月。

疗效：总有效率达95%，使用本疗法后患儿反复呼吸道感染次数明显减少，症状较前明显减轻，病程明显缩短。该方法使用方便，患儿依从性好，疗效独特，安全可靠，值得推广。

出处：胡志明，肖艳芳．中药穴位贴敷治疗小儿反复呼吸道感染的疗效观察[J].世界最新医学信息文摘,2015,15(7):168-169.

方法六：黄芪当归贴

穴位：大椎、心俞（双侧）、肺俞（双侧）、脾俞（双侧）、膻中、肾俞（双侧）。

方药：黄芪、当归、防风、白术、肉桂。

操作：将上述药物按照2∶1∶3∶2∶1的比例调配，研成细末，并加入麝香和鲜姜汁调和，制成直径为3cm的无纺布上，备用。先用鲜姜涂搽穴位，待患儿皮肤稍微潮红，将上述做好的药物敷贴在穴位上，每次2～4h。所有患者均于夏季初伏开始贴敷，每10天贴敷1次，30天为1个疗程。

疗效：总有效率达96.4%，使用本疗法用于防治小儿反复呼吸道感染效果较好，不良反应较少，方法简单，易于掌握，具有临床应用推广价值。

出处：何静．穴位贴敷结合推拿保健防治小儿反复呼吸道感染的临床疗效观察[J].中国现代药物应用,2015,9(12):249-250.

方法七：王氏玉屏膏

穴位：天突、膻中、神阙、肺俞（双侧）、心俞（双侧）、脾俞（双侧）。

方药：黄芪、白术、白芥子、细辛、肉桂、甘遂。

操作：将上述药物炒热，冷却后按1∶1∶0.5∶0.5∶0.5∶0.05比例调配，研细末，用凡士林调成膏剂，置于4cm×6cm或2cm×3cm网状纸胶中心部位、半径为1cm的垫环内，贴敷于患儿肺俞、心俞、脾俞、天突、膻中、神阙穴。每次贴敷2～4h，每2次贴敷间隔时间视患儿耐受程度而定，一般情况下间隔 3 天贴敷 1 次，共贴敷 10 次。

疗效：总有效率达 93.88%，王氏玉屏膏贴敷治疗小儿反复呼吸道感染，不仅能改善患儿的临床症状，缩短病程，减少发病次数，还能提高机体免疫力，经济简便，患儿及家长易于接受，值得临床推广应用。

出处：吕红粉，陈琴，周海霞，等．王氏玉屏膏贴敷治疗小儿反复呼吸道感染 196 例临床观察 [J]. 中医儿科杂志，2017,13(3):27–30.

方法八：纳气敷脐散

穴位：神阙。

方药：五倍子、吴茱萸、苍术、丁香、白胡椒。

操作：上述药物按 4∶2∶2∶1∶1 比例共研细末，过 120 目筛，分包消毒而成，每次取 2～3g，以藿香正气水为调和剂，每晚睡前敷神阙穴，次日清晨揭去。10 天为 1 个疗程，每个月连敷 10 天，连续贴敷 3 个疗程。

疗效：总有效率为 90%。本方法对于防治小儿反复呼吸道感染缓解期肺脾气虚证，效果良好，值得临床推广应用。

出处：杨黎明，邓卓锋，莫丹丽，等．中药内服联合穴位贴敷防治小儿反复呼吸道感染缓解期肺脾气虚证 30 例临床观察 [J]. 中医儿科杂志，2022,18(6):82–85.

4. 肺肾两虚

方法一：补益肺肾方

穴位：天突、定喘（双侧）、肺俞（双侧）、膏肓（双侧）。

方药：白芥子、延胡索、甘遂、细辛、肉桂、吴茱萸。

操作：上述药物等比共研细末，取药膏硬币大小涂在 5cm×5cm 大小的专用防过敏贴剂上，贴于穴位处，6 岁以上患儿并予电脑中频离子导入仪强度 5、时间 5min 的离子导入，贴敷 2～4h 后取下。“初、中、末伏”各贴药 1 次，穴位贴敷期间不再给予其他治疗。发热患儿体温超过 38℃、对敷贴药物极度敏感者、瘢痕体质者禁止敷贴；贴药期间若敷贴处皮肤灼热感明显或皮肤出现水疱可取下膏药予碘伏涂抹防止感染；治疗期间清淡饮食，忌食生冷、辛辣、油腻、鱼腥等。

疗效：总有效率为 93.33%。本方法能有效控制和改善症状，减少反复呼吸道感染发病次数，值得推广。

出处：周晓霞．穴位贴敷防治小儿反复呼吸道感染肺肾两虚证的临床观察 [D]. 济南：山东中医药大学，2011.

方法二：支喘方

穴位：天突、膻中、大椎、中府（双侧）、肺俞（双侧）、膏肓（双侧）、肾俞（双侧）。

方药：黄芪、防风、肉桂、细辛、白芥子（炙）。

操作：以生姜于穴区周围轻擦 3～5 次至皮肤微红，将上述药物按 2∶3∶1∶2∶4 比例调制，所制药物贴于穴区并固定，留置 6～24h。患儿分别于初伏、中伏、末伏第 1 天各行 1 次贴敷治疗，3 次为 1 个疗程，共治疗 1 个疗程。治疗期间患儿禁食用辛辣、油腻、生冷食物。若出现皮肤瘙痒等过敏反应，可适当缩短留置时间或及时去除药物。

疗效：总有效率为 90%。本方法能可改善患者临床症状、增强患者体质、提高临床疗效，充分发挥了中医外治法简、便、验、廉的优势，值得临床推广应用。

出处：宋琛虹，初红霞，王亚琼．三伏贴穴位敷贴联合推拿防治小儿反复呼吸道感染的临床观察 [J]. 湖南中医药大学学报，2020,40(8):987–991.

【按语】

小儿呼吸道感染是临床上儿科的常见病之一。中医学认为，小儿急性呼吸道感染多因外邪侵袭，卫表不固，常表现为咳嗽、咳痰、呼吸困难等症状。而小儿呼吸道反复感染的发生内因是禀赋虚弱，肺、脾、肾三脏功能不足，卫外不固，外因则是喂养不当、调护失宜或疾病所伤正气未复所致，常表现为咳嗽、气促、胸闷、呼吸困难等症状，且上述症状会反复发作。穴位贴敷疗法作为一种外治法，使药物通过皮肤渗透，同时通过药物长时间、稳定刺激相关穴位，从而使经络与穴位共同作用，调节儿童免疫力，既能治疗本病，又能预防疾病的复发，达到标本同治的效果。穴位贴敷疗法减轻了小儿长期服药的不便，小儿容易接受，且用药安全，方便经济，为本病的治疗提供了新的方法。

在临床应用穴位贴敷疗法治疗小儿呼吸道感染的文献的描述中，根据不同证型，选穴用药各有其特点。临床上使用穴位贴敷疗法进行治疗时选穴以任脉、督脉、足少阴肾经、手太阴肺经、足太阳膀胱经、足太阴脾经上的穴位为主，如百会、肾俞、涌泉、定喘、膏肓、天突、脾俞、神阙等穴位，配伍使用以达散邪定喘、补益肺气、补脾益肾之效。临床上常用的药物有麻黄、杏仁、白芥子、桔梗、延胡索、细辛、黄芪、肉桂、白术、防风等，诸药配伍使用可达疏散外邪、降气平喘、温补肺肾、补虚强壮之效。

（二）小儿咳嗽哮喘

【概述】

咳嗽属于儿科呼吸系统常见病，以慢性、持续性干咳为主要临床表现，几乎不伴有喘息、呼吸困难等典型哮喘症状，具有较强的隐匿性，常因症状单一而延误治疗，导致咳嗽反复发作、迁延不愈，最终发展为典型哮喘。中医学认为，小儿咳嗽哮喘多因感受外邪或脏腑功能失调，影响小儿肺的正常宣肃功能，造成肺气上逆作咳，咯吐痰涎等症状。其中急性咳嗽可分为风寒袭肺、风热袭肺、痰湿蕴肺、痰热阻肺四型；慢性咳嗽可分为肺气不足、痰湿蕴肺、风伏肺络三型；小儿哮喘可分为风寒袭肺、风热袭肺、肺气虚损、痰热阻肺、痰湿蕴肺、肺肾两虚、肺脾气虚六类。现代医学认为，咳嗽是小儿感冒的常见伴随症状，持续时间通常为数周，慢性咳嗽常为急性咳嗽发展而来，而小儿哮喘则多由小儿慢性咳嗽迁延不愈发展所致。临床上小儿咳嗽哮喘一年四季均可发生，但以冬春季以及换季时为主，好发时间以3—5月为主，其次是9—11月。

【现代穴位贴敷文献】

1. 急性咳嗽

方法一：明矾止咳贴

穴位：涌泉（双侧）。

方药：明矾30g，面粉30g，米醋适量。

操作：将明矾研碎后加入面粉和米醋调匀，制成2个小饼，每晚调敷于小儿双侧涌泉穴，用纱布固定，待次晨拆掉。连续治疗3天为1个疗程，治疗期间，停用一切中西药物口服或肌注。

疗效：总有效率为96.09%。本疗法疗效明确，操作简便，受到家长及患儿的欢迎，值得临床推广使用。

出处：高树彬，周向红．外治法治疗小儿痰湿型咳嗽282例临床观察[J].福建中医药,1996(1):11.

方法二：吴萸苏芥散

穴位：大椎。

方药：吴萸子、苏子、白芥子，65%乙醇或食醋适量。

操作：将上述药物按2∶1∶1比例混合后研为粉末，使用65%乙醇或食醋，以2∶1加入药粉中，做成软硬适度的小圆饼。使用时先用消毒棉球轻擦大椎穴，再将小圆饼贴敷在大椎穴上，外覆以油纸或纱布，用胶布固定。每2天换1次，3次为1个疗程。

疗效：治愈率为68.6%，总有效率为90%。本疗法疗效明确，起效迅速，值得临床推广使用。

出处：刘俊峰，姜席赋．吴萸苏芥散贴敷大椎穴治疗小儿迁延型外感咳嗽70例[J].安徽中医临床杂志,1996(6):286-287.

方法三：止咳膏

穴位：肺俞（双侧）、膻中、天突。

方药：桔梗、紫苏子、吴茱萸，冰片20g。

操作：桔梗、紫苏子、吴茱萸各取等份，共研细末，过100目筛，装瓶封口，冰片20g加水200ml封口。取药粉5g，用米醋调成稠糊状，分为3等份，分别敷于两肺俞穴及膻中穴，盖上消毒纱布，胶布固定。用冰片水溶液将少许面粉（赋形剂）调成稠糊状，敷于天突穴，盖上消毒纱布，胶布固定。每次敷贴12h取下，每天1次。

疗效：总有效率为98.5%。本疗法给药途径特殊，利于药物经皮吸收且不易引起皮肤过敏反应，值得在儿科推广使用。

出处：黄春霞，张力，杨蓉，等．止咳膏穴位敷贴治疗小儿咳嗽临床观察[J].河北中医，1998(5):268.

方法四：止咳散

穴位：涌泉（双侧）。

方药：桃仁10g，山栀10g，杏仁10g，细辛10g，白芥子5g。

操作：上述药物共同研为细末加入适量鸡蛋

清调成糊状，喉中有痰鸣音者加入大蒜两瓣打碎后加入药糊中，在纱布上摊成直径 1 寸的圆形药糊 2 块。洗净两足，然后在敷药处涂上食油或石蜡油再贴上药糊，外加纱布包扎，随后密切观察病情变化，患儿哭闹不安时应检查足底皮肤，如有水包形成者应暂停外敷药物。贴 12h 为 1 个疗程，间隔 12h 再贴为第 2 个疗程。

疗效：治愈率为 43%，总有效率为 93%。因小儿足底皮肤娇嫩，故通过本法给药可使药物快速吸收，本法疗效明确，起效迅速，值得推广使用。

出处：陆惠辉 . 止咳散敷贴足底治疗小儿咳嗽 [J]. 黑龙江中医药 ,1999(2):24.

方法五：止嗽散

穴位：涌泉（双侧）、天突、肺俞（双侧）、膻中、定喘（双侧）。

方药：细辛、白芥子、半夏、杏仁、蒸百部。

操作：上述药物研成粉末，按 2∶2∶1∶3∶3 和匀，用醋调成膏状，制成黄豆大小药丸备用。3 岁以下患儿取双侧涌泉、天突穴，4 岁以上患儿取肺俞、天突穴。因小儿皮肤幼嫩，取膻中穴与天突穴交替使用，定喘穴作为肺俞穴的替换穴位。将药丸置于穴位上，用肤疾宁覆盖，24h 更换药物。

疗效：总有效率为 78.85%。本疗法是小儿服药困难的一个很好的解决方法，得到了家长和患儿的普遍接受，值得临床推广使用。

出处：刘云 . 宁嗽散敷贴治疗小儿风寒咳嗽 52 例 [J]. 中医外治杂志 ,2002(5):7.

方法六：萸芥夏贴敷膏

穴位：涌泉（双侧）。

方药：吴茱萸、白芥子、半夏。

操作：上述药物按 7∶2∶1 比例共同研为细末过筛和匀，装瓶密封备用。2 岁以下每次用 4g，2—5 岁每次用 6g，5 岁以上每次用 10g。以陈醋调成饼状，摊在伤湿止痛膏上，贴敷患儿足底涌泉穴上，轻症只敷一足，男左女右，重症时敷两足，敷后以胶布固定，防止脱落。24h 后揭去，隔天 1 次。

疗效：总有效率为 94.8%。本法疗效明确，患儿易于接受，值得推广使用。

出处：俞国庆 . 足部按摩结合药物敷贴治疗小儿咳嗽疗效观察 [J]. 双足与保健 ,2003(3):33–34.

方法七：白芥子膏

穴位：肺俞。

方药：白芥子 10g。

操作：白芥子研为细末过筛和匀，加等量白面，用水调好制成饼，贴敷肺俞穴，每次 30min，每天 1 次，每次取一侧，交替贴敷，5 次为 1 个疗程。

疗效：总有效率为 100%。本法能够缩短发热时间、促进肺部啰音消散、加快症状好转、缩短住院时间的效果，值得推广使用。

出处：李齐 . 刺血加贴敷法治疗小儿咳嗽 145 例 [J]. 中医外治杂志 ,2007(5):13.

方法八：咳嗽膏

穴位：肺俞（双侧）、天突、膻中。

方药：全瓜蒌 15g，贝母 50g，青黛 15g，蜂蜜 120g。

操作：上述药物一起研成细末，再将蜂蜜 120g 放入锅内加热，炼去浮沫，加入药末，调和成膏。用时取药膏分别敷贴上述穴位上，盖以纱布，胶布固定。24～48h 更换 1 次，1 周为 1 个疗程。

疗效：总有效率为 100%。本疗法能够较快改善临床咳嗽的症状，未发现毒副作用，较口服汤药小儿更容易接受，值得临床进一步探讨研究。

出处：唐海波，刘百祥 . 穴位敷贴咳嗽膏治疗小儿慢性咳嗽 67 例 [J]. 中国民族民间医药 ,2008(6):33,65.

方法九：麻姜矾贴

穴位：定喘、肺俞、天突、膻中。

方药：麻黄 30g，干姜 30g，生白矾 60g。

操作：上述药物共同打成粉末后用凡士林加热后混合均匀，将药物放入敷贴纸中，贴于定喘、肺俞、天突或膻中穴处，并应用红外线治疗仪在患儿背部俞穴进行辅助加热 15～20min，至患儿皮肤发红为佳。

疗效：本疗法效果明确且简单易学，易于推广，可减少给药次数，且是无创伤性疗法，无不良反应，在改善患儿体质的同时也避免了儿童因服药及注射所产生的恐医心理，患儿及家长均易于接受。

出处：韩华．捏脊配合中药敷贴治疗小儿咳嗽临床应用 [J]. 亚太传统医药 ,2014,10(22):55-56.

方法十：文氏止咳贴

穴位：天突、大椎、膻中，咳嗽气促明显或有喘累的加肺俞、定喘。

方药：风热袭肺用麻黄 3g，蝉蜕 6g，百部 10g，大青叶 15g，杏仁 10g，金银花 10g，连翘 10g，射干 6g，石膏 30g，僵蚕 10g，紫菀 6g，细辛 3g，栀子 10g。

痰热蕴肺用百部 10g，紫苏子 10g，杏仁 10g，射干 6g，石膏 30g，紫菀 6g，细辛 3g，栀子 10g，葶苈子 10g，胆南星 6g，法半夏 6g。

操作：上述药物一起研成细末，加入适量的开水或姜汁将中药进行调和如饼状敷贴于穴位上，用胶布固定。穴位敷贴每天 1 次，3 次为 1 个疗程。

疗效：本疗法能够祛风清热、止咳化痰、解毒利咽，疗效明确，值得推广使用。

出处：刘毅．文仲渝用中药穴位敷贴治疗小儿咳嗽经验 [J]. 实用中医药杂志 ,2014,30(4):336.

方法十一：芥仙散

穴位：肺俞、身柱、尺泽、天突、膻中（双侧穴位每次单取任意一侧）。

方药：白芥子、威灵仙、麻黄、甘遂、细辛、杏仁、厚朴、五味子。

操作：上述药物按 2∶5∶3∶5∶2∶3∶1∶1 比例，取粉末若干用生姜水调匀成面团状备用。将准备好的药物置于敷贴上，根据选取穴位予以敷贴固定。初次贴 40min 左右，若耐受良好，未见局部过敏等不良反应，可逐渐增加贴敷时间，前 5 天每天 1 次，后 5 天隔天 1 次，每次 40～120min。治疗 10 天后统计疗效。若皮肤不能耐受出现烫伤，可予以复方紫草油、清凉油、芦荟汁或者烫伤膏外搽。若出现水疱可予以消毒后挑破，避免继续原穴位贴敷。

疗效：总有效率为 90%。本法无须口服，操作简易，便于使用，值得推广。

出处：赵朝庭，崔烨，王静，等．腧穴贴敷治疗小儿支气管肺炎抗感染后咳嗽 40 例 [J]. 实用中医药杂志 ,2015,31(6):570.

方法十二：北杏细辛散

穴位：肺俞（双侧）、天突、膻中。

方药：北杏 10g，细辛 5g。

操作：将上述药物研磨成粉状密封保存备用，使用时加以蜜糖调制成糊状。将调制好的药膏取大小为 0.5cm × 0.5cm × 0.5cm，置于敷贴中央，准确定位穴位，然后将药膏贴敷于穴位上，出汗较多或肌张力增高的患儿加用医用胶布固定。6 月龄以下每次 4g，6～12 月龄每次 6g；12～30 月龄每次 10g。根据患儿年龄及皮肤耐受情况保留 0.5～1h，每天 1 次，至病情痊愈。

疗效：治疗 3 天后总有效率为 90%，治疗 7 天后总有效率达 100%。本疗法能有效提高脑瘫患儿外感咳嗽的临床治愈率及缩短病程时间。

出处：李玉秀，金炳旭，荀静平，等．北杏细辛散穴位贴敷治疗脑性瘫痪儿童外感咳嗽疗效护理观察 [J]. 中国中西医结合儿科学 ,2015,7(6):649-651.

方法十三：金银花散

穴位：肺俞（双侧）、天突、膻中。

方药：金银花、鱼腥草、黄芩、白芥子。

操作：将上述药物等比研磨，然后以生姜汁调和；再选取肺俞、天突、膻中穴进行中药敷贴，每天 1 次，每次敷贴 1～3h（具体以小儿耐受为度）。疗程共 3 天。

疗效：临床总有效率为 97.2%，本疗法疗效确切，临床上未观测到不良反应，安全性高，值得推广使用。

出处：王丽丽，王斌．穴位按摩联合中药贴敷治疗小儿风热闭肺型咳嗽效果观察 [J]. 新中医 ,2016,48(10):128-130.

方法十四：芥子大黄散

穴位：膻中、肺俞、肺底、天突。

方药：白芥子 30g，大黄 10g，红花 20g，细辛 15g，延胡索 10g，赤芍 30g。

操作：将上述药物混合研磨成粉末状，加入面粉、稀甘油等调和成膏状体，摊在医用棉垫上；将药膏贴敷于穴位处，使用医用胶布妥善固定，每天 1 次，每次贴敷时间小于 6h，连续贴敷 1 周。

疗效：临床总有效率为 95.74%，使用本法对患儿进行干预，效果较好，值得临床推广应用。

出处：刘艳琼．小儿推拿联合穴位贴敷塌渍护理对小儿肺炎咳嗽的研究 [J]. 内蒙古中医药,2018,37(1):119-120.

方法十五：麻细半夏散

穴位：风门、心俞。

方药：生麻黄15g，细辛15g，清半夏15g，桑白皮10g，桂枝10g，白芥子10g，葶苈子10g，冰片6g。

操作：将诸药研磨成粉并用蜂蜜调和至膏状，取天突、神阙、后背部风门、心俞等穴，常规消毒后将适量药膏涂抹于无菌纱布贴敷诸穴，并采用医用胶布固定，每次8h，隔天1次，连续治疗2周。

疗效：临床总有效率为95%，本疗法在小儿咳嗽治疗中的效果显著，其可有效改善患儿中医证候及机体炎性状态，值得临床推广与应用。

出处：宜海莉,张春蕊.中药外敷内服对小儿咳嗽的临床治疗效果[J].临床医学研究与实践,2018,3(36):144-145.

方法十六：鱼青止咳散

穴位：肺俞、膻中、膏肓、天突。

方药：鱼腥草30g，大青叶20g，黄芩15g，枳实12g，藿香12g，紫苏子12g，枇杷叶10g，薄荷10g，生半夏6g，麻黄6g。

操作：以上药物研磨成粉并加凡士林调至膏状，将药膏均匀涂抹在医用敷料，依据患儿病情于穴位处敷贴，每次6～8h，持续5天。

疗效：临床总有效率为80%，本疗法在治疗中效果较好，可缓解临床症状，利于患儿转归。

出处：王君梅.麻杏石甘汤内服外敷在风热犯肺型小儿肺炎咳嗽中的应用[J].河南医学研究,2019,28(17):3203-3204.

方法十七：肺炎外敷散

穴位：脾俞、肺俞、肾俞。

方药：芒硝20g，白芥子60g，紫苏子60g，炒莱菔子60g，葶苈子60g，大黄30g。

操作：以上药物研磨成粉取适量使用麻油调匀后，于穴位处外敷，每天1次。

疗效：本疗法能缩短患儿咳嗽消失时间、体温恢复时间，效果显著，值得在临床中推广运用。

出处：聂陋华,邹莹.小儿肺炎外敷散辅助治疗儿童支原体肺炎咳嗽患儿的临床观察[J].基层医学论坛,2019,23(20):2869-2870.

方法十八：黑白牵牛散

穴位：肺俞、膻中、涌泉。

方药：黑牵牛子10g，白牵牛子10g，大黄5g，木香10g，槟榔5g，白矾10g，当归10g。

操作：以上药物磨成粉状并用温水调匀搓成丸子贴于患儿穴位处，每次贴敷时间以2～3h为宜，每天贴敷1次。

疗效：总缓解率为96.77%。本疗法可缩短患儿病程，具有操作简单以及疗效确切等特点，对于加快患儿病情好转并优化医患关系均可发挥积极作用。

出处：徐红,王丽华.中药穴位贴敷治疗小儿咳嗽的疗效及护理探讨[J].系统医学,2019,4(17):169-171.

方法十九：银花厚朴散

穴位：屋翳、中府。

方药：金银花200g，厚朴200g，荆芥200g，连翘100g，薄荷100g，法半夏100g，牛蒡子100g，桔梗100g，苦杏仁100g，甘草10g，麻黄20g，细辛20g。

操作：将上述药物混合研磨成细末，加食醋适量调成软膏状。将调好药膏制成药饼（规格为1.5cm×1.5cm），放置在3cm无菌自粘贴上，用棉签擦净选定穴位后贴敷在穴位上。每天1次，每次约30min，每次少于1h，皮肤过敏者可适当减少贴敷时间，连续进行3周治疗。

疗效：总有效率为97.3%。本疗法有显著的治疗效果，各项症状恢复时间、住院时间均明显缩短，值得在临床上推广应用。

出处：杨东福,罗晓鸿,陈镇松.糖皮质激素雾化吸入联合穴位贴敷对儿童肺炎的疗效分析[J].中国现代药物应用,2019,13(24):217-218.

方法二十：宣肺泄热散

穴位：屋翳、中府、肺俞（双侧）。

方药：甘草6g，麻黄6g，杏仁9g，法半夏10g，黄芩10g，枳实10g，瓜蒌仁15g，生石膏18g。

操作：将上述药物研成粉末加入鲜姜汁和蜂蜜（比例为8：1）混匀，搅拌至膏状，外敷于患儿穴位，每次外敷30min，每天2次，两组患儿治疗周期为7天。

疗效：总有效率为 92.86%。本疗法治疗小儿肺炎咳嗽起效快、疗效及安全性高。

出处：时凤霞 . 宣肺泄热汤内服外敷治疗小儿肺炎咳嗽（风热犯肺证）112 例分析 [J]. 中医临床研究 ,2019,11(32):26–28.

方法二十一：连翘石膏散

穴位：膻中、肺俞、肺底（灵台）、天突。

方药：炒白芥子 5g，细辛 5g，连翘 20g，生石膏 20g，杏仁 15g，桑叶 15g。

操作：将上述药物研磨成粉状，加入姜汁、凡士林调成糊状，于穴位处进行贴敷，每天 1 次，每次 2～4h，连续治疗 1 周。

疗效：总有效率为 97.87%。本疗法有利于患儿临床症状尽早改善，治疗效果较好，值得推广。

出处：殷海瑗 . 小儿推拿结合穴位贴敷对肺炎咳嗽患儿的效果分析 [J]. 名医 ,2020(5):180.

2. 慢性咳嗽

方法一：肉桂芥子贴

穴位：肺俞、天突或膏肓、风门。

方药：肉桂、白芥子、延胡索、细辛、葶苈子。

操作：将上述药物等分为末，过 50 目筛，以蜂蜜、凡士林及水适量调成药丸如梧子大。将上药丸置于穴位，两组穴位交替用，用敷料固定。1 岁以下小儿，夏秋季敷 1h 左右，冬春季敷 2～3h；1 岁以上小儿，夏秋季 2～3h，冬春季 4～8h，以使局部皮肤潮红，过后有少量脱皮为度。每天 1 次。同时按辨证施治给予中药内服。5 天为 1 个疗程。

疗效：总有效率为 95.5%。本疗法疗效确切，使用安全，简便易行，无痛苦及不良反应，易为家长和患儿所接受，是值得推广的一种外治法。

出处：贺亚辉 . 穴位贴敷为主治疗小儿久咳 [J]. 中国民间疗法 ,2001(3):21–22.

方法二：五味麻辛散

穴位：孔最（双侧）、神阙。

方药：麻黄 10g，细辛 10g，五味子 30g。

操作：上述药物共同研为细末过 80 目筛，装瓷缸备用。临用时取药末 9g（每次 3g），生姜汁（3 岁以下小儿用温开水）调膏，分摊于 3 块塑料薄膜或敷料上，贴于穴位处，胶布固定，每次贴 3～6h，每天 1 次，7 次为 1 个疗程。

疗效：总有效率为 92.71%，疗效明显优于传统疗法。本法疗效明确，患儿易于接受，值得推广使用。

出处：陈利 . 三子止咳汤配穴位贴敷治疗小儿咳嗽 96 例 [J]. 河南中医 ,2006(11):52–53.

方法三：三伏麻芥散

穴位：膻中、天突、肺俞、心俞、膈俞。

方药：炙麻黄 21g，炙白芥子 21g，延胡索 21g，甘遂 12g，细辛 12g，甘草 12g。

操作：上述药物洗净杂质，晾干消毒加工制成 150 目粉末，生姜汁调成糊状，将绿豆粒大小的药膏放于 2.5cm × 2.5cm 透明脱敏胶布中心贴于所选穴位上，2～4h 自行揭下，以皮肤微微发红为度。连续治疗 3 年为 1 个疗程。

疗效：总有效率为 95.4%，本疗法顺应节气，长期坚持可有效改善患儿症状，操作简便，成本低廉，值得推广使用。

出处：范永红 . 天灸治疗小儿过敏性咳嗽 260 例 [J]. 上海针灸杂志 ,2009,28(12):727.

方法四：止咳贴

穴位：肺俞（双侧）。

方药：细辛、炒白芥子、杏仁、半夏、百部、桔梗。

操作：上述药物按 2：1：4：4：4：2 比例共同研为细末醋调外敷双侧肺俞穴，每天 1 次。1—3 岁者每次贴敷 4h，4—5 岁者每次贴敷 6h，连续贴 7 天。

疗效：总有效率为 98.33%，本疗法联合抗生素治疗能明显提高疗效，提高治愈率，缩短疗程，不仅操作简单，疗效显著，也可避免小儿的服药困难，值得临床推广应用。

出处：何冠华，朱兰平，陈勇 . 止咳贴穴位贴敷治疗小儿迁延性咳嗽疗效观察 [J]. 山西中医，2013,29(9):40–41.

方法五：四子散

穴位：肺俞、定喘、大椎穴。

方药：苏子 70g，白芥子 70g，莱菔子 70g，吴茱萸 100g。

操作：上述药物研制成细末，纳布袋中，每包 310g；用微波炉加热 1～3min 后外敷肺俞、定喘、大椎，每天 2～3 次，每次 10～20min，5～7

次为 1 个疗程。

疗效：总有效率为 88%。本疗法效果显著、简便易行，丰富了临床治疗手段，也为慢性咳嗽治疗提供了新思路。

出处：何胜尧，李秀兰，吴仙娜，等．四子散外敷佐治儿童慢性咳嗽临床观察 [J]. 现代中西医结合杂志，2014,23(17):1880–1881,1924.

方法六：葶苈细辛贴

穴位：大椎。

方药：葶苈子 10g，细辛 3g，大枣 10g。

操作：以上 3 味共研细末，以温开水调成糊状，用时取适量敷在大椎穴上，然后用纱布包扎，敷贴 4h 后取下，8 时、16 时各 1 次，7 天为 1 个疗程。

疗效：总有效率为 96%。本疗法效果显著且未见明显不良反应，值得临床推广应用。

出处：江春燕，李成国，姚伟光．葶苈大枣泻肺汤加味外敷治疗小儿痰湿咳嗽 200 例临床观察 [J]. 中医儿科杂志，2015,11(4):28–30.

方法七：咳宁膏

穴位：风寒咳嗽以肺俞为主穴，配以大椎及双侧风门、脾俞。风热咳嗽以肺俞为主穴，配以双侧大杼、风门、大肠俞。

方药：麻黄 40g，洋金花 40g，芥子 30g，葶苈子 30g，白芷 30g。

操作：芥子、葶苈子、白芷研成粉，过 100 目筛备用。将芝麻油 2kg 加热至 60℃，投入事先用纱布包好的麻黄、洋金花炸至纱布表面呈深褐色，捞出纱布包后，药油继续熬炼，待油温度上升到 320℃，改用中火继续炼至滴水成珠为度。药油炼制成后，离火下丹，将 1kg 干燥、并过 100 目筛的铅丹慢慢加入药油中，沿同一个方向边加边搅动，待反应完全（滴入冷水中膏药不粘手、拉丝不断为佳），加入药粉（按同一方向搅拌均匀），待上述药膏冷却后加水浸泡3天，以去火毒。以酒精灯在锅底部将膏药慢慢加热，用竹签将膏药薄而均匀地摊 25mm × 25mm 牛皮纸上，冷后覆盖塑料薄膜，装入塑料袋中密封备用。3—5 岁，贴 6～8h，5 岁以上贴 8～10h。7 天为 1 个疗程。

疗效：总有效率为 96.59%。本法疗效明确，且复发率及药物依赖性较常规西药治疗较小，值得推广使用。

出处：张文汉，赵鼎铭，许友慧，等．麻杏石甘汤加减联合咳宁膏贴敷治疗小儿慢性咳嗽 340 例疗效观察 [J]. 河北中医，2015,37(5):730–732.

方法八：裴氏止咳化痰膏

穴位：膻中、天突、肺俞（双侧）。

方药：紫菀 5g，蜜枇杷叶 5g，蜜款冬花 5g，浙贝母 5g，炒枳壳 5g，桔梗 10g。

操作：取裴氏止咳化痰膏置于专用穴位贴敷材料上进行固定，每天 1 次，每次 15～30min。如患儿有明显不适或哭闹、抓挠等情况时，叮嘱监护人及时取下。7 天为 1 个疗程。

疗效：总有效率为 94.5%。本疗法能有效改善患儿临床症状，提高临床疗效，患儿依从性较好，值得临床推广应用。

出处：李亚梅，王永军，王文第．裴氏止咳化痰膏穴位贴敷辅助治疗小儿慢性咳嗽 110 例临床观察 [J]. 中医儿科杂志，2020,16(6):89–92.

方法九：湿咳方

穴位：天突、大椎、膻中、神阙。

方药：细辛、葶苈子、延胡索、白芥子、花椒目、干姜。

操作：上述药物按 3∶3∶3∶3∶2∶5 比例加工成粉末，调制成药丸，用 0.5cm × 0.5cm 大小的胶布将药丸贴敷于天突、大椎、膻中、神阙穴位上，每次 2～4h，每天 1 次，连续治疗 2 周。

疗效：总有效率为 93.3%。本疗法疗效确切，在改善咳嗽症状及改善流涕、喉中有痰、食欲等方面均有较好的疗效，值得临床推广应用。

出处：陈一柳，汪淑琴，张成旭，等．小儿湿咳方联合穴位敷贴治疗儿童慢性湿性咳嗽临床研究 [J]. 广州中医药大学学报，2021,38(3):468–474.

方法十：竿山何氏穴位敷贴经方

穴位：肺俞（双侧）、膏肓（双侧）、天突。

方药：白芥子 3 份，细辛 3 份，甘遂 2 份，延胡索 2 份，五味子 3 份，黄芪 3 份，丹参 2 份，地龙 2 份。

操作：上述药物按比例烘干研末过筛，再用姜汁调和做成 2cm 直径，厚约 5mm 大小的药饼，用防过敏透气皮贴固定，贴敷于穴位处，2h 后自行揭除，每周 2 次，治疗 4 周。

疗效：本疗法操作无创、便捷，患儿依从性高，且治疗费用低廉，使疾病可以得到有效控制，同时节省患儿及家长反复往返就诊于医院所花费的时间、精力、费用及医疗资源，提高家属及患儿的生活质量和满意度，值得推广。

出处：金玥，王峰蕾，蔡沄，等．笋山何氏穴位敷贴联合鼻炎香囊治疗风伏肺络型儿童上气道咳嗽综合征的临床疗效 [J]. 检验医学与临床，2022,19(3):297–300,304.

方法十一：辛菀止咳散

穴位：天突、大椎、膻中、神阙。

方药：细辛、甘遂、延胡索、白芥子、花椒目、干姜。

操作：上述药物按 3：3：3：3：2：5 加工成粉末，调制成药丸，敷于穴位上，每次敷 2～4h，每天 1 次。

疗效：总有效率为 100%。本疗法效果明确，改善流涕、喷嚏、咽痒、鼻塞、鼻痒、清嗓症状及中医症状方面效果显著，且安全性好，值得推广使用。

出处：马金叶，姜永红．辛菀止咳散联合穴位敷贴治疗儿童上气道咳嗽综合征痰湿恋肺证的临床研究 [J]. 现代中西医结合杂志，2022,31(20):2829–2833,2893.

3. 小儿哮喘

方法一：哮喘粉

穴位：百劳、肺俞、膏肓、涌泉。

方药：麻黄 5g，白芥子 20g，甘遂 12g，细辛 8g，玄明粉 15g，延胡索 15g。

操作：将上述药物等分为末，等分成 3 份，用鲜桑白皮汁适量调匀，做成糊饼状，再分成若干份，分别贴于穴位处，6h 之后去药，用纱布包扎好（药饼外层加一塑料薄膜，以免易干而少效）。每次贴敷 2 穴，交换敷贴。

疗效：患儿使用本方 1 次即可取得明显效果，贴敷 4～5 次后基本痊愈，疗效显著，值得推广使用。

出处：张永忠．“哮喘粉”穴位敷贴治疗小儿支气管哮喘 [J]. 中国民间疗法，1994(1):38.

方法二：白芥三伏贴

穴位：天突、肺俞、大椎、膻中。青春期女孩改膻中为至阳，哮喘者加定喘，痰涎壅盛者加丰隆、足三里，纳少乏力者加脾俞、足三里，畏寒肢冷、久病肾虚者加肾俞、脾俞。

方药：生白芥子 250g，熟白芥子 250g，延胡索 500g，麻黄 100g，肉桂 100g，细辛 100g，曼陀罗 100g，甘遂 50g，皂刺 50g。

操作：将上药共为细末，过 100 目筛，备用（一料药可用约 300 人次）。用鲜生姜 2.5kg 洗净切碎加水湿润，研磨糊状后取汁兑入药末中，并加入樟脑粉 50g，龙脑香粉 50g 搅拌均匀后搓成药丸（如莲子大小）备用。然后对上述穴位用鲜生姜擦至皮肤潮红，接着将本院预先摊好的膏药（大小为 7cm × 7cm）加热溶化，将药丸放于膏药正中，趁温贴于穴位处。一般贴敷时间为 2—4 岁者 1h，5—7 岁者 1.5h，8—10 岁者 2h，11—15 岁者 2.5h，15 岁以上者 3h。以患儿感觉轻微灼热感为度，太久则会起疱，对起疱者可局部消毒，放去疱水。

疗效：本疗法治疗小儿哮喘总有效率达 85%。本疗法能够鼓舞正气，提升小儿抵抗力，从而降低哮喘的发病次数，效果显著，值得推广使用。

出处：孙斌，陆卫娟，倪晓明．膏药穴贴防治小儿慢性咳喘临床观察 [J]. 国医论坛，2007(2):27–29.

方法三：军芩散

穴位：风门、肺俞、膻中。

方药：生大黄、生黄芩。

操作：上药等比研磨，穴取药粉 1g，以半夏露调和置麝香追风膏（1 张等分剪成 4 小块用，婴幼儿可剪成 6 小块），贴于所取穴位上。风门、肺俞两穴双侧交叉轮用，如左风门、右肺俞或右风门、左肺俞。睡前贴，翌晨揭，4 天为 1 个疗程。

疗效：本疗法疗效确切，患儿接受度高，值得临床推广使用。

出处：徐丽．外治方 2 则在儿童咳嗽变异性哮喘护理中的应用 [J]. 中医药管理杂志，2007(4):298–299.

方法四：定喘敷贴膏

穴位：肺俞（双侧）、心俞（双侧）、膈俞（双侧）。

方药：白芥子、延胡索、甘遂、细辛、肉桂。

操作：将上药按 4：4：2：2：1 比例研细末，

加入凡士林调成膏状，制成定喘敷贴膏。做成直径 1cm 左右的药饼药物含量，用胶贴固定于所选穴位上。每隔 3 天敷贴 1 次，每次 2～4h，贴敷时或敷后局部皮肤出现灼热、疼痛、红肿、起疱等可减少敷贴时间，敷贴 10 次为 1 个疗程。

疗效：总有效率为 95.56%。本疗法疗效确切，可明显减少患儿哮喘发病次数，患儿接受度高，值得临床推广使用。

出处：刘晓冉．固本防哮饮加穴位贴敷治疗儿童哮喘缓解期肺脾气虚证的临床研究 [D]. 南京：南京中医药大学 ,2010.

方法五：芥子元胡三伏贴

穴位：天突、膻中、肺俞、膈俞。

方药：白芥子 7g，延胡索 7g，甘遂 4g，细辛 4g。

操作：将上药研细末，用鲜生姜汁与醋各适量搅匀制成 3g 的块状软膏，先在每个穴位处按摩 1～5min，使其局部充血，中央放少许麝香粉，将膏药敷贴于相应的穴位上，然后用医用胶布固定，并将膏药压平，以免患儿感到不适。婴幼儿保留 0.5～2h，学龄期儿童保留 2～4h，以局部有灼热感，充血潮红或有细小水疱为宜。连续治疗 3 次为 1 个疗程，每次间隔时间为 10 天左右，贴敷时间为夏季的头伏、二伏、三伏，连续治疗 3 年。

疗效：总有效率为 86.7%。本疗法疗效确切，可提升患儿免疫力，达到降低患儿哮喘发作次数的效果，值得临床推广使用。

出处：冯晓纯，原晓风，荆薇，等．冬病夏治中药穴位贴敷法治疗小儿咳嗽变异性哮喘 60 例临床观察 [J]. 吉林中医药 ,2010,30(7):592,593.

方法六：遂元香三伏贴

穴位：肺俞（双侧）、心俞（双侧）、膈俞（双侧）。

方药：白芥子 12g，细辛 12g，甘遂 21g，延胡索 21g，麝香 12g，法半夏 21g。

操作：上述药物混合后粉碎成细末，过 120 目筛备用。生姜捣烂用纱布包裹挤压取汁，将姜汁与药末混合调成稠糊状，分制成 2～3g 均匀丸剂备用。选双侧肺俞、心俞、膈俞，依不同症状加选大椎、定喘、膻中等，贴敷时间为 4～6h，根据个体差异，也可以做适当调整。若局部皮肤灼热难忍则最少 4h 去之。1、2、3 伏的第 1 天各贴 1 次，也可略提前或延后数天，3 次为 1 个疗程。

疗效：总有效率为 92.6%。本疗法疗效确切，能够改善患儿体质，提高患儿身体机能，减少患儿哮喘发作次数，值得临床推广使用。

出处：彭海平，朱慧芳，马杰．“三伏贴”治疗儿童变异性哮喘 27 例 [J]. 中国实用医药 ,2011, 6(16):126–127.

方法七：莱芥三伏贴

穴位：天突、定喘（双侧）、膈俞（双侧）、肺俞（双侧）、心俞（双侧）、肾俞（双侧）、脾俞（双侧）、足三里（双侧）。

方药：苏子 20g，生白芥子 40g，莱菔子 40g，细辛 20g，延胡索 20g，法半夏 10g，地龙 20g，冰片 1g。

操作：各药研成粉末，用时以生姜汁调成糊状，切成 1cm × 1cm，用胶布或活血止痛膏贴敷固定于穴位上。

疗效：总有效率为 85.29%。经本疗法治疗后患儿复发率明显降低，患儿典型哮喘转化率明显降低，值得推广使用。

出处：奚晓英．穴位贴敷防治咳嗽变异性哮喘 68 例疗效观察 [J]. 内蒙古中医药 ,2012,31(13): 79–80.

方法八：咳喘三伏贴

穴位：大椎、定喘（双侧）、肺俞（双侧）、脾俞（双侧）、肾俞（双侧）。

方药：白芥子、麻黄、檀香。

操作：上述药物按 3∶1∶1 比例打粉末后，用麻油浸泡药物，再用特制的铁锅反复熬制，提炼成膏剂，置于 4cm × 6cm 的网状纸胶膏中心部位内径为 1cm 的垫环内。贴膏贴在患儿的穴位处，从入伏日起，每 10 天贴 1 次，共 3 次，根据患儿的耐受程度，每次贴 24h。

疗效：中药穴位贴敷防治哮喘发作是一种多靶点的调节作用，具有整体调控、疗效持久、不良反应少、经济简便、易于坚持等优点，值得临床推广应用。

出处：蔡建新，陈建华，陈华，等．咳喘三伏贴防治小儿哮喘临床疗效观察 [J]. 中医药临床杂志 ,2010,22(6):485–487.

方法九：咳喘贴敷方

穴位：风门（双侧）、肺俞（双侧）、膏肓（双侧）。

方药：白芥子 0.5 份，细辛 1 份，苏子 2 份，吴茱萸 0.5 份，甘遂 1 份。

操作：将上述药物打粉后加入姜汁调成干糊状（姜汁用量以此为度，捏成丸剂，每丸 5g），分别贴敷在双侧风门、肺俞、膏肓并撒适量麝香，从夏季三伏的入伏日起，每 10 天贴 1 次，共 3 次，根据患儿的耐受程度，每次贴 4～6h。

疗效：本疗法可以显著减轻患儿病情，提高患儿生活质量，值得推广使用。

出处：崔华．咳喘方穴位敷贴治疗小儿哮喘缓解期临床研究 [J]. 河南中医 ,2012,32(4):471-473.

方法十：止哮组方

穴位大椎、天突、膻中、神阙，双侧：定喘、风门、肺俞、心俞、膈俞。

方药：穴位贴敷Ⅰ号：细辛 5 份，白芥子、苏子、莱菔子、杏仁各 3 份，甘遂、延胡索各 2 份，冰片 1 份。穴位贴敷Ⅱ号：吴茱萸、麻黄、茯苓、半夏各 4 份，陈皮、五味子各 3 份，杏仁、甘草各 2 份，白芥子 1 份。

操作：将上药共研药末装瓶密封，备用。初诊治疗时取穴位贴敷Ⅰ号适量药末，用蜂蜜调匀成糊状，做成花生米大小药饼摊于医用胶布上贴在患儿穴位，每次贴敷 24h，隔天 1 次，10 次为 1 个疗程。在贴敷Ⅰ号隔天时，取穴位贴敷Ⅱ号药末适量，用清水调匀成糊状，做成一元硬币大小药饼摊于医用胶布上，贴在患儿肚脐（神阙穴），每次贴敷 24h，隔天 1 次，10 次为 1 个疗程。

疗效：总有效率为 92.3%。本疗法疗效可靠，操作简便，药源丰富，费用低廉，安全性高，家长无煎熬中药、喂药之麻烦，无创、无痛，具有简、便、效、廉之特点，值得推广应用。

出处：刘小勇，刘哲彰．穴位贴敷治疗小儿咳嗽变异性哮喘 39 例 [J]. 实用中西医结合临床，2013,13(4):38-40.

方法十一：止哮组方

穴位：肺俞、心俞、膈俞、天突、膻中、神阙。

方药：Ⅰ号方：白芥子 5g，延胡索 7g，甘遂 4g，细辛 4g，麝香 0.1g；Ⅱ号方：丁香 1g，砂仁 1g，苍术 1g，白术 1g，黑胡椒 1g。

操作：以上药材分别粉碎为极细末，和匀装瓶密封备用，临用前用鲜姜汁及蜂蜜（二者比例 2：1）调和，做成直径为 1cm，厚度 0.1cm 的药饼。予Ⅱ号方药饼贴敷在神阙穴上，贴敷 12h。夏季三伏天贴敷，初伏开始，每 10 天贴敷 1 次，治疗三伏为 1 个疗程。共治疗 1 个疗程。常规消毒后，即将Ⅰ号方药饼贴敷在以上各穴，用医用纳米穴位贴固定在穴位上。根据肌肤柔嫩不同，选择贴敷 1～3h。

疗效：总有效率为 86.67%。本疗法疗效确切，可以显著减轻患儿病情，值得推广使用。

出处：刘丽平．传统穴结合神阙穴三伏贴敷治疗小儿咳嗽变异性哮喘临床研究 [J]. 新中医 ,2014,46(7):159,160.

方法十二：百部桔梗贴

穴位：大椎、涌泉（双侧）。

方药：百部 3g，桔梗 3g，荆芥 3g，鱼腥草 3g，甘草 3g，地龙 3g。

操作：以上药材共研细末，瓶装密封备用。用时取消肿止痛贴 3 贴，取上述药粉 6g，消肿止痛液 9ml，山莨菪碱注射液 5mg，调成糊状，分 3 份均匀放到 3 贴药上。贴敷部位常规消毒后治疗，每次贴 8～12h，每疗程 5～7 天。高热时加羚羊角注射液 2ml，支原体感染者加半夏 3g（不同年龄患儿药量可酌情增减）。

疗效：经治疗一般 3 天见效，7 天痊愈，反复发作率低。在基层诊所日常诊疗中见效快、疗效高，省时省力，绿色安全，值得临床应用和大力推广。

出处：李国忠．中药透皮技术结合推拿手法治疗小儿咳嗽变异性哮喘 [J]. 家庭中医药 ,2015,22(8):54-55.

方法十三：龙蚕贴

穴位：膻中、肺俞（双侧）。

方药：地龙 90g，僵蚕 90g，姜半夏 90g，胆南星 90g，白芥子 90g，黄芩 90g，麻黄 45g，生大黄 45g。

操作：以上药材混合研磨成粉末后，过筛后干燥储存。每次使用时，取剂量大约为 1g 的混合粉末，用温水和黄芩牙膏慢慢调成大小为

1cm×0.5cm×1cm 的膏状，贴敷在患者穴位，并用一次性的无菌的敷贴进行外部固定，每天更换贴敷的药物 1 次，连续贴敷 1 周。

疗效：总有效率为 96%。本疗法疗效显著，能够有效改善患儿发作时的症状，值得临床推广使用。

出处：刘军 . 穴位贴敷联合西药治疗儿童哮喘的临床疗效 [J]. 中国中医药现代远程教育 ,2015,13(21):71–73.

方法十四：宣肺平喘方

穴位：肺俞（双侧）、定喘（双侧）、肾俞（双侧）、脾俞（双侧）。

方药：麻黄 9g，黄芩 9g，栀子 9g，苏子 10g，杏仁 6g，清半夏 10g，辛夷 9g，白僵蚕 9g，炙百部 10g，蝉蜕 6g，甘草 6g。

操作：上述药物打粉后用姜汁调成糊状，制成直径约 3cm，厚度 0.5cm 的贴膏饼。每次 1h，每天 1 次，每周 5 次。

疗效：显效率为 92%。本疗法可以促进临床症状改善以及减少住院时间，提高临床疗效，改善患儿免疫球蛋白水平可能在其中起到重要作用。

出处：张树君 , 张帆 . 宣肺平喘方穴位敷贴联合免疫治疗寒热错杂型儿童支气管哮喘 50 例 [J]. 中医药学报 ,2016,44(4):94–96.

方法十五：葶苈芥子散

穴位：以肺俞为主穴，风寒型配以风门、大椎、脾俞，风热型配以大杼、风门、大肠俞。

方药：葶苈子 100g，白芥子 400g，紫苏子 400g，细辛 100g，香附 40g，吴茱萸 60g。

操作：上述药物打粉后用新鲜姜汁调配制成 1cm 大小的药饼（取中药粉约 10g）穴位贴敷。1—3 岁，贴敷 4～6h；3—5 岁，贴敷 6～8h；5 岁以上，贴敷 8～10h。每天 1 次，3 天为 1 个疗程。

疗效：总满意度为 93.75%。本疗法治疗小儿咳喘疗效显著、简单安全，避免了小儿对口服与注射药物的恐惧，易于被家长接受，具有较高的临床推广价值。

出处：王玲 , 李永玉 . 中药穴位贴敷配合辨证施护治疗小儿咳喘的效果观察 [J]. 基层医学论坛 ,2016,20(4):518–519.

方法十六：平喘咳外敷散

穴位：肺俞（双侧）、膏肓（双侧）、膻中。

方药：白芥子、细辛、甘遂、皂荚、五倍子、冰片。

操作：将上述药物按 3∶2∶1∶1∶3∶0.05 比例磨成细粉，取平喘咳外敷散适量加生姜汁调和，置于自粘性无菌敷料，贴于穴位处，每天 1 次，每次依年龄大小贴 2～4h，3 天 1 个疗程。

疗效：总有效率为 100%。本疗法治疗小儿哮喘发作期咳喘证临床疗效显著，且能较快地改善气喘症状。

出处：黄美芬 . 平喘咳外敷散内外合治小儿哮喘发作期咳喘证的疗效研究 [D]. 南宁：广西中医药大学 ,2016.

方法十七：皂刺元胡贴

穴位：天突。

方药：肉桂 5g，白芥子 5g，胡椒 5g，细辛 5g，甘遂 5g，皂角刺 10g，延胡索 10g。

操作：将上述药物研磨加蜂蜜、姜汁制成 1.5cm 药饼，胶布固定于天突穴，每次 4h，每天 1 次。

疗效：总有效率为 95.12%。本疗法疗效较佳，安全可靠，值得推广。

出处：向丹 , 向婷红 , 石柳昌 . 针刺攒竹 + 中药贴敷天突联合特布他林治疗小儿哮喘随机平行对照研究 [J]. 实用中医内科杂志 ,2017,31(1):50–51.

方法十八：咳喘三伏贴

穴位：大椎、肾俞（双侧）、定喘（双侧）、肺俞（双侧）、脾俞（双侧）。

方药：檀香、黄麻、白芥子。

操作：将上述药材按 1∶1∶3 比例打成粉末后，将其浸泡在麻油中，待浸泡好后放入特制铁锅中，通过反复不断地熬制让其形成膏剂药物，并盛放在 4cm×6cm 网状纸中。在患儿各穴位处贴此膏剂。从入伏开始对患儿实施治疗，每次贴 1 天，每间隔 10 天贴 1 次，1 个疗程时间为 1 个月。

疗效：总有效率为 90.7%。本疗法不但具有较高的安全性，而且能降低不良反应的发生，加快患儿病症恢复。

出处：官素玲 , 李剑芳 , 段锦辉 , 等 . 小儿哮喘经咳喘三伏贴防治效果观察 [J]. 深圳中西医结合杂志 ,2017,27(1):57–58.

方法十九：清热敷贴散

穴位：天突、肺俞（双侧）。

方药：黄芩 21g，白芥子 21g，延胡索 21g，甘遂 12g，细辛 12g。

操作：将上述药材打成粉末后，用适量姜汁调匀，纱布包裹，敷在患儿天突穴，双侧肺俞穴；离子导入仪的电极板用湿布包好，盖在药饼上，将药物离子导入仪电流强度调至 5mA 左右，每次治疗时间为 20min，治疗结束后取下电极板和药饼。每天 1 次，5 次为 1 个疗程。

疗效：总有效率为 96.7%。本疗法具有较好的临床疗效，能够改善疾病病情，缩短疗程，能改善热性哮喘（轻度）患儿咳喘、肺部哮鸣音等主要症状体征，改善发热、面色、脓涕、舌脉等中医证候，缩短疾病疗程。

出处：沈毅韵，庄承，刘小敏．清热敷贴散穴位敷贴合离子导入治疗小儿热性哮喘（轻度）的临床观察 [J]. 中医药导报 ,2017,23(24):93–95.

方法二十：杏苓定喘散

穴位：肺俞（双侧）。

方药：炙麻黄颗粒 6g，细辛颗粒 3g，茯苓颗粒 10g，法半夏颗粒 6g，杏仁颗粒 10g，全瓜蒌颗粒 6g。

操作：上述药物加入生姜汁制成止咳化痰的药糊，涂于离子导入仪理疗电极片上，再将已涂药的电极片贴于患儿治疗的穴位上，连接已经预热的离子导入仪，治疗 20min，把电流强度调到 4～5mA，电流强度按患儿病情而定。

疗效：总有效率为 88.33%。本疗法疗效明确，且无明显不良反应，值得临床推广使用。

出处：陈林萍，杨慧，边逊．中药穴位贴敷离子导入治疗儿童呼吸道疾病的疗效观察与综合护理评价 [J]. 实用临床护理学电子杂志 ,2017,2(34):113,120.

方法二十一：清热敷贴散

穴位：肺俞（双侧）。

方药：黄芪 10g，炙枇杷叶 10g，党参 9g，白术 9g，紫菀 12g，款冬花 12g，紫苏子 6g，芦根 6g，炙麻黄 6g，射干 6g，杏仁 6g，沙参 6g，地龙 6g，甘草 3g。

操作：上述药物加入生姜汁制成止咳化痰的药糊，涂于离子导入仪理疗电极片上，再将已涂药的电极片贴于患儿治疗的穴位上，连接已经预热的离子导入仪，治疗 20min，把电流强度调到 4～5mA，电流强度按患儿病情而定。

疗效：总有效率为 88.33%。本疗法疗效明确，且无明显不良反应，值得临床推广使用。

出处：陈林萍，杨慧，边逊．中药穴位贴敷离子导入治疗儿童呼吸道疾病的疗效观察与综合护理评价 [J]. 实用临床护理学电子杂志 ,2017,2(34):113,120.

方法二十二：麻杏定喘贴

穴位：肺俞（双侧）、定喘（双侧）、膏肓（双侧）、肾俞（双侧）、太渊（双侧）、太溪（双侧）；肺气亏虚者加气海、膻中；脾气亏虚者加中脘、足三里；肾气亏虚者加关元、阴谷。

方药：蜜麻黄 10g，杏仁 10g，辛夷花 10g，蝉蜕 10g，僵蚕 10g，地龙 10g，龙脷叶 15g，鱼腥草 20g，射干 10g，重楼 10g，川贝母 5g，太子参 15g，茯苓 10g，白术 8g，甘草 6g，桃仁 10g，淫羊藿 12g。

操作：上药研细末用生姜汁调成糊状。做成厚度约 0.3cm，直径为 1.5cm 大小的药饼。将配好的药饼用 7×6cm 大小的贴敷片固定，避开发红、破溃、起疱部位进行敷贴，根据患儿的皮肤感觉及耐受程度，每次贴敷时间控制在 3～5h，2 天 1 次，每周 3 次（根据患儿时间于周一、三、五或二、四、六进行），共治疗 1 个月。

疗效：总有效率为 82.14%。本疗法可显著减少患儿发病次数，减轻患儿症状，且安全性高，值得推广使用。

出处：陈甜．“俞募配穴”穴位贴敷治疗慢性持续期小儿哮喘的临床研究 [D]. 南宁：广西中医药大学 ,2019.

方法二十三：咳喘散

穴位：膏肓、肺俞、天突、大杼。

方药：延胡索 12g，甘遂 12g，芥子 35g，白芷 10g，细辛 15g，肉桂 5g，黄芩片 5g，麝香 5g。

操作：取上药研磨成粉末，取 3～5g 用少许甘油、生姜汁搅拌调制为直径 1cm 左右的药饼，贴敷于穴位处，每贴 4h，每天 1 次，每周连续贴敷 5 天。治疗 3 个月。

疗效：总有效率为 90.54%。本疗法仅需在对应穴位贴敷给药，无须口服或静脉滴注，无不良反应和痛苦，患儿及家属接受度较高，易于临床推广应用。

出处：陈丹．咳喘散穴位贴敷联合耳穴压豆治疗小儿支气管哮喘缓解期74例临床观察[J].中国民间疗法,2019,27(9):24–25.

方法二十四：咳喘宁贴

穴位：华盖、膻中、肺俞（双侧）、定喘（双侧）、膏肓（双侧）。

方药：生白芥子、生甘遂、麻黄、细辛、丁香、椒目。

操作：上述药物按3∶3∶2∶2∶1∶1比例混合磨粉，过50目筛，治疗时以黄酒调和成丸，取贴敷剂将药丸敷于穴位处。每周3次，每次敷贴时间为冬季4h，春、秋季3h，夏季2h。连续治疗8周。

疗效：本疗法疗效较好，复发率低，且无严重不良反应，安全性较好。

出处：叶璐，唐苾芯，郭艳芳，等．抗敏治咳方联合咳喘宁穴位敷贴治疗儿童风寒型咳嗽变异性哮喘疗效观察[J].上海中医药杂志,2019,53(12):56–60.

方法二十五：平喘贴

穴位：肺俞、天突、定喘、膻中。

方药：细辛5g，法半夏5g，白芥子5g，吴茱萸5g，甘草5g，延胡索10g，白芷10g，浙贝母10g。

操作：上述药物混合磨粉，过120目筛，取药粉20g，加入适量凡士林、蜂蜜、米醋调制成膏状。清洁上述穴位皮肤后，将药膏均匀铺于无菌敷料，直径2～3cm，厚度0.2～0.3cm，每次贴敷2～4h，3～4天治疗1次，1周治疗2次。共治疗12周。

疗效：本疗法可减少发作天数、发作次数，有效控制症状，提高患儿的生活质量，使病情稳定，值得在临床中使用。

出处：吴春芳，樊晓萍，韩传映．平喘贴穴位贴敷联合居家中医护理指导干预小儿咳嗽变异性哮喘效果分析[J].新中医,2020,52(12):157–160.

方法二十六：僵蚕蝉蜕贴

穴位：定喘、肺俞、天突、膏肓、风门、膻中、膈俞。

方药：僵蚕50g，蝉蜕50g，防风50g，地龙50g，蜜麻黄15g，细辛10g。

操作：将上述药物按以上比例打细粉备用。以姜汁、凡士林调成糊状，搓成丸，以胶布固定于上述穴位，每次持续4～6h，隔天贴敷1次。用药4周。

疗效：总有效率为95.56%。本疗法可有效减轻患儿的咳嗽程度，提高咳嗽消失率，缩短病程，提高患儿的生活质量。

出处：苟丽，张婕，苟向华，等．中药穴位贴敷联合常规西药治疗儿童咳嗽变异型哮喘临床研究[J].新中医,2020,52(16):148–151.

方法二十七：肉桂丁香贴

穴位：肺俞、脾俞、定喘、肾俞、天突。

方药：射肉桂12g，丁香16g，川乌15g，草乌15g，乳香15g，没药15g，当归30g，红花30g，赤芍30g，川芎30g，透骨草30g。

操作：将上述药物打细粉备用。用蜂蜜调制成膏状，置于穴贴上。取穴肺俞、脾俞、定喘、肾俞、天突。从夏季初伏开始进行穴位贴敷，每3天1次，直至末伏，每次贴2～4h，根据患儿皮肤的耐受程度，可酌情增加或减少贴敷时间。

疗效：总有效率为97.50%。本疗法能提高哮喘控制效果，且较易为家长及患儿接受，值得推广。

出处：张炳添．穴位贴敷联合推拿治疗小儿咳嗽变异性哮喘临床观察[J].中国中医药现代远程教育,2023,21(7):150–151,196.

方法二十八：止咳方

穴位：膻中、天突。

方药：姜厚朴1g，法半夏2g，胆南星2g，麻黄1g，炒莱菔子1g，炒芥子1g。

操作：将上述药物打细粉备用。贴敷膻中、天突。治疗1周为1个疗程，连续治疗2个疗程。

疗效：总有效率为95%。本疗法有助于减轻患儿临床症状，改善患儿肺功能，且安全性较好，可进一步提高疗效，促进患儿康复。

出处：吴庆灵，伍江龙，吴臻．中药内外合治儿童咳嗽变异性哮喘痰热蕴肺证[J].长春中医药大学学报,2023,39(8):885–888.

【按语】

小儿咳嗽是儿科最常见疾病之一。中医学认

为，小儿咳嗽的外因为感受外邪，内因为肺脾不足，病位主要在肺，治疗时应分外感内伤与邪正虚实。外感咳嗽治宜疏散外邪，宣通肺气为主；内伤咳嗽，则应辨明由何脏所致，随证立法。中医学认为，小儿哮喘发病原因既有内因，又有外因。内因责之于伏痰，与素体肺、脾、肾三脏功能失调，气血虚弱有关；外因是诱发本病的重要因素，多责之于感受外邪，接触异物，吸入粉尘、煤烟及嗜食生冷、酸咸、肥甘，劳倦，情志不调等。中医疗法因其不良反应小、疗效确切、价格低廉等诸多优势，在临床上有着广泛的应用。穴位敷贴作为中医外治法由来已久，穴位贴敷疗法是中医外治法中的代表疗法之一，具有简单，方便、安全的特点，相比其中药内服、针灸疗法，临床可见小儿对于穴位敷贴治疗的依从性更好，且更为家长接受，具有较为广泛的应用前景。

在临床应用穴位贴敷疗法治疗小儿咳嗽哮喘的文献的描述中，根据不同类别，选穴用药各有其特点。临床上使用穴位贴敷疗法进行治疗时常选用任脉、督脉、足少阴肾经、手太阴肺经上的穴位，常用穴位有肺俞、天突、膻中、涌泉、定喘、大椎等。根据不同情况进行配伍使用可达理气宽胸、降气化痰、补益肺肾、定喘止咳之效。临床上穴位贴敷的常用药物有麻黄、杏仁、白芥子、紫苏子、延胡索、细辛、肉桂、甘遂、半夏等，诸药配伍使用可达宣肺止咳、降气平喘、补益脏腑之气的功效。

（三）小儿神经性尿频

【概述】

小儿神经性尿频是指排尿次数增加而无相关解剖结构或神经系统病理性改变的一类儿童时期常见的泌尿系统疾病，以白天和睡前排尿次数增多，入睡后缓解，程度或轻或重，可伴有尿急，但无排尿疼痛为主要临床表现。根据其临床特点，可归属于中医“尿频”范畴。根据中医辨证，多为脾肾气虚、肺脾气虚、肝郁肾虚、心肾不交等。目前小儿神经性尿频的发病原因及机制尚未明确，主要与生理因素、环境因素等有关。本病可发生于儿童任何年龄，但多发于学龄前儿童，尤以婴幼儿时期发病率最高，女孩多于男孩。

【现代穴位贴敷文献】

方法一：补肾固摄散

穴位：神阙、涌泉。

方药：沙苑蒺藜 100g，骨碎补 50g，覆盆子 50g，五倍子 50g。

操作：上药共研末，过 60～80 目筛备用。治疗时每次取 5g，白酒适量调润，压成薄饼状，敷贴脐部或涌泉穴，纱布覆盖固定，每天 1 次，5 次为 1 个疗程。

疗效：本疗法共治愈小儿神经性尿频患者 15 人，其中 1 个疗程治愈者 8 人，2 个疗程治愈者 5 人，3 个疗程治愈者 2 人。

出处：王振熹 . 敷贴法在儿科临床的应用 [J]. 中医外治杂志 ,1997(5):39.

方法二：四神丸贴敷方

穴位：神阙、关元、中极、肾俞（双侧）。

方药：肉豆蔻、吴茱萸、补骨脂、五味子。

操作：上述药物等比研为细末过 100 目筛，紫外线常规消毒装入瓶内备用。将药用蜂蜜调成糊状敷于所取穴，用胶布固定，敷贴 3 天即取掉，3 次为 1 个疗程。治疗过程中偶有因敷贴时间过长造成皮肤局部炎症的可涂搽抗炎药。

疗效：总有效率为 96%，总治愈率为 88%。通过本疗法治疗可达到减少排尿次数，增加膀胱尿液蓄积作用，从而使尿频停止的作用。本方法操作方便，无不良反应，小儿易于接受易于临床推广。

出处：刘克奇 , 寇军 . 四神丸外敷治疗小儿神经性尿频 60 例 [J]. 内蒙古中医药 ,2005(S1):26.

方法三：暖泉贴

穴位：神阙、关元、中极。

方药：补骨脂、肉桂、五倍子、公丁香、吴茱萸、冰片。

操作：上述药物比例为 5∶5∶5∶5∶5∶1，首先把前 5 味中药饮片在 60℃的条件下干燥 12h，然后再用万能粉碎机把它们打成细粉，过 80 目筛，凉凉备用，冰片碾碎后单放。将上述药物与基质和促渗剂混合均匀制成糊状，放入容器内供以后使用。使用时每次取适量药糊填在内圈 3cm 的专用穴位贴内，每天 1 次贴于穴位处，保留 3～5h。

疗效：经本疗法治疗后患儿的神疲乏力、食

欲不振、畏寒怕冷、大便稀薄等症状较治疗前均有好转。总有效率为 82.76%，复发率为 4.17%。本疗法能免去口服药物带来的不适感，且操作简单，不良反应少，能够增加儿童用药的依从性。

出处：张哲媛 . 暖泉贴治疗儿童神经性尿频（脾肾气虚证）的临床疗效观察 [D]. 哈尔滨：黑龙江中医药大学 ,2022.

方法四：桔梗茴香贴

穴位：神阙。

方药：桔梗、小茴香、肉桂、五倍子、覆盆子、五味子、补骨脂、川椒。

操作：将上述药物烘干后等比研末，过 200 目筛，装瓶密封，每次取 5～10g 以米酒调匀敷于神阙，每 3 天换药 1 次，5 次为 1 个疗程。

疗效：总有效率为 95.2%。共治愈（每天排尿次数少于 10 次，夜间排尿无变化，无其他不适感）29 例，本疗法可减少儿童的惧怕心理，患儿依从性较好，值得临床推广使用。

出处：王迎春 , 杨静 . 艾灸结合药物贴敷治疗小儿神经性尿频 42 例 [J]. 中国针灸 ,2009,29(10):834.

方法五：龙骨牡蛎缩泉贴

穴位：神阙。

方药：生龙骨 30g，生牡蛎 30g，生麻黄 30g，肉桂 15g，冰片 10g，肺脾气虚者加用五味子 15g，覆盆子 15g；肾气不足、心肝郁火者加用栀子 9g。

操作：以上药物研细末，用醋调成膏状，敷于肚脐，外用胶布固定，每天清晨 7 时贴敷，至晚上 19 时取下，每天 1 次，5 次为 1 个疗程，2 个疗程之间暂停 1 天治疗。连续治疗 10 个疗程。

疗效：共计治愈（尿频、尿急消失，每天排尿次数恢复正常）19 例，总有效率为 93.5%。后续随访 3～6 个月，均未见加重。本疗法充分发挥中医外治方法独特的安全、有效、简便的优势，取得良好的临床疗效。

出处：王凤笑 , 王文秀 , 周悦 , 等 . 针刺“精宫”、中极穴配合神阙穴穴位贴敷治疗小儿神经性尿频 31 例 [J]. 中国针灸 ,2019,39(7):771–772.

方法六：补脾固肾贴膏

穴位：神阙。

方药：山药 6g，乌药 6g，蜜五味子 5g，桑螵蛸 10g，盐益智仁 10g，党参 12g。

操作：用温毛巾将肚脐擦拭干净后，将中药补脾固肾膏敷于肚脐，用胶布固定于穴位保持 4～6h 后去掉，每天 1 次，1 周为 1 个疗程，连续治疗 2 个疗程。

疗效：总有效率为 93.3%。本疗法效果显著，配合度高，临床操作安全、简便、有效。

出处：李风 , 王克天 . 推拿联合中药贴敷治疗小儿神经性尿频临床疗效 [J]. 内蒙古中医药，2022,41(6):72–74.

【按语】

中医学认为，小儿神经性尿频病位在肾与膀胱，与脾、肺、心、肝也密切相关。穴位贴敷疗法可以通过药穴结合，经皮给药以刺激局部穴位，从而促进人体经络气血运行，调节肾与膀胱之生理机能，达到补肾益脾，调整神经系统的目的，故而在治疗本病时拥有显著的疗效。穴位贴敷疗法因其不良反应小、疗效持久、治疗时痛苦较小等特点，在改善病情和预后防复方面具有明显优势，同时患儿易接受，配合度较好，近年来在临床治疗小儿神经性尿频中开始进行广泛的运用。然而，关于穴位贴敷疗法治疗小儿神经性尿频的理论研究的论文数量较少，仍需要进行进一步的研究，从而阐明治疗机制，以便疗效得到更广泛的认可。

在临床使用穴位贴敷疗法治疗小儿神经性尿频时常选用神阙、肾俞、命门、关元、中极、膀胱俞、神门等穴位。神阙通过奇经八脉与十二经脉联络五脏六腑，为经络之总枢，经气之汇海；关元为小肠募穴，具有培肾固本、补益元气、回阳固脱、导赤通淋的作用；中极为膀胱募穴，与关元同属任脉，为足三阴经与任脉的交会穴，主治小便不利，遗溺不禁等证；肾俞、膀胱俞分别为肾和膀胱的背俞穴，两穴合用可补肾气，摄膀胱；神门是手少阴心经的输穴、原穴，有养心安神之功，可用于治疗精神因素所导致的神经性尿频。

（四）小儿急慢性支气管炎

【概述】

小儿急性支气管炎是儿科常见的呼吸系统疾病，以咳嗽、咳痰为主要临床表现，部分患儿可致反复发作、日久不愈；小儿慢性支气管炎是由病毒、细菌、支原体、衣原体等致病菌所引起的一种呼吸道反复感染疾病。据历代文献记载，如“肺痹”“肺风”“上气”“肺闭”“肺风疾喘”“马脾风”“肺家炎”“肺炎喘嗽”等病之症状描述，可见热郁喘满、咳逆上气、息促气紧之类，都与小儿急慢性支气管炎症状相似，众医家也大多倾向于按“肺炎喘嗽”辨证，病因多有外邪侵犯、痰热壅肺、肺脾两虚、肺肾气虚等。小儿急性支气管炎四季皆可发病，尤以冬春季节交替时发病率高；小儿咳嗽、咳痰连续 2 年以上，每年累积或持续至少 3 个月，并排除其他引起慢性咳嗽的病因即可诊断为慢性支气管炎。小儿急慢性支气管炎多见于 1 岁以下小儿，尤以 6 月龄以下婴儿多见，一年四季均可发病，但于冬春两季高发，男孩患病率高于女孩。

【现代穴位贴敷文献】

1. 小儿急性支气管炎

方法一：寒热平喘方

穴位：肺俞、大椎、膻中、脾俞。

方药：寒型一号方，白芥子 30g，椒目 5g，石菖蒲 15g，冰片 3g；热型二号方，青黛 30g，锡类散 10g。

操作：上述药物研为细末混匀，每次用 0.3～0.5g 药粉放置在麝香膏上（直径 3cm 大小）用药匙摩平，贴于穴位上。一般贴 4～8h 后揭去，每天贴 1 次，3 天为 1 个疗程。

疗效：72 例病例中，共治愈 38 例，症状消失但仍能闻及干性啰音者 22 例，症状消失，啰音减少者 12 例，总有效率为 100%。本疗法简便易行，无皮肤损伤，容易为患儿接受，值得临床推广使用。

出处：曹赫基．中药敷贴治疗小儿急性支气管炎 72 例临床观察 [J]. 蚌埠医药 ,1992(2):27.

方法二：止嗽膏

穴位：肺俞、天突、膻中、涌泉、大椎，气喘者加定喘。

方药：白芥子、杏仁、法半夏、蚤休、黄芩，比例为 2：2：2：1：1。

操作：上述药物烘干研细末过 100 目筛。用 30% 二甲基亚砜适量调成软膏，装棕色玻璃瓶密封备用。取上药如黄豆大小，重 0.5～1g，涂于 2cm×2cm 的胶布中央或邦迪创可贴中央（若对胶布过敏，改用肤疾宁膏），对准穴位用手紧贴按平即可，24h 换药 1 次，4 天为 1 个疗程。

疗效：本疗法共治愈患儿 194 例，显效 9 例，有效 26 例，无效 13 例，总有效率为 94.84%，多数患儿在 1 个疗程内即可治愈。本疗法通过药穴配合，经皮透达全身，疗效显著。

出处：刘素文，洪伟，马桂英．止嗽膏穴位贴敷治疗小儿支气管炎 252 例 [J]. 湖北中医杂志，1993(1):36.

方法三：白胡椒贴

穴位：肺俞。

方药：白胡椒 5～8 粒。

操作：取 5～8 粒白胡椒研成细粉，撒在 5cm×7cm 大小膏药的中部，然后外贴于两侧肺俞穴，封贴 1～3 天取下。

疗效：平均疗程为 2～3 天，所有患儿均在用药后 4 天内喘息症状消失。本疗法能显著缩短病程，无不良反应，患儿易于接受，值得推广使用。

出处：宋百花，张秀梅．白胡椒肺俞外贴治疗小儿喘息性支气管炎 [J]. 新疆中医药 ,1996(1):36–37.

方法四：止咳膏

穴位：肺俞（双侧）。

方药：麻黄、细辛、五味子、生半夏、生南星，比例为 1：1：1：1：1。

操作：以上药物研细末，加入适量樟脑粉后，与凡士林混合拌匀，搓成条状药锭，做成每粒约 3g 的丸药密封备用。治疗时取伤湿止痛膏（注：上海中药制药三厂出品）1 份，分成两张摊于桌上，分别在每张的中心置 1 丸药，按压成 2mm 厚的圆形药贴即可用于治疗。婴幼儿及 6 岁以下儿童药丸及伤湿止痛膏均减半使用。治疗时，患儿背朝医者，暴露背部，排除杂念，配合治疗。医者找准双肺俞穴用指甲压“十”字痕迹后，双手掌反复用力摩擦至发热，然后迅速在患儿背部上下左右搓揉摩擦到皮肤发热，微微充血，再将止咳膏迅速准确地贴在双肺俞穴上，将衣服整理好后，在其背部及肺俞穴周围轻轻拍打几下即可。每 2 天换药 1 次，2 次为 1 个疗程。

疗效：102 例患者中共治愈 76 例，总有效率达 93.14%。本方法操作简单，取效迅速，价格便宜，无不良反应，值得临床推广使用。

出处：梅雪礼，梅志禾．止咳膏贴肺俞穴治疗小儿急性支气管炎 102 例 [J]. 中医外治杂志，

1998(3):17–18.

方法五：黄芩消炎贴

穴位：肺俞、心俞、膈俞。

方药：黄芩 100g，鱼腥草 100g，百部 60g，杏仁 60g，地龙 40g，麻黄 30g，半夏 30g，荆芥 20g，桔梗 20g，白芥子 10g。

操作：将上述药物干燥后粉碎机碾碎，过 60 目筛，制成散剂，装于密闭容器中备用。用时取 30g 以鲜生姜汁、蜂蜜调匀，做成直径 2cm 大小药饼 6 只，每只用药 5g。药饼要随用随做，以防干燥、变质。冬季应先将生姜汁加温后调剂。将做好的药饼，敷于上述穴位，以医用胶布固定，每次敷 8～12h，后取下弃之。每天 1 次，5 天为 1 个疗程。

疗效：本疗法共治愈患儿 61 例，总有效率为 88%，除少数病例局部皮肤发红有痒感外，未发现其他不良反应。本疗法集穴位和药物作用于一体，无创伤，无打针、服药等痛苦，特别适合小儿使用。

出处：胡婧婷，王立平．中药穴位敷贴治疗小儿急性支气管炎 92 例 [J]. 安徽中医临床杂志 ,1998(4):215–216.

方法六：芥子咳喘膏

穴位：肺俞、膏肓、定喘，喘重加膻中或天突。

方药：白芥子（炒）22.5g，生姜 50g，延胡索 22.5g，细辛 2.1g，甘遂 2.3g，冰片 0.5g。

操作：上述药物分别碾末，过 200 目筛，每穴 1 次用药约 1g，制成约 1.5cm × 1.5cm，厚度 0.5cm 大小的药饼，置于医用胶贴中央，分别贴于双侧肺俞、膏肓、定喘穴。每天 1 次，每次贴 2～4h，连续 3 天。

疗效：总有效率为 98.3%，本疗法止咳迅速，能有效消除患儿呼吸啰音，且能有效减轻患者咯痰的症状，对临床主要症状和体征疗效显著。本疗法简单易行，效果显著，费用低廉，值得推广使用。

出处：李瑛．芥子咳喘膏穴位贴敷治疗小儿急性支气管炎疗效分析 [D]. 北京：北京中医药大学 ,2006.

方法七：咳宁散

穴位：风寒型以肺俞为主穴，配以大椎、天突、脾俞穴；风热型以肺俞为主穴，配以风门、膻中、脾俞，痰多加丰隆。

方药：白芥子 90g，苏子 80g，香附子 65g，细辛 70g，吴茱萸 80g。

操作：上述药物混合研成细末，过筛后干燥储存备用。使用时，取适量（约 1g）用姜汁调成 1cm × 1cm × 0.5cm 大小的药饼，黏稠度适中。以中医整体观念和辨证论治为原则选择适宜的穴位，再用一次性医用胶带将药饼固定。贴敷时间每天 1 次，1—6 岁者每次贴敷 4h，7—12 岁每次贴敷 6h，连续贴 6 天。

疗效：总有效率为 95.71%，本疗法调动经脉功能，温肺散寒，止咳化痰，本疗法疗效确切，无痛无创，不经肠道给药，无损伤脾胃之弊，取材广泛，价廉药简，值得临床推广应用。

出处：郭萍．中药咳宁散穴位贴敷辅助治疗小儿支气管炎的疗效观察 [J]. 基层医学论坛 ,2015, 19(4):530–531.

方法八：如意金黄散

穴位：肺俞、天突、膻中、定喘。

方药：天花 500g，姜黄 250g，大黄 250g，黄柏 250g，白芷 250g，苍术 100g，厚朴 100g，天南星 100g，陈皮 100g，甘草 100g。

操作：将上药干燥后研极细粉末备用，用时和陈醋调成糊稠状，制成每枚如硬币大小，置于医用胶布上，选定穴位贴敷，每次 20～30min，每天 2 次，7 天为 1 个疗程。

疗效：总有效率为 90%，经过治疗可有效改善患儿 IgG 和 IgE 水平，显著提升患儿免疫力，本疗法有可靠的临床效果和可行性，临床应用前景广阔。

出处：张智敏．热毒宁联合如意金黄散穴位贴敷治疗小儿毛细支气管炎的疗效 [J]. 牡丹江医学院学报 ,2016,37(3):72–74.

方法九：化痰止咳方

穴位：肺俞、天突、神阙。

方药：白芥子 15g，半夏 10g，麻黄 10g，丁香 5g，肉桂 5g，赤芍 5g，乳香 3g。

操作：将上药干燥后研极细粉末备用，制成药饼形状，干燥放置备用，然后选取肺俞、神阙、天突穴进行药饼贴敷，每次贴敷时间为 6h，每天 1 次，共计治疗 1 周。

疗效：总有效率为 93%，经过治疗咽红舌燥、咳痰、发热、肺部体征等中医证候积分均明显改善。本疗法效果显著，在有效改善病症、缩短症状消失时间的同时，能帮助尽快恢复健康，保障生命健康和安全。

出处：李景涛，黄光炎．化痰止咳方穴位敷贴治疗小儿急性支气管炎的疗效观察 [J]. 内蒙古中医药 ,2019,38(7):118–119.

方法十：化痰止咳方

穴位：天突、大椎、膻中、肺俞。

方药：白芥子 10g，延胡索 20g，生甘遂 6g，细辛 10g，桂枝 10g，莱菔子 10g，青黛 2g。

操作：将药物打粉，使用凡士林调制成膏备用，选择天突、大椎、膻中、双肺俞等穴位进行贴敷，贴敷时间为每天 1 次，按年龄每次贴敷 0.5～2.0h，连续贴敷 3～5 天。

疗效：总有效率为 95%，患儿咳嗽、咳痰、发热、肺部啰音缓解时间明显缩短，使用本疗法治疗可降低抗生素使用率，充分体现了穴位贴敷疗法治疗急性支气管炎的优势。

出处：马超颖，刘素云．黄苏汤加减配伍穴位贴敷治疗小儿急性支气管炎的临床观察 [J]. 中国实用医药 ,2019,14(35):162–163.

方法十一：清肺导滞方

穴位：肺俞、膻中、中脘、神阙。

方药：麻黄 3g，炒苦杏仁 6g，生石膏 9g，黄芩 6g，炒莱菔子 6g，桑白皮 6g，白芥子 3g。

操作：将药物研细末，用少量姜汁和温水（1∶3 的比例）充分搅拌融化，加少量面粉调成稠膏状，将适量药物置于一次性无菌空白穴位贴正中的圆心上，然后贴于穴位上。贴敷时间为 2～4h，每天 1 次。注意观察局部皮肤红肿、瘙痒等情况。

疗效：总有效率为 96.7%，本疗法能够改善咳嗽、咳痰等临床症状，也能改善腹胀、不思乳食、大便等伴随症状，疗效显著且安全性良好，值得推广使用。

出处：庄文华．清肺导滞方穴位贴敷治疗小儿急性支气管炎痰热夹滞证的临床研究 [D]. 济南：山东中医药大学 ,2021.

2. 小儿慢性支气管炎

方法一：气管炎膏药

穴位：膻中。

方药：牙皂 120g，冬虫夏草 90g，肉桂 9g，生半夏 9g，天南星 9g，冰片 6g，铅粉 220g，芝麻油 500g。

操作：先将牙皂等前五味药放入芝麻油中炸枯（成炭），然后捞出，去渣过滤，再将滤过后的芝麻油熬至滴水成珠时（约 300℃），入铅粉收膏。离火略停，喷水去火毒后，纳入冰片搅匀，待成形时摊于油纸上备用。每张用药量以成人小指肚大小为宜。贴于膻中穴，3 天换 1 次，9 天为 1 个疗程，一般 1～3 个疗程。

疗效：本疗法总有效率为 90.80%，本疗法制作简便，疗效显著，不良反应小，使用方便，受到广大患儿及家属的欢迎。

出处：高振达．气管炎膏药外贴治疗小儿支气管炎 [J]. 新中医 ,1982(7):31.

方法二：麻黄细辛定喘贴

穴位：肺俞、定喘；体虚畏寒者配大椎、中府；年幼体弱者配膏肓、足三里；痰多配丰隆；咳嗽频繁配天突或膻中；咳无力加膈俞或气海。

方药：麻黄 10g，细辛 10g，白豆蔻 6g，牙皂 6g，桔梗 6g，沉香 6g，白芥子 16g，冰片 3g，公丁香 3g。

操作：上药共研细末，过 100 目筛，贮瓶备用。先用手指摩擦穴位局部至皮肤发红，然后取适量药末放于麝香壮骨膏上，贴于选定的穴位上，每 3 天换 1 次，每天用热毛巾在贴膏上加热 2 次。连用半个月为 1 个疗程。

疗效：本疗法疗效明确，多方配合，集药物、穴位、物理疗法于一体，而能奏效。

出处：李进涛．膏贴法治疗小儿喘息性支气管炎 [J]. 中国民间疗法 ,1999(3):9.

方法三：芥遂辛元三伏贴

穴位：初伏选用大椎、定喘、肺俞、膏肓；中伏选用灵台、膈俞等；末伏选用天突、膻中。

方药：白芥子 15g，甘遂 15g，细辛 10g，延胡索 10g。

操作：上药共研细末，用鲜姜汁调和，做成 2cm×2cm，厚为 0.6cm 的药片。每年初伏开始治疗。将药片放在选用穴上用胶布固定，每穴 1 片，每次保留 4h。于每年的初伏、中伏、末伏按上述穴位各伏贴 1 次，连续 3 年为 1 个疗程。

疗效：本疗法疗总有效率为 90.8%，本疗法为冬病夏治之法，可增强患儿体质，提高患儿抵抗力，可有效控制病情，防止支气管炎加重为哮喘，操作简便，疗效显著，值得推广使用。

出处：周爱云．穴位敷贴治疗与护理小儿喘息性支气管炎120例[J].实用中医内科杂志，2003(3):237–238.

方法四：加味玉屏风膏

穴位：肺俞（双侧）、大椎、天突、膻中、神厥。

方药：生芪10g，白术20g，防风10g，洋金花10g。

操作：将药物研成细末，以姜汁为黏合剂，调和均匀，制成糊剂药膏（2.5cm × 2.0cm × 0.5cm）。于酷暑伏天头伏、中伏、末伏各第1天进行贴敷，将糊剂药膏贴敷在穴位上，保留12～24h。

疗效：经三年随访，总治愈率为78.88%，总好转率为21.11%。本疗法在伏天采用冬病夏治之治疗思想，通过穴位贴敷调节神经功能，抑制咳喘症状，增强患儿体质，以达防治之功效。

出处：董瑞，秦洪义，徐婺，等．伏天穴位贴敷加味玉屏风膏治疗小儿喘息型慢性支气管炎临床研究[J].中国医药导报，2007(22):87–88.

方法五：细辛杏仁贴

穴位：肺俞（双侧）、大椎、天突、膻中、神厥。

方药：北杏10g，细辛5g。

操作：上述药物研磨成细末，制作成药饼，并贴敷于穴位，用纱布给予覆盖，每天1次，每次1～2h，敷药期间若发现渗液、水疱、瘙痒和皮肤潮红等皮肤过敏现象，应立即去除敷贴药物，并给予相应抗过敏治疗。

疗效：本疗法总有效率为90.54%，肺部喘鸣音、喘息、夜间咳嗽消失时间明显缩短，不良反应率为6.76%，较传统疗法明显偏低，总体疗效显著，值得临床使用。

出处：于焕英．宣肺涤痰汤联合穴位敷贴治疗小儿喘息性支气管炎的疗效及安全性分析[J].光明中医，2019,34(5):673–675.

方法六：蜜麻黄贴

穴位：天突、膻中、肺俞、定喘、神阙。

方药：蜜麻黄3g，苦杏仁3g，石膏5g，甘草3g，地龙3g，葶苈子3g，陈皮2g，紫菀3g，百部3g，白前3g，射干2g。

操作：上述药物干燥后研磨成粉状，用蜂蜜调成糊状，取2g以医用胶带固定在所选穴位上，40min后取下，并擦净皮肤。若患儿出现灼热痒感，且皮肤出现充血红肿现象，则提前取下药贴，每天1次。

疗效：本疗法总有效率为80%，本疗法可明显缩短患儿临床症状消失时间，减少不良反应发生率及疾病复发率，具有较好的临床疗效。

出处：李林军，姜石兰，黄丽萍．中药穴位贴敷辅助雾化吸入药物治疗小儿喘息性支气管炎的临床疗效研究[J].基层医学论坛，2020,24(32):4681–4683.

【按语】

小儿急慢性支气管炎是儿科常见的肺系疾病之一，临床以咳嗽、咯痰为主要特征。小儿急性支气管炎多因外感风温邪气，内犯于肺，治疗应以清热宣肺、化痰止咳为主；小儿慢性支气管炎病位在肺，与肺气虚、营卫失调密切相关，故治疗重点放在补益肺气。穴位贴敷疗法通过经络与中药的相互作用，相互激发，相互协调，使贴敷药物疗效达到最大。关于穴位贴敷治疗小儿急慢性支气管炎的临床研究以及基础研究已经有一定的基础，大规模的临床疗效研究也已经展开。因此，广大临床工作者可积极在临床治疗时使用穴位贴敷疗法，造福广大患儿。

在临床使用穴位贴敷疗法治疗小儿急慢性支气管炎时常选用肺俞、大椎、天突、膻中、神厥等穴位。肺俞是反应呼吸系统疾病的重要穴位，可宣肺、平喘、利气；膻中为八会穴之气会，内为肺脏所居之处，其能够宽胸理气、止咳平喘；神阙为诸阴之海，属任脉上的重要穴位，选择神阙进行穴位贴敷治疗可达到培脾土生肺金的功效。临床用药以白芥子、半夏、麻黄、苏子、黄芩、细辛、延胡索、杏仁等为主，诸药配伍使用以达疏散外邪、选肺定喘之效。中药穴位贴敷疗法疗效确切，历史悠久，安全性高，患儿接受度高，并且能够从根源上减轻患儿的痛苦，改善患儿症状，应被临床广泛推广使用。

（五）小儿营养不良

【概述】

营养不良是威胁全球儿童健康的重要疾病，

主要指因营养物质摄入不足、吸收不良或消耗及丢失过多引起的机体生长发育落后和功能障碍等营养低下状态。小儿营养不良主要表现为脂肪消失、肌肉萎缩及生长发育停滞等，也可造成全身各系统紊乱、抵抗力下降等，严重者可能引起患儿死亡。中医学认为营养不良属于“疳证”，“疳皆脾胃病，亡津伤液之所作也”。治疗关键在于顾护脾胃，调理脾胃，恢复脾胃的正常受纳和运化功能，后天生化渐充，则可渐趋康复，因此对于该类病症需从脾胃而治。现代医学认为，长期营养不良对儿童的生长发育及心理健康均有负面影响，家长及医生应关注儿童的生长发育状况，儿童营养不良及时进行治疗。

【现代穴位贴敷文献】

方法一：生长贴

穴位：神阙、足三里、涌泉。

方药：党参 10g，黄芪 10g，昆布 5g，牡蛎 5g，薄荷脑 5g，甘草 5g。

操作：上述药物研为细末混匀，制成穴贴备用。选神阙、足三里和涌泉进行贴敷，1 周 1 次，每次贴 2～4h。

疗效：经过 6 个月的干预后，接受治疗的儿童营养性疾病的总发生率明显降低，血清铁、锌及血红蛋白水平均较干预前明显上升，身高和体重均较干预前明显上升。因此，本疗法可促进儿童的生长发育，改善其营养状况，治疗小儿营养不良疗效确切。

出处：吴爱惜，陈玲娇，冯海英．生长贴联合营养干预指导对儿童生长发育及营养状况的影响[J]. 中国现代医生，2021,59(1):61–64.

方法二：小儿生长贴

穴位：神阙、足三里、涌泉。

方药：党参 10g，黄芪 10g，牡蛎 5g，白术 5g，山楂 5g，柴胡 5g。

操作：上药磨成细粉后制成贴膏，贴于穴位处，每次贴 2～4h，每周 1 次。

疗效：总有效率为 93.48%。经过本疗法干预后，患儿的身高、体重及生长速度显著高于治疗前，本疗法能够促进消化、增强免疫力、改善睡眠、促进骨骼生长，能够有效促进生长发育迟缓的儿童身高增长，值得临床推广使用。

出处：丁小红，胡青莲，丁绍华，等．小儿生长贴加穴位按摩助儿童身高增长的临床研究 [J]. 中医外治杂志，2022,31(4):4–5.

【按语】

中医学研究指出，儿童脏腑娇嫩，脾胃乃后天之本、气血生化之源，儿童生长发育全赖脾之水谷精微吸收运化和气血供给，若脾胃亏虚则骨生长缓慢。因此，通过健脾和胃之法促进脾胃运化有利于改善小儿营养不良，促进小儿机体发育。目前，临床上对于生长发育迟缓的发病机制尚未完全明确，单纯采用增强营养、有氧运动或药物治疗等方式效果欠佳。中医学认为，小儿营养不良病位在脾、胃，在临床治疗时应以补益脾胃为重点。穴位贴敷疗法可益气养血、健脾和胃、扶正培元，药物通过毛孔进入患儿体内发挥药效，通过长时间进行贴敷，持续刺激穴位，从而不断地促进小儿的生长发育，进而达到治疗的目的，是中医学中重要的治疗方法。因穴位贴敷疗法具有较好的疗效，且价格低廉，不良反应小，患儿及家长接受度较高，配合度较好，因此值得在临床上进行推广使用。

穴位贴敷时常选择神阙、足三里、涌泉等。神阙位于腹部之中，下焦之枢纽，具有健脾胃，补中元之效；足三里为胃经之下合穴，可升发胃气，运脾化湿；涌泉为肾经之井穴，可升提肾气。上述诸穴配合使用可补肾填精、固本培元。在药物选择方面常使用党参、黄芪、牡蛎等，诸药配伍使用以达补益中气、固本培元之效。通过穴位贴敷治疗可改善儿童免疫力和营养状态、提高体内生长激素水平，为小儿的生长发育提供有利的条件。

（六）小儿荨麻疹

【概述】

小儿荨麻疹是儿童常见皮肤病之一，是由于皮肤、黏膜小血管扩张及渗透性增加出现的一种局限性水肿反应。主要表现为皮肤异常瘙痒、皮肤出现成块、成片状风团等症状。因其发病急骤，时起时隐的特点，中医学上又称其为“风疹”“风疹块”“瘾疹”等。中医学认为本病是在先天体质因素的基础上，因感受风、寒、湿、热之邪，或饮食不慎，或七情内伤等诱发，病位在肌肤腠理。现代医学认为，小儿急性荨麻疹可因感染、药物、食物等诱发，其中感染因素致病占较大比例。临床上治疗以除病因、抗过敏治疗为主。本病急性者短期发作后多可痊愈，慢性者常反复发作，缠绵难愈，给患儿及家长带来极大痛苦。

【现代穴位贴敷文献】

方法一：防风蝉蜕贴

穴位：神阙。

方药：防风 15g，蝉蜕 15g。

操作：上述诸药研成细粉，装瓶备用，在使用时加入适量蜂蜜调成糊状，置于患儿脐窝，厚度以平脐窝为准，外用白色医用胶布固定，以防止患儿摩擦脱落，每天换药 1 次，两次换药间隔 8h 以上。连续使用 14 天为 1 个疗程。

疗效：经过 2 个疗程即四周的治疗后，总有效率达 94.29%。3 个月后随访，经过治疗的患儿复发率为 14.29%。本疗法可以显著提升患儿免疫力，降低荨麻疹的复发率。

出处：庞俊慧，崔伟霞．健脾汤联合中药贴脐治疗小儿荨麻疹疗效观察 [J]. 山西中医 ,2018, 34(8):21–22.

方法二：五积散加味贴

穴位：神阙。

方药：苍术 12g，川芎 12g，当归 12g，银柴胡 12g，桃仁 12g，红花 12g，炒枳壳 12g，徐长卿 12g，川厚朴 12g，蝉衣 12g，防风 12g，白芍 15g，益母草 30g，炙甘草 5g。

操作：上述药物研磨后醋调为膏状，敷贴于神阙穴，每天 1 次，7 天为 1 个疗程。

疗效：总有效率为 90.67%，停药 2 周后复发率为 6.67%，经过穴位贴敷治疗的患儿血清 IgE 水平明显降低，且不良反应较为轻微。本疗法对于小儿机体免疫具有调节作用，疗效确切，值得推广使用。

出处：李建设，常锦萍，田涛．五积散加味敷脐治疗儿童慢性荨麻疹 75 例 [J]. 安徽医药 ,2022, 26(10):2102–2106.

方法三：脱敏散敷剂

穴位：神阙。

方药：防风 25g，地龙 25g，蝉蜕 15g，柴胡 15g，僵蚕 10g，冰片 3g。

操作：上述诸药研成细粉，装瓶备用，在使用时加入适量蜂蜜调成糊状，置于患儿脐窝，厚度以平脐窝为准，上面覆盖新鲜保鲜膜，以防止患儿摩擦脱落，每天换药 1 次，2 次间隔 6h。1 周为 1 个疗程，连用 4 个疗程。

疗效：总有效率为 93%，经过 1 年的随访，经穴位贴敷疗法治疗的患儿荨麻疹复发率为 16.3%。本疗法能够显著提高治疗效果，降低复发率，且不增加用药不良作用，不失为小儿慢性荨麻疹的安全、有效治疗方案。

出处：李锦春．中药敷脐联合氯雷他定治疗小儿慢性荨麻疹 43 例 [J]. 光明中医 ,2015,30(4): 825–826.

方法四：酮替芬敷脐贴

穴位：神阙。

方药：酮替芬。

操作：口服维生素 C、抗组胺药物及对症处理，用酮替芬 2mg，研细，混入氟轻松软膏 1 支调匀，取一半量敷于脐窝处，外用伤湿膏 1 片覆盖，每晚换药 1 次，连用 5 天。

疗效：总有效率为 99%，本疗法利用酮替芬加激素药膏敷脐，达到温通元阳、苏厥固脱作用，同时减少了患儿喂药难和肌注针剂的痛苦，患儿及家长乐于接受。

出处：刘中珂，王峰，田仲娥．酮替芬敷脐治疗小儿丘疹样荨麻疹 100 例体会 [J]. 中医药临床杂志 ,2005(6):626.

方法五：肤毒膏

穴位：阿是穴。

方药：水银（煅灰）30g，硫黄粉 30g，枯矾 12g，樟脑 15g，枪药（水湿研细）500g，凡士林 360g。

操作：先用铅 21g，放锅内化开，再投入水银化匀，凉则凝块，研为细末，后加枯矾、硫黄粉、樟脑、枪药共研极细，再与黄凡士林调匀成膏。用时以花椒 1 撮，白矾 1 小块，投入盒内，开水冲洗患处，擦干后再抹此药。每天抹药 1 次，洗 1 次。

出处：张奇文．中国膏敷疗法 [M]. 北京：中国中医药出版社，2018.

方法六：消疹药糊

穴位：阿是穴。

方药：苍耳子 10g，防风 10g，地肤子 10g，威灵仙 10g，南通蛇药片（市售中成药 4 片）。

操作：上药共研细末，再加入南通蛇药片研匀备用。用时根据皮疹多少，取药粉加适量白酒或75%酒精，调成稀粉状，外涂患处，每天3～4次。

出处：张奇文．中国膏敷疗法[M]. 北京：中国中医药出版社，2018.

【按语】

儿童荨麻疹是儿童期常见皮肤病，以瘙痒性风团和（或）血管性水肿为主要表现。依据病程长短，荨麻疹又分为急性荨麻疹（＜6周）及慢性荨麻疹（＞6周），目前儿童主要以急性荨麻疹为主，慢性发病较少，其病因及机制仍尚未明确，治疗存在一定困难。中医学认为，荨麻疹相当于中医学中的“瘾疹”“赤白游风”等证，对于小儿荨麻疹患者而言，脏腑娇嫩，形气未充，稚阴稚阳，外易为六淫所侵，内易为饮食所伤。急性荨麻疹的发作与外感之邪有关，而慢性荨麻疹则与虚损不足有关。穴位贴敷疗法可根据不同病因，因人制宜，进行辨证施治，调整使用的穴位及药物。针对急性荨麻疹的患儿，穴位贴敷疗法可扶正祛邪，祛风止痒，而针对慢性荨麻疹的患儿，穴位贴敷疗法可顾护肺卫，补益正气，从而减少荨麻疹的发作次数，以达到标本同治的效果，从而减轻患儿痛苦。

穴位贴敷时常选择神阙、阿是穴等，肚脐为神阙穴，聚小儿精气，联脏腑气机，神阙穴皮肤浅薄，以药物外敷，有利于药物的吸收；阿是穴为局部取穴，以近治作用，祛邪扶正，疏风止痒，在减轻症状等方面有着显著的疗效。穴位贴敷疗法疗效显著，减少了患儿喂药难和肌注针剂的痛苦，除了能够减轻患儿痛苦，亦可降低复发率，为广大患儿及家长接受，患儿的配合度较好，值得临床推广使用。

（七）小儿脘腹痛

【概述】

小儿腹痛指胃脘部以下，脐之两旁及耻骨以上部位的疼痛，是临床上儿科常见的疾病。引起腹痛的原因很多，如感受寒邪、乳食积滞、脏气虚冷、气滞血瘀、情志刺激等。小儿腹痛产生主要为寒邪入侵、脾虚食积，故而治疗多以温中散寒，健脾消食等为主。现代医学认为，小儿腹痛是临床常见症状，可由多种内外科疾病引起，临床上需根据病史及体格检查进行全面分析判断，以免漏诊、误诊。本病可见于任何年龄段的儿童，以6岁以内发病率最高，发病无明显季节性特点，一年四季均可发生。

【现代穴位贴敷文献】

1. 因寒致痛

方法一：腹痛贴

穴位：神阙。

方药：酒军1g，侧柏叶3g，枳实3g，乌药6g，木香6g，香附6g，砂仁6g，延胡索9g，桂枝15g，白芍15g。

操作：研成粉末，炒至微黄，取黄酒调至糊状，外敷于神厥穴并给予艾灸。先用75%的酒精消毒患儿神厥穴，然后将腹痛贴外敷，医生左手置于患儿脐周，右手持艾条做环状熏灸，至患儿鼻尖微汗为止，然后用胶布固定4～6h后自行揭下，每天1次。

疗效：总有效率达96.6%，其中显效（治疗0.5～1h后腹痛症状消失，未见反复）率达65.5%。本疗法在临床治疗中疗效显著，安全可靠，经济实用，适用于在基层医疗单位推广应用。

出处：马利亚．腹痛贴治疗小儿腹痛58例临床疗效观察[J]. 现代诊断与治疗，2014,25(7):1515–1516.

方法二：散寒止痛贴

穴位：神阙。

方药：乌药15g，延胡索10g，川楝子10g，木香6g，厚朴3g，高良姜10g，白芍10g，生甘草3g，黄酒适量。恶心、呕吐者加法半夏，藿香和胃止呕；兼泄泻加炮姜、煨肉豆蔻温中止泻；抽掣阵痛者加小茴香，加大延胡索用量，以温中活血止痛。

操作：上药共研细末过筛，装瓶中密封备用，使用前先将患儿脐部用温水洗净，擦干，然后取药粉适量，用黄酒调匀，稍等片刻，待呈褐色膏状时，敷于患儿脐部，用纱布、胶布固定，24h换药1次，4天为1个疗程。

疗效：总有效率为86.7%，复发率为7.6%。本疗法在改善临床症状、减少复发率等方面有明显疗效，且不良反应少，故具有明显优势，值得推广使用。

出处：王艳玲 . 散寒止痛贴治疗小儿功能性腹痛（寒积腹痛证）的临床研究 [D]. 长春：长春中医药大学 ,2010.

方法三：辛乌止痛贴

穴位：神阙。

方药：川乌 10g，细辛 10g，木香 10g，吴茱萸 10g，白芷 10g，当归 10g，丹参 10g，红花 10g。

操作：上药共研细末，加麦麸少许，共炒黄后喷醋，趁热放入 5cm×7cm 布袋内，热敷脐部。持续 10～30min，每天 2 次，1 周为 1 个疗程。

疗效：共治愈患儿 37 例，总有效率达 97.6%。本疗法可理气活血，温经止痛，达到缓解患儿腹痛的疗效。操作简单，安全可靠，值得临床使用。

出处：马建海 , 王化杰 . 中药敷脐治疗儿童功能性腹痛 [J]. 安徽中医临床杂志 ,1998(6):414.

方法四：香附元胡止痛贴

穴位：神阙。

方药：香附 12g，延胡索 12g，小茴香 10g，干姜（碾碎）10g，食盐（炒热）100g，葱白 50g。

操作：上述药物经加工后拌入葱白 50g，用布包好趁热敷脐，每天 1～2 次，3～5 天为 1 个疗程。

疗效：用药 2～3 天，腹痛止未再发作者 20 例，用药 3～5 天，腹痛缓解者 10 例，总有效率为 100%。本疗法温中散寒，行气止痛，疗效显著。

出处：王晋清 . 中药贴脐治疗小儿肠痉挛 [J]. 中医外治杂志 ,1995(3):47.

方法五：腹痛散

穴位：气海、关元、天枢。

方药：浙贝母、夏枯草、煅牡蛎、延胡索、茴香、艾叶、吴茱萸，各药等比。

操作：混合上述中药材，研磨成细粉状，应用 80 目筛处理，紫外线消毒。添加 40℃温水调制成糊状，随后，将其均匀涂抹在边长 4cm 左右的方形纱布上，贴在患儿关元、气海与天枢穴等穴位，每天 1 次，连续 5 天。治疗过程中，注意观察腹部皮肤状态，若是发现皮疹，停止敷贴。

疗效：总有效率为 94%，本疗法疗效确切，疗效满意，患儿接受度好，不良反应发生率低，值得推广使用。

出处：张楠 , 梁巍 , 徐金星 . 中药腹痛散穴位贴敷治疗小儿肠系膜淋巴结炎的临床疗效 [J]. 中医临床研究 ,2021,13(20):56–59.

方法六：行气散寒贴

穴位：神阙、气海、关元、天枢。

方药：白芷 5g，木香 5g，小茴香 5g，丁香 5g，枳壳 5g，厚朴 5g。对于存在呕吐、恶心、舌红者在药方中加入半夏 3g；对于存在腹痛、腹泻、便溏不净者在药方中加入延胡索 3g。

操作：混合上述中药材，研磨成细粉状，夜间贴于患儿神阙、天枢、气海、关元，每天 1 次，若 4 岁以下患儿夜间贴敷 4h 即可，4—7 岁患儿夜间贴敷 6h 即可，8 岁以上患儿贴敷 8h 即可。

疗效：总有效率为 83.33%，本疗法降低药物使用量以及规避中药与西药口感差的缺点，易于患儿与其家属接受，效果显著，且安全性高，值得在临床上大力推广应用。

出处：高扬 , 张君 , 闫强 . 行气散寒药物贴脐联合推拿治疗小儿小肠系膜淋巴结炎的临床效果 [J]. 临床医学研究与实践 ,2019,4(21):111–113.

方法七：暖脐贴

穴位：神阙。

方药：肉桂 50g，丁香 50g，吴茱萸 50g，小茴香 50g，乌药 50g，荜茇 50g，延胡索 50g，冰片 50g，三七 25g，凡士林 500g，月桂氮卓酮 40ml、丙二醇 20ml、远红外线陶瓷粉 100g。

操作：先将中药饮片在 60℃的条件下干燥 12h，然后用万能粉碎机将其打成细粉，过 80 目筛，制备时先将凡士林水浴加热溶化，然后将其他药物依次加入充分混合成凝膏状，80℃水浴加热 40min 使药物充分混合，冷却后分装在特定的盒里，使用时将药物置于穴位贴内，每天 1 次贴于神阙穴，保留 4～6h（过敏患儿可提前取下）。

疗效：总有效率为 96.67%。本疗法可使药物以恒定速率吸收，患儿依从性好，临床疗效确切，值得推广使用。

出处：张诚 . 暖脐贴治疗小儿肠系膜淋巴结炎（脾胃虚寒型）的临床疗效观察 [D]. 哈尔滨：黑龙江中医药大学 ,2018.

方法八：腹痛方

穴位：神阙、中脘、关元。

方药：木香6g，香附6g，吴茱萸3g，肉豆蔻3g，当归9g，延胡索6g，干姜6g。

操作：将上述药物研磨成粉，用蜂蜜调成糊状，外敷神阙、中脘、关元穴，每次外敷2h，5天为1个疗程（疗程间隔2天）。

疗效：总有效率为94%。本疗法可改善患儿中医临床证候，疗效显著，值得推广使用。

出处：张海霞，刘爱娟，张智敏，等．腹痛方穴位贴敷配合小儿推拿治疗小儿肠系膜淋巴结炎临床研究[J].实用中医药杂志，2020,36(10):1263-1264.

2.因虚致痛

方法一：温中健脾膏

穴位：中脘、天枢、气海，寒重加足三里。

方药：党参10g，苍术10g，白术10g，干姜6g，肉桂6g，当归10g，白芍12g，陈皮6g，厚朴6g，二丑10g，丁香6g，木香6g，甘草3g。

操作：上药10剂为1料，按传统工艺熬制成硬膏，制成方寸小膏药。每次3～5贴，每贴2天，上穴交替使用。

疗效：共治疗患儿208例，其中1次治愈者84例，2～3次治愈者86例，总有效率达95.7%。本疗法疗效显著，可激发脾中阳气以止痛，值得推广使用。

出处：张春芳，丁汝敏．温中健脾膏穴位敷贴治疗小儿腹痛208例[J].河南中医，1997(2):46.

方法二：腹痛散

穴位：天枢、气海、关元。

方药：木香8g，枳实8g，莪术8g，干姜8g，延胡索10g，黄连12g，炒白芍10g。

操作：上述药物混合碾磨成粉状，选用80目筛进行处理，再行紫外线消毒。用40℃左右温水将其调制成糊状，随后将其在4cm左右方形纱布上均匀涂抹，贴于患儿天枢、气海、关元等穴位。每天贴1次，连续治疗5天。治疗中需对患儿腹部皮肤情况进行观察，若出现皮疹，则需立即停止敷贴治疗。

疗效：总有效率为92.68%，本法能进一步增加治疗效果，显著缩短病程，值得推广使用。

出处：盛海英，秦玲．中药腹痛散穴位贴敷治疗小儿肠系膜淋巴结炎的临床疗效[J].中国卫生标准管理，2017,8(6):75-76.

方法三：腹痛散

穴位：神阙、中脘、气海、关元、天枢。

方药：干姜、吴茱萸、延胡索、木香、黄连、莪术、炒白芍、枳实，各药等比。

操作：上述药物混合碾粉，过80目筛后，紫外线照射消毒处理。将腹痛散加入40℃温开水中调成糊状，均匀摊置于3cm×3cm大小的二层纱布之间，并用麻油涂在神阙、天枢、中脘、关元、气海。贴敷5h，每天1次，连贴5天。

疗效：总有效率为96.88%，经治疗后患儿临床症状消失或明显减轻，本疗法疗效确切且不易反复，值得推广使用。

出处：殷旭．腹痛散穴位贴敷治疗小儿肠系膜淋巴结炎32例临床观察[J].中医儿科杂志，2016,12(4):45-47.

方法四：理气止痛贴

穴位：神阙。

方药：白芍、生甘草、川芎、延胡索，比例为2∶1∶1∶2，偏寒者加乌药，气滞者加煨木香，食积者加鸡内金、陈皮，血瘀者加山楂，大便秘结者加枳壳、槟榔。

操作：上述药物烘干，粉碎，研细末，用白醋或凡士林适量调成膏状，当日制备。敷于脐部神阙穴。每周3次，连续4周。

疗效：临床治愈26例，有效12例，无效2例，总有效率为95%。可通过局部穴位的刺激，疏通经络，调理气血，疗效显著，值得推广使用。

出处：袁增辉．理气止痛中药贴敷脐治疗小儿功能性再发性腹痛疗效观察[J].实用中医药杂志，2018,34(9):1121.

方法五：温腹止痛贴

穴位：神阙。

方药：党参、肉桂、丁香、吴茱萸、延胡索、三七、干姜，药物等比。

操作：混合加入蛋清调成适合的稠膏状，压成1.5cm×1.5cm的药饼，平摊在约3cm×3cm的胶布上，每天1次贴于神阙，保留4～6h（过敏患儿可提前取下）。

疗效：总有效率为96.67%。本疗法可显著减轻患儿伴随症状，患儿接受度高，不良反应小，复发率低，值得推广使用。

出处：郭薇．温腹止痛贴敷脐治疗小儿肠系膜淋巴结炎（脾胃虚寒型）的临床疗效观察 [D]. 哈尔滨：黑龙江中医药大学 ,2016.

方法六：腹痛贴

穴位：神阙、中脘。

方药：吴茱萸、丁香、苍术、香附、良姜、肉桂，用量比为 5∶4∶4∶4∶3∶3。

操作：上述药物经过低温干燥，混合后粉碎并过 7 号筛，低温灭菌处理 48h（分装备用）。取上药 30g 加蜂蜜或清水适量，调成膏状置于贴片上，贴敷于患儿神阙、中脘。每天 1 次。连续 7 天为 1 个疗程，连续 2 个到 3 个疗程。

疗效：总有效率为 90.67%。本疗法取得良好的临床疗效，且未见明显不良反应，值得临床进一步研究推广使用。

出处：郭军军，汪雅．中药穴位贴敷治疗儿童中枢介导的腹痛综合征 150 例 [J]. 中医外治杂志 ,2019,28(1):29–30.

方法七：温中芳香中药贴

穴位：神阙。

方药：小茴香 20g，五倍子 20g，胡椒 20g，肉桂 20g，莱菔子 20g，丁香 20g，吴茱萸 20g。

操作：上述药物研磨成为细粉，并应用陈醋 100ml 调和成为糊状，应用输液贴将其妥善贴敷于患儿神阙。每次贴敷持续 4h，每天贴敷 1 次。

疗效：总有效率为 95%。本疗法可有效提高临床治疗效果，可有效改善患儿预后，疗效显著，值得推广使用。

出处：陈炫，张永锋．温中芳香中药贴敷对治疗小儿肠系膜淋巴结炎协同作用的观察 [J]. 深圳中西医结合杂志 ,2020,30(13):20–22.

方法八：腹痛贴

穴位：神阙、天枢。

方药：木香 6g，丁香 6g，厚朴 6g，沉香 6g，白芍 10g，槟榔 6g，醋延胡索 10g，莱菔子 10g，枳实 6g。

操作：上述药物研成细末，以食用醋调成糊状，外敷神阙、天枢，贴敷 24h，每天 1 次。

疗效：总有效率为 95.35%。本疗法疗效显著，患儿接受度高，值得推广使用。

出处：杜琳，尚益峰，朱晓萌．腹痛贴辅治小儿肠系膜淋巴结炎疗效观察 [J]. 实用中医药杂志 ,2020,36(3):300–301.

方法九：健脾止痛贴

穴位：神阙、天枢。

方药：炒鸡内金 10g，莱菔子 10g，延胡索 15g，川楝子 6g，陈皮 6g，枳壳 6g，夏枯草 10g，连翘 10g。

操作：将上述药物混合，碾粉过筛，经紫外线灯消毒后置于玻璃瓶中。使用时用醋将其调成糊状，并压制成药饼置于内径 2cm 防敏敷贴上，清洁腹部皮肤后，分别贴敷于神阙、天枢。每次贴敷 4～6h，连续 1 周为 1 个疗程。

疗效：总有效率为 93.33%。本疗法可提高临床疗效，明显减轻腹痛，改善食欲不振、腹胀、恶心呕吐、大便不调等症状，降低复发率，轻巧灵验，疗效稳定，易被患儿及家长接受，值得临床推广运用。

出处：郭堃，吴九思，赵红霞，等．健脾止痛贴联合保和颗粒治疗小儿肠系膜淋巴结炎（乳食积滞证）的临床观察 [J]. 中国中医急症 ,2021, 30(5): 843–846.

方法十：茱萸延胡止痛贴

穴位：神阙、中脘、天枢。

方药：吴茱萸、延胡索、干姜、肉桂、陈皮、白术，比例为 1∶2∶2∶1∶2∶2。

操作：将上述中药研磨成粉状，紫外线消毒，加入少量陈醋调成均匀糊状，制成 1cm × 1cm 药饼，分别贴敷于神阙、中脘、天枢，再用透明敷料固定，每天贴敷 5h，每天更换 1 次。

疗效：总有效率为 93.4%，复发率为 6.3%。本疗法可加速症状缓解，同时减少本病的复发，避免内服药物的不良反应，且中药穴位贴敷操作简便、费用较低、患儿易依从性好，值得应用。

出处：赵樱娟，袁潮钢．中药穴位贴敷配合西药治疗小儿肠系膜淋巴结炎脾胃虚寒型 32 例 [J]. 中国中医药科技 ,2021,28(5):787–788.

方法十一：茱萸肉桂止痛贴

穴位：神阙、中脘。

方药：肉桂 20g，吴茱萸 20g，香附 20g，制附片 20g，延胡索 20g，丁香 14g，细辛 14g。

操作：上述药物打粉与姜汁比例约 1∶1，搓成药饼，药饼重量 150g。2～3g 为 1 贴，共能做

50贴。评估患儿腹部皮肤完好无红肿，让患儿取仰卧位，暴露并检查腹部皮肤，用干纱布擦拭腹部皮肤，分别贴于神阙、中脘，每天1次，每次4～6h，保持皮肤干燥，不可沾水。

疗效：总有效率为93.7%，治疗结束后随访3个月未见复发。本疗法无不良反应，既减轻了患儿的痛苦，也可减轻患儿对于药物的依赖，同时促进护患关系，值得普及推广和进一步研究。

出处：赵海鑫，李萍．耳穴埋豆与穴位贴敷联合治疗儿童功能性消化不良腹痛的护理疗效观察[J].中医外治杂志,2022,31(3):111-112.

3.食积腹痛

方法一：消食贴

穴位：神阙。

方药：枳实15g，陈皮10g，川楝子15g，白芍20g，大黄3g，山楂10g，半夏5g。

操作：将上药粉共为细末，装瓶备用。每次用前取1.5g药粉填脐，外用胶布固定，隔天更换1次，至愈为止。

疗效：运用本法治疗本组58例中，显效38例，好转15例，无效5例，总有效率为91.4%。治疗时间最长10天，最短2天，平均4天。本疗法疗效确切，患儿易于接受，而且具有方法简便、实用、经济，不良反应小等优点，值得大力推广与研究。

出处：姜霞，姚淑娟．中药贴敷方法治疗小儿食积腹痛58例[J].中国社区医师（综合版），2006(22):68.

方法二：健脾消食止痛贴

穴位：神阙。

方药：炒莱菔子10g，炒神曲10g，炒麦芽10g，炒鸡内金10g，生大黄6g。偏热者加生栀子6g，偏寒者加高良姜6g。

操作：将上药捣碎，研末，加蛋清、白酒、姜汁等调成糊状，敷贴于脐与脐周，用纱布及塑料膜覆盖，胶布固定，每天1次，保留8～12h，次日更换，3天为1个疗程。休息3天后进行第2个疗程治疗。

疗效：总有效率为96.67%，经本法治疗的患儿病程明显缩短。本疗法可以改善肠胃气血的运行，提高腹的温度，调节胃肠的蠕动，起到健脾和胃、消食导滞、调和气血、理气止痛的功效，值得推广使用。

出处：蒋萍，王娜娜，王勋，等．药物敷贴配合腹部按摩治疗小儿食积腹痛30例临床观察[J].中医儿科杂志,2007(4):48-49.

方法三：理气暖胃止痛贴

穴位：神阙。

方药：丁香6g，山楂6g，神曲6g，木香6g，陈皮5g，小茴香3g。

操作：上药共研为细末，使用时用白醋调为糊状，纱布包成圆饼状，外敷于脐部，防敏胶布固定，每次敷4～6h，每天1次。

疗效：总有效率为90%，本法药物性味平和，既无皮肤刺激性，又经济方便，易于患儿及家长接受，值得推广应用。

出处：刘娟，梅向阳．理气暖胃止痛贴外敷治疗儿童功能性腹痛30例临床观察[J].中医儿科杂志,2015,11(3):44-46.

【按语】

小儿腹痛是临床上儿科的常见病之一，中医学认为，“小儿腹痛，多由冷热不调，冷热之气与脏腑相击，故痛也。”中医药在治疗小儿腹痛时往往多采用汤药或针灸等疗法，而患儿大多年纪较小，对于汤药气味及针灸治疗疼痛难以接受或忍耐，故而传统疗法在临床上开展有一定的困难与局限性。穴位贴敷疗法属于中医外治法中的重要组成部分，因痛苦小，作用时间长，费用低廉，故而受到广大患儿及家长的认可。而穴位贴敷疗法治疗小儿腹痛的符合循证医学大样本系统性评价的研究不多，且相关远期疗效评价相对缺乏，临床研究人员应在这些方面进行深入挖掘。

在临床应用穴位贴敷疗法治疗小儿腹痛的文献的描述中，选取的穴位以神阙、天枢、中脘、气海等为主，因其方便易取，故临床多用。神阙皮下无脂肪组织，皮肤和筋膜腹膜直接相连，敏感度高，渗透性强。各种外治法刺激，脐部都可通过有关动、静脉影响到体循环，经神经、体液等调节各脏腑、器官功能状态，使之朝着正常化方向转化，从而起到独特的防病治病作用；天枢穴属胃经，为大肠之募，亦为人体脾胃升降、肠腑传道、水道通调之转枢，对胃肠系疾病等有较好疗效；气海，海有聚会之意，穴居脐下，此穴为人体先天元气聚会之处，可利下焦、补元气、行气散滞。穴位贴敷疗法将药穴结合，配合治疗，取得了较好的疗效，值得推广使用。

（八）小儿流涎

【概述】

小儿流涎是小儿的常见病，中医称之为“滞颐”，是指唾液从口中不自觉流出的一种病症。该病使口周湿润、皲裂、感染，并弄脏衣服、玩具、书籍等，甚至被歧视，影响孩子的心理健康，给患儿及其家长带来诸多烦扰。中医学认为，引起本病的病因主要为脾胃积热或脾胃虚寒，同时与肾阴亏虚也有一定关系，因涎乃脾所主，脾虚收摄无权则流涎不止。现代医学认为，小儿流涎为小儿唾液增多的现象，可由生理因素如小儿牙齿发育、病理因素如口腔溃疡及药物影响引起。本病常见于1岁左右的婴儿，常于断奶前后发生。

【现代穴位贴敷文献】

方法一：吴茱萸贴

穴位：涌泉。

方药：吴茱萸30g。

操作：将吴茱萸30g，研成细末，用陈醋适量调匀成糊状，分成两等份，做成饼，于每晚临睡前，置医用胶布中，分别贴于患儿两侧涌泉，外穿袜子以防脱落，早上起床后取掉，连续贴敷5～7天。

疗效：患儿经6天穴位贴敷治疗后，流涎症状消失，随访半年未见复发。

出处：田春建，孟玉丽，伊舒红．敷贴涌泉穴治疗小儿多涎[J]. 四川中医，2000(9):40.

方法二：五倍茱萸贴

穴位：涌泉。

方药：五倍子10g，吴茱萸10g。

操作：上述药物研磨后加入适量老陈醋调制成饼状，于每晚临睡前，先将患儿双脚洗净擦干，然后将药饼贴涌泉，外以纱布固定，男左女右，每天1次，3次为1个疗程。如症状较重，病程较长，超过半年以上，属脾虚不敛，可加服参苓白术散；脾胃热蒸者，加服泻黄散即可。

疗效：共治愈患儿27例，占比81%，用药最少2次痊愈，最多8次有效。本疗法通过穴位刺激和局部吸收，配合诸药，疗效显著。

出处：黄河伟，林金朴，武洪琳，等．“药饼”外贴涌泉穴治疗小儿滞颐[J]. 长治医学院学报，1995(1):61-62.

方法三：止涎贴

穴位：涌泉。

方药：吴茱萸30g，胆南星15g。

操作：上述药物研磨成细粉后采用醋调和外敷涌泉，以胶布或止痛膏固定，15天为1个疗程，观察2组治疗后的临床改善状况。

疗效：本疗法显效治愈率为100%，且并未发现明显不良反应。治愈有效率高，治疗时间短，无不良反应，值得临床推广应用。

出处：白冬雪，王孝良，尹长海．止涎贴治疗小儿流涎200例临床观察[J]. 中国民族民间医药，2011,20(22):114.

方法四：天南星贴

穴位：涌泉。

方药：天南星100g。

操作：天南星100g，碾碎用一干净容器盛装，白醋25～50ml，慢慢倒入盛装天南星容器内，充分和匀，再将配制好的天南星装入一干净广口瓶内，瓶口拧紧待用，每天晨起取用蚕豆大小两团，分别敷于两涌泉穴，然后用约3cm×3cm胶布固定，穿好鞋袜，晚上睡觉前撕开胶布，去掉药物，每天1次，10次为1个疗程。

疗效：10例患儿均经1～3个疗程治疗，痊愈6例，显效2例，有效1例，无效1例。本疗法增强脾脏运化转输、肾脏蒸腾气化功能，从而调节唾液的正常分泌，使之不自溢出口外，治疗小儿流涎效果显著。

出处：周凯．醋制天南星敷贴涌泉穴治疗小儿流涎10例[J]. 中国针灸，2000(1):39.

方法五：桂香膏

穴位：涌泉。

方药：肉桂80g，木香20g。

操作：首先将肉桂80g，木香20g，共研细为末，过细筛，烘干，盛于干净容器内，倒入白醋25～50ml，充分和匀，调制成糊状，真空常温保存，并贴上相应标签，备用。贴敷时家属协助患儿取适当体位，充分暴露患儿足底，用油膏刀或小木棍将桂香膏约9g分别均匀地涂抹在双足涌泉穴，用医用敷料贴固定，6～10h去掉药物，每天1次。连续治疗10天。

疗效：总有效率为92.5%。本疗法体现了“上病下治”的治疗原则，贴敷涌泉穴，启动少阴寒水，从而达到治愈疾病的目的。

出处：赵丽红．中药内服外敷治疗流涎患儿40例[J].西部中医药,2016,29(6):120-121.

方法六：控涎散

穴位：涌泉。

方药：益智仁10g，滑石10g，甘草3g，车前子6g，冰片6g。

操作：上药共研细末，填敷脐部用麝香虎骨膏固定，每天换药1次。

疗效：使用本疗法共治疗患儿26例，总有效率为100%。本疗法疗效显著，取材便捷，患儿接受度好，值得推广使用。

出处：何天有．控涎散敷脐治疗小儿流涎32例[J].陕西中医,1990(4):174.

方法七：滞颐膏

穴位：涌泉。

方药：吴茱萸6g，胆南星4g。

操作：两药共为细面备用。取药末3～5g，用热醋调成糊状，睡前敷双足涌泉，次日起床后揭去。

出处：《中国膏敷疗法》。

方法八：黄连膏

穴位：涌泉。

方药：吴茱萸6g，胡黄连6g。

操作：上药共研细末，混合均匀，加适量食醋、面粉调成膏糊状，贮瓶备用。晚睡前清洁患儿足心，外敷上膏，纱布固定，晨起取下，次夜再行。

出处：《中国膏敷疗法》。

方法九：益脾膏

穴位：神阙。

方药：益智仁5g，白术5g，车前子5g。

操作：上药共为细面备用。将药末用热醋调成糊状，敷于神阙穴上，以纱布覆盖，胶布固定，每天换1次。

出处：《中国膏敷疗法》。

【按语】

流涎症多见于3岁以下患儿，究其原因，有生理性流涎（婴儿期流涎）和病理性流涎。生理性流涎是暂时现象，随着婴儿年龄的增长可不治自愈；病理性流涎要给予足够重视，及时于正规医院进行诊治。中医学认为，唾液之中有涎、唾之分，涎为脾津，唾为肾液，涎唾自流，病在脾肾，临床进行治疗时，应注重补益脾肾。穴位贴敷疗法是根据中医学经络学说的理论，结合小儿生理、病理特点，从整体出发进行治疗，通过辨证论治后选用合适的穴位及药物进行贴敷治疗，使药物与穴位配合作用，促进局部经络气血运行，以达健脾益肾的效果，从而使唾液收涩，达到标本同治的效果。

穴位贴敷时常选择神阙、涌泉等。涌泉穴系足少阴肾经之井穴，是经气所出的部位，内有足底内侧神经、足底外侧神经及足底内、外侧动脉，是治疗下焦疾病的重要穴位，肾为先天之本，脾胃为后天之本，先后天经气相通，相互资助，相互促进，温阳益气散寒以摄涎；神阙穴是位于任脉的主要腧穴，与督脉相表里，内连十二经脉，五脏六腑，四肢百骸，有输枢上下，承上接下的作用。因小儿大多皮肤娇嫩，使用穴位贴敷疗法时药物经皮吸收效果较好，故而使用穴位贴敷疗法治疗小儿流涎疗效显著，治疗时间短，操作简便，患儿接受度好，临床上值得推广使用。

（九）小儿夜啼

【概述】

夜啼是指小儿入夜啼哭不安，时哭时止，或每夜定时啼哭，甚则通宵达旦，但白天如常的一种病症。夜啼的病因为胎产脏气失和，喂养调护失宜。由于先天禀赋有偏，后天调护不当，而致心热、脾寒、惊恐诸因，皆可致夜啼不止。西医疾病中并无与“小儿夜啼”完全相应的病名，但根据其临床表现可与西医的睡眠障碍相应。本病多见于新生儿及6个月以内的小婴儿，一年四季均可发病。啼哭为新生儿及婴儿正常的一种生理表现，是表达不适及需求的方式，此类不属病态；若为其他疾病如发热、口疮等引起的啼哭，不属于本文论述范畴。

【现代穴位贴敷文献】

方法一：黄茱茯苓贴

穴位：涌泉。

方药：大黄、吴茱萸、茯神，比例为1∶1∶1。

操作：上述药物研极细粉混合备用。每天临睡前取药15g左右用醋调和，捏成小饼状。外敷于双涌泉穴，再贴以无纺胶布固定，于次日晨取下，每天1次，7天为1个疗程。

疗效：总愈率为89.74%，总有效率为94.87%。本疗法疗效可靠，安全便捷，患儿接受度高，值得推广使用。

出处：蒋晟，郭钦源，夏玲．推拿结合穴位贴敷治疗小儿心经积热型夜啼39例[J]. 中医外治杂志,2013,22(6):20–21.

方法二：萸神朱藤贴

穴位：神阙、涌泉。

方药：吴茱萸10g，茯神15g，朱砂3g，首乌藤10g。

操作：上述四药研粉加蜂蜜调和糊丸，于每晚睡前取适量压成饼状，敷于神阙及双侧涌泉，次日清晨取下，每天1次，1周为1个疗程。

疗效：总有效率为97.37%。可有效减少夜啼次数，提高夜间觉醒后5min内再次入睡次数以及婴儿24h总睡眠时间，临床效果显著。

出处：陈钊扬，朱秀玲，刘胜芳．穴位贴敷结合音乐疗法对婴儿夜啼的疗效观察[J]. 中国实用医药,2021,16(13):188–190.

方法三：安神散

穴位：涌泉。

方药：远志、茯神，比例为1：1。

操作：上述药物研极细粉混合备用。每天临睡前取药粉20g左右用醋适量调和，捏成小饼状，外敷于双足心涌泉穴处，再贴以无纺胶布固定，于次晨起取下。每天1次，3天为1个疗程，可连用2个疗程。

疗效：共治疗患儿36例，治愈22例，总有效率为88.9%。本疗法临床疗效确切，值得推广使用。

出处：郑玲玲，周正，刘科．中药涌泉穴位敷贴治疗小儿夜啼36例[J]. 医学信息(上旬刊),2010,23(10):3631–3632.

方法四：朱砂散

穴位：劳宫（双侧）、神阙、膻中。

方药：朱砂、琥珀，比例为1：1。

操作：将上述药物研磨成极细末，装瓶备用。于晚上临睡前用干净毛笔或鸡羽毛（棉签亦可），以温开水浸湿蘸药末少许，涂于劳宫（双侧）、神阙和膻中（为免污染衣物可包扎），每晚1次，可连用3天。

疗效：共治疗患儿100例，其中治愈92例，无效8例，治愈者后续随访未见复发。本疗法简单易制，价廉，小儿易于接受，值得推广使用。

出处：朱砂散穴位贴敷治疗小儿夜啼[J]. 医学文选,1991(2):5–6.

方法五：和胃安睡敷脐剂

穴位：神阙。

方药：姜半夏10g，槟榔15g，鸡矢藤10g，麦芽30g，胡黄连5g，干姜5g，牡蛎（先煎）30g、茯神15g。

操作：上述药物水煎、浓缩、烘干后，粉碎成细粉，备用；用时取药粉3～5g，温开水调成糊状，晚饭后1h敷于神阙穴，胶布固定，次日早上取下。5天为1个疗程。

疗效：入睡困难治疗有效率为97.30%，夜间哭闹、惊醒治疗有效率为97.14%，食欲不振治疗有效率为100.00%，大便干结治疗有效率为100.00%。本疗法疗效确切，且对于其他伴随症状也有显著效果值得推广使用。

出处：张丰强．和胃安睡敷脐剂治疗小儿睡眠不安的临床观察[J]. 中国民间疗法,2021,29(2):53–56.

方法六：夜交竹叶贴

穴位：神阙。

方药：首乌藤8g，淡竹叶6g，五味子5g，僵蚕4g，朱砂1g，糯米适量。

操作：各药共研细末，加米汤和成饼，睡前3h贴敷神厥穴位处，胶布固定，每天换1次，用药3次，7天为1个疗程。

疗效：总有效率为96.7%，不良反应率为3.2%。本疗法不良反应小，疗效确切，值得推广使用。

出处：李艳平，李建平，万宁宁，等．辨证论治配合脐敷方治疗小儿夜啼61例[J]. 四川中医,2010,28(10):99.

方法七：乌药蝉衣散

穴位：神阙。

方药：乌药10g，僵蚕10g，蝉衣15g，琥珀3g，青木香6g，雄黄5g。

操作：各药共研细末，使用时取药粉10g，用热米酒将药末调成糊状，涂在敷料上，敷脐。每晚换1次，7天为1个疗程，一般1个疗程治愈。

疗效：一患儿用上法治疗3天后，啼哭减少，用药7天，能安静入睡，后续随访，未见复发。本疗法效果显著，值得推广使用。

出处：黄炳初.乌药蝉衣散脐敷治疗小儿夜啼[J].四川中医,1994(5):39.

方法八：五倍莱菔散

穴位：神阙。

方药：五倍子6g，炒莱菔子3g，木香3g，白芍3g，朱砂0.5g，蝉衣3g，甘草2g。

操作：将前药焙干研面，以陈醋调成糊状，敷于脐中，外以纱布覆盖，胶布固定，如胶布过敏者可用绷带缠敷。每天下午或睡前敷贴为宜，一般12h后揭开，次日再敷，3天为1个疗程。

疗效：总有效率为94.45%。本疗法操作简便，节省药材，且无不良反应，疗效确切，值得推广使用。

出处：任晓丹,苏春芝,袁伟娜,等.夜啼散敷脐治疗小儿夜啼72例[J].现代中西医结合杂志,2000(7):605-606.

方法九：宝贝夜宁散

穴位：神阙。

方药：血竭3g，冰片1g，菖蒲6g，朱砂1g，磁石5g，肉桂6g。

操作：研粉混用，干燥装棕色瓶备用。先用盐水棉球擦净婴儿肚脐，然后用干棉签使肚脐干净不湿，取1～3g宝贝夜宁散撒敷肚脐，敷干棉球外用纱布固定，每天1次，每2天换药1次，治疗3次为1个疗程。

疗效：总有效率为95%。此法简便验廉，很值得推广。

出处：任晓丹,苏春芝,袁伟娜,等.夜啼散敷脐治疗小儿夜啼72例[J].现代中西医结合杂志,2000(7):605-606.

方法十：安神膏

穴位：神阙。

方药：朱砂0.5g，五倍子1.5g。

操作：上药共研细末，装瓶备用。清洁脐部，将上述药末用老陈醋调成膏糊状，外敷脐上，胶布固定，10～20h取下，每天换药1次，

出处：《中国膏敷疗法》。

方法十一：夜啼方

穴位：神阙。

方药：朱砂20g，琥珀20g，吴茱萸10g。

操作：将上药研末，装瓶备用。先将药粉合匀，取1～2g，用温开水或蜂蜜调成饼状，纳入脐中，外用胶布固定。每24h或48h换1次，7次为1个疗程。一方去吴茱萸也验。一方仅朱砂1味，贴敷劳宫、涌泉也效。

出处：《中国中医独特疗法大全》。

方法十二：镇静丹

穴位：神阙。

方药：丁香3粒，钩藤3g，蝉蜕2g。

操作：上药共研末，水调为糊，敷脐部，纱布包扎固定。

出处：《脐疗巧治病》。

方法十三：地龙糊

穴位：神阙。

方药：鲜地龙2条。

操作：将新鲜地龙洗净，捣成糊状敷于脐中。

出处：《中国中医独特疗法大全》。

方法十四：吴茱萸倍砂糊

穴位：神阙、涌泉。

方药：吴茱萸30g，五倍子15g，面粉15g，朱砂6g。

操作：上药共研为末，水调为糊状。敷患儿神阙穴及脚底涌泉穴。

出处：《穴敷疗法聚方镜》。

方法十五：朱砂安定饼

穴位：神阙。

方药：朱砂0.5g，五倍子15g，黄连3g，生地黄10g，陈茶水适量。

操作：将4味药共为细末，加陈茶水适量，捏成小饼状，外敷于脐中，用胶布固定。每晚更换1次，一般敷2～6次后症状消失。

出处：《中华脐疗大成》。

方法十六：砂芯镇静膏

穴位：神阙、劳宫。

方药：朱砂9g，灯心草4g，僵蚕9g，钩藤9g，黑丑3g。

操作：诸药混合研末，加米汤与药末调和如膏状，备用。取药膏适量敷于患儿脐中和掌心（劳宫）上，每天14—15时膏药1次，至睡前再敷1次。连敷3～5天疗效显著。

出处：《中华脐疗大成》。

方法十七：蜗牛糊

穴位：神阙。

方药：蜗牛2个。

操作：将活蜗牛去壳取肉，打烂敷脐，用常规法固定。

出处：《普济方》。

【按语】

夜啼是指婴幼儿入夜啼哭不安，时哭时止，或每夜定时啼哭，甚则通宵达旦但白天如常的一种病证，往往影响家长及婴幼儿的睡眠状况。本病最早载于《诸病源候论》"小儿夜啼者，脏冷故也"。本病属中医"不寐"范畴，《黄帝内经》称之为"卧不安""寐不实"。明代《普济方·婴孩夜啼》指出小儿夜啼是一种病态，如不服药"误小儿疾甚多"。穴位贴敷疗法，具有疗效独特、使用方便的特点，对于小儿夜啼有着显著的疗效。穴位贴敷与现代医学的经皮给药系统的概念不谋而合，然中药穴位给药机制还有待深入研究，同时大样本量的临床研究也尚不充足，有待进一步深入挖掘。

使用穴位贴敷疗法治疗小儿夜啼时常选择神阙、涌泉等。中医学认为"脐通百脉""五脏六腑环居其周，十二经脐多起止，环绕于此"，西医认为脐为腹部在胚胎时期最晚闭合的部位，皮肤角质层及皮下组织薄弱，药物可迅速透过皮肤及腹膜，进入内脏发挥治疗作用，达到治疗作用。涌泉是调节人体之气机升降之要穴。"所出为井"，涌泉为肾经井穴，"井"穴如水的源头，是经气所出的部位，临床中主要治疗热病及神志病。因此，通过刺激肾经之井穴涌泉，交通心肾，可达到安神的目的。穴位贴敷疗法治疗小儿夜啼从中医整体观念出发，可避免药石针砭之苦，在治疗中具有简单、方便、效果显著而无不良反应等优势，值得临床推广。

（十）、小儿流行性腮腺炎

【概述】

流行性腮腺炎，中医称为痄腮，又名"时行腮肿""蛤蟆瘟"等，是由流行性腮腺炎病毒引起的一种时行疾病，临床以发热、耳下腮部非化脓性肿胀疼痛为主要特征。中医学认为腮腺炎的发生，多由外感风温邪毒，从口鼻而入，壅阻少阳、阳明经脉，郁而不散，结于腮部，发为本病。主要病因病机为时邪壅阻经脉，凝滞腮部。流行性腮腺炎是小儿常见的呼吸道传染病，是一种自限性疾病，整个病程约1～2周。本病一年四季均可发生，冬春季较为多见。多见于3岁以上儿童，特别是学龄儿童。

【现代穴位贴敷文献】

方法一：二黄散

穴位：涌泉。

方药：吴茱萸15g，生大黄12g，川黄连8g，胆南星4g。

操作：将上药均焙干研成细末，和匀，加醋拌和，调成稠糊状，制成药饼，于晚间睡前外敷于双足涌泉穴处，晨起时取下。每晚敷1剂。

疗效：共治疗患儿40例，其中治疗1次痊愈者8例，治疗2次痊愈者14例，治疗3次痊愈者12例，治疗4次痊愈者6例。本疗法方便易行，患儿易于接受，值得推广使用。

出处：田延风.二黄散贴敷涌泉治小儿痄腮[J].江苏中医,1992(9):7.

方法二：青黛仙人掌贴

穴位：阿是穴。

方药：青黛末1～3g，仙人掌1片。

操作：取仙人掌1片对半切开后将青黛末洒在仙人掌切面上，而后取干净玻璃瓶滚压，使青黛与仙人掌有效地融合，贴敷患儿肿胀的腮部固定好。

疗效：共治疗34例患儿，共治愈33例，其中17例经24h贴敷治疗后消肿，8例3天消肿，5例4天治愈。本疗法取材简便，效果显著，成本低廉，值得推广使用。

出处：陈振南.青黛仙人掌敷贴治疗急性腮腺炎[J].中国社区医师,1992(2):24.

方法三：雄黄散

穴位：阿是穴。

方药：枯矾50g，黄柏50g，雄黄50g。

操作：上述药物焙干研磨成粉状，加入生理盐水调成糊状，将药糊摊在2mm厚的纱布块上后，再贴在肿大之腮腺上，隔天换药 1 次，肿胀严重者每天换药 1 次，同时常规使用病毒唑（利巴韦林）、病毒灵（吗啉胍）等抗病毒药物，配合对症处理。

疗效：总有效率为 100%。本疗法可以控制症状发展，又可以迅速缩短病程，且无不良反应，患儿使用无痛苦，制作方便，临床上可以广泛应用。

出处：杜安民. 雄黄散外贴治疗小儿腮腺炎 116 例 [J]. 陕西中医 ,1995(12):545.

方法四：朱砂散

穴位：涌泉、阿是穴。

方药：1 号方新鲜蝌蚪 50g，仙人掌去刺 15g，白砂糖适量。2 号方吴茱萸 15g，紫花地丁 6g，生大黄 6g，胆南星 5g。

操作：新鲜蝌蚪 50g，仙人掌去刺 15g，白砂糖适量。共入臼中捣烂如泥。取适量摊于纱布中央，外敷肿胀部位，并以胶布固定，干则再换至愈。吴茱萸 15g，紫花地丁、生大黄各 6g，胆南星 5g，共研细末过 80 目筛备用。每晚睡前泡脚洗净揩干，行足底按摩片刻，然后切生姜一片擦足底涌泉至发热。取上药适量以陈醋调糊敷于两涌泉穴外盖麝香虎骨固定，次晨取下，每次时间最好不少于 10h。

疗效：总有效率为 95%，无一例出现并发症。本疗法效果显著，无不良反应，患儿易于接受，值得推广使用。

出处：褚付英. 中药外敷佐穴贴涌泉治疗小儿腮腺炎 20 例 [J]. 陕西中医学院学报 ,2003(5):37.

方法五：消腮膏

穴位：阿是穴。

方药：青黛 20g，生石膏 20g，地龙 10g。

操作：上述药物研末加入醋，调成膏状，涂敷于患处，每天 1 次。

疗效：总有效率为 93.3%。本疗法可清热、止痉、通络，效果显著，且无不良反应，值得推广使用。

出处：李向红. 穿琥宁冻干粉针剂合消腮膏治疗小儿流行性腮腺炎 30 例 [J]. 时珍国医国药 ,2004(5):300-301.

方法六：茱萸黄连贴

穴位：涌泉。

方药：大黄 4.5g，胡黄连 6g，胆南星 6g，吴茱萸 9g。

操作：将上药粉研成细末，每次用前取少量药粉，用陈醋或水调成糊状，制成饼剂，敷贴于涌泉穴，外用纱布固定，每天更换 1 次至痊愈为止。

疗效：共治疗患儿 58 例，所有患儿均在 2～4 天后治愈，总有效率为 100%。本方法简便、经济实用，不良反应小，值得临床推广。

出处：马英传，姬冬梅，钱锋. 中药贴敷涌泉穴治疗小儿腮腺炎 58 例分析 [J]. 中国社区医师 ,2006(23):40.

【按语】

流行性腮腺炎中医称为痄腮，由风温时毒之邪，壅阻少阳、阳明之经，气血运行受阻，凝聚腮部而致，因此治疗多采用疏风散邪、清热解毒、消肿散结、活血化瘀之法。由于本病的主要临床症状是耳下腮部漫肿、疼痛，以 5—15 岁儿童多见，而小儿一方面惧怕打针服药，另一方面肌肤柔嫩，表皮角质层薄，皮肤渗透性大，外用药物容易透过皮肤吸收而发挥治疗作用。因此，历代儿科医生都非常重视用中药贴敷治疗本病，现代穴位贴敷疗法将新型材料与传统中药相结合，通过透皮给药技术，达到治疗本病的效果。

使用穴位贴敷疗法治疗小儿流行性腮腺炎时常选择阿是穴、涌泉等。系足少阴肾经之井穴，在足底部，当对第二跖骨间隙的中点凹陷处，是治疗下焦疾病的重要穴位。根据上病下取、中病也可下取的原则，敷贴涌泉穴，启动少阴寒水，速去其毒热，从而达到愈病的目的。而阿是穴为患儿疼痛点，以其近治作用，进行贴敷可清热解毒，消肿散结，在临床上也有相当显著的效果。穴位贴敷疗法可明显缩短病程及热程，减轻腮部肿胀、疼痛，且治疗时痛苦较服药、打针等更小，更容易被患儿接受，因不涉及胃肠道给药，故肝肾毒性较小，患儿家长接受度高，值得临床上推广使用。

（十一）小儿腹泻

【概述】

小儿腹泻是以大便次数增多、粪质稀薄如水为主要特点的疾病。中医学认为，腹泻属中医“泄泻”范畴，由于小儿体质娇弱、阳气受损，脾肾阳虚、运化失调、气机不畅，致使产生腹泻症状。基于此，治疗小儿腹泻的关键，要温胃健脾、利水燥湿、散寒止泻。小儿腹泻连续病程在2周以内的为急性腹泻，在2周至2个月为迁延性腹泻，慢性腹泻的病程为2个月以上。后两者合称为迁、慢性腹泻。本病是4岁以下婴幼儿最常见的疾病，一年四季均可出现，但集中发生在8—11月中旬，发病时间短则1～3天，长则可达数月不愈。患儿会因腹泻所致的脱水、呼吸道感染等并发症引起病情反复迁延难愈，从而导致营养不良、生长发育障碍、免疫力低下等，严重危害患儿健康，故应当引起重视。

【现代穴位贴敷文献】

1. 脾虚泄泻

方法一：香萸散

穴位：神阙。

方药：丁香、吴茱萸、五倍子、苍术各等分。

操作：上药研碎为细末，过180目筛，装瓶备用。每次取药粉3g，加陈米醋适量，制膏，附于医用胶布上固定于脐部，24h换药1次。

疗效：共治疗患儿65例，其中72h内腹泻停止者63例，24h内腹泻停止者38例，无效者2例。本疗法疗效显著，有效率高，值得推广使用。

出处：李红生．香萸散贴剂治疗小儿腹泻[J].河南中医,1996(3):51.

方法二：止泻散

穴位：神阙、足三里。

方药：吴茱萸3g，丁香2g，五倍子3g，木香2g，肉桂4g，苍术4g。

操作：诸药研末，取3～4g，用食醋调糊贴脐，外用伤湿止痛膏固定，其上热敷10min左右，每天1换，连用3～5天。

疗效：使用本疗法共治疗患儿280例，均取得满意的效果。本疗法疗效明确，且无毒副作用，具有实用意义。

出处：张在晨．自拟止泻散贴脐治疗小儿腹泻[J].内蒙古中医药,1994(4):28.

方法三：暖脐散

穴位：神阙。

方药：胡椒30g，花椒15g（去籽炒黄）、吴茱萸15g（醋炒）。

操作：药共研极细末，取药粉适量，食醋调成糊状，敷于脐部，再将肤疾宁膏贴于脐上，每天1次。

疗效：共使用本疗法治疗小儿轻型腹泻患儿70例，取得较好效果。患儿平均腹泻停止时长与平均住院天数较传统疗法显著缩短。本疗法经济简单，效果好，值得推广使用。

出处：肖春林．暖脐散外贴治疗小儿轻型腹泻70例[J].中国中西医结合杂志,1993(9):540.

方法四：苍桂散

穴位：神阙。

方药：苍术、肉桂、丁香、白胡椒各等份，柿蒂3个。

操作：前四位药研成细粉过40目筛，混合均匀后贮瓶密封保存后一味药煎汤30～50ml备饮。取药粉0.5～1g，用温水调和，敷于患儿肚脐中央，外用胶布覆盖固定，24h更换1次，同时服用柿蒂煎剂5～10ml，每天3次。

疗效：本疗法可调节自主神经功能，促进血液循环，调节肠道功能，疗效显著，未见不良反应。

出处：胡文，张建民，张景常，等．“苍桂散”贴敷治疗小儿轻型腹泻[J].北京军区医药，1996(3):235.

方法五：腹泻灵贴

穴位：神阙。

方药：木香、肉桂、丁香各等份。

操作：上述药物研末，每次用5～6g，醋调外敷肚脐，24h换药1次，3天为1个疗程。

疗效：总有效率为88.4%，本疗法操作简便，易被小儿接受，疗效可靠，可弥补内治之不足。

出处：周素云，石棣珍．腹泻灵外贴治疗婴幼儿腹泻130例[J].河北中医,1990(6):2.

方法六：桂茱香贴

穴位：神阙。

方药：肉桂、吴茱萸、丁香各等份。

操作：上述药物磨粉，研磨生姜汁调成糊状，置神阙穴，外用6cm×6cm大小胶布封贴，每6～8h换药1次，连用3天。

疗效：总有效率为94.83%，本疗法不会增加患儿的痛苦，且能有效缩短治疗时间，无不良反应，家长易于接受。

出处：郭小华，李文静，江丽杰．中药贴片联合苓仙健脾止泻方治疗小儿病毒性肠炎116例[J].中国中医急症,2011,20(11):1879.

方法七：温通止泻散

穴位：神阙、涌泉。

方药：小茴香、丁香、吴茱萸、肉桂各等份。

操作：上述药物研干粉，用温水调，外敷患儿脐及双涌泉穴，用胶布固定，每天换药1次。

疗效：总有效率为94.7%，本疗法避免了患儿口服药的困难，且效果显著，值得推广使用。

出处：赖意芬，刘华．自拟苓桂术干汤配合中药穴位敷贴治疗小儿秋季腹泻75例[J].吉林中医药,2011,31(4):325-326.

方法八：小儿温脾散

穴位：神阙。

方药：白芷15g，干姜15g，藿香10g，茯苓10g，白术10g，吴茱萸10g，五味子10g。

操作：将前七味研成细末，再取蜂蜜适量拌匀成饼状，纱布包好使蜜汁浸出为度贴于脐部，每24h换1次。

疗效：经本疗法治疗1次即愈者34例，两次治愈者40例，3次治愈者11例，总有效率为97%。本疗法疗效显著，患儿易于接受，值得推广使用。

出处：夏景富．自拟小儿温脾散贴脐治疗小儿慢性腹泻100例观察[J].内蒙古中医药,2009,28(15):62-63.

方法九：暖脐散

穴位：神阙。

方药：丁香10g，胡椒粉30g，吴茱萸10g，砂仁10g，炒苍术30g。

操作：上述药物共研细末，每次使用取3g，温醋调成糊状，贴敷于神阙穴，上盖塑料薄膜，再以胶布固定，每天1次，每次贴敷6～8h。

疗效：总有效率为81.13%。本疗法疗效显著，值得临床进一步推广使用。

出处：任献青，黄甡，黄振喜．暖脐散贴敷神阙穴配合中药口服治疗小儿泄泻53例[C]//2007中华中医药学会外治分会第五次学会年会学术文集，中华中医药学会,2007:275-277.

方法十：止泻散

穴位：神阙。

方药：白术10g，山药15g，干姜6g，肉豆蔻10g，芡实10g，白芍10g，茯苓10g，陈皮6g，鸡内金15g。

操作：上药研细末，在不锈钢锅内用醋炒热纱布包好，外敷肚脐，胶布固定。大便泡沫多者加防风6g；大便色青发绿者加龙骨15g，牡蛎15g。疗程为1周。

疗效：总有效率为71.67%。本疗法外用效果明显，安全可靠，易被患者接受。

出处：管淑娟，陈小平，王丽．止泻散贴肚脐治疗婴儿腹泻30例[J].中医外治杂志,2013,22(4):35.

方法十一：参苓白术散贴

穴位：神阙。

方药：人参9g，白术9g，茯苓8g，白扁豆8g，陈皮8g，山药6g，莲子肉6g，薏苡仁6g，砂仁6g，炙甘草3g。

操作：上述药物烘干研粉，过细筛以适量上海黄酒、蜂蜜调和制成药膏备用；临睡前以温水清洗肚脐（神阙穴），以药膏填满内径1cm的无纱布医用胶贴后敷贴于肚脐，晨起去除。

疗效：总有效率为95.65%。本疗法可促进病情缓解，缩短病程，疗效显著，值得临床进一步研究推广。

出处：聂小丽，尚清．参苓白术散口服加脐贴治疗小儿秋季腹泻46例疗效观察[J].中国中西医结合儿科学,2014,6(2):178-179.

方法十二：石榴皮贴

穴位：神阙、足三里（双侧）。

方药：丁香9g，肉桂9g，五倍子12g，石榴皮20g，白胡椒5g。

操作：上述药物共研成极细粉末过筛，取药粉适量，用食醋调成糊状，贴敷固定于患儿穴位，2～6h后揭去敷贴，每天2次，3天为1个疗程。

疗效：总有效率为92.6%。本疗法可明显改善小儿腹泻临床症状及中医证候，提高小儿腹泻治愈率，缩短治疗时间，且减少患儿服用药物及静脉滴注的次数，敷贴时间短，减轻了患儿的紧张感及恐惧感，无创无痛，患儿容易接受，可在临床推广应用。

出处：曾爱华，李崇瑞，陈放，等．中药穴位敷贴治疗小儿腹泻54例疗效观察[J].中医儿科杂志,2015,11(2):70–72.

方法十三：止泻贴

穴位：神阙。

方药：吴茱萸6g，木香6g，肉桂6g，干姜6g，制附片5g，黑胡椒5g，延胡索5g，枳壳5g，丁香5g，香附5g，五倍子4g。

操作：上述药物研磨成粉末后加醋调成糊状，采用纱布贴于脐部，每天更换1次。

疗效：总有效率为97%。本疗法有助于提高疗效，且用药方式温和，患儿无痛苦，易于接受，在基层医院亦可开展。

出处：任卫平．止泻散联合止泻贴治疗小儿腹泻效果观察[J].中国乡村医药,2015,22(12):53–54.

方法十四：健脾止泻贴

穴位：神阙、中脘、足三里。

方药：白术、丁香、薏苡仁、白扁豆、陈皮、山药、苍术、肉桂各等份。

操作：上述药物研成细末，每次取3g的此药末用米醋调成糊状，敷于中脘、神阙及足三里穴上，每天敷药1次，每次敷药6h。

疗效：总有效率为97.96%。本疗法可改善患儿腹痛腹胀等症状，疗效确切，值得推广使用。

出处：韦雪梅．用中药内服加穴位敷贴法治疗小儿腹泻的临床疗效对比[J].当代医药论丛,2015,13(6):42–43.

方法十五：止泻贴

穴位：神阙。

方药：丁香3g，肉桂6g，吴茱萸3g，煨肉豆蔻5g，乌梅10g，柯子10g，炒白术10g，炒山药10g，黄连3g，生姜汁20g，艾柱1条。

操作：将所上述药物混合均匀，用生姜汁调成糊状，置于无纺布中央，滩涂均匀，贴于神阙穴，距离中药敷贴3～5cm高处艾灸，用艾条隔贴灸15min，每天1次，每天更换1次，7天为1个疗程。

疗效：通过穴位贴敷可使药物通过体表渗透到体内而起到疏通经络，健脾温中，散寒止泻，扶正祛邪，标本兼治的作用。本疗法安全有效，不仅能提高疗效，缩短病程，而且价格低廉，减轻经济负担，减少抗生素使用，患儿及家属易于接受，适宜临床推广应用。

出处：张兆国．止泻贴联合艾灸治疗小儿腹泻临床观察[J].内蒙古中医药,2016,35(4):83–84.

方法十六：脐贴灵

穴位：神阙。

方药：太子参6g，炒白术6g，茯苓6g，五倍子8g，炙甘草3g，神曲3g，山楂5g，炒扁豆6g，鸡内金3g，干姜1g，莱菔子5g。

操作：上述药物碾成细粉贮瓶备用，使用时用香油调匀制成膏状。患儿仰卧露脐，消毒神阙穴，取“脐贴灵”3～5g，敷贴神阙穴，外用伤湿止痛膏固定，勿让漏气，并用特定电磁波治疗器局部照射20min。敷贴每天1次，24h后更换，3次为1个疗程，治疗期间停用其他药物。

疗效：总有效率为95.65%。使用穴位贴敷疗法，药物既不受胃酶的干扰破坏，又不经肝脏代谢，可减少不良反应，是独特理想的给药途径。本法操作简便，无不良反应，见效快，无痛苦，患者及家属易于接受，值得临床推广和应用。

出处：邓丽霞．“脐贴灵”敷贴神阙穴治疗脾胃虚寒型小儿泄泻69例[J].世界最新医学信息文摘,2015,15(99):136–137.

方法十七：三黄屏风膏

穴位：肺俞、膈俞、膻中、神阙。

方药：Ⅰ号方，黄芪、防风、白术、黄精等各等分；Ⅱ号方，苍术、党参、茯苓、白术等各等份。

操作：上述药物分别粉碎为极细末，和匀装瓶密闭备用。临用前用白醋调成饼状，将Ⅰ号方药膏贴于肺俞、膈俞、膻中等穴位上，Ⅱ号方药膏贴于神阙穴上，每次10h，每天换药1次。

疗效：本疗法可脾胃健运、肺卫顾护、正存邪出、医治复感，总有效率为84.44%，疗效确切，值得推广使用。

出处：刘娟，武琪琳．三黄屏风膏穴位贴敷联合蒙脱石散治疗小儿脾虚泄泻45例[J].河南中医,2015,35(7):1586–1588.

方法十八：二术止泻贴

穴位：神阙。

方药：炒苍术10g，炒白术15g，五倍子10g，肉桂5g，丁香5g，泽泻10g。

操作：上述药物分别研成细末过100目筛，

贮瓶备用，敷贴时取药末 3～6g，用适量生姜汁调成糊状。将患儿置于床上，适当限制手脚，松开衣服，清洁脐部，露出肚脐（神阙穴），将调制好的药糊置于患儿神阙穴处，再用医用胶布固定，每天 2 次，5 天为 1 个疗程。

疗效：本疗法能够减少患儿的病痛，简便易于操作，疗效显著，费用低廉，家属乐于接受，本研究总有效率达 94.9%，值得在临床上推广使用。

出处：张文娟，刘彩云．二术止泻贴敷贴配合推拿治疗小儿腹泻 78 例观察及护理 [J]. 当代护士（下旬刊）,2015(12):102–103.

方法十九：半夏泻心汤贴敷贴

穴位：足三里。

方药：半夏 9g，黄芩 9g，党参 6g，干姜 6g，大枣 6g，甘草 6g，蒲公英 15g，莪术 15g，枳壳 12g，黄连 3g；食欲不振者去干姜，加麦冬、石斛。

操作：将药物研磨成粉，100 目细筛过筛，加促渗透剂 3% 氮酮及黏合剂蜂蜜搅拌均匀，采用医用胶布（氧化锌橡皮膏）制成相应剂量为 3g 的贴剂。取足三里进行穴位敷贴，每天夜间贴敷，每次持续贴 12h，贴敷前揉搓穴位至微热，连续使用 7 天。

疗效：总有效率为 94%。本疗法可显著降低患儿临床证候积分，疗效确切，值得推广使用。

出处：郑小红，谢璐，陈凤娟．半夏泻心汤穴位敷贴治疗小儿消化不良性腹泻的临床疗效 [J]. 中国药物经济学 ,2015,10(S1):47–48.

方法二十：肉桂茱萸止泻贴

穴位：足三里（双侧）、神阙、天枢（双侧）。

方药：肉桂、吴茱萸、干姜、苍术、木香、石榴皮等比。

操作：上述方药研末，使用时以醋将药物粉末调为膏状，制成直径 1cm、厚度 0.5cm 左右的药饼（每个药饼含生药量 1.5g 左右）。贴敷时将药饼直接敷到相应穴位并以医用通气胶贴固定，贴敷持续时间 4h，每天 1 次。

疗效：总有效率为 92.7%。本疗法可助脾胃运化，调胃肠气机，化湿止泻，具有缩短病程、改善症状的作用，又有低成本、无创伤、无痛苦及患儿易于接受等优点，是治疗小儿急性腹泻行之有效的方法。

出处：张银娇，贾金荣．穴位贴敷辅助治疗婴幼儿急性腹泻疗效观察 [J]. 中国中西医结合儿科学 ,2018,10(2):163–166.

方法二十一：理中丸贴敷方

穴位：神阙、足三里。

方药：人参 50g，干姜 50g，白术 50g，炙甘草 50g。脾胃虚寒甚者，加附子、肉桂；腹胀甚者，加苍术、厚朴；腹痛甚者，加延胡索、乳香、没药；泻甚者，加五味子、赤石脂；食积者，加鸡内金、陈皮等。

操作：上药研末，加适量蓖麻油调和储存备用，用时取适量调和药物（约 10g）于药物贴上，紧贴患者双侧足三里及神阙穴，每天 1 次，每次持续 2～4h。

疗效：总有效率为 90.6%。本疗法可提高小儿机体免疫力，疗效确切，值得推广使用。

出处：张勇，翁继忠，孙玉国．理中丸加味穴位敷贴治疗小儿久泻的疗效观察 [J]. 中医药导报 ,2016,22(13):87–89.

方法二十二：茱萸肉桂石榴贴

穴位：神阙、仆参。

方药：吴茱萸 30g，肉桂 30g，石榴皮 20g，五倍子 12g，小茴香 9g，丁香 9g，肉桂 9g。

操作：将药物碾为细末混合以芝麻油调成糊状，选取 5.5cm × 5.0cm 贴片，将适量药物放置于贴片中央，贴于所选穴位处，每天 1 次，连敷 3～5 天。

疗效：总有效率为 94%。本疗法可快速缓解患儿呕吐、发热、腹泻症状，有效改善肠道微生态环境，值得临床推广应用。

出处：蒋盛花．七味白术散配合穴位敷贴治疗小儿轮状病毒感染性腹泻临床研究 [J]. 亚太传统医药 ,2017,13(20):131–133.

方法二十三：裴氏健脾固元膏

穴位：神阙、中脘、天枢、足三里。

方药：太子参 5g，党参 5g，人参须 5g，熟地黄 5g，山萸肉 10g，黄芪 10g，吴茱萸 3g，肉桂 2g。

操作：所有药材粉碎过 20 目筛备用。穴位敷贴部位皮肤，取裴氏健脾固元膏适量，填满脐部为度，天枢、中脘及足三里穴按脐部剂量敷贴，外用纱布固定，保持约 12h，换药每天 1 次，治疗 3 天随访 1 次，期间进食不含脂肪及糖类食物。

疗效：总有效率为 82.3%。本疗法可益气健脾、固元治本，可明显缓解小儿腹泻，能维持人体肠道微生态平衡及排出胃肠道病毒，从而达到全面治疗的目的，值得推广应用。

出处：李新茹，张九云，何莉，等．裴氏健脾固元膏穴位敷贴联合复合乳酸菌治疗小儿腹泻疗效观察 [J]. 西部中医药，2018,31(7): 86–88.

方法二十四：木香厚朴散

穴位：神阙、中脘。

方药：木香 25g，姜厚朴 25g，防风 15g，桂枝 10g，干姜 25g，广藿香 25g，荆芥 10g。

操作：研磨成粉，蜂蜜调成糊状，取适量敷于神阙、中脘等穴，使用输液透气贴固定，每天 1 次。

疗效：本疗法疗效确切，治疗小儿腹泻临床效果显著，可有效缓解症状，提高机体免疫力，值得推广。

出处：潘彩珍．中药结合穴位敷贴治疗小儿腹泻的临床疗效 [J]. 内蒙古中医药，2019, 38(10): 107–108.

方法二十五：吴茱萸脐贴

穴位：神阙。

方药：吴茱萸 10g，丁香 5g，五倍子 5g，炒白术 5g，生姜 5g。

操作：上述药物研磨成细粉以香油调匀至膏状。患儿仰卧位暴露脐部，碘伏消毒后，取自制中药 3～5g，敷贴于神阙穴，6～8h 后去除，每天 1 次。

疗效：总有效率为 93.33%。本疗法可有效改善腹泻患儿脾胃虚寒体质，健脾燥湿、温中散寒、涩肠止泻，缩短腹痛、腹泻症状消失时间，临床效果显著，值得临床推广。

出处：杜蕊．中药脐贴治疗小儿腹泻的临床观察 [J]. 中国现代药物应用，2019,13(21):197–198.

方法二十六：健脾固元膏

穴位：中脘、天枢（双侧）、足三里（双侧）、大横（双侧）等。

方药：党参、黄芪、白术，比例为 2∶2∶1。

操作：上述药物研磨成细粉以香油调匀至膏状。患儿仰卧位暴露脐部，碘伏消毒后，取自制中药 3～5g，敷贴于中脘、天枢、足三里、大横，6～8h 后去除，每天 1 次。

疗效：总有效率为 89.66%。本疗法能够显著提高治疗效果，缩短腹泻时间，有利于患儿恢复，安全性能可靠，值得临床推广应用。

出处：林慈升，李惠君，邱会．健脾固元膏穴位敷贴治疗腹泻患儿的效果分析 [J]. 中国医学创新，2019,16(5):80–83.

方法二十七：温中散

穴位：神阙、中脘。

方药：丁香 3g，高良姜 9g，苍术 9g，砂仁 5g。

操作：将所需草药粉碎为极细末，用鲜姜汁调成饼状，用胶布贴敷在中脘、神阙穴上，1—3 岁贴敷 4～6h，4—6 岁贴敷 6～8h，每天 1 次，连续贴敷 5 天。

疗效：总有效率为 96.0%。本疗法能够缩短患儿腹泻时间，提高总有效率，降低复发率，且解决了患儿怕吃药的问题，依从性强，同时操作简便，值得在临床及社区推广使用。

出处：肖景霞．温中散穴位贴敷治疗小儿风寒泻临床观察 [J]. 云南中医中药杂志，2021,42(4): 38–40.

方法二十八：神曲麦芽贴

穴位：神阙。

方药：炒薏苡仁 10g，丁香 10g，肉桂 10g，吴茱萸 10g，白芍 10g，焦山楂 10g，炒麦芽 10g，焦神曲 10g。

操作：将上述诸味中药研末，用醋调制成糊状，贴敷于神阙穴，再用灭菌纱布覆盖并固定，每天 1 次。

疗效：总有效率为 93.48%。本疗法可缩短各症状缓解时间，促进便常规早日恢复正常，从而缩短疗程，提高疗效，疗效确切，值得推广使用。

出处：张素玲．推拿联合中药穴位贴敷辅助口服药物治疗小儿腹泻临床观察 [J]. 山西中医，2020,36(8):40–41.

方法二十九：止泻药饼贴

穴位：神阙。

方药：五倍子 50g，吴茱萸 30g，丁香 20g，肉桂 15g，车前子 30g，焦山楂 30g。

操作：将上述中药研成粉末，用黄酒将其制成厚约 0.5cm、直径 2cm 的中药饼。用时将药饼放入烘干器中加热 2min，取出待温度适宜时敷于患儿脐部，用敷贴固定，每天 1 次，于第 2 天更换中药饼，注意保暖。

疗效：总有效率为 94%。本疗法可改善患儿呕吐、腹痛等症状，能有效控制腹泻症状，操作简便易行，治疗方法安全可靠，值得临床推广应用。

出处：高朝燕 . 中药饼贴脐联合蒙脱石散治疗小儿腹泻的临床观察 [J]. 中国民间疗法 ,2020, 28(17):74–75.

方法三十：健脾益气贴敷方

穴位：神阙。

方药：山楂 10g，神曲 10g，木香 15g，茯苓 15g，麦芽 10g，白术 10g。

操作：将上述中药研磨成粉后，与黄酒调制成糊状，贴于神阙穴部位，将自发热包放置于药饼之上，使用医用敷贴胶布固定，每天敷药 1 次，每次 4～6h。

疗效：总有效率为 94.87%。本疗法能明显提高血清特异性抗体 IgA、IgG 的水平，降低中医证候积分，值得临床推广与应用。

出处：何露 . 穴位贴敷联合健脾益气汤治疗小儿迁延性及慢性腹泻脾胃虚弱证的临床研究 [J]. 湖南中医药大学学报 ,2020,40(12):1504–1507.

方法三十一：苍楂苦术贴

穴位：神阙。

方药：苍术 10g，焦山楂 10g，苦参 10g，焦白术 15g。

操作：将上述中药碾磨成粉，用白凡士林调和成糊状，取 1～2g 药糊，将药糊纳入脐中神阙穴，并使用敷贴固定。每次贴敷约 4～5h（根据年龄及皮肤状况而定），每天贴敷 1 次，敷药过程中保持脐部干净清洁。

疗效：总有效率为 94.9%。本疗法可显著改善患儿呕吐、腹泻、腹痛等症状，缩短患儿大便性状恢复时间及发热消退时间，有效缓解腹痛症状，临床效果较好，值得在临床小儿腹泻病的治疗中推广使用。

出处：陈婕 , 吴飒 . 中药穴位贴敷治疗小儿腹泻的临床观察 [J]. 中国中医药现代远程教育 ,2021,19(3):129–130.

方法三十二：温中散寒贴

穴位：神阙。

方药：党参 30g，桂枝 15g，吴茱萸 15g，丁香 10g，炒白术 5g。

操作：将上述药物研磨细粉过筛，调用生姜汁及米醋各 30ml，搅匀至膏状，取 3g 药物置于药贴，将药贴贴敷于患儿神阙穴，每天 2 次，每次 2h。

疗效：总有效率为 95%。本疗法增强了温中散寒、通经导滞、理气和中、扶正祛邪之功效，恢复食欲并增强机体免疫力，临床治疗依从性及安全性优异，治疗效果显著，值得广泛临床推广。

出处：关艳楠 . 推拿联合肚脐贴敷治疗小儿脾肾阳虚型腹泻临床观察 [J]. 中国中医药现代远程教育 ,2022,20(8):113–115.

方法三十三：加味芷术散

穴位：神阙。

方药：白术 12g，枳实 6g，陈皮 4g，半夏 4g，麦芽 4g，山楂 4g，茯苓 4g，神曲 4g，泽泻 4g。

操作：将上述药物粉碎与石蜡油姜汁混糊，制成中药封包，水煮后贴敷神阙穴 3～4h，每天 1 次。

疗效：总有效率为 95%。本疗法可有效减少患儿腹泻次数，缩短腹泻的持续时间，总有效率较高。小儿对贴敷神阙穴这一外治法依从性高，有助于治疗方案的顺利进行，有利于小儿腹泻的良好预后与转归。

出处：钟伟恩 , 叶红 , 谭益秋 , 等 . 加味枳术散贴敷神阙穴辅助治疗小儿抗生素相关性腹泻的临床疗效观察 [J]. 中国临床新医学 ,2021, 14(12): 1214–1217.

方法三十四：健脾止泻敷脐方

穴位：神阙、脾俞（双侧）。

方药：太子参 10g，陈皮 10g，石榴皮 10g，山药 10g，扁豆 10g，莲子肉 10g，茯苓 10g，砂仁 10g，炒白术 10g，薏苡仁 15g，甘草 6g，桔梗 6g，檀香 6g。

操作：将上述中药颗粒用上海黄酒调和，制

成直径约为2cm，厚0.5cm的药饼，置于医用胶贴中央，敷于患儿穴位。每次4～6h，每天1次。

疗效：总有效率为93.91%。本疗法安全性高、患儿依从性好，值得在临床中推广和应用。

出处：赵腾飞，王莲，张东华，等.推拿贴敷对小儿迁延性及慢性腹泻免疫功能的影响[J].中医临床研究,2022,14(19):57-60.

方法三十五：参苓白术散加减止泻方

穴位：肺俞、脾俞（双侧）。

方药：党参15g，茯苓15g，白术15g，白扁豆12g，陈皮9g，砂仁6g，法半夏12g，麻黄9g，杏仁9g。

操作：上述药物研末，用蜂蜜汁调匀制成穴位贴敷制剂，取每贴3g轮流敷于穴位，贴药前，穴位准确定位后，用温水将局部洗净，并用75%酒精棉球行局部消毒，然后进行贴敷。

疗效：总有效率为96.67%。本疗法可健脾利湿，宣通肺气，缓解大肠压力，从而达到止泻的效果，本疗法疗效确切，值得推广使用。

出处：宋文君.参苓白术散加减穴位贴敷治疗儿童抗生素相关腹泻临床研究[J].亚太传统医药,2023,19(1):78-81.

方法三十六：清肠止泻散穴位贴

穴位：神阙。

方药：苍术、苦参、黄连、炮姜，比例为3∶2∶1∶0.5。

操作：上述药物进行研磨，并联合3g醋将研磨药物调和成糊状，贴敷于穴位，每天贴1次，每次敷贴20h，1个疗程为3天。

疗效：总有效率为95.92%。本疗法可显著缩短病程，改善患儿临床证候积分，疗效确切，值得推广使用。

出处：王娇梅，庄唯.清肠止泻散穴位贴敷治疗小儿腹泻的临床价值研究[J].甘肃科技,2022,38(18):99-101.

2. 寒湿泄泻

方法一：苍肉散合痢特灵贴

穴位：神阙、足三里（双侧）。

方药：焦苍术30g，肉桂30g，痢特灵（呋喃唑酮）1.8g。

操作：上药焙干共研细，过100目筛备用。每天2次，每次3g，和米醋调成糊状，分别贴敷于穴位，再以肤疾宁膏药固定。5次为1个疗程。

疗效：共治疗患儿76例，其中87%经治疗后大便恢复正常，9%的患儿大便次数减少但大便未成形或变稠，无效者4%，总有效率为96%。本疗法简便易行，效果显著，值得推广使用。

出处：党建科.苍肉散加痢特灵穴位敷贴治疗小儿寒湿型腹泻[J].四川中医,1995(12):40.

方法二：白胡椒粉贴

穴位：神阙、长强。

方药：白胡椒粉1g。

操作：将患儿神阙及长强穴局部清洗，每穴每次用研细的白胡椒粉1g，用胶布固定于穴位上，每天更换1次，连用3次为1个疗程。

疗效：使用本疗法共治疗患儿214例，总有效率为97.20%。本疗法效果显著，患儿接受度高，值得推广使用。

出处：徐文清，孙海辰，孙朝阳，等.白胡椒粉敷贴治疗婴幼儿腹泻[J].河南中医,1991,11(5):39.

方法三：鲜姜片麝香壮骨膏贴敷法

穴位：神阙。

方药：鲜姜片1片。

操作：取鲜姜1片，直径约1cm，厚约0.3cm；麝香壮骨膏半张，约5cm×6cm大小。将鲜姜片置于麝香壮骨膏正中，略加热麝香壮骨膏后，贴敷于神阙穴上，一般留置2～4h。

疗效：共使用本疗法治疗患儿32例，21例2～4h后痊愈，8例4h后好转。本疗法效果显著，无痛苦，易为患儿及家长接受，可作为门诊及家庭调护非感染性腹泻患儿之法，亦可作为感染性腹泻患儿辅助治疗之法。

出处：李稻香.麝香壮骨膏与鲜姜片贴敷神阙穴辅助治疗小儿泄泻探讨[J].当代护士（学术版）,2006(5):101-102.

方法四：桂枝温经散

穴位：神阙。

方药：苍术15g，黄柏15g，桂枝10g，木香10g，干姜10g，艾叶5g。

操作：上述药物混匀研末，每次取5～10g用水或白酒调敷肚脐处，每天1次。

疗效：本疗法总有效率为100%。共治疗患儿72例，其中2次治愈者56例，经3～5次治疗后痊愈者16例。本疗法疗效显著，操作方便，值得推广使用。

出处：田辉，郭润英．桂枝温经散贴脐治疗小儿腹泻的优势[J]. 中外医疗，2011,30(29):186.

方法五：椒栀散

穴位：中脘、胃俞。

方药：椒目10g，姜栀子15g。

操作：将2药微炒后研细末，加适量面粉，用开水调制成小儿手掌大小的两块药饼，贴于小儿前后心，外以纱布固定，每晚1次，每次贴90min，连贴3天。

疗效：经本疗法治疗后患儿大便成形，食欲及精神恢复正常。本法可免小儿服药之苦，治疗小儿腹泻，使用方便，疗效显著，临床可推广应用。

出处：甘露源．椒栀散外贴治疗小儿腹泻[J]. 中国社区医师，2002(18):42.

方法六：止泻贴

穴位：神阙。

方药：黄连6g，车前子6g，葛根6g，吴茱萸6g，丁香6g，肉桂6g，苍术6g，白术6g，茯苓6g，木香6g，枳壳6g，香附6g，五倍子6g。

操作：上药共研细末，用醋调成糊，适量填脐，并以伤湿止痛膏固定，每天换药1次。

疗效：总有效率为93.75%。本疗法缩短了病程，减轻了患儿的痛苦，值得临床推广应用。

出处：赵占景，陈银山，王辉．止泻贴脐部外敷治疗小儿秋季腹泻96例临床观察[J]. 河北中医，2015,37(1):48-49.

方法七：暖脐贴

穴位：神阙。

方药：苍术、炒白术、木香、吴茱萸，比例为2∶2∶1∶1。

操作：上述药物碾成细粉，先用生理盐水棉签清洁肚脐，然后取3g药粉，以醋调成糊状，敷于肚脐正中，并以纱布胶布固定，每天1次，每次4h；注意有无红肿、水疱、破溃等情况发生，并做好相应的处理。

疗效：本疗法可以通过脐部皮肤渗透和吸收，使药物直达病处发挥治疗作用，亦可刺激经络穴位，调节脏腑功能，协调阴阳平衡，疗效显著，值得临床推广和应用。

出处：伍慧丽．暖脐贴联合按揉外劳宫治疗寒湿证小儿腹泻40例观察[J]. 浙江中医杂志，2015,50(12):898.

3. 湿热泄泻

方法一：葛根清肠贴

穴位：神阙。

方药：葛根10g，黄连8g，黄芩8g，秦皮6g，木香6g。

操作：上述药物研末加陈醋调制成糊状，上敷纱布而成。取1剂贴于患儿神阙穴。每次4～6h。

疗效：总有效率为95%。本疗法能够达到防病治病、缩短疗程、减少用药、减轻患儿痛苦等效果，值得推广使用。

出处：于改弟，黄梅淑，耿少怡．葛根清肠贴经皮治疗小儿感染性腹泻60例临床观察[J]. 河北中医药学报，2011,26(1):13-14.

方法二：健脾止泻贴

穴位：神阙、脾俞（双侧）。

方药：葛根10g，黄芩10g，黄连6g，甘草6g。呕吐严重者加半夏6g，竹茹10g；腹痛者加白芍10g，木香6g，陈皮6g；小便少者加车前子10g，茯苓10g；舌苔厚腻加佩兰10g，藿香10g；纳差者加焦三仙各10g；发热者加银花10g，连翘10g。

操作：将中药免煎颗粒倒入适量上海黄酒，制成3个药饼，置于医用胶贴中央，贴敷于患儿穴位，每天1次，每次贴敷4～6h，连用3天。

疗效：总有效率为87.3%。本疗法可改善患儿腹痛、体重减轻等症状，患儿大便性状明显改变，本疗法疗效显著，临床缓解快，患儿痛苦少，见效快，优于单纯使用常规西药治疗，值得临床推广。

出处：毛娜，郭凯，陈艳霞，等．加味葛根芩连汤贴敷治疗小儿湿热泻的疗效观察[J]. 中国中西医结合儿科学，2015,7(4):376-377.

方法三：藿朴夏苓汤贴敷方

穴位：神阙。

方药：藿香6g，厚朴3g，姜半夏4g，茯苓10g，葛根6g，石榴皮6g，黄芩10g，生薏苡仁12g，豆蔻3g，猪苓9g，淡豆豉9g，泽泻5g，通草3g。

操作：上述方药研末，用酒调和成药膏，贴敷于患儿腹部神阙穴，每天1～2次。

疗效：本疗法总有效率为93.33%。本疗法可减少腹泻次数，改善大便性状，提高临床疗效，为临床用药提供了理论依据，值得推广使用。

出处：李兰，胡欲晓，何红霞，等.藿朴夏苓汤内服联合贴敷治疗湿热型小儿腹泻60例[J].中国实验方剂学杂志，2015,21(18):179-182.

方法四：银花马齿苋贴

穴位：神阙、关元。

方药：葛根10g，黄芩10g，黄连3g，甘草3g，神曲10g，茯苓10g，金银花10g，车前子10g，郁金10g，白芍8g，马齿苋10g。

操作：将上述中药研磨成粉末，加入黄酒调成糊状，制成药丸，进行穴位贴敷，每天1次，每次贴敷6h，持续治疗3天。

疗效：总有效率为97.5%。本疗法可缓解患儿腹痛，促进大便恢复正常，能够明显改善症状，缩短症状缓解时间，疗效显著，值得临床推广应用。

出处：秦体涛，陈觉策.中药穴位贴敷联合运脾推拿法和常规疗法治疗小儿渗透性腹泻湿热中阻证40例临床观察[J].甘肃中医药大学学报，2022,39(4):87-90.

4. 风寒泄泻

方法一：藿香正气散贴敷方

穴位：神阙、涌泉。

方药：大腹皮10g，茯苓10g，紫苏10g，白芷6g，陈皮6g，半夏6g，白术6g，厚朴3g，桔梗10g，藿香10g，炙甘草3g。

操作：上述中药配方颗粒，按比例一起混合均匀，加山西老陈醋适量调匀成糊状装瓶密封备用。贴敷前清洁患儿双侧涌泉穴，取上制膏药8～12g敷于清洁后的涌泉穴上，以输液贴固定，12h更换1次；贴敷前清洁患儿脐部，取上制膏药适量（以填满脐窝为度）置于脐窝，以输液贴固定，12h更换1次。

疗效：本疗法可显著改善患儿的临床症状，缩短病程，且无明显不良反应，安全性好，值得临床推广使用。

出处：陈灿.藿香正气散穴位贴敷治疗小儿腹泻风寒证的临床观察[D].长沙：湖南中医药大学，2016.

方法二：恒温药敷贴

穴位：神阙。

方药：白胡椒30g，炒苍术30g，砂仁10g，肉桂5g，吴茱萸5g。

操作：将药物碾为细末，加入适量姜汁醋调试成膏状涂于恒温药敷贴上，然后用温水将神阙穴擦拭干净，将药贴贴在患儿的神阙穴，每天1次，每次贴4～6h。

疗效：总有效率为90%。本疗法操作简便、无创伤、费用相对低廉，以及中药外用既避免了肝脏首过效应的影响，又减轻了药物对胃肠道、肝、肾等造成的不良反应，避免了儿童服药、打针的痛苦，在治疗过程中对人体及环境没有危害，这是对中医传统外治疗法的丰富和提升。

出处：黄甡，张亚超，魏明，等.恒温药敷贴（宝宝灸）治疗儿童风寒型泄泻30例[J].河南中医，2017,37(11):1961-1964.

方法三：吴茱萸穴位贴

穴位：神阙、中脘。

方药：吴茱萸3g。

操作：取吴茱萸细粉3g，用适量陈醋调成膏糊状，将调好的膏糊状吴茱萸置于无纺布透气胶贴的固定圈内，选取患儿神阙、中脘穴进行贴敷，每天2次，每次2h。

疗效：总有效率为96.67%。采用吴茱萸进行穴位贴敷能够改善风寒型腹泻患儿的临床症状，提高临床疗效，为治疗风寒型腹泻提供一定的参考依据。

出处：龙艳，邹海红，许金妹.吴茱萸穴位贴敷结合西医疗法对风寒型腹泻患儿的临床疗效[J].临床医药实践，2021,30(8):576-579.

5. 伤食泄泻

方法：车金膏

穴位：神阙。

方药：车前子30g，炒鸡内金30g。

操作：上述药物共研细末，装瓶备用。将上药取适量加鸡蛋清调和如膏状贴于脐中，再用纱布和胶布固定，每天换药1次，5次为1个疗程。

疗效：共治疗患儿52例，总有效率为96.2%。本疗法可提高肠胃功能，疗效显著，值得推广使用。

出处：张化南．车金膏贴脐治疗小儿腹泻 52 例 [J]. 黑龙江中医药 ,1991(1):5.

6. 寒热泄泻通用

方法：寒热泄泻散

穴位：神阙。

方药：热泻散组成为木香 2g，苦参 10g，葛根 6g；寒泻散组成为制附片 5g，黑胡椒 5g，干姜 6g，五倍子 4g，木香 3g，肉桂 6g，吴茱萸 6g。

操作：将中药研磨为细末，混匀加入植物油调和，制成直径 3cm 的圆形药饼，贴敷脐中，应用医用胶带固定，换药每天 1 次。

疗效：总有效率为 86.8%。本疗法可使药物直达病灶。机体气血流畅、经脉畅通，促进胃肠吸收消化，进而恢复其正常生理功能，临床效果较佳，值得推广使用。

出处：钟兰芳．中药穴位贴敷佐治小儿消化不良型腹泻的效果观察 [J]. 中国当代医药 ,2015, 22(24):117–119.

【按语】

小儿腹泻属中医学“泄泻”范畴，发病部位在肠，与脾、胃相关，多与外感风寒湿热之邪，或饮食不洁和不节等因素有关。中医学认为，小儿行气未充，脏腑娇嫩，脾常不足，外感六淫（以湿邪为主），内伤饮食（嗜食肥甘生冷或误食不洁），脾胃受损，生湿生滞，影响脾胃升降功能，肠道分清泌浊、传导功能失司发为泄泻。穴位敷贴是指将药膏或用各种液体调和药末而成的糊状制剂，敷贴于一定穴位或患部以治疗疾病的方法。小儿正处于发育阶段，各脏腑功能尚不完善，尤其肝肾的排毒排泄功能不健全，对许多药物的代谢、排泄和耐受性差，药物使用不当或长期应用，易引起不良反应。小儿的皮肤对药物透皮吸收较好，药物能很快进入血液循环，起效迅速，故而在临床上运用广泛。

在临床应用穴位贴敷疗法治疗小儿腹泻的文献的描述中，选取的穴位以神阙为主。神阙穴为冲任经气汇聚之处，肚脐下方毛细血管丰富，直接连通十二经脉及脏腑各器官，在该穴位进行中药贴敷，能促进药效扩散和吸收，刺激穴位，加强局部血液循环。临床上也常配合使用足三里、中脘。因中脘可疏通中焦经络，足三里可健脾益气，配合使用，可提升临床疗效。小儿有活泼好动、服用汤药困难，配合度较差等特点，故而选用穴位贴敷疗法可在最大程度上发挥作用的同时减少脱落率，避免患儿肝肾损伤，值得临床上广泛使用。

（十二）小儿疳积

【概述】

小儿疳积是由喂养不当或多种疾病影响，导致脾胃受损，气液耗伤，不能濡养脏腑、经脉、筋骨、肌肤而形成的一种慢性消耗性疾病，临床以形体消瘦，面色无华，毛发干枯，精神萎靡或烦躁，饮食异常，大便不调为特征。“疳”之含义，自古有两种解释：其一曰“疳者甘也”，言其病因，是指小儿恣食肥甘厚腻，损伤脾胃，形成疳积；其二曰“疳者干也”，言其病机、主症，是指气液干涸、形体羸瘦。西医学的蛋白质－能量营养不良、维生素营养障碍、微量元素缺乏等疾病可参考本病诊疗。

本病发病无明显季节性，各年龄段均可罹患，临床多见于 5 岁以下小儿。因其起病缓慢，病程迁延，不同程度地影响小儿的生长发育，严重者还可发展至阴竭阳脱，猝然变脸，因而被古人视为恶候，列为儿科四大要证之一。30 多年来，随着人民生活水平的提高和医疗条件的改善本病的发病率已明显下降，特别是重证患儿显著减少。本病经恰当治疗，绝大多数患儿均可治愈，仅少数重证或有严重兼证者，预后较差。

【现代穴位贴敷文献】

方法一：玄明粉贴

穴位：神阙。

方药：玄明粉、肉桂、九香虫、丁香、白术、鸡内金、砂仁各 1 份，枳壳、莱菔子、槟榔、藿香各 2 份。

操作：上药混合共研细末，过 100 目筛，密闭保存备用。用时每次取 3～6g 用食醋调匀成干湿适中的药饼（直径约 5cm 大小）敷于神阙穴，盖上纱布，胶布固定。每天换药 1 次，7 天为 1 个疗程，共治疗 2～3 个疗程。

疗效：本组 50 例中，治愈 35 例，好转 12 例，无效 3 例，治愈率 70%，总有效率为 94%。本研究采用中医外治综合疗法治疗小儿疳积，疗效满意，值得临床推广。

出处：王嘉毅．点刺四缝穴结合穴位贴敷

与捏脊综合治疗小儿疳积 50 例 [J]. 中医临床研究 ,2012,4(13):43–44.

方法二：疳积贴

穴位：神阙。

方药：焦山楂、炒神曲、炒麦芽各 10g，炒鸡内金、炒莱菔子、栀子各 5g。

操作：共研细末，加水调成糊状，贴敷神阙穴，每天 1 次，每次 6～8h，5 天为 1 个疗程。

疗效：40 例疳积患儿应用疳积贴，总有效率为 95.0%。疳积贴贴敷神阙穴治疗疳积患儿疗效显著，值得推广应用。

出处：黄向红 , 潘林平 . 疳积贴贴敷神阙穴治疗小儿疳积的临床研究 [J]. 新中医 ,2010, 42(11): 98–99.

方法三：莱菔子贴敷

穴位：神阙。

方药：单味莱菔子 20～30g。

操作：单味莱菔子 20～30g 炒制、研末、醋调成稀糊状，外贴敷神阙穴，每天 2 次，以双层消毒纱布及胶布十字固定。以 7 天为 1 个疗程，治疗 2 个疗程评定疗效。

疗效：治疗 63 例患者，总有效率为 98.6%。莱菔子贴敷神阙穴治疗小儿积，可经由此穴消积导滞，调节脾胃气机，进而调整机体气机，避免了莱菔子内服破气消导不当之虞。

出处：郑丽丽 . 莱菔子贴敷神阙穴治疗小儿疳积 [J]. 山东中医杂志 ,1997(3):43.

方法四：白术木香豆蔻贴

穴位：脾俞、足三里、神阙、中脘。

方药：白术、木香、豆蔻各 3g，莱菔子 4g，砂仁 2g。

操作：上药研末过筛，调陈醋成糊团状，搓成弹丸大小 4 个，用胶布贴敷在脾俞、足三里、神阙、中脘，每次贴敷 2～4h，一般至皮肤发红为止，隔天 1 次，4 周为 1 个疗程。结合针刺四缝穴治疗，每周 2 次，4 周为 1 个疗程。

疗效：总有效率 96.67%（29/30）。治疗未见不良反应发生。穴位贴敷结合针刺四缝穴治疗小儿疳积疗效确切，方法简便，且见效快，无不良反应。

出处：蔡莉君 . 穴位贴敷结合针刺四缝穴治疗小儿疳积 30 例疗效观察 [J]. 中国中西医结合儿科学 ,2011,3(5):424–425.

方法五：巴豆贴

穴位：印堂。

方药：巴豆仁 1 粒、甜瓜子 7 粒、朱砂 1.5g。

操作：共研为细末，用麻油和成药饼，贴印堂穴。

疗效：对小儿消化不良引起的面黄肌瘦、发不润泽，有一定的效果。

出处：《俞穴敷药疗法》。

方法六：蓖麻子仁贴

穴位：印堂。

方药：蓖麻子仁 1～2 粒，杏仁 1 粒，朱砂少许。

操作：共研为细末，贴印堂穴。1～3 天去掉，留有粟米大的小水疱。

疗效：对小儿消化不良引起的面黄肌瘦、发不润泽，有一定的效果。

出处：《俞穴敷药疗法》。

方法七：野麻草贴

穴位：涌泉。

方药：野麻草（海蚌含珠）鲜全草 16g，生姜、小葱各 30g。

操作：上药捣烂，加入鸡蛋清搅匀，外敷脚心 1 夜，隔 3 天 1 次，连用 6～7 次。

疗效：另用全草 60g 切碎，水煎去渣，加猪肝 150g 再煎，吃肝喝汤，连服 5～7 次，外用、内服同时进行可获良效。

出处：《常见病中草药外治法》。

方法八：艾叶贴

穴位：神阙。

方药：艾叶、酒、胡椒末各适量。

操作：将艾叶捣烂，加酒、胡椒末调成糊状，敷于脐部。用于虚寒型。

出处：《常见病中草药外治法》。

方法九：黄连散

穴位：涌泉。

方药：吴茱萸、胡黄连各 6g。

操作：上药共为细末，加适量醋、面粉共调敷足心，一夜取下，次夜再行。

出处：《实用中医天灸疗法》。

方法十：杏桃仁贴

穴位：涌泉（双侧）。

方药：杏仁、桃仁、艾叶各15g，公丁香或母丁香12g，栀子、吴茱萸、木通、川芎、升麻各6g，白胡椒3g，葱白3根，面粉20g（夏季热加鲜荷叶半张、白酒50g，鸡蛋清1个）。

操作：上药研细末，用米泔水调成糊状。贴敷双涌泉，24h后去掉药物，足心局部呈青紫色为好，连续1～2次。用于小儿疳积。

出处：《中医外治杂志》1994年第4期。

方法十一：吴茱萸贴

穴位：涌泉（双侧）。

方药：吴茱萸3g。

操作：上药研为细末，用食醋调成糊状，分成2份分别摊涂于两块纱布上，贴敷于双侧涌泉穴，用胶布固定。每天1次，10次为1个疗程。用于小儿疳积。

出处：白清林.涌泉穴外敷治疗儿科病症[J].上海针灸杂志,1998(1).

方法十二：治疳灵

穴位：腹部。

方药：生栀子仁30粒，桃仁7粒，芒硝9g，葱头7个，飞罗面1匙，鸡蛋（去黄）1枚，蜂蜜适量。

操作：将上药研为细末，用蜂蜜、蛋清调匀，备用。用荷叶为托，外敷腹部上，用纱布固定，每天换药1次。

疗效：待1周时间，药呈青黑色，其病自退。

出处：《经验奇效良方》。

方法十三：疳疾方

穴位：神阙、命门。

方药：芒硝9g，苦杏仁6g，生栀子7粒，真头道酒糟180g，葱头7个，白飞罗面9g，大红枣（去核）7粒。

操作：共入石臼内，捣烂如泥备用。用白布2幅，约半尺阔，把药放在布上摊开。1剂贴在神阙上，1剂贴背后，对着神阙，用带捆好。贴3天后，皮肉上不见青色，再贴1次。

疗效：屡试屡验。

出处：《病家常识》。

方法十四：疳积散

穴位：内关（双侧）。

方药：桃仁、杏仁、生山栀子各等份。加冰片、樟脑各少许。

操作：桃仁、杏仁、生山栀子晒干研末，加冰片、樟脑各少许，拌匀，装瓶备用。用时取药末15～20g，用鸡蛋清调匀成糊状，干湿适宜、敷于双侧内关穴上，然后用纱布包扎，不宜太紧，24h除之。不应再敷，每次间隔2～3天。

疗效：疳证初、中期，一般1次多见效，少数患儿2次，最多不超过3次。

出处：《新中医》1981年第1期。

方法十五：阿魏散

穴位：神阙。

方药：阿魏（炒）、没药（去油）、乳香（去油）、桂心各6g，丁香2g。

操作：上药共研细末，装瓶备用。用时取药末1.5～3g，填入神阙上，以纱布包扎。每2天换药1次，敷到病愈为止。

疗效：屡试屡验。

出处：《外治汇要》。

方法十六：车前子贴

穴位：神阙。

方药：车前子适量，大蒜2瓣。

操作：车前子炒研，大蒜捣烂，调匀备用，敷脐部，4h取下。

疗效：效果佳。

出处：《穴位贴敷治百病》。

方法十七：莱菔子芒硝贴

穴位：中脘。

方药：莱菔子（炒）10g，芒硝（研细）20g。

操作：用布袋装药备用，贴敷中脘。

疗效：效果佳。

出处：《穴位贴敷治百病》。

方法十八：五倍子贴

穴位：囟门。

方药：五倍子（焙黄）10g。

操作：研末醋调匀备用，贴囟门处。

疗效：效果佳。

出处：《穴位贴敷治百病》。

方法十九：香附半夏贴

穴位：涌泉。

方药：生香附、生半夏各10g。

操作：共研细末，用鸡蛋清调匀，用布包好备用，敷脚心涌泉穴（左右均可）。

疗效：效果佳。

出处：《穴位贴敷治百病》。

方法二十：山楂麦芽贴

穴位：中脘、胃俞。

方药：山楂20g，麦芽15g，陈皮12g，木香12g，莱菔子10g，姜黄6g，鸡内金6g，砂仁3g。

操作：上述药物研成细末，用清水调成糊状，取适量涂于穴位上，盖以纱布，胶布固定。每天1次。

出处：《中医穴位贴敷疗法》。

方法二十一：白术枳实贴

穴位：神阙。

方药：白术30g，枳实15g，焦山楂15g，大黄10g，食醋适量。

操作：上述药物研成细末，用食醋调成糊状，取适量涂于穴位上，盖以纱布，胶布固定。每天1次。

出处：《中医穴位贴敷疗法》。

方法二十二：粟黍米贴

穴位：神阙。

方药：粟米30g，黍米30g，红枣（去核）15g，黄芪15g，杏仁10g，生栀子10g。

操作：将上述药物研成细末，混匀捣烂如泥状，取适量涂于穴位上，盖以纱布，胶布固定。每天1次。

出处：《中医穴位贴敷疗法》。

方法二十三：黄芪茯苓贴

穴位：神阙。

方药：黄芪12g，茯苓12g，白术12g，山楂12g，麦芽12g，谷芽12g，神曲12g，陈皮12g，厚朴12g，槟榔12g，益智仁12g，砂仁12g，山药12g，莪术12g，使君子12g，川楝子12g，鸡内金12g，炙甘草12g，植物油500g，黄丹250g。

操作：将上述药物研成细末，与植物油一同按膏药的制作方法熬至滴水成珠时用黄丹收膏，装瓶密封。用时取膏药适量，烘热，涂于牛皮纸或棉布上，分别贴于穴位处。每周换药1次，注意小儿皮肤娇嫩，膏药不可过热以免烫伤皮肤。

出处：《中医穴位贴敷疗法》。

方法二十四：艾叶吴茱萸贴

穴位：中脘、神阙。

方药：艾叶10g，吴茱萸10g，胡椒5g，白酒适量。

操作：将艾叶、吴茱萸捣烂，与胡椒、白酒一同炒热，装入布袋内趁热敷于胃脘和腹部，每天1次，注意小儿皮肤娇嫩，热敷温度应适宜，以免烫伤皮肤。

出处：《中医穴位贴敷疗法》。

方法二十五：生栀仁贴

穴位：神阙、涌泉。

方药：生栀仁10g，荷叶10g，桃仁5g，芒硝5g，葱白5g，樟脑3g，鸡蛋1枚，蜂蜜适量。

操作：将上述药物研成细末，用鸡蛋清和等量蜂蜜调成糊状，取适量涂于穴位上，纱布包扎固定，每天1次。

出处：《中医穴位贴敷疗法》。

方法二十六：藿香佩兰贴

穴位：中脘、神阙。

方药：藿香10g，佩兰10g，焦山楂10g，木香10g，砂仁5g，白蔻仁5g，冰片3g，食醋适量。

操作：将上述药物研成细末，用食醋调和成糊状，取适量涂于穴位上，纱布包扎固定。每天1次。

出处：《中医穴位贴敷疗法》。

方法二十七：青黛厚朴贴

穴位：内关、神阙。

方药：青黛6g，厚朴6g，丁香3g，芒硝3g，冰片1g，鸡蛋1枚。

操作：将上述药物研成细末，用鸡蛋清调和成糊状，取适量涂于穴位上，纱布包扎固定。每天1次。

出处：《中医穴位贴敷疗法》。

方法二十八：砂仁白扁豆贴

穴位：劳宫。

方药：砂仁10g，白扁豆10g，莱菔子10g。

操作：将上述药物研成细末，用蜂蜜调和成糊状，取适量涂于穴位上纱布包扎固定。每天1次。

出处：《中医穴位贴敷疗法》。

方法二十九：三仁贴

穴位：内关、中脘。

方药：桃仁5g，杏仁5g，南瓜子仁5g，薄荷5g，冰片3g，鸡蛋1枚。

操作：将上述药物研成细末，用鸡蛋清调成糊状，取适量涂于穴位上纱布包扎固定。每天1次。

出处：《中医穴位贴敷疗法》。

方法三十：消疳散

穴位：涌泉。

方药：生栀子仁30粒、杏仁9g，白胡椒6g，鸡蛋（去黄）1个，葱头7个，面粉1匙，丁香30粒。

操作：将以上药物研为细末，用高粱酒烧，蛋清调匀。荷叶为托，贴敷两足心。

疗效：屡试屡验。

出处：《经验奇效良方》。

方法三十一：玄胡粉

穴位：神阙。

方药：延胡索粉3g，胡椒粉0.5g。

操作：把上药直接放入脐中，外敷消毒塑料布或油纸，或消毒纱布。用胶布固定，每天1次。

疗效：外敷1～2天可见效，一般3～5天即可痊愈。

出处：孙兴大.小儿积滞外治法[J].湖北中医杂志，1985(1):9.

方法三十二：疳积散

穴位：涌泉。

方药：丁香、苦杏仁、花椒、炒栀子各等份。

操作：共研细末，用时，取适量药末、葱白3节、鸡蛋清1枚、白酒少许及少量淀粉共调匀做成药饼2个。

疗效：外敷1～2天可见效，一般3～5天即可痊愈。

出处：杨环.疳积散外治小儿疳积400例[J].陕西中医,1991(6):270.

方法三十三：阿魏桂心贴

穴位：神阙。

方药：阿魏（炒）、桂心、苦楝根皮（虫积倍量）、没药（去油）、乳香（去油）、焦三仙（食积倍量）各6g，丁香，槟榔各2g。

操作：上药共研细末，贮瓶备用。每取药末适量，填满神阙，并以纱布包扎固定。每2天换药1次，至愈为度。

出处：《脐疗巧治病》。

方法三十四：白术枳壳大黄贴

穴位：神阙。

方药：白术25g，枳壳15g，大黄10g。

操作：上药共研细末，每次取药末适量，用白醋调匀，敷于患儿脐中及周围，用塑料布覆盖，并加纱布包扎，每天1次。

出处：《脐疗巧治病》。

方法三十五：楂杏大黄贴

穴位：神阙。

方药：山楂、杏仁、生大黄各5g，生山栀子、桃仁各6g，芒硝4g，香葱根若干，面粉若干，红枣7枚，鸭蛋1枚。

操作：将上述药物研末。葱根和红枣（去核）捣烂，并与鸭蛋清拌匀制成饼状。敷神阙穴24h后取下。配合针刺四缝穴，取一无菌的7号注射针头，在患儿双手四缝穴处作常规消毒，用针刺入并挤出黄白色液体。

出处：《脐疗巧治病》。

方法三十六：鸡内金贴

穴位：神阙。

方药：鸡内金、山楂、玄明粉、莱菔子各10g，厚朴、肉桂各6g。

操作：上药共研末，每次3g，温开水调糊敷脐，外用纱布覆盖，胶布固定，每天换药1次。

出处：《脐疗巧治病》。

方法三十七：栀子杏仁贴

穴位：神阙。

方药：栀子、生杏仁、小红枣各适量。

操作：上药加黍米1小撮。制成膏药，贴敷于脐部。

出处：《脐疗巧治病》。

方法三十八：白术陈皮贴

穴位：神阙。

方药：白术、陈皮各6g，生山楂8g。

操作：上药共研细末，填于脐上，每天换药2次，连续3～5天。

出处：《脐疗巧治病》。

方法三十九：朴硝陈皮贴

穴位：神阙。

方药：朴硝6g，陈皮各3g。

操作：上药共研细末，水调为稠糊，贴敷于脐部，外部纱布覆盖，胶布固定。每天换药1次，连用3次为1个疗程。

出处：《脐疗巧治病》。

方法四十：良姜槟榔贴

穴位：神阙。

方药：良姜3g，槟榔9g。

操作：上药共研细末，敷于脐部，外用纱布覆盖，胶布固定。

出处：《脐疗巧治病》。

方法四十一：阿魏栀红贴

穴位：神阙。

方药：阿魏10g，栀子、红花、面粉各15g，葱白6寸，蜂蜜45g，麝香0.6g。

操作：先将红花、阿魏、栀子共研为细粉，与面粉混合，另将葱白切碎捣烂加入蜂蜜与前药共调成膏，装入瓷罐封固，不使透气，备用。上药分为2份摊于黑布上，再将麝香研细分调于2贴膏药上，先用1贴贴敷脐部，外以长布缠裹固定，勿使脱落，3天后换另1贴；过3天再将前膏药加少许换贴如前法，前后共贴12天即可去膏药。

疗效：用药5～6天后，患儿即渐思饮食，腹部由硬渐软，哭泣减少，精神安定而渐活泼，去药后注意饮食调理，即可康复。

出处：《脐疗巧治病》。

方法四十二：大黄贴

穴位：神阙。

方药：大黄粉。

操作：将大黄粉与适量白酒调和成糊状，敷脐外覆纱布以热水袋熨之。每次10～20min，每天1或2次。

出处：《脐疗巧治病》。

方法四十三：山楂紫苏生姜贴

穴位：神阙。

方药：山楂、紫苏各60g，生姜60g。

操作：将紫苏、山楂研为细末，生姜捣烂，一起放入锅内炒热，以布包裹，热熨脐部，并做顺时针按摩。

出处：《脐疗巧治病》。

方法四十四：香附吴茱萸贴

穴位：神阙。

方药：香附、吴茱萸各12g，侧柏叶、甘草各30g。

操作：上药研细末，调拌鸡蛋清，外贴敷神阙。

出处：《脐疗巧治病》。

方法四十五：胡黄连贴

穴位：神阙。

方药：胡黄连10g，癞蛤蟆1个（放新瓦上焙干，去内脏），鳖甲（醋炒）21g，麝香9g（研末）。

操作：用时先取麝香末纳入患儿脐孔中央，再取上药末30g撒布于脐中麝香上，继之把方膏药贴在药末上，外以纱布覆盖，胶布固定。3天换药1次，至病愈方可停药。

出处：《脐疗巧治病》。

方法四十六：五倍子痞积贴

穴位：神阙。

方药：五倍子（焙黄）9g。

操作：上药以醋捣烂如膏，摊布上贴神阙或抹于脐腹。

出处：《脐疗巧治病》。

方法四十七：栀子杏仁贴

穴位：神阙。

方药：杏仁6g，栀子、芒硝各9g，葱白7寸。

操作：将以上3味药研末，用葱白捣烂如泥状，再搅白色陈醋调成膏，贴脐部，7天后揭去。

出处：《脐疗巧治病》。

方法四十八：栀硝二仁贴

穴位：神阙。

方药：山栀、芒硝、杏仁、桃仁、生大黄各9g。

操作：上药共研细末，加入面粉适量，和匀，以鸡蛋清调和成膏状，备用。每取本膏适量，搓成药饼，贴敷于脐，外用纱布固定。1天后局部皮肤呈紫色即去药。每周敷1次，连敷3次即可奏效。

出处：《脐疗巧治病》。

方法四十九：水红花子贴

穴位：神阙。

方药：黄丹180g，水红花子30g，生大黄、枳实、莪术、三棱、槟榔、莱菔子、鸡内金、广木香各10g，香油500ml。

操作：上药除黄丹外，其余诸药放入香油中

泡1天，然后将香油和药物共投入锅中加热，待药炸枯，过滤去渣。取黄丹徐徐加入，边下边搅，再熬煎油，至滴水成珠时退火，冷却收膏，备用。用时取药膏适量，摊于2cm×3cm塑料布中央，贴敷在患儿脐孔上，再加胶布固定。每天换药1次，贴至病愈为度。

出处：《脐疗巧治病》。

方法五十：芒硝贴

穴位：神阙。

方药：芒硝60g。

操作：将芒硝稍加温炒热，用棉布包好敷于脐部，次晨取下，晚上加热再敷数日。

出处：《脐疗巧治病》。

方法五十一：陈皮木香贴

穴位：神阙。

方药：陈皮12g，木香12g，莱菔子12g，莪术10g，三棱10g，槟榔10g，姜黄3g。

操作：将药物研成细末，调凡士林或麻油，外敷神阙，胶布固定。

出处：《脐疗巧治病》。

方法五十二：贯众川楝子贴

穴位：神阙。

方药：贯众31g，川楝根皮31g，花椒16g。

操作：上药加水煎成浓膏，敷脐。

出处：《脐疗巧治病》。

方法五十三：阿魏芜荑贴

穴位：神阙、脾俞。

方药：阿魏、芜荑、槟榔各等量、葱白7茎、生酒糟适量。

操作：诸药混合捣融如膏状，贮备候用。临用时取药膏分作2份。摊于2块包布中间，分别贴在患儿脐中、脾俞。以胶布固定。3天换药1次，一般2～3次即可减轻症状，贴愈为止。

出处：《脐疗巧治病》。

方法五十四：吴茱萸香附贴

穴位：神阙。

方药：吴茱萸3g，生香附3g，鲜侧柏叶15g，鲜葎草叶15g，鸡蛋1枚。

操作：先将前2味药共研细末，再入二叶捣烂如泥，入鸡蛋清适量调合成膏状，搓成药饼，备用。取药饼贴敷在患儿神阙上，外以宽布带束之固定，待药饼干燥，或脐部发痒时，即可去掉药饼。每天换药1次。

出处：《脐疗巧治病》。

方法五十五：二皮贴

穴位：神阙。

方药：吴茱萸树根皮16g，梧桐皮63g。

操作：上药捣烂敷脐，1h后去掉。

出处：《脐疗巧治病》。

方法五十六：白胡椒贴

穴位：神阙、命门。

方药：白胡椒7粒、桃仁、山栀子、杏仁、芒硝各10g，葱白7根（每根寸许），鸭蛋清1个，白酒5ml。

操作：前5味药研细末，加葱白捣烂，再加入鸭蛋清，白酒调拌均匀，然后用纱布扎成两饼。外敷神阙、命门两穴，24h后取下。

出处：《脐疗巧治病》。

方法五十七：白杨树皮

穴位：神阙。

方药：白杨树皮、葱白各31g。

操作：上药共捣如泥敷脐，外用纱布覆盖，胶布固定。

出处：《脐疗巧治病》。

方法五十八：苍术贴

穴位：神阙。

方药：苍术25g，荞麦面粉60g，米醋适量。

操作：先将苍术研为细末，过筛后与荞麦粉拌匀，掺入米醋活量炒热，捏成圆形如5分硬币大药饼，储存备用。用时取药饼1个敷在患者神阙窝上，盖以纱布，胶布固定。2～3天换药1次。

出处：《脐疗巧治病》。

方法五十九：芒硝贴

穴位：神阙。

方药：芒硝100g。

操作：将芒硝炒热，用纸包后放入布袋内，缚于脐上。

出处：《脐疗巧治病》。

方法六十：芒硝贴

穴位：神阙。

方药：芒硝9g，葱白（连须）7根，红枣（去核）7枚，苦杏仁7个，生栀子7个，酒糟30g，白麦面粉10g。

操作：将诸药混合共捣至融烂如膏状，预

备待用。用时将药膏分为2份，分别摊于2块2cm×3cm青布中间，把1块贴敷在患儿脐窝上，另1块贴敷在命门穴上，外以胶布固定之。3天换药1次。

出处：《脐疗巧治病》。

方法六十一：葱蜜贴

穴位：神阙。

方药：大葱31g，蜂蜜10g。

操作：上药共捣如泥，敷脐，纱布覆盖，绷带包扎固定，每天1次。

出处：《脐疗巧治病》。

方法六十二：二仁疳积贴

穴位：神阙。

方药：杏仁8g，桃仁8g，栀子12g，大黄6g，芒硝6g。

操作：上药研细末，调拌面粉、鸡蛋清，外贴敷脐部。

出处：《脐疗巧治病》。

方法六十三：吴茱萸二香贴

穴位：神阙。

方药：吴茱萸4.5g，丁香3g，广藿香3g，肉桂1.5g。

操作：上药共研细末，备用。敷脐，外覆纱布，胶布固定，每2天换药1次，同时内服杏仁、山楂粥。

出处：《脐疗巧治病》。

方法六十四：生栀子贴

穴位：神阙、涌泉。

方药：生栀子9g。

操作：将栀子研成细末，加面粉、鸡蛋清调成3个饼，分别敷在脐部，两足心。

出处：《脐疗巧治病》。

方法六十五：甜酒曲贴

穴位：神阙。

方药：杏仁10g，甜酒曲1个，栀子6g，芒硝6g，使君子肉7粒。

操作：上药共研细末，晚上用浓茶调敷脐部，布带包住，次晨除去，连敷3晚。

出处：《脐疗巧治病》。

方法六十六：使君子贴

穴位：神阙。

方药：使君子20g。

操作：研细末，调拌浓茶，外贴敷脐部。

出处：《脐疗巧治病》。

【按语】

近年来，穴位贴敷疗法治疗小儿疳积的临床应用很多，疗效确切。中医学认为小儿疳疾多由饮食不节、喂养不当、病后失调、药物攻伐太过以及虫积等因素，使脾胃功能受损，津液耗伤，不能消磨水谷，久之积滞生热，迁延成为疳积。中医该病多认为与脾胃有关。穴位贴敷法治疗可以起到消积导滞、健脾和胃。如病初期，实证尚显著者，应着重消积理脾；虚实并见者，可攻补兼施，应着重补脾益气。穴位贴敷法对比针灸及中药简单易行，患儿乐于接受，疗效明确。同时也要注意患儿日常饮食才能降低疾病的发生。

小儿具有“脾常不足”的生理特点，因此本病的治疗应以健脾运积为主。常贴敷于神阙穴，在任脉上，与诸经百脉相通，又与脏腑密切相连，具有健运脾胃、和胃调肠、温补下元、温化寒湿、散结导滞之功。任脉统全身阴液，督脉司周身阳气，任督经气相通，与冲脉一源三歧，此处为脐在胚胎发育过程中为腹壁最后闭合处，且表皮角质层最薄，屏障作用最差，脐下含有丰富的血管，渗透性强，吸收快，极有利于药物的透皮吸收，故贴敷神阙穴药物可快速弥散穿透进入血液循环，产生全身效应。常用药为焦山楂、炒神曲、炒麦芽、炒鸡内金、炒莱菔子、栀子，方中焦山楂、炒神曲、炒麦芽消食导滞；炒鸡内金化积健胃；炒莱菔子理气行滞；栀子清热除烦。诸药合用，共奏健脾理气、清热化积之功。

（十三）小儿厌食症

【概述】

小儿厌食症是以较长时期厌恶进食、食量减少为特征的一种小儿常见病证。中医古代文献中无小儿厌食的病名，但文献所载“不思食”“不嗜食”“不饥不纳”“恶食”等病证表现与本病相似。西医学“消化功能紊乱”中的厌食症状可参考本病诊疗。

本病可发生于任何季节，但夏季暑湿当令之时，可使症状加重。各年龄儿童均可发病，以1—6岁多见。城市儿童发病率较高。患儿除食欲不振外，一般无其他明显不适，预后良好，但长期不愈者，可使气血生化乏源，抗病能力低下，而易患他病，甚至影响生长发育，转为疳证。

【现代穴位贴敷文献】

1. 脾虚湿热

方法：消食膏贴

穴位：膈俞、肺俞、膻中、神阙。

方药：党参、山药、砂仁、陈皮、茯苓、鸡内金、白术、山楂、炙甘草。

操作：以上药物研制成细末，浸泡75%酒精中，24h后加入适量的凡士林微火加热至颜色变为微黄，冷却做成直径约1cm的药饼。3岁以下贴敷8h，3—6岁贴敷10h。每次连续贴敷3天，停1天，12天为1个疗程。

疗效：总有效率为90.00%，强脊补脾法配合消食膏穴位贴敷能够明显减轻患儿的临床症状。

出处：郭晶，张斌，赵娜. 强脊补脾法配合消食膏穴位贴敷治疗小儿厌食症（脾虚湿热型）的临床研究 [J]. 世界中西医结合杂志，2017,12（12）：1738-1741.

2. 脾胃气虚

方法一：健脾和胃散贴

穴位：神阙穴。

方药：白术、茯苓、甘松、豆蔻、鸡内金、枳实，将中草药按照3：3：2：2：1：1。

操作：按照现代加工制作散剂的方法研磨成粉末状筛后混匀，装玻璃瓶中备用。取适量药末（每次以填满肚脐为准），以醋调成糊状，均匀涂抹在专用防过敏贴的中央处，然后敷于神阙穴，于7—15时持续贴敷8h，每24h更换1次。应用14天为1个疗程。

疗效：治疗32例患儿，痊愈1例，显效10例，有效18例，无效3例，总有效率为90.63%。健脾和胃散敷脐在患儿食欲、食量、面色、精神、腹胀及大便异常的症状均有改善，健脾和胃散敷脐治疗小儿厌食症（脾胃气虚型）疗效显著，可显著改善症状，缩短病程，并具有高效价廉、使用方便、安全性高的特点，患儿及家长更易于接受。本研究证实了中医外治法在治疗小儿厌食症的作用，是中医辨证论治、经络理论、子午流注理论及中药经皮给药理论与临床实践的有机结合，值得推广。

出处：闫璐琦. 健脾和胃散敷脐治疗小儿厌食症（脾胃气虚型）的临床研究 [D]. 济南：山东中医药大学，2014.

方法二：党参茯苓白术贴

穴位：神阙、中脘、脾俞（双侧）、胃俞（双侧）、足三里（双侧）。

方药：党参4～6g，茯苓6～9g，白术（麸炒）6～9g，泽泻（麸炒）6～9g，砂仁4～6g，藿香4～6g，炙甘草3～4g。

操作：以陈醋调和为糊状，平均分为8份分别置于穴位上，每次贴敷2～4h，每天1次，连续贴敷5天后休息2天，7天为1个疗程，共贴敷4疗程，疗程结束后评价疗效。

疗效：总有效率为92.30%，痊愈22例，显效8例，有效6例，无效3例。穴位贴敷资生健脾方可改善脾胃气虚型厌食症患儿的食欲、食量、神疲、面色、大便症状，临床疗效显著，且治疗期间安全性指标未见异常且无明显不良反应，为不能配合或坚持口服药物的患儿提供依从性更佳的穴位贴敷的治疗方法，值得临床推广应用。

出处：王颖雪. 资生健脾方穴位贴敷治疗脾胃气虚型厌食症小儿的临床观察 [D]. 石家庄：河北中医学院，2021.

方法三：资生健脾方贴

穴位：脾俞（双侧）、胃俞（双侧）、足三里（双侧）、神阙、中脘穴。

方药：党参4g，茯苓9g，麸炒白术9g，麸炒泽泻6g，砂仁6g，藿香6g，炙甘草3g。

操作：以上药物用陈醋调匀贴敷；3—5岁取药末每穴3g，贴敷2h，5—8岁取药末每穴5g，贴敷4h。每天1次，5天连续贴敷后休息2天，30天为1个疗程。

疗效：治疗36例患儿，总有效率为94.44%，其中痊愈人数有19例（52.78%）；显效人数有12例（33.33%）；有效人数有3例（8.33%）；无效人数有2例（5.56%）。治疗可改善脾胃气虚型小儿厌食症的食欲、食量、面色、疲乏、体重、大便情况，资生健脾方穴位贴敷无明显不良反应。

出处：张琳琳. 资生健脾方穴位贴敷治疗脾胃气虚型小儿厌食症的临床研究 [D]. 石家庄：河北中医学院，2019.

方法四：小儿健脾和胃穴位贴

穴位：中脘、气海。

方药：党参 9g，白术 9g，茯苓 9g，陈皮 9g，厚朴 9g，焦山楂 12g，焦麦芽 12g，焦神曲 12g，木香 6g，甘草 6g。

操作：药物研磨成粉后用姜汁调制成糊状，贴敷于中脘、气海穴位，每次 2h，每天 1 次，以皮肤微泛红而不起疱为佳。连续治疗 2 周后观察疗效。

疗效：穴位贴敷配合健胃消食口服液治疗 30 例患者，痊愈 16 例（53.3%），显效 9 例（30.0%），有效 3 例（10.0%），无效 2 例（6.7%）。健脾和胃六位贴辅助治疗小儿脾胃气虚型厌食症不仅能提高疗效，还能显著改善患儿临床症状，提高体重，且安全性好。

出处：陆凌君，陈敏瑾，张晓燕，等. 自拟健脾和胃穴位贴辅助治疗小儿脾胃气虚型厌食症效果观察 [J]. 中国乡村医药，2021,28（24）：30–31.

方法五：脾胃气虚贴

穴位：中脘、气海。

方药：党参 9g，白术 9g，茯苓 9g，陈皮 9g，厚朴 9g，焦山楂 12g，焦麦芽 12g，焦神曲 12g，木香 6g，甘草 6g。

操作：上药研磨成粉，过 150 目筛，加适量凡士林调制成糊状，贴敷于中脘、气海穴位，每天 1 次，每次 2h，以皮肤微微泛红而不起疱为佳。

疗效：穴位贴敷配合健胃消食口服液治疗 34，治疗组总有效率为 31 例（91.18%），痊愈 16 例（47.06%），显效 8 例（23.53%），有效 7 例（20.59%），无效 3 例（8.82%）。中药穴位贴敷辅助治疗小儿厌食症脾胃气虚型，疗效确切，可显著改善患儿临床症状和体征，明显增加体质量，值得临床推广应用。

出处：肖红根，陈锴，陆玉廷. 中药穴位贴敷辅助治疗小儿厌食症脾胃气虚型 34 例临床观察 [J]. 中医儿科杂志，2023,19（2）:80–83.

方法六：二术贴

穴位：神阙。

方药：白术 50g，苍术 50g，肉桂 50g，白胡椒 30g，木香 30g，丁香 30g，党参 30g。

操作：上述药物烘干，打成极细粉，加入凡士林及适量生姜汁调成膏状，置于医用无菌贴敷上，贴敷于神阙穴。每次贴敷 4h，隔天 1 次，治疗 7 次为 1 个疗程。

疗效：治疗 40 例患者，痊愈率 45.0%，显效率 20.0%，有效率 15%，总有效率为 85.0%。推拿配合中药贴敷是治疗小儿厌食症（脾胃气虚型）较为有效的综合治疗方案，值得临床推广普及应用。

出处：曾豊婷. 推拿配合中药贴敷治疗小儿厌食症（脾胃气虚型）的临床研究 [D]. 济南：山东中医药大学，2018.

方法七：运脾开胃贴

穴位：神阙、中脘、关元、天枢、足三里。

方药：党参、白术、炒麦芽、焦山楂、鸡内金各 5g，砂仁、木香、肉桂各 3g。

操作：将药物磨成细粉状，取 2～3g 药粉，用黄酒、蜂蜜或香油按 1：2 的比例调成厚度为 3～5mm、直径为 20mm 中药饼，用一次性透气胶贴贴敷于患儿神阙或中脘穴，每天 1 次，每次贴敷 6～8h，每周需连续贴敷 5 天，休息 2 天，共 4 周。

疗效：热敏灸联合穴位贴敷治疗，治疗 32 例患者，痊愈 16 例，有效 13 例，显效 3 例，无效 0 例，总有效率为 100%。针对脾胃气虚型厌食患儿采用热敏灸联合穴位贴敷治疗具有显著的治疗效果，并且安全性高，不易反弹，患儿及家属接受程度高，值得在临床中进行应用和推广。

出处：鞠晓青，李霞，丛方方. 热敏灸联合穴位贴敷治疗脾胃气虚型小儿厌食症的临床研究 [J]. 中医外治杂志，2022,31（5）:88–90.

方法八：党参黄芪贴

穴位：神阙、脾俞、胃俞、大肠俞、足三里。

方药：党参 10g，黄芪 10g，白术 10g，茯苓 10g，苍术 10g，藿香 10g，吴茱萸 10g，公丁香 5g，小茴香 10g，干姜 10g，肉桂 5g，麦芽 20g，山楂 10g，火炭母 10g，石榴皮 10g，甘草 10g。

操作：药物共研为细末，每次取 1～3g，用开水调成膏药，贴敷在脐部神阙穴上，夜间睡前用药，第 2 天取下。同时取药粉 50g 加食盐 150g 制成温敷包，微波炉加温 50s，温熨脐腹部、脾俞、胃俞、大肠俞及足三里，每天 1 次，15 天为 1 个疗程，共治疗 2 个疗程。

疗效：治疗96例患儿，治愈79例，显效5例，有效10例，无效2例，总有效率为97.7%。健脾益气包温敷治疗小儿厌食见效快，无不良反应，安全可靠，操作简便，实用性强，值得临床推广。

出处：褚艾妮，梁倩帆，张莉.健脾益气包温敷疗法治疗小儿厌食症的疗效观察[J].世界中西医结合杂志,2014,9(6):632–633,637.

3.脾失健运

方法一：肉桂干姜贴

穴位：章门、中脘、下脘、天枢、脾俞、胃俞。

方药：肉桂6g，干姜6g，丁香6g，砂仁6g，豆蔻6g，甘松6g，茯苓6g，白术6g，枳壳6g，九香虫6g，生半夏3g，细辛3g，芥子1.5g。

操作：将上述药物研磨成细粉备用，用鲜姜汁调成膏状，贴敷时先用纱布包裹生姜渣，在穴位皮肤上轻轻擦拭至皮肤微泛红，然后每次取黄豆大小的药膏敷在上述穴位上，再用6cm×6cm的胶布固定，每次贴敷2～4h，以穴位皮肤泛红不起疱为佳，每周贴敷1次，4次为1个疗程。

疗效：42例患儿，其中男26例，女16例；年龄（4.43±1.64）岁，病程（3.40±1.68）个月。其中痊愈19例，显效16例，有效5例，无效2例，总有效率为95.24%。采用中药穴位贴敷治疗小儿厌食，主要针对脾失健运型，方法简单安全，疗效显著，值得推广应用。

出处：王婷婷，杨志勇，陆帅.中药穴位贴敷治疗脾失健运型小儿厌食的临床观察[J].中国民间疗法,2019,27(19)：45–46.

方法二：健脾开胃贴

穴位：脾俞（双侧）、神阙、中脘、足三里（双侧）。

方药：苍术、白术、丁香、广木香、吴茱萸、砂仁、生山楂，药物配比3：3：2：2：1：1：1。

操作：将药物80目打粉后，食醋调制，制成约0.5cm大小的软膏丸，敷贴于穴位。2周为1个疗程，连续2个疗程。

疗效：配合激光针灸联合健脾开胃贴治疗患者30例，痊愈10例，有效18例，无效2例，总有效率为93.3%。激光针灸配合穴位贴敷治疗脾失健运型厌食症疗效较好。

出处：董晨霞，邵征洋，詹璐，等.激光针灸配合穴位贴敷治疗脾失健运型厌食症30例临床观察[J].浙江中医杂志,2018,53(7):517.

方法三：不换金正气散贴

穴位：神阙。

方药：姜厚朴、麸炒苍术、陈皮、姜半夏、广藿香、炙甘草、醋香附、砂仁、紫苏梗比例为3：3：3：3：3：1：2：2：2。

操作：将药粉磨成细粉混匀，每丸约5g，置干净玻璃瓶中密封备用。2—6岁组患儿每次取1/2丸，7—12岁组患儿每次取1丸，使用5cm×5cm专用防过敏贴敷外敷于神阙穴，贴敷持续时间为7—15时，每天1次，取下后可用温水清理，如有局部发红、发痒等可提前取下。

疗效：不换金正气散加味外敷神阙治疗，痊愈1例，显效5例，有效19例，无效6例，总有效率为80.65%。不换金正气散加味外敷神阙治疗小儿厌食脾失健运证临床疗效良好，值得推广。

出处：张守静.不换金正气散加味外敷神阙治疗小儿厌食脾失健运证的临床研究[D].济南：山东中医药大学,2021.

方法四：脾失健运贴

穴位：神阙、脾俞、胃俞。

方药：苍术、焦六神曲、炒麦芽、焦山楂。

操作：将药物打成粉末，加入食醋调成膏状，贴敷于穴位。每次贴敷3～4h，7天1次，7天为1个疗程，共治疗2个疗程。

疗效：32例患儿，结果愈显率为40.0%，总有效率为76.7%。调中健脾推拿法治疗小儿厌食症疗效显著，值得临床应用推广。

出处：卢天娇.基于数据挖掘调中健脾推拿法治疗小儿厌食症（脾失健运型）的临床研究[D].济南：山东中医药大学,2021.

方法五：太子参茯苓贴

穴位：神阙、脾俞（双侧）。

方药：太子参、茯苓、白术、甘草、清半夏、焦三仙、陈皮、连翘。

操作：药粉加入适量上海黄酒，拌成不干不稀的药团，分别置于3个医用胶贴中央，按压成饼状，贴敷于患儿神阙、双侧脾俞穴，根据患儿年龄贴敷 2～6h。治疗时间为 14 天，每天 1 次，7 天为 1 个疗程。

疗效：65 例患儿，治愈 1 例，显效 8 例，有效 32 例，无效 24 例，总有效率为 63.1%。小儿推拿配合穴位贴敷治疗脾失健运型小儿厌食症，具有较好的临床效果。

出处：肖慧，李静，肖和印．小儿推拿配合穴位贴敷治疗脾失健运型小儿厌食症的疗效观察[J]. 中国社区医师，2021,37（8）:110–111.

方法六：牵牛子干蟾贴

穴位：神阙。

方药：牵牛子、炙干蟾、青皮、胡黄连。

操作：按现代制作散剂的方法，共研细末，装瓶备用。使用时每次取药末适量，用黄酒少许调为稀糊状，每贴药物面积为 3cm × 2cm，外敷于肚脐孔处，用专用贴贴敷，每天换药 1 次，连续 7 天。取神阙穴外敷，每天贴 1 次，每次贴 1～2h（依据年龄），治疗 7 天为 1 个疗程。

疗效：30 例患儿给予口服运脾消食颗粒及神阙穴贴敷中药，总有效率为 87.6%。运消食颗粒加神阙穴中药贴敷疗效确切，对于厌食症患儿的临床症状和体征等方面均有明显的改善，充分证实了辨证论治的有效性。

出处：王俊宏，权惠林．运脾消食颗粒加神阙穴中药贴敷治疗脾运失健型小儿厌食症 65 例[C]// 中华中医药学会儿科分会．第二十九次全国中医儿科学术大会暨“小儿感染性疾病的中医药防治”培训班论文汇编．中华中医药学会儿科分会，2012:377–380.

方法七：苍术焦山楂贴

穴位：神阙。

方药：苍术、焦山楂、陈皮、槟榔、苏梗、芒硝、厚朴、葛根。

操作：将颗粒剂混合均匀后装入纱布口袋中，置于神阙穴上，可用布带或肚兜进行固定，药物使用时间为每 24h 更换 1 次，2 周为 1 个疗程。

疗效：共 30 例患儿，痊愈 14 例（46.7%），显效 11 例（36.7%），有效 4 例（13.3%），无效 1 例（3.3%），痊显率为 83.3%。药物敷脐联合刺四缝治疗的疗效优于单纯内服中成药，而且敷脐及针刺方法体现了中医学优势，具有操作简便，安全有效的特点，易于临床推广。

出处：王亚萍．中药颗粒剂敷脐联合刺四缝治疗小儿厌食脾失健运证的临床研究[D]. 南京：南京中医药大学，2013.

方法八：太子参生白术贴

穴位：神阙、脾俞（双侧）。

方药：太子参 10g，生白术 10g，茯苓 10g，甘草 6g，白扁豆 10g，生薏苡仁 10g，枳壳 10g，炒谷芽 10g，炒麦芽 10g，焦山楂 10g，鸡内金 10g，山药 10g，砂仁 3g，桔梗 6g，木香 6g，厚朴 3g。

操作：将药物倒入不锈钢盆内，混合均匀，倒入适量上海黄酒，用压舌板进行调和，搅拌均匀，不干不稀，制成 3 个直径为 2cm，厚 0.5cm 的药饼，然后将其置于医用胶贴中央，贴敷于患儿穴位。每次贴敷于推拿疗法结束后进行，每天 1 次，每次贴 4～6h。7 天为 1 个疗程，共治疗 2 个疗程。

疗效：共 75 例患儿推拿配合贴敷治疗，痊愈 60 例（80%），显效 11 例（14.67%），有效 3 例（4%），无效 1 例（13.3%），痊显率为 98.67%。采用推拿联合穴位贴敷的治疗方案，推拿选穴简单，疗效显著。

出处：毛娜，肖和印，王红娟，等．推拿贴敷治疗小儿脾失健运型厌食的疗效观察[J]. 世界中医药，2016,11(9):1789–1792.

方法九：山楂三术贴

穴位：神阙。

方药：山楂、白术、莪术、苍术。

操作：将药物混匀后盛放在陶瓷瓶中备用，每次取 5g 或 10g 药粉加适量蜂蜜，调成膏状，制成 2cm × 2cm（1—3 岁用）和 4cm × 4cm（4—6 岁用）的圆形药饼，在患儿神阙穴及其周围皮肤消毒后敷于其上，并予以专用胶布固定。

疗效：共 40 例患儿予以内服调味饮联合进食贴外敷神阙穴治疗，痊愈 20 例（50%），显效 14 例（35%），有效 4 例（10%），无效 2 例（5%），总有效率为 38%。中药调味饮内服联合进食贴外敷神阙穴是治疗脾失健运型厌食症的有效方法，其能明显改善儿童的食欲和食量，无不良反应，值得临床推广。

出处：赵丽莹，石锦梅，汪江涛，等．调味饮联合进食贴治疗小儿脾失健运型厌食症的临床

观察 [J]. 中国中西医结合儿科学 ,2018,10(6):537-539.

4. 脾虚食积

方法：脾虚夹积贴

穴位：神阙、脾俞（双侧）。

方药：麸炒枳实 5g，厚朴 10g，炒山楂 10g，炒神曲 10g，炒麦芽 10g，炒槟榔 5g，陈皮 10g。双侧脾俞穴贴敷药物为太子参 10g，麸炒白术 10g，茯苓 10g，砂仁 3g。

操作：每天分别贴敷于指定穴位上覆以专用防敏透皮贴，每天贴敷于指定穴位上 2～4h 后揭下，年龄小于 6 岁或既往有皮肤过敏症状者贴敷 1～2h，续治疗 28 天。

疗效：40 例患儿，痊愈 13 例，显效 27 例，总有效率为 100%，有效率中位数为 93.93%。“脾虚夹积贴”穴位贴敷治疗小儿厌食症（脾虚食积型）疗效显著，可明显改善临床症状（食欲减退、食量减少），应用安全，未发现皮肤毒副作用，具有临床应用价值。

出处：滕滢 . 健脾消积方联合穴位贴敷治疗小儿厌食（脾虚食积证）临床疗效观察 [D]. 沈阳：辽宁中医药大学 ,2022.

5. 脾胃虚寒

方法：白矾贴

穴位：涌泉。

方药：白矾、陈醋各适量。

操作：白矾研细末，用陈醋调成膏状，敷于患儿两足心涌泉穴上，每天换药 1 次，敷至病愈为止。用于小儿虚寒型厌食。

出处：《中医外治法奇方妙药》。

6. 其他类型

方法一：三黄屏风膏

穴位：肺俞、膈俞、膻中、神阙。

方药：贴敷Ⅰ号方：黄芪 4 份，白术、防风、黄精、延胡索各 2 份，酒大黄 1 份。贴敷Ⅱ号方：苍术、党参、茯苓、白术、山楂各等份。

操作：上述药材粉碎为极细末，和匀装瓶密封备用，临用前用白醋调成饼状，做成直径约 1cm 的药饼。选取肺俞、膈俞、膻中为主穴，常规消毒后，即将Ⅰ号方药饼贴敷在以上各穴，用胶布固定，1—3 岁每次贴敷 8h，3—7 岁每次贴敷 10h，予Ⅱ号方药饼贴敷在神阙穴上，贴敷 12h。每天贴敷 1 次，每次连贴 3 天，停 4 天为 1 个疗程，共贴敷个 2 个疗程。

疗效：治疗 30 例患儿，治愈 13 例，显效 10 例，有效 4 例，无效 3 例，总有效率为 90%。三黄屏风膏穴位贴敷治疗小儿厌食症，伴随症状消失均有改善，且无不良反应发生，表明该治疗方法对于小儿厌食症具有较好的疗效，值得临床推广应用。

出处：刘丽平 . 三黄屏风膏穴位贴敷治疗小儿厌食症 30 例疗效观察 [J]. 中医药学报，2016, 44(4):120-121.

方法二：人参贴

穴位：神阙。

方药：人参 10g，茯苓、白术、丁香、肉桂各 9g，炙甘草 5g。

操作：上药研末混匀，米醋调糊，每次取 3～5g 做成直径约 0.6cm 的药饼敷于神阙穴，穴位贴覆盖。根据患儿耐受程度，每次贴 0.5～2h，每天换药 1 次，7 次为 1 个疗程，共 4 疗程。

疗效：45 例患儿采用针刺四缝穴结合神阙贴敷疗法，体重增长＞1kg 有 13 例（29%），体重增长 0.5～1kg 有 26 例（58%），体重增长＜0.5kg 有 6 例（13%）。针刺四缝穴结合神阙贴敷对小儿厌食症有显著的疗效。

出处：赵星星，周丽华，何贤芬 . 针刺四缝穴结合神阙贴敷干预小儿厌食症 45 例疗效观察 [J]. 名医，2018（5）:80,98.

方法三：茴香贴

穴位：神阙。

方药：茴香 10g，九香虫 10g，二丑 6g，木香 6g，丁香 6g，砂仁 6g，青皮 6g。

操作：用布制成特定的小儿肚兜，将中药组方装袋，药袋上滴食醋 4～5 滴。小儿晚上洗浴后将肚兜紧贴患儿腹部，前兜对准脐部神阙穴，后兜对准腰背部命门穴，持续过夜。两组都持续治疗 2 周。

疗效：治疗 40 例患者，显效 35 例，有效 4 例，无效 1 例，总有效率为 97.5%。穴位贴敷治疗小儿厌食症疗效显著。

出处：赵国栋 . 穴位贴敷治疗小儿厌食症 40 例的效果观察 [J]. 中国疗养医学 ,2015,24(9): 978-979.

方法四：二术山楂贴

穴位：神阙、中脘。

方药：苍术、白术、山楂、神曲、麦芽、枳实，以上药材各取50g。

操作：混匀粉碎为极细末，装瓶密封备用，临用前用蜂蜜调和，做成直径约1cm、厚度0.1cm的药饼，将药饼贴敷在神阙穴及中脘穴，每次贴敷8h，换药每天1次，贴敷10天为1个疗程。

疗效：治疗40例患儿，治愈30例，好转8例，未愈2例，总有效率为95%。消导膏穴位贴敷治疗小儿厌食症有良好疗效，患儿依从性高，值得临床推广。

出处：刘丽平．消导膏穴位贴敷治疗小儿厌食症40例疗效观察[J].中医临床研究,2014,6(16):23–24.

方法五：党参白术炒麦芽贴

穴位：神阙、中脘、气海、关元。

方药：党参、白术、炒麦芽、木香、肉桂、神曲、山楂、黄芩、淮山药，各药按等量称取。

操作：按现代制作散剂的方法，将上药加工碾成粉末，研细末过80目筛后混匀，盛在玻璃瓶中备用。于睡前敷药，3天后取下，间隔4天敷，连敷3次为1个疗程。

疗效：37例患儿，治愈13例，显效15例，无效1例，总有效率97.3%。本法有调整脾胃功能，促进消化吸收，提高机体对各种营养物质吸收利用的整体作用机制。

出处：高世泉，殷旭，刘贵云．穴位贴敷治疗小儿厌食症70例[J].中医外治杂志,2005(5):16–17.

方法六：山楂甘草山药贴

穴位：上脘、中脘、下脘、脾俞、足三里、神阙。

方药：山楂50g，甘草30g，山药50g，白术50g，木香30g，麦芽50g，阿魏10g，鸡内金50g，莱菔子30g。

操作：将药物研粉，加入适量食醋调成糊状，置于敷料上，分别贴敷于上脘、中脘、下脘、脾俞、足三里、神阙，采用脱敏胶布固定，每天1次，治疗3周。

疗效：54例患儿给予中药穴位贴敷联合药膳治疗，痊愈19例，显效24，有效9例，无效2例，总有效率为96.3%。中药穴位贴敷联合药膳治疗厌食症可有效提高患儿食欲，增加患儿体重，值得临床推广应用。

出处：潘洋，潘泮．中药穴位贴敷联合药膳治疗小儿厌食症临床研究[J].亚太传统医药,2015,11(16):79–80.

方法七：健胃膏

穴位：中脘、足三里、胃俞、天枢、阳陵泉、脾俞。

方药：附子30g，桂枝30g，苍术30g，干姜15g，白芥子20g。

操作：除中脘外，上述穴位左右两侧每天交替使用，中脘可酌情每天或隔天使用。治疗时于睡前取1～2g健胃膏贴敷选定的穴位，外用胶布固定。每次贴敷时间1～4h。以贴至局部皮肤发痒、发红但不起疱为度。每天1次，10次为1个疗程。采用自拟“健胃膏”穴位贴敷治疗小儿厌食症，取得了较满意的疗效。

出处：王雨燕，尚艳杰．穴位贴敷法治疗小儿厌食症[J].中国民间疗法,2003,11(1)：26–27.

方法八：肉桂干姜丁香贴

穴位：神阙。

方药：肉桂、干姜、丁香、白术、白芍、当归、麦芽等量。

操作：研末过筛，混匀并加入香油适量，制成软膏状。治疗方法先用生理盐水棉球擦净脐部，将适量软膏置于纱布上，贴敷于脐部，再用胶布固定。

疗效：治疗患者128例中，显效88例，好转32例，无效8例，总有效率为93.75%。此法治疗小儿厌食症效果较好，且简便易行，不受拒药等因素影响，治疗过程中未发现不良反应值得临床推广。

出处：王为，王长德，李玉忠．中药敷脐治疗小儿厌食症128例临床观察[J].吉林中医药,2002,22(1)：31.

方法九：阿魏莱菔子贴

穴位：神阙、脾俞、上脘、中脘、下脘、足三里。

方药：阿魏10g，莱菔子30g，白术50g，山药50g，陈皮50g，木香30g，山楂50g，鸡内金

50g，麦芽 50g，甘草 30g。

操作：上药除阿魏研细粉备用外，其余诸药加水适量浸 2h，煎 30min，取滤液，再加水复煎 1 次，2 次滤液混合，浓缩成稠液，加入阿魏粉，烘干研粉装瓶备用。用时取适量药粉用食醋调成糊状，摊于 3～5cm² 的敷料上，分别贴于神阙、脾俞、上脘、中脘、下脘、足三里，用脱敏胶布固定，每天 1 次。

疗效：采用中药贴穴加药膳治疗 91 例患儿，总有效率为 96%。中药贴穴加药膳治疗小儿厌食症疗效显著，方法得当，无痛苦，小儿易于接受，是比较理想的治疗方法。对于小儿厌食脾失健运证的治疗效果更好。

出处：张应晓，于丽英．中药贴穴加药膳治疗小儿厌食症临床观察 [J]. 现代中西医结合杂志 ,2014,23(23):2565-2567.

方法十：枳实白术砂仁贴

穴位：神阙。

方药：枳实、白术、砂仁、神曲、陈皮各等份。

操作：药物研细末备用。取适量以茶水调成丸状敷脐或贴在已按摩部位，每天贴敷约 2h，连敷 6 天为 1 个疗程，以 2 个疗程为佳。

疗效：运用中药贴敷疗法配合推拿治疗 31 例患儿，治愈 15 例，好转 13 例，未愈 3 例，总有效率为 90.3%。运用中药穴位贴敷疗法配合推拿治疗该病，取得良好疗效，得到了广大患儿家长的认可。

出处：王玉荣，高林花，姜成林．穴位贴敷配合推拿治疗小儿厌食症 31 例 [J]. 中国民间疗法，2013,21(5):20.

方法十一：吴茱萸木香贴

穴位：神阙、中脘。

方药：吴茱萸、木香、炒麦芽、炒神曲、苍术各 10g，炒莱菔子 6g，砂仁 20g，炒鸡内金 5g。

操作：将各药物磨粉，过 80 目筛后按剂量混匀。每次取药粉约 10g，用优质米醋和蜂蜜调成湿软适中的膏剂。贴敷在相应的穴位上，用医用无菌敷料固定。

疗效：33 例患儿其中治愈 1 例，显效 19 例，有效 9 例，无效 4 例，愈显率 60.6%，总有效率为 87.88%。中药穴位敷贴与中药内服对治疗小儿厌食症有一定的协同作用。穴位贴敷具有操作简便、患儿依从性好等优点。

出处：吉训超，许华，李宜瑞，等．穴位贴敷治疗小儿厌食症 61 例临床研究 [J]. 新中医 ,2007(6): 38-40.

方法十二：牙皂贴

穴位：中脘、气海。

方药：牙皂 30g，砂仁 12g，云苓 12g，焦三仙 12g，肉豆蔻 12g，人参 10g，白术 10g，厚朴 9g，木香 6g，冰片 2g，麝香 0.4g。

操作：上药经粉碎后，用凡士林调成泥膏状，使用时，将药膏涂在纱布块上，分别贴敷在中脘、气海穴上，3 天换 1 次，3 次为 1 个疗程。

疗效：治疗 100 例患儿，痊愈 65 例(经 1～2 个疗程贴敷，患儿纳佳，大便正常，体重明显增加)，显效 25 例（经 1～2 个疗程贴敷，食欲正常，体重增加），有效 7 例（经 1～2 个疗程贴，食欲可，能少量自觉进食，体重略有增加），无效 3 例(经 1～2 个疗程贴敷，甚至更长时间治疗，症状体征无改变），总有效率为 97%。穴位贴敷治疗小儿厌食症疗效显著。

出处：谭振平，刘英．穴位贴敷治疗小儿厌食症 100 例 [J]. 陕西中医 ,1994(5):226.

方法十三：芪术贴

穴位：肺俞、膈俞、膻中、神阙。

方药：肺俞、膈俞、膻中穴位膏药组成为黄芪、白术、防风、黄精；神阙穴贴敷膏药组成为苍术、党参、茯苓、白术、山楂。

操作：将中药粉碎为极细末，临用前用姜汁蜂蜜调。成饼状，分别贴敷于肺俞、膈俞、膻中、神阙。神阙每次贴敷 12h，其他穴位每次贴敷 8h。每周前 3 天贴敷，后 4 天暂停，2 周为 1 个疗程，共 4 个疗程。

疗效：39 例患儿予口服双歧杆菌配合自制膏药穴位贴敷，痊愈 22 例，显效 11 例，有效 4 例，无效 2 例，总有效率为 94.9%。膏药穴位贴敷联合双歧杆菌治疗儿童厌食症疗效佳，能显著改善患儿营养状况，且复发率低。

出处：王利然．穴位贴敷治疗小儿厌食症的疗效及对食欲调节因子的影响 [J]. 中国中西医结合儿科学 ,2018,10(4):307-310.

方法十四：硝黄贴

穴位：神阙。

方药：芒硝、大黄、桃仁、杏仁、山栀，各药等量。

操作：各药称取，研细过 80 目筛后混匀，盛装在玻璃瓶中备用。用时取药物 10g，以鸡蛋清调成膏状后贴敷于神阙穴上，用肤疾宁固定。于睡前敷药，敷 3 天后取下，休息 4 天再敷，连敷 3 次为 1 个疗程。

疗效：治疗 65 例患儿，其中显效 34 例，好转 27 例，无效 4 例，总有效率为 93.8%。本法有调整脾胃功能，促进消化吸收，提高机体对各种营养物质吸收利用的整体作用机制。

出处：李淑芝，王顺，董建平，等．穴位贴敷治疗小儿厌食症的临床观察 [J]. 中国针灸，1997(2):77–78.

方法十五：肉桂枳壳贴

穴位：神阙。

方药：肉桂、枳壳、陈皮、砂仁、白豆蔻。

操作：药物贴敷于神阙穴，每 2 天 1 次，10 天为 1 个疗程。

疗效：药物贴敷配合养胃增液汤加减治疗 115 例患儿，其中显效 82 例，体重增加＞0.5kg，食欲、食量均恢复正常，伴随症状消失。好转 28 例，体重增加＞0.2kg，食欲、食量及伴随症状改善。无效 5 例，体重无明显增加，伴随症状亦无明显改善。总有效率为 95.65%。养胃增液汤配合穴位贴敷治疗后效果显著，通过穴位经络的作用，更增健脾和胃之功，使脾胃功能得以迅速恢复。二者结合疗效更佳，值得临床推广使用。

出处：李香春．养胃增液汤配合穴位贴敷治疗小儿厌食症 115 例 [J]. 中国民间疗法，2015,23(1):56–57.

方法十六：茴香贴

穴位：神阙。

方药：茴香 10g，木香 6g，丁香 6g，砂仁 6g，九香虫 10g，青皮 6g，二丑 6g。

操作：将上述药物装入布袋，滴食醋，夜间沐浴后将布袋紧贴腹部，进行神阙穴贴敷，持续过夜，治疗 2 周。

疗效：40 例患儿予常规西药联合穴位贴敷治疗，显著改善 30 例，改善 9 例，无改善 1 例，总有效率为 97.5%。常规西药联合穴位贴敷治疗小儿厌食症的疗效确切，可有效改善症状和改善机体营养状况，值得推广应用。

出处：刘彬媛．应用穴位贴敷治疗小儿厌食症的观察及评估 [J]. 中国社区医师，2019, 35(11):91–92.

方法十七：增食膏贴敷

穴位：神阙。

方药：吴茱萸、木香、砂仁、焦三仙、炒麦芽、炒莱菔子。

操作：将药物加工研细，过 120 目筛，再用优质米醋调成湿软适度的膏剂。令患儿平躺在诊疗床上，露出脐部，将膏剂外敷于神阙穴。盖上纱布，胶布固定。若在贴敷前，撒上少许药引，其效更佳。每 12h 更换 1 次，每天 1 次，6 天为 1 个疗程。治疗期间停用其他有关药物及推拿按摩等治疗。

疗效：治疗 254 例患儿，痊愈 138 例，显效 39 例，有效 74 例，无效 3 例。穴位贴敷优于其他治疗方法，其给药方式简便实用，便于掌握和携带，患儿乐于接受，对脾胃无刺激，药效发挥迅速，疗效确切，安全可靠。除个别患儿有轻度皮肤过敏外，尚未发现其他不良反应，是治疗小儿厌食症的理想药物。

出处：张力，黄春霞．增食膏贴敷神厥穴治疗小儿厌食症 254 例疗效观察 [J]. 河北中医，1997(5):6–7.

方法十八：桂香莱菔贴

穴位：神阙、中脘、足三里（双侧）。

方药：肉桂、木香、炒莱菔子，药按 5∶3∶3 的比例。

操作：研末装瓶备用。用时以温水调成膏状，取蚕豆大小药丸置于选定穴位，盖上纱布，胶布固定。夜晚睡前给药，晨起去掉洗净，连续 7～10 天（视患儿耐受情况而定）为 1 个疗程，连续 3 个疗程。

疗效：予中药内服配合中药穴位贴敷治疗 60 例患儿，临床痊愈 23 例，显效 16 例，有效 18 例，无效 3 例，总有效率为 95%。中药穴位贴敷法健脾和胃，助运消食，操作简单，无针刺之痛、拿捏之久，小儿易接受。

出处：吕桂凤，周淑敏，陈玉．中药内服配合中药穴位贴敷治疗小儿厌食症60例临床观察[J].河北中医,2012,34(9):1319-1320.

方法十九：麦芽神曲贴

穴位：神阙、中脘、足三里（双侧）。

方药：吴茱萸、木香、炒麦芽、炒神曲、苍术各10g，炒莱菔子6g，砂仁20g，炒鸡内金5g。

操作：将各药物磨粉，过80目筛后按剂量混匀，每次取药粉约10g，用优质米醋和蜂蜜调成湿软适中的膏剂，取蚕豆大小药丸贴敷在神阙、中脘、足三里（双侧）穴上；夜晚睡前给药，晨起去掉洗净，连续7～10天为1个疗程，连续治疗2个疗程。

疗效：采用中药内服配合中药穴位贴敷治疗30例患儿，痊愈17例，显效7例，无效5例，无效1例，总有效率为96.7%。中药内服配合中药穴位贴敷治疗小儿厌食症能增强治疗效果，且穴位贴敷操作简便、患儿依从性好，有积极的临床意义。

出处：翟昌纯.中药内服配合中药穴位贴敷治疗小儿厌食症60例临床观察[J].现代医药卫生,2014,30(1):122-123.

方法二十：熟附子贴

穴位：关元、中脘、神阙。

方药：皂角、山柰、熟附子。

操作：取上药等量研细末调陈醋成糊团状，取6g外敷穴位，并配合经皮治疗仪，每次治疗20～30min，15天为1个疗程。

疗效：30例患儿，痊愈17例，好转12例，未愈1例，总有效率为96.7%。本疗法是一种融经络、穴位、药物为一体的综合治疗方法。其疗效确切，方法简便，克服了儿童畏针和服药困难的缺点，容易为患儿及家长所接受。

出处：陈燊.中药穴位贴敷治疗小儿厌食症30例[J].福建中医药,2009,40(6):38.

方法二十一：三仙贴

穴位：神阙。

方药：炒神曲10g，炒麦芽10g，焦山楂10g，炒莱菔子6g，炒鸡内金5g。

操作：共研细末，加淀粉1～3g，用白开水调成稠糊状。临睡前敷肚脐部，再用绷带固定，第2天早上取下，每天1次，5次为1个疗程。

疗效：治疗122例，痊愈65例，显效34例，有效21例，无效2例，总有效率为98.4%。

出处：《中医脐疗大全》。

方法二十二：枳术贴

穴位：神阙。

方药：枳实、白术、砂仁各等份。

操作：共研细末，备用。将上药用茶水调成丸填塞肚脐，外用万应膏贴封，敷药时为寅时（3—5时），连敷3天（如见皮肤起疱者勿用），一般1次见效，必要时连敷2次。

出处：《中医脐疗大全》。

方法二十三：大黄三仙贴

穴位：神阙。

方药：大黄、大白、白蔻、三仙、良姜、陈皮各等份。

操作：粉碎过120目筛，用凡士林调配成膏状备用。每次取莲子大药膏置于一块4.5cm×4.5cm橡皮膏中央，药膏对准心贴在脐上，四周粘牢，每次敷8～12h，每天1次，10天为1个疗程，最长为2个疗程。

疗效：治疗300例，痊愈263例，好转28例，无效9例。多数敷5次即食欲大增。

出处：《中医脐疗大全》。

方法二十四：脐敷化食丹

穴位：神阙。

方药：山甲、鳖甲、内金、使君子、槟榔、麝香、红榆虫、枳壳、甘草。

操作：山甲、内金、鉴甲砂炒醋炙，红榆虫瓦上焙干，诸药掺匀，粉碎为末加麝香过箩，蓖麻油少许调和，共为黄豆大药丸，重2.5g。将药丸放入2cm×2cm敷料中，中间为塑料薄膜，外层为橡皮胶布，约4cm×4cm，包好放入干燥处。用温水将脐部洗净，擦干，敷化食丹，每3天更换1次，2次为1个疗程。

疗效：治疗200例，痊愈150例，显效30例，好转13例，无效7例，总有效率为96.5%。

出处：《中医脐疗大全》。

方法二十五：杏栀贴

穴位：神阙。

方药：生杏仁、栀子、小红枣各适量。

操作：药量均为女七男八，黍米一小撮，制成膏药，贴于脐部。

疗效：治疗 40 例，有效 39 例，无效 1 例。

出处：《中医脐疗大全》。

方法二十六：楂陈贴

穴位：神阙。

方药：生山楂 9g，陈皮 6g，白术 6g。

操作：将上药共为细末。填于患儿脐上，每天换药 2 次，连续 3～5 天。

出处：《常见病民间传统外治法》。

方法二十七：化食贴

穴位：神阙。

方药：1 号方为党参、苍术、炒麦芽、焦山楂、鸡内金，砂仁、槟榔、香附，按 10∶10∶9∶9∶5∶6∶5∶6 比例配药。2 号方（脾胃不和型）为苍术、厚朴、炒麦芽、焦山、鸡内金、砂仁、核施香附，按 10∶9∶9∶9∶5∶6∶5∶6 比例配药。

操作：先将药物筛选、洗净、低温烘干、称重，研细末过 80 目筛，混匀，封口料袋分装，经环氧乙烷灭菌后，装瓶密封备用。用时将药末（每袋 2.5g）加甘油醋（1∶3）混合液（每瓶 5ml）调制成糊状，置于敷料中心，每天敷于脐部 12h（晚 22 时至次日上午 10 时），连用 6 天，停药 2 天，再重复用药 6 天，合计 14 天为 1 个疗程，连用 2 个疗程。

出处：《中医脐疗大全》。

方法二十八：大黄槟榔贴

穴位：神阙。

方药：大黄、槟榔、高良姜、陈皮、山楂、鸡内金、胡黄连等。

操作：粉碎加工为极细的粉末，用特制透皮吸收促进剂，提炼精制成膏状。取药膏如桐子大，敷于肚脐，外用透气胶布固定，每天 1 次，每次 12h，7～10 天为 1 个疗程。

出处：《中医脐疗大全》。

方法二十九：桂茴贴

穴位：神阙。

方药：桂心、小茴香、丁香各 5g，冰片 2.5g

操作：研磨成粉状。配以米醋调制成糊状，涂敷于脐部，用伤湿止痛膏固定，保留 6～8h。

出处：《中医脐疗大全》。

方法三十：元明胡椒贴

穴位：神阙。

方药：玄明粉、胡椒粉各等份。

操作：共研细末，和匀，贮瓶备用。每取适量，撒入脐中，外以纱布覆盖，胶布固定。每天换药 1 次，治愈为度。

出处：《脐疗巧治病》。

方法三十一：炙附干姜贴

穴位：神阙。

方药：炙附子、干姜各 50g，白术、莪术 150g，肉豆蔻粉、黄连粉各 60g，生山楂、神曲、麦芽各 100g。

操作：用 5000ml 水浸 2h，煎 30min，取滤液再加水复煎 1 次，2 次滤液混合，浓缩成稠液，加黄连粉 60g，肉豆蔻粉 60g，烘干压粉，装瓶备用。用时取药粉 0.3g 填脐上压一干棉球，以胶布固定，24h 换药 1 次。

出处：《脐疗巧治病》。

方法三十二：白术黄芪贴

穴位：神阙。

方药：炙鸡内金 6g，焦白术 6g，炙黄芪 6g，五谷虫 6g，焦三仙 5g，炒山药 10g，茯苓 10g。

操作：每取本散适量（10～15g），开水调成糊状，搓成药饼，贴敷脐中。每 1～2 天换药 1 次。

出处：《脐疗巧治病》。

方法三十三：二甲贴

穴位：神阙。

方药：鸡内金 10g，鳖甲 10g，炮山甲 10g，红榆虫 10g，使君子 8g，槟榔 8g，甘草 6g，麝香 0.6g。

操作：前 3 味药用砂炒，醋炙，红榆虫瓦上焙干，各药末混匀，加蓖麻油少许调和，制成 2.5g 重药丸，清洁脐部后，每取 1 粒置放脐孔，胶布固定，3 天换 1 次，2 次为 1 个疗程。

出处：《脐疗巧治病》。

方法三十四：栀枣贴

穴位：神阙。

方药：栀子、小红枣、杏仁（去皮）、黍米 1 小撮（前 3 味女孩各用 7 粒，男孩各用 8 粒）。

操作：先将黍米和红枣放入碗中，加适量水，上锅蒸 20min，取出待凉后，将枣核去掉，再加入预先研成粉末的杏仁和栀子，一起捣如烂泥状，平摊于一块黑布上。备用。将制好的膏药贴于患者的脐腹部，用胶布固定，敷 24h 去掉以腹部出现青色为适宜，连敷2贴。

出处：《脐疗巧治病》。

方法三十五：莱菔麦芽贴

穴位：神阙。

方药：炒莱菔子6g，炒麦芽10g，炒神曲10g，焦山楂10g，炒鸡内金5g。

操作：上药共研细末，加淀粉1～3g，用白开水调成糊状，临睡前敷于患儿脐上，再用绷带固定，次晨取下每天1次，5次为1个疗程。

出处：《脐疗巧治病》。

方法三十六：枳砂术贴

穴位：神阙。

方药：枳实、砂仁、白术各等量。

操作：上药共研细末，用茶水调成丸，填塞肚脐，外用万应膏贴封，连敷3天（如见皮肤起疱者勿用），一般1次见效，必要时连敷2次。

出处：《脐疗巧治病》。

方法三十七：陈楂术贴

穴位：神阙。

方药：陈皮6g，生山楂19g，白术6g。

操作：将上药共研细末，填于患儿脐中，每天换药2次，连续3～5天。

出处：《脐疗巧治病》。

方法三十八：槟榔良姜贴

穴位：神阙。

方药：槟榔2份、良姜1份。

操作：将以上药物共研细末，装瓶备用。将药末填充脐中，以纱布（盖住肚脐为度）覆盖，用胶布固定。

出处：《脐疗巧治病》。

方法三十九：黄栀贴

穴位：神阙。

方药：大黄、山栀、桃仁、杏仁、芒硝各等份。

操作：上药研为细末，用鸡蛋清调和，敷于患儿脐上，于睡前纳药，晨起去掉，连敷5天，休息2天，3周为1个疗程。

出处：《脐疗巧治病》。

方法四十：山楂麦芽贴

穴位：神阙。

方药：炒山楂10g，炒麦芽10g，糯米根1把、酒5g。

操作：上药共研末，黄酒调成糊状，敷于脐孔。

出处：《脐疗巧治病》。

方法四十一：山药贴

穴位：神阙。

方药：淮山药15g，米10g，大米20g。

操作：上药研细末，温开水调敷于脐孔。

出处：《脐疗巧治病》。

【按语】

穴位贴敷疗法由于其操作性强、经济安全、不良反应小且疗效显著等特点。穴位贴敷疗法是通过药物和腧穴的共同作用防治疾病的一种外治方法，其融合了经络、穴位、药物为一体，属中医外治方法，无不良反应和危险性，是一种较为安全、简便易行的治疗方法。此疗法体现了中国传统医学整体观念、内病外治的原则。穴位贴敷疗法在中医儿科临床上受到患儿家长的广泛认可，治疗小儿厌食疗效显著。中药外用的特点在于经皮给药，不通过胃肠道，能减少对胃肠黏膜的刺激，极大程度地降低了肝脏首过作用，提高药物的生物利用度。同时，以外用形式给药的方法简便易行，不良反应少，临床效果好，对小儿尤为适合。

穴位贴敷疗法的运用极大地提高了小儿厌食症治疗疗效及依从性。穴位贴敷疗法多选用神阙、中脘、内关、气海等穴，通过中药外敷刺激体表的特定部位或穴位，进而调整内脏的功能，针对小儿厌食症的病位主在脾胃，属中焦之病，故可以敷神阙治疗。而中脘穴是胃的募穴、八会穴之腑会，是胃肠各腑经气之所聚，治疗脾胃疾病，当取此穴。本病的病位在脾胃，实验研究证实刺激中脘、神阙穴可使人体胃蠕动和空肠动力增强，并能提高胃肠酶分泌能力，另外内关可理气和胃，气海可健脾。常用药物有炒麦芽、鸡内金、薏苡仁、陈皮、砂仁。药物四气以温、平性药物为主，五味以甘、苦、辛味药居多；药物归经以脾、胃、肺经为主。炒麦芽功善消食和中，常用于治疗食积不消，脾虚食少等疾病。鸡内金具有健脾消食、消积化石等功效。薏苡仁有健脾利湿之功。陈皮有理气健脾的功效。茯苓功擅利水渗湿，益脾和胃。砂仁具有行气调中，和胃醒脾，行滞散结之功。

（十四）小儿多动综合征

【概述】

小儿多动症是一种较常见的儿童时期行为障碍性疾病。临床以与年龄不相应的注意缺陷、多动冲动为主要特征。本病在古代医籍中未见专门记载，根据其多动多语、冲动不安，可归入“脏躁”“躁动”中，由于患儿智能接近正常或完全正常，但活动过多，思想不易集中而导致学习成绩下降，故又与“健忘”“失聪”有关。

本病多见于学龄期儿童，男孩多于女孩。发病与遗传、环境、教育、产伤等有一定关系。本病预后较好，绝大多数患儿到青春期逐渐好转，活动过多的症状消失，但注意力不集中，性格异常可继续存在。

【现代穴位贴敷文献】

方法：天麻钩藤贴

穴位：神阙。

方药：地龙 15g，天麻 15g，钩藤 15g，胆南星 15g，人指甲 5g，防风 2g，珍珠粉 10g。

操作：上药共研细末，贮瓶备用。治疗时先用温开水将肚洗净擦干，再将制动散细末放入肚脐孔内以填满为止，然后用胶布固定，每 3 天换药 1 次，若对胶布过敏者，可根据患者肚脐孔大小，用纱布缝一小口袋，装入药末放入肚脐，再以绷带固定即可。持续贴敷，直至治愈为止。

出处：《脐疗巧治病》。

【按语】

目前小儿多动症的病因及发病机制尚不十分明确，可能与儿茶酚胺递质代谢异常、微量元素异常、局部脑血流灌注不足、脑电生理异常等因素有关。当前本病的发病率越来越高，因而对于本病的治疗也备受重视。西医在针对此病的治疗上有一定的局限性，如半衰期较短，药效不能持久，消化道不良反应明显，易引起头痛、恶心、呕吐、失眠、心率加快和血小板下降等症状，停药后易出现反复等。治疗多以针灸及中药，很少运用穴位贴敷。中医学认为小儿多动症主要与小儿肾中精气不足、脏腑娇嫩及忧思惊恐过度等异常情绪有关。此外，中医学认为多动症是由于肝血虚、虚火上炎，从而造成了阴虚阳亢的临床症状。在《素问·阴阳应象大论》曾记载：阴静阳燥，阳生阴长，阳杀阴藏，阳盛则动。认为小儿多动症通常是由于阴阳动静发生失调，从而导致患儿性情躁动。按照患者的实际情况，可分为心肾不足、水不涵木、脾虚失运、心肝有余等情况。

选穴多为足太阴、阳明、厥阴及少阳经输穴。可平肝息风、调和营卫、疏风活络兼益气血之效应，解除抽动肌肉的痉挛状态而达到治疗目的。足三里为足阳明经要穴，针之可健脾益气，调理脾胃；风池为足少阳经穴，与肝经相表里，可补益脑髓，以利正气；三阴交、太冲疏肝理气调和肝脾。诸穴相配，同治肝脾之疾。以上腧穴共奏疏经通络之功。曲池、手三里、内关、神门、风市、阳陵泉、阴陵泉、丰隆、中脘、气海、关元、膻中等腧穴有通经活络、化痰理气作用，对于躯体局部抽动有着较好的疗效。该病发病机制一般和肝郁化火、精神紧张、肝风内动等存在很大的相关性，所以需要使用镇肝息风进行治疗，另外一些学者把原因认定是气阴两虚，则建议通过益气养阴、宁心安神等药物进行治疗。

（十五）小儿遗尿

【概述】

小儿遗尿又称尿床、遗溺，是指 5 周岁以上的小儿，在睡眠状态下不自主排尿≥每周 2 次，持续 3 个月以上的一种病证。其病因复杂，临床上可分为原发性和继发性、单纯性和复杂性遗尿。调查结果表明，小儿遗尿是一种常见且不被广泛重视的儿科病症，其发病率高达 10%～15%。儿童临床上最常见的是原发性单纯性遗尿症。遗尿多见于 10 岁以下的儿童，男孩是女孩的 2 倍，且有明显的家族倾向。本病大多病程长，或反复发作。重证病例白天睡眠中也会发生遗尿，严重影响患儿的身心健康与生长发育，故选取安全有效的治疗方式于患儿及其家庭乃至全社会都具有积极意义。西医学儿童单症状性夜遗尿可参考本文诊疗。

【现代穴位贴敷文献】

1. 脾肾两虚

方法一：石蒲乌药贴

穴位：涌泉、肾俞、膀胱、足三里。

方药：石菖蒲 10g，乌药 10g，炒鸡肉金 10g，茯苓 10g，蜜麻黄 4g，山药 10g，金樱子肉

10g，薏苡仁10g，白茅根10g，盐益智仁10g，桑螵蛸10g，生地黄10g，山萸肉10g，酒五味子8g，甘草8g，熟地黄10g。

操作：每次贴敷6h。4周1个疗程。

疗效：治疗27例患儿，治疗后较治疗前遗尿次数评分降低，治疗后较治疗前精神状态评分升高。益桑止遗颗粒联合穴位贴敷治疗脾肾气虚型小儿遗尿的疗效肯定，能够明显减少遗尿次数的发生，延长睡眠时间，减少疾病的复发。

出处：吕小静，贾国华，刘曼芳，等. 益桑止遗颗粒联合穴位贴敷治疗脾肾气虚型小儿遗尿的临床研究[J]. 智慧健康,2020,6(34):163-164,170.

方法二：硫黄贴

穴位：神阙。

方药：硫黄适量、鲜葱白7个。

操作：共捣烂，做成饼状，每晚睡前将脐眼洗净后，把药饼敷上，纱布覆盖，胶布固定，次晨除去，1个月为1个疗程。

出处：《脐疗巧治病》。

2. 肺脾两虚

方法一：益智仁贴

穴位：神阙。

方药：益智仁12g，五味子3g，五倍子3g，黄芪3g。

操作：述药物混合后研成粉末，加醋调制成大小为20mm×20mm的药饼，贴敷于神阙穴，每晚睡前贴敷1次，于次日清晨醒后取下，连续贴敷3天后休息1天为1个疗程。

疗效：53例患儿予补中益气汤加减内服及穴位贴敷，治愈40例，好转9例，无效4例，总有效率为92.45%。穴位贴敷、缩泉胶囊联合补中益气汤加减治疗肺脾两虚型小儿遗尿，可显著改善患儿的中医证候及尿道、膀胱功能，提高治愈率，治疗安全性高。

出处：王建玲. 穴位贴敷、缩泉胶囊联合补中益气汤加减治疗肺脾两虚型小儿遗尿临床研究[J]. 新中医，2020,52（16）:93-96.

3. 肾气不足

方法一：益远贴

穴位：肾俞。

方药：益智仁、远志、石菖蒲、覆盆子、茴香、吴茱萸、肉桂、白果。

操作：本院自制的遗尿贴贴敷于肾俞穴等穴位，并在遗尿贴上放置艾灸盒，每次10～15min，每天1次。

疗效：治疗40例患儿，治愈8例，显效16例，有效10例，无效6例，总有效率为85.0%。尿贴穴位贴敷配合艾灸治疗小儿遗尿症（肾气不足）临床效果明显，值得临床推广应用。

出处：梁巍，张楠，李娜. 遗尿贴穴位贴敷配合艾灸治疗小儿遗尿症（肾气不足）临床疗效观察[J]. 世界最新医学信息文摘,2016,16(33):148,155.

方法二：五倍肉桂贴

穴位：关元。

方药：五倍子、肉桂、补骨脂各等份。

操作：共研细末，装瓶备用，每晚睡前3～5g醋调敷于关元穴，以纱布覆盖，胶布固定，次日去掉。以7天为1个疗程，连续治疗3个疗程。

疗效：补肾固元汤联合止溺散穴位贴敷治疗46例患儿，临床治愈26例，好转18例，无效2例，总有效率为95.7%。补肾固元汤口服配合止溺散关元穴贴敷治疗小儿遗尿症，内外治法相结合使下焦得温而寒去，膀胱得暖而气化，疗效确切，值得推广。

出处：李艳玲. 补肾固元汤联合止溺散穴位贴敷治疗小儿遗尿46例[J]. 河北中医，2009,31（12）:1807.

方法三：麻黄益智贴

穴位：命门、膀胱俞（双侧）、肾俞（双侧）。

方药：麻黄30g，益智仁15g，菟丝子10g，远志10g，山萸肉10g。

操作：研磨成粉末状，以米醋调糊，制成穴位贴备用。中药贴敷前，医生以拇指于患儿上述腧穴部位做揉按触压等手法5min，待局部微红或患儿微有痛感时再行贴敷。一天治疗时长为25～30min，如能保持12h以上更佳。7天为1个疗程，治疗3个疗程。

疗效：治疗34例患儿，有效23例，显效9例，无效2例，复发0例，总有效率为94.12%。温肾纳气穴位贴敷法治疗小儿遗尿（肾气不足型）效果较好，值得推广。

出处：杨东雨，陈祺，郭霁星，等. 温肾纳气穴位贴敷法治疗小儿遗尿（肾气不足型）临床观察 [J]. 中国中医药现代远程教育 ,2020,18(5):60–61,70.

方法四：首乌五倍贴

穴位：神阙。

方药：何首乌、五倍子各 3g。

操作：上药共研末，用醋调，敷脐部。

出处：《脐疗巧治病》。

方法五：三子贴

穴位：神阙、命门。

方药：五倍子、五味子、菟丝子各 12g。

操作：3 味药共研细末，温开水调拌。外贴敷神阙、命门。

出处：《脐疗巧治病》。

方法六：丁香贴

穴位：神阙。

方药：丁香 3 粒、米饭适量。

操作：将丁香研细末，同米饭捣成饼，贴患儿肚脐。

出处：《脐疗巧治病》。

方法七：五倍味贴

穴位：神阙。

方药：五倍子、五味子、丁香、肉桂、补骨脂各 30g。

操作：共研细末，贮瓶备用。每取本散 5～8g，以白酒调敷脐中，外以纱布覆盖，胶布固定。每晚换药 1 次，至愈为止。

出处：《脐疗巧治病》。

方法八：智仁五倍贴

穴位：神阙。

方药：益智仁、五倍子、肉桂、补骨脂、丁香按 2∶2∶1.4∶2∶1 的比例配制。

操作：上药研末，每次取 5g，加生理盐水调匀，外敷肚脐，每晚 1 次，连用 10 天。

出处：《脐疗巧治病》。

4. 肾阳不足

方法一：补骨脂附子贴

穴位：神阙、命门、肾俞（双侧）、涌泉（双侧）。

方药：补骨脂 10g，附子 10g，五倍子 10g，益智仁 10g，桑螵蛸 10g，菟丝子 10g，煅龙骨 10g，生姜 30g。

操作：将上述药物共研细末，与生姜共捣烂加适量蜂蜜，外贴敷于穴位，上置纱布，胶布固定。皮肤过敏者勿用。每次贴敷 3～6h，隔天 1 次。10 次为 1 个疗程，共 2 个疗程。

疗效：针刺结合穴位贴敷治疗 20 例患儿，治愈 18 例，显效 2 例，好转 0 例，无效 0 例，痊愈率 90%。针刺结合穴位贴敷治疗小儿遗尿效果显著，值得临床推广应用。

出处：任彦景. 针刺结合穴位贴敷治疗小儿遗尿的临床观察 [J]. 广西中医药大学学报 ,2014,17(4):48–49.

方法二：桑螵芡实贴

穴位：神阙。

方药：桑螵蛸、芡实、五倍子、硫黄各适量。

操作：上药共研末，醋调，临睡时敷于脐部。

出处：《脐疗巧治病》。

方法三：硫黄贴

穴位：神阙。

方药：硫黄 30g，大葱 120g，何首乌 30g。

操作：上药研末，用醋调成膏，外敷神阙穴，外用纱布包裹，或用胶布固定。每晚 1 次，连敷 7～10 天。

出处：《脐疗巧治病》。

方法四：生姜贴

穴位：神阙。

方药：鲜生姜 30g，补骨脂 12g，炮附子 6g。

操作：将上药共捣烂成糊状，每取适量，涂敷脐部加伤湿膏固定，每天换 1 次，3 次为 1 个疗程。

出处：《脐疗巧治病》。

方法五：补骨脂贴

穴位：神阙。

方药：补骨脂 30g。

操作：将上药共捣烂成糊状，取 0.3g 放入患儿脐眼内，纱布覆盖，绷带包扎，每 2 天换药 1 次。

出处：《脐疗巧治病》。

方法六：艾叶牡蛎贴

穴位：神阙。

方药：陈艾叶 15g，牡蛎 6g，百部 9g，花椒

6g。

操作：共研细末，入小布袋内，缝之备用。取药袋拴在患儿肚脐上，直至痊愈。

出处：《脐疗巧治病》。

5. 其他类型

方法一：甘遂白芥贴

穴位：肾俞。

方药：甘遂、白芥子、麻黄、延胡索、细辛按 3∶3∶3∶5∶5。

操作：配好研粉备用，每次取少量混合药粉，配生姜汁少许，和为泥状，做成直径约 1cm 药饼，蘸取少量的人工麝香，贴敷于双侧肾俞穴，以麝香止痛膏固定，每次贴敷 2～4h，以局部皮肤潮红、灼热、瘙痒为度。每周 1 次，4 次为 1 个疗程，共治疗 2 个疗程。贴敷期间禁食腥味、寒凉之品。

疗效：31 例患儿治疗 2 个疗程后统计疗效。痊愈 21 例（疗程结束 1 月以上未再遗尿，占 67.7%）；显效 7 例,（每周遗尿 1 次以内，占 22.6%）；无效 3 例,（每周遗尿 2 次以上，占 9.7%），显愈率为 90.3%。此法简便易行，适合儿童给药，故在治疗小儿发育迟缓、遗尿、易感、慢性咳嗽、喘息性支气管炎等疾病中应用广泛，能取得较好疗效。

出处：戴荣水 . 肾俞穴药物贴敷治疗小儿遗尿 [J]. 中国针灸 ,2010,30（11）:903.

方法二：仙茅韭菜贴

穴位：第 1 组为关元、太溪；第 2 组为肾俞、三阴交；第 3 组为足三里、气海。

方药：仙茅、韭菜子各等份。

操作：药物共研末，过 120 目筛，用姜汁调膏备用。患者取仰卧位，穴位皮肤常规消毒，取姜汁膏 2g 贴敷，用胶布固定，每晚 1 次 10 次为 1 个疗程，一般第 1 个疗程取第 1 组穴，第 2 疗程取第 2 组穴，第 3 个疗程取第 3 组穴。

疗效：治疗小儿功能性遗尿 168 例，其中男 112 例，女 56 例；年龄最小 3 岁，最大 18 岁；病程最短 7 个月，最长 8 年。经 3 个疗程治疗后，104 例痊愈，59 例好转 5 例无效。姜汁膏穴位贴敷治疗小儿遗尿疗效好。

出处：梁耀忠 . 姜汁膏穴位贴敷治疗小儿遗尿 [J]. 浙江中医杂志 ,1997(6):271.

方法三：智远贴

穴位：肾俞、膀胱俞、足三里。

方药：益智仁、远志、石菖蒲、覆盆子、茴香、吴茱萸、肉桂、白果。

操作：每次 10～15min，每天 1 次。

疗效：治疗 30 例患儿，治愈 11 例，显效 9 例，有效 6 例，无效 4 例，总有效率 86.7%。遗尿贴穴位贴敷治疗小儿遗尿症效果明显，值得临床推广应用。

出处：梁巍，张楠，李娜 . 遗尿贴穴位贴敷治疗儿童遗尿症的临床效果观察 [J]. 光明中医，2017,32(1):88–89.

方法四：五倍子贴敷

穴位：神阙、中极、关元。

方药：五倍子 50g。

操作：取五倍子 50g，焙干研末，用适量蜂蜜调成膏状，分 3 等份，做成饼，分别贴敷于患者的神阙、中极、关元穴，再用纱布敷盖其上，并以胶布固定。后用艾条逐穴施灸，灸至穴位周围皮肤微微发红。每天灸疗 1 次，7 次为 1 个疗程，疗程间隔 3 天。冬、春、秋季 3 天换药 1 次，夏季 2 天换药 1 次。如皮肤有刺激症状，可不用胶布固定，每次灸疗后，即取下五倍子饼。

疗效：治疗 35 例患儿，以治疗过程中连续 10 天夜尿症状无明显变化时的疗效或连续治疗不少于 20 次，自动中断治疗半月后的夜尿状况为最终疗效。症状消失，夜尿自主 28 例；症状好转，尿床次数减少 5 例；症状未见明显改善 2 例，总有效率为 94.13%。用五倍子穴位敷灸配合耳穴贴压治疗此病，疗效满意。

出处：于秀梅 . 五倍子敷灸配耳穴贴压治疗小儿遗尿 35 例 [J]. 辽宁中医杂志 ,2002(1):50.

方法五：吴茱桂术贴

穴位：中极、关元（双侧）、天枢（双侧）。

方药：吴茱萸 3g，肉桂 3g，苍术 8g，五倍子 6g。

操作：药材研磨呈细粉，添加醋调制呈糊状，分摊在直径 5cm 左右的胶布上，其中，药饼直径 3cm 左右，选择中极、关元与双侧天枢，用 75% 酒精或者碘伏常规消毒后，粘贴在穴位处，最佳时间 9—11 时，每天 1 次，每次 6～8h，若是自觉不适，可取下，持续用药 7～10 天，随后休息3～5天，继续下1个疗程。

疗效：治疗67例患儿予以小儿推拿穴位贴敷联合治疗，痊愈25例，有效33例，无效9例，总有效率为86.5%。小儿推拿穴位贴敷联合治疗小儿遗尿中，配合给予综合护理，效果显著，可推广借鉴。

出处：贾佳．小儿推拿穴位贴敷联合治疗小儿遗尿的临床护理体会[J].首都食品与医药,2020,27(5):155-156.

方法六：术倍贴

穴位：中极、关元（双侧）、天枢（双侧）。

方药：苍术8g，五倍子6g，肉桂3g，吴茱萸3g。

操作：可将全部药材均研制成粉末状，并添加适量食醋调制成糊状。之后将其均匀涂抹于直径为5cm左右的胶布之上，待药糊与胶布充分固定后，则可应用酒精棉球对患儿的中极、关元和双侧天枢位置进行消毒处理，然后将中药贴敷妥善固定于上述穴位位置。单次用药时长为6～8h，每天1次；若患儿在用药期间主诉存在不适表现，则可将药贴取下；该组患儿的持续用药时间为7～10天。

疗效：治疗30例患儿，痊愈10例，好转9例，未愈11例，总有效率为63.33%。小儿推拿与穴位贴敷联合治疗小儿遗尿的治疗效果良好，能够使患儿的整体临床疗效得到显著提高，改善症状表现严重程度及疾病复发情况，同时可有效缓解患儿的不良心理状态，值得进行临床推广。

出处：杨玲童．小儿推拿穴位贴敷联合治疗小儿遗尿的临床效果[J].人人健康,2022(25):72-74.

方法七：石覆贴

穴位：肾俞、神阙、关元。

方药：益智仁15g，远志10g，石菖蒲10g，覆盆子15g，茴香15g，吴茱萸15g，肉桂15g，白果5g。

操作：烘干后研细末每天以醋调糊放于辅料贴内约铜钱大小贴敷于肾俞、神阙、关元等穴位。每天1次，每次2～4h，连续贴敷4周。

疗效：治疗90例患儿，痊愈23例，显效47例，有效17例，无效3例，总有效率为96.7%。穴位贴敷治疗具有见效快、疗效好、不良反应小、价格便宜等优点临床实践证明穴位贴敷疗法治疗小儿遗尿疗效显著值得推广。

出处：刘冰．穴位贴敷疗法治疗小儿遗尿90例观察[J].中国伤残医学,2014,22(5):177-178.

方法八：温阳散

穴位：脾俞、肾俞。

方药：肉桂。

操作：治疗时让患者俯卧位，取1元硬币大小的药糊摊涂在胶布中央，贴敷于患儿的脾俞及肾俞穴上，保留4～6h揭掉。将点燃的清艾灸条固定于艾灸盒中央位置，在穴位贴敷的部位上进行温灸，每次约20min。每天1次，每周连续3次，治疗1周为1个疗程，一般治疗4～6个疗程。

疗效：穴位贴敷配合艾灸及护理干预治疗59例患儿，痊愈38例，显效12例，有效5例，无效4例，总有效率为93.2%。笔者采用中药贴敷配合艾灸并对患儿进行护理干预治疗小儿遗尿症，取得显著效果。

出处：戴偲偲，赵伟青．穴位贴敷配合艾灸及护理干预治疗小儿遗尿的疗效观察[J].中国民间疗法,2017,25(12):31-32.

方法九：附桂乳没贴

穴位：第1组为关元、中极、肾俞、阳陵泉、三阴交、太溪；第2组为气海、膀胱俞、足三里、阴陵泉、太冲、大敦。

方药：附子、桂枝、乳香、没药各30g，白芥子20g，干姜10g。

操作：药物共研末，充分混匀，过100目筛，用黄酒调敷备用。每天于睡前每穴取1～2g壮儿膏贴敷上穴外用，橡皮膏固定，以局部皮肤发痒、发赤不起范为度，时间1～4h，每天1次，10次为1个疗程。

疗效：1个疗程结束后，显效8例（33.3%），有效11例（45.8%），无效5例（20.8%）。总有效率为79.2%。穴位贴敷法是无痛疗法之一，患儿易于接受，且具有疗程短，收效快，无不良反应等特点，临床值得尝试。

出处：王雨雁，曲辉，牛凤云．穴位贴敷治疗小儿遗尿24例[J].针灸临床杂志,1999(1):60.

方法十：白胡川芎贴

穴位：关元、中极、次髎（双侧）、肾俞

（双侧）。

方药：白胡椒6g，川芎10g，肉桂15g，丁香6g，乌药10g，吴茱萸20g。

操作：诸药共研细末，加少许面粉、白酒调敷，取直径约1cm大小药饼，橡皮膏固定，贴敷时间12h，隔12h贴敷1次。

疗效：治愈17例，好转21例，无效5例，总有效率为88.37%。3个月后随访，痊愈13例，好转23例，无效7例，总有效率为83.72%。药物贴敷上述穴位疗效显著，值得推广。

出处：付广瑞.穴位贴敷治疗小儿遗尿43例临床观察[J].天津中医学院学报,1998(4):26.

方法十一：桑螵五倍贴

穴位：神阙。

方药：桑螵蛸、五倍子等份。

操作：研粉，每次1g，醋调匀敷神阙穴，用胶布固定。睡前敷药，次日晨取下，10次为1个疗程。

疗效：36例中，临床治愈23例，显效10例，无效3例，有效率为91.7%。中药穴位贴敷具有简便验廉、无痛、不良反应少的特点。患儿依从性好，疗效肯定，值得临床推广应用。

出处：冯润枝.针刺配合穴位贴敷治疗小儿遗尿36例[J].河南中医,2010,30(3):293.

方法十二：乌药石菖贴

穴位：中极、三阴交（双侧）、膀胱俞（双侧）。

方药：乌药、石菖蒲、五味子等中药等份。

操作：研末，用白酒调成花生米大小药丸，贴于穴位，用胶布固定，保留3～4h后自行扯掉。以上方法每天1次，6天为1个疗程。休息1天，进行下1个疗程。

疗效：电针结合穴位贴敷治疗30例患儿，痊愈16例，好转10例，无效4例，总有效率为86.7%。电针结合穴位贴敷法配合护理干预治疗小儿遗尿疗效更好，要重视综合护理干预在治疗小儿遗尿中的作用。

出处：左静，刘春雷，黄超，等.综合护理干预在电针结合穴位贴敷治疗小儿遗尿症中的应用[J].中医药导报,2010,16(9):108-109.

方法十三：胡椒止遗散

穴位：关元、中极、次髎、肾俞。

方药：白胡椒6g，川芎10g，肉桂15g，丁香6g，乌药10g，吴茱萸20g。

操作：以上诸药共研细末，白酒调敷。取直径约1cm大小药饼，橡皮膏固定，贴敷时间12h，隔天贴敷1次，治疗10次为1个疗程。

出处：《中医实用天灸疗法》。

方法十四：白芥白芷贴

穴位：第1组为身柱、阳关、神阙、关元、三阴交；第2组为水道、命门、膻中、足三里。

方药：白芥子20g，白芷20g，川乌10g，草乌10g，细辛5g，甘遂10g，山栀子10g，红花10g，桃仁10g，杏仁10g，使君子10g，皂角10g，草决明10g，芦荟10g，白胡椒5g。

操作：将上药共研细末，密封保存于干燥处。用时以鲜姜汁调成膏状，每块3～5g，摊于硬纸上，贴所取穴位，以胶布固定。每次治疗取2～4个穴，每晚12h，治疗2次为1个疗程。

出处：《中医实用天灸疗法》。

方法十五：生硫黄末贴

穴位：神阙。

方药：生硫黄末45g，鲜葱根7个。

操作：先将葱根捣烂，合硫黄末拌匀，于晚间睡前将脐部做常规消毒，然后把药敷于脐部，外以绷带轻扎，以防夜间脱落，次日清晨取下，次日晚可继续用药1次。

疗效：一般敷药5～7次可愈。

出处：《常见病中草药外治法》。

方法十六：硫葱贴

穴位：神阙。

方药：硫黄20g，大葱120g。

操作：先把硫黄研为细末，再和大葱共捣，烘热，于晚上敷贴神阙穴及下腹部，外用热水袋热敷，次日去掉，可用10次以上。

出处：《俞穴敷药疗法》。

方法十七：附术茱萸贴

穴位：涌泉（双侧）、神阙。

方药：附子、白术、吴茱萸各等份。

操作：碾碎成细末，过100目，装瓶备用。每晚先取鲜姜捣汁少许，取上药末两汤勺，用生姜汁拌匀，搓成1元硬币大小的药饼3个，敷于小儿穴位，外用塑料纸覆盖，用胶布固定，第2天早起时取下，用温水洗净穴位处，晚上继续上述方法。个别出现红肿瘙痒及水疱者，可将姜汁改为麻油或米糊等调敷，也可改为4天外敷1次，1周为1个疗程。嘱家长每天按揉百会穴（头顶最高点），时间不限，避免患儿睡前过多饮水、奶、果汁等，并定时叫醒患儿排尿，以养成良好的排尿习惯。

出处：杨晓梅，于建波，郭志丽．中药外敷为主治疗小儿遗尿68例[J]. 中医外治杂志，2004(3):11.

方法十八：牡蛎金樱贴

穴位：腰眼、涌泉（双侧）。

方药：牡蛎12g，金樱子30g。

操作：研细末，用凡士林或姜汁调成膏状。贴敷于腰眼和双足心涌泉穴。

出处：《中国民间敷药疗法》。

方法十九：四白贴

穴位：涌泉（双侧）、关元（双侧）。

方药：白芍10g，白术12g，白及10g，白矾3g。

操作：研细末，用葱汁调成糊膏状。外贴敷于双足心涌泉穴和脐下3寸关元穴。

出处：《中国民间敷药疗法》。

方法二十：葱白硫黄贴

穴位：神阙。

方药：2寸长连须葱白3支、硫黄30g。

操作：共捣如泥。等患儿临睡前将上药敷脐上，外用纱布胶布覆盖固定，8～10h后除掉。

疗效：治疗7例，多在2～3次获效，经随访未复发。

出处：《中医脐疗大全》。

方法二十一：黄白贴

穴位：神阙。

方药：生硫黄3g，葱白1节。

操作：将两药合捣如膏。睡前将药膏外敷脐上，用绷带固定，或用伤湿止痛膏固定，晨起取下，每晚1次，连用3～5次。

疗效：治疗20余例（年龄均在15岁以下），3～5次症状均控制。

出处：《中医脐疗大全》。

方法二十二：黑胡椒贴

穴位：神阙。

方药：黑胡椒适量。

操作：研成粉末。每晚睡前将胡椒粉放在肚脐窝中，以填满为度，然后用伤湿止痛膏贴盖固封，24h后去掉或更换，7次为1个疗程。

疗效：一般用药1～3个疗程可愈。

出处：《中医脐疗大全》。

方法二十三：硫葱贴

穴位：神阙。

方药：硫黄10g，葱白7段。

操作：敷脐药捣如泥状。敷脐药临睡前贴神阙穴，次晨取下，18天为1个疗程。

疗效：治疗5例全部治愈。显效时间最短2天，一般1～2个疗程便可痊愈，半年随访无复发。

出处：《中医脐疗大全》。

方法二十四：丁桂倍脂贴

穴位：神阙。

方药：丁香、肉桂、五倍子、补骨脂各30g。

操作：研细末，备用。每取适量，白酒调敷肚脐，每晚1次。

出处：《中医脐疗大全》。

方法二十五：三白一黄贴

穴位：神阙。

方药：白术、白芍、白矾、硫黄、甘草各等份。

操作：上药共研细末，备用。每次取药粉10g，葱汁（或用水）调糊，敷于脐部，3天换药1次。

出处：《河南省秘验单方集锦》。

方法二十六：丁香贴

穴位：神阙。

方药：丁香3粒、米饭适量。

操作：丁香研细末，同米饭捣作饼。贴患儿肚脐。

出处：《常见病验方研究参考资料》。

方法二十七：附姜脂黄贴

穴位：神阙。

方药：炮附子6g，生姜30g，补骨脂12g，硫黄12g。

操作：先将后3味药共研细末，加入生姜共捣烂如泥成膏状，储存备用。每取本膏适量，填入脐中，覆盖两层纱布，胶布固封。每天换药1次。

出处：《脐疗巧治病》。

方法二十八：益智麻黄贴

穴位：神阙。

方药：益智仁、麻黄、桑螵蛸各2份，丁香、肉桂、石菖蒲各1份。

操作：上药共为细末，过80目筛，贮瓶备用，每用3g，用陈醋调成饼状，敷神阙穴，外用胶布固定，敷36h后取下，隔12h后再敷，连续3次，以后改为每周1次，以巩固疗效，2周为1个疗程。

出处：《脐疗巧治病》。

方法二十九：姜赤贴

穴位：神阙。

方药：附子、干姜、赤石脂各等量。

操作：上药共研末，水调敷脐中。

出处：《脐疗巧治病》。

方法三十：麻桂贴

穴位：神阙。

方药：麻黄3g，肉桂、益智仁各1.5g。

操作：上药研末备用，每次3g，醋调敷脐，36h后取下，间隔6～12h再用，连用3次后，每隔1周用1次，连续2次巩固疗效。

出处：《脐疗巧治病》。

方法三十一：甘草贴

穴位：神阙。

方药：甘草50g，白芍20g，白术20g。

操作：上药水煎2次，每次煎1h，再将两次药液混合一起，浓缩成稠膏状，加入硫黄50g，白矾10g（均研末）、搅匀、烘干研成细末，贮瓶备用。先将脐眼用湿毛巾擦洗干净、撒入本散20mg，上盖一小块药纸片，再加药棉与腹部皮肤齐平，外用胶布封固。3～7天换药1次。

出处：《脐疗巧治病》。

方法三十二：丁香肉桂贴

穴位：神阙。

方药：丁香、肉桂各3g。

操作：将两药物共研为细末，与少量米饭共捣成泥状，作成小饼，于每晚睡前敷于肚脐上，每天1次。

出处：《脐疗巧治病》。

方法三十三：茯神五倍贴

穴位：神阙。

方药：茯神、五倍子各等量。

操作：将上药研为细末，以米汤调药末，拌和成糊。用时取药糊涂布于患儿脐孔中，纱布盖之，胶布固定。每晚睡前2h涂药，翌晨去掉。

出处：《脐疗巧治病》。

方法三十四：公丁香贴

穴位：神阙。

方药：公丁香35g，小茴香7g，巴戟天10g，胡芦巴10g。

操作：共研细末，贮瓶备用。每取本散适量，以食醋调和成膏状，于睡前敷于脐上，用绷带裹之（松紧要合适），次晨取下，连用3天。若无效，1周后再照此法连续用药3天。

出处：《脐疗巧治病》。

方法三十五：五倍龙骨贴

穴位：神阙。

方药：五倍子、煅龙骨等份为末。

操作：每晚取少许，以水调成糊状，涂满脐眼，外用肤疾宁贴膏贴紧，1～2天换药1次，1个月为1个疗程。

出处：《脐疗巧治病》。

方法三十六：乌黄贴

穴位：神阙。

方药：何首乌、硫黄、桑螵蛸、龙骨各等份。

操作：上药研末，装瓶备用。临睡前将脐部洗净，用上药5g，鲜葱白5根，捣乱，制成软饼状，敷脐部，以纱布覆盖，胶布固定，次晨取下。7天为1个疗程。

出处：《脐疗巧治病》。

方法三十七：四子贴

穴位：神阙。

方药：覆盆子60g，金樱子60g，菟丝子60g，五味子60g，仙茅60g，山萸肉60g，补骨脂60g，桑螵蛸60g，丁香30g，肉桂30g。

操作：上药共研细末装瓶，防止挥发失效。用时取药粉1g，填满神阙穴，滴1～2滴酒精或高粱酒后，用纱布覆盖，胶布固定。每3天换1次药。

出处：《脐疗巧治病》。

方法三十八：公丁益智贴

穴位：神阙。

方药：公丁香5粒、益智仁3g，八角香1个、桂圆核1枚。

操作：将诸药混合共研细末，用生姜汁适量调和药末，捏成一个小药饼，于每晚小儿上床睡觉时，将药饼烘热，温敷于患儿脐孔内，纱布盖之，胶布固定。翌晨去掉。

出处：《脐疗巧治病》。

方法三十九：桂圆核贴

穴位：神阙。

方药：桂圆核1粒、益智仁3g，公丁香5粒、八角茴香1个、老生姜适量。

操作：共研细末，用生姜捣汁调和成泥膏状，储存备用。于临睡前，将药饼烘温、敷在患儿脐孔上，外加四层纱布覆盖，胶布固定。翌晨去掉。

出处：《脐疗巧治病》。

方法四十：龙骨贴

穴位：神阙。

方药：龙骨15g，醋适量。

操作：龙骨经火煅后研末，用醋将龙骨粉调为糊状。敷脐，外覆纱布、胶布固定，每天换药1次，连用5～7次。

出处：《脐疗巧治病》。

方法四十一：九香虫贴

穴位：神阙、长强、大椎。

方药：丁香10g，九香虫20g，益智仁20g，桔梗5g。

操作：上药研细末。用75%酒精消毒脐部，取上药5～8g，用白酒调匀敷于脐中，外用纱布覆盖，胶布固定，每晚换药1次，7天为1个疗程，治疗1～4个疗程。

出处：《脐疗巧治病》。

【按语】

儿童先天禀赋不足，故有肾气不足、肾阳亏虚的表现，因而出现遗尿。小儿遗尿的发病主要病机包括气化不利、下焦虚寒，进而导致肾失封藏、膀胱失约。治疗原则为补肾固本，兼补膀胱之气，以增强固摄作用。小儿服药时间长，药味难以下咽，使得家长、患儿很难坚持持续治疗。采用穴位贴敷方法进行治疗，免去口服药难以下咽的状况，以及口服药带来的不良反应等，并且患儿及家长易于接受此方法。穴位贴敷作为一种外治法，用刺激性的药物刺激相应的穴位，达到治疗相关疾病的目的。穴位贴敷又是一种经皮给药的方法，是目前国际上重点研究的一种给药途径，减少肠和胃的通过效应。此法在儿童疾病的治疗中最常用，这是和儿童体质特点相一致的，儿童肌肤娇嫩，皮肤角质化程度低，易于药物的通透吸收。此法简便易行，适合儿童给药，故在治疗遗尿中应用广泛，能取得较好疗效。

常用药物类别主要有补虚药类、收涩药类等。常用药物中药性以温性、寒性、平性居多。药味以甘、苦、辛为主。主要归经为肾、脾、心、肝、肺经。可以选用鸡内金、补骨脂、益智仁、菟丝子、五味子、山茱萸、桑螵蛸、淮山药作为小儿遗尿辨病用药。除常用神阙及涌泉外，常用穴位为关元、气海、百会、中极、三阴交等穴位。使用的经络前三分别为任脉、足太阳膀胱经、督脉。使用穴位最多的经络为足太阳膀胱经，其次为任脉、督脉、肾经以及足阳明胃经。本病以肾虚为本，故也取双侧肾俞穴用温补之法治疗。肾俞作为背俞穴之一，是补肾和强肾的要穴，能起到很好的补肾壮阳的作用。

（十六）小儿盗汗

【概述】

小儿盗汗症是小儿常见内科杂病之一，该病是以入睡后汗出异常，醒后汗泄即止为特征的一种病症，主要表现为患儿在安静状态下依然出汗过多，睡眠时可湿枕巾。多发生于5岁以内的小儿，临床上饮食不节伤及脾胃，致使患儿气血失调，阳不归阴，肌肉不荣是小儿盗汗症发生的主要因素。盗汗包括虚证和实证两种情况，虚证以卫气不固、气阴两虚和营卫不和为主，应以益气固卫、益气养阴、调和营卫为治疗原则；而实证以湿热内蕴为主，应以清热利湿为主。临床研究发现，小儿盗汗症患儿易出现自汗、夜啼、厌食、头发稀疏缺少光泽、面色苍白等伴随症状，影响患儿生长发育，故而应对小儿盗汗患者及时进行对症治疗，以改善患儿不良症状。小儿由于形气未充、腠理疏薄，加之生机旺盛、清阳发越，在日常生活中较成人更容易出现阴阳失调、腠理不固而出汗过多。

【现代穴位贴敷文献】

1. 气阴两虚型

方法：芪党贴

穴位：神阙。

方药：黄芪、党参、五味子、煅牡蛎、浮小麦、麻黄根。

操作：将上述药物磨成药粉备用。使用时将药粉与陈醋调成药饼敷于直径 2cm × 2cm 穴贴片槽内，待患儿入睡前将其神阙穴擦净，将穴贴片对准穴位贴敷，再予以胶布（或抗过敏胶布）固定，敷至次日睡醒后去除，每天 1 次，7 天为 1 个疗程。

疗效：60 例患儿中痊愈 42 例，显效 7 例，有效 6 例，无效 5 例，总有效率达 91.6%。中药穴位贴敷治疗小儿盗汗，操作简单，易于接受，是一种有效可取的治疗方法。

出处：王莉．中药穴位贴敷治疗小儿盗汗 60 例 [J]. 光明中医 ,2016,31(5):660–661.

2. 阴虚内热型

方法：五倍味子贴

穴位：神阙。

方药：五倍子、五味子各 10g，何首乌、百合、生地黄、太子参各 5g。

操作：共为细末，米醋调成糊状，备用。用时取适量，贴敷于脐孔上，外以纱布覆盖，胶布固定。每天换药 1 或 2 次，至病愈为止。

出处：《脐疗巧治病》。

3. 心火亢盛型

方法：五黄贴

穴位：神阙。

方药：黄连、黄柏、黄芩、生地黄、当归、黄芪 5g，五倍子 10g。

操作：共为细末，米醋调成糊状，备用。用时取适量，贴敷于肚脐上，外以纱布覆盖，胶布固定。每天换药 1 次，直至病愈方可停药。

出处：《脐疗巧治病》。

4. 肺气虚弱型

方法：防术贴

穴位：神阙。

方药：黄芪 5g，党参 5g，防风 5g，白术 5g，五味子 10g，五倍子 10g。

操作：共为细末，米醋调外敷神阙穴，每天 1 次。外用纱布覆盖，胶布固定。

出处：《脐疗巧治病》。

5. 其他类型

方法一：没食五倍贴

穴位：神阙。

方药：五倍子 100g，赤石脂 100g，没食子 100g，龙牡各 100g，朱砂 5g。

操作：用凉水、食醋各半调成稀糊状，每晚临睡前敷肚脐，以纱布绷带固定，第 2 天清晨取出。

疗效：治疗 25 例患儿，治愈 9 例，有效 11 例，无效 5 例，总有效率为 80%。四妙丸加减联合中药贴脐治疗小儿盗汗症的临床效果显著，可改善患儿临床症状，减少不良反应。

出处：马春霞．四妙丸加减联合中药贴脐治疗小儿盗汗症的临床效果观察 [J]. 中国社区医师 ,2023,39(1):54–56.

方法二：五倍止汗贴

穴位：神阙。

方药：五倍子。

操作：取五倍子适量研末，用糯米汤调成糊状，取 2g 填于脐内，纱布覆盖，然后用胶布封固。每 3 天换药 1 次，7 天为 1 个疗程；1 个疗程未愈者可行第 2 个疗程治疗。

疗效：治疗 32 例患儿，显效 20 例，有效 8 例，无效 4 例；对有效而未愈的 8 例患儿行第 2 个疗程治疗后，均获显效。总有效率为 87.5%。本法治疗盗汗方法简单，疗效确切，尤其适用于喂药困难的小儿，既能达到治疗目的，又减少了口服药物的麻烦，故值得临床推广应用。

出处：赵传厚，赵红．五倍丹敷脐治疗小儿盗汗 32 例 [J]. 中国民间疗法 ,2003(12):18.

方法三：止汗散

穴位：神阙、涌泉（双侧）。

方药：五味子 100g，海螵蛸 100g，煅牡蛎 100g，吴茱萸 35g，五倍子 65g，桑叶 10g，丁香 16g，生姜 6g，川椒 15g，麻黄 6g。

操作：将以上中药混合研成粉末，取 10g 与米醋调和成泥糊状，于患儿睡前贴敷于穴位，医用胶布固定，次日清晨取下，每天 1 次，3～5 天为 1 个疗程，连续治疗 3 个疗程。

疗效：对照组 40 例患儿中，6 例治愈，9 例显效，19 例有效，6 例无效，治疗有效率为 85.00%。醒脾养儿颗粒联合止汗散脐部贴敷治疗小儿盗汗疗效确切，能有效改善患儿不良症状，且具有较高安全性。

出处：呼延和．醒脾养儿颗粒联合止汗散脐

部贴敷治疗小儿盗汗的效果观察 [J]. 中国医药指南 ,2021,19(17):112-113.

方法四：止汗散

穴位：神阙、涌泉（双侧）。

方药：煅牡蛎 100g，海螵蛸 100g，五味子 100g，五倍子 65g，吴茱萸 35g，丁香 16g，桑叶 10g，川椒 15g，生姜 6g，麻黄根 6g。

操作：研成粉末，每次 6～10g 与米醋或芝麻油调成泥糊状，在睡前外敷穴位，第 2 天清晨取下，每天 1 次，3～5 天为 1 个疗程，根据病情连用 1～3 个疗程。

疗效：对照组治愈 20 例，好转 16 例，无效 8 例，治疗总有效率为 81.82%。醒脾养儿颗粒联合止汗散脐部贴敷治疗小儿盗汗的效果显著，能有效改善患儿症状。

出处：李青松 . 醒脾养儿颗粒联合止汗散脐部贴敷治疗小儿盗汗的临床效果 [J]. 河南医学研究 ,2019,28(13):2435-2436.

方法五：牡龙贴

穴位：神阙。

方药：五倍子、煅牡蛎、煅龙骨各 3g。

操作：碾碎成粉末，用白醋调成糊状，取 3g 敷于脐部，每次 3h，每天 1 次，治疗 4 周。

疗效：醒脾养儿颗粒联合中药贴脐治疗 50 例患儿，治愈 5 例，显效 30 例，进步 13 例，无效 2 例，总有效率为 96%。在西医治疗基础上，加用醒脾养儿颗粒联合中药贴脐治疗盗汗疗效显著，可以调和阴阳，固涩止汗，更大程度地改善患儿临床症状，促进康复。

出处：张娟 , 白辉辉 . 醒脾养儿颗粒联合中药贴脐治疗小儿盗汗临床研究 [J]. 新中医 ,2022, 54(3):120-122.

方法六：止汗散

穴位：神阙。

方药：五倍子、龙骨、朱砂。

操作：上药按 2∶1∶1 碾粉备用。睡前将患儿脐部擦净，再将药粉与陈醋调成泥团如蚕豆大小敷于脐中，然后用 4cm×4cm 胶布一块贴在放好药团的脐眼上，胶布中点对准脐眼。每次敷 12h，3 次为 1 个疗程。

疗效：治疗 108 例患儿，痊愈 60 例，显效 35 例，有效 11 例，无效 2 例，总有效率为 98.14%。一般 1～2 个疗程可痊愈。笔者采用“止汗散”外敷神阙治疗不同证型的盗汗，取得了较满意的效果。

出处：杨顺珍 . 止汗散外治小儿盗汗 [J]. 中医外治杂志 ,1995(4):45.

刘国应 . 止汗散外治小儿盗汗 [J]. 农村新技术 ,2009(23):44.

方法七：止汗贴

穴位：神阙、膻中。

方药：五倍子、龙骨、郁金。

操作：上药按 2∶1∶1 碾粉备用。睡前将患儿神阙穴及膻中穴擦净，再将药粉与陈醋调成泥团如蚕豆大小敷于神阙穴及膻中穴，然后用 4cm×4cm 胶布一块贴在放好药团的神阙穴及膻中穴上，胶布中点对准脐中及双乳中穴，每次敷 6～12h，每天 1 次，5 次为 1 个疗程。

疗效：治疗 150 例患儿，治愈 108 例，好转 13 例，未愈 29 例。我科采用“止汗贴”外敷神阙及膻中穴治疗不同证型的盗汗 10 余年，取得了较满意的效果。

出处：张迎春 , 姜朵生 . 止汗贴治疗小儿盗汗 [J]. 光明中医 ,2011,26(1):120.

方法八：丁香敷脐贴

穴位：神阙。

方药：丁香、肉桂、五倍子、五味子、冰片。

操作：研成细末，备用。每次取 0.5g，1 天 1 次。以 7 天为 1 个疗程。施治前先将患儿脐部用酒精棉球擦干净，然后取药面置于脐窝，外用 4cm×4cm 的医用橡皮膏，或伤湿止痛膏封闭固定。

疗效：中药组外敷 5 次汗止者 9 例，7 次汗止者 15 例，7 次以上汗止者 6 例，显效率 80%，好转率 20%。采用中西药结合外敷神阙穴治疗小儿盗汗取得较好疗效。

出处：娄国菁，潘嘉珍 . 中西药结合敷脐治疗小儿盗汗的临床观察 [J]. 中国农村医学，1996(11):52.

方法九：五倍麻根贴

穴位：神阙。

方药：五倍子、五味子、麻黄根各 15g。

操作：共研细末，分 3 份（每份 15g），于晚上睡前取 1 份，用温开水调成糊状，捏成圆形药饼，稍大于脐，贴于小儿脐窝，药饼上用同样大小的塑料膜覆盖，再用大于药饼的胶布或伤湿止痛膏固定。若对胶布过敏，可用纱布绷带裹腹，以避免药饼滑脱。胶布固定者每2天换1次药，绷带固定者仅在夜间用药，每3天换1次药。连敷3次为1个疗程。

疗效：168例患儿采用中药敷脐加推拿治疗，其中治疗3个疗程汗出明显减少的达98例，5个疗程痊愈72例，10个疗程痊愈148例，2月痊愈160例。治疗2月后总有效率达95.2%。中药脐配合推拿疗法具有补肺固肾、益气敛汗及疏通经络、调理脏腑平衡的功效。

出处：王平．中药敷脐配合推拿治疗小儿盗汗168例[J].甘肃中医学院学报,2008(4):39-40.

方法十：没食龙牡贴

穴位：神阙。

方药：五倍子100g，赤石脂100g，没食子100g，煅龙牡100g，辰砂5g。

操作：共研细末，和匀备用。6月龄至1岁者每次用10g，1—5岁者用15g，5岁以上者用20g，用凉水、食醋各半调药成稀糊状，每晚临睡前敷肚脐，以纱布绷带固定，翌晨揭去，3～5夜为1个疗程。

疗效：治疗小儿顽固性盗汗118例，连敷3夜痊愈者81例，连敷6～7夜愈者2例，无效者6例，愈后复发继用有效者6例，无效者3例。

出处：《中医脐疗大全》。

方法十一：止汗散敷脐贴

穴位：神阙。

方药：五倍子10g，明矾3g，煅龙牡6g。

操作：研末。调敷脐部，每天1次。

疗效：用止汗散外敷脐部，3次后自汗减少，10次后汗止。

出处：《中医脐疗大全》。

方法十二：五倍辰砂贴

穴位：神阙。

方药：五倍子6份、朱砂1份。

操作：共研末。每取少许，用患儿口津调敷脐中，3天1换。

出处：《中医脐疗大全》。

方法十三：止汗粉

穴位：神阙。

方药：龙骨30g，牡蛎30g，大麦芽50g。

操作：共研细末，搅匀。每次以药粉5g，撒于脐部，包扎固定，12h换药1次。

疗效：用止汗粉敷脐药用5天而汗止，继用5天，以巩固疗效。

出处：《中医脐疗大全》。

方法十四：五龙散

穴位：神阙。

方药：煅龙骨、五倍子各等份。

操作：研末。每次10g，用温开水或醋调成糊状，敷于患儿脐部，用胶布固封，晚敷晨揭，连用2次。

疗效：治疗小儿虚汗（自汗、盗汗并见）76例，显效54例，占71.05%；有效22人，占28.95%，总有效率为100%。

出处：《中医脐疗大全》。

方法十五：五牡贴

穴位：神阙。

方药：五倍子、五味子、牡蛎各等份。

操作：共研细末。填脐，外用纱布固定。

疗效：外敷1～2夜盗汗即止。

出处：《中医脐疗大全》。

方法十六：黄柏五倍贴

穴位：神阙。

方药：生黄柏、五倍子各等份。

操作：共研为细末，贮瓶中备用，另备5cm×5cm的一张医用橡皮膏。治疗施治前先将患儿脐部洗净擦干，然后取药面适量（约将脐窝填满为度），用温开水调药作饼，置于胶布正中，敷于脐内，保留24h换药，作为1次治疗。

出处：《中医脐疗大全》。

方法十七：龙牡倍贴

穴位：神阙。

方药：五倍子、麻黄根、锻龙骨、牡蛎以1∶1∶3∶3取量。

操作：将上药焙干研末，过80目筛备用。用时先将五龙敛汗散约加1/3量凡士林调成软膏状，每取3～5g填入脐中，覆盖干净纱布块，胶布固定，24h换药1次，10天为1个疗程。

出处：《中医脐疗大全》。

方法十八：龙牡粉贴

穴位：神阙。

方药：牡蛎粉、龙骨粉各30g，大麦芽粉50g。

操作：上药共研细末，贮瓶备用。用时每取本散5g，撒于脐部，包扎固定，12h换药1次。

出处：《脐疗巧治病》。

方法十九：郁金五倍贴

穴位：神阙、涌泉。

方药：郁金、五倍子各等量，蜂蜜适量。

操作：将前2味药共研细末，过筛，加入蜂蜜调制成膏取适量分别贴敷于脐中、涌泉穴上，纱布盖之，胶布固定。

出处：《脐疗巧治病》。

方法二十：首倍贴

穴位：神阙。

方药：首乌、五倍子（去蛀）各15g。

操作：将上药研为细末，每次取药末10g，用温开水拌如糊状，贴敷在脐孔上，纱布盖之，胶布固定。每晚睡前贴敷药糊，翠晨除掉。

出处：《脐疗巧治病》。

方法二十一：首乌脐贴

穴位：神阙。

方药：何首乌适量。

操作：何首乌为末，津调，封脐中。

出处：《脐疗巧治病》。

方法二十二：矾倍贴

穴位：神阙。

方药：枯矾、五倍子（蜜炙）各等量，人乳汁适量。

操作：将五倍子和枯矾混合共捣碎，研为细末，过筛后加入人乳汁，调和拌成膏状，取药膏适量，贴于患儿脐孔中，外以纱布覆盖，胶布固定。每天换药1次。

疗效：通常贴药5～7次可奏效。

出处：《脐疗巧治病》。

方法二十三：明矾五倍贴

穴位：神阙。

方药：明矾3g，五倍子10g，煅龙骨6g，煅牡蛎6g。

操作：共研细末，贮瓶备用。每取本散适量，以食醋调匀，敷于脐中，外用纱布盖上，胶布固定，每天换药1次。

出处：《脐疗巧治病》。

【按语】

小儿盗汗症是临床常见疾病，中医学认为，汗为心之液，由精气所化不可过泄，过泄则耗，伤人之正气，导致体质虚弱疾病缠身。药物贴敷的原理是药物有效成分渗透于皮肤角质层和真皮层内，通过皮肤的调控作用将药物缓慢释放，经皮肤毛细血管进入血液循环进行药物代谢，增加局部组织毛细血管的扩张，以致促进血液循环，增加皮肤的渗透性，从而达到药物经皮渗透吸收的治疗目的。小儿盗汗多见于体质相对较弱的婴儿以及学龄前儿童，减少药物代谢对患儿机体的不良影响，药物不良反应较低，用药的安全性较高。穴位贴敷是在中医理论的指导下，结合经络理论，选择合适的药物及穴位进行贴敷的治疗方法，能起到刺激穴位、激发经气、振奋脏腑功能的作用，由于药物通过穴位皮肤吸收，穴位贴敷有着避免药物经肝脏吸收的“首过效应”及胃肠道破坏，不良反应小等优势。

穴位贴敷治疗为中医治疗方案之一，因脐部敏感性较高，且渗透性较强，将药物贴敷于患儿脐部能有效将药物的药效弥散，达到改善疾病的作用。穴位多选择神阙，药物多是收敛固涩药物。常用止汗散进行治疗，止汗散为五味子、五倍子、牡蛎和制何首乌烘干研末制成，睡前调糊贴于神阙、涌泉穴，其中神阙穴更便于药物渗透吸收、快速扩散全身，涌泉起滋肾阴、退虚热、引火归元之功。止汗散可有效改善患儿汗出、神疲、乏力等临床证候，也可用补气药配合治疗，黄芪、党参、五味子、煅牡蛎、浮小麦、麻黄根，有益气养阴，收敛止汗之效，针对表虚不固、营卫不合患儿有较好疗效。

五、五官科疾病

（一）近视

【概述】

近视的发生是由于角膜或晶状体的屈光力过强或眼轴长度超过正常值，使外界景物折射出的光线进入眼球内部后，无法形成完美的焦点聚焦在视网膜上。聚焦在视网膜的前方引起视网膜上的投影模糊不清，从而形成视力下降，其中，轴性近视占人类近视的95%以上。随着信息化时代的不断发展，学习、生活习惯的改变，近视的患病率一直在增加。在东南亚，学生时代患上近视的比率高达80%，2021年，中国中小学生罹患近视者占50.7%，因此对小学及初中学生进行近视防控的需求相对更高。预计到2050年，近视将影响全球近50%人口的工作及生活，是21世纪全世界主要的公共卫生问题之一。近视是视力丧失的一个重要原因，主要并发症包括青光眼、视网膜脱离、斜视或弱视、黄斑变性等，预防近视目前已成为我国重要的公共卫生优先事项之一。诸多国内外流行病学调查研究表明，更早进入学习、长时间使用电子设备、户外活动时间缩短等，都是近视发病低龄化的原因。

中医学中关于近视最早记载于隋朝巢元方《诸病源候论》一书中，将近视称为“目不能远视”。明代《审视瑶函》中提出“视近怯远症”这一病名；清朝黄庭镜《目经大成》中曰：“目禀赋无恙，忽尔只见近，而不见远者也”。眼禀先天之精所成，受后天之精所养，故近视的病机包括先天禀赋不足，阴阳失调，阳气不足，肝血过度损耗、肝气不足等。

【现代穴位贴敷文献】

方法一：白芍吴茱贴

穴位：太阳（双侧）、翳风（双侧）、印堂、大椎。

方药：白芍、吴茱萸、当归、冰片。

操作：第一煎加10倍量水煎煮1.5h，用100目分样筛过滤，药渣再加8倍量水煎煮1h，同法滤过，直火浓缩至相对密度1.38～1.40（60～65℃）的浸膏，另取冰片粉碎过七号筛，加入清膏搅拌混匀，外敷于穴位处，每穴取药膏约黄豆粒大小，用2cm×2cm的透明透气胶布固定，每周1次，1个月为1个疗程，第1次治疗贴敷4h，若没有局部红肿过敏情况，则以后治疗中一次治疗维持24h。

疗效：耳穴压豆联合穴位贴敷组39例（78眼），痊愈6眼，显效12眼，有效48眼，无效12眼。耳穴压豆及中药穴位贴敷较适用于假性近视的青少年患者，耳穴压豆法在减缓屈光度增加方面疗效不稳定，有下降趋势，说明两种治疗方法对青少年近视的视力提高及延缓屈光度增加有一定作用，且联合使用效果更佳。

出处：陈海粟．耳穴压豆联合穴位贴敷治疗青少年近视的临床观察[D]．济南：山东中医药大学,2015.

方法二：防菊贴

穴位：太冲、足三里、养老、心俞、肝俞、胆俞、脾俞、胃俞、颈夹脊。

方药：防风4.5g，菊花4.5g，太子参3g，熟地3g，麦冬3g，决明子3g，枸杞3g，炙甘草1.5g，麝香1.5g。

操作：研磨，以吴茱萸煎汤调和之，搓成小丸，贴敷于穴位。每次3h，每周1次。两组均连续治疗8周。

疗效：治疗眼数148只，运用穴位贴敷联合托吡卡胺滴眼液治疗儿童调节性近视效果较为满意。

出处：徐婷君,方晨晨,王瑞泓,等．穴位贴敷联合托吡卡胺滴眼液治疗儿童调节性近视74例[J]．浙江中医杂志,2023,58(2):144.

方法三：细当归贴

穴位：肝俞、肾俞、脾俞、心俞。

方药：细辛10g，当归15g，生白芥子5g，山药15g，生地黄15g，白芍10g，赤芍10g。

操作：研末备用。仰卧取正光（眶上切迹处）、印堂、四白、睛明、风池、太阳诸穴，每穴点揉1～2min（手法轻重以局部出现酸胀感为宜）。俯卧取肝俞、肾俞、脾俞、心俞，同样每穴点揉12min；同时配合捏脊3遍。上述4对背俞穴每天取1侧，每穴取2g药末，用姜汁调和，外用胶布固定在穴位上4h，两侧交替使用。以上治疗每天1次，10次为1个疗程。

疗效：120例232只近视眼中，痊愈56只，显效82只，有效90只，无效4只，有效率为98.3%。应用穴位点揉配合中药贴敷背俞穴治疗青少年近视取得较好疗效。

出处：吴坚刚．指针配合穴位贴敷治疗青少年近视120例[J]．河南中医,2001(2):61.

方法四：夏天无贴

穴位：眼周穴位。

方药：夏天无、白芍、当归、冰片按照5∶5∶5∶1的比例。

操作：制成热敷包，外敷于患者眼周穴位，每次15min，每周2次，1个月为1个疗程。

疗效：干预后裸眼视力均下降、屈光度均增

加、眼轴增长、调节灵敏度均改善，中医综合疗法能够在一定程度上缓解青少年单纯性近视进展程度，改善调节功能。

出处：滕月，张丽霞，宿蕾艳，等．中医综合疗法干预青少年单纯性近视患者分层随机对照研究 [J]. 中医杂志，2020,61(14):1253–1258.

【按语】

中医学认为近视为眼部功能状态失衡，导致眼部调节功能处于异常的状态，其中脏腑功能失调，可导致或表现出肝气不足、眼部气血不畅，且后天用眼不当、久视伤目等也可导致近视的发生。中医通过滋补肝肾、补益气血，可达到治疗近视的目的。中药穴位贴敷治疗近视采用小剂量、间歇性、多次给药，使药物的理化作用较长时间停留于腧穴或释放到全身从而产生整体调节作用。穴位贴敷疗法通过中药在体表的吸收及药物对穴位的刺激来发挥作用。针对近视的病机特点，在辨证论治的理论基础上选取适配的药物制成药膏，敷于特定穴位，渗透于皮肤肌表进入血液，并刺激腧穴经气，在经气的推动下调节气血、疏通经脉，上达于目，使目系阴阳平和、血气通畅，从发挥到治疗疾病的作用。采用穴位贴敷透皮吸收特性，通过药物、腧穴及经络的作用，达到治疗目的。

穴位贴敷多用有退翳明目、活血养血效用的中药。白芍能补益肝血，养血柔肝明目，特别适用于肝虚不足者。当归长于补血活血，白芍长于养血敛阴，二者共奏养肝补血滋阴明目之效。冰片为常用的芳香开窍中药，在眼科的使用频率较高。研究表明，冰片具有开放生物屏障、促药物渗透的作用，兼有轻度的镇痛、抗炎作用。采用穴位贴敷能使药物直达病所，通过直接作用于外眼使眼周的血管扩张，血液循环加快，促使眼部组织对药物的吸收．近视患者眼部血液运行不畅通，刺激眼周的一些穴位，能够疏通眼部的脉络，加快眼部的血液循环，改善经络气血的滞涩，减轻眼睛疲劳，对视力恢复起到辅助治疗作用。常用睛明、承泣、攒竹、鱼腰及丝竹空等穴位。

（二）耳鸣

【概述】

耳鸣是以自觉耳内或头颅鸣响而无相应的声源为主要表现的病证。它既是多种疾病的常见症状之一，也是一种独立的疾病。临床上耳鸣极为常见，在头颅鸣响者也称“颅鸣”或“脑鸣”临床上耳鸣与耳聋经常伴随出现，但二者之间没有因果关系，对患者造成的困扰亦不同，应区别对待。早在《内经》中已明确记载了耳鸣，并阐述了耳鸣的病机，历代医籍中对耳鸣均有大量记载，积累了丰富的治疗经验。西医学的原发性耳鸣等可参考本病进行辨证治疗。

耳鸣的发病率较高，据统计，在世界范围内耳鸣的发病率为10%～20%。相关报道结果显示耳聋耳鸣疾病的产生和听力功能受损密切相关。目前，临床西医治疗过程中均将改善耳内循环功能作为主要治疗原则，虽取得一定的临床效果但无法满足患者需求。中医药治可被患者广泛接受。

【现代穴位贴敷文献】

1. 脾虚型

方法：桂枝芡实贴

穴位：翳风（患侧）。

方药：桂枝、芡实、葛根、石菖蒲、木香、苍术，各等量。

操作：药物各取等量研粉，以黄酒将其调成糊状，贴敷于患侧翳风穴。每天 1 次，每次贴敷 4～6h，5 次为 1 个疗程，疗程中间休息 2 天，再行第 2 个疗程，共治疗 4 个疗程。

疗效：治疗后总有效率为 83.8%（67/80），可明显调节患者情绪，改善睡眠，提高患者生活质量。

出处：李金飞，迟晨雨，丁雷，等．三联疗法治疗脾虚型耳鸣的疗效及对中枢神经递质的影响 [J]. 现代中西医结合杂志，2021,30(36):4053–4056,4060.

2. 肝胆火盛型

方法：炒吴茱萸贴

穴位：涌泉（双侧）。

方药：醋炒吴茱萸 150g，面粉 50g。

操作：将 150g 醋炒吴茱萸研成细末（不需过筛），加入面粉 50g，混合均匀（共 200g，为 1 个疗程药量），分为 20 包，每包 10g，备用。每晚睡觉前，洗净双脚，取药末 1 包，加食醋适量，调成较湿丸状 2 粒，用防水胶布分别贴敷于双侧涌泉穴，次晨取下。连续10次为1个疗程，疗程间隔2天，观察2个疗程。

疗效：总有效率为86.21%，治疗后症状缓解时间、听力值有显著改善，减轻或消除肝胆火盛型耳鸣患者的耳鸣程度，但针刺结合涌泉穴贴敷能显著降低耳鸣评分，且见效快，在改善听力方面优于针刺。

出处：陈留睿.针刺结合涌泉穴贴敷治疗肝胆火盛型耳鸣的临床疗效观察[D].济南：山东中医药大学,2013.

3.其他类型

方法一：茱萸贴

穴位：涌泉穴（双耳同患敷双侧，单耳则敷对侧）。

方药：吴茱萸10g。

操作：将200g吴茱萸研成细末（不需过筛），每包10g，备用。每晚睡觉前，洗净双脚，取吴茱萸末1包，加食醋适量，调成较湿丸状，用防水胶布贴敷于涌泉穴（双耳同患敷双侧，单耳则敷对侧），然后穿上较紧袜子，次晨取下。连续10次为1个疗程，疗程间隔2～3天，最短治疗3个疗程，最长治疗8个疗程。

疗效：11例患者耳鸣消失，6例患者例耳鸣明显减轻，不影响情绪和睡眠，8例患者经治疗后耳鸣声音减小，但仍影响情绪和睡眠。8例患者治疗1个疗程后耳鸣无明显改善或加重。治愈率33.3%，总有效率为75.8%。

出处：冯荣昌.穴位贴敷配合中药治疗神经性耳鸣33例[J].上海针灸杂志,2009,28(4):235.

方法二：麝香二石贴

穴位：涌泉（双侧）、神阙。

方药：麝香（少许）、磁石、石菖蒲、木香、细辛各5g。

操作：各药物使用白酒将其调制成糊状，并贴敷在双涌泉穴及神阙穴。每天1次，每次持续30min。每治疗20天为1个疗程，连续治疗3个疗程，每个疗程结束休息3天。

疗效：针灸结合穴位贴敷治疗50例患者，痊愈20例，显效15，有效9例，无效6例，总有效率为88%。针灸结合穴位贴敷治疗耳聋耳鸣临床治疗效果比常规疗法更加理想，临床使用价值更高。

出处：张颖颖.针灸结合穴位贴敷治疗耳聋耳鸣临床观察[J].求医问药（下半月）,2012,10(12):626-627.

方法三：磁香贴

穴位：神阙、涌泉（双侧）。

方药：磁石5g，麝香5g，细辛5g，木香5g，石菖蒲5g。

操作：将中药中加入适量白酒，且制成糊状，贴敷神阙穴、双涌泉穴。每天1次，每次贴敷30min，持续治疗3个疗程，1个疗程为20天，每个疗程间隔3天。

疗效：针灸联合穴位贴敷治疗46例患者，治愈27例，显效10例，进步7例，无效2例，总有效率为95.7%。对耳聋耳鸣患者采取针灸与穴位贴敷联合治疗，疗效明显，值得大力推行。

出处：曹汉海,代秀丽,王艳.针灸配合穴位贴敷治疗耳聋耳鸣的疗效探讨[J].中医临床研究,2016,8(21):93-94.

方法四：磁石二香贴

穴位：涌泉（双侧）、神阙。

方药：麝香（少许）、磁石、木香5g。

操作：用白酒将其调成糊状贴敷于患者涌泉、神阙穴。贴敷每天1次，每次30min，每15天为1个疗程，共治疗3个疗程，且每疗程结束后停止治疗3天然后再进行下1个疗程治疗。

疗效：针灸配合穴位贴敷治疗300例患者，治愈180例，见效70例，好转40例，无效10例，治疗好转率为96.7%。针灸配合穴位贴敷治疗效果明显可改善临床症状意义重大，值得推广。

出处：王春生.针灸配合穴位贴敷治疗耳聋耳鸣临床疗效分析[J].中外医疗,2015,34(18):173-174.

方法五：耳聪散

穴位：神阙、涌泉（双侧）。

方药：细辛、木香、石菖蒲、磁石、麝香等组成。

操作：药物以白酒调成糊状，贴敷于神阙穴及双涌泉穴。另外以油纱条裹耳聪散塞耳，每天1次。以上治疗28天1个疗程，疗程间休息5天，连续3个疗程，症状无改善者，中止本治疗。

疗效：针灸及穴位贴敷治疗619例患者，痊愈88例（14.2%）；显效330例（53.4%）；有效

120例（19.5%）；无效80例（12.9%），总有效率为87.1%。随着治疗时间相应延长或重复治疗，患者听力改善渐趋稳定，特别是对渐进性耳聋患者，其听力下降，明显得到控制。

出处：周敬佐.针灸及穴位贴敷治疗耳聋耳鸣的临床观察[J]中国针灸,2002,22(7):440

方法六：加味磁朱膏

穴位：涌泉（双侧）。

方药：磁石30g，朱砂2～3g，吴茱萸15～20g，食用醋适量。

操作：将前三味药共研细末，用食醋调为膏状摊于两块干净的白布上备用。将患者双足用温水洗净擦干，用双手掌交叉搓摩两足心5～10min，待两足心发热后迅速将备好的加味磁朱膏敷于双足涌泉穴上，外用绷带或胶布固定。每晚治疗1次，每次敷药6～8h，7天为1个疗程，1个疗程未愈者可继续治疗。

出处：《中医足心疗法大全》。

【按语】

耳鸣在临床上常作为多种耳疾并发症出现。该病多见于中老年群体，然而近年中青年患者占比稳步增加，且此病根治难、复发易，成为当代社会不可忽视的健康隐患。中医在治疗方面疗效显著，优势凸现。耳鸣由气血不足、寒气入侵等各种因素共同导致，临床治疗期间应将活血化瘀、滋阴养肾等作为主要原则。穴位贴敷可直接刺激贴敷穴位，提高药物渗透功能，使药物浓度高于其他部位。其主要发病机制，还不是十分清楚，但多数人认为与内耳动脉发生痉挛有关，局部组织处于缺血、缺氧状态或病毒感染对内耳听神经耳蜗毛细胞造成损伤所致。

贴敷穴位使用最多的是涌泉和神阙，也可使用翳风。涌泉为足少阴肾经井穴，有开窍醒神，交济心肾之功。翳风为耳周穴位，是手少阳三焦经穴，手足少阳之会，浅层有耳大神经通过，深部与耳蜗位置接近，其特殊的解剖位置奠定了其在耳鸣临床治疗中的价值。方药选择单味吴茱萸贴敷涌泉，或细辛、木香、石菖蒲、磁石、麝香配伍使用。吴茱萸辛散苦降，性热燥烈，内服可温补脾肾，并有燥湿降逆之效，外敷于涌泉能引火下行，疏通经气；用食醋调和可增加穴位局部的渗透力，加强药物对穴位的刺激。《本草纲目》言："慈石（磁石）治肾家诸病，而通耳明目。"《古今名医方论》言："磁朱丸治耳鸣、耳聋等症，亦以镇坠之功，能制虚阳之上奔耳。"磁朱丸中磁石味咸质重，既入肾益精聪耳，又平肝潜阳安神。

（三）过敏性鼻炎

【概述】

过敏性鼻炎临床上主要表现为阵发性喷嚏、流涕、鼻痒、鼻塞，部分患者还会伴随流泪、眼红、眼痒等过敏性结膜炎表现，症状反复发作，易导致患者精力下降、记忆力减退、睡眠不佳、情绪失调等，严重影响患者的正常工作、学习及生活。过敏性鼻炎归属中医学"鼻鼽"的范畴。鼻鼽是以阵发性和反复发作的鼻痒、喷嚏、流清涕为主要特征的疾病。本病为临床常见病和多发病，可常年发病，亦可呈季节性发作，以儿童、青壮年居多。本病最早记载于《礼记·月令》，书中称为鼽嚏："季秋行夏令，则其国大水，冬藏殃败，民多鼽嚏。"金代刘完素在《素问玄机原病式》卷一中解释了鼽嚏的含义："鼽者，鼻出清涕也。嚏，鼻中因痒而气喷作于声也。"鼻鼽作为病名，首见于《内经》，如《素问·脉解》曰："所谓客孙脉则头痛、鼻鼽、腹肿者，阳明并于上，上者则其孙络太阴也，故头痛、鼻鼽、腹肿也。"此外，在古代文献中尚有"鼽鼻""鼽水""鼻流清水"等别称。

【现代穴位贴敷文献】

1.肺脾气虚型

方法一：白芥细辛贴

穴位：足三里（双侧）、三阴交（双侧）、肺俞（双侧）、脾俞（双侧）。

方药：炒白芥子、细辛、皂角刺、麻黄。

操作：将炒白芥子、细辛、皂角刺、麻黄按1∶1∶1∶1比例磨成细粉，加凡士林调成糊状，将药糊制作成直径为2cm、厚度约2mm的药饼，置于专用贴敷胶布上。常规消毒上述穴位皮肤，将药饼贴敷于穴位上，贴敷1～3h（常规3h，如患儿出现皮肤瘙痒、皮疹等情况，可适当缩短贴敷时间），取下贴敷后擦拭清洁皮肤，隔天1次。治疗1个月。

疗效：糠酸莫米松鼻喷雾剂联合孟鲁司特钠咀嚼片治疗加用益气通窍汤联合穴位贴敷治疗

31 例患者，总有效率为 93.55%。益气通窍汤联合穴位贴敷治疗小儿过敏性鼻炎肺脾气虚证临床疗效较好，可有效改善患儿的症状体征，安全性较好。

出处：王云香 . 益气通窍汤联合穴位贴敷治疗小儿过敏性鼻炎肺脾气虚证临床研究 [J]. 新中医 ,2021,53(24):118-121.

方法二：细辛芥子贴

穴位：三阴交（双侧）、足三里（双侧）、肺俞（双侧）、脾俞（双侧）。

方药：炒细辛、白芥子、皂角刺、麻黄。

操作：研磨成细粉，根据黏稠程度适量增加凡士林调成糊状，药糊大小一般为厚度 2mm、直径 2cm，使用专用贴敷胶布粘贴药物。皮肤穴位常规消毒后，将药物贴敷穴位中，贴敷穴位 1～3h，一旦出现皮肤瘙痒、皮疹不良反应，需要及时停止贴敷，并观察患者情况，取下贴敷后，需要对皮肤简单清洁，隔天进行 1 次。治疗 1 个月。

疗效：治疗 31 例患者，显效 18 例，有效 9 例，无效 4 例，总有效率为 89.1%。小儿过敏性鼻炎肺脾气虚证，通过自拟方通敏汤加减联合穴位贴敷治疗后，整体效果理想，可有效改善患儿相关症状，值得临床应用。

出处：高艳斐，牛洪霞，田卫卿 . 自拟方通敏汤加减联合穴位贴敷治疗小儿过敏性鼻炎肺脾气虚证临床研究 [J]. 临床研究 ,2023,31(5):123-126.

2. 脾虚型

方法：半夏延胡贴

穴位：第 1 组为脾俞（双侧）、气海、太白（双侧）、肺俞（双侧）；第 2 组为胃俞（双侧）、中脘、足三里（双侧）、风门（双侧）。

方药：半夏、延胡索、甘遂、白芥子、细辛、麻黄等。

操作：以上药物各等份，以生姜汁调和，加麝香少许。先用 75% 酒精对贴敷部位进行常规消毒。取大小约 1.5cm × 1.5cm，厚约 0.5cm 的药膏，置于空白贴贴敷上，贴敷于穴位，并用脱敏胶布固定。每次贴敷时间 1～2h，以患者能耐受为度，嘱患者如果感觉贴敷处明显不适，可自行提前取下贴敷。每周贴敷 1 次，第 1、3 周贴第一组穴位，第 2、4 周贴第二组穴位，连续贴敷 4 周。

疗效：治疗 32 例患者，患者临床症状均有改善，穴位贴敷组的不良事件发生率为 11.43%。

出处：旷徐 . 培土生金法穴位贴敷治疗脾虚型过敏性鼻炎的临床观察 [D]. 广州：广州中医药大学 ,2020.

3. 肺气虚寒型

方法一：麻黄炮附贴

穴位：中府（双侧）、膏肓（双侧）、肺俞（双侧），膻中、大椎、神阙、颈 5 棘突下凹陷。

方药：麻黄、炮附子、党参、炒白术、干姜、茯苓、细辛、冰片、生甘草。

操作：贴敷用姜汁与香油调成膏状的药粉，每穴 2g，每周 1 次，贴敷保留 6～8h，疗程 8 周。

疗效：取穴处用一次性采血针点刺出血，配合穴位贴敷治疗 29 例患者，显效 3 例，有效 20 例，无效 6 例，总有效率为 79.3%，对肺气虚寒型过敏性鼻炎患者起到良好的治疗作用。

出处：赵晓燕 . 脐疗配伍穴位贴敷治疗肺气虚寒型过敏性鼻炎的临床研究 [D]. 济南：山东中医药大学 ,2018.

方法二：辛芥膏

穴位：大椎、肺俞（双侧）、肾俞（双侧）、脾俞（双侧）。

方药：细辛、芥子、延胡索、附子、甘遂、辛夷、白芷、麻黄。

操作：以上药物各等份，研细末、加姜汁调和。将约 1cm × 1cm 的药膏放置于直径约为 5cm 的贴敷专用脱敏胶布上，贴敷于穴位；每次 2～4h。每个疗程 10 天，治疗 2 个疗程，两疗程间间歇 2 天。

疗效：治疗 32 例患者，显效 7 例，有效 20 例，无效 5 例，总有效率 84.38%。鼻症状得到改善，伴随症状均得到缓解，对提高生活质量有较好效果，肺气虚寒型中医症状评分量表较前改善。

出处：胡小萌 . 穴位贴敷联合针刺闪罐治疗肺气虚寒型过敏性鼻炎的临床研究 [D]. 张家口：河北北方学院 ,2022.

4. 其他类型

方法一：附二黄贴

穴位：大椎、印堂、肺俞（双侧）、风门（双侧）、鼻通（双侧）、天突。

方药：附子、麻黄、黄芪、桂枝、白芥子、细辛、冰片。

操作：将上述药物研磨成粉末状，过200目筛后装入袋中，治疗时使用生姜汁和凡士林将药粉调制成药膏状，然后制作成直径约1cm和厚度约5mm的圆饼，放置于艾灸穴位处，上方覆盖医用纱布，再使用医用胶布加以固定。每天贴敷8h，贴敷完成后叮嘱1天内贴敷部位不得遇水，2组均连续治疗4周。

疗效：艾灸联合穴位贴敷治疗60例，显效18例，有效35例，无效7例，总有效率为88.3%。艾灸联合穴位贴敷能够改善患者鼻部症状，降低鼻阻力，抑制变态反应，疗效更为确切，且安全。

出处：张志鹏，冯秋香，卫琰，等.艾灸联合穴位贴敷对过敏性鼻炎患者鼻阻力及EOS、ECP的影响[J].现代中西医结合杂志,2021,30(21):2316-2320.

方法二：白芥细麻贴

穴位：肺俞、脾俞、肾俞、大椎、风门、迎香、印堂。

方药：生白芥子、细辛、麻黄、甘遂、延胡索、苍耳子、肉桂、白芷。

操作：对药物组分及比例进行调整，研磨成粉，部分中药提取其有效成分，向其中添加冰片、麝香等来增强药物的穿透性，制成药饼备用，内径1～1.5cm，量约5g，每次贴敷穴位2～6h，2天1次，10天1个疗程。两组共治疗1个月。

疗效：鼻炎贴膏穴位贴敷联合氯雷他定治疗59例过敏性鼻炎患者，显效27例，有效28例，无效4例，总有效率为93.22%。鼻炎贴膏穴位贴敷联合氯雷他定治疗过敏性鼻炎患者，可有效提高其临床疗效、促进其临床症状的改善。

出处：阮蓓蕾，李易蓉，扈小健.鼻炎贴膏穴位贴敷联合氯雷他定治疗过敏性鼻炎的疗效及对免疫球蛋白E和炎症因子的影响[J].全科医学临床与教育,2021,19(2):125-128,133.

方法三：白芥白芷贴

穴位：肺俞、肾俞、脾俞、大椎、膻中、迎香、天突、足三里。

方药：白芥子、白芷、细辛、甘遂、黄芩。

操作：上述药物用量比例为2∶2∶1∶1∶1碾成粉末，使用时用新鲜姜汁及凡士林调成药饼，贴敷于穴位上用胶布固定，迎香穴贴1h，其余穴位贴2～3h，三伏天初、中、末伏各贴敷1次。

疗效：治疗31例患者，显效14例，好转11例，无效6例，总有效率为80.6%。舌象转变率为48.4%，补阳还五汤结合三伏天穴位贴敷治疗过敏性鼻炎有较好疗效。

出处：许霞，刘云川，杨以超.补阳还五汤加味结合穴位贴敷治疗过敏性鼻炎31例疗效观察[J].湖南中医杂志,2016,32(2):67-68.

方法四：白芥延胡贴

穴位：肺俞（双侧）、膈俞（双侧）、心俞（双侧）、脾俞（双侧）、肾俞（双侧）、大椎、关元。

方药：生白芥子、延胡索、生甘遂、细辛、冰片。

操作：上述药物用量比例为1∶1∶0.5∶0.5∶0.1制备药饼，后将制备好的药饼放在所选穴位上，外用防过敏胶布固定，保留2h，夏季头伏开始，头伏、二伏、三伏各贴敷1次。

疗效：治疗41例患者，显效19例，有效20例，无效2例，总有效率为95.2%。治疗后鼻炎症状和生命质量评分均有改善，冬病夏治穴位贴敷治疗过敏性鼻炎疗效确切，整体调治的穴位配伍疗效更显著。

出处：戚凯明，朱正阳，宣丽华.冬病夏治不同穴位贴敷治疗过敏性鼻炎临床疗效观察[J].浙江中医药大学学报,2017,41(5):421-424.

方法五：麻黄款冬贴

穴位：大椎、肺俞（双侧）、定喘（双侧）、天突、膻中。

方药：麻黄、款冬花、桑白皮、制半夏、桂枝、杜仲、白术、杏仁、炒黄芩、防风、甘草。

操作：研成粉末后用清凉膏打底调成药膏，贴敷于穴位处，每次贴敷2～6h，每周1次，连续治疗3个月。给予冬病夏治穴位贴敷联合神阙穴闪罐治疗，治疗时间为夏季，连续治疗3个月。

疗效：治疗的过敏性鼻炎患儿80例，治疗后较治疗前症状积分降低，疗效显著，值得临床推广。

出处：顾红娟，乐嘉陵，张晓凤.冬病夏治穴位贴敷联合神阙穴闪罐治疗小儿过敏性鼻炎的研究 [J]. 现代中西医结合杂志 ,2020,29(8):823–827.

方法六：桑白杜仲贴

穴位：定喘（双侧）、肺俞（双侧）、大椎、膻中、天突。

方药：桑白皮、杜仲各 15g，款冬花、白术、炒黄芩各 12g，杏仁、防风各 10g，降麻黄、桂枝、半夏各 9g，甘草 4g。

操作：用凉膏打底将以上药材磨成粉末调成药膏，贴敷在穴位处。贴敷时间为 2～6h，每周 1 次。

疗效：治疗 24 例患者，显效 9 例，有效 6 例，无效 9 例，总有效率为 62.5%。临床应用效果显著。

出处：付莉萍 , 向川 . 冬病夏治穴位贴敷联合神阙穴闪罐结合家庭护理干预在过敏性鼻炎患儿中的应用研究 [J]. 现代医学与健康研究电子杂志 ,2021,5(24):4–7.

方法七：芥细延胡贴

穴位：大椎、风门（双侧）、鼻通（双侧）、肺俞（双侧）、脾俞（双侧）、肾俞（双侧）。若合并哮喘，加天突、膻中；合并慢性咽炎，加天突。

方药：白芥子、细辛、延胡索、甘遂、白芷。

操作：上述药物分别粉碎，过 6 号筛，按照质量比 2∶2∶1∶1∶1 的比例混合均匀，倒入鲜生姜汁调成糊状，制成直径为 1.5cm 的药饼，治疗时用医用胶带将其固定于穴位处。每次贴敷 2h，以贴敷处皮肤发红为佳，嘱贴敷处 1 天内不宜遇水。每周 1 次，4 次为 1 个疗程。

疗效：采用督脉灸疗法加穴位贴敷法治疗 60 例患者，显效 26 例，有效 29 例，无效 5 例，总有效率为 91.67%。治疗后各临床症状均有改善。采用督脉灸配合穴位贴敷治疗该病，同时加强护理，取得较好效果。

出处：刘元侠 , 冷冬梅 . 督脉灸配合穴位贴敷治疗过敏性鼻炎的疗效观察及护理 [J]. 山东医学高等专科学校学报 ,2020,42(4):276–277.

方法八：荆防贴

穴位：神阙。

方药：荆芥 10g，防风 6g，蝉蜕 3g，白芷 6g，辛夷 3g，苍耳子 3g。

操作：采用新鲜姜汁及凡士林作为辅料调制调成糊状药饼。使用前，采用烤灯将膏药加热，稍微融化后，将其贴敷在神阙穴上。隔天贴敷 1 次，每次贴敷 6～8h，共贴敷 14 次结束。

疗效：治疗 192 例，显效 93 例，显效 61 例，无效 38 例，总有效率为 80.20%。用姜汁制作鼻敏贴治疗疗效显著，可有效缓解症状，具有较高的安全性，值得在临床中推广使用。

出处：任公平 , 郭丹 , 李文惠 , 等 . 两种不同辅料鼻敏贴穴位贴敷治疗过敏性鼻炎临床观察 [J]. 中国民族民间医药 ,2023,32(2):91–94.

方法九：麻黄款冬贴

穴位：肺俞（双侧）、大椎、天突、膻中。

方药：麻黄 15g，款冬花 15g，桑白皮 12g，制半夏 12g，桂枝 10g，杜仲 9g。

操作：将上述药物打粉，过 200 目筛，温水调和制成膏状，取适量药膏置于上述穴位处，采用防过敏胶布加以固定。每次贴敷 6～8h，贴敷期间局部皮肤出现发痒、发热、凉麻、轻微灼烧感为正常现象。每天 1 次，4 周为 1 个疗程，共治疗 1 个疗程。

疗效：治疗 42 例患者，显效 8 例，有效 20 例，无效 14 例，总有效率为 66.67%。鼻塞、鼻痒、流鼻涕、打喷嚏评分较治疗前降低，热敏灸联合穴位贴敷能够调节过敏性鼻炎患者，有助于改善患者临床症状，提高预后效果。

出处：姜玲 . 热敏灸联合穴位贴敷治疗过敏性鼻炎临床研究 [J]. 新中医 ,2022,54(5):181–185.

方法十：芥索细遂贴

穴位：热敏点。

方药：白芥子、延胡索、细辛、甘遂、肉桂、麻黄。

操作：上述药物用量比例为 4∶2∶2∶2∶2∶2，研成细末，倒入鲜生姜汁调成糊状，取 ,5 角硬币大小放在贴敷中心贴上述热敏点上，双侧穴位两侧都贴。每天 2 次，每次 2h（小儿因皮肤幼嫩应视患者情况而定），持续 6 个月。

疗效：热敏灸联合穴位贴敷治疗 90 例，复发 1～2 次有 17 例（18.89%），不再发作 73 例（81.11%）。热敏灸配合穴位贴敷对过敏性鼻炎的临床疗效满意，值得临床推广应用。

出处：周杰，李惠君．热敏灸配合穴位贴敷对过敏性鼻炎的疗效分析 [J]. 中国医药指南，2019, 17(24):188–189.

方法十一：炙芥延胡贴

穴位：大椎、肺俞（双侧）、心俞（双侧）、膈俞（双侧）。

方药：炙白芥子、延胡索、甘遂、细辛。

操作：上述药物按照 7：7：4：4 的比例共研细末，用新鲜生姜汁调成糊状，备用将调好的糊状药物捏搓成团贴敷于所选穴位上，再用胶布固定。

疗效：治疗 40 例患者，十分满意 26 例，满意 3 例，不满意 11 例，总满意率 73.5%。三伏天隔姜灸加穴位贴敷治疗中重度持续性过敏性鼻炎，可有效提升治疗的效率，提高患者满意度，值得临床应用并推广。

出处：叶虹．三伏天隔姜灸加穴位贴敷治疗中重度持续性过敏性鼻炎效果观察 [J]. 中外医学研究，2018,16(31):150–151.

方法十二：冰芥胡贴

穴位：大椎、肺俞（双侧）、心俞（双侧）、脾俞（双侧）、肾俞（双侧）。

方药：白芥子、延胡索、甘遂、细辛、冰片。

操作：上述药物按 1：1：0.5：0.5：0.1 的比例共研细末，用新鲜姜汁调匀成糊状，再加入少量白凡士林收膏，将药膏做成 2cm × 2cm，厚约 0.5cm 大小的药饼，将上述备好的药饼贴于穴位上，用胶布固定，于三伏天的初伏、中伏、末伏予以中药穴位贴敷治疗。

疗效：三伏天与非三伏天中药穴位贴敷治疗过敏性鼻炎均能有效改善患者的鼻炎症状，而三伏天中药穴位贴敷可以增强疗效。

出处：姜硕，狄忠，宣丽华．三伏天与非三伏天中药穴位贴敷治疗过敏性鼻炎临床研究 [J]. 新中医，2020,52(23):95–97.

方法十三：芪防术辛贴

穴位：肺俞（两侧）、大椎、脾俞（两侧）、膻中。

方药：黄芪、防风、白术、细辛、皂荚、延胡索、苍耳子。

操作：将各药分别粉碎为极细末，按一定比例用新鲜生姜汁调成 1 分钱硬币大小的药饼，用敷料固定后贴敷在以上各穴（嘱当天不能洗澡）。每天 1 贴，贴敷时间 4～6h，根据患儿皮肤耐受程度，连续贴 3 天为 1 个疗程，疗程之间间隔 2 周，连续治疗 4 个疗程。

疗效：神阙灸联合穴位贴敷治疗 50 例，痊愈 10 例，显效 17 例，有效 21 例，无效 2 例，总有效率为 96.0%。神阙灸联合穴位贴敷治疗小儿过敏性鼻炎疗效显著，且方法简便、不良反应小，患儿易于接受，值得临床推广应用。

出处：王益庆，范波欧，李冬波．神阙灸联合穴位贴敷治疗小儿过敏性鼻炎 50 例临床观察 [J]. 中医儿科杂志，2016,12(1):62–65.

方法十四：细辛延胡贴

穴位：大椎、脾俞（双侧）、肾俞（双侧）及肺俞（双侧）为主穴，辨证分型后加其他辅穴，诸如肺气虚者加天突、膻中，脾气虚者加足三里，肾气虚者加命门、涌泉及膏肓。

方药：细辛、延胡索、生白芥子、甘遂。

操作：研磨成粉末后，将上述药物研磨成粉末后，按 2：1：2：1 比例混匀后用 70% 生姜汁调制成较为干稠的膏状，放于冰箱内备用；于 5cm × 5cm 脱敏胶布上放置直径约 2cm、厚度约 0.5cm 的药膏，将其于穴位上进行贴敷而后固定。

疗效：薯蓣丸联合三伏贴治疗 45 例患者，显效 33 例，有效 10 例，无效 2 例，总有效率为 95.6%。治疗后，症状均有下降，薯蓣丸联合穴位贴治疗小儿过敏性鼻炎疗效确切，能有效缓解患儿临床症状。

出处：陈东晖，杨慧艳．薯蓣丸联合穴位贴敷治疗小儿过敏性鼻炎临床观察 [J]. 光明中医，2020,35(20):3213–3215.

方法十五：桑白皮贴

穴位：大椎、肺俞（双侧）、膏肓（双侧）、内关（双侧）。

方药：桑白皮 15g，炒白术、黄芩各 12g，蝉蜕、防风、黄芪各 10g，辛夷、苍耳子、薄荷（后下）、丹参、鹅不食草各 9g，白芷、砂仁、五味子各 6g，甘草 4g。根据患者体征，辨证加减治疗，头痛者加川芎 8g，白芷 6g；呕吐频繁加半夏 5g，陈皮 3g；出血者加茜草 4g；发热甚者加银花 8g，连翘 6g；便秘者加焦栀子；鼻塞严重加路路通 6g。

操作：将上述药物用新鲜姜汁调成糊状，根据病情程度，对称性的贴敷在患者脊椎旁开的大椎、肺俞、膏肓、内关等特定穴位上，贴敷时间为 3～6h，两组均持续治疗 2 个月。

疗效：西药治疗联合通窍鼻炎方配合中药穴位贴敷治疗 50 例患者，显效 24 例，有效 20 例，无效 6 例，总有效率 88%。通窍鼻炎方配合中药穴位贴敷疗效显著，且安全性较高。

出处：吴锋，朱雍鸣，张晓莹 . 通窍鼻炎方配合中药穴位贴敷对过敏性鼻炎患者血清 IgE、IL-8、IL-10 水平的影响 [J]. 四川中医 ,2020,38(2):178–180.

方法十六：辛夷麻黄贴

穴位：大椎、风门（双侧）、肺俞（双侧）、迎香（双侧）、膏肓（双侧）。

方药：辛夷、麻黄、徐长卿、白芥子、细辛。

操作：所有药物研粉过 100 目筛后，以鲜姜汁调为膏状，放置容器内避光密封待用。于治疗时取黄豆粒大小药膏（约 0.5g）压成饼状，放置在患者的相应穴位，用 2cm × 2cm 大小的透气胶布固定，每次每穴贴敷 5h，迎香穴每次 20min，每周 3 次，3 次为 1 个疗程。

疗效：给予中药穴位贴敷配合糠酸莫米松喷雾剂治疗 40 例患者，显效 16 例，有效 22 例，无效 2 例。总有效率 95%。穴位贴敷联合糠酸莫米松喷雾剂治疗小儿过敏性鼻炎有助于提高治疗效果，更有助于患儿在较短的时间内改善临床症状。

出处：林振荣 . 穴位贴敷联合糠酸莫米松喷雾剂治疗小儿过敏性鼻炎的效果观察 [J]. 中国疗养医学 ,2018,27(11):1203–1205.

方法十七：麝香细辛贴

穴位：迎香、合谷、印堂、列缺、曲池为主穴。表皮有热者配合天府，尺泽；肝血郁热配合太冲、行间。

方药：麝香、细辛、白芷、姜汁。

操作：使用前需用烤灯将膏药加热至稍融化效果为佳，加热后立即将其贴在相应穴位上，穴位选择为手太阴肺经和手阳明大肠经为主。每次选择 5～7 个穴位进行穴位贴敷，3 天更换 1 次贴敷。

疗效：采用穴位贴敷联合中药内服治疗 50 例患者，痊愈 36 例，显效 7 例，有效 3 例，无效 4 例，总有效率为 92%，复发率为 30%，穴位贴联合中药内服治疗过敏性鼻炎安全有效，值得临床推广使用。

出处：于利明，何健，赵学权 . 穴位贴敷联合中药内服治疗过敏性鼻炎的临床疗效 [J]. 云南中医中药杂志 ,2016,37(9):69–70.

方法十八：芥索遂细贴

穴位：肺俞（双侧）、风门（双侧）、脾俞（双侧）。

方药：白芥子 200g，延胡索 200g，甘遂 100g，细辛 100g。

操作：研细末以生姜汁调和，取一次性贴敷药布，选取穴位固定，保留 2h 左右。间隔治疗，治疗 1 个月，总计治疗 15 次。

疗效：穴位贴敷疗法配合针灸治疗 38 例患者，显效 31 例，有效 6 例，无效 1 例，总有效率为 97.37%。流涕、打喷嚏、鼻痒、鼻塞的临床症状改善，复发率较低，穴位贴敷疗法配合针灸治疗，可明显缩短症状持续时间，提高临床治疗效果，并减少治疗后复发可能性。

出处：陈莉，杨燕花 . 穴位贴敷疗法配合针灸治疗过敏性鼻炎的疗效观察 [J]. 内蒙古中医药 ,2019,38(9):137–138.

方法十九：麻黄延胡贴

穴位：大椎、肺俞（双侧）、肾俞（双侧）、风门（双侧）。

方药：白芥子、细辛、甘遂、麻黄、延胡索。

操作：将药物研磨成细末，使用新鲜姜汁将 4g 左右药粉进行混合，均匀地涂在冷贴敷上，分别贴于上述几大穴位。每次贴敷 2～4h，根据患者不同情况可适当缩短贴敷时间，3 天 1 次。治疗 2 个月后观察疗效。

疗效：穴位贴敷配合红外偏振光进行治疗 71 例患者，治愈 30 例，有效 37 例，无效 4 例，总有效率为 94.37%。鼻痒、鼻塞、喷嚏改善，复发率为 8.45%，穴位贴敷配合红外偏振光治疗过敏性鼻炎患者疗效显著，可以明显缓解患者的临床症状，降低复发率。

出处：井庆彦.穴位贴敷配合红外偏振光治疗过敏性鼻炎患者的疗效[J].医疗装备,2018,31(22):75–76.

方法二十：丁香苍耳贴

穴位：大椎、风门、肺俞、天突、膻中、脐中为主穴。神疲乏力，气短音低，自汗怕冷的肺虚型患者加云门、足三里；涕量多而稀，食少纳呆，便溏肢倦的脾虚型患者加脾俞、中脘；常年发病，鼻痒嚏频，平素畏风怕冷，四肢不温的阳虚型患者加肾俞、关元。

方药：白芥子、细辛、麻黄、延胡索、丁香、苍耳子。

操作：药按比例配伍研成粉末，用新鲜生姜汁将药粉调成膏状，再团成直径约0.8cm药丸备用。先行拔罐治疗，以背部膀胱经第一侧线为主，时间约10min。将制备好的药丸，用直径5cm大小的胶布固定于所选穴位上。贴敷时间，成人4～6h，儿童2～4h。贴药后如果痒痛难忍，可以提前去掉，每周1次，4次为1个疗程，连续贴敷3个疗程。如果起水疱，小的可以不处理，大的可以先消毒再用无菌针刺破水疱底部，尽量让水疱内渗出液流出来，再以碘伏消毒，保持水疱表皮完整，保持干燥避免感染。一般3～5天可痊愈。

疗效：96例患者治愈64例（占66.7%），好转30例（占31.2%），无效2例（占2.1%），总有效率为97.9%。症状、体征均有不同程度的消失及改善。

出处：张改霞.穴位贴敷配合穴位按摩治疗过敏性鼻炎96例临床观察[J].中国民间疗法,2016,24(8):41–42.

方法二十一：芥子麻黄贴

穴位：大椎、风门（双侧）、肺俞（双侧）、心俞（双侧）、肾俞（双侧）。

方药：白芥子、麻黄、细辛、甘遂、丁香。

操作：分别将每种中药粉碎，过80目筛，然后以2∶1∶1∶1∶0.5比例混合生药粉。选用干燥生姜，去皮，粉碎后三层纱布过滤取汁，用时将生药粉、生姜汁、蜂蜜按10∶5∶7比例充分混合，制成直径1cm、重约3g的贴剂，固定于5cm×5cm大小脱敏胶布中央。将制好的贴剂置于上述穴位上，每次贴敷时间为6h，然后嘱患者自行撕下，并用温水洗净皮肤。穴位贴敷从初伏开始，末伏结束，每次间隔4天，连续治疗2年。

疗效：三伏天采用针刺治疗配合采用自制鼻炎贴穴位贴敷治疗61例患者，治愈15例，显效26例，有效16例，无效4例，有效率为93.4%。鼻炎贴穴位贴敷配合针刺是一种治疗过敏性鼻炎的有效方法，能改善临床症状，提高患者生活质量。

出处：李艳芳,李邗峻.穴位贴敷配合针刺治疗过敏性鼻炎的疗效观察[J].上海针灸杂志,2018,37(3):303–306.

方法二十二：麻黄甘遂贴

穴位：肺俞（双侧）、脾俞（双侧）。

方药：生麻黄、生甘遂、细辛、冰片、麝香。

操作：共研细末，用生姜汁调和，制成直径2cm、厚0.5cm大小的药饼备用；将制备好的药饼放在所选穴位上，用麝香开穴，外用防过敏胶布固定，保留1～2h，科内留观1.5h。夏季头伏开始，头伏、二伏、三伏各贴敷1次；冬季一九开始，一九、二九、三九各贴敷1次，共6次，为1个疗程，连续贴敷3年。

疗效：穴位贴敷配合针灸治疗45例患者，显效31例，有效11例，无效3例，总有效率为93.3%。穴位贴配合针灸治疗小儿过敏性鼻炎，具有一定的临床疗效，可作为治疗过敏性鼻炎的选择。

出处：王彦平,王赖儿,郝巧茸.穴位贴敷配合针灸治疗小儿过敏性鼻炎的临床疗效[J].延安大学学报（医学科学版）,2018,16(2):79–80,89.

方法二十三：炙生白芥贴

穴位：肺俞（两侧）、脾俞（两侧）、大椎。

方药：炙白芥子、生白芥子、炙延胡索、细辛。

操作：药物按照比例研制成细末，并且以生姜汁进行调和，将其制成直径2cm、厚0.5cm大小的药饼备用。将准备好的药饼放置于选取的穴位之上，开穴后以防过敏胶布固定药饼，保留1～2h。将其取出后，需要于科室内留观0.5h。贴敷最好是在夏季头伏开始，头伏、二伏、三伏各贴敷1次；冬季自一九开始后，一九、二九、三九各贴敷 1 次。1 年为 1 个疗程。

疗效：穴位贴敷配合针灸治疗 55 例患者，显效 37 例，有效 8 例，无效 10 例，总有效率为 81.82%。对小儿过敏性鼻炎患儿运用穴位贴敷联合针灸治疗的临床效果较好，能够快速改善其临床症状，提高患儿的生活质量。

出处：王锦平．穴位贴敷配合针灸治疗小儿过敏性鼻炎的临床疗效观察 [J]. 基层医学论坛 ,2020,24(25):3664–3665.

方法二十四：白芥黄芪贴

穴位：迎香（双侧）。

方药：白芥子、生黄芪、防风、白芷、细辛、辛夷。

操作：将药材单味打制成药粉备用，按照 1∶5∶5∶3∶3∶3 的比例混合相应药材粉末，加入少量姜汁，使用浓稠蜂蜜混合定型备用，准备足量的透气小胶带及压敏胶带数卷，取直径 1cm 厚 0.5cm 左右的湿润药物置于透气小胶带中央，贴于穴位上，并用压敏胶带固定，贴敷时间为 4h，时间结束后方可离院。

疗效：显效 12 人，有效 16 人，无效 4 人，治疗总有效率为 87.5%。迎香穴位贴治疗过敏性鼻炎的治疗效果与传统选穴相近，但临床操作简单，可替代传统选穴治疗，有利于穴位贴敷治疗过敏性鼻炎的治疗方式的推广。

出处：戴星星．迎香穴位贴治疗过敏性鼻炎的临床研究 [D]. 南京：南京中医药大学 ,2020.

方法二十五：细芥贴

穴位：肺俞、肾俞、天突、大椎、定喘、脾俞、风门。

方药：细辛、白芥子、甘遂、延胡索、生麻黄。

操作：上述药物按 3∶4∶1∶2∶2 比例，研制成细末混合备用，加入蜂蜜、老姜汁等制成药膏；于 60mm×70mm 纱布中取适量药膏（15mm×15mm×10mm）行穴位贴敷，时间为 30min，每天 1 次。所有患者均持续治疗 3 周。

疗效：玉屏风散加减联合中药穴位贴敷治疗 60 例患者，显效 39 例，有效 19 例，无效 2 例，总有效率为 96.67%。应用玉屏风散加减联合中药穴位贴敷治疗，可有效改善临床症状，降低复发率。

出处：马兰．玉屏风散加减联合中药穴位贴敷治疗小儿过敏性鼻炎临床疗效观察 [J]. 名医 ,2021(2):57–58.

方法二十六：白芷荆芥贴

穴位：大椎、肺俞（双侧）、脾俞（双侧）、肾俞（双侧）。

方药：白芷、荆芥、苍耳子、延胡索、丁香、肉桂、细辛、甘遂、辛夷。

操作：将上药分别研磨成细粉，过 60 目筛，按 2∶2∶2∶2∶2∶2∶1∶1∶1 比例称取药粉混匀，用浓度为 70% 的生姜汁将药粉调和成药膏状，储存在冰箱内冷藏，备用。将制备好的药膏做成直径约为 2cm 的药饼，放在 4cm×4cm 的医用脱敏胶布上，贴敷于穴位。每天持续贴敷 2～4h，每天换药 1 次。10 次为 1 个疗程，共治疗 2 个疗程，2 个疗程间歇 2 天。

疗效：针刺联合穴位贴敷治疗 32 例患者，显效 11 例，有效 16 例，无效 5 例，总有效率为 84.38%。针刺联合穴位贴敷与单纯针刺治疗过敏性鼻炎均有较好疗效。针刺联合穴位贴敷在改善鼻症状及生活质量方面疗效优于单纯针刺，在缓解鼻伴随症状方面两组疗效相当。针刺与穴位贴敷疗法治疗过敏性鼻炎具有较好的安全性。

出处：丁冰．针刺联合穴位贴敷治疗过敏性鼻炎的临床观察 [D]. 长春：长春中医药大学，2019.

方法二十七：延胡白芥鼻炎贴

穴位：肺俞、膏肓、定喘、大椎。

方药：延胡索、白芥子各 2 份，甘遂、细辛各 1 份，肺虚感寒证患者加麻黄、猪牙皂、葶苈子各 1 份；脾气虚弱证患者加肉桂、生甘草各 1 份；肾阳亏虚证患者加丁香 1 份。

操作：将上述药物磨成粉末状后混合过 80 目筛后装袋，治疗时以凡士林、生姜汁各 1 份将其调匀为糊状，取 3g 放置在医用胶布中心完成贴敷材料制备，常规消毒后，选取穴位左右侧交替贴敷，每次留药 8h，每天 1 次。

疗效：常规药物治疗联合穴位贴敷治疗 30 例患者，显效 6 例，好转 19 例，无效 5 例，总有效率为 83.3%。治疗后各项中医症状（鼻塞、鼻涕、连续喷嚏）均有改善，针刺配合穴位贴敷及药物是一种治疗过敏性鼻炎的有效方法。

出处：曾菊蓉，王武军，谢晓红，等．针刺配合穴位贴敷及药物治疗过敏性鼻炎的疗效观察[J]. 上海针灸杂志，2020,39(7):893-898.

方法二十八：白延细遂冰贴

穴位：肺俞、心俞、膈俞、脾俞、肾俞。

方药：白芥子、延胡索、细辛、甘遂、冰片。

操作：药物按 1：1：0.5：0.5：0.1 研磨，加入生姜汁调和制成膏剂。将直径 1.5cm，厚约 0.5cm 大小的药饼置于专用贴敷胶布中央，贴于穴位，每次贴敷 2h。于三伏天（初伏、中伏、末伏）各贴敷 1 次，3 次为 1 个疗程。

疗效：传统针刺配合穴位贴敷治疗 30 例患者，显效 9 例，有效 20 例，无效 1 例，总有效率为 96.7%。治疗后喷嚏、流涕、鼻塞、鼻痒均有改善，传统针刺配合穴位贴敷可以改善过敏性鼻炎的症状，且疗效优于传统针刺治疗。

出处：阮晨．针刺配合穴位贴敷治疗过敏性鼻炎临床观察[J]. 上海针灸杂志，2017,36(4):435-438.

方法二十九：白芥鼻炎贴

穴位：肺俞、心俞、膏肓、膈俞、脾俞、足三里、大椎、风门。

方药：白芥子、延胡索、细辛、甘遂。

操作：将药物按照 2：2：1：1 的比例碾成粉末，用姜汁和蜂蜜调成药饼，贴敷于穴位，贴敷 24h，每天 1 次，共治疗 30 天。

疗效：治疗 46 例患者，治愈 13 例，显效 12 例，有效 11 例，无效 10 例，总有效率为 78.26%。治疗后鼻塞、流涕、鼻痒、喷嚏均有改善，中药汤剂联合穴位贴敷治疗过敏性鼻炎患者效果显著，可明显改善患者临床症状、睡眠质量和生活质量。

出处：宋晓，黄俊杰，赵松奇，等．中药汤剂联合穴位贴敷对过敏性鼻炎患者临床症状、睡眠质量及生活质量的影响[J]. 新中医，2021,53(11):107-110.

方法三十：白芥陈皮贴

穴位：肺俞、脾俞、肾俞、大椎、定喘。

方药：白芥子 300g，陈皮 1000g，厚朴 1000g，苍术 1000g，肉桂 300g，延胡索 1000g，炙甘草 500g。50g 药粉，生姜汁 65ml，蜂蜜 25ml。

操作：患者取坐位，对穴位局部进行消毒，把药物固定在穴位上，贴敷 1～2h。每隔 1 天治疗 1 次，2 周为 1 个疗程，共治疗 3 个疗程。

疗效：治疗 32 例患者，临床治愈 22 例，好转 8 例，无效 2 例，总有效率 93.75%。中医证候总积分复发率均降低，中药穴位贴敷治疗过敏性鼻炎疗效较好，且复发少。

出处：刘慧，刘松涛，张华芳．中药穴位贴敷治疗过敏性鼻炎临床观察[J]. 实用中医药杂志，2020,36(10):1343-1344.

方法三十一：白芥子三伏贴

穴位：头伏取百劳、肺俞、膏肓；中伏取大椎、风门、脾俞；末伏取大椎、肺俞、肾俞。

方药：白芥子、细辛、延胡索、甘遂。

操作：上述药物按 5：2：1：2 比例共研细末，用姜汁和适量蜜糖调成糊状，并撮取少许麝香撒入，于三伏天贴敷于穴位。

出处：《民间敷灸疗法》。

方法三十二：鹅不食草贴

穴位：定喘、肺俞、膏肓。

方药：炙白芥子、延胡索、鹅不食草、细辛、甘遂。

操作：上药共研细末，取适量姜汁调，制成枣核大小，再加几滴麝香风湿油于药上，贴于穴位。

出处：《民间敷灸疗法》。

方法三十三：芥子细遂贴

穴位：肺俞、风门、大杼、膏肓、肾俞、脾俞。

方药：白芥子、细辛、甘遂。

操作：上药烘干，按 5：3：2 比例共研细末，过筛，用鲜生姜汁或蜜糖调成膏药，于每个伏天的第 1 天贴敷。每次 3 个穴位，贴 1～3h。

出处：《外敷中药治百病》。

方法三十四：斑蝥颈贴

穴位：颈 4、5 压痛点。

方药：斑蝥。

操作：研为细末用胶布贴于压痛点处。2～8h 取下局部起一小水疱，不要弄破，待水疱自行吸收后，再做第 2 次治疗。3 次为 1 个疗程。必要时，隔 1 周再进行第 2 个疗程。

出处：《中医天灸疗法大全》。

方法三十五：发膏穴贴

穴位：内关（双侧）、外关（双侧）。

方药：斑蝥、白芥子各20g。

操作：上述药物分别研细末，和匀，以30%二甲基亚砜调成软膏。取麦粒大一团置2cm×2cm胶布中心，贴于穴位上，交替贴治。贴后3h揭去膏药，用创可贴覆盖于水疱上，过2～3天即逐渐干瘪结痂。每周1次，4次为1个疗程，可连续贴2～3个疗程。

疗效：治疗过敏性鼻炎64例，显效39例，有效19例，无效6例，总有效率为90.6%。

出处：《中医内病外治》。

方法三十六：党术干姜贴

穴位：神阙。

方药：党参10g，白术7g，干姜5g，炙甘草3g，盐酸苯海拉明1.25g。

操作：将前4味药混合烘干碾面，加入苯海拉明（研末），备用。每用0.2g填脐，覆盖一软纸片，再加棉花，外用白胶布固封，3～7天用药1次。

出处：《中医脐疗大全》。

方法三十七：白芥二辛贴

穴位：神阙。

方药：白芥子、延胡索、细辛、辛夷、苍耳子、肉桂。

操作：上药各等量，研成细粉混合，备用。用鲜姜汁把药粉调制成圆饼贴敷于脐眼，药饼大小视患者肚脐大小而定，一般以覆盖整个肚脐为准，后用胶布固定，24h后取下，每隔10天贴次，3次为1个疗程，间隔1个月再行第2个疗程，连治3个疗程。

疗效：治疗30例，痊愈18例（60%），好转9例（10%），无效3例（10%）。

出处：《中医脐疗大全》。

方法三十八：独头蒜贴或大蒜贴

穴位：涌泉。

方药：独头蒜或大蒜适量。

操作：捣烂，敷脚心。

出处：《中医足心疗法大全》。

方法三十九：柏参贴

穴位：鼻上部（两眼内角平行处）。

方药：黄柏25g，玄参10g，蛇蜕1.8g，头发5g，乳香25g，没药12.5g，阿魏2.5g，豆油500ml、樟丹（约为药后的油量1/2）。

操作：先将豆油放下锅内，加热使之微沸，放入头发，蛇蜕，炸至略变黑色，放木鳖子、甲珠，炸至略变黑再放其他药料，炸至断而微焦。将锅离火，清除药渣，再将油倒入锅里加热至冒白烟，入樟丹，离火，候稍凉，搅入乳香、没药、阿魏药面，使均匀成膏。每贴膏药重5g。膏药的质量应黑、细腻、软硬适度，贴牢后，不易拉下，揭下后稍留痕迹为宜。先将鼻上部（两眼内角平行处）用湿布拭净膏药用慢火烤或紧贴于热水容器外壁，待全部变软，展开贴于鼻上部，用手捂按至牢。一般是睡前贴，早晨洗脸前揭下（用纸包严，1贴膏药可用3～5天，直至不粘），如有痕迹可用棉花稍蘸豆油（或其他植物油）轻轻擦掉。

疗效：治疗鼻炎65例，痊愈5例；显效35例；好转17例；无效6例，总有效率为87.7%。

出处：《中药贴敷疗法》。

方法四十：白芥贴敷

穴位：大椎、肺俞。

方药：白芥子、细辛、甘遂各10g。

操作：上药共研细末。用姜汁调为糊状制成直1.5cm的药饼，上放少许麝香或肉桂粉。制好后贴敷穴位，用纱布覆盖胶固定3～6h，隔10天再贴敷。

出处：《中药贴敷疗法》。

【按语】

穴位贴敷治疗鼻炎中将辛、香、温的药物辨证施于特定腧穴中，激发机体正气。中医学认为肺开窍于鼻，鼻为肺之外窍，鼻部疾病的发生与肺密切相关。因而在中医看来，鼻炎不只是鼻子的问题，也不只是呼吸系统的问题，而是免疫力下降、正气不足在鼻部的体现。“正气存内，邪不可干；邪之所凑，其气必虚。”因此，“肺气虚”是根本病机。肺为华盖，位居高位，外邪侵袭首先犯肺，鼻为肺之窍，肺受邪则窍不利。肺气虚则卫阳不能顾护于外，寒邪或热邪乘虚而入，则易留滞于鼻，寒凝鼻部津液或热邪灼液为痰，易发为鼻鼽。过敏性鼻炎为临床常见及多发病，其发病率也有逐年升高的趋势。穴位贴敷治疗过敏性鼻炎疗效确切、不良反应小且准确合理的选穴、用药在一定程度上能够提高临床疗效。从药物性质上分析，多以辛散温阳为主。一可刺激皮肤，增强发疱的作用，从而激发穴位的应激性；二可宣散肺气，增加脾肾之气，从而恢复机体平衡；三可通鼻窍壅塞之气，促进鼻气畅通。

贴敷药方中用药多为辛散温阳药物，常用药物为芥子、细辛、麻黄等。芥子性辛温，归肺、胃经，温肺化痰，利气散结，通络止痛，能达到散肺寒，利气机，通经络，化寒痰，逐水饮的作用。细辛辛温通窍，芳香透达，散风邪，化湿浊，其主要成分挥发油能有效缓解过敏性鼻炎的局部症状。麻黄宣发卫阳，驱散外邪，兼能通窍。方药常贴敷于肺俞、肾俞、脾俞、风门、膏肓等穴位。穴位多归属足太阳膀胱经，背部足太阳膀胱经主一身之表，为阳中之阳，又是卫气所在部位，是一身之藩篱，故刺激本经腧穴，鼓舞一身阳气，可抵御外邪袭肺，且足太阳膀胱经与鼻根相连，经脉所过，主治所及。中药贴敷于背俞穴，通过“肺朝百脉”和经络的“行气血，营阴阳”作用于全身而发挥效能，还可通过局部皮肤的吸收及刺激作用于体表，达到调节全身气血运行作用。

（四）复发性口疮

【概述】

复发性口疮，也称为复发性口腔溃疡，是临床常见的口腔黏膜疾病，是以口腔肌膜出现类圆形溃疡且灼热疼痛为主要特征的疾病。发病率在5%～25%。本病主要分轻型、重型、疱疹型3种，轻型临床最普遍，占80%。其主要的症状是反复的口腔黏膜病变，独发或多发，兼有溃处痛等。此病是一种临床自限性疾病，病程10～14天。本病发病机制尚不明确，病因涉及遗传、食物过敏、局部创伤、激素改变、戒烟和压力等。另有研究表明，本病与心理应激有密切关系。西医的治疗一般以补充维生素、抗炎、调节免疫等为主，但治后易反复，且疗效不佳。

中医学对于本病的认识没有明确的记载，但是本病的辨治可以归属“口疮”“口疡”“口疳”“口破”“口糜”范畴。口疮作为病名首见于《内经》，继《内经》后，历代医家对口疮皆有论述，且中医药治疗有其独特之处，既有内服汤剂，也有中药漱口液，还有外敷散剂、喷雾剂等。

【现代穴位贴敷文献】

方法一：吴桂贴

穴位：神阙、足三里、涌泉。气虚质加气海、关元；阳虚质加命门、肾俞；血虚质加血海、脾俞；阴虚者加三阴交、照海；气郁者加太冲、期门；痰湿质加中脘、丰隆；湿热质加阳陵泉、曲池；瘀血质加血海、内关；特禀质加曲池、合谷。

方药：吴茱萸20g，肉桂4g，细辛3g，干姜3g。

操作：上述药物研磨成粉末，过100目细筛后分装，使用时用陈醋调成糊状，贴敷于穴位处，每天1次，每次保留6～8h。

疗效：中药足浴联合穴位贴敷治疗，痊愈40例，有效15例，无效5例，总有效率为91.67%。中药足浴联合穴位贴敷治疗复发性口疮是从调理体质的角度论治，充分调整患者的体质，标本兼治。近期和远期疗效满意，无明显不良反应，值得临床推广应用。

出处：邓筠.体质辨识基础上的中药足浴联合穴位贴敷治疗复发性口疮的疗效观察[J].中国医药科学,2020,10(13):59-61,90.

方法二：吴茱萸贴敷

穴位：涌泉（双侧）。

方药：吴茱萸20g。

操作：将吴茱萸研细末，每次20g，加食醋适量调成糊状外敷穴位处。每晚1次，次日早晨取下。连用10次为1个疗程，2个疗程间隔2～3天，治疗2个疗程。

疗效：中草药吴茱萸穴位贴敷治疗复发性口疮128例，痊愈9例（7.03%）；显效43例（33.59%）；有效61例（47.66%）；无效15例（11.72%）；总有效率为88.28%。本病多由神经精神因素引起，部分患者与内分泌紊乱有关。吴茱萸经穴位刺激及药物的双重作用，通过经络调节机体的内环境而发挥控制口疮复发的作用。

出处：王新陆,王玉英,王俊吉.吴茱萸穴位贴敷治疗复发性口疮的临床观察[J].潍坊医学院学报,1998(3):55-56.

方法三：桂辛贴

穴位：涌泉（双侧）。

方药：肉桂 1.5g，细辛 3～5g，吴茱萸 5g。

操作：三药共研细成末，用陈醋调成糊状，每晚睡前贴敷涌泉穴上，3 次为 1 个疗程。

疗效：治愈 36 例；有效 8 例；无效 2 例；有效率为 95.5%。中药穴位贴敷治疗复发性口疮疗效良好。

出处：刘付然 . 中药穴位贴敷治疗复发性口疮 [J]. 基层医学论坛 ,2003(4):314.

方法四：吴茱萸足贴

穴位：涌泉（双侧）。

方药：吴茱萸。

操作：用吴茱萸研为细末，用鲜姜汁调和，取直径约为 1cm 药饼，置于约 4cm 方块胶布中央，贴敷于双足心涌泉穴，4～6h 后取下，每天贴 1 次，7 天为 1 个疗程。

疗效：痊愈 25 例（58.1%）；好转 16 例（37.2%）；无效 2 例（4.7%）。吴茱萸长于引火下行，使虚亢之火回返下焦，消除了导致复发性口疮之病因。贴敷从外而治，可免除煎服中药之苦，方法简便，易被小儿及家长接受。

出处：裘燕飞 . 穴位贴敷治疗小儿复发性口疮 43 例 [J]. 实用中医药杂志 ,2008(9):591.

方法五：吴茱巴豆贴

穴位：涌泉、神阙。

方药：吴茱萸 3g，巴豆。

操作：吴茱萸 3g 研为细末，以适量陈醋调和，制成 3mm 厚，10mm 直径大小的药饼。巴豆去壳取籽，压成直径 0.4cm 薄饼。先洗净取穴，在穴位上置放药饼，再覆以塑料薄膜，并加以胶布固定。吴茱萸饼用于涌泉穴，可以交替取，于睡前贴敷，次晨取下。巴豆饼贴神阙，可 24h 后去掉换新。

疗效：采用针刺、放血及穴位贴敷综合治疗复发性口疮 58 例，治愈 40 例，好转 15 例，无效 3 例，总有效率 94.83%。采用针刺、放血及穴位贴敷治疗复发性口疮疗效确切，值得推广应用。

出处：李文娟；胥仰天 . 针刺放血配合穴位贴敷治疗复发性口疮 58 例 [C]// 甘肃省中医药学会 .2011 年甘肃省中医药学会学术年会论文集 . 甘肃省中医药学会 ,2011:1210–1212.

方法六：珍珠粉贴

穴位：溃疡患处。

方药：珍珠粉。

操作：每晚睡前将珍珠粉涂敷于溃疡患处，每天 1 次，7 天为 1 个疗程。两组均持续治疗 7 天。

疗效：予以维生素 B_2 联合珍珠粉涂敷联合新癀片，显效 21 例，有效 17 例，无效 2 例，总有效率为 95%。溃疡愈合时间、疼痛消除时间及肿胀消退时间提早。珍珠粉涂联合新片在心脾积热型复发性口疮患者中疗效显著，促进疼痛、肿胀消退与溃疡愈合，且具有较好的应用安全性。

出处：吴美珠 , 刘全炯 , 肖淑玉 , 蔡秀莺 . 珍珠粉涂敷联合新癀片对复发性口疮患者血清炎症因子水平及溃疡愈合情况的影响 [J]. 中外医学研究 ,2023,21(15):121–124.

方法七：细辛脐贴

穴位：神阙。

方药：细辛。

操作：烘干，研为细末，用甘油或陈醋调成膏。敷神阙穴，外用胶布固定。

疗效：张建德治疗 15 例复发性口腔炎，全部治愈。

出处：《中医外治法集要》。

方法八：吴茱贴

穴位：涌泉。

方药：吴茱萸 10g。

操作：取吴茱萸 10g 研末，用食醋调，取黄豆大小，放于涌泉穴，用胶布固每天 1 换，连用 3～5 天。

出处：《中医天灸疗法大全》。

方法九：附萸贴

穴位：涌泉（双侧）。

方药：附子、吴茱萸、肉桂。

操作：诸药各等量，共捣碎，研成细末，以醋调成泥膏，分别贴敷于双足涌泉穴，外加纱布覆盖，胶布固定。24h 后去药。隔 3～5 天 1 次，治愈为度。药后局部发赤有烧灼感，务须忍受之。

出处：《中医天灸疗法》。

方法十：斑辛星糊天灸法

穴位：神阙。

方药：斑蝥 1g，细辛 6g，生南星 1g，米醋适量。

操作：以上前三味药物共研为细末，分作5包用。每次用1以米醋调成糊状，敷布于神阙穴，外加纱布覆盖，胶布固定之。敷药3～4h局部发痒，有烧灼痛感时即去掉，如脐部皮肤起小疱，可挑破流出黄水，3～5天结脱落。7天1次，连敷4～5次。本方有大毒，对皮肤刺激峻烈，敷药时间一般控制在4h以内为宜，并谨防入口、目。

出处：《中医天灸疗法》。

方法十一：归原贴膏

穴位：涌泉（双侧）。

方药：吴茱萸、细辛、肉桂、冰片、薄荷脑、脑、水杨酸甲醋。

操作：吴茱萸、细辛、肉桂饮片按2∶1∶1.5的比例称重，以醇提法提取有效成分制成浸膏，按每千克浸膏加入冰片、薄荷脑、樟脑各100g，水杨酸甲醋150ml调，再加入适量橡胶、松香等基质制成涂料，最后进行涂膏、切段、盖衬加工成药物胶布，每片4cm×4cm约含生药2g。每晚临睡前，将归原膏贴于双侧涌泉穴，每天换药1次，一般用药4～5天即见溃疡愈合，同时新发的溃疡点得到控制继而痊愈。对于病程较长者可适当延长贴敷天数，以巩固疗效。

出处：《中医天灸疗法大全》。

方法十二：细辛贴

穴位：神阙。

方药：细辛3g。

操作：醋调成膏状，贴于神阙穴，伤湿止痛膏或胶布固定，2～3天换药1次。配服甘草泻心汤：生甘草10g，人参6g，炮姜3g，肉桂3g，黄6g，黄连9g，蒲公英15g，连服20～30剂，也可用生黄30g，黄连9g水煎服，或研末口服，每服3g，每天服2或3次。

出处：《脐疗巧治病》。

方法十三：吴茱萸贴

穴位：神阙、涌泉。

方药：吴茱萸10g。

操作：敷脐部或醋调成膏状，贴双足心涌泉穴伤湿止痛膏或胶布固定，1～2天换药1次。配服甘草泻心汤：生甘草10g，人参6g，炮姜3g，肉桂3g，黄芩6g，黄连9g，蒲公英15g，连服20～30剂；或用生黄30g，黄连9g水煎服。

出处：《脐疗巧治病》。

【按语】

穴位贴敷能够提高自身免疫功能，能增强机体抵抗力，调整机体阴阳、气血、脏腑功能，改善口腔局部环境和全身经气的流通，加速炎症的吸收及溃疡的愈合对于延缓复发和缩短病程有积极的治疗作用和防御作用，临床疗效值得肯定。目前，对于该病的诊治方法仍处于百家争鸣状态，各家理论存在一定差异，中医在整体观念，辨证施治基础上，取长补短，能疗效显著，事半功倍。

细辛配伍肉桂、吴茱萸，健脾温肾的中药可促进损伤组织的修复，加速溃疡的愈合。乳香配没药，用于口疮的收口与缓解疼痛；青黛配冰片，冰片善通诸窍散郁火，有“火郁发之”之意，治胃火上炎口疮；薄荷配金银花多用于口疮疮疡痛色变紫黑者；吴茱萸研末贴敷于经气集中的腧穴涌泉，取上病下治；可通达全身，引火归元，从而起到祛病除邪，调整阴阳的作用。由于本法所用吴茱萸长于引火下行，使虚亢之火回返下焦，消除了导致复发性口疮之病因，药证相符，恰中病机，故能取效。吴茱萸贴敷涌泉，为验方，旨在补益肾精、滋阴壮阳、降火纳气、引热下行、清上实下、交通心肾、滋水涵木等作用，神阙为任脉之要穴，任脉为阴脉之海。巴豆贴敷神阙，亦为验方，可以调理全身之阴脉。巴豆峻下，可以祛痰利咽、蚀疮。贴敷从外而治，可免除煎服中药之苦，方法简便，易被接受。

（五）鼻衄

【概述】

鼻衄是以鼻出血为主要表现的病证，可由鼻部损伤而引起，亦可因脏腑功能失调而致。鼻衄一证最早见于《内经》，始称“衄血”，如《灵枢·百病始生》所载“阳络伤则血外溢，血外溢则衄血。”古人根据病因和症状不同尚有不同的命名，如伤寒鼻衄、时气鼻衄、温病鼻衄、虚劳鼻衄、经行鼻衄、鼻洪、鼻大衄等。

【现代穴位贴敷文献】

1. 热邪犯肺型

方法：生地玄芩贴

穴位：神阙。

方药：生地黄、玄参、黄芩、桑白皮、侧柏叶各15g，清阳膏2贴。

操作：上方除清阳膏另用外，其余药物共碾成细末，贮瓶备用。用时取药末适量，以凉开水调和成膏状，涂于患者脐孔内，外用清阳膏封固，同时将另一贴金仙膏贴于背部第6、7胸椎处。每3天换药1次。

出处：《脐疗巧治病》。

2. 肝火上炎型

方法：生地白茅贴

穴位：神阙。

方药：生地黄、白茅根各18g，龙胆15g，柴胡15g，栀子15g，黄芩12g，木通9g，清阳膏1贴。

操作：上方除清阳膏另用外，其余药物混合共碾成细末贮瓶备用。用时取药末适量，以凉开水调成稠膏状，敷于患者脐孔内，外用清阳膏封贴。每2～3天换药1次。

出处：《脐疗巧治病》。

3. 胃热炽盛型

方法：生石膏贴

穴位：神阙、中脘。

方药：生石膏30g，麦冬18g，知母15g，黄芩12g，牛膝12g，清阳膏药适量。

操作：将前5味药共碾成极细粉末，过筛，装入瓶中备用。用时将清阳膏药置水浴上溶化，加入适量药末，搅匀，摊于布上，每贴重20～25g，分别贴于患者的肚脐及胃脘处，每2～3天更换1次。

出处：《脐疗巧治病》。

4. 其他类型

方法一：白胡椒姜贴

穴位：迎香，风门为主穴。肺气虚配肺俞；肾虚配肾俞；脾虚配脾俞或足三里；血瘀配膈俞。

方药：白胡椒、生姜。

操作：将白胡椒研成极细末，过100目筛。生姜切碎并挤出姜汁，用姜汁调药末成糊状，贴上穴，外用塑料纸覆盖，胶布固定。每穴每次药末量为0.5g左右。每天贴敷1次，每次于晚间贴敷2h，每周为1个疗程，至少连续使用1个月。

疗效：本法对鼻衄有较好的近期和远期疗效，同时可以改善机体的免疫机能，增强抵抗病邪的能力，是一种较好的治疗方法。

出处：章珍珍，陈静波．穴位贴敷治疗鼻衄的临床研究[J]. 中医药学报，1996(3):29.

方法二：大蒜足贴

穴位：涌泉。

方药：大蒜。

操作：将大蒜捣成泥状。左侧鼻腔流血者，大蒜泥敷于右侧足底心；右侧鼻腔流血者，大蒜泥敷于左侧足底心。敷1h左右即止。

疗效：2例鼻中隔左右克氏区出血症，均1h内止血，1个月内未再发。

出处：《中药贴敷疗法》。

方法三：大蒜生地贴

穴位：涌泉、鼻孔。

方药：大蒜5个、生地黄15g，韭菜根。

操作：大蒜去皮与生地黄一起捣烂如泥。韭菜根洗净切细捣汁半小杯加适量清水以备用。把捣烂的药物，摊在青布上，做1个如钱大，厚1cm许的蒜泥饼，左鼻孔出血贴右足心，右鼻孔出血贴左足心，二鼻孔俱出血，两足心俱贴之。同时服用已稀释好的韭菜根汁。

疗效：无不良反应，无毒，方法简便，5min可止血。

出处：《中药贴敷疗法》。

方法四：大黄贴

穴位：鼻腔。

方药：大黄。

操作：为细末。取大黄粉3～5g，粘附子油纱条上，填塞出血鼻腔。

疗效：经用本方治疗鼻衄数例，疗效显著。

出处：《中药贴敷疗法》。

方法五：大黄蒜贴

穴位：涌泉。

方药：紫皮大蒜50g，大黄粉15g。

操作：将大蒜去掉紫皮，与大黄粉共捣如泥，做饼，贴敷同侧涌泉穴。如双侧鼻出血不止，贴敷双侧涌泉穴。

出处：《中医天灸疗法大全》。

方法六：大蒜贴

穴位：涌泉。

方药：大蒜 60g。

操作：捣烂贴足心约 15min。

出处：《常见病中草药外治法》。

方法七：蒜附贴

穴位：涌泉。

方药：大蒜，或加附子。

操作：捣烂，用油纱布 2～4 层包裹压成药饼外涌泉穴。局部有烧灼疼痛时去掉，并洗净蒜汁，或左右两足交替敷。

出处：《俞穴敷药疗法》。

方法八：吴茱萸贴

穴位：涌泉。

方药：吴茱萸。

操作：研为细末，用酒或醋调成膏，贴涌泉穴。

出处：《俞穴敷药疗法》。

方法九：红皮独头蒜贴

穴位：涌泉。

方药：红皮独头蒜 1 头、川牛膝 30g，肉桂 3g。

操作：红皮蒜去皮，余药研细末，与蒜共捣为糊状。将药物外敷足心。12h 换药 1 次。

出处：《中医天灸疗法大全》。

方法十：栀蒜贴

穴位：神阙、涌泉。

方药：栀子 15g，大蒜 31g，牡丹皮 10g，黄柏 10g，广郁金 10g。

操作：先将后 4 味药共研细末，大蒜捣烂，再将药末与蒜泥共捣和成膏，备用。取本膏做药饼 3 个，分别贴敷于两足涌泉穴、神阙穴，外用纱布包扎，勿令脱落。当鼻中有蒜气味时即效。

出处：《脐疗巧治病》。

方法十一：黄芩桑白贴

穴位：神阙。

方药：黄芩 10g，桑白皮 15g，生地黄 15g，玄参 15g，侧柏叶 15g。

操作：以上 5 味共研细末，敷于脐部，然后用消毒纱布覆盖，再用胶布固定，每天换药 1 次。

出处：《脐疗巧治病》。

方法十二：龙胆草贴

穴位：神阙。

方药：龙胆草 15g，柴胡 15g，栀子 12g，黄芩 12g，生地黄 18g，白茅根 10g，木通 9g。

操作：以上 7 味研末，用时取药末适量，用凉开水调成糊状，敷于脐部，然后用消毒纱布覆盖，再用胶布固定，隔天换药 1 次。

出处：《脐疗巧治病》。

方法十三：吴茱萸贴敷

穴位：涌泉。

方药：吴茱萸 50g。

操作：捣末，炒热，调醋为饼，敷于双足心，24h 换药 1 次。

出处：《中医足心疗法大全》。

方法十四：生地韭根贴

穴位：涌泉。

方药：大蒜 5 个，生地黄 15g，韭菜根 100g。

操作：大蒜去皮与生地黄共捣烂如泥；韭菜根洗净，切细捣取汁半小杯，加适量清水以备用。把捣烂的药物摊在青布上，做 1 个如铜钱大小，厚 1cm 许的蒜泥饼。左鼻孔出血贴右足心，右鼻孔出血贴左足心，两鼻孔出血，两足心俱贴之；同时服用已稀释好的韭菜根汁。

出处：《中医足心疗法大全》。

方法十五：吴茱萸贴

穴位：涌泉。

方药：吴茱萸 12g。

操作：用黄酒浸数小时后备用，临睡时用布涂扎脚心。

出处：《中医足心疗法大全》

方法十六：红皮独头蒜贴敷

穴位：涌泉。

方药：红皮独头蒜 1 头、川牛膝 30g，肉桂 3g，冰片 1g（研末）。

操作：红皮蒜去皮，余药研细末，与蒜共捣为糊状。将药物外敷足心。12h 换药 1 次。

出处：《中医足心疗法大全》。

【按语】

近几年，穴位贴敷治疗鼻衄的临床研究有空缺，相关文献多是其他原因引起的鼻出血。鼻出血的原因复杂，多种诱因均可导致患者的血小板数量异常降低，诱发凝血功能障碍。本病主要是肺卫不足，风寒之邪乘虚而入，肺失宣降，津不敷布，经脉闭塞所致。故当温经以散风寒之邪。

气血遇寒则凝，得热则行。补意寓于气血畅通之中，故以温药达补之意。纵有气血凝滞之郁，温亦可化之。通过穴位贴敷治疗本病取得良好的疗效，穴位贴敷疗法是在某些穴位上敷贴药物，通过药物和腧穴的共同作用，以防治疾病的一种外治方法。中医学认为，药物经皮吸收与中药的性能、气味、归经密切相关，主要机制是经络传导和皮肤透入，这与现代医学的研究结果是一致的。

根据书籍上记载穴位多选用鼻旁的局部穴位、神阙、涌泉，用药多用辛味以发散。治疗多温经散寒，补虚通窍，气血行则空窍利，鼻窍之塞自当除也。迎香属于大肠手阳明经之穴，位于鼻翼两旁。鼻为肺窍，肺与大肠相表里，其气相贯通。取大肠经之迎香，施以温补，可温肺经，散寒邪，经气通，鼻窍亦通。白胡椒和生姜为主方。白胡椒，性味辛温，入胃，大肠经。生姜，性味辛甘温，归肺胃经，能散寒温中，此二药，协同力大，取其辛可发散通络，温经散寒祛风之效，而且二药归于肺胃大肠之经，鼻为肺窍，胃经与大肠又交接于鼻。大蒜杀虫，止血，主恶疮肿痛。方中生地黄凉血止血；大蒜、韭菜根去污秽而止鼻衄，共奏凉血止衄之效。

（六）牙痛

【概述】

牙痛是指牙齿因各种原因引起的疼痛，为口腔疾病中常见的症状之一，可见于西医学的龋齿、牙髓炎等。中医学称之为“骨槽风”“牙咬痛”“牙宣”。中医学认为，齿为骨之余，肾主骨，足阳明胃经络于龈中，牙痛与肾、龈、胃关系最为密切。牙痛多由于风、火、虫所致。从整体的角度来看，牙痛多由胃肠实热、循经上扰或风邪外袭、内郁阳明、胃火上炎或肾阴亏损、虚火上炎导致，以及不重视自我保健而诱发。根据中医病因病机，辨证大致可分为实火牙痛和虚火牙痛两大类，而究其病因又可分为风火牙痛、胃火牙痛、虚火牙痛以及龋齿牙痛。在虚实牙痛中，大凡初得骤痛者为实火；日久隐痛者为虚火。上下牙龈红肿者为实火；牙龈不红不肿者为虚火。痛无休止，难忍难当者为实火；时痛时止，痛而不甚，昼轻夜重者为虚火。综观牙痛，不离乎火，重点是辨准虚实。实证多由外感，过食辛辣厚味，胃肠湿热等因素引起；虚证则多由肾阴亏虚或脾胃虚寒引起。

【现代穴位贴敷文献】

1. 风寒牙痛

方法一：白芥独头蒜贴

穴位：颊车。

方药：小独头蒜1枚、白芥子12g。

操作：先将白芥子研细末，然后将蒜去皮捣烂如泥，与白芥末搅，将药膏敷于颊车穴，2～3h，取下即可。

出处：《外敷中药治百病》。

方法二：独头蒜贴

穴位：患处。

方药：独头蒜3枚。

操作：将独头蒜去皮，放在火上爆热，趁热切开贴敷患牙，蒜凉即换。

出处：《外敷中药治百病》。

2. 风火牙痛

方法一：回回蒜膏天灸法

穴位：合谷。

方药：回回蒜（鲜者）适量。

操作：先取纱布一小块垫在合谷穴上，取捣烂如泥的回回蒜药膏如黄豆大，隔纱布贴敷合谷穴，左牙痛敷右合谷，右牙痛敷左合谷。外加纱布覆盖，胶布固定。8～12h后取下，局部出现水疱，可按常规处理。7～8天可自行愈。

出处：《中医天灸疗法》。

方法二：大蒜轻粉膏天灸法

穴位：合谷。

方药：大蒜1瓣，轻粉0.03g。

操作：二味药共捣如泥膏，贴于合谷穴，外加纱布包扎，勿令脱落。局部起疱后挑破，流去黄水，牙痛自愈。

出处：《中医天灸疗法》。

方法三：毛附饼天灸法

穴位：涌泉。

方药：生附子、生毛茛根各等量。

操作：先将生附子研为细末，与生毛茛根共捣如泥，制成2个药饼子，如铜钱大，分别贴敷双足涌泉穴，外用纱布包扎，极效。局部发疮牙痛即消失。水疱可按常规处理。

出处：《中医天灸疗法》。

3. 阴虚牙痛

方法：生附贴

穴位：涌泉。

方药：生附子适量。

操作：研为细末，口津调成糊状。敷两足心。

出处：《中医足心疗法大全》

4. 虚火牙痛

方法：盐附贴

穴位：涌泉。

方药：生盐 3g，附子 1 枚。

操作：捣烂。敷足底涌泉穴，用纱布扎敷固定，重者宜两足俱敷。

出处：《实用中草药外治法大全》。

5. 胃火牙痛

方法：石膏大黄贴

穴位：神阙。

方药：生石膏 15g，大黄 3g，黄连 5g，升麻 3g，细辛 3g，牡丹皮 4g，生地黄 6g。

操作：上药共研末备用。每次取药粉 6g，水调成糊，敷于脐部，每天换药 1 次。

出处：《脐疗巧治病》。

6. 其他类型

方法一：吴茱萸足贴

穴位：涌泉。

方药：吴茱萸。

操作：吴茱萸颗粒剂用适量醋调制成糊状，将制备好的药物直接涂搽于对侧涌泉穴上，外覆 3M 敷料贴固定。每次贴敷 2h，每天 1 次，连用 3 天为 1 个疗程。若患者局部皮肤出现红疹、瘙痒、水疱等不适症状应立即停止。

疗效：吴茱萸穴位贴敷治疗早期妊娠牙痛 39 例，治愈 22 例；显效 13 例；无效 4 例，总有效率为 89.7%。醋调吴茱萸贴敷对侧涌泉穴治疗牙痛，操作简便、无创伤、费用低廉，疗效明显，更适于孕妇，值得临床推广运用。

出处：金央，章勤，孙津津，等．吴茱萸穴位贴敷治疗早期妊娠牙痛 39 例 [J]. 浙江中西医结合杂志，2015,25(8):796-797.

方法二：冰麝贴

穴位：下牙痛取患侧颊车、足三里；上牙痛取患侧下关、合谷；上下牙痛同时取上述 4 穴。

方药：冰片、麝香。

操作：上述药物按 40∶1 比例，研为细末备用。伤湿止痛膏剪为 3cm × 3cm 小块。治疗先用毫针直刺所取穴位，待得气后留针 5min，后迅速出针，不闭针孔，将备用的冰片麝香粉按每个穴位 0.15g 堆放于穴位针孔上，伤湿止痛膏覆盖固定。48h 后去除外贴药。一般治疗 1 次牙痛即止，牙床红肿 3 天内可消失。若牙痛未愈可在 12h 后重复治疗 1 次。

疗效：针刺加冰片麝香贴敷治疗风火牙痛 72 例，牙痛及牙床红肿消失为显效。牙床红肿减轻为有效，显效 30 例，有效 9 例，总有效率为 92.9%。

出处：周利峰．针刺加冰片麝香贴敷治疗风火牙痛 [J]. 中国民间疗法，2000(6):14-15.

方法三：六神丸

穴位：牙痛处。

方药：六神丸。

操作：取上六神丸 1～2 粒，用玻璃棒蘸上患者唾液，放在痛牙之牙龈上。用棒拨动药丸，使之与唾液混合，稍加压力，使药丸溶化，平涂药于牙龈面 5～10min，局部出现麻木感，牙痛可随之减轻。

疗效：每天用药 1 次，一般不超过 3 天，即可见效。

出处：《中药贴敷疗法》。

方法四：荜茇贴

穴位：鼻孔。

方药：荜茇 5g，白芷 5g，细辛 5g，防风 5g，高良姜 4g。

操作：将各药焙黄，研极细，和匀，小口瓶收贮备用。脱脂棉蘸药粉少许，塞入鼻孔（左侧牙痛塞左鼻，右侧牙痛塞右鼻），患者做深呼吸 2min。每天早晚各 1 次，多吸 1 次亦可。

疗效：用药 2min 后立即止痛，如疼痛剧烈配合针刺合谷、足三里穴（强刺激留针 15min）效更捷。

出处：《中药贴敷疗法》。

方法五：连梅末

穴位：患处。

方药：黄连、二梅各 6g。

操作：将二药研成细末，分 4 包。每天 1 次，将药末涂在患处。

疗效：祖传验方，用之屡效。

出处：《中药贴敷疗法》。

方法六：轻粉独蒜膏

穴位：嘱患者左右两手虎口交叉，一手的拇指指甲在另一手的虎口两叉骨上，当拇指头到达之处。

方药：独蒜1粒或去膜蒜瓣5g。

操作：二药同捣加膏备用。敷上药膏（男左女右）用贝壳盖上，并用绷带固定。敷药处略有烧灼感时，揭去贝壳与药膏，随即起一水疱（可用针刺破，不必敷药），牙痛可止。

疗效：分别在1.5h、1h、0.5h许即有效果。

出处：《中药贴敷疗法》。

方法七：仙人掌冰片膏

穴位：患处。

方药：仙人掌30g，冰片适量。

操作：将仙人掌洗净去刺，并捣烂呈稀糊状加适量的冰片。将制好的药膏均匀地涂在纸张上，贴敷于炎症部位。每天1次。

出处：《中药贴敷疗法》。

方法八：苦杏仁贴

穴位：太阳穴。

方药：苦杏仁、大蒜。

操作：苦杏仁7枚，大蒜7个，共捣碎为泥，外敷太阳穴（左侧牙痛敷右侧，右侧牙痛敷左侧），然后用胶布固定4～8h，一般用1～2次即可愈。

出处：《中医天灸疗法大全》。

方法九：斑蝥牙贴

穴位：牙痛侧颊车穴。

方药：斑蝥。

操作：斑蝥1个去头翅足研细末，置于伤湿止痛膏（大小约3cm×3cm）中间，贴于牙痛侧颊车穴处。24h后揭去膏药，可见患处起一水疱，用消毒针挑破出尽黄水即可。

出处：《中医天灸疗法大全》。

方法十：麝脐散

穴位：患处。

方药：牛膝、木槿、黄茄、郁李仁、麝香。

操作：以上每味，捣碎入罐子内，上用瓦子盖口，留一小窍，用盐泥封固，烧火令罐子通赤，其窍口冒出白烟时，即住火将药取出，埋在新土之内1h，然后取出，加入升麻、细辛，皆为粉末。用时将药少许搓患处，其痛即止。

出处：《中医天灸疗法大全》。

方法十一：赴筵散

穴位：患处。

方药：良姜、草乌、细辛、荆芥。

操作：以上4味碾为细末，搽涂于痛处。

出处：《中医天灸疗法大全》。

方法十二：斑蝥粉天灸法

穴位：肉门。

方药：斑蝥0.03g。

操作：先在门处刺血，再将研细的斑蝥末分放在出血点。

出处：《中医天灸疗法》。

方法十三：蒜合谷贴

穴位：合谷。

方药：大蒜，或加轻粉少许。

操作：捣烂，取少许，敷合谷穴，上叩杏仁壳，外用胶布固定。

出处：《俞穴敷药疗法》。

方法十四：大蒜贴

穴位：养老。

方药：大蒜。

操作：将7个大蒜瓣中间的芽芯取出，捣烂如泥。将蒜泥敷于穴上，用敷料覆盖，胶布固定，10h后去掉敷料，将穴位上的水疱刺破，放出液体，擦干，涂上紫药水，再包扎3天，局部皮肤平复。一般治疗1次牙痛即止。

出处：《中医天灸疗法大全》。

方法十五：荟黛散

穴位：患处。

方药：芦荟4.5g，青黛1.5g。

操作：共研细末。撒于牙龈腐烂处。

出处：《中药贴敷疗法》。

方法十六：吴茱萸足贴

穴位：涌泉。

方药：吴茱萸10g。

操作：研细末，用热醋调。敷两足心，布包扎紧，24h换1次，极效。

出处：《中医足心疗法大全》。

方法十七：茱麻散

穴位：涌泉。

方药：吴茱萸、火麻仁。

操作：各等份共为末，醋和调。涂脚心，左痛涂右，右痛涂左。

出处：《中医足心疗法大全》。

方法十八：大黄丁香贴

穴位：涌泉。

方药：生大黄 9g，绿豆粉 6g，丁香 10 粒。

操作：研为细末，和匀。以开水调涂两足心。

出处：《中医足心疗法大全》。

方法十九：白矾冰片贴

穴位：涌泉。

方药：白矾 6g，冰片 0.5g，肉桂 2g，仙人掌（去皮与刺）50g。

操作：前3味药研末，与仙人掌共捣为糊状，分别置于两块纱布上。先用温水泡足 20～30min，晾干后将两足心搓红，将药糊敷于两足心。24h 换药 1 次，一般 2～4 次即愈。

出处：《中医足心疗法大全》。

【按语】

中医药治疗牙痛具有明显优势，现代医学认为，与许多病因有关，研究发现主要以龋齿、急性根尖周围炎、牙周围炎、牙龈炎、牙本质过敏原因为主。根据辨证分型，牙痛大多分为实火牙痛和虚火牙痛两大类，治疗原则采用虚则补之，实则泻之，其中又多以泻法为主。穴位贴敷在中医辨病辨证基础上，广泛运用于治疗该病。

中医学认为，上牙床为手阳明大肠经络循行部位，下牙床为足阳明胃经循行部位，故上牙痛取手阳明大肠经的下关、合谷穴，下牙痛取足阳明胃经的颊车、足三里穴。按照传统方法，针刺上述穴位对牙痛有一定止痛效果，加以药物外贴针孔，其中冰片、麝香及伤湿止痛膏，具有芳香开窍、通经活络、祛风除湿、消炎止痛之功效。将冰片麝香粉贴于穴位上，外加伤湿止痛膏覆盖，使药性不得外泄而循经络直达病所，可起到比隔姜灸更好更持久的效果。方中细辛、良姜温散止痛，防风、白芷祛风止痛。诸药共奏祛风清火止痛之功。芦荟性味苦，寒，能清热，解火毒，杀虫；青黛性味咸、寒，擅能清热、凉血、解毒。醋调吴茱萸贴敷对侧涌泉穴治疗牙痛，操作简便、无创伤、费用低廉，疗效明显，值得临床推广运用，但对于反复发作的牙痛如龋齿等，则需至口腔科进行专科检查及治疗，以根除牙痛的症状，达到治愈的目的。

（七）颞下颌关节紊乱症

【概述】

颞下颌关节紊乱症已被世界卫生组织定为口腔流行病第 4 位。该病以咬合功能失常、外伤、精神紧张与焦虑、睡眠障碍、营养欠佳、发育不良、全身与局部疾患等因素所致。临床常表现为关节区或咬肌周围的疼痛，开合时有关节弹响或杂音，关节运动姿势、张口关节活动度、开口类型等异常。此病分为功能紊乱期、结构紊乱期、关节器质性破坏期，并呈渐进发展趋势，倡导超早干预。本病属于中医学“痹证”范畴，与感受风寒湿侵袭、血凝气滞有关。随着生物－心理－社会模式的兴起，心理因素逐渐得到人们的广泛重视，疾病的发生还与患者持续的精神紧张、焦虑、抑郁、愤怒等自我情绪调控相关。

【现代穴位贴敷文献】

方法一：归芷贴

穴位：患侧正对面部疼痛区。

方药：当归、白芷、薄荷、乳香、没药、红花、香附、川乌、细辛、田三七、丝瓜络。

操作：上述药装入布袋浸泡后蒸热外敷，将贴片贴在疼痛处。每天 1 贴，每次 15min，连用 1 周。

疗效：治疗20例患者，显效1例，有效6例，无效 13 例，观察治疗后患者的疼痛值、开口度均有明显变化。

出处：王东，查能愉，刘安西．消炎痛贴片治疗颞下颌关节紊乱病疼痛的临床研究 [J]. 现代口腔医学杂志 ,2002(5):433–435.

方法二：五倍子膏

穴位：颧髎（患侧）、颊车（患侧）。

方药：五倍子、醋。

操作：取五倍子细粉适量与醋调成膏状，摊于牛皮纸上，约 0.3cm 厚。用时先取麝香 20mg，置于患侧颧髎、颊车穴位上（每穴 10mg）再敷五倍子膏，以胶布固定。贴敷 48h 以上，方可更药。

出处：《浙江中医杂志》1987 年第 10 期。

【按语】

运用穴位贴敷治疗颞下颌关节紊乱症的案例

较少，情志、饮食、创伤及关节本身等因素综合作用使得机体正气不固，营卫失和，风寒湿热等邪气乘虚而入，使得颞下颌关节部位气血瘀滞，经络受阻，久之关节周围筋脉失养，活动不利，表现为疼痛、弹响、活动受限等症状。针对这一病机特点，治则清热解毒，疏散风热，散结消肿，利咽止痛，活血消斑，祛风通络，补肾宁心，泻火定惊为主。穴位贴敷疗法以中医的整体观念、经络学说以及腧穴的生理功能为理论依据，通过特定部位药物吸收的直接作用和穴位刺激激发经气的间接作用来达到治疗的目的，在临床中应用范围甚广。

常用方药总结如下：寒湿阻痹用蠲痹汤加减；湿热痹阻用宣痹汤合二妙丸加减；肝肾阴虚用杞菊地黄丸加减；脾失健运归脾丸加减；用全当归藏红花、田三七等中药治以活血化瘀、祛寒除湿。药物相互协调作用，共奏颞下颌关节紊乱病之特效。常贴敷于下关、颊车、听宫和病变部位周围局部取穴治疗。

（八）鼻息肉

【概述】

鼻息肉是以鼻内出现光滑柔软的赘生物为主要特征的疾病。本病常并发于鼻渊、鼻鼽等疾病。鼻息肉一名，首见于《灵枢·邪气脏腑病形》“若鼻息肉不通。”隋代《诸病源候论·卷二十九》对其病机、症状进行了扼要论述，后世医家对本病的论述也较多，并且尚有“鼻痔”等别名。中医药治疗鼻息肉无论是在学术思想上，还是在临床研究上，都取得了一定的进展。

【现代穴位贴敷文献】

方法一：消息散塞鼻

穴位：患处。

方药：苦丁香 6g，细辛 6g，苍耳子 6g，辛夷 6g，僵蚕 9g，冰片 0.5g。

操作：将前 5 味药研细，再加入冰片，合研极细面，装瓶密封备用。对顽固鼻息肉可加硇砂 3g，枯矾 3g。每次用少许，吹撒于鼻息肉处；亦可用少许消毒脱脂棉沾药面或裹药塞放于息肉处，每天 2 次。

疗效：消息散塞鼻治疗鼻息肉 67 例，痊愈 29 例，显效 21 例，有效 12 例，无效 5 例。在有效病例中，见效最快者为 1 周，最慢者为 10 天，痊愈多在 4～6 周，最长者 8 周。

出处：李莹，陶洁，郑春燕，等 . 消息散塞鼻治疗鼻息肉 67 例 [J]. 河南中医 ,1998(5):53.

方法二：石膏鼻贴

穴位：患处。

方药：石膏 40g（火煅）、知母 10g，泽泻 10g，滑石 10g，茯苓 10g，明矾 20g。

操作：以上诸药研极细末，适量敷于息肉之上（以覆盖息肉表面为度）或吸入鼻孔内（对正常鼻黏膜无不良反应），每天 3～4 次，一般 10 天后息肉开始萎缩，20～40 天息肉自行脱落。

疗效：中药外敷治疗鼻息肉 196 例，除 2 例息肉表面渗血外，其余均达到临床治愈。以上药粉敷于息肉表面，药物从局部吸收，遍布全身，进而起到全身治疗，治标又治本，彻底解除鼻息肉手术后复发率高之弊端，值得临床推广应用。

出处：王作民，高冬英，邱延龙 . 中药外敷治疗鼻息肉 [J]. 河南中医，2002（3）:64.

方法三：苦丁香贴

穴位：患处。

方药：苦丁香 6g，细辛 6g，苍耳子 6g，辛夷 6g，僵蚕 9g，冰片 0.5g。

操作：先将前五味药研细末，再加入冰片，合研极细末装瓶密封备用（对顽固性息肉可加硇砂 3g）。每次使用少许，吹撒于息肉处，每天 2 次。息肉深者，可用少许脱脂棉花蘸药塞放于息肉处，每天 1 次。

疗效：中医药治疗鼻息肉 36 例，痊愈 18 例，显效 10 例，好转 6 例，无效 2 例，总有效率为 94.4%。在有效的病例中，见效最快者 8 天，最慢者 7 天。痊愈多在 2～8 周，最长者 4 周。

出处：王永钦 . 中医药治疗鼻息肉 36 例疗效观察 [J]. 中国医药学报 ,1988(1):41–42.

方法四：杏甘散

穴位：患处。

方药：杏仁 3g，甘遂 3g，枯矾 5g，草乌 5g，轻粉 6g。

操作：将上述药各研末调匀收贮，或用麻油，菜油将药粉调成软膏状，薄棉包裹备用。应用粉剂时，取芦茎管频频吹于息肉上，每天 3～4 次。用膏剂时，先用薄棉包好敷于鼻息肉尾端，每天换 3 次，或每晚临睡前敷于息肉上，连用 7

天为1个疗程，未愈者隔10天再用第2个疗程。

疗效：治疗50例，28例痊愈，15例显效，4例有效，3例无效。

出处：《中药贴敷疗法》。

方法五：鼻息方

穴位：患处。

方药：枯矾适量（以新制成者良）。

操作：研细末。先将患处用硼酸水或温盐水洗净，然后用适量的枯矾末，撒布于消毒棉花上塞入鼻腔内，每天如法换药1次。

疗效：如法用药2～3天后，息肉即萎缩消失或脱落。

出处：《中药贴敷疗法》。

方法六：藕节炭散

穴位：患处。

方药：藕节炭10g，冰片2g，醋适量。

操作：将上述前二味药研细调匀。使用前用醋调藕节炭散成糊状，睡前用药敷息肉上。次晨洗去，每天1次。

出处：《中药贴敷疗法》。

【按语】

穴位贴敷治疗鼻息肉的相关论文较少，而较多是从书籍中总结，可见穴位贴敷疗法治疗鼻息肉，历史悠久，广为使用，一直沿用至今。中医学认为，鼻息肉的发生多与痰湿凝结、气血瘀滞及脏腑功能失调有关，其中尤以痰、湿、瘀为发病的关键因素。痰、湿、瘀互结，干犯清阳之位，清窍失于清疏畅达，则积结日久而变生有形之赘肉。治疗当以利湿逐痰，散结通窍为法。中医药治疗鼻息肉仍有比较大的优势，可以避免手术，患者接受度高。穴位贴敷是利用药物贴敷于穴位，刺激腧穴，发挥药物疗效与穴位刺激的双重作用，达到治病的目的。《理瀹骈文》提到"外治之理，即内治之理，外治之药，亦即内治之药，所异者法耳"，但凡可以用于内治的药物均可用于外治，除了吸收途径不同外，其余理论宗旨皆是中医理论的核心辨证论治和整体思想。即使外用，也需临证异药。在辨证论治的基础上，异病同方，同病异方，将不同药物贴敷于不同经络腧穴，通过药效与腧穴刺激双重作用，达到调整阴阳，扶正祛邪的目的，调整人体气血阴阳，从而治愈疾病。

药性以温性药为主，药味以辛味药为主，药物归经以入肺经药物为主，药物分类中解表药使用频率最高。常用药物有辛夷、白芷、苍耳子、甘草、黄芩、川芎、桔梗、薄荷、金银花、黄芪，等，其中使用频次最高的是辛夷。常用消息散研末外服治疗鼻息肉，合方共奏化湿除涕，逐痰散结，消息通窍之功，加以外用直捣病所，故对鼻息肉有较好的消散作用。贴敷穴位多选在患处，贴敷的药物主要通过透皮作用，诸如涂、搽、洗、浸、敷、贴等中医外治方法，均是将药物涂于皮肤，一部分药物通过皮肤腺体直接作用于相应部位，另一部分药物可经皮下毛细血管进入人体循环系统，通过改善血液运行以达到治疗效果。

（九）结膜炎

【概述】

结膜炎由细菌、病毒感染引起，且具有传染性者属中医学的"暴风客热"，以目痒为主要症状的变态反应性结膜炎，属"目痒"。以上眼病均表现为白睛红赤，眼涩痛或痒，分泌物多等症状。本病属肺所主，与肺经风热，外感邪毒，肺胃郁热密切相关。其病机乃风邪热毒侵扰肺经，脉络受阻，邪毒上攻于目所致。病因为外感风热之邪，上攻于目引起，由药物或化学物等过敏引起者亦表现为外感风热的眼症。治疗以疏风清热为法。

【现代穴位贴敷文献】

方法一：白芥遂辛贴

穴位：肺俞、脾俞、肾俞。

方药：白芥子、甘遂、细辛。

操作：每年夏季以白芥子、甘遂、细辛等中药为主要成分，研磨成粉，以姜汁调和，制成适当大小药饼敷于肺、脾、肾三俞6个穴位，敷2h后取下，5天1次，5次为1个疗程。

疗效：穴位贴敷治疗春季结膜炎17例，治愈1例，有效11例，无效5例，总有效率为70.6%。治疗春季结膜炎，已取得良好效果。并且经观察，对一些伴有过敏性鼻炎、气管炎的患者亦有一定疗效。中药贴敷简单易行，临床较易被患者接受，疗效肯定，其在免疫性眼病中的具体作用机制仍在进一步研究中。

出处：杨瑛，陈兵.穴位贴敷治疗春季结

膜炎 17 例疗效观察 [J]. 云南中医中药杂志，2011,32（7）:60.

方法二：芎荆辛防贴

穴位：肺俞、大椎、肾俞。

方药：川芎 10g，荆芥 10g，细辛 2g，防风 10g，地肤子 15g，白鲜皮 15g，茵陈 15g，赤芍、15g，羌活 10g，金银花 20g。

操作：将上述药碾为细末备用，贴敷时取姜汁调成干糊状，捏成花生大小的颗粒，再用胶布将之固定于穴位上，隔天贴 1 次，3 次为 1 个疗程。若病情明显得到控制，停服中药，继续贴敷 2 个疗程，以巩固疗效。

疗效：春卡Ⅱ号联合中药穴位贴敷治疗春季结膜炎 63 例，治愈 35 例（56.5%）；显效 24 例（38.7%）；无效 3 例（4.8%），总有效率为 95.2%。随访 1～2 年，46 例中复发 3 例，复发率为 6.5%。通过多年临床应用，中药穴位贴敷方法简单易行，复发率低。且无痛苦，患者容易接受，疗效良好。

出处：王志敏，钱爱华 . 春卡Ⅱ号联合中药穴位贴敷治疗春季结膜炎临床观察 [J]. 辽宁中医杂志 ,2005(6):559.

方法三：芥子檀香贴

穴位：攒竹、丝竹空、太阳、风池、合谷、肝俞、肾俞。

方药：白芥子、檀香、草决明、石菖蒲、夏枯草、郁金、桂枝、细辛。

操作：上述药物炮制成粉末，用新鲜生姜汁调制成糊状，根据病情选用穴位，将糊状中药以药丸形状贴敷在穴位处，贴敷时间 2～4h。

疗效：针刺与穴位贴敷辅助治疗春季卡他性结膜炎 30 例，痊愈 24 例，显效 4 例，好转 1 例，无效 1 例。针刺与穴位贴敷辅助治疗春季卡他性结膜炎，可提高治疗效果。

出处：姚康群，李良长 . 针刺与穴位贴敷辅助治疗春季卡他性结膜炎效果观察 [J]. 护理学杂志 ,2011,26(10):54–55.

方法四：黄连润肌膏

穴位：患处。

方药：黄连 30g，黄柏 60g，当归尾 60g，紫草 90g，生地 60g，麻油 1000g，黄蜡 180g。

操作：先将黄连、黄柏、当归尾、紫草、生地共放麻油内浸 4h，倾入铜锅，用慢火前沸至药枯为度，以纱布滤去药渣，把煎好之药油倒在先放在黄蜡的干净瓷缸里候冷即成紫红色软膏。一般疮面消毒可以直接涂搽，亦可用纱布涂成软膏贴于患部。

出处：《中药贴敷疗法》。

方法五：天行膏

穴位：患处。

方药：生地黄 15g，红花 10g，归尾 8g。

操作：将上述药物捣烂。将捣好的药物敷患眼，每天敷药 1 次。

出处：《中药贴敷疗法》。

方法六：威灵仙外敷方

穴位：患眼对侧内关穴。

方药：威灵仙鲜叶适量。

操作：取鲜叶半斤捣烂。取 2.5cm × 2.5cm 的胶布 1 块，在其中剪黄豆大的小孔，将其贴于患眼对侧内关穴上，使胶布的小孔对准内关穴，然后取捣烂的威灵仙叶约黄豆大小团置于胶布的小孔内，第 2 块较大的胶布盖上将其固定，并在敷药的穴位上以拇指轻按半分钟，以加强药物对该穴的刺激作用。约 40min 将胶布和药去掉。

疗效：经用此法治疗 6 例结膜炎，12 例睑腺炎，1 例外伤性角膜溃疡，均取得满意疗效。

出处：《中药贴敷疗法》。

方法七：吴茱萸足贴

穴位：涌泉（双侧）。

方药：吴茱萸末适量。

操作：以姜汁调如厚糊备用。取上药如蚕豆瓣大一团，置伤湿止痛膏中心，贴涌泉，每 1 次。

出处：《中医天灸疗法大全》。

方法八：白花丹贴

穴位：桡动脉搏动处。

方药：白花丹或自扣草嫩叶 2～3 片。

操作：将上药任选一种捶烂，敷桡动脉搏动处，皮肤发痒或有灼热感时即除去，以免引起水疱。每天 2～3 次。

出处：《中医天灸疗法大全》。

方法九：鲜茅根草贴

穴位：少商（对侧）。

方药：鲜茅根草。

操作：取鲜茅根草适量，加少许食盐共捣如

膏状，取黄豆粒大小的药膏 1 粒敷少商穴上，左眼患病敷右侧穴位，右眼患病敷左侧穴位。待局部起疮后将药丸洗掉，水疮不必挑破，加盖敷料，令其自愈。

出处：《中医天灸疗法大全》。

方法十：毛盐膏天灸法

穴位：内关（对侧）。

方药：鲜毛茛 1～2 棵，食盐 10 余粒。

操作：将毛茛与食盐同捣烂如泥膏状。敷药时先取古钱（带孔者）1 枚垫于手上内关穴，然后将毛盐膏敷在内关穴上。病右眼敷左手内关，病左眼敷右手内关穴。敷后用布包扎，待感灼痛起疱即除去。水疱勿弄破，以消毒纱布覆盖，任其自行吸收。

出处：《中医天灸疗法大全》。

方法十一：巴雄散天灸法

穴位：太阳（对侧）。

方药：巴豆少许，雄黄 0.9g。

操作：将巴豆、雄黄共研为细末。取药束一小撮如绿豆大，放在普通膏药 / 胶布上，贴敷太阳穴，左眼病敷右太阳穴，右眼病敷左太阳穴。外加胶布固定。待局部烧灼辣痛，起水疱时即除去。水疱可按常规处理。

出处：《中医天灸疗法大全》。

方法十二：茅膏菜天灸法

穴位：太阳（双侧）。

方药：鲜茅膏菜 1 棵。

操作：将茅膏菜洗净捣烂如泥膏状。取药泥贴敷两侧太阳穴上，用胶布固定 3～4h 后，局部水疱可按常规处理。

出处：《中医天灸疗法大全》。

方法十三：一见消天灸法

穴位：内关（双侧）。

方药：一见消叶 1～2 张。

操作：将一见消叶捣烂如泥。取药泥贴敷于双侧内关穴，用胶布固定。一夜后除去，局部水疱可按常规处理。

出处：《中医天灸疗法大全》。

方法十四：斑麝散天灸法

穴位：内关、阿是穴。

方药：斑蝥 10g，麝香 0.3g。

操作：将斑香分别研末。使用时取斑末用酒制成黄豆大的药饼，然后取麝香少许放在药饼上，贴敷内关、阿是穴上，1～2h 后除去局部出现小水疱，可按常规处理。

出处：《中医天灸疗法大全》。

方法十五：铅丹膏

穴位：百会穴。

方药：巴豆仁 7 粒、黄丹 1g。

操作：共研为细末，以麻油或蜜少许制成药膏，敷百会穴。

出处：《中医天灸疗法大全》。

方法十六：吴附贴

穴位：涌泉。

方药：吴茱萸、附子。

操作：各等份，研为细末，用醋调成膏，敷足涌泉穴。

出处：《中医天灸疗法大全》。

方法十七：苍耳子贴

穴位：手腕脉搏处。

方药：苍耳子适量。

操作：上药捣烂，取黄豆大，敷手腕脉搏处，3h 起去药。

出处：《中医天灸疗法大全》。

方法十八：鲜积雪草贴

穴位：患处。

方药：鲜积雪草。

操作：捣烂敷寸口处，或捣烂绞汁点患眼，每天 3～4 次。

出处：《中医天灸疗法大全》。

方法十九：毛茛敷灸

穴位：少商或合谷。

方药：毛茛、食盐各适量。

操作：取鲜毛茛、食草适量。与食盐少许共捣如膏状。制成黄豆大或绿豆大药丸数粒，敷灸时取药丸 1 粒。于少商或合谷穴处。待局部起后将药丸去掉。水疱不必挑破。左眼患病敷右侧穴位。右眼患病敷左侧穴位。双眼患病两侧穴位均取。

出处：《中医天灸疗法大全》。

方法二十：茱萸生附贴

穴位：涌泉。

方药：吴茱萸 3g，生附子 4.5g。

操作：共研为细末，用酒调成膏状。贴于足

心涌泉穴。

出处：《中医足心疗法大全》。

方法二十一：大蒜足贴

穴位：涌泉。

方药：大蒜2个。

操作：捣烂。贴足心，患左贴右，患右贴左。

出处：《中医足心疗法大全》。

方法二十二：南星大黄贴

穴位：涌泉。

方药：生南星、生大黄。

操作：各等份，研为细末，用醋调成膏状。涂于两足心。

出处：《中医足心疗法大全》。

方法二十三：黄连贴

穴位：涌泉。

方药：黄连适量。

操作：研为细末，水调成膏。贴于足心。

出处：《中医足心疗法大全》。

方法二十四：白姜贴

穴位：涌泉。

方药：白姜适量。

操作：研为细末，水调成膏。贴于足心涌泉穴。

出处：《中医足心疗法大全》。

方法二十五：熟地足贴

穴位：涌泉。

方药：熟地黄30g。

操作：新汲水浸透捣烂。贴于两足心，用布包扎固定。

出处：《中医足心疗法大全》。

方法二十六：黄连贴

穴位：手足心。

方药：茶叶、黄连各适量。

操作：研为细末。涂于手足心。

出处：《中医足心疗法大全》。

方法二十七：山栀龙胆贴

穴位：涌泉。

方药：生山栀、龙胆草各等份。

操作：共研为细末，用鸡蛋清调成两个小药饼，敷于两足心。

出处：《中医足心疗法大全》。

方法二十八：茱萸附子贴

穴位：涌泉。

方药：吴茱萸、附子各等份。

操作：研为细末，用醋调为膏状。敷足心涌泉穴。

出处：《中医足心疗法大全》。

方法二十九：生地贴

穴位：涌泉。

方药：生地黄适量。

操作：捣烂，贴于足心。

出处：《中医足心疗法大全》。

方法三十：山栀贴

穴位：涌泉。

方药：山栀适量。

操作：水煎取汁，药渣捣烂，药汁熏洗患眼。每天3～5次。捣烂的药渣外敷双涌泉穴。每天1换。

出处：《中医足心疗法大全》。

方法三十一：大黄贴

穴位：涌泉。

方药：大黄适量。

操作：研细末，用清水调成稀糊状。外敷双足涌泉穴，包扎固定，每天换药1次。

出处：《中医足心疗法大全》。

【按语】

结膜炎多在春季发作，夏季加重，秋冬缓解，来年春天再次发病。病在眼睑、球结膜，内应肺脾。内因脾胃运化失调，湿热蕴结；外受风热侵袭，致肺失节制。风、热、湿三邪壅滞于内不能泄，阻遏脉络，上发于目而致。多因脾肺湿热，外感风热所致，故中医宜疏风清热、除湿止痒治疗。采用中药穴位贴敷刺激肺、脾、肾三脏，取人体上、中、下三焦、先后天之本以固本培元，通过药物、经络、腧穴及环境的综合作用调节肺、脾、肾功能，从而调节机体免疫功能，治疗结膜炎，已取得良好效果。

采用的穴位贴敷治疗药物主要成分包括白芥子、甘遂、细辛等，药中多用辛温走窜之药，配伍黄连、黄柏、当归、紫草、生地黄，具有清热燥湿，凉血，解毒，活血，止痛的作用。麻油养血润燥，消炎止痛，黄蜡防腐杀菌。全方配伍可解毒、防腐、润燥、活血、消肿、止痛、生肌。

选穴多为督脉及膀胱经腧穴，或取眼周腧穴，手部取穴多为内关、少商、合谷，也可取足底的涌泉。中药贴敷简单易行，临床较易被患者接受，疗效肯定，其在眼病中的具体作用机制仍在进一步研究中，但多采用健脾清肺、祛风除湿、清热止痒、消肿止痛、退赤敛泪、退翳明目等治法。

（十）麦粒肿

【概述】

麦粒肿又称睑腺炎，即睑腺组织的化脓性炎症，是化脓性细菌入侵眼睑腺体，从而引起的急性化脓性炎症，是眼科常见病、多发病。其主要症状在眼睑部出现硬结，形如麦粒，伴有瘙痒疼痛，易反复发作。麦粒肿即睑腺炎，别名针眼、土疳等，多发于儿童和青壮年，与种族及性别无关，是常见的感染性疾病，与结膜炎及角膜擦伤共占眼科门诊的50%以上，主要症状是眼睑红肿热痛，严重者发展为眶周蜂窝织炎甚至颅内海绵窦血栓。麦粒肿有自限性，多1～2周恢复。睑板腺受累时称为内睑腺炎，肿胀范围大；眼睑皮脂腺或汗腺感染时为外睑腺炎，肿胀范围小而表浅。本病常由葡萄球菌感染，以金黄色葡萄球菌常见。疾病早期以湿热敷配合抗生素眼膏外涂，脓已成行切开排脓术，治疗方法较为局限。

【现代穴位贴敷文献】

方法一：密蒙花贴

穴位：患处。

方药：密蒙花、连翘、天花粉等11味药物。

操作：用凡士林做基底制成中药药膏，外敷眼睑皮肤患处，以及患侧太阳穴。每天1次。外敷眼睑皮肤患处，每天1次。

疗效：直流电离子导入联合中药外敷治疗睑腺炎112例患者，总有效率为98.21%。中药药膏外敷治疗睑腺炎效果显著在脓未成时使其消散，脓已成时促其排出。

出处：邹云云，左志琴，黄一涛，等．直流电离子导入联合中药外敷治疗睑腺炎112例[J].江西中医药，2019,50(12):39–40.

方法二：疮痍散

穴位：患处。

方药：川黄连、西藏红花、风化硝、硼砂、硫酸铜、荸荠、龙脑香、朱砂、药制炉甘石。

操作：取疮痍散调成糊状，用小棉签搽患处的眼睑皮肤表面，每天2～3次，至治愈为止。

疗效：疮痍散外治睑腺炎76例，其中41例3天内痊愈，24例4天内痊愈，患眼睑均红肿痛完全消退，无硬结遗留；有效65例，显效8例，有效2例，无效1例。疮病散局部应用，作用快、效果好，反复应用无刺激性。

出处：张惠文，张梅芳．疮痍散外治睑腺炎临床观察[J].现代临床医学生物工程学杂志，2003(5):438–439.

方法三：吴茱萸足心贴

穴位：涌泉。

方药：吴茱萸。

操作：将吴茱萸碾磨成粉，用食醋调制成稠糊状，分别取一角钱硬币大小的量贴敷于双侧涌泉穴，4h后取下。

疗效：21例患者全部治愈，其中治疗1次治愈8例，2次11例，3～5次2例，且随访3个月均未再发。耳尖穴放血配合涌泉穴位贴敷在清泻局部火热之邪的基础上更注重患者的整体阴阳调节，“阴平阳秘，精神乃治”，从根本上截断因阴阳失调而生的热邪。

出处：郭蕾，贾红玲，张永臣．耳尖放血配合涌泉穴位贴敷治疗睑腺炎21例[J].中国针灸，2014,34(2):167.

方法四：如意金黄散

穴位：患处。

方药：如意金黄散30g，无水羊毛脂10g，凡士林70g，冰片或樟脑2g。

操作：先将凡士林、羊毛脂加温熔化，速将如意金黄散兑入搅匀，继将冰片用95%酒精少许溶化后兑入再搅匀，待冷即成。将患眼局部清洁后于结膜囊内先涂入抗生素眼膏以保护角膜不受刺激再将金黄散油膏摊于敷料上，外贴患眼，用胶布固定。

疗效：敷3次消退或破头排脓而愈者100例，数3次以上省54例，加服中药者10例，加服抗生素或磺胺药者44例，都在1周内愈敷药时结膜囊内涂了油青，但未发现有不良刺激反应。

出处：刘益群．金黄散油膏敷治麦粒肿154例效果观察[J].安徽中医学院学报，1986(1):37.

方法五：三黄白芷贴

穴位：患处。

方药：大黄 50g，黄柏 50g，姜黄 50g，白芷 50g，胆南星 20g，厚朴 20g，天花粉 10g，青皮 50g，红花 30g，密蒙花 30g，刺蒺藜 60g，凡士林 4000g，冰片 20g。

操作：将上净中药饮片烘干，碾粉混合，过 80～100 目筛，然后把药末摊放净面白纸上，紫外线距药末 1～1.2m 照射 30min。另将凡士林溶解，把药末不断倾入凡士林中，按顺时针方向边搅拌边加入，待凡士林即将成膏固状。加冰片粉（冰片不用紫外线照）至成膏状，密贮待用。用 0.25% 氯霉素眼药水清洁结膜囊后，涂入四环素可的松眼膏，然后取金黄散油膏 1 贴敷眼皮患处加敷料包盖。换药每天 1 次，一般不用其他药物治疗，重者适当给予青霉素肌注或配中药内服，必要时切开排脓。

疗效：外敷当天眼痛减轻，敷药时有清凉灼热之感。3 天后红肿硬结逐渐消失。此外，对中晚期麦粒肿除促进炎症吸收外，可促进脓液自溃排脓，并不留瘢痕。金黄散油膏贴敷治疗麦粒肿 200 余例，年龄最大者 50 岁，最小者 7 岁。用药 3 次痊愈 95 例，用药 5 次痊愈 96 例，另 9 例脓液形成触之有波动感，切开排脓而愈。中药贴敷不受某种药物的限制，一二味均可。对老年、儿童、重症患者及不便口服药者，采取此法较为理想。临床可用不同的敷料（如酒、醋蛋清、净土、糖、茶水、盐水等）直接外贴敷或穴位贴敷；亦可依据病情采用冷敷、热敷等。如使用得法，不但简便易行，且能提高疗效。

出处：郭堂胜，刘邦强 . 金黄散油膏贴敷治疗麦粒肿研究 [J]. 时珍国医国药 ,2001(3):210.

方法六：黄柏生地贴

穴位：患处。

方药：黄柏、大黄、生地黄各 2 份，红花、白芷各 1.5 份，薄荷叶 0.8 份，冰片 0.2 份。

操作：先将生地竹刀切片晒干研粉，再将红花、大黄、黄柏、白芷、薄荷叶研极细末，后加冰片混和研匀，瓶装密封备用。用时取药末适量，以冷开水调成糊状，平摊于二层消毒纱布中央，让患者取平卧位，平敷于患处，上敷二层消毒纱布，用胶布固定即可。贴敷时间每次 23h，一般 1～3 次即可。

出处：李神羲 . 麦粒肿外敷验方 [J]. 中医杂志 ,1986(10):45.

方法七：生地南星贴

穴位：患处。

方药：胆南星 250g，鲜生地黄 2000g。

操作：胆南星 250g 研成细末，鲜生地黄 2000g 取汁，50% 凡士林适量，羊毛脂少许，由我院制剂室制成稠厚膏剂，装瓶备用。患者均热敷患眼，每天 2 次，每次 10～15min，氧氟沙星滴眼液点眼，每天 6 次。同时并用散针散膏涂于直径 2.5mm 圆形橡皮膏上贴于患侧太阳穴，每天更换 1 次。

疗效：治疗眼数 233 只眼，治疗第 3 天，治愈 93 只眼，治疗第 5 天，治愈 41 只眼，治疗第 7 天，治愈 14 只眼，治疗第 9 天，治愈 8 例，治疗第 9 天共治愈 156 眼，治愈率为 69. 96%。睑腺炎病程较长在未完全化脓时，易形成局部硬结，最终需手术摘除。散针散则有明显的防止硬结形成作用。颞浅动脉供应眼睑的血液循环，散针散太阳穴外贴可使药物进入病变部位而发挥疗效。该药对粘贴部位的皮肤无任何刺激性，患者无任何不适感，且价格便宜，唯一的缺点是太阳穴外贴不美观，故可考虑改良橡皮膏的颜色和外形。

出处：桂红，邸平会，孙瑞雪，等 . 散针散外贴治疗睑腺炎的疗效观察 [J]. 河北医药 ,2009, 31(2):202.

方法八：生地南星膏

穴位：患处。

方药：生地黄 15g（鲜生地黄尤佳）、生南星末 9g。

操作：共捣成膏，贴患侧太阳穴，外用胶布固定，每天 2 次。

疗效：生地南星膏贴敷治疗麦粒肿 36 例。药物贴敷 13 天见效，2～5 天控愈，治愈率为 100%。若硬结变软化脓，采用本方治疗则无效。生地南星膏穴位贴敷治疗麦粒肿，简便易行，疗效显著，实为外治良方。

出处：瞿桂凤 . 生地南星膏贴敷治疗麦粒肿 36 例 [J]. 陕西中医 ,1996(5):219.

方法九：鲜蒲公英贴

穴位：患处。

方药：鲜蒲公英 20g。

操作：捣碎，直接外敷于患部（注意不要使药物进入眼中）。每天2次，每次30min，5天1个疗程。

疗效：治疗1个疗程后，80例95只眼，治愈80只眼，占84.2%，治疗2个疗程后，又治愈13只眼，占13.7%，其中有2只眼局部皮肤出现脓点，耳前淋巴结肿大者，经外敷蒲公英治疗后，效果不明显，总治愈率为97.9%。

出处：夏秀.贴敷疗法治疗外麦粒肿[J].中国疗养医学,2008(8):474.

方法十：吴茱萸涌泉贴

穴位：涌泉（双侧）。

方药：吴茱萸10g。

操作：吴茱萸10g粉末，加入3～4ml醋制成糊状，将准备好的药膏放入穴位贴，每晚就寝前敷于双足底涌泉穴，早起揭除。

出处：万咪咪.吴茱萸研末醋调涌泉穴外敷治疗小儿多发性睑腺炎1例[J].心理月刊,2019,14(15):228.

方法十一：消散粉贴

穴位：患处。

方药：蜈蚣、全蝎、冰片各1.5g，大黄3g。

操作：先将蜈蚣、全蝎、大黄研细，再将冰片单独研细。治疗时用75%酒精或硼酸水清洁病区皮肤，根据局部炎症范围大小，将适盘上述中药粉末用陈醋调成糊状，涂于患处（眼睑皮肤表面），用纱布覆盖固定，每天1次。

疗效：消散粉治疗睑腺炎86例，治愈4例，其中49例经3～4次治愈，5例4～6次治愈。有效28例，治疗在12次以内。无效4例，均为慢性复发病例。

出处：齐明伦.消散粉治疗睑腺炎86例[J].新医学,1988(6):335.

方法十二：生地南星贴

穴位：太阳穴。

方药：生地黄15g，制胆南星10g。

操作：先用温水将生地黄浸泡15min，使其较软，然后将上两味中药加少许水捣绒成膏，取少许制成厚约0.5cm，长宽约1.5cm大小的药饼，可放冰箱保存。贴敷患眼同侧太阳穴处，外用胶布固定，每天更换1次。注意药物不能接触眼睛。

疗效：治疗1个疗程后：治愈20例，好转5例，总有效率为100%；好转的5例患者经过2个疗程的治疗，均痊愈。耳尖放血配合中药贴敷太阳穴治疗麦粒肿疗效确定，有推广价值。

出处：杨国伟.一次性采血针耳尖放血配合中药贴敷治疗麦粒肿[J].大家健康（学术版），2016,10(12):32-33.

方法十三：止疼消炎软膏贴

穴位：患处。

方药：独活、生天南星、生草乌、皂类、芒硝、水杨酸甲醋、冰片。

操作：结膜囊内涂红霉素眼膏后眼睑表面涂止疼消炎软膏，使用一次性无菌纱布包盖患眼，24h后打开，炎症和（或）胀疼未消退时可继续包盖24h。

疗效：治疗80例患者，治愈71例（88.75%），好转9例（11.25%），总有效率100%。采用止疼消炎软膏治疗睑腺炎（麦粒肿），是一种简便，经济而有效的疗法。本组病例采用止疼消炎软膏局部湿敷包盖患眼配合局部及全身使用抗生素及局部热敷治疗，经过临床证实明显地缩短病程，更快缓解患者肿痛不适，提高治愈率，降低了手术率。作为一种简便、经济而有效的疗法，临床实践证实，使用止痛消炎软膏治疗麦粒肿取得良好疗效，减轻了患者的痛苦。

出处：付蓉花.止疼消炎软膏湿敷法治疗睑腺炎的疗效观察[J].中国医药指南,2013,11(10):279.

方法十四：止痛消炎贴

穴位：太阳穴。

方药：生南星、生地黄各取20g。

操作：将生南星、生地黄研细成末过筛，各取20g加凡士林100g调匀即成。用时剪拇指甲盖大小胶布，取绿豆大之软膏置于胶布中央，贴于患者二侧太阳穴处，每天换1次，至红肿消退、炎症吸收为止。

疗效：治疗71例，病程最短1天，最长5天。62例有效，9例无效，有效率为87.3%。止痛消炎膏外敷治疗睑腺炎治愈率高、疗效迅速、方便易行，基层医院更是值得推广应用。

出处：张呈浦，王勇.止痛消炎膏外敷治疗初发期睑腺炎187例临床分析[J].中国实用医药,2015,10(8):188-189.

方法十五：姜连冰片贴

穴位：患处。

方药：黄连20g，冰片10g，生姜200g（去皮）。

操作：黄连、冰片研极细末，将生姜打成生姜浆，上2味药与生姜浆混合。以无菌纱布包自制外敷药5g敷于患眼以绷带固定，待外敷药干后，将其取下，2h后再外敷1次。

疗效：治愈（用药后1天，眼睑局限性红肿，硬结及压痛消失）14例；显效（用药后1天，眼睑局限性红肿，压痛消失，硬结存在）8例；有效（用药后1天眼睑局限性红肿消失，压痛减轻，硬结存在）2例；无效（用上药即出现眼睑水肿奇痒而停用）1例。一般2次后病局限，症状基本消失。1～2天后硬结消失而愈。

出处：彭东，李祥鹏，李浩然．中药外敷治疗麦粒肿25例[J].中国民间疗法，1996(4):33.

方法十六：威灵仙贴

穴位：内关。

方药：威灵仙鲜叶适量。

操作：取鲜叶半斤捣烂。取2.5cm×2.5cm的胶布一块，在其中间剪豆粒大的小孔，将其贴于患眼对侧内关穴上，使胶布的小孔对准内关穴，然后将约黄豆粒大小捣烂的威灵仙叶置于胶布的小孔内，用另一块较大的胶布盖上将其固定，并在敷药的穴位上以拇指轻按半分钟，以加强药物对该穴的刺激作用。约40min后将胶布和药去掉。

出处：《中医天灸疗法大全》。

方法十七：南星生地贴

穴位：太阳（双侧）。

方药：生南星、生地黄。

操作：上药各等份研细末，放在普通膏药中间，将膏药贴在两太阳穴，每天一换，连续用药3～4天。

出处：《中医天灸疗法大全》。

方法十八：南星太阳贴

穴位：太阳（患侧）。

方药：生地黄、南星。

操作：上药各等份共研为细末，加凡士林配成30%软膏，用豆大1粒，贴患侧的太阳穴再用纱布、胶布固定，24h换药1次。

出处：《中医天灸疗法大全》。

方法十九：双天膏

穴位：患处。

方药：天花粉、天南星、生地黄、蒲公英。

操作：上药各等份焙干研成细末，用食醋和石蜡油调成膏状，经高压消毒后备用。根据麦粒肿的大小，用不同量的膏剂，涂在纱布或胶布上贴敷局部，每天换药1次。

疗效：经用双天膏治疗麦粒肿143例，均用药15次痊愈，收到满意效果。

出处：《中药贴敷疗法》。

方法二十：天南星膏

穴位：太阳。

方药：天南星、生地黄，蜂蜜各适量。

操作：将天南星、生地黄各等份共研细末，用蜜调匀，装瓶备用。将药外敷在患侧的太阳穴。每天1次。

疗效：治疗40例，治愈39例。一般外敷1～4次便有效。可每天敷1次。

出处：《中药贴敷疗法》。

方法二十一：散针粉

穴位：太阳（双侧）。

方药：生南星、生地黄各等份。

操作：上二味，共研细末。敷在普通膏药中间，将膏贴在左右太阳穴，每天换1次。

疗效：3～4天肿胀即能自消，屡试屡效。

出处：《中药贴敷疗法》。

方法二十二：食盐贴

穴位：神阙。

方药：食盐适量。

操作：研细末。患者仰卧，将盐放脐内，以填满并隆起为度，上盖一小纸片或小布片，再用橡皮膏固定，每天换1次。

疗效：一般3天后即可消肿，痊愈。

出处：《中医脐疗大全》。

【按语】

麦粒肿是眼科常见的疾病之一，中医从整体观念出发，以扶正祛邪为治疗原则，灵活应用中药外治法，达到缩短病程、治愈疾病的目的。中医治疗麦粒肿具有作用安全、起效迅速、价格低廉、方法多样等优点，还可通过清热消食、调理脾胃来增强机体抵抗力从而减少复发，并能避免麦粒肿手术带来的不适和瘢痕风险，值得进一步推广。麦粒肿的治疗和预防为临床治疗难点，中医学擅调理，具有独特的优越性，治疗潜力巨大。穴位贴敷在治疗该病也取得了临床疗效，贴敷外用药物制作多以膏剂和糊剂为主，便于固定和药效的发挥，溶剂多采用姜汁、醋、酒等，可以配合药物共同发挥刺激作用，以提高疗效。

常用具有祛风清热解毒、止痛止痒、消肿散结之功效的药物，常用抑菌作用的中药，如黄连、荸荠；或使用有渗透性的药物，使药力更易直达病灶，如龙脑香。若上焦有热，则用苦泄降气，以清郁火。常用解表药，以宣通行表，消肿散淤，直接敷患处，使患部增加血液循环，促进局部炎症渗出尽快吸收而散瘀消肿。多研究用生地南星膏穴位贴敷治疗麦粒肿，可散结、消肿、止痛。常用太阳穴等眼周腧穴，治疗目疾。涌泉为肾经的起始穴，是全身上下最低处，能够从阴引阳，从阴之肾经引阳之火下行，引火归元、釜底抽薪，达到清热泻火的作用。涌泉也是肾经的井穴，井穴可宣泻脏腑内热，取其可倾泻小儿脾经之郁热。以上中医特色治法“上病下治、釜底抽薪、引火归元”共达清热导泄郁火之力。

六、皮肤科疾病

（一）荨麻疹

【概述】

慢性荨麻疹是一种治疗较为棘手的皮肤病，临床以皮肤瘙痒、头痛、发热为主要症状。该疾病发病机制较为复杂，其发生与机体接触某些物质后出现过敏及变态反应密切相关。中医学将该疾病归于“瘾疹”范畴，认为七情内伤可致脏腑运行失调，气机不畅，内郁火热之邪，无法透达于外，壅滞于皮肤腠理间而导致本病发生；或正气虚弱，卫表不固，致风、寒、湿、热、痰、瘀等邪入体，流窜于肌肤之间而发病；或食鱼腥海味，辛辣炙焯之物，湿热火毒内生，伏邪引动，在皮毛腠理间郁结，客于营卫之间而发为瘾疹。

【现代穴位贴敷文献】

1. 血虚风燥型

方法一：当归白芍贴

穴位：神阙。

方药：当归 10g，白芍 15g，生地黄 15g，川芎 10g，黄芪 20g，制首乌 10g，荆芥 10g，防风 10g，刺蒺藜 10g，甘草 6g。

操作：把上述药物全部磨成细粉，过 100 目筛，留极细粉。使用时取适量极细粉加入灭菌注射用水，搅拌均匀成糊状，平铺在医用穴位贴防渗圈的中央凹槽内，经神阙穴常规消毒后，固定于脐上。嘱咐受试者注意防止贴敷药物脱落，持续贴敷 6h 后自行取下。3 天 1 次，治疗 14 次，共 6 周。

疗效：治疗 30 例患者，痊愈 9 例，显效 13 例，有效 4 例，无效 4 例，总有效率为 86.67%，愈显率为 73.33%。自血穴注联合穴位贴能改善血虚风燥型慢性荨麻疹的临床症状、生活质量水平。自血穴注联合穴位贴敷能更好地降低血虚风燥型慢性荨麻疹的复发率，且安全性高。

出处：陈碧芳 . 自血穴注联合穴位贴敷治疗血虚风燥型慢性荨麻疹的临床疗效观察 [D]. 福州：福建中医药大学 ,2019.

2. 慢性荨麻疹

方法一：桂枝黄芪贴

穴位：神阙。

方药：桂枝 10g，生黄芪 20g，白芍 10g，生龙骨 20g，大枣 10g，生姜 9g，生牡蛎 20g，防风 10g，荆芥 10g，炒白术 6g，甘草 3g。情绪易激动者加柴胡 15g；口干、咽痛者加桔梗 15g，玄参 15g，生地黄 15g。

操作：水煎取汁 200ml，早晚分服，每天 1 剂。桂枝汤加减处方熬好后，使用纱布浸透药汁，温湿敷于神阙穴，每次贴敷 30min，每天 1 次。治疗 4 周。

疗效：予经方桂枝麻黄各半汤及穴位贴敷治疗 42 例患者，基本治愈 7 例，显效 18 例，好转 14 例，无效 3 例，总有效率为 92.86%。复发率为 11.90%。瘙痒、风团大小，风团数量、风团发作频率评分均降低，桂枝汤加减联合穴位贴敷治疗慢性寒冷性荨麻疹疗效显著，可有效缓解患者临床症状。减少疾病复发，临床价值显著。

出处：陈绍斐 . 桂枝汤加减联合穴位贴敷对慢性寒冷性荨麻疹患者症状改善及复发率的影响 [J]. 现代诊断与治疗 ,2020,31(1):29–30.

方法二：川芎羌活贴

穴位：血海（双侧）、风市（双侧）、曲池

（双侧）。

方药：川芎、羌活、肉桂、地龙。

操作：烘干粉碎过80目筛，装瓶备用。临用时取药粉12g，陈醋适量调膏，加凡士林少许，分摊于无毒塑料薄膜纸上，贴于穴位处，胶布固定。12h去药，冬季加用艾灸，每穴悬灸5min。3天贴1次，连贴4次为1个疗程，停药观察。

疗效：痊愈45例（46.98%），显效26例（27.19%），有效21例（12.75%），无效4例（4.08%），总有效率为95.92%。

出处：刘天骥，刘秀顺．脱敏膏穴位贴敷治疗小儿慢性荨麻疹96例[J].上海中医药杂志，1995(10):36.

方法三：二地贴

穴位：神阙。

方药：生地黄20g，熟地黄20g，当归10g，丹参15g，地肤子20g，蝉蜕15g，浮萍草20g。

操作：诸药共研细末，以凡士林作为基质制成丸剂，每丸约9g。使用时取一丸置于神阙穴处，并以特定电磁波照射，每次20min后，以无菌棉垫覆盖药丸，外用医用胶布固定保留，次日治疗前除去。每天1次。3周为1个疗程。

疗效：中药内服配合穴位贴敷治疗慢性特发性荨麻疹患者64例，治疗1周后，痊愈6例，显效24例，好转22例，无效12例，总有效率为46.88%。治疗2周后，痊愈14例，显效34例，好转12例，无效4例，总有效率为75%。治疗3周后，痊愈28例，显效32例，好转4例，无效0例，总有效率为93.75%。治疗后1周，2周和3周患者的痒、风团数量、风团大小，每次发作持续时间及症状总积分分值分别明显低于治疗前。治疗结束后3个月随访28例痊愈患者中复发2例，复发率7.14%。中药口服配合穴位外敷可以抗过敏提高机体免疫，扶正祛邪，防治诱发，达到预防保健为主，防患于未然的目的。

出处：张玉琴．中药内服配合穴位贴敷治疗慢性特发性荨麻疹[J].光明中医，2008(10):1551.

方法四：川芎熟地贴

穴位：血海、曲池、足三里、三阴交。

方药：川芎15g，熟地黄10g，白芍10g，苍术15g，荆芥10g，防风15g，白术10g，生黄芪30g，当归15g，白蒺藜10g，白鲜皮10g。随症加减：遇热加重者加黄芩15g，栀子15g；遇风或冷即发者加麻黄5g，桂枝10g。

操作：以上药物研成粉末，使用甘油调匀敷在穴位处，穴位选取“荨四穴”，15天为1个疗程。

疗效：采取西药常规治疗联合中药穴位贴敷治疗40例患者，显效30例，有效1例，无效9例，总有效率为77.5%。采取中药穴位贴敷的慢性荨麻疹患者采取中医特色护理，可以有效提高临床有效率，值得在临床推广。

出处：常文竹，李秋，崔瑜玮．中药穴位贴敷联合中医特色护理治疗慢性荨麻疹临床观察[J].中国中医药现代远程教育，2020,18(5):113–115.

方法五：金银苦参贴

穴位：风市、血海、三阴交。气虚加膻中、太冲；脾胃虚弱加足三里；血虚加内关。

方药：金银花、苦参、黄柏各10g。伴气虚者，加用黄芪、陈皮各10g；伴脾胃虚弱者，加用茯苓、山药各10g；伴血虚者，夜寐欠安者加酸枣仁10g。

操作：以醋调成膏状。取药膏适量，以创可贴贴于穴位处，隔天1次，每次贴敷4～6h，如无不适可延长贴敷时间，注意局部皮肤有无发红、过敏、破损等反应。7次1个疗程。

疗效：本组50例中治愈42例，显效5例，有效4例，无效1例，总有效率为98%。中药穴位贴敷治疗慢性荨麻疹患者，既能祛邪外出，又能培本固元养护正气，疗效确切，不良反应小，便于推广。

出处：蔡小燕．中药穴位贴敷在治疗慢性荨麻疹患者中的应用[J].西南军医，2012,14(4):625.

方法六：黄芪川芎贴

穴位：①神阙、曲池（双侧）、风市（双侧）、血海（双侧）；②肺俞（双侧）、膈俞（双侧）、脾俞（双侧）、肾俞（双侧）。两组腧穴交替使用。

方药：黄芪、川芎各60g，羌活30g，麻黄、肉桂、细辛、地龙各15g。

操作：上药研细末，装入瓷瓶密封存。临用时取药末（每穴3g）陈醋调膏，贴于相关腧穴，外用消肿止痛贴盖贴，每次贴数12～24h，隔天1次，连贴6周，共21次为1个疗程。若部分患者贴后局部红痒，可间隔1～2天，再贴，时间顺延，但总的贴敷次数不能减少。

疗效：治疗痊愈44例（73.33%），好转12例（20%），未愈4例（6.67%）。总有效率为93.33%。治疗结束6个月后随访，治愈病例中治疗组复发率为9.09%（4/44）。

出处：吴积华，刘天骥．中药穴位贴敷治疗慢性荨麻疹60例[J].中医外治杂志,2016,25(1):41.

方法七：荆芥穗

穴位：患处。

方药：荆芥穗32g。

操作：取净荆芥穗，轧为细末，过细箩后，装入纱布袋备用。用时将荆芥面均匀地撒在受治皮肤表面，然后用手掌来回反复搓揉。

疗效：轻者1～2次；重者3～4次即可痊愈。

出处：《中药贴敷疗法》。

方法八：茱萸防风贴

穴位：神阙。

方药：吴茱萸、防风各2g，米醋适量。

操作：以吴茱萸、防风各2g研细末，米醋调成糊状敷脐，以填平脐窝为度，覆以保鲜膜，胶布固定。每天1次，7天为1个疗程。

出处：《中医天灸疗法大全》。

方法九：徐长卿贴

穴位：神阙。

方药：黄芪220g，徐长卿220g，黄芩220g，葛根220g，牡丹皮220g，生地黄220g，地龙220g，苦参220g，松香400g，蜂蜡50g，香油100ml、薄荷脑5g，氮酮16ml。

操作：将徐长卿等8味中药粉碾碎粗粉，置适宜容器内加75%酒精加热回流提取每小时2次，合并两次提取液用2层纱布过滤，回收乙醇浓缩至膏，干燥，粉碎过60目筛，备用（约300g）。取松香、蜂蜡、香油置适宜容器内，加热熬至滴水成珠，然后加入8味中药提取物干粉，调至小火，不断搅拌至滴水成珠状，手捏之不粘手为宜，稍冷却加入薄荷脑、氮酮，搅拌近冷凝，分摊于胶布块中央，膏重约2.5g，待冷凝后加盖塑料纸即得。上述硬膏1贴在神阙穴贴敷，每贴持续2天，贴5贴共10天为1个疗程。

出处：《中医脐疗大全》。

方法十：银柴胡贴

穴位：神阙。

方药：银柴胡、川芎、当归、桃仁、红花、炒枳壳、乌梅、苍术、徐长卿、川朴、防风、蝉衣各12g，益母草30g，白芍15g，炙甘草6g。

操作：上药为散，适量醋调为膏状。敷神阙穴，外用纱布包裹，胶布固定。隔天1次，7次1个疗程。

出处：《中医脐疗大全》。

方法十一：茱萸防风脐贴

穴位：神阙。

方药：吴茱萸、防风各2g。

操作：研细末备用。米醋调成糊状敷脐，以填平脐窝为度，覆以保鲜膜，胶布固定。每天1次，7天为1个疗程。

出处：《中医脐疗大全》。

【按语】

荨麻疹的发病是平素禀赋不耐，气血不足，血虚生风化燥，或因病情反复发作，卫外不固，营卫失调，导致风邪外袭，使气血运行不畅，气血壅滞，从而风邪内不得疏泄，外不得透达，郁于皮肤腠理之间，肌肤失于濡养而发病。穴位贴敷通过药物渗入腧穴，通经达络而直达病所。将穴位贴敷应用于荨麻疹治疗中，可有效抑制Ⅰ型变态反应，显著增强细胞免疫功能，使患者过敏体质得到明显改善。整体观念、辨证论治是中医学理论体系的主要特点，从整体把握病情，并最大程度发挥体表穴位刺激的外治作用和药物内部刺激的内治作用，达到临床治愈的目的。

治疗应多用清热利湿药为主兼解表药，以清热利湿、解表透疹、活血化瘀，“治风先治血，血行风自灭”，故凉血、活血、补血中配伍疏散外风之药，既可辛散行血以助气血输注皮肤腠理，而血分在风证的发生、发展及转归中起着至关重要的作用。从血论治不单适用于荨麻疹，诸多皮肤病皆与“血”密切相关。治疗荨麻疹穴位贴敷常使用川芎、熟地黄、白芍、苍术、荆芥炭、白术、生黄芪、当归、白蒺藜、白鲜皮。所取诸穴具温阳扶正、祛风散寒、益气固表、活血消疹。常用腧穴有血海、曲池、足三里、三阴交，以上穴位同用，可以起到调和气血，祛风止痒之效。

（二）湿疹

【概述】

湿疹是由多种因素共同导致的一种过敏性炎

症性皮肤病，临床特点为皮损对称分布，多形损害，剧烈瘙痒，有渗出倾向，反复发作，易成慢性等。本病男女老幼均可发病，我国一般人群发病率为3%～5%，儿童则可达10%～20%。湿疹根据病程可以分为急性、亚急性和慢性湿疹，根据发病部位可以分为手部湿疹、外阴湿疹、阴囊湿疹和肛门湿疹等，根据皮损形态不同可以分为浸淫疮、血风疮等。本病起病无明显季节性，但常复发于冬季。本病常迁延难愈，反复发作，很难根治，但通过积极治疗，日常合理预防，有助于缓解症状，减少复发，本病一般不影响正常生活。

【现代穴位贴敷文献】

1. 湿热浸淫证

方法一：清肝理脾汤

穴位：患处（阿是穴）。

方药：龙胆草10g，栀子10g，黄芩10g，泽泻15g，柴胡10g，车前草10g，苍术15g，厚朴10g，陈皮10g，紫荆皮15g，白鲜皮15g，地肤子15g，龙骨20g，千里光10g，甘草6g。

操作：上述药物行常规煎煮，每剂熬成3袋，每袋200ml。取适量药液将6～8层医用纱布完全浸湿，取出纱布稍拧干至不滴水，湿敷于皮损处。每天2次，每次20min。若伴渗液多的患者，可适当增加湿敷厚度、次数及时间。

疗效：总有效率为84.84%，清肝理脾汤安全性良好，不良反应少，能降低湿热浸淫型急性湿疹的复发率。

出处：黄兰莹．内服外敷清肝理脾汤治疗湿热浸淫型急性湿疹的临床观察[D].成都：成都中医药大学，2020.

方法二：复方洗剂一号

穴位：患处（阿是穴）。

方药：广藿香20g，玉竹20g，百部60g，苦参60g，黄柏30g，蛇床子30g，地肤子30g，功劳木30g，蛇蜕1g。

操作：将纱布浸泡于复方洗剂一号中，均匀敷于患处。

疗效：本疗法在湿疹的皮损面积、严重程度、瘙痒程度等方面有良好的改善效果，复方洗剂一号对急性湿疹皮损表面常见的金黄色葡萄球菌有抑制作用。

出处：蒋琴．复方洗剂一号治疗急性湿疹（湿热浸淫证）的临床与实验研究[D].南宁：广西中医药大学，2020.

方法三：参苋草煎剂

穴位：患处（阿是穴）。

方药：马齿苋5g，苦参5g，马鞭草5g。

操作：行常规煎煮，对药汁进行过滤，放置于室温环境下冷却，将纱布浸泡于药液中，反复湿敷患处。早晚各进行1次，每次持续20min。

疗效：总有效率为90.63%，可有效改善湿热浸淫型湿疹的湿疹程度、瘙痒症状，且疗效确切。

出处：徐镇军．加味龙牡二妙汤联合外用中药煎剂治疗湿热浸淫型湿疹临床观察[J].亚太传统医药，2016,12(21):126–127.

方法四：湿疮Ⅰ号方

穴位：患处（阿是穴）。

方药：蒲公英15g，地丁15g，白鲜皮10g，地肤子10g，苦参10g，黄柏6g，马齿苋15g，忍冬藤15g。

操作：取纱布浸泡药液后对患处湿敷，每天2次，每次30min。

疗效：总有效率为90.9%，能明显改善湿疮皮损潮红灼热，痒痛无休，渗液流汁等症状。

出处：李月青．湿疮Ⅰ号方外用治疗湿热内蕴型湿疮的临床观察[D].长春：长春中医药大学，2015.

方法五：清热止痒洗剂

穴位：患处（阿是穴）。

方药：苍术15g，黄柏12g，鱼腥草30g，地肤子30g，蛇床30g，花椒6g，明矾18g，狼毒10g，土茯苓15g，苦参30g，甘草10g。

操作：外洗患处2次，每次15min。

疗效：该方能有效促进皮损愈合，提高临床治愈率，有效控制了复发率，起到了标本兼治的效果。

出处：万霞，黄笑梅，许珍珍．外科清热止痒洗剂联合炉甘石洗剂治疗老年湿热内蕴型湿疹的临床观察[J].湖北中医药大学学报，2018,20(5):80–82.

方法六：黄硝洗剂

穴位：患处（阿是穴）。

方药：大黄 15g，朴硝 15g，黄柏 7.5g，荆芥 7.5g，甘草 15g，苦参 20g，炉甘石 15g，寒水石 15g，地肤子 15g，蛇床子 10g。

操作：上述药物加水熬制 2 次，将熬制后的药液混合过滤，利用低压浓缩，经灭菌、防腐处理，再装瓶（250ml），外涂患处。

疗效：该法能有效缓解湿疹患者的瘙痒程度、促进患者皮损恢复、改善患者的湿疹症状，缩短患者住院时间。

出处：陈瑛．中药外敷联合红光照射治疗湿疮（湿热蕴结型）的效果观察 [D]. 长沙：湖南中医药大学，2022.

方法七：祛湿宁肤汤

穴位：患处（阿是穴）。

方药：黄连 20g，黄柏 20g，苦参 15g，大黄 10g，黄芩 15g，马齿苋 20g，蒲公英 15g，防风 15g，白芷 15g，艾叶 15g，透骨草 15g，甘草 10g。

操作：将一次剂量的中药配方颗粒加入 200ml 沸水冲开，搅拌均匀后，每次抽取适量（约 20ml）注入雾化器，将喷气口置于皮损部位，使雾化后的药液充分达至患处，每天治疗 1 次，每个部位治疗 15min。

疗效：有效率为 90.91%，该方可明显改善湿疹（湿热蕴肤证）患者的临床症状和体征。

出处：刘国杰．祛湿宁肤汤雾化治疗湿疹（湿热蕴肤证）的临床观察 [D]. 哈尔滨：黑龙江中医药大学，2022.

方法八：马齿苋

穴位：患处（阿是穴）。

方药：马齿苋。

操作：将马齿苋加水煎煮后，湿敷患处，每天 1～2 次，每次 30min。

疗效：疗效显著，该法可有效改善患者的临床症状及血清炎症因子水平，值得临床推广应用。

出处：高向国．除湿解毒汤联合马齿苋外敷治疗湿热蕴肤型急性湿疹的临床疗效 [J]. 当代医学，2022,28(14):60-63.

方法九：自拟除湿洗剂

穴位：患处（阿是穴）。

方药：黄柏 20g，黄连 15g，苦参 15g，白鲜皮 10g，地肤子 10g，连翘 20g，金银花 20g，马齿苋 10g，蝉蜕 15g，紫草 15g，艾叶 15g，生甘草 10g。

操作：以上药物加水煎煮，将纱布浸于药汁中，然后湿敷患处，5～6min 后取下，反复操作 30min，每天 3 次。

疗效：疗效显著，可明显改善小儿湿疹（湿热蕴肤型）患儿的靶皮损、皮损面积、瘙痒的症状。

出处：王玉龙．自拟除湿洗剂合解毒散治疗小儿湿疹（湿热蕴肤型）的临床研究 [D]. 哈尔滨：黑龙江中医药大学，2021.

方法十：白黄苦参洗剂

穴位：患处（阿是穴）。

方药：白鲜皮、黄柏、蛇床子、苦参、百部、野菊花、冰片。

操作：将药剂与生理盐水 1∶3 稀释后，取 6 层纱布，浸湿于稀释后的药液，以不滴水为度，敷于皮损处，期间保持纱布湿润，持续 20min，早晚各 1 次。

疗效：痊愈 4 例，显效 15 例，总有效率为 84.38%，瘙痒程度、红斑、丘疹、水肿、渗出、结痂、表皮破损、生活质量方面改善明显安全性高。

出处：焦亮．白黄苦参洗剂湿敷治疗急性湿疮（湿热蕴肤证）的临床疗效观察 [D]. 成都：成都中医药大学，2021.

方法十一：小儿湿疹膏

穴位：患处（阿是穴）。

方药：黄柏、白鲜皮、苍术、茯苓、防风、蛤壳。

操作：将苍术、防风提取挥发油，将黄柏、白鲜皮、茯苓和蛤壳碎成细粉，混合后制成膏剂，均匀外涂患处，根据病情每天 2～3 次。

疗效：小儿湿疹膏制作简单，无创伤性，尤其对于婴幼儿更容易被接受，适合临床推广和应用，总有效率为 96.7%。

出处：叶新民，赵丽萍．小儿湿疹膏治疗婴儿湿疹疗效观察 [J]. 河北中医，2016,38(2):212-214.

方法十二：复方云南白药膏

穴位：患处（阿是穴）。

方药：云南白药 12g，冰硼散 6g，青黛 10g，黄柏 15g。

操作：将上药分别研成细末，混匀，加医用凡士林搅匀制成 90g 备用。每天涂患处 2～3 次。

疗效：该膏剂使用 1 年多来，疗效显著，经临床观察 80 例，总有效率达 96%，用药 1 天后渗出减少，3 天后痊愈，面部皮肤恢复正常。

出处：王春霞 . 复方云南白药膏治疗婴儿湿疹 80 例 [J]. 中医药学报，1998(3):53.

方法十三：除湿 1 号洗剂

穴位：患处（阿是穴）。

方药：野菊花 20g，金银花 20g，大黄 20g，大青叶 20g，苦参 10g，五倍子 10g，地榆 10g，紫草 10g。

操作：将上述药物加水 1000ml 后，煎至 500ml，滤去药渣，冷敷，每天 2 次，每次 15min，治疗 7 天。

疗效：除湿 1 号洗剂在治疗婴儿渗出型湿疹上疗效确实良好，有效率为 89%。

出处：刘若缨，杨曙东，廖颖钊，等 . 除湿 1 号洗剂治疗婴儿渗出型湿疹的临床观察 [J]. 光明中医，2005;20(6):82–83.

方法十四：五黄液

穴位：患处（阿是穴）。

方药：黄芩 20g，黄柏 30g，黄连 30g，大黄 20g，栀子 20g。

操作：上述药物煎煮取汁，用纱布浸泡湿敷患处，每天 3 次，每次湿敷 15min。

疗效：84 例患儿治愈 76 例，好转 8 例，总有效率为 100%。

出处：何春林 . 中药五黄液外用治疗婴儿渗出性湿疹 84 例 [J]. 医学理论与实践，2013,26(23):3170.

方法十五：祛湿止痒散

穴位：患处（阿是穴）。

方药：苦参 20g，蛇床子 20g，黄芩 15g，黄柏 10g，地肤子 20g，花椒 5g，枯矾 5g，金银花 10g，蝉衣 10g。

操作：水煎后取汁，用纱布浸泡后湿敷患处，每天 3 次，连用 9 天。

疗效：治疗 85 例患者，痊愈率为 94.1%。

出处：邵民，牛洪霞 . 中药湿敷治疗婴儿湿疹 85 例临床观察 [J]. 中国中西医结合皮肤性病学杂志，2004(2):110.

方法十六：马齿败酱汤

穴位：患处（阿是穴）。

方药：马齿苋 30g，败酱草 30g，黄柏 10g，地榆 20g，苦参 20g，苍术 20g，土茯苓 20g，白鲜皮 20g，蛇床子 20g，地肤子 20g，明矾 10g。

操作：上述药物加水煎煮，用 4～8 层纱布浸透药液后湿敷于患处。

疗效：本方外敷治疗婴儿湿疹，药液直达病所，作用迅速，疗效显著，安全可靠，患儿易于接受。治疗 85 例中，痊愈率为 94.1%。治疗婴儿湿疹 82 例的总有效率为 96.3%。

出处：张爱芳 . 中药外敷治疗婴儿湿疹 82 例 [J]. 中医儿科杂志，2012,8(2):36–37.

方法十七：紫柏油膏

穴位：患处（阿是穴）。

方药：紫草 50g，黄柏 50g。

操作：上述药物研末，加香油制成膏备用，每天涂抹患处 3 次。

疗效：20 例患者，湿疹及症状消失者 17 例，治愈率为 85%。该方法简便、见效快、经济、患儿无痛苦，是一种比较理想的治疗方法。

出处：焦红波，刘海英，焦念学 . 紫柏油膏外涂治疗婴儿湿疹 20 例 [J]. 中医外治杂志，2004(3):50.

方法十八：乌倍散

穴位：患处（阿是穴）。

方药：乌贼骨 20g，五倍子 20g，冰片 5g。

操作：上述药物研末，直接撒于患处。

疗效：25 例患者治疗后 22 例治愈，2 例好转，总有效率为 96%。

出处：杨荣 . 乌倍散治疗婴幼儿湿疹 25 例 [J]. 实用中医药杂志，2004,20(3):145.

方法十九：炉连膏剂

穴位：患处（阿是穴）。

方药：炉甘石、黄连、苦参、滑石、煅石膏。

操作：将上述药物研末，加白凡士林溶制成膏剂后外搽患处，每天 2～3 次。

疗效：治愈 7 例，有效 10 例，好转 12 例，无效 3 例，其总有效率为 90.63%，其临床疗效显著。

出处：苏伟，秦黎虹．针刺结合中药膏剂、红外线对湿热型慢性湿疹患者的治疗研究 [J]. 西北民族大学学报，2020,41(2):45–48.

方法二十：四黄软膏

穴位：患处（阿是穴）。

方药：黄柏 150g，地榆 150g，苦参 75g，虎杖 75g，土茯苓 75g，茶油 1500g，凡士林 300g，蜂蜡 210 个。

操作：前 5 味药在茶油中浸泡 1 周，然后煎煮后滤出茶油，加凡士林等制成膏剂，外涂于患处，每天 2 次，7 天为 1 个疗程。

疗效：60 例患者，2 个疗程内痊愈 43 例，好转 13 例，未愈 4 例，总有效率为 93.33%，临床近期疗效较好，使用方便，未发现任何不良反应。

出处：李君君，刘小鼎，黄平，等．四黄软膏治疗婴幼儿湿疹 60 例 [J]. 中医外治杂志，2011,20(6):15.

方法二十一：除湿止痒软膏

穴位：患处（阿是穴）。

方药：蛇床子、苦参、黄连、黄柏、白鲜皮、虎杖、紫花地丁、地肤子、茵陈、苍术、花椒、冰片。

操作：每天 2 次，1 周为 1 个疗程。

疗效：总有效率为 82.9%，临床取得满意疗效，除湿止痒软膏作用温和、无刺激、不良反应小，疗效满意，故值得临床推广应用。

出处：王萍，蔡亮，徐珏珏．除湿止痒软膏治疗婴儿湿疹疗效观察 [J]. 四川中医，2008(9):92–93.

方法二十二：抗湿灵软膏

穴位：患处（阿是穴）。

方药：鸡内金 100g。

操作：研细末，过 120 目筛后加凡士林 25g，红霉素软膏 30g，氟轻松软膏 30g，调匀即成抗湿灵软膏，涂抹患处。

疗效：38 例患者中，单纯用抗湿灵软膏治疗，治愈 36 例。多数在 15 天内痊愈。随访半年未见复发。治疗过程中未见有不良反应。

出处：周小萍，陈再兴，陶水仙．抗湿灵软膏外擦阴囊湿疹 38 例 [J]. 中国民间疗法，1996(6):34–35.

方法二十三：苦参方

穴位：足三里、合谷、内关、上巨虚。

方药：苦参 15g，土茯苓 9g，金银花 9g，蝉蜕 6g。

操作：将药物调配成泥膏状外敷于上述穴位。

疗效：贴敷治疗后 1～2 天后渗液减少，3 天后脱去皮痂，局部症状随之减轻、消失，在无诱因的情况下不再反复发作。

出处：毕建光，董礼明．苦参方穴位贴敷治小儿湿疹 38 例 [J]. 中国民间疗法，2010,18(12):18

2. 风热蕴肤证

方法一：三黄止痒散

穴位：患处（阿是穴）。

方药：大黄、黄柏、黄芩、苦参。

操作：取适量用温水调和成糊状，涂于皮损表面，每天 2 次。

疗效：30 例患者，治愈 12 例，显效 8 例，有效 7 例，无效 3 例，总有效率为 90.00%，对瘙痒、大便干、红斑、丘疹或水疮、糜烂、渗出及皮疹面积方面等改善明显，疗效显著。

出处：沃颖．加减消风散治疗风热湿邪犯耳型旋耳疮的临床观察 [D]. 哈尔滨：黑龙江中医药大学，2015.

方法二：清风导赤散

穴位：神阙。

方药：生地黄 15g，赤茯苓 15g，牛蒡子 10g，白鲜皮 10g，银花 10g，薄荷 10g，木通 10g，黄连 30g，甘草 30g，荆芥 6g，肉桂 6g。

操作：上述药物研末后，填脐，外用绷带固定。

疗效：总有效率为 92.7%，1 年后随访未复发。

出处：刘秀顺，刘天骥．消风导赤散敷脐治疗婴儿湿疹 96 例 [J]. 浙江中医杂志，1996(7):323.

方法三：泻黄散

穴位：神阙。

方药：生石膏 10g，栀子 10g，藿香叶 10g，甘草 6g，防风 10g。

操作：上述药物研粉后敷于患者脐部，10 天为 1 个疗程。

疗效：总有效率为 85.3%，其方法简单，作用可靠，不良反应小，解决了小儿给药困难这一问题。

出处：金富坤，陈淑彦.泻黄散加味敷脐治疗小儿湿疹68例[J].内蒙古中医药，2016, 35(13): 109–110.

方法四：除湿止痒软膏

穴位：患处（阿是穴）。

方药：蛇床子、黄连、黄柏、虎杖、白鲜皮、苦参、地肤子、紫花地丁、萹蓄、茵陈、花椒、苍术、冰片。

操作：先用清水洗净患部，擦干后给予除湿止痒软膏，轻轻揉搓1～2min，每天3～4次，疗程为2周。

疗效：除湿止痒软膏治疗湿疹痊愈率达58%，总有效率为78%，疗效满意，不良反应发生率低，提示该药外用治疗湿疹皮炎是一种有效、安全、方便的皮肤病外用药。

出处：郝蕾.除湿止痒软膏治疗湿疹的临床疗效观察[J].中国医药指南，2013,11（3）：266–267.

方法五：自制酸麻膏

穴位：患处（阿是穴）。

方药：新鲜老鸦酸500g，麻口皮子药500g。

操作：上述药物煎煮，去渣取汁后制成膏剂，涂抹于患处。

疗效：酸麻膏制作加工简单，外用简便、经济，有明显的消炎止痒作用，治疗各型婴幼儿湿疹均具有较好的效果，总有效率为94.3%。

出处：符明进，张绍梅.酸麻膏治疗婴幼儿湿疹临床观察[J].湖南中医学院学报，2005,25(1):40,48.

方法六：自制湿疹膏

穴位：患处（阿是穴）。

方药：黄柏60g，青黛60g，炉甘石30g，煅石膏30g。

操作：上述药物制成膏状，外涂于患处，每天3次，2周为1个疗程。

疗效：治疗200例中，痊愈132例，有效48例，总有效率为90%，外用可使药力直达病所，取效迅速，易于操作，治疗小儿湿疹安全可靠。

出处：矫承媛，赵春红，郭丽娟.自制湿疹膏治疗小儿湿疹200例[J].中医儿科杂志，2009,5(3):35–36.

方法七：自拟外用中药

穴位：患处（阿是穴）。

方药：黄柏60g，青黛60g，滑石30g，甘草10g。

操作：上述药物研末后，用棉签蘸取敷于患处，每天3次，7天为1个疗程，连续用1～2个疗程。

疗效：采用外用型中药治疗小儿湿疹，不仅可以提高患儿的治疗效果，还可以降低感染率，总有效率87.5%。

出处：吴志琳.外用型中药治疗小儿湿疹临床效果分析[J].亚太传统医药，2013,(6):108–109.

方法八：甘石青黛膏

穴位：患处（阿是穴）。

方药：青黛50g，炉甘石50g，煅石膏50g，滑石粉50g，黄柏50g，苦参50g，白蜡160g，橄榄油500g，冰片2.5g。

操作：将青黛、炉甘石、煅石膏、滑石粉、苦参、冰片粉碎成细粉，过200目筛备用，按配方比例混合均匀，冰片单放一处，将盛有基质的蒸馏碗置于清水内，加热清水至沸腾，持续加热直至碗内基质呈液体，倒入混合均匀的药粉内，持续搅拌，待温度降至60℃时混入冰片，持续搅拌，直至冷却，早晚各1次，指腹轻轻涂抹。

疗效：改进后甘石青黛膏在治疗急性亚急性湿疹上，总体疗效方面渗出、糜烂方面显著疗效。痊愈率34.37%，有效率为93.75%。

出处：张小静.外用甘石青黛膏治疗急性、亚急性湿疹的临床观察[D].北京：北京中医药大学，2013.

方法九：自拟湿疹软膏

穴位：患处（阿是穴）。

方药：浮萍、连翘、丹皮、徐长卿、黄柏、地丁草、金银花、乌梅、丁香、苦参、白鲜皮。

操作：上述药物放入带下嘴的容器内，加适量蒸馏水浸泡天后放出药汁，用纱布粗滤后再用滤纸精滤，将所得滤液浓缩到550ml左右作为水相，并在其中加入三乙醇胺10ml，硼砂5g，甘油80g。取十八醇100g，白凡士林200g，石蜡油60g，尼泊金乙酯5g，混合组成油相。油、水两相同时分别加温至80℃，在不断地搅拌下将油相部分徐徐加入水相中，充分搅拌至凝成膏，再放入适量的樟脑、冰片、香精于其中，再行搅拌均匀即可。

疗效：经治疗200余例，收到良好的效果。治疗2周即痊愈，随访未见复发。

出处：宋夕诚．自拟“湿疹软膏”治疗婴幼儿湿疹[J].上海中医药杂志，1990(6):17.

方法十：蜈黛软膏

穴位：患处（阿是穴）。

方药：蛇床子、冰片、五倍子、青黛、黄柏、山慈菇、莪术、浙贝母。

操作：皮损局部外用，每天2次。

疗效：蜈黛软膏治疗慢性湿疹疗效满意。痊愈率77.8%，总有效率为88.9%，无不良反应。

出处：张建波，陈宏，谷朝霞．蜈黛软膏治疗婴儿湿疹疗效观察[J].长春中医药大学学报，2010,26(1):94.

3.脾虚湿盛证

方法一：祛湿止痒膏

穴位：患处（阿是穴）。

方药：百部9g，侧柏叶15g，地肤子15g，苦参9g，土茯苓15g，野菊花10g，当归5g，广藿香5g，白矾1g，煅炉甘石1g。

操作：涂抹患处，每天2次。

疗效：总有效率为96.67%，祛湿止痒膏联合益气健脾口服液治疗非急性期婴幼儿湿疹脾虚湿盛证临床疗效确切，内泄外透，标本兼顾，可有效改善患儿中医症状，促进皮损修复，且不良反应少，复发率低。

出处：叶康靖，罗桂平．祛湿止痒膏联合益气健脾口服液治疗非急性期婴幼儿湿疹脾虚湿盛证疗效观察[J].河北中医，2022,44(11):1830-1833.

方法二：复方黄柏液

穴位：患处（阿是穴）。

方药：黄柏、蒲公英、连翘、蜈蚣及金银花。

操作：用纱布浸泡药液后，湿敷于患处，每次10min，每天2次。

疗效：总有效率为94.6%，复方黄柏液联合复方氟米松软膏治疗小儿脾虚湿蕴型湿疹疗效显著，能有效减轻或消除临床症状，促进皮损消退，提高患儿生活质量，降低复发风险，值得临床推广。

出处：徐风花．复方黄柏液联合复方氟米松软膏治疗小儿脾虚湿蕴型湿疹的临床应用研究[J].中国妇幼保健，2019,34(2):375-377.

方法三：复方紫草油

穴位：患处（阿是穴）。

方药：紫草、五倍子、大黄、金银花、青黛、黄柏、蛇床子。

操作：采用复方紫草油外搽治疗，每天3次。

疗效：总有效率为74.07%，复方紫草油外用治疗脾虚湿蕴型钱币状湿疹的临床疗效较好，且停药后复发率可明显降低。

出处：陈佳群．紫草油外用治疗脾虚湿蕴型钱币状湿疹的疗效观察[D].广州：广州中医药大学，2019.

方法四：健脾祛湿方

穴位：患处（阿是穴）。

方药：丹参8g，黄芪28g，茯苓6g，蝉蜕6g，黄精18g，赤芍8g，地肤子6g，甘草8g，苍术16g，黄柏8g，金银花8g。

操作：上述药物加水煎煮，将纱布浸入药汁，外敷患处35～45min，每天2次。

疗效：健脾祛湿方外敷治疗小儿脾虚湿蕴型湿疹效果显著。

出处：延亮，刘鉴，闫曙光，等．健脾祛湿方外敷治疗小儿脾虚湿蕴型湿疹[J].中医学报，2020,35(12):2672-2676.

方法五：复方紫连膏

穴位：患处（阿是穴）。

方药：紫草50g，金银花50g，苦参50g，黄连50g，地榆50g。

操作：上述药物放入麻油中浸泡2周，煎后，加入冰片末制成膏剂，涂抹于患处，每天2次。

疗效：复方紫连膏联合丁酸氢化可的松乳膏可明显改善脾虚湿蕴证亚急性湿疹患儿的皮损和症状，具有较好的临床疗效，复发率低。

出处：宫克，郭建辉，杜凯晴，等．复方紫连膏联合丁酸氢化可的松乳膏治疗脾虚湿蕴证亚急性婴幼儿湿疹的临床效果[J].中国医药导报，2022,19(21):107-110.

方法六：湿疹膏

穴位：患处（阿是穴）。

方药：青黛 60g，黄柏末 60g，氧化锌 620g，煅石膏末 620g，麻油 620g，凡士林 930g。

操作：上述药物研末，加凡士林和麻油制成膏剂。先将适量的湿疹膏涂抹在适当厚度的纱布上，湿疹膏涂抹厚度要适宜，切忌太厚及太薄，然后将涂有湿疹膏的纱布外敷于患者皮损之处，再用干净无菌的透明保鲜膜将纱布包裹起来，最后用弹力绷带固定，每晚 1 次，每次 4～6h。

疗效：治疗 4 周后，痊愈 20 例，显效 6 例，好转 2 例，无效 1 例，有效率为 89.66%。临床疗效显著，不良反应发生率较低和复发率较低。

出处：蒙明松 . 清脾除湿汤口服联合湿疹膏包敷治疗脾虚湿蕴型湿疹临床疗效观察 [D]. 武汉：湖北中医药大学，2020.

方法七：生牡粉

穴位：神阙。

方药：生地黄 15g，牡丹皮 15g，牛蒡子 10g，白鲜皮 10g，金银花 10g，薄荷 10g，白木通 10g，黄连 30g，甘草 30g，荆芥 6g，肉桂 6g。

操作：上药药物研末后放入患儿脐部，每天 1 次。

疗效：总有效率为 96.7%，疗效显著，见效快，不良反应少而轻，使用方便。

出处：雷淑英 . 中药粉剂贴脐疗法治疗婴儿湿疹疗效观察 [J]. 中国中西医结合皮肤性病学杂志，2005(3):8.

方法八：自拟祛湿方

穴位：患处（阿是穴）。

方药：防风、苦参、艾叶、地肤子、蛇床子、茯苓、白鲜皮、黄柏。

操作：上述药物加水煎煮，用纱布浸泡药汁，敷于患处，每天 2 次。

疗效：采用祛湿方外敷治疗小儿湿疹效果显著，操作较为方便，可有效避免患儿在治疗中因服药或打针带来的麻烦，安全性高，总有效率为 96.7%。

出处：李学锋 . 自拟祛湿方外敷辅助治疗小儿湿疹的疗效观察 [J]. 光明中医，2017,32(9):1284–1286.

方法九：万氏胡麻丸

穴位：神阙。

方药：首乌、胡麻、苦参、威灵仙、刺蒺藜、荆芥、牛蒡、蔓荆子、甘草、菊花。

操作：上述药物研末后加蜂蜜调匀成糊状，每天临睡前敷脐。

疗效：采用脐疗结合中药外洗治疗效果明显，总有效率为 93.3%。

出处：谢云芳，邱根祥，徐忠良，等 . 脐疗结合中药外洗治疗小儿湿疹 30 例 [J]. 浙江中医杂志，2016,51(8):585.

方法十：辛桂贴

穴位：大椎。

方药：细辛、肉桂、麻黄、苍术、附子、防风、地肤子、薄荷。

操作：在大椎穴的位置进行贴敷，每天 1 次，每次 6h。

疗效：总有效率为 90.3%，慢性湿疹患者采用此贴治疗，能够在短时间内控制症状，减少不良反应，提高治疗效果。

出处：高玉琳 . 大椎穴贴敷联合氯雷他定治疗慢性湿疹 72 例疗效分析 [J]. 中国现代医生，2018,56(2):86–88.

4. 血虚风燥证

方法一：二白膏

穴位：患处（阿是穴）。

方药：白鲜皮 60g，白及 60g，三七 60g。

操作：将药物打碎为超细粉后制成膏剂，均匀外涂在皮损处。

疗效：治疗 28 天，总有效率为 97.96%，瘙痒症状总有效率为 95.74%；二白膏对于手部角化性湿疹血虚风燥证均安全有效。

出处：冯蕙裳，任雪雯，胡博，等 . 二白膏外用治疗手部角化性湿疹血虚风燥证 49 例临床观察 [J]. 中医杂志，2022,63(24):2361–2365.

方法二：维肤搽剂

穴位：患处（阿是穴）。

方药：当归 30g，白鲜皮 30g，白芍 30g，酒黄精 20g，炒蒺藜 20g，防风 20g，牡丹皮 20g，白及 10g，皂角刺 20g，透骨草 20g。

操作：将 1 剂中药煎成 2 袋，制成维肤搽剂，适量外用，每天外搽患处 2 次，用药 2 周为 1 个疗程。

疗效：治疗4周，总有效率为88.24%，显著改善患者的皮肤瘙痒程度、湿疹面积、严重度指数和生活质量，是治疗慢性湿疹（血虚风燥证）的有效方药。

出处：郑妍.维肤搽剂治疗慢性湿疹（血虚风燥证）的临床观察[D].哈尔滨：黑龙江中医药大学，2022.

方法三：复方草连油

穴位：患处（阿是穴）。

方药：黄连、黄柏、姜黄、当归、生地黄、甘草。

操作：将药物以麻油浸泡72h，再用麻油炸至焦黄为度，去渣存油。早晚温清水清洁皮损后，用消毒棉签蘸取适量药油均匀地涂抹于皮损处，每天2次，皮损肥厚、苔藓化严重处采用一次性塑料保鲜膜封包2h。

疗效：总有效率为90.3%，复方草连油联合当归饮子加味治疗血虚风燥型慢性湿疹，能够明显缓解患者皮损和瘙痒症状；减少复发率，无明显不良反应。

出处：李志恒.复方草连油联合当归饮子加味治疗血虚风燥型慢性湿疹的疗效观察[D].晋中：山西中医药大学，2021.

方法四：润肌膏

穴位：患处（阿是穴）。

方药：当归、紫草、白芷、丹参。

操作：均匀薄涂于皮损处，并轻轻揉按2～3min，使之渗透于皮肤。每天2次，早晚各1次。

疗效：润肌膏能有效改善慢性手部湿疹（血虚风燥型）患者的皮损及瘙痒，提高其生活质量，复发率更低，无明显不良反应。

出处：陈思文.润肌膏治疗慢性手部湿疹（血虚风燥型）的临床疗效观察[D].长沙：湖南中医药大学，2021.

方法五：蛇黄膏和愈肤膏

穴位：患处（阿是穴）。

方药：黄柏、蛇床子、赤石脂、寒水石、紫草、生黄柏、生地榆、当归、生甘草。

操作：涂抹蛇黄膏和愈肤膏于患处，每天早晚各1次，共用药4周。

疗效：该方疗效确切，在改善表皮剥脱、苔藓样变，缓解瘙痒程度方面效果明显，本方法应用不良反应少，安全性高。

出处：肖鹏.湿包疗法联合内服当归饮子治疗手足慢性湿疹（血虚风燥证）的临床疗效观察[D].成都：成都中医药大学，2020.

方法六：紫归平肤膏

穴位：患处（阿是穴）。

方药：蛇床子10g，苦参15g，黄芩10g，生甘草10g。

操作：清洗皮肤后，每天涂抹2次，涂抹面积为完全覆盖皮损处。

疗效：紫归平肤膏对血虚风燥型慢性湿疹疗效确切，对其主要临床症状有很好的改善作用，复发率低，远期疗效较优。

出处：曾韵文.基于玄府理论运用紫归平肤膏治疗血虚风燥型慢性湿疹的临床观察[D].长沙：湖南中医药大学，2019.

方法七：紫参洗剂

穴位：患处（阿是穴）。

方药：紫草15g，牡丹皮15g，苦参12g，黄柏12g，地榆10g，蝉蜕10g，甘草10g。

操作：每天煎2次，加水250ml，文火煎至100ml，用无菌敷料浸湿药液，湿热敷于患处，温度以患者自觉不烫阴囊皮肤为度，当外敷药液变凉时及时更换，每次敷15min，敷后不用清水洗去，自行晾干，早晚各1次，用药4周。

疗效：有效率为89.65%，不良反应发生率为3.44%，复发率为3.44%，紫参洗剂治疗血虚风燥证慢性阴囊湿疹安全有效，且复发率低。

出处：吴秀全，王福.紫参洗剂治疗血虚风燥证慢性阴囊湿疹疗效与安全观察[J].中国性科学，2017,26(6):84-86.

方法八：苦参汤

穴位：患处（阿是穴）。

方药：苦参15g，露蜂房15g，防风15g，甘草15g。

操作：苦参汤湿敷患处10～15min后擦干，涂以复方曲安奈德乳膏，每天1次，10天为1个疗程。

疗效：总有效率为90.01%，苦参汤外敷结合激素外用治疗慢性湿疹血虚风燥证患者疗效确切。

出处：吴妍静，金红梅，应为红.苦参汤外敷结合激素外用治疗慢性湿疹血虚风燥证的临床疗效评价[J].山西中医学院学报，2014,15(4):51-52.

方法九：冰黄肤乐软膏

穴位：患处（阿是穴）。

方药：大黄、姜黄、黄芩、甘草、冰片、薄荷。

操作：涂搽，每天2次。治疗2周为1个疗程。

疗效：总有效率为91.11%，具有良好的效果。

出处：付肖冰，吕照文，肖超，等.中药内外联合治疗血虚风燥型慢性肛门湿疹疗效观察[J].中医药通报，2013,12(6):49-51.

方法十：润肤止痒乳剂

穴位：患处（阿是穴）。

方药：生地黄60g，当归60g，制首乌30g，大枫子仁30g，杏仁30g，桃仁30g，蚕沙30g，地肤子30g，瓜蒌霜10g，苦参30g，红花30g，薄荷15g，冰片5g。

操作：将上药研为细末，制备按乳剂制备工艺加工。外搽，每天3次。

疗效：润肤止痒乳治疗慢性湿疹疗效确切，在改善患者瘙痒症状方面效果显著。润肤止痒乳对皮肤无任何刺激及致敏作用。

出处：肖航航.润肤止痒乳剂治疗慢性湿疹血虚风燥证的临床研究[D].长沙：湖南中医药大学，2007.

方法十一：祛风饮

穴位：患处（阿是穴）。

方药：生地黄20g，川芎10g，白芍15g，当归15g，防风15g，荆芥穗15g，黄芪30g，制首乌15g，白蒺藜15g，龙骨20g，牡蛎20g，蝉蜕10g，苦参10g。

操作：水煎3次，用纱布蘸药汁湿敷患处，每次30min，每天3～5次，疗程1个月。

疗效：治疗50例，治愈36例，显效10例，有效2例，无效2例，总有效率为96%。痊愈的36例随访2个月未见复发。

出处：王远红，焦彦民，孙慧敏，等.祛风饮内服外用治疗血虚风燥型湿疹50例[J].中国中医药科技，2011,18(1):30.

方法十二：青鹏软膏

穴位：患处（阿是穴）。

方药：棘豆、亚大黄、铁棒锤、诃子、毛诃子、余甘子、安息香、宽筋藤、人工麝香。

操作：将该方涂抹于患处，每天早、晚各1次。

疗效：青鹏软膏疗效肯定，可以明显促进皮损的恢复，减轻患者临床症状，且无毒副作用。

出处：李长江.四物消风散联合青鹏软膏治疗血虚风燥型慢性阴囊湿疹疗效观察[J].河北中医，2012,34(7):1022-1023.

方法十三：甘霖洗剂

穴位：患处（阿是穴）。

方药：甘草、苦参、土荆皮、白鲜皮、冰片、薄荷。

操作：该方用冷水稀释，将纱布浸泡药液后湿敷于患处，每天3次。

疗效：患者皮损和症状基本消失，总有效率为88.00%。

出处：周沛华.甘霖洗剂治疗阴囊湿疹50例疗效观察[J].中国中医药，现代远程教育，2006,4（11）：21.

方法十四：消炎癣湿药膏

穴位：患处（阿是穴）。

方药：升药、蛇床子、樟脑、冰片等。

操作：外用每天2～3次，涂抹于患处。

疗效：消炎癣湿药膏疗效显著，见效快，无明显不良反应，是一种安全、有效的治疗皮肤亚急性、慢性湿疹皮炎的外用药，总有效率为90.6%。

出处：李振，钱振云.消炎癣湿药膏治疗亚急性慢性湿疹皮炎疗效观察[J].中国现代医药杂志，2006,8（8）：91-92.

方法十五：湿疮清乳膏

穴位：患处（阿是穴）。

方药：黄柏、苦参、当归。

操作：将药物均匀涂抹于患处，每天2次。

疗效：患者皮损大部消退、瘙痒症状明显减轻，中药湿疮清乳膏治疗亚急性湿疹安全、有效。

出处：刘瓦利，丁旭，连凤梅，等.湿疮清

乳膏治疗亚急性湿疹的Ⅱ期临床试验 [J]. 中国新药杂志，2008(4):326–328.

方法十六：养血软坚润肤膏

穴位：患处（阿是穴）。

方药：生牡蛎 30g，三棱 30g，莪术 30g，当归 30g，皂角刺 30g，夏枯草 30g，生地黄 30g，玄参 30g，艾叶 20g，透骨草 30g。

操作：粉碎成细末，以 500g 食用白醋混合成膏状，后涂于患处。

疗效：痊愈 11 例，显效 20 例，有效 7 例，无效 2 例，总有效率为 95.00%。疗效满意，无不良反应，值得推广。

出处：孟青青，韩首章 . 养血软坚润肤膏贴敷治疗掌跖部角化性湿疹随机平行对照研究 [J]. 实用中医内科杂志，2015,29(1):28–30.

方法十七：参萸硫黄散

穴位：患处（阿是穴）。

方药：吴茱萸 30g，苦参 18g，乌贼骨 21g，硫黄 6g。

操作：上述药物研末后，加香油调成稀膏，均匀敷于患处。

疗效：38 例患者经 1～2 个疗程，治愈 29 例，有效 7 例，总有效率为 94.74%。

出处：王宝刚，李萍 . 参萸硫黄散治疗湿疮 38 例 [J]. 中医外治杂志，2000(6):55.

5. 其他类型

方法一：五倍子

穴位：患处（阿是穴）。

方药：五倍子。

操作：用五味子研末敷于患处，每天数次。

疗效：2 天后渗液渐消，慢慢结痂，1 周后痊愈。

出处：王野樵，周定洪 . 五倍子外用治疗小儿汗症和湿疹 [J]. 中医杂志，1998(2):70.

方法二：复方黄柏液

穴位：患处（阿是穴）。

方药：连翘、黄柏、金银花、蒲公英、蜈蚣。

操作：将纱布浸泡药液，覆盖创面，每天 2～3 次，每次 20～30min。

疗效：复方黄柏液治疗急性、亚急性湿疹安全有效，可明显缓解患者的瘙痒症状以及体征。

出处：李惠，弓娟琴 . 复方黄柏液治疗急性、亚急性湿疹的临床研究 [J]. 南京中医药大学学报，2014,30（5）：492–494.

方法三：肤痔清软膏

穴位：患处（阿是穴）。

方药：金果榄、土大黄、黄柏、朱砂根、野菊花、紫花地丁、雪胆、苦参、冰片、重楼、黄药子、姜黄、地榆、南苦丁茶、薄荷脑。

操作：将此方涂搽于患处。

疗效：该方效果维持时间长，疗效肯定，复发率低。

出处：庄美平，何瑶 . 肤痔清软膏维持治疗预防面部湿疹复发的临床观察 [J]. 中国妇幼健康研究，2017,28（2）：421–422.

方法四：连芷散

穴位：患处（阿是穴）。

方药：黄连 5g，白芷 5g。

操作：将上药研末，加香油调成糊状，每天 2 次，禁用水洗。

疗效：用于临床可起廉、便、效、优之功。

出处：张振榆，牛丽萍 . 连芷散治疗胎敛疮有效 [J]. 陕西中医函授，1991(4):38.

方法五：金素散药膏

穴位：患处（阿是穴）。

方药：雄黄、枯矾、硫黄、黄石脂。

操作：取雄黄 100g，枯矾 50g，硫黄 50g，分别研成极细粉末，用紫外线照射灭菌 2 次，每次 30min。取黄石脂 800g 加热过滤，滤液加温灭菌，作为药膏基质。在黄石脂中，加入上述三药及冬青油适量，不断搅拌均匀成糊状，先将患处以高锰酸钾液洗涤清洁，用消毒药棉擦干，将药膏摊在消毒纱布上，按创面大小贴于患处，每天 1 次。如患处面积较大，每天可局部轻柔涂搽 1～2 次。

疗效：一年来曾治疗湿疹 259 例，治愈率达 96.5%。

出处：黄颂践 . 金素散药膏治疗黄水疮、湿疹的经验 [J]. 中级医刊，1960(6):50.

方法六：消炎除湿膏

穴位：患处（阿是穴）。

方药：白芷 120g，细辛 6g，煅石膏 90g，黄柏 120g，硫黄 60g，花椒 15g，黄连 30g。

操作：上药研成极细末，加雪花膏调成 10%

糊膏。储瓶备用。取药膏适量，外涂患处，7天为1个疗程。

疗效：2个疗程内即可痊愈。

出处：苗连宝．消炎除湿膏治疗湿疹[J].河北中医，1992(2):30.

方法七：小儿解毒化斑膏

穴位：患处（阿是穴）。

方药：没食子、紫草、马齿苋、黄柏、当归、白芷。

操作：用棉签蘸取药膏后涂抹于患处，每天2次。

疗效：小儿解毒化斑膏具有明显的临床疗效，在改善患儿靶皮损程度方面优势显著，安全性好。

出处：丁甜甜．小儿解毒化斑膏治疗小儿湿疮的临床疗效观察[D].乌鲁木齐：新疆医科大学，2020.

方法八：黄连膏

穴位：患处（阿是穴）。

方药：黄连、黄芩、黄柏、姜黄、生地黄、当归、蜂蜡、香油。

操作：上述药物熬制成膏，每天涂患处3次，4周1个疗程。

疗效：痊愈30例，显效37例，有效8例，无效3例，总有效率为96.15%。

出处：张丹莉，史萍．复方氟米松软膏联合黄连膏治疗手部湿疹78例临床体会[J].中国中医急症，2009,18(11):1899.

方法九：蛇脂维肤膏

穴位：患处（阿是穴）。

方药：蛇脂、苦参、黄柏、蛇床子、薄荷、冰片。

操作：涂会阴，每天3次，10天为1个疗程。

疗效：痊愈30例，有效6例，无效0例，总有效率为100%。

出处：邱小丽，张树国，姚妍芳．中药膏外用治疗会阴湿疹的护理[J].现代中西医结合杂志，2010,19(33):4344.

方法十：虎糊膏

穴位：患处（阿是穴）。

方药：地榆、虎杖、凡士林。

操作：外用，每天早中晚各1次，涂搽患处，搽后用2层无菌纱布覆盖以防弄脏衣物。

疗效：地虎糊膏治疗亚急性湿疹疗效可靠，有效率为87.5%。

出处：金志雄，戴蜀平，彭梦龙，等．地虎糊膏治疗亚急性湿疹40例[J].河南中医，2012,32(8):1035-1036.

方法十一：二黄散

穴位：患处（阿是穴）。

方药：雄黄24g，硫黄30g，白矾12g，松香6g，白芷15g。

操作：各味药研为细末，用新鲜的猪油搓成糊膏。

疗效：20例患者3剂药内治愈。

出处：刘素芳．二黄散治疗婴儿湿疹[J].辽宁中医杂志，2005;32(2):147.

方法十二：优化乌附祛湿膏

穴位：患处（阿是穴）。

方药：制川乌、制草乌、附子、木鳖子、威灵仙、大枫子、花椒、蛇床子、莪术。

操作：将上药粉碎后，过120目筛，取250g药粉，加入750g液态医用白凡士林中，搅拌均匀，分装冷却，制成优化乌附祛湿膏。清洁手部后，取适量优化乌附祛湿膏外涂于患处，轻轻按揉至吸收，每天2次，连续使用4周。2周复诊1次，4周为1个疗程。

疗效：总有效率为82.1%。能够有效地改善患者皮损症状，减少皮损面积，提高皮肤水分和油脂含量，恢复皮肤屏障功能，是治疗手部慢性湿疹的有效药物。

出处：李凌．优化乌附祛湿膏治疗手部慢性湿疹临床疗效观察及对皮肤屏障功能的影响[D].北京：北京中医药大学，2018.

方法十三：自制乌灵祛湿膏

穴位：患处（阿是穴）。

方药：制川乌、制草乌、威灵仙、木鳖子、苍耳子、天麻、乌梅、大枫子、川椒、莪术、川芎、黄精。

操作：采用超微粉碎技术，将上述所列中药材进行超微粉碎成超细药粉。每次取250g药粉，与加热熔化后的750g医用白凡士林均匀相溶，制成浓度为25%的乌灵祛湿膏，冷却成膏后外用。清洁手部后，取适量自制乌灵祛湿膏外涂于患处，以膏体轻薄的全面覆盖皮损为度，用顺时针打圈方式揉按以促进膏体的吸收，每天 2 次。

疗效：总有效率为 84.00%，疗效显著且无不良反应的发生，安全有效。

出处：贺凌宇 . 自制乌灵祛湿膏治疗慢性手部湿疹的多中心随机对照疗效观察 [D]. 北京：北京中医药大学，2019.

方法十四：复方硫黄软膏

穴位：患处（阿是穴）。

方药：硫黄 20g，雄黄 10g，水杨酸 5g，硼酸 5g，冰片 1g。

操作：上述药物研末后制成膏剂，涂搽患处，每天 2 次，直至痊愈。

疗效：曾治疗 312 例（其中 238 里单用本软膏），均已治愈，一般 3～5 天即可见效。

出处：刘孝经 . 复方硫黄软膏治疗奶癣 [J]. 中医杂志，1981(7):68.

方法十五：蜈蚣散油膏

穴位：患处（阿是穴）。

方药：蜈蚣 10 条、土鳖虫 6g，地龙 6g。

操作：上述药物研末，加香油调成糊状，搽于患部，每天 1 次。

疗效：3 天后丘疹消退，渗液停止，连用七日而愈，随访至今未见复发。

出处：刘虔 . 蜈蚣散油膏外搽治疗阴囊湿疹 [J]. 新中医，1986(9):8.

方法十六：辛桂贴

穴位：大椎。

方药：细辛、肉桂、麻黄、苍术、附子、防风、地肤子、薄荷。

操作：上述药物研末后制成贴剂后置于大椎穴处，每天 1 次，每次 6h。

疗效：治疗 12 周后，总有效率均为 100%，能够提高慢性湿疹患者的远期疗效，并具有一定的免疫调节作用。

出处：竺炯，张立坤，刘瑾，等 . 中药穴位贴敷治疗慢性湿疹的临床观察 [J]. 上海中医药大学学报，2012,26(6):49–52.

方法十七：茶叶散

穴位：患处（阿是穴）。

方药：茶叶（青）30g，苏叶 30g，苦参 15g，枯矾 15g，川椒 15g，黄柏 15g，大黄 15g，川黄连 10g，干姜 5g，青黛 5g，冰片 2g。

操作：上述药物研末后涂搽患处，每天 2～4 次。

疗效：总有效率为 91.94%。

出处：史学茂，谭京海，赵立恩，等 . 茶叶散治疗湿疹 62 例 [J]. 中医外治杂志，2001(2): 18–19.

【按语】

穴位贴敷为中医学外治法之一，通过选取特定穴位贴敷药物，以改善经络所属脏腑功能，从而达到增强抵抗力、祛除邪气、扶正强身的效果，湿疹治疗由经络内传脏腑以调节人体内在的气血阴阳，从而达到内外同治的效果。有关湿疹中药贴敷疗法的研究认识由来已久，大量的古代文献记载都有提及湿疹贴敷疗法的方药，可见古代医家十分重视应用中医药外治湿疹。现代研究也表明，中药外治法通过利用皮肤、黏膜等人体自身器官的生理功能，将药物直接且密切的作用于病灶部位，使药物最大效应地发挥其局部治疗作用，同时局部药物可以透过皮表，利于抑制炎症渗出，降低毛细血管通透性，加快皮损消退，进而调节皮肤状态，具有疗效明确，不良反应小的优势。本法亦可以作为一种辅助治疗方式。湿疹外治常采用贴敷的方法，即用中药汤药湿敷或者穴贴有湿疹的部位。此法可使药物通过皮肤腠理直接吸收作用于湿疹皮损部位，从而发挥清热解毒止痒的功效，改善瘙痒、减少渗出，加快结痂。

穴位贴敷疗法治疗湿疹，从用药特点看，古今医家均注重辛温、苦寒相合，旨在使风、湿、热之邪由外解；用药多归肝经，同时注重心、脾、大肠等多经调摄，其目的在于调畅气机以清热利湿止痒。从药物配伍原则看，现代医家以苦参为核心展开配伍，配伍用药较集中，多倾向于地肤子、白鲜皮、黄柏、防风、蛇床子等，配伍以“清”为主要特点；古代医家以轻粉、乳香、没药为核心展开配伍，配伍用药较宽泛，在“清”的基础上体现出了“行”的特点，可为现代医家治疗湿疹提供参考借鉴。从临床用药发展看，现代医家在止痒药物的选择上逐渐摒弃有毒性的杀虫止痒药，将用药思路转换至清热、燥湿、祛风以止痒的方向，苦参、白鲜皮、地肤子等逐渐取代轻粉、白矾、雄黄等广泛应用于临床。从选穴规律来看，湿疹的穴位贴敷疗法主要用于患处（阿是穴）。

（三）带状疱疹

【概述】

带状疱疹是一种皮肤上出现成簇水疱，多呈带状分布，痛如火燎的急性疱疹性皮肤病。最常发生于胸部，其次是头部（尤其是三叉神经）、腰部和颈部，任何原发性感染水痘－带状疱疹病毒的人都可能发展为带状疱疹。该病的发病率为20%～30%，且发病率随着年龄的增长而增加，60岁以上人群多见，85岁以上人群发病率可能高达50%。皮疹通常为单侧、皮肤性、红色斑和丘疹，通常会形成小疱，并伴随有瘙痒、灼痛或刺痛感，皮疹在7～10天开始结痂，并持续2～4周，有时会导致瘢痕和永久性色素变化。除此之外大量患有带状疱疹的老年人在疾病急性期后数月出现带状疱疹后遗神经痛，碰触皮肤后，会感到剧烈疼痛。极少数患者可多次发病，多数患者愈后很少复发。

【现代穴位贴敷文献】

1. 肝经郁热型

方法一：大黄解毒合剂

穴位：患处（阿是穴）。

方药：大黄10g，黄连10g。

操作：上述药物加水煎煮后制成合剂，每天5～8次外敷。

疗效：86例治愈50例，显效16例，好转10例，无效10例，总有效率为88.37%。

出处：王万良，李正．大黄解毒合剂外敷合清肝泻火汤口服治疗带状疱疹86例[J]. 山西中医，2011,27(10):43.

方法二：青黛糊剂

穴位：患处（阿是穴）。

方药：青黛。

操作：将青黛糊剂均匀涂抹在红斑水肿及红色丘疹部位，5min后将纱布覆盖在涂药部位的表面，纱布覆盖面积略大于涂药部位面积，敷药4h后，用镊子夹取干燥无菌医用棉球或纱布，蘸取菜籽油擦掉患处干涸的青黛糊剂成分，隔天1次，每周共外敷4次。

疗效：总有效率为97.06%，青黛糊剂对止疱时间、红斑消退时间、结痂时间、皮损疼痛等有良好的疗效。

出处：余志恒．放血疗法联合青黛糊剂治疗肝胆郁热型急性期带状疱疹患者临床观察[D]. 武汉：湖北中医药大学，2021.

方法三：复方紫草油

穴位：患处（阿是穴）。

方药：紫草、忍冬藤、白芷、麻油、冰片。

操作：用纱布蘸取适量药油贴敷于皮损处，每次15min，每天2次。

疗效：36例患者治愈19例，显效8例，好转7例，无效2例，总有效率为94.4%。复方紫草油能加快急性期带状疱疹皮损的干燥结痂和愈合，促进炎症吸收，缩短病程，减轻患者的疼痛，预防后遗症的发生。

出处：陈笑．复方紫草油外敷为主对急性期带状疱疹皮损愈合和预后作用的观察[J]. 浙江中医杂志，2021,56(4):273.

方法四：龙胆泻肝汤

穴位：患处（阿是穴）。

方药：龙胆草20g，黄芩20g，焦栀子20g，柴胡20g，板蓝根20g，大青叶20g，金银花30g，玄参30g，生甘草20g。

操作：上述药物加水煎煮后，湿敷患处15～20min，每天2次。

疗效：120例患者全部治愈，其中用药5剂痊愈者10例，占8.33%；6～7剂痊愈者100例，占83.33%；8～10剂痊愈者10例，占8.33%，治愈率为100%。

出处：张菡．加味龙胆泻肝汤内服、外敷治疗带状疱疹120例[J]. 中医杂志，2010, 51(S2): 205-206.

方法五：龙葵

穴位：患处（阿是穴）。

方药：龙葵。

操作：将龙葵捣碎后浸泡于白酒中，外敷于患处，每天2次，每次8h。

疗效：龙葵外敷可有效提高患者睡眠质量，显著缩短止疱、结痂、脱痂的时间。

出处：梁艳，熊冻，张勇，等．龙葵外敷辅助治疗带状疱疹的临床观察[J]. 实用临床医药杂志，2022,26(7):32-35.

方法六：马大蒲膏药

穴位：患处（阿是穴）。

方药：马齿苋（鲜）150g，大青叶50g，蒲公英50g，白矾10g。

操作：将上述药物共研为糊状，并摊在备好的无菌纱布上，用胶布固定患处，每天换药3～4次。

疗效：12例患者治疗1～2个疗程后，临床痊愈8例，显效2例，有效1例，无效1例，有效率为91.7%。

出处：姬广萍．马大蒲膏药治疗带状疱疹12例[J].河南中医,2013,33(6):910.

方法七：自制冰黄膏

穴位：患处（阿是穴）。

方药：蜈蚣4条、生大黄12g，冰片3g。

操作：用0.5%的碘酒消毒皮损部位，将上述药物研末加凡士林调成糊状物后外服，用敷料覆盖，胶布固定，每天1次。

疗效：30例患者均在1周内全部治愈，治疗次数最少为2次，最多为7次。未遗留任何后遗症奏效迅速，治疗彻底，使疾病痊愈，且不易留后遗症。

出处：王慧敏．梅花针、拔罐配合冰黄膏外敷治疗带状疱疹30例[J].河北中医,2008(7):742.

方法八：止疱散

穴位：患处（阿是穴）。

方药：血竭15g，紫花地丁15g，乳香12g，没药12g，煅石膏12g。

操作：将上述药物研末，外敷患处。

疗效：40例患者，治愈19例，显效21例，总有效率为100.0%，该方提高了疗效，减少了疱疹后神经痛后遗症。

出处：赵宇．内服外敷中西医结合治疗带状疱疹40例[J].中国实用医药,2015,10(13):181-182.

方法九：京万红软膏

穴位：患处（阿是穴）。

方药：地榆、大黄、栀子、穿山甲、冰片。

操作：外敷京万红软膏，无菌纱布覆盖皮肤，胶布固定。隔天治疗1次，治疗10天。

疗效：总有效率分别为100%，带状疱疹具有起效快，疗程短，后遗症少等优点，临床疗效显著。

出处：安大雪．皮肤针叩刺、拔罐配合京万红软膏外用治疗带状疱疹42例[J].内蒙古中医药,2015,34(11):139,161.

方法十：清热散瘀汤

穴位：患处（阿是穴）。

方药：龙胆草10g，黄芩15g，栀子10g，泽泻15g，当归15g，车前子15g，薏苡仁30g，生地黄10g，牡丹皮15g，赤芍15g。

操作：将药物用湿纱布包裹温敷患处，每天1次，连续10天。

疗效：总有效率为96.67%，该方可有效治疗肝经郁热型带状疱疹。

出处：胡新华．清热散瘀汤内服外敷辅助伐昔洛韦治疗带状疱疹急性期（肝经郁热证）临床观察[J].中国中医急症,2017,26(2):305-307.

方法十一：土人参

穴位：患处（阿是穴）。

方药：土人参。

操作：土人参加入米醋后捣碎，用绷带及纱布外敷于患处，每天2次。

疗效：有效率为96.97%（32/33），该治疗方法可提高治疗有效率，缩短疱液吸收、疱疹结痂和红肿消退时间。

出处：汤榕，李雪丽，兰建平，等．土人参外敷治疗带状疱疹患者的临床效果[J].中华灾害救援医学,2020,8(8):468-470.

方法十二：黄荞膏

穴位：患处（阿是穴）。

方药：大黄50g，黄柏50g，苦荞头100g，蛇倒退（杠板归）100g，雄黄20g，五倍子30g，枯矾20g，凡士林500g。

操作：上述药物研末调制成膏剂后涂敷于患处。

疗效：一般敷药后疼痛即逐渐减轻，5天痊愈。治愈30例，占83.33%；好转6例，占16.67%。总有效率为100%。

出处：王友．中草药黄荞膏外敷治疗带状疱疹36例[J].中医外治杂志,2007(4):36.

方法十三：大黄儿茶散

穴位：患处（阿是穴）。

方药：生大黄20g，酒大黄10g，儿茶15g，龙胆草15g，天花粉15g，红花10g，冰片10g，雄黄 3g。

操作：先将雄黄研末，再将其余药混合粉碎，过 200 目筛，盒装备用。将 400g 凡士林在锅中加热，加入混合药粉搅拌调匀成膏。按皮损大小取本药适量，用凡士林调和后敷于患处，用无菌纱布覆盖，每天 1 次，每 9 天为 1 个疗程。

疗效：痊愈率 53.33%，显效率 30%，有效率 10%，总有效率为 93.33%。大黄儿茶散在治疗肝经郁热型带状疱疹时可显著改善其疼痛症状，特别是在疼痛缓解时间、消失时间，以及预防后遗神经痛等方面表现优异。

出处：郭莉．自拟方（大黄儿茶散）治疗肝经郁热型带状疱疹的临床疗效观察 [D]. 晋中：山西中医药大学 ,2018.

2. 湿热蕴结型

方法一：二味拔毒散

穴位：患处（阿是穴）。

方药：雄黄、白矾。

操作：雄黄、白矾各等份混匀配制避光储存。将二味拔毒散用茶调至糊状，直接敷在患处，并使用干净的纱布包裹固定，每天 2 次。

疗效：总有效率为 97.50%，二味拔毒散既能解毒杀菌，又能燥湿止痛，所以将其应用于带状疱疹的治疗当中能够获得良好的治疗效果，后遗神经痛发生率明显降低。

出处：王小华．二味拔毒散贴敷治疗带状疱疹 80 例的疗效观察 [J]. 世界最新医学信息文摘 ,2016,16(87):250–251.

方法二：复方胆汁膏

穴位：患处（阿是穴）。

方药：猪苦胆、干蟾皮、雄黄、马钱子、冰片。

操作：上述药物按比例研末后加猪苦胆数个，调成糊状。涂抹患处，用敷料覆盖，每天 2～3 次，连用 4 天为 1 个疗程。

疗效：45 例中治愈 41 例，占 91.11%，其中 1 个疗程内痊愈 20 例占 44.44%；2 个疗程内痊愈 15 例，占 33.33%；3 个疗程内痊愈 6 例，占 13.33%，总有效率为 97.78%。

出处：边瑞宏 , 陈承红 , 张金先．复方胆汁膏治疗带状疱疹 45 例 [J]. 四川中医 ,2002(11):54.

方法三：雄矾散

穴位：患处（阿是穴）。

方药：雄黄 5g，明矾 5g，琥珀 3g，冰片 0.5g。

操作：上述药物研末加水调成糊状，用棉签蘸取药液涂搽于患处，每天涂搽 3～5 次。

疗效：33 例患者，显效 23 例，好转 9 例，无效 1 例，总有效率为 97%。

出处：吴敦煌 , 周虎珍 , 李凤华．甘露消毒丹内服加中药外敷治疗带状疱疹 33 例 [J]. 现代中西医结合杂志 ,2007(7):934.

方法四：瓜蒌散

穴位：患处（阿是穴）。

方药：生大黄 30g，冰片 5g，蜈蚣 3 条。

操作：上述药物研末，加香油调和，涂患处，每天 2 次，连用 7 天。

疗效：36 例患者中 20 例治愈，占 55.5%；14 例好转，占 38.8%；2 例无效，占 5.7%。痊愈的 20 例患者中最少服用 7 剂，最多服用 14 剂，平均服药 10 剂。

出处：杨锦绣．瓜蒌散配合中药外敷治疗带状疱疹 36 例 [J]. 中国民间疗法 ,2014,22(11):61.

方法五：解毒粉

穴位：患处（阿是穴）。

方药：雄黄 15g，大黄 30g，五倍子 30g，白芷 30g，乳香 30g，没药 30g，冰片 6g，青黛 3g。

操作：上述药物研末，加水调成糊状外敷患处，每天 2 次，1 周为 1 个疗程。

疗效：49 例患者经治疗痊愈 38 例，显效 8 例，有效 3 例，无效 0 例，总有效率达 100%。本方法对带状疱疹具有清热利湿，解毒化疹的功效。

出处：郑红波．解毒粉外敷治疗带状疱疹 49 例 [J]. 陕西中医 ,2006(4):437–438.

方法六：金黄膏

穴位：患处（阿是穴）。

方药：大黄 25g，厚朴 30g，陈皮 30g，黄柏 25g，姜黄 75g，天花粉 150g，白芷 30g，甘草 30g。

操作：上述药物研末，加凡士林和金黄散制成膏剂后直接贴敷于疱疹部位，用绷带或胶布固定。隔天换药 1 次，连敷 10 次为 1 个疗程。

疗效：总有效率达 95.00%，该方各药相配合，共奏清热燥湿、凉血消肿、通络止痛之功效。

出处：陈雅琴，彭旭玲．金黄膏外敷治疗带状疱疹效果观察 [J]. 护理学杂志，2006(1):51–52.

方法七：芦荟

穴位：患处（阿是穴）。

方药：芦荟。

操作：将洗干净的鲜芦荟叶从中间分开，视皮损面积大小而定，放在皮损上面，其范围要大于皮损的面积，然后用胶布或纱布条固定。2h 后取下，再敷上新的叶子。

疗效：36 例患者用药 1 天后疼痛明显减轻，5 天后症状消失，全部病例无 1 例发生后遗疼痛。

出处：朱淑梅．口服一清颗粒加鲜芦荟叶外敷治疗带状疱疹 36 例 [J]. 中国民间疗法，2014，22(1):53.

方法八：蛇丹膏

穴位：患处（阿是穴）。

方药：黄连、冰片、雄黄。

操作：黄连软膏中加冰片和雄黄调成糊状，将药膏置于纱布上贴敷于患处，并用胶布或绷带固定，每次 4h。

疗效：56 例患者治愈 36 例，占 64.2%；显效 16 例，占 28.6%；好转 4 例，占 7.2%，有效率达 100%。

出处：沈静．龙胆泻肝汤配蛇丹膏外敷治疗带状疱疹 56 例 [J]. 时珍国医国药，2010,21(10): 2709.

方法九：清热化瘀散

穴位：患处（阿是穴）。

方药：大黄 25g，黄连 25g，制胆南星 10g，赤芍 15g，紫花地丁 15g，青黛 10g，延胡索 15g，紫草 15g，当归 15g，泽泻 15g。

操作：上述药物研末后加醋调成糊状，敷于皮损处，每次 30～60min，每天 1 次，连敷 14 天。

疗效：总有效率为 94.28%，该方能够提高治愈率和好转率，缩短临床症状缓解时间，减轻疼痛，减少后遗神经痛。

出处：贺文婧，余月娟．清热化瘀散外敷联合西药治疗带状疱疹 35 例 [J]. 中医研究，2020，33(9): 33–35.

方法十：桐调膏胆方

穴位：患处（阿是穴）。

方药：生石膏 10g，龙胆草 10g，荆芥 10g，地龙 8g，牡丹皮 8g，乳香 8g，没药 6g。

操作：上述药物研末后加桐油调匀，用无菌纱布包好加热后外敷于患处，每次 10～15min，每天 3 次。连续外敷 7 天。

疗效：总有效率为 94.29%，能够可显著改善患者疼痛症状，缩小疱疹面积。

出处：许慧文，陈尚懿，钟柳美，等．桐油调入中药外敷联合阿昔洛韦对带状疱疹患者皮损恢复效果及对免疫功能的影响 [J]. 新中医，2016，48(8):120–121.

方法十一：自拟蜈蚣芦荟软膏

穴位：患处（阿是穴）。

方药：蜈蚣 8 条、鲜芦荟 200g。

操作：蜈蚣研细成粉末，过 100 目筛，加凡士林和芦荟制成膏剂。每天 1 次，6 次为 1 个疗程。

疗效：42 例患者痊愈 41 例，未愈 1 例，总有效率为 97%，诸药共用具有清肝燥湿、活血通络，抗炎镇痛、抗病毒，改善微循环，抑制病变表皮细胞增殖，促进吸收愈合的功效。

出处：鲁欣，庄颖．蜈蚣芦荟软膏外用配合中药内服治疗带状疱疹 42 例体会 [J]. 云南中医中药杂志，2007(1):60.

方法十二：仙行散

穴位：患处（阿是穴）。

方药：仙人掌、王不留行。

操作：将王不留行研末后加仙人掌调成糊状，外敷患处，每天 1 次，敷至病愈。

疗效：26 例全部治愈，其中 4 天治愈 15 例，7 天治愈 8 例，10 天治愈 3 例，治愈率为 100%。用药最长 8 天，最短 2 天，一般在用药后 20～40min 镇痛，4～12 天痊愈，且无后遗神经痛之弊端。

出处：李希新，王玉新．仙人掌王不留行外敷治疗带状疱疹 [J]. 山东中医杂志，2003(9):568.

方法十三：桂萸散

穴位：患处（阿是穴）。

方药：桂枝、吴茱萸、白附子、白芥子、五倍子、冰片。

操作：上述药物研末后加生姜汁制成药饼，贴敷于患处，每天 1 次，每次贴 10～12h。

疗效：总有效率为96.88%，该疗法治疗带状疱疹可改善皮肤微循环，促进药物的吸收，提高药物的利用率，阻断水痘－带状疱疹病毒神经和皮肤的亲和性，又加速邪毒消散，消结去滞，从而减轻或消除疼痛。

出处：王粤湘，黄为阳．中药贴敷阿是穴配合神灯照射治疗带状疱疹神经痛[J].吉林中医药,2014,34(8):852–854.

方法十四：牡丹生地散

穴位：患处（阿是穴）。

方药：生地黄50g，牡丹皮50g，黄芩20g，白鲜皮50g，苦参30g，血竭3g，红花10g，桃仁10g，鸡血藤50g，苏木50g，没药10g，乳香10g。

操作：上述药物水煎，用纱布浸泡药液后敷于患处，每天2次，10天为1个疗程，共治疗3个疗程。

疗效：总有效率为97.96%，该疗法治疗带状疱疹具有显著的效果，不仅能够提升治疗效果与临床满意度，同时能够降低VAS评分，缩短止疱时间、止痛时间、结痂时间、痊愈时间，可作为带状疱疹的无创无痛苦治疗方式。

出处：谢铭君．中药外敷结合督灸治疗带状疱疹的临床研究[J].世界复合医学,2020,6(6):164–166.

3. 热毒壅盛型

方法一：季德胜蛇药片

穴位：患处（阿是穴）。

方药：重楼、干蟾皮、蜈蚣、地锦草。

操作：采用季德胜蛇药片10片，研末后加石蜡油调成糊状，外敷于患处，用保鲜膜覆盖，每天1次，每周外敷6天，休息1天，治疗5周。

疗效：总有效率为93%，蛇药片能够治疗带状疱疹神经痛，改善带状疱疹局部皮肤瘙痒、皮肤烧灼感等症状。

出处：赵伟，鲍海琴，李东冬．电针配合蛇药片外敷治疗带状疱疹后神经痛临床疗效观察[J].世界最新医学信息文摘,2015,15(93):169–170.

方法二：骨刺灵粉

穴位：患处（阿是穴）。

方药：三七、牛黄、红花、川乌、草乌、冰片。

操作：将骨刺灵粉剂加白酒调成糊状，视皮疹面积大小用一层白纱布隔离敷于患处。

疗效：50例患者，临床治愈44例；有效5例；无效1例，总有效率为98%。

出处：张芳．骨刺灵粉外敷配合紫外线光照射治疗带状疱疹[J].湖北中医杂志,2006(6):47.

方法三：黄连膏

穴位：患处（阿是穴）。

方药：香油360g，当归10g，黄连10g，生地30g，黄柏10g，姜黄10g。

操作：上述药物煎后加蜂蜡制成膏剂。充分暴露疱疹处，用无菌生理盐水浸湿的棉球将皮损表面清洗干净，取适量黄连膏均匀摊在无菌棉垫上，将棉垫敷于患处，医用胶布固定，每天1～2次，7天为1个疗程。

疗效：36例患者治愈25例，占69.4%；有效10例，占27.8%；无效1例，占2.8%；总有效率为97.2%，随访6例，2个月内均未复发。

出处：方科．黄连膏联合喜炎平治疗带状疱疹效果观察和护理[J].当代护士（上旬刊）,2017(2):118–119.

方法四：六神丸

穴位：患处（阿是穴）。

方药：牛黄、珍珠、雄黄、蟾蜍、麝香、冰片。

操作：视疱疹面积取六神丸适量，以食醋调匀呈糊状，外敷于患处，胸腰腹部疱疹患者需外敷一层保鲜膜固定，每4～6h换药1次。

疗效：总有效率为96.67%，六神丸具有抗病毒、抗肿瘤、镇痛、镇静等作用，治疗带状疱疹可使热清毒解、气血通畅。

出处：刘庆友，邵宏君．活血解毒方配六神丸外敷治疗带状疱疹60例[J].中国中医急症,2011,20(12):2051.

方法五：四黄解毒散

穴位：患处（阿是穴）。

方药：黄芩12g，黄连9g，黄柏9g，大黄10g，马齿苋30g，金银花20g，地榆12g，延胡索10g，乳香9g，没药9g，威灵仙12g。

操作：上述药物研末，加蜂蜜和醋制成糊状，外敷于患处，每天1次，10天为1个疗程。

疗效：总有效率达100.0%，该疗法对带状疱疹急性期的疗效确切，具有较远大的应用前景。

出处：王安森．火针联合中药外敷治疗火毒型带状疱疹的临床疗效观察 [D]. 晋中：山西中医药大学 ,2018.

方法六：青黛雄黄散

穴位：患处（阿是穴）。

方药：青黛 30g，雄黄 30g。

操作：上述药物研末后醋调，敷于患处，每天 2 次，1 周为 1 个疗程，共治疗 4 个疗程。

疗效：总有效率达 100.0%，该疗法对带状疱疹皮疹的结痂消退时间、疼痛感消失时间、用药时间方面均有显著优势。

出处：宁晓军，林佳，余兰．口服自拟瓜蒌解毒汤配合青黛雄黄散外敷在带状疱疹治疗中的应用 [J]. 临床医药文献电子杂志 ,2018,5(34):168-169.

方法七：龙胆泻肝丸

穴位：患处（阿是穴）。

方药：龙胆草 20g，山栀子 15g，柴胡 15g，当归 15g，生地黄 15g，黄芩 20g，木通 10g，泽泻 15g，车前子 15g，甘草 10g。

操作：上药浓煎，纱布湿敷患处，每天 1 次，1 周为 1 个疗程。

疗效：50 例患者治愈 42 例，好转 8 例，治愈率 84%，总有效率达 100%。该方可促进疱疹痊愈，止痛效果更好，并能缩短病程。

出处：李萍，黄雪仪，梁悦，等．龙胆泻肝汤外敷配合 TDP 照射治疗老年带状疱疹的效果与护理 [J]. 中国老年保健医学 ,2014,12(1):105-106.

方法八：青冰散

穴位：患处（阿是穴）。

方药：青黛、冰片、黄连、蜈蚣、炉甘石。

操作：上述药物研末，加醋后用棉签蘸取此方，涂敷于患处，30min 后用温水清洗，每天 3 次，治疗 7 天。

疗效：总有效率为 82.00%，该方可明显缩短病程，缓解疼痛，减轻痛苦。

出处：高月平，赵永辰，罗金花．青冰散外敷治疗带状疱疹疗效观察 [J]. 中国皮肤性病学杂志 ,2010,24(10):936.

方法九：司爷膏

穴位：患处（阿是穴）。

方药：腹水草、懒泥巴叶、血见飞、豨莶草、忍冬藤、寻骨风、千金藤、苍耳子叶、马尾松叶。

操作：上述药物各等分适量，去渣存油制膏后，直接将药膏涂于患处，厚度以患处不见疹面及皮肤为宜，再以消毒卫生纸覆盖，无须包扎。

疗效：76 例中痊愈 71 例，好转 2 例，无效 3 例，总有效率为 96.1%。司爷膏治疗带状疱疹一般无神经痛后遗，因其在清热解毒、祛湿消肿的同时通络化瘀，可避免邪气伤及经络而致不通，病程越短，治疗效果越好；因新病不入络，入络不久留。

出处：王正苹．司爷膏外敷治疗带状疱疹 76 例 [J]. 广西中医药 ,2003(2):39.

方法十：四黄散

穴位：患处（阿是穴）。

方药：黄连、黄柏、大黄、黄芩。

操作：上述药物共研细末，加蜂蜜调成糊状，外涂于患处，用纱布敷盖，每天 1 次。

疗效：30 例患者全部治愈，开始镇痛时间 1～3 天，疼痛消失时间 2～4 天，皮疹开始愈合时间 3～6 天，皮疹完全愈合时间 5～10 天。该方对发病早期的带状疱疹可减轻其对神经组织的损伤，同时减少渗出，促进水疱吸收、干燥、结痂，从而加快疱疹愈合速度，提高治疗效果。

出处：高云．四黄散外敷结合 TDP 照射治疗带状疱疹 30 例 [J]. 中医外治杂志 ,2007(4):43.

方法十一：雄黛矾散

穴位：患处（阿是穴）。

方药：雄黄、青黛、枯矾、冰片、地龙。

操作：将上述药物按 5：4：3：1：3 的比例，研成细粉，每次取用药粉 3～5g，调成糊状，外涂患处，每天 1 次。

疗效：总有效率为 92.31%，本方针对早中期的带状疱疹收效良好，特别是在缩短病程、促进皮疹消退、减轻局部疼痛方面有较好的表现。

出处：隽会英．西药抗病毒结合中药外敷治疗带状疱疹临床研究 [J]. 世界最新医学信息文摘 ,2017,17(27):163-164.

方法十二：新黄膏

穴位：患处（阿是穴）。

方药：黄连 20g，黄芩 20g，大黄 20g，天花粉 20g，川芎 20g，青黛 10g，白芷 10g，胆南星 10g，冰片 1g，薄荷脑 1g。

操作：上述药物粉碎后制成膏剂，将该膏涂于纱布上，敷于患处，胶布固定，每天或隔天一换，7～10 天为 1 个疗程。

疗效：80 例中痊愈 61 例，显效 19 例，痊愈率 76.25%，有效率达 100%，该方可清热解毒，泻火止痛，敛疮，有效解除疾病之苦。

出处：路聚更，路宽，武东伟，等. 新黄膏外敷治疗带状疱疹 80 例 [J]. 陕西中医，2010,31(12):1631-1632.

方法十三：芦黄散

穴位：患处（阿是穴）。

方药：雄黄 20g，白芷 15g，蜈蚣 10g，冰片 5g，芦荟适量。

操作：将除芦荟外的其他药物研末，加芦荟汁调成糊状，敷于患处，用纱布固定，每天 2 次。

疗效：总有效率为 98.39%，该方可从根本上抑制带状疱疹病毒复制、提高机体免疫力及减轻患者疼痛，从而达到有效提高临床治疗总有效率、缩短疗程等治疗目的。

出处：李婧辉，徐鸿雁，赵丽华，等. 自拟解毒活血汤加芦黄散外敷对带状疱疹患者细胞免疫功能的影响 [J]. 辽宁中医杂志，2012,39(9):1814-1815.

方法十四：自拟双黄软膏

穴位：患处（阿是穴）。

方药：黄柏 20g，大黄 20g，雄黄 10g，生南星 10g，王不留行 5g，生草乌 5g，生川乌 5g，冰片 5g。

操作：将上述药物研末，加凡士林调成膏剂，涂搽于患处，每 8h 涂搽 1 次。

疗效：总有效率 100.0%，该方可有效缩短患者病程，减轻患者痛苦，避免顽固性疼痛等后遗症的发生。

出处：刘静，王翠兰，朱崇应. 自制中药软膏辅助治疗带状疱疹 40 例临床护理 [J]. 齐鲁护理杂志，2015,21(3):70-71.

4. 气滞血瘀证

方法一：川桂膏

穴位：夹脊穴。

方药：川芎、肉桂、延胡索、红花、冰片。

操作：将上述药物按照质量比为 2：2：2：2：1，充分研磨粉碎然后充分混合，以生姜捣碎后兑入清水制成的姜汁将中药粉冲泡成糊，而后晾干，使药粉成为泥状后制成药饼，取发病部位最邻近的夹脊穴，以贴敷将药饼固定在该位置，每次贴敷 4h，每天 1 次，共治疗 10 次。

疗效：总有效率为 93.3%，应用此中药贴敷，也可发挥活血化瘀、通络止痛、温经散寒的功效，可显著改善症状，减轻疼痛，提升生活质量，遏制炎症反应，安全性好。

出处：蒋和平，汪丽桂，邱买发. 带状疱疹后遗神经痛血脉瘀阻证应用中医外治综合疗法的临床研究 [J]. 基层医学论坛，2023,27(5):97-100.

方法二：石膏止痛软膏

穴位：患处（阿是穴）。

方药：石膏、桃仁、红花、全蝎、地龙、细辛。

操作：每天 1 贴，贴敷患处，每次 2h。

疗效：总有效率为 93.3%，可有效提高带状疱疹后遗神经痛患者治疗有效率，改善患者疼痛症状及睡眠质量。

出处：廖清华，梁文艳. 电针联合石膏止痛软膏治疗带状疱疹后神经痛疗效观察 [J]. 光明中医，2016,31(5):689-690.

方法三：复方蛇蝎散

穴位：患处（阿是穴）。

方药：全蝎 10g，乌梢蛇 12g，白花蛇 2 条、蜈蚣 4 条、地龙 10g，红花 10g，当归 20g，冰片 5g。

操作：将上药研末，加酒精浸泡 2 天，用棉签蘸取该方，涂抹于患处后，覆盖纱布，每天外敷 4～6 次，连用 5 天为 1 个疗程。

疗效：12 例患者，1～4 天治愈 6 例，占 50%，4～8 天治愈 4 例，占 30%；有效 2 例，占 20%，治愈率为 100%，平均治愈时间为 5 天，采用复方蛇蝎散外敷治疗头面部及胸背部带状疱疹，临床症状明显减轻或消失，疗程明显缩短。

出处：王蕾. 复方蛇蝎散外敷治疗带状疱疹 [J]. 中医外治杂志，2001(1):50.

方法四：天王川乌散

穴位：患处（阿是穴）。

方药：川乌10g，天南星10g，王不留行10g，冰片5g。

操作：上述药物研末后加香油调成糊状，涂抹于患处，其上再覆盖无菌油纱布进行包扎，每天1次，连续治疗2周为1个疗程。

疗效：总有效率为84.29%，该疗法治疗带状疱疹后遗神经痛疗效显著。

出处：景万仓．红光治疗仪联合中药外敷治疗带状疱疹后遗神经痛[J].内蒙古中医药,2017,36(7):81-82.

方法五：活血化瘀方

穴位：患处（阿是穴）。

方药：延胡索12g，桃仁10g，红花10g，蒲公英20g，黄芪20g，当归10g，生地黄15g，生甘草10g。

操作：将上述药物研末，加白醋调成糊状，敷于疼痛处，再用保鲜膜覆盖固定，每天2次。

疗效：总有效率为92.85%，可改善免疫功能，降低炎症因子，减轻神经痛。

出处：方伟，申晓琳，张文西．活血化瘀方外敷联合毫火针刺治疗带状疱疹后遗神经痛临床观察[J].实用中医药杂志,2022,38(9):1619-1621.

方法六：七厘散

穴位：患处（阿是穴）。

方药：血竭500g，乳香（制）75g，没药（制）75g，红花75g，儿茶120g，冰片6g，麝香6g，朱砂60g。

操作：将七厘散调成糊状，用棉签涂于患处，每天1次，再以无菌纱布覆盖固定。

疗效：总有效率为93.33%，该方能有效减轻疼痛，促进疱疹干瘪吸收，迅速消除症状，提前预防感染、缩短病程，减少后遗神经痛。

出处：彭强，陈飞，班金万，等．火针围刺配合七厘散外敷治疗带状疱疹30例[J].中医外治杂志,2017,26(6):18-19.

方法七：通脉止痛贴

穴位：夹脊穴、足三里、阳陵泉、三阴交、曲池。

方药：醋香附15g，醋延胡索30g，全蝎6g，五灵脂12g，红花15g，川乌1g，草乌1g。

操作：上述药物研末，加姜汁制成膏贴，每天1次。

疗效：总有效率为96.88%，该方可降低痛觉神经的敏感性，减轻疼痛等，治疗带状疱疹后遗神经痛疗效显著。

出处：郭双云，翟少华，杨建华．通脉止痛贴治疗带状疱疹后遗神经痛的疗效观察[J].循证护理,2018,4(7):653-655.

方法八：金雄散

穴位：患处（阿是穴）。

方药：雄黄3g，姜黄5g，大黄5g，黄柏5g，金银花5g，苍术5g，白芷5g，花粉5g。

操作：上述药物研末后加水调成糊状。以纱布包裹均匀后外敷于患处，每次4h，每天1次，每周不少于5次。

疗效：该方能有效改善PHN患者的疼痛程度，联合电针疗法能更快、更有效改善患者焦虑状态。

出处：金莉花，缪东初，姜大勇．金雄散外敷联合电针治疗带状疱疹后遗神经痛临床效果[J].慢性病学杂志,2021,22(12):1931-1933.

方法九：六香散

穴位：神阙。

方药：木香、降香、香附、乳香、沉香木、檀香木。

操作：将上述药物按2：2：2：2：1：1的比例配伍，使用中药粉碎机打成粉状，装入密塑袋中，每袋10g。每次使用1袋，用适量蜂蜜调匀，涂于双层医用纱布上，外敷神阙穴2h，隔天1次，每周4次，4周为1个疗程。

疗效：总有效率为92.8%。六香散穴位贴敷对气滞血瘀型带状疱疹后遗神经痛有治疗效果，能够缓解患者的疼痛。

出处：武明月．六香散穴位贴敷治疗带状疱疹后遗神经痛（气滞血瘀证）的临床疗效观察[D].成都：成都中医药大学,2016.

方法十：龙竭膏

穴位：患处（阿是穴）。

方药：龙胆草10g，血竭3g，当归15g，酒大黄10g，酒川芎6g。

操作：上述药物研末后加凡士林制成膏剂，将此方涂于纱布块上后外敷于患处，每天1次。

疗效：总有效率为88.0%。该疗法能够有效缓解PHN患者的临床症状，减轻疼痛，提高患者生活质量。

出处：张亚兵，邓阿黎，彭艳芳，等．梅花针叩刺联合龙竭膏外敷治疗老年带状疱疹后遗神经痛50例临床观察[J].河北中医，2015,37(10):1540-1542.

方法十一：伤科黑药膏

穴位：患处（阿是穴）。

方药：牛膝、续断、骨碎补、生川乌、生草乌、生天南星、片姜黄、白芷、生山楂、生白芥子、细辛、生莱菔子、透骨草、麝香、冰片。

操作：上述药物涂抹于敷料上后，外敷患处，每天1次。

疗效：总有效率为91.89%，该方可显著改善病情和缓解患者神经痛。

出处：文谦，魏建华，刘红霞．伤科黑药膏封包加TDP治疗带状疱疹后遗神经痛73例疗效观察[J].中华中医药杂志，2018,33(4):1660-1662.

方法十二：自拟泻火解毒散

穴位：患处（阿是穴）。

方药：柴胡20g，黄芩15g，黄柏15g，生大黄10g，延胡索15g，乳香10g，没药10g，冰片5g。

操作：上述药物研末加酒精调成糊状，外敷患处。

疗效：总有效率为94.34%，诸药合用共奏清热化湿、泻火解毒、疏肝理气、活血化瘀、通络止痛之功。

出处：庞飞，许美凤．自拟泻火解毒散外敷联合温针灸围刺治疗带状疱疹（气滞血瘀证）疗效观察[J].中国中医急症，2019,28(7):1262-1265.

5. 脾虚湿蕴证

方法：瑶药

穴位：神阙、内关、曲池、合谷、手三里、足三里、阿是穴。

方药：川芎20g，鸡梯美20g，延胡索20g，草乌15g，莪术15g。

操作：将上述药物混合研磨成细粉后，用冷开水、糯米白醋、羊毛脂制成糊状物。将此方置于胶布上，贴敷于上述部位，每天1次，每次6～8h。

疗效：总有效率为98.21%，瑶药穴位贴敷可有效提高老年带状疱疹脾虚湿蕴证患者的临床疗效，缓解患者临床症状，同时能调节患者炎症因子水平，降低炎症反应，促进患者病情缓解，缩短住院时间，降低不良反应的发生风险。

出处：农美英，杨西宁，钟梅艳．瑶药穴位敷贴用于老年带状疱疹脾虚湿蕴证患者的效果观察[J].中医药导报，2022,28(4):66-69.

6. 其他类型

方法一：土豆片

穴位：患处（阿是穴）。

方药：土豆。

操作：将土豆切片后，贴敷于患处，20～30min撤除，每天3次，持续使用1～2周。

疗效：总有效率高达93.33%，在缓解带状疱疹神经性疼痛方面马铃薯片具有良好作用，可有效提高患者对治疗满意度。

出处：潘爱莲，朱琰，黄杰，等．马铃薯片缓解带状疱疹神经性疼痛30例[J].中国中医药现代远程教育，2014,12(17):47-48.

方法二：金蓟菊软膏

穴位：患处（阿是穴）。

方药：金钱草、大蓟、菊花。

操作：每天3～4次，如特别疼痛可增加至4～5次，采用外敷方法，只需用药棉签将药膏涂于患处即可。

疗效：一般3～4天，病情重者1周内水疱干枯、结痂，痂皮脱落，皮肤基本恢复原状，不会有色素沉着，如同完好皮肤，特别是神经痛现象有明显减轻。

出处：黄世勇，王雪丽．中药软膏治带状疱疹[J].中国民族民间医药，2012,21(12):84.

方法三：十伤灵

穴位：患处（阿是穴）。

方药：麝香、珠粉、冰片。

操作：院内制剂，将药膏薄涂于患处，每天2次，连用12天。

疗效：痊愈率和总有效率分别为92.11%和97.37%，“十伤灵”中药膏外用治疗急性期带状疱疹疗效显著，在止疱时间、水疱完全消退时间、开始结痂时间、全部结痂时间、疼痛开始减轻时间和疼痛完全消失时间方面优势明显，尤其在减少后遗神经痛等方面也有不错效果。

出处：王徐红，王小平，陈奎铭，等．“十伤灵”中药膏治疗带状疱疹的临床疗效与安全性研究 [J]. 世界中医药 ,2014,9(11):1485–1487.

方法四：十三味冰片散

穴位：患处（阿是穴）。

方药：冰片、决明子、亚大黄。

操作：上述药物粉碎后加水煎煮，制成药液，用纱布浸泡于药液中，湿敷患处，每天2～3 次。

疗效：平均治愈天数为 6 天，总有效率为100%。止痛作用快，缩短了病情治愈时间。

出处：久卖多杰 , 东主加 , 多杰卓玛 . 藏药十三味冰片散外敷治疗带状疱疹 56 例 [J]. 中国民族医药杂志 ,2013,19(5):27.

方法五：赤黄散

穴位：患处（阿是穴）。

方药：赤小豆、黄连。

操作：上述药物共研细末。加醋调成糊状，敷于患处，干后取下，每天 3 次，3～5 天可愈。

疗效：78 例患者全部治愈。其中治疗 3 天而愈者 23 例，4 天而愈者 41 例，5 天而愈者 24 例。本法无不良反应，愈后不留瘢痕。

出处：曲增君 , 曲志敏 , 王伦英 . 赤黄散外敷治疗带状疱疹 78 例 [J]. 中国民间疗法 ,2005(5):22.

方法六：雄明膏

穴位：患处（阿是穴）。

方药：雄黄 10g，明矾 10g，琥珀 3g，蜈蚣3 条。

操作：上述药物研末后加香油调成糊状，敷于患处，每天 1 次。

疗效：总有效率为 100%，可在短时间消除水疱，有效地缓解疼痛，其后遗神经痛发生率低。

出处：刘学军 , 王慧 . 刺络拔罐结合中药外敷治疗带状疱疹疗效观察 [C]// 中国针灸学会 .2014′ 针药并用及穴位用药学术研讨会、山东针灸学会 2014 年学术年会论文集 .2014′ 针药并用及穴位用药学术研讨会 ,2014:401–403.

方法七：三黄散

穴位：患处（阿是穴）。

方药：生大黄、黄芩、黄连。

操作：干棉球擦净后，外敷醋调三黄散而成的三黄膏，每天 3 次。

疗效：该方法能够快速止痛，改善发病期间的睡眠质量，提高疗效和痊愈率，减少治疗后神经痛等后遗症。

出处：张忠霞 , 于天英 , 高汉义 . 刺络拔罐配三黄散外敷治疗带状疱疹临床观察 [J]. 新中医 ,2012,44(7):115–116.

方法八：雄明青黛青

穴位：患处（阿是穴）。

方药：雄黄 20g，明矾 20g，青黛 15g，蜈蚣5g。

操作：上述药物研末，加香油调成糊状，外涂患处，每天 1 次。

疗效：32 例患者经 6～14 天治疗，治愈 29 例，占 90.6%，好转 3 例，占 9.4%，随访半年无 1 例复发，总有效率达 100%。

出处：徐海强 , 包书军 , 王兵 . 刺血拔罐及中药外敷治疗带状疱疹 32 例 [J]. 中国保健营养 ,2013,23(1):428.

方法九：新癀片

穴位：患处（阿是穴）。

方药：三七、牛黄、肿节风、珍珠层粉。

操作：将新癀片研末后加醋调成糊状，涂抹于患处，用纱布和绷带进行固定，每天 1 次。

疗效：总有效率为 93.3%，镇痛作用迅速，部分病例首次治疗后即感觉疼痛明显减轻。

出处：杨晓琳 . 刺血拔罐法联合新癀片外敷治疗带状疱疹疗效观察 [J]. 天津中医药大学学报 ,2014,33(6):339–341.

方法十：当归红花粉

穴位：患处（阿是穴）。

方药：当归 12g，红花 6g，醋延胡索 40g，白芷 20g，醋乳香 6g，醋没药 6g，川芎 6g，川牛膝 10g，甘草 6g，冰片 10g。

操作：上述药物研末后加白醋和蜂蜜制成糊状，涂抹于纱布上，外敷患处。

疗效：总有效率为 96.67%，当归红花粉贴敷治疗带状疱疹后遗神经痛是一种有效、简便、无痛的治疗方法。

出处：王莉 . 当归红花粉贴敷治疗带状疱疹后遗神经痛疗效观察 [J]. 湖北中医杂志 ,2019,41(7):39–40.

方法十一：地榆大黄寒冰散

穴位：患处（阿是穴）。

方药：地槐120g，大黄12g，寒水石18g，冰片10g。

操作：将上述中药共研为细末过筛，加香油调成糊状，外敷患处，每天1次，连用至痊愈为止。

疗效：50例患者经3～6次敷药治疗，全部治愈。

出处：卢喜民．地榆大黄寒冰散治疗带状疱疹50例[J].医学理论与实践,1993(1):32-33.

【按语】

带状疱疹外治法中常见的中医证型为肝经郁热、湿热蕴结、热毒壅盛、气滞血瘀、阳虚瘀阻、脾虚湿蕴等。带状疱疹具有不同分期，其急性期以及后遗神经痛期，都可以通过中医辨证分型进行针对性治疗。中医药治疗带状疱疹的效果已经得到许多文献证实，中药外治法由于其免受首过效应以及使用方便等独特优势，在现代研究中占据了很大的比例。中医从辨证论治角度进行治疗，结合实际情况制定治疗方案，缩短症状消失时间，且具有良好的镇痛效果，后遗症比较少。皮肤病沿用中药贴敷治疗有广泛的业界共识，穴位贴敷通过刺激经络穴位和渗透药物来进行治疗，可使得患者的疼痛得到较好的缓解，能充分发挥药物及经络腧穴的双重调节作用，避免口服药物对消化道及肝脏的刺激。带状疱疹外治常采用贴敷的方法，即用中药汤药湿敷或者穴贴贴敷于患者的患处。

穴位贴敷治疗带状疱疹，其用药的药性以温性为主，其次为寒性和平性；药味以苦味为主，其次为辛、甘；归经以肝经为主，其次为心、脾、肺、胃经。中药外用治疗带状疱疹使用频率最高的中药为冰片和大黄，清热药使用最多，以黄柏，黄芩，黄连最为常见；其次是活血化瘀药，主要有乳香，没药等。从药物配伍原则看，现代医家以黄柏与大黄，冰片与雄黄配对为主，可见中药外用治疗带状疱疹主要以清热药，活血化瘀药为主进行配伍，为临床上中药外用治疗带状疱疹提供理论建议。从选穴规律来看，带状疱疹的穴位贴敷疗法主要用于患处（阿是穴）、夹脊穴以及神阙穴，夹脊穴与脊神经根位置极其贴近，因而在夹脊穴上实施中药外敷能使中药有效成分直接经皮进入脊神经根，并且向脊神经放散，选用夹脊穴治疗带状疱疹具有针对性以及优效性。

（四）扁平疣

【概述】

扁平疣是一种由人乳头瘤病毒（HPV）感染引起的发生于皮肤浅表的良性赘生物，具有多发性、难治性、高复发率和病程长等特点。皮损为表面光滑的扁平丘疹，大小如针头、米粒或黄豆，呈淡红色、褐色或正常皮肤颜色，数量多，边界清楚，散在分布或密集成群，通常在病毒潜伏一段时间后出现，一般潜伏期为6周至2年，免疫功能低下及外伤者更加易患本病。发病以16—30岁人群为主，好发在面部、手部和前臂等处，可自行消失，消退后不留痕迹。扁平疣一般不影响正常生活，但此病属于损容性皮肤病，大多数患者经久不愈，易产生抑郁、焦虑的情绪，严重影响患者心理健康。

【现代穴位贴敷文献】

1. 风热蕴结型

方法一：二木搽剂

穴位：患处（阿是穴）。

方药：木姜花全草500g。

操作：上述药物捣碎后加酒浸泡7天，每天搽药患处2～3次，连续2月。

疗效：30例中，痊愈16例（53.33%），显效7例（23.33%），有效4例（13.34%），无效3例（10%），总有效率为90%。见效最短3天，最长17天，平均8.4天。痊愈最短10天，最长60天，平均26.88天。

出处：朱玉祥，田吉，熊霞．二木搽剂治疗扁平疣[J].四川中医，2001(3):65.

方法二：复方黄柏涂剂

穴位：患处（阿是穴）。

方药：黄柏、连翘、金银花、蒲公英、蜈蚣。

操作：湿敷于患处，每天10～20ml，每次10～20min，早晚各1次。

疗效：总有效率为94.0%。治疗效果显著，不良反应较少，安全可靠，且复发率较低，可提高免疫力。

出处：冒晓香．祛疣汤联合复方黄柏涂剂治疗扁平疣的临床观察[J].当代医学，2021,27(8):106-107.

方法三：青板散

穴位：患处（阿是穴）。

方药：大青叶 30g，板蓝根 30g，柴胡 30g，紫草 20g，香附 20g，桃仁 20g，二花 20g，木贼 15g。

操作：每剂加水 2000ml 开锅煎 10min 左右保留药渣，待温后用纱布浸湿药水，湿热敷每天 2～3 次。

疗效：总有效率为 100%，本方中草药对扁平疣的疗效明显，且可避免的刺激性炎症、红肿、糜烂等不良反应。

出处：周自明，张希仁，郭恕铎，等．大青叶等中草药治疗扁平疣的临床观察 [J]. 内蒙古医学杂志，2010,42(S2):172.

方法四：马齿苋

穴位：患处（阿是穴）。

方药：马齿苋 100g（鲜品 300g）。

操作：外敷患处，每天 4～6 次，每次 10～15min。

疗效：11 例患者 1 个疗程治愈 6 例，2 个疗程治愈 4 例，无效 1 例。

出处：徐建华，任洪青．单味马齿苋治疗扁平疣 [J]. 山东中医杂志，1997(12):40.

方法五：祛疣搽剂

穴位：患处（阿是穴）。

方药：黄芩、马齿苋、白芷、蜂房。

操作：用祛疣搽剂涂搽患处，每天 3 次，1 个月为 1 个疗程。

疗效:41 例患者中临床痊愈 23 例，显效 7 例，有效 7 例，无效 4 例，总有效率为 90.24%。

出处：李兰，李莎，刘建．祛疣擦剂治疗扁平疣 41 例 [J]. 中国民间疗法，2000(8):16.

方法六：化瘀软坚平疣汤

穴位：患处（阿是穴）。

方药：当归 12g，赤芍 10g，桃仁 10g，红花 10g，牡丹皮 9g，木贼草 15g，香附 10g，山慈菇（打碎）15g，皂角刺 9g，板蓝根 12g，红藤 20g，金银花 15g，甘草 6g。

操作：凉水 1500ml 浸泡 40min，武火煎开，文火煎煮 30min，反复 3 次，用纱布蘸取药液后外敷于患处 30min，每天 2 次，疗程为 1 个月。

疗效：总有效率为 83.75%，化瘀软坚平疣汤治疗扁平疣，其疗效显著，短期应用安全性好，未见明显不良反应。

出处：徐丽．化瘀软坚平疣汤治疗扁平疣 80 例疗效观察 [J]. 甘肃中医学院学报，2014,31(4):56–57.

方法七：祛疣方

穴位：患处（阿是穴）。

方药：灵磁石 30g，珍珠母 20g，板蓝根 15g，大青叶 15g，薏苡仁 15g，生牡蛎 20g，山慈菇 15g，马齿苋 15g，红花 10g，蜂房 15g。

操作：外涂疣体，每天 2 次。

疗效：75 例患者治愈 49 例，显效 17 例，有效 5 例，无效 4 例，治愈率 65%，总有效率为 96.9%。病程短，疣体色淡，局限性易治，最短的 1 个疗程内疣体即全部消退。病程长，疣体褐暗色深、呈泛发性者，治疗时间亦较长。

出处：苏爱华，张立英．祛疣方与左旋咪唑涂布剂联用治疗扁平疣 75 例 [J]. 中国中医药信息杂志，1997(1):28–29.

方法八：消疣剂

穴位：患处（阿是穴）。

方药：苦参 15g，白鲜皮 15g，蜈蚣 1 条、白芷 10g，红花 10g，全蝎 5g。

操作：上述药物打粉后放置于酒精中浸泡 7 天。外搽患部，每天 3～4 次，15 天为 1 个疗程。

疗效：总有效率为 100%，诸药合用，热毒清，风邪去，扁平疣消失。

出处：田秋真，杨建平．消疣剂外用治疗扁平疣 21 例疗效观察 [J]. 河北中医，2005(11):825.

方法九：鲜草酊剂

穴位：患处（阿是穴）。

方药：白鲜皮 50g，墨旱莲 20g。

操作：上述药物加 75% 酒精或 60 度白酒 300ml，浸泡 2 周。过滤药渣，制成酊剂备用。使用时用棉签蘸酊剂外涂扁平疣处，每天 3～4 次。

疗效：30 例患者全部用上法治愈，全方可起清热解毒、消肿止痒的作用，疗效显著。

出处：孙耀华，田巍巍．中药酊剂外涂治疗扁平疣 30 例 [J]. 中国民间疗法，2005(7):23–24.

方法十：青木根花汤

穴位：患处（阿是穴）。

方药：大青叶30g，木贼30g，山豆根30g，香附30g，金银花30g。

操作：上述药物加水1000ml煎煮30min，用纱布浸泡药液，趁热湿敷于患处30min，每天2次。

疗效：有效率为83.75%，此方法能抑制病毒的复发，短期应用安全性好，未见不良反应，值得临床应用。

出处：靳云霞，李迎.郁金银屑片联合中药外敷治疗扁平疣临床疗效观察[J].中国皮肤性病学杂志，2008(8):510-511.

方法十一：自拟薏叶方

穴位：患处（阿是穴）。

方药：薏苡仁、大青叶、马齿苋、木贼、赤芍、夏枯草、香附。

操作：上述药物研末后加温水调成糊状，贴敷患处，每周2次。

疗效：总有效率为95.0%，该方治疗扁平疣临床疗效显著，安全性高，且复发风险低。

出处：蒋育谷.中药面膜联合火针治疗扁平疣疗效观察[J].医学食疗与健康，2020,18(14):32-33.

方法十二：消疣酊剂

穴位：患处（阿是穴）。

方药：木贼草、香附、红花、蝉蜕、白矾。

操作：上述药物各等量加酒浸泡，用时先用消毒干棉签轻擦皮损至发红但不破皮为度，之后即用棉签另一头蘸取酊剂涂于一粒粒皮损上（并嘱患者不能大面积涂搽），若搽的过程中有破皮即暂停用（待其恢复后可继续用）。每天2次，早晚各1次，1周为1个疗程。

疗效：45例患者痊愈18例，显效20例，有效3例，无效4例，总有效率为84%。

出处：郭静，黄霞，黄奎麟，等.自拟消疣汤和消疣酊剂治疗扁平疣75例[J].四川中医，2008(3):103.

方法十三：蓝附木擦剂

穴位：患处（阿是穴）。

方药：板蓝根25g，香附25g，木贼草25g。

操作：将药物放入锅内，加水，煎2遍，用棉签蘸取药液外涂患处，每天2～3次。

疗效：60例患者中，治愈38例，好转14例，未愈8例，总有效率为86.67%。

出处：侯洪领，刘国芬，于蕊蕊.自制擦剂治疗扁平疣60例[J].中医外治杂志，2009,18(4):17.

2.湿热毒蕴型

方法一：脱疣搽剂

穴位：患处（阿是穴）。

方药：白鲜皮30g，木贼草30g，地肤子30g，生香附30g，苦参30g，狗脊30g。

操作：将上药入白酒500ml内浸泡1周，用时以无菌干棉签蘸药液涂患处。夜涂旦洗，连用1周。

疗效：本组病例7天内痊愈14例，7～10天痊愈17例，10～15天痊愈18例，因事间断治疗好转1例，治疗平均日数95天。治愈率98%。疣脱无瘢痕、皮色正常。

出处：范廷芳.脱疣搽剂治疗扁平疣50例体会[J].中医函授通讯，1996(5):32.

方法二：去疣擦剂

穴位：患处（阿是穴）。

方药：苍耳子10g。

操作：苍耳子加75%酒精200ml浸泡1天取液备用。分早、晚2次用棉棒搽疣体，以皮肤潮红为度，以不疼痛，不出血为标准。自然晾干，10天1个疗程。

疗效：106例患者痊愈98例（92.5%），好转6例（5.5%），未愈2例（2%），总有效率为98%。

出处：卢京林，卢奇.加味四物汤合去疣擦剂治疗扁平疣106例[J].内蒙古中医药，2011,30(8):55-56.

方法三：克疣酊剂

穴位：患处（阿是穴）。

方药：木贼红花、蜂房、乌梅、闹羊花。

操作：自拟中药配方制成酊剂，用时以棉签蘸取药液直接点涂于损害表面，每天2次，用药以不超过28天为限。

疗效：268例患者，用药7天治愈32例，8～14天治愈136例，15～21天治愈34例，22～28天治愈19例，未愈47例，治愈率为82.46%。

出处：孟作仁，肖文彤，孙霞.克疣酊剂治疗扁平疣268例[J].中国皮肤性病学杂志，

1996(1):50.

3. 热毒瘀结型

方法一：自拟扁平疣擦剂

穴位：患处（阿是穴）。

方药：马齿苋 30g，板蓝根 30g，紫草 15g，薏苡仁 30g，大青叶 15g，丹参 15g，香附 10g，赤芍 10g，红花 10g，生牡蛎 30g，珍珠母 20g。

操作：上述药物加水煎煮滤渣取汁，用纱布蘸取药液后湿敷于患处，每次 15min，每天 1 次，连用 8 周。

疗效：52 例患者痊愈 42 例、显效 7 例、有效 3 例，总有效率达 100%，该方治疗扁平疣疗效确切、安全性高、不良反应少、复发率低。

出处：李媛丽，王文颖，陈广山，等 . 超脉冲二氧化碳激光联合中药外敷治疗扁平疣的临床观察 [J]. 北京中医药，2020,39(11):1211-1212,1222.

方法二：黄苋粉

穴位：患处（阿是穴）。

方药：黄芩 10g，马齿苋 15g，生地黄 12g，柴胡 8g，桃仁 10g，红花 8g，丹参 8g，川芎 8g，王不留行 10g，白芷 10g，地骨皮 12g，薏苡仁 15g，大青叶 12g，生甘草 8g。

操作：捻粉后外敷患处，每周 1 次，每次 1h，1 个月为 1 个疗程。

疗效：总有效率为 100%，诸药合用可起清热解毒、活血化瘀之功效。

出处：张晓丽，侯建宁，秦顺爱 . 点刺并外敷中药治疗扁平疣的疗效观察 [J]. 宁夏医学杂志，2008(5):459-460.

方法三：板叶粉

穴位：患处（阿是穴）。

方药：板蓝根、大青叶、马齿苋、木贼、红花、三棱、莪术、蝉蜕、苍耳子、香附。

操作：上述药物研末后加开水调成糊状，敷于患处，再用薄膜覆盖，每次 1h。每天 1 次，10 天为 1 个疗程。

疗效：治疗 5～12 天，皮损完全消退且无新出者 16 例；治疗 13～24 天，皮损完全消退者 28 例；治疗 24～30 天，疣体消退 18 例。治疗 3 个疗程皮损消退 2/3 者 10 例，有效 5 例，无效 3 例。半年后随访仅有 1 例复发，较前为轻，治疗 2 个疗程获愈，总有效率为 96.3%。

出处：石瑜，吴志明 . 梅花针配合中药面膜治疗扁平疣 80 例 [J]. 皮肤病与性病，1999(4):27-28.

方法四：自制平疣擦剂

穴位：患处（阿是穴）。

方药：鸦胆子 20g。

操作：鸦胆子 20g 加 95% 酒精 760ml，浸泡 2 天，提取液过滤加氮酮 20ml 加香精适量后加蒸馏水至 1000ml 为止，分装每瓶 30ml，每 3 天外搽 1 次。

疗效：治愈率 90%，起效最快 3 天，2 周有 13 例消退，4 周共有消退 36 例。平疣擦剂（单味中药鸦胆子）治疗扁平疣安全有效，具有一定的优势，尤其是对病程长、疣体大、角化异常严重患者更为显著。

出处：李玄芳，胡飞，胡庆福 . 平疣擦剂治疗扁平疣 40 例疗效观察 [J]. 江西医药，2009, 44(9):911-912.

方法五：茄子

穴位：患处（阿是穴）。

方药：茄子。

操作：采用食用茄子，经清水洗干净后切开，置于热锅中加热至约 36℃，以不烫伤皮肤为限，置于患处热敷治疗，每天 3 次。

疗效：治愈率为 78%，茄子外敷治疗扁平疣，效果良好，无不良反应，取材方便，治疗简单，价格低廉。

出处：陈丽莉，曾洁，钟世冰 . 茄子外敷治疗扁平疣的临床观察 [J]. 赣南医学院学报，2012,32(6):932.

方法六：板仁散

穴位：患处（阿是穴）。

方药：板蓝根 30g，生薏苡仁 30g，马齿苋 30g，败酱草 30g，生牡蛎 30g，大青叶 15g，生香附 15g，木贼草 10g，露蜂房 10g。

操作：上述药物水煎，用纱布蘸取药液后外敷患处，每次 15min，每天 2 次。

疗效：总有效率为 95.45%，该方可破坏疣体的生长环境，从而引起疣体凋亡、加速皮损消退，且能改善瘙痒等不适症状，无严重不良反应发生。

出处：陈瑞萍，李媛丽，杨庆琪，等 . 异维A酸胶丸口服联合中药外敷治疗扁平疣进展期临床疗效研究[J].中华中医药杂志，2018,33(4):1670-1671.

方法七：消疣灵搽剂

穴位：患处（阿是穴）。

方药：制香附30g，木贼草30g，鸦胆子30g，枯矾30g，五倍子30g，黄芪60g，红花20g。

操作：上述药物粉碎后，适量酒精浸泡10天，过滤去渣，用纱布蘸取药液后涂抹患处。每天2次，10天为1个疗程。

疗效：1个疗程治愈者96例，2个疗程治愈者87例，3个疗程治愈者14例，3例无效，总有效率为98.5%，治愈病例未发生色素沉着和接触性皮炎等不良反应。

出处：司在和.消疣灵搽剂治疗扁平疣200例[J].四川中医，1998(11):43.

方法八：生苋草散

穴位：患处（阿是穴）。

方药：马齿苋30g，生地榆30g，积雪草30g。

操作：上述药物水煎取汁，湿敷于患处，每次20min。

疗效：30例扁平疣患者中，15例治愈，15例有效，总有效率为100%。

出处：叶静静，陈宁刚，叶姝，等.新型中药光敏剂湿敷联合PDT治疗面部扁平疣30例[J].浙江中医杂志，2018,53(10):766.

4.其他类型

方法一：白鲜汤

穴位：患处（阿是穴）。

方药：白鲜皮30g，白矾6g。

操作：加凉水150ml浸泡15min后，用文火煎煮15min，过滤后加入白矾溶化调匀。用棉签涂搽患处，每天5～7次，10天为1个疗程，复发者可重复使用。

疗效：36例患者疣体全部脱落，其中20例用药10天内疣体脱落，16例用药13天内疣体脱落；病程在1～5年内的9例患者，治愈后半个月复发，再继续治疗3天后，疣体萎缩脱落，未在复发。

出处：王明华，杨丽敏，丁士春.白鲜汤擦剂治疗扁平疣[J].中国农村医学，1998(4):37.

方法二：白胡椒方

穴位：患处（阿是穴）。

方药：白胡椒30g，五倍子20g，薄荷冰5g。

操作：上述药物研为细末，过100目筛备用。用药时最好先搓热局部，然后用醋调涂于皮损上，也可以用药粉干搽于局部，每天1次至数次。

疗效：寻常疣40例中，治愈33例（82.5%），有效2例（5.0%）；无效5例（12.5%）。扁平疣79例中，治愈67例（84.8%），有效4例（5.1%），无效8例（10.1%）。寻常疣疗程平均18.7天，扁平疣疗程平均25天。

出处：张述文，张美云，邢月娥，等.外敷白胡椒方治疗寻常疣扁平疣119例[J].中医杂志，1993(10):616.

方法三：红补擦剂

穴位：患处（阿是穴）。

方药：补骨脂30g，红花15g。

操作：上述药物加75%酒精100ml，浸泡1周后过滤外用，10天为1个疗程。用棉签蘸少许药液点涂在疣表面，每天2次。

疗效：50例患者45例痊愈（90%），3例显效（6%），2例无效（4%），平均见效为7天，总有效率为96%，愈后不留任何痕迹。

出处：乔丽华.自制“红补擦剂”治疗面部扁平疣50例[J].皮肤病与性病，1994(3):66.

方法四：香附木贼煎剂

穴位：患处（阿是穴）。

方药：香附90g，木贼90g。

操作：香附、木贼共煎20min，滤渣后将干净毛巾浸湿热敷患处，每天2次，每次0.5h，敷后药液存放，下次再用，成人儿童均宜，一剂药用7天为1个疗程，可连续应用。

疗效：42例患者中除1例好转外，41例全部治愈，有效率为100%。疗效出现时间均在14天以内，其中7天痊愈者25例，14天痊愈者16例。

出处：陆世珍，张立民.香附木贼煎剂外敷治疗扁平疣42例[J].甘肃中医，1991(4):38.

方法五：薏仁合剂

穴位：患处（阿是穴）。

方药：薏苡仁30g，板蓝根30g，马齿苋

30g，紫草 20g，败酱草 20g。

操作：煎煮后药汁外涂皮损，日 2 次。

疗效：有效率为 81.82%，表明薏仁合剂治疗扁平疣具有较好的疗效。15 例患者中 3 例 5 天治愈，5 例 10 天治愈，4 例 15 天治愈，3 例 30 天治愈。

出处：葛蒙梁，马利群，金祖余．薏仁合剂治疗扁平疣疗效观察 [J]. 北京针灸骨伤学院学报，1995(2):48.

方法六：香附苓草散

穴位：患处（阿是穴）。

方药：制香附 50g，木贼草 50g，苦参 30g，土茯苓 50g，紫草 30g，白芷 30g，薏苡仁 60g，苍术 30g，红花 30g，夏枯草 50g，大青叶 30g。

操作：上述药物粉碎，过 200 目筛备用，用温水调成糊状，均匀涂在面部，然后用石膏倒膜再外敷一层 30～40min 后，揭去倒膜，用清水洗去中药即可。每天 1 次，7 天为 1 个疗程，一般 2～3 个疗程方可获效。

疗效：有效率为 93.03%，43 例中，20 例痊愈；15 例；8 例无效，嘱其继续外敷治疗，3 个月后随访，有 5 例 6 个疗程后痊愈。

出处：周丽．中药面膜倒膜疗法治疗扁平疣 43 例 [J]. 河南中医，1999(3):32.

方法七：薏苡兰根散

穴位：患处（阿是穴）。

方药：薏苡仁 30g，板蓝根 30g，连翘 20g，香附 15g，白鲜皮 15g，生地 15g，焦栀子 15g，赤芍 15g，牡丹皮 15g，蝉蜕 15g，苦参 20g。

操作：上述药物加水 1500ml，取 1000ml, 再加水 1000ml，煎取 500ml，将两次煎液混合后，分为两份，1 份用 2 次温敷患处 20min，每天 2 次，1 周为 1 个疗程。

疗效：35 例患者中痊愈 31 例，显效 2 例，有效 1 例，无效 1 例。治愈率为 85.72%，有效率为 97.14%。

出处：张立平，祝玉范，张养芝．中药外敷治疗扁平疣 35 例报告 [J]. 皮肤病与性病，2000(2):29.

【按语】

扁平疣外治法中常见的中医证型为风热蕴结、湿热毒蕴、热毒瘀结等，临床上扁平疣多以风热蕴结证为主，治宜疏风清热解毒、软坚散结消疣。上述各方虽组成各异，但均是根据扁平疣的病因病机特点组方用药，可起疏风清热解毒、活血化瘀散结等功效。扁平疣外治常采用贴敷的方法，穴位贴敷是中医药传统特色治疗方法，根据“外治之理，即内治之理；外治之药，即内治之药”的原则，临床上常将中药外用、通过选取特定穴位贴敷药物，以改善经络所属脏腑功能，从而达到增强抵抗力、祛除邪气、扶正强身的效果，由经络内传脏腑以调节人体内在的气血阴阳，达到内外同治的效果。在操作上多采用涂搽、熏洗、湿敷穴位治疗等方法，中药外用优势主要表现为作用直接、操作简单，通过药物作用于皮肤，使腠理开疏药物渗入，从而达到治愈疾病的目的。

穴位贴敷治疗扁平疣从用药特点看，单味中药马齿苋、板蓝根、香附、木贼、大青叶治疗扁平疣有较好的疗效。从药物配伍原则看，主要的配伍药对为蛇床子、紫草、乌梅、当归、丹参、夏枯草、三棱、苦参、贯众、红花、蜂房、牡蛎、薏苡仁、莪术、灵磁石、大青叶、香附、木贼、板蓝根、马齿苋。其中有补益、活血化瘀、攻毒杀虫止痒以及清热的常见组合，清热组可以用于治疗风热毒蕴型的扁平疣。从选穴来看，治疗扁平疣主要选取的为局部阿是穴（扁平疣区）。

（五）神经性皮炎

【概述】

神经性皮炎又称慢性单纯性苔藓，是由多种因素导致的一种常见的慢性炎症性皮肤病。其临床常见皮损，多是圆形或多角形的扁平丘疹融合成片，搔抓后皮损肥厚，皮沟加深，皮嵴隆起，形成苔藓样变，呈阵发性瘙痒，通常多发生在颈部、手腕、手臂、手肘、小腿或尾骨部、肛门等部位，女性更易发病，尤其是 30—50 岁者，儿童少见，有皮炎、湿疹或类似皮肤病的或家族病史者更易患神经性皮炎。根据受累范围的大小，可分为局限性神经性皮炎和播散性神经性皮炎。本病病因尚不清楚，神经精神因素，搔抓及摩擦等可诱发或者加重本病。本病易复发，部分患者在去除诱发因素后，经过积极治疗可以痊愈，该病病程可达数月或数年之久。

【现代穴位贴敷文献】

1. 风湿蕴肤型

方法一：蜈矾膏

穴位：患处（阿是穴）。

方药：蜈蚣、枯矾。

操作：用蜈蚣数条研末与枯矾细末、麻油调匀而成，涂抹与患处，7 次为 1 个疗程。

疗效：120 例患者全部有效，其中 1 个疗程内痊愈 80 例，2 个疗程内痊愈 30 例，有效 10 例，痊愈率为 91.6%，总有效率为 100%。

出处：张俊，张德基．刺络拔罐加敷蜈矾膏综合治疗神经性皮炎 120 例 [J]. 中国针灸，1996(11):47.

方法二：神枫膏

穴位：患处（阿是穴）。

方药：大枫子、蛇床子、雄黄、黄柏。

操作：嘱患者每天搽药 2～3 次，搽时用手按摩患处 15min，促使药物更快进入皮内。7 天为 1 个疗程，最多不超出 3 个疗程。

疗效：80 例患者痊愈 45 人，显效 16 人，好转 9 人，无效 10 人，痊愈率为 56%，总有效率为 88%。

出处：侯恩征，眭维耻，刘兰秋，等．神枫膏治疗神经性皮炎及慢性湿疹 [J]. 中国新药与临床杂志，1999(4):245.

方法三：除湿止痒软膏

穴位：患处（阿是穴）。

方药：蛇床子、苦参、黄连、黄柏、白鲜皮、虎杖、紫花地丁、地肤子、萹蓄、茵陈、苍术、花椒、冰片。

操作：局部外用，洗净患处后涂上一薄层，然后反复按擦数次，每天 3 次，疗程 4 周。

疗效：62 例患者经 4 周治疗后，痊愈 16 例，占 25.8%；显效 26 例，占 41.9%；有效 19 例，占 30.6%；无效 1 例，占 1.6%。显效率为 67.7%，总有效率为 98.0%。用药起效时间最快 5 天，病程短、皮损薄的患者起效快，较肥厚的皮损起效慢。

出处：胡晓军，李红玲．除湿止痒软膏治疗慢性单纯性苔藓 62 例 [J]. 中医临床研究，2011, 3(15):54.

方法四：湿毒膏

穴位：患处（阿是穴）。

方药：青黛 150g，黄柏 310g，煅石膏 310g，煅炉甘石 180g，五倍子 90g。

操作：上述药物研末后加凡士林调成膏剂，外涂每天早晚各 1 次，连续治疗 2 周。

疗效：总有效率为 93.33%。此治疗方法能缓解风湿蕴肤型神经性皮炎症状，患者的皮损面积、苔藓化程度以及瘙痒程度治疗后均明显下降。

出处：陈梦学，叶文珍，周翎，等．梅花针叩刺配合湿毒膏外用治疗风湿蕴肤型神经性皮炎 30 例 [J]. 福建中医药，2018,49(1):7-8.

方法五：皮炎膏

穴位：患处（阿是穴）。

方药：黄柏 25g，蛇床子 25g，白芷 25g，枯矾 10g，硫黄 15g，雄黄 15g，铜绿 15g，樟丹 15g，轻粉 25g。

操作：先将各药物分别粉碎，过筛，按上述量称取混匀，备用。取基质约 500g 加氮酮 15ml 搅拌均匀后加入药粉混匀，软膏呈粉红色，色度均匀即可。用温水洗净患处，涂搽该药于患处，轻轻摩擦至热感。每天 3～4 次，每 10 天为 1 个疗程。

疗效：106 例患者，治愈率 87.7%，有效率 10.4%，无效率 1.9%。总有效率为 98.1%。

出处：单振顺．皮炎膏治疗神经性皮炎 106 例 [J]. 中药材，1996(6):320-321.

方法六：消癣汤

穴位：患处（阿是穴）。

方药：荆芥 30g，白鲜皮 30g，大黄 30g，大枫子 30g，苦参 30g，枯矾 20g。

操作：上述药物水煎适量外敷患处。

疗效：总有效率为 97.50%，随访 60 天，3 例复发，比发病时减轻，治疗有效。

出处：韩立新，李庆伟，刘素芹．消癣汤内服加外敷治疗局限性神经性皮炎随机平行对照研究 [J]. 实用中医内科杂志，2013,27(16):10-11.

方法七：硫穗散

穴位：患处（阿是穴）。

方药：硫黄 20g，冰片 5g，荆芥穗 40g。

操作：上述药物搅碎成粉末，与醋调成湿药末，外敷于患处，每天 2 次，治疗 2 周。

疗效：该方治疗神经性皮炎总有效率为

88%，治疗中未出现任何不良反应，说明在治疗神经性皮炎方面具有疗效好、安全性强等特点。

出处：何玲 . 针刺配合中药外用治疗神经性皮炎疗效观察 [J]. 上海针灸杂志 ,2011,30(12):856.

方法八：双槿散

穴位：患处（阿是穴）。

方药：木槿皮 30g，土荆皮 30g。

操作：木槿皮、土荆皮浸泡于 250ml95% 的酒精中，7 天后使用，外涂阿是穴，每天 2 次，10 天 1 个疗程。

疗效：总有效率为 95.1%，本病以病程短、病灶少、年龄小且能良好配合治疗之患者疗效好，反之较差。

出处：卢泽强 . 针灸配合中药外涂治疗神经性皮炎 41 例 [J]. 上海针灸杂志 ,2002(6):29.

方法九：双乌散

穴位：患处（阿是穴）。

方药：生川乌 20g，生草乌 20g，细辛 10g，川椒 10g，乳香 10g，木鳖子 10g，苍术 10g，黄柏 10g。

操作：上述药物研末后加热醋煎，调成糊状后外敷于患处，再用胶布固定。

疗效：20 例患者痊愈 15 例，占 75%；显效 2 例，占 10%；有效 2 例，占 10%；无效 1 例，占 5%；总有效率为 95%。

出处：杨延青 , 杨晨宙 . 中药外敷针刺治疗神经性皮炎 [J]. 山西职工医学院学报 ,2007(4):46.

方法十：蜈黛软膏

穴位：患处（阿是穴）。

方药：蜈蚣、硫黄、浙贝母、黄柏、五倍子、荆芥、蛇床子、白矾、青黛、山慈菇、冰片、莪术。

操作：上述药物粉碎后制成膏剂，涂抹患处，每天 2 次，疗程 4 周。

疗效：78 例患者经 4 周治疗后，痊愈 17 例，占 21.8%；显效 32 例，占 41.0%；有效 27 例，占 34.6%；无效 2 例，占 2.6%。显效率为 62.9%，总有效率为 97.4%。

出处：胡晓军 , 王曙霞 . 蜈黛软膏治疗慢性单纯性苔藓 78 例 [J]. 实用医学杂志 ,2009, 25(15): 2587.

2. 肝郁化火型

方法一：丝瓜叶膏

穴位：患处（阿是穴）。

方药：鲜丝瓜叶、蒲公英。

操作：上药水煎 3 次过滤，将 3 次过滤汁合并在一起，加入老陈醋，配制为药汁 1/5，用文火浓缩成半凝固状药膏，每天涂搽患处 2～3 次。

疗效：治疗组 29 例，临床治愈 24 例，有效 3 例，无效 2 例，总有效率为 93%。

出处：曾志平 . 艾灸法配合“丝瓜叶膏”治疗神经性皮炎疗效观察 [J]. 中国社区医师 ,2003(14): 37–38.

方法二：羊仙膏

穴位：患处（阿是穴）。

方药：羊蹄、凤仙透骨草。

操作：上述药物各 50g，捣碎后加盐制成糊状外敷于患处，每天 3 次，连续使用 14 天。

疗效：20 例肝郁化火型患者，治愈 18 例，好转 2 例，总有效率为 100%。羊仙膏外敷治疗神经性皮炎疗效良好，能改善皮肤病生活质量，缓解焦虑和抑郁状态，治疗皮损肥厚、心烦易怒、皮肤皲裂效果明显，羊仙膏治疗肝郁化火型疗效最好。

出处：高莹 , 周天 , 顾元烨 , 等 . 基于 DLQI、HAMA、HAMD 量表及 PRO 的羊仙膏外治神经性皮炎的临床研究 [J]. 时珍国医国药 , 2021, 32(5): 1149–1151.

3. 血虚风燥型

方法一：青鹏软膏

穴位：患处（阿是穴）。

方药：棘豆、毛诃子、麝香、亚大黄、余甘子、宽筋藤。

操作：取该方涂抹患处，每天 2 次。

疗效：神经性皮炎通过青鹏软膏治疗疗效显著，同时安全性良好，总有效率为 97.44%。

出处：朱磊 . 地奈德乳膏联合青鹏软膏治疗神经性皮炎的临床观察 [J]. 中国社区医师 ,2019, 35(35):88,91.

方法二：复方蛇床子贴膏

穴位：患处（阿是穴）。

方药：蛇床子 15g，白鲜皮 12g，当归 10g，丹参 10g，薄荷 1g。

操作：上述药物加入达克罗宁 1g，苯海拉明 0.5g，基质 50g，制成贴膏，取与皮损面积大小相同的贴膏，贴于患处，48h 更换 1 次，用药 6 天停药 1 天，14 天为 1 个疗程，观察 2 个疗程。

疗效：60 例患者中痊愈 34 例（56.67%），显效 15 例（25.00%），有效 9 例（15.00%），无效 2 例（3.33%），总有效率为 96.67%。复方蛇床子贴膏治疗神经性皮炎，疗效高，治愈后不易复发，弥补了激素类外用药治愈后很快复发的不足，是治疗神经性皮炎的有效方法。

出处：王刚生，四荣联，王风琴，等.复方蛇床子贴膏治疗神经性皮炎 60 例 [J]. 中国中西医结合杂志，1997(6):373.

方法三：养血润肤剂

穴位：患处（阿是穴）。

方药：当归 30g，白芍 30g，茯苓 30g，黄芪 30g，关黄柏 15g，丹参 15g。

操作：上述药物先加入冷水 1000ml，煮沸 20min，滤过后用温度计测量药液温度至 40℃，将纯棉毛巾在药液中浸湿，拿出后拧至不滴水为度，趁热敷于患处，其外再加盖保鲜膜，稍凉再换，如此连续操作。每天 2 次，每次 30min。

疗效：养血润肤剂在皮损形态、皮损面积、苔藓样数目、肥厚程度、色素沉着、瘙痒程度、伴随症状等方面均有改善，安全性良好。

出处：陶娟娟.闭合性热湿敷治疗局限性慢性单纯性苔藓（血虚风燥型）临床疗效观察 [D]. 乌鲁木齐：新疆医科大学，2021.

方法四：大风子膏

穴位：患处（阿是穴）。

方药：大枫子、苦参、土荆皮、硫黄、麻油、凡士林。

操作：涂药前洗手，将药膏均匀覆盖靶皮损，每晚 1 次，涂药后用塑料保鲜膜封包患处，8h 后除去保鲜膜，封包法治疗 2 周后，改为每晚只涂药不封包，持续治疗 2 周，整个疗程共计 4 周。

疗效：总有效率为 91.5%，大枫子膏对神经性皮炎肥厚性皮损有明显的疗效，能有效抑制瘙痒，改善皮损的面积、红斑、鳞屑、肥厚程度，且随着用药时间的延长，大枫子膏疗效更明显。

出处：卢言.大风子膏封包治疗慢性湿疹、神经性皮炎肥厚性皮损的临床研究 [D]. 上海：上海中医药大学，2020.

4. 其他类型

方法一：甘石青黛膏

穴位：患处（阿是穴）。

方药：青黛、煅炉甘石、煅石膏、关黄柏、苦参、冰片。

操作：每天早晚各涂药 1 次，按摩 10 圈约 2min，以不黏腻为度，4 周为 1 个疗程。

疗效：甘石青黛膏治疗神经性皮炎作用相对持久，复发率低，且未发现不良反应，缩小皮损面积及缓解瘙痒方面较好。

出处：姜颖娟，蔡玲玲，张妙良，等.甘石青黛膏治疗神经性皮炎疗效观察 [J]. 北京中医药，2017,36(10):926-928.

方法二：金黄膏

穴位：患处（阿是穴）。

方药：天南星 1000g，陈皮 1000g，苍术 1000g，厚朴 1000g，黄柏 2500g，姜黄 2500g，甘草 1000g，白芷 2500g，天花粉 5000g，大黄 2500g。

操作：将此方轻涂抹于患处，加盖塑料薄膜，每天 1 次。

疗效：30 例患者痊愈 12 例，显效 8 例，有效 6 例，无效 4 例，显效率为 66.67%，总有效率为 86.67%。金黄膏治疗神经性皮炎，能明显改善患者的皮损状态，减退色素沉着，止痒效果尚佳。

出处：张琦.划痕疗法联合金黄膏治疗局限性神经性皮炎的临床研究 [D]. 南昌：江西中医药大学，2021.

方法三：改良版紫草膏

穴位：患处（阿是穴）。

方药：紫草、露蜂房、麻油。

操作：将紫草置于山茶油中加热，炸至药材枯黄色时除去药渣，加入蜂蜡来调节硬度，制成半固体状的油膏。夜间使用改良版紫草膏外涂患处 1 次，缓慢轻揉 3～5min 至完全吸收。

疗效：总有效率为 87.50%，改良版紫草膏能改善局限性神经性皮炎的皮损厚度、色泽及瘙痒程度，但起效时间较慢，需坚持使用。

出处：史申宇.改良版紫草膏联合尤卓尔乳膏治疗局限性神经性皮炎的疗效观察 [D]. 杭州：

浙江中医药大学,2019.

方法四：黑色拔膏棍

穴位：患处（阿是穴）。

方药：土大黄60g，大枫子60g，百部60g，皂刺60g，鲜凤仙花30g，透骨草30g，马钱子30g，苦杏仁30g，银杏30g，蜂房30g，苦参子30g，穿山甲15g，川草乌15g，全蝎15g，斑蝥15g，金头蜈蚣15条、白及面30g，藤黄面15g，轻粉面15g。

操作：取略大于皮损的干净胶布一块，将黑色拔膏棍直接在火上烤，待融化欲滴时摊涂于胶布上，然后趁热粘贴于患处，胶布固定。第1次治疗后未出现刺激及过敏反应，可继续用药，1周1次，4周为1个疗程。

疗效：31例患者皮损痊愈率为6.5%，显效率为58.0%，有效率为29.0%，总有效率为93.5%。

出处：金奇英.黑色拔膏棍治疗局限性神经性皮炎及慢性肥厚性湿疹的临床疗效观察[D].北京：北京中医药大学,2010.

方法五：清肤膏

穴位：患处（阿是穴）。

方药：薄荷脑、樟脑、丁香油、桉叶。

操作：清肤膏，即氟轻松软膏10g与清凉油1g调匀而成。对病程短、皮炎轻的直接外涂皮损处，每天3次，10天为1个疗程。

疗效：用清肤膏涂上后立即止痒，病程短，皮疹小而轻者，3～5天治愈，病程长，皮疹大而厚者，5～8天痊愈，平均疗程6天。清肤膏对神经性皮炎的治疗，无论近期或长远疗效都超过氟轻松和清凉油。

出处：沈秀凤.清肤膏外治神经性皮炎60例[J].浙江中西医结合杂志,1998(1):63-64.

方法六：樟冰擦剂

穴位：患处（阿是穴）。

方药：樟脑、冰片。

操作：二药等份共研细末（即樟冰散），视皮损大小，取适量樟冰散加入75%酒精以刚能使樟冰散溶解为度，然后用棉球蘸此药液在病损处反复涂搽，隔3～4天换药。

疗效：一般3～5次即可明显好转或痊愈，15例患者，其中4例为初起神经性皮炎，表现为成群针头、米粒大小扁平丘疹，用本法治疗3次即愈，其余慢性者因长期搔抓而形成苔藓样损害用本法治疗4～5次后亦愈。

出处：贾秉禄.樟冰擦剂加伤湿止痛膏贴敷治疗神经性皮炎[J].青海医药,1983(1):67.

方法七：地椹籽

穴位：患处（阿是穴）。

方药：野桑椹、石龙芮。

操作：根据病变部位的大小将适量地椹籽捣烂外敷于病灶局部，慎勿接触正常皮肤。用无菌敷料包扎固定。敷药后2～4h病灶局部出现发热、烧灼感，8～24h局部发红继而起小水疱，此时用无菌注射器将疱内液体抽出。一般敷药1次即可，如病灶局部无水疱出现，可按同样方法再敷药1次。每1～2天涂药1次，3次后即可暴露待其自愈。

疗效：35例患者治愈33例，治愈率为94.29%，1例敷药治疗1次后因地址变迁未随访，另1例敷药1次后自行停止治疗，但皮损消退＞60%，症状明显改善，显效率为2.86%，总有效率为97.15%。用此法治愈的33例患者，经1～3年的随访均无复发。

出处：王庆忠.地椹籽外敷治疗神经性皮炎35例疗效观察[J].天津医药,1998(1):28.

方法八：复方轻冰膏

穴位：患处（阿是穴）。

方药：轻粉15g，樟脑5g，薄荷脑5g，冰片10g，硫黄10g，枯矾10g，川椒10g，凡士林30g。

操作：将上述前8种药分别研成极细粉末后混匀，加凡士林混合制成膏剂。暴露皮损部位，常规消毒，然后将该药膏直接涂搽于皮损部位上，再用薄层纱布覆盖固定，夏季可不用塑料薄膜，隔天1次，7次为1个疗程。

疗效：52例患者中治愈43例（82.7%），显效3例（5.8%），好转4例（7.7%），无效2例（3.8%），总有效率为96.2%。

出处：魏玲,苑贵毕,李盛华.复方轻冰膏治疗局限性神经性皮炎疗效观察[J].新中医,1996(6):48.

方法九：硫矾膏

穴位：患处（阿是穴）。

方药：硫黄、明矾、玄明粉、水杨酸、冰片。

操作：上述药物共研细末过100目筛，加凡士林、石蜡油为基质研匀制成软膏，用时以棉棒将药膏涂于患处，每天1～2次。

疗效：一般外涂1～2次后见效，痒缓解皮损渐变软变薄。病程短或皮损较轻者可于15～30天内症状解除，皮损逐渐改变为正常，病程长或皮损较重者可于30～90天内痊愈。

出处：高学礼.硫矾膏治疗神经性皮炎临床分析[J].山东医药工业,1996(2):8.

方法十：白黄冰膏

穴位：患处（阿是穴）。

方药：冰片粉3g，白及粉30g，大黄粉50g，10%硫软膏10g。

操作：过80目筛的冰片粉、白及粉和大黄粉，加入10%硫软膏后，加凡士林及植物油调成糊状，均匀涂抹于患处，并嘱患者4h内不得碰水，每3天治疗1次。

疗效：45例患者，其中39例痊愈，痊愈率达86.67%，总有效率达100.00%，未发现明显不良反应。大多数患者在1次治疗后就有明显好转，特别是对皮损肥厚的患者，这种好转更为明显，可见其皮损明显变薄。

出处：沙艳.梅花针联合自制中药膏剂涂擦治疗神经性皮炎45例临床观察[J].中医临床研究,2016,8(14):98-99.

方法十一：牛肉斑蝥

穴位：患处（阿是穴）。

方药：斑蝥、雄黄、经粉、冰片、硼砂、新鲜生牛肉、藏茵陈、白藏。

操作：根据皮损范围大小，取药粉适量，用食醋拌匀调糊状，涂在患处包扎。大约3～4h患处表皮可起多个水疱，然后将肉片敷在患处，用纱布块或布料包扎1～2天，患处表皮剥脱，用藏茵陈、白芷等份，水煎后擦洗患处，洗数次，每天1次。如皮损过重或时间较长，可按上述方法重治1次，以防复发。

疗效：10例患者全部治愈，病程最长5年，最短1个月，9名患者治病前接受过其他治疗均无明显效果。用“牛肉斑蝥”外敷，疗程均在1周左右见效。随防4例1年未见复发。

出处：军荣.用“牛肉斑蝥”等外敷治疗神经性皮炎[J].青海医药杂志,1988(6):58.

方法十二：鲜乌方

穴位：患处（阿是穴）。

方药：鲜辣子草12g，川乌3g，草乌3g。

操作：先将生二乌研细，辣子草捣烂，混合后，加老陈醋，调成糊状，涂布患处，盖以纱布，固定。病区太大或数病区者可分区分批进行治疗。敷药时间最长8h，最短者敷5h，敷后将药连同胶布一并除去，待其发疱。

疗效：100例患者病程长者33年，最短者5个月以上，痊愈67例，基本痊愈21例，好转2例，无效5例，总有效率为95%。

出处：艾阳清.中草药贴敷治疗神经性皮炎[J].四川中医,1987(5):38.

方法十三：自拟肤清膏

穴位：患处（阿是穴）。

方药：氟轻松软膏、清凉油、樟脑、冰片、山莨菪碱。

操作：每天3次，治疗期间，力求生活规律，禁食辛辣、酒、鱼虾之品。

疗效：经1个疗程治疗后，380例患者治愈342例（90%），好转33例（8.7%），无效5例（1.3%），总有效率为98.7%。

出处：王旭龙,叶平,段军安.自拟肤清膏治疗神经性皮炎效果观察[J].人民军医,2000(9):544.

方法十四：润肌皮肤膏

穴位：患处（阿是穴）。

方药：大枫子仁、红粉、蓖麻子仁、樟脑。

操作：上述药物经调制成糊状。先用细布包药涂搽患部，开始每天2～3次，3～5天后若无不良反应则用棉棒将润肌皮肤膏薄涂于患处，于涂药后1～2min再将略大于涂药面积的橡皮膏紧密贴敷于患处，一般1～2天更换药物及橡皮膏1次。换药前最好先用松节油棉球把残存的药膏及橡皮膏的痕迹轻轻擦净。

疗效：痊愈27人，占54%；显效13人，占26%；好转10人，占20%；有效率为100%。愈后随访，长者一年半，短者3个月，尚未发现复发病例。

出处：马升.润肌皮肤膏治疗神经性皮炎的疗效观察[J].锦州医学院学报,1985(3):73-74.

【按语】

神经性皮炎外治法中常见的中医证型为风湿蕴肤、肝郁化火、血虚风燥等，中医药外治法治疗神经性皮炎主要是以中药贴敷和涂抹为主，人体皮肤经皮吸收能力是外用药物治疗皮肤病的基础，穴位贴敷可以使药物直接作用于皮损处，减少药力作用时间。外治还可以避免口服、输液等方式对胃肠道、肝脏的刺激，具有不良反应小，简便易行等特点，广大患者普遍能够接受。在上述使用外治法治疗神经性皮炎的临床记载中看出，外治法中无论是自制中药制剂外敷，还是中成药制剂外敷，其有效率都可以和已确定疗效的丁酸氢化可的松、派瑞松、芙美松、复方氟米松软膏等激素类药物相当或者有更优良的疗效。在使用穴位贴敷治疗神经性皮炎时，是以中医辨证论治法为前提，与内治法的辨证用药一脉相承，这在一定程度上可以更加准确地对症用药。

穴位贴敷疗法治疗神经性皮炎，其用药从用药特点看，使用频数最高的中药为白鲜皮、苦参、防风、当归、荆芥和生地黄。所用药物功效中以清热药、解表药、补虚药、杀虫止痒药和平肝息风药使用最多，药物归经分别是肝经、脾经和胃经。药性上主要为寒凉性药、温性药和平性药，寒凉性药中主要为清热药，包括清热燥湿药，如苦参、白鲜皮、黄柏、黄芩等；清热解毒药如蒲公英、金银花、芒硝；清热泻火药如栀子，清热凉血药如生地黄、牡丹皮、赤芍。此类药具有清泄里热的功效，部分药兼有燥湿、解毒、养阴、活血之功。其中清热燥湿药使用频率最高，可见清除湿热之邪在外治神经性皮炎中达成了高度共识。此外，辛凉透表药，如牛蒡子、蝉蜕、薄荷，取其祛风止痒，透热外出之效。温热性药中多为杀虫药，如蛇床子、硫黄、雄黄、花椒、大枫子、樟脑，此类药使用频率在温热性药中占比较大，多辛温有毒，具有攻毒消肿、杀虫止痒、收湿敛疮之效；辛温解表药，如防风、荆芥、细辛，宣通毛窍，调和营卫，输布津气，祛风湿药，如苍术、徐长卿、透骨草、草乌，祛风湿，止痛；活血药，如斑蝥、皂角刺、当归，行滞活血消瘀，温经药艾叶，此药外用除具有温煦气血、透达经络之外，尚有杀虫止痒之功。药性平和，用之多因其在功效上各有所长。如刺蒺藜长于祛风止痒，内可平肝疏肝，外可疏散外风，常用于风邪郁闭肌肤等症。全蝎可息风止痉、攻毒散结、通络止痛。神经性皮炎治疗中较为常用的药物多为清热药、解表药与补虚药，说明神经性皮炎多以体虚蕴热为本，风邪侵袭为标。从选穴来看，治疗神经性皮炎主要选取的为局部阿是穴。

（六）丹毒

【概述】

丹毒大多是由乙型溶血性链球菌引起的急性感染性疾病，可影响皮肤表层、皮下组织内淋巴管及其周围软组织。本病发无定处，多发生在小腿和面部，也可发生在足背，可见突然发红成片，色如涂丹，与周围正常的皮肤之间有明显界线，多为单侧性。该病多发生在过度劳累者、伴有淋巴水肿和慢性皮肤溃疡的人群，女性发病率高于男性，但在年轻人中，男性更常见，夏季发病率较高。起病之前可有全身症状，如寒战、发热、头痛、恶心、呕吐等症状。病情多在4～5天达高峰，炎症消退后，局部可能留有轻度色素沉着和脱屑。丹毒患者的预后较好，大多数患者在抗生素治疗后可治愈，但是皮肤可能需要几周才能恢复正常，且治愈后常常有脱屑的现象。此外，如果患者的基础疾病没有进行有效的治疗，丹毒容易复发。

【现代穴位贴敷文献】

1. 风热毒蕴证

方法一：木冰散

穴位：患处（阿是穴）。

方药：木鳖子100g，朴硝100g，冰片10g。

操作：先将木鳖子去壳研细，再入朴硝与冰片，三药共研极细末，每次药量70g，用香油调匀，外敷患处，覆盖纱布或绷带包扎好，每天换药1次，3天为1个疗程。若未愈，继续外敷上药。

疗效：木冰散外敷治疗急性丹毒27例，1次愈者6例，2次愈者13例，3次愈者5例，4次愈者2例，1例因下肢抓破继发感染无效。

出处：龚景林．“木冰散”外敷治疗丹毒[J].四川中医,1985(7):41.

方法二：五黄液

穴位：患处（阿是穴）。

方药：大黄、黄芩、黄连、黄柏、雄黄。

操作：上述药物等量，白酒浸泡1周后贴敷患处使用，7天为1个疗程，连续观察14天。

疗效：60例患者，治愈率为91.67%，总有效率为100%，55例治愈的患者均在11～14天痊愈，多数在8～10天。

出处：郑学梅．自拟中药方内服外敷配合西药治疗丹毒60例[J]. 中医药临床杂志，2005(4): 388.

方法三：冰硝散

穴位：患处（阿是穴）。

方药：冰片20g，芒硝2000g。

操作：将冰片、芒硝研为粗末，搅匀，装入袋内，均匀敷于患处，外用一次性尿垫固定。3h左右待药袋湿透后即将药袋解下，晾干，然后将布袋内药物阴干研成粗末，以备再次使用，等药物变成白色粉末即停止使用，每天2次。

疗效：60例患者治疗5天后，治愈15例、显效36例、有效9例；治疗10天后，治愈48例、显效12例。

出处：魏俊伶，高晓宁，段丽娜．冰硝散治疗丹毒的疗效观察和护理[J]. 光明中医，2011, 26(7): 1458-1459.

方法四：如意金黄散

穴位：患处（阿是穴）。

方药：姜黄、大黄、厚朴、陈皮、黄柏、苍术、甘草、白芷、生天南星、天花粉。

操作：上述药物与凡士林、石蜡油调和外敷患处，每天更换1次。

疗效：总有效率为92.11%，该方治疗丹毒疗效确切，不良反应小，并能显著缩短病程，减轻患者的临床症状。

出处：孙红君，朱勇，陶运娟，等．加味黄连解毒汤联合如意金黄散外敷治疗面部丹毒38例[J]. 陕西中医，2017,38(2):182-183.

方法五：鲜马齿苋膏

穴位：患处（阿是穴）。

方药：马齿苋。

操作：将马齿苋捣碎后制成糊状物，外涂于患处，覆盖纱布和医用胶布固定，每天2～3次。

疗效：总有效率为98.00%，鲜马齿苋膏具有清热解毒，散血消肿之功效。

出处：郑娜，王芸．联合鲜马齿苋膏治疗丹毒的疗效观察[J]. 中国老年保健医学，2015, 13(2): 89-90.

方法六：龙珠软膏

穴位：患处（阿是穴）。

方药：麝香、牛黄、冰片、珍珠、琥珀、硼砂。

操作：涂抹与患处，每天1次。

疗效：总有效率为83.33%，该方可缩短病程。

出处：范华云，肖经芮，陈伟炳，等．龙珠软膏联合加味四妙勇安汤及五水头孢唑林钠治疗丹毒临床观察[J]. 陕西中医，2015,36(8):1020-1021.

方法七：明雄膏

穴位：患处（阿是穴）。

方药：枯矾、雄黄。

操作：患处外敷，每天换药1次。

疗效：治愈率为95.65%，总有效率为100%，明雄膏治疗丹毒疗效显著，可以缩短疗程，减少复发，减轻患者负担。

出处：李伟．明雄膏治疗丹毒临床观察[J]. 中国中医急症，2009,18(6):907-908.

方法八：清热消肿膏

穴位：患处（阿是穴）。

方药：天花粉、芙蓉叶、黄柏、大黄、肉桂、公丁香、姜黄、沙姜、白芷、天南星、苍术、厚朴、陈皮、牙皂、樟脑、白胡椒。

操作：除樟脑外，其与药物粉碎成细粉，过筛混匀制成混合粉。加水和蜂蜜，煮沸过滤，取出放至稍冷，加樟脑粉搅拌均匀即得，外敷患处。

疗效：显效40例，有效26例，总有效率达100%，该方有助于提高治愈率，缩短治疗时间，减少痛苦。

出处：张宇光，孙艳苏．清热消肿膏配合西药治疗丹毒疗效观察[J]. 实用中医药杂志，2005(7): 418-419.

方法九：铁箍散软膏加止痛膏

穴位：患处（阿是穴）。

方药：大青叶、芙蓉叶、黄连、大黄、黄柏、明矾、五倍子、铜绿、没药、黄丹、乳香、胆矾、川楝子、花椒、蜂蜡、浙贝母、白芷、樟脑、冰片、麝香、薄荷脑、广木香。

操作：涂抹于患处，每天 1 次。

疗效：治愈 30 例，治愈率 93.75%，好转 2 例，总有效率 100%。本方法对本病具有清热解毒，活血消肿的功效。

出处：郭宏珺，杨志光，杨健，等．铁箍散与止痛膏配合中药内服治疗下肢丹毒 32 例 [J]. 陕西中医，2007(8):1035–1037.

方法十：紫金连膏

穴位：患处（阿是穴）。

方药：黄连 50g，黄柏 50g，金银花 50g，白芷 50g，大黄 30g，紫草 30g，冰片 8g。

操作：将此方涂于纱布上，外敷患处，每天 2 次。

疗效：72 例患者全部为显效，患部皮肤及灼热明显减轻或消失，血常规检查示白细胞总数及中性粒细胞比例正常。

出处：任建锋，李晓英．紫金连膏外敷治疗丹毒临床疗效观察 [J]. 中国民间疗法，2014,22(6):19–20.

2. 湿热内蕴证

方法一：黄虎散

穴位：患处（阿是穴）。

方药：大黄 150g，虎杖 150g，芒硝 150g，冰片 150g。

操作：将其粉碎成麸糠大小样颗粒，用醋调润后装入纱布袋，外敷于患肢皮肤红肿区，下肢皮肤有破溃，应将破溃处暴露于敷药之外，然后用保鲜膜适度包扎，松紧适宜，以防药袋脱落及干燥，1～2 天更换 1 次，敷药期间应注意观察患处皮肤情况。

疗效：49 例患者全部治愈，1～2 天后红、肿、痛明显减轻，1 周左右红、肿、痛基本消失。经随访 1～2 年，均无 1 例复发。采用中药外敷，能够有效减轻疼痛，促进红肿消退。

出处：彭玲 .49 例中药外敷辅助治疗下肢丹毒的护理 [J]. 中国老年保健医学，2015,13(1):120.

方法二：柏黄散

穴位：患处（阿是穴）。

方药：黄柏、大黄。

操作：黄柏、大黄等份研粉适量，以青茶汁调成糊，以敷患处，干则易之，每天数次。

疗效：柏黄散外敷共治疗 14 例丹毒，取得了满意效果，取效时间最短 5 天，最长 7 天。

出处：曹方兰，杨得明，查峰．柏黄散外敷疗丹毒 [J]. 中国中医药科技，1998(6):341.

方法三：四黄散

穴位：患处（阿是穴）。

方药：大黄 15g，黄柏 10g，黄芩 10g，黄连 6g。

操作：上述药物打粉，敷于患处，用无菌绷带包扎固定，每天 1 次。

疗效：30 例患者，治愈 27 例，好转 3 例，总有效率达 100%，该方在使体温恢复正常以及局部症状消失时间上效果显著。

出处：顾静意．砭镰法联合中药外敷治疗下肢丹毒效果观察 [J]. 中国乡村医药，2017,24(24):59–60.

方法四：苍术泽泻膏

穴位：患处（阿是穴）。

方药：苍术 1500g，泽泻 750g。

操作：上药加水适量，煎 2 次取汁，约为 4000ml，用文火浓煎，待筷子搅拌至稍稠，约加入蜂蜜 500g，调制成膏，低温存贮，每天 2 次。

疗效：26 例经 1 个疗程治疗后，22 例治愈；2 例好转；2 例无效，治愈率为 84.6%。

出处：朱波．苍术泽泻膏治疗复发性丹毒 26 例 [J]. 浙江中医杂志，1999(7):293.

方法五：加味金黄散膏

穴位：患处（阿是穴）。

方药：大黄 25g，黄柏 25g，姜黄 25g，白芷 25g，南星 10g，苍术 10g，厚朴 10g，甘草 10g，牛膝 10g，乳香 15g，没药 15g，三七 30g，天花粉 50g，冰片 3g。

操作：上述药物除冰片外其他药物混合后烘干粉碎，用麻油或凡士林调制成加味金黄散膏备用。外敷患处，而后无菌绷带包扎固定。

疗效：52 例患者，治愈 49 例，占 94.23%；好转 2 例，占 3.85%；未愈 1 例，占 1.92%，总有效率为 98.08%。加味金黄散膏多用于早中期丹毒，具有清热除湿、散瘀化痰、消肿止痛之功效，不但能改善局部血液循环，而且能减少炎性渗出，促进炎症吸收，防止炎症扩散。

出处：李涛，买建修．刺络外敷中药法治疗下肢丹毒 52 例 [J]. 中医外治杂志 ,2014,23(2):18–19.

方法六：加味大黄牡丹汤

穴位：患处（阿是穴）。

方药：大黄 20g，牡丹皮 20g，黄连 20g，黄芩 20g，桃红 15g，芒硝 20g，金银花 20g，蒲公英 20g，苦参 20g，没药 20g。

操作：先将金银花、蒲公英煎汤入冰箱冷藏备用，将余药物共捣研末，用金银花、蒲公英冰液调成糊状外敷患处，表面用塑料薄膜覆盖，每次 6～8h。对后期肿硬不化的用醋调外敷。7 天为 1 个疗程，局部症状消退后继续外用 1 周。

疗效：总有效率为 91.3%。诸药合用而达到清热凉血、解毒化瘀、泻火止痛之功。

出处：高永昌 , 吕树芹 , 刘团霞 . 大黄牡丹汤加味外敷治疗丹毒研究 [J]. 光明中医 ,2016, 31(3): 358–359.

方法七：肤平散

穴位：患处（阿是穴）。

方药：青黛 10g，重楼 30g，黄连 30g，薄荷 30g，土茯苓 30g，黄柏 30g，王不留行 30g。

操作：上述药物研末后加水调成糊状，平铺于纱布上，外敷于患者皮损部位，每次 4～6h，每天 1 次。连续治疗 7 天。

疗效：总有效率达 100%，肤平散外敷治疗下肢丹毒有很好的疗效，能缩短病程时间，减少抗生素使用，且未出现明显不良反应，毒副作用小。

出处：曹细英 , 陈小花 , 胡振明 , 等 . 肤平散外敷治疗下肢丹毒的临床观察 [J]. 实用中西医结合临床 ,2022,22(21):24–27.

方法八：复方南瓜藤软膏

穴位：患处（阿是穴）。

方药：南瓜藤（炭）、芒硝、苦楝子（炭）、面粉、饴糖。

操作：将药膏涂于纱布上后外敷患处，每天 1 次，7 天为 1 个疗程。

疗效：总有效率为 94.1%。该方在治疗第 5、7 天明显缩小了红肿范围且随着治疗时间的延长，患者红肿热痛的症状明显得到改善，提高了其生活质量。

出处：李萍 , 李龙振 , 吴林辉 , 等 . 复方南瓜藤软膏治疗急性期下肢丹毒的临床观察 [J]. 陕西中医 ,2015,36(2):173–176.

方法九：化瘀解毒汤

穴位：患处（阿是穴）。

方药：金银花 20g，白芷 10g，生地 10g，甘草 5g，紫花地丁 20g，牡丹皮 10g，生薏苡仁 30g，车前子 10g，泽泻 10g，苍术 10g，川牛膝 10g，赤芍 10g，玄参 10g，生黄芪 15g，白术 10g，黄柏 10g。

操作：上述药物水煎煮，用纱布浸泡药液，湿敷患处，每次 30min，每天 2 次，治疗 2 周。

疗效：治疗 2 周后总有效率为 92.00%，该方治疗下肢丹毒效果更佳，可减轻炎症反应。

出处：王鑫波 , 田洪翠 , 叶林 , 等 . 化瘀解毒汤内服外敷联合阿洛西林治疗下肢丹毒的效果观察 [J]. 航空航天医学杂志 ,2021,32(6):716–717.

方法十：黄连膏掺冰石散

穴位：患处（阿是穴）。

方药：黄连 10g，当归 10g，黄柏 10g，生地 30g，姜黄药 10g，香油 360g，煅石膏 30g，梅片 0.6g。

操作：上述药物煎枯，去渣，下黄蜡 120g 溶化尽，用纱布将油滤净，倾入瓷碗内，以柳枝不时搅之，待其凝结，取适量黄连膏均匀摊在无菌纱布上，然后用药匙将冰石散薄日均匀地撒在已摊好黄连膏上，再将纱布敷盖于患处，医用胶布固定，绷带适度包扎。

疗效：30 例患者均治愈，治愈率达 100%。3 天 18 例，4～5 天 8 例，6～7 天 4 例，平均 4 天。

出处：邬媖源 , 胡亚丹 , 刘芹芳 . 黄连膏掺冰石散治疗丹毒的效果观察及护理 [J]. 护理学杂志 ,2008(20):45–46.

方法十一：青敷膏

穴位：患处（阿是穴）。

方药：大黄 250g，姜黄 250g，黄柏 250g，白及 180g，白芷 120g，赤芍 120g，天花粉 120g，青黛 120g，甘草 120g。

操作：上述药物研末后加饴糖调成糊状制，外敷患处，每天 1 次。

疗效：青敷膏能消散炎症渗出与水肿，解除局部血管痉挛，缓解疼痛，总有效率为 90.00%。

出处：李宏宇 . 黄连解毒汤配合青敷膏治疗下肢丹毒 30 例临床观察 [J]. 江苏中医药 ,2010,

42(12):32.

方法十二：加味四黄散

穴位：患处（阿是穴）。

方药：大黄、黄连、黄柏、黄芩、苍术、寒水石、天花粉。

操作：上述药物研末，加金银花水和蜂蜜制成膏剂，外敷患处，每次 2h，每天 2 次，连续 10 天。

疗效：45 例患者痊愈 32 例、显效 11 例、有效 2 例，加味四黄散外敷协助治疗丹毒能迅速缓解症状，缩短病程，减轻了患者的痛苦，促进了疾病恢复，提高了临床疗效。

出处：徐响琴，沈潜．加味四黄散外敷辅助治疗下肢丹毒护理研究 [J]. 新中医，2020,52(2):44–46.

方法十三：自制芒硝冰片沙袋

穴位：患处（阿是穴）。

方药：芒硝 180g，冰片 20g。

操作：上述药物研末后，放入沙袋内，外敷于患处，每次 2～3h。

疗效：总有效率为 95.00%，芒硝、冰片外敷治疗下肢丹毒疗效显著，能明显改善患者炎症反应，减轻患肢肿胀程度。

出处：袁由军，蔡晓盛，尤荣开．芒硝冰片外敷辅助治疗下肢丹毒效果观察 [J]. 中国乡村医药，2018,25(13):19–20.

方法十四：青石散

穴位：患处（阿是穴）。

方药：青黛 15g，石膏 30g，梅片 6g，雄黄 6g，血竭 6g。

操作：研细末混匀，加凡士林和陈醋制成糊状物后外敷患处，隔天 1 次，3 次为 1 个疗程。

疗效：18 例患者 17 例红肿灼痛消失，追访 2 年未见复发，1 例经本法治疗后症状消失，但 2 年内偶有小发，经上法治疗可迅速缓解。

出处：肖京伟．梅花针加中药外敷治疗丹毒 18 例 [J]. 新中医，1993(1):35–36.

方法十五：膜韧膏

穴位：患处（阿是穴）。

方药：白凤仙花、乳香、没药、生石膏、生甘草。

操作：上述药物研末后，加蜂蜜制成膏剂。外敷患处，每天 1 次，每次 4h，连续 1 周。

疗效：总有效率为 98.00%，膜韧膏可减轻损伤局部发生的炎症反应，有效抑制创面的病菌，帮助患处上皮细胞快速生长，促进组织修复。

出处：钟芹锋，任梦蕾，李改琪．膜韧膏配合火针治疗急性下肢丹毒的临床疗效观察 [J]. 实用临床护理学电子杂志，2020,5(23):97–98.

方法十六：清热消肿糊

穴位：患处（阿是穴）。

方药：红花、黄连、黄柏。

操作：以蜂蜜调成糊状外敷于患肢，并用绷带包扎，每天 2 次，10 天为 1 个疗程。

疗效：清热消肿糊主治红肿热痛之阳性疮疡，直接用药，促使局部炎症反应消退，有效率 100%。

出处：周陵．清热消肿糊外敷治疗下肢丹毒疗效观察 [J]. 吉林医学，2013,34(23):4861.

方法十七：赛金膏

穴位：患处（阿是穴）。

方药：大黄、黄柏、虎杖。

操作：外敷患处，每天 1 次，每次 8h。

疗效：赛金膏可改善局部的症状及炎症反应，降低复发率，总有效率为 93.3%。

出处：李晨晨．赛金膏外敷联合五神汤加减内服治疗下肢丹毒疗效观察 [J]. 中医药临床杂志，2020,32(10):1930–1932.

方法十八：双黄散膏

穴位：患处（阿是穴）。

方药：黄连 100g，薄荷 50g，泽兰 50g，黄柏 50g，牡丹皮 100g。

操作：上述药物研末，加蜂蜜和水制成膏剂，外敷患处，每天 1 次，每次 8h，连续治疗 7 天。

疗效：治愈 33 例，有效 24 例，无效 3 例，总有效率为 95.00%。

出处：师记恩，刘丛．双黄散膏外敷联合青霉素治疗下肢丹毒的临床效果 [J]. 河南医学研究，2020,29(1):110–112.

方法十九：四黄苦地汤

穴位：患处（阿是穴）。

方药：黄连 30g，黄柏 30g，黄芩 30g，生大黄 30g，苦参 30g，地肤子 30g。

操作：加水煎煮后，用纱布浸泡药液，不滴水为度，冷湿敷患处，每次 30min，每天 3 次。

疗效：总有效率为 95.65%，四黄苦地汤冷湿敷能显著降低下肢丹毒患者血清中白细胞计数、血沉、C 反应蛋白水平，改善局部炎症反应，治疗下肢丹毒疗效确切。

出处：潘超 . 四黄苦地汤冷湿敷治疗急性下肢丹毒的临床研究 [D]. 南京：南京中医药大学 ,2016.

方法二十：血松膏

穴位：患处（阿是穴）。

方药：血竭、松香、蓖麻油、乳香、没药、牛黄、红粉、冰片、珍珠、生石膏。

操作：涂抹于患处，每天 1 次，5 天为 1 个疗程，2 个疗程。

疗效：痊愈 13 例，好转 16 例，无效 3 例，总有效率为 90.62%，血松膏加抗生素治疗下肢丹毒具有简便、及时缓解疼痛、缩短疗程的临床疗效。

出处：崔佳山 , 遇琛 . 血松膏外敷加抗生素治疗下肢丹毒的临床观察 [J]. 中国实用医药 ,2011, 6(22):172–173.

方法二十一：清毒膏

穴位：患处（阿是穴）。

方药：大黄、姜黄、黄柏、甘草、青黛、赤芍、白芷。

操作：上述药物研末，加蜂蜜制成膏剂，外敷患处，隔天 1 次。

疗效：总有效率为 93.33%，自拟中药方剂内服外敷治疗下肢丹毒疗效显著，可有效改善患者症状与体征。

出处：张金明 , 陈延超 . 中药内服外敷治疗下肢丹毒临床研究 [J]. 亚太传统医药 ,2016,12(14): 146–147.

方法二十二：芩矾汤

穴位：患处（阿是穴）。

方药：枯矾 100g，黄芩 25g，黄柏 25g，蒲公英 30g，当归 12g，乳香 15g，没药 15g，红花 16g，三棱 12g，莪术 12g，牛膝 15g。

操作：上述药物加水煎煮，水煎取汁后，用纱布蘸取药液，湿敷患处。

疗效：总有效率为 100%。该方可治疗下肢丹毒，改善其临床症状，疗效显著，疗程短，安全性高。

出处：郭思思 . 中药芩矾汤治疗下肢丹毒的临床疗效观察 [D]. 唐山：华北理工大学 ,2020.

方法二十三：金黄散

穴位：患处（阿是穴）。

方药：金银花 30g，黄柏 60g，紫花地丁 100g，虎杖 60g，连翘 100g，牡丹皮 60g，赤芍 60g，土茯苓 100g。

操作：加开水稀释成 1∶10 药液，用纱布蘸取药液，敷于患处，每天 2 次，每次 30min，7 天为 1 个疗程，治愈后再持续用药 3 天。

疗效：总有效率为 97.2%。该方外敷减轻了患者的痛苦，费用低廉，提高患者的生活质量。

出处：姜热热 . 中药外敷联合红光治疗下肢丹毒病人的效果观察分析 [J]. 世界最新医学信息文摘 ,2018,18(84):155.

3. 其他类型

方法一：鲜地龙

穴位：患处（阿是穴）。

方药：鲜地龙、饴糖。

操作：上述药物放入瓶中密封保存，不久鲜地龙与白糖发酵成浆糊状。治疗时先将丹毒患处常规消毒，然后用消毒棉棒将备好的鲜地龙白糖制剂外敷患处，上面盖上一层消毒纱布，纱布处再覆盖上一层塑料薄膜（为防外渗），最后再用绷带包扎好，每天更换 1 次。

疗效：一般换药 3～5 次后，局部红、肿、热、痛可明显好转，红疹消退，并可脱屑。16 例全部治愈、总有效率达 100%，随访观察极少有复发现象。

出处：马春红 , 陈凤玲 . 鲜地龙加糖外敷治疗丹毒 16 例 [J]. 华北煤炭医学院学报 ,1999(5):429.

方法二：消炎透皮贴

穴位：患处（阿是穴）。

方药：生芙蓉叶、生大黄、生南星、升麻、冰片。

操作：贴敷于患处，每天更换 1 次。

疗效：治愈率为 60%，有效率为 97.8%，消炎透皮贴能够有效地治疗丹毒。

出处：高桂芳 . 消炎透皮贴外敷治疗丹毒的临床观察 [J]. 中国医学创新 ,2012,9(6):36–37.

方法三：黄星散

穴位：患处（阿是穴）。

方药：生大黄 30g，生胆南星 10g，升麻 10g，芙蓉叶 30g，黄柏 30g，白芷 30g，白及 20g，紫草 30g，苦参 30g。

操作：诸药研成细粉过筛，加入饴糖、无菌注射用水调制成糊状，将糊状的中药复方制剂均匀涂抹于两层绵纸之间，范围大于病变红肿的界限，每天早晚各 1 次。

疗效：总有效率为 100%，可明显缩短丹毒的治疗时间，提高治疗效率，减少患者病痛。

出处：陈运 . 中药贴敷疗法治疗丹毒 23 例临床观察 [J]. 湖南中医杂志 ,2017,33(9):74–75.

方法四：拔毒消肿膏

穴位：患处（阿是穴）。

方药：青黛 300g，冰片 100g，珍珠 30g，优质香油 3000g，红丹 1600g。

操作：将香油放入铁锅加热，放入红丹不停搅拌，使其在油中充分化合，待熬至泡沫消退，滴水成珠（2～3h），继而将上述 3 味中药放入锅中搅拌均匀，趁热将锅中药膏缓慢倒入盛冷水的瓷盆内，待药膏冷却后弃去冷水，放置 15 天即可使用，用时将药膏摊在圆形白布上，把药膏适度加热熔化，覆盖创面，4 天换药 1 次。

疗效：30 例患者治愈 26 例（86.7%），其中第 1、2、3 个疗程治愈分别为 3、9、14 例，有效（红肿面积缩小＞50%）4 例，总有效率为 100%。

出处：路西明 , 王淑英 , 王学廷 , 等 . 以拔毒消肿膏为主治疗丹毒 15 例 [J]. 中国中西医结合杂志 ,1998(5):302.

方法五：止痛消炎膏

穴位：患处（阿是穴）。

方药：独活、生天南星、生草乌、皂荚、冰片、水杨酸甲酯（冬青油）、硫酸钠、甘油、滑石粉。

操作：取止痛消炎膏适量，调匀，经加温后涂搽于患处（涂搽范围要大于病损部位），厚约 0.5cm，然后用无菌敷料包扎，每天 1 次，5 天为 1 个疗程。

疗效：177 例患者 1 个疗程后治愈 66 例，2 个疗程治愈 111 例，大部分（111 例）在第 2 个疗程治愈。

出处：熊银松 , 田建群 , 刘志敬 . 止痛消炎膏治疗丹毒疗效观察 [J]. 中国医刊 ,1999(6):53.

【按语】

丹毒外治法中常见的中医证型为风热毒蕴证、湿热内蕴证等。丹毒根据部位进行分类，发于小腿足部的流火，生于躯干部的内发丹毒，发于头面部的抱头火丹，多生于新生儿臀部的赤游丹毒等。流火多为湿热内蕴型；内发丹毒多为肝脾湿火型；抱头火丹为风热毒蕴型；赤游丹毒则为胎火蕴毒型。临床以下肢丹毒，也就是流火最为常见。中医药外治法治疗丹毒效果独特，方法颇多。穴位贴敷疗法通过药物作用于患处，途径直接，作用迅速，并通过透皮吸收，使局部药物浓度明显高于其他部位，直达病所，发挥药效，作用较强，相比较于其他给药途径用药较为安全，也增大了用药的范围，尤其是外用给药方法历经漫长岁月的临床验证，其方药组成已不计其数。中医外治下肢丹毒种类繁多，可采取中药外敷、湿敷、涂抹等治疗方法，为患者提供了便捷多元化的治疗，药效可直达病所，有起效迅速、安全便捷、患者依从性高、不良反应少等优势。

穴位贴敷疗法治疗丹毒，从用药特点看，药物使用最多的为赤芍、连翘、牡丹皮；药性上以寒、微寒性药最多，其后为温性药；五味中以苦味最多，其后为甘味、辛味药，可见古今医家临证治疗丹毒善用苦寒以清热解毒，甘寒以泻火存阴，甘温以补中益气，辛温以解表散邪。以药测证，也可知本病病机以热为主，多见于血热，提示本病病机总由血热火毒为患。归经中以肝经频次最多，其后为肺经、胃经，肝主藏血，且为风木之脏，内寄相火，七情内伤，最易化火，血热日久，而致丹毒发作，故多选用归肝经的药物，以清肝泻火，降泄血热。从药物配伍原则看，治疗丹毒方剂的核心组方为赤芍、牡丹皮、地黄、牛膝、连翘、黄芩、黄柏、薏苡仁、苍术、金银花、当归。其中连翘、地黄、赤芍、牡丹皮为组合，当归、川芎、防风、黄芩、柴胡为组合，金银花、薏苡仁、牛膝、茯苓、苍术、黄柏为组合的配伍使用也较多。从选穴来看，治疗丹毒主要选取的为局部阿是穴。

（七）头癣

【概述】

头癣是由皮肤癣菌感染头发和头皮所导致的一种常见疾病，具有传染性、长期性和广泛性的特征。最常见的临床表现是单个或多个脱发斑伴有鳞屑，严重时可能出现瘢痕或永久性脱发。头癣多见于儿童，特别是青春期前的儿童，男童患病率高于女童，成人很少感染。头癣根据致病菌和临床表现分为黄癣、白癣、黑点癣和脓癣。头癣治疗目的为清除真菌、减少瘢痕形成和阻断传播，根据临床评估、真菌镜检诊断为头癣即可开始治疗，不需要等待真菌培养结果，以免延误治疗时机，导致病情进展，增加永久性脱发和疾病传播的风险。头癣的预后良好，大多数患者可完全治愈，头发也可完全再生。

【现代穴位贴敷文献】

1. 黄癣

方法一：川楝子

穴位：患处（阿是穴）。

方药：川楝子 20g。

操作：上述药物研末后加熟猪油制成膏剂。涂搽患处，每天 1 次。

疗效：一般治疗 7～10 天即可见效。轻者 3～5 天即治愈，重者约半月治愈。

出处：曲国俊，曲幸幸 . 川楝子治疗头癣 [J]. 中国民间疗法 ,2018,26(2):43.

方法二：复方黄柏洗剂

穴位：患处（阿是穴）。

方药：黄柏 60g，苍术 25g，苦参 25g，蛇床子 25g，白鲜皮 25g，百部 25g。

操作：复方黄柏洗剂中每剂加水 2000ml，浸泡 30min 后煮沸 15～20min，滤渣取液待温度适宜后外洗，每天 2 次，每次 20min。

疗效：22 例患者中，1 个疗程内治愈 2 例，1 个疗程治愈 10 例，2 个疗程治愈 7 例，3 个疗程治愈 2 例，无效 1 例，总有效率为 95.4%。

出处：张丽丽 . 黄柏洗剂联合复方酮康唑软膏治疗小儿头癣 22 例 [J]. 实用中西医结合临床 ,2012,12(5):70,72.

方法三：巴豆

穴位：患处（阿是穴）。

方药：巴豆 1 枚。

操作：巴豆研末备用，用棉签蘸取涂抹患处。

疗效：使用上法 1 次痊愈，1 年后随访未复发，头发生长良好。

出处：周耀祖，周恩良 . 巴豆油外用治疗头皮黄癣 [J]. 四川中医 ,1983(4):39.

方法四：蜂矾散

穴位：患处（阿是穴）。

方药：露蜂房、明矾。

操作：上述药物烘干研末，加菜油制成糊状物，每天敷 1 次。

疗效：患者经 10 天治疗逐渐好转，痊愈至今，数次追访均未复发。

出处：周荣 . 蜂矾散治头癣 [J]. 江苏医药，1976(2):40.

方法五：槐花油膏

穴位：患处（阿是穴）。

方药：槐花。

操作：上述药物研末，加食用油制成膏剂后直接敷于患处，每天 1 次。

疗效：32 例患儿敷药 1 次痊愈者为 7 例，占 21.9%；2～3 次痊愈者为 25 例，占 78.1%；其中半月后复发者 1 例，经再次敷药后痊愈，至今数年未复发。

出处：孙信元 . 外敷槐花油膏治疗小儿头部黄癣病 32 例 [J]. 新医学 ,1976(1):48.

方法六：苦茵方

穴位：患处（阿是穴）。

方药：苦参 100g，茵陈 60g，黄连 15g，百部 30g，明矾 30g，硫黄 30g，甘草 30g。

操作：上述药物加水煎煮取汁，用药液洗头后，戴塑料帽罩。每剂药可洗 2 天，7 天为 1 个疗程。

疗效：44 例患者显效 26 例，有效 14 例，无效 4 例，总有效率为 90.9%。

出处：周强中 . 自拟外洗方治疗头癣 44 例疗效观察 [J]. 新疆中医药 ,1995(3):17–18.

2. 白癣

方法一：苦百洗方

穴位：患处（阿是穴）。

方药：苦参 45g，百部 45g，明矾 45g，雄黄 10g，艾叶 15g，川椒 15g，硫黄 15g，黄芩 15g，

黄柏 15g，黄连 15g。

操作：上述药物加水浸泡后煎煮，外洗患处，每天 2 次，每次 30min。

疗效：225 例患者治愈 140 例，占 73.2%；显效 60 例，占 22%；有效 21 例，占 4.2%；无效 4 例，占 0.6%。总有效率为 99.4%。140 例患者治愈时间为 2 个疗程 80 例，3 个疗程 60 例，显效及有效病例用药时间均在 2 个疗程以上。

出处：谢正平 . 自拟苦百洗方治疗小儿头癣 225 例 [J]. 广西中医药 ,1997(1):18.

方法二：苦豆子油搽剂

穴位：患处（阿是穴）。

方药：苦豆子。

操作：患者剃短发，用硫黄乳膏每天清洗 1 次，以清洁污物，用棉签把苦豆子油搽剂外涂于患处，轻揉片刻以促进药物吸收，每天 3 次。

疗效：45 例患者治愈 40 例，显效 3 例，总有效率为 95.56%。

出处：尚静雯 . 苦豆子油搽剂治疗小儿头白癣疗效观察 [J]. 中国皮肤性病学杂志 ,2004(12):62.

方法三：金黄洗方

穴位：患处（阿是穴）。

方药：金钱草、土大黄、墨旱莲、栀子、苦参、白鲜皮、土茯苓、百部、蒲公英、地丁、土荆皮、蛇床子。

操作：上述药物一剂熬 3 次，每次洗头加外敷共 30min，每天 2 次。

疗效：37 例患者第 2 周痊愈及显效者 10 例，第 4 周痊愈及显效者 16 例，第 6 周痊愈及显效者 8 例，第 8 周痊愈及显效者 3 例，总有效率为 100%。

出处：王建荣 . 中西药外用治疗头癣的临床疗效 [J]. 中国现代医生 ,2009,47(25):155,157.

方法四：四川散

穴位：患处（阿是穴）。

方药：川黄柏 20g，川椒 10g，川楝根皮 20g，川蜈蚣 5 条、雄黄 10g，乌梅 20g，樟脑 10g，明矾 10g，皂刺 20g，大枫子 20g，川槿皮 20g。

操作：将以上药物用酒精浸泡 1 天后，外搽患处，每天 3 次。

疗效：13 例患者中治愈 12 例，多数患者治疗 1 周后头皮瘙痒症状减轻，连续外搽 15 天，临床症状全部消失。

出处：曹长莉 . 中药外搽治疗头部白癣 [J]. 中医外治杂志 ,2000(1):44.

方法五：龙眼树皮煎剂

穴位：患处（阿是穴）。

方药：龙眼树皮。

操作：取新鲜或干龙眼树皮 500g，加清水 3L 浸泡 30min，煮沸后用文火煎 30min（每剂煎 3 次），药液倾入脸盆待用。用肥皂水清洗头皮后，取温热药液浸洗头皮（温度以患者耐受为度），每次浸洗 20min，隔 3～5 天浸洗 1 次，3～5 次为 1 个疗程，共 3 周。

疗效：18 例患者，痊愈 17 例，显效 1 例，总有效率为 100%，一般 1 个疗程即可治愈。

出处：黎小冰，关惠军，杨引 . 龙眼树皮煎剂外洗治疗头癣的疗效观察及护理 [J]. 现代护理 ,2001(8):28.

方法六：轻冰雄苦汤

穴位：患处（阿是穴）。

方药：轻粉 3g，冰片 5g，硼砂 30g，苦参 30g，白鲜皮 20g，土茯苓 20g，黄柏 20g，雄黄 20g，蜈蚣 1 条。

操作：后 6 味药煎煮取汁，再加入前 3 味药搅匀，先熏后洗头皮 30min，每天 1 次。

疗效：用本方治疗 5 天后，头皮鳞屑减少，瘙痒减轻，14 天后诸症消失而愈。近一年来的 12 例患者均获愈，最快者 11 天治愈，最慢者 15 天，平均 13 天治愈。

出处：王绍贵 . 轻冰雄苦汤熏洗治疗头皮白癣 [J]. 四川中医 ,1988(10):37.

3. 脓癣

方法一：二花蒲方

穴位：患处（阿是穴）。

方药：二花（金银花）、蒲公英、栀子、黄连、黄柏、大黄、蛇床子、白鲜皮、百部、苍术、土荆皮、土茯苓、甘草。

操作：上述药物水煎，待温度适宜后取滤液清洗和湿敷患处，每次 20min，每天 2 次，清洗患处时应尽量清除脓液，脓痂和断发等，松动头发可用镊子拔除。

疗效：10 例患者 2 周内均基本痊愈，为巩固疗效，中药湿敷和外用药均坚持 1 个月，1 月治疗结束后真菌镜检，全部阴性而痊愈。

出处：周子亮，周红梅，周红海．中西医结合治疗脓癣 10 例 [J]. 皮肤病与性病，2002(2):27.

方法二：湿敷 3 号方

穴位：患处（阿是穴）。

方药：金银花 10g，菊花 10g，马齿苋 30g。

操作：上述药物水煎 250ml，湿敷，每天 2 次。

疗效：2 个月后皮疹消退，头发生长良好，真菌镜检及培养均为阴性。

出处：周梦云，王彦红，夏修蛟，等．中西医结合治疗紫色毛癣菌所致成人脓癣 1 例报告 [J]. 中国中西医结合杂志，2020,40(9):1142-1143.

方法三：苦蛇散

穴位：患处（阿是穴）。

方药：苦参、蛇床子、黄柏、百部、地肤子、白鲜皮、当归、菊花、土荆皮、大黄。

操作：上述药物各 30g，加入冷水约 3000ml 浸泡 0.5h，煮沸后改用文火煎 20min，过滤，再把药渣用 2000ml 冷水浸泡 0.5h，按上法再煎过滤，与第一煎药液混合备用。用温肥皂或 1∶8000 高锰酸钾溶液清洗局部，拔除皮损内病发。将药液加热至皮肤能耐受程度，以 8 层纱布浸湿药液至不流水为度，覆于皮损处，再加干棉垫以保持温度（夏季不加干棉垫），10～15min 更换 1 次，每天 4～5 次，1 个月为 1 个疗程。每付中药冬季可用 3 天，夏季可用 2 天即更换。

疗效：30 例患者痊愈 22 例，显效 5 例，有效 3 例。痊愈率、总有效率分别为 73.3% 和 90.0%，痊愈者多在治疗第 1 周脓液大部分被吸收，2 周皮损大部分消退，3～4 周皮损完全消退。治疗过程中未发现任何不良反应，未见患者被烫伤现象。

出处：张广富，李莉．中药煎剂热敷治疗脓癣 30 例 [J]. 中国皮肤性病学杂志，2000(3):47.

4. 其他类型

方法一：密轻散

穴位：患处（阿是穴）。

方药：密陀僧、轻粉。

操作：上述药物研为细末，加凡士林调成 30% 软膏。将头发剃光、刮净，在患处涂一层薄而匀的药膏，可加以艾条烘烤患处，以温热为度。每天 2 次，每次 30min，7～10 天为 1 个疗程。间歇 3 天再行下 1 个疗程。烤时有奇痒及蚁行感。

疗效：一般 2～4 次后症状可明显减轻，2 个疗程即可治愈。所治 6 例，均痊愈，未见复发。

出处：单用城．介绍一种头癣疗法 [J]. 山东医药，1978(1):54.

方法二：硫楝松枣膏

穴位：患处（阿是穴）。

方药：升华硫 12g，川楝 12g，松香 12g，红枣炭 12g，枯矾 1.5g，广丹 1.5g，花椒 2g。

操作：上述药物研末后加凡士林调为膏剂。外涂患处，每天 1 次。

疗效：66 例患者，痊愈 61 例，好转 3 例，无效 1 例，总有效率为 98.48%。

出处：韩永胜．硫楝松枣膏外涂治疗小儿头癣 66 例 [J]. 中医外治杂志，2004(4):50-51.

方法三：露蜂房

穴位：患处（阿是穴）。

方药：蜂房。

操作：取蜂房 2 只，烧焦研末，调香油敷患处，每天 2～3 次。

疗效：3 天后头癣已停止扩散，疮口脓尽干燥。1 周后复诊已获愈。该方有去腐生肌、消炎、止痛的作用，并能促进疮口早期愈合。

出处：周永兰．露蜂房治疗头癣合并细菌感染 1 例 [J]. 中国民间疗法，1997(5):47.

方法四：松枣散

穴位：患处（阿是穴）。

方药：松香 12g，红枣炭 12g，枯矾 1.5g，黄丹 1.5g，花椒 2g。

操作：上述药物研末后，加凡士林制成糊状物，外抹患处。

疗效：诸药相合，共奏杀虫祛风、清热燥湿的作用，对于头癣的治疗效果明显，一般用 1～2 次即愈。

出处：童明明．松枣散外敷治疗小儿头癣 [J]. 浙江中医杂志，1999(5):15.

方法五：五马方

穴位：患处（阿是穴）。

方药：五倍子 40g，马桑树根皮 20g。

操作：上述药物用纱布包裹，置于800ml水中浸泡20min后，再文火煎煮30min取药液待温，徐徐冲洗患处，每剂煎4次，每天冲2次。冲洗前，须剪短头发，裸露疮面，如病情好转，结痂缩小变薄时，可将药液浓缩，外搽或湿敷局部，每天数次，直至痊愈。

疗效：14例患者2个月治愈者3例，1个月治愈者7例，1个月内治愈者4例，愈后个别患者留有少许瘢痕。

出处：卜宝云．五倍子佐马桑树根皮治疗肥疮[J]．中国民族民间医药杂志，1995(5):25.

方法六：自拟木槿皮酒

穴位：患处（阿是穴）。

方药：木槿皮18g，百部18g，生半夏18g，蛇床子18g，硫黄18g，轻粉12g，樟脑12g。

操作：上述药物放入白酒中浸泡7天，过滤去渣后药液贮瓶备用。用时取药液外搽患处，每天2次，搽至症状消失后改为每天1次，连搽1个月以达根治目的。

疗效：26例中治愈25例，显效1例，总有效率达100%。

出处：刘小炳，刘新杰．自拟木槿皮酒外搽治肥疮26例[J]．国医论坛，1993(5):36.

【按语】

头癣外治法中的常见分型为黄癣、白癣、黑点癣和脓癣等，上述各方均根据头癣的病因病机特点组方用药，在操作上多采用涂搽、熏洗、湿敷等方法，治疗的过程一般先为头屑减少、瘙痒减轻、皮损范围缩短，头发的生长范围和长度也会随之改善。头癣的外治法中常采用贴敷疗法，该法可调节由经络内传脏腑以调节人体内在的气血阴阳，达到内外同治的效果。中药贴敷是根据“外治之理，即内治之理；外治之药，即内治之药”的原则，将中药外用、通过选取特定部位贴敷药物，以改善经络所属脏腑功能，从而达到增强抵抗力、祛除邪气、扶正强身的效果。

穴位贴敷疗法治疗头癣，其方药从用药特点看，百部使用的频率最多，其次为黄柏、苦参、蛇床子、白鲜皮和明矾。从药性方面看，清热药和攻毒杀虫药的使用最多，上述药物均具有解毒杀虫、收敛燥湿、祛风止痒、抑制真菌的功效。从药物配伍上看，主要的配伍药对为黄柏、苦参、蛇床子、白鲜皮、百部、川楝子、明矾、黄连、花椒、大黄、土茯苓、雄黄、川槿皮等。苦参性苦寒、清热燥湿、解毒杀虫、利水止痒、解毒。《长沙药解》曰：“苦参清热而去湿疗疮而杀虫也。”苦参对多种细菌、真菌均有明显的抑制作用，提高免疫力。白鲜皮性苦咸寒，可祛风燥湿、清热解毒。《本草原始》曰：“治一切疥癞、恶风、疥癣、杨梅、诸疮热毒。”土荆皮的使用不可缺少，现代研究证明，土荆皮有效成分中的土荆皮乙酸有抗真菌作用。蛇床子中的超临界萃取物有明显的止痒作用和抗组织胺释放作用。花椒中的氯化两面针碱具有抗真菌活性。从选穴来看，治疗头癣主要选取的为局部阿是穴。

（八）足癣

【概述】

足癣又称“脚气”，该病是由红色毛癣菌、须毛癣菌等皮肤癣菌所引起的足部浅表皮肤真菌感染。足癣的病变常发生在足趾间、足跟、足跖、足部侧缘等部位，出现水疱、脱屑等表现，并伴有一定瘙痒，病情较重者可出现糜烂，渗液并发细菌感染。足癣具有一定的传染性，发病率在10%以上，以南方地区的成年男性多见，往往年龄越大发病率越高。根据皮损表现不同，可将足癣分为水疱型、间擦糜烂型和鳞屑角化型三型，临床上常以一型为主或是多型同时存在，也可以由一型转化成另一型，如冬季表现为鳞屑角化型，夏季则可表现为间擦糜烂型。治疗足癣的主要目标是清除致病菌，缓解症状以及防止复发，一般情况下以外用药物治疗为主，遵从医嘱，疗程一般1～2个月，足癣易出现复发，如果及早就诊并进行规范治疗，配合医嘱并调整生活习惯，大多数患者可获得较好的预后。

【现代穴位贴敷文献】

1. 角化过度型

方法一：复方薰衣草酊

穴位：患处（阿是穴）。

方药：薰衣草油5g，土荆皮10g，百部20g，问荆20g，阿里红20g。

操作：清洗患部后喷洒复方薰衣草酊，每天2次，4周为1个疗程。

疗效：治愈率为73.4%，总有效率为89.1%。复方薰衣草酊治疗真菌感染治愈率高，临床疗效确切。

出处：陈和平，吴多江，宋辉，等．复方薰衣草酊与复方土槿皮酊治疗足癣的临床对比观察[J]. 四川医学，2013,34(6):834-836.

方法二：解毒润肤方

穴位：患处（阿是穴）。

方药：大黄、黄精、百部、藿香。

操作：将上述中药制成喷雾剂，喷于皮损表面并加以轻揉，每天2次，早晚各1次。

疗效：治疗14天时真菌转阴率分别为78.4%，总有效率为97.6%，解毒润肤法治疗角化型足癣疗效较好。

出处：杨玉峰，王丽珣，刘若缨，等．解毒润肤外治法治疗角化型足癣250例观察[J]. 河北中医药学报，2006(4):12-13.

方法三：荆皮癣湿酊

穴位：患处（阿是穴）。

方药：土荆皮、蛇床子、苦参、百部。

操作：以该方外涂，早晚各1次，每次5～10ml，7天为1个疗程，连续用药4周。

疗效：真菌清除率为89.19%，荆皮癣湿酊能有效控制、改善鳞屑角化型足癣症状，在提高临床疗效、真菌清除率和降低临床症状体征方面表现较好。

出处：石红，林琳，刘涛峰．荆皮癣湿酊联合盐酸阿莫罗芬乳膏治疗鳞屑角化型足癣的临床研究[J]. 安徽中医药大学学报，2022,41(3):33-36.

方法四：全蝎膏

穴位：患处（阿是穴）。

方药：全蝎、蜈蚣、冰片。

操作：将本品均匀涂于足部患处，每天2次，1周为1个疗程，连续治疗4个疗程，共计4周。

疗效：此方治疗患者愈显率87.5%，真菌清除率为96.88%，总疗效指数为88.75%。

出处：李卫征．止痒洗剂1号联合全蝎膏治疗角化过度型足癣的临床观察[D]. 哈尔滨：黑龙江中医药大学，2013.

方法五：足癣外用方

穴位：患处（阿是穴）。

方药：土荆皮、苦参、蛇床子、地肤子、白鲜皮、黄柏、五倍子、皂刺、百部、土茯苓、冬青、蝉蜕、防风、赤芍、莲肉、白芷、白蒺藜、甘草。

操作：上述药物各20g碾粉混合，均匀分散后加入30～60℃的温水2000ml，制成湿敷药剂，敷于患处，每天2次，保持每次20min。

疗效：显效率为66.67%，有效率为86.67%，足癣患者外用足癣外用方疗效良好。

出处：杜肖勋，时洪运，张超，等．足癣外用方对真菌引起足癣的疗效研究[J]. 临床医药文献电子杂志，2015,2(17):3396-3397.

2. 浸渍糜烂型

方法一：冰硼散

穴位：患处（阿是穴）。

方药：冰片、硼砂、玄明粉、朱砂。

操作：用少量冰硼散直接撒于患处，糜烂严重者，每天撒药2次，一般情况下，每天撒药1次。

疗效：冰硼散具有清热解毒、消肿止痛的作用。对糜烂型足癣，用药1次，瘙痒即可减轻或消失，糜烂轻者，用药2次即可治愈。糜烂时间越短，用药效果越佳，总有效率达100%。

出处：李双宝．冰硼散治疗糜烂型足癣80例[J]. 中国乡村医药，2000(2):32.

方法二：复方藿香喷撒剂

穴位：患处（阿是穴）。

方药：藿香20g，射干20g，五味子10g，土荆皮10g，半夏7.5g，枯矾7.5g，桂皮5g，乌洛托品10g，炉甘石10g。

操作：上述药物研末后放入喷瓶中，喷洒在趾间，每天2次，连用1周，第2周每晚用1次。为了防止复发，在治疗期间，每晚在鞋内喷撒1次。

疗效：复方藿香喷撒剂治疗66例患者，治愈61例，好转4例，无效1例，总有效率为98.5%，未发现过敏等不良反应。

出处：王刚生，四荣联，邓洁华，等．复方藿香喷散剂治疗浸渍糜烂型足癣66例[J]. 中医杂志，2000(1):58.

方法三：干葛洗剂

穴位：患处（阿是穴）。

方药：葛根配方颗粒6g，枯矾配方颗粒15g。

操作：上述药物加水煮沸，待温后擦拭皮损区。

疗效：79例患者治疗4周后，痊愈69

人，显效7人，好转2人，无效1人，治愈率87.34%，有效率为96.20%。

出处：肖波，李鸿国，田喆，等．干葛洗剂联合抗真菌药物治疗趾间糜烂型足癣疗效观察[J].皮肤病与性病，2018,40(4):605-606.

方法四：黄鱼止痒方

穴位：患处（阿是穴）。

方药：鱼腥草80g，黄柏80g，金银花15g，五味子15g，紫苏叶15g，丁香15g。

操作：上述药物加水浸泡后煎煮，用纱布浸入药液后，敷于患处，每次湿敷约10min，湿敷完成后不得再用清水洗。每天1剂，每天4次，1周为1个疗程。

疗效：总有效率为100%。真菌清除率为50.00%，该法能显著改善水疱型和湿热浸淫型足癣患者症状和体征。

出处：陈建宏．黄鱼止痒方治疗湿热浸淫证足癣疗效观察[J].新中医，2016,48(7):147-149.

方法五：净脚乳膏

穴位：患处（阿是穴）。

方药：白矾、冰片、猪牙皂。

操作：外用，每天2次。

疗效：24例患者痊愈4例，显效2例，有效16例，无效2例，总有效率91.67%，净脚乳膏治疗足癣（湿热浸淫证）是安全有效的。

出处：张洪波．净脚乳膏治疗足癣（湿热浸淫证）的临床研究[D].南京：南京中医药大学，2007.

方法六：苦丁茶煎剂

穴位：患处（阿是穴）。

方药：苦丁茶20g，糯米100g。

操作：上述药物加水2000ml煎煮沸腾5min后取出熏洗湿敷。每天1次，每次20～30min，7天为1个疗程，连续2～3个疗程。

疗效：苦丁茶煎剂熏洗浸泡治疗足癣并发感染在疼痛瘙痒时长、肿胀时长、皮损糜烂面愈合时长方面均有优势，总有效率为84.00%。

出处：张美花，邓柏杨，罗岗，等．苦丁茶外治足癣合并非真菌性细菌感染的疗效观察[J].广西中医药大学学报，2017,20(1):29-31.

方法七：马勃

穴位：患处（阿是穴）。

方药：马勃20g。

操作：成熟马勃脱皮制成粉剂撒患处，每天4次。

疗效：36例中治愈29例，有效5例，无效2例，总有效率为94.4%，复发2例。

出处：迟会敏，刘玉．马勃治疗足癣的疗效观察[J].中国社区医师，2003(10):43.

方法八：复方枯矾散

穴位：患处（阿是穴）。

方药：枯矾30g，苍术15g，滑石粉30g，赤石脂10g，苦参30g。

操作：上述药物共研磨成粉末备用，于患足部及鞋内外用复方枯矾散5g，每天2次。

疗效：158例患者痊愈68例，显效60例，有效26例，无效4例，总有效率为97.17%。

出处：吕慧青，郑玮清，孙凤兰．应用复方枯矾散治疗湿性足癣的临床疗效观察[J].中医临床研究，2015,7(5):80-81.

方法九：黄术方

穴位：患处（阿是穴）。

方药：黄柏30g，苍术30g，苦参15g，地肤子30g，马齿苋30g，白鲜皮30g，蒲公英20g，明矾15g。

操作：上述药物加水煎煮，纱布浸透药液后外敷患处，每天1～2次，每次30～40min。

疗效：总有效率为93.65%，中药冷湿敷治疗手足真菌疗效明确。

出处：何静岩．中药冷湿敷治疗糜烂型足癣疗效观察[J].北京中医药，2011,30(4):295-296.

方法十：苏藤散

穴位：患处（阿是穴）。

方药：苏木30g，钩藤30g，防风30g，防己30g，黄柏30g，黄芩30g，百部30g，白鲜皮30g，花椒30g，土荆皮50g。

操作：上述药物水煎后外敷患处，每天1次，每次20～30min。1剂药可以反复煎洗3次，一般3剂为1个疗程。

疗效：206例患者大多经1个疗程治愈，临床疗效满意。

出处：李春梅．中药洗剂治疗足癣继发感染206例[J].中国民间疗法，2012,20(8):21.

方法十一：壮药净癣洗剂

穴位：患处（阿是穴）。

方药：木黄连、苦参、金钱松、乌梅、白鲜皮、地肤子、枯矾。

操作：上述药物加水煎煮取汁，用纱布蘸取药液后外敷于患处，每次 20min，每天 2 次，连用 4 周。

疗效：总有效率为 90.80%，真菌清除率为 80.52%，说明壮药净癣洗剂在治疗糜烂型足癣中疗效肯定。

出处：张秀萍，钟江，李艳艳，等．壮药净癣洗剂治疗糜烂型足癣疗效观察 [J]. 中国医疗前沿 ,2012,7(9):58–59.

方法十二：足癣洗方

穴位：患处（阿是穴）。

方药：苍术 30g，黄柏 30g，生地榆 50g，马齿苋 60g，百部 30g，连翘 30g。

操作：中药颗粒，每天 1 剂，加水 1000ml，冷置 0～4℃，用 6～8 层纱布浸泡于药液中，取出至不滴药液时敷于观察部位，纱布略干后，再次浸泡后湿敷，每天 2 次，每次 20min。

疗效：总有效率为 93.00%，外用足癣洗方湿敷具有清热消肿，收湿止痒的功效，药性温和，刺激性小，且作用持久，该方治疗急性浸渍糜烂型足癣及时缓解渗出，预防感染，减轻病情，缩短病程。

出处：王素梅．足癣洗方对急性浸渍糜烂型足癣的临床干预 [J]. 山西医药杂志 ,2017, 46(14): 1722–1724.

3. 水疱鳞屑型

方法一：复方黄柏液涂剂

穴位：患处（阿是穴）。

方药：连翘、黄柏、金银花、蒲公英、蜈蚣。

操作：用生理盐水或医用碘伏消毒清洗患处后，将复方黄柏液涂剂与纯净水 1∶1 混合，取医用纱布叠至 6～8 层，充分浸泡于新配制的药液中，待药液吸收后取出，稍稍拧干，拧至不滴药液为度，随后湿敷于患处，确保与皮肤病变部位紧密接触，大小相当于皮损面积，每 5～10min 换 1 次纱布，保持敷料的长期湿润，每次湿敷 30min。取下纱布后，自然晾干。每天 1 次。

疗效：该法治疗湿热下注型足癣，能有效改善患者的症状积分，并且能够有效清除真菌。真菌清除率 87.18%，总有效率 92.31%。

出处：刘春汐．参妙疗癣汤联合中药溻渍疗法治疗足癣的临床观察 [D]. 哈尔滨：黑龙江中医药大学 ,2020.

方法二：复方枯矾散

穴位：患处（阿是穴）。

方药：枯矾 30g，苍术 10g，滑石粉 100g，硼砂粉 10g，赤石脂 10g，苦参 30g。

操作：上述药物研末，前 2 周每天 2 次，后 2 周每天 1 次，连续治疗 7 天为 1 个疗程。

疗效：49 例患者连续治疗 4 个疗程后痊愈 34 例，有效 12 例，总有效率为 93.86%，真菌清除 38 例，真菌清除率 77.55%。

出处：郑玮清，于晓倩，吕慧青．复方枯矾散联合特比萘芬治疗湿性足癣随机平行对照研究 [J]. 实用中医内科杂志 ,2015,29(10):122–124.

方法三：藿香正气水

穴位：患处（阿是穴）。

方药：苍术、陈皮、厚朴、白芷、茯苓、大腹皮、生半夏、甘草、广藿香、紫苏叶。

操作：将该方涂抹于患处，每天 2 次，5 天为 1 个疗程。

疗效：一般 1～2 个疗程初愈，有的愈后复发，照此再治疗 3～4 个疗程断根。共治疗 43 例，无效 2 例，总有效率为 95%。追访 17 例，9 例 5 年未发，5 例 3 年未发，3 例每年夏季发 1 次，以此治疗即愈。

出处：王长文，林天慕，李永进，等．藿香正气水治疗足癣 43 例 [J]. 吉林中医药 ,2000(6):44.

方法四：绞股蓝

穴位：患处（阿是穴）。

方药：绞股蓝。

操作：将绞股蓝捣烂后取汁，用纱布蘸取包裹患处，每天 3～5 次。

疗效：100 例患者全部治愈，一般 5～7 天即可痊愈。

出处：郭廷赞．绞股蓝治疗手足癣 100 例 [J]. 实用中医药杂志 ,1993(1):54.

方法五：苦黄酊

穴位：患处（阿是穴）。

方药：苦参 100g，黄柏 50g，黄连 50g，大黄 50g。

操作：上述药物研末后加酒精制成酊剂。用

棉签蘸药水涂搽患处，日 2 次。

疗效：120 例患者，治愈 102 例，占 85.00%；显效 10 例，占 8.33%；好转 8 例，占 6.67%。总有效率为 100%。

出处：陈益波 . 苦黄酊治疗足癣 120 例 [J]. 中医外治杂志 ,2007(1):37.

方法六：樟脑

穴位：患处（阿是穴）。

方药：樟脑 100g。

操作：碾碎为末涂于患处，疗程 9～10 天。

疗效：2～3 天后，水疱以及糜烂结痂，4～5 天后患处蜕皮，9～10 天后，患处蜕皮结束，皮肤颜色恢复正常。

出处：方芳 . 樟脑与克霉唑软膏联合治疗股癣和足癣的临床疗效 [J]. 中国社区医师 ,2014, 30(26):77–78.

方法七：脚癣液

穴位：患处（阿是穴）。

方药：苦参、花椒等。

操作：用棉签蘸取药液涂搽患处，待干后重复 1 遍，每天 1 次，连用 7 天为 1 个疗程。

疗效：有效率为 98.5%，脚癣液对真菌有较强的杀灭力，可快速治疗浸渍糜液不易渗透而影响了临床效果。如果在涂药前配合局部病灶的修正，削薄厚皮后再涂药液，或许会增加疗效。对于糜烂型患者，治疗时先用花椒水浸洗患处，再涂药液和药粉，可以使疗效增强。

出处：侯泽民 . 自制脚癣液治疗足癣 320 例 [J]. 世界中医药 ,2009,4(6):317–318.

【按语】

中医外治法治疗足癣历史悠久，常采用贴敷的方法，通过利用皮肤、黏膜等人体自身器官的生理功能，将药物直接且密切的作用于病灶部位，从而使药物最大效应地发挥其局部治疗作用。穴位贴敷为中医学外治法之一，通过选取特定穴位贴敷药物，以改善经络所属脏腑功能，从而达到增强抵抗力、祛除邪气、扶正强身的效果，在足癣的治疗由经络内传脏腑以调节人体内在的气血阴阳，从而达到内外同治的效果。上述各方均根据足癣的病因病机特点组方用药，在制作方法上有醋制剂、酊剂、膏剂和喷雾剂等，同时市场上有关中药治疗真菌疾病方面的复方制剂较少，且中药并非单体，每味中药含有的化合物有几十种之多，运用辨证论治组成官方治疗真菌疾病的研究有很大空间。

穴位贴敷疗法治疗足癣，从用药特点来看，苦参使用的频率最多，其次为百部、冰片、黄柏子、枯矾和苍术等。药性方面，以清热燥湿药和杀虫止痒药的使用最多，上述药物均具有清热解毒、抑制真菌的功效。从药物配伍上看，主要配伍药对为土荆皮、百部、苦参、冰片、地肤子、白鲜皮、黄柏、防风、金银花、黄连、枯矾和苍术等。蛇床子、地肤子和白鲜皮祛湿止痒，清热解毒；百部、白芷增强杀虫止痒的效果，蛇床子、百部能够强烈抑制红色毛癣菌、絮状表皮癣菌及须癣毛癣菌等，可有效治疗角化型足癣等慢性真菌感染；白鲜皮治疗脚气疗效很好，常被用来治疗皮肤病，其中提取的白鲜碱，对皮肤癣菌作用较好；土荆皮富含土荆乙酸，能破坏真菌细胞结构，使细胞完全变性；黄柏、苦参等药物皆可起到抑制皮肤真菌的作用功效，苦参含有丰富的苦参碱，能抑制多种急性渗出性炎症，减少炎症递质的释放。从选穴来看，治疗足癣主要选取的为局部阿是穴。

（九）甲癣

【概述】

甲癣是指由皮肤癣菌侵犯甲板及甲下所引起甲病变，俗称“灰指甲”。世界范围内数据表明，甲癣的发病率为 2%～18%，甲真菌病的发病与年龄有关，男性发病率高于女性，更易发生于老年男性群体，流行病学调查显示，60—79 岁人群患病率为 18.2%，而 19 岁以下者仅为 0.7%，趾甲的发病率高于指甲。目前，按照临床表现可分为 5 种主要类型甲癣：白色浅表型、远端侧位甲下型（最常见类型）、近端甲下型甲板内型、全甲毁损型。甲真菌病的主要致病菌为皮肤癣菌中的红色毛癣菌、须癣毛癣菌、念珠菌及某些霉菌等，多由手足癣直接传染导致。本病发展缓慢，若不治疗可迁延终生，目前对甲癣治愈标准尚未达成完全一致，大部分认同的治愈标准是临床和真菌学治愈，即甲板外观完全恢复正常、甲真菌镜检和培养均转阴作为治疗成功终点。甲癣容易复发，治愈后还需注意日常生活习惯以防复发。

【现代穴位贴敷文献】

1. 肝胆郁热型

方法一：二黄醋

穴位：患处（阿是穴）。

方药：黄精 12g，大黄 12g，皂矾 12g，藿香 120g，醋（镇江香醋）500g。

操作：将 4 味中药浸泡醋中 7 天，即可使用。将灰指甲浸泡在“二黄醋”内，每天浸 6～8h，连续浸泡 2～3 天，不可间断，作为 1 个疗程。严重者，1 周后可重复用药浸泡 1 个疗程。

疗效：治疗 12 例，用药 1～2 个疗程，全部治愈。

出处：庆 .“二黄醋”浸洗灰指甲 [J]. 江西中医药 ,1992(1):64.

方法二：凤仙花

穴位：患处（阿是穴）。

方药：凤仙花。

操作：把凤仙花放入米醋中浸泡后外敷在灰指甲上，用纱布或创可贴覆盖，每天 1～2 次。

疗效：50 例患者显效 28 例（56.0%），有效 18 例（36.0%），无效 4 例（8.0%），总有效率为 92.0%。

出处：徐奇伟 . 凤仙花外敷治疗灰指甲 50 例 [J]. 中国社区医师（医学专业）,2010,12(8):123.

方法三：凤矾糊

穴位：患处（阿是穴）。

方药：鲜红凤仙花 30g，白矾 10g。

操作：上述药物捣烂成糊状物，外敷于患甲上，每天 1 次。

疗效：连续使用 3 周后，见指甲凹陷的部分恢复原状，增厚部分消退。

出处：吴崇典 . 凤矾糊治疗甲癣 30 例临床观察 [J]. 湖北中医杂志 ,2000(10):36.

方法四：凤仙白矾膏

穴位：患处（阿是穴）。

方药：鲜红凤仙花 30g，白矾 10g。

操作：两药共捣成膏状，用时先将病甲用温水浸泡使之柔软，然否用小刀刮去增厚的部分病甲，将凤仙白矾膏敷于病甲上，用敷料包扎，每天换 1 次。

疗效：15 次后好转，共敷药 25 次痊愈，随访至今未发。

出处：黄瑛 . 凤仙白矾膏治疗甲癣 [J]. 江西中医药 ,1996(2):29.

方法五：凤仙草合雄黄解毒散

穴位：患处（阿是穴）。

方药：凤仙草、雄黄、铜绿。

操作：上述药物加雄黄解毒散，捣烂成泥，外敷甲部，用布包好，每晚包 8h 左右，连续用 7 天为 1 个疗程。

疗效：每例患者治疗共需 7～14 天，123 例患者痊愈 92 例，占 75%；有效 22 例，占 18%；好转 9 例，占 7%；无效 0 例。

出处：冯栓萍 . 凤仙草合雄黄解毒散治疗甲癣 123 例 [J]. 中国医药指南 ,2008,6(24):354–355.

2. 虫淫肌肤型

方法一：癣药膏

穴位：患处（阿是穴）。

方药：皂荚 15g，大枫子仁 12g，藿香 30g，一枝黄花 30g，地骨皮 15g，土荆皮 20g，白矾 12g。

操作：上述药物加尿素乳膏和冰醋酸制成糊状，局部封包，每周 1 次。

疗效：采用“癣药膏”治疗甲癣，有效提高周围组织的含水量，使病变部位温度升高，毛细血管扩张，这可使治疗药物渗透量增加，患者经过 3 个月治疗明显长出新趾甲。

出处：李淑，彭勇，王英杰，等 .CO_2 激光联合“癣药膏”治疗甲癣 1 例 [J]. 皮肤病与性病 ,2019, 41(3):439.

方法二：苍耳酊

穴位：患处（阿是穴）。

方药：苍耳子。

操作：用苍耳酊药液适量，浸泡十指，每天 2 次，每次 10min 左右。用 2 天后将药液倒掉重取，1 个月为 1 个疗程。

疗效：治疗 1 月后复诊，患者诉指甲局部痒感已不明显，有的甲床颜色转红，渐有光泽。仍按原法治疗。再治 1 个疗程后，大部分指甲已转红润，光滑平整，裂缝消失，被破坏的指甲渐生新甲。共治疗 3 个疗程后，双手指甲全部恢复正常。

出处：张德才 . 苍耳酊治疗灰指甲 1 例报告 [J]. 中医外治杂志 ,1995(3):46.

方法三：复方凤仙散

穴位：患处（阿是穴）。

方药：凤仙花、百部、白矾。

操作：用白凤仙花干粉、生百部粉、白矾粉末，以 5∶3∶2 混合后，加“水氯酊”调和成稠糊状，取适量敷甲床，敷药后加盖湿润红花油棉片，均以保鲜塑膜封包，橡皮膏外固定，48h 换药 1 次，每次换药前适当修刮，以碘伏消毒。

疗效：该方治疗指甲有效率为 85.71%，趾甲有效率为 71.57%，平均有效率 79.22%，避免了系统用药的不良反应，且疗程短、治愈率较高。

出处：王晓辉 . 红花油联合复方凤仙散治疗甲癣临床疗效观察 [J]. 内蒙古中医药 ,2012,31(19):13–14.

3. 湿热蕴结型

方法一：祛癣亮足浸剂

穴位：患处（阿是穴）。

方药：罗锅底 30g，天仙子 10g，地肤子 30g，白鲜皮 30g，丁香 10g，透骨草 30g。

操作：将上述药物打成细粉，100 目筛子过滤，放入白醋中浸泡 1 周，滤渣取汁，将患者患处浸泡于药液之中，每天 1 次，每次 30min。

疗效：祛癣亮足浸剂治疗此病 8 周后总有效率可达 84%，真菌消除率可达 85%。

出处：王明炯 , 陈艳 , 罗毅 . 祛癣亮足浸剂治疗湿热蕴结型足癣 120 例 [J]. 中医外治杂志 ,2015, 24(2):22–23.

方法二：土蛇方

穴位：患处（阿是穴）。

方药：土荆皮 30g，蛇床子 30g，苦参 30g，枯矾 15g，黄柏 10g。

操作：上述药物水煎取汁，药液温度以 30℃为宜，用药汁浸泡患甲 15min 为宜，每天 1 次，1 剂用 2 天。

疗效：按上述方法治疗 1 个月，指甲刮屑真菌检查阴性，停药，3 个月后指甲生长正常，随访半年未复发。

出处：赵昌兰 , 李培峰 . 外治法治疗甲癣 [J]. 新中医 ,2003(1):46.

方法三：复方苦参洗剂

穴位：患处（阿是穴）。

方药：苦参 200g，蛇床子 30g，黄柏 30g，白鲜皮 30g。

操作：上述药物加水至 3000ml 煎煮 30min 至药液 2000ml，纱布过滤，浸泡全手（足）30min，每天 2 次。每次将烫洗后软化的病甲用单面刀尽量刮除，越彻底越好。

疗效：59 例患者治疗 6 个疗程后临床治愈 57 例，病甲消退＞70% 者 2 例；真菌学疗效示治愈 46 例。治疗后随访 8 个月，仅有 1 例复发。

出处：杨红蕾 , 杨洪霞 , 刘淑珍 . 伊曲康唑短程冲击加复方苦参洗剂治疗甲真菌病 59 例 [J]. 河北医药 ,2000(8):635.

方法四：愈癣洗剂

穴位：患处（阿是穴）。

方药：大枫子 30g，蝉蜕 30g，川椒 30g，苦参 60g，白鲜皮 60g，地肤子 45g，蛇床子 45g，白矾 60g。

操作：将药物及清水放入盆中，煎取浓汁去渣，亦可带渣，然后加醋，稍冷后将患病手足浸泡 30min，至表皮泛白为度，使药性充分渍入皮损内；或用两块巾布入汁煮漫，趁热交替熨敷患部。

疗效：500 例患者治愈 350 例，基本治愈 101 例，有效 49 例。全部病例均有效，总有效率为 100%。

出处：黄诗通 . 愈癣洗剂治疗手足甲癣 500 例 [J]. 陕西中医 ,1988(7):306.

4. 血虚风燥型

方法一：百椒浸泡液

穴位：患处（阿是穴）。

方药：百部 30g，川椒 30g，鸦胆子 20g。

操作：先将百部、川椒、鸦胆子装入瓶中，再倒入酒精、白醋，加盖密封，浸泡 10 天，将患部浸泡于药液中，药液反复使用，每天 2 次，15 天为 1 个疗程。

疗效：1～2 个疗程即可痊愈。

出处：汤承全 . 百椒浸泡液治甲癣 [J]. 湖南中医杂志 ,1988(5):15.

方法二：加减醋泡方

穴位：患处（阿是穴）。

方药：荆芥 20g，防风 20g，当归 20g，地骨皮 20g，透骨草 30g，蛇床子 30g，明矾 30g。

操作：上述药物加白醋 1500ml，浸泡 5 天，每晚泡脚30min，药液反复使用，每剂药可使用2周。

疗效：99例患者，显愈率为91.9%，加减醋泡方所用诸药具有祛风除湿止痒、活血养血、杀菌、去除角质的功效。

出处：裘宇光，裘少益.醋泡方合激光治疗趾甲癣46例[J].浙江中医杂志,2015,50(10):738.

方法三：灰指甲药套

穴位：患处（阿是穴）。

方药：毛姜、黄柏、土茯苓、明矾。

操作：将毛姜、黄柏、土茯苓、明矾等中草药烘干研碎，加糯米醋（常州酱品厂生产）浸渍，用以浸泡药棉球备用。治疗时剪除患甲部分，再取药棉球放置甲床上，按患指大小剪下医用乳胶套套上患甲，2天换1次药。

疗效：75例患者68例治愈，5例显效，2例无效。4～7天即可杀灭霉菌，然后让其自然控愈。

出处：王鼎华.灰指甲药套的临床研究[J].中国民间疗法,1996(6):32-33.

方法四：自拟荆透酊

穴位：患处（阿是穴）。

方药：土荆皮300g，蛇床子200g，百部200g，苦参200g，白鲜皮300g，透骨草200g，花椒200g，蝉蜕100g。

操作：外涂荆透酊，取药用棉球浸湿荆透酊溶液包敷在病甲上，用塑料薄膜覆盖，再用医用胶布封包，2天后病甲软化、分离，用刀片刮去灰指甲空松部分。之后每天用棉签蘸取荆透酊溶液涂于患甲处，每天早、晚各涂药1次。

疗效：外涂荆透酊疗程12周，40患者31例痊愈，4例显效，3例有效，总有效率为95.0%。

出处：吴国海，徐春慧，齐宝全.荆透酊治疗灰指甲的临床疗效观察[J].中国中医药科技,2017,24(1):114-115.

方法五：苦参芩连方

穴位：患处（阿是穴）。

方药：苦参60g，黄芩30g，黄连30g，黄柏30g，土茯苓30g，蝉蜕9g，牡丹皮18g，大腹皮18g，白鲜皮15g，玄参24g，柴胡18g，防风18g，龙胆草18g，金钱草15g，栀子18g，连翘21g，茵陈18g，板蓝根24g，大青叶18g，蒲公英18g，紫花地丁24g，荆芥18g，桔梗15g，金银花18g，菊花18g，甘草30g。

操作：上述药物加醋浸泡3天，取药液泡患处，每天2次，每次30min。

疗效：115例患者痊愈89例，13例好转，13例有效，总有效率为100%。

出处：王孝良，冯二风，唐丽璠.苦参芩连方联合盐酸特比萘芬治疗灰指甲115例疗效观察[J].河北中医,2017,39(5):726-728.

方法六：二黄蛇方

穴位：患处（阿是穴）。

方药：蛇床子15g，土大黄15g，黄柏10g，苦参15g，野菊花15g。

操作：上述药物加水煎煮后，取汁泡患处，每天1次，每次30min。

疗效：114例患者治愈108例，占95%，好转6例，占5%，总有效率100%。其中1个疗程痊愈者48例，2～3个疗程痊愈者60例。6例好转患者，均系手足甲同时患病，病程10年以上者，好转后中断治疗。

出处：张友高，邱玲.中西医结合治疗顽固性手足甲癣114例[J].中国民间疗法,1996(6):27.

方法七：地蛇方

穴位：患处（阿是穴）。

方药：地肤子30g，蛇床子30g，白鲜皮15g，川军9g，黄柏9g，丁香9g。

操作：用500ml食醋浸泡15min后煮沸，用其温液浸泡，每剂药可重复使用7～10天，每天1次，每次15min，连续3个月。

疗效：50例患者痊愈21例，占42%；显效17例，占34%；有效9例，占18%；无效3例，占6%。总有效率为76%。

出处：戴溱，靖亚莎，赵百合.中药浸泡联合甲开窗疗法治疗甲真菌病50例临床疗效观察[J].中国真菌学杂志,2006(1):50-51.

5. 其他类型

方法一：生姜

穴位：患处（阿是穴）。

方药：生姜100g。

操作：将生姜切片，用白酒浸泡2天后，涂搽病甲数分钟，每天3次。

疗效：涂搽1周后，可见病甲变黑，2周内病损消退，25例均临床治愈。

出处：李雅玲，王燕舞，梁媛媛．生姜治疗甲癣25例[J].中国民间疗法,2014,22(6):50.

方法二：蒜矾泥

穴位：患处（阿是穴）。

方药：大蒜50g，明矾30g。

操作：上述药物捣烂后加入明矾粉末制成药泥，敷于患处并用纱布包扎，每天换药1次。

疗效：35例坚持使用本方的顽固性灰指甲患者，治疗6～15天全部治愈，愈后不复发。

出处：罗林钟．蒜矾泥可治顽固性灰指甲[J].农村新技术,2013(5):48.

方法三：猪冰方

穴位：患处（阿是穴）。

方药：猪胆汁200ml，冰片5g。

操作：将上述药物混合后制成药水。每天浸泡病甲，每天3次，每次1h。

疗效：一般1个月左右治愈。

出处：刘家红．治疗灰指甲效验方一则[J].中国民间疗法,2013,21(8):65.

方法四：苦白方

穴位：患处（阿是穴）。

方药：黄精6g，藿香6g，苦参30g，白鲜皮30g，川楝子30g，大黄15g，枯矾15g。

操作：上述药物加醋浸泡3天，将双手浸泡于药液中。

疗效：1周后好转。

出处：朱长华，陈莹莹，王兆太．治疗灰指甲验方[J].中国民间疗法,2014,22(8):97.

【按语】

甲癣外治法中常见的中医证型为肝胆郁热、虫淫肌肤、湿热蕴结、血虚风燥等，其中治疗血虚风燥型甲癣的方药最多，湿热蕴结型则最少。上述各方均根据甲癣的特点，可起到清热、燥湿、解毒、杀虫、止痒、疗癣、荣甲之效。目前临床治疗甲癣更多患者愿意接受局部外治方法，中医外治甲癣的方法也有很多，中药贴敷即是其中重要的组成部分，通过选取特定穴位贴敷药物，以改善经络所属脏腑功能，从而达到内外同治的效果。

穴位贴敷疗法治疗甲癣，从用药特点看，明矾的使用频率最多，其次为苦参、凤仙花、白鲜皮、蛇床子和黄柏等，其中凤仙花常被用作单味药方使用，如《外科证治全书》鹅掌风记载："既油灰指甲，用白凤仙花捣涂指甲上，日日易之，待至凤仙过时，灰甲即好"。药性方面，清热燥湿药和解毒杀虫药的使用最多，上述药物大多具有清热燥湿、解毒杀虫、抑制真菌的功效。从药物配伍上看，主要配伍药对为黄精、大黄、藿香、黄连、明矾、苦参、凤仙花、大枫子、土荆皮、百部、花椒、地肤子、白鲜皮、丁香、蛇床子、黄柏、蝉蜕等。黄连、大黄清热泻火、燥湿解毒；明矾、苦参清热除湿、解毒杀虫；黄精补脾益气、润心肺、强筋骨。从选穴来看，治疗甲癣主要选取的为局部阿是穴。

（十）体癣

【概述】

体癣是指发生在人体除头皮、毛发、足部、手部、甲板和腹股沟以外的浅表部位的皮肤癣菌感染，感染常局限在角质层，并常发生在暴露部位的皮肤。皮肤可出现丘疹、丘疱疹和水疱等损害，伴有不同程度的瘙痒。体癣常见于热带地区，在夏秋季节多发。肥胖者、多汗者、糖尿病患者、慢性消耗性疾病患者和长期应用糖皮质激素或免疫抑制剂者为易感人群。体癣具有传染性，如接触有皮肤癣菌感染的动物，或接触体癣患者污染的毛巾、衣服和床单等，或通过自身的手癣、足癣或甲癣等蔓延而来。体癣的治疗需要清除病原菌，快速缓解患者不适症状，清除皮损，防止复发。体癣一般预后良好，经及时、规范的治疗后治愈率较高。若未能及时治疗或自行过早停药，可能会复发或者传染给他人，皮肤癣菌感染可能会影响生活质量，部分患者皮损消退后局部可留有暂时性色素样沉着。

【现代穴位贴敷文献】

1. 风湿蕴肤证

方法一：白及醋方

穴位：患处（阿是穴）。

方药：白及。

操作：将白及烘烤后研末，加白醋调成糊状，外涂患处，每天2次，5天为1个疗程。

疗效：410例患者经治疗显效250例，有效120例，无效40例，总有效率为90.24%。

出处：熊玉钟．白及调醋治疗体癣410例[J].中国民间疗法,1999(11)：18.

方法二：狼毒酊

穴位：患处（阿是穴）。

方药：狼毒。

操作：将水杨酸、苯甲酸、氯霉素加入约800ml狼毒酊中溶解后再加甘油、狼毒酊至足量搅匀即得。涂搽患处，每天2～3次。

疗效：32例患者显效18例，占56.2%；有效13例，占40.6%；无效仅1例，占3.1%，总有效率为97%。

出处：于忠珍，刘胜利．狼毒酊治疗体癣的临床观察[J].中国医院药学杂志，1996(2)：89.

方法三：白族药双桃酊

穴位：患处（阿是穴）。

方药：核桃果绿皮、鲜桃树叶。

操作：取鲜核桃果绿皮、鲜桃树叶各等量混合绞烂，挤去渣取汁400ml，加75%酒精100ml密封备用。双桃面用医用消毒纱布浸透药液后敷于患处，每次湿敷30min，每天2次，连用15天。

疗效：50例患者治愈28例，好转20例，无效2例，治愈率56%，有效率为96%。

出处：史奇桓．白族药双桃酊治疗体癣50例[J].中国民族民间医药，2011,20(3)：10.

方法四：粉红酊

穴位：患处（阿是穴）。

方药：轻粉100g，黄丹100g，枯矾500g，苦参300g，黄柏300g。

操作：上述药物放入酒精红浸泡7天，滤药液备用，每天外涂患处2～8次。

疗效：130例患者治愈124例，有效6例，治愈时间最短2天，最长22天，平均治愈时间为7天。

出处：刘远坝，廖作淳，谌金元，等．粉红酊治疗手足体癣130例临床疗效观察[J].江西中医药，1990(3)：35.

方法五：复方土槿皮酊

穴位：患处（阿是穴）。

方药：土荆皮100g，蜈蚣50g，冰片50g，明矾50g，硫黄100g，雄黄50g，大枫子30g，乌梅50g。

操作：将上药研面，加米醋1000ml，装瓶内浸泡1周后备用。将药液按所需量倒入洗脚盆内浸泡患处30min，每天1次。体癣、股癣患者用棉球蘸药水涂搽，每天4次。

疗效：一般用药3天可缓解症状，20～40天可基本治愈。350例患者经临床治疗20～40天后痊愈348例，好转2例。治愈率为99.47%，好转率为0.57%，有效率为100%。

出处：佘守荣．复方土槿皮酊治疗手足癣、体癣、股癣350例[J].甘肃中医，1995(3)：9.

方法六：旱烟叶

穴位：患处（阿是穴）。

方药：旱烟叶。

操作：将旱烟叶用开水浸泡后展开敷于患处，外用纱布固定，每天1次。

疗效：8例患者经治疗全部获效，其中5例经治疗1个疗程获愈，另3例经2个疗程治愈。随访半年未复发。

出处：陈杰．旱烟叶外敷配合中西药治疗体癣8例[J].中国民间疗法，2002(9)：17.

方法七：黄蜂粉油膏

穴位：患处（阿是穴）。

方药：轻粉5g，雄黄50g，露蜂房20g，冰片2g，蛋黄油（适量）。

操作：将前4味药物研细粉，混合均匀后装瓶备用，注意密封，临用时炼取新鲜鸡蛋蛋黄油适量，将所制药粉调成稠膏状，涂于皮损局部，每天2次，10天为1个疗程。

疗效：33例患者除2例因故未坚持治疗外，其余病例全部于2个疗程内治愈。

出处：吴明记，朱晓忠，贺建华．黄蜂粉油膏治疗体癣33例[J].中医外治杂志，1999(6)：49.

方法八：椒黄粉

穴位：患处（阿是穴）。

方药：川椒32g，硫黄32g。

操作：上述药物研末，用生姜片蘸取药末后涂搽患处，每次搽3～5min，每天2次。

疗效：72例患者中属圆癣者56例，属股癣者16例全部治愈，该方治疗体癣有良效。

出处：郭朝广．椒黄粉治体癣有效[J].新中医，1985(7)：18.

方法九：腊梅树叶

穴位：患处（阿是穴）。

方药：腊梅树叶。

操作：该药捏汁后涂搽患处，每天1～2次，直至痊愈。

疗效：2 例患者，平均 1 周治愈，1 年半后随访未复发。

出处：张长 . 腊梅树叶治疗体癣、股癣 [J]. 新中医 ,1980(3)：10.

2. 湿热毒聚证

方法一：大蒜

穴位：患处（阿是穴）。

方药：大蒜。

操作：用紫皮大蒜捣研成泥后制成药饼，将蒜泥饼贴敷在皮损处，外以消毒敷料固定。每次敷灸时间为 5～20min。

疗效：20 例患者全部有效，其中痊愈 18 例，好转 2 例，治疗 1 次 15 例，2 次 3 例，3 次 2 例。

出处：杨小傲 . 蒜泥灸治疗体癣 20 例 [J]. 中国民间疗法 ,2008,16(12)：10-11.

方法二：土大黄

穴位：患处（阿是穴）。

方药：土大黄。

操作：土豆黄捣烂后加粗浸泡 7 天，取汁涂敷患处，每天 2～3 次。

疗效：体癣、股癣患者共 56 例，其中病程最长 6 年，最短 2 月，均获痊愈。一般 2 周痊愈，病程超过 3 年者，用药时间适当延长，其中 32 例观察 1 年以上未见复发。

出处：土大黄治疗体癣、股癣 [J]. 江苏医药 ,1977(10)：34.

方法三：木黄癣膏

穴位：患处（阿是穴）。

方药：木槿皮 200g，大黄 200g，甘遂 100g，甘草 100g，芙蓉叶 150g，紫背浮萍 150g，紫草 200g，轻粉 50g，广丹 45g，儿茶 100g，薄荷 50g。

操作：将药物加入菜油 1500g 浸泡，研末备用，煎熬后不断地搅拌，用铁丝筛捞去药渣，然后用纱布的滤器滤过加黄蜡搅拌，黄蜡完全熔化后去火冷却，然后用适量癣膏敷于皮损上，再用无毒柔软的塑料薄膜封于上并外加数层纱布加压包扎。每 2 天换药 1 次。

疗效：40 例患者经过治疗后，痊愈 35 例，占 87.5%，好转 4 例，无效 1 例，总有效率为 97.5%。

出处：苏炳云 . 癣膏塑封疗法治疗体癣 40 例临床观察 [J]. 成都中医药大学学报 ,1995(3)：49-50.

方法四：土槿皮酊

穴位：患处（阿是穴）。

方药：土荆皮。

操作：用中药土槿皮酊 50ml、普鲁卡因 0.1g，加氢化可的松 25mg 混合，将患处用温水洗净每天早晚各 1 次用药棉蘸混合液搽在患处，连用 7 天。

疗效：100 例患者痊愈 95 例，有效 5 例，占 5%，总有效率为 100%。

出处：俞应华 . 中西医结合治疗体癣 100 例 [J]. 中国民间疗法 ,1997(6)：23.

方法五：海马酊

穴位：患处（阿是穴）。

方药：海金沙 50g，马钱子 10g，蜈蚣 6 条，全蝎 5g。

操作：以上药物均烘干研末，置于酒精中浸泡 1 周。用棉签蘸取药液涂于患处。每天早、晚各 1 次，注意勿入眼鼻口中。

疗效：经涂药后 3～5 天患部即发生颜色改变，10 天左右患部面积开始逐渐缩小，1 月余恢复正常。

出处：李图刚 . 中药浸剂海马酊治疗体癣 [J]. 中医外治杂志 ,2006(2)：21.

方法六：百蛇散

穴位：患处（阿是穴）。

方药：百部 50g，蛇床子 50g，石菖蒲 50g，花椒目 50g，冰片 10g，白矾 50g。

操作：上述药物水煎去渣取浓汁 500g 装入瓶内存储，每晚沐浴后取汁涂搽患处，待干后和衣。7 天为 1 个疗程，共治 1～4 个疗程。

疗效：18 例患者中，痊愈 12 例，显效 6 例。

出处：何志伦 . 中药治疗“体癣”18 例 [J]. 内蒙古中医药 ,2009,28(7)：13.

方法七：竹油

穴位：患处（阿是穴）。

方药：竹沥。

操作：取鲜竹沥烘烤出汁后，涂搽患处，每天 3 次，连用 1 周。

疗效：体癣患者 35 例，经用上法治疗，均获良效，1 周而愈。

出处：张仁安 . 竹油治疗体癣 [J]. 四川中医 ,1992(5)：59.

方法八：归雄膏

穴位：患处（阿是穴）。

方药：当归 15g，天花粉 15g，雄黄 6g，轻粉 6g。

操作：将上药共研细末，将猪油 30～60g 加热融化后，倒入器皿中，温后放入药末搅匀备用（配药时，应避免油太热而使药物变性）。使用时将药膏外搽患处，每天 1～8 次，每次外搽量不宜过多。

疗效：11 例患者经此配方治疗全部 1 次性治愈，治疗时间最长半年，最短 2 周。随访 2 年以上均未见复发。

出处：陈武华 . 自拟归雄膏治疗体癣 11 例报告 [J]. 医学理论与实践 ,1991(3)：37–38.

【按语】

体癣又称“圆癣”或“金钱癣”，中医学认为“体癣”多与风、湿、热、湿毒等邪气因素有关，现代医学认为该病主要由羊毛状癣菌，红色表皮癣菌等真菌菌丝所致。近年来，中医药在治疗体癣、手足癣等浅部真菌病方面多有报道，治法屡有创新，且疗效肯定，中医药治疗不外内服外用，而癣类疾病则以外治为多，常用有酊剂、醋剂、膏剂、水溶剂、散剂、纸剂等。体癣的治疗以中药外治法为主，中药贴敷疗法是中药外治法中的重要组成部分，多数医者根据疾病的特点主要将体癣分为风湿蕴肤证和湿热毒聚证，上述各方均以清热解毒，祛风除湿为总的治疗原则。体癣常采用中药贴敷和中药湿敷的方法治疗，贴敷疗法是以中医基本理论为指导，应用中草药制剂，施于皮肤、孔窍、腧穴及病变局部等部位的治病方法，是中药外治法的重要组成部分。

穴位贴敷疗法治疗体癣，从用药特点看，轻粉的使用频率最多，其次为大黄、枯矾、苦参、黄柏、冰片和雄黄等。轻粉外用杀虫攻毒敛疮，可用于疥疮、顽癣、臁疮、梅毒、疮疡、湿疹等。《本草拾遗》曰：“杀疮疥癣虫及鼻上酒齇，风疮瘙痒。”大黄外用能泻火解毒，凉血消肿；苦参为杀虫疗癣之要药；雄黄杀虫，解毒燥湿，对各种皮肤真菌有抑制作用；枯矾有解毒杀虫，收敛止痒作用；冰片对羊毛状小孢子菌及红色毛癣菌菌丝有抑制作用。药性方面，多为杀虫药和清热药，使用药物大多具有清热解毒，杀虫止痒疗癣之效。从药物配伍上看，主要的配伍药对为当归、枯矾、苦参、黄柏、蜈蚣、冰片、硫黄、雄黄、大黄、轻粉和蛇床子等，蜈蚣具有杀虫止痒之功，对红色表皮癣菌、絮状皮肤癣菌、石膏样癣菌菌丝有抑制作用；硫黄接触皮肤后变为硫化氢及硫黄酸，能软化皮肤，杀灭皮肤真菌菌丝；苦参、地肤子、百部和蛇床子有较好的抗霉菌、真菌作用。从选穴来看，治疗体癣主要选取的为局部患处（阿是穴）。

（十一）脱发

【概述】

脱发是指由遗传、免疫、应激、服用某些药物、内分泌失调等因素导致头发的非正常脱落，造成头发稀疏或形成秃发斑的一种疾病。脱发是皮肤科常见病，其中雄性激素性脱发是临床上最常见的脱发性疾病，其他较多见类型的脱发还包括斑秃、牵拉性脱发、瘢痕性脱发等。患病率在不同人种之间有明显差别，白种人发病率最高，黄种人和黑种人发病率相对较低。我国男性脱发患病率约为 21.3%，女性患病率约为 6.0%，男性患者中有家族遗传史的占 53.3%～63.9%，父系遗传风险明显高于母系遗传。脱发既可表现为头发密度逐渐降低、头发稀疏，也可表现为头发短时间大量脱落；既可表现为整体的头发均匀稀疏，也可表现为明显的局部头发脱落。脱发在解除病因、对症治疗后，发量通常能得到一定程度的恢复。脱发虽不影响患者身体健康，却严重影响患者心理健康和生活质量，及早诊治对延缓脱发进展、改善生活质量有重要意义。

【现代穴位贴敷文献】

1. 湿热熏蒸证

方法一：冬虫夏草

穴位：患处（阿是穴）。

方药：冬虫夏草 5g。

操作：冬虫夏草置于酒精中浸泡 7 次，外涂于患处。

疗效：34 例患者痊愈 3 例（8.82%），显效 15 例（44.11%），有效 14 例（41.18%），无效 2 例（5.88%），总有效率为 94.12%。

出处：陈潍．除脂生发汤配合外治法治疗脂溢性脱发 34 例 [J]. 河北中医，2005(2):101–102.

方法二：生发搽剂

穴位：患处（阿是穴）。

方药：斑蝥、人参、辣椒、生姜、丹参、红花、樟脑、甘油。

操作：适量涂于头皮。

疗效：31 例患者有效 30 例，无效 1 例，总有效率为 96.8%。

出处：高洁，高以红，周李燕．低能量激光照射联合中药外用治疗轻中度雄激素性脱发的临床疗效 [J]. 中国医疗美容，2023,13(5):24–27.

方法三：防脱育发液

穴位：患处（阿是穴）。

方药：女贞子、何首乌、菟丝子、侧柏叶、苦参、艾叶、川芎、花椒。

操作：将防脱育发液涂抹于湿发上，按摩 2min 后冲洗干净，隔天 1 次。

疗效：41 例患者痊愈 9 例，显效 21 例，有效 7 例，无效 4 例，总有效率为 90.24%。

出处：谭素芳，钟昕，周琦，等．防脱育发液联合祛脂生发汤治疗女性型脱发临床观察 [J]. 亚太传统医药，2022,18(2):125–128.

方法四：复方侧柏叶溶液

穴位：患处（阿是穴）。

方药：侧柏叶 30g，透骨草 30g，蒲公英 30g，制何首乌 30g，葛根 30g，薄荷 30g。

操作：上述药物煎煮成汤剂，每袋 150ml，每天 1 包，兑 1 倍温水外用，每天 1 次。

疗效：30 例患者显效 6 例，好转 21 例，无效 3 例，总有效率为 90%。

出处：钟玲玲，杨玉峰，黄艳红，等．复方侧柏叶溶液治疗脂溢性脱发的疗效观察 [J]. 广州中医药大学学报，2019,36(3):349–352.

方法五：姜乌泥

穴位：患处（阿是穴）。

方药：生草乌粉、生姜。

操作：姜乌泥由生草乌粉与生姜共捣成泥而成，将之贴敷患处，外包纱布，用胶布固定，每次贴敷 2h，每天 3 次共贴敷 15 天，或至新发生出后 3 天停用。

疗效：56 例患者经治疗 15 天内脱发处新发均匀再生，日后逐渐变黑者 32 例，占 57.1%；半月至 1 月内新发均匀再生者 23 例占 41.1%；治疗 2 个月仍无新发再生者 1 例，占 1.8%；1 个月总治愈率为 98.2%。随访至今，痊愈者无 1 例复发。

出处：蔡风群，肖柏松，宋延芝．胡柏味首丸内服与姜乌泥外敷治疗脱发 56 例 [J]. 吉林中医药，2000(1):44.

方法六：透菊方

穴位：患处（阿是穴）。

方药：野菊花 20g，白芷 15g，薄荷 15g，透骨草 30g，苦参 15g，侧柏叶 15g。

操作：上述药物加水煎煮取汁后，外洗头发，前 2 周为每天 1 次，2 周后改为每周 2 次。

疗效：20 例患者治愈 2 例，显效 13 例，有效 5 例，有效率为 75%。

出处：栾立云，朱黎明，李英，等．活力苏口服液联合中药外洗治疗脂溢性脱发 20 例临床观察 [J]. 河北中医，2013,35(11):1685–1686.

方法七：山枝方

穴位：患处（阿是穴）。

方药：山柰、桂枝、制附子、人参、当归、川芎、生姜、白芷、丹参。

操作：上述药物用 75% 酒精 600ml 浸泡 7 天，滤渣取汁，涂抹患处，隔天 1 次。

疗效：126 例患者痊愈 114 例，占 90.48%；显效 4 例，占 3.17%；好转 5 例，占 3.97%；无效 3 例，占 2.38%，总有效率为 97.62%。疗效最快者 8 天开始长出白色或淡黄色绒毛，多数病例 1 个疗程后开始长出绒毛，痊愈病例 2 个疗程完全长成正常头发，并比原头发粗，而且润黑。

出处：兰学良．毛发再生汤等三联疗法治疗脱发 126 例 [J]. 山东中医杂志，2003(6):341–342.

方法八：双叶方

穴位：患处（阿是穴）。

方药：麻叶 30g，桑叶 30g。

操作：上述药物用淘米水 600ml 浸泡 24h，取其浸出液外洗头部，每天 1 剂，分 2 次洗。

疗效：34 例中痊愈 18 例，有效 14 例，无效 2 例，总有效率为 94.1%。

出处：杨修策．内外合治脂溢性脱发 34 例 [J]. 国医论坛，2001(5):35.

方法九：山黄酊

穴位：患处（阿是穴）。

方药：山楂 50g，生大黄 30g。

操作：上述药物共为粗末，置于酒精中浸泡 2 天后，外搽脱发处。每天 2～3 次，1 周为 1 个疗程。

疗效：54 例中痊愈 21 例（38.0%），显效 24 例（45.0%），无效 9 例（7.0%），总有效率为 83.0%。

出处：杨家蕊，杨丽霞 . 清热利湿法治疗脂溢性脱发 54 例疗效观察 [J]. 甘肃中医，2007(5): 38.

方法十：祛湿止脱方

穴位：患处（阿是穴）。

方药：侧柏叶 30g，广藿香 30g，茵陈 30g，苍术 30g，苦参 30g，龙胆草 30g，桑白皮 30g，香薷 30g，野菊花 30g，千里光 30g，透骨草 30g。

操作：上述药物加水浸泡 1h 后煎煮，用药液洗头发 10～15min。然后清水冲洗。每天 1 次，每剂可连用 3 天。

疗效：61 例患者显效 22 例，有效 32 例，无效 7 例，总有效率为 88.52%。

出处：彭玉峰，翟曼吟，张绍栋，等 . 祛湿止脱方外洗治疗早期雄激素性脱发临床观察 [J]. 云南中医中药杂志，2022,43(6):21–24.

方法十一：祛脂防脱生发饮

穴位：患处（阿是穴）。

方药：白芷 25g，藁本 20g，王不留行 20g，苦参 20g，皂荚 20g，芦荟 20g，龙葵 20g，侧柏叶 20g，当归 20g，墨旱莲 20g，生山楂 30g，石榴皮 20g。

操作：用文火煎煮 30min，共取汁 1000ml，加 4% 的白醋 100ml 浸泡洗头 30min，然后用清水冲洗，每周 2 次。

疗效：60 例患者显效 14 例，有效 40 例，无效 6 例，总有效率为 90%。

出处：刘泳涛 . 祛脂防脱生发饮治疗脂溢性脱发 60 例临床观察 [J]. 湖南中医杂志，2008(5):26–27.

方法十二：祛脂生发液

穴位：患处（阿是穴）。

方药：透骨草、侧柏叶、苦参、皂荚、黄精。

操作：祛脂生发液兑水洗头，每天 1 次。

疗效：30 例患者痊愈 2 例，显效 7 例，有效 19 例，总有效率为 93.3%。

出处：刘泳涛 . 祛脂防脱生发饮治疗脂溢性脱发 60 例临床观察 [J]. 湖南中医杂志，2008(5): 26–27.

方法十三：自拟透骨侧柏方

穴位：患处（阿是穴）。

方药：透骨草 20g，生侧柏叶 40g，覆盆子 10g，枸杞子 15g，茵陈 10g，黄芩 10g，丹参 10g，泽兰 10g，泽泻 10g，茯苓 10g，生山楂 10g，甘草 6g。

操作：上述药物煎煮后外洗头皮，隔天 1 次。

疗效：58 例患者痊愈 8 例，显效 21 例，有效 26 例，无效 3 例，总显愈率为 50.0%，总有效率为 94.8%。

出处：项晶，苏莹莹，范建国，等 . 自拟透骨侧柏方治疗湿热型雄激素性秃发疗效观察 [J]. 浙江中西医结合杂志，2021,31(12):1134–1136.

2. 血热风燥证

方法一：瑞蓝龙生发剂

穴位：患处（阿是穴）。

方药：何首乌、女贞子、熟地黄、桑椹、丹参、桃仁。

操作：喷洒头部无发区并按摩，每天 3 次。

疗效：69 例患者治愈 52 例（75.4%）；显效 12 例（17.4%）；有效 5 例（7.2%）；未见不良反应，斑秃及脂溢性脱发Ⅰ期的患者治愈率 100%，脂溢性脱发Ⅱ期及Ⅲ期患者的有效率 100%。

出处：田瑞琴，田丰 . 瑞蓝龙生发剂外喷治疗脱发 69 例 [J]. 第四军医大学学报，2007(13): 1217.

方法二：桑柏生发剂

穴位：患处（阿是穴）。

方药：冬桑叶、升麻、黄柏、蔓荆子。

操作：桑柏生发剂外喷头皮后进行按摩，每天 2 次。

疗效：30 例患者痊愈 8 例，显效 12 例，有效 4 例，总有效率为 86.67%。

出处：杨东清，蔡云，吴承艳，等 . 桑柏生发剂治疗脱发的临床观察 [J]. 中国临床研究，2020,33(10):1400–1402,1406.

方法三：黄参生发酊

穴位：患处（阿是穴）。

方药：女贞子、黄芪、丹参、冬青。

操作：用棉签蘸取药液后涂抹患处，每天3次。

疗效：46例脂溢性脱发患者显效17例，有效26例，无效3例，起效时间为30天以内5例，30～60天21例，60天之后为17例。

出处：宋健，郁琳. 生发酊剂外用治疗脱发78例临床观察 [J]. 中国全科医学，2005(22):72–73.

方法四：姜花生发酊

穴位：患处（阿是穴）。

方药：干姜、红花、紫河车、墨旱莲、侧柏叶、桂枝、补骨脂、薄荷、蜈蚣、生晒参、花椒。

操作：用棉签蘸取生发酊后涂搽患处，每天3次。

疗效：25例患者治愈3例，显效12例，有效9例，无效1例，总有效率为96.00%。

出处：彭蔚梧，匡琳，何大伟，等. 生发酊联合针刺法治疗脂溢性脱发25例临床观察 [J]. 湖南中医杂志，2021,37(5):81–83.

方法五：归姜生发软膏

穴位：患处（阿是穴）。

方药：当归、干姜、赤芍、红花、生地黄、侧柏叶。

操作：外涂患处后进行局部按摩，每天1次。

疗效：43例患者痊愈13例，显效16例，有效10例，无效4例，总有效率为90.7%。

出处：李庆勇，李文兵. 生发软膏治疗脂溢性脱发的临床研究 [J]. 中国当代医药，2012,19(9):112–113.

方法六：乌草生发洗方

穴位：患处（阿是穴）。

方药：首乌210g，透骨草210g，红花140g，皂角140g。

操作：上述药物加水煎煮后外洗头发，每次洗5min，保留30min，隔天1次。

疗效：33例患者治愈10例，显效12例，有效9例，无效2例，总有效率为66.7%。

出处：陶迪生，龚青卓，梅令兰. 生发洗方治疗男性雄激素性脱发疗效观察 [J]. 中国麻风皮肤病杂志，2013,29(10):651.

方法七：透骨草

穴位：患处（阿是穴）。

方药：透骨草60g。

操作：透骨草加水煎煮20min后，每天1次，连洗7天为1个疗程。

疗效：1个疗程后，头皮瘙痒、脱屑症状消失，脱发明显减少。又连洗2个疗程后，脱发症状消失，头顶部脱发外有新发生出而愈。

出处：孙玉齐. 透骨草外洗治疗脂溢性脱发 [J]. 中医外治杂志，2000(4):43.

方法八：透骨草–侧柏叶煎剂

穴位：患处（阿是穴）。

方药：透骨草20g，生侧柏叶20g，覆盆子10g，枸杞子15g，茵陈10g，黄芩10g，丹参10g，泽兰10g，泽泻10g，茯苓10g，生山楂10g，甘草6g。

操作：煎煮药液外洗头皮，隔天1次。

疗效：62例患者痊愈10例，显效16例，有效29例，总有效率为88.71%。

出处：夏继宁，项晶. 透骨草–侧柏叶煎剂治疗雄激素性秃发的疗效及对患者焦虑与抑郁水平的影响 [J]. 中华全科医学，2023,21(1):123–126.

方法九：脱发洗剂

穴位：患处（阿是穴）。

方药：侧柏叶10g，制何首乌15g，桑叶10g，银花藤10g，蒲公英10g，黄柏10g，苦参15g，蛇床子15g。

操作：兑入温水后，洗头5min，保留5min后进行按摩，每天1次。

疗效：30例患者痊愈10例，显效11例，有效5例，总有效率为86.67%。

出处：孙玉财，冯子轩. 脱发洗剂治疗头皮脂溢性皮炎疗效观察 [J]. 实用中医药杂志，2013,29(9):762–763.

方法十：紫子方

穴位：患处（阿是穴）。

方药：紫荆皮30g，故子（补骨脂）20g，白芷15g，菟丝子15g，羌活10g，斑蝥5g，樟脑

3g。

操作：取上述药物加 75% 酒精 500ml，密封浸泡 3 周备用。首次使用酊剂外涂秃发区时，观察 24h，一般秃发区发生轻度过敏现象，继续用药。每天外涂 2～4 次，如过敏反应严重即停药，共涂 10～15 天。

疗效：30 例患者有效率可达为 94.7%，痊愈和近愈者最短时间为 3 个月，新生的毛发开始多为白色，逐渐增粗变黑为正常毛发，疗程最长为 5 个月，最短为 3 个月。

出处：曹素芬，赵明 . 外涂中药加紫外线照射治疗各种秃发 30 例疗效观察 [J]. 实用临床医学，2003(6):136.

方法十一：消风生发酊

穴位：患处（阿是穴）。

方药：鲜侧柏叶 350g，丹参 100g，桂枝 100g，干姜 160g，葱白 160g，生半夏 80g，蛇床子 40g，明矾 10g。

操作：上述药物加入 75% 酒精 2500ml 中浸泡 21 天后，过滤，静置，取中上层药液外涂，每天 2 次，外涂治疗。

疗效：105 例患者痊愈 3 例，显效 27 例，有效 18 例，无效 7 例，总有效率为 93.3%。

出处：吕冬菊，黄东明，黄春明 . 消风生发酊治疗脂溢性脱发 105 例 [J]. 陕西中医，2011,32(10):1339–1340.

方法十二：丹芫膏

穴位：患处（阿是穴）。

方药：丹参 100g，芫荽子 100g，黄芪 100g，苦参 100g，何首乌 50g，甘草 50g。

操作：上述药物用 75% 酒精浸泡 1 周后，纱布过滤，再低速离心去除溶液中的杂质，离心后用低温旋转蒸发器对溶液进行浓缩，同时去除溶液中的酒精，将溶液浓缩至浸膏（每毫升含生药 20g），用软刷将浸膏涂抹于脱发区，每天 1 次。

疗效：57 例患者治愈 22 例，占 38.59%；好转 26 例，占 45.61%；无效 9 例，占 15.78%。总有效率为 84.22%。

出处：王惠国，李忻红，赵依娜 . 针药并用治疗雄激素源性脱发的临床研究 [J]. 针灸临床杂志，2007(7):31–32.

方法十三：黄乌方

穴位：患处（阿是穴）。

方药：黄芪、何首乌、花椒、红花、墨旱莲、骨碎补。

操作：上述药物放入酒精中浸泡 7 天后涂搽患处，每天 1 次。

疗效：132 例患者治愈 42 例，占 31.82%；好转 66 例，占 50%；无效 24 例，占 18.18%，总有效率为 81.82%。

出处：徐爱琴 . 针药并用治疗脂溢性脱发 132 例 [J]. 辽宁中医杂志，2005(11):1154–1155.

方法十四：脂脱搽剂

穴位：患处（阿是穴）。

方药：生大黄 30g，苦参 30g，黄芪 30g，制何首乌 30g，姜黄 30g。

操作：取适量外搽，每天 2 次。

疗效：60 例患者痊愈 20 例，显效 25 例，有效 12 例，总有效率为 95.00%。

出处：范智琴，张艳，李封，等 . 脂脱搽剂配合梅花针及补肾养血胶囊治疗雄激素性脱发的临床观察 [J]. 中医药导报，2019,25(7):87–90.

方法十五：脱脂洗剂

穴位：患处（阿是穴）。

方药：补骨脂 20g，牡丹皮 20g，甘油 20g，桂枝 20g，苍术 20g，桑叶 30g，侧柏叶 30g，透骨草 45g。

操作：每天 1 剂，每剂煎水 1 次，将药汁涂抹于头部，连续涂 4 天。

疗效：40 例患者痊愈 91 例，显效 24 例，有效 14 例，总有效率为 92.00%。

出处：赵冰 . 脂溢性脱发采用旱地脂脱方联合脱脂洗剂治疗临床观察 [J]. 中国民间疗法，2016,24(3):61–62.

方法十六：祛脂洗剂

穴位：患处（阿是穴）。

方药：生姜 40g，皂角刺 20g，松针 20g。

操作：兑水后洗头，按摩 5～8min，每天 1 次。

疗效：18 例患者痊愈 3 例，显效 11 例，有效 3 例，无效 1 例，总有效率为 94.44%。

出处：黄仁坤，卢玠桦，张衍，等 . 中西医结合治疗青年雄激素源性脱发湿热熏蒸证疗效观

察 [J]. 广西中医药，2022,45(2):32–34.

方法十七：自拟生发搽剂

穴位：患处（阿是穴）。

方药：侧柏叶 15g，藿香 15g，丹参 15g。

操作：上述药物加强的松片以及 75% 酒精 1500ml 浸泡 1 周。外搽头部，每天 1 次。

疗效：30 例患者治愈 26 例，好转 3 例，未愈 1 例，总有效率为 99%。

出处：李凤霞 . 中西医结合治疗脱发 45 例 [J]. 光明中医，2006(11):85.

3. 肝肾亏虚证

方法一：中药生发凝胶

穴位：患处（阿是穴）。

方药：补骨脂 6g，制首乌 6g，丹参 6g，川芎 6g，苦参 6g，侧柏叶 3g，川椒 3g，干姜 6g，薄荷 3g。

操作：在患者的头皮额角两侧使用中药生发凝胶，每晚 1 次，用药后在涂药部位均匀按摩 3～5 圈。

疗效：患者经 6 个月的中药生发凝胶外用治疗后，在头发直径变异率、头皮炎症分级和总毛发增长率方面具有明显改善，29 例患者的总毛发增长率在 30%～70% 的患者有 7 例，毛发增长率＜30% 的患者有 22 例。

出处：胡嘉元 . 中药生发凝胶治疗雄激素性秃发的临床研究 [D]. 北京：北京中医药大学，2017.

方法二：天施堂育发液

穴位：患处（阿是穴）。

方药：人参、丹参、黄芪、冬虫夏草、何首乌、天麻、墨旱莲、干姜、川芎、侧柏叶、甘草。

操作：外涂，以脱发区域的皮肤完全湿润为准，用量根据脱发程度每天 8～15ml，每天 1 次。

疗效：457 例脂溢性脱发者，理想效果 131 例（28.7%），满意效果 309 例（67.6%），合计为 96.3%。

出处：王朝晖，蔡静，辛花，等 . 中药育发液联合梅花针叩刺在脱发护理中的应用 [J]. 中国医疗美容，2016,6(5):74–77.

方法三：中药育发液

穴位：患处（阿是穴）。

方药：干姜、川芎、当归、红花、花椒。

操作：每天 2 次头部涂搽。

疗效：45 例患者 2 例痊愈，显效 7 例，有效 19 例，总有效率为 62.20%。

出处：梁幼雅，姜倩娥，李耿 . 中药育发液治疗脂溢性脱发临床观察 [J]. 河北中医，2012,34(8):1156–1157.

方法四：蕲菊煎液

穴位：患处（阿是穴）。

方药：蕲艾 10g，菊花 10g，防风 10g，薄荷 10g，藁本 10g，藿香 7g，甘松 7g，蔓荆子 10g。

操作：水煎 1h 去渣外洗患处，每天 1 次。

疗效：150 例患者显效 64 例，有效 68 例，无效 18 例，总有效率为 88%。

出处：马雪柏 . 中药治疗严重脱发 150 例 [J]. 中国民间疗法，2001(10):58.

方法五：乌须生发汤

穴位：患处（阿是穴）。

方药：侧柏叶 100g，制首乌 100g，墨旱莲 100g，当归 50g。

操作：每天 1 剂，水煎，加水适量，早晚熏洗头部各 1 次。

疗效：65 例患者临床痊愈 40 例（男 30 例，女 10 例），占 61.54%；显效 16 例（男 7 例，女 9 例），占 24.61%；有效 6 例（男 4 例，女 2 例），占 9.23%；无效 3 例（全部为女性），总有效率为 95.38%。疗程最长 15 个疗程，最短 3 个疗程，平均为 8 个疗程。

出处：周勇 . 自拟乌须生发汤治疗脱发 65 例 [J]. 四川中医，2005(6):56–57.

【按语】

脱发外治法一般分为湿热熏蒸型、血热风燥型和肝肾亏虚型，故脱发以滋补肝肾，清热祛湿，祛风生发为治疗原则。脱发的治疗以中药外敷法为主，常用有酊剂、酒剂和洗剂，除此之外，中药洗发膏等，患者的接受度更高。中药外治机制为改善局部微循环，使毛囊得到充分营养，刺激毛囊由休止期进入生长期，促进毛发生长。中药贴敷疗法对青少年、病程短、病变部位少者效佳，对复发病例仍有较好疗效；对全秃、普秃、年龄偏大、发病部位多的患者疗效不佳。脱发的治疗通常以中药外敷法辅以梅花针叩刺和按摩发根部为主，中药外敷法是以中医基本理论为指导，应用中草药制剂，施于皮肤、孔窍、腧穴及病变局部等部位的治病方法，是中药外治法的重要组成部分。

穴位贴敷疗法治疗脱发从用药特点看，侧柏叶的使用频率最多，其次为何首乌、干姜、透骨草和苦参等。《本草纲目》载“头发不生，侧柏叶阴干，作末，和麻油涂之”，提示了侧柏叶外用可生发。透骨草能够治疗脱发的机制主要是改变头发的微环境；苦参能够治疗脱发并且具有抗雄激素作用；干姜为大辛之品，能走能守，通血脉，生毛发。药性方面，多为辛温补益之品，归肝经和肾经，大多具有清热祛湿、润肤止痒、防脱控油之效。从药物配伍上看，主要的配伍药对为红花、墨旱莲、透骨草、何首乌、侧柏叶、干姜、丹参、薄荷、苦参、花椒、黄芪和白芷等。花椒能激活辣椒素受体，刺激毛发繁殖，调节毛囊生长因子，同时能控制生长紊乱的毛发；薄荷清热除湿、祛风止痒，可引诸药上巅顶；何首乌益精血、乌须黑发；红花活血化瘀，血液流畅，毛发营养充足则发长。从选穴来看，治疗脱发主要选取的为局部患处（阿是穴），头皮表面是最容易直接被吸收滋养的部位，微循环灌注在毛发的生长和再生过程中起重要作用，毛发的生长和再生有赖于对毛囊的足够营养供血，微循环灌注障碍导致微循环中血液灌注的流速及流量下降，影响头皮毛囊的正常营养及供氧减少，从而导致脱发的产生。

（十二）冻疮

【概述】

冻疮是人体遭受寒冷所引起的局限性或全身性损害，临床上以暴露部位的局部性冻疮最为常见。本病可出现局部肿胀发凉发痒、瘙痒、疼痛、红斑和水疱，好发于肢体末梢或暴露的部位，如手指、手背、耳郭、鼻尖等。各年龄段均可发病，但多见于儿童、青年女性或末梢血液循环不良者。由于冻疮本身具有自愈性，对于轻微的冻疮，注意保暖，如果没有进一步诱发因素加重此病，一般可自行恢复，对于比较严重的冻疮患者，可以用口服和外用药物进行治疗。冻疮通常在气候转暖后自行痊愈，但是来年容易复发，此病通常不会导致永久性伤害，但皮肤出现水疱、溃疡等症状则容易导致感染，若治疗不及时可能会造成严重损害。

【现代穴位贴敷文献】

1. 寒凝血瘀证

方法一：白及糊

穴位：患处（阿是穴）。

方药：白及 15g，樟脑 0.3g，冰片 0.1g。

操作：白及研细，樟脑用 3ml 95% 酒精溶化，冰片研细，上药混匀加温开水 100ml 搅拌成糊状即可。外涂患处，每天 1～2 次。

疗效：经上法治疗后，轻者 3 天，重者 7 天，红肿痒痛即可全消而愈。

出处：郝淑文 . 白及糊治疗冻疮及护理 [J]. 中医外治杂志 ,2005(3):54.

方法二：地花菜流膏

穴位：患处（阿是穴）。

方药：地花菜 1000g。

操作：上述药物切碎加水蒸煮后过滤制成膏剂，外涂患处，每天 3 次。

疗效：26 例患者经治疗痊愈 17 例，有效 8 例，仅 1 例无效，总有效率为 96%。

出处：杨继民 . 地花菜流膏治疗冻疮 [J]. 中国民间疗法 ,2010,18(11):21.

方法三：归桂方

穴位：大椎、大杼、风门、脾俞、命门。

方药：当归 30g，桂枝 30g，细辛 10g，花椒 20g，丁香 30g，赤芍 30g。

操作：上述药物研末，加鲜姜汁及醋汁调成膏状物后制成药饼，贴于上述穴位。贴敷时间为每年农历伏季的初、中、末伏的第 1 天，10—14 时贴敷最佳，6h 左右取下药饼，每 10 天贴敷 1 次，3 次为 1 个疗程。

疗效：72 例患者，显效 43 例，有效 22 例，无效 8 例，总有效率为 90.2%。

出处：杨燕妮，邹马蓉，柴进华 . 冬病夏治法治疗冻疮 72 例 [J]. 中国中医药科技 ,2008(3):177.

方法四：苍附方

穴位：外关、大椎、肾俞、涌泉。

方药：苍术、白附子、桂枝、细辛。

操作：上述药物研末加姜汁、醋汁调成膏状，置于敷贴上，敷于外关、大椎、肾俞、涌泉等穴。每年夏天初、中、末伏的第 1 天为治疗时间，共治疗3次，连续贴3年为1个疗程。每次贴敷持续时间为2～4h。局部出现红肿，有灼热痒痛感者，可提前揭去药膏。

疗效：878例患者痊愈323例；显效204例；有效182例；无效109例，总有效率80.75%。其中Ⅰ度冻疮278例，痊愈187例，显效47例，有效28例，无效16例，总有效率为94.25%；Ⅱ度冻疮463例，痊愈111例，有效121例，无效103例，总有效率为77.25%；Ⅲ度冻疮137例，痊愈25例，显效29例，有效39例，无效50例，总有效率为63.50%。

出处：毕孟玉.冬病夏治疗法治疗与护理反复冻疮[J].湖北中医杂志,2009,31(12):65.

方法五：冻疮乳膏

穴位：患处（阿是穴）。

方药：细辛25g，川椒25g，桂枝25g，秦艽25g，白芷25g，三七25g，生大黄25g，丹参25g，生甘草50g，樟脑50g。

操作：外涂于患部，并反复涂揉3～5min，每天3次。

疗效：36例Ⅰ度冻疮患者均告痊愈，治疗时间最短1天，最长7天，平均4.6天，无1例出现过敏现象。

出处：冻疮乳膏治疗冻疮体会[J].江西中医学院学报,2000(2):97.

方法六：独胜膏

穴位：患处（阿是穴）。

方药：丹参200g，细辛35g，桂枝35g，大蒜泥500g，樟脑12.5g。

操作：将四味中药共研细末，过120目筛，加入大蒜泥中，同时加入阿托品及适量水调成膏状。把药物涂满上个冬季发生皮损及症状处，并将涂满药膏的部位置于暖风机前热风轻吹30min后，待皮肤自然冷却至正常体温，于清水下洗去药物，每天1次，连续10天。

疗效：260例患者治愈37例（14.2%），有效183例（70.4%），无效40例（15.4%），总有效率为84.6%。

出处：汪文.独胜膏外敷治疗冻疮260例[J].时珍国医国药,2000(10):939.

方法七：防冻膏

穴位：患处（阿是穴）。

方药：红尖辣椒12g，红花20g，三七25g，肉桂30g，干姜30g，细辛15g，当归50g，樟脑50g，红参60g，麻油750g，蜂蜡180g。

操作：上述药物浸泡于药油中3天后，滤渣取油，制成膏剂，外涂患处，每天3～5次，并注意保暖，直到天气变暖为止。

疗效：344例经治疗后，痊愈244例，占70.93%；无效8例，占2.33%。总有效率97.67%。轻者一般1个疗程即可，重者应坚持用药2～3个疗程，直到痊愈为止。

出处：朱太平.防冻膏防治复发性冻疮344例[J].中医外治杂志,2001(3):15.

方法八：复方冻疮膏

穴位：患处（阿是穴）。

方药：当归、细辛、桂枝、干姜、冰片。

操作：外涂患处，每天3次，10天为1个疗程。

疗效：90例患者在用药3～6天后症状明显改善，尤其对单纯肿胀型冻疮疗效更好，总有效率为91%。

出处：何慧英,马丽俐.复方冻疮霜治疗冻疮90例[J].浙江中医学院学报,2002(4):19–20.

方法九：复方甘茛冻疮胶

穴位：患处（阿是穴）。

方药：甘草100g，白及100g，樟脑3g。

操作：分别称取甘草、白及，置烘箱内充分干燥后，置研槽中研碎，备用。甘草、白及粗末加水浸泡，煎煮后合并煎液，趁热过滤，减压浓缩至800ml。将浓缩液至电炉上加热，趁热加入山莨菪碱注射液及樟脑并不停地搅拌，自滤器上添加蒸馏水至1000ml，混合均匀后离火，分装于容量为250ml的小玻璃瓶中，加铝盖封口，100℃流通蒸汽灭菌30min，即得复方甘及冻疮胶。外涂患处，每天早晚各1次，7天为1个疗程。

疗效：48例患者痊愈36例，有效10例，无效2例，总有效率为95.8%。

出处：夏金根.复方甘茛冻疮胶的制备及临床应用[J].首都医药,2008(20):41.

方法十：甘辛煎

穴位：患处（阿是穴）。

方药：甘草120g，细辛15g。

操作：上述药物加水煎煮，用纱布蘸取药液后涂搽患处，每次 20min 以上，每天 2～3 次，洗后注意患处保温，1 剂药物可反复煮沸使用 2～3 天。

疗效：159 例Ⅱ度冻伤患者治愈 154 例，占 96.86%；无效 5 例，占 3.14%，41 例Ⅲ度冻伤患者治愈 37 例，占 90.24%；无效 4 例，占 9.76%；总治愈率为 95.5%。无效病例因未能坚持治疗或用药后患处得不到保温。2 年内随访复发率为 11.2%，2 年后一般不再复发，复发病例如法治疗仍有效。

出处：牟敦金，苏贻芝．甘辛煎治疗冻疮 200 例 [J]. 中国中医药科技，2002(2):128.

方法十一：红花酒

穴位：患处（阿是穴）。

方药：红花 30g，花椒 30g，肉桂 60g，生当归 60g，制附片 15g，细辛 15g，干姜 30g，樟脑 15g。

操作：上药研细末，置于酒精中浸泡 7 天备用。使用时依冻疮程度而定，轻度冻疮，可用红花酒涂搽，每天 3～4g；中度冻疮，周边用红花酒涂搽，等疮面愈合后涂搽。

疗效：73 例轻度冻疮用药 3～7 天治愈，3 例中度冻疮用药 7～14 天治愈，随访无复发。

出处：陈玉芳，盛吉祯．红花酒治疗冻疮 [J]. 甘肃中医，2009,22(7):65.

方法十二：红榆冻疮乳膏

穴位：患处（阿是穴）。

方药：红花 150g，生地黄 50g，地榆 50g，紫草 50g，归尾 50g，黄柏 50g，甘草 30g，冰片 20g。

操作：上述药物末后制成膏剂，外涂患处每天 3～4 次。

疗效：56 例患者重者 2 个疗程，轻者 2 天痊愈，平均 10 天基本痊愈，经随访个别患者复发后继续使用有效，总有效率为 96.23%。

出处：徐智卿，黄海燕．红榆冻疮乳膏的制备及临床疗效观察 [J]. 现代医药卫生，2004(23):2504.

2. 寒盛阳衰证

方法一：加味玉红膏

穴位：患处（阿是穴）。

方药：白及、当归、吴茱萸、姜黄、肉桂、白芷、白鲜皮、川芎、鸡血藤、地肤子、丹参、紫草等量，红花、花椒。

操作：上述药物浸泡于芝麻油中 7 天，煎熬后滤渣取油制成膏剂，放入冰箱 24h 去火毒以备用。患者搽药前用温水将患处洗净，早晚各 1 次均匀涂抹于皮损处，白天搽药后 2h 不洗患处，晚上搽药后用保鲜膜封包患处。

疗效：42 例患者治疗 1 个疗程后痊愈 5 例，显效 15 例，有效 18 例，有效率为 88.4%；治疗 2 个疗程后痊愈 24 例，显效 10 例，有效 6 例，有效率为 93.0%。

出处：廖人燕，何跃，王丹．加味玉红膏治疗冻疮的疗效观察 [J]. 内蒙古中医药，2016,35(5):84–85.

方法二：椒红酊

穴位：患处（阿是穴）。

方药：辣椒 20g，红花 20g，细辛 10g，生姜 30g，当归 20g，花椒 20g。

操作：上药浸入 75% 酒精 1000ml 中，7 天后取药液备用。先用温水将患处洗净，擦干用药用棉球蘸药涂搽患处，每天 3 次。

疗效：26 例患者，总有效率为 76.92%。

出处：张建波，陈丽丽，王晶．椒红酊治疗冻疮 26 例 [J]. 中医外治杂志，2011,20(3):26.

方法三：京万红

穴位：患处（阿是穴）。

方药：地榆、大黄、栀子、罂粟壳、血竭、红花、冰片、当归、桃仁、黄连。

操作：涂搽患处，用无菌辅料进行包扎固定，每天 2 次，同时注意保暖。

疗效：35 例患者治疗 2 天痊愈者 7 例（20.0%）；治疗 4 天痊愈者 22 例（62.9%）；治疗 1 周痊愈者 6 例（17.1%），均获治愈。

出处：潘春光，韩董艳．京万红治疗手破溃型冻疮 35 例分析 [J]. 中国误诊学杂志，2009,9(10):2456–2457.

方法四：朴硝

穴位：患处（阿是穴）。

方药：朴硝。

操作：将朴硝放在盆中，用水煎 15min，之后使用黏药液轻轻擦拭患者的冻伤处，直到药液冷却。每天 1 剂可以将其反复加热并且使用 2～4

次，随着患者的症状加减药物。

疗效：25 例患者，总有效率为 96%。

出处：周全安，谢镇林．朴硝治疗儿童冻疮的临床观察 [J]. 中国医药科学，2016,6(16):71–73,116.

方法五：红花肉桂酊

穴位：患处（阿是穴）。

方药：红花 200g，肉桂 30g。

操作：上述药物置于酒精中浸泡 1 个月，轻者每天涂搽 1～2 次，重者每天 3～4 次。

疗效：经红花肉桂酊治疗患者大部分疗效显著，治疗 2 年后回访了 52 例使用过红花肉桂酊的患者，无 1 例复发。

出处：何新华，袁玲．浅谈红花肉桂外用液治疗冻疮 [J]. 宜春学院学报，2007(4):130.

方法六：穿山龙

穴位：患处（阿是穴）。

方药：穿山龙根 500g。

操作：穿山龙根茎晒干去皮切碎，加水后浸泡，煎煮浓缩，滤渣制成油剂。外涂患处，每天 1 次，涂后防止沾水，如有破溃，可用纱布保护。

疗效：一般治疗 3～5 天可愈。

出处：张颖，王永玲．巧治冻疮 [J]. 中国民间疗法，2009,17(7):63.

方法七：青鹏软膏

穴位：患处（阿是穴）。

方药：棘豆、亚大黄、铁棒槌、诃子、毛诃子、余甘子、安息香、宽筋藤、麝香。

操作：用温水洗净患处，取适量青鹏软膏均匀外涂，用手掌于冻疮局部推揉按摩，着力由小渐大，用力协调，避免擦破皮肤，持续约 3min，至皮肤有温热感，每天 2 次，治疗 1 周。治疗期间不外用及口服其他药物，注意保暖，保持手足干燥。

疗效：经过 1 周治疗，52 例中治愈 33 例（63.5%），好转 15 例（28.8%），无效 4 例（7.7%）。用药后最快 2 天见效，瘙痒、疼痛感缓解明显，较小皮疹缩小明显。治疗过程中未见明显皮肤刺激、过敏反应等症状出现。

出处：宋晓莉，何凤玲，罗宏宾．青鹏软膏治疗红斑性冻疮 52 例 [J]. 中国乡村医药，2017,24(11):25.

方法八：山楂

穴位：患处（阿是穴）。

方药：山楂。

操作：取山楂制成山楂炭后反复外搽患处，每天 2～3 次。

疗效：78 例中，痊愈 71 例，占 91%（其中 3 天痊愈者 18 例，4 天痊愈者 25 例，5 天痊愈者 28 例）；显效 5 例，占 6.4%；好转 2 例，占 2.6%。

出处：张会珍，张栋，李娜．山楂炭治疗冻疮 78 例临床观察 [J]. 河北中医药学报，2001(3):17–18.

方法九：伤湿止痛膏

穴位：患处（阿是穴）。

方药：生草乌、生川乌、乳香、没药、生马钱子、丁香、肉桂、荆芥、防风、老鹳草、香加友、积雪草、骨碎补、白芷、山楂、干姜、水杨酸甲酯、薄荷脑、冰片、樟脑、芸香浸膏、颠茄流浸膏。

操作：敷于患处，每天 1 次。

疗效：24h 后 20 例患者红肿胀痛均消失，7 例换新膏药继续局部外贴 24h 后，红肿胀痛消失。3 例继续换新膏药局部外贴 24h 后，红肿胀痛消失。2 例无效，总有效率达 93.7%。

出处：陈继业，赵望华．伤湿止痛膏外贴患处治疗小儿冻疮 32 例报告 [J]. 中国社区医师（医学专业），2011,13(8):143.

方法十：烧伤Ⅰ号膏

穴位：患处（阿是穴）。

方药：当归 50g，黄连 50g，乳香 25g，没药 25g，虎杖 50g，地榆 50g，冰片适量。

操作：外涂患处，可用无菌辅料包扎，每天 1 次，一般 2～4 天后创面愈合。

疗效：20 例患者，痊愈 18 例，有效 2 例，总有效率为 100%。

出处：曹辉，谢郭慧．烧伤Ⅰ号膏治疗皮肤皲裂型冻疮临床观察 [J]. 湖北中医杂志，2006(11):28.

方法十一：速效冻疮酊

穴位：患处（阿是穴）。

方药：金银花 120g，当归 60g，附子 30g，干姜 30g，肉桂 15g，细辛 30g，制川乌 31.5g，制草乌 31.5g，花椒 60g，桂枝 90g，丁香 20g，乳香 20g，没药 20g，红花 90g，血竭 20g，白芷 90g，赤芍 90g，冰片 16g。

操作：外涂患处。

疗效：436 例患者经治疗后治愈 434 例，好转 2 例。Ⅰ度冻疮 2～3 天，Ⅱ度、Ⅲ度 2～7 天治愈。

出处：苏双印 . 速效冻疮酊治疗冻疮 436 例 [J]. 实用中医药杂志 ,2012,28(7):580.

方法十二：温阳解毒化瘀外洗方

穴位：患处（阿是穴）。

方药：麻黄 20g，归尾 20g，桂枝 20g，防风 20g，生地黄 20g，细辛 15g，川椒 15g，紫草 15g，红花 15g，麦冬 15g。

操作：上述药物煎煮后浸泡患处，每天 2 次。

疗效：32 例患者经治疗全部获效，其中痊愈 24 例，有效 8 例。疗程 2～10 天，平均 6 天。

出处：方穗文 . 外治法治疗冻疮 32 例 [J]. 中国民间疗法 ,2003(7):27.

方法十三：温肤活血止痛膏

穴位：患处（阿是穴）。

方药：干姜 30g，桂枝 20g，当归 30g，川芎 16g，白及 30g，全蝎 20g，蜈蚣 15g，牡丹皮 20g，黄连 10g，桃仁 15g，土鳖虫 20g，防风 15g，白芷 20g，花椒 3g。

操作：外涂患处，每天 6 次。

疗效：39 例患者治愈 32 例，好转 5 例。

出处：王全胜 . 温肤活血止痛膏治疗手部冻疮临床观察 [J]. 中国中医药现代远程教育 ,2009,7(4):104–105.

方法十四：温阳通经方

穴位：外关、涌泉、阿是穴。

方药：姜黄、川椒、桂枝。

操作：将上述药物研碎成细末，加生姜汁调成膏状厚制成药饼，贴敷于相应的穴位上，外用纱布固定，贴敷 4h，再将自制的“冻疮水”用棉签蘸取外涂于冻疮好发部位，每天 2 次，正午及睡前涂抹。

疗效：73 例患者治愈 45 例，好转 26 例，未愈 2 例，有效率为 97%。

出处：李珍兰，胡波，王来银，等 . 温阳通经方冬病夏治配合护理治疗冻疮 [J]. 光明中医 ,2013,28(2):371–372.

方法十五：消炎止痛膏

穴位：患处（阿是穴）。

方药：独活、生天南星、生草乌、皂荚、芒硝、水杨酸甲酯、冰片。

操作：将消炎止痛膏适当调匀涂抹在纱垫上，外敷于患处，然后用绷带固定包扎。如果皮肤局部有感染溃烂，破溃处勿涂，可用庆大霉素纱条或聚维酮碘纱条敷在局部，然后将消炎止痛膏涂抹在周围，最后用绷带包扎。嘱患者每天换药 1 次。

疗效：75 例患者中 58 例Ⅰ度冻疮者均在 2～4 天后治愈，治愈率 100%，17 例Ⅱ度冻疮者中 15 例 5～7 天治愈，治愈率 97.33%，2 例好转，总有效率 100%。

出处：王靖 . 消炎止痛膏外敷治疗冻疮 75 例疗效观察 [J]. 中国校医 ,2012,26(4):321.

3. 寒凝化热证

方法一：云南白药膏剂

穴位：患处（阿是穴）。

方药：云南白药、冰片。

操作：上述药物混匀制成糊状物，将药膏涂于患处，用纱布固定，每天 2 次。

疗效：76 例患者，治愈 74 例，有效 1 例，显效 1 例，总有效率达 98.18%。

出处：王子红 . 云南白药膏剂治疗冻疮 76 例 [J]. 中医外治杂志 ,2001(2):32.

方法二：浙冰方

穴位：患处（阿是穴）。

方药：浙贝母、冰片。

操作：上述药物研末加水调成糊状，敷于患处，用纱布固定，一般 2～4 次可痊愈 .

疗效：76 例患者，治愈 74 例，有效 1 例，显效 1 例，总有效率达 98.18%。

出处：周红元 . 浙贝母冰片外治冻疮效佳 [J]. 中医杂志 ,2004(7):491.

方法三：七厘散

穴位：患处（阿是穴）。

方药：血竭、乳香、没药、红花、儿茶、冰片、人工麝香、朱砂。

操作：上述药物加白酒调成糊状，涂抹于纱布上，贴敷患处，每天 2 次。

疗效：连续用药 3～5 天，能消除红肿硬结，使冻疮痊愈，适用于冻疮未溃者。

出处：晓文 . 治冻疮有外用药 [J]. 江苏卫生

保健,2018(1):31.

方法四：黄芪桂枝五物丸

穴位：患处（阿是穴）。

方药：黄芪9g，桂枝9g，芍药9g，生姜18g，大枣4枚。

操作：加生理盐水调成糊状，外涂患处，每天1次。

疗效：曾治百余例，多获良效。

出处：刘志恒.中成药治冻疮[J].家庭医学,2005(12):56.

方法五：丁桂方

穴位：患处（阿是穴）。

方药：丁香50g，肉桂50g，细辛15g，五倍子50g，冰片25g。

操作：上述药物置于酒精中浸泡5天，用药液涂搽患处，以使局部皮肤发热为度，冻疮如有溃破，亦可使用，但只涂不擦。每天3次，5天为1个疗程。

疗效：经治疗1个月后痊愈164例，显效93例，有效32例，无效6例，总有效率为98%。一年后随访245例，Ⅰ度～Ⅱ度患者224例中复发9例，Ⅲ度21例中复发7例。

出处：吴文花,段斐,魏会敏,等.中西医结合治疗冻疮295例[J].中国民间疗法,2000(12):11-12.

方法六：红丹方

穴位：患处（阿是穴）。

方药：红花、丹参、大黄。

操作：外搽患处，每天5～6次，每周为1个疗程。

疗效：120例患者有效104例，有效率为86.7%，其中3天内愈72例为60%；5天内痊愈12例为10%；7天内痊愈12例为10%；7天后痊愈8例为6.6%。无效16例为13.33%。

出处：王英夫,汪新,游俊.中西医结合治疗红斑水肿型冻疮120例[J].江汉大学学报(自然科学版),2003(2):89.

方法七：归椒方

穴位：患处（阿是穴）。

方药：当归9g，花椒6g，肉桂3g，红花3g，樟脑3g，细辛3g，干姜3g。

操作：上述药物加入75%的酒精500ml中密封泡3个月以上备用。治疗时，取少许浸泡液外搽患处，轻揉局部致皮肤潮红为止，每天3～4次，3～4周为1个疗程。可连续1～2个疗程。所有患者均在冬天冻疮尚未复发时用药，治疗期间注意保暖防冻。

疗效：126例患者治愈102例（80.95%），好转16例（12.69%），无效8例（6.34%），总有效率为93.66%。

出处：胡田桂.中药搽剂防治冻疮126例疗效分析[J].中国实用乡村医生杂志,2005(12):44.

方法八：马黄散

穴位：患处（阿是穴）。

方药：马钱子30g，大黄30g，生南星20g，红花20g，乳香20g，没药20g，白芷15g，冰片15g。

操作：取上方共研末封存，用时取适量药末以75%医用酒精及蜂蜜调和至软膏状外敷患处，用塑料布覆盖，外包纱布，胶布固定，2天1次。用药3～8天。

疗效：47例患者痊愈35例，占74.47%；有效12例，占25.53%。总有效率达100%。

出处：张彦祥.中药外敷治疗冻疮46例[J].中医外治杂志,2004(4):46-47.

方法九：硝柏散

穴位：患处（阿是穴）。

方药：芒硝、黄柏。

操作：上述药物研末后加水调匀，敷于患处，每天1次。

疗效：80例患者经治疗均治愈，其中63例第2年未发；未破溃者治愈时间平均5.9天，破溃者治愈时间平均为10.6天。均未发生明显不良反应。

出处：李君凤,姜喜敏.中药外敷治疗冻疮80例[J].中国民间疗法,2005(5):22-23.

方法十：猪蜜樟脑冻疮膏

穴位：患处（阿是穴）。

方药：猪油20g，蜂蜜20g，樟脑2g。

操作：外涂患处，3h内不要沾水，每天1～2次。

疗效：轻者2～3次可愈，重者10天左右可愈。

出处：兰福森,兰玺彬.猪蜜樟脑冻疮膏巧

治冻疮 [J]. 蜜蜂杂志 ,2002(12):20.

4. 气虚血瘀证

方法一：紫血竭膏

穴位：患处（阿是穴）。

方药：血竭、紫草。

操作：将紫草用植物油浸泡 24h 后，去除药渣，加血竭和凡士林混合调成膏剂。外涂患处，每天 1 次。

疗效：45 例冻疮患者，44 例治愈，1 例好转，治愈率为 97.78%。

出处：冉建英 , 刘立华 . 紫血竭膏治疗冻疮的疗效观察 [J]. 求医问药 (下半月),2012,10(12): 625.

方法二：复冻灵膏

穴位：患处（阿是穴）。

方药：附子 30g，桂枝 20g，细辛 6g，甘草 10g。

操作：将附子先煎 30min 后加桂枝、细辛、甘草再煎 10min，共煎 2 次，取液收膏成 100ml。涂于患处，每天 4 次。有糜烂、溃疡的重症冻疮，先用生理盐水反复清洗疮面，而后涂复冻灵膏。用无菌纱布包扎，每天换药 1 次。

疗效：72 例患者，治愈 61 例，显效 6 例，有效 4 例，总有效率为 98.6%。

出处：王振华 . 自拟复冻灵膏配合西药治疗冻疮 120 例分析 [J]. 中国实用乡村医生杂志 ,2004(10):41.

方法三：自配冻疮酊

穴位：患处（阿是穴）。

方药：干红辣椒 100g，生川乌 100g，生草乌 100g，桂枝 100g，当归 100g，红花 50g，细辛 50g，芒硝 80g，樟脑 50g。

操作：将辣椒、二乌（研为粗末）、桂枝、当归片、细辛、红花放入酒精内浸泡 2 周，过滤去药渣后，樟脑溶入。芒硝用凉开水 300ml 溶解后加入上酒精药液内，瓶装备用。在寒冷季节快到来之前，用以外搽原冻伤处，每天 1～2 次，进行预防；已形成冻疮，用以外搽患处，每天搽 3～4 次，如冻疮处已溃疡，仍可搽溃疡周围，溃疡处按一般溃疡处理。对冻疮较严重的患者，可配合服当归四逆汤。

疗效：66 例患者，临床治愈 44 例，好转 19 例，无效 3 例，总有效率为 95.45%。

出处：李艳 , 陈小玲 , 杨贤海 . 自配冻疮酊治疗及护理冻疮疗效观察 [J]. 湖北中医杂志 ,2012,34(6):34–35.

方法四：自制冻疮灵

穴位：患处（阿是穴）。

方药：川芎 100g，红花 100g，赤芍 100g，桂枝 100g，干姜 60g，细辛 50g，椒茎 50g，威灵仙 50g，海风藤 50g，辣椒粉 50g，樟脑 30g，冰片 30g。

操作：上述药物放入玻璃瓶后，加入 5000ml 95% 乙醇，浸泡 7 天即成。用药时用棉签蘸药涂搽患部，同时配合轻揉患处促进药物吸收，每天 3 次。

疗效：30 例患者，治愈 9 例，好转 17 例，无效 4 例，总有效率为 96.7%。

出处：艾欣 , 桂伟 , 朱厚君 . 自制冻疮灵治疗冻疮的临床疗效观察 [J]. 内蒙古中医药 ,2015, 34(5): 94–95.

方法五：自制冻疮膏

穴位：患处（阿是穴）。

方药：花椒 15g，炙乳香 15g，炙没药 15g，两面针 20g，儿茶 40g，艾叶 10g，樟脑 10g，红花 5g，芒硝 5g。

操作：上述药物研末后加凡士林调成膏剂，外涂患处后用纱布固定，每天 1 次。

疗效：经治疗 3～15 次全部获愈，其中Ⅰ度冻伤一般用药 3～6 次，Ⅱ度冻伤多用药 5～10 次，Ⅲ度冻伤用药 8～15 次。

出处：左志文 , 王翠梅 . 自制冻伤膏治疗冻疮 [J]. 中国民间疗法 ,2003(8):28–29.

方法六：桂黄散

穴位：患处（阿是穴）。

方药：肉桂 30g，艾叶 15g，干姜 15g，细辛 5g，黄芪 15g，黄柏 15g，黄芩 15g，麦芽 15g，炙甘草 9g，樟脑 5g。

操作：上述药物混研末加开水调成糊状，外敷患处，每次 30min，每天 2 次。

疗效：106 例患者全部治愈，均治愈时间 4～10 天；随访 95 例（1～3 年），复发 18 例（17.0%），复治后仍可痊愈。

出处：黄河 . 自制桂黄散治疗冻疮 106 例 [J].

人民军医,2004(11):678-679.

【按语】

冻疮外治法一般分为寒凝血瘀型、寒盛阳衰型、寒凝化热型和气虚血瘀型，因此冻疮的发生和寒气关系密切，故冻疮以温通祛寒、活血化瘀为治疗原则。总的来说，冻疮是一种与寒冷有关的皮肤病。清代吴师机在《理瀹骈文》曰："外治之理，即内治之理。"皮肤病外治一是应用外用中药局部治疗，使药物直达病所，而使病愈；二是皮病外用，通过药物透皮吸收，调理经络、气血、脏腑而治皮病之因使病愈。冻疮常采用中药贴敷的方法治疗。贴敷疗法是中医常用外治方法之一，又称"扎贴疗法"，是以中医理论为指导，将中药制成丸、散、膏、糊、饼等剂型，贴敷于患处或经络穴位上。冻疮的治疗以中药外治法为主，中药贴敷除了可以治疗冻疮外，应用该法预防此病，冬病夏治法便充分体现了中药贴敷防治疾病的优势，其作用机制是借助三伏阳气旺盛之时，调动能鼓舞人体之正气，使阳气充达，经络气血融会贯通，皮肤肌肉濡养温煦，起到"正气存内，邪不可干"之作用。如清代名医徐灵胎所云："用膏贴之，闭塞其气，使药性从毛孔而至肤理，通经贯络，或提而出之，或攻而散之，较之服药尤有力，此至妙之法也。"中药外敷疗法结合中医理论选用温经散寒、活血通络的中药煎制成膏，外涂患处，同样可以通过皮肤深入腠理、脏腑等部位直接吸收，改善组织的血液循环和代谢，使局部组织缺血、缺氧症状减轻，促进组织的改善和恢复，消肿止痛，达到与口服药相同的效果。

穴位贴敷疗法治疗冻疮从用药特点看，细辛的使用频率最多，其次为冰片、干姜、红花、桂枝、当归等。冰片防腐生肌，对液体的渗出和组织水肿等炎肿过程有抑制作用；红花中的红花素，有活血通经、祛瘀止痛及消散疮疡之效。药性方面，多为辛温之品，归心、脾和肾经，大多具有温通祛寒，活血化瘀之效。冻疮患者体质多阳虚，故气血运行不畅，凝滞脉络久之肌肤失养，阴寒久伏于脉络，是导致冻疮反复发生的主要机制。夏季皮肤毛孔容易扩张，活血化瘀药物乘势而治之，往往可以收到事半功倍的疗效。从药物配伍上看，主要的配伍药对为樟脑、细辛、干姜、肉桂、乳香、没药、紫草、白芷、冰片、红花、花椒、当归和桂枝等。附子大辛大热，温里祛寒止痛；花椒外用使皮肤局部血管反射性扩张，促进血液循环；樟脑外涂皮肤有温和的刺激和防腐作用，并有局部麻醉作用。从选穴来看，治疗冻疮主要选取的为局部患处（阿是穴），防治冻疮则主要选取大椎、涌泉、外关。大椎为诸阳之会，而肺主皮毛冻疮病位在皮表取肺俞有助于保护皮肤，促进冻疮的恢复。冻疮一般为外邪中的寒邪侵袭，外关穴，可固护肌表，祛风散寒。除此之外，可选用大杼、风门、脾俞、命门、灵台、涌泉、内关、曲池和肾俞等作为冻疮的防治穴位。

（十三）斑秃

【概述】

斑秃，俗称"鬼剃头"，是一种头发骤然发生斑块状脱落的毛发病，其病变处头皮正常，无炎症及自觉症状。正常人群中斑秃的发病率为0.1%～0.2%，其中7%～10%可表现为中重度斑秃，斑秃可发生于任何年龄，以青壮年多见，1.7%左右的人群在一生中会经历斑秃。该病病因尚未完全清楚，目前认为可能与自身免疫、遗传、神经精神、内分泌失调等因素有关，约25%的患者有家族史，神经精神因素被认为是重要的诱发因素。斑秃治疗的目的是尽可能阻止疾病的发展，减缓脱发症状并促进生发。一般选用局部或系统药物治疗，还可进行光电等物理治疗。斑秃病程可以持续数月至数年，多数毛发能再生，但此病也能再次复发。斑秃可以自然痊愈，通常40%～70%局限性斑状脱发的患者可完全恢复。该病受累面积越大，毛发全部再生的概率越小，越容易迁延不愈，老年斑秃患者大多程度较轻，治疗效果较好。

【现代穴位贴敷文献】

1. 肝郁气滞证

方法一：章光101育发剂

穴位：患处（阿是穴）。

方药：人参、黄芪、当归、干姜、红花、桃仁、丹参。

操作：将药剂涂于患处，隔天1次，每2周为1个疗程，休息3天再进行下1个疗程。

疗效：76例斑秃患者治疗起效时间多在4周

左右，5～8 周时疗效显著，经 4～6 个疗程治疗后观察，治愈 30 例，占 39.47%；显效 24 例，占 31.58%；有效 16 例，占 21.05%；无效 6 例，占 7.89%。总有效率为 92.11%。

出处：赵录阶，陈熠，李永秀，等 .101 育发剂加梅花针治疗斑秃 76 例 [J]. 中医外治杂志，2010,19(5):9.

方法二：侧柏酊

穴位：患处（阿是穴）。

方药：侧柏叶 15g，干姜 10g，丹参 10g，桂枝 10g，红花 10g，百部 10g，何首乌 10g，白芷 10g，僵蚕 10g。

操作：上述药物研末加酒精浸泡 1 周后过滤去渣，外涂药液于患处，每天 2～3 次。

疗效：42 例患者痊愈 28 例，占 66.7%；显效 9 例，占 21.4%；有效 3 例，占 7.1%；无效 2 例，占 4.8%；总有效率为 95.2%。治疗期间无不良反应发生。

出处：陶希岩，孙兴亮，孙谋义 . 斑秃汤配合外涂侧柏酊治疗斑秃 42 例 [J]. 中国民间疗法，2011,19(7):49.

方法三：艾菊方

穴位：患处（阿是穴）。

方药：艾叶、菊花、薄荷、防风、白芷、金银花、地肤子、藁本、藿香、甘松、菖蒲、蔓荆子、荆芥、蛇床子、黄柏、苦参、明矾。

操作：上述药物各 10g，水前取药汁外洗，并抓搽患处刺激局部充血，再用备用的猪胆汁外搽患处，每天 1～2 次，30 天为 1 个疗程。

疗效：治疗 1 个疗程，脱发处可见大量细毛长出 1～2cm，每天可见剩下的枯发脱落，2 个疗程后，全头发长出 8～10cm，枯发已基本落完，新头发满布。随访 2 个月，患者头发润泽无脱落。

出处：刘云汉 . 传统医药内服外用治疗斑秃 36 例疗效观察 [J]. 内蒙古中医药，2009,28(17):40–41.

方法四：丹红酊

穴位：患处（阿是穴）。

方药：红辣椒 50mg，红花 50mg，花椒 10g，丹参 100g，樟脑 20g。

操作：上述药物置于酒精中浸泡 10 天，外搽患处 2～3min，每天 3～4 次。

疗效：38 例患者治愈 28 例（73.7%），显效 6 例（15.8%），有效、无效各 2 例（各 5.3%），总有效率为 89.5%。

出处：陈训军 . 丹红酊治疗斑秃 38 例 [J]. 医药导报，2003(1):50.

方法五：克秃宁酊

穴位：患处（阿是穴）。

方药：高丽参 30g，首乌 150g，毛姜 50g，墨旱莲 150g，红花 50g，鲜侧柏叶 400g。

操作：上述药物粉碎后加生姜 50g（切片）后，加入 95% 医用酒精 1000ml 浸泡装瓶密封半月，外搽每天 3 次，4 周为 1 个疗程。

疗效：28 例患者全部治愈。一般经治疗 2 周左右有毫毛生长，4 周左右毛发始变粗而黑，4～8 周新发色泽、密度恢复正常。

出处：沈明瑛，韩涛 . 七星针叩击加克秃宁酊外擦治疗斑秃 [J]. 中医外治杂志，2001(3):37.

方法六：肤悦康

穴位：患处（阿是穴）。

方药：白鲜皮 30g，广东紫荆皮 30g，苦参 30g，黑面神 30g，土荆皮 30g，芦荟 30g，石菖蒲 30g，蛇床子 20g，地肤子 20g，艾叶 20g，荆芥 20g，生黄 20g。

操作：采用碘伏棉签沿患病部位边缘外侧顺时针向内消毒到患病部位中心，待局部干燥后外涂中药制剂肤悦康。

疗效：42 例患者痊愈 20 例，显效 16 例，有效 4 例，无效 2 例，痊愈率为 47.62%，有效率为 95.24%。

出处：罗丽萍 . 肤悦康涂擦联合梅花针叩刺及 TDP 照射治疗斑秃的效果观察 [J]. 全科护理，2017,15(32):4005–4007.

方法七：生发液

穴位：患处（阿是穴）。

方药：补骨脂、侧柏叶、桑白皮、苦参、何首乌、枸杞子、红花、花椒。

操作：将上述药物置于酒精中 1 个月，外涂患处并按摩 10min，每天 3 次。

疗效：150 例患者痊愈 142 例，好转 8 例，无效 0 例，痊愈率为 94.67%。

出处：王根会，冯兰珍，刘焕强，等 . 改良七宝美髯丹联合自拟生发液治疗斑秃 150 例疗效观察 [J]. 河北中医，2007(12):1087–1088.

方法八：活血生发酊

穴位：患处（阿是穴）。

方药：红花 20g，丹参 20g，川芎 10g，当归 10g，何首乌 20g，补骨脂 10g，骨碎补 10g，羌活 10g，天麻 10g，侧柏叶 20g，干姜 10g。

操作：上述药物研末后制成膏状物，涂搽患处，每天 3 次。

疗效：30 例患者痊愈 14 例，显效 9 例，有效 5 例，无效 2 例，总有效率为 93.3%。

出处：曹昌斧，刘玉才．活血生发酊治疗斑秃的疗效观察 [J]. 临床合理用药杂志，2010,3(15): 27–28.

方法九：侧归湿敷方

穴位：患处（阿是穴）。

方药：补骨脂 12g，侧柏叶 15g，当归 15g，生姜 15g，红花 5g，桑叶 15g，透骨草 15g。

操作：上述药物煎水，湿敷患处，每周 2 次。

疗效：60 例患者，痊愈 15 例，显效 17 例，好转 20 例，无效 8 例，有效率为 86.67%。

出处：李雪琳，王红兵．健脾补肾祛风汤配合西药治疗斑秃 60 例疗效观察 [J]. 皮肤病与性病，2016,38(1):73–74.

方法十：姜黄消痤搽剂

穴位：患处（阿是穴）。

方药：姜黄、重楼、杠板归、一枝黄花、土荆芥、绞股蓝、珊瑚姜。

操作：外用每天 2 次，疗程 3 个月。

疗效：40 例斑秃患者中痊愈 14 例，显效 18 例，有效 8 例，无效 0 例，治愈率 35%，总有效率为 80%。

出处：刘健，刘莉．姜黄消痤搽剂联合复方甘草酸苷片治疗斑秃 50 例 [J]. 陕西中医，2013,34(3): 326–327.

方法十一：两叶生发酊

穴位：患处（阿是穴）。

方药：人参叶 30g，侧柏叶 30g，补骨脂 30g，骨碎补 30g，赤芍 30g，红花 15g。

操作：选用质量较好、40～50 度的白酒浸泡 3 天后外搽，每天 2 次。

疗效：45 例患者治愈 32 例，显效 7 例，有效 4 例，无效 2 例（治疗时间短且无规律），治愈率 71.11%，总有效率达 95.56%。

出处：凌桂梅．两叶生发酊治疗斑秃 45 例疗效观察 [J]. 新中医，2010,42(6):55–56.

方法十二：麻甘酒浸膏

穴位：患处（阿是穴）。

方药：天麻、甘草、白芷、制首乌、黄芪、川芎、当归、侧柏叶、白蒺藜、红花、茯苓。

操作：上述药物研末后加白酒浸泡制成膏剂，密封 2 周备用，外搽患处，每天 2～3 次。

疗效：42 例患者痊愈 20 例，显效 13 例，有效 8 例，无效 1 例，总有效率为 97.62%。

出处：武海燕，唐贝．梅花针联合自制麻甘酒浸膏治疗斑秃疗效观察 [J]. 中国美容医学，2015,24(7):78–79.

方法十三：双骨方

穴位：患处（阿是穴）。

方药：侧柏叶 50g，当归 30g，补骨脂 50g，骨碎补 50g，红花 30g，鲜姜块 30g，墨莲草 50g。

操作：上述药物研末加入 75% 酒精中密封浸泡 1 周，过滤后涂搽患处每天 2～3 次。共治疗 2 个月。

疗效：26 例患者 16 例痊愈，显效 6 例，有效 3 例，无效 1 例，总有效率为 84.6%。

出处：石俊．皮肤针加外涂自配中药酊剂叩刺治疗斑秃的疗效观察 [J]. 中国医学创新，2014, 11(23):106–108.

方法十四：川参方

穴位：患处（阿是穴）。

方药：川芎 15g，丹参 15g，红花 10g。

操作：将脱发部位消毒后，外涂自拟生发酊。

疗效：26 例患者 16 例痊愈，显效 6 例，有效 3 例，无效 1 例，总有效率为 84.6%。

出处：肖茜，王超，张海龙，等．皮肤针配合自拟生发酊治疗斑秃临床观察 [J]. 西部中医药，2013,26(11):102–103.

方法十五：自制生发护发搽剂

穴位：患处（阿是穴）。

方药：干姜 50g，红花 30g，当归 60g，赤芍 60g，生地 60g，首乌 60g。

操作：将上药粉碎为末，加入 75% 酒精 1500ml 中，浸泡 10 天涂抹患处。

疗效：57 例患者痊愈 20 例，占 35.09%；显效 27 例，占 47.37%；有效 10 例，占 17.54%；无效 0 例，总有效率达 100%。

出处：彭小凤 . 七星针叩刺配合自制中药外搽剂为主治疗斑秃 43 例 [J]. 成都中医药大学学报 ,2003(2):24–27.

2. 血热风燥证

方法一：侧柏生发酊

穴位：患处（阿是穴）。

方药：黄芪 20g，白芷 20g，三棱 20g，侧柏叶 100g。

操作：上述药物置于酒精中浸泡，局部涂搽后轻微按摩 2～3min，至皮肤发红，每天 2 次。

疗效：30 例患者痊愈 10 例，显效 17 例，进步 3 例，总有效率为 100%。

出处：康乐霞 . 软膏药物外用联合丹参穴位注射治疗斑秃临床疗效观察 [J]. 求医问药（下半月）,2013,11(2):745–746.

方法二：三仙生发酊

穴位：患处（阿是穴）。

方药：侧柏叶、当归、辣椒。

操作：取上述药物各 100g 粉碎成粗粉，浸泡于 75% 酒精 1500ml 中，10 天后过滤去渣，取汁密封备用。涂于患处，每天 3～4 次，30 天为 1 个疗程，连用 3 个疗程。

疗效：42 例患者痊愈 27 例，显效 8 例，有效 2 例，总有效率为 88.10%。

出处：刘保国 , 李志英 , 李显平 . 三仙生发酊对斑秃患者血浆 P 物质的影响 [J]. 四川中医 ,2007(2):86–88.

方法三：首归生发酊

穴位：患处（阿是穴）。

方药：何首乌 25g，当归 20g，红花 10g，桂枝 20g，干姜 20g，细辛 10g。

操作：上述药物加白酒浸泡 7 天后，用棉签蘸取药液，外搽患处，每天 2 次。

疗效：30 例患者痊愈 18 例，显效 6 例，有效 4 例，总显效率 80%，总有效率为 93.3%。

出处：孙兆圣 , 戴颖 , 管汾 . 生发酊合 PUVA 治疗斑秃 30 例 [J]. 中医外治杂志 ,2003(3):15.

方法四：生发灵酊剂

穴位：患处（阿是穴）。

方药：当归、西红花、侧柏叶、首乌、生地、赤芍、干姜。

操作：外涂患处，局部轻揉。

疗效：280 例患者基本痊愈 171 例，好转 92 例，无效 17 例，总有效率为 93.9%。

出处：马平勃 . 生发灵酊剂治疗斑秃 280 例 [J]. 医药导报 ,2003(6):385–386.

方法五：生发汤

穴位：患处（阿是穴）。

方药：干姜 30g，红花 25g，补骨脂 50g，蛇床子 25g，百部 25g，斑蝥 25g，密陀僧 25g，硫黄 25g。

操作：外涂患处，每天 3 次，10 天为 1 个疗程。

疗效：50 例患者治疗 3 个疗程左右，痊愈 46 例，占 92%；有效 1 例，占 2%；无效 3 例，占 6%；治疗总有效率达 94%。

出处：刘国良 , 唐兴广 , 刘通英 . 生发汤内服外擦治疗斑秃 50 例 [J]. 中国煤炭工业医学杂志 ,2009,12(11):1784.

方法六：生发液

穴位：患处（阿是穴）。

方药：菊花、蔓荆子、当归、白芷、川芎、桑白皮、红花、墨旱莲。

操作：上述药物煎煮后取药液涂搽，每天 3 次。

疗效：100 例患者，治愈 47 例，显效 28 例，有效 21 例，无效 4 例，总有效率为 96%。

出处：董辉 . 生发液涂擦联合梅花针叩刺治疗斑秃的研究与临床观察 [J]. 临床医药文献电子杂志 ,2016,3(24):4873,4876.

方法七：金银花二乌酊

穴位：患处（阿是穴）。

方药：芫花 10g，红花 10g，制川乌 10g，制草乌 10g，细辛 10g，川椒 10g。

操作：上述药物置于酒精中浸泡 7 天，涂搽患处，每天 4 次，30 天为 1 个疗程。

疗效：疗程最短 1 个月，最长 3 个月。33 例中痊愈 22 例（66.66%）；显效 7 例（21.21%）；好转 2 例（6.06%）；无效 2 例（6.06%）；愈显率达 87.87%。

出处：丁晓华 , 倪红 , 陈克彦 . 金银花二乌酊治疗斑秃33例疗效观察 [J]. 中国民康医学 ,2012,24(7):856.

方法八：复生酊

穴位：患处（阿是穴）。

方药：人参叶、侧柏叶、松针、桂枝、西红花、川芎、北细辛、白酒。

操作：每天2次，连搽3个月。

疗效：125例患者痊愈105例（84.0%），显效16例（12.8%），好转3例（2.4%），无效1例（0.8%），有效率为96.8%。

出处：宋绍潼 . 四物汤加味联合复生酊外用治疗斑秃125例 [J]. 中国中西医结合皮肤性病学杂志 ,2012,11(1):60.

方法九：天麻首乌片

穴位：患处（阿是穴）。

方药：天麻、首乌、白芷、熟地黄、川芎、白芍、当归、丹参、墨旱莲、女贞子。

操作：取天麻首乌片100片，以温水洗去糖衣后凉干碾碎，用95%酒精浸泡1周后外搽患处头皮，每天3次。

疗效：86例患者，显效69例，有效16例，无效1例，总有效率为98.84%。

出处：彭学军 . 天麻首乌片内服外用治疗斑秃86例疗效观察 [J]. 湖南中医杂志 ,2001(6):29.

方法十：骨碎补

穴位：患处（阿是穴）。

方药：骨碎补50g。

操作：上述药物置于米醋中浸泡1天，外涂患处，每天3～4次。

疗效：13例门诊患者，有效11例，无效2例，总有效率为84.6%。

出处：陈志清 , 叶明 . 吞服生发汤散剂合骨碎补外用治疗斑秃13例 [J]. 世界中医药 ,2013, 8(6): 629-630.

方法十一：脱发一治灵

穴位：患处（阿是穴）。

方药：首乌、补骨脂、墨旱莲、巴戟天、黄芪、侧柏叶、当归、川芎、炙甘草。

操作：每天3次，外涂此方酊剂。

疗效：103例患者痊愈87例，显效11例，有效3例，无效2例，总有效率为98.1%。

出处：万春 , 余炅 , 彭翠波 , 等 . 脱发一治灵冲剂治疗斑秃103例疗效观察 [J]. 现代中西医结合杂志 ,2005(4):479.

方法十二：生发灵酊

穴位：患处（阿是穴）。

方药：制何首乌30g，红参30g，骨碎补30g，红花10g。

操作：取以上药物粗打碎，放入玻璃容器内，倒入75%酒精200ml，浸泡15天，提炼出60ml的水溶液。用时先将鲜姜切片涂搽患处，再用棉签蘸取生发灵配药水涂搽，每天涂搽3～4次，1个月为1个疗程。搽药后头发开始生长时间为7～60天。

疗效：80例患者治愈76例，有效4例，无效0例，总有效率100%，总治愈率为95%。

出处：宋玉宝 . 外搽生发灵酊治疗油风80例 [J]. 世界最新医学信息文摘 ,2016,16(82):213.

方法十三：养血生发搽剂

穴位：患处（阿是穴）。

方药：首乌200g，补骨脂100g，骨碎补100g，红花30g，川芎30g，蛇床子100g，白鲜皮100g，侧柏叶200g。

操作：上述药物粉碎后放入酒精中浸泡15天，用生姜蘸取药液后外涂患处，每天2～3次。

疗效：86例患者治愈80例，显效6例，总有效率达100%。疗程最长者90天，最短者20天平均28天。

出处：吴文芝 . 养血生发搽剂治疗斑秃86例 [J]. 江苏中医药 ,2005(12):8.

方法十四：养血生发酊

穴位：患处（阿是穴）。

方药：侧柏叶30g，生姜30g，黄芪25g，补骨脂20g，制首乌20g，黑芝麻20g，当归15g，赤芍15g，生地黄15g。

操作：上述药物研末后置于酒精中浸泡14天，用棉签蘸取药液涂搽患处5～10min。

疗效：42例患者治愈21例，显效8例，有效11例，无效2例，总有效率为95.24%。

出处：吴俊华 , 潘锡伟 , 张靓 . 养血生发酊联合头皮梅花针叩刺治疗斑秃效果观察 [J]. 青岛医药卫生 ,2021,53(2):145-147.

方法十五：斑蝥药酒

穴位：患处（阿是穴）。

方药：斑蝥10只、紫荆皮30g，生姜30g。

操作：上述药物加白酒200ml，冷浸2周，每天振摇1次。注意本酒有毒，不可内服，每天轻涂患处2次，可能出现微热或轻微疼痛感。如果发疱，则停药，注意不要弄破，并防止感染，10天为1个疗程。

疗效：8例患者治愈6例，显效1例，无效1例，总有效率为87.50%。

出处：靳毅，吴玉山，温秀珍，等.外用中药酒治疗斑秃8例临床观察[J].中医外治杂志,2004(5):9.

3.气血不足证

方法一：养真生发酊

穴位：患处（阿是穴）。

方药：补骨脂、侧柏叶、花椒、桂枝、薄荷、生晒参、红花。

操作：涂搽患处，配合按摩3～5min，每天2次。

疗效：30例患者痊愈2例，显效14例，有效11例，无效3例，总有效率为90%。

出处：匡琳，黄恩惠，何大伟，等.养真生发酊治疗斑秃的临床观察[J].湖南中医药大学学报,2018,38(9):1049-1051.

方法二：香桂酊

穴位：患处（阿是穴）。

方药：干姜15g，桂枝15g，首乌15g，花椒15g，细辛10g，甘草10g。

操作：上述药物浸泡酒精中14天，取药液涂于患处，每天1～3次。

疗效：42例患者痊愈18例，好转12例，无效10例，总有效率为75%，基本痊愈45%，治疗后患者皮损有新生头发者40例（95.2%），无新生头发者2例（4.8%）。

出处：王伟.医院制剂内服生发糖浆，外用香桂酊治疗脱发（斑秃）的研究应用[J].内蒙古中医药,2012,31(6):29.

方法三：乌发生发酊

穴位：患处（阿是穴）。

方药：三七、川芎、红花、西洋参、丹参、黄芪、川椒。

操作：外搽患处，每天3次。

疗效：50例患者痊愈10例，显效22例，有效10例，无效8例，总有效率为84%。

出处：陈修漾，梁家芬，李红毅，等.益发口服液合乌发生发酊对肝肾不足型斑秃患者免疫功能的影响[J].广州中医药大学学报,2014,31(2):201-204,208.

方法四：柏叶生发酊

穴位：患处（阿是穴）。

方药：侧柏叶18g，当归18g，赤芍18g，丹参18g，生地黄18g，川椒10g，红花10g，干姜15g。

操作：将上药物切碎放入75%酒精500ml中密封浸泡15天后备用，浸泡期间，每天摇动3次。取100ml中药滤液装瓶，临用时每瓶加入泼尼松（打成药粉）混匀，取药液适量，涂搽斑秃区，每天3次。

疗效：30例患者痊愈21例，显效7例，有效1例，无效1例，总有效率为96.7%。

出处：潘朝霞，欧阳冷星，王剑锋，等.针刺配合柏叶生发酊治疗斑秃临床观察[J].上海针灸杂志,2011,30(8):549-550.

方法五：乌黄方

穴位：患处（阿是穴）。

方药：制何首乌30g，木蝴蝶10g，生地黄30g，鹿茸10g，侧柏叶15g，白芷20g，女贞子20g，川芎15g，补骨脂20g。

操作：上述药物置于米酒中浸泡7天以上，外涂患处，每天2～3次。

疗效：30例患者治愈24例，好转4例，无效2例，总有效率为93.33%

出处：王瑞芬.针药结合治疗斑秃30例[J].河北中医,2006(2):125.

方法六：复方桑白皮酊

穴位：患处（阿是穴）。

方药：桑白皮15g，毛姜15g，黄芪15g，枸杞15g，丹参15g，党参15g，当归15g，赤芍15g。

操作：上述药物加入75%酒精200ml浸泡7天过滤存配，每天3次。

疗效：50例痊愈27例，显效14例，有效6例，无效3例，总有效率为94%。

出处：宋兆友.中西医结合治疗斑秃50例疗效观察[J].皮肤病与性病,2010,32(2):24.

方法七：复方生发酊

穴位：患处（阿是穴）。

方药：红花 6g，当归 6g，丹参 6g，桃仁 6g，川芎 6g，黄芪 6g，桂枝 6g，人参 6g，干姜 3g，川椒 3g。

操作：上述药物加 75% 酒精 200ml 浸泡 1 周备用，每天 2 次外涂。

疗效:50 例痊愈 37 例，显效 9 例，有效 2 例，无效 2 例，总有效率为 96%。

出处：熊国荣 . 中西医结合治疗斑秃 50 例疗效观察 [J]. 山西中医 ,2011,27(5):34.

方法八：蝎螯生发酊

穴位：患处（阿是穴）。

方药：全蝎 20g，斑螯 20g，龙衣（蛇蜕）20g，樟脑 40g，白鲜皮 50g，黄精 100g，柴胡 30g，高良姜 50g。

操作：上述药物置于酒精中密封保存 20 天，外搽患处，每天 3 次，连搽 15 天为 1 个疗程。

疗效：45 例患者治愈 19 例，显效 18 例，好转 7 例，无效 1 例，总有效率为 82.2%。

出处：徐月桂 , 于艳秋 . 中西医结合治疗斑秃 87 例 [J]. 中外医疗 ,2009,28(5):68.

方法九：红丹方

穴位：患处（阿是穴）。

方药：红花、丹参、黄芪、补骨脂、红干椒。

操作：早晚各搽 1 次。

疗效：42 例患者痊愈 29 例，显效 9 例，有效 3 例，无效 1 例，总有效率为 97.6%。

出处：高婷婷 , 高慈 . 中药内服外搽治疗斑秃 42 例疗效观察 [J]. 中国临床研究 ,2011,24(4):332.

方法十：自拟再生酊

穴位：患处（阿是穴）。

方药：山柰 10g，生姜 50g，白芷 15g，侧柏叶 100g，丹参 30g。

操作：上述药物置于酒精中浸泡 10 天，滤渣取液，外涂患处，每天 3 次。

疗效：76 例患者痊愈 65 例，显效 6 例，好转 2 例，无效 3 例，总有效率为 97.37%。最快 9 天开始长白色或淡黄色绒毛，多数 1 个疗程后开始长出绒毛。

出处：谢银芳 , 何本阳 . 中药内服外搽治疗斑秃 76 例 [J]. 实用中医药杂志 ,2015,31(7):631–632.

4. 肝肾亏虚证

方法一：骨柏方

穴位：患处（阿是穴）。

方药：补骨脂、侧柏叶、当归、毛姜、川草乌、红花、透骨草、松针、血竭。

操作：上述药物用 75% 的酒精浸泡 1 周后，取适量药液，涂搽患部，每天 3～4 次。

疗效：35 例患者痊愈 19 例，显效 12 例，有效 3 例，无效 1 例，总有效率为 88.6%。

出处：彭美霞 , 周青 . 中药内服外用治疗斑秃 35 例疗效观察 [J]. 中医药导报 ,2012,18(3):78–79.

方法二：自拟斑秃搽剂

穴位：患处（阿是穴）。

方药：侧柏叶 30g，白鲜皮 30g，生地黄 15g，赤芍 15g，当归 15g，桂枝 15g，红花 60g，黄芪 25g，生姜 30g。

操作：涂搽患处，每天 4～6 次。

疗效：疗程最短 36 天，最长 3 个月，66 例中痊愈 48 例（72.73%）；显效 15 例（22.73%）；好转 3 例（4.54%）；无效 0 例；愈显率达 95.46%。

出处：刘戎 . 中药内外合治斑秃 66 例 [J]. 湖北中医杂志 ,2010,32(9):60.

方法三：海艾酊

穴位：患处（阿是穴）。

方药：海艾 15g，菊花 15g，薄荷 15g，防风 15g，藁本 15g，藿香 15g，甘松 15g，蔓荆子 15g，荆芥穗 15g。

操作：用 75% 医用酒精 1000ml 浸泡 1 周后，涂搽患处。

疗效：32 例患者，痊愈 14 例，显效 11 例，好转 4 例，无效 3 例，总有效率为 78.1%。

出处：赵怀智 , 宋宝明 , 王培英 , 等 . 中药涂擦配合梅花针治疗成人中轻度斑秃的对照观察 [J]. 中国中西医结合皮肤性病学杂志 ,2016,15(6):374–375.

方法四：九克方

穴位：患处（阿是穴）。

方药：明矾 59g，樟脑 59g，毛姜 59g，土荆皮 69g，斑螯 109g，土鳖虫 20g，牙皂 20g，大戟 309g。

操作：上述药物放入 75% 的酒精 200ml 浸泡 2 周，涂搽于患处，每天 6 次。

疗效：49 例患者治愈 28 例，有效 17 例，无效 4 例，总有效率为 91.84%。

出处：冯全娣 . 中药涂擦配合梅花针治疗成人中轻度斑秃临床研究 [J]. 中医临床研究 ,2020, 12(20):130–131.

方法五：补骨生发酊

穴位：患处（阿是穴）。

方药：补骨脂 20g，丹参 15g，红花 10g，白芷 10g，侧柏叶 10g。

操作：上述药物置于酒精中浸泡 10 天，取汁外搽患处，每天 2 次。

疗效：35 例患者痊愈 28 例，显效 4 例，有效 2 例，无效 1 例，总有效率为 97.14%。

出处：曾家燕 . 中医综合治疗斑秃 35 例 [J]. 光明中医 ,2012,27(10):1996–1997.

方法六：紫红生发酊

穴位：患处（阿是穴）。

方药：干姜 300g，补骨脂 60g，红花 40g，白芥子 30g，透骨草 60g，紫荆皮 60g。

操作：外涂患处，每天 2 次。

疗效：30 例患者痊愈 2 例，显效 15 例，有效 8 例，无效 5 例，总有效率为 83.33%。

出处：雷鸣 , 姚斌 , 张惠娟 , 等 . 紫红生发酊配合外治法治疗气滞血瘀风燥型斑秃的临床疗效 [J]. 宁夏医科大学学报 ,2019,41(1):94–97.

方法七：生发擦剂

穴位：患处（阿是穴）。

方药：红花 30g，当归 15g，赤芍 15g，茯苓 10g，钩藤 15g，僵蚕 10g，黄芪 25g，生地 15g，生姜 20g，白鲜皮 15g。

操作：上述药物研末后置于酒精中密封保存 14 天，用棉签蘸取药液，涂抹患处，每天 3 次。

疗效：疗程最短 46 天，最长 4 个月，147 例治疗后痊愈 121 例(82.3%)；好转 26 例(17.7%)；无效为 0 例；病例全部有效。

出处：邵强 , 李柱学 . 自拟补血强肾生发汤加外治法治疗斑秃 147 例疗效分析 [J]. 吉林医学 ,2008(3):242.

方法八：自拟首乌生发方

穴位：患处（阿是穴）。

方药：何首乌 10g，侧柏叶 10g，红花 10g，丹参 10g，桑叶 10g。

操作：上述药物泡入 500ml 酒中 1 周后，每天 2 次外涂。

疗效：96 例患者显效 32 例，有效 46 例，无效 16 例，总有效率 83.3%。

出处：吕丽红 , 贺永香 , 刘学东 , 等 . 自拟生发汤及中药外涂治疗斑秃 96 例临床观察 [J]. 中国民康医学 ,2007(16):655.

方法九：自制生发液

穴位：患处（阿是穴）。

方药：丹参 50g，当归 50g，黄芪 50g，川芎 35g，附子 35g，干姜 35g，白芷 35g，川椒 30g，侧柏叶 30g，干辣椒 30g。

操作：上述药物研末后置于酒精中密封保存 14 天，过滤后外涂患处。

疗效：38 例患者痊愈 27 例（占 71.05%），显效 7 例（占 8.42%），好转 4 例（占 10.53%），总有效率为 89.47%。

出处：丁贺山 , 李雅丽 , 佟英娟 . 自制生发液治疗斑秃 38 例 [J]. 中医外治杂志 ,2001(3):26.

【按语】

斑秃外治法一般分为肝郁气滞型、血热风燥型、气血不足型和肝肾亏虚型。中医学认为斑秃的病因病机是情志不畅、劳累过度、肝肾亏虚、气血不足导致发失所养而发病。近年来，中医药在治疗脱发方面屡有创新，且疗效肯定，中医药治疗不外内服外用，而斑秃的外治法多有报道，常用有酊剂、醋剂、酒剂和洗剂，还有中药洗发膏等，患者的接受度更高。斑秃的治疗以中药外治法为主，中药外治机制为改善局部微循环，使毛囊得到充分营养，刺激毛囊由休止期进入生长期，促进毛发生长。本法对青少年、病程短、病变部位少者效佳，对复发病例仍有较好疗效；对全秃、普秃、年龄偏大、发病部位多的患者疗效不佳。上述各方均以补血活血、补益肝肾，祛风生发为总的治疗原则。斑秃的治疗通常以中药外治法辅以梅花针叩刺，中医学认为通过梅花针的叩刺，以激发经络之气，可使调和气血，阴阳协调，从而达到治疗斑秃的目的。斑秃常采用洗剂和酊剂的方法治疗，此疗法是以中医基本理论为指导，应用中草药制剂，施于皮肤、孔窍、腧穴及病变局部等部位的治病方法，是中药外治法的重要组成部分。

穴位贴敷疗法治疗斑秃，从用药特点看，红花的使用频率最多，其次为丹参、干姜、侧柏叶和当归等。红花活血通经，祛瘀止痛；《梅师方》云“以侧柏叶治头发不生”，侧柏叶有益阴凉血、清热止血、生发之效。药性方面，多为辛温补益之品，归心、肝、肾经，大多具有养血活血，补益肝肾之效。从药物配伍上看，主要的配伍药对为丹参、黄芪、当归、红花、侧柏叶、干姜、白芷、何首乌、川芎、生地黄、赤芍、补骨脂、桂枝和骨碎补等。从选穴来看，治疗斑秃主要选取的为局部患处（阿是穴）。斑秃患者皮损局部血流量明显降低，流速减慢，血管袢数减少，导致微循环灌注障碍，影响头皮毛囊的正常营养及供氧减少，从而产生脱发。头皮表面也是最容易直接被吸收滋养的部位，因此穴位贴敷能改善局部毛细血管通透性，促进血液循环，激活毛母细胞，提高患部新陈代谢，促进毛发生长。

（十四）酒渣鼻

【概述】

酒渣鼻又称玫瑰痤疮，是一种好发于鼻及面部中央，以红斑和毛细血管扩张为特点的慢性炎症性皮肤病，主要累及面部血管及毛囊皮脂腺周边单位，其临床特点是鼻及颜面中央部持续性红斑和毛细血管扩张，伴丘疹、脓疱、鼻赘。该病较为常见，多发于中年人，女性患病率高于男性，但男性患者一般症状较重（特别是鼻赘型和眼型）。根据皮损的类型将玫瑰痤疮分为红斑毛细血管扩张型、丘疹脓疱型、肥大型和眼型4类。玫瑰痤疮一般通过口服药和外用修复皮肤屏障的护肤品，针对不同的皮损表现，会采取不同的治疗方法。玫瑰痤疮的后期可能会出现毛细血管的扩张，此时采用激光进行治疗。玫瑰痤疮一般经过3个月左右的治疗可以得到基本控制或明显好转，多数患者在数月或数年后症状有复发的可能性，需反复间断治疗。但只要正确的治疗和护理，总的趋势复发症状越来越轻，以至于做到不复发，玫瑰痤疮治疗的终点是阵发性潮红的症状逐步消退。

【现代穴位贴敷文献】

1. 热毒蕴肤证

方法一：四黄方

穴位：患处（阿是穴）。

方药：大黄、马齿苋、黄柏、黄连、黄芩、紫草、茜草。

操作：上述药物研末后加入温水调成糊状，外敷患处，每次15min。

疗效：30例患者，痊愈2人，显效12例，改善13例，总有效率为96.67%。

出处：张青云，关书文，李想，等．氨甲环酸溶液离子导入联合中药外敷治疗玫瑰痤疮丘疹脓疱型临床观察[J].河北中医，2019,41(3):414–417.

方法二：玫痤外洗方

穴位：患处（阿是穴）。

方药：川银花30g，马齿苋30g，生甘草30g，芒硝20g。

操作：川银花、马齿苋、生甘草三味药物常规煎煮15min取汁1000ml，然后加入芒硝搅拌使其完全融化即可。一剂水煎取汁1000ml药液。将100ml药液倒至清洁的敞口容器中，将无菌纱布（6～8层）放入容器中，使其完全浸透药液，取出吸满药液的纱布，拧至不滴落药液为度，敷于面部，时间为15min，每晚湿敷1次。

疗效：总有效率为82.35%，玫痤外洗方治疗玫瑰痤疮（热毒蕴肤证）可以有效地改善患者的主观症状、客观皮损及DLQI评分情况。且其对灼热、瘙痒指标的改善。

出处：刘闪．玫痤外洗方治疗玫瑰痤疮（热毒蕴肤证）的临床疗效观察[D].成都：成都中医药大学，2021.

方法三：舒缓敏肤煎

穴位：患处（阿是穴）。

方药：马齿苋30g，黄柏15g，甘草15g，乌梅20g。

操作：准备舒缓敏肤煎药液1袋（约100ml），根据皮损面积准备将适量的中药药液倒入干净容器里，将医用纱布放入药液中浸湿，轻拧到不滴水后备用。将浸湿的纱布均匀地外敷于面部皮损处，湿敷时间约20min，隔10min纱布稍干的时候可以重复加药液保持敷料的湿度。每天冷湿敷2次，每次20min，持续8周。

疗效：治疗8周后总有效率为81.1%，舒缓敏肤煎冷湿敷联合口服坎离消痤饮可以有效地改善玫瑰痤疮丘疹脓疱型热毒蕴肤证的总体病情、中医证候，对玫瑰痤疮多种皮损及症状起效较快、疗效持久且安全。

出处：赵祖云．舒缓敏肤煎外敷联合坎离消痤饮治疗丘疹脓疱型玫瑰痤疮（热毒蕴肤证）的临床疗效初探 [D]. 成都：成都中医药大学 ,2021.

2. 肺胃蕴热证

方法一：百部醇浸液

穴位：患处（阿是穴）。

方药：百部。

操作：将百部置于酒精中浸泡 1～2 周，用棉签蘸取敷贴患处，15 天为 1 个疗程。

疗效：21 例患者经过 3～6 个疗程的百部醇浸液外用治疗，19 例患者鼻部及面部皮肤恢复正常皮肤色，2 例鼻部与面部结合处为褐色，毛细血管稍露，所有患者均未再复发。

出处：林云祥．百部醇浸液外用治疗酒糟鼻 21 例 [J]. 中医外治杂志 ,2010,19(3):21.

方法二：地银方

穴位：患处（阿是穴）。

方药：地榆 15g，金银花 15g，黄芩 15g。

操作：上述药物以水二盏，煮取七分二合，去滓，用纱布浸湿，敷于患处，每次 15min，早晚各 1 次。

疗效：地银方在治疗玫瑰痤疮中对主观指标（干燥、灼热）的改善有一定疗效，安全性可靠。

出处：刘淑珍．地银方冷敷治疗玫瑰痤疮的临床疗效观察 [D]. 乌鲁木齐：新疆医科大学 ,2019.

方法三：颠倒散

穴位：患处（阿是穴）。

方药：大黄、硫黄。

操作：外用颠倒散，凉水调敷，每天 1 次，每次 30min，连续 2 周。

疗效：27 例患者痊愈 7 例，显效 15 例，好转 4 例，无效 1 例，有效率 81.5%。

出处：曹洋，杨岚，周冬梅，等．颠倒散联合双波长激光治疗肺胃热盛型玫瑰痤疮的临床观察 [J]. 北京中医药 ,2018,37(6):513-515,518.

方法四：清肺除湿方

穴位：患处（阿是穴）。

方药：白花蛇舌草 20g，黄芩 12g，金银花 9g，桑白皮 12g，夏枯草 9g，北秦皮 9g，泽泻 12g，生地黄 15g，玉竹 12g，生山楂 15g。

操作：上方水煎 200～300ml，用纱布过滤，将药液敷于面部，每次 10min，敷完后用冷水冲洗干净，早、晚各 1 次。

疗效：该疗法愈显率为 81.8%，治疗玫瑰痤疮取得了良好的临床疗效，有效改善中医证候，对伴有便秘或口干、口臭等实热症状有整体调节作用，运用此法治疗玫瑰痤疮可起到标本兼治的作用。

出处：杨扬，谢韶琼，宋勋，等．耳背放血联合清肺除湿中药治疗玫瑰痤疮疗效观察 [J]. 上海针灸杂志 ,2018,37(4):436-439.

方法五：凉血五花汤

穴位：患处（阿是穴）。

方药：凌霄花 10g，红花 10g，鸡冠花 10g，玫瑰花 10g，野菊花 15g。

操作：使用纱布袋装入上述药物，封口，加水约 1000ml，浸泡 30min 后武火煎煮，煮沸 3min 后将药液取出，冷却装瓶，置于 4～6℃的冰箱保存。使用时将纱布浸湿药液，敷于面部（如患者自觉温度过低，可待稍高后使用）。

疗效：32 例患者显效 3 例，有效 24 例，总有效率为 84.38%。

出处：袁隆．凉血五花汤冷湿敷治疗肺胃热盛型玫瑰痤疮的临床观察 [D]. 兰州：甘肃中医药大学 ,2021.

3. 气滞血瘀证

方法一：玫芦消痤膏

穴位：患处（阿是穴）。

方药：芦荟、玫瑰花、苦参、杠板归、冰片、薄荷。

操作：外涂患处，每天 1～2 次。

疗效：总有效率为 98.3%，该方治疗玫瑰痤疮能抑制 P 物质和 β- 内啡肽的释放，从而促进缓解临床症状，提高治疗效果。

出处：郭静微．二氧化碳激光联合玫芦消痤膏治疗玫瑰痤疮对 IgG、IgM、IgA 水平的影响 [J]. 吉林医学 ,2023,44(6):1573-1576.

方法二：如意金黄散

穴位：患处（阿是穴）。

方药：天花粉 50g，黄柏 25g，大黄 25g，姜黄 25g，白芷 25g，厚朴 10g，陈皮 10g，苍术 10g，天南星 10g，甘草 10g。

操作：上述药物研末，加蜂蜜制成膏剂，外敷患处。

疗效：总有效率为96.00%，该方治疗丘疹脓疱期玫瑰痤疮可促进患者皮肤生理功能好转。

出处：林晓琼，李嫦嫦，朱文政，等．如意金黄散联合盐酸米诺环素治疗丘疹脓疱期玫瑰痤疮临床研究 [J]. 新中医，2019,51(11):179-181.

方法三：百苦汤

穴位：患处（阿是穴）。

方药：百部15g，苦参15g，蛇床子15g，生地榆15g，黄柏12g，槟榔12g，地肤子15g。

操作：上述药物水煎至500ml，冷湿敷30min，每天1次。

疗效：32例患者治疗4周后均有好转，痊愈18例，显效9例，中度好转3例，轻度好转2例。

出处：张肖平，赵杰，李春阳．中药联合他克莫司软膏治疗玫瑰痤疮32例 [J]. 中国中西医结合皮肤性病学杂志，2011,10(5):306-307.

【按语】

酒渣鼻常见证型为热毒蕴肤证、肺胃蕴热证和气滞血瘀证。此病适合用中药外敷疗法的湿敷疗法，中药湿敷疗法根据药液温度的不同分为热敷和冷敷。本病多以火热为患，且症状多表现为皮损处的灼热、疼痛，故冷湿敷法尤其善治此病。该疗法利用了中医中“寒则收引”的理论，可以使患部的血管收缩，降低局部皮温，对于患者灼热、瘙痒及潮红等局部症状具有一定的缓解作用。冷湿敷疗法属于中药贴敷疗法中的重要组成部分，是用纱布将放凉后的药液敷于患处，通过冷湿敷的物理作用和药液的药物作用进行治疗的一种方法。

穴位贴敷疗法治疗酒渣鼻，从用药特点看，黄芩和黄柏的使用频率最多，其次为马齿苋、金银花和连翘等。黄芩和黄柏可清泻肺胃积热，现代研究表明，黄芩具有广谱抗菌、消炎的功效，对短棒菌苗有抑制作用；金银花所含的绿原酸、异绿原酸、黄酮类物质对各种细菌均有不同程度的抑制作用；连翘对金黄色葡萄球菌有良好的抗菌活性。药性方面，多为清热泻火药和清热解毒之品，使用药物大多具有清热除湿，泻火解毒之效。从药物配伍上看，主要的配伍药对为大黄、马齿苋、黄芩、黄柏、连翘、金银花、野菊花、百部和苦参，黄连苦寒泻火，既善清心除烦，又长于清泻胃腑实火；金银花、黄芩相合，清泻肝胆火热；野菊花、苦参、连翘清热燥湿、善除下焦湿热；百部甘、苦、微温，具有灭虱杀虫之功效，此药单用，疗效也十分显著。从选穴来看，治疗酒渣鼻主要选取的为局部患处。

（十五）雀斑

【概述】

雀斑是指由于皮肤色素沉着而在面部呈现局限性褐色斑的皮肤病，其临床特点是色斑对称分布，大小不等，形状不规则，边界清楚，无自觉症状，日晒后加重。青中年女性、白种人等患病风险较高，在儿童期即可发病，孕妇和月经不调的妇女也较为多见。本病多由遗传和光照引起，在夏季时，可由于日晒而变得比较明显。患者一般没有自觉症状，但是严重的面部雀斑影响容貌，可能给患者带来巨大的心理压力。雀斑好发于鼻和面颊等暴露部位，其颜色、大小、数量有明显的个体差异，并可随着季节的变换而出现相应的变化。雀斑对身体健康没有任何影响，但是面部的雀斑会给患者带来负面的心理影响，经过积极、正规的治疗，可有效改善症状，且有助于缓解患者的心理负担，提高患者对自身容貌的认可度，但经各种治疗后仍可能复发。

【现代穴位贴敷文献】

1. 阴虚火旺型

方法一：归苋面膜

穴位：患处（阿是穴）。

方药：当归、马齿苋、辛夷、白芷、白及、白附子、女贞子。

操作：外敷面部，30min后揭去，1个月为1个疗程。

疗效：连续治疗3个疗程（3个月），53例患者痊愈5例，显效23例，有效12例，无效13例，其总有效率为75.47%。

出处：冯居秦，张道维，贴晓瑛，等．标活血美加中药面膜治疗光老化雀斑的疗效观察 [J]. 医学信息，2018,31(20):125-127.

方法二：附归面膜

穴位：患处（阿是穴）。

方药：制白附子、当归、白芷、怀山药、白术、白茯苓。

操作：上述药物制成细粉以备用。借助于温开水将细粉调成糊状然后敷于患者的面部，20～30min后可以洗去，隔天使用1次，1个疗程为10次。

疗效：46例患者痊愈21例，显效为10例，好转为12例，无效为3例，有效率为93.5%。

出处：徐荣.液氮冷冻加中药面膜治疗面部雀斑46例[J].中国医疗美容,2015,5(2):100-101.

方法三：陀僧当归乳膏

穴位：患处（阿是穴）。

方药：密陀僧、当归。

操作：应用前用洗面奶或温水清洁患部，用0.5～1g乳膏涂于患部，色素斑较深的部位要多涂一些乳膏，然后按摩1～3min，每天早晚各1次，忌日光直射，多吃富含维生素C的食物。

疗效：50例患者治愈15例，有效34例，无效1例，总有效率为98%。起效时间最短者1周。年龄越小，见效越快。

出处：刘国仁,何佩红,周玉芝.陀僧当归乳膏治疗雀斑50例小结[J].湖南中医杂志,1996(1):31.

方法四：五妙水仙膏

穴位：患处（阿是穴）。

方药：黄柏、紫草、五倍子、生石灰。

操作：用牙签将本方点在皮疹上，干后再点，直至皮疹周围潮红，然后用蘸生理盐水的棉签抹去药物。

疗效：雀斑患者81例痊愈44例（54.32%），显效21例（25.93%），有效9例（11.11%），无效7例（8.64%），总有效率为91.36%。

出处：尹玉贞,张曼华.五妙水仙膏治疗色素痣和雀斑217例临床报告[J].实用医学杂志,1992(2):31.

方法五：蒲角外敷散

穴位：患处（阿是穴）。

方药：蒲公英20g，皂角刺30g，紫花地丁20g，白梅肉30g，地癖皮10g，紫背浮萍30g，樱桃枝30g。

操作：上述药物研末，加入滑石粉混匀，添加水和蜂蜜调成糊状，敷于面部。

疗效：42例患者中治愈32例，显效6例，无效4例，总有效率为90.5%。

出处：黄勇.中草药内服外敷治疗雀斑42例报告[J].咸宁学院学报(医学版),2006(6):529.

2.血虚生风型

方法一：绿豆滑粉方

穴位：患处（阿是穴）。

方药：绿豆250g，滑粉100g，天花粉60g，白芷50g，白及50g，白蔹50g，白茯苓50g，葛根40g，川芎30g，石菖蒲20g，白附子15g，白僵蚕15g，冰片1g。

操作：上述药物研末，每晚用鸡蛋清调涂于面部，待次晨温水洗去，取其清热解毒，润肤祛斑之功。

疗效：采用纯中药制剂外敷，标本兼治，收效甚佳。

出处：律治,李兴政.中药制剂外敷内服治疗雀斑的体会[J].黑龙江中医药,2005(1):33.

方法二：自拟金地榆草粉剂

穴位：患处（阿是穴）。

方药：金银花、地丁、地榆、甘草。

操作：上述药物研末，加纯净水调成糊状均匀涂于面部，停留15min，去掉清洁后涂莫匹罗星软膏，每天1次。

疗效：30例患者中23例未发生色素沉着现象，7例出现色素沉着，坚持治疗半年内消失。

出处：王东海,陈君霞,董子帅.自拟金地榆草粉剂外敷预防雀斑行激光术后色素沉着的临床观察[J].中国医疗美容,2017,7(10):64-66.

方法三：痣雀膏

穴位：患处（阿是穴）。

方药：樟脑粉3g，氢氧化钠50g，生石灰50g，肥皂15g，蒸馏水100ml。

操作：将肥皂切片放入搪瓷盆内加蒸馏水，加热使肥皂溶后，再将氢氧化钠50g与樟脑粉混合加入搅匀至全溶离火加入生石灰搅成自色糊状，凉后装入瓶内、密封备用。治疗前用75%的乙醇消毒所治疗的黑痣或雀斑点。待乙醇挥发后，根据痣、雀斑点的大小用火柴棒取适量的药，点在痣、雀斑点的中心，过15～20min把药擦去即可，治疗过程中稍有灼痛感。

疗效：100例患者均1次治愈，用药后15～20min局部变成黑褐色坏死，过2～4h结痂，7天左右结痂可以自行脱落，脱落后多数不残留任何残迹，少数可稍低于正常皮肤，但过2～3

个月左右均可自行愈合，但没有任何色素沉着，无复发者。

出处：王武成．痣雀膏治疗面部黑痣、雀斑100例[J].人民军医,1987(6):19.

方法四：三七生肌膏

穴位：患处（阿是穴）。

方药：黄连120g，黄柏120g，白芷120g，当归120g，白及120g。

操作：将上述药物放入麻油中煎炸，混入三七粉后制成膏剂，每天2次外涂。

疗效：三七生肌膏价廉、操作方便、疗效好，在减少雀斑色素沉着并加快术后创面的愈合方面疗效显著。

出处：李宗超,杜航航,叶伟,等．三七生肌膏促进激光治疗雀斑术后创面愈合临床观察[J].中国中医急症,2014,23(11):2075-2077.

方法五：京万红软膏

穴位：患处（阿是穴）。

方药：地榆、当归、桃仁、紫草、金银花、五倍子、白芷、血竭、木鳖子、冰片、罂粟壳、地黄、黄连、血余炭、棕榈、半边莲、土鳖虫、白蔹、黄柏、红花、大黄、苦参、槐米、木瓜、苍术、赤芍、黄芩、胡黄连、川芎、栀子、乌梅、乳香、没药。

操作：京万红软膏外涂，每天2次。

疗效：京万红软膏具有消炎、止痛、去腐、生肌的作用。因此，术后的灼伤创面用其外涂，能防止创面感染，减轻疼痛，促进新生的肌肤生成，减少遗留色素及瘢痕。92例患者中一次治愈78例，二次治愈8例，治愈率90.53%；好转6例，总有效率100%。通过半年随访，无复发及不良反应。

出处：王玉娟．多功能电离子机并京万红软膏外用治疗雀斑92例疗效观察[J].中国药业,1998(1):45.

3. 其他类型

方法一：柠檬汁鸡蛋清方

穴位：患处（阿是穴）。

方药：柠檬、鸡蛋清。

操作：柠檬汁加鸡蛋清调成糊状，敷面20min后，清水洗净，适于油性皮肤。

出处：薛凯．雀斑食疗方及外用方[J].家庭中医药,2007(3):64-65.

方法二：茄片方

穴位：患处（阿是穴）。

方药：茄子。

操作：茄子切片，早晚搽摩面部。

出处：薛凯．雀斑食疗方及外用方[J].家庭中医药,2007(3):64-65.

方法三：黄瓜片方

穴位：患处（阿是穴）。

方药：黄瓜。

操作：黄瓜切片，早晚搓摩脸部，长期搓摩既能消除雀斑，又能使脸部细嫩白净。

出处：薛凯．雀斑食疗方及外用方[J].家庭中医药,2007(3):64-65.

方法四：樱桃汁

穴位：患处（阿是穴）。

方药：樱桃。

操作：樱桃捣烂取汁，涂搽面部，每天2次。

疗效：有消除雀斑的作用。

出处：薛凯．雀斑食疗方及外用方[J].家庭中医药,2007(3):64-65.

方法五：香白芷蜜膏

穴位：患处（阿是穴）。

方药：香白芷30g，蜂蜜50g。

操作：白芷研末后加入蜂蜜调匀，涂于面部，翌晨洗去。

疗效：持续3个月，雀斑即可减轻或消除。

出处：薛凯．雀斑食疗方及外用方[J].家庭中医药,2007(3):64-65.

方法六：桃花南瓜子方

穴位：患处（阿是穴）。

方药：桃花、南瓜子。

操作：上述药物研末，加蜜调糊，涂搽面部。

疗效：疗效佳。

出处：薛凯．雀斑食疗方及外用方[J].家庭中医药,2007(3):64-65.

方法七：冬瓜子核桃仁方

穴位：患处（阿是穴）。

方药：冬瓜子、核桃仁。

操作：上述药物研末，加蜂蜜调匀，涂搽面部。

疗效：长期坚持可去雀斑，还能使皮肤

白嫩。

出处：薛凯．雀斑食疗方及外用方 [J]. 家庭中医药,2007(3):64–65.

方法八：杏仁鸡蛋清方

穴位：患处（阿是穴）。

方药：杏仁、鸡蛋清。

操作：杏仁研末后加鸡蛋清调成糊状，涂搽面部。

出处：薛凯．雀斑食疗方及外用方 [J]. 家庭中医药,2007(3):64–65.

方法九：香菜水

穴位：患处（阿是穴）。

方药：香菜。

操作：香菜煎煮后取汁，用菜汁洗脸。

疗效：久用见效。

出处：薛凯．雀斑食疗方及外用方 [J]. 家庭中医药,2007(3):64–65.

【按语】

雀斑外治法的常见证型主要为血虚生风型和阴虚火旺型。皮肤病沿用中药贴敷治疗有广泛的业界共识，上述治疗方法中也均疗效显著。雀斑治疗的关键是活血化瘀，补血活血，促进血液循环，并收缩局部毛细血管，减轻毛细血管扩张，促进毛细血管网的消退，控制黑色素细胞的增多，减轻色素沉着。中医外治法在改善经络所属脏腑功能，内外同治，促使身体达到阴阳之平衡状态上起到至关重要的作用，其中中药贴敷疗法在阴虚火旺型和血虚生风型雀斑中疗效显著。除此之外，《诸病源候论》中记载“人面皮上，或如乌麻，或如雀卵色也”,《医宗金鉴》中有“雀斑淡黄碎点形”的描述，这些记载均提示面部色素加深与色素沉着及血瘀有着密切关系，故坚持“治病求其本源”原则，究其“火郁结于经络，气血不畅，在表而发为斑”本源，也应从改善瘀血方面入手，以达平衡阴阳，活经络、行气血、润燥养颜之功效。雀斑外治常采用中药贴敷的方法，即用中药汤药湿敷或者穴贴贴敷于患处的一种疗法。

穴位贴敷疗法治疗雀斑，从用药特点看，白芷的使用频率最多，其次为当归、白及、白附子和黄连等。白芷芳香上达，引药上行直达病所；当归外用时有显著祛斑去皱之效，有助于改善气色。药性方面，多为补益和活血之品，使用药物大多具有补气补血，滋阴清热，活血化瘀功效。从药物配伍上看，主要的配伍药对为当归、白芷、白及、白附子、乳香、没药、黄柏、紫草、五倍子、生石灰、生地黄、黄芩、紫花地丁、白蔹、白茯苓、川芎、冰片、金银花、黄连和地榆等，当归、红花、丹参活血行气散瘀调经；白及祛风化斑，上行头面，共奏滋养肝肾，行气活血，有美容祛斑之效。制白附子具有解毒散结功效。金银花、地丁清热解毒，散结消肿，地榆具有凉血止血，解毒敛疮，现代药物研究，金银花所含有的有机酸类和黄酮类化合物以及无机元素类、挥发油、三萜皂类物质等，具有抗炎、抗病毒、抗氧化、清热解毒、消炎及止血、保肝利胆等方面；地丁含有的 TNF-α 对巨噬细胞炎症因子可以干预，具有抗菌、抗炎、免疫调节、抗氧化的作用，实验表明可有效抑制局部组织损伤引起的炎症反应，具有良好的抗炎活性；地榆凉血止血、解毒敛疮，具有止血、抗炎、抗肿瘤、改变血液成分等多种药理作用。从选穴来看，治疗雀斑主要选取的为局部阿是穴。

（十六）鹅掌风

【概述】

鹅掌风一般是指手癣，该病是由皮肤癣菌引起的手部皮肤浅表真菌感染。主要累及大拇指虎口、手掌，严重时可波及手背及腕部，损害往往先发生在单侧手，也可波及对侧。皮损初起为掌心或指缝水疱或掌部皮肤角化脱屑、水疱，水疱多透明如晶，散在或簇集，瘙痒难忍。水疱破后干涸，叠起白屑，中心向愈，四周继发疱疹，并可延及手背、腕部。若反复发作，可致手掌皮肤肥厚，枯槁干裂，疼痛，屈伸不利，宛如鹅掌。手癣是多发病、常见病，男女老幼均可发病，以成年人多见，其中体力劳动者比例较高。手癣主要通过接触传染，可通过直接接触或间接接触传播，皮肤直接接触手癣患者的患处可引起真菌传播，或者用手搔抓足癣、股癣和头癣等处引起自身传播，间接传播途径是与患者共用毛巾或手套等。该病一般无须手术治疗，治愈的关键在于坚持用药，手癣经过积极的治疗可治愈，如长期不规范用药，容易反复发作，如治疗不彻底，可长期迁延不愈。

【现代穴位贴敷文献】

1. 角化过度型

方法一：霍黄汤

穴位：患处（阿是穴）。

方药：黄精15g，麦冬15g，当归20g，白及15g，艾叶20g，天冬15g，藿香15g，红花8g，苦参15g，生山药25g，透骨草15g，伸筋草25g，苦楝皮20g。

操作：用1500ml水进行慢煎，去渣将剩下的1000ml汁和开水以1∶2的比例调制成药液，将其涂抹于患处部位，每天1剂，分早晚涂抹使用，连续用药涂抹30天。

疗效：总有效率为95.00%，该方能有效治疗角化型手足癣疾病，改善患者的皮肤状态，加快病灶的消失，促进皮肤新组织的增长。

出处：董梅．中西医结合治疗角化型手足癣40例临床分析[J]. 中外医疗,2017,36(20):4-6.

方法二：中药癣酊

穴位：患处（阿是穴）。

方药：防风20g，王不留行30g，透骨草30g，红花15、明矾20g，大枫子30g，皂角20g，百部30g。

操作：用棉签蘸取此方后，涂搽患处，每天2次，2周为1个疗程，治疗2个疗程。

疗效：80例患者痊愈44例，显效21例，有效9例，无效6例，愈显率为81.3%。

出处：王海亮，景瑛．中药癣酊联合萘替芬酮康唑乳膏治疗手足癣的临床观察[J]. 中国民间疗法,2021,29(4):84-86.

方法三：蓖麻叶

穴位：患处（阿是穴）。

方药：鲜蓖麻叶。

操作：将鲜蓖麻叶捣烂成汁，涂搽于患处，每天数次。

疗效：一般1周后即痊愈，且不易复发。

出处：鞠翠玲，刘志娟，刘爱艳．鲜蓖麻叶治疗手癣[J]. 中国民间疗法,2005(5):63.

方法四：及硫膏

穴位：患处（阿是穴）。

方药：白及、硫黄。

操作：及硫膏涂于患处（白及和硫黄粉按1∶1比例用麻油调糊），每天1次。

疗效：165例患者治愈126例，其中1个疗程治愈87例，2个疗程治愈39例；显效21例，好转15例，无效3例，总有效率98.18%。该法治疗鹅掌风虽然疗效显著，但敷药期间要忌食辛辣腥膻食物，不得接触碱性肥皂、洗衣粉等刺激性物质。

出处：刘志丽．掌风方合及硫膏外治鹅掌风疗效观察[J]. 浙江中西医结合杂志,2013,23(5):396-397.

2. 浸渍糜烂型

方法一：复方苦参酊

穴位：患处（阿是穴）。

方药：苦参15g，芫花15g，水杨酸3g，苯甲酸6g。

操作：上述药物置于酒精中浸泡1周，滤渣取汁，外涂患处，每天1～2次，1周为1个疗程。

疗效：50例患者，痊愈38例；显效8例；好转4例；总有效率100%。

出处：邱桂仙．复方苦参酊治疗手足癣50例[J]. 四川中医,2008(3):94.

方法二：海棠凝胶

穴位：患处（阿是穴）。

方药：湖北海棠、白及。

操作：外涂患处，每天2次，连用30天。

疗效：总有效率为97.50%。海棠凝胶治疗手足癣疗效显著，给药安全、方便。

出处：周继刚，付婷婷，汪鋆值，等．海棠凝胶治疗手足癣的临床观察[J]. 中国中西医结合皮肤性病学杂志,2018,17(1):47-48.

方法三：乌梅金银花散

穴位：患处（阿是穴）。

方药：乌梅25g，金银花50g。

操作：上述药物煎煮后，滤渣存液。用棉签蘸取药液后涂搽患处，每天5次。

疗效：90例患者中，5～7天治愈者30例，占33.33%；8～10天治愈者35例，占38.89%；11～15天治愈者20例，占22.22%；16～20天好转者5例，占5.56%。

出处：李淑华，王春兰，曹蕾．乌梅金银花治疗手足癣疗效观察[J]. 中国民间疗法,2010,18(4):18.

方法四：复方蜂胶酊

穴位：患处（阿是穴）。

方药：蜂胶 100g，大枫子 100g，白鲜皮 100g，百部 100g，苦参 100g，黄柏 100g，地肤子 100g，土荆皮 100g，枯矾 50g，露蜂房 50g。

操作：将上述药物置于酒精中浸泡 15 天，去渣取汁后加入蜂胶，每天搅拌 2～3 次，外涂患处。

疗效：74 例患者痊愈 68 例占 91.2%；有效 6 例，占 8%；总有效率达 100%，见效时间最短 3 天，最长 10 天，用药 15～20 天后皮疹基本消退。

出处：董立平 . 复方蜂胶酊治疗手足癣 74 例 [J]. 光明中医 ,2012,27(11):2241–2242.

方法五：清舒洗液

穴位：患处（阿是穴）。

方药：苦参、黄柏、败酱草、百部、蛇床子、地肤子、白鲜皮、三白草、茯苓、白矾、车前子、苍术、薏苡仁。

操作：患者清洁患部后涂上清舒洗液，每天 4 次，涂搽时轻揉几分钟，以便促进药物吸收。

疗效：66 例手足癣患者痊愈 40 例（60.60%），其中显效 19 例（28.79%），总有效率 89.39%，真菌清除率 89.39%。

出处：邵洪英，纪玉霞，梁学芹，等 . 清舒洗液治疗体股癣和手足癣疗效观察 [J]. 北方药学 ,2014,11(1):51.

方法六：顽癣膏

穴位：患处（阿是穴）。

方药：大枫子 12g，白芷 12g，枯矾 12g，硫黄 9g。

操作：将上述药物研末加猪油调成膏剂，每天 2 次，每次 30min，7 天为 1 个疗程，各疗程间隔 1 天。

疗效：177 例患者，痊愈 170 例，占 96.05%；好转 5 例，占 2.82%；无效 2 例，占 1.13%，总有效率为 98.87%。

出处：张景颢，王曙光 . 顽癣膏治疗鹅掌风 177 例 [J]. 中医外治杂志 ,2005(3):43.

3. 水疱鳞屑型

方法一：自拟中药酒膏散

穴位：患处（阿是穴）。

方药：苦参、白鲜皮、百部、防风、黄芩、黄柏、薄荷、地骨皮、乌梅、石榴皮。

操作：上述药物浸泡在 50 度白酒 2500ml 中，1 周后使用，每天 2 次，涂于患处。

疗效：30 例患者痊愈，无无效病例，临床症状消失，水疱干瘪，糜烂面愈合，角质脱落，皲裂愈合，总有效率 100%。

出处：宋永喜 . 自拟中药酒膏散治疗顽固性手足癣 30 例疗效观察 [J]. 中国实用乡村医生杂志 ,2005(10):48.

方法二：绞股蓝

穴位：患处（阿是穴）。

方药：绞股蓝。

操作：将新鲜绞股蓝头部较嫩茎叶揉搓出汁后，用纱布蘸取，反复搽涂患部，每天 3～5 次。

疗效：100 例患者全部治愈，一般 5～7 天即可痊愈。

出处：郭廷赞 . 绞股蓝治疗手足癣 100 例 [J]. 实用中医药杂志 ,1993(1):54.

方法三：癣得乐擦剂

穴位：患处（阿是穴）。

方药：苦参 30g，苍术 30g，乌梅 30g，射干 30g，大蒜 30g，冰片 1g，枯矾 20g，白醋 80g。

操作：净选诸药，将苦参、乌梅、射干、苍术用净水 500ml 浸泡 2～3h，再煎煮 1h 后加入蒜泥拌匀煎 10min 过滤，再反复煎煮 2 次，精滤后加入 80ml 白醋、冰片，凉凉加入氮酮 1g（渗透剂），拌均匀后即可。早晚 1 次搽患处，7 天为 1 个疗程。

疗效：平均治疗 14.87 天，总有效率为 95.12%。

出处：王步礼 . 癣得乐擦剂治疗手足癣 82 例临床观察 [J]. 四川中医 ,2003(2):63–64.

方法四：复方槟榔膏

穴位：患处（阿是穴）。

方药：槟榔 15g，五倍子 15g，硫黄 6g，斑蝥 6g，狼毒 6g，樟脑 6g。

操作：上述药物研末，加醋调成糊状，用棉签蘸取后涂搽患处。1 次不彻底者，7 天后可重复用药，最多用药 3 次。

疗效：55 例患者痊愈 28 例（50.6%）；显效 16 例（29.1%）；有效 11 例（20.3%），总有效率 100.0%。

出处：孙永晖．自制复方槟榔膏治疗手足癣55例 [J]. 中国胸心血管外科临床杂志 ,1996(4): 48–49.

【按语】

鹅掌风即手癣，外治法中常分为角化过度型、浸渍糜烂型、水疱鳞屑型。上述各方均根据鹅掌风的病因病机特点组方用药，总体不离清热祛湿，解毒杀虫，补虚润燥的治疗原则，且治疗手段应以外治法为优。贴敷法为中医外治法重要组成之一，通过选取特定药物进行体表的贴敷，以改善经络所属脏腑功能，从而达到增强抵抗力、祛除邪气、扶正强身的效果。鹅掌风外治常采用贴敷的方法。《理瀹骈文》曰："外治之理，即内治之理，外治之药，即内治之药，所异者法耳。"

穴位贴敷疗法治疗鹅掌风，从用药特点看，苦参的使用频率最多，其次为白鲜皮、百部、大枫子和黄柏等。药性方面，清热燥湿药和解毒杀虫药的使用最多，上述药物大多具有清热燥湿、解毒杀虫、抑制真菌的功效。从药物配伍上看，主要的配伍药对为当归、白及、紫草、大枫子、白芷、艾叶、藿香、红花、苦参、透骨草、防风、百部、硫黄、蛇床子、黄柏、苍术、白鲜皮、地肤子、枯矾和乌梅。当归和白及可养血活血、生肌止痛，当归含有大量的维生素 A、D、E，能改善皮肤角化过度。《本草求真》曰："白及……涩中有散、补中有破，故书又载去腐，逐瘀，生新。"苍术、枯矾燥湿化浊；苦参、白鲜皮和防风可清热解毒、祛风燥湿；大枫子具有攻毒杀虫、祛风燥湿之功。现代药理研究具有较强的抗皮肤真菌作用，促进疮癣之病变组织的恢复；白芷散风燥湿，散发在表之风邪，祛腐生新，促进创面愈合，对真菌具有一定抑制作用；枯矾有解毒、杀虫、止痒之效，对多种细菌有抑制作用；红花活血通经，散瘀止痛，根据"治风先治血，血行风自灭"的理论，活血化瘀药可疏通经脉，润泽肌肤，息风止痒。从选穴来看，治疗鹅掌风主要选取的为局部阿是穴。

七、其他疾病

（一）美容

【概述】

中医美容以治疗损美性疾病、修复生理缺陷、美容养颜、抗老防衰为目的。治疗疾病范围主要包括痤疮、白癜风、黄褐斑、毛囊炎、麦粒肿等。中医美容是中医学与医学美学相结合的产物，其是以中医药理论为指导，针对机体不同生理以及颜面肤色特点，进而实施各种保健以及治疗的方式和手段。中医美容是融合内服、外用、针灸、药膳等为一体，即注重外用药滋养皮肤，又注重从内补气血、调脏腑。中医美容理论在长期的临床应用中，通过对人体的描述，能够为人体美容、美观、美感形成有效、科学的观察、养护，中医美容理论是在中医学的基础上发展而来，通过分析人体容貌损伤原因，分析、预测人体容貌的变换规律，确保人体美容技术养护的针对性，全面发挥中医美容在人体美容中的应用价值，并提供有效的指导意见。

【现代穴位贴敷文献】

1. 祛斑

方法一：归芎方

穴位：患处（阿是穴）。

方药：当归 10g，川芎 6g，白芍 10g，生地黄 10g，红花 6g，王不留行 10g，白芷 10g，皂角刺 10g，白茯苓 15g，甘草 6g。

操作：于每晚清洁面部皮肤后，将面膜纸浸入残余的中药汤汁中，取出敷于面部，待干后掀去，每晚 1 次。

疗效：41 例患者，基本痊愈 10 例，显效 17 例，好转 9 例，总有效率为 87.80%。

出处：钟宏量．"祛斑汤"内服外敷治疗黄褐斑41例临床观察 [J]. 江苏中医药 ,2008(3):57–58.

方法二：五白祛斑散

穴位：患处（阿是穴）。

方药：白鲜皮、白附子、姜黄、白芷、生白术、白茯苓、川芎、菟丝子。

操作：上述药物研末后加温水调成糊状物，外敷患处，每周 2～3 次，连续 6 个月。

疗效：1 个疗程结束后，68 例患者基本治愈 39 例，显效 14 例，好转 12 例，无效 3 例。基本治愈率为 57%，总有效率为 96%。患者未出现皮损扩大，颜色加深，炎症性色沉，皮肤过敏等症状。

出处：卢建锋，李孝文．YAG 激光联合中药外敷治疗黄褐斑 68 例观察 [J]. 浙江中医杂志 ,2021,56(6):440.

方法三：养颜祛斑中药面膜

穴位：患处（阿是穴）。

方药：菟丝子、当归、白芷、藁本、冬瓜子、珍珠粉。

操作：按处方将药物破壁粉碎后，取药粉一小勺（约6g）放入专用碗中，加纯净水搅拌成糊状，待针刺治疗结束净面后，用喷雾机热喷面部15min，再将药膜均匀涂敷于面部1～2mm厚，20min后去除面膜，用温水洁面。隔日1次，每周3次。

疗效：60例患者基本治愈28例，显效19例，好转10例，无效3例，总有效率达95.0%。

出处：王银平，周佳，李菊莲．磁极针联合养颜祛斑中药面膜为主治疗黄褐斑60例[J]. 中国针灸，2016,36(6):601-602.

方法四：玉容散

穴位：患处（阿是穴）。

方药：白茯苓、白菊花、白芷、白术、白扁豆、白芍、白僵蚕、珍珠。

操作：上述药物研末后，加蜂蜜调成糊状，均匀敷于患处，1h后清洗，每晚1次。

疗效：42例患者基本痊愈11例，显效19例，好转7例，无效5例，总有效率为88.1%。

出处：邓燕，杨柳．调和气血美白汤配合外用玉容散治疗黄褐斑42例疗效观察[J]. 时珍国医国药，2007(7):1739-1740.

方法五：丝白祛斑软膏

穴位：患处（阿是穴）。

方药：血竭、三七、珍珠粉、苦杏仁、牵牛子、白芷、制白附子、丝瓜络、当归、薏苡仁、僵蚕、白蔹、黄芩、川芎。

操作：外用面部及患处，每天2次，局部按摩3～5min，外用12周。

疗效：30例患者完全清除2例，基本消除6例，明显改善13例，中度改善7例，轻度改善2例。

出处：潘敏，王淑兰，陈奕鹤，等．景天祛斑片联合丝白祛斑软膏治疗气滞血瘀型黄褐斑临床观察[J]. 皮肤病与性病，2023,45(1):62-65.

方法六：祛斑面膜方

穴位：患处（阿是穴）。

方药：白芷50g，白附子50g，白及30g，白茯苓30g，天花粉20g，当归30g。

操作：上述药物研成极细粉末，过120目筛备用。加石膏粉、蛋清和温水调成糊状敷于患者面部，持续30min。

疗效：46例患者痊愈14例，显效16例，好转10例，无效6例，总有效率为86.96%。

出处：张丽娟，闻锐．口服消斑汤外用祛斑面膜治疗肝郁血滞型黄褐斑临床疗效观察[J]. 辽宁中医药大学学报，2013,15(12):201-202.

方法七：芦荟4号软膏

穴位：患处（阿是穴）。

方药：芦荟、白及、白芷、密陀僧。

操作：用棉签蘸取该方外涂面部，每天2次，每次30min。

疗效：30例患者显效4例（13.33%），有效15例（50.00%），无效11例（36.67%），总有效率为63.33%。

出处：张丽君，孙振双，刘学华．芦荟4号软膏治疗黄褐斑的疗效观察[J]. 现代中医药，2012,32(2):37-38.

方法八：祛斑膏

穴位：神阙。

方药：人参、当归尾、白芷、白及、白蔹、白丁香、白茯苓、沉香。

操作：上述药物研末，加凡士林制成药膏后搓成药饼，在神阙穴进行贴敷，另用纱布固定，隔天1次，每次4～8h，10次为1个疗程，间隔3～5天继续下1个疗程。

疗效：30例患者经1～2个疗程的治疗，治愈18例，占60%；好转11例，占36.7%；未愈1例，占3.3%；总有效率为96.7%。其中疗程最短者仅贴5次。

出处：徐亚莉，金建军．祛斑膏贴脐治疗黄褐斑30例疗效分析[J]. 甘肃中医，2003(4):24.

方法九：脐疗粉

穴位：神阙。

方药：生白芍、当归、生地黄、川芎、菊花、香附、柴胡、郁金、菟丝子、何首乌、山萸肉、枸杞子、黄芪。

操作：将上述药物混合研压成细粉，过6号筛，装瓶备用，每次取脐疗粉0.5g放入脐中，外盖干棉球，再以胶布条固定，每天用药1次，贴敷 8h 左右，连续 15 天。之后隔天用药。

疗效：55 例患者中痊愈 2 例，显效 24 例，有效 26 例，无效 3 例。治愈与显效共 47.3%，总有效率 94.5%。无 1 例出现不良反应。

出处：魏振装，王宜新．祛斑脐疗粉治疗面部黄褐斑 55 例 [J]. 中华医学美容杂志，1996(3):41.

方法十：祛斑贴脐散

穴位：神阙。

方药：麝香、白芷、当归、乳香、没药、厚朴、穿山甲、细辛、鸡血藤、白附子、丹参、大黄、苍术。

操作：加粥调成糊状，贴敷脐部，另用胶布固定，每天 1 次，疗程 21 天。

疗效：60 例中治愈 21 例，显效 20 例，有效 9 例，无效 10 例，总有效率 83.3%。

出处：周鑫．祛斑贴脐散治疗黄褐斑临床观察 [J]. 世界中西医结合杂志，2006(3):176–177.

方法十一：金银花贴

穴位：患处（阿是穴）。

方药：桃花 10g，玫瑰花 10g，茯苓 20g，白附子 20g，白芷 20g，白及 20g。

操作：上述药物研末后加清水调成糊状，涂抹于患处，保留 30min 后清洗。

疗效：50 例患者痊愈 15 例，显效 16 例，有效 12 例，无效 7 例，总有效率为 86%。

出处：朱慧慧．养血祛斑汤配合中药面膜外敷对黄褐斑患者安全性与有效性分析 [J]. 浙江中医杂志，2020,55(6):435–436.

方法十二：参白膏

穴位：患处（阿是穴）。

方药：生晒参、积雪草、白芷、白及。

操作：外涂患处，每天 2 次，早晚各 1 次，患者每次取黄豆粒大小即可放置在手中后均涂在面部。

疗效：50 例患者基本治愈 32 例，显效 8 例，有效 5 例，总有效率为 90.00%

出处：王东海，董子帅，陈君霞．中药参白膏外用治疗黄褐斑 50 例 [J]. 中医外治杂志，2016, 25(4):24–25.

方法十三：明冬祛斑方

穴位：患处（阿是穴）。

方药：明玉竹、冬瓜仁、益母草、白芷、玫瑰花、百合、皂角刺。

操作：将上述药物各等份组成，洁面并按摩片刻后取面膜粉 40g 用开水调成糊状，敷面 20min 后洗去，每周做 2 次。

疗效：50 例患者基本治愈 20 例，显效 16 例，好转 7 例，无效 7 例，总有效率为 86.00%。

出处：赵文斌，晏娟．中药内服、外敷联合强脉冲光治疗黄褐斑疗效观察 [J]. 中国美容医学，2013,22(22):2241–2242.

方法十四：芷草祛斑方

穴位：患处（阿是穴）。

方药：白芷、益母草、玫瑰花、金银花、皂角刺。

操作：上述药物等份洗净并烘干，混合粉碎后过筛（120 目），每次用 40g，温水调成糊状洁面后敷面，每周 2 次，每次 30min，3 个月为 1 个疗程。

疗效：50 例患者基本治愈 24 例（48%），显效 13 例（26%），好转 7 例（14%），无效 6 例（12%），总有效率为 88%。

出处：黄俊杰，王晓青．中药内服结合外敷治疗黄褐斑 100 例疗效观察 [J]. 陕西中医，2016,37(7):889,935.

方法十五：归芎方

穴位：患处（阿是穴）。

方药：当归 100g，川芎 100g，桃仁 100g，白扁豆 100g，茯苓 100g，白附子 100g。

操作：上述药物研末，加蛋清调成糊状，敷于面部，30min 后洗去。每周 4～5 次，疗程为 3 月。

疗效：32 例患者痊愈 8 例，显效 17 例，有效 6 例，无效 1 例，总有效率为 96.88%。

出处：丁慧．中药内服配合祛斑面膜治疗黄褐斑 32 例 [J]. 新中医，2006(8):77.

方法十六：自制祛斑散

穴位：患处（阿是穴）。

方药：当归、川芎、白芷、黄芩、淫羊藿、蒺藜、白僵蚕。

操作：上述药物研末，加清水调成糊状物，敷于面部，约 30min，用清水洗净，每天 1 次，共治疗 2 个月。

疗效：69 例患者治疗 2 个月后，基本治愈

8 人（22.86%），显效 11 人（31.43%），好转 13 人（37.14%），无效 3 人（8.57%），总有效率为 91.43%。

出处：李晓红，张书军．自制祛斑散外用治疗黄褐斑 69 例 [J]. 中国中医药现代远程教育，2014,12(6):43–44.

方法十七：三白方

穴位：患处（阿是穴）。

方药：白附子、白僵蚕、白芷、杏仁、天冬。

操作：上述药物各等份研末备用。用时配合面部皮肤护理做面膜用，取适量掺入硬膜底霜均匀敷于面部，有色斑部位敷稍厚。

疗效：60 例患者治愈 42 例，有效 16 例，无效 2 例，总有效率为 96.7%。

出处：杜虹．中药内服外敷治疗黄褐斑 60 例 [J]. 陕西中医，2001(3):153.

方法十八：三白祛斑方

穴位：患处（阿是穴）。

方药：白芷 30g，白附子 30g，白僵蚕 30g，当归 15g，泽泻 15g，冬瓜仁 20g，珍珠 2g，益母草 20g，丹参 20g。

操作：上述药物研末，加蛋清或柠檬汁调成糊状，涂于面部，每次 30min，每 3 天 1 次，10 次为 1 个疗程。

疗效：40 例患处基本治愈 11 例，显效 15 例，好转 13 例，总有效率为 97.5%。

出处：黄美芳．中药外用与内服治疗黄褐斑 40 例临床观察 [J]. 右江民族医学院学报，2008(2):307–308.

方法十九：芦荟美容膏

穴位：患处（阿是穴）。

方药：芦荟 1000g，僵蚕 100g，蝉蜕 60g，何首乌 100g，白芷 60g，桔梗 30g，当归 100g。

操作：上述药物研末，加新鲜芦荟汁制成膏剂，均匀地涂抹于面部黄褐斑处，每天晚上 1 次，4 周为 1 个疗程。

疗效：74 例患者治愈 42 例，显效 22 例，总有效率为 86.49%。

出处：孙树枝，崔占义．自制芦荟美容膏联合艾灸治疗黄褐斑疗效观察 [J]. 深圳中西医结合杂志，2010,20(6):364–366.

2. 美容修复

方法：疤痕止痒软化乳膏

穴位：患处（阿是穴）。

方药：五倍子、威灵仙、牡丹皮、泽兰、冰片、薄荷脑、樟脑。

操作：将该膏涂抹于腹部妊娠纹位置，同时进行按摩，每天 3 次，5 周为 1 个疗程。

疗效：54 例患者痊愈 18 例，显效 18 例，好转 14 例，总有效率为 92.59%。

出处：黄小燕，许浩丽．疤痕止痒软化乳膏联合射频美容修复妊娠纹效果观察 [J]. 中国美容医学，2021,30(7):11–14.

3. 痤疮

方法一：五洲面膜粉

穴位：患处（阿是穴）。

方药：当归、丹参、白芷。

操作：外敷面部，每天 1 次，每次 1h。

疗效：45 例患者痊愈 13 例，显效 23 例，有效 9 例，总有效率为 100%。

出处：朱东来 .Elos 激光联合中药面膜外敷治疗烧伤后色素沉着临床观察 [J]. 中国美容医学，2016,25(9):105–107.

方法二：白玉美容膏

穴位：患处（阿是穴）。

方药：人参 20g，当归 20g，黄柏 20g，乌梅 10g，密陀僧 5g。

操作：将人参、当归、黄柏、乌梅单味药煎熬，将密陀僧炮制后研成细粉，将丝瓜汁、蜂蜜与蛋清拌调均匀。应用时先清洁面部皮肤，轻轻搽于面部即可，间隔 4h 复搽，10 天为 1 个疗程。

疗效：32 例患者经治 1～2 个疗程后痤疮及面部黑色素沉着消失或消退者 30 例，减轻者 1 例，无变化者 1 例，总有效率为 96.67%。

出处：宋兰田，姜宏杰．白玉美容膏治疗 32 例痤疮及黑色素沉着 [J]. 吉林中医药，1992(3):36.

方法三：敦煌美容痤疮膏

穴位：患处（阿是穴）。

方药：黄芩、当归、赤芍、白芷。

操作：将以上中药按比例秤后混合浸入 60% 的酒精溶液内浸泡 48h 后滤过即成酒精液，弃去药渣，然后将药液中酒精回收，余为药液待用，再秤取一定比例的基质，按常规药膏制法制备后备用。先将患部用温水（40℃左右）洗净，再涂上药膏稍揉搽局部，使药物渗透皮肤，早、晚各1次，一般使用1～3个月即可治愈，可长期使用。

疗效：400例患者中痊愈241人，占60.25%；显效120例，占30%；有效34人，占8.5%；无效5人，占1.25%，总有效率为98.75%。

出处：王俭.敦煌美容痤疮膏治疗痤疮400例临床疗效观察[J].甘肃中医学院学报,1996(4):13.

方法四：归及方

穴位：患处（阿是穴）。

方药：当归、白及、白芷、白茯苓。

操作：上述药物研末后加温水调成糊状，均匀涂于面部，每天1次。

疗效：68例患者，经2个疗程治疗后，痊愈30例，显效22例，有效13例，无效3例，有效率为76.5%。所有病例均未出现明显不良反应。

出处：李朝红，李萍.活血祛瘀药内服外用治疗黄褐斑68例[J].陕西中医,2008(2):188-189.

方法五：参归方

穴位：患处（阿是穴）。

方药：丹参10g，当归10g，川芎10g，赤芍10g，桃仁10g，红花10g，黄连9g，黄芩9g，连翘9g，天花粉9g，芦根9g，苍术6g，白术6g，茯苓6g，猪苓6g，甘草3g。

操作：上述药物研末，加温水调成糊状涂抹于面部，每次15～30min，每周2次。

疗效：73例患者痊愈27例，显效32例，有效8例，总有效率为80.8%。

出处：吕茂新.中药复方内服联合中药面膜外敷治疗寻常性痤疮疗效观察与分析[J].中国美容医学,2016,25(3):72-75.

方法六：草本祛痘面膜

穴位：患处（阿是穴）。

方药：珍珠、滑石、白鲜皮、薏苡仁、香白芷、草麻黄。

操作：取面膜粉60g，加适量纯净水敷面，每天1次，每次20min。

疗效：20例患者中治愈12例，显效5例，有效2例，总有效率为95.00%。

出处：陈慧丽.健脾消痤汤加减联合草本祛痘面膜治疗痤疮临床疗效观察[J].浙江中医药大学学报,2012,36(9):1001-1002.

方法七：祛痘液

穴位：患处（阿是穴）。

方药：白矾20g，百部20g，苦参20g，黄柏20g，土荆皮20g，野菊花20g，蒲公英20g，白花蛇舌草20g，草薢20g，水蛭10g，大枫子15g，冰片10g。

操作：将上述药物加水3000ml浸泡30min，大火煮开，小火煮20min，放冰片5g，再煮10min即可。将煮好药液倒一半入用开水消毒的盆中凉至不烫皮肤为宜，用棉织毛巾蘸药水热敷暗疮处，待毛巾无热气再到盆中蘸药水续敷，往返15～30min后再将药罐中药水分次加入，续敷15～30min，过10min后用清水洗去药液。重者早晚各1次，每天1剂。轻者每天1次，2天1剂。

疗效：68例痤疮患者40例1个疗程治愈（每疗程1个月），15例2个疗程治愈；10例3～5个疗程治愈。另3例疗效不明（因工作地方变动勿能配合治疗），临床有效治愈率96%左右。

出处：周安卓.消痤汤内服祛痘液外敷治疗痤疮68例[J].四川中医,2011,29(9):97-98.

【按语】

中医美容是中医学基础理论、我国传统美学理论二者作用下，围绕辨证论治、整体观念等，采用合理的中医美容技术手段，如按摩、针灸，美化、修饰人的形体与容貌，达到形神健美目的。“外治之理即内治之理，外治之药即内治之药。”中药外用是借助多样化的外用方法，施治各类病症，起到治疗人体局部的效果，外用药物主要通过刺激局部皮肤而起效，多是通过熏洗、湿敷、涂抹、沐浴等形式用药。综上所述，中医美容对传统美容养护，能够提升美容养护技术的针对性，中药外敷法是美容中常用的治疗手段，主要体现在美白、祛斑和治疗痤疮方面。美容常采用中药外敷和美白面膜的方法治疗，贴敷疗法是以中医基本理论为指导，应用中草药制剂，施于皮肤、孔窍、腧穴及病变局部等部位的治病方法，是中药外治法的重要组成部分。

穴位贴敷疗法进行美容，从美白方面所使用的外用方剂看，高频单味药主要集中在美白药、解表药和活血化瘀药。用药组合多为美白药、解表药、活血化瘀药和补虚药。中医常“以色补色”，认为白色可入肺，输送精津于皮毛而对其发挥温养和润泽的作用。《黄帝内经》云：“肺者，气之本，魄之处也，其华在毛，其充在皮。”美白外用方剂中也使用了较多的“白色”药，外用时多具有美白之效，如白芷、白附子、白术、白蔹、白及、白茯苓、白僵蚕、白檀香等。在祛斑相关外用方剂中，高频单味药主要集中在美白药、解表药、攻毒杀虫药、活血化瘀药和芳香开窍药。用药组合多为美白药、解表药、活血化瘀药、攻毒杀虫药和补虚药。“以白增白”是祛斑的主要方法之一，故外用增白药的频率也非常高。白芷、白附子、白及、白丁香，还可祛风如藁本、细辛、防风等。在治疗痤疮的相关外用方剂中，高频单味药主要集中在解表药、清热药、杀虫药及美白药。用药组合多为美白药、清热药、解表药、攻毒杀虫药和补虚药。《素问·生气通天论》提到：“膏粱之人，内脏滞热。痤皆肺气内郁所为。”“劳汗当风，寒薄为皶，郁乃痤。”“汗出见湿，乃生痤疿。”这些均说明痤疮的产生与感受外邪、血热郁滞有关，其病变主要责之于肺脾，表现于肌肤。常用药物为木兰、防风、独活、藁本和辛夷等，清热药也是治疗痤疮的常用外治药物，代表药物有白蔹、绿豆、滑石。从选穴来看，治疗美容主要选取局部（阿是穴），主要应用于美白、痤疮和祛斑，故面部的使用最多。

（二）瘦身

【概述】

瘦身的目的是减去脂肪。肥胖是过食、缺乏体力活动等多种原因导致体内贮积的脂肪量超过一定范围，是一种由遗传因素、环境因素等多种原因相互作用而引起的慢性代谢性疾病，是多种其他疾病发生的基础。其发生机制是因为能量的摄入超过能量消耗，导致体内脂肪过度蓄积和体重超常。肥胖症已成为全球最大的慢性疾病。根据 2017 年 WHO 公布的全球疾病报告指出，2015 年全球范围内共有约 1.077 亿儿童和 6.037 亿成人为肥胖患者。肥胖总体患病率分别为 5.0% 和 12.0%。在我国 20—69 岁人群中，超重率为 34.26%，肥胖率为 10.98%。在全国范围内，肥胖症患病率呈现出城市高于农村的趋势，而在东、中、西部地区，也呈现依次降低的趋势。近几年，我国居民超重和肥胖均有明显上升趋势，儿童肥胖率的上升速度高于成年人。改变生活方式、养成健康的饮食习惯、增加体育锻炼是肥胖症一切治疗的基础，体重控制不佳或肥胖严重影响生活者，必要时可辅以药物治疗或手术治疗。需要注意的是，治疗肥胖症的意义并非是单纯的减低体重，更多的是希望通过保持健康的体重以改善患者健康状况，降低发生相关并发症的风险。肥胖症是慢性病，控制饮食、加强体育锻炼、培养良好的生活习惯是所有治疗的基础，做到这几点往往可取得不错的瘦身效果。

【现代穴位贴敷文献】

方法一：艾络康减肥穴贴

穴位：中脘、神阙、关元。

方药：吴茱萸、泽泻、陈皮、法半夏、大黄、鸡内金、山楂、木香、三七、血竭、莪术。

操作：贴敷于上述穴位，12～24h 后更换，连续治疗 30 天。

疗效：使用艾络康减肥穴贴 30 天后，患者治疗前后自身比较，体重下降了 7.6kg。

出处：高颖，徐峰，刘畅，等 . 艾络康减肥穴贴治疗单纯性肥胖症患者的临床观察 [J]. 上海针灸杂志 ,2015,34(1):90–91.

方法二：陈苓穴贴

穴位：神阙、天枢、足三里。

方药：陈皮、茯苓、炙甘草、决明子、荷叶、焦山楂。

操作：每天贴敷 6h 后，自行揭除。

疗效：患者应用该贴治疗的 1～2 个月后，其体脂率、体重、腰围均有所下降。

出处：杨永光，李理，格日勒，等 . 大柴胡汤配合穴位贴敷干预糖尿病肥胖的临床研究 [J]. 内蒙古中医药 ,2021,40(2):3–4.

方法三：复方大黄膏

穴位：腹部（阿是穴）。

方药：大黄、芒硝。

操作：在腹部涂抹复方大黄膏 5g。

疗效：200 例患者中特效 22 例，显效 50 例，有效 105 例，无效 23 例，显效率 38.5%，总有效率为 88.5%。

出处：张新风 . 大黄膏外敷治疗单纯性肥胖 200 例临床观察 [J]. 湖北中医杂志 ,2002(11):33.

方法四：双术贴

穴位：神阙、中脘、关元、气海、脾俞。

方药：苍术 15g，白术 15g，猪苓 15g，茯苓 15g，泽泻 15g，吴茱萸 10g。

操作：上述药物研末后加醋调成糊状，制成药饼后，贴敷于上述穴位，贴敷 3h，隔天 1 次，共贴敷 14 次。

疗效：80 例患者痊愈 5 例，显效 27 例，有效 46 例，总有效率为 97.5%。

出处：朱玉，张福侠，李柏，等．电热针加穴位贴敷治疗单纯性肥胖症疗效观察 [J]. 中国针灸，2010,30(2):103–106.

方法五：中药减肥膏

穴位：腹部（阿是穴）。

方药：大黄、决明子、三七、赤小豆。

操作：上述药物等分研磨成粉经过萃取融合进凡士林膏中，涂抹于腹部后进行按摩，时间约为 3min。

疗效：30 例患者，治疗总显效率为 96.7%。该疗法治疗虚性肥胖症有显著疗效，能明显降低患者的肥胖指数（体重指数、体脂百分率、三围、肥胖度）、有效缓解虚性肥胖患者的临床症状，改善食欲程度。

出处：郑颖．腹部拔罐结合减肥膏治疗腹型肥胖的临床研究 [D]. 南京：广西中医药大学，2020.

方法六：黄白膏

穴位：神阙。

方药：黄芪、白术、茯苓、藿香、肉桂、陈皮、车前子、茵陈、杜仲、续断、菟丝子。

操作：上述药物水煎取汁后加凡士林制成膏剂，贴敷于神阙穴处，用胶布固定，每天 1 次，10 次为 1 个疗程，连续治疗 3 个疗程。

疗效：59 例患者中体重减轻 20kg 以上者 21 例，占 35.6%；减轻 15～20kg 者 10 例，占 17.0%；减轻 10～15kg 者 17 例，占 29.0%；减轻 5～10kg 者 6 例，占 10.2%；减轻 1～5kg 者 5 例，占 85%。

出处：郭国田．腹针结合中药敷脐治疗单纯性肥胖 59 例 [J]. 上海针灸杂志，2006(7):32.

方法七：萸桂方

穴位：中脘、关元、气海、天枢、水道、大横。

方药：吴茱萸、肉桂、三棱、莪术、天南星、大黄。

操作：上述药物等量为末，以生姜汁调和制成药饼，放置在穴位上，用胶布固定，保留 2～6h 后由患者自行取下。

疗效：25 例患者显效 11 例，有效 13 例，无效 1 例，总有效率为 96%。

出处：王艳，贾跃进．腹针结合中药穴位贴敷治疗单纯性肥胖疗效观察 [J]. 光明中医，2015, 30(1):104–105.

方法八：泽杞方

穴位：中脘、胃俞、脾俞、关元、天枢、丰隆、足三里、气海、水道。

方药：泽泻、枸杞、荷叶、佩兰、川芎、黄芪、草决明、荔枝核、丹参、桑椹、山药。

操作：上述药物研末后加姜汁调成糊状，将药涂抹于空白穴位贴上，贴敷于上述穴位处，每 2 天 1 次，每次 8h。

疗效：应用该法治疗能更好地改善单纯性肥胖患者症状，纠正体重指标及糖脂代谢状态。

出处：麦少云，刘牧军，王禹燕，等．腹诊推拿法联合穴位贴敷治疗单纯性肥胖的效果研究 [J]. 临床护理杂志，2022,21(4):19–22.

方法九：温通减肚水凝胶贴

穴位：神阙。

方药：火麻仁、厚朴、枳实、决明子、芦荟、荷叶、北山楂、苍术、陈皮、丹参、干姜。

操作：贴于神阙穴，每天 1 贴，贴敷时间为 8h 以上。连续用药 10 天为 1 个疗程，每个疗程之间停药 2 天，共治疗 2 个月。

疗效：30 例患者显效 12 例，有效 16 例，总有效率为 93.33%。该方对于改善脾虚湿阻型肥胖患者症状、体重、BMI、腰围均有较好的效果。

出处：曾晶晶，项凤梅，平倩，等．固本化湿降脂方联合温通减肚水凝胶贴治疗脾虚湿阻型单纯性肥胖 30 例 [J]. 江西中医药，2020,51(12):31–33.

方法十：散瘀消脂透皮剂

穴位：神阙、中脘、关元、章门。

方药：皂角刺、醋三棱、醋莪术、大黄、川芎、蒲黄、苏木、丹参、紫草、白蔹、徐长卿、虎杖、滑石、冰片。

操作：将中药膏平敷于腹部，以神阙为中

心，上至中脘，下至关元，左右至章门，用保鲜膜包裹，TDP 灯照于腹部，贴敷 40min。

疗效：75 例患者显效 42 例，有效 25 例，无效 8 例，总有效率为 89.3%。

出处：杨文婷，王岩，张恒，等．散瘀消脂透皮剂贴敷辅以推腹治疗肥胖症的临床观察 [J]. 中国民间疗法，2020,28(13):25–26.

方法十一：自拟消脂瘦身方

穴位：神阙。

方药：大黄、芒硝、黄连、龙胆草、薏苡仁、荷叶、佩兰、枳实、厚朴。

操作：方中大黄、黄连占比为 4，龙胆草、薏苡仁、荷叶、佩兰占比为 3，枳实、厚朴占比为 2，芒硝占比为 1。每次取膏 15g，贴敷于脐部，采用医用压敏胶布固定，每晚 21 时贴敷，晨起 7 时取下。每隔 1 天治疗 1 次。

疗效：50 例患者显效 18 例，有效 26 例，有效率为 88.0%。该法可以提高肥胖患者体内“瘦菌”的数量，改善肠道慢性炎症，提高肠道免疫，达到控制体质量作用。

出处：张凤杰，曹亮，吴含，等．神阙贴敷消脂瘦身方治疗肥胖症 [J]. 长春中医药大学学报，2023,39(8):898–901.

方法十二：减重消脂方

穴位：神阙。

方药：大黄、黄连、龙胆草、薏苡仁、荷叶、佩兰、枳实、厚朴、番泻叶。

操作：方中大黄、黄连占比 4，龙胆草、薏苡仁、荷叶、佩兰占比 3，枳实、厚朴占比 2，番泻叶占比 1。以上 9 味药物，按固定比例碾磨成细粉末，加醋与蜂蜡油调匀成膏状。每次取敷膏 15g，敷于脐部，用无纺布透气加圈胶贴，贴在脐上固定，防止渗漏。于每晚 9 时敷于脐上，早 7 时揭下。

疗效：35 例患者显效 19 例，有效 13 例，无效 3 例，有效率为 91.43%。

出处：张洁．神阙穴贴敷联合穴位埋线治疗胃热湿阻型单纯性肥胖的临床研究 [D]. 张家口：河北北方学院，2021.

方法十三：小儿消脂贴

穴位：神阙。

方药：苍术、泽泻、决明子。

操作：将上述药物研末，加清水将调为糊状，敷于神阙穴，每次贴敷 2h，每天 1 次，30 次为 1 个疗程。

疗效：18 例患者显效 4 例，有效 7 例，总有效率为 61.1%。

出处：王秋莉，刘应科，杨晔，等．小儿消脂贴治疗儿童单纯性肥胖症临床观察 [J]. 中国中医药现代远程教育，2022,20(14):117–119.

方法十四：黄朴方

穴位：神阙、中脘、气海、关元、天枢、水道、大横。

方药：大黄、厚朴、枳实、山楂、神曲、莱菔子。

操作：将以上药物加片磨成细状，加纯甘油和水制成糊状物，搓成圆形药饼，敷于上述穴位，另用纱布固定，每天 1 次，每次 6h，7 次为 1 个疗程。

疗效：18 例患者在治疗 2 个疗程后，痊愈 1 例，显效 3 例，有效 10 例，总有效率为 77.78%。患者在体重、腰围、臀围、体重指数、体脂百分率、腰臀比这六项肥胖指标方面较治疗前均有改善。

出处：李友．穴位贴敷治疗单纯性肥胖胃肠腑热证的临床疗效观察 [D]. 长沙：湖南中医药大学，2015.

方法十五：黄硝方

穴位：神阙。

方药：大黄 150g，芒硝 100g，白术 100g，荷叶 50g，乳香 50g，番泻叶 50g。

操作：上述药物研末后加蜂蜜制成蜜丸，敷于脐部，外用创可贴覆盖。

疗效：43 例患者，痊愈 12 例，显效 13 例，有效 14 例，总有效率为 90.7%。

出处：谢永亮，潘青．穴位埋线结合脐疗治疗单纯性肥胖临床观察 [J]. 中医临床研究，2018,10(16):14–16.

方法十六：芥附贴

穴位：关元、气海、肾俞、脾俞、中脘、足三里、天枢、丰隆、水道。

方药：白芥子、生附子、干姜、肉桂、甘遂、细辛。

操作：白芥子 2 份，生附子、干姜、肉桂、甘遂、细辛各1份。诸药混匀，粉碎，研细末，过100目筛，用新鲜的老姜汁适量调成泥状，当日制备，使用前将药泥捏成药球，备用。贴敷时，将制备好的药球放在胶布上，将药丸正对穴位，按压，使成饼状，并保持胶布与皮肤间无间隙。每次贴1～2h。至皮肤有热灼感，或皮肤潮红，或皮肤发疱。每周1次，4次为1个疗程，共3个疗程。

疗效：30例患者临床痊愈3例，显效9例，有效12例，总有效率为80.00%。

出处：陈慧．穴位贴敷结合埋线治疗单纯性肥胖的临床观察[D].广州：广州中医药大学,2014.

方法十七：硝枳方

穴位：天枢、中脘、外陵。

方药：芒硝、枳实、厚朴、荷叶、山楂。

操作：上述药物研粉，取适量，姜汁调配，取双侧天枢、中脘、外陵贴敷，每隔2天换药1次，60天为1个疗程。

疗效：采用该方进行中药穴位贴敷能有效减小腰围，降低血糖，控制体重。

出处：王文娟,都增强,刘香春,等．穴位贴敷联合利拉鲁肽治疗2型糖尿病肥胖32例[J].陕西中医,2015,36(6):675-677.

方法十八：葛根芩连方

穴位：脾俞、足三里、中脘。

方药：葛根15g，黄芩9g，黄连9g，炙甘草6g，陈皮10g，苍术10g。

操作：上述药物粉碎，每次取约10g，以黄酒调和为膏状均匀置于敷料上，制成膏贴，表面覆盖油纸，将穴贴于微波炉里加热30s取出，贴敷前用手背试温，以患者耐受为宜，避免烫伤。贴敷药物前，先对腧穴局部皮肤进行常规消毒，确定穴位贴敷于患者脾俞、足三里、中脘、丰隆。按照穴位贴敷技术操作规范，以医用一次性无菌贴敷固定，患者晨起后于上午8时左右贴敷，贴敷6h，每2天更换1次，直至12周。

疗效：40例患者显效24例，有效12例，无效4例，总有效率为90.0%。中药穴位贴敷对患者的血糖、血脂水平有所改善，减轻其体重，患者的腰围缩小了，BMI降低了。

出处：赵娜．穴位贴敷联合利拉鲁肽治疗肥胖T2DM湿热蕴结证的临床观察[D].承德：承德医学院,2023.

方法十九：三术贴

穴位：中脘、关元、气海、天枢、水道、大横。

方药：制南星、三棱、莪术、大黄。

操作：上述药物研末，加甘油调成膏状，制成膏贴，贴于上述穴位处，用胶布固定，贴敷时间为8h，每天1次。

疗效：58例患者痊愈10例，显效27例，有效12例，总有效率为84.5%。

出处：尹丽丽,李艳慧,王澍欣．穴位贴敷治疗单纯性肥胖疗效观察[J].中国针灸,2008(6):402-404.

方法二十：三白贴

穴位：神阙。

方药：制南星60g，白芥子40g，泽泻40g，三棱60g，白术60g，生蒲黄60g，丹参60g，青皮40g，酒大黄60g。

操作：上述药物打成粉末混合均匀，用黄酒搅拌成糊状，将调好的药物放入空贴上，以铺满且不外溢为度，贴于神阙穴。隔天1次，连续治疗1个月。

疗效：30例患者临床控制5例，显效16例，有效6例，总有效率为90.0%。该方能有效改善患者肥胖症状和血脂指标。

出处：王春烨,黄成怡,姚嘉敏,等．针刺联合脐疗贴治疗痰浊血瘀型肥胖合并高脂血症疗效观察[J].上海针灸杂志,2023,42(5):445-452.

方法二十一：黄术贴脐方

穴位：神阙。

方药：大黄30g，白术30g，茯苓30g，当归30g，陈皮30g，车前子30g，番泻叶3g。

操作：上述药物研末，加酒调成糊状，敷于脐部，另用纱布固定，2天换药1次，连续治疗1个月。

疗效：1个疗程后，48例患者中，治愈9例，占18.8%；显效20例，占41.7%；有效15例，占31.2%；无效4例，占8.3%；总有效率为91.7%。

出处：李萍,邹佑云．中药敷脐配合耳压治疗单纯性肥胖48例疗效观察[J].宜春学院学报,2010,32(8):60,142.

【按语】

减肥常采用中药穴位贴敷治疗，中医学认为外治之理即内治之理，外治之药即内治之药。中药贴敷疗法治疗减肥，不需过分控制饮食及做剧烈运动。肥胖症虽发病率高，远期危害大，但因为对患者造成的影响并没有像其他疾病那样痛苦不堪，所以多数患者比较难以接受创伤大、时间成本及经济成本高的治疗。穴位贴敷疗法不仅具有较好的减肥、塑形效果，而且缩短了患者来院诊治时间，大大提高诊治效率，易被长期坚持，是一种肥胖者十分青睐的方法，值得在临床上推广。

穴位贴敷疗法治疗肥胖从用药特点看，大黄的使用频率最多，其次为荷叶、泽泻、陈皮等，根据中医“实则泻之”“余者消之”的治疗原则，采用下法、泻法、消法、清法治之。外敷中药方中，大黄攻积、导滞，走而不守，可荡涤胃肠之燥结。近代药理学研究证实，大黄可导滞通便，降低毛细血管通透性，增强内皮致密性，限制有害物的进入。大黄也能促进胆汁排出，有利于类固醇排出体外，可减少胆固醇在体内积累，具有降脂减肥的作用；荷叶则有降脂、消脂的功效，起到润肠通便的作用。药性方面，多为理气药和祛湿药，使用药物大多具有清热祛湿，理气健脾之效。从药物配伍上看，主要的配伍药对为大黄、荷叶、泽泻、陈皮、白术、茯苓、枳实、厚朴、山楂、决明子和苍术等。荷叶，主要成分有荷叶碱、柠檬酸、苹果酸、葡萄糖酸、草酸、琥珀酸及其他抗有丝分裂作用的碱性成分，味微苦，入脾经、胃经，具有清热解暑，升发清阳，散瘀止血的功效。单味荷叶治疗肥胖病已被历代医家证实，临床上广泛用于治疗阳虚肥胖症、单纯性肥胖或肥胖高脂血症，并有显著疗效，荷叶总生物碱类化合物是其具有降脂减肥功效的主要生物活性物质；山楂微温、味酸甘，归脾、胃、肝经，功在消食化积、活血化瘀，药理研究证实山植有较强的降血脂和消除体内过剩脂肪的作用；白术有补脾益气、祛除湿气之效，对脾虚湿困肥胖有特效。从选穴来看，减肥瘦身主要选取神阙、中脘、关元、天枢、气海、水道、脾俞、足三里、大横，基本都为腹部穴位，腹部是人体的一个重要部分，在腹腔内集中了人体许多的内脏器官，人体生命活动的许多功能，均是在这些重要器官的正常生理活动下得以运转，同时腹部还分布着大量的经脉，腹部不仅有阴中之阴的任脉，还有足阳明胃经和足少阳胆经两条。中脘、神阙调整胃肠蠕动、抑制食欲，气海、关元固本培元、补益肝肾；天枢、大横健脾化湿导滞。诸穴合用起到调理脏腑、除湿化痰、减肥消脂的作用。

（三）保健

【概述】

中医养生保健学经过几千年的发展，有着深厚的理论基础与实践经验。传统的养生保健是中华民族认识人体生命、维护身体健康进而益寿延年的智慧结晶和文化瑰宝。中医养生保健所追求的境界就是平衡。寒者热之，热者寒之，以致中和。寒就要热，热就要寒，结就要散，逸就要劳，劳就要逸。天地就各得其所，万物便生长发育。中医保健就是通过各种方法达到这一理想状态，即致中和。中医用精气学说、阴阳学说和五行学说，这三大来自中国古典哲学的理论，来具体解释生命的秘密，使人体达到与周围环境相互适应，达到天人合一的境界。

【现代穴位贴敷文献】

方法一：药枕方

穴位：攒竹、鱼腰、丝竹空、睛明、瞳子髎、承泣。

方药：通草 3g，防风 6g，石菖蒲 6g，密蒙花 3g，蔓荆子 6g，细辛 3g，白芷 6g，藁本 3g，川芎 3g，薄荷 3g。

操作：上述药物加水煎煮取汁，用医药纱布蘸取药液，嘱患者闭目敷于两眼睑之上 20min，每天 1 剂，疗程为 2 周。

疗效：药枕方眼部贴敷能够作用于调节与辐辏视功能两方面，对视觉干扰和疲劳具有明显的治疗作用，有助于调节眼睛灵敏度。

出处：石晶琳.“药枕方”眼部贴敷对调节及辐辏功能的影响[J].中国医药导报，2016,13(36):137-140,144.

方法二：复方吴茱萸贴

穴位：涌泉。

方药：吴茱萸 20g，冰片 10g。

操作：上述药物均研为细末，用醋调为糊状，敷于涌泉穴处，用纱布固定。每晚 1 次，7

天为1个疗程，连用3～4个疗程。

疗效：90%患者能达到稳定血压，减轻症状或无自觉症状，该方对减轻与消除高血压症状和稳定血压效果良好，对早期高血压患者可停内服药进行该方治疗。

出处：林治萍，刘淑茹.复方吴茱萸穴位外敷对高血压病的保健治疗[J].职业与健康，2007(18):1638.

方法三：松柏方

穴位：神阙。

方药：松叶30g，柏实30g。

操作：将上药捣碎，敷脐部，外用胶布固封，或做成药物肚兜，每10～15天换药1次。

出处：《敷脐疗法速成图解》。

方法四：四君子散

穴位：神阙。

方药：人参、白术、茯苓、炙甘草。

操作：上述药物等份共研细末，取适量和水，调成糊状，敷于脐中。

出处：《中医脐疗》。

方法五：人参散

穴位：神阙。

方药：人参。

操作：人参1支研成细末，取少许和蜜（或水），调成糊状，敷脐。

出处：《中医脐疗》。

方法六：四物糊

穴位：神阙。

方药：当归、熟地黄、川芎、白芍。

操作：上述药物等份共研细末，取适量和水，调成糊状，敷于脐中。

出处：《中医脐疗》。

方法七：八珍散

穴位：神阙。

方药：人参、白术、茯苓、炙甘草、当归、熟地黄、川芎、白芍。

操作：上述药物等份共研细末，取适量和水，调成糊状，敷于脐中。

出处：《中医脐疗》。

方法八：珍珠粉

穴位：神阙。

方药：珍珠层粉15g。

操作：上药磨粉，以水调成糊状敷于脐中，每天更换1次，每月敷1～2次。

出处：《中医脐疗》。

方法九：鹿茸养元膏

穴位：神阙。

方药：天冬9g，紫梢花9g，甘草9g，川续断9g，熟地黄9g，牛膝9g，菟丝子9g，远志9g，虎骨9g，肉苁蓉9g，杏仁9g，番木鳖9g，谷精草9g，麦冬9g，蛇床子9g，大附子9g，生地黄9g，官桂9g。

操作：上药用花生油置锅内慢火熬至药枯去滓，下黄丹240g，拌匀制成膏，去火毒，每取9g摊红布上，折叠备用。将膏药加温，使其变软，揭开待稍温，贴于神阙穴上，或贴腰眼处，1个月换1次。

出处：《钱存济堂丸散全集》。

方法十：熊油虎骨膏

穴位：肾俞、阳陵泉、血海。

方药：何首乌15g，草乌15g，文蛤15g，川续断15g，大黄15g，枳壳15g，栀子15g，川乌15g，羌活15g，桃仁15g，苦参15g，黄芩15g，益母草15g，海风藤15g，白鲜皮15g，灵仙15g，玄参15g，白芷15g，荆芥15g，青皮15g，生地黄15g，藁本15g，木通15g，苍术15g，僵蚕15g，芫花15g，金银花15g，高良姜15g，茵陈15g，麻黄15g，秦皮15g，前胡15g，甘草15g，黄柏15g，知母15g，乌药15g，鳖甲15g，牛膝15g，蒺藜15g，杜仲15g，远志15g，薄荷15g，升麻15g，防风15g，杏花15g，山药15g，泽泻15g，当归15g，贝母15g，苍耳子15g，香附15g，地榆15g，陈皮15g，白术15g，天南星15g，连翘15g，黄连15g，白及15g，独活15g，白芍15g，大枫子15g，柴胡15g，桔梗15g，桑寄生6g，天麻30g，红花30g，桃条5条、柳条5条、榆条5条、槐条5条。

操作：上述药物浸泡于芝麻油内，冬十秋七春五夏三日，再加麝香、冰片、肉桂、丁香、血竭、乳香、没药，制成膏剂，贴敷于肾俞、阳陵泉、血海等穴处。

出处：《慈禧光绪医方选议》。

方法十一：大补延龄膏

穴位：阿是穴（前胸、后背）。

方药：党参、丹参、玄参、黄芪、白术、木通、生地黄、熟地黄、川芎（酒）、当归（酒）、白芍（酒）、川乌、吴茱萸肉、白芷、山药、羌活、防风、柴胡、秦艽、苍术、厚朴、青皮、陈皮、乌药、杏仁、香附、附子、贝母、生半夏、生南星、枳实、丹皮、地骨皮、桑白皮、菟丝子、蛇床子、杜仲、牛膝、川续断、炙甘草、补骨脂、川黄柏、知母、锁阳、巴戟、胡桃仁、五味子、天冬、麦冬、炒枣仁、柏仁、炒远志、肉豆蔻、大茴香、威灵仙、覆盆子、川楝子、车前子、泽泻、益智仁、川黄连、黄芩、黑山栀、大黄、桂枝、红花、木鳖、蓖麻仁、炮鳖甲、金樱子、五倍子、龙骨、牡蛎、生姜、干姜、葱白、薤白、蒜头、艾叶、侧柏叶、槐枝、柳枝、桑枝、冬青枝、鲜菊花、苍耳草、凤仙草、石菖蒲、白芥子、莱菔子、花椒、大枣、乌梅、发团、桃枝。

操作：上述药物浸泡在芝麻油中，冬十秋七春五夏三日，滤渣，在加铅粉、密陀僧、松香、赤石脂、木香、砂仁、官桂、丁香、檀香、雄黄、明矾、轻粉、降香、制乳香、制没药、龟板胶、鹿角胶，制成膏剂，贴敷于前胸与后背上。

出处：《外治医说》。

方法十二：七白膏

穴位：阿是穴（面部）。

方药：白芷30g，白薇30g，白术30g，白茯苓9g，白及15g，白附子9g，细辛9g。

操作：上述药物研末，加鸡蛋清调成膏剂，涂于面部，次晨可将膏涂洗去。

出处：《御药院方》。

方法十三：固本膏

穴位：肾俞、神阙。

方药：生杜仲66g，甘草66g，紫梢花66g，生小茴香66g，熟地黄66g，怀牛膝66g，八角茴香66g，菟丝子66g，生地黄66g，生补骨脂66g，川续断66g，天麻66g，蛇床子66g，肉苁蓉66g，海马8g，生附子33g，冬虫夏草27g，羊腰子1对。

操作：以上各药煎炸，去渣，制成膏剂，男性患者贴肾俞穴，女性患者贴肚脐上（神阙穴）。

出处：《肚脐疗法治百病》。

方法十四：封脐暖肚膏

穴位：神阙。

方药：附子60g，干姜60g，粟花60g，土木鳖60g，生姜240g，老葱240g，丁香9g，肉桂60g，麝香3g。

操作：前6味药加香油煎熬滤渣，加黄丹和后3味药制成膏剂，贴敷于肚脐上。3天1换。

出处：《肚脐疗法治百病》。

方法十五：千金封脐膏

穴位：神阙。

方药：肉桂9g，熟地黄9g，川附子9g，金樱子9g，当归9g，甘草9g，巴戟天9g，杜仲9g，干姜9g，胡椒9g，淫羊藿9g，独活9g，萆薢9g，海马6g，鹿茸6g。

操作：贴敷于神阙穴，3天1换。

出处：《肚脐疗法治百病》。

方法十六：彭祖接命丹

穴位：神阙。

方药：大附子1个、甘草62g，甘遂62g，麝香1g，白酒1000ml。

操作：将附子切片，用纱布包裹，再加甘草末和甘遂末，共浸入酒中半日，用文武火煮，酒干为度，弃甘草、甘遂不用，将附片与麝香共捣烂制成2丸，阴干备用，取药丸1粒纳入肚脐内，胶布封固，7天换药1次。

出处：《肚脐疗法治百病》。

方法十七：镇静安神膏

穴位：涌泉、神阙。

方药：石决明30g，代赭石30g，制香附30g，枳壳30g，炒枣仁30g。

操作：上述药物研末加黄酒调成膏剂，贴敷于涌泉穴和神阙穴，另用胶布固定。每天换药1次。

出处：《肚脐疗法治百病》。

方法十八：益寿比天膏

穴位：气海、阿是穴。

方药：鹿茸35g，虎胫骨（代）35g，菟丝子30g，肉桂30g，蛇床子30g，海马30g，川续断30g，远志30g，肉苁蓉30g，天冬30g，麦冬30g，杏仁30g，杜仲30g，延胡索30g，天麻30g，甘草30g。

操作：上药与鲜桑、榆、槐、柳条各7寸（均切碎），用香油2500ml炸至焦枯，去渣，滤净油，熬沸入黄丹（适量），边加边搅匀成膏，再兑入龙骨面、赤石脂面各30g，母丁香面、冰片面、乳香面各10g，木香面3g搅匀即成，摊膏备用。用时取膏，温热化开，男子贴气海穴，女子贴脐下，腰腿疼痛贴患处。

出处：《肚脐疗法治百病》。

方法十九：温肾健脾贴膏

穴位：神阙。

方药：红参、海马、鹿茸、炙甘草、吴茱萸。

操作：上述药物研末加香油和凡士林制成膏剂，贴敷于神阙穴。

出处：《敷脐妙法治百病》。

方法二十：降血脂脐疗方

穴位：神阙。

方药：山楂10g，决明子10g，虎杖10g，灵芝10g，泽泻10g，茯苓10g，蒲黄10g，丁香5g。

操作：上述药物研末加姜汁调成糊状，贴敷脐部，贴敷时间为12h，4～7天治疗1次。

出处：《脐疗法：防治百病一本通》。

方法二十一：降血糖脐疗方

穴位：神阙。

方药：葛根10g，天花粉10g，丹参10g，桑椹10g，黄芪10g，熟地黄10g，地骨皮10g，红景天10g，牛蒡子10g，杜仲10g，丁香5g。

操作：上述药物研末加姜汁调成糊状，贴敷脐部，贴敷时间为12h，4～7天治疗1次。

出处：《脐疗法：防治百病一本通》。

方法二十二：养颜美容脐疗方

穴位：神阙。

方药：首乌10g，白术10g，白芷10g，葛根10g，珍珠粉10g，芦笋10g，白蒺藜10g，丁香5g。

操作：上述药物研末加姜汁调成糊状，贴敷脐部，贴敷时间为12h，4～7天治疗1次。

出处：《脐疗法：防治百病一本通》。

方法二十三：聪耳明目脐疗方

穴位：神阙。

方药：决明子10g，墨旱莲10g，枸杞子10g，益智仁10g，丁香5g。

操作：上述药物研末加姜汁调成糊状，贴敷脐部，贴敷时间为12h，4～7天治疗1次。

出处：《脐疗法：防治百病一本通》。

方法二十四：消除眼袋脐疗方

穴位：神阙。

方药：桑枝10g，泽兰10g，浮萍10g，荷叶10g，白术10g，白芷10g，车前子10g，丹参10g，薏苡仁10g，牡丹皮10g，黑豆10g，丁香5g。

操作：上述药物研末加姜汁调成糊状，贴敷脐部，贴敷时间为12h，4～7天治疗1次。

出处：《脐疗法：防治百病一本通》。

方法二十五：养护子宫卵巢脐疗方

穴位：神阙。

方药：姜黄10g，鹿角胶10g，女贞子10g，熟地黄10g，当归10g，柏子仁10g，泽兰10g，香附10g，桃仁10g，红花10g，薄荷10g，淫羊藿10g，丁香5g。

操作：上述药物研末加姜汁调成糊状，贴敷脐部，贴敷时间为12h，4～7天治疗1次。

出处：《脐疗法：防治百病一本通》。

方法二十六：养护乳房脐疗方

穴位：神阙。

方药：白芷10g，郁金10g，山茱萸10g，柴胡10g，葛根10g，补骨脂10g，丁香5g。

操作：上述药物研末加姜汁调成糊状，贴敷脐部，贴敷时间为12h，4～7天治疗1次。

出处：《脐疗法：防治百病一本通》。

方法二十七：养护前列腺脐疗方

穴位：神阙。

方药：薄荷10g，首乌10g，山茱萸10g，王不留行10g，三棱10g，莪术10g，橘核10g，荔枝核10g，韭菜子10g，莲子10g，淫羊藿10g，丁香5g。

操作：上述药物研末加姜汁调成糊状，贴敷脐部，贴敷时间为12h，4～7天治疗1次。

出处：《脐疗法：防治百病一本通》。

方法二十八：男性壮阳强腰脐疗方

穴位：神阙。

方药：附子10g，肉桂10g，首乌10g，淫羊藿10g，阳起石10g，仙茅10g，狗脊10g，肉苁蓉10g，薄荷10g，韭菜子10g，丁香5g。

操作：上述药物研末加姜汁调成糊状，贴敷脐部，贴敷时间为12h，4～7天治疗1次。

出处：《脐疗法：防治百病一本通》。

方法二十九：彭祖秘服接命丹

穴位：神阙。

方药：何首乌30g，白茯神30g，赤茯苓30g，菟丝子30g，牛膝30g，补骨脂30g，覆盆子30g，当归30g。

操作：上药不犯铁器，研为细末，炼蜜调黄酒为丸，填于肚脐上。

出处：《脐疗法：防治百病一本通》。

方法三十：毓麟固本膏

穴位：神阙、肾俞、关元。

方药：杜仲120g，熟地黄120g，附子120g，肉苁蓉120g，牛膝120g，补骨脂120g，续断120g，肉桂120g，甘草120g，生地黄45g，大茴香45g，小茴香45g，菟丝子45g，蛇床子45g，天麻子45g，紫梢花45g，鹿角45g，羊腰子1对、赤石脂30g，龙骨30g，麻油4L、黄丹1.5kg，雄黄30g，丁香30g，沉香30g，木香30g，乳香30g，没药30g，麝香1g，阳起石1.5g。

操作：贴脐、肾俞、关元，用纱布固定，15天换药1次。

出处：《脐疗法：防治百病一本通》。

方法三十一：七白去皱润肤膏

穴位：阿是穴（面部）。

方药：香白芷30g，白蔹30g，白术30g，桃仁30g，辛夷9g，白及9g，冬瓜仁9g，白附子9g，细辛9g。

操作：上述药物研末，加鸡蛋清调成糊状，涂于面部，每天1次。

出处：《贴对穴位能治病》。

方法三十二：当归川芎去皱敷

穴位：阿是穴（面部）。

方药：当归粉9g，川芎粉9g，鸡蛋1个。

操作：鸡蛋打入碗中，然后加入当归粉和川芎药，搅拌均匀，备用。趁湿敷于面部（避免眼、唇），每天睡前洁面后涂抹，20～30min后，用清水洗去，每周2～3次。

出处：《贴对穴位能治病》。

方法三十三：补香方

穴位：神阙。

方药：小茴香10g，补骨脂10g，胡芦巴10g，巴戟天10g，胡桃仁10g，麝香0.15g。

操作：将上药研末，取适量白酒调匀，敷脐部，外用胶布固封，每7～10天换药1次，或做成药物肚兜，15天换药1次。

出处：《敷脐疗法速成图解》。

【按语】

中医养生保健在我国具有悠久的历史沉淀，其养生保健方式多种多样，当今社会，随着人们生活节奏的加快，生存环境不断变化，亚健康群体日益增加，我国有1/3以上的人处于亚健康状态，公众健康问题也越来越突出。穴位贴敷疗法是中医针灸保健和药物调理的有机结合，通过药物对穴位的刺激，起到药效、穴效的双重作用，安全有效，不良反应少，穴位贴敷经皮给药，可有效减少对脾胃、肝肾等脏腑功能的伤害，其操作简便，易于接受，便于观察，操作中如有不适，可立即将药物撤除，适应证广，可用于内、外、妇、儿、皮肤、五官等科疾病的防治。中医学有丰富的养生保健、抗衰老的理论、药物和方剂知识，贴敷疗法对于养生保健、抗衰老也有其独特的作用，通过中药贴敷疗法，增强人的体质，提高免疫力，抗衰老，抗过敏，调节自主神经功能，改善微循环等。激发人的精神活力，调节体内外环境的平衡状态，消除病邪侵害，推迟生命的衰老进程，从而“尽终其天年，度百岁乃去”。

穴位贴敷疗法进行保健，从用药特点看，药物的使用量偏大，以补益药的使用最多，补益药中补气药、补血药、补阴药和补阳药均有使用，药物归经主要为脾、肾二经。脾是化生气血津液的源泉，对维持生命活动起着根本的作用，脾为“后天之本”“气血生化之源”。肾藏精，精能化气、生血，肾又为人体真阴、真阳之根本。从选穴来看，保健主要选取神阙穴，其次为涌泉和阿是穴。神阙位于脐中，乃人体生命之门，经常进行养生保健，可使人体真气充盈、精神饱满、体力充沛、腰肌强壮、面色红润、耳聪目明、轻身延年。人类的足底部含有丰富的末梢神经网，以及毛细血管、毛细淋巴管等器官，它与人体各个系统、组织、器官有着密切的联系。《黄帝内经》云：“肾出于涌泉，涌泉者足心也。”提示肾经之气犹如源泉之水，来源于足下，涌出灌溉周身四肢各处。因此，涌泉在人体养生、防病、治病、保健等各个方面显示出其重要作用。

第 4 章　穴位贴敷疗法的现代机制研究

一、穴位贴敷疗法对免疫系统的调节

免疫力是人体自身的防御机制，是人体识别和消灭外来侵入的任何异物，处理衰老、损伤、死亡、变性的自身细胞，以及识别、处理体内突变细胞和病毒感染细胞的能力。免疫力低下的身体易于被感染或患癌症，免疫力超常也会产生对身体有害的结果，如引发过敏反应、自身免疫疾病等。穴位贴敷疗法在治疗呼吸系统疾病、消化系统疾病、风湿类疾病以及调节亚健康状态等方面都具有良好的作用。穴位贴敷疗法对免疫系统的调节主要体现在对皮肤免疫的调节、对呼吸系统免疫的调节、对免疫细胞的调节、对免疫球蛋白的调节和对细胞因子的调节。

（一）穴位贴敷对皮肤免疫的调节

皮肤免疫系统包括免疫细胞和免疫分子两部分，它们形成一个复杂的网络系统，并与体内其他免疫系统相互作用，共同维持着皮肤微环境和体内环境的稳定。皮肤属于免疫中的非特异性免疫，非特异性免疫指人先天拥有的、不针对任一抗原的正常生理防御。皮肤在人出生时便已形成，具有阻挡不良外物进入身体内部、消除细菌、病毒及日常不洁物质附属物等作用，其特点是免疫范围广，反应速度快，具有稳定性和遗传性，属于非特异性免疫。皮肤所形成的免疫叫做皮肤免疫系统，对人体有着必不可少的作用。

1. 皮肤中的免疫细胞

皮肤是穴位的重要组成部分，是发挥穴位效应的组织结构载体，是人体与环境之间最大的器官和最外层的界面，也是中药贴敷制剂的给药部位。皮肤物理屏障和皮肤免疫细胞为机体提供第一道防线，皮肤含有各种迁移性和常驻免疫细胞，这些细胞之间的动态相互作用可以协调人体的免疫反应。

皮肤中的免疫细胞主要包括表皮中的角质形成细胞和朗格汉斯细胞、真皮内的树突状细胞、毛细血管附近聚集的巨噬细胞及 T 细胞，其中 T 细胞是皮肤中最重要的适应性免疫细胞。角质形成细胞能接受外界“危险信号”刺激（如药物刺激）并转化传递给皮肤内的免疫细胞预警，活化后的角质形成细胞可以释放细胞因子、趋化因子和抗菌肽，帮助启动皮肤免疫应答，同时激活其他固有免疫细胞参与早期固有免疫反应，并启动适应性免疫。固有免疫是一切免疫应答的基础，适应性免疫是人体免疫防御的重要补充。皮肤树突状细胞，如表皮内分布的朗格汉斯细胞和真皮树突状细胞，能通过多种受体，如模式识别受体（pattern recognition receptor，PRR）识别外界的“危险信号”后活化，捕获并摄入抗原，并向皮肤引流区淋巴结迁移，随后将抗原传递给幼稚 T 细胞从而启动皮肤特异性免疫应答。T 细胞又分为 $CD4^+$ 和 $CD8^+$T 细胞，分泌细胞因子如 γ 干扰素 (IFN-γ)，白细胞介素 (IL)-17A、IL-4 等，这些细胞因子可发挥如活化巨噬细胞从而杀灭细胞内寄生性病原体，抵御细胞外病原体、参与变态反应性疾病等一系列作用，当皮肤受到外界刺激后，皮肤免疫细胞可识别病原体并建立高度协调的免疫反应，如生产抗菌物质和病原体；分泌炎症介质以提醒免疫细胞；激活固有免疫细胞，如自然杀伤细胞（natural killer cell，NK cell）以诱导细胞裂解；诱导细胞产生吞噬作用，如巨噬细胞吞噬病原体。

临床上使用穴位贴敷法治疗哮喘患者，发现哮喘症状有所减轻的同时，贴敷处皮肤炎症加重，炎症因子增多，且皮炎程度与哮喘症状常呈明显的负向关系，这说明皮肤与气道之间存在反向免疫调控机制。贴敷时，药物对皮肤产生刺激，从而诱导皮肤免疫细胞产生免疫应答，激活机体固有免疫和适应性免疫，从而达到治疗疾病的目的。

2. *皮肤微生物组群*

皮肤表面分布着许多的微生物，如细菌、古菌、病毒、真核生物及螨类等，其中常驻皮肤菌群与角质形成细胞及真皮和表皮免疫细胞相互作用，以维持皮肤的物理及免疫屏障。

皮肤微生物群可分为暂驻菌和常驻菌，前者从环境中获得并暂时停留在皮肤上，后者是与宿主保持着动态平衡关系的共生菌。皮肤常驻菌有层次的定植在皮肤上，犹如一层生物屏障，使致病菌无法立足于皮表，在皮肤表面发挥着占位保护作用，并且其中多达 20% 的常驻菌可产生抑制病原菌的物质，可以杀灭和抑制一些致病菌，如表皮葡萄球菌是皮肤常驻菌群的重要成员，可产生小分子，激活 Toll 样受体，从而增加角质形成细胞抗菌肽的产生。抗菌肽角质形成细胞在生理条件下可分泌具有广谱抗菌活性的抗菌肽，以发挥抗菌作用。常驻菌与皮肤免疫系统之间的相互作用产生了一个慢性的正向前馈环路，抵抗有害菌的过度繁殖，从而抑制炎症、避免组织破坏和疾病的加重。

皮肤微生物群与皮肤免疫细胞之间的相互作用为机体提供了保护性防御，首先人体的固有免疫系统通过 PRR 检测病原体相关分子模式（PAMP）去识别皮肤微生物，引起宿主即时防御，激活皮肤免疫系统，诱导免疫细胞分泌细胞因子，从而调节皮肤微生物组群。常驻微生物诱导并激活抗原呈递细胞或其他固有免疫细胞，提高 NK 细胞活性，保持 T 淋巴细胞亚群 Th1 与 Th 2 的平衡，对免疫防御起调节作用；皮肤免疫细胞有促进细胞因子释放、增加抗菌功能的作用，促进和诱导产生具有抗菌活性的多肽物质，如抗菌肽等，使机体对外界异物产生适度的免疫反应，以达到免疫的自稳性。贴敷时，药物或可影响皮肤上微生物的分布，进而激活皮肤免疫，与免疫细胞之间相互作用，达到治疗疾病的目的。

崔淑华等根据穴位贴敷后皮肤反应评分情况将支气管哮喘患者分为 4 组，于三伏天进行穴位贴敷，每伏贴敷 1 次，共 3 次。穴贴主要成分为生白芥子、延胡索、甘遂、细辛、制南星、葶苈子、补骨脂、炒白芥子。用生姜汁调成膏状，取天突、定喘、肺俞、膏肓、足三里、丰隆等穴贴敷。结果显示：冬病夏治穴位贴敷有皮肤反应比无皮肤反应更能有效调节支气管哮喘患者的免疫功能。而出现皮肤反应后，皮肤反应的增强对免疫功能的调节仅有轻度影响。因此，适度皮肤反应即可有效调节免疫功能。

中药作用方面：①研究表明，葶苈子多具有"沉降"的药性，主要体现在呼吸系统方面，葶苈子沉降组分低聚糖和脂肪油组分降泻肺气以止咳平喘，促肺肃清减少炎症因子，黄酮苷组分排泻肺水以化痰；对于泌尿系统，低聚糖、黄酮苷、脂肪油组分均可以减少胸腔积液、通利小便；对于消化系统，低聚糖组分可在促进胃强力收缩和胃肠道的运输的同时，与脂肪油组分共同促进肠道蠕动；对于循环系统，黄酮苷和脂肪油组分发挥降压功效，同低聚糖组分共同改善心功能指标异常；对于中枢系统，低聚糖和黄酮苷组分可增加大鼠睡眠时间，减少自主活动和对环境的好奇，抑制中枢兴奋。②白芥子可使局部发疱，药物吸收后通过调节细胞免疫和体液免疫，使 Th1/Th 2 系统趋于平衡，抑制 IgE 介导的变态性炎症，同时提高 IgA、IgG 水平，增强抗病能力。

穴位作用方面：①研究表明，刺激肺俞穴，对于致炎介质可以起到抑制作用，有效控制炎症，还可以降低感觉神经的兴奋性，提高组织的再生能力，有效改善肺炎炎症部位的血液循环，加快血流速度，增强代谢，炎性介质、代谢物、渗出物可以加快排出，可以提高局部组织的营养，促进渗出物加快吸收，进而使组织修复进程得以加快。另外，可以提高机体免疫力，体内补体与抗体增多，提高酶活性，使吞噬细胞、白细胞功能得以增强。②定喘穴可能是通过对穴位局部的刺激，降低迷走神经兴奋性、升高交感神经兴奋性来减轻气道阻力、缓解支气管痉挛，最终改善患者肺功能等各项指标，达到治疗支气管哮喘的目的，起到扩张痉挛气道而止咳平喘的作用。

（二）呼吸系统免疫

1. 调节 Th1 和 Th 2 细胞平衡

CD^{4+}T 淋巴细胞在变应性鼻炎（AR）炎症反

应中起核心作用，其辅助细胞有辅助T淋巴细胞(Th1)和抑制T淋巴细胞（Th 2）两种亚型。正常情况下，Th1和Th 2细胞分泌具有不同功能的细胞因子，两种细胞发挥既相互促进又制衡免疫调节作用。当机体受到异常抗原刺激时，这种平衡被破坏，进而细胞免疫反应减弱后引起异常的免疫应答，从而引发AR。穴位贴敷可以调整Th1和Th 2细胞的平衡水平。

陈静等通过观察中药超微粉腧穴敷贴对变应性鼻炎大鼠血清细胞因子IFN-γ和细胞因子IL-4含量的影响。50只SD大鼠随机分为正常对照组和造模组，造模组给予卵蛋白腹腔注射、滴鼻及喷雾吸入，造模成功后再随机分为空白模型组（A组）、丙酸氟替卡松组（B组）、普通粉组（C组）和超微粉组（D组）。干预10天后，采集外周血酶联免疫吸附试验（ELISA）测定IL-4和IFN-γ。穴贴药物组成为白芥子粉、延胡索粉、细辛粉、甘遂粉等。贴敷穴位为大鼠大椎、肺俞、肾俞。结果发现：穴位贴敷可以显著升高AR大鼠Th1细胞IFN-γ水平，并降低Th 2细胞IL-4水平，使Th1和Th 2细胞的不平衡状态得到恢复。胡海宇等将Wistar大鼠随机分为对照组、模型组、丙酸氟替卡松组、生白芥子组、炒白芥子组，每组10只，以卵白蛋白致敏激发法建立变应性鼻炎模型。造模后，模型组予0.9%氯化钠溶液滴鼻，每侧鼻孔5μl，每天1次，共14次；丙酸氟替卡松组予丙酸氟替卡松滴鼻，方法同模型组；生白芥子组予穴位贴敷干预（药物组成：生白芥子、延胡索、甘遂、细辛），取双侧肺俞、脾俞、肾俞，贴敷2h，隔天1次，共贴7次；炒白芥子组选用炒白芥子贴膏（药物组成：炒白芥子、延胡索、甘遂、细辛），方法同生白芥子组。检测大鼠造模前、造模后及治疗后行为学变化。采用酶联免疫吸附法检测治疗后大鼠血清中IgE、IL-4、IFN-γ含量。通过大鼠行为学实验发现穴位贴敷可以下调血清IL-4、上调血清IFN-γ，调节Th1/Th 2平衡，进而降低IgE，减轻AR的症状。金禹彤等将50只Wistar大鼠随机分为对照组、模型组、西药组、生白芥子组、炒白芥子组，每组10只。除对照组外，其余各组大鼠均应用卵白蛋白建立变应性鼻炎模型，造模成功后西药组用丙酸氟替卡松喷鼻，每侧鼻孔5μl；生白芥子组和炒白芥子组分别用生白芥子贴膏和炒白芥子贴膏贴敷；生白芥子贴敷膏药（生白芥子、细辛、甘遂、延胡索）和炒白芥子贴敷膏药（炒白芥子、细辛、甘遂、延胡索）模型组用0.9%氯化钠溶液滴鼻，每侧鼻孔5μl。各组均隔天治疗1次，共治疗7次。研究表明白芥子贴膏穴位贴敷可降低AR大鼠IL-6、肿瘤坏死因子-α（TNF-α）水平，升高IFN-γ水平。由此可见，升高Th1细胞水平和降低Th 2细胞水平是穴位贴敷治疗AR的机制之一。

中药作用方面：①白芥子是穴位贴敷的主要组成药物之一，研究表明，白芥子中含有对羟基苯乙腈、芥子碱、白芥子挥发油、芥酸、油酸等多种成分，且经过不同方法炮制后，其成分会发生不同的相应变化。现代药理研究提示，白芥子主要通过芥子碱等发挥功效，可促进贴敷相关药物组分如延胡索的有效成分延胡索乙素的渗透速度，而白芥子经炮制后药品中芥子碱硫氰酸盐的含量降低，从而降低了促渗透效果。以上提示，白芥子经炮制后可能通过影响穴位贴敷药物渗透率，从而影响疗效。②细辛中含有的挥发油发挥主要作用，有研究表明，挥发油对炎症有明显的抑制作用。③相关文献报道延胡索甲醇提取物（MECT）对TNF-α有明显的抑制作用。

穴位作用方面：①大椎可解表通阳、肃调肺气。现代研究表明，在肺通气量的改善、呼吸系统疾病的防治以及机体免疫能力的提高上，大椎穴可起到有效作用。②背俞穴为足太阳经腧穴，足太阳经主一身之表，可激发机体阳气，提高机体的免疫力。背俞穴作为脏腑经气输注于背部的穴位，不仅可以反映和治疗相应脏腑疾病，还可以用于治疗相应五官、五体的病症。现代研究认为，内脏功能的调节主要和自主神经有关，而背俞穴不仅与脊神经和交感神经有密切联系，且可以通过神经体液调节，影响交感神经末梢释放化学物质，从而起到调节内脏功能的作用。故应用背俞穴在正常条件下可以调整脏腑的功能状态，在病理状态下又可以不同程度地恢复脏腑的生理平衡。

2. 调节调节性T细胞和Th17细胞平衡

随着对AR认识的深入，有研究人员发现AR的发生机制还涉及调节性T细胞（Treg）和

Th17 细胞之间的失衡。Treg 细胞在抑制组织炎症反应和平衡自身免疫耐受中发挥着重要作用。

陈静等为研究中药超微粉腧穴敷贴对 AR 大鼠血清转化生长因子 –β1（TGF-β1）、IL-17 含量的影响。50 只 SD 大鼠按随机数字表法分为正常对照组、空白模型组（A 组）、丙酸氟替卡松组（B 组）、普通粉组（C 组）、超微粉组（D 组）。贴敷药物组成：白芥子粉、延胡索粉、细辛粉、甘遂粉。取穴为大鼠大椎、肺俞、肾俞。干预 10 天后，采集外周血酶联免疫吸附试验（ELISA）测定 TGF-β1、IL-17 血清含量。通过实验发现，超微粉和普通粉穴位贴敷可以显著降低 AR 大鼠 IL-17 水平，降低 TGF-β1 含量，说明穴位贴敷使得 Treg 和 Th17 细胞的水平趋于平衡，从而达到治疗 AR 的目的。穴位贴敷疗法可通过调节 Th1/Th 2 和 Treg/Th17 细胞平衡治疗 AR。

中药作用方面：①白芥子性温，味辛，归肺经，取其通行经络、温利开窍走窜之效，其中白芥子苷水解物可反射性引起支气管分泌增加，使痰液变稀而起到祛痰作用，对于减少鼻黏膜分泌物有积极意义。②细辛性温，味辛，有祛风散寒、温肺行水、开窍的作用，已有研究证明细辛水或醇提取物均能使速发型变态反应总过敏介质释放量减少 40% 以上，说明其有抗变态反应作用。③甘遂醋制后，苦寒性减弱，毒性明显降低，有较强的祛痰作用，有一定的皮肤刺激性，泻水逐饮力较强，现代病理研究，具有一定的提高免疫力作用。

穴位作用方面：①现代动物实验研究认为，肺俞穴可通过脊神经 – 脊髓 – 大脑中枢 – 迷走神经特异性调节肺脏的神经通路；另有研究认为刺激肺俞穴对肺经及呼吸系统疾病具有良性作用。②刺激脾俞穴可健脾益气，使得气血充盈灌溉精微物质于鼻窍，维护鼻窍的正常生理功能；脾土为肺金之母，温补脾阳，可使肺气得充，卫阳乃固。因此，刺激脾俞穴可益气补肺，濡养鼻窍。

3. 减轻鼻黏膜炎症细胞浸润

(1) 减轻鼻黏膜嗜酸性粒细胞（EOS）聚集：EOS 与 AR 有着密切的关系，是 AR 炎症过程中的重要指标，是 AR 炎症过程中的效应细胞。EOS 对鼻黏膜的浸润和鼻黏膜慢性及高反应性炎性病变是 AR 的重要特征。现代研究表明，穴位贴敷可以通过减少 EOS 局部聚集来达到抑制鼻部症状的目的，从而治疗 AR。

向希雄等通过穴位贴敷和药物分别治疗小儿 AR，中药敷贴穴位：大椎、肺俞（双侧）、脾俞（双侧）、合谷（双侧）。贴敷药物：黄芪、辛夷花、皂荚、白芥子、细辛、延胡索。对比观察两组治疗前后症状、体征改善率以及免疫指标表达水平。发现穴位贴敷可以显著降低 AR 患儿血清 EOS 表达，从而减轻变态反应性炎症的发生。胡彬雅等通过三伏三九穴位贴敷（药物：细辛、白芥子、甘遂、麻黄、延胡索、肉桂。腧穴：大椎、肺俞、肾俞、天突、膻中、足三里）配合鼻腔冲洗治疗幼儿 AR，以单纯生理盐水冲洗鼻腔作为对照组，结果显示治疗后治疗组患儿鼻分泌物 EOS 密度少于对照组，从而减少炎症介质释放，改善鼻腔黏膜的炎症反应。陈姗等将大鼠随机分为正常对照组、模型组、药物组和穴贴组，每组 10 只。采用卵白蛋白注射及鼻黏膜刺激法建立 AR 大鼠模型。穴贴组（药物组成：白芥子粉、延胡索粉、生甘遂粉、细辛粉）大鼠予双侧肺俞、脾俞、肾俞穴位贴敷，隔天 1 次，药物组每天予丙酸氟替卡松鼻喷雾剂滴鼻，均治疗 14 天。观察大鼠治疗前后行为学评分，酶联免疫吸附法检测大鼠血清中 IgE、TGF-β1 的含量，苏木素伊红染色观察大鼠鼻黏膜 EOS 浸润情况。实验发现穴位贴敷可以有效减少 AR 大鼠 EOS 浸润，减轻机体的炎症反应程度。

中药作用方面：①现代药理学表明，黄芪含有多糖、黄酮类等多种有效成分，具有调节机体免疫和代谢、保护神经和心脑血管系统的作用。黄芪多糖为黄芪的有效成分之一，同样具有调节免疫、增强免疫的功效，且已有研究显示，黄芪多糖可缓解 AR 大鼠症状和病理改变，从而逆转鼻部黏膜组织的重塑。②辛夷挥发油作为辛夷的主要药用成分，以治疗鼻炎而闻名，包括过敏性鼻炎、鼻窦炎、萎缩性鼻炎以及其他类型的急慢性鼻炎。据报道，Th1 和 Th 2 细胞调节失衡在过敏性鼻炎产生过程中起到重要作用，辛夷挥发油可通过上调 Th1 型抗炎细胞因子 IL-12、IFN-γ 水平来减少组胺的释放，并能维持 Th1/Th 2 的动态平衡，从而达到治疗过敏性鼻炎的目的。

穴位作用方面：①肺俞是肺脏精气输注于背

部的特定穴，是呼吸系统疾病的病理反射区，贴敷肺俞可宣通肺气，使其所主功能恢复。有文献记载，通过对肺俞穴刺激后能明显的改善肺部功能，此穴位的作用是双向调节，由内而外的反应疾病的同时，还可以发挥对肺脏防病治病的功效。②大椎具有双向良性调节作用，不仅能退热，还可以温热散寒，且有理气降逆、宣肺平喘的作用，具有调节肺功能、提高患者的免疫力、减轻或消除气道炎症反应等作用。

(2) 减少鼻黏膜腺体肥大细胞（MC）：MC在AR的发病过程中起到了重要作用，是AR炎症反应第一阶段的主要效应细胞。

闫建纯等采用卵蛋白（OVA）腹腔注射致敏与雾化吸入激发的方法建立小鼠过敏性鼻炎模型。将实验小鼠随机分为4组：正常对照组、模型对照组、阳性对照组、天灸治疗组。观察各组症状，记录过敏潜伏期，对鼻黏膜组织病检并对EOS、MC计数。其方由鹅不食草、斑蝥、细辛、藿香等中药组成。贴敷腧穴为大椎、肺俞。研究发现，穴位贴敷能够抑制AR小鼠MC活化，减少炎症因子分泌和炎症介质产生，从而发挥抗过敏作用，有效地治疗AR。

中药作用方面：①鹅不食草功效为发散风寒，通鼻窍，止咳，用于风寒头痛，咳嗽痰多，鼻塞不通，鼻渊流涕。临床常用于治疗急慢性鼻炎、过敏性鼻炎等。鹅不食草化学成分比较复杂，主要为三萜类化合物、甾醇类、黄酮类、挥发油等，具有广泛的药理作用，包括抗炎、抗菌、抗肿瘤等。②藿香中含有黄酮类化合物，主要为黄酮类和黄酮醇类。Gong等研究发现藿香花的挥发油提取物对金黄色葡萄球菌和大肠杆菌有较强抑制活性，藿香叶的挥发油提取物对大肠杆菌有较强的抑制活性。

穴位作用方面：①肺俞为肺的背俞穴，内应肺脏，是肺脏精气输注之处，主治各种呼吸系统内伤外感诸多疾病，具有调理肺气、止咳平喘的作用，针灸肺俞既能控制哮喘的发作，又可增强抵抗力。②大椎属督脉穴，是手足三阳与督脉之交会穴，为“诸阳之会”，可宣通一身阳气，治疗哮喘有宣通肺气、平喘降逆的作用。

（三）调节免疫细胞

T淋巴细胞亚群分为辅助T淋巴细胞（Th1）和抑制T淋巴细胞（Th 2），其对机体免疫功能的稳定起着重要的调节作用，尤其是辅助性细胞和抑制性细胞之间的相互协调与制约。若机体鼻腔黏膜Th1和Th 2免疫反应失衡可引发过敏性鼻炎。中药超微粉腧穴敷贴过敏性鼻炎大鼠，能显著升高IFN-γ和降低IL-4，提示其可能的作用机制是恢复Th1和Th 2细胞的平衡关系。采用自制中药泥（白芥子、前胡等药物粉碎后用生姜汁调成糊状）贴敷患有慢性支气管炎SD大鼠的肺俞、脾俞、肾俞、膏肓穴位，发现贴敷组的红细胞C3b受体花环率明显提高，而红细胞免疫复合物花环率明显降低，这说明，应用穴位贴敷可增强机体的红细胞免疫功能，提高机体清除免疫复合物的能力，减少炎症反应。

韦慧琴等探讨穴位贴敷配合黄芪注射液穴位注射对乳腺癌辅助放疗患者的免疫细胞及生活质量的影响。选取放疗乳腺癌的患者78例，随机分为观察组和对照组。对照组实施常规西医治疗，观察组实施穴位贴敷配合黄芪注射液穴位注射。穴贴用莱菔子、白术、吴茱萸各2g研磨成细末后与米醋混合调成膏状，贴于关元、曲池、三阴交等穴位，2h后取下，每天1次。结果发现，治疗后观察组免疫细胞水平优于对照组；治疗后观察组EQ-5D各维度评分与EQ-VAS评分优于对照组；治疗后观察组中医症候量化评分低于对照组。穴位贴敷确实可以提升患者免疫细胞功能，从而提升患者生活质量。

中药作用方面：①白术具有抗肿瘤的作用，有助于降低肿瘤标志物水平，调节患者血细胞水平和免疫功能，维持血细胞数量稳定，降低化疗对患者免疫功能的影响。②吴茱萸可通过调控高迁移率族蛋白B1（HMGB1）、自噬蛋白Beclin-1的表达，抑制炎症因子TNF-α、IL-1、IFN-γ及免疫因子IgG反应，进而控制炎症反应过程。

穴位作用方面：①关元穴可以提高免疫球蛋白含量及补体蛋白含量，使其恢复正常水平，也可提高外周血白细胞数增加，促进淋巴细胞增殖反应，增强NK细胞的活性，以及调节外周血T淋巴细胞CD3、CD4、CD8的含量。②曲池穴可通过多个信号通路及途径对人体进行调控，刺激该穴后对机体细胞因子、信号通路、神经递质表达及其理化性质都有相应的改变。

（四）调节免疫球蛋白

免疫球蛋白可分为抗体和膜免疫球蛋白。抗体主要存在于血清中，也可见于其他体液和外分泌液，其主要功能是特异性地结合抗原。膜免疫球蛋白是B细胞膜上的抗原受体，能特异性识别抗原分子。在体内，抗体和抗原结合后可直接发挥效应；在体外，抗体与抗原结合后可出现凝集、沉淀等现象。此外，抗体对免疫应答有正调节和负调节作用，从而对人体免疫功能产生影响。

单翠英等选取哮喘缓解期患儿1124例，将延胡索、白芥子、甘遂、细辛研成粉末，用姜汁调和，取双侧定喘、肺俞、膏肓及膻中穴位贴敷。每年的三伏、三九天使用，每伏贴3次，连续贴3年为1个疗程。贴敷前后对比显示，穴位贴敷可使哮喘患者的血清免疫球蛋白IgE明显下降，IgA、IgG水平明显升高，CD8及CD3水平升高，而CD4/CD8比值降低，从而可能使Th 2反应减弱、IL-4减少，并使IgE下降，Th1/Th 2平衡，嗜酸性粒细胞浸润减少，从而减轻哮喘症状。

中药作用方面：延胡索中生物碱成分具有抗溃疡、保护心肌耐缺血缺氧和镇痛的药理活性。其抗肿瘤的主要活性位点是延胡索总生物碱，在体外能强烈抑制肿瘤细胞的增殖，其机制可能与诱导HepG2细胞凋亡、改变细胞周期时相分布和改变细胞mRNA表达谱有关。②白芥子不同配比贴敷支气管哮喘患者天突、膻中、定喘、风门、肺俞等穴，可使患者血清IgA、IgM、IgG水平升高，而IgE合成及EOS浸润受到抑制，进而减少气道炎症反应，达到治疗哮喘的目的。

穴位作用方面：①膏肓穴多治疗虚劳之症，刺激该穴后可使血清中丙二醛（MDA）水平升高，超氧化物歧化酶（SOD）、谷胱甘肽过氧化物酶（GSH-Px）活性降低或MDA水平降低，SOD、GSH-Px活性升高。MDA是反映机体内自由基水平和脂质过氧化代谢的重要指标，SOD可通过清除超氧阴离子保护细胞免受损伤，GSH-Px能特异性地催化过氧化氢的还原反应，对细胞膜起到保护作用。②定喘穴可减少血清中IgE的含量，并呈现一定剂量依赖性。提示其可能是通过贴敷药物的作用以及合理配伍，抑制IgE的产生，减轻气道高反应性，抑制变态反应，从而达到抗呼吸道炎症，抑制哮喘发作的作用。

（五）调节细胞因子

细胞因子是一类广泛而松散的小蛋白，在细胞信号传导中很重要。细胞因子是多肽，不能穿过细胞的脂质双层进入细胞质。细胞因子已被证明作为免疫调节剂参与自分泌、旁分泌和内分泌信号传导。细胞因子由多种细胞产生，包括免疫细胞（如巨噬细胞、B淋巴细胞、T淋巴细胞和肥大细胞）、内皮细胞、成纤维细胞和各种基质细胞。细胞因子对健康和疾病很重要，特别是在宿主对感染、炎症的免疫反应中、创伤、败血症、癌症和生殖。因很多细胞因子如IL-4、IL-5、IL-13等参与了IgE的合成，并能对Th1和Th 2的平衡产生影响，所以调节细胞因子水平是穴位贴敷疗法调节免疫功能的途径之一。

郭冬梅等观察三九贴穴位贴敷（方药组成为白芥子、白芷、海螵蛸、轻粉，于大鼠的定喘、双侧肺俞、双侧膈俞穴位处贴敷）对哮喘大鼠IL-10含量的影响并探讨其机制。通过现代药理学实验观察得出三九贴穴位贴敷能提高血清IL-10水平，抑制气道炎症的发生与发展，降低气道高反应性，发挥干预气道炎症及气道高反应性的作用。张毅敏实验研究表明（穴位敷贴药物组成：麻黄、细辛、甘遂、延胡索、白芥子，贴敷在豚鼠的大椎、双侧肺俞、肾俞），穴位贴敷可以上调支气管肺泡组织促凋亡基因Fas及其配体FasL表达，下调凋亡抑制基因Bcl-2表达，促进哮喘主要炎性细胞EOS凋亡，降低外周血EOS水平及支气管组织EOS浸润程度。刘世琼等实验研究结果证实，咳喘灵贴膏穴位贴敷能明显降低哮喘豚鼠血中EOS计数，并能提高血清IgG的含量（穴贴处方为白芥子、甘遂、细辛、延胡索，贴敷部位为双侧肺俞、厥阴俞、心俞、督俞、膈俞）。王淑伟等通过大鼠实验证明，应用贴敷疗法（穴贴处方为白芥子、前胡、川芎、矮茶风，贴敷部位为双侧肺俞、脾俞、肾俞、膏肓）治疗可增强机体红细胞免疫功能，提高机体清除免疫复合物的能力，减少炎症反应，调节免疫功能。阎怀士等运用微量细胞病变抑制法进行体内干扰素水平动态变化的观察，并结合临床疗效分析与患者体内干扰素水平的关系，对121例患者的可溶性白细胞介素–2受体（SIL-2R）和T淋巴细胞亚群进行观察，结果表明哮喘患者血中IL-2R显著高于正常对照组，血液中$CD4^+$及$CD4^+/CD8^+$亦显著增高，可有效地提高患者体内的干扰素水平。赖新生等采用双抗体夹心法和抗体致敏的红细胞组，贴敷后对比SIL-2R显著下降，$CD4^+$及$CD4^+$／$CD8^+$亦显著降低，说明该法对机体免疫功能，尤其是细胞免疫功能有明显的调节作用。

中药作用方面：①研究表明，麻黄可以降低咳嗽网络神经敏感性、减轻气道炎症、改善黏液高分泌状态、降低气道高反应性、抑制气道重构等，从而发挥止咳效果。②白芷通过其主要成分呋喃香豆素通过抑制COX-2调节花生四烯酸的代谢途径，PTGS2编码COX-2减少，使得前列腺素、PGE2合成减少，从而起到抑制炎症的作用。

穴位作用方面：①咳喘方贴敷慢性阻塞性肺疾病患者，取膻中、肺俞、脾俞、肾俞、膏肓，贴敷治疗后，诸穴共同作用后可降低患者IL-4、TNF-α水平，进而起到改善免疫功能的作用。②穴位贴敷定喘穴治疗支气管哮喘大鼠，可降低血清IL-4、IL-5、IL-13含量，进而抑制气道炎症反应，降低大鼠模型气道内膜的厚度、纤维组织厚度及小气道平滑肌的厚度，达到治疗哮喘的作用。

参考文献

[1] 郑松，高兴华．皮肤的免疫功能[J]. 实用医院临床杂志，2015,12(2):3.

[2] Lebre M C,Van d A A M G,Van Baarsen L,et al.Human keratinocytes express functional Toll-like receptor 3,4,5,and 9.[J].Journal of Investigative Dermatology,2007, 127(2):331-341.

[3] Paola Di Meglio, Gayathri K. Perera, Frank O. Nestle.The Multitasking Organ: Recent Insights into Skin Immune Function[J].Immunity,2011,35(6):857.

[4] Beri,Kavita.Skin microbiome & host immunity: applications in regenerative cosmetics & transdermal drug delivery[J]. Future Science Oa,2018,4(6):FS0302.

[5] WWoolf,Clifford J,Salter,et al.Neuronal Plasticity: Increasing the Gain in Pain.[J].Science,2000,288(5472): 1765.

[6] Liu J,Yan R,Zhong Q,et al.The diversity and host interactions of Propionibacterium acnes bacteriophages on human skin[J]. The ISME Journal,2015,9(9):2078.

[7] 崔淑华，李娜，邢燕军，等．穴位贴敷防治支气管哮喘不同皮肤反应对免疫球蛋白及嗜酸粒细胞的影响[J]. 辽宁中医杂志，2014,41(11):2381-2383.

[8] 王梦梦，克迎迎，米汪洋，等．基于肺水肿模型的葶苈子升降浮沉药性物质基础研究[J]. 中华中医药杂志，2023,38(6):2848-2855.

[9] 崔淑华，邢燕军，李娜，等．白芥子穴位贴敷治疗哮喘的研究概况[J]. 现代中西医结合杂志，2014,23(28):3181-3184.

[10] 马娟萍，夏家敏．微波照射肺俞穴联合孟鲁司特钠治疗小儿支原体肺炎致慢性咳嗽效果分析[J]. 医学理论与实践，2023,36(1):107-109.

[11] 张倩，乔赟．定喘、天突穴平喘作用及机制研究进展[J]. 广西中医药大学学报，2020,23(3):64-66.

[12] 王军，陈晟，谭程，等．灸法治疗常见过敏性疾病作用机制及临床应用探讨[J]. 临床误诊误治，2012,25(3):105-108.

[13] 罗秋兰．天灸治疗变应性鼻炎临床疗效研究及免疫机制探讨[D]. 广州：广州中医药大学；2013.

[14] 陈静，陈莹，张继苹，等．中药超微粉腧穴敷贴对变应性鼻炎大鼠IFN-γ和IL-4含量的影响[J]. 时珍国医国药，2014,25(11):2813-2815.

[15] 胡海宇，朱正阳，孙敏燕，等．复方生／炒白芥子穴位贴敷对变应性鼻炎大鼠行为学及血清IgE、IL-4、IFN-γ的影响[J]. 中华中医药杂志，2020,35(9):4602-4605.

[16] 金禹彤，宣丽华．白芥子贴膏穴位贴敷对过敏性鼻炎大鼠的免疫调制作用研究[J]. 浙江中医药大学学报，2020,44(12):1165-1171.

[17] 李丽，翟文君，吕文海．炮制与用法对莱菔子芥子药对总成分及芥子碱溶出影响实验分析[J]. 辽宁中医药大学学报，2015,17(3):40-42.

[18] 黄雨威，黄水红，黄怀吉，等．“冬病夏治”方药配伍对延胡索乙素经皮吸收特性的影响[J]. 中国实验方剂学杂志，2015,21(11):28-31.

[19] 张振凌，杨海玲，张本山，等．炮制对白芥子中芥子碱硫氰酸盐含量及煎出量的影响[J]. 中国中药杂志，2007,32(19):2067-2069.

[20] 赖新生，杨君军．常用穴位敷贴药物治疗变态反应性支气管哮喘的现代药理研究[J]. 中国药物与临床，2003(5):407-408.

[21] 严梅桢．延胡索甲醇提取物对实验动物细胞因子的产生和变态反应的影响[J]. 国外医学（中医中药分册），2000(3):168-169.

[22] 陈悟，王丽平．腹针结合体针治疗过敏性皮肤病临床应用举隅[J]. 中国中医药信息杂志，2017,24(3):114.

[23] 金弘．针刺五脏俞治疗围绝经期综合征临床观察[J]. 中国针灸 2007,27(8):572.

[24] 谭倩，刘志丹，李晓燕，等.Th17/Treg细胞失衡在变应性鼻炎中的作用研究进展[J]. 中国免疫学杂志，2017,33(4): 638-642.

[25] 乡世健．基于多组学与皮肤屏障研究“冬病夏治”方穴位贴敷治疗哮喘的作用机理[D]. 广州：南方医科大学，2018.

[26] 陈静，陈俊琦，黄泳，等．中药超微粉腧穴敷贴对变应性鼻炎大鼠TGF-β1和IL-17含量影响的研究[J]. 中国中医基础医学杂志，2014,20(9):1218-1221.

[27] 苏慧等．芥子及莱菔子饮片炮制前后物质基础变化规律分析[J]. 中国实验方剂学杂志，2018,24(7):23-26.

[28] 汪春，蒋莉莉，石镇东．三伏贴分型治疗过敏性鼻炎的随机对照临床研究[J]. 中国疗养医学，2019,28(5):452-455.

[29] 刘玉丽，刘海涛，董宝强等．针刺大鼠肺俞穴对脊神经

电幅度和传导时间的影响 [J]. 中国中医药现代远程教育 ,2018,16(20):92-95.
[30] 余晓芬，陈新伟，陈进．经肺俞穴导入阿奇霉素治疗小儿肺炎支原体感染疗效观察 [J]. 临床医学工程 ,2015,22(5):614-615.
[31] 张元，侯珣瑞，李丽红，等．穴位注射对变应性鼻炎大鼠鼻黏膜中嗜酸性粒细胞计数、嗜酸性粒细胞趋化因子蛋白和 mRNA 表达的影响 [J]. 针刺研究 ,2017,42(2):141-144.
[32] 向希雄，张雪荣，张金举．中药穴位敷贴防治小儿过敏性鼻炎的临床研究 [J]. 湖北中医杂志 ,2013,35(12)：14-15.
[33] 胡彬雅，陶礼华，刘密，等．穴位贴敷配合鼻腔冲洗治疗幼儿变应性鼻炎的临床研究 [J]. 中国中西医结合耳鼻咽喉科杂志 ,2017,25(6):443-446.
[34] 陈姗，金禹彤，朱正阳，等．穴位贴敷对过敏性鼻炎大鼠炎症反应的调节作用 [J]. 针刺研究 ,2019,44(6):430-433.
[35] 张瑞华，张静文，刘玲，等．黄芪及其有效组分药理作用与临床应用现状 [J]. 陕西中医 ,2021,42(8):1138-1141,1146.
[36] 孙玉卿，李文涛，刘康，等．黄芪多糖 / 壳聚糖缓释微球对大鼠变应性鼻炎的治疗作用 [J]. 山东大学学报：医学版 ,2017,55(9):60-65.
[37] 王永慧，叶方，张秀华．辛夷药理作用和临床应用研究进展 [J]. 中国医药导报 ,2012,9(16):12-14.
[38] 管政，马小卓，吕圭源，等．辛夷挥发油对变应性鼻炎大鼠 IL-12、IFN-γ 及组胺的影响 [J]. 中药药理与临床 ,2011,27(2):70-72.
[39] 李俊，赵吉平．背俞穴浅析 [J] 中医药临床杂志 ,2005(3):304-305.
[40] 吴兆利，张庆荣．肺俞穴的古今研究 [J] 辽宁中医杂志 ,2007(4):504-505.
[41] 赵志芬．大椎穴的临床应用举隅 [J]. 广西中医药 ,2014,37(4):61-62.
[42] 袁文丽，邵素菊，李真．“邵氏五针法”辅助治疗卒中相关性肺炎疗效观察 [J]. 中国针灸 ,2021,41(1):3-7.
[43] 闫建纯，汪建平，刘洋，等．鹅耆藿香粒天灸对过敏性鼻炎小鼠的 EOS、MC 计数的影响 [J]. 中国医学前沿杂志 (电子版),2013,5(7):23-25.
[44] 吴林芬，刘巍，高飞燕，等．鹅不食草挥发油的气相色谱 - 质谱联用分析 [J]. 云南化工 ,2012,39(2):22-26.
[45] 谭仁安，陈敏，师晶丽，等．鹅不食草挥发油抗炎作用的初步实验报告 [J]. 贵州医药 ,2001,25(10):909-910.
[46] 李吉华．鹅不食草醇提物抑菌作用研究 [J]. 中国民族民间医药 ,2013,22(14):28-29.
[47] 胡浩斌，郑旭东．藿香的化学成分分析 [J]. 化学研究 ,2005,16(4):77-79.
[48] Gong H,Li S,He L,et al.Microscopic identification and in vitro activity of Agastache rugosa(Fisch. et Mey)from Xinjiang,China[J].BMC Complem Altern Med, 2017, 17(1):95.
[49] 陈向华，何海明．艾灸“肺俞”“肾俞”对哮喘大鼠外周血 T 细胞及血清白介素的影响 [J]. 针刺研究 ,2017,42(2):159-162.
[50] 张伟，陈明人，熊俊．不同灸量悬灸“大椎”穴对哮喘大鼠细胞免疫学机制的影响 [J]. 针刺研究 ,2012,37(3)：202-205.
[51] 陈静，陈莹，张继苹，等．中药超微粉腧穴敷贴对变应性鼻炎大鼠 IFN-γ 和 IL-4 含量的影响 [J]. 时珍国医国药 ,2014,25(11):2813-2815.
[52] 王淑伟，尚德志，罗永芬．穴位贴敷对慢性支气管炎大鼠红细胞免疫功能的影响 [J]. 针刺研究 ,1999(1):48-50.
[53] 韦慧琴，英健民，周乐园，等．穴位贴敷配合黄芪注射液穴位注射对乳腺癌辅助放疗患者的免疫细胞及生活质量的影响 [J]. 实用妇科内分泌电子杂志 ,2020,7(22):43-44.
[54] 章玲艳，吴会晨，汪飞，等．参苓白术散加减对结直肠癌患者化疗后骨髓抑制和免疫功能的影响 [J]. 陕西中医 ,2023,44(8):1086-1089.
[55] 丁凯雯，颜培正，张敏．当归四逆加吴茱萸生姜汤对不孕症模型大鼠高迁移率族蛋白 B1、自噬蛋白 Beclin-1、免疫球蛋白 G 及炎症因子的影响 [J]. 河北中医 ,2021,43(9):1514-1518.
[56] 黄泳立，李宏良，田华琴，等．艾灸联合化疗对多发性骨髓瘤患者免疫功能影响的临床研究 [J]. 中医临床研究 ,2022,14(13):45-48.
[57] 岳炳南，孙娇，李晓璐，等．电针原发性高血压模型大鼠太冲、曲池穴观察 microRNA-9 对其下游靶点 P2X7 受体、炎性因子、血管紧张素Ⅱ的影响 [J]. 环球中医药 ,2022,15(12):2342-2349.
[58] 单翠英，林忠嗣，卞镝．中药穴位贴敷治疗儿童哮喘的临床及免疫机制研究 [J]. 中华中医药学刊 ,2007,25(4)：845-846.
[59] 常生，刘志惠，韩娜，等．东北延胡索块茎中的生物碱及其抗肿瘤活性研究 [J]. 中成药 ,2022,44(11):3507-3513.
[60] 张君，崔建波，杨青山，等．延胡索研究进展 [J]. 科学咨询 (科技·管理),2022(4):70-73
[61] 崔淑华，李娜，邢燕军，等．白芥子不同配比穴位贴敷对支气管哮喘患者免疫球蛋白及嗜酸粒细胞的影响 [J]. 中医杂志 ,2014,55(11):935-938.
[62] 钱桂凤，裴文娅，曾婧纯，等．挑刺膏肓穴对慢性疲劳综合征大鼠血清抗氧化指标和细胞因子的影响 [J]. 辽宁中医杂志 ,2019,46(5):1071-1073.
[63] 陈玉，郭冬梅．三九贴穴位贴敷对哮喘大鼠血清 IgE 水平影响的研究 [J]. 河南中医 ,2011,31(11):1242-1243.
[64] 郭冬梅，孙德昱．三九贴穴位贴敷对哮喘大鼠血清 IL-10 含量影响的实验研究 [J]. 中国中医基础医学杂志 ,2008,18(8):850-853.
[65] 张毅敏．穴位敷贴对哮喘豚鼠嗜酸性粒细胞凋亡及其调控基因的影响 [J]. 北京中医药大学学报 ,2006,29(6)：393-395.
[66] 张毅敏．穴位敷贴对哮喘豚鼠外周血及支气管组织 EOS 的影响 [J]. 湖南中医学院学报 ,2006,26(3):1-3.
[67] 刘世琼，张全爱．咳喘灵贴膏贴敷穴位治疗豚鼠哮喘的实验研究 [J]. 中医药学刊 ,2004,22(4):620-621.
[68] 王淑伟，尚德志，罗永芬．穴位贴敷对慢性支气管炎大鼠红细胞免疫功能的影响 [J]. 针刺研究 ,1999(1):48-49.
[69] 阎怀士，李京培．穴位贴敷治疗哮喘病的临床疗效研究 [J]. 中国针灸 ,1995,15(4):4-6.
[70] 赖新生，李月梅．天灸对哮喘患者血清可溶性 IL-2 受体及 T 淋巴细胞亚群的影响 [J]. 中国针灸 ,2000,20(1):33-35.
[71] 慕茹，韩峰．麻黄 - 白术药对治疗小儿慢性咳嗽研究进展 [J]. 中医儿科杂志 ,2023,19(4):101-104.
[72] 唐婕，严建．白芷治疗溃疡性结肠炎作用机制探讨 [J]. 中医药临床杂志 ,2023,35(5):953-960.
[73] 王海峰，李素云，王明航，等．中药穴位贴敷治疗慢性阻塞性肺疾病患者临床观察及免疫功能的影响 [J]. 中华中医药学刊 ,2009,27(6):1209-1211.

[74] 朴汉诚 (PARK HAN SUNG). 咳喘停穴位贴敷对哮喘缓解期大鼠 IL-4 等哮喘促进炎症因子的影响 [D]. 南京：南京中医药大学 ,2014.

二、穴位贴敷疗法对内分泌系统的调节

内分泌系统包括全身的内分泌腺，是神经系统以外的另一重要机能调节系统。内分泌系统可分为两大类：一是在形态结构上独立存在的肉眼可见器官，即内分泌器官，如垂体、松果体等；二为分散存在于其他器官组织中的内分泌细胞团，即内分泌组织，如胰腺内的胰岛等。穴位贴敷疗法对内分泌系统的调节主要体现在穴位贴敷对脑垂体的调节、对松果体的调节以及对胰腺机能的调节。

（一）穴位贴敷疗法对脑垂体的调节

垂体是人体最重要的内分泌腺，分前叶和后叶两部分。它分泌多种激素，如生长激素、促甲状腺激素、促肾上腺皮质激素、促性腺素、催产素、催乳素、黑色细胞刺激素等，还能够贮藏并释放下丘脑分泌的抗利尿激素。这些激素对代谢、生长、发育和生殖等有重要作用。

1. 调节催乳素水平

催乳素细胞分泌的催乳素（PRL）在促进乳腺发育、刺激并维持泌乳中发挥关键性作用。催乳素细胞约占成年垂体内分泌细胞总数的20%～50%，在妊娠和哺乳期的雌鼠垂体中占比可以超过 50%。PRL 是一种多肽激素，由脑垂体所分泌，在促进乳腺发育及乳腺对雌激素的敏感性方面起着重要作用。

曾可等将患者分为观察组和对照组。观察组 50 例单纯性乳房早发育女童用知柏地黄方药贴剂进行穴位贴敷给药，穴位选择涌泉、太冲、三阴交、太溪、肾俞、肝俞。对照组 45 例采用滋阴泻火法口服中药治疗。疗程均为 6 个月。结果显示，PRL 是本组研究中各项性激素水平的改善方面唯一差异有统计学意义的激素。故而推测穴位贴敷疗法在女童乳房性征发育的改善方面可能与 PRL 有关。

中药作用方面：①熟地黄中现已分离出大约 70 种单体化合物，其中有多糖、寡糖，尤其是水苏糖和单糖的含量最高，其中所含的梓醇可抑制中枢神经系统，熟地黄提取物可刺激成骨细胞增殖和活性，抑制破骨细胞产生和再吸收活性，还对内分泌系统有一定的影响。②茯苓主要成分是茯苓多糖、茯苓糖等，可调节性激素水平。③牡丹皮的化学成分较为复杂，主要含有酚及苷类成分、单萜及其苷类成分、三萜类成分等，其中水提取物抑制凝血酶诱导的血小板凝集，发挥抗凝作用，从而使得乳房肿块消退。④知柏地黄丸具有抑制中枢神经、调节骨代谢等现代药理作用。其治疗性早熟，效果显著，且未出现任何不良反应。

穴位作用方面：①研究表明，双侧涌泉穴皮肤表面电极刺激治疗后，经前期紧张综合征患者儿茶酚胺含量明显下降，PRL 下降。电针双侧涌泉穴的作用机制在于对神经内分泌系统的整体调节，通过对单胺类神经递质的影响，从中枢和外周两个方面对自主神经系统进行调节，促使紊乱的自主神经功能恢复正常。②三阴交为足三阴经交会穴，具有调理阴血之功能。研究表明，刺激三阴交能提高 PRL 的水平，使乳汁分泌提前。③针刺太溪治疗更年期综合征的机制与其调节丘脑，特别是下丘脑的功能有关。

2. 影响生长激素水平

垂体分泌的生长激素（GH）受到下丘脑分泌的促生长激素释放激素和生长抑素共同调节。GH 是由垂体嗜酸性细胞分泌的蛋白质，具有促进生长及调节代谢的生理作用。重组人生长激素（rhGH）是通过重组 DNA 技术获得的与人脑垂体生长激素具有相同的氨基酸序列和组成的蛋白质。

褚珺琼等将 52 例矮小症患儿随机分为对照组和治疗组，对照组仅使用 rhGH，每晚睡前皮下注射，治疗组在对照组治疗方法的基础上配合中药穴位贴敷。贴敷药物：蜂蜜、生姜、熟地黄、山药、白芥子、苦杏仁、甘遂、山楂等。贴敷穴位：足三里（双侧）、脾俞（双侧）、中脘、关元、命门、腰阳关、肾俞（双侧）、神阙、大椎、身柱、肺俞（双侧）等。治疗组治疗 3、6 月时身高增长速度与对照组比较，差异无统计学意义，9、12 月时身高增长速度显著大于对照组，差异有统计学意义。结果提示，穴位贴敷使得 rhGH 能够发挥最好的效用，更连续地促进身高的增长。

中药作用方面：①李乃谦通过近些年的文献研究发现，熟地黄水煎液可以加速增殖血红细胞和血红蛋白，对红细胞新生有明显作用，提升了机体的造血能力，同时可以控制血清巨噬细胞的应激刺激，并且中等剂量时效果最佳。Liu 等发现，熟地黄能有效促进细胞增殖并且可以改善机体造血。②研究表明，山药提取物在细胞培养过程中对细胞的生长、抗体的表达方面发挥着重要作用。③王芳等发现山楂籽油中含有丰富的角鲨烯、维生素 E、多酚类等多种天然抗氧化成分。

穴位作用方面：①足三里穴是补益脾气的要穴，具有补中益气、健脾和中、通经活络、调和气血的作用，刺激足三里可影响生长激素释放。②刺激命门穴可提高脑内超氧化物歧化酶（SOD）活力，减少海马神经元损伤。③通过刺激腰阳关、命门、肾俞、神阙穴，温补肾阳，益肾填精，可改善夜寐不安，增加生长激素的分泌量，以达到身高的增长。

（二）穴位贴敷疗法对松果体的调节

松果体是人体重要的内分泌器官。褪黑素（MT）主要是大脑松果体分泌的一种神经内分泌激素，又名“黑素细胞凝集素”，俗称“脑白金”。褪黑素调节作用，是维持躯体内环境稳态的重要因素之一，是睡眠稳态调节的主要内源性睡眠物质。穴位贴敷疗法可通过调节 MT，进一步改善睡眠状况。

覃甘梅在穴位贴敷治疗组中随机选择 20 例患者作为实验组，另选 20 例健康人作为空白对照组；采用酶联免疫吸附试验（ELISA）检测 MT 浓度、γ- 氨基丁酸（GABA）浓度和多巴胺（DA）浓度，分析 3 个技术指标在治疗前后的含量变化。用壮泰安神贴（药物组成：龙眼肉、柏子仁、决明子、莲子心、合欢皮、首乌藤等）贴于风府、大椎、心俞（双侧）、神阙、内关（双侧）、太溪（双侧）、涌泉（双侧），医用胶布固定，每晚 1 次，每次贴 12h。经过穴位贴敷治疗后，MT 浓度有上升趋势，在一定程度上具有明显的提高。壮泰安神贴穴位贴敷疗法对失眠具有一定的治疗作用，可能与抑制性神经递质和兴奋性神经递质的含量相关；其治疗的作用机制可能与失眠患者血清 MT 水平、GABA 水平以及 DA 水平的调节相关。

中药作用方面：①龙眼肉提取物主要提取自龙眼干的部分假种皮，其主要化学成分包括挥发性组分萜类、甾醇、磷脂、鞣质、多酚、类黄酮、有机酸和多糖等化合物，因此具有多种有益的生物活性，包括抗氧化、抗糖、免疫调节、益生元、抗骨质疏松和增强记忆等。②柏子仁油和柏子仁霜干预失眠小鼠发现，其可改善小鼠的睡眠情况，具有安神的功效。对柏子仁的不同部位进行研究发现，柏子仁中的皂苷成分、总萜类成分对改善小鼠睡眠效果明显。③徐冰等认为临床用首乌藤的安眠效果最佳。佟一鑫等发现首乌藤改善睡眠的有效成分主要包括醌类、甾体、黄酮及其苷类等。重点成分如槲皮素、芹菜素、木犀草素等归于黄酮及其苷类，大黄素、大黄素 -8-O-β-D 葡萄糖苷属于醌类，β- 谷甾醇则是甾体类。

穴位作用方面：①涌泉也是穴位敷贴的常用穴位，药物吸收作用较强，能较好地发挥敷贴的药物效用。临床研究报道发现穴位贴敷于涌泉穴治疗失眠症疗效显著。②现代文献指出，内关穴下为正中神经，通过刺激内关穴，可刺激正中神经而调节 5- 羟色胺（5-HT）、DA 及去甲肾上腺素（NE）等神经递质分泌，增加脑血流循环及脑电活动，改善失眠症状及神经功能。③背俞穴与脏腑通过相同或相近阶段的传入神经进行联系，在脊神经节处进行整合，脊神经节汇聚神经元是背俞穴对相应内脏具有相对特异性的重要形态学基础之一。刺激心俞穴不但能够调节自主神经功能，影响内分泌系统，还可以良性调节交感神经及副交感神经的功能偏亢状态。

（三）穴位贴敷疗法对胰腺机能的调节

穴位贴敷降糖机制与针灸相似，可以通过刺激并兴奋迷走神经，从而作用于胰岛 B 细胞，使胰岛素分泌增多，还可以增加外周组织对机体内胰岛素作用的敏感性，进而起到调节血糖的作用。研究表明，穴位贴敷还具有提高降糖药的效果，有利于血糖和糖化血红蛋白的达标，安全性良好。

1. 调节迷走神经

迷走神经为第 10 对脑神经，是脑神经中最长，分布最广的一对，含有感觉、运动和副交感神经纤维。迷走神经支配呼吸、消化两个系统的绝大部分器官以及心脏的感觉、运动、腺体的分泌。胰岛素是存在于人体内的一种蛋白激素，能参与调节糖代谢，控制血糖的平衡。胰岛素是人体唯一的降糖激素，而胰岛素分泌延迟和胰岛素抵抗是临床上导致2型糖尿病（T2DM）常见的原因。

张媛媛将符合标准的60例脾肾阳虚型2型糖尿病患者随机分组，分为治疗组和对照组，每组30例。治疗组给予胰岛素强化联合穴位贴敷，对照组给予胰岛素强化治疗。贴敷药物组成：制附子、仙茅、葛根、黄芪、杜仲、青蒿、丹参、薄荷冰。贴敷穴位：肾俞、脾俞、足三里、三阴交。4周为1个疗程，经过8周共2个疗程的临床观察及治疗。结果表明，穴位贴敷联合胰岛素强化和单纯胰岛素强化均可以改善胰岛功能，降低胰岛素抵抗，调整胰岛分泌模式，对胰岛素分泌延迟型有治疗作用。但穴位贴敷联合胰岛素强化可明显改善餐后1小时胰岛素（1h-PIns）、餐后1小时C肽（1hC-P）水平，进一步说明穴位贴敷可改善T2DM患者的胰岛功能。李娜等人将糖尿病胃轻瘫（DGP）患者108例采取随机数字表法分为对照组（给予伊托必利西药治疗）和观察组（给予新糖胃康颗粒联合穴位贴敷治疗），共治疗2周。糖胃康贴：木香，丁香，枳壳，厚朴，干姜，肉桂。中脘、神阙中药外敷，每4小时1次，每天1次。2组治疗后与治疗前相比空腹血糖、餐后2h血糖均降低，观察组治疗后与对照组治疗后相比空腹血糖、餐后2h血糖较低，差异具有统计学意义。结果表明，新糖胃康颗粒联合穴位贴敷治疗糖尿病胃轻瘫能够改善患者的临床症状，降低血糖。

中药作用方面：①现代研究证实附子干预糖尿病的靶点有10个，靶点主要涉及的通路有胰岛素信号通路、代谢途径、胰岛素抵抗等，表明附子对糖尿病治疗有确切的作用，并为糖尿病的治疗提供方向。②现代研究表明，仙茅具有抗氧化、抗炎、提高免疫力等作用。柴昉研究仙茅、淫羊藿可以增加Nrf 2的表达水平，改善高糖成骨细胞中的氧化应激损伤，从而提高高糖介导的成骨细胞活性，改善腰膝酸软症状，并可防治糖尿病的并发症。③现代药理学研究，杜仲含有丰富的多糖、多酚、黄酮、环烯醚萜及绿原酸等活性成分，其中杜仲多糖具有降血压、降血糖、降血脂等多种作用。此外，杜仲多糖能提高胰腺组织中抗氧化应激因子的活性，减轻其对胰岛细胞内皮的损伤，具有保护胰腺的作用。郎茜等对糖尿病大鼠模型进行杜仲叶多糖干预，结果表明，杜仲多糖可明显降低糖尿病大鼠空腹血糖水平，保护胰岛细胞。④姜晓燕通过动物实验观察青蒿素及其衍生物对糖尿病小鼠的血糖、体重等的影响，得出青蒿素、蒿甲醚及青蒿琥酯均可以降低小鼠的血糖水平，青蒿素还可以减轻体重。李佳熙等人证明青蒿琥酯可以减轻胰岛素抵抗，其作用机制可能与其改善胰岛损伤相关。⑤大量研究证明葛根中的活性物质具有抗炎、抗氧化、降血糖等药理活性。薛金涛等为预测葛根降糖的作用靶点，探究其作用机制，采用反向药效团匹配方法，证实葛根对血糖的影响是多成分、多靶点、多通路的。

穴位作用方面：①“脾为后天之本，气血生化之源”，刺激脾俞可促进脾的运化功能，使水液输布正常，从而达到治疗消渴病的目的。脾俞穴其下布有第11、12胸神经后支的皮支，深层为第11、12胸神经后支的肌支。刺激脾俞穴可以刺激下丘脑和垂体调节胰腺分泌功能，增加胰岛素分泌并纠正功能异常的胰岛素，从而降低血糖。②三阴交，对肝、脾、肾三经都有调理的作用。具有调脾气、养肝血、益肾精的作用。此穴还具有健脾化湿的功效，可以帮助脾的运化水湿功能恢复正常，以治疗水湿运化失常、津液输布障碍导致的糖尿病。此外，对三阴交穴行针刺疗法，可以降低患者血糖，明显增加血浆胰岛素含量。国外学者对此也有研究，发现针刺三阴交可以调节正常胰腺细胞分泌胰岛素的功能。张文奎对2型糖尿病小鼠模型进行血脂水平的观察，结果显示三阴交可以降低其血脂水平。③足三里，胃之下合穴，是调理脾胃功能的主穴，其早已被用于治疗消渴病。古籍有载“食不充饥灸三里”，说明足三里是治疗消渴病的常用穴之一。陈跃来认为人体的内分泌系统之间息息相关，胰腺作为内分泌系统重要的组成部分之一，其分泌的胰岛素与各个脏腑之间的内环境也有着密切的关系，针刺足三里穴可以促进胃肠道的分泌运化功能，随之增加激素的含量，引起机体胰岛素的分泌，从而达到降低血糖的目的。现代研究也表明了电针刺激足三里可以改善胰岛素的敏感性，恢复胰岛B细胞形态，降低血糖水平。

2. 提高降糖药效果

郭爱萍等人研究表明，穴位贴敷联合耳穴压豆用于DGP患者的效果确切。穴位贴敷治疗，取穴：胰俞、脾俞、胃俞、天枢。药物组成：苍术、茯苓、厚朴、黄芩、黄芪。治疗结束后发现，穴位贴敷联合耳穴压豆用于DGP患者的效果确切，不仅能更明显提高降糖药效果，有利于血糖及糖化血红蛋白的达标，而且能加快胃肠运动，改善临床症状，促进胃排空。

中药作用方面：①黄芪及其成分有抗过氧化作用、调节内皮素、改善血小板功能、调节糖代谢。研究表明，黄芪通过下调肾组织脂联素表达降低糖尿病肾病大鼠血糖和减少尿蛋白。黄芪甲苷通过抑制内质网应激及影响TGF-β/Smads信号通路发挥改善糖尿病肾病作用。②苍术具有抑制糖原生成、抗缺氧、抗炎、调节糖脂代谢等作用。研究表明，苍术多糖对链脲佐菌素诱导大鼠的血糖、血脂具有调节作用，主要通过抑制糖类消化酶活性，降低肠道糖类吸收。③茯苓多糖为茯苓菌核中的主要成分，占菌核质量的70%～80%，具有抗肿瘤、抗炎、保肝、调节免疫等多种药理作用。有研究报道，茯苓多糖能通过调节肠道菌群来改善肥胖小鼠的糖脂代谢，减轻肝脏脂肪变性。

穴位作用方面：①现代研究证明，胰俞具有调节血糖、血脂代谢，调节胰岛素分泌，改善胰岛素抵抗，改善胰腺病理形态学改变，保护胰岛B细胞及抑制其凋亡等多种作用。石锦萍推测刺激胰俞对胰腺产生作用，一方面，针刺可通过作用于丘脑下部等自主神经系统的皮质下中枢，进而调节迷走/交感神经而影响胰腺功能；另一方面，针刺可通过直接兴奋迷走神经或（和）抑制交感神经低级中枢来调节胰腺功能，使胰岛素分泌增加。②现代研究表明，天枢对于内分泌系统疾病，包括肥胖病、糖尿病、高脂血症等治疗效果显著。研究发现，电针天枢穴具有减重的作用，可以影响葡萄糖抑制性神经元的放电活动，调节食欲中枢，降低血糖。

参考文献

[1] 韩晴 .ZBTB20对垂体催乳素细胞分化和功能的调节作用[D]. 上海 : 中国人民解放军海军军医大学 ,2022.

[2] 曾可 , 杨东新 , 潘明沃 , 等 . 穴位贴敷对单纯性乳房早发育患儿性激素和子宫卵巢发育的影响 [J]. 山西医药杂志 ,2017,46(15):1782-1784.

[3] 陈思琦 , 李佳欣 , 吴鑫宇 , 等 . 熟地黄的药理学研究进展 [J]. 化学工程师 ,2019,33(11):46-50.

[4] 刘宏 , 郭秀荣 , 韩静 , 等 . 左炔诺孕酮宫内节育系统联合桂枝茯苓胶囊对子宫腺肌症患者性激素、血脂及血清 hs-CRP、VEGF 水平的影响 [J]. 现代生物医学进展 ,2021, 21(20):3965-3968,3983.

[5] 伍淳操 , 郭小红 , 刘霞 , 等 . 近 5 年牡丹皮现代药学作用研究进展 [J]. 中国新药杂志 ,2020,29(3):281-284.

[6] 王巍 , 高霞 , 马本绪 , 等 . 电极刺激涌泉穴治疗经前期紧张综合征的疗效及机制研究 [J]. 宁夏医学杂志 ,2018, 40(7):642-645.

[7] 陈美 , 张学英 , 高长敏 , 等 . 经皮穴位电子灸对硬膜外自控镇痛产妇细胞因子及泌乳功能的影响 [J]. 河北医药 ,2018,40(1):57-60.

[8] 张帆 , 李晓陵 , 吴迪 , 等 . 针刺大钟、太溪组穴脑激活区功能 MRI 研究 [J]. 磁共振成像 ,2016,7(7):481-485.

[9] 苏杨 . 重组人生长激素治疗特发性矮身材儿童的临床疗效及安全性分析 [D]. 长春 : 吉林大学 ,2022.

[10] 褚珺琼 , 戴桂芬 . 中药穴位贴敷联合重组人生长激素治疗矮小症患儿 26 例临床观察 [J]. 中医儿科杂志 ,2018, 14(5):56-58.

[11] 李乃谦 . 熟地黄活性成分药理作用的研究进展 [J]. 中国处方药 ,2017,15(1):14-15.

[12] LIU M X,TAN H N,ZHANG X K,et al.Hematopoietic effects and mechanisms of Fufange’jiao jiang on radiotherapy and chemotherapy induced myelosuppressed mice[J].J Ethnopharmacol,2014,152(3):575-584.

[13] 曹丽 , 罗顺 , 邢世海 , 等 . 山药提取物对 CHO 细胞生长及抗体表达的影响 [J]. 生物技术进展 ,2023,13(3):449-456.

[14] WANG F,ZHANG Y,LI J,et al.The research on chemical composition and antioxidant activities of hawthorn seed oil[J].Journal of the Chinese Cereals and Oils Association, 2018,33(10):71-77.

[15] 王昕 , 赵明亮 , 吉长福 , 等 . 针刺“足三里”穴对脾虚证大鼠血清中睾酮和雌二醇水平的影响 [J]. 针刺研究 ,2011,36(4): 268-271.

[16] 勇入琳 , 曲怡 , 李欣欣 , 等 . 电针“足三里”对脾气虚大鼠空肠组织胃生长激素释放激素 / 环磷酸腺苷 / 蛋白激酶 A 表达的影响 [J]. 针刺研究 ,2016,41(6):497-501.

[17] 赵宇 , 张洋 , 赵立刚 . 针刺百会、命门穴对阿尔茨海默大鼠脑内 SOD 及行为学影响的实验研究 [J]. 中国中医药科技 ,2009,16(5):381.

[18] 覃甘梅 . 壮泰安神贴治疗失眠的临床疗效及其对血清褪黑素的影响 [D]. 南宁 : 广西中医药大学 ,2018.

[19] TANG YAYUAN,HE XUEMEI,SUN JIAN,et al. Polyphenols and Alkaloids in Byproducts of Longan Fruits (Dimocarpus Longan Lour.) and Their Bioactivities[J]. Molecules,2019,24(6):1186。

[20] 李彦灵 , 叶雪兰 , 李卫民 , 等 .CO_2 超临界制备的柏子仁油及柏子仁霜的安神功效研究 [J]. 北方药学 ,2011, 8(9): 30-31.

[21] 孙付军，陈慧慧，王春芳，等．柏子仁皂苷和柏子仁油改善睡眠作用的研究 [J]. 世界中西医结合杂志 ,2010, 5(5):394-395.
[22] 马欣悦，李瑞海，贾天柱．柏子仁总萜类成分药理活性及提取工艺研究 [J]. 实用药物与临床 ,2017,20(1):65-68.
[23] 徐冰，阎咏梅，冯卫星，等．交藤龙牡二仁汤加味治疗老年性失眠 35 例 [J]. 北京中医药 .2008,27(2):121-122.
[24] 佟一鑫，柏强．基于网络药理学和分子对接技术探究夜交藤治疗失眠的作用机制 [J]. 中医临床研究 ,2021, 13(26):1-5.
[25] 罗艳，胡祝红．吴茱萸敷贴涌泉穴治疗糖尿病失眠症 65 例观察 [J]. 浙江中医杂志 ,2014,49(4):258-258.
[26] 杨跃涛．交泰丸膏穴位贴敷治疗心肾不交型失眠随机平行对照研究 [J]. 实用中医内科杂志 ,2016,30(7):17-19.
[27] 钟颖君，冯珍．正中神经电刺激对促醒相关神经递质影响的研究进展 [J]. 中国康复医学杂志 ,2015,30(3):299-301.
[28] 童晨光，谷世，衣华强．胸腹气街的形态学基础 [J]. 针刺研究 ,2004,29(4):270-273.
[29] 刘思娣，刘洋，丁然然，等．艾灸心俞、肾俞穴对大学生睡眠障碍的影响 [J]. 中国民间疗法 ,2016,24(1):13-14.
[30] 张媛媛．穴位贴敷联合胰岛素强化治疗脾肾阳虚型 2 型糖尿病的临床观察 [D]. 张家口：河北北方学院 ,2021.
[31] 郭爱萍，陈艳．穴位贴敷联合耳穴压豆在糖尿病胃轻瘫患者中的应用 [J]. 中国现代医生 ,2020,58(19):139-142.
[32] 李享，李涓，梁繁荣，等．针刺对迷走神经功能影响的研究现状 [J]. 四川中医 ,2014,32(3):179-180.
[33] 李娜，马钊，李正，等．新糖胃康颗粒联合穴位贴敷治疗糖尿病胃轻瘫的随机对照临床研究 [J]. 光明中医 ,2019,34(11):1621-1623.
[34] 龚胜男，黎军宏，梁新梅，等．基于网络药理学的附子干预糖尿病潜在靶点研究 [J]. 中药材 ,2020,43(11):2778-2783.
[35] Hejazi I,Khanam R,Mehdi S H,et al.Antioxidative and anti-proliferative potential of Curculigo orchioides Gaertn in oxidativestress induced cytotoxicity:In vitro,ex vivo and in silico studies[J].Food Chem Toxicol,2018,115:244-259.
[36] Murali V P,Kuttan G. Curculigoside augments cell-mediated immune responses in metastatic tumor-bearing animals[J]. Immunopharmacol Immunotoxicol,2016,38(4):1-6.
[37] 杨慧，裴刚，陈四保．中药仙茅属植物的研究进展 [J]. 中南药学 ,2011,9(12):916-921.
[38] 蔡琨，王晓敏，张波，等．仙茅多糖对环磷酰胺所致免疫低下小鼠免疫功能的影响 [J]. 中华中医药杂志 ,2016, 31(12):5030-5034.
[39] 柴昉．二仙药对改善高糖成骨细胞中氧化应激损伤的作用机制 [J]. 中华中医药杂志 ,2020,35(10):4941-4944.
[40] Hosoo S,Koyama M,Kato M,et al. The restorative effects of eucommia ulmoides oliver leaf extract on vascular function in spontaneously hypertensive rats[J]. Molecules,2015,20(12):21971-21981.
[41] Deyama T,Nishibe S,Kwan C,et al. Endothelium-dependent vascular relaxation induced by Eucommia ulmoides Oliv. bark extract is mediatedby NO and EDHF in small vessels[J].Naunyn-Schmiedeberg's Archives of Pharmacology,2004,369(2):206-211.
[42] 许碧琪，戴燕青，傅倩云．杜仲多糖对 2 型糖尿病小鼠胰腺组织氧化应激的影响 [J]. 中医药导报 ,2020,26(10): 18-21.
[43] 郎茜，龚蕾，叶婧，等．杜仲叶多糖对糖尿病大鼠的降血糖作用 [J]. 现代食品科技 ,2020,36(10):27-32,78.
[44] 姜晓燕，程莹，游志清，等．青蒿素及其衍生物对糖尿病小鼠血糖及炎症因子的影响 [J]. 重庆医科大学学报 ,2021, 46(12):1434-1439.
[45] 李佳熙，马瑜瑾，袁静雅，等．青蒿琥酯对糖尿病 db/db 小鼠的降糖作用研究 [J]. 中国临床药理学杂志 ,2020, 36(22):3743-3746.
[46] 樊海龙，高莉．葛根抗糖尿病的药理作用及机制文献再评价 [J]. 云南中医中药杂志 ,2013,34(1):34-35.
[47] 薛金涛，黄宁，孔文艳，等．基于网络药理学探讨葛根降糖活性成分及作用机制的研究 [J]. 中国药学杂志 ,2018, 53(20):1748-1754.
[48] 于慧娟，臧晓明，张昕．针灸治疗 2 型糖尿病选穴规律现代文献研究 [J]. 山东中医药大学学报 ,2018,42(1):37-40.
[49] 张琳冬，沈创鹏，刘敏．温针灸脾俞、肾俞对 2 型糖尿病糖脂代谢及氧化应激的影响 [J]. 中华中医药学刊 ,2023,42(3):77-80.
[50] 刘艳平．针刺脾相关穴位治疗 2 型糖尿病的研究 [D]. 南京：南京中医药大学 ,2015.
[51] Kim EH,Jang MH,Shin MC,et al.Acupuncture increases cellproliferation and neuropeptide Y expression in dentate gyms of streptozotocin—induced diabeti crats[J].Neumsci Lett,2002,327(1):33-36
[52] 张文奎，刘艳平，孙志．针刺脾经不同腧穴对 2 型糖尿病模型小鼠血脂水平的影响 [J]. 江苏中医药 ,2015,47(8):74-75.
[53] 陈跃来．针刺治疗糖尿病的思路与方法 [J]. 甘肃中医学院学报 ,1998(1):42-43.
[54] 张月，陈丹奇，赵方晓，等．低频电针足三里对 2 型糖尿病大鼠糖代谢的影响 [J]. 现代中医临床 ,2015,22(1):49-52,55.
[55] Fu TX,Huang YQ,Ma HZ. Experimental study of Astragalus injection on the expression of adiponectinin renal tissue of rats with diabetic nephropathy[J].Chin J Int Trad Wes Nep,2017,18:106-109
[56] Wang Y,Lin C,Ren Q,et al. Astragaloside effect on TGF β 1,SMAD2/3,and α -SMA expression in the kidney tissues of diabetic KKAy mice[J].Int J Clin Exp Pathol,2015,8:6828-6834
[57] Deng AP,Li Y,Wu ZT,et al. Advances in studies on chemical compositions of Atractylodes lancea and their biological activities[J].China J Chin Mater Med,2016,41:3904-3913.
[58] Niu YH.Therapeutic effect of Atractylodes lancea polysaccharides on type 2 diabetes mellitus rats and its mechanisms[J].J Beihua Univ: Nat Sci,2014,15:476-479
[59] 卢华杰．茯苓酸性多糖的分级分离、结构分析及其生物活性研究 [D]. 武汉：湖北中医药大学 ,2014.
[60] 王悦，田双双，刘晓谦，等．茯苓多糖的提取、结构及药理作用研究进展 [J]. 世界中医药 ,2021,16(17): 2548-2555.
[61] SUN S S,WANG K,MA K,et al. An insoluble polysaccharide from the sclerotium of Poria cocos improves hyperglycemia,hyperlipidemia and hepatic steatosis in ob/ob mice via modulation of gut microbiota[J]. Chin J Nat Med,2019,17(1): 3-14.
[62] 田环环．同神经节段“胰俞”“脾俞”对 T2DM 大鼠作用机制的实验研究 [D]. 北京：北京中医药大学 ,2014.
[63] 石锦萍，陈晓莉，钟柏松．胃脘下俞穴与胰腺相关性的探讨 [J]. 中国针灸 ,1998(1):45-46.

[64] 杜仪，李丽，刘志顺．天枢穴主治规律及治疗方法的临床文献研究 [J]. 针灸临床杂志，2013,29(10):53-54.
[65] 何燕．电针不同腧穴减肥效应差异与脂肪交感神经活动相关性的研究 [D]. 南京：南京中医药大学，2020.
[66] 陆梦江．不同腧穴电针减肥效应的差异及神经 - 免疫互作机制研究 [D]. 南京：南京中医药大学，2020.
[67] 余芝，夏有兵，鞠传慧，等．电针下肢、腹部穴组对肥胖大鼠脂肪组织 - 下丘脑通路调节差异的研究 [J]. 时珍国医国药，2013,24(1):238-241.

三、穴位贴敷疗法对神经内分泌的影响

神经内分泌系统主要指下丘脑的视上核神经元、室旁核神经元与神经垂体系统、下丘脑－腺垂体系统和肾上腺皮质等。神经内分泌的调节方式将机体的两大调节系统：神经系统与内分泌系统，有机地结合在一起，大大扩大了机体的调节功能。穴位贴敷疗法对神经内分泌的影响主要体现在穴位贴敷疗法对下丘脑－垂体－靶腺轴的调节和调控脑肠肽的分泌。

（一）穴位贴敷疗法对下丘脑－垂体－靶腺轴的调节

下丘脑－垂体－靶腺轴是由下丘脑、垂体前叶和靶腺三部分构成的神经内分泌功能调节系统。下丘脑释放激素（或抑制激素）调节垂体前叶的分泌（或停止分泌），垂体分泌的促（或抑）激素再控制其靶腺的激素合成和分泌，后者引起的生物效应再反馈作用于下丘脑和垂体，对其相应激素起抑制或兴奋作用，由此使下丘脑、垂体和靶腺激素的相互作用处于相对平衡状态。属于这种关系的例子主要有下丘脑－垂体－甲状腺轴、下丘脑－垂体－肾上腺轴和下丘脑－垂体－性腺轴等。

1. 调节甲状腺机能

下丘脑、垂体、甲状腺共同构成的下丘脑－垂体－甲状腺轴（HPT），在维持机体代谢平衡方面发挥重要作用。促甲状腺激素释放激素（TRH）释放进入毛细血管中刺激垂体中促甲状腺激素（TSH）的合成及释放。TSH 可以进一步刺激甲状腺激素（TH）、T_4 和 T_3 的合成。甲状腺功能的正常运行主要依赖于 TRH 对 TSH 的调节。穴位贴敷疗法可通过刺激 HPT 轴调节甲状腺机能。

赵莹等将 103 例符合亚临床甲状腺功能减退患者，根据 TSH 数值不同分组，其中 TSH ＞10.0mU/L 的患者随机分为 2 组，对照组仅予甲状腺激素补充，治疗 1 组补充甲状腺激素的同时予扶脾通阳贴穴位贴敷；TSH 数值介于 4.5～10.0mU/L 组患者为治疗 2 组，予扶脾通阳贴穴位贴敷治疗。疗程结束后观察各组患者甲功 TSH 水平及中医证候变化。扶脾通阳贴药物组成为蛇床子、吴茱萸、甘松、怀牛膝、肉桂、半夏、淫羊藿、肉苁蓉、白术、川椒、附子、干姜、木香、木瓜等。贴敷穴位为双脾俞、双肾俞、命门。贴敷时间一般为 6～8h，每天 1 次，15 次为 1 个疗程，共贴敷 3 个疗程。临床研究结果表明，扶脾通阳贴穴位贴敷，能显著降低促甲状腺激素指标，可有效刺激下丘脑－垂体－甲状腺轴负反馈调节机制，使 TSH 释放趋于平衡，达到调节亚临床甲减患者异常指标的作用。曾艳丽等为观察穴位贴敷联合甲巯咪唑治疗甲状腺功能亢进（甲亢）的临床疗效与安全性，设置临床试验观察组患者在内服甲巯咪唑的基础上，再给予穴位贴敷疗法。穴贴药物组成为龟板、生地黄、知母、龙胆草、熟地黄、雷公藤、葶苈子、白芥子、黄芪等。研究中选择足三里、三阴交、神门、太冲、内关为贴敷穴位。结果显示：与单用甲巯咪唑的对照组相比，观察组患者的临床痊愈率、显效率及有效率均显著升高，反映甲状腺功能的指标 TSH、游离三碘甲状腺原氨酸（FT_3）、血清游离甲状腺素（FT_4）、T_4 和 T_3 的改善程度更佳。

中药作用方面：①龟板、生地、知母能调整 β 肾上腺素受体 cAMP/cGMP 系统，且对机体钠钾 ATP 酶活性有明显抑制作用而改善能量代谢，能有效降低体内 T_3、T_4 水平，缓解甲亢患者一系列症状。②有研究显示，龙胆草能明显抑制 T_4 致甲亢大鼠肝中皮质醇分解代谢的关键酶——类固醇 Δ^4－还原酶的活性，从而明显降低甲亢大鼠肝中皮质醇的降解作用，使其尿中 17-OHCS 排量显著减少，提示龙胆草能抑制肝脏对皮质醇的灭活。③雷公藤多苷片与甲状腺片治疗慢性淋巴细胞性甲状腺炎比较发现，雷公藤多甙可显著提高临床疗效、降低血清甲状腺球蛋白抗体和微粒体抗体。④研究发现，葶苈子各剂量均可提高大鼠总三碘甲状原氨酸、总甲状腺激素，并降低 TSH，以高剂量为最佳。

穴位作用方面：①针刺足三里能使患者异常的β-内啡肽升高，甲状腺素T_4与抗乙酰胆碱受体抗体降低，CD8升高，CD4/CD8比值改善。②针灸命门穴能明显改善小鼠的行为学指标，增强大脑皮层Ach含量及AChE活性，提高大脑乙酰胆碱含量，从而改变大脑皮质、海马、纹状体及脊髓M受体的结合量，对学习记忆力起到提高作用，对机体的认知、行为等产生积极的影响。针灸命门穴还能促进损伤脊髓的神经生长因子、脑源性神经营养因子和成纤维细胞生长因子-2的表达。

2. 调节肾上腺机能

当机体感受应激时，下丘脑-垂体-肾上腺轴（HPA）兴奋性提高，下丘脑促肾上腺皮质激素释放激素（CRH）增多，促进垂体分泌促肾上腺皮质激素（ACTH），进而促进肾上腺皮质分泌糖皮质激素（GC）。同时应激过程中去甲肾上腺素（NE）分泌增多，5-HT更新增加，乙酰胆碱系统传递增强。机体在正常状态下，可的松呈昼夜节律性、阵发性释放，周围血中可的松的量有明显的昼夜节律性周期变化，并维持一定相对稳态的分泌量。在正常光照的情况下，血浆可的松节律受多种机制调控。首先，光-暗周期时间信息通过视网膜-下丘脑通路和外侧膝状体核作用于节律起搏器视交叉上核(SCN)，SCN通过下丘脑-垂体-肾上腺轴调节肾上腺皮质的分泌，这是光-暗周期时间信息的视觉光传感的主要途径。其次，摄食行为周期也可通过下丘脑腹内侧核-肾上腺神经通路传递时间信息，调节可的松的分泌。此外，交感神经传出系统对肾上腺皮质的分泌有直接的调控。

有研究表明，阳虚体质与下丘脑-垂体-靶腺（肾上腺、甲状腺、性腺）轴功能减退有一定的关联性。研究表明阳虚体质者肾上腺皮质功能低下，ACTH水平高低是肾上腺皮质功能的重要观察指标。王艳等采用《中医体质辨识判定标准》进行体质评分和判定，将判定为阳虚质的60例门诊患者，进行随机对照试验研究，对照组采用一般辨体施养的干预方法，治疗组在对照组基础上施予附子贴剂。穴贴成分为附子、吴茱萸、白芥子等。贴敷穴位为关元、气海、至阳、脾俞（双侧）、肾俞（双侧）、腰阳关、足三里（双侧）。结果显示：治疗组治疗前后体质评分较对照组有明显的下降，治疗组ACTH水平与对照组治疗后比较，有不同程度的升高，差异具有统计学意义，说明附子贴剂改善阳虚体质的机制可通过正向调节下丘脑-垂体-肾上腺轴实现。表明穴位贴敷不仅能改善阳虚体质程度，而且能够正向调节ACTH、HPT。温瑞丽观察刺五加贴敷神阙穴位抗睡眠剥夺的作用及对相关心理、生理指标和血清皮质醇、睾酮的影响。结果显示，刺五加对神阙穴进行贴敷可对抗和纠正高皮质醇和低睾酮状态。王升旭等将大蒜制成膏药，观察该制剂贴敷神阙穴对于睡眠剥夺所致昼夜节律紊乱的调整作用。结果表明，大蒜膏穴位贴敷可影响可的松分泌，对节律整复有一定作用。进一步说明了穴位贴敷疗法对肾上腺的调节作用。

中药作用方面：①相关研究表明吴茱萸能够使局部血管扩张，血液循环加快，与生姜调和外用能够直接刺激腧穴，发挥药物的理化作用，达到温中散寒的作用。无论是对于皮肤的吸收还是腧穴的刺激，吴茱萸外用干预阳虚体质的作用都比较显著。②研究显示，附子显著改善失调的下丘脑-垂体-肾上腺皮质轴的激素水平。③现代药理研究证实，刺五加药理基础是刺五加总苷和多糖。对内分泌功能及中枢神经系统的兴奋抑制状态具有良性双向调节作用。可增强机体对糖原高能磷酸化合物的利用，增强乳酸、丙酮酸的代谢、增加骨骼肌氧化酶活性、提高机体的适应能力、增强机体的耐力和体力。④大蒜具有解毒、健胃和杀虫的作用，在现代药理研究中发现大蒜具有抗菌消炎、抗癌、降低血糖、血压、血脂、抗血小板聚集和预防动脉粥样硬化、减肥、延缓衰老、抗氧化及提高机体免疫力等作用。

穴位作用方面：①针灸足三里则能够降低脑组织中一氧化氮（NO）含量及一氧化氮合酶（NOS）活性，提高血清中超氧化物歧化酶活性、过氧化氢酶的含量及肾组织中总抗氧化能力。②肾俞穴和肾上腺在感觉和交感神经支配方面存在的节段性联系可能是刺激肾俞穴来调节肾上腺功能的神经解剖学途径。③现代研究认为，穴位及经络都与神经末梢神经节、神经束有着密切关系。不断刺激神阙穴会使脐部皮肤上的各种神经末梢进入活动状态，以促进人体的神经、体液调节作用，提高免疫功能，激发抗病能力，从而改善各组织器官的功能活动，尤其是能加速血液循环，改善局部组织营养，调整自主神经系统功能，从而有防病治病的作用。

3. 调节性腺机能

下丘脑 – 垂体 – 性腺轴（HPGA）指的是下丘脑、垂体和性腺，在许多身体系统（如生殖系统和免疫系统）的发育和调节中起着关键作用。该轴的波动会导致每个腺体产生的激素发生变化，并对身体产生各种局部和全身影响。HPGA 控制人体的发育、繁殖和衰老。穴位贴敷疗法通过调节下丘脑 – 垂体 – 性腺轴，影响相关激素水平从而进一步影响人体功能。

(1) 雌激素：现代医学认为，垂体分泌的促性腺激素、腺垂体激素、黄体生成素（LH）、卵泡刺激素（FSH）无时不在调节着女性的卵巢功能，其变化可随时反映出卵巢功能的变化，当卵巢功能衰退时卵巢内雌激素分泌减少，解除了其对垂体的负反馈作用，导致 FSH 和 LH 的升高，当 FSH、LH 水平升高时，可对卵泡的发育和卵子的生长产生抑制作用，卵巢功能进一步衰退。针刺和贴敷疗法可以调控体内神经体液机制，抑制腺垂体的亢进功能状态，从而引起腺垂体分泌 FSH、LH 减少，从而延缓下丘脑 – 垂体 – 卵巢轴的衰老。

张淑钧将围绝经期综合征研究病例 90 例患者随机分为接受普通针刺疗法的对照组。观察 A 组和 B 组接受穴位贴敷疗法，且观察 A 组患者药物组方为逍遥散合甘麦大枣汤（柴胡、当归、白芍、白术、茯苓、生姜、薄荷、炙甘草、小麦、大枣），观察 B 组患者药物组方在前组方的基础上增加醋制吴茱萸粉。每次选用一组穴位，每个穴位贴敷 3h。连续贴敷 6 天，休息 1 天，每 4 周为 1 个疗程。穴组一：气海，脾俞（双侧）；穴组二：关元，肾俞（双侧）；穴组三：三阴交，肝俞（双侧）。结果表明：穴位贴敷疗法和针刺疗法均可以对雌激素水平具有明显提高作用，而普通穴位贴敷药物与针刺对雌激素的改善情况相当，而逍遥散合甘麦大枣汤在添加吴茱萸丸后的穴位贴敷疗法效果对雌激素的改善更为明显。

中药作用方面：①甘草苷对实验动物下丘脑中的神经递质五羟色胺和去甲肾上腺素的促进作用，从而达到抗抑郁的效果。在动物实验中甘草苷也能够有效改善模型大鼠的抑郁行为，而其发生机制可能与甘草苷对下丘脑中神经递质的调节，以及体液中自由基的清除作用有关。②小麦麸皮中的阿魏酸也具有抗抑郁作用，同时小麦麸皮中含有大量的 B 族维生素，B 族维生素是神经营养物质，对神经衰弱症状具有良好的改善作用。③当归有保护小鼠卵巢功能的作用，提高性激素含量，使子宫内膜良好发育。

穴位作用方面：①研究结果提示针灸气海穴可以促进衰老模型小鼠性腺激素的分泌，并增加性腺器官的重量。同时在其他临床研究中发现针刺气海穴能够降低疲劳模型大鼠血清乳酸的含量，降低疲劳模型大鼠海马一氧化氮合酶的水平，从而延缓大鼠疲劳的发生。②三阴交穴是治疗围绝经期综合征使用频率最高的穴位。运用三阴交治疗围绝经期患者，患者的激素水平（如雌激素、卵泡刺激素）也发生了变化。③三阴交、关元穴能调节去卵巢模型大鼠的体重、动情周期以及下丘脑、垂体、卵巢的重量，并且可以促性腺素释放激素 FSH、LH、E_2。

(2) 睾酮：HPGA 调节作用主要包括下丘脑促性腺激素释放神经元合成并分泌促性腺激素释放激素 (GnRH)，经下丘脑 – 垂体门脉循环至脑垂体，促进垂体前叶分泌 FSH、LH，其中 LH 作用于睾丸间质细胞，经过一系列类固醇合成酶的作用促进睾酮合成。穴位贴敷疗法可通过调节睾酮水平，进一步影响 HPGA，发挥治疗疾病的作用。

吴丹等将 60 例多囊卵巢综合征（肾虚痰湿型）患者随机分为治疗组和对照组，各 30 例。对照组给予达英 –35（炔雌醇环丙孕酮片）口服治疗，治疗组给予穴位埋线联合穴位贴敷治疗。穴位贴敷和穴位埋线取穴进行周期交替，肝俞、中极、膈俞、足三里、三阴交、带脉、关元为腧穴 1 组；肾俞、脾俞、天枢、水分、阴陵泉、丰隆、卵巢为腧穴 2 组。穴位贴敷，其贴敷药物以六味地黄丸合苍附导痰汤加减，药物组成：熟地黄、山药、山茱萸、泽泻、茯苓、牡丹皮、苍术、香附、半夏、陈皮、南星、滑石、枳壳（麸炒）、川芎、白茯、神曲。贴于穴位（腧穴 1 组或腧穴 2 组），每天 1 次，每次持续 4～6h。10 天治疗 1

次，1个月为1个疗程。经期停治疗，共治疗3个疗程。治疗结束后，两组治疗均能改善血清睾酮水平，且两组改善血清睾酮水平疗效相当。蔡雨芯将60例患者随机分为对照组和观察组，每组各30例。对照组应用补肾化痰方加优思明口服，观察组在对照组基础上，应用穴位贴敷疗法治疗。两组均连续治疗3个月经周期，观察患者的性激素水平。治疗后两组患者的FSH、LH、睾酮的水平和治疗前比均降低，具有统计学意义。

中药作用方面：①赵千惠等认为菟丝子总黄酮对于下丘脑－垂体－性腺轴不同级内分泌活动均有调控作用，可以促进动物卵泡的发育，改善卵巢机能，提高动物的繁殖能力。②陈锦明等研究发现，使用二陈汤灌胃的大鼠，血清睾酮水平明显下降，卵巢组织中IRS-1、IRS-2 mRNA的表达水平明显提高，二陈汤可能通过调节IRS-1、IRS-2 mRNA表达，降低血清睾酮水平从而达到治疗多囊卵巢综合征的目的。从培玮等研究表明，二陈汤能够显著改善痰湿型多囊卵巢综合征患者的内分泌紊乱，提升糖脂代谢功能。

穴位作用方面：①研究认为，针刺血海穴和三阴交可以改善下丘脑－垂体－卵巢轴的反馈调节，提高血清雌激素水平，对月经的改善有一定的疗效。②卵巢穴主要功能为滋阴活血，对调节女性“下丘脑－垂体－卵巢”性腺轴功能发挥主要调节作用，刺激性腺激素的分泌，有助于女性内分泌功能恢复平衡状态。③肾俞、肝俞是膀胱经穴位，与肾经为表里经穴，其穴位所在部位与肾上腺为相同的神经节段支配，因此其调节效应有经脉的效应及神经节段支配的效应。刺激肾俞能明显提高外周血皮质酮水平。

（二）穴位贴敷疗法调控脑肠肽的分泌

已知大脑和肠道之间存在的脑肠轴是由神经内分泌介导的双向应答系统，脑肠轴通过“脑－肠互动”进行调控。脑肠肽及其受体在大脑和胃肠道中双重分布，是具有神经递质和激素双重功能的小分子多肽物质，是脑肠轴发挥作用的重要物质基础。

1. 调节胆囊收缩素

胆囊收缩素（CCK）作为脑肠肽，既调节胃肠道，也作用于中枢神经系统。其受体广泛分布在脑组织、外周组织及胃肠道中，对消化系统及神经系统功能的调节起重要作用，CCK能显著抑制固体及液体胃排空。CCK可以通过外周途径和中枢途径等抑制胃的排空。

谢宇锋等研究御寒暖胃膏贴敷胃经穴对慢性萎缩性胃炎（CAG）大鼠胃黏膜损伤修复的作用机制。将大鼠随机分为正常组、模型组、御寒暖胃膏贴敷胃经穴组、药物对照组，采用综合干预方法复制CAG大鼠模型，光镜下观察胃黏膜组织的病理变化，采用酶联免疫吸附试验（ELISA）测定胃黏膜胃肠激素P物质（SP）、饥饿素(Ghrelin)、CCK的水平。膏药的组成：生姜、凡士林、乳香、没药、川椒。选取穴位：胃经穴分别选取足三里与梁门。治疗结束后，结果发现，与正常组相比，模型组大鼠胃黏膜CCK水平增高，差异有统计学意义。与模型组比较，御寒暖胃膏贴敷胃经穴组大鼠胃黏膜CCK降低，差异有统计学意义。

中药作用方面：①姜中挥发油的主要成分为萜类物质，如单萜类的α-蒎烯、莰烯，倍半萜类的α-姜烯、金合欢烯等。内用止泻、祛风、解热、健胃，对于坏血病等症有一定效果，外用治疗风湿及肌肉绞痛等。药理作用表明，其能促进胃肠蠕动增加、促进胃液分泌等。②微生物－肠－脑轴双向传导失调参与了疼痛的发病机制。现代研究表明，乳香－没药配伍具有确切的抗炎镇痛效应，其主要有效组分为乳香三萜酸类和没药倍半萜类成分。③川椒主要化学成分是生物碱、黄酮、酰胺和挥发油等，其中挥发油是川椒的主要药效成分，也是其香味的主要成分。川椒黄酮类化合物能够有效清除自由基，抑制酪氨酸酶的活性。

穴位作用方面：国内外学者的研究显示，足阳明经穴对与胃相关的中枢及外周神经电生理、胃运动、胃分泌等均有明显调整作用。与非经非穴点相比，御寒暖胃膏贴敷于胃经之足三里和中脘对CAG大鼠胃黏膜损伤的修复作用、血流量等的影响差异均有统计学意义。贺凤娥研究发现，电针足三里穴可以促进糖尿病胃轻瘫大鼠的胃动力，且该作用可能与其调节胃窦部CCK的释放有关。

2. 调节神经肽Y

神经肽Y（NPY）是一种广泛存在于中枢和

外周神经内分泌系统，维持内环境稳态的脑肠肽。黄慧等研究证明下丘脑中 NPY 含量，是最强的中枢食欲增强因子，参与摄食的启动与维持。引起厌食症儿童食欲低下的可能原因之一就是 NPY 含量下降。

董晨霞将符合纳入标准的患儿 90 例（中医证为脾失健运型），将其随机分入贴敷组、激光贴敷组和西药组，每组各 30 例。其中贴敷组予以健脾开胃贴治疗，健脾开胃贴的药物组成有苍术、白术、丁香、广木香、吴茱萸、砂仁、生山楂。取穴处方：脾俞（双侧）、胃俞（双侧）、神阙、中脘、足三里（双侧）。激光贴敷组予以激光针灸配合健脾开胃贴治疗，西药组予以培菲康胶囊（双歧三联活菌）口服治疗，持续 4 周。三组患儿治疗后 NPY 水平均有不同程度升高，其中激光贴敷组对 NPY 水平的影响高于另外两组，而贴敷组和西药组对 NPY 水平的影响相近。

中药作用方面：①苍术具有增强胃肠道运动的功能，β- 桉叶醇可增强小鼠小肠的肠推进能力。②研究发现，白术对胃排空有明显作用，其提取物可增加胆汁分泌，白术多糖可促进益生菌生长。陈嘉屿等采用生白术治疗高原缺氧所造成的大鼠小肠运动障碍，结果发现白术可以调节 5-羟色胺受体（$5-HT_4$ 受体）从而有效改善此种运动功能紊乱。$5-HT_4$ 受体激活后可以通过改变细胞内外 Ca2+ 浓度并进一步激活下游信号通路，使结肠平滑肌细胞收缩，从而调节结肠平滑肌的运动。③砂仁挥发纳米脂质体可以提高厌食动物进食量和体重增量，可以拮抗地芬诺酯引起的肠蠕动减缓，可以提高家兔离体肠段的收缩频率和肠道张力，具有促进胃肠功能的作用。

穴位作用方面：①现代研究表明脾俞、胃俞善调脾胃之气，助运化，且脾为后天之本，脾俞穴深部富有内脏小神经节、腹腔神经丛及肠系膜上神经丛，具有良好的动力兴奋及改善内脏微循环、促进胃肠蠕动的作用；背俞穴乃脏腑经气输注于背腰部的腧穴，能激发五脏六腑之气血阴阳，推动机体各项功能活动，有双向调节能力。②足阳明经多气多血，足三里为胃经合穴，有健脾和胃，增益气血之功。刺激可增强胃肠蠕动、提高胃肠酶分泌能力。③吕桂凤等人在临床敷贴穴位时发现神阙穴下有腹壁脐周静脉网，含有丰富的血管，浅层有内脏小神经节，有利于药物的渗透和吸收，故穴位贴敷于脐部进入全身血液循环，以达调和阴阳、扶正祛邪之功。

参考文献

[1] 邹志 . 以滋阴益肾法组方的忧虑康对肾阴虚抑郁模型大鼠神经内分泌影响的研究 [D]. 长沙 : 湖南中医药大学 ,2009.

[2] Bianco AC,Kim BW. Deiodinases:implications of the local control of thyroid hormone action[J].J Clin Invest,2006,116(10):2571-2579.

[3] Hall R,Amos J,Garry R,et al.Thyroid-stimulating hormone response to synthetic thyrotrophin releasing hormone in man[J].Br Med J,1970,2(5704):274-277.

[4] Harris AR,Christianson D,Smith MS,et al. The physiological role of thyrotropinreleasing hormone in the regulation of thyroid-stimulating hormone and prolactin secretion in the rat[J].J Clin Invest,1978,61(2):441-448.

[5] 赵莹 , 李淑彦 , 刘欣 , 等 . 扶脾通阳穴位贴敷对亚临床甲状腺功能减退的临床疗效影响 [J]. 河北中医药学报 ,2020,35(1):33-35.

[6] 曾艳丽 , 景良洪 , 陈琼科 , 等 . 穴位贴敷联合甲巯咪唑治疗甲状腺功能亢进的临床疗效及作用机制 [J]. 检验医学与临床 ,2017,14(11):1534-1536.

[7] 李鸣镐 , 林兰 , 刘颖 , 等 . 中药甲亢宁对甲亢患者甲状腺激素水平影响的动态观察 [J]. 中国中医基础医学杂志 2011,17(6):680-682.

[8] 薛慧娟 . 龙胆草对甲亢大鼠肝匀浆类固醇还原酶活性的影响 [J]. 中国中西医结合杂志 ,1992,12(4):23.

[9] 曲淑艳 , 刘忠喜 . 比较雷公藤多苷片与甲状腺片在慢性淋巴细胞性甲状腺炎中的治疗效果 [J]. 中西医结合心血管病电子杂志 ,2019,7(15):176-177.

[10] 王小兰 , 袁培培 , 吴广操 , 等 . 南葶苈子对野百合碱诱导的肺源性心脏病大鼠内分泌系统与肺组织水通道蛋白 1 表达的影响 [J]. 中华中医药杂志 ,2017,32(7):3205-3208.

[11] 廖运新 , 赵武能 , 姜东海 , 等 . 针刺治疗重症肌无力的临床实验研究 [J]. 中国中医药科技 .1995.2(3):20.

[12] 莫启忠 , 宫斌 . 针刺“足三里”穴位对大鼠脑及脾脏组织中 5-HT 和 M 受体功能的影响 [J]. 针刺研究 .1994.19(1):33.

[13] 梁文明 , 吴仁昌 , 李刚 . 电针对急性脊髓损伤后 Fas 和半胱氨酸天冬氨酸蛋白酶 -3 表达的影响 [J]. 中国临床康复 .2006.10(23):111-114.

[14] 李晓泓 , 张露芬 . 艾灸预处理对佐剂性关节炎大鼠下丘脑 HSP70 的影响及保护机制研究 [J]. 北京中医药大学学报 .2005.28(4):86-89.

[15] Dai M,Wei W,Wang NP,et al.Therapeutic effect of glucosides of chaenomeles speciosa on adjuvant art hritis in rat[J].Chin Pharmacol Bull,2003(3):340-344

[16] Alison MB,Elizabeth SC,Jon S,et al. Combination benefit of treatment with the cytokine inhibitors interleukin-1 receptor antagonist and PEGylated soluble tumor necrosis factor receptor type Ⅰ in animal models of rheumatoid art hritis [J] .Arthritis rheumatism,2000,43(12): 2648

[17] 简坤林 , 陈槐卿 , 宋开源 , 等 . 电刺激对军人血浆可的松昼夜节律的影响 [J]. 第一军医大学学报 ,2003,23(9).949-

951.
[18] 王琦，姚实林，董静，等．阳虚体质者内分泌及免疫功能变化[J].中西医结合学报，2008,6(12):1226-1232.
[19] 邱保国，王秀云，宁选，等．阳虚证与甲状腺素的关系探讨[J].中西医结合杂志，1983,3(3):168-170.
[20] 王艳，陈燕清，王向荣，等. 附子贴剂穴位贴敷干预阳虚体质的临床研究[J].中国民间疗法，2014,22(12):18-19.
[21] 温瑞丽．刺五加总甙贴敷神阙穴抗睡眠剥夺作用的临床观察[D].广州：第一军医大学，2006.
[22] 王升旭，石娜，李求实，等．神阙穴贴敷大蒜膏对睡眠剥夺所致昼夜节律紊乱人体可的松、淀粉酶和免疫球蛋白影响的研究[J].中国中医基础医学杂志，2006(3):195-197.
[23] 王晶．吴茱萸穴位贴敷治疗咳嗽（寒证）的临床疗效观察[D].广州：广州中医药大学，2012.
[24] 孙小燕．吴茱萸外用治病机理探析[J].内蒙古中医药，2009,28(2):28-29.
[25] 徐文聃，王欣，王琛，等．从下丘脑-垂体-肾上腺皮质轴探讨附子肉桂在肾气丸中补肾阳的作用[J].浙江中医药大学学报，2014,38(7):831-836,841.
[26] Nishibe S,Kinoshita H,Takeda H,et al.Phenolic compounds from stem barkof Acanthopanax senticosus and their pharmacological effect in chronicswimming stressed rats.[J] Chem Pharm Bull,1990,38(6):1763-1765
[27] 王裕生，邓文龙，薛春生，等．中药药理与应用［M］.2版．北京：人民卫生出版社，1998.
[28] Szolomicki S,Samochowiec L,Wojcicki J,et al.The influence of activecomponents of Eleutherococcus senticosus on cellular defence and physicalfitness in man.[J]Phytother Res,2000,14(1):30-35。
[29] 王宁，史岩眉，朱军，等．大蒜的药理作用、生物活性和开发利用研究进展[J].中国中医药信息杂志，2003,10(10).91-92.
[30] 魏赞美，庄启岚．针刺足三里治疗白细胞减少症及对免疫功能观察[J].上海针灸杂志，1996(6): 12.
[31] 张知云，徐东升，王慧，等．大鼠“肾俞”穴区与肾上腺神经支配的相关性研究[J].针刺研究，2018,43(,7):414-418.
[32] 罗亚飞．神阙穴探讨[J].安徽中医学院学报，1999(1):43-44.
[33] 阮祥燕，崔亚美．绝经激素治疗与代谢综合征风险研究进展[J].首都医科大学学报，2014,35(4):387-391.
[34] 杨长群，汪向红，解敏．围绝经期女性雌激素替代疗法对激素水平的影响[J].河北医药，2015,37(1):84-85.
[35] 邵素菊，王冰．针刺背俞穴为主治疗更年期综合征30例[J].中医研究，2016,29(2):51-54.
[36] 吕宁．穴位贴敷治疗围绝经期综合征35例的体会[J].贵阳中医学院学报，2011,33(4):79-80.
[37] 张淑钧．穴位敷贴疗法治疗围绝经期综合征的临床观察[D].广州：广州中医药大学，2018.
[38] WANG WX,HU XY,ZHAO ZY. Antidepressant-like effects of liquiritin and isoliquiritin from Glycyrrhiza uralensis in the forced swimming test and tail suspension test [J]. Annu R ev Nutr,2004,19(3):245-247.
[39] 赵志宇，王卫星，郭洪祝，等．甘草苷对抑郁模型大鼠体重及行为学的影响[J].中国生理卫生杂志，2006,20(12):787-790.
[40] Wang W X,Hu X Y,Zhao Z Y.Antidepressant-like effects of liquiritin and isoliquiritin from Glycyrrhiza uralensis in the forced swimming test and tail suspension test in mice[J].Prog Neuro-Psychopharmacol Biol Psychiatry,2008,32(5):1179-1184.
[41] ZHANG L, WANG QD, SHI HM, et al. Influence of ferulic acid on the pain-depression dyad induced by reserpine [J]. Acta Pharmaceutica Sinica 2013,48(1):32-37.
[42] 王丽琴．当归注射液调控小鼠性腺功能的实验研究[D].兰州：兰州大学，2007.
[43] 王莉，贾成文，杨斌. 电针对运动性疲劳模型大鼠血清BLA、海马NOS活性及运动能力的影响[J].陕西中医，2009,30(10):1428.
[44] 胡玲，汪惠丽．电针关元与三阴交对围绝经期模型大鼠性激素及下丘脑B-EP调整作用的比较[J].中国针灸，2004,9(24): 651-654.
[45] 汪怡新，沈梅红. 针灸治疗围绝经期综合征临床选穴规律探析[J].辽宁中医药大学学报，2014,16(2):122-124.
[46] 程凯，田素领．逆针“关元”“三阴交”对去卵巢大鼠下丘脑-垂体-卵巢轴的影响[J].针刺研究，2012,37(1):15-19,45.
[47] 吴丹，丛慧芳．穴位埋线联合穴位贴敷治疗多囊卵巢综合征（肾虚痰湿证）的临床研究[J].针灸临床杂志，2017,33(11):11-15.
[48] 蔡雨芯．穴位贴敷联合中药治疗肾虚痰湿证多囊卵巢综合征的临床疗效观察[D].沈阳：辽宁中医药大学，2022.
[49] 赵千惠，薛文慧，郭禹，等．菟丝子总黄酮对生殖内分泌调节的研究进展[J].中国畜牧兽医，2021,48(6):2002-2010.
[50] 陈锦明，王维斌，张萍，等．二陈汤对多囊卵巢综合征大鼠卵巢组织IRS-1/IRS-2的调节作用[J].福建中医药，2021,52(5):50-52.
[51] 丛培玮，张丽娜，王丹，等．二陈汤对痰湿型多囊卵巢综合征大鼠内分泌及糖脂代谢的影响[J].中华中医药学刊，2021,39(8):58-61.
[52] 宫静，程凯，张露芬．电针不同穴位对去卵巢大鼠HPO轴的影响[J].中华中医药杂志，2011,26(3):595-597.
[53] 田素领．逆针关元、三阴交对去卵巢大鼠HPO轴的影响及抗氧化作用的实验研究[D].北京：北京中医药大学，2011.
[54] 张娇娇，王少军，谭连红，等．针刺激活下丘脑室旁核促肾上腺皮质激素释放激素相关神经元特异性研究[J].中国中医药信息杂志，2013,20(4):34-37.
[55] 陈尚，范广春，余榕捷．神经肽PACAP对神经内分泌系统的调控[J].中国细胞生物学学报，2022,44(7):1433-1444.
[56] ZHANG Z H,QIN C K,WU S D,et al. Roles of sphincter of Oddi motility and serum vasoactive intestinal peptide,gastrinand cholecystokinin octapep-tide[J].World J Gastroenterol,2014,20(16): 4730-4736.
[57] 杜静，张连峰，秦川．胆囊收缩素作用的研究进展[J].中国比较医学杂志，2007,17(4):233- 235.
[58] Wang Yu,Prpic Vera,Green Gary M,et al. LiddleRodger A. Luminal OCK-releasing factor st imulatesCCK release from human int estinal endocrine and STC-1cells [J].American Journal of Physiology:Gastrointestinal and Liver Physiology (Print),2001,282 (1):16-22
[59] 谢宇锋，陈赟，冯军，等．御寒暖胃膏穴位贴敷对慢性萎缩性胃炎大鼠胃肠激素的影响[J].新中医，2016,48(6):267-271.
[60] 黄雪松，陈雅雪 .GC-MS法比较鲜姜与干姜的风味物质[J].中国食品学报，2007,7(5):133-138.
[61] 丁东宁，谭廷华，阎宝琦．生姜挥发油研究综述[J].西北药学杂志，1989,4(1):40-42.

[62] 沈映君 . 中药药理学 [M]. 北京 : 人民卫生出版社 ,2000.
[63] 房信胜 , 穆向山 , 李明会 , 等. 莱芜花椒和川椒挥发油的GC-MS 分析比较 [J]. 中药材 ,2011,34(4):555-559.
[64] Yang Z B,Yan J. Effects of the serum derived from ratstreated withelectroacupuncture at different meridian acupoints on EGFR signal transduction pathway in gastric mucosal cells [J]. World journal of Acupuncture and moxibustion,2009,19(1): 41-48.
[65] 杨宗保 , 严洁 , 易受乡 , 等. 电针大鼠胃经穴的血清对胃黏膜细胞 ERK 磷酸化水平的影响 [J]. 基础医学与临床 ,2009,29(2): 135-138.
[66] 谢宇锋 , 冯军 , 杨宗保 , 等. 御寒暖胃膏穴位贴敷对胃癌前病变大鼠胃黏膜的影响 [J]. 江西中医药 ,2015,46(5): 22-25.
[67] 贺凤娥. 电针足三里等穴对 DGP 模型大鼠胃肠激素及超微结构的影响 [D]. 长沙 : 湖南中医药大学 ,2015.
[68] 黄慧 , 李贵霞 , 张丽霞 , 等 . 厌食症患儿血清 LP 和 NPY 及 TNF-α 水平测定的临床意义 [J]. 河北医药 ,2009, 31(13):1584-1585.
[69] 董晨霞 . 激光针灸配合穴位贴敷对小儿脾失健运型厌食症血清 NPY、Orexin-A 及 leptin 水平的影响 [D]. 杭州 : 浙江中医药大学 ,2017.
[70] 王金华 , 薛宝云 , 梁爱华 , 等 . 苍术有效成分 β - 桉叶醇对小鼠小肠推进功能的影响 [J]. 中国药学杂志 ,2002(4): 28-30.
[71] 黄丽华 . 苍术用于产房空气消毒的效果观察 [J]. 广西中医学院学报 ,2000(2):19.
[72] 刘文涵 , 何晶晶 , 滕渊洁 . 顶空液液萃取 - 气相色谱 - 质谱法用于白术挥发性成分的分析 [J]. 分析化学 ,2013, 41(8):1226-1231.
[73] 陈嘉屿 , 刘德科 , 吴红梅 , 等 . 生白术对高原缺氧大鼠小肠运动和 5-HT4 受体的影响 [J]. 胃肠病学 ,2015, 20(3):138-142.
[74] TONG L,AO JP,LU HL,et al. Tyrosine kinase Pyk2 is involved in colonic smooth muscle contraction via the RhoA/ROCK pathway[J].Physiol Res,2019,68(1):89-98
[75] 吴敏 , 李战 , 谈珍 . 砂仁挥发油纳米脂质体对厌食模型动物胃肠功能的影响 [J]. 上海中医药杂志 ,2004(10):51-53.
[76] 吕桂凤 , 陈玉 , 张晓燕 , 等 . 荷香开胃饮合穴位敷贴治疗小儿厌食症 80 例 [J]. 四川中医 ,2011,29(5):95-96.

四、穴位贴敷疗法对血液循环系统的调节

血液循环系统是血液在体内流动的通道，分为心血管系统和淋巴系统两部分。淋巴系统是静脉系统的辅助装置。而一般所说的循环系统指的是心血管系统。穴位贴敷疗法通过发挥药物和腧穴的双重作用，对血液循环系统产生一定影响，进而发挥治疗作用。穴位贴敷疗法对血液循环系统的调节主要体现在穴位贴敷疗法对血液流动性的调节、对心脏功能的调节以及对血压、血脂的调节。

（一）穴位贴敷疗法对血液流动性的调节

血液流动性是影响、控制和调节人体血液循环，特别是微循环以及组织器官供血的重要因素之一。在现代医学中，穴位贴敷疗法又称经皮给药系统（Transdermal Drug Delivery Systems，TDDs），一般应用医用无菌敷贴等材料将药物固定于皮肤的特定部位，形成密闭环境，局部温度升高，真皮层血管舒张，皮肤血流增加利于吸收。汗液难以蒸发，皮肤含水量增加，角质层细胞膨胀，屏障变薄，药物易于通过，且药物作用时间长，能够持久稳定地维持血药浓度。现代医学研究认为腧穴对药物具有敏感性和放大效应。通过贴敷药物对皮肤的刺激引起皮肤和患部的血管扩张，促进局部和周身的血液循环，增强新陈代谢，改善局部组织营养，提高细胞免疫和体液免疫功能。多项研究证明，穴位贴敷前按摩刺激相应穴位，可促进细胞内蛋白质分解，从而加速组胺、类组胺物质的分泌，促进毛细血管扩张、开放，加快静脉及淋巴回流，有利于使药物吸收。

1. 调节凝血功能

凝血常规中 D– 二聚体、活化部分凝血活酶时间等指标含量的变化是反映了机体凝血和纤溶系统功能紊乱的重要参数，常作为临床医师判断血液循环状态和血栓疾病筛选的指标，其中 D– 二聚体作为交联纤维蛋白的特异降解产物，其水平的增高提示体内高凝状态和纤溶亢进。穴位贴敷疗法具有调节凝血功能的作用。

张柱基等选用七厘散（药物组成：血竭、乳香、没药、红花、儿茶、冰片、麝香、朱砂）贴敷于足三里、丰隆、地机、梁丘、血海预防髋膝关节置换术后深静脉血栓（DVT）形成。经过穴位贴敷治疗结束后，凝血酶原时间（PT）、D– 二聚体降低及凝血酶原时间（TT）升高；活化部分凝血活酶时间（APTT）、纤维蛋白原（FIB）无明显变化。证实穴位贴敷在降低 DVT 的发生率、改善凝血指标方面效果良好。彭美瑶将 106 例脊柱手术后患者随机分为观察组和对照组，术后 2 组患者均接受常规治疗，观察组外用消栓饮膏（主要成分：黄芪、白芍、丹参、枳壳、茯苓、当归尾、陈皮、泽泻、猪苓、川牛膝、大腹皮、桂枝、甘草）穴位贴敷治疗。贴敷穴位为血海、委中、地机、三阴交、足三里。对照组加用糊精粉贴片（安慰剂）穴位贴敷。结果显示观察组在

改善下肢周径、纤维蛋白原、血小板聚集率、全血低切黏度及 D- 二聚体方面均优于对照组。提示消栓饮穴位贴敷能够行气活血，改善脊柱全麻术后患者血液高凝状态，抑制纤维蛋白裂解，调节纤溶系统功能，减轻患者的疼痛，提高生活质量，降低术后发生 DVT 的风险。

中药作用方面：①黄芪不但具有抗血栓、促进血管内膜修复和改善血液高凝状态的作用，还可以增强机体对缺血缺氧的耐受能力。②丹参中含有丹参桐，具有改善微循环，扩张外周血管的作用，并对抗凝、抑制血小板聚集、促进纤溶、抑制血栓形成效果良好。③前期的大量试验证明，消栓饮对改善血液流变学、抗凝、促纤溶及改善血液高凝等效果明显。

穴位作用方面：①针刺血海穴对血液的高凝状态、血流状态、毛细血管形态都有不同程度的影响，提示针刺血海穴能够促进血液运行，改善患者微循环，起到活血化瘀的功效。现代研究表明针刺血海穴能够改善下肢肿胀，促进血液回流，从而减少 DVT 的发生。②现代研究发现，刺激足三里能够使纤维蛋白降解物和纤维蛋白原明显降低。相关研究发现，术后按摩三阴交和足三里，能够激发经气的运行，从而扩张毛细血管和微静脉，有效改善下肢的血液循环，促进局部血液循环，减少 DVT 的形成。

2. 调节血流速度

现代医学认为静脉血流滞缓、静脉壁损伤和血液高凝状态是目前公认的形成 DVT 的三大因素。张园园等将 90 例髋关节置换术患者随机分为两组，对照组采用常规预防，观察组则使用伤Ⅰ方（药物组成：蔓荆子、紫荆皮、当归、木瓜、丹参、赤芍、白芷、片姜黄、独活、羌活、天花粉、川牛膝、威灵仙、防己、防风、马钱子、五加皮、川芎、当归、丹参）穴位贴敷承山穴辅以中医定向透药。观察两组患者术后下肢深静脉血栓形成的发生率、术后不同时间段股总静脉和股浅静脉血流速度。结果显示观察组的 DVT 发生率低于对照组，且观察组术后第 3 天、第 7 天股总静脉和股浅静脉血流速度均高于对照组，说明伤Ⅰ穴位贴敷配合中医定向透药可促进髋关节置换术后患肢的血液循环，提高血流速度，从而达到预防下肢 DVT 形成的目的。

中药作用方面：①当归尾中含有水溶性成分阿魏酸和挥发油等，有抗血栓和抗血小板聚集之功效，能较好改善外周循环。现代药理学研究证实当归具有消除自由基、抗氧化、降血脂、抗炎镇痛等功效，当归水煎剂对血小板聚集有明显抑制作用，能延缓血栓增长速度，阻止附壁血栓形成。②现代药理学研究发现丹参中的丹参酮Ⅱ，能有效增加患者的冠脉血流量，改善心肌缺血状态，使其提高心脏泵血功能。③川芎具有提高红细胞和血小板表面电荷、改善微动脉血流流态、增加血流速度的作用。④马钱子碱能抑制 5- 羟色胺、血栓素等炎症介质的释放，进而抑制因炎症刺激导致的毛细血管通透性。

穴位作用方面：承山穴位于腓肠肌凹陷内，刺激承山穴可使血液循环及淋巴回流加快，组织器官的活动能力加强，局部新陈代谢增强，从而调节其所支配的内脏器官。

（二）穴位贴敷疗法对心脏功能的调节

中药穴位贴敷是将单味或者多味中药磨粉后，经醋或姜汁或蜂蜜调和而成，作用于人体穴位时，激发机体细胞活性，可以扩张周围血管，有效改善人体微循环，提高心肌组织供氧，改善新陈代谢，因而穴位贴敷疗法具有调节心脏功能的作用，主要体现在以下方面。

1. 抗氧化作用

SOD 是重要的抗氧化酶，对机体的氧化和抗氧化平衡起着至关重要的作用。此酶能清除超氧阴离子自由基，保护细胞免受损伤。MDA 是脂质氧化的最终产物。有研究表明，急性心肌缺血时 MDA 明显升高，SOD 活性降低。增强心肌自由基清除系统的功能，降低心肌细胞在缺血时自由基的产生，抑制自由基引起的脂质过氧化反应，才能实现心肌细胞的保护效应。SOD 能清除超氧阴离子自由基，减少过氧化产物 MDA 含量，保护细胞免受损伤。因此，穴位贴敷疗法能够增强心肌抗氧化能力。

魏钧研究心痹贴贴敷内关穴抗家兔心肌缺血的作用。将家兔 40 只，随机分成空白组、模型组、安慰剂组、硝酸甘油组、心痹贴组。其中心痹贴外用制剂药物组成：当归、川芎、丹参、延胡索、牡丹皮、桂枝、土鳖虫等。结果显示：心痹贴组 SOD 含量增高，MDA 含量降低。且心痹贴组增加 SOD 活性、抑制 MDA 增高方面优于硝酸甘油组。说明心痹贴组与硝酸甘油组均能抗急性心肌缺血并对心肌缺血家兔的心肌有保护作用，且前者优于后者。

中药作用方面：①延胡索能够有效地扩张冠状动脉，从而降低血管阻力，增加冠脉血流量，心肌细胞对缺血缺氧的耐受力因而增强。②川芎的有效成分川芎嗪能够扩张冠状动脉、增加冠脉血流量、降低心肌耗氧量；增加心输出量，有强心作用。③牡丹皮为清热凉血药，具有清热凉血、活血化瘀的功效，现代研究证实其具有抗菌、抗炎、抗过敏及免疫调节、改善血液流变学等作用。根据现代化药理学研究，丹皮酚主要作用是调节平滑肌细胞增生和血小板聚集。调查结果指出，丹皮酚是影响血液流通的重要指标，主要体现在能够有效降低血红蛋白沉积、血小板黏度、并提升血红细胞变形能力。

穴位作用方面：吴松等指出电针内关穴可影响 MDA 含量。不同时间电针预处理内关穴均可抑制氧化应激，有效保护心肌细胞，并且不同时间保护作用存在差异性。张宏如等人在再灌注期不同时间点，对心肌缺血后再灌注损伤大鼠进行干预内关穴，发现各时间点干预均可减少心肌损伤。梁宪如等研究发现大鼠在心肌缺血 24h 后 S100 A9 表达明显增加，针刺内关穴后，S100 A9 表达下降，结果提示，针刺内关穴可能通过调控炎症反应和抗氧化作用，从而减轻心肌损伤。此外，针刺内关穴还可以通过改善心电图、血流动力学、心肌形态学等促进心肌功能的恢复，改善心脏的供血状况。

2. 抗炎作用

TNF-α 是重要的炎性因子，TNF-α 作为 IL-6 的上游激活物，诱导单核细胞产生 IL-6，IL-6 进一步参与炎症反应。IL-6 有强大的增加血小板作用，是促凝因子，而且直接影响 C 反应蛋白（CRP）水平，加重炎症反应。IL-10 和 IL-6 均为多功能细胞因子，主要由免疫细胞分泌，参与机体的炎症反应调节过程，对于细胞的生长和增殖具有重要意义。TNF-α 和 IL-6 还通过干预血管内皮细胞表型，使炎症细胞渗透到血管外，向受损心肌聚集。超敏 C 反应蛋白（hs-CRP）是机体受到炎症性刺激时由肝脏合成的急时相蛋白，用于反应炎症刺激的强弱。

付玉娜等分析探究穴位贴敷联合艾灸治疗气虚血瘀型慢性心力衰竭的临床效果及对患者心功能和炎性细胞因子影响。将慢性心力衰竭患者 90 例，按照数字随机表法分为研究组和对照组，每组 45 例。两组患者均接受抗利尿、扩血管等西药常规治疗，对照组患者接受艾灸治疗，研究组患者接受艾灸联合穴位贴敷治疗。选取患者的膻中、心俞（双侧）、肺俞（双侧）、膈俞（双侧）7 穴进行贴敷。贴敷的药物组成为葶苈子、人参、麦冬、五味子、茯苓、猪苓、泽泻、白术、桂枝、枳实、桔梗、丹参、川芎。研究结果表明，接受治疗后研究组患者体内的炎性细胞因子的含量明显低于对照组，说明穴位贴敷能够明显减少患者体内的炎性因子，降低炎症反应。

中药作用方面：①桂枝温经通络，散寒止痛，其成分乙酸乙酯能够拮抗心律失常。②川芎行气活血，祛风止痛，扩张冠状动脉，其中的挥发油能够降低血压，改善微循环，调节心血管功能。③麦冬中含有多种甾体皂苷、氨基酸等，可扩张外周血管，改善心肌收缩力和心肌泵血能力，修复受损心肌细胞，清除氧自由基等，麦冬中的其他成分，如黄酮和维生素 A 等物质可增强机体的抗氧化能力。

穴位作用方面：①运用膈俞穴治疗冠心病，可以观察到治疗后全血比黏度、血浆比黏度、红细胞压积、纤维蛋白原各项指标均明显改善。②膻中穴位置邻近心脏，中频或高频电针该穴能够改善心肌缺血状况，提升心脏功能活动能力，尤以高频电针预处理改善作用更显著。

3. 调节一氧化氮合成酶

NO 具有脂溶性，扩散快速。是体内能量代谢、细胞凋亡、炎症反应等重要通路上的调节因子。是体内强烈的内源性血管舒张剂，具有维持血管张力、调节血压、扩张冠状动脉、调节心肌收缩与舒张、增加心肌供血、抑制血管平滑肌细胞迁移增生、抑制血小板聚集、抑制白细胞对血管壁的黏附等作用。NO 是由 L- 精氨酸和氧在 NOS 催化下合成的，NOS 不足，直接影响 NO 的合成。穴位贴敷疗法可通过影响一氧化氮合成酶，进而发挥改善血液循环的作用。

吴泽铭等对 120 例冠心病心绞痛患者，随机分为2组，其中治疗组用通心贴（药物组成：细辛、制附子、补骨脂、肉桂、川芎）外敷心俞穴，每天1次，30天为1个疗程。对照组给予口服单硝酸异山梨酯片，每次1片，每天1次，30天为1个疗程。结果表明，通心贴外敷心俞穴治疗冠心病心绞痛疗效明显，能明显升高NO、NOS、SOD，降低MDA，且无明显不良反应。

中药作用方面：①β-细辛醚有一定的钙通道阻滞作用，而使冠脉血管扩张，并可激活心肌细胞膜钠通道而发挥强心作用。石含秀等研究细辛对于心肌细胞的作用。研究表明含有挥发油的细辛可使激活电压降低，峰值电流增加，细辛含药血清可以降低钠通道的激活阀值，加快钠通道激活速度。②肉桂作为传统中药具有活血化瘀改善血液循环的作用。它能扩张外周血管，增加冠脉血流量，升高舒张压、促进心脏血液供应达到对心血管系统的保护。同时能抑制红细胞和血小板凝集，改善组织血液循环和微循环、促进降低的体温恢复正常的作用。

穴位作用方面：研究表明，针刺背俞穴能影响交感神经末梢多种化学递质的释放，从而通过神经体液的调节影响各组织器官的生理功能。吴琼等研究表明，按法干预心俞穴可有效保护缺血心肌，其机制可能是降低心肌细胞二磷酸腺苷、一磷酸腺苷含量，提高三磷酸腺苷含量和能荷值，改善心肌能量代谢和缺血缺氧状态，从而起到对心肌的保护作用。研究显示，电针夹脊穴和背俞穴均能够改善缺血性心脏病患者的心电图的ST段、T波波幅，其效应有一定的持续性。电针心俞穴可明显改善心肌缺血大鼠的血流变学。

（三）穴位贴敷疗法对血压、血脂的调节

2016年《穴位贴敷用药规范国家标准》中明确提出了穴位贴敷法可用于治疗心血管类疾病。临床相关报道也证实穴位贴敷已被用于高血压的治疗，并且取得了良好的效果。穴位敷贴通过经络调节有效中药成分，可改善血液黏滞度及微循环，发挥了显著的降压效果。穴位贴敷对血压、血脂的调节主要体现在以下方面。

1. 改变血流动力学及心功能

殷之放等认为，在改善血流动力学方面，针刺的降压作用主要是降低细小动脉的外周阻力，穴位贴敷的降压作用主要也是通过降低细小动脉的外周阻力实现的，但不排除大中动脉顺应性增加的可能性。

刘兴颖等将高血压2级的患者随机分成两组，贴敷组用中药（药物组成：附子、川芎、三棱、白芥子等）贴敷于内关、太冲、大椎、肝俞、三阴交、神阙。对照组膏药用麦麸调制。隔天1次，6次为1个疗程，连续用药3个疗程。治疗后贴敷组外周血管阻力、每搏心输出量、每分心输出量和动脉顺应性均较对照组有明显改善。穴位贴敷前后的血流动力学观察表明，其降压作用主要是通过降低细小动脉的外周阻力实现的。由于外周阻力的降低，减轻了心脏后负荷，使每搏心输出量和每分心输出量增加，从而改善全身的血液循环。焦宁将原发性高血压患者随机分为两组，观察组口服西药基础上加用三子养阴汤（药物组成：沙苑子、枸杞子、女贞子、决明子、菊花、生地黄）选取涌泉、三阴交、曲池、内关穴位贴敷，对照组西药治疗，以一个月为一疗程。患者治疗后，观察组每搏心输出量，每分心输出量和每搏外周血管阻力指数治疗前后有显著改变。说明穴位贴敷可以通过减小心脏负荷来实现降压作用。

中药作用方面：①现代药理学研究，沙苑子有降压、降脂、对血液流变学的影响、保护肝功能的作用。汤氏等通过静脉注射沙苑子水煎醇沉液可使麻醉犬降低血压，并且心率减慢，脑血流量增强。②现代药理研究，枸杞子有降血压、降糖、降脂及保肝的作用。枸杞子的果实水溶性提取物可使血压降低，呼吸兴奋，它的甲醇、丙酮等提取物也有降压作用。③现代药理研究表明，菊花提取物可降低肾性高血压大鼠的血压并改善其心肌肥厚，菊花总黄酮对自发性高血压大鼠具有降压作用。

穴位作用方面：①刺激内关穴能改善血液状态及微循环障碍，调整心功能及冠脉血流量，降低心肌耗氧量，增加冠脉血流量，血流量的改变直接影响舒张压的改变。②三阴交能增强胆固醇的分解及排泄，降低胆固醇的合成及吸收，从而改变血浆和组织中胆固醇的分布从而降低血液中含量，对于血压的降低也是有利的。③沈攀攀等研究认为，针刺太冲穴降压作用可能与降低血浆中门冬氨酸和谷氨酸的含量有关。

2. 改善血液流变学

血压升高考虑与血流黏滞度相关，因为血液黏度直接影响外周阻力，可引起血压变高。穴位贴敷疗法可通过改善血液流变学调节血压。

何兴伟等将高血压患者随机分为白芥子泥贴敷丰隆、肾俞、曲池的贴敷组、针刺组和采用复方降压片常规治疗的药物组。白芥子穴位贴敷法治疗后，患者的血液流变学指标均有所下降，血浆比黏度、全血黏度、血球压积、红细胞电泳时间明显下降。提示穴位贴敷的降压效果与血液流变学改善相关。唐云华将高血压患者随机分成两组，对照组予单纯辛伐他汀胶囊口服，实验组在对照组的基础上予中药稳斑汤联合硬膏穴位贴敷。硬膏穴贴药物组成：三七粉、制乳香、制没药、血竭、三棱、莪术、生大黄、生水蛭、海藻、穿山甲、冰片。彩超定位后对颈动脉斑块处贴敷，每天1次，晚上睡前贴敷，清晨取下。观察干预前后颈动脉内中膜厚度、血脂及血液流变学的变化。结果显示：实验组治疗前后比较、与对照组比较，颈动脉内中膜厚度、血脂及血液流变学的改善明显。且血浆比黏度、全血黏度均下降明显。这说明了穴位贴敷疗法可以改善血液流变学。

中药作用方面：①三七具有活血散瘀功效。其有效成分是三七皂苷，三七皂苷能抑制凝血酶诱导的从纤维蛋白原至纤维蛋白的转化，并能激活尿激酶，促进纤维蛋白的溶解。②乳香及其有效成分乳香酸在延长凝血时间、抑制血小板聚集、保护脑缺血再灌注方面也有明确的疗效。β- 乳香酸作为乳香中最重要成分之一，具有改善记忆障碍、延长凝血时间、保护血管功能等作用。③在冰片促进盐酸川嗪的透皮吸收实验中，随着冰片浓度的增加，盐酸川芎嗪透皮吸收逐渐增加。冰片促透作用最显著，提示冰片可作为促透剂。

穴位作用方面：①刺激丰隆穴能够加快血液循环速度，减少血液黏稠度。②现代实验研究证明，曲池穴对血管舒缩功能有调节作用，轻刺激可引起血管收缩，重刺激多引起血管扩张。③肖莹莹等研究表明，三子降压散外敷大椎、肾俞穴能够有效控制患者的血压。

3. 对体液的调节作用

白芥子穴位贴敷治疗后发现提高了血浆肾素活性均值，降低了血浆血管紧张素均值，提示穴位贴敷降压作用同体液相关。穴位贴敷考虑同针灸理论相似，可通过调节体液改善血压血脂状况。

张玉金将高脂血症的患者随机分为两组，对照组予瑞舒伐他汀片口服，每天10mg；治疗组用中药复方（生山楂、荷叶、黄精、决明子、何首乌、大黄、海藻、丹参、透骨草、昆布、旱莲草）贴敷于神阙、丰隆、中脘、肾俞四穴，每天贴敷2h，持续干预6周，观察治疗前后血清总胆固醇（TC）、甘油三酯（TG）、低密度脂蛋白胆固醇（LDL-C）的变化。结果显示，治疗后TC、TG、LDL-C与对照组相比均有所改善。因此，穴位贴敷可以降低血液黏稠度、改善微循环，调节体液，从而起到降低血脂的作用。

中药作用方面：①张兴燊等发现山楂水提物与山楂的复方颗粒具有显著降低小鼠血脂的功效。唐世英等通过动物实验认为山楂降血脂的有效成分为总黄酮。②荷叶生物碱对调节血脂TG的指标有极显著作用，荷叶黄酮对调节血脂中TG有显著作用，同样剂量生药提炼的生物碱明显优于荷叶黄酮的降血脂功效。两者对血脂其他指标的影响有待进一步研究。③何首乌提取物可以对大鼠血清中TC、TG、LDL-C含量及LDL-C/HDL-C的比值产生有效的降低作用。

穴位作用方面：①研究表明，神阙穴可通过降低血脂水平以及抗脂质过氧化作用，达到保护血管内皮功能，防止动脉粥样硬化。②王玉堂取双侧丰隆穴治疗高脂血症47例，针刺后TC、TG、β- 脂蛋白均有显著的降低，说明针刺丰隆穴有良好的调血脂作用。③研究表明，针刺中脘穴可有效增加血浆胰岛素样免疫反应性或分泌内皮细胞，进一步达到实现降血糖的效果。

参考文献

[1] 陈琳，朱照静，李玉先．穴位给药在现代给药途径中的重要意义 [J]. 中国药业 ,2005(8):18-19.

[2] 朱宝，宋瑞平，张彦军．中药穴位贴敷疗法的理论与机制探讨 [J]. 甘肃医药 ,2016,35(8):578-580.

[3] 卢芸．生姜芒硝外敷联合穴位干预对膝关节置换术患者术后肿痛及下肢功能康复的影响 [J]. 护理实践与研究 ,2020, 17(21):85-87.

[4] Pour AE,Keshavarzi NR,Purtill JJ,Et al.Isvenousfootpump

effec tivein prevention of thromboembolic diseas E after joint arthroplasty:a meta-analysis[J].J Arthroplasty,2013 28(3):410-417.
[5] 张柱基，庞瑞明，潘海文，等. 七厘散穴位贴敷对髋膝关节置换术后深静脉血栓形成的防治 [J]. 陕西中医，2016, 37(12):1605-1607.
[6] 彭美瑶，蒋谷芬，朱诗林. 消栓饮穴位贴敷预防脊柱手术后下肢 DVT 的效果观察 [J]. 湖南中医杂志，2021,37(1):94-96.
[7] 吴娇，王聪. 黄芪的化学成分及药理作用研究进展 [J]. 新乡医学院学报，2018,35(9):755-760.
[8] 高兵. 丹参的药理作用及临床应用分析 [J]. 中国现代药物应用，2018,12(1):196-197.
[9] 张栋，高山，王勇，等. 消栓饮对创伤性肢体深静脉血栓大鼠血浆 ET 水平及血栓湿质的影响 [J]. 中医药导报，2016,22(7):39-41.
[10] 简功辉，李冬春，黄永松，等. 王勇教授治疗创伤性深静脉血栓的学术经验 [J]. 中国中医急症，2017,26(5):809-811.
[11] 李冬春，王勇. 消栓饮预防人工髋关节置换术后深静脉血栓形成的临床观察 [J]. 中国医疗前沿，2012,7(4):41,54.
[12] 郑庆磊，于佳宁. 血栓通联合电针预防老年髋关节置换术后下肢深静脉血栓形成的临床效果 [J]. 世界最新医学信息文摘，2018,18(15):94-95.
[13] 刘月姮，董宇翔，夏德军. 血海穴的研究概况 [J]. 辽宁中医杂志，2008(6):924-925.
[14] 吴建英. 术中腿部按摩干预对手术患者下肢深静脉血栓形成的预防效果分析 [J]. 中外医疗，2019,38(27):140-142.
[15] 石瑞芳，王国玉，王想福. 中医护理干预预防髋关节置换术后并发下肢深静脉血栓的临床观察 [J]. 西部中医药，2016,29(4): 121-123.
[16] 张永玲，王玲，秦明. 早期踝泵运动预防人工全髋关节置换术下肢深静脉血栓形成 89 例效果观察 [J]. 齐鲁护理杂志，2016,22(2): 79-80.
[17] 黄献民，谭祖明. 中医围手术期临床路径干预在老年人髋部骨折中的应用 [J]. 中国中医急症，2016,25(6): 1014-1017.
[18] 张园园，陈晓青，柏赟，等. 穴位贴敷配合中医定向透药在预防髋关节置换术后下肢深静脉血栓的应用研究 [J]. 中国中医急症，2018,27(9):1603-1605.
[19] 陈淑群. 当归的药理研究与其归经功效关系的探讨 [J]. 大家健康 (学术版),2016,10(10):14-15.
[20] 刘医辉，杨世英，马伟林，等. 当归药理作用的研究进展 [J]. 中国当代医药，2014,21(22):192-193,196.
[21] 瞿珍清，林秀琴，何显荣，等. 丹参酮 Ⅱ A 磺酸钠对慢性心力衰竭患者冠状动脉血流动力学的影响探析 [J]. 中医临床研究，2016,8(6):16-17,19.
[22] 靳会会，侯季秋，陈雅丽，等. 基于网络药理学研究川芎嗪治疗冠心病分子机制 [J]. 辽宁中医药大学学报，2020, 22(9):158-163.
[23] 何晓玮，范晓萍，钟涛，等. 马钱子碱新型给药系统治疗类风湿性关节炎的研究进展中华中医药学刊 2015,33(12):2908-2911.
[24] 赵利民，袁惠中，徐恒卫，等. 马钱子碱及其中复方制神农的抗炎镇痛作用研究中华中医药学刊 2012.30(8):1874-1876.
[25] 万伟萍. 长强承山穴埋线法治疗环状混合痔术后疼痛的临床研究 [D]. 昆明：云南中医学院，2012.
[26] 华浩明，王家骜，姚祖培，等. 宁心膏透皮给药治疗冠心病心绞痛 50 例临床研究 [J]. 中医杂志，2004(11):834-835,851.
[27] 周玖瑶，孙毅东，谭永恒，等. 环维黄杨星天对结扎大鼠冠状动脉致心肌缺血的影响 [J]. 中药材 .2007,30(7):828-830.
[28] 易慧智，吴伟康，侯灿. 中药防治心肌缺血 / 再灌注损伤的研究进展 [J]. 中国中西医结合杂志，1995(8):509-511.
[29] 魏钧. 心痹贴贴敷内关穴对家兔急性心肌缺血的影响及其神经生理机制初探 [D]. 哈尔滨：黑龙江中医药大学，2008.
[30] 贺凯，高建莉，赵光树. 延胡索化学成分、药理作用及质量控制研究进展 [J]. 中草药，2007,38(12):1909-1912.
[31] Lin G,Chan S S-K,Li S L,et al. Chemistry and Biological Activities of Naturally Occurring Phthalides in Studies in Natural Products Chem-istry[J].Bioactive Natural Products(Part L),2006,32:611-669.
[32] 刘宏宇，申玉华. 浅析《傅青主女科》中丹皮的应用 [J]. 中医药导报，2009,15(12):11-13.
[33] 周晓霞，周晓慧，许倩，等. 丹皮酚对高脂血清所致大鼠主动脉平滑肌细胞增殖的抑制作用 [J]. 河北中医，2000(6): 477-478.
[34] 龚明玉，许倩，李素婷. 丹皮酚对动脉粥样硬化大鼠的防治作用及其机制 [J]. 中成药，2018,40(2): 437-440.
[35] 吴松，严江天，韩永丽，等. 不同时间电针内关穴预处理对心肌缺血再灌注大鼠相关炎性因子及氧化应激的影响 [J]. 中华中医药杂志，2019,34(12):5845-5848.
[36] 张宏如，仲泽昊，陈婉莹，等. 再灌注期不同时间电针对心肌缺血再灌注损伤大鼠心肌组织中 Bcl-2、Beclin1 表达的影响 [J]. 中国针灸，2018,38(11):1195-1200.
[37] 梁宪如，席强，李晓梅，等. 针刺内关穴对急性心肌缺血大鼠缺血心肌基因表达谱的影响 [J]. 天津中医药 .2012,29(4):349-355.
[38] Souza JR,Oliveira RT,Blot ta MH,et al. Serum levels of interl eukin-6(IL-6),interleu kin-18(IL-18)and C-reactive protein(CRP)in patient swith type-2 diabetes and acut ecoronary syndrome without ST-segment elevation[J].Arq Bras Cardiol,2008,90(2):86-90.
[39] PENG T,LI X,HU Z,et al. Predictive role of endothelin in left ventricular remodeling of chronic kidney disease[J]. RenFail,2018,40(1):183-186.
[40] Min N,Paul L,Peter L.Inflammatory cy tokines and postmyocardial infarction remodeling[J].Circ Res,2004,94:1543-1545.
[41] 付玉娜，贾运时，刘丽杰，等. 穴位贴敷联合艾灸治疗气虚血瘀型慢性心力衰竭的临床疗效 [J]. 湖南中医药大学学报，2020,40(6):739-743.
[42] 蔡国伟. 膈俞穴注射川芎嗪对冠心病血液流变学的影响 [J]. 中国针灸，1995(1):1-3,60.
[43] 瞿晓林，李莹姗，吴皓玄，等. 不同频率电针预处理膻中、内关穴对家兔急性心肌缺血时心功能活动的影响 [J]. 医学理论与实践，2019,32(9):1281-1283.
[44] Venketaraman V,Talane MT,Dayaram YK,et al.Nitric oxide regulation of Larginine uptake in murine end human microphages[J]Tuberculos-ts(Edinh),2003,83(5):311-318.
[45] Mayhan WG,Arrick DM,Sharpe GM,et al. Nitric oxide synthase dependent responsesof the basilar artery during acute infusion of nicotine[J].Nicotine TobRes,2009,11(3):270-277.
[46] Moncada S,Palmer RM.Nitric oxide:physiology,pathophysiology and pharmacology[J].Pharmacolo

gy,1991,43(2):109-142.
[47] 吴泽铭，邢洁，张大创，等．通心贴外敷心俞穴对冠心病心绞痛 NO、NOS、SOD、MDA 的影响 [J]. 河南中医学院学报 ,2007(4):35-36.
[48] Kai H,Ikeda H,Yasukawa,et al.Peripheral blood levels ofmatrix metalloproteinase 2 and 9 are elevated in patients withacute coronary syndrome[J]J Am Coll Cardiol,1998, 32(2):368-372.
[49] 石含秀，贾波，韩林，等．细辛含药血清对大鼠心肌细胞钠通道的影响 [J]. 福建中医药 ,2009,40(4):43.
[50] Ziment I. History of the treatment of chronic bronchitis[J]. Respiration,1991,58(1):37-42.
[51] Kim SY,Koo YK,Koo JY,et al. Platelet anti-aggregation activities of compounds from cinnamomum cassia[J]. J Med Food,2010,13(5):1069-1074.
[52] 郑虎占．中药现代研究与应用 [M]. 北京：学苑出版社 ,1997:3619-3626.
[53] Hwa JS,Jin YC,Lee YS. 2-Methoxycinnamaldehyde from Cinnamomum cassia reduces rat myocardial ischemia and reperfusion injury in vivo due to HO-1 induction[J]. J Ethnopharmacol,2012,139(2):605-615.
[54] 吕超，张伯讷．桂枝温经通脉作用的实验观察 [J]. 上海中医药杂志 ,1993,12:34-36.
[55] Choi DY,Baek YH,Huh JE,et al. Stimulatory effect of Cinnamomum cassia and cinnamic acid on angiogenesis through up-regulation of VEGF and Flk-1 /KDR expression[J].Int Immunopharmacol,2009,9(7-8): 959
[56] 张昕．电针心俞、厥阴俞对心肌缺血再灌注大鼠心肌细胞凋亡及相关因素的影响 [D]. 济南：山东中医药大学 ,2012.
[57] 吴琼，谢宗池，黄河，等．按法干预心俞穴对心肌缺血大鼠心肌保护作用的研究 [J]. 湖南中医药大学学报 ,2022,42(10):1677-1682.
[58] 张静．针刺厥阴俞、心俞与 T4-T5 夹脊穴对缺血性心脏病患者心电图即刻效应的对比观察 [D]. 济南：山东中医药大学 ,2008.
[59] 李梦．电针内关、心俞改善急性心肌缺血大鼠血流变参数的协同作用 [J]. 甘肃中医学院学报 ,2008(2):11-13.
[60] 穴位贴敷用药规范 [S]. 中华人民共和国国家标准 ,2016.
[61] 黄薇，郑蓉．穴位贴敷辅以穴位按摩治疗高血压的疗效观察 [J]. 湖北中医杂志 ,2015,37(1):62.
[62] 殷之放，汪司右．针刺与穴位敷贴治疗高血压病的临床比较 [J]. 上海针灸杂志 ,2000(5):9-11.
[63] 刘兴颖，聂茸．中药穴位贴敷治疗原发性高血压 60 例 [J]. 实用中医内科杂志 ,2009,23(12):120-121.
[64] 焦宁．三子养阴汤穴位贴敷治疗原发性高血压临床观察 [D]. 武汉：湖北中医药大学 ,2012.
[65] 张卫明，钱学射，顾龚平．沙苑子的保健功效与药膳 [J]. 中国野生植物资源 ,2004(5):6-9.
[66] 许青媛．沙苑子总黄酮对实验性高脂血症血液流变学的影响 [J]. 陕西医药杂志 ,1987,16(5):61.
[67] 国家中医药管理局《中华本草》编委会，中华本草 [M]. 上海：上海科学技术出版社 ,1999.
[68] Gao T,Zhu ZY,Zhou X,et al. Chrysanthemum morifolium extract improves hypertension-induced cardiac hypertrophy in rats by reduction of blood pressure and inhibition of myocardial hypoxia inducible factor-1alpha expression[J]. Pharm Biol,2016,54(12): 2895-2900.
[69] 张留记，张海波，屠万倩，等．怀菊花总黄酮对自发高血压大鼠的降压作用及机制研究 [J]. 天然产物研究与开发 ,2015,27(4): 592-597.
[70] 王锐．辨证针刺治疗冠心病心绞痛 42 例 [J]. 中国针灸 ,2003.23(5):280.
[71] 李容，王友京．针灸改善心肌缺血作用机理研究概况 [J]. 中国针灸 ,2002,22(8).566-569.
[72] 刁利红．针刺治疗冠心病的疗效及其作用机理研究 [J] 中医杂志 ,2003,43(8):587-589.
[73] 陈太福．三阴交为主针刺治疗单纯性高脂血症 [J]. 黑龙江中医药 ,2002,1(1):43-44.
[74] 沈攀攀，陈月婷，肖双凯，等．"太冲" 配 "内关" 针刺对自发性高血压大鼠血压及延髓头端腹外侧区天冬氨酸及谷氨酸水平的影响．针刺研究 ,2017,42(2):102-106.
[75] 何兴伟．白芥子泥穴位敷贴法治疗高血压病的临床疗效和机理探讨 [J]. 江西中医学院学报 ,1994(1):21-24.
[76] 唐云华．中药汤膏并用对高血压患者颈动脉内中膜厚度、血脂及血液流变学的影响 [J]. 中医学报 ,2011,26(9):1110-1112.
[77] 寇幸福，王志方．三七总皂苷对大鼠脑缺血再灌注损伤保护作用及机制的实验研究 [J]. 河南中医学院学报 ,2008,23(6):22-23.
[78] DingY,Chen M,Wang M,etal.Posttreatment with 11-Keto-beta-Boswellic Acid Ameliorates Cerebral Ischemia-Reperfusion Injury: Nrf2/HO-1 Pathway as a Potential Mechanism[J]. Mol Neurobiol,2015,52(3):1430-1439
[79] Kokkiripati P K,Bhakshu L M,Marri S,et al. Gum resin of Boswellia serrata inhibited human monocytic (THP-1) cell activation and platelet aggregation[J]. J Ethnopharmacol,2011,137(1): 893-901。
[80] 翟小虎，李玉文，王明明，等．红花黄色素 A 联用 β 乳香酸对血瘀证大鼠全血黏度和凝血功能的影响 [J]. 实验动物科学 ,2016,33(2):46-49.
[81] Wang M,Chen M,Ding Y,et al.Pretreatment with beta-Boswellic Acid Improves Blood Stasis Induced Endothelial Dysfunction:Role of eNOS Activation[J].Sci Rep,2015, 5:1535
[82] Beheshti S,Aghaie R. Therapeutic effect of frankincense in a rat model of Alzheimer's disease[J].Avicenna J Phytomed,2016,6(4):468-475
[83] 黄萍，吴清和，荣向路，等．冰片与川芎配伍对脑缺血再灌注损伤的保护作用 [J]. 广州中医药大学学报 ,2000(4): 323-326,369.
[84] 郑丽维，纪小凤，陈丰，等．艾灸丰隆、足三里治疗痰湿壅盛证高血压患者的疗效 [J]. 解放军护理杂志 ,2017, 34(2):43-47.
[85] 钱春艳，张邦国，等．电针曲池穴对两肾一夹高血压大鼠及血管紧张素Ⅱ的影响 [J] 湖北中医杂志 ,2009,31(1):11-13.
[86] 肖莹莹，周福珍，孙静．三子降压散外敷大椎、肾俞穴治疗原发性高血压患者的临床研究 [J]. 临床医学工程 ,2018,25(7):971-972.
[87] 张玉金．中药穴位贴敷对 45 例血脂代谢异常患者的临床疗效观察 [J]. 中国现代药物应用 ,2016,10(8):248-249.
[88] 张兴燊，梁欣娜，王乃平，等．山楂水提液及山楂颗粒对高脂模型小鼠血脂的影响 [J]. 时珍国医国药 ,2011, 22(12):2905-2906.
[89] 唐世英，胡桂才，李来，等．山楂降血脂作用有效部位的研究 [J]. 云南中医学院学报 ,2009,32(5):43-45.
[90] 黄阿根，施洪飞，韦红，等．荷叶黄酮和生物碱的提纯及调节血脂作用比较 [J]. 扬州大学烹饪学报 ,2006(3):23-25.

[91] 刘治军，李林，叶翠飞，等．二苯乙烯苷对脑缺血小鼠脑组织含水及自由基代谢的影响 [J]. 中国康复理论与实践,2008,23(13): 3452-3453.
[92] 牛晓红，金红，宋剑南，等．灸神阙穴降脂抗氧化作用的研究 [J]. 中国中医基础医学杂志,2003(10):71-72,77.
[93] 王玉堂，针刺丰隆穴降血脂 47 例临床观察 [J]. 中国针灸,1990,10(3):21.
[94] 訾璐，胡小军，王玉，等．针刺中脘穴联合自拟茶方对 2 型糖尿病患者血糖水平的影响 [J]. 陕西中医,2019,40(10): 1460-1463.

五、穴位贴敷疗法对呼吸系统的调节

机体在进行新陈代谢过程中，经呼吸系统不断地从外界吸入氧，由循环系统将氧运送至全身的组织和细胞，同时将细胞和组织所产生的二氧化碳再通过循环系统运送到呼吸系统排出体外。呼吸系统由气体通行的呼吸道和气体交换的肺所组成。呼吸道由鼻、咽、喉、气管、支气管和肺内的各级支气管分支所组成。中医外治法治疗呼吸系统疾病较为常见，穴位贴敷疗法对呼吸系统的调节主要体现在穴位贴敷对肺功能的调节、对气道炎症的调节以及对自主神经功能的调节。

（一）穴位贴敷疗法对肺功能的调节

肺功能包括肺通气功能和换气功能。人体通过肺的功能，实现机体与外界之间的气体交换。穴位贴敷可以改善支气管的气道高反应性，增高对特应性的反应阈值，减轻过敏或变态反应的程度，从而使肺呼吸功能各项指标得到改善。

1. 改善肺通气

测定肺功能体现呼吸疾病的严重程度。呼吸系统疾病发生时，一秒用力呼气量（FEV），用力肺活量（FVC），呼气流量峰值（PEF，又称最大呼气流量）和其他相关的呼气流量指数值均降低。肺功能检测是公认的判断慢性阻塞性肺疾病患者是否存在气流受限的客观指标，是临床常用的呼吸系统疾病检查项目。肺功能检测主要是检测患者的第 1 秒用力呼气量、用力肺活量等通气功能指标，以此来判断机体是否出现通气功能障碍，进而对患者通气障碍的类型以及发病的程度、受塞部位进行准确判断。临床观察和实验研究发现，哮喘患者肺通气功能明显减弱，这是造成临床出现咳嗽、咯痰、哮喘等症状的直接原因。通过改善肺通气功能，达到止咳平喘的目的是穴位贴敷治疗哮喘的主要机制。

武琪琳等选择 56 例哮喘缓解期患儿随机分为两组，其中对照组予孟鲁司特钠咀嚼片口服；治疗组在对照组基础上，选取肺俞、心俞、膈俞、天突及膻中等穴位进行贴敷（穴贴主要成分：白芥子、延胡索、甘遂等），贴敷 3～4h，每 10 天贴 1 次，共贴 3 次。结果发现穴位贴敷能够有效改善肺功能指标，包括用力肺活量（FVC）、第 1 秒用力呼气量（FEV-1）、呼气流量峰值（PEF）和最大呼气流量 – 容积曲线（MEFV）。胡怀珍将受试者随机分为试验组和对照组。试验组贴 1 号方（药物组成：生白芥子、熟白芥子、细辛、延胡索、甘遂），穴位取肺俞、心俞、膈俞，均双取；对照组贴 2 号方，取肺俞对照点、心俞对照点、膈俞对照点，均双取，连续治疗 2 年。统计患者的 ACT 量表积分及肺功能（FEV-1/FVC）的变化，比较疗效的差异性。治疗结束后两组患者治疗前后肺功能的改善虽不显著，但是试验组 FEV-1/FVC 的降低有优于对照组的趋势，提示穴位贴敷可减缓支气管哮喘患者肺功能指标的下降。

中药作用方面：①炒白芥子醇提取物有良好的镇咳效果，且白芥子水提取物的祛痰作用明显。②细辛挥发油中所含的 β– 细辛醚可减轻组胺和乙酰胆碱导致的气管平滑肌痉挛，进而使其松弛。并且能延长哮喘发作周期，且甲基丁香油酚成分能令气管有效扩张。③延胡索乙素可阻断蛋白激酶磷酸化进而抑制炎症介质 IL-8 的分泌，具有抗炎、抗菌作用。

穴位作用方面：现代研究认为，背俞穴靠近脊神经后根，它的分布特点大致和脊神经节段性分布规律是相同的，针刺背俞穴可予机体以良性、双向刺激，从而加强机体局部组织的代谢；刺激同时作用于躯体感觉、交感神经末梢及伴行神经的血管，经过神经的轴突反射、节段反射途径作用于脊髓相应节段的自主神经中枢，达到调整内脏功能的目的。另有研究证实，针刺在改善肺、支气管通气机能的同时，能提高人体的免疫机能，对慢性支气管炎及过敏性疾病如过敏性哮喘等慢性呼吸系统疾病进行双向良性调节。

2. 改善小气道功能

气道高反应如咳嗽、喘息、气急等表现与小气道功能障碍关系密切。肺功能小气道指标不仅可以作为哮喘的筛查指标，同时也可以评价哮喘不良预后。穴位贴敷疗法可提高并维持哮喘缓解期患者临床疗效，提高机体免疫水平，改善小气道功能，预防哮喘反复发作。

邓丽莎等三伏天观察代温灸膏贴敷对哮喘儿童肺通气功能的调整作用，测定哮喘儿童治疗前后的 PEF 预测值和 PEF 变异率，连续观察 3 年，结果发现第 1 年治疗后，两组症状、体征、PEF 预测值和 PEF 变异率积分均值比较差异不显著，第 2、3 年治疗后积分均值比对照组显著降低。初步提示穴位贴敷疗法防治儿童哮喘的作用是缓慢持久的，其机制可能是通过温肺逐痰、健脾补肾使肺气升降逐渐恢复正常，从而降低患儿气道的高反应性和提高患儿的肺通气功能来实现的。哮喘缓解期患者虽未有临床症状，但却存在小气道功能异常，是造成气道阻塞，呼吸流速降低的重要原因。刘成勇等用白芥子贴敷肺俞、心俞、膈俞等穴位，发现肺功能包括最大呼气中期流量（MMF）、低肺容积流速的下降（FEF 25%～75%、FEF 50%）均有明显的改善。穴位贴敷疗法能显著改善慢性阻塞性肺疾病（COPD）患者的血气指标和肺气功能，尤其改善患者的小气道功能，从而减少哮喘的发作。于雪峰等观察中药穴位贴敷对哮喘肺功能的影响，分对照组、1 年贴敷组和 3 年贴敷组比较，在治疗前、后每隔半年测定 FVC、FEV-1、PEF 和 MEFV。结果提示三组患者治疗后肺功能指标均有明显改善，其中对照组大气道功能改善较快，小气道功能改善慢；1、3 年贴敷组在大气道功能改善的同时，小气道功能改善幅度较大，贴敷时间越长，小气道功能改善越显著。王立彪将 72 例哮喘患儿随机分为治疗组和对照组。对照组于 2015 年三伏天选取Ⅰ号方药饼贴敷胸背部腧穴（天突、膻中、肺俞、心俞、膈俞），一般贴敷 3～4h。初伏开始，每伏第 1 天贴敷 1 次，贴满三伏为 1 个疗程。治疗组在对照组的基础上加用Ⅱ号方药饼贴敷神阙穴。Ⅰ号方药饼：白芥子、延胡索、甘遂、细辛、麝香；Ⅱ号方药饼：丁香、砂仁、苍术、白术、黑胡椒。治疗结束后考察肺通气功能指标：①大气道功能：FEV-1、PEF。②小气道功能：剩余 25% 肺活量时的用力呼气流速（Maximal expiratory flow at 25% of the FVC，MEF25）、剩余 50% 肺活量时的用力呼气流速（Maximal expiratory flow at 50% of the FVC，MEF50）、剩余 75% 肺活量时的用力呼气流速（Maximal expiratory flow at 75% of the FVC，MEF75）、中段呼气流速（The forced mid-expiratory flow between 25% and 75% of the exhaled vital capacity，MEF25–75）。结果显示，三伏天胸背穴 + 神阙穴贴敷疗法较单纯胸背穴位贴敷疗法能进一步提高临床疗效，减少中医症状积分，改善肺通气功能，减少哮喘患儿的不良预后。穴位贴敷疗法可改善哮喘患儿大气道通气功能（FEV-1、PEF）和部分小气道通气功能（MEF75、MEF50、MEF25–75），降低气道高反应性，减少哮喘患儿的不良预后。

中药作用方面：①白芥子主要成分为芥子碱类和硫代葡萄糖苷类，具有抗氧化、镇咳化痰平喘、抗癌、抗菌、抗雄激素等多种作用。②延胡索乙素对静脉血栓有一定抑制作用。③甘遂生品有毒性，可刺激皮肤、黏膜，引起炎症反应和能量代谢紊乱。醋炙后的甘遂可抑制淋巴细胞增殖，减少巨噬细胞 NO 释放，降低甘遂的致炎毒性。④细辛挥发油可降低血液组胺水平，缓解鼻黏膜炎症反应，改善流涕、鼻痒、喷嚏等鼻部症状；研究发现，细辛对肺组织有明显的保护作用，其可提高机体抗氧化能力，调节丙二醛、一氧化氮等物质的表达，缓解气道高反应性，以达到平喘的疗效。

穴位作用方面：①刺激肺俞穴可以明显减轻哮喘的咳嗽、喘息、咯痰等症状，改善其肺通气功能，其作用机制可能与调节体内 IFN-γ 的表达，纠正 Th1/Th2 的失衡有关。②叩击肝俞、膈俞穴有利于卧床痰多患者的呼吸道分泌物排除，保证氧气吸入，提高患者的氧饱和度。③神阙穴位于脐中，该处有丰富的静脉网和皮下动脉分支，与全身皮肤结构比较，其表皮角质层最薄，屏障功能最弱，故渗透性最强，有利于药物吸收迅速被人体吸收而发挥治疗作用。刺激神阙穴可通过神经体液的变化而调节神经、内分泌和免疫系统，从而改善组织器官的功能活动，促进其恢复正常。

（二）穴位贴敷疗法对气道炎症的调节

炎症反应是机体对损伤或感染的防御反应，如果炎症反应失衡或者失控，则可导致过度或持续的组织损伤，呼吸系统疾病多由肺和气道的过度炎症反应引起。多种炎症细胞，如巨噬细胞、中性粒细胞、单核细胞、淋巴细胞等释放多种炎症介质参与炎症反应及免疫应答。中药穴位贴敷能明显消除炎性细胞，抑制炎症反应。

1. 调节一氧化氮、一氧化氮合酶

NO具有多种生物学效应其在哮喘发病机制中所起的作用十分复杂。局部作用的小剂量NO，作为非肾上腺素能，非胆碱能神经的递质可以发挥气道舒张作用，松弛气道平滑肌；而NOS在激活后产生的高浓度NO，则表现为炎症及细胞毒作用加重气道炎症、气道高反应性，使哮喘症状加重或迁延不愈。高亚东等的研究表明NO通过钾通道对哮喘气道平滑肌发挥松弛等作用。FENO浓度的测定是被用来广泛研究的气道炎症标志物之一，被称作“炎症尺度”。穴位贴敷疗法可降低哮喘患者肺组织NO、NOS的水平，对哮喘有一定的防治作用。

何丽将40只健康豚鼠随机分组，分别予喘敷灵穴位敷贴、西药酮替芬不同治疗后，测定各组豚鼠肺组织中NO、NOS水平。喘敷灵敷贴治疗后哮喘豚鼠肺组织NO、NOS水平较模型组明显降低但NO水平并未降至正常水平。据此推测肺组织中NOS表达减少进而导致气道组织中NO含量降低可能是穴位贴敷治疗哮喘的机制之一。通过喘敷灵穴位敷贴作用可以减轻高浓度NO的前炎症及细胞毒作用并且NO在低水平状态又可通过神经的调控作用起到舒张气道、改善哮喘的作用。结果表明，中药喘敷灵穴位敷贴可降低哮喘豚鼠肺组织NO、NOS水平，对哮喘有一定的防治作用。丁蕾选择支气管哮喘缓解期肺脾气虚型患者，随机分为治疗组和对照组。治疗组从2015年初伏开始，初伏贴1次，中伏贴1次，末伏贴1次。穴贴主要成分为细辛、甘遂、白芥子、延胡索、生半夏、冰片、胆矾、生附子、花椒、樟脑。贴敷的主要穴位为天突、膏肓（双侧）、定喘（双侧）、肺俞（双侧）、脾俞（双侧）。结束后，治疗组FENO水平低于对照组，结果表明穴位贴敷能够降低呼出气一氧化氮（FENO）水平，从而发挥缓解支气管哮喘的作用。

中药作用方面：①细辛中含有多种挥发油，其中的β-细辛醚具有解痉、抗炎、镇痛的作用，能松弛组胺、乙酰胆碱导致的气管平滑肌痉挛，使呼吸减慢，能减轻哮喘发作的严重程度，提示β-细辛醚对支气管哮喘有整体治疗作用。②次乌头碱可以保护上皮细胞免受氧化应激。在小鼠中，次乌头碱已被证明具有有效的抗炎作用，能够抑制环氧合酶-2（COX-2）、TNF、IL-1和前列腺素E_2（PGE2）的产生。

穴位作用方面：①针刺肺俞穴对慢性支气管炎、支气管哮喘患者肺功能指标的改善确有疗效。②定喘穴是止喘的经验穴，作用机制可能是使交感神经兴奋性增高，迷走神经紧张度降低，从而解除支气管痉挛。③现代研究发现，挑刺膏肓可以提高大鼠SOD、GSH-Px活力，改善大鼠的精神状态及行为活动。

2. 调节嗜酸性粒细胞

国外有学者发现哮喘患者外周血和支气管肺泡灌洗液中EOS明显增多。骨髓中EOS的持续生成增多是导致慢性气道炎症和气道高反应性的重要原因。大量研究表明：哮喘患者的气道以EOS持续聚集浸润为特征，哮喘发作时患者外周血及气道内EOS均明显增多，而病情缓解时EOS又明显减少。穴位贴敷可减少嗜酸性粒细胞在气道的增生与聚集，从而减轻哮喘症状或者抑制哮喘的发生。

李月梅等通过观察穴位贴敷治疗哮喘模型豚鼠的引喘症状、潜伏期及其病理改变，发现将由麻黄、细辛、甘遂、延胡索、附片、防风、五味子、白芥子组成的药贴，贴敷于豚鼠下颈部至上背部处（相当于人体的定喘、风门、肺俞穴），具有降低豚鼠炎症渗出和嗜酸性粒细胞数的作用。提示穴位贴敷治疗哮喘可能是通过延长哮喘发作的潜伏期减小哮喘发作的频度减少肺组织水肿、渗出降低嗜酸性粒细胞的肺系局部浸润而实现的。张毅敏等经过中药贴敷大椎、肺俞、肾俞治疗，发现哮喘豚鼠外周血及支气管组织EOS计数明显降低，低于模型组。表明穴位贴敷能降低外周血EOS水平及支气管组织EOS浸润程度，具有抗EOS炎症的作用。

中药作用方面：①麻黄碱促进嗜酸性粒细胞、肥大细胞、中性粒细胞等多种细胞的凋亡，抑制炎症因子释放，降低血管壁通透性，减轻局部组织肿胀，从而进一步抑制炎症反应，避免气道重塑以及气流受限。②细辛酮降低嗜酸性粒细胞的浸润，从而降低气道高反应性，减少炎症细胞浸润及黏液的产生。③五味子乙素可以降低血中嗜酸粒细胞数量，重塑血清中超氧化物歧化酶。

穴位作用方面：①在定喘穴实施外治可降低血清中炎性细胞的含量和气道的高反应性，最终达到干预气道炎症治疗支气管哮喘的目的。②针刺大椎可增加肺通气量，使支气管痉挛得到缓解，呼吸道阻力下降，从而改善咳嗽、气喘等呼吸道症状。

3. 清除氧自由基

氧自由基作为一种炎症介质，可直接作用于气道平滑肌及气道组织细胞，导致气道平滑肌收缩，也可作用于炎症细胞，促进炎症介质的释放，加重气道炎症反应。MDA 作为一种过氧化物，是氧自由基代谢的终产物，可破坏细胞中蛋白质、脂质等，引起细胞功能障碍或凋亡，也可促进炎症反应及支气管收缩。SOD 能催化过氧阴离子发生歧化反应，消除生物体在新陈代谢过程中产生的有害物质。中药穴位贴敷可降低哮喘血清 MDA 含量，升高 SOD 含量。

王明明等观察中药穴位贴敷对血清 SOD、MDA 和 IL-5 的影响。贴敷组以中药穴位贴敷（由白芥子、甘遂、肉桂等组成）贴敷于豚鼠的双侧肺俞、心俞、膈俞并以胶布固定，每天 1 次，每次 3h，疗程 2 周，最后 1 次诱喘前 12h 停止治疗。结果显示，中药穴位贴敷可使豚鼠血清 MDA 含量下降，而 SOD 升高，可以降低 IL-5 水平，阻断气道炎症和气道高反应性的发生。

中药作用方面：①白芥子主要成分芥子碱已被证实具有平喘作用。②甘遂能凝集、溶解红细胞及麻痹呼吸和血管运动中枢作用，可有效缓解支气管痉挛。

穴位作用方面：背俞穴在背部的位置大约与脊神经节段性分布相对应，所以良性刺激相应部位可提高与之相应的代谢能力。有大量临床实践证实，针刺肺俞穴改善哮喘患者咳嗽、咳痰、咽痒、气息急促等临床症状，且其改善哮喘症状的作用机制可能与调节免疫、恢复 Th1/Th 2 平衡有关。

4. 调节炎症细胞因子

炎症细胞因子指参与炎症反应的各种细胞因子。在众多炎症细胞因子中，起主要作用的是 TNF-α、TGF-β_1、IL-6、IL-8、IL-10 等。

(1) 白细胞介素：TNF-α 是炎症反应过程中出现最早、最重要的炎性介质，能激活中性粒细胞和淋巴细胞，使血管内皮细胞通透性增加，调节其他组织代谢活性并促使其他细胞因子的合成和释放。IL-6 能诱导 B 细胞分化和产生抗体，并诱导 T 细胞活化增殖、分化，参与机体的免疫应答，是炎症反应的促发剂。IL-8 能刺激中性粒细胞、T 淋巴细胞和嗜酸性粒细胞的趋化，促进中性粒细胞脱颗粒，释放弹性蛋白酶，损伤内皮细胞，使微循环血流淤滞，组织坏死，造成器官功能损伤。中药穴位贴敷是临床常用的中医学疗法之一，有利于促进肺康复而受到关注，已逐渐被应用于呼吸系统疾病治疗中。

刘佳佳观察穴位贴敷治疗支气管哮喘（BA）的临床疗效及其对炎症因子及肺功能的影响。取膻中、定喘（双侧）、肾俞（双侧）、肺俞（双侧）。中药组方为皂荚、葶苈子、白芥子、细辛、延胡索、甘遂、肉桂。通过观察两组治疗前后各项炎症因子，如 CRP、IL-8、TNF-α 水平、肺功能指标及 BA 发作频率的变化情况，得出穴位贴敷能有效缓解 BA 患者呼吸道高反应及炎症反应，有助于解除支气管痉挛及促进其舒张，从而有效减轻患者肺部炎症损伤及促进肺康复的结论。朴汉诚观察咳喘停穴位贴敷治疗支气管哮喘对 IL-4、IL-6、IL-13 表达的影响。咳喘停贴剂药物组成：延胡索、白芥子、细辛、生甘遂、麻黄、生川乌、牙皂、桂枝、丁香、葶苈子。贴敷穴位：双侧肺俞、脾俞、肾俞。结果提示咳喘停穴位贴敷治疗支气管哮喘大鼠，可降低血清 IL-4、IL-5、IL-13 含量，进而抑制气道炎症反应，降低大鼠模型气道内膜的厚度、纤维组织厚度及小气道平滑肌的厚度，达到治疗哮喘的作用。

中药作用方面：①现代药理研究阐述：小剂量的白芥子能引起反射性气管分泌的增加，平喘作用比较好，大部分患者服用后痰易吐出，气喘症状明显减轻，咳喘逐步减轻。②经皮渗透实验证实，延胡索与白芥子、细辛、甘遂组成的白芥子方与单用延胡索相比，可以提高延胡索乙素的透皮吸收率约 10 倍左右。可以更好地起到止咳平喘的作用。③细辛能阻断组胺、乙酰胆碱引起的支气管痉挛，具有类似氨茶碱扩张气管平滑肌的作用。能够明显降低细胞内组胺的释放，抑制IL-2受体的表达，具有免疫调节作用。

穴位作用方面：①肺俞穴，是肺脏的背俞穴，肺俞有宣肺祛风化痰之效，现代研究证明针刺或电针肺俞，能够增加肺的通气量，调整支气管平滑肌以改善肺功能，使多数支气管哮喘患者的症状得到显著减轻。②支气管哮喘缓解期有肺气虚证、脾气虚证、肾气虚三种基本证候，选取肺俞、脾俞、肾俞进行治疗，起到直接调节肺脾肾三脏功能，达到防治哮喘的目的。

(2) 转化生长因子：细胞因子在哮喘发病过程中是各种炎症细胞间重要信息传递者，并决定炎症反应类型和持续时间。TGF-β1是一种在发病过程中起重要调节作用的细胞因子。其作用主要表现为：促进平滑肌细胞增生、肥大细胞及细胞外基质沉积，与哮喘患者气道重塑有关。Vignola研究发现，哮喘患者气道黏膜上皮及黏膜下层TGF-β1 mRNA表达较健康对照组显著增多，且与基底膜厚度及成纤维细胞数目显著相关，提示TGF-β1参与气道重塑。

唐纯志等进行穴位贴敷对哮喘豚鼠血清TGF-β1变化的实验研究。用中药麻黄、细辛、甘遂、延胡索、白芥子各药按比例研成粉末，老姜汁调成糊状，并撒适量麝香，穴位敷贴在豚鼠大椎、肺俞（双侧）、肾俞（双侧）上，并与地塞米松组、模型组、正常对照组比较。主要检测各组豚鼠血清TGF-β1水平。经过穴位贴敷治疗，哮喘豚鼠血清TGF-β1水平明显低于模型组。穴位贴敷可通过降低支气管哮喘豚鼠血清TGF-β1水平，治疗哮喘。

中药作用方面：①麻黄碱被公认是麻黄的主要有效成分，它具有兴奋呼吸中枢及舒张支气管平滑肌、解除支气管痉挛的作用。②实验结果显示，生甘遂醇提取物外用对家兔皮肤具有明显刺激性。

穴位作用方面：研究表明，针灸肺俞、大椎能明显降低哮喘模型大鼠血清中IL-13及肺组织中STAT 6的阳性表达，有效改善气道炎症。

5. 抑制蛋白酶－抗蛋白酶失衡

炎症细胞聚集和激活可释放各种蛋白酶，有利于调节组织细胞修复，但蛋白酶大量释放与抗蛋白酶失去平衡，将造成组织损伤。基质金属蛋白酶（MMP）的主要作用是降解细胞外基质（ECM）和基底膜，ECM降解和沉积失衡是导致哮喘和COPD患者气道壁结构异常构建，肺实质破坏及间质增生的重要原因。王平平等观察穴位经皮给药药贴对实验性哮喘豚鼠基质金属蛋白酶-9（MMP-9）的影响。将药物组成为白芥子、麻黄、延胡索、甘遂和细辛的药贴，贴敷于豚鼠大椎、肺俞（双侧）、肾俞（双侧）。穴位贴敷经皮给药可降低哮喘豚鼠MMP-9表达水平，抑制气道炎症，改善气道重塑。

中药作用方面：①麻黄碱和伪麻黄碱均有缓解平滑肌痉挛的作用；麻黄挥发油有发汗及对流感病毒有抑制作用，挥发油乳剂有解热作用。②现代药理研究发现，细辛含挥发油，主要有甲基丁香油酚、黄樟醚、N-异丁基十二碳四烯胺及消旋去甲乌药碱等。挥发油、水及醇提取物具有解热、抗炎镇静、抗惊厥及局麻作用；消旋去甲乌药碱有强心、扩张血管、松弛平滑肌及增强代谢等广泛作用。

穴位作用方面：针刺肺俞、风门结合拔火罐治疗哮喘，对治疗前后患者外周血活化T淋巴细胞与嗜酸粒细胞数目的变化进行研究。结果过敏性哮喘与慢支患者的外周活化T细胞数目均较治疗前明显降低。

（三）穴位贴敷疗法对自主神经功能的调节

药物贴敷穴位可通过增强肾上腺皮质功能经环核苷酸的第二信使作用解除支气管平滑肌的痉挛，从而达到预期的治疗效果。环磷酸腺苷（cAMP）与环磷酸鸟苷（cGMP）是机体内与含氮激素作用机制密切相关的一对调节因子，细胞内cAMP及cGMP水平，特别是cAMP/cGMP含量的比值，对支气管平滑肌的张力有重要的作用。cAMP作为第二信使具有稳定支气管平滑肌膜电位、扩张支气管、预防哮喘发作等作用；细胞中cGMP具有加速生物活性物质释放，刺激支气管黏膜下迷走神经感受器，促使支气管收缩，引起哮喘发作。穴位贴敷能够减少cGMP，增强cAMP，调节血清环核苷酸指标，从而获得理想的治疗效果。

王晓燕等观察传统穴＋神阙穴三伏贴敷防治小儿哮喘相关实验室指标的变化。将支气管哮喘患儿随机分为治疗组及对照组。治疗组：Ⅰ号方药饼（白芥子、延胡索、甘遂、细辛、麝香）贴在肺俞、心俞、膈俞、天突、膻中穴，Ⅱ号方药饼（丁香、砂仁、苍术、白术、黑胡椒）贴敷在神阙穴上，于初伏开始，每 10 天贴 1 次，贴满三伏为 1 个疗程，对照组：胸背穴位贴敷同治疗组，神阙穴未贴敷。治疗结束后，两组哮喘患儿 cAMP 均低于正常范围，cGMP 明显升高，经穴位贴敷治疗后，治疗组 cAMP 升高，cGMP 降低，cAMP/cGMP 比值升高。结果显示“三伏贴”通过影响血浆皮质醇含量、cAMP/cGMP 比值以及血小板 α– 颗粒膜蛋白水平来治疗小儿哮喘。

中药作用方面：①延胡索有效成分延胡索乙素为有镇痛、镇静的作用，另外延胡索的提取物还可以抑制细菌活性，有较强的消炎抗菌作用。②现代药理研究发现麝香的有效成分主要是麝香酮，这种物质可以透过多种生理屏障并促进药物成分经皮吸收。

穴位作用方面：①神阙是全身穴位中唯一具备血管横断面结构特征的腧穴，具有丰富的微循环。药物敷脐治疗可以直接作用于血管内壁，影响血管内膜的内皮细胞和中膜的血管平滑肌细胞功能，加快微循环血流速度。②研究表明，电针肺俞穴可以提高过敏性哮喘豚鼠原低下的血浆及肺、支气管组织内 cAMP/cGMP 比值。

参考文献

[1] 杨立瑜 . 穴位贴敷治疗哮喘豚鼠炎性机制探讨 [D]. 广州 : 广州中医药大学 ,2002.

[2] 陈萨如拉 . 慢性阻塞性肺疾病蒙医辨证分型与肺功能及血气分析的相关性研究 [D]. 通辽 : 内蒙古民族大学 ,2022.

[3] 肖虹 . 浅析慢性阻塞性肺疾病中肺功能检测的临床诊断意义 [J]. 中国医药指南 ,2015,13(31):41-42.

[4] 武琪琳 , 刘娟 . 冬病夏治三伏贴治疗儿童哮喘缓解期的临床研究 [J]. 中医药导报 ,2016,22(6):74-75,82.

[5] 胡怀珍 . 冬病夏治穴位贴敷对支气管哮喘患者 ACT 量表及 FEV1/FVC 变化的影响 [D]. 济南 : 山东中医药大学 ,2018.

[6] 张学梅 , 刘凡亮 , 梁文波 , 等 . 白芥子提取物的镇咳、祛痰及平喘作用研究 [J]. 中草药 ,2003,34(7):635-637.

[7] Shi C,Fang Y Q. Study on the effect of β-asarone on bronchial asthma[J].LiShiZhen Medicine and Materia Medica Research,2006,9:1873-1874.

[8] 梁学清 , 李丹丹 . 细辛药理作用研究进展 [J]. 河南科技大学学报 (医学版),2011,29(4):319.

[9] 丘志春 , 陈玉兴 , 周瑞玲 . 醋制延胡索与净制延胡索抗炎、镇痛作用的对比研究 [J]. 现代生物医学进展 ,2009, 23(17):4518-4521.

[10] 李巍 , 谭洛 , 苗林艳 , 等 . 电针肺俞穴对支气管哮喘患者 (急性发作期) 临床症状与肺功能的影响 [J]. 针灸临床杂志 ,2010(1):4-8.

[11] 陈铭 , 蔡宗敏 , 卢希玲 , 等 . 节气灸与支气管哮喘肺功能变化关系初探 [J]. 中国针灸 ,2000(3):27-28.

[12] 胡志光 , 尹钢林 . 针刺对支气管哮喘患者 T 细胞亚群和 IL-4 的影响 [J]. 中国针灸 ,1999(2):47-48.

[13] 吴炳煌 , 吴明霞 , 林宏 , 等 . 隔姜灸神阙治疗支气管哮喘疗效与 T 细胞亚群含量变化关系的分析 [J]. 中国针灸 ,1997(7):389-390.

[14] Van der Wiel E,Postma DS,Van der Molen T,et al. Effects of small airway dysfunction on the clinicalexpression of asthma: a focus on asthma symptoms and bronchial hyper-responsiveness[J].Allergy,2014,69(12):1681-1688

[15] Rao D R,Gaffin J M,Baxi S N,et al. The utility of forced expiratory flow between 25% and 75% of vital capacity in predicting childhood asthma morbidity and severity[J].J Asthma,2012,49(6):586-592.

[16] J Zhao SM,Wang HS,Zhang C,et al.Repeated Herbal Acupoint Sticking Relieved the Recurrence ofAllergic Asthma by Regulating the Thl/Th2 Cell Balance in the peripheral Blood[J].BioMed research internat-ional, 2020(8):1-9.

[17] 邓丽莎 , 曾莺 . 代温灸膏天灸对哮喘儿童肺通气功能的调整作用 [J]. 广州中医药大学学报 ,2003(2):127-130.

[18] 刘成勇 , 吴文忠 , 房翳恭 , 等 . 白芥子涂方穴位贴敷防治支气管哮喘的临床研究 [J]. 南京中医药大学学报 ,2018,34(6):565-568.

[19] 于雪峰 , 倪力强 , 乔世举 . 中药穴位贴敷对哮喘患者肺功能的影响 [J]. 中国中医药信息杂志 ,2003(9):72-73.

[20] 王立彪 . 三伏天胸背穴 + 神阙穴贴敷防治小儿哮喘 (肺脾气虚型) 临床作用观察 [D]. 郑州 : 河南中医药大学 ,2016.

[21] 王辉 , 苑艳霞 , 邱琳 , 等 . 芥子碱平喘作用及其机制研究 [J]. 中草药 ,2011,42(1):134-136.

[22] 吴圣曦 , 吴国欣 , 何珊 , 等 . 白芥子挥发油对小鼠肝癌 H_{22} 移植性肿瘤的抑制作用及其机制研究 [J]. 中草药 ,2013,44(21):3024-3029.

[23] 杨娟 , 张莉蓉 . 延胡索乙素抗大鼠血栓作用研究 [J]. 药学与临床研究 ,2012,20(5):399-401.

[24] 杨永霞 , 唐冰雯 , 丁佳佳 , 等 . 甘遂毒性的血浆代谢组学研究 [J]. 第三军医大学学报 ,2014,36(1):38-41.

[25] 颜晓静 , 李璘 , 李征军 , 等 . 甘遂醋炙前后对脾淋巴细胞活力和腹腔巨噬细胞释放 NO 的量效关系比较研究 [J]. 中国药理学通报 ,2011,27(5):629-632.

[26] 梁少瑜 , 谭晓梅 , 曾永长 , 等 . 细辛挥发油对过敏性鼻炎豚鼠鼻黏膜和组胺影响的初步研究 [J]. 中国实验方剂学杂志 ,2011,17(2):149-151.

[27] 李杨 , 明海霞 . 单叶细辛对寒饮射肺证模型大鼠氧自由基代谢及肺组织病理变化的实验研究 [J]. 中医药学报 ,2015,43(5):35-37.

[28] 李巍 , 谭洛 , 苗林艳 , 等 . 电针肺俞穴对支气管哮喘患者 (急性发作期) 临床症状与肺功能的影响 [J]. 针灸临床杂志 ,2010,26(1):4-8.

[29] 李俊雄 , 郑劲平 , 邓时贵 , 等 . 自血穴位注射对哮喘大鼠 IFN-γ、IL-4 及 Th1/Th2 的影响 [J]. 新中医 ,2012,44(3):

126-128.
[30] 宁雪，谢坚．重复叩击肝俞、膈俞穴促进排痰在临床中的应用 [J]. 按摩与康复医学 (中旬刊),2012,3(2):25.
[31] 柯正华，龙升华．天灸配合神阙穴闪火罐治疗阳虚型过敏性鼻炎：随机对照研究 [J]. 中国针灸 ,2014,34(9):853-856.
[32] Dar K A,Shahid M,Mubeen A,et al. The role of noninvasive methods in assessing airway inflammation and structural changes in asthma and COPD.Monaldi Arch Chest Dis,2012,77(1)：8-18.
[33] 文碧玲．冬病夏治穴位贴敷疗法防治儿童支气管哮喘临床疗效及影响因素的研究 [D]. 武汉：湖北中医药大学 ,2010.
[34] 高亚东，熊盛道，徐永健，等．一氧化氮对哮喘大鼠支气管平滑肌细胞钾通道的作用 [J]. 中华结核和呼吸杂志 ,2003,26(10):315-318.
[35] Kikuchi K,Nagano T,Hayakawa H,et al.Detection of nitric oxide production from a perfused organ by a luminol-H2O2 system.[J].Anal Chem,1993,65(13):1794-1799.
[36] 何丽，郭盛，熊先敏，等．喘敷灵敷贴对哮喘豚鼠肺组织一氧化氮和一氧化氮合酶浓度的影响 [J]. 现代中西医结合杂志 ,2007(16):2200-2201.
[37] 丁蕾．敷穴化痰散治疗哮喘缓解期 (肺脾气虚型) 的临床观察及对 ACT 评分和 FeNO 的影响 [D]. 哈尔滨：黑龙江中医药大学 ,2016.
[38] Wiebrecht A .Verbot von Asarum – eine fragwürdige Sicherheitsphilosophie[J].Deutsche Zeitschrift für Akupunktur,2011,54(2):47-50.
[39] Gao J,Bao L,Zhang A. The mechanism underlying hypaconitine-mediated alleviation of pancreatitis-associated lung injury through up-regulating aquaporin-1/TNF- α [J]. Turk J Gastroenterol,2020,31(11): 790-798.
[40] Alexanian A,Sorokin A.Cyclooxygenase 2:Protein-protein interactions and posttranslational modifications [J].Physiol Genomics,2017,49(11):667-681.
[41] 孔素平，单秋华，董安梅．肺俞募配穴对肺功能的协同或拮抗作用的观察 [J]. 中国针灸 ,2004(12):28-30.
[42] 孔素平．肺俞募配穴对肺功能的协同拮抗作用 [D]. 济南：山东中医药大学 ,2003.
[43] 韦海燕，黄国东．定喘穴注射氨茶碱在支气管哮喘急性发作期的临床应用 [J]. 广西中医学院学报 ,2001(3):33-34.
[44] 钱桂凤，裴文娅，曾婧纯，等．挑刺膏肓穴对慢性疲劳综合征大鼠血清抗氧化指标和细胞因子的影响 [J]. 辽宁中医杂志 ,2019,46(5):1071-1073.
[45] 毛辉，王曾礼，刘春涛．骨髓中表达白细胞介素 5 受体 mRNA 的 CD34+ 细胞与支气管哮喘气道炎症的关系 [J]. 中华结核和呼吸杂志 ,2003,26(3):152.
[46] 单培英．嗜酸性粒细胞凋亡与支气管哮喘的关系 [J]. 国外医学生理、病理科学与临床分册 ,1999,19(1):44.
[47] Shi H Z,Deng J,Xu H,et al.Effect of inhaled interleukin-4 on airway hyperreactivity in asthmatics[J].American journal of respiratory and critical care medicine,1998, 157(6):1818-1821.
[48] 李月梅，赖新生，苏宁．穴位敷贴对哮喘豚鼠引喘潜伏期及肺组织病理变化的影响 [J]. 广州中医药大学学报 ,2001(2):137-139.
[49] 张毅敏．穴位敷贴对哮喘豚鼠外周血及支气管组织的影响 [J]. 湖南中医学院学报 ,2006,26(3):1-3.
[50] 赖菲菲，孙治中，黄勇智，等．基于网络药理学探讨麻黄治疗儿童哮喘作用机制 [J]. 辽宁中医药大学学报 ,2019,21(11):211-217.
[51] WU J,LIU Y,HU J,et al.Protective activity of asatone against ovalbumin-induced allergic asthma[J].Int J Clin Exp Pathol,2020,13(10):2487-2494.
[52] 王定荣，王亚亭，华山，等．五味子乙素对哮喘小鼠肺部炎症的影响及其机制研究 [J]. 安徽医科大学学报 ,2019,54(5):735-740.
[53] 徐先伟．定喘穴埋针对哮喘大鼠 STAT6 EOTAXIN C-FOS 蛋白 mRNA 表达及相关因子的影响 [D]. 哈尔滨：黑龙江中医药大学 ,2010.
[54] 赵桂英，王伟．定喘穴穴位注射对哮喘豚鼠 GM-CSF mRNA 表达干预作用的研究 [J]. 针灸临床杂志 ,2009, 25(6): 38-40.
[55] 胡晓京，邵素菊，华金双，等．针灸“肺俞”“大椎”“风门”对哮喘大鼠肺组织中 CC 趋化因子配体 1、CC 趋化因子受体 8 表达的影响 [J]. 针刺研究 ,2020,45(5):363-367.
[56] Nader M A,Baraka H N. Effect of betulinic acid on neutrophil recruitment and inflammatory mediator expression in lipopolysaccha ride-induced lung inflammation in rats. Eur J Pharm Sci,2012,46(1)：106-113.
[57] 王明明，陈四文，汪受传．中药穴位贴敷对幼龄哮喘豚鼠血清超氧化物歧化酶、丙二醛和白细胞介素 -5 的影响 [J]. 北京中医药大学学报 (中医临床版),2005(1):1-4.
[58] 覃梦瑶，阮文懿，翟苑好，等．三伏贴中芥子碱及细辛挥发油促进 HaCaT 细胞摄取延胡索乙素的作用及其机制研究 [J]. 中草药 ,2018,49(2): 400-405.
[59] 束晓云，丁安伟．甘遂的炮制及其化学成分、药理作用研究进展 [J]. 中国药房 ,2007(24):1904-1906.
[60] 刘志良，老锦雄，潘清洁．背俞穴温针灸干预卒中后抑郁的临床观察 [J]. 上海针灸杂志 ,2013,32(4):255-257.
[61] 徐金兰．穴位敷贴联合针灸对咳嗽变异性哮喘患者血清炎性因子水平的影响 [J]. 中医外治杂志 ,2020,29(5):46-47.
[62] 张锐红，许金森，陈铭，等．基于肥大细胞和 P 物质探讨哮喘大鼠背部腧穴敏化机制 [J]. 中华中医药杂志 ,2020,35(11):5759-5763.
[63] 郭淑娟，史利卿，季坤，等．冬病夏治穴位贴敷疗法治疗呼吸系统疾病的流行病学特点调查研究 [J]. 辽宁中医药大学学报 ,2019,21(12):77-80.
[64] 李娜，张葆青，牛峰海，等．中药穴位贴敷治疗小儿呼吸系统疾病的研究进展 [J]. 中华中医药杂志 ,2019, 34(11):5331-5333.
[65] 刘佳佳．穴位贴敷治疗支气管哮喘疗效观察 [J]. 上海针灸杂志 ,2020,39(12):1541-1545.
[66] 朴汉诚 (PARK HAN SUNG). 咳喘停穴位贴敷对哮喘缓解期大鼠 IL-4 等哮喘促进炎症因子的影响 [D]. 南京：南京中医药大学 ,2014.
[67] 马云淑，罗艳梅，潘琦．麻黄的透皮吸收与白芥子促透皮作用的实验研究 [J]. 中国医药学报 2002,17(1):59-60.
[68] 简晓顺，徐月红，李亚南．延胡索及白芥子涂方中延胡索乙素经皮渗透的比较研究 [J]. 现代医院 ,2008,8(4):24-26.
[69] 何萍．细辛治疗支气管喘临床观察 [J]. 中华临床医学研究杂志 ,2007,13(15):220.
[70] 王龙妹，傅惠娣，周志兰，等．枸杞子、白术、细辛、苍耳子对白细胞介素 -2 受体表达的影响．中国临床药学杂志 ,2000,9(3):171.
[71] 唐丽华．背俞穴埋线疗法治疗支气管哮喘的临床观察及对血清 IL-4 的影响 [D]. 南宁：广西中医药大学 ,2016.
[72] 李素云，李亚，李建生，等，支气管哮喘缓解期中医证

候及其临床特征的文献分析 [J], 辽宁中医杂志 ,2011, 38(3):391-393.
[73] 李明华 , 殷凯生 , 朱栓立 . 哮喘病学 [M]. 北京 : 人民卫生出版社 ,1998.
[74] Vignola AM,Chanez P,Chiappara C,et al. Transforminggrowth factor-beta expression in mucosal biopsies in asthma and chronic bronchitis[J].Am Respir Crit Care Med,1997,156(1):591-599.
[75] 唐纯志 , 赖新生 , 张毅敏 , 等 . 穴位敷贴对哮喘豚鼠血清转化生长因子 - β 1 影响的实验研究 [J]. 新中医杂志 ,2005,37(4):94-95.
[76] 查丽杭 , 苏志国 , 张国政 , 等 . 麻黄资源的利用与研究开发进展 [J]. 植物学通报 ,2002(4):396-405.
[77] 刁义平 . 生甘遂和醋甘遂提取物急性毒性和刺激性实验研究 [J]. 药物不良反应杂志 ,2007(4):243-246.
[78] 徐宁 , 邵素菊 , 华金双 , 等 . 针灸"肺俞""大椎""风门"对哮喘模型大鼠肺组织 STAT6、血清 IL-13 表达的影响 [J]. 中医药信息 ,2021,38(4):42-45.
[79] Paone G,Conti V,Vestri A,et al. Analysis of sputum markers in the evaluation of lung inflammation and functional impairment in symptomatic smokers and COPD patients. [J] Dis Markers,2011,31(2)：91-100.
[80] 杨永清 , 陈汉平 , 王瑞珍 , 等 . 针灸对哮喘患者外周血活化 T 淋巴细胞与嗜酸粒细胞数目的影响 [J]. 上海针灸杂志 ,1995(2):58-59.
[81] 吴晓林 , 吴晓梅 . 浅谈中药穴位贴敷治疗支气管哮喘机理 [J]. 实用中医药杂志 ,2005(2):109.
[82] 方向明 , 袁亚美 , 王丽娜 , 等 . 平喘宁对哮喘大鼠肺组织 cAMP/cGMP 的影响 [J]. 陕西中医学院学报 ,2012, 15(3):24.
[83] 高艳斐 , 牛洪霞 , 田卫卿 . 自拟方通敏汤加减联合穴位贴敷治疗小儿过敏性鼻炎肺脾气虚证临床研究 [J]. 临床研究 ,2023,31(5):123-126.
[84] 王晓燕 , 武琪琳 , 刘玲 , 等 . 传统穴 + 神阙穴三伏贴敷防治小儿哮喘相关实验室指标的研究 [J]. 时珍国医国药 ,2015,26(1):144-146.
[85] 尚坤 , 李敬文 , 常美月 , 等 . 延胡索药理作用研究 [J]. 吉林中医药 ,2019,39(1):108-110.
[86] 于娟 . 不同麝香的气相色谱指纹图谱 [J]. 中国实验方剂学杂志 ,2019,25(6):175.
[87] 关波 , 皇甫俊茹 , 徐媛 , 等 . 不同促透剂对根皮素体外透皮吸收的影响 [J]. 中国医药导报 ,2019,16(32):4.
[88] 张蕊 , 王玲玲 , 吴中朝 . 艾灸对 33 例正常老年人甲襞微循环的影响 [J]. 中医研究 ,2008,21(1): 50-51.
[89] 赖新生 . 针刺对实验性过敏性哮喘豚鼠血浆及肺支气管组织内环核苷酸含量的影响 [J]. 针灸临床杂志 ,1997(3):25-26.

六、穴位贴敷疗法对消化系统的调节

消化系统是人体九大系统之一，其系统功能十分强大，人体需要依靠消化系统来消化食物进行吸收。消化系统的基本生理功能是摄取、运输、消化食物以及吸收营养和排泄废物。任何一个过程出现问题，都会引发疾病。因此，中医外治法可以通过反应在人体体表的穴位对相应的症状进行诊治。穴位贴敷疗法对消化系统的调节主要体现在穴位贴敷对胃肠激素的调节、对胃肠运动的调节、对微量元素含量的调节、对炎症反应的调节以及对神经的调节。

（一）穴位贴敷疗法对胃肠激素的调节

穴位贴敷是在中医经络学说和整体观念的指导下，通过特定穴位药物吸收及激发经气的双重作用来治疗疾病，药物刺激穴位并经穴位吸收可引起胃肠激素水平变化，促进胃肠蠕动。胃肠激素具有调节消化腺分泌、消化管运动、机体代谢及细胞保护等作用。穴位贴敷疗法经研究表明在一定程度上可通过节胃肠激素的分泌达到治疗效果。

1. 调节胃肠激素

(1) 调节胃动素、胃泌素含量：胃肠道激素的改变会对胃排空产生重要影响，其中起主要作用的是胃动素 (MTL) 和胃泌素 (GAS)。MTL 属于兴奋胃肠运动的脑肠肽，主要产生于胃窦和十二指肠及小肠上段平滑肌细胞膜上，具有较强烈的刺激上消化道的机械运动和生理性肌电活动的作用。MTL 可促进胃肠运动及胃肠道对水、电解质的运输，分泌异常时可出现腹胀、腹泻等胃肠道症状。GAS 主要由胃窦和十二指肠黏膜开放型 G 细胞分泌，有刺激胃酸分泌，促进胃肠运动的作用。

张桂兰将 40 只大鼠随机分为空白组、模型组、对照组和治疗组共 4 组，采用喂养 0.02% 的氨水诱发慢性萎缩性胃炎大鼠模型。治疗组使用党参、黄芪、当归、石斛等多味中药制成的药膏，涂在足三里、中脘，涂敷直径 3～5mm，厚度 2mm，外以医用纱布、胶布固定，每天上午贴敷治疗 1 次，连续治疗 60 天。对照组选用胃苏冲剂灌胃。治疗结束后，观察穴位贴敷对慢性萎缩性胃炎（CAG）大鼠胃动素、胃泌素的影响。结果表明穴位贴敷和对照药物均可增加血清胃泌素含量，降低血浆胃动素含量。且穴位贴敷优于对照药物。研究发现穴位贴敷可以降低 CAG 大鼠血浆胃动素水平并且显著升高 CAG 大鼠血清胃泌素水平，提示穴位贴敷可促进 GAS 的分泌，具有营养黏膜的作用。其作用是通过调节胃肠激素，增加细胞保护作用，修复胃黏膜损伤而实现的。

中药作用方面：①党参能够调节体内胃肠激素的紊乱，从而改变消化吸收功能紊乱。②黄芪含有氨基酸、黄酮等成分，可增强胃运动及蠕动，促进胃黏膜修复，提高 GAS 水平。③当归挥发油作用于 M 胆碱受体，对抗阿托品对 M 胆碱受体的拮抗作用，促进胃肠道兴奋性神经递质乙酰胆碱分泌，起到促进胃肠动力的作用，同时能够升高血清胃动素和胃泌素含量，使胃肠平滑肌细胞内 Ca2+ 浓度增加，从而促进胃肠平滑肌收缩。④石斛可直接刺激 G 细胞，使胃泌素分泌增加，血清胃泌素浓度增高，而胃泌素能够刺激壁细胞，使胃酸分泌增加并对消化酶活性和营养素吸收产生有益影响，从而达到协调肠胃功能的作用。

穴位作用方面：①电针足三里穴可抑制大鼠胃 G 细胞胃泌素释放，降低血浆胃泌素含量。②针刺足三里、中脘后可兴奋迷走神经，促进 G 细胞、脑、垂体合成释放胃泌素，使血清中胃泌素含量升高。对慢性萎缩性胃炎具有良好的治愈作用。

(2) 调节胃黏膜血流量、前列腺素 E_2：消化系统疾病的发生与黏膜血流机能障碍有密切的关系。胃黏膜是前列腺素主要合成场所之一，PGE_2 有很强的抑制胃酸 – 胃蛋白酶原分泌、刺激黏液和碳酸氢盐分泌、增加黏膜血流、促使上皮细胞再生和增强黏膜抵抗力等作用。PGE_2 的细胞保护作用与改善胃黏膜血流有关。PGE_2 可保持胃黏膜微血管的完整性，减少血管充血，使得胃小凹细胞可快速移行修复被破坏的上皮细胞。

张桂兰等用氨水诱发慢性萎缩性胃炎大鼠模型，选取党参、黄芪、石斛、肉桂等多味中药制成软膏贴敷足三里、中脘、脐中，与口服胃苏冲剂进行对照，穴位贴敷组胃黏膜血流量、胃黏膜 PGE_2 含量均高于对照组。结果表明，穴位贴敷可明显改善 CAG 大鼠的胃黏膜血流量，从而加快对胃黏膜屏障有损伤作用的物质的清除，穴位贴敷同时增加内源性保护物质 PGE_2 的释放，促进胃黏膜上皮细胞的再生，并保持胃黏膜微血管的完整性，从而加快修复遭到破坏的上皮细胞使胃黏膜屏障功能恢复正常，发挥其对胃黏膜的细胞保护作用。钱小洲、高淑娟等人通过研究证实，使用穴位贴敷表皮生长因子及前列腺素 E2 的指标明显升高。其研究结果说明使用穴位贴敷可促进黏膜成熟，提高功能，从而有利于溃疡的恢复。

中药作用方面：①党参炔苷能提高前列腺素 (PG) 的含量，对抗 GAS 的泌酸作用，刺激胃黏膜合成释放表皮生长因子，对乙醇引起的胃黏膜损伤具有一定的保护作用。②黄芪总皂苷能抑制脾虚大鼠黏膜损伤，改善黏膜血液循环，这与提高机体免疫功能和抑制脂质过氧化作用有关。③石斛可改善胃黏膜的血供，使组织营养状况得以改善，促进组织修复。同时还能有效提高胃黏膜 PGE2 含量，保持胃黏膜微血管的完整性。④肉桂通过促进胃黏膜血液循环，促进胃黏膜的增殖和修复及其止血功能来保护胃黏膜。

穴位作用方面：①刺激足三里穴可加速胃黏膜组织中 PGE_2 的合成与释放，增强了胃黏膜防御和修复。②研究表明，针刺中脘可增加前列腺素和氨基己糖的合成与释放，加强胃黏液及胃黏膜的屏障作用，从而抑制溃疡的形成。

(3) 调节胃促生长素、胃肠激素 P 物质、胆囊收缩素水平：胃促生长素 (Ghrelin) 是机体重要的促食欲调节因子，主要由胃黏膜细胞分泌。可调节胰腺内分泌，加快机体糖代谢，促进肠道运动，增加食欲，也可释放生长激素，调节人体生长发育。胃肠激素 P 物质 (SP) 分布较为广泛，既存在于肠神经系统又存在于胃肠道组织中，具有兴奋胃肠平滑肌，加快胃肠运动，提高胃肠排空率的作用。胆囊收缩素 (CCK) 作为胃肠激素和神经肽，其受体广泛分布在脑组织、外周组织及胃肠道中，对消化系统及神经系统功能的调节起重要作用，CCK 能显著抑制固体及液体胃排空。

谢宇锋等对慢性萎缩性胃炎大鼠模型，用御寒暖胃膏（成分：生姜、凡士林、乳香、没药、川椒）贴敷于足三里、梁门，贴敷组大鼠胃黏膜细胞中 SP、Ghrelin 水平明显升高，CCK 水平明显降低。结果提示御寒暖胃膏穴位贴敷能够启动脑肠肽的调节，恢复正常的胃肠道激素水平，从而调整胃腑的运动功能，该作用可能与其下调 CCK 水平，上调 SP、Ghrelin 水平有关。王颖雪将主要组成为党参、茯苓、白术、泽泻、砂仁、藿香、炙甘草的资生健脾方穴位贴敷于神阙、中脘、脾俞（双侧）、胃俞（双侧）、足三里（双侧），治疗脾胃气虚型厌食症小儿，并与小儿扶脾颗粒口服对比发现穴位贴敷资生健脾方可改善脾胃气虚型厌食症患儿的食欲、食量、神疲、面色、大便症状，且可刺激血清 Ghrelin、P 物质释放，抑制血清瘦素（Leptin）分泌，有效调节食欲调节因子水平，临床疗效显著。

中药作用方面：①党参活性成分党参多糖可以提高胃蛋白酶活性，增加胃蛋白酶释放量。②白术挥发油及多糖能促进胃肠道蠕动，白术内脂可修复胃肠黏膜损伤。③砂仁有促进胃蠕动，缩短胃排空时间、抗溃疡、促进胃肠细胞生物电活动等保护胃肠道的功能，其增强胃肠动力的作用与其在肠道中释放的 P 物质及胃动素有关。④藿香对胃肠道的作用体现在推进胃肠运动、促进胃酸分泌，提高胃蛋白酶活性、保护胃肠黏膜。

穴位作用方面：研究显示，足阳明经穴对与胃相关的中枢及外周神经电生理、胃运动、胃分泌等均有明显调整作用，以穴位为基础的干预方法，可以实现对胃肠道激素如 SP、CCK、Ghrelin 等释放水平的调节，从而影响胃肠的动力、胃黏膜的保护屏障，最终实现对胃黏膜损伤修复的调节。①电针足三里穴可以促进糖尿病胃轻瘫大鼠的胃动力，且该作用可能与其调节胃窦部 CCK、Ghrelin 的释放有关。②神阙穴在其皮肤及皮下各层组织中，具有丰富的神经末梢、血管等，具有极强的感受和传导能力，药物作用更易传布至全身。③背俞穴在背部体表的部位与脊神经节段性分布位置相关，适当刺激可提高机体代谢能力。④中脘穴解剖位置深层正对胃小弯，贴敷可直达病灶，温通胃腑经脉。研究发现，刺激中脘穴可使血清中胃泌素含量增加，促进胃肠蠕动，以改善食欲。

2. 调节消化腺分泌

消化腺包括唾液腺、胰腺、肝脏、胃腺和肠腺，均可分泌消化液，除胆汁外，消化液中含有消化酶。因此，穴位贴敷对消化腺的作用主要体现在促进消化腺分泌，提高相应消化酶含量。

高世泉等研究穴位贴敷治疗小儿厌食症的临床疗效。穴贴药物由党参、白术、炒麦芽、木香、肉桂、神曲、山楂、黄芩、淮山药组成，贴敷穴位为神阙、中脘、气海、关元。治疗前后血红蛋白、消化酶等指标有显著的改善。结果表明穴位贴敷能促进消化腺的分泌，提高唾液淀粉酶含量，增加胃蛋白酶的含量，提高胃蛋白酶以及血清和尿淀粉酶的活性，促进营养物质的消化、吸收、利用，改善脾胃功能。

中药作用方面：①党参中的党参多糖可以提高胃蛋白酶活性，增加胃蛋白酶释放量。②白术中有效成分可通过胆碱受体介导对胃肠蠕动具有推动作用。③麦芽可以轻度增加胃酸分泌，对胃蛋白酶的分泌也有轻度促进作用，可促进消化。④木香和挥发油对胃排空及肠推进均有促进作用。⑤山楂主要依靠增加胃中间质卡哈尔细胞（ICC）的数量，从而促进胃肠运动。

穴位作用方面：①现代医学研究认为，脐下表层角质较薄，且无皮下脂肪质，皮肤与腹膜、筋膜直接相连，有利于药物穿透及吸收。②刺激中脘穴可有效调整胃肠功能，兴奋胃肠平滑肌，加速蠕动。

（二）穴位贴敷疗法对微量元素含量的调节

微量元素中，锌可加速机体代谢物排泄，提高抵御外邪能力，并影响进食量。缺锌会降低体内酶的活性，一方面影响消化，另一方面可影响口腔黏膜上皮细胞的功能，从而影响味蕾。锌与机体中的多种酶有直接相关性，其水平降低会使多种酶的活性减弱，进而降低唾液酸酶的活性，导致患儿食欲下降，产生厌食情绪，发生厌食症。

张琳琳选取脾胃气虚型厌食症患儿 72 例，治疗组予资生健脾方穴位贴敷，依患儿年龄及身体接受度决定贴敷时间及贴敷药量，连续贴敷 5 天后休息 2 天，30 天治疗结束；对照组口服双歧杆菌三联活菌片和葡萄糖酸锌口服溶液，30 天治疗结束。资生健脾方药物组成为党参、茯苓、麸炒白术、麸炒泽泻、砂仁、藿香、炙甘草。穴位选取脾俞（双侧）、胃俞（双侧）、足三里（双侧）、神阙、中脘。结果显示，治疗两组治疗方法均可提高血红蛋白、免疫球蛋白 IgA、微量元素锌水平，但在提高血红蛋白、免疫球蛋白 IgA 水平方面，治疗组优于对照组，在提高微量元素锌方面两组疗效相当。结果提示穴位贴敷能够改善患儿消化系统功能，同时能够调节机体的血清微量元素含量。

中药作用方面：①不同浓度的白术醇提取液均可促使胃黏膜细胞增殖，从而使胃蛋白酶分泌增加。②党参提取物的摄入能使胃液分泌量增加，党参及其多糖可增加巨噬细胞的数量，从而增强清除毒素的能力，并且还能增加血红蛋白及红细胞数量，降低机体耗氧量，增加供氧量。③泽泻提取物泽泻醇及其衍生物具有抑制速发型和迟发型超敏反应的活性。泽泻中多种成分具有增强网状内皮系统和抗过敏活性，对人体免疫系统的调节中起了重要作用，可减轻长期贴敷引起的皮肤过敏反应。④茯苓中的多糖成分能使吞噬细胞的吞噬指数增加，能提高环磷酰胺导致的低白细胞状态，从而达到提高免疫功能的作用。⑤砂仁挥发油能够减轻食欲下降的临床症状，是通过激发体内胃动素等物质的分泌释放从而加快了胃肠运动。⑥广藿香挥发油能促进胃酸分泌、增强消化酶的活性，有促进肠道蠕动通便的作用。

穴位作用方面：膀胱经第一侧线对应人体相应脏腑，故许多内脏疾病可以选取相应的背俞穴进行治疗。背俞穴在背部的位置大约与脊神经节段性分布相对应，所以良性刺激相应部位可提高与之相应的代谢能力。脾脏的背俞穴对应的是脾俞，胃腑的背俞穴对应的是胃俞，刺激这两个穴位，能增强脾胃运化功能，振奋脾胃之气。

（三）穴位贴敷对炎症反应的调节

消化系统疾病可致胃肠道菌群紊乱，肠道毒素、炎症因子释放增加。IL-6、IL-10是常见的促炎因子，CRP是较为敏感的炎症标志物。

研究表明，穴位贴敷能降低IL-6、IL-10、CRP水平，达到抑制炎症反应，预防胃肠道感染的效果。余莹等选用炮附子、细辛、丁香、白芥子、延胡索、赤芍、生姜等制成穴贴治疗溃疡性结肠炎，贴于上巨虚（双侧）、天枢（双侧）、足三里（双侧）、命门、关元，隔5天1次，每次贴敷4h，疗程为60天。治疗结果显示血清抗炎因子IL-4含量显著提高。黄磊等在此基础上，采用双盲双模拟设计，治疗后2个月随访。研究结果表明该治疗方式能降低血清促炎因子IFN-γ含量、提高血清抗炎因子IL-4含量而提高机体免疫力且用药安全。刘东林运用承气汤化裁，组方为大黄、川厚朴、芒硝、蒲公英、马鞭草、刘寄奴、枳实、丹参、黄芪、延胡索。贴敷于上巨虚、气海、天枢、内关、足三里，保留4h，每天换药1次，治疗1周。结果表明穴位贴敷疗法能够降低术后炎性肠梗阻患者血清D–乳酸、内毒素、二胺氧化酶水平及炎症反应状态指标（TNF-α、IL-6、CRP、降钙素原）水平，促进肠功能恢复。郭颂铭运用自拟中药方剂穴位贴敷结合美沙拉嗪栓治疗溃疡性结肠炎急性发作。中药方剂组成为栀子、连翘、金银花、陈皮、白术、党参、厚朴、木香、川楝子、肉豆蔻、干姜、胡椒、血余炭，贴敷于神阙、脾俞、大肠俞及足三里，每次10h，每天1次。连续治疗4周发现血沉、血红蛋白及CRP有所改变，并且能够降低TNF-α、IL-17、IL-23炎症细胞因子水平，从而提高临床疗效，降低治疗后复发率。

中药作用方面：大承气汤能够改善肠壁微循环，增加肠道的血流量，促进肠道平滑肌的蠕动，减轻肠道组织水肿，促进患者胃肠蠕动能力的恢复，促进肠腔内的陈旧内容物的排出，降低内毒素的形成与吸收，抑制细菌滋生与增殖，降低炎症反应因子的形成与释放。药理研究证实，丹参酮能通过抑菌抗炎、抗氧化、抗血小板凝集、改善微循环、调节免疫等功能而改善肠屏障功能。

穴位作用方面：足三里、关元、命门等穴能增强机体免疫力，与天枢、上巨虚等穴相配，能改善肠道微循环及各组织器官的功能活动，从而消除炎症，修复病损的组织器官。将药物贴敷于穴位表面，一则通过透皮吸收而发挥药物本身的治疗作用；二则通过对相关经络腧穴的刺激而发挥经络系统的调节作用，更加有效地治疗疾病。

（四）穴位贴敷对神经的调节

胃肠运动的神经调节主要由自主神经、肠神经系统（ENS）、下丘脑胃肠运动中枢、神经递质等共同完成。

1. 调节自主神经

交感神经与消化性溃疡联系密切。李汪等发现，芥子油贴敷梁门可有效缓解乙酸造成的胃溃疡黏膜损伤，通过调节交感神经来促进胃黏膜下水肿吸收、降低炎性细胞浸润，进而促进溃疡愈合，改善胃平滑肌节律性收缩活动，减轻胃溃疡症状。支梦伟通过手术前3天开始将小茴香、吴茱萸、肉桂、丁香和艾叶等制成穴贴，贴敷于双侧足三里、上巨虚、三阴交、内关及下巨虚。得出手术前进行穴位贴敷干预可以提高机体应激水平，降低自主神经功能损害程度，增强迷走神经活性，进而作用于肠神经系统，有效促进术后胃肠功能恢复的结论。

中药作用方面：①小茴香主要成分茴香脑可作用于多巴胺能受体，能够缓解胃肠平滑肌痉挛，改善胃肠功能紊乱状况，还可以有效降低IL-10、IL-17，发挥镇痛抗炎作用。②吴茱萸中重要生物碱成分吴茱萸碱能够改善肠道黏膜损伤，提高肠黏膜修复能力。③肉桂中挥发油可以刺激胃肠道，增强胃肠蠕动。④丁香挥发油中丁香酚类化合物可以使蛋白质变性，影响并改变细胞膜磷脂的渗透性，是较好的透皮吸收促渗剂，可以提高中药的渗透率。⑤艾叶水提组分和挥发油可以降低血液PGE2含量，调节体内SOD、丙二醇（PGI）、NO水平，从而有效发挥镇痛作用。

穴位作用方面：①现代研究发现：当药物贴敷于神阙穴，其生物利用率是前臂的1～6倍。脐部给药除可通过透皮吸收而发挥药物本身的作用外，还可刺激脐穴，即任脉之神阙，可通过十二经脉、奇经八脉等经络的感应传导而起到调节脏腑气血的作用；又因脐部神经末梢丰富，药物或非药物法对脐的刺激，信息传至神经中枢，再经神经中枢的分析综合作用，通过神经－体液等路径，调节各组织器官的功能活动及内分泌免疫功能，发挥相应的治疗作用。②足三里穴，是足阳明胃经的主要穴位之一，在消化系统可使胃肠蠕动有力而规律，并能提高多种消化酶的活力，增进食欲，帮助消化。

2. 调节肠神经系统

血管活性肠肽（VIP）能神经元和P物质（SP）能神经元是肠神经系统中2种重要的肽能神经元，对胃肠的运动功能起着重要的调节作用。SP主要存在于中枢神经系统及肠肌间神经丛中，在整个胃肠道内均有分布，SP为调节肠道作用最强的兴奋性递质，具有强烈促进肠道平滑肌收缩，刺激小肠、结肠黏膜分泌水和电解质，促进胃肠蠕动的作用。VIP是肠神经系统中的一种主要的抑制性神经递质，VIP可通过松弛胃肠平滑肌，抑制结肠和直肠紧张性，抑制小肠运动，以减弱胃肠动力。

白克运等将附子丁香散加味药饼（药物：附子、苦丁香、肉豆蔻、干姜、炮川乌、白芷、牙皂、花椒、冰片）贴敷于神阙及天枢，每天1次，每次6h，贴敷6天后休息1天为一个周期，共用药3个周期。结果表明附子丁香散穴位贴敷对大鼠血清VIP及SP水平有调节作用，通过下调血清VIP水平和升高血清SP水平兴奋平滑肌，引起平滑肌收缩，调节肠道功能，促进肠道蠕动，达到治疗疾病的目的。马建丽发现由丁香、肉桂和荜茇等3味中药组成丁桂儿脐贴对功能性消化不良（FD）有明显的改善作用，显著降低血清NO，升高血清乙酰胆碱酯酶（AChE）和降低胃窦部肥大细胞数可能是其治疗FD的机制。

中药作用方面：①附子属于乌头碱类植物，有毒，主要含有生物碱、附子脂酸、多糖、脂肪酸酯、甾醇等成分，具有强心升压、增强免疫力、消炎镇痛、抗衰老等作用。②炮川乌其主要化学成分为乌头碱类、东莨菪碱，川乌具有镇痛、抗炎和免疫抑制作用，能够影响中枢神经系统。

穴位作用方面：①解剖学发现，脐作为胚胎发育中腹壁最后闭合之处，此处的表皮最为薄弱，药物经此处易被人体吸收。②从现代医学解剖学来看，天枢穴对应T_{10}节段位置，调节大肠的神经节段则主要分布在T_{10}～L_3位置，故穴位贴敷天枢穴位置能起到刺激此位置神经节段的作用。

参考文献

[1] 杨青，刘清毅，王磊．穴位贴敷联合点刺四缝穴对儿童功能性便秘胃肠激素的影响[J].上海针灸杂志,2021,40(12):1475-1481.

[2] 王小辉，葛来安，蓝阳，等．黄芪汤加减联合穴位贴敷对慢传输型便秘患者胃肠激素的影响[J].实用中西医结合临床,2021,21(9):5-7.

[3] Strommer L,Raty S,Henning R,et al.Delayed gastric emptying and intestinal hormones following pancreatoduodenectomy[J].Pancreatology,2005,5(6):537-544

[4] 张桂兰．穴位贴敷对慢性萎缩性胃炎大鼠胃肠激素影响的实验研究[J].河南中医学院学报,2007(3):21-22.

[5] 文艳巧，姚万玲，杨朝雪，等．郁金散对大肠湿热证模型大鼠血清及肠道组织胃肠激素的影响[J].畜牧兽医学

报 ,2017,48（6):1140-1149.

[6] 姚民武，徐兰，黄光鸿．黄芪建中汤联合合募配穴灸法辅助治疗脾胃虚寒型幽门螺杆菌阳性慢性萎缩性胃炎疗效观察 [J]. 现代中西医结合杂志 ,2020,29(2):124-128.

[7] 程小平，吴国泰，刘峰林，等．当归挥发油对实验性胃肠动力障碍的作用及机制研究 [J]. 中药药理与临床 ,2011, 27(4):54-56.

[8] Xie S Z,Liu B,Ye H Y,et al.Dendrobium huoshanense polysaccharide regionally regulates intestinal mucosal barrier function and intestinal microbiota in mice[J].Carbohydr Polym,2019, 206:149-162.

[9] 赵保民，黄裕新，赵宁侠，等．电针调控大鼠胃酸分泌的机制 [J]. 第四军医大学学报 ,2001(9):786-789.

[10] 郭永明，梁宪如，邱桐，等．不同针刺手法对醋酸型胃溃疡大鼠溃疡指数及血清胃泌素水平的影响 [J]. 天津中医学院学报 ,2001(4):27-28.

[11] 金航．汉方药对胃粘膜及胃动力的影响 [J]. 国外医学（中医中药分册）,1997,19(2):19.

[12] 张桂兰，高希言，赵欣纪．穴位贴敷对慢性萎缩性胃炎大鼠胃黏膜血流量、前列腺素 E_2 的影响 [J]. 河南中医学院学报 ,2007(1):38-40.

[13] 钱小洲．中药穴位贴敷、按摩联合西药治疗肝胃不和型消化性溃疡的临床观察 [J]. 中国民间疗法 ,2019, 27(24): 41-43.

[14] 高淑娟，苗晓霞，崔彩霞．中药穴位贴敷配合穴位按摩对消化性溃疡疗效及再生黏膜功能学成熟度的影响 [J]. 中国民间疗法 ,2019,27(9):17-19.

[15] 宋丹，王峥涛，李隆云，等．党参炔苷对胃溃疡模型大鼠胃黏膜损伤保护作用的研究 [J]. 中国中医急症 ,2008, 17(7):963-964,986.

[16] 张厚，宋延秋，陈广军．黄芪总皂苷对脾虚大鼠胃黏膜损伤的抑制作用和血流量的改善作用研究 [J]. 陕西中医 ,2017,38(10):1484-1486.

[17] 陆高翔，潘小炎，潘兴寿，等．石斛对实验大鼠慢性萎缩性胃炎御炎机制的研究 [J]. 右江民族医学院学报 ,2008, 30(6):931-932.

[18] 王韦，薛琪，陈玉林．胶原肉桂油对无水酒精所致胃粘膜损伤的保护作用 [J]. 第二军医大学学报 ,1996, 17(S1):68-70.

[19] 严洁，常小荣，刘建华，等．电针足阳明经穴对家兔胃粘膜损伤防御性保护作用的研究 [J]. 中国针灸 ,2001(6):30-32.

[20] 任婷婷．电针“足三里”、“中脘”对胃粘膜损伤模型兔胃泌素和胃动素的影响 [D]. 沈阳：辽宁中医药大学 ,2007.

[21] 王利然．双歧三联活菌散联合膏药神阙穴贴敷治疗小儿厌食症及对促人生长激素腺释放肽水平的影响 [J]. 中医药临床杂志 ,2018,30(5):925-927.

[22] Loral M,Theodor's son E,Ahlstrom PM.Tachykinins influence inters digestive rhythm and contractivet strength of human small intestine[J].Diodes Sic,1997,42(9):1940.

[23] 谢宇锋，陈赟，冯军，等．御寒暖胃膏穴位贴敷对慢性萎缩性胃炎大鼠胃肠激素的影响 [J]. 新中医 ,2016,48(6): 267-271.

[24] 王颖雪．资生健脾方穴位贴敷治疗脾胃气虚型厌食症小儿的临床观察 [D]. 石家庄：河北中医学院 ,2021.

[25] 马方励，沈雪梅，时军．党参多糖对实验动物胃肠道功能的影响 [J]. 安徽医药 2014,18(9):1626-1630.

[26] 王晶，张世洋，盛永成，等．白术治疗胃肠道疾病药理作用研究进展 [J]. 中华中医药学刊 ,2018,36(12):2854-2858.

[27] 李丽丽，田文仓，刘茵，等．砂仁中化学成分及其药理作用的研究进展 [J]. 现代生物医学进展 ,2018,18(22):4390-4396.

[28] 朱金照，张捷，张志坚，等．砂仁对大鼠功能性消化不良的作用 [J]. 华西药学杂志 ,2006(1):58-60.

[29] 马川，彭成，李馨蕊，等．广藿香化学成分及其药理活性研究进展 [J]. 成都中医药大学学报 ,2020,43(1):72-80.

[30] Yang ZB,Yan J.Effects of the serum derived from ratstreated withelectroacupuncture at different meridian acupoints on EGFR signal transduction pathway ingastric mucosal cells[J].World journal of Acupuncture and moxibustion,2009,19(1):41-48.

[31] 贺凤娥．电针足三里等穴对 DGP 模型大鼠胃肠激素及超微结构的影响 [D]. 长沙：湖南中医药大学 ,2015.

[32] 彭淑琴，黄智锋，彭连共．吴茱萸穴位贴敷在儿科临床应用的解析 [J]. 海峡药学 ,2017,29(4):89-91

[33] 左海燕，杨晓希，周美启，等．从俞募穴探讨体表 - 内脏相关内涵 [J]. 山东中医大学学报 ,2019,43(1):9-12.

[34] 王浩，申国明，汪克明．电针中脘、胃俞对大鼠胃运动及血清胃动素、胃泌素水平的影响 [J]. 安徽中医学院学报 ,2011,30(4):37-39.

[35] 高世泉，殷旭，刘贵云．穴位贴敷治疗小儿厌食症 70 例 [J]. 中医外治杂志 ,2005(5):16-17.

[36] 赵刚，姜亚欣，迟玉花．白术治疗慢传输型便秘的研究进展 [J]. 青岛大学医学院学报 ,2017,53(1):124-126.

[37] 王晓飞，周金影，金向群，等．麦芽的药理研究及临床应用 [J]. 中成药 ,2007(11):1677-1679.

[38] 朱金照，冷恩仁，陈东风．木香对大鼠胃肠运动的影响及其机制探讨 [J]. 中国中西医结合脾胃杂志 ,2000,8(4):236-238.

[39] 张猛，郭建生，王小娟，等．云木香不同提取物对小鼠胃排空和小肠推进功能的影响 [J]. 中国实验方剂学杂志 ,2012,18(2):136-139.

[40] 吕立铭，彭崇胜，李晓波．山楂核化学成分、药理作用及应用研究进展 [J]. 沈阳药科大学学报 ,2022,39(12):1521-1532.

[41] 王旭丹．中药穴位贴敷神阙穴对胃癌术后患者胃肠功能的影响观察 [J]. 中国民康医学 ,2019,31(3):95-97.

[42] 张绪峰，蒋丽元，王慧．不同刺法针刺中脘穴治疗功能性消化不良疗效观察 [J]. 上海针灸杂志 ,2016,35(2):141-143.

[43] 张翠，孙远岭．儿童厌食症实验室评价指标的研究进展 [J]. 现代中西医结合杂志 ,2009,18(35):4450-4453.

[44] 李晓强，张文杰．中焦辨证论治儿童锌缺乏致厌食症临床研究 [J]. 中国中西医结合儿科学 ,2014,6(6):519-521.

[45] 向正可，陈沛伟，谭从容，等．加味异功散联合常规治疗对脾胃虚弱型小儿厌食症患者的临床疗效 [J]. 中成药 ,2021,43(12):3559-3562.

[46] 张琳琳．资生健脾方穴位贴敷治疗脾胃气虚型小儿厌食症的临床研究 [D]. 石家庄：河北中医学院 ,2019.

[47] 祝金泉，张焜和，黄德强，等．白术对胃粘膜上皮细胞功能作用的实验研究 [J]. 中国内镜杂志 ,2003,9(2):15-17.

[48] 王洁，邓长泉，石磊，等．党参的现代研究进展 [J]. 中国医药指南 ,2011,9(31):279-281.

[49] Lee JH,Kwon OS,Jin HG,et al.The rhizomes of Alisma orientale and alisol derivatives inhibit allergic response and experimental atopic dermatitis[J].Biol Pharm Bull,2012,35(9):1581-1587.

[50] 尹春萍，吴继洲．泽泻及其活性成分免疫调节作用研究

进展 [J]. 中草药 ,2001,32(12):1132-1133.
[51] 吴洁 , 孙桂芝 . 孙桂芝教授防治肿瘤转移复发临床常用中药及现代药理研究 [J]. 中华中医药学刊 ,2007(1):64-68.
[52] 张凤玉 . 砂仁治疗功能性消化不良的临床价值探讨 [J]. 临床合理用药杂志 ,2014,7(12):124-125.
[53] 齐乐辉 , 王知斌 , 孟永海 , 等 . 中药广藿香有效成分及药理作用研究进展 [J]. 化学工程师 ,2018,(2):49-50.
[54] 徐雯 , 吴艳清 , 丁浩然 , 等 . 广藿香的药理作用及机制研究进展 [J]. 上海中医药杂志 ,2017,51(10):103-106.
[55] 刘志良 , 老锦雄 , 潘清洁 . 背俞穴温针灸干预卒中后抑郁的临床观察 [J]. 上海针灸杂志 ,2013,32(4):255-257.
[56] 陆影 , 李巧香 , 詹红艳 , 等 . 穴位贴敷联合推拿治疗小儿功能性便秘脾虚肝旺证疗效观察 [J]. 河北中医 ,2022,44(4):651-655.
[57] 余莹 , 朱莹 . 溃结宁膏穴位贴敷治疗脾肾阳虚型溃疡性结肠炎临床疗效及其对血清白细胞介素 -4 的影响 [J]. 中国中医药信息杂志 ,2011,18(10):11-13.
[58] 黄磊 , 蔡植 , 朱莹 , 等 . 溃结宁膏穴位贴敷治疗脾肾阳虚型溃疡性结肠炎 : 随机对照研究 [J]. 中国针灸 ,2013, 33(7):577-581.
[59] 刘东林 , 王宏伟 , 李超 . 气汤化裁穴位贴敷对术后早期炎性肠梗阻患者肠黏膜功能、微炎症反应状态的影响 [J]. 世界中医药 ,2019,14(10):2771-2774,2778.
[60] 郭颂铭 , 宋献文 . 自拟中药方剂穴位贴敷结合美沙拉嗪栓治疗溃疡性结肠炎急性发作的疗效观察 [J]. 中国中医急症 ,2017,26(5):883-886.
[61] 张华洲 . 大承气汤联合按摩疗法对胃肠道手术后患者肠功能恢复的疗效 [J]. 贵州医科大学学报 ,2017,42(9):1099-1102.
[62] 廖吕钊 , 江荣林 . 丹参酮改善脓毒症肠屏障功能的研究进展 [J]. 浙江中医药大学学报 ,2017,41(2):171-174.
[63] 代晓光 , 苏长兰 . 丹参化学成分及药理研究进展 [J]. 中医药信息 ,2018,35(4):126-128.
[64] Yang C,Yan H. Observation of the efficacy of acupuncture and moxibustion in 62 cases of chronic colitis[J]. J Tradit Chin Med,1999,19(1):111-114.
[65] Moraes M F,Nyhus L M,Kalahanis N G,et al.Role of the sympathetic nervous system in peptic ulcer production in rats[J].Surgery,1978,83(2):194-199.
[66] 李汪 , 蔡虹 , 刘坤 , 等 . 交感神经激活在穴位贴敷促进胃溃疡大鼠溃疡愈合及胃功能改善中的作用 [J]. 针刺研究 ,2023,48(5):446-453.
[67] 支梦伟 . 基于 ERAS 理念探讨不同时机穴位贴敷对术后肠功能及自主神经的影响 [D]. 南京中医药大学 ,2020.
[68] 马宏伟 , 赵际童 , 赵霞 . 小茴香代茶饮对妇科恶性肿瘤术后肠道功能恢复的研究 [J]. 四川大学学报 (医学版),2015,46(6):940-943.
[69] 王金金 , 毋启桐 , 时博 , 等 . 小茴香炮制历史沿革、化学成分及药理作用研究进展 [J]. 中国实验方剂学杂志 ,2020,26(20):178-190.
[70] 王海燕 , 葛巍 , 李燕珍 , 等 . 吴茱萸碱改善能量代谢修复 TNBS 诱导大鼠结肠炎结肠黏膜损伤的作用机制 [J]. 中华中医药杂志 ,2019,34(5):2194-2197.
[71] 陈旭 , 刘畅 , 马宁辉 , 等 . 肉桂的化学成分、药理作用及综合应用研究进展 [J]. 中国药房 ,2018,29(18):2581-2584.
[72] 赵婷婷 , 张彤 , 项乐源 , 等 . 当归、丁香挥发油的促透皮吸收作用 [J]. 中成药 ,2016,38(9):1923-1929.
[73] 范恺磊 , 蔡皓 , 刘晓 , 等 . 香附与艾叶对治疗原发性痛经作用机制的研究进展 [J]. 中药新药与临床药理 ,2017, 28(1):139-143.
[74] 徐伟 , 金小晶 . 脐疗在消化系统疾病中的应用及其作用机制研究进展 [J]. 山西中医 ,2010,26(11):50-52.
[75] 任菡霖 . 中药穴位贴敷治疗老年便秘的体会 [C]// 中国中西医结合学会消化系统疾病专业委员会 . 第二十九届全国中西医结合消化系统疾病学术会议论文集 . 第二十九届全国中西医结合消化系统疾病学术会议论文集 ,2017:640-642.
[76] Dockray GJ.Physiology of the Gastrointestinal Tract ［M］.2nd Ed,Raven,New York,1987.
[77] 杨玲玲 , 王建民 . 慢传输型便秘和肠神经系统关系的研究进展 [J]. 中医药临床杂志 ,2014,26(3):312-314.
[78] 吴美玉 , 胡团敏 . 血管活性肠肽与消化系疾病的研究进展 [J]. 世界华人消化杂志 ,2012,20(16):1453-1457.
[79] 白克运 , 韩玮玮 , 王本军 , 等 . 附子丁香散加味穴位贴敷对阳虚型慢传输型便秘大鼠血清血管活性肠肽、P 物质水平的影响 [J]. 山东医药 ,2018,58(3):42-44.
[80] 马建丽 , 赵思俊 , 王婷婷 , 等 . 丁桂儿脐贴对功能性消化不良大鼠和脾虚小鼠的影响 [J]. 中国中药杂志 ,2013, 38(7):1067-1070.
[81] 王晓芬 , 朱英 . 附子化学成分分析方法及药理作用的研究进展 [J]. 海峡药学 ,2010,22(11):37-40.
[82] 刘瑶 , 焦豪妍 . 川乌毒理与药理现代研究进展 [J]. 云南中医中药杂志 ,2010,31(3):66-67.
[83] 张洁 . 论药物的性味在穴位贴敷疗法中的作用 [D]. 福州 : 福建中医学院 ,2005.
[84] 吴蔚 , 黄双英 , 袁明霞 , 等 . 随身灸联合按摩天枢穴预防骨科术后患者便秘的临床观察 [J]. 中国中西医结合杂志 ,2015,35(9):1134-1135.
[85] 龙茵 , 李芳 , 杨仕良 , 等 . 电针不同深度针刺天枢穴治疗中风后便秘的临床疗效及安全性分析 [J]. 亚太传统医药 ,2019,15(7):138-141.

七、穴位贴敷疗法的抗衰老作用

衰老具有综合复杂的特征，与多种重大疾病发生发展关系密切。随着我国人口老龄化加剧，多方面探讨衰老机制，防治与衰老关系密切的多种疾病，其意义重大。现代研究较多的衰老机制有自由基学说、DNA 甲基化学说、细胞自噬和端粒与端粒酶等学说。穴位贴敷疗法，在人类抗衰老的卫生保健中发挥重要作用。主要体现在穴位贴敷疗法抗自由基损伤、调节中枢神经递质、调节细胞凋亡以及调节激素水平方面。

（一）穴位贴敷疗法抗自由基损伤

自由基学说最早是由美国科学家邓汉哈曼（D. Harman）提出的，现已得到了国内外学者较为一致的公认，其初步阐明了氧自由基对细胞及细胞亚器造成的氧化损伤能够造成细胞损伤以至细胞凋亡和老化死亡，从某种程度上解释了自由基与氧化应激造成的代谢率增加和加速老化的现象。

1. 影响过氧化脂质水平

人体细胞正常代谢过程中会产生自由基，通过机体内歧化反应得到代谢，过量自由基堆积，会破坏正常细胞膜结构加速细胞的衰老和坏死进程，最终影响机体功能。SOD为重要自由基清除酶，其含量多少能客观反映机体清除自由基能力，正常情况下产生-清除处于动态平衡。过氧化脂质（LPO）为机体内一种强活性脂质自由基，是细胞膜性结构破坏过程中多不饱和脂肪酸所生成的产物，过量过氧化脂质堆积可影响细胞膜流动性、增加通透性，使膜的代谢运转和受体功能受损，其含量高低可直接反应氧化应激对细胞膜的损伤程度。机体的衰老过程与自由基代谢失调有关，并伴有血清LPO值增高。

付妍等随机将21只日本纯种大耳兔分为实验组11只，对照组10只。实验组在每只家兔的腹部（相当于中脘、下脘、天枢、关元穴）呈十字形贴磁5片，在背部脊柱两侧凹陷处（相当于夹脊穴）每排贴磁5片，腹背磁片的NS极均交叉放置，此外，在膝关节下方（相当足三里穴）各置一圆柱形磁片。结果表明，实验组血清LPO水平明显低于对照组。本实验证明，磁片贴敷穴位能增强机体抗氧化能力，抑制自由基，降低LPO含量。

中药作用方面：磁场能够激活体内的氧化酶和抗氧化剂，增强清除自由基的作用，使自由基代谢产物LPO的生成减少，体内LPO降低。

穴位作用方面：①中脘、足三里可补益脾胃之气、扶后天之本、生气血、化痰浊。针刺中脘、足三里可改善氧化应激水平进而达到延缓脑衰老的作用。②关元位于任脉上，是人体元阴元阳的交关之处，能补益人体真火，强壮补肾，治疗各种虚损性疾病，从而起到延缓衰老的作用。刺激老年大鼠关元穴，首先引起腹部局部组织器官效应，缓解局部组织大肠的细胞损伤情况并提升其抗氧化能力。③夹脊穴、足三里等穴位刺激，在提高老年大鼠有关脑区5-羟色胺含量的同时能明显增加下丘脑、中脑多巴胺含量。推测夹脊穴、足三里等穴位长期慢性刺激能调节脑内单胺类递质水平，从而达到抗衰老作用。

2. 影响丙二醛、一氧化氮、一氧化氮合酶和过氧化氢酶

MDA的含量可间接反映体内自由基的多少和机体内脂质过氧化的程度，从而间接地反映出细胞损伤的程度。随着年龄的增长，体内自由基增多而引起脂质过氧化作用，脂质过氧化物代谢产物MDA增多，同时，机体对自由基损伤的防御机能随年龄增长而下降。NO是脂溶性极高的小分子气体自由基。在机体中发挥多种生理功能，如作为信使、参与神经传导、血液循环，影响细胞的发生、分化、生长和死亡等。并且可能参与介导了许多病理生理过程。NOS是NO合成过程中的限速酶和关键酶，通过催化精氨酸而生成NO。NO有清除各种自由基的作用，使自由基灭活，避免脂质过氧化进而发挥其延缓衰老的作用。过氧化氢酶（CAT）是机体内的主要抗氧化酶之一。随着衰老发生，脑和淋巴细胞中CAT的活性均呈现出下降的趋势。在衰老和与衰老相关的退行性病变中，过氧化物酶体中CAT活性下降，自由基增加，加之脂肪酸代谢的改变，共同导致过氧化物酶体膜损伤，细胞功能丧失。

穴位贴敷疗法是在针灸理论的指导下，运用中药贴敷于腧穴，通过经络对机体的调整作用，而达到预防和治疗疾病的一种疗法。其中某些带有刺激性的药物贴敷穴位可以引起局部发疱化脓状如“灸疮”，则此时又称为“天灸”或“自灸”，现代也称发疱疗法。林清将40只雄性大鼠随机分为空白对照组、模型对照组、天灸血清A组和天灸血清B组采用颈背部皮下注射D-半乳糖建立衰老大鼠模型，以天灸血清进行尾静脉注射作为干预手段，以衰老大鼠血清及睾丸组织中NO、MDA的含量及NOS、CAT的活性为效应指标。天灸血清的制备：用白芥子膏，天灸关元、足三里（双侧）。结果表明，天灸关元、足三里制得的血清能够抑制脂质过氧化反应，从而延缓衰老的进程，达到抗氧化作用。

中药作用方面：现代研究表明，白芥子可纠正氧自由基代谢紊乱。通过对芥子挥发油成分进行分析，发现无论是生芥子还是烤芥子，其挥发油都是以含有异硫氰基的化合物为主。提示了芥子挥发油可能具有诱导细胞凋亡的作用。吴国欣等认为芥子碱可能具有抗雄激素活性。此外，芥子碱具有显著的抗氧化、抗衰老、抗炎、抗腹泻等药理活性。

穴位作用方面：关元、足三里两穴是强壮保

健要穴，有调节阴阳平衡的作用，既充养先天又培补后天。将天灸关元、足三里两穴所得的血清作为效应物质，加入衰老大鼠体内，可能会产生与天灸相似的作用，从而启动机体内源性保护机制，提高机体自身内在的抗病与应变能力。研究证明，针刺足三里、关元能够提高老年大鼠脑、心、肝、肾、血清、卵巢及睾丸组织SOD含量，提高机体内源性抗氧化酶活性，降低氧化产物在体内的堆积，从而对抗自由基损伤。

（二）穴位贴敷疗法调节中枢神经递质

中枢神经递质的含量变化是神经系统衰老的重要标志。随着年龄增长，生物体中枢内胆碱能神经系统功能逐渐衰退，表现为代谢失调，受体数目和亲和力的变化，导致中枢神经生理异常。5-HT又名血清素，是一种制性神经递质，广分布于大脑皮层质及神经突触，其神经元位于脑干中缝附近，通过上行网状抑制系统功能，抑制大脑皮层活动，介导受体诱发快速动眼睡眠，增加慢波睡眠，是公认可以调节睡眠的神经递质，被称为“致眠因子”，对维持睡眠有非常重要的意义，研究表明失眠患者常见5-HT降低。GABA是一种重要的氨基酸类抑制性神经递，质导30%～40%的中枢神经系统神经元的传导。通过其与特异性受体相互作用，可以发挥促进睡眠、抗脑衰老、缓解焦虑等功效。

朱瑛收集符合标准的肝肾亏虚型老年失眠患者60例，采用随机数字表法分成治疗组、对照组每组30例。对照组口服复方首乌合剂每次25ml，每天2次。治疗组在对照组的基础上加用穴位贴敷治疗，将吴茱萸、酸枣仁、五味子、熟地黄、茯苓及当归等中药制成穴贴，选取神门、三阴交、太溪、涌泉、太冲穴位贴敷，每天1次，两组患者均治疗4周。结果发现，复方首乌藤合剂联合穴位贴敷组及单纯复方首乌藤合剂组患者治疗后血清5–HT、GABA均较治疗前升高，且复方首乌合剂联合穴位贴组高于单纯复方首乌藤合剂组，差异有统计学意义。

中药作用方面：① 5-HT是与人类睡眠有关的重要神经递质，有动物实验表明吴茱萸贴敷可升高大鼠5-HT含量，提示吴茱萸可通过影响神经递质进而提高睡眠质量。②药理学研究显示，酸枣仁所含黄酮类物质具有镇静助眠、抗焦虑抑郁等作用。实验研究发现，酸枣仁对睡眠的调节主要通过改变GABA及5-HT含量。谢艳等发现酸枣仁提取物通过促进5-HT与受体的结合，诱导慢波睡眠，提高睡眠质量。③吴静静等发现五味子通过调节5-HT和GABA能量系统，产生镇静催眠作用。④樊秦等人研究显示当归补血汤可提高抗氧化酶活性抑制AChE活性改善大鼠学习记忆能力。现代药理研究显示当归化学成分主要有保肝护肾、增强免疫功能、调节心脑血管等药理作用。

穴位作用方面：①研究发现，神门、三阴交单穴使用和双穴配伍可有效调节血清GABA、5-HT含量，从而改善失眠症状。神门可上调血清GABA含量，三阴交可提高血清5-HT含量，神门、三阴交配伍使血清GABA、5-HT含量均显著上升。②研究显示，刺激老年大鼠涌泉穴后，其血清和脑组织SOD的活性显著升高，LPO含量显著下降，说明老年大鼠SOD活性得到提高，机体增强了清除自由基的能力，减少了LPO的生成，也说明刺激涌泉穴能提高机体内源性抗氧化能力，能延缓衰老。同时机体清除自由基能力的增强对于消除老年性疾病的形成也会发挥一定的作用。③针刺太溪穴可以激活脑右侧颞上回、顶下小叶的缘上回、中央后回、额下回后部及额顶叶。针刺太溪穴可以增强与衰老有关的脑网络的静息态功能连接。

（三）穴位贴敷疗法调节细胞凋亡

在线粒体介导的细胞凋亡过程中，线粒体通透性的改变介导的皮质半胱氨酸蛋白酶（Caspase）依赖性细胞凋亡信号通路在肌肉衰减综合征的发生发展过程中起着重要的调节作用，而在对Caspase依赖性的凋亡过程中，Caspase-3和Caspase-8又起着比较关键的作用。一方面，在该通路中细胞色素C(cytC)与凋亡蛋白酶活化因子（Apaf）-1和Caspase前体蛋白（procaspase）-9可形成凋亡小体。当活体细胞线粒体膜通道孔过度开放时，可导致cytC的释放，在脱氧腺苷三磷酸（dATP）存在的情况下，与Apaf-1和Procaspase-9相结合，形成凋亡小体，从而激活细胞凋亡启动因子Caspase-9，随后又激活细胞凋亡执行因子Caspase-3，继而使细胞走向不可逆的凋亡。增龄过程中由于细胞凋亡调节机制异常，使细胞凋亡加快，促进机体老化和疾病发生。抑制细胞凋亡，延缓神经元的老化可能是穴位贴敷延缓衰老的重要机制。

孙晓婷等将D–半乳糖制备亚急性衰老大鼠模型，随机分为衰老模型组和穴位贴敷组。选取足三里、脾俞穴位作为贴敷穴位，贴敷组进行药物贴敷（药物组成：黄芪、党参、茯苓、甘草、白芥子、细辛等），衰老模型组进行空白贴敷，每天1次，共贴敷4天。采用酶联免疫吸附试验（ELISA）测定股直肌肌肉组织中Caspase-3和Caspase-8的含量。结果表明，穴位贴敷对肌肉衰减综合征的影响作用显著，贴敷组股直肌肉组织中Caspase-3和Caspase-8水平显著低于衰老模型组。结果提示，穴位贴敷可能通过抑制细胞凋亡来控制骨骼肌的衰老，从而减少肌肉衰减综合征的发生。李魏选用D–半乳糖致衰老大鼠为研究对象，采用补脾益气药膳灌胃加穴位贴敷的疗法对衰老模型大鼠进行干预，观察衰老大鼠骨骼肌形态学改变、抗氧化能力及caspase-3和caspase-8的表达影响。穴贴药物组成为黄芪、党参、茯苓、白术、甘草、粳米。贴敷穴位为脾俞（双侧）和足三里（双侧）。结果表明：药膳加穴位贴敷疗法能够降低衰老大鼠骨骼肌细胞中Caspase-3和Caspase-8的活性，下调Caspase-3 mRNA和Caspase-8 mRNA的表达，进而减少细胞凋亡，延缓骨骼肌的衰老。

中药作用方面：①党参、茯苓、白术、炙甘草为四君子汤组成药，具有补气健脾之功效，常用于治疗脾胃气虚证。刘友章等对脾虚大鼠进行四君子汤治疗后发现，大鼠的脾虚证候消失，脾主运化功能恢复正常。此外有研究发现，四君子汤能够升高实验动物血清中超氧化物歧化酶活性，降低衰老小鼠脑组织中Caspase-3活性表达，具有减轻氧自由基对机体的损伤及减少细胞凋亡的功效。②文献研究表明，黄芪及其活性成分对衰老基因的调控、细胞的凋亡有一定的积极作用。朱嘉欢等研究结果表明，芒柄花素可显著促进衰老造血干细胞增殖和降低细胞衰老率。顾艺婧等通过体内外实验探究槲皮素对骨相关细胞衰老的影响，证实槲皮素可通过抑制细胞衰老缓解由雌激素缺乏导致的骨丢失。章诗迪研究结果表明，环黄芪醇提取物具有一定的端粒酶激活作用，继而提示其具有抗衰老作用。

穴位作用方面：①研究表明，足三里在延缓衰老中具有一定作用，其可能与激活血管内皮组织沉默信息调节因子1（SIRT1），抑制p53的表达，从而影响SIRT1/p53信号通路，降低细胞中活性氧的含量和增强对氧化损伤的保护作用有关。金氏等研究针刺足三里对紫外线照射引起的无毛小鼠皮肤光老化模型皮肤组织MDA含量、SOD活力的影响，结果针刺足三里对紫外线照射引起的无毛小鼠皮肤光老化具有保护作用。武氏等观察足三里穴位注射黄芪对D–半乳糖致衰老小鼠皮肤抗氧化酶及羟脯氨酸含量的影响，通过黄嘌呤氧化酶法测定皮肤SOD以及消化法检测皮肤羟脯氨酸含量的变化，结果表明黄芪穴位注射足三里穴可提高衰老小鼠皮肤SOD活性，增加皮肤羟脯氨酸含量，证明黄芪穴位注射足三里穴有预防和延缓皮肤衰老的作用。②研究表明，脾俞穴可提高人体免疫球蛋白水平，增强患者免疫抗病能力。

（四）穴位贴敷疗法调节激素水平

衰老过程中机体性腺功能逐渐减退，性激素分泌不足导致对下丘脑和垂体的负反馈作用降低，GnRH和LH、FSH水平升高。卵巢早衰是指妇女在40岁以前因某种原因引起的闭经、不孕、雌激素缺乏，以及促性腺激素水平升高为特征的一种疾病。FSH具有促进卵泡的生长发育及生殖细胞成熟，LH具有促进黄体酮分泌的作用。

徐焕霞将40例卵巢早衰患者随机分为治疗组（20例，益肾宁心调周法配合穴位贴敷）和对照组（20例，益肾宁心调周法），观察两组治疗前后临床症状、体征的改善情况及激素水平。贴敷药物：地黄、川续断、菟丝子、山萸肉、茯苓、丹参、牡丹皮、钩藤、莲子心等。贴敷穴位：气海及双侧足三里、三阴交。结果显示：益肾宁心调周法配合穴位贴敷对卵巢早衰患者的主要症状和月经情况均有显著改善作用，同时能够降低血清中的FSH、LH水平，提高雌二醇（E_2）水平。

中药作用方面：①研究发现地黄有抗衰老作用，熟地黄有抵抗雌性小鼠老化进程中血清雌激素浓度、脾细胞雌激素受体（ER）含量和成骨细胞孕激素受体（PR）含量下降等生理性变化的功能。②现代药理研究，川续断具有显著抗氧化、抗衰老，增强机体体液免疫功能，还具有抗维生素 E 缺乏症的作用，可促进去卵巢小鼠子宫的生长发育，抑制未孕和妊娠大鼠离体子宫的自发收缩活性。研究表明，川续断还具有类雌激素作用，可以阻止去卵巢大鼠骨量的丢失和骨结构的退化。③菟丝子酮类成分能够影响下丘脑－垂体－性腺轴的内分泌功能，增加雌性大鼠脑垂体、卵巢和子宫的重量和卵巢 hCG/LH 受体数目，并能促进家兔卵泡发育，对血清中 FSH 和 E2 水平无明显影响。④山茱萸多糖是山萸肉生物学活性物质的重要组成成分，山茱萸多糖具有抗氧化性和清除自由基的作用，同时还具有较好的免疫兴奋作用和免疫调节作用，能够通过提高细胞活力发挥抗衰老作用。

穴位作用方面：①气海与元气关系密切，元气又具有生长发育和生殖等功能，故针灸气海能改善肾中精气、调节改善生殖系统功能。研究表明，针灸小鼠气海穴能促进性腺激素分泌，增加性腺器官重量。②针灸三阴交能够调节自然衰老围绝经期模型大鼠雌激素水平，调节脑组织单胺类神经递质水平。③白巍等实验表明针刺足三里能明显增强更年期雌性大鼠卵巢组织抗氧化、清除自由基的能力，改善和调节卵巢生理功能，从而延缓卵巢的衰老进程。赵学纲等通过实验发现针刺足三里穴可降低亚急性衰老模型大鼠睾丸组织 MDA 浓度，提高 SOD 活性，使睾丸生精细胞凋亡减少，并能改善大鼠睾丸组织的结构，减少衰老引起的大鼠睾丸细胞凋亡，从而起到延缓睾丸组织衰老进程的效果。

参考文献

[1] Kim E N,Lim J H,Kim M Y,et al.Resveratrol,an Nrf2 activator,ameliorates aging-related progressive renal injury[J].Aging,2018;10(1):83-99.

[2] 邵海鸿，孙亦农．针灸延缓衰老机制研究及应用 [J]. 吉林中医药 ,2013,33(5):508-510.

[3] 韩燕，唐春霞．多奈哌齐联合瑞舒伐他汀治疗老年血管性痴呆疗效及对血清炎症因子、氧化应激的影响 [J]. 湖南师范大学学报 (医学版),2018,15(6):116-119.

[4] 周翔，辛中国，孙国光，等．血清过氧化脂质的测定和意义 [J]. 白求恩医科大学学报 ,1985(4): 358-361.

[5] 付妍，赵大源，李红丽，等．磁片贴敷穴位对家兔血清过氧化脂质水平的影响 [J]. 中华理疗杂志 ,2001(1):31.

[6] 夏绪刚，黄兆民．磁场及磁处理水对小鼠自由基代谢的影响 [J]. 中华物理医学杂志 ,1994(4): 199-201.

[7] 于涛，于建春，陆明霞，等．针刺对快速老化小鼠 SAMP10 氧化应激相关基因表达的影响 [J]. 天津中医药 ,2004(4): 281-284.

[8] 崔华良，宋少军，姜旭光，等．艾灸大椎穴、关元穴对中老年患者血浆 SOD、MDA 及 FIB 的影响 [J]. 中国中医药现代远程教育 ,2019,17(19): 95-97.

[9] 寇任重，邹洋洋，张建斌．艾灸关元穴生物学效应及其影响因素探讨 [J]. 中国针灸 ,2016,36(12): 1273-1277.

[10] 欧阳夏荔，段浩茹，金琪，等．保健灸关元穴对老年大鼠血清和肠道氧化及炎症反应的影响 [J]. 中国医药导报 ,2020,17(31):12-15,29.

[11] 刘琦，马晓明，朱笛霓．夹脊穴和足三里穴埋线刺激对老年大鼠不同脑区单胺类神经递质含量的影响 [J]. 中国老年学杂志 ,1999(1):35-36,66.

[12] 邢伟莺，吕明庄，贺志光．耳穴对老年人血浆超氧化物歧化酶和过氧化脂质的影响 [J]. 中国针灸 ,2000(5):305-6.

[13] 刘秋琼．复方参贞片抗衰老药理作用的研究 [J]. 中医药学刊 ,2005,25(5):24-25.

[14] 朱兆洪，丁柱，汤希孟，等．针刺“足三里”对脾虚小鼠脑组织中 NO 和 NOS 影响的实验研究 [J]. 中国针灸 ,2000(5):309-311.

[15] SANDHU S K,KAUR G.Alterations in oxidative stress scavenger system in aging rat brain and lymphocytes[J].Biogeronology,2002,3(3):161-173.

[16] PERICHON R,BOURRE J M,KELLY J F,et al.The role of peroxisomes in aging[J].Cell Mol Life Sci,1998,54(7):641-652.

[17] 杨兆明，郭恩吉，等．刺法灸法学 [M]. 上海：上海科学技术出版社 ,1996.

[18] 林清．天灸血清对衰老大鼠血清及睾丸组织抗氧化作用的研究 [D]. 乌鲁木齐：新疆医科大学 ,2009.

[19] 欧志峰．白芥子散治疗膝骨性关节炎的临床研究 [J]. 广西药学 ,2008,30(6): 849-850.

[20] 陈密玉，林燕妮，吴国欣，等．生、烤芥子挥发油化学成分比较研究 [J]. 中国中药杂志 ,2006(14):1157-1159.

[21] 吴国欣，林跃鑫，欧敏锐，等．芥子碱的抗雄激素作用 [J]. 中国医药学报 ,2003(3):142-144,192.

[22] 张明发，沈雅琴．芥子碱的抗炎和抗腹泻作用 [J]. 中药药理与临床 ,1996(1):29-31.

[23] 李亚东，高洪泉，朱梅，等．针刺老年大鼠“足三里”“关元”穴对 NO、SOD、MDA 以及免疫影响的实验研究 [J]. 中国针灸 ,2002(11):52-54.

[24] 白巍，姜国华，徐强，等．针刺足三里、关元穴对更年期雌性大鼠卵巢 NO、SOD、MDA 含量影响 [J]. 中医药学报 ,2009,37(6):90-91.

[25] 李野，洪英杰，朱慧明，等．电针对亚急性衰老大鼠肝与血清 SOD MDA T-AOC 的影响 [J]. 辽宁中医药大学学报 ,2008(7):132-134.

[26] DU Yan jun,TIAN Qing ,KANG Yu ping ,et al Effects ofmoxibustion on cerebral acetylcholine content and choline ac-etyl transferase activity in the aged rats[J].World journal of acupuncture moxibustion ,2007,17(1):37-40.

[27] 鲁周汝．针刺结合黄连温胆汤加减治疗痰热内扰型失眠的临床观察 [D]. 武汉：湖北中医药大学 ,2022.

[28] 杨岑，冉明梓，欧阳鹏荣，等．五羟色胺在睡眠 - 觉醒中作用 [J]. 现代生物医学进展 ,2015,15(11):2191-2194.

[29] 陈慧英，韦廷佳，翁敬锦，等．多巴胺受体与谷氨酸 NMDA 受体 /A 型 γ– 氨基丁酸受体的相互作用 [J]. 生理

学报 ,2016,68(2):185-193.

[30] 林杨 , 唐琦勇 , 楚敏 , 等 .γ– 氨基丁酸的功能、生产及食品应用研究进展 [J]. 中国调味品 ,2021,46(6):173-179.

[31] 朱瑛 . 复方首乌藤合剂联合穴位贴敷治疗老年失眠患者临床观察 [D]. 杭州 ; 浙江中医药大学 ,2022.

[32] Fidalgo S ,Ivanov D ,Wood S .Serotonin: From top to bottom[J].Biogerontology,2013(14):21-45.

[33] 李恒飞 , 肖明中 , 黄晶晶 , 等 . 吴茱萸敷贴涌泉穴干预失眠机制实验研究 [J]. 亚太传统医学 ,2020,16(7):26-28.

[34] 张婷 , 张岩 , 王文彤 , 等 . 酸枣仁中黄酮成分及其药理作用研究进展 [J]. 天津药学 ,2018,30(1):69-74.

[35] Zhou Q H,Zhou X L,Xu M B,et al.Sunzaoren formulate for insomnia:updated clinicalevidence and possible mechanisms[J].Frontiers in pharma-clogy,2018,9(76):76-85.

[36] 谢艳 , 张云芳 , 孙墨渊 , 等 . 酸枣仁提取物促进慢波睡眠引起身体增高的实验研究 [J]. 世界中西医结合杂志 ,2018,13(6):798-801,853.

[37] 吴静静 , 邓家琳 , 于庆洋 . 基于网络药理学对枸杞子五味子治疗注意缺陷多动障碍的机制探究 [J]. 世界中医药 2021,16(3):397-403.

[38] 樊秦 , 张延英 , 夏鹏飞 , 等 . 当归补血汤对血管性痴呆大鼠学习记忆障碍改善及其机制研究 [J]. 中药药理与临床 2021,37(3):2-6.

[39] 马艳春 , 吴文轩 , 胡建辉 , 等 . 当归的化学成分及药理作用研究进展 [J]. 中国医学报 ,2022,50(1):111-113.

[40] 李仲文 , 杨玲 , 宋孝军 , 等 . 神门、三阴交配伍对失眠症睡眠质量和血清 GABA、5-HT 的影响 [J]. 世界科学技术 - 中医药现代化 ,2022,24(2):860-866.

[41] 孙上明 , 余曙光 , 曾道冰 , 等 . 电针涌泉穴对老年大鼠自由基代谢影响的研究 [J]. 中国自然医学杂志 ,2002(2):80-82.

[42] 陈尚杰 , 朱芬 , 刘波 , 等 . 刺激健康青年太溪穴和假穴的功能磁共振研究 [J]. 中国康复 ,2009;24(5):308-309.

[43] 王单 , 吕敦召 , 帅记焱 , 等 . 应用静息态功能磁共振技术研究针刺太溪穴对老年人脑网络的影响 [J]. 中国老年学杂志 ,2016,36(12):2986-2988.

[44] 李海鹏 , 王立丰 , 关尚一 , 等 .Sarcopenia 关联的线粒体介导的细胞凋亡信号通路的增龄性变化及爬梯运动对其的影响 [J]. 体育科学 ,2010,30(7):56-61.

[45] Scatena R,Bottoni P,Botta G,et al. The role of mitochondria in pharmacotoxicology:a reevaluation of an old,newly emerging topic[J].Am J Physiol Cell Physiol,2007, 293(1):12-21.

[46] 孙晓婷 , 李魏 , 于睿 , 等 . 穴位贴敷对衰老大鼠 Caspase-3 和 Caspase-8 因子表达的影响 [J]. 中国老年学杂志 ,2018, 38(15):3754-3756.

[47] 李魏 . 药膳加贴敷对衰老大鼠骨骼肌抗氧化能力及细胞凋亡影响的实验研究 [D]. 沈阳 : 辽宁中医药大学 ,2017.

[48] 刘友章 , 王昌俊 , 周俊亮 , 等 . 四君子汤修复脾虚大鼠线粒体细胞色素氧化酶的作用及机制 [J]. 中国临床康复 ,2006,10(35):118-122.

[49] 孙云 , 龚跃新 , 李瑞琴 , 等 . 四君子汤抗自由基损伤的研究 [J]. 中药药理与临床 ,1992,8(4):1.

[50] 王怀颖 , 石少慧 , 张晶晶 , 等 . 四君子汤对衰老小鼠脑组织 caspase-3 表达及活性的影响 [J]. 中国老年学杂志 ,2011, 31(15):2872-2874.

[51] 李静 , 陈超 . 黄芪抗衰老作用分子机制的研究进展 [J]. 中国现代药物应用 ,2008,2(2):92-93.

[52] 朱嘉欢 , 黄小平 , 邓常清 . 黄芪和当归的主要活性成分配伍促进衰老造血干细胞增殖作用的研究 [J]. 中草药 ,2019,50(1):111-119.

[53] 顾艺婧 , 傅稼耀 , 武文婧 , 等 . 槲皮素通过抗骨相关细胞衰老作用治疗雌激素缺乏骨质疏松症的初步研究 [J]. 同济大学学报 (医学版),2019,40(3):274-280.

[54] 章诗迪 . 环黄芪醇提取物的制备及其抗衰老活性研究 [D]. 杭州 : 浙江工业大学 ,2016.

[55] 苗芙蕊 , 邓志玲 , 赵彩娇 . 基于沉默信息调节因子 1/p53 信号通路探讨艾灸“足三里”延缓衰老的作用机制 [J]. 针刺研究 ,2023,48(6):571-577.

[56] 金晓哲 , 吴景东 , 闫海慧 . 针刺足三里对小鼠皮肤光老化的影响 [J]. 中国美容医学 ,2010,19(1):104-106.

[57] 武清芳 , 张秋霞 . 黄芪穴位注射对 D- 半乳糖致衰老小鼠皮肤抗氧化酶和羟脯氨酸的影响 [J]. 中国美容医学 ,2012,21(12):28-29.

[58] 张玲璐 . 艾灸脾俞穴治疗小儿慢性腹泻疗效观察 [J]. 上海针灸杂志 ,2016,35(6):697-699.

[59] 马渊 , 张永祥 . 下丘脑 - 垂体 - 性腺轴与衰老 [J]. 军事医学科学院院刊 ,2002,26(4):311-313.

[60] 徐苓 , 宋亦军 . 卵巢早衰的临床表现和诊断标准 [J]. 实用妇产科杂志 ,2003(4):195-196.

[61] 杨旭辉 , 莫国柱 , 梁嘉颖 , 等 . 抗苗勒氏激素、年龄、窦卵泡、雌二醇和促卵泡刺激素预测卵巢反应及 IVF 结局的临床研究 [J]. 广东药学院学报 ,2016,32(5):647-653.

[62] 李丹 , 李娟 , 岳明明 , 等 . 温经汤对月经病实寒证患者血清卵泡刺激素、促黄体生成素、雌二醇、黄体酮、睾酮的影响 [J]. 实用临床医药杂志 ,2017,21(19):84-86.

[63] 徐焕霞 . 益肾宁心调周法配合穴位贴敷治疗卵巢早衰的临床研究 [D]. 南京 : 南京中医药大学 ,2012.

[64] 高治平 . 熟地黄对雌性小鼠老化进程中雌、孕激素受体含量的上调作用 [J]. 山西中医学院学报 ,2000(4):1-3.

[65] 王军 , 于震 , 李更生 , 等 . 地黄苷 A 对“阴虚”及免疫功能低下小鼠的药理作用 [J]. 中国药学杂志 ,2002(1):22-24.

[66] 陈小砖 , 李福安 , 曹亚飞 . 续断对大鼠去卵巢骨质疏松的骨形态计量学研究 [J]. 中医正骨 ,2004(5):7-9,63.

[67] 叶敏 , 阎玉凝 . 菟丝子药理研究进展 (综述)[J]. 北京中医药大学学报 ,2000(5):52-53.

[68] 刘晓艳 . 针灸衰老模型小鼠“气海”穴对性腺及性腺激素影响的实验研究 [J]. 四川中医 ,2009,27(6):17-19.

[69] 权兴苗 , 王月 , 宋春侠 , 等 . 针灸对自然衰老围绝经期大鼠雌激素水平及单胺类神经递质的影响 [J]. 中国老年学杂志 ,2022,42(11):2745-2749.

[70] 白巍 , 姜国华 , 徐强 , 等 . 针刺足三里、关元穴对更年期雌性大鼠卵巢 NO、SOD、MDA 含量影响 [J]. 中医药学报 ,2009,37(6):90-91.

[71] 赵学纲 , 田文凤 . 针刺肾俞、足三里穴对亚急性衰老大鼠睾丸自由基代谢和 bcl-2 表达的影响 [J]. 山东中医药大学学报 ,2008(5):428-429.